HANDBUCH DER HAUT- UND GESCHLECHTSKRANKHEITEN

BEARBEITET VON

A. ALEXANDER · G. ALEXANDER · J. ALMKVIST · K. ALTMANN · L. ARZT · J. BARNEWITZ
S. C. BECK † · C. BENDA · FR. BERING · H. BIBERSTEIN · K. BIERBAUM · G. BIRNBAUM
A. BITTORF · B. BLOCH · FR. BLUMENTHAL · H. BOAS · H. BOEMINGHAUS · R. BRANDT · F. BREINL
C. BRUCK · C. BRUHNS · ST. R. BRÜNAUER · A. BUSCHKE · F. CALLOMON · E. DELBANCO
F. DIETEL · O. DITTRICH · J. DÖRFFEL · S. EHRMANN † · C. EVELBAUER · O. FEHR · J. v. FICK †
E. FINGER · H. FISCHER · F. FISCHL · P. FRANGENHEIM† · R. FRANZ · W. FREI · W. FREUDENTHAL
M. v. FREY · R. FRÜHWALD · D. FUCHS · H. FUHS · F. FÜLLEBORN · E. GALEWSKY · O. GANS
A. GIGON · H. GOTTRON · A. GROENOUW · K. GRÖN · K. GRÜNBERG · O. GRÜTZ · H. GUHRAUER
J. GUSZMAN · R. HABERMANN · L. HALBERSTAEDTER · F. HAMMER · L. HAUCK · H. HAUSTEIN
H. HECHT · J. HELLER · G. HERXHEIMER · K. HERXHEIMER · W. HEUCK · W. HILGERS
R. HIRSCHFELD · C. HOCHSINGER · H. HOEPKE · C. A. HOFFMANN · E. HOFFMANN
H. HOFFMANN · V. HOFFMANN · E. HOFMANN · J. IGERSHEIMER · F. JACOBI · F. JACOBSOHN
H. JACOBY · J. JADASSOHN · W. JADASSOHN · F. JAHNEL · A. JESIONEK · M. JESSNER
S. JESSNER† · A. JOSEPH · F. JULIUSBERG · V. KAFKA · C. KAISERLING · PH. KELLER
W. KERL · O. KIESS · L. KLEEBERG · W. KLESTADT · V. KLINGMÜLLER · FR. KOGOJ
A. KOLLMANN · H. KÖNIGSTEIN · P. KRANZ · A. KRAUS† · C. KREIBICH · O. KREN · L. KUMER
E. KUZNITZKY · E. LANGER · R. LEDERMANN · C. LEINER† · F. LESSER · A. LIECHTI · A. LIEVEN
P. LINSER · B. LIPSCHÜTZ · H. LÖHE · S. LOMHOLT · W. LUTZ · A. v. MALLINCKRODT-HAUPT
P. MANTEUFEL · H. MARTENSTEIN · H. MARTIN · E. MARTINI · A. MATZENAUER M · MAYER
J. K. MAYR · E. MEIROWSKY · L. MERK † · M. MICHAEL · G. MIESCHER · C. MONCORPS
G. MORAWETZ · A. MORGENSTERN · F. MRAS · V. MUCHA · ERICH MÜLLER · HUGO
MÜLLER · RUDOLF MÜLLER · P. MULZER · E. G. NAUCK · O. NAEGELI · G. NOBL · M. OPPENHEIM
K. ORZECHOWSKI · E. PASCHEN · B. PEISER · A. PERUTZ · E. PICK · W. PICK · F. PINKUS
H. v. PLANNER · K. PLATZER · F. PLAUT · J. POEHLMANN · J. POHL · R. POLLAND
C. POSNER† · H. L. POSNER · L. PULVERMACHER† · H. REIN · P. RICHTER · E. RIECKE
G. RIEHL · H. RIETSCHEL · H. DA ROCHA LIMA · K. ROSCHER · O. ROSENTHAL · R. ROSNER
G. A. ROST · ST. ROTHMAN · A. RUETE · P. RUSCH · E. SAALFELD † · U. SAALFELD · H. SACHS
O. SACHS † · W. SACK · F. SCHAAF · G. SCHERBER · H. SCHLESINGER · E. SCHMIDT
S. SCHOENHOF · W. SCHOLTZ · W. SCHÖNFELD · H. TH. SCHREUS · R. SIEBECK · C. SIEBERT
H. W. SIEMENS · B. SKLAREK · G. SOBERNHEIM · W. SPALTEHOLZ · R. SPITZER · O. SPRINZ
R. O. STEIN · G. STEINER · K. STEINER · G. STICKER · G. STIEFLER · J. STRANDBERG · H. STREIT
A. STÜHMER · G. STÜMPKE · P. TACHAU · G. THEISSING · L. TÖRÖK · K. TOUTON · K. ULLMANN
P. G. UNNA† · P. UNNA · E. URBACH · F. VEIEL · R. VOLK · C. WEGELIN · W. WEISE
L. WERTHEIM · J. WERTHER · P. WICHMANN · F. WINKLER · M. WINKLER · R. WINTERNITZ
FR. G. M. WIRZ · W. WORMS · H. ZIEMANN · F. ZINSSER · L. v. ZUMBUSCH · E. ZURHELLE

IM AUFTRAGE
DER DEUTSCHEN DERMATOLOGISCHEN GESELLSCHAFT
HERAUSGEGEBEN GEMEINSAM MIT

B. BLOCH · A. BUSCHKE · E. FINGER · E. HOFFMANN · C. KREIBICH
F. PINKUS · G. RIEHL · L. v. ZUMBUSCH

VON

J. JADASSOHN

SCHRIFTLEITUNG: O SPRINZ

ACHTER BAND · ZWEITER TEIL

SPRINGER-VERLAG BERLIN HEIDELBERG GMBH

KERATOSEN · ICHTHYOSIS
MORBUS DARIER · ATROPHIEN
SCLERODERMIE·ELEPHANTIASIS

BEARBEITET VON

C. BRUHNS · ST. R. BRÜNAUER · S. EHRMANN†
C. MONCORPS · M. OPPENHEIM · FR. G. M. WIRZ

MIT 269 ZUM TEIL FARBIGEN ABBILDUNGEN

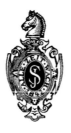

SPRINGER-VERLAG BERLIN HEIDELBERG GMBH

COPYRIGHT 1931 BY SPRINGER-VERLAG BERLIN HEIDELBERG
URSPRÜNGLICH ERSCHIENEN BEI JULIUS SPRINGER IN BERLIN 1931
SOFTCOVER REPRINT OF THE HARDCOVER 1ST EDITION 1931

ISBN 978-3-7091-3102-2   ISBN 978-3-7091-3107-7 (eBook)
DOI 10.1007/978-3-7091-3107-7

Inhaltsverzeichnis.

Ichthyosis.

Von Professor Dr. C. Bruhns-Berlin-Charlottenburg. (Mit 23 Abbildungen.)

Follikuläre Hyperkeratosen.

Von Privatdozent Dr. St. R. Brünauer-Wien. (Mit 31 Abbildungen.)

Morbus Darier.

Von Privatdozent Dr. St. R. Brünauer-Wien. (Mit 22 Abbildungen.)

Generalisierte (diffuse), regionäre (flächenhafte) und circumscripte (solitär, gruppiert oder disseminiert auftretende) Keratosen.

Von Privatdozent Dr. Carl Moncorps-München. (Mit 68 Abbildungen.)

Atrophien.

Von Professor Dr. MORIZ OPPENHEIM-Wien. (Mit 61 Abbildungen.

Sclerodermie.

Von Hofrat Professor Dr. S. EHRMANN †-Wien.
Bearbeitet von Privatdozent Dr. ST. R. BRÜNAUER-Wien. (Mit 55 Abbildungen.)

Elephantiasis.

Von Professor Dr. FRANZ G. M. WIRZ-München. (Mit 9 Abbildungen.)

Ichthyosis.

Von

CARL BRUHNS-Berlin-Charlottenburg.

Mit 23 Abbildungen.

A. Ichthyosis congenita.

Einleitung.

Unter Ichthyosis congenita oder Hyperkeratosis universalis congenita verstehen wir eine angeborene, in den typischen schweren Fällen sich über den ganzen Körper erstreckende Verhornung der Haut, bei der die Oberfläche der Haut von einer dicken, aufgelagerten Schicht von Hornplatten, die durch tiefe, unregelmäßige Fissuren voneinander getrennt sind, gebildet ist. Die Verhornung der Haut am Mund, an der Nase, an den Ohren und Augen führt zu erheblichen Mißbildungen und auch Funktionsstörungen. Die Mehrzahl der betroffenen Kinder sterben wenige Stunden oder Tage nach der Geburt. Bei einigen tritt aber die Hautveränderung in milderer Form auf, und die Kinder bleiben, allerdings unter mehr oder weniger hochgradigem Fortbestehen ihrer Hautanomalie, am Leben.

Die Bezeichnungen, die im Laufe der Jahre für diese recht seltene Hauterkrankung gebraucht wurden, sind sehr zahlreich. Nachdem BALLANTYNE in seiner Abhandlung über die kongenitale Ichthyosis diese Bezeichnungen schon zusammengestellt hatte, führt AKE INGMANN in seiner sehr gründlichen, der neueren Zeit (1924) entstammenden Arbeit, auf die wir noch wiederholt zurückkommen müssen, nicht weniger als 27 Bezeichnungen auf, die von den verschiedenen Autoren für dieses Krankheitsbild in Anwendung gebracht wurden. Ich nenne die hauptsächlichsten Synonyma:

Die ersten Beobachter, RICHTER, STEINHAUSER u. a. bezeichneten die Krankheit als „Singularis epidermidis deformitas", AUSPITZ nannte sie einfach Ichthyosis neonatorum, BEHRENDT Cutis testacea, UNNA, NEUMANN u. a. wählten den Namen Hyperkeratosis universalis congenita, SIEVRUK bezeichnete sie als Hypertrophia epidermidis congenita. Der auch heute noch in Deutschland gebräuchlichste Name, der auch in den großen Lehrbüchern von KAPOSI, E. LESSER, NEISSER-JADASSOHN, E. RIECKE und anderen Autoren gewählt wurde, ist Ichthyosis congenita oder fetalis, auch von CASPARY, MÜNNICH, BALLANTYNE, FIRMIN, MARTINOTTI u. a. gebraucht. Aber auch als Ichthyosis intrauterina (THIBIERGE u. a.) oder als Keratoma intrauterinum resp. als Keratome malin généralisé intrauterin oder Keratome malin diffus congénital (DARIER u. a.) finden wir die Krankheit bezeichnet, ferner als Keratosis diffusa maligna oder congenita resp. connata (nach WASSMUTH und JANOVSKY), als

Keratosis diffusa epidermica extra- et intrauterina (Lebert), auch als Universales diffuses congenitales Keratom (Kyber). In der englischen und amerikanischen Literatur ist der Name Harlekinfetus oder Alligator-boy viel gebraucht. Lange und Schippers bevorzugten den Ausdruck Dyskeratosis diffusa universalis congenita. Für die besondere, später noch zu besprechende Variationsform führte Brocq dann noch den Namen Erythrodermie congénitale ichthyosiforme avec Hyperépidermatrophie ein.

Ingmann erwähnt noch die Namen: A general sclerosis of the skin in the new-born (Perez), congenital xerodermia (Hutchinson), Ichthyosis scutata pemphigea (Barkow) Keratosis fetalis diffusa, Lepra Graecorum elephantiastica (Hintze). Die außerdem gebrauchten Bezeichnungen: Désquamation collodionné (Fournier), Ichthyosis sebacea (Hebra), Seborrhoea universalis neonatorum (M. Joseph), Seborrhoea squamosa neonatorum sollten wir aber, wenn auch die betreffenden Autoren darunter meist echte Ichthyosis congenita verstanden, heute davon absondern und sie nur gebrauchen von dem vorübergehenden Zustand von Schuppung der Haut, die zwar gleich nach der Geburt einsetzt, aber meist schon in wenig Wochen einer unversehrten normalen Hautbeschaffenheit Platz macht (s. u.).

Es muß hervorgehoben werden, daß der Name Ichthyosis für die sehr ausgebildeten Fälle in der Tat nicht sehr günstig gewählt erscheint, weil die Haut nicht wie eine Fischhaut aussieht, sondern wie Hebra schon betont, mehr „der Schale eines gebratenen Apfels" oder „der Haut eines gebratenen Spanferkels" gleicht. Aber der Name Ichthyosis congenita ist bei uns nun doch seit langer Zeit ganz eingebürgert.

Geschichte.

Janovsky hat die Entwicklungsgeschichte der Erkrankung im letzten Handbuch der Hautkrankheiten von Mraček bis 1902 geschildert, seit der Beschreibung des ersten auch dem heutigen Typus entsprechenden Falles von Richter aus dem Jahr 1792. Es sei hier nur daraus wiederholt, daß erst im Jahre 1820 ein zweiter Fall von Hintze mitgeteilt wurde und daß nach weiteren Mitteilungen von Steinhausen (1828), Vrolik und Müller, 1864 Lebert 9 Fälle der Erkrankung zusammenstellte unter Hinweis des Vorkommens ähnlicher Veränderungen beim Kalbe. Dann haben Jahn, Barkow, Loecherer, Houel, Kyber, Lank, Caspary u. v. a., deren Namen auch zum großen Teil im folgenden Text wiederkehren, wertvolle Beiträge über die Krankheit geliefert. Es sei hier auch auf die große Zusammenstellung der früheren Mitteilungen in Rieckes Arbeit verwiesen. Nach der immer weiteren Vervollkommnung der Schilderung der schweren Fälle sind es aber seit 1900 besonders die Frage der überlebenden Fälle der Ichthyosis congenita und das Krankheitsbild der Brocqschen Erythrodermie congénitale ichthyosiforme gewesen, das die Autoren beschäftigt hat. Für die Aufstellung und Sondergruppierung der milden, am Leben erhaltenen Fälle von Ichthyosis congenita haben nach Ballantynes Arbeit besonders die Untersuchungen Rieckes (1900) erneuten Anstoß gegeben, in ähnlicher Weise grenzte Brocq 1902 von den schweren, zum Tode führenden Fällen sein Krankheitsbild der Erythrodermie congénitale ichthyosiforme ab, gleichzeitig Rille die von ihm als Keratosis rubra congenita bezeichnete Form. Diese Krankheitsbilder und ihre Stellung zur Ichthyosis congenita einerseits und zur Ichthyosis vulgaris andererseits sind in den letzten 20—25 Jahren Gegenstand von Beschreibungen zahlreicher Autoren gewesen, die im nachfolgenden Text zum großen Teil einzeln besprochen sind. Die histologische Forschung hat manche Vervollkommnung erfahren, die ätiologische ist — auch trotz der Anregung, die von der Forschung über die Funktion der endokrinen Drüsen ausging — kaum gegen früher fortgeschritten. (Vgl. Kap. Ätiologie und Pathogenese, S. 40.)

Bis 1923 konnte INGMANN 111 sichere Fälle von Ichthyosis congenita, die bekannt geworden waren, mitteilen, hinzu fügte er noch 34 unsichere Fälle, die teils zu kurz beschrieben sind, als daß man die Diagnose zuverlässig stellen konnte, teils nicht als echte Ichthyosis congenita angesprochen werden können, einige gehören auch eher in das Gebiet der Seborrhoea oleosa neonatorum hinein[1] (s. u.).

Bis 1929 haben dann H. W. SIEMENS und G. SCHNICKE 204 Familien mit Ichthyosis congenita in sorgfältiger Durchsicht aus der Literatur sammeln können, die in der Diagnose als sicher anzusehen sind. H. W. SIEMENS hat diese Kranken, die er nach vererbungsbiologischen Gesichtspunkten geprüft hat, in einer übersichtlichen Tabelle zusammengestellt. Zu diesen 204 sicheren Fällen treten 83 Mitteilungen zweifelhafter oder ganz kurz mitgeteilter Berichte von Ichthyosis congenita, die alle unsicher sind. Auf diese wertvolle Tabelle, die auch die Angaben über den Grad der Ichthyosis congenita (I, II, III nach der RIECKEschen Einteilung enthält) kann hier verwiesen werden, da sie an leicht zugänglicher Stelle veröffentlicht ist[2]. Seit dieser Zeit sind bis jetzt (Anfang 1930) wiederum einige Fälle (CAFFIER u. a.) mitgeteilt, die, soweit sie im nachfolgenden Text nicht zur Besprechung gelangen, im Literaturverzeichnis aufgeführt sind.

Zu diesem Krankheitsbild gehören nun auch eine ganze Anzahl der unter dem Namen Erythrodermie congénitale ichthyosiforme beschriebenen Hautveränderung, die wir auch dem Bild der überlebenden Ichthyosis congenita angliedern (s. u.); sie sind in die SIEMENSsche Tabelle auch mit einbezogen, nicht aber in die Zusammenstellung INGMANNs. Auch hier gilt es, daß keineswegs alle diese Fälle hinreichend sichere Typen der genannten Krankheitsbezeichnung sind. Abgesehen von dem oben erwähnten Fehlen einer genügend genauen Beschreibung vieler Patienten müssen wir auch öfters mit unvollkommen ausgebildeten Fällen, mit Formes frustes, rechnen.

Symptome der Ichthyosis congenita.

An den mit schwerer Ichthyosis congenita geborenen Kindern fällt zunächst auf, daß sie wie mit einem Hornpanzer bekleidet sind, dessen Bildung, wie feststellbar ist, im 4. bis 5. Schwangerschaftsmonat, vielleicht etwas früher, beginnt. Der Panzer setzt sich zusammen aus lauter Hornplatten von sehr verschiedener Größe und Form, sie sind rund oder oval, vielfach auch verhältnismäßig regelmäßig rechteckig und sind wiederum durch mehr oder weniger tiefe Fissuren voneinander getrennt. Sie bedecken im wesentlichen die ganze Körperoberfläche (s. Abb. 1). Die größten Hornschilder finden sich auf dem Rücken, der manchmal von einer großen zusammenhängenden Platte überzogen sein kann. Auf der Brust sind die Brustwarzen öfters ganz verdeckt von den Hornmassen, so in INGMANNs Fällen 1 und 2. Die verhältnismäßig kleinsten Hornplatten bilden sich dort aus, wo die Haut den meisten Bewegungen ausgesetzt ist, also in der Nähe der Gelenke, auch im Gesicht, besonders um den Mund herum, an den Augen, in der Umgebung des Afters, der Genitalien, aber doch auch oft am Thorax. Die Fissuren zwischen den Hornplatten sind in der Umgebung der

---

[1] Von den unsicheren Fällen kommt der von LIPPMANN (1908) in Abzug. Er wird von INGMANN mit dem Zusatz versehen: „Nach dem Verf. Ichthyosis sebacea, wahrscheinlich Ichthyosis congenita." Ich kann die Annahme INGMANNs bestätigen, es ist nämlich der von mir als überlebende Ichthyosis congenita beschriebene Fall, der als achtwöchiges Kind von LIPPMANN als Ichthyosis sebacea demonstriert wurde.

[2] Arch. f. Dermat. **158**.

natürlichen Körperöffnungen oft radiär angeordnet. Die Farbe dieser Horndecke ist eine schwärzlich-grüne, in der ersten Zeit nach der Geburt auch mehr
weißliche oder gelbliche, oder auch gerötet kupferfarben. Die Hornplatten
sind oft am Rande etwas aufgeworfen, dabei teils glatt, teils unregelmäßig
zackig. Ihre Dicke ist verschieden, meist nur wenige Millimeter stark, können
sie in exzessiven Fällen fast die Dicke eines Zentimeters erreichen.

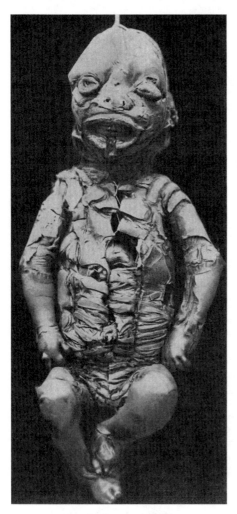

Abb. 1. Ichthyosis congenita.
[Nach E. RIECKE, Arch. f. Dermat. 54 (1900)].

Wenn man die Platten von ihrer
Unterlage abhebt, was vielfach nicht
ohne leichte Gewaltanwendung und
etwas Blutung vor sich geht, so sieht
man an der Unterseite öfters kleine
Hornzapfen sich in die Tiefe senken,
diese Zapfen entsprechen den Ausführungsgängen von Follikeln und
Schweißdrüsen, in die sich die Hornmassen hineingesenkt haben. Auf der
Oberfläche der Platten, die sonst glatt
ist, erkennt man auch manchmal die
punktförmigen Einsenkungen, die der
Mündung der Follikel oder Drüsen
entspricht. Die Furchen zwischen
den Platten können mehr oberflächlich sein oder auch sich tief in das
Corium hineinziehen. Teilweise sieht
man auf dem Grund der Furchen ein
feines, dünnes Häutchen (THIBIERGE),
andere Male erkennt man die tieferen
Schichten der Haut rötlich hervor-
schimmern.

Durch die hornige Beschaffenheit
der den Mund umgebenden Haut wird
die Mundöffnung starr, dabei öfters
auseinandergezogen, in einem Falle
JORDANS z. B. steht sie weit offen,
so daß die Kiefer zutage treten und
dazwischen die Zungenspitze sichtbar
wird. KYBER beschrieb, daß in seinen
Fällen die Lippen ganz fehlten. Oder
die Mundöffnung ist etwas rüssel-
förmig vorgewölbt, „wie ein Fisch-
maul" (s. Abb. 2) oder „wie das Maul
einer Froschlarve" (INGMANN), der
Lippenrand ist verdickt, die Nasen-
öffnung ist sehr verengt, manchmal
kaum für eine enge Sonde durch-
gängig, oder es ist nur ein Nasenloch vorhanden (RIECKE), die Nase selbst
ganz eingezogen. Die Ohrmuscheln können unförmig klumpig sein (SIEMENS),
aber öfters auch in ihrer eigentlichen Form fehlen, sie stellen dann in die
Haut eingepreßte niedrige Wülste dar. Die Ohrmuschelöffnungen und die
Gehörgänge sind sehr verengt. In den Gehörgängen findet eventuell Abschuppung statt. Die Augenlider sind ektropioniert, dabei quillt die Bindehaut stark
vor, Wimpern und Augenbrauen fehlen oft ganz, die Bulbi liegen tief in den
Höhlen. Mc AUSLIN beschreibt, daß die Augen zwei mit Blut gefüllten Säcken

glichen (zit. nach INGMANN). Die Hände und die Füße lassen auch meist Keratose erkennen, wenngleich hier die Hornmassen oft nicht so dick sind, wie an
anderen Körperstellen. Die Hände selbst sind häufig geballt und Hände und
Füße mißgestaltet, wie Klumphände und Klumpfüße, und besonders die Füße
sind oft von verdickter, zu weiter Haut umgeben. Andere Male aber ist die
Haut zu eng und kann Contracturen
an den Beugen und namentlich an den
Fingern und Zehen Einschnürungen
und dadurch sogar Gangräneszierung
(KINGERLY) bewirken. Der After
zeigt ebenso wie der Mund Vorwölbung der Schleimhaut und Fissuren.
Die Genitalien sind teilweise normal,
teilweise aber erscheint die Vulva
schlaff und geöffnet, die Labien sind
oft verdickt, Penis und Scrotum aber
sind häufig, jedoch nicht immer
verkümmert, manchmal findet man
Hypospadie.

Die *Behaarung* des Kopfes wird
gewöhnlich sehr dünn gefunden, sie
ist nur gering ausgebildet.

Auch die *Lanugobehaarung* mangelt
infolge der Hornbildung entweder
ganz oder ist nur sehr dünn vorhanden. SIEMENS will das nur gelten
lassen für die schweren Fälle von
Ichthyosis congenita, während er bei
seinen Beobachtungen der überlebenden Kranken feststellte, daß selbst
dort, wo reichliche Schuppenbildung
vorhanden war, die Lanugoentwick-
lung nicht beeinträchtigt war. Er
führte es darauf zurück, daß die Keratosis follicularis, die bei Ichthyosis
vulgaris häufig ist und die Lanugohaare zurückhält, bei der Ichthyosis
congenita anscheinend kaum vorkommt.

Die *Nägel* können teilweise fehlen
(CABOT) oder unvollkommen entwickelt sein. CASPARY sah sie glanzlos, stark gekrümmt, emporgehoben
(bei einer überlebenden Ichthyosis
congenita). INGMANN bestätigt die Beobachtungen DARIERS, daß in leichten

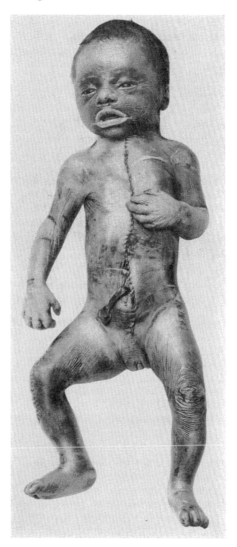

Abb. 2. Ichthyosis congenita.
(Aus der Sammlung E. RIECKE.)

Fällen von Ichthyosis congenita die Nägel sehr schnell wachsen können. Das
deckt sich dann wieder mit BROCQs Beobachtungen bei Erythrodermia congénitale ichthyosiforme avec Hyperépidermotrophie.

JUL. HELLER beschreibt die Nägel in drei Fällen schwerer Ichthyosis congenita als auffallend klein und weich, sie überragten die Fingerspitzen nicht,
die Nägelwälle waren wenig entwickelt. Mikroskopisch waren Haut- und Nagelwall sehr verdünnt (Ausführlicheres s. bei JUL. HELLERS „Nagelerkrankungen"

in diesem Handbuch). PULVERMACHER hob (bei einem als „Erythrodermie congénitale ichthyosiforme" bezeichneten Fall) eine Tüpfelung der Nägel hervor. Die Krümmung der Nägel im Längsdurchmesser betont SIEMENS (ebenfalls bei überlebender Ichthyosis congenita) als anscheinend pathognomonisch. Dabei sind die Nägel auch etwas seitlich aus dem Falz herausgehoben, teilweise sah SIEMENS die Nägel auch hyperkeratotisch mit Querriefen, die Nagelsubstanz war gekrümmt. Subunguale Keratose, die gelegentlich berichtet wird (von BEHREND und CASPARY) war in SIEMENS Fällen von überlebender Ichthyosis unbedeutend, teilweise gar nicht vorhanden. Daß die Fingerkuppen mit den Nägeln verkürzt und zugespitzt, wie nach unten gebogen erscheinen, will SIEMENS als Folge der Hautspannung analog dem Ektropium oder den gelegentlich vorkommenden Beugecontracturen und Einschnürungen auffassen.

Die Kinder, die mit den geschilderten, sehr schweren Veränderungen geboren werden, sind in vielen Fällen zu früh geboren. Selten kommen sie schon tot zur Welt (CLAUS, INGMANNs Fall I und II), sonst ist die Regel, daß diese schwer verlaufenden Fälle nur wenige Stunden bis einige Tage, selten einige Wochen (Fall 1 von OREL 22 Tage) am Leben bleiben. Wegen der Unbeweglichkeit der Lippen können sie ja oft auch keine Nahrung zu sich nehmen und sterben wohl meist an Inanition. Auch kann der Tod gelegentlich durch septische Prozesse von der Haut her eintreten (HÜBSCHMANN, FRANKENHAUS u. a.).

Neben diesen ganz schweren Formen gibt es aber auch solche, die weniger ausgebildete Krankheitserscheinungen aufweisen und damit auch einen günstigeren Verlauf nehmen.

Die Seborrhoea oleosa der Neugeborenen oder Exfoliatio lamellosa neonatorum.

Zunächst trennte BALLANTYNE eine Gruppe von Fällen als „mild type" vom „grave type" und charakterisiert diesen milden Typus durch folgende Schilderung: Diese Fälle sind gekennzeichnet durch das Vorhandensein einer kontinuierlichen Lage einer kollodiumähnlichen Substanz über den ganzen Körper, die sich dann in papierähnlichen Fetzen abschuppt, dabei kann Ectropium oder Eklabium vorhanden sein, aber gewöhnlich tritt vollkommene oder teilweise Heilung ein. Heute müssen wir aber sagen, daß nach unseren Anschauungen bei dieser Einteilung BALLANTYNES und seiner Definition der milden Form unter dem „mild typ" außer wirklicher Ichthyosis congenita auch Fälle mitgerechnet worden sind, die gar nicht dazu gehören. Es gibt Fälle von echter Ichthyosis congenita, die zunächst bei der Geburt mit einer sich abstoßenden Hornschicht überzogen sind. Auch der von mir selbst (1912) beschriebene Fall bot zunächst dieses Bild. Wenn diese Massen abgestoßen sind, kommt die echte Ichthyosis congenita zum Vorschein. Aber BALLANTYNE grenzte *die* Fälle nicht ab, die nach der Abstoßung ganz ausheilen und geheilt bleiben. Das ist aber dann keine angeborene Ichthyosis, sondern die sogenannte *Seborrhoea oleosa oder Exfoliatio lamellosa neonatorum*. So haben wir das jedenfalls bisher angenommen; auf die von SIEMENS auf Grund seiner Beobachtungen aufgeworfene Frage, ob es nicht doch auch Ichthyosis congenita gäbe, die ganz ausheilen kann, sei unten noch eingegangen.

Die Seborrhoea oleosa neonatorum wird mit einem sehr ungeeigneten Namen auch *Ichthyosis sebacea* genannt. Wir dürfen sie als einen der Ichthyosis congenita zwar anfangs wohl ähnlichen, aber doch vorübergehenden Zustand nicht zu dieser Krankheit zählen. Sie stellt eine abnorm starke Ansammlung von Vernix caseosa nach der Geburt dar. Dabei zeigen vor allem die Kinder, die mit dieser

Seborrhoea oleosa neonatorum behaftet sind, nicht die bleibenden Hemmungsbildungen an Nase, Augenlidern, Ohren, eventuell an Füßen und Händen,
die die Fälle von angeborener Ichthyosis aufweisen. Die Abstoßung von Vernix
caseosa ist ja bei Neugeborenen an sich ein normaler Zustand. Bei der Seborrhoea
oleosa ist dieser Prozeß übermäßig stark gesteigert. Während sich normalerweise die obersten Schichten der Haut gleich nach der Geburt beginnend, in
feineren oder größeren Schüben abzustoßen pflegen, ist bei den hochgradigen
Erscheinungsformen die Haut wie mit einer grünlich-gelblichen oder auch
rötlichen glänzenden Schicht überzogen, die einer Kollodiumhaut vergleichbar
ist. Sie ist manchmal zu weit, manchmal zu eng. Wo sich die Schuppen dieser
Schicht abheben resp. Einrisse sich bilden, war oft erst einige Tage nach der
Geburt einzutreten pflegt, sieht man die normale Haut des Kindes durchschimmern. Über den Gelenken reißt die Haut besonders ein. Hände und Füße
können ergriffen, aber auch frei von der Veränderung der Haut sein. Die Abstoßung der kollodiumartigen Schicht ist meist in kurzer Zeit, in einigen Wochen,
selten nach etwas längerer Zeit, beendet, speziell auf dem Kopf dauert sie manchmal etwas länger. Nun ist aber die sofortige Diagnose zwischen dieser Exfoliatio lamellosa neonatorum und der wahren Ichthyosis congenita gelegentlich
dadurch erschwert, daß bei hochgradigen Fällen von Seborrhoea oleosa durch
die Starrheit der oberen Hautschichten ein gewisser Grad von Ectropium und
Eklabium zustande kommen kann, *der aber mit zunehmender Abstoßung der
Oberschicht sich auch wieder verliert.* Und wenn Letzteres zutrifft mit dem gleichzeitigen Normalwerden der Haut, so müssen diese Fälle von Kollodiumhaut,
die immer wieder von Zeit zu Zeit beschrieben werden, durchaus abgesondert
werden von der unheilbaren Ichthyosis congenita. Entsprechend äußert sich
der amerikanische Autor Knowles (zit. nach Dean): „In andern Fällen wird
das Kind mit einer kollodiumähnlichen Membran geboren, die die Haut bed ckt,
aber diese Membran stößt sich in Fetzen ab, und nach einer kurzen Periode
von Schuppung nimmt die Haut ein normales Aussehen an. Dieser Zustand
ist verschieden von Ichthyosis."

Zu den Fällen, die Siemens in seiner letzten Zusammenstellung (Arch. f.
Dermat., Bd. 158) als mit mehr oder weniger großer Sicherheit zur Seborrhoea
oleosa neonatorum rechnet (Alpar, Bonnet-Gaillard, Bowen, Brauns, Carini,
Dean, Fuhge, Gross-Torrek, Kehrer, d'Ovidia, Scherber, Siemens III)
sei Folgendes kurz bemerkt:

Im Fall von Alpar dauerte die Schuppung immerhin über drei Monate,
man muß aber doch zweifellos Seborrhoea oleosa annehmen.

Kehrer schildert eine vorübergehende Seborrhoea oleosa neonatorum bei
einer überlebenden Ichthyosis congenita der II. Form. Die Beobachtung
Scherbers ist nicht, wie ursprünglich angenommen, zur Ichthyosis congenita zu
rechnen, sondern mit Riehl als protrahierte Exfoliatio lamellosa neonatorum
(Seborrhoea oleosa neonatorum) anzusprechen, da außer leichter Einrollung der
Ohrmuscheln die eigentlichen Hemmungsbildungen, wie Ectropium usw. fehlen.

Der Fall von Dean, den er als congenitale Ichthyosis bezeichnet, ist aber
nicht ohne weiteres klar.

Der Verf. berichtet über ein Kind, das bei der Geburt die Augen nur als schmale Schlitze
zeigte, die Nase war flach, die Ohren kaum erkennbar, sonst wies es nichts Besonderes auf.
Nach 9 Tagen aber war die Haut kupferrot und trocken, wie Pergament, die Augen waren
tiefe Schlitze, kaum zu öffnen, die Nase flach, die Ohren verkrümmt und sehr klein, die
Nägel, die Zehen, die Finger gering entwickelt. Nach einem Jahr waren Nase, Augen,
Ohren usw. besser entwickelt, aber es bestand immer noch Schuppung der Haut, so daß
Einölung der Haut nötig war. Nach weiteren zwei Monaten war die Haut aber glatt.

Für eine gewöhnliche Seborrhoea oleosa dauerte die Schuppung der Haut
zu lang, für die gewöhnlichen Fälle von Ichthyosis congenita wiederum würde

es etwas auffallend sein, daß die Haut im Alter von 1 Jahr nach zweimonatlicher
Ölbehandlung ganz glatt wurde. Es erscheint möglich, daß ein sehr leichter
Grad von überlebender Ichthyosis congenita resp. — wegen der Rötung — von
Erythrodermie congénitale ichthyosiforme (s. unten) vorlag, und der Zustand
des Glattwerdens der Haut war vielleicht nicht als Dauerzustand anzusehen.
Jedenfalls ist der Fall ohne die weitere Beobachtung des Kindes nicht zu
entscheiden.

Andererseits müssen wir auch mit SIEMENS die Frage erwägen, ob es nicht
einen Typus von echter Ichthyosis congenita gibt, der so leicht ist, daß er
wirklich auch heilen kann.

SIEMENS beschreibt den Fall eines weiblichen Kindes (der oben erwähnte Fall III im
Arch. f. Dermat. Bd. 158), bei dem die ganze Haut 12 Stunden nach der Geburt mit einer
bräunlichen verdickten und rissigen Hornschicht überzogen war, am stärksten war die
Veränderung an den Beinen ausgeprägt. Von besonders erfahrener ärztlicher Seite wurde
die Diagnose auf Ichthyosis congenita gestellt. Ectropium und Veränderungen der Lippen
fehlten allerdings. Nach weniger als einem Vierteljahr war die Haut des Kindes ganz normal.
Bei einer Nachuntersuchung im Alter von 18 Jahren durch SIEMENS selbst zeigte sich
keinerlei Verhornungsanomalie auf der Haut außer unbedeutender Rauhigkeit an den
Ellbogen.

Mit Recht zieht SIEMENS die Schlußfolgerung, daß entweder hier eine Ichthyosis congenita abgeheilt ist, ohne irgendwelche Residuen zu hinterlassen,
oder daß die Ichthyosis congenita der Seborrhoea oleosa neonatorum so ähnlich
sehen kann, daß auch der erfahrene Arzt die Differentialdiagnose nicht zu stellen
vermag, und SIEMENS erwähnt auch hier noch den Fall von HEBRA selbst,
der von einem mit Ichthyosis congenita behafteten Kind berichtet, das nach
mehreren Jahren „eine ganz gesunde Haut" zeigte.

Mir erscheint die zweite Annahme von SIEMENS, daß nämlich manchmal
die Diagnosestellung anfangs einfach nicht möglich ist, für seinen eigenen Fall,
wie vielleicht auch für den von HEBRA, das näherliegende zu sein. Ich glaube,
daß wir bis jetzt noch berechtigt sind, festzuhalten an dem Prinzip, daß eine
Heilung, wenn sie eine dauernde bleibt, die rückblickende Diagnose Seborrhoea
oleosa neonatorum stellen läßt im Gegensatz zu der als nicht vollkommen heilbar
anzusehenden Ichthyosis congenita. Aber sicher ist, daß ein rascher Rückgang
der Erscheinungen (nicht Heilung) auch bei Ichthyosis congenita vorkommen
kann. Die Haut vermag in seltenen Fällen *zeitweise* ganz normal zu werden
(z. B. im Fall von CAFFIER), dann aber setzen die ichthyotischen Erscheinungen
wieder ein. Ferner werden öfters nur große Partien der Haut bei Ichthyosis
congenita normal, so daß die Ichthyosis congenita dann nur noch eine partielle ist.

Also die klinischen Unterscheidungsmerkmale zwischen Ichthyosis congenita
und Seborrhoea oleosa neonatorum brauchen nicht immer deutlich zu sein.
Wohl aber sind Ectropium, Eklabium und Veränderungen der Ohrmuscheln
bei Ichthyosis congenita so gut wie immer vorhanden. Indessen leichtere Erscheinungen dieser Veränderungen können sich auch bei Seborrhoea oleosa der
Neugeborenen finden, und sich wieder ganz zurückbilden (vgl. oben).

In einem Falle von HEINRICHSBAUER werden wir eher eine echte Ichthyosis
congenita annehmen. Obgleich hier die Abstoßung der Hornplatten nach einigen
Tagen und das Hervortreten einer „normalen" Haut eher für einen Fall von
sog. Kollodiumhaut sprechen würde, lassen doch das Ectropium der Augenlider,
die Klumpfüße und Klumphände, die mikroskopischen Befunde, die auch dort,
wo die Hornschicht schon abgestoßen ist, und die Haut anscheinend normal
war, für eine beschleunigte Hornbildung sprachen, eine echte Ichthyosis congenita annehmen. Die Hornschilder hätten sich wohl neu gebildet und es hätte
sich wahrscheinlich eine überlebende, mildere Form von angeborener Ichthyose
ausgebildet, wenn nicht eine interkurrente Krankheit das Leben des Kindes

nach 19 Tagen beendet hätte. Das Gleiche, daß allmählich ein Übergang zu der überlebenden Form von Ichthyosis congenita sich ausgebildet hätte, muß man bei INGMANNS Fall IV, einem Mädchen, das im Alter von 1 Monat an Lungenentzündung starb, annehmen.

Der Fall von KINGERY, ein weibliches Kind, das erst in der sechsten Woche starb, und dessen obere Hautschichten sich vorher in Form einer Kollodiumhaut abstießen, ist wohl auch als echte angeborene Ichthyosis aufzufassen, besonders weil auch eine Abschnürung des Zeigefingers durch die zu enge Haut bis zur Gangräneszierung stattgefunden hatte.

Die *histologische Untersuchung* kann eventuell Aufschluß geben, ob Vernix caseosa (resp. Abstoßung der Epidermis nach SIEMENS) oder Ichthyosis congenita vorliegt. So wurde die Diagnose in dem Fall von FRUHINSHOLZ, SPILLMANN und MICHON auf Grund des histologischen Befundes wirklich als Ichthyosis congenita anzusehen sein.

Diese Autoren beschrieben bei einem Kind, das nach 48 Stunden starb, daß der ganze Körper wie mit einem Sack von Kollodiumhaut überzogen schien, dieser Sack war an vielen Stellen eingerissen und lag den darunter befindlichen Hautschichten nicht fest an. Histologisch bestand diese Hülle durchweg aus Hornzellen, von der Innenseite der Hülle zogen sich Fortsätze in die Follikelöffnungen hinein.

Wegen dieses histologischen Befundes kann der Fall nicht als Seborrhoea oleosa neonatorum aufgefaßt werden, sondern ist der Ichthyosis congenita zuzuzählen, wie die Autoren ihn erst als Ichthyosis fetalis bezeichnet haben.

Während also bzw. der Trennung der Ichthyosis congenita und der Seborrhoea oleosa neonatorum noch mancherlei Unklarheit der Auffassung besteht, hat RIECKE im Jahre 1900 eine Einteilung der echten Ichthyosis congenita vorgenommen, die von den meisten Autoren vollkommen anerkannt wird.

Einteilung der Ichthyosis congenita in 3 Gruppen nach RIECKE.

RIECKE schlägt auf Grund der bislang bekannt gewordenen Fälle vor, *von den typischen schweren Fällen, wie wir sie oben geschildert haben, und die als die große Gruppe Ichthyosis congenita gravis zu bezeichnen wären, zwei Gruppen leichterer Fälle abzugrenzen,* die er folgendermaßen charakterisiert: Als *Ichthyosis larvata* (Form II) können die Fälle bezeichnet werden, welche die der Form I (der Ichthyosis congenita gravis) zugehörigen Symptome alle in gemilderter Weise oder nur teilweise zeigen. Sie lassen auch schon bei der Geburt ganz oder fast ganz die charakteristischen Krankheitserscheinungen erkennen, aber sie sterben nicht nach einigen Tagen, sondern bleiben am Leben. Die Abb. 3—7 stammen sämtlich von einem typischen Falle einer solchen überlebenden Ichthyosis congenita, welcher von seinem 3.—17. Lebensjahre unter Beobachtung stand. Die Kinder mit überlebender Ichthyosis congenita wurden in etwa der Hälfte der Fälle ganz ausgetragen geboren. Die Hautveränderungen sind sich nicht immer gleichartig. Manchmal ist der Hornpanzer bei der Geburt ebenso vorhanden wie bei der schweren Form, aber die Haut bessert sich rasch, so daß nach wenigen Wochen die Epidermis nur noch fein schilfert oder die Hornplatten sind auch schon von vornherein dünner. Vor allem sind die Veränderungen nicht immer universell, sondern auch oft nur teilweise am Körper ausgebildet, so daß z. B. nur die Thoraxgegend die typische Hornplattenbildung aufweist, oder nur das Gesicht deutliche Anomalien zeigt und im übrigen nur sehr geringe Hornbildung besteht. Gerade diese nur partielle Ausbildung heben auch spätere Beobachter hervor, so z. B. v. ZUMBUSCH in seinem Fall, bei dem nur an gewissen betroffenen Stellen die Anordnung in Schildern und Platten, daneben typische Hemmungsbildungen an den Ohren deutlich waren. Ähnlich war es in den Fällen von JADASSOHN u. a. Es kann dann sehr wohl erst ein ganz diffuses Befallensein der Haut beobachtet werden und dann, bei mehr oder weniger schneller Besserung, bleiben nur einige Hautpartien der Veränderung unterworfen, andere werden normal.

Ferner kann die Haut am Rumpf oder an den Extremitäten zu weit sein, an anderen Stellen, besonders an den Extremitäten, kann sie wieder ganz straff gespannt sein, dünn und glänzend, manchmal auch pergamentartig, atrophisch,

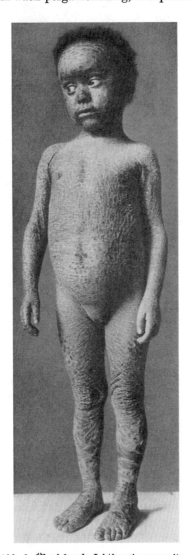 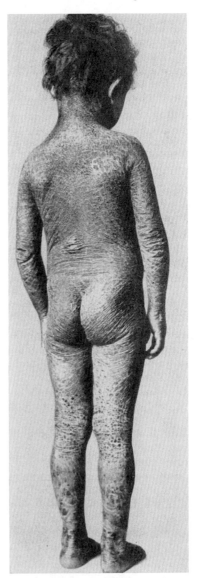

Abb. 3. Überlebende Ichthyosis congenita.
(3 Jahre altes Kind.)

Abb. 4. Überlebende Ichthyosis congenita.
(3 Jahre altes Kind.)

von Furchen durchsetzt, auch hier einer Kollodiumhaut ähnlich. Auch bei den Mißbildungen im Gesicht kommen verschiedene Varianten vor, so können Nase und Ohren normal sein, und nur die Augen zeigen Ectropium, oder nur die Oberlippe ist ectropioniert und dergleichen mehr; Hände und Füße aber sind gewöhnlich in gleicher Weise verändert wie in Gruppe I, zeigen auch diffuse Keratose, die Fälle der Gruppe III anscheinend mehr als II (Siszmaks), die

Genitalien sind meist ausgebildet. Der zweite von RIECKE selbst mitgeteilte Fall ist ein Typus dieser Gruppe.

Für die Form III will RIECKE die Bezeichnung *Ichthyosis congenita tarda* wählen. Diese Gruppe ist mehr als durch ihre besonderen Erscheinungen durch ihren eigenartigen Verlauf ausgezeichnet. Bei dieser Form zeigen nämlich die Kinder bei der Geburt nur ganz geringe, ja manchmal gar keine Erscheinungen, und erst nach einigen Tagen oder Wochen, evtl. erst nach einigen Monaten zeigen sich Symptome, die zum Bild der Gruppe II führen.

RIECKE hebt hervor, daß stets mit der Entwicklung dieser Erscheinungen die Ausbildung des Gesamtorganismus leide, je nach dem Grade der Intensität der Symptome sei ein Weiterleben der Kinder möglich oder nicht.

Zu diesen überlebenden Formen rechnete RIECKE die Fälle von SELIGMANN, BEHRENDT, CASPARY, MÜNNICH, bei denen bei der Geburt schon geringgradige Veränderungen (Ectropium, Rötung usw.) vorhanden waren, diese aber einen langsamen Verlauf nahmen, und die Kinder älter werden ließen, in dem einen Fall von MÜNNICH z. B. ist das Kind vier Jahre alt, in dem andern (Schwester des ersten) 9 Monate alt. In den Fällen von LANG dagegen (zwei Geschwistern) zeigten sich die ersten krankhaften Erscheinungen erst in der dritten Woche resp. im zweiten Lebensmonat. Und in den zwei Fällen von RONA waren im ersten Fall gleich bei der Geburt rötliche Flecken vorhanden, das Kind wurde vier Monate alt und starb dann. Im zweiten Fall begannen im dritten Monat braunrote schuppende Flecken im Gesicht, die sich immer mehr ausdehnten; das Kind war zur Zeit 11 Monate alt. Von den älteren Fällen seien noch genannt die von BESNIER-DARIER, GABOT, ELLIOT, GIOVANNINI, HEUSS, NIKOLSKI, SANGSTER, THIBIERGE, TOMASOLI u. a.

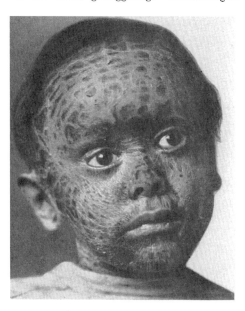

Abb. 5 Überlebende Ichthyosis congenita.
(3 Jahre altes Kind.)

Jedenfalls ist diese Einteilung RIECKEs nach dem uns Bekannten durchaus zweckmäßig. Wir wissen, daß es die überlebenden Formen von Ichthyosis congenita gibt, sie werden auch öfters als „benigne" Formen den schnell zum Tode führenden „malignen" gegenübergestellt, und wir heben bei der Durchsicht der ganzen Beobachtungen noch hervor, daß aus den überlebenden Formen die herausfallen, bei denen der Beginn und Verlauf insofern ein anderer ist, als sie erst nach der Geburt richtig zum Vorschein und zur Entwicklung kommen (Gruppe III). Es sind nun in der Zeit nach der RIECKEschen Arbeit (1900) noch eine ganze Anzahl von überlebenden Fällen von Ichthyosis congenita mitgeteilt worden, so von CHARLES DU BOIS, DU BOIS-HAVENITH, BRAND-WEINER, BRUHNS, COMBY, FOGGIE, HEIDLER, INGMANN (2 Fälle), JORDAN, KEHRER, MENDES DA COSTA, RIEHL (1905 und 1910), SCHAMBERG, SCHERBER, SIEMENS (6 resp. 5 Fälle, 1 wohl Seborrhoea oleosa neonatorum), SONDERMANN, WINTERNITZ, v. ZUMBUSCH u. a. SIEMENS tritt dafür ein, daß die Bezeichnung der RIECKEschen Nomenklatur geändert werde. RIECKE wollte mit dem Ausdruck „larvata" bezeichnen, daß die typischen Symptome unvollkommen entwickelt seien oder ganz fehlten, während larvata (larva = Maske) eigentlich bedeute, daß andere Symptome als die typischen vorhanden seien. Daher

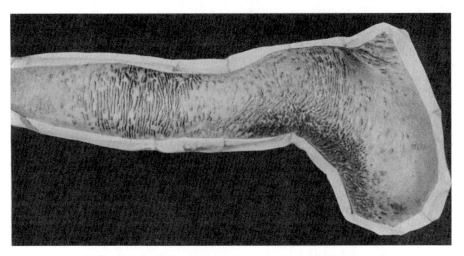

Abb. 6. Überlebende Ichthyosis congenita. (Moulage.) (3 Jahre altes Kind.)

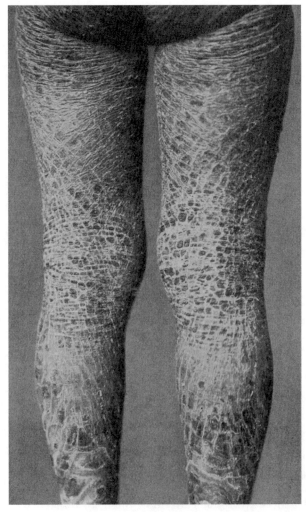

Abb. 7. Überlebende Ichthyosis congenita. (3 Jahre altes Kind.)

sollte man lieber die Form I als Ichthyosis congenita gravis und die Form II als Ichthyosis congenita mitis bezeichnen. Die Form III möchte SIEMENS lieber Ichthyosis congenita inversa nennen, denn das von RIECKE gewählte Beiwort „tarda" stände mit dem Wort congenita in Widerspruch. Dagegen unterscheidet sich die III. Form von der Ichthyosis vulgaris, die ja auch erst nach der Geburt eintrete, durch die inverse Lokalisation, daher besser dieser Beiname.

An diese überlebenden Formen müssen nun ferner noch angeschlossen werden alle als *Erythrodermie congénitale ichthyosiforme* bezeichneten Fälle, die BROCQ als gesonderte Form herausgehoben hat. Diese seien jetzt im folgenden besprochen.

Erythrodermie congénitale ichthyosiforme.

Gestützt auf die Beobachtung zweier eigener Fälle hat BROCQ 1902 das Krankheitsbild der „Erythrodermie congénitale ichthyosiforme avec Hyper-épidermotrophie" geschildert. Die wichtigsten Symptome sind der Beginn bei der Geburt, die diffuse Rötung der Haut, bei der das Gesicht auffallend glänzend erscheint. Dazu kommt die allgemeine Hyperkeratose, die zunächst an Ichthyosis denken läßt, die aber im Gegensatz zur Ichthyosis vulgaris gerade an den Gelenkbeugen und auch an den Handtellern und Fußsohlen besonders stark ausgebildet ist und hier der Ichthyosis hystrix gleichen kann. In den Gelenkbeugen kann man in reinen Fällen in der Richtung der Beuge verlaufende, braunschwarze Hornkämme von mehreren Millimetern Dicke sehen, die durch schmale Furchen längs und quergeteilt, in kleine Kegelchen und papilläre Bildungen zerfallen können, so daß die Oberfläche manchmal ein zottiges Aussehen darbietet. Diese Hornbildungen lösen sich ziemlich leicht von der Haut, die frisch rot gefärbt ohne Nässen darunter zutage tritt. Mit diesen Erscheinungen vergesellschaftet sich nun oft die Keratodermie der Handteller und Fußsohlen, die sich teils in mehr glatter, weißgelblicher, diffuser Fläche, teils in Form unregelmäßiger Erhebungen zeigt. Die Keratosen sind manchmal besonders an den Mündungen der Schweißdrüsen lokalisiert. Es besteht öfters Hyperhidrosis der Handflächen. Ferner können an den Händen Hypotrophien und Atrophien zu bemerken sein, und zwar der Hände als solcher wie auch allein der Haut.

LENGLET zitiert als Beispiel den Fall von HALLOPEAU und JEANSELME: „An den Fingern ist die Haut über den Knochen gespannt wie bei Sklerodermie, ..., die Hypotrophie der Hände ist frappant, ... die Bewegungen der Finger sind behindert. Die Finger können infolge der atrophischen Beschaffenheit der Haut oft nicht ausgestreckt werden."

Gegenüber der Erscheinung, daß die Haut atrophisch und zu eng ist, kann sie manchmal und an gewissen Körperstellen (Nates, Kniegelenk, Ellenbogen und an anderen Orten) auch zu weit für ihre Unterlage sein.

Auch das Gesicht kann stark beteiligt sein durch Rötung und Schuppung, die Talgdrüsen erscheinen erweitert. Weiter besteht eine starke Seborrhöe des Kopfes, Haare und Nägel wachsen auffallend schnell, doch können die Haare dabei auch dünn sein und stellenweise ganz fehlen, die Nägel verkrümmen sich vielfach. Schließlich besteht manchmal, aber nicht immer, auf dem Boden der hyperkeratotischen Haut, mehr in den jüngeren Jahren, aber manchmal auch bei älteren Fällen eine *Blasenbildung.* Die Blasen entstehen besonders dort, wo die Haut Insulten oder auch Bewegungen am meisten ausgesetzt ist, so namentlich in der Nachbarschaft der Gelenke, am Hals usw. In den Fällen von WILE kamen die Blasen nach Schwitzprozeduren oder allein schon an heißen Tagen mehr heraus. Die Blasen entstehen nur durch Abhebung der obersten Schichten des Rete Malpighi, sie vergehen rasch und kommen leicht neu. Der Blasengrund überhäutet sich schnell und bedeckt sich dann wieder mit hornigen Massen. Bei den auftretenden Schüben von Blasen kommen auch gelegentlich Fiebersteigerungen vor. Die anfangs vorhandenen Blaseneruptionen können sich später auch ganz verlieren. Von Lenglet, auch von Darier, ferner von Goeckermann wird wegen der Blasenschübe eine gewisse Verwandtschaft der Erythrodermie congénitale ichthyosiforme mit der Epidermolysis bullosa heriditaria betont. Diese Verwandtschaft lehnt aber Siemens wegen des verschiedenen Erbganges ab.

Über die Häufigkeit der Blasenbildung führten in neuer Zeit Mc Kee und Rosen aus, daß sie bei einer Zusammenstellung von 45 Fällen von Erythrodermie congénitale ichthyosiforme (resp. überlebender Ichthyosis congenita) die Blasenbildung in $27^0/_0$ fanden.

Übrigens haben manche Autoren (z. B. Weiss und Tobias) die jeweils vorhandenen Blasen als Impetigo erklärt. Goldsmith sieht sie teils als infektiös entstanden, teils als traumatisch an. Die erhöhte Neigung zur Bildung von Blasen bringt er mit der Hyperhidrosis in Verbindung, er will aber keinen grundsätzlichen Zusammenhang zwischen der Keratose und der Blasenbildung annehmen. Im Gegensatz dazu scheint Goeckermann die Blasenbildung zustande zu kommen infolge einer verhinderten Schweißdrüsenabsonderung durch die Verstopfung der Schweißdrüsengänge.

Zu dem Bilde der Symptome sei noch erwähnt, daß Brocq, Fernet und Deseux 1913 bei einer 17jährigen Patientin die von einem roten Rand umgebenen *Keratosen der Handteller und Fußsohlen* besonders betont haben, auch andere Autoren heben gelegentlich den hyperämischen Saum um die Keratosen hervor (Selmanovic u. a.).

Von der Ichthyosis vulgaris unterscheidet sich also das typische Bild der Brocqschen Erythrodermie durch die Rötung der Haut und die besonders starke Lokalisation in den Gelenksbeugen, wo oft Erscheinungen der Ichthyosis hystrix bestehen, den Beginn bei der Geburt oder kurz danach und das starke Wachstum der Haare und Nägel. Der Ichthyosis congenita wollte Brocq sein Krankheitsbild nicht zuzählen wegen des nicht tötlichen Ablaufes, der Rötung, des starken Wachstums von Haaren und Nägeln. Nun hat aber Brocq selbst später das Krankheitsbild wieder eingeschränkt, indem er hervorhob, daß das übermäßige Wachstum von Haaren und Nägeln nicht immer vorhanden zu sein brauche und die Rötung so gering sein könne, daß sie dem Untersucher entgehen könne. *Damit rückt allerdings das Brocqsche Bild den überlebenden Formen von Ichthyosis congenita, wie sie Riecke aufgestellt hat, sehr nahe,* wir kommen später noch auf die Frage zurück, inwieweit beide Symptomenkomplexe zu identifizieren sind.

Zunächst ist nun eine große Zahl von Bestätigungen und gleichen resp. ähnlichen Schilderungen nach der Brocqschen Mitteilung in der Literatur wiedergegeben worden. Ich nenne hier die Veröffentlichungen von Andriuschtschenko, Archibald, Barber, Brauer, Brocq und Fernet, Brown, Capurro, Chirivino, Dowling, Edel, Gaté und Pillon, Frei, Goldschlag, Gollmer, Goeckermann, A. Hoffmann, Jadassohn, Jeanselme, Lebeuf und Froment, van Leeuwen, Mc Kee und Rosen, Mendes da Costa, Nicolas, Oliver, Paranougian, Pick, Pulvermacher, W. Richter, Rille, Scheer, Siemens, Terebinsky, S. W. Unna, Werther, Westphalen, Whitehouse, Wile, Zeissler u. a., abgesehen von einer Anzahl unsicherer Fälle.

Galewsky, der selbst eine charakteristische Schilderung von drei Fällen gibt, weist darauf hin, daß als der erste mitgeteilte Fall von Brocqscher Krankheit wohl der von Sangster 1895 veröffentlichte anzusehen sei (von mir oben unter überlebender Ichthyosis congenita mit angeführt), den er als „a case of congenital exfoliation" bezeichnete, der zweite Fall sei der von RASCH 1901 unter dem Namen Erythrodermia exfoliativa universalis congenita familiaris veröffentlichte. Dieses Krankheitsbild wird von RASCH selbst als eine der Ichthyosis analoge Parakeratose besonderer Art bezeichnet und gehört wohl zweifellos zur Gruppe der BROCQschen Krankheit.

Vor allem muß aber hervorgehoben werden, daß RILLE schon vor der Kenntnis von BROCQs Publikation im Jahre 1903 einen gleichen Krankheitsfall als besondere von der Ichthyosis vulgaris abzugrenzende Dermatose demonstrierte, die er als *Keratosis rubra congenita* bezeichnete. Auch RILLE hob hervor, daß die Unterschiede gegenüber der Ichthyosis vulgaris beständen in der besonderen Lokalisation an Hals, Nacken, Ellenbeugen, Axilla, histologisch in Acanthose, in der nie fehlenden Hypertrichose nebst abnormen Wachstum der Nägel, in Rötung in den ersten Lebensjahren, Blasenbildung, Seborrhoea capillitii, Mauserung. So hat also RILLE — unbeschadet gewisser späterer Modifikationen — das Bild der BROCQschen Erythrodermie congénitale ichthyosiforme ebenfalls fast zu gleicher Zeit wie BROCQ geschildert. RILLE betont dann noch, daß es von dieser Erkrankung auch „Formes frustes" gäbe. Wir werden weiter unten zu besprechen haben, daß es in der Tat viele unvollkommene Formen der BROCQschen Erythrodermie gibt, die wir dieser Krankheit doch zurechnen müssen, die aber dann auch zum Teil Übergangsfälle zu den anderen kongenitalen Keratosen bilden. Übrigens hat auch BROCQ 1902 schon selbst anerkannt, daß es lokalisierte Formen seiner Erythrodermie geben könne.

Natürlich sind auch eine Anzahl der unter dem Namen der Erythrodermie congénitale ichthyosiforme mitgeteilten Fälle doch als unsicher anzusehen, so die von ARNDT, ARNTÜNOW, BELACHOW, BOCKHOLT, BUSCHKE, CHARGIN, COLE und DRIVER, COVISA, H. FOX, FROELICH, HAGEN, KEHRER, MELLO, MIERZECKI, MOOK, NICOLAS und JAMBON (2. Fall), OLIVER, SELENEW, RAVITSCH, SELMANOVIC, WEISS, WIGLEY u. a. m. Sie erscheinen als unsicher, teils weil sie zu kurz mitgeteilt sind, aber auch weil die Symptome zur Zeit der Beobachtung nur unvollkommen sich mit dem Bilde der BROCQschen Erythrodermie congénitale ichthyosiforme deckten, oder weil auch die Beobachtung selbst sich nicht über hinreichend lange Zeit erstrecken konnte.

Zunächst seien noch *einige Besonderheiten und einzelne Beobachtungen*, denen wir bei der Schilderung des Bildes der Erythrodermie congénitale ichthyosiforme oder bei den differentialdiagnostischen Ausführungen begegnen, erwähnt.

Die anfangs in einer Anzahl der Fälle vorhandene Rötung kann bald oder nach einer gewissen Zeit verschwinden, kann aber auch manchmal lange Zeit, vielleicht dauernd bestehen bleiben. Die drei Kranken GALEWSKYS z. B., ein 16 und ein 20jähriges Mädchen, sowie ein erwachsener Mann, zeigten die Rötung der Haut, speziell des Gesichtes noch andauernd.

Im Jahre 1912 haben BROCQ, FERNET und DELORT eine ichthyosiforme, symmetrische, circumscripte und progressive Erythrodermie beschrieben bei einem Patienten, der seit seinem sechsten Lebensjahr an dieser Hautaffektion leidet. Die Hautveränderung zeigt sich besonders in diffuser Rötung, feiner Abschuppung und Atrophie. Die Krankheit ähnelt der Erythrodermie congenitalis ichthyosiforme und steht ihr nahe, aber Verfasser wollen sie nicht dazu rechnen, da der Beginn nicht damit übereinstimmte, auch keinerlei Heredität nachweisbar war. Daß das erste Argument nicht unbedingt gegen die Stellung zur Erythrodermie congénitale ichthyosiforme sprechen müßte, wird unten noch ausgeführt. Die Heredität ist sicherlich keineswegs immer nachweisbar. Die Verfasser stellen ihre Beobachtung aber doch einem von DARIER 1911 gezeigten Fall an die Seite, den dieser als *verruköse Erythrokeratodermie* bezeichnete.

Hier sei auch das Krankheitsbild erwähnt, das Gottron mit Recht von der Erythrodermie congénitale ichthyosiforme abtrennt, das er bezeichnet als kongenital angelegte *symmetrische progressive Erythrokeratodermie.* Es handelte sich bei einem neunjährigen Knaben um scharf begrenzte hyperkeratotische und zerklüftet aussehende Krankheitsherde an beiden Ohrläppchen, an Kinn, Ellenbogen, Händen, Füßen usw., die Herde waren von einem roten Saum umgeben. Die Affektion bestand aber erst seit einigen Wochen, hatte sich schnell ausgedehnt, und unterschied sich so von der Erythrodermie congénitale ichthyosiforme.

Weiss und Tobias schildern sechs Fälle von Erythrodermie congénitale ichthyosiforme Brocq, bei drei männlichen und drei weiblichen Personen. In fünf dieser Fälle soll die Erkrankung 2—16 Monate nach der Geburt begonnen haben, bei dem einen, einem zur Zeit der Beschreibung 19jährigen Patienten erst im Alter von 6 Jahren. Von diesem letzten Fall muß aber gesagt werden, daß er aus der Schilderung in der Arbeit der beiden Autoren keineswegs sicher als Erythrodermie Brocq erkannt werden kann. Die anderen fünf Fälle aber, die deutlicher das Brocqsche Krankheitsbild trage, weisen zusammen mit einigen Beobachtungen anderer Autoren (Terebinsky, Pulvermacher u. a.) darauf hin, daß es auch *Fälle von echter Erythrodermie congénitale ichthyosiforme gibt, die nicht gleich nach der Geburt oder kurz nach der Geburt vorhanden sind.*

Froelich zeigte in der Schles. Dermat. Ges. 1928 einen Fall von ,,Forme fruste" der Erythrodermie congénitale ichthyosiforme, der erst im 6. Lebensjahr begonnen haben soll. Aus der kurzen Beschreibung freilich läßt sich die Sicherheit des Falles als Erythrodermie congénitale ichthyosiforme nicht feststellen. Dieser späte Beginn entspricht dann wieder durchaus der von Riecke als Ichthyosis congenita tarda bezeichneten Form von überlebender Ichthyosis congenita (Gruppe III), bei der wir heute auch nicht mehr die Beschränkung des Beginns auf wenige Monate nach der Geburt anzunehmen brauchen.

Eine einzeln dastehende Beobachtung machte Frei (Jadassohns Klinik). Bei einem 16jährigen Mädchen, dessen Erkrankung er als Erythrodermie congénitale ichthyosiforme anspricht, zeigten sich Schuppenstreifen an den Handrücken längs der oberflächlichen Venen, die von der Patientin selbst nach Zeiten der Remission stets als erstes Symptom wieder eintretender Verschlechterung beobachtet wurden. Jadassohn bemerkt zu dem Fall, daß die Schuppenstreifen beweisen, daß die Hautbeschaffenheit (Krankheitsbereitschaft) über den Venen verändert sei. In dem Freischen Fall ist übrigens noch besonders hervorzuheben eine bestehende leichte Hyperidrosis an den Finger- und Zehenspitzen und die auffallende Erscheinung, daß die Symptome im Sommer stärker waren als im Winter, während doch sonst das Umgekehrte sowohl bei Erythrodermie congénitale ichthyosiforme wie bei Ichthyosis vulgaris der Fall ist.

Es sei hier gleich noch eine andere Beobachtung W. Freis angeschlossen. Bei einem 18jährigen Patienten, der an Brocqscher Erythrodermie litt, zeigten sich systematisierte, hyperkeratotische Naevi (acanthoide Form Unnas). Bemerkenswert war, daß die histologische Untersuchung in dem Naevus von dem sonstigen Bau der auf normaler Haut stehenden hyperkeratotischen Naevi abwich, vor allem durch das Fehlen von Keratohyalin, auch bestand ein Mangel an Talgdrüsen. Besonders in dem Fehlen des Keratohyalins ist eine gewisse Übereinstimmung mit dem histologischen Bau der ichthyotischen Haut zu sehen (vgl. unten Histologie). Frei führt auch die Beobachtungen von Kantor und von Adamson an, die gleichfalls Naevi in Kombination mit ichthyotischem Zustand der Haut resp. mit Erythrodermie congénitale ichthyosiforme fanden.

Schließlich sei auch noch erwähnt der Fall von Rothe (aus der Jadassohnschen Klinik), in dem eine gewisse Verbindung von ichthyotischen, wohl kongenitalen resp. erythrodermieartigen Veränderungen mit der Darierschen Dermatose bestand. Es handelte sich um eine Frau mit sicherer Darierschen Krankheit. Der eine Sohn der Patientin weist an den Armen und Beinen gefelderte Hornauflagerungen auf, an der Beugeseite der Unterschenkel ausgesprochene ichtyotische Streifen von grau-schwärzlicher Farbe, Hystrix-artige Massen an den Achselhöhlen, Hyperkeratose in der Genito-Inguinal-Gegend, eine zum Teil erythematöse Keratosis follicularis und eine Hyperidrosis palmaris. Die Veränderungen ,,ließen an die Erythrodermie congénitale ichthyosiforme denken", eine sichere Diagnose war, da auch über die Anamnese nichts Näheres eruierbar war, nicht zu stellen. Rothe erinnert an den Fall von Darierscher Krankheit, den Bizzozero publiziert hat, bei dem er auch eine leichte, etwas atypisch lokalisierte Ichthyosis konstatierte. Natürlich sei nicht in Abrede zu stellen, daß zwischen den gewöhnlichen Formen von Ichthyose und Darierscher Derma-tose durchgreifende Unterschiede vorhanden seien. Aber die Dariersche Krankheit habe doch mit den von Lenglet als „Termes principaux" aufgestellten Formen der kongenitalen Dermatosen (vgl. unter Kap. Ichthyosis vulgaris) manches gemeinsam. Die hier beobachtete Tatsache, daß in einer Familie mit Darierscher Krankheit eine „atypische Ichthyosis" vorkommt, weist darauf hin, daß nicht bloß beim Einzelnen atypische Kombinationen auftreten, sondern daß auch in der gleichen Familie die verschiedenen Glieder verschiedene Formen aus dieser Gruppe aufweisen können.

Eine eigentümliche Atrophie der Haut beschreibt T. Antoine. Bei dem Fall eines 3 Wochen zu früh geborenen Kindes war die ganze Haut außergewöhnlich dünn und durch-scheinend, wie bei jungen Feten von 4—5 Monaten, im ganzen gerötet und dabei glänzend. Am Stamm kleine Fältchen, an den Extremitäten und am Schädel lag die Haut ganz eng an. Die Augenlider waren leicht ektropioniert, die Nägel lang und uhrglasförmig gebogen. In den ersten Tagen kleienförmige Schuppung, 81 Stunden post partum trat unter Fieber Exitus ein. Die Ursache des Fiebers war eine lobuläre Pneumonie. Die mikroskopische Untersuchung ergab eine verhältnismäßig geringe Atrophie der Haut. Kollagene Fasern normal, Elastica rarefiziert. Für Annahme der Erythrodermie congénitale ichthyosiforme war nur die allgemeine Rötung vorhanden; die Hypertrophie der Falten und Hautpapillen in den Gelenkbeugen, ebenso die Hyperkeratose daselbst fehlten. Es bestand keine besondere Talgdrüsensekretion am Kopf, kein abnormes Haarwachstum. Es waren nur eine Dys-keratose vorhanden ohne besondere Bevorzugung bestimmter Stellen und die starke Aus-bildung der längs gekrümmten Nägel. Man konnte nur sagen, daß es sich um eine Atrophie mit deutlich ichthyosiformen und erythrodermieartigen Zügen handelte. Verf. bezeichnet den Fall daher als *Erythrodermia ichthyosiformis congenitalis atrophicans.*

Froilano de Mello will die Symptome der Brocqschen Erythrodermie in zwei Gruppen scheiden: Die primäre wäre die Erythrodermie mit variablen Erscheinungen, mehr oder weniger generelle Hyperkeratosen und gerötete schuppende Efflorescenzen des Gesichtes, die sekundären und accessorischen wären die seborrhoischen Efflorescenzen der Kopfhaut, Hyperhidrosis palmaris, starkes Nagelwachstum und Adenopathien. Die zwei von ihm mitgeteilten Fälle, die am ganzen Körper befallen sind, zeigen grade freie Gelenkbeugen, neben diesen zwei Geschwistern ist noch das älteste Kind befallen, zeigt aber nur leichte Stellen an den Wangen.

Diese Beobachtungen sind freilich ganz atypisch, und wir kommen damit zur Betrachtung der Fälle, die durch die isolierten Herde und auch durch beson-dere Symptome von dem Brocqschen Typus stark abweichen.

Lokalisierte Erythrodermie congénitale ichthyosiforme.

In einigen Fällen, die teils als überlebende Ichthyosis congenita, teils als Erythrodermie congénitale ichthyosiforme bezeichnet werden, ist hervorgehoben, daß die Hautveränderung nur an einigen Stellen lokalisiert vorhanden gewesen sei, z. B. am Thorax, im Gesicht, am Hals, an Oberarmen, und Oberschenkeln usw. (v. Zumbusch, Siemens, Buschke, Arndt, Schonnefelds, Jadassohn [1]). Auch Riecke hatte schon betont, daß bei seiner Gruppe II und III die Ichthyosis congenita sich lokalisieren könne. Aus Fällen, wie in den von v. Zumbusch und von Siemens, wo nach zuverlässiger Beobachtung bei der Geburt und später die auf einige Körperstellen begrenzte Hauterkrankung aus einer generali-sierten Ichthyosis congenita resp. Erythrodermie congénitale ichthyosiforme hervorgegangen ist, werden wir sicherlich das klinische Vorkommen einer lokali-sierten Erythrodermie anerkennen müssen. Fehlt aber die Beobachtung eines solchen Verlaufs, ganz besonders, wenn die Veränderungen nicht nachweislich schon bei der Geburt bestanden, so wird die sichere Identifizierung schwer oder unmöglich. Man wird in solchen Fällen zugeben müssen, daß eventuell Ichthyosis congenita oder Brocqsche Erythrodermie vorliegen könnte, aber der Beweis dafür ist dann nicht zu erbringen. Solche lokalisierte Fälle, in

---

[1] Auch den älteren Fall von Elliot (1891) kann man mit Siemens dazurechnen.

denen jene Krankheitstypen doch angenommen werden müssen, nannte Rille „formes frustes". Und auch das, was Lenglet und auch Jadassohn als „Faits de passage" bezeichneten, gehört hierher (vgl. die Ausführungen über lokalisierte Ichthyosis vulgaris in dem Kapitel Ichthyosis vulgaris). Es sind das solche Fälle, die mit ihren umschriebenen und vereinzelten Symptomen Übergänge bilden besonders zu den Keratodermien der Hände und Füße, zu den Atrophien der Haut, bei den blasenbildenden Formen wohl auch zu den sonstigen Typen von kongenitalen blasigen Hauterkrankungen wie Epidermolysis hereditaria tarda usw. (diesen Zusammenhang läßt Siemens allerdings nicht gelten!). Man kann jedenfalls die oben erwähnten Bilder auch nicht einfach als nicht zur Ichthyosis congenita zugehörig abweisen, auch dann nicht, wenn sie erst später entstanden sind, denn wir haben ja oben gesehen, daß Fälle zweifelloser überlebender Ichthyosis congenita oder Erythrodermie congénitale ichthyosiforme erst längere Zeit nach der Geburt beginnen können. Zu diesen Übergangsfällen, zu den ichthyosiformen Erythrokeratosen wäre auch die von Rinsema beschriebenen „*Kerato- et Erythrodermia variabilis*" zu zählen. Wir kommen also auch hier auf Gebiete, um die herum die Grenzen sich nicht mehr immer fest ziehen lassen, sondern fließende geworden sind (s. auch unter „Diagnose"). Die schwankenden Grenzen im klinischen Bilde kommen ja auch noch in einer anderen Hinsicht zum Ausdruck: In Fällen, die in der Zeit bald nach der Geburt ausgesprochen als Ichthyosis congenita resp. Brocqsche Erythrodermie angesehen werden mußten (Fälle mit Ectropium, Hystrixbildungen in den Gelenkbeugen usw.), treten später auf der Haut die Veränderungen in Formen auf, die nun wiederum ganz der Ichthyosis vulgaris gleichen (vgl. S. 46).

Lokalisierte Fälle von Erythrodermie congénitale ichthyosiforme sind mehrfach beschrieben, einige wurden oben schon angeführt. Es seien aber einige solcher Beobachtungen in diesem Zusammenhang etwas eingehender erwähnt, weil sie noch Besonderheiten in ihren Erscheinungen zeigten. Eine auffallende Variabilität des Krankheitsbildes lassen folgende zwei Beobachtungen erkennen:

Nicolas und Jambon veröffentlichten 1909 folgenden Fall (zweite Beobachtung der Verff., wir haben ihn oben mit unter den „unsicheren" Fällen registriert): Bei einem 7jährigen Knaben bestand Seborrhöe des Kopfes, Hyperkeratose an den Ohren, Schuppung im Gesicht, leichtes Ektropion, Verdickung der Nackenhaut mit Lichenifikation. Am übrigen Körper Erythrodermie der befallenen Gegenden mit mehliger Abschuppung oder an anderen Stellen mit Schuppung vom Typus der wahren Ichthyosis. Die Gelenkbeugen waren mit befallen, in den Achselhöhlen bestanden ausgesprochene hyperkeratotische Excrescenzen.

Von dem gewöhnlichen Bild der Erythrodermie congénitale ichthyosiforme unterschied sich der Fall dadurch, daß die befallenen Stellen sehr scharf begrenzt und an den Armen, an den Beinen, am Hals und in der Umgebung der Genitalien durch einen erythematösen Rand eingefaßt waren, der die Stellen scharf von der ganz gesunden benachbarten Haut trennte. Es bestand Symmetrie der Plaques. Ferner war der Fall ausgezeichnet durch Schübe von plötzlicher Zu- und Abnahme, in wenig Tagen verschoben sich die Grenzen nach vorwärts und innerhalb weniger Tage war die befallene Haut wieder normal. Während man sonst ja bei Erythrodermie congénitale ichthyosiforme auch wohl eine Veränderung der Intensität der befallenen Hautstellen sieht, Veränderungen, die auch sehr plötzlich kommen können (à poussées paroxystiques, wie die Verff. es von ihrem ersten Fall berichten), werden hier immer neue Stellen ergriffen, die aber binnen kurzem wieder normal waren, ohne Spuren zu hinterlassen. Der Beginn der neuen Erscheinungen kennzeichnete sich oft durch eine psoriasisähnliche Papel, welche juckte. Während in der Achselhöhle die hornigen Erhabenheiten zu sehen waren, zeigten die Inguinalgegend und die Kniekehlen nur Veränderungen von erythematös-squamöser Beschaffenheit. Es bestand keine Hyperkeratosis palmaris und plantaris.

Die Verfasser sehen ihren Fall selbst als ein „fait de passage" von der Gruppe der kongenitalen ichthyosisartigen Erythrodermien zu den anderen kongenitalen erythematösen Keratodermien an.

Des weiteren seien die neueren Fälle von MENDES DA COSTA erwähnt, die er bezeichnet als *Erythro- et Keratodermia variabilis* bei Mutter und Tochter. Bei der Mutter war die Hautveränderung zuerst vor vierzig Jahren bemerkt, als jene ein Kind von vier Monaten war. Seit der Zeit wuchs die Affektion und ging wieder zurück, erstreckte sich fast über den ganzen Körper und juckte. Vom 21. Jahr trat mit einer Änderung der Menses eine Besserung ein. Die Hautveränderung verschwand aber nicht ganz und blieb auch in der Schwangerschaft bestehen. Die Patientin hat zwei Töchter, eine ist gesund, die andere ist jetzt zwei Jahre alt und hat seit dem Alter von sechs Monaten die gleichen Hautveränderungen. Bei der Hautaffektion bei Mutter und Tochter sind in ähnlicher Weise zweierlei Veränderungen zu unterscheiden, nämlich erythematöse Plaques und Hyperkeratosis. Die Begrenzung der erythematösen Plaques ist landkartenartig und unregelmäßig. Die Abgrenzung ist scharf, manchmal zeigt sich ein anämischer Ring ringsherum. Es besteht keine Infiltration, die Plaques sind nicht erhaben, die Oberfläche ist nicht verändert. Die Plaques änderten ihre Größe teilweise innerhalb einer Stunde und verschwanden auch manchmal ganz. Wenn vorhanden, juckten sie etwas. Bei dem Kind konnte Verfasser die erythematösen Plaques zeitweise auf dem ganzen Körper beobachten. Sie waren bilateral verteilt, aber nicht ganz symmetrisch. Öfters wurde normale Haut von den erythematösen Plaques eingeschlossen.

Die hyperkeratotischen Flecken waren weniger flüchtig, aber doch auch nicht beständig. Verfasser beobachtete eine hyperkeratotische Stelle ohne roten Rand am linken Ellbogen. Nach zwei Monaten war sie verschwunden mit Hinterlassung leichter Pigmentation. Weniger variabel waren die hyperkeratotischen Stellen bei der Mutter. Hände und Vorderarme waren besonders befallen. Die Handteller waren schwielig, aber hatten glatte Oberfläche. Die Rückseite der Hände und der Handgelenke sahen aus wie rauhes Leder mit tiefen Furchen. Knötchen oder Blasen oder richtige Krusten waren nicht vorhanden. Nägel und Haare waren normal. MENDES DA COSTA vergleicht seine Fälle mit den von JEANSELME, CHEVALIER, BURNIER und PERRIN, ferner von RILLE, STILLIANS, von FROILANO DE MELLO und von BUY WENNIGER veröffentlichten Beobachtungen. Von diesen sei besonders auf den Fall von RILLE, den dieser als *Keratosis rubra figurata* bezeichnet, aufmerksam gemacht: Es handelte sich um ein zwanzigjähriges Mädchen, das am Gesicht, am Hals, an der Brust, am oberen Rücken und an den Oberarmen hellrote, landkartenartig begrenzte Flecken zeigte, die zeitweilig verschwanden. Von den Mammae bis zur Symphyse herab an den seitlichen Rückenpartien und an den Oberschenkeln waren auf gerötetem Grunde dunkle hornige Auflagerungen zu sehen. Die Erkrankung bestand seit der Geburt. Wichtig ist, daß die Mutter ähnliche Erscheinungen zeigte und außerdem eine an Lappenelephantiasis erinnernde Hypertrophie der Ohrmuschelhaut hatte.

Hervorgehoben werden muß, daß in der Veröffentlichung EDELs, der einen eigenen Fall von typischer Erythrodermie congénitale ichthyosiforme und einen nicht veröffentlichten von MENDES DA COSTA mitteilt, betont wird, daß MENDES DA COSTAs Fälle von Erythrokeratodermia variabilis nur eine besondere Form der BROCQschen Erythrodermie seien.

In letzter Zeit hat ferner MIESCHER drei Fälle in einer Familie beschrieben, die ganz lokalisierte Krankheitsbilder aufwiesen und jedenfalls zu den atypischen Übergangsfällen gezählt werden müssen. Sie zeigten die ganz ungewöhnliche Kombination einer Beteiligung der Schleimhäute. Es handelte sich um drei Geschwister, Kinder blutsverwandter Eltern, die von Geburt, resp. von frühester Jugend an ichthyosiforme Hautveränderungen hatten, nämlich herdförmig lokalisierte Hyperkeratosen an den Ellenbogen und den Knien, Keratoma palmare und plantare, eigentümlich papilläre Umwandlung der Hautoberfläche besonders an den Ellenbogen, über den Streckseiten der Fingergelenke, an der Nasolabialfalte und der Sakralgegend. Bei zwei Fällen waren noch verruciforme Bildungen an den Händen vorhanden. Die Veränderungen der Schleimhäute der Mundhöhle, des Rachens und des Kehlkopfes bestanden einerseits in samtartiger Umwandlung der Oberfläche und andererseits in diffuser oder fleck- oder strangförmigen sklerotischen Verdickungen der Schleimhaut mit Narbenbildungen. Dazu kamen Blasenbildungen auf der Haut und den Schleimhäuten. Die Blasen waren bei Fall I aufgetreten im 30. Lebensjahr, bei Fall II schon im frühen Kindesalter, bei Fall III seit dem 11. Lebensjahr. Die Blasen saßen am meisten auf den Streckseiten der Vorderarme und der Unterschenkel, bei Fall II auch an den Händen. Auf traumatische Insulte entstanden leicht Blasen, aber zu gewissen Zeiten traten die Blasenbildung, auch ihre Entstehung auf traumatische Reize, ganz zurück.

2*

MIESCHER sagt, daß die ichthyotischen Veränderungen für die Zugehörigkeit zur Gruppe des kongenitalen Keratoms resp. der Erythrodermie congénitale ichthyosiforme BROCQS sprächen. Man wird wohl auch hier einen solchen Übergangsfall von der typischen BROCQschen Erythrodermie zu den kongenitalen Dyskeratosen (nach LENGLETS Aufstellung) annehmen können. MIESCHER erinnert an die Fälle von THIBIERGE und von SIEBENMANN, bei denen allerdings mehr das Bild der Ichthyosis vulgaris mit Schleimhautveränderungen kombiniert vorlag (s. unter Kapitel Ichthyosis vulgaris).

Stellung der überlebenden Formen von Ichthyosis congenita und der Erythrodermie congénitale ichthyosiforme zueinander.

Überblicken und vergleichen wir nun noch einmal die Einteilungsversuche RIECKES, BROCQS und RILLES, so ist jedenfalls festzustellen, daß neben dem bekannten Typus der Ichthyosis congenita, bei dem die Kinder stets mit hochgradigster Entwicklung der allgemeinen Hyperkeratose und sonstigen Anomalien geboren werden und nach wenigen Tagen sterben, überlebende Fälle von angeborener Ichthyosis oder mit Erscheinungen, die der angeborenen Ichthyosis ähnlich sind, manchmal aber auch erst nach der Geburt auftreten und die von verschiedener Schwere sind. Diese Fälle bleiben längere Zeit, nicht selten viele Jahre lang am Leben. Das sind also solche Beobachtungen, die RIECKE als Gruppe II und III (Ichthyosis congenita larvata und tarda) bezeichnet hat, BROCQ als Erythrodermie congénitale ichthyosiforme, RILLE als Keratosis rubra congenita.

Von diesen Formen dürfen wohl RILLES und BROCQS Typen ohne weiteres als identisch angesehen werden, in dem viel ausführlicher beschriebenen BROCQschen Krankheitsbild findet die kürzere RILLEsche Darstellung seines Typus unschwer ihren Platz (vgl. oben). Es fragt sich nun, ob wir auch die Erythrodermie congénitale ichthyosiforme BROCQS mit RIECKES überlebenden Formen identifizieren können. Wir glauben, daß das in der Tat der Fall ist. BROCQ wollte sein Krankheitsbild hauptsächlich wegen des Verlaufes abtrennen von den *schweren* Formen der Ichthyosis congenita. Nun sind ja die Hauptsymptome der BROCQschen Krankheit: der Beginn gleich bei oder nach der Geburt, die Beteiligung der Gelenkbeugen, das häufige Ergriffensein des Gesichtes, oft auch der Handteller und Fußsohlen, dabei Am-Leben-Bleiben der Kinder. Diese Symptome können wir alle in gleicher Weise bei RIECKES milden Fällen von überlebender Ichthyosis congenita, den von ihm als Ichthyosis congenita larvata bezeichneten Fällen, finden. Die Rötung, das übermäßige Wachstum der Nägel und Haare können bei der BROCQschen Erythrodermie vorhanden sein, brauchen aber nach BROCQS späteren Angaben keineswegs immer nachweisbar zu sein, ebensowenig die Blasenbildung der Haut. Also besteht doch tatsächlich kein prinzipieller Unterschied zwischen den milden Formen RIECKES und der Erythrodermie congénitale ichthyosiforme. RIECKE betont bei seiner Schilderung die öfters vorkommende Rötung nicht so wie BROCQ es zuerst tat. Wir werden daher dieses Symptom als ein so und so oft zu beobachtendes zu RIECKES Schilderung hinzufügen, ohne darin — ebensowenig wie BROCQ — einen prinzipiellen Unterschied zu erblicken. Blasenbildungen werden auch beobachtet bei Fällen, die wegen der fehlenden Rötung nicht als BROCQsche Erythrodermie congénitale ichthyosiforme, sondern als überlebende Ichthyosis congenita, sowohl II. wie III. Form angesehen wurden (JORDAN, GOECKERMANN u. a.). Dagegen kommen sie nicht vor bei der I. Form, der Ichthyosis congenita gravis, nur allein der 1871 veröffentlichte Fall ven BARKOW wird Ichthyosis fetalis pemphigoides benannt. SIEMENS, der die Blasenbildung bei der III. Form am häufigsten fand, nämlich in 40% der Fälle gegenüber 14% resp. 1% bei der II. resp. I. Form, zieht daraus die Schlußfolgerung, daß das klinische Bild der Erythrodermie congénitale ichthyosiforme mehr mit der tardiven Form, also RIECKE Form III zusammenfalle, als mit der Form II.

Und wie die Rötung werden wir auch das unmäßige Wachstum der Haare und Nägel nur als ein gelegentliches Symptom aufzufassen haben. Auch eine weitere Parallele wäre zu erwähnen zwischen RIECKES III. Form, der Ichthyosis congenita tarda und gelegentlichen Fällen von Erythrodermie congénitale ichthyosiforme: RIECKE betont, daß bei manchen überlebenden Fällen von Ichthyosis congenita die Erscheinungen erst später nach der Geburt auftreten könnten (s. oben). Es sind jetzt wiederholt Kranke mit Erscheinungen von Erythrodermia congénitale ichthyosiforme demonstriert worden, bei denen als Besonderheit angeführt worden ist, daß die Erscheinungen sich erst nach der Geburt entwickelt hätten. (Fälle von SABOLTS, HEUSS, TEREBINSKY, WEISS und TOBIAS, PULVERMACHER u. a.)

Es sei auch darauf hingewiesen, daß RIECKE einerseits und BROCQ und LENGLET andererseits teilweise die gleichen Krankheitserscheinungen aus der Literatur (RONAS Fälle u. a.) als Ichthyosis congenita larvata resp. als Erythrodermie congénitale ichthyosiforme für ihre Krankheitstypen in Anspruch nehmen.

Wir müssen also unseres Erachtens festhalten, daß, wenn auch die Bezeichnungen als überlebende Ichthyosisfälle (RIECKE) und der Erythrodermie congénitale ichthyosiforme (BROCQ) in der Literatur oft angewendet sind, und wohl auch weiter angewendet werden, *wir doch beides als identisch ansehen müssen.* Ich habe diesen Standpunkt auch früher, anläßlich der Mitteilung meines Falles von überlebender Ichthyosis congenita (1912) vertreten, in neuerer Zeit haben neben verschiedenen Autoren (SIEMENS u. a.) besonders auch JORDAN und SCHAMSCHIN unter Mitteilung eines Falles vom Symptomkomplex der Erythrodermie congénitale ichthyosiforme der Ansicht Ausdruck gegeben, *daß eine Abtrennung der Erythrodermie congénitale ichthyosiforme von der überlebenden Ichthyosis congenita nicht berechtigt sei,* und zwar weder aus klinischen, noch aus histologischen Gründen. Wohl liege ein rein äußerer Unterschied der Fälle darin, daß manchmal Rötung, manchmal Schuppenbildung ohne Rötung vorhanden sei. Man kann sicherlich *zur rein klinischen Kennzeichnung* die Fälle mit Rötung oder mit Blasenbildung oder abnormer Haar- und Nägelentwicklung als Erythrodermie congénitale ichthyosiforme bezeichnen, die Fälle mit reiner Schuppung ohne Rötung als Ichthyosis congenita. Und wie RIECKE zu seiner Ichthyosis congenita larvata noch die 3. Gruppe Ichthyosis congenita tarda wegen des Beginns der Erscheinungen bei der letzteren erst nach der Geburt hinzufügt, so schlagen auch JORDAN und SCHAMSCHIN vor, zwischen den gewöhnlichen Formen noch als Sondergruppe die Erythrodermie congénitale ichthyosiforme tardive hinzuzufügen, welche diejenigen Fälle umfassen soll, bei denen die Veränderungen auch erst längere Zeit nach der Geburt eingetreten sind, und die Gelenkbeugen besonders stark affiziert sind. Diese *klinische* Einteilung der sonst in eine Gesamtgruppe gehörigen Fälle scheint nach unseren heutigen Kenntnissen in der Tat angebracht, wobei aber, wie gesagt, die Identität der Erythrodermie congénitale ichthyosiforme mit RIECKES überlebender Form festgehalten werden soll.

DARIER wollte nur zwei Gruppen aufstellen, nämlich als erste Gruppe die schweren Erkrankungsformen, die unvereinbar sind mit dem Weiterleben, als zweite Gruppe die übrigen, die er zusammenfaßte in das BROCQsche Bild der Erythrodermie congénitale ichthyosiforme. Es ist das ja im Prinzip das gleiche, wie es oben vertreten wurde, d. h. eine Trennung der gesamten Fälle in überlebende und nichtüberlebende. DARIER bezieht die Gruppe II und III der RIECKEschen Einteilung mit ein in das Krankheitsbild der BROCQschen Erythrodermie, die Erscheinungsformen decken sich, wie wir sahen, in der

Tat vielfach. Aber als differenziertere Benennungen nur für das rein klinische Aussehen möchten wir sicher auch die oben genannte Bezeichnung Jordans und Schamschins als berechtigt ansehen.

Verlauf der Ichthyosis congenita und Erythrodermie congénitale ichthyosiforme.

Bei der Besprechung der klinischen Merkmale wurde schon oben mehrfach auf die Eigentümlichkeiten des Verlaufs hingewiesen. Es wurde erwähnt (S. 6),

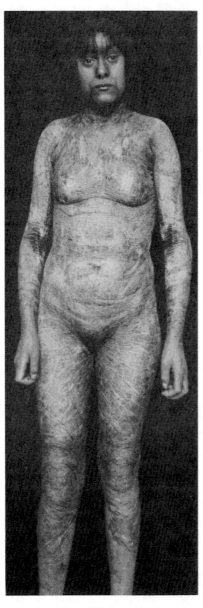 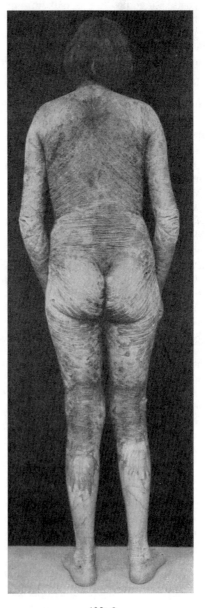

Abb. 8.   Abb. 9.

Abb. 8 u. 9. Überlebende Ichthyosis congenita. (17jähriges Mädchen, der gleiche Fall wie in Abb. 3—7.)

daß die Mehrzahl der mit schwerer Ichthyosis congenita geborenen Kinder, d. h. derjenigen, die mit universellem dickem Schuppenpanzer geboren werden, eventuell schon nach Stunden, gewöhnlich na h einigen Tagen zugrunde gehen. Aber manchmal entwickelt sich auch aus einem anfänglich sehr schwer erscheinenden Krankheitsbild mit starker Hyperkeratose, Ectropium usw. der mildere,

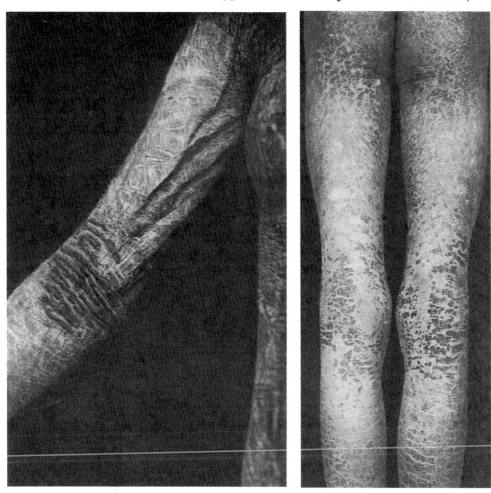

Abb. 10.   Abb. 11.
Abb. 10 u. 11.   Überlebende Ichthyosis congenita, Hystrixbildung in der Ellenbeuge. (17jähriges Mädchen, der gleiche Fall wie in Abb. 3—7.)

überlebende Typus (Gruppe II nach RIECKES Einteilung). Gelegentlich verläuft aber auch ein anfänglich sehr schwer erscheinender Fall, wie der von SIEMENS beobachtete, günstig. Dieser Fall ging $1/4$ Jahr nach erfolgter Abstoßung der Schuppenmassen in vollkommene Heilung über (vgl. S. 8), und wir schließen aus diesem Verlauf am ehesten, daß es sich hier um eine unter dem Bilde der schweren Ichthyosis congenita aufgetretene Seborrhoea oleosa neonatorum handelte. Ferner bleiben auch die Fälle, die bei der Geburt oder später das von BROCQ geprägte Bild der Erythrodermie congénitale ichthyosiforme mit Rötung und stärkerer oder milderer Hyperkeratose zeigten, am Leben und wir identifizieren sie, wie oben begründet wurde, mit der II., eventuell mit der III. Gruppe RIECKES (vgl. S. 20). Bei diesen am Leben bleibenden Kindern zeigt die Haut meist in den ersten Wochen oder Monaten eine erhebliche Abstoßung der Hornschuppen. In dem Fall von HEINRICHSBAUER war die Haut trotz der schweren Anfangserscheinungen schon nach 19 Tagen zum großen Teil „normal" geworden (vgl. S. 8). Das

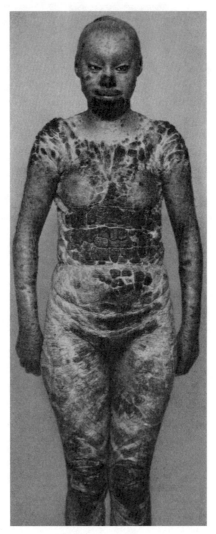

Abb. 12. Besonders hochgradiger Fall von überlebender Ichthyosis congenita.
(Aus CHS. DUBOIS: Rev. méd. Suisse rom. 50, 539—542, 1930.)

Kind starb dann, so daß weitere Beobachtungen nicht mehr möglich waren, wahrscheinlich hätten sich doch wieder neue Hornmassen gebildet. Denn gewöhnlich kommt nach Abstoßung der Hornschuppen eine Erneuerung von ichthyotisch veränderter Haut zustande, und dieser Vorgang kann sich mehrmals wiederholen („Mauserung"). Bemerkenswert war der Fall von CAFFIER:

Das Kind war mit den Erscheinungen der Ichthyosis congenita geboren, die mit reichlicher Vernix caseosa bedeckten Hornplatten stießen sich ganz ab, auch das Ectropium und Eklabium schwanden vollkommen und in einigen Wochen trat eine anscheinend ganz normale, glatte und weiche Haut zutage, dann aber fing erneut die Hornplattenbildung wieder an.

Solche Fälle sind anfangs zweifelhaft, lassen aber durch den Verlauf im Gegensatz zu dem vorher erwähnten Fall von SIEMENS doch erkennen, daß sie

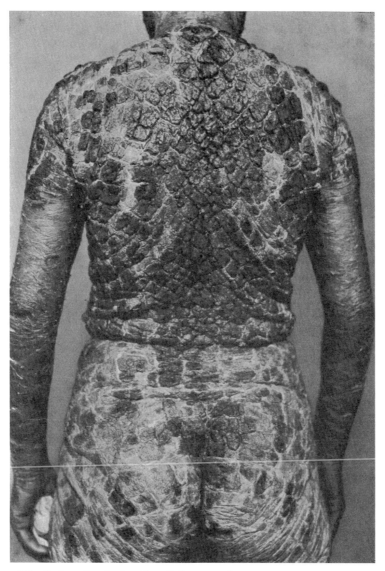

Abb. 13. Besonders hochgradiger Fall von überlebender Ichthyosis congenita.
(Aus CHS. DUBOIS: Rev. méd. Suisse rom. 1930, derselbe Fall wie in Abb. 12.)

nicht bloß eine abnorm starke Seborrhoae oleosa neonatorum mit „Kollodium-haut", sondern echte überlebende Ichthyosis congenita darstellen. Andere Male aber bleiben die Hornmassen auch in Hystrixform oder mit relativ wenig Veränderungen in milder Form bestehen. Dann können die abnorme hornige Beschaffenheit der Haut und die übrigen Eigenschaften, wie Ectropium usw. viele Jahre oder das ganze Leben hindurch sich erhalten, solche Menschen

bieten dann manchmal ein recht groteskes Aussehen (s. Abb. 8—13[1]). Jedenfalls kann der Verlauf, wenn der Krankheitsfall nicht der ganz schweren
Form angehört, ein ziemlich verschiedener sein.

Mit der Rückbildung der Haut können auch Ectropium, Eklabium und die
klumpige Veränderung der Ohren, soweit alle diese Erscheinungen *leichterer
Art* waren, verschwinden. Sie haben dann ihre Ursache wohl mehr gehabt
in dem Druck und Zug der krankhaft veränderten Hornschicht (Siemens).
Schon Kaposi, auch Hallopeau und Watelet haben in ihren älteren Beobachtungen (1891 und 1898) das *vorübergehende* Ectropium erwähnt.

Die überlebende Ichthyosis congenita (Erythrodermie congénitale) kann
auch Exzerbationen wie Remissionen unterworfen sein, Verschlimmerungen
sind gelegentlich im Sommer, andere Male gerade im Winter feststellbar.
Durch eine fieberhafte Erkrankung sah Goldschlag eine weitgehende Remission auftreten. In verschiedenen Fällen tritt ein Rückgang der Hauterscheinungen auch in der Weise ein, daß nicht nur die Hornmassen dünner
werden, sondern daß sich von einer allgemeinen Ausbreitung unter Ausheilung
großer Bezirke mehr lokalisierte Veränderungen stabilisieren (vgl. „Lokalisierte
Ichthyosis congenita" auf S. 17). Umgekehrt beschreibt Barber den Fall
eines 7jährigen Knaben, der mit keratotisch verdickten Handtellern und
Fußsohlen geboren und nach 3 Jahren eine schuppende diffuse Erythrodermie,
besonders in den Gelenkbeugen, zeigte. Bemerkenswert war in ihrem Verlauf
auch eine Kranke mit überlebender Ichthyosis congenita der Siemensschen
Beobachtung: hier verschlimmerte sich um das 20. Lebensjahr die vorhandene
Palmarkeratose sehr stark, so daß dadurch die Arbeitsfähigkeit vollkommen
beeinträchtigt wurde.

Noch einmal sei schließlich in diesem Zusammenhang darauf hingewiesen,
daß die leichteren überlebenden Formen von Ichthyosis congenita, ihre ersten
wahrnehmbaren Erscheinungen nicht immer schon bei der Geburt zeigen,
sondern manchmal erst Monate oder selbst jahrelang nach der Geburt (Riecke,
Ichthyosis congenita tarda). Auch von der Erythrodermie congénitale ichthyosiforme kennen wir heute sichere Fälle, deren erster Anfang erst nach Jahren
nach der Geburt festzustellen war.

Der Verlauf der Ichthyosis congenita kann durch Therapie natürlich zeitweise beeinflußt werden. Die Haut nimmt aber meist ihre alte Beschaffenheit
wieder an, wenn die Behandlung ausgesetzt wird. Andere Male sehen wir
aber den Verlauf kompliziert durch sekundäre Infektionen, namentlich in
vorhandenen Rhagaden entstehen gelegentlich Entzündungen und Eiterungen,
die Schmerzen und Beschwerden verursachen.

Allgemeinerscheinungen und Veränderungen innerer Organe bei Ichthyosis congenita und Erythrodermie congénitale ichthyosiforme.

1. Klinische Symptome.

Man sieht bei den Fällen von überlebender Ichthyosis congenita, besonders
wenn sie mit relativ schweren Hauterscheinungen einhergehen, wohl öfters
ein Zurückbleiben in der körperlichen und geistigen Entwicklung (Mc Kee,
Rosen), aber nicht selten ist auch das Allgemeinbefinden gar nicht gestört,
und auch Brocq hat schon betont, daß bei der Erythrodermie congénitate
ichthyosiforme das Allgemeinbefinden nicht nennenswert beeinträchtigt sei.

---

[1] Das in Abb. 12 und 13 abgebildete Mädchen wurde als „Femme Cléopatre" auf
Jahrmärkten zur Schau gestellt.

Es sind auch im Gegensatz zu zurückgebliebenen Kranken mit Ichthyosis congenita (COMBY u. a.) jetzt genügend Fälle im vorgerückten Lebensalter beobachtet worden (GANS' Fall war 60 Jahre alt, RIECKES Fall von 1923 war 38 Jahre alt, meine Kranke ist vom 3.—17. Lebensjahr dauernd beobachtet worden, GALEWSKYS Fälle u. a.), die in ihrer Entwicklung vollkommen als normal zu bezeichnen waren.

Untersuchen wir, inwieweit Erkrankungen innerer Organe bei überlebender Ichthyosis congenita beschrieben sind, so ist zunächst von Erscheinungen, die auf endokrine Drüsenveränderungen zu beziehen sind, nicht viel bekannt geworden. Es sei nur erwähnt, daß COMBY in seinem Fall beobachtete, daß die Achsel- und Schamhaare fehlten, es traten öfters Schweißausbrüche am ganzen Körper auf. Die Periode war bei dem 16jährigen Mädchen regelmäßig, die Schilddrüse nicht abgrenzbar. Dagegen war bei einem 8jährigen Mädchen mit bullöser Erythrodermie congénitale ichthyosiforme, über das GATÉ und MICHEL berichteten, schon Behaarung der Genitalgegend vorhanden, dabei eine das Alter übertreffende Intelligenz bei gleichzeitig vorhandener Rhachitis. MÖLLER macht Mitteilung über zwei Zwillingsbrüder mit überlebender Ichthyosis congenita, die Akromegalie aufwiesen. Über abnorme Urinbefunde existieren keine wesentlichen Angaben, INGMANN sah in seinem fünften Falle eine gewisse Polyurie bestehen. WINTERNITZ hebt die beiderseitige Schwerhörigkeit eines 12jährigen, sonst gut entwickelten Mädchens mit überlebender Ichthyosis congenita hervor. Bei Erscheinung von profusen Diarrhöen, die in einigen Fällen angegeben werden, ist ein Zusammenhang mit Ichthyosis congenita sicherlich nicht erkennbar, ebensowenig bei einer Koinzidenz mit periodischem Erbrechen (CAMERON). Über Temperaturschwankungen finden wir (nach INGMANN) folgende Angaben: MOORE und WAREFIELD, HENNEBERG u. a. konstatierten subnormale Hauttemperaturen, CABOT hypernormale Temperaturen, STOLTENBERG erhöhte Temperaturen bis 39,5, nur kurz ante exitum 35,2. INGMANN selbst konstatierte Temperaturen bis 1,5 unter der Norm. Es ist schwer zu denken, daß diese Temperaturveränderungen mit der Ichthyosis congenita an sich zu tun haben.

Eine Überempfindlichkeit gegen eine Infektion mit Varicellen, die GIDON in einem Fall von überlebender Ichthyosis congenita erwähnt, ist in ihrem Zusammenhang mit der Grundkrankheit als gänzlich unsicher anzusehen, sonst ist gar nichts von Überempfindlichkeitserscheinungen gegen interkurrente Infektionen bekannt.

Blutbefund. Bei GOLAY, bei LANGE und SCHIPPERS, bei INGMANN und bei GOLLMER (hier in einem als Erythrodermie congénitale ichthyosiforme bezeichneten Fall) finden wir mikroskopische Blutuntersuchungen erwähnt. Es ergaben gewisse Abweichungen von der Norm: LANGE und SCHIPPERS fanden $123^0/_0$ Hämoglobingehalt, über 8 Millionen rote Blutkörperchen und einen hohen Prozentsatz von Myelocyten $(11,8^0/_0)$. Als etwas abweichend seien auch erwähnt bei GOLAYS Fall: polynucleäre Zellen $50^0/_0$; Lymphocyten $43^0/_0$, eosinophile $2^0/_0$, Übergangsformen $5^0/_0$; bei INGMANN: polynucleäre Zellen $37^0/_0$, Lymphocyten $51,1^0/_0$, Übergangsformen $8^0/_0$; bei GOLLMER: Neutrophile $36^0/_0$, Monocyten $4^0/_0$, kleine Lymphocyten $60^0/_0$.

Also bei drei unter vier Fällen vermehrte Lymphocyten, verminderte Leukocyten.

Über positive Wa.R. im Blut s. S. 42 u. 43.

Schließlich sei hier noch erwähnt, daß einzelne Male bei der Geburt der Kinder mit Ichthyosis congenita die Placenta besonders groß beschrieben worden ist, so in den Fällen von COSTON und HENNEBERG (zit. nach INGMANN).

In HENNEBERGS Beobachtung war das Bindegewebe stark vermehrt und hyalin umgewandelt, auch war das Fruchtwasser sehr reichlich, dabei stark getrübt und die Eihäute zeigten Verdickung. Hydramion beschrieben JAHN, SMITH, CABOT. Oligohydramnie haben FRUHINSHOLZ, SPILLMANN und MICHON, ferner KEHRER (in 3 Fällen) konstatiert. OREL beschreibt, daß bei der Geburt seines Falles VI, eines am 7. Tage nach der Geburt gestorbenen Kindes mit Ichthyosis congenita, die Mutter auffallende Fruchtwasserarmut gezeigt habe und daß diese Oligohydramnie in geringerem Maße auch bei der Geburt des älteren Kindes dieser Mutter (ohne Ichthyosis) bestanden habe.

2. Pathologisch-anatomischer Befund.

Es muß noch geprüft werden, welcher Sektionsbefund in den einzelnen Fällen, die zur Autopsie kamen, erhoben worden ist, um zu sehen, ob hierin eventuell ein Hinweis auf die Ursache der Erkrankung gesucht werden könnte. Im allgemeinen ist aber recht wenig Greifbares bei den Sektionen gefunden worden. Wir können absehen von den mehr oder zufälligen Ergebnissen, wie sie Befunde von Lungenödem, Bronchopneumonie, Pleuritis, Cephalo-Hämatom, Kongestionen der Leber, Nieren oder des Darmes darstellen, und wollen nur hervorheben, daß INGMANN der Meinung Ausdruck gegeben hat, die Kongestion der inneren Organe erinnere etwas an die Verhältnisse bei schwer Verbrannten.

Ein vereinzelter Befund ist der von GERSTENBERG, der außer Blutergüssen in die Ventrikel und den Duralsack des Rückenmarks im Plexus brachialis interstitielle Neuritis fand.

Eigentliche Mißbildungen anderer Art, als wie die Ichthyosis congenita sie schon an sich mit sich bringt, sind bei dieser Erkrankung selten konstatiert. J. NEUMANN sah in seinem Fall (Tod nach 53 Stunden) doppelte Hasenscharte und Uranoschisma, GOULD (zit. nach SIEMENS) Hydrocephalus. SIEMENS beobachtete kongenitalen Katarakt, FRIBOES Eunuchoidismus mit Hypoplasie der Genitalien, RASCH Pigmentbildung, SONDERMANN Strabismus, WINTERNITZ Schwerhörigkeit, BROCQ Hypotrophie (in seinem Fall IV), OREL offenes Foramen ovale und offenen Ductus Botalli, SIEMENS Naevus vasculosus. Es ist natürlich in keiner Weise festzustellen, inwieweit diese Mißbildungen und Defekte in ursächlichem Zusammenhang mit der Ichthyosis congenita standen, ein solcher Zusammenhang wird auch kaum von den Autoren, die diese Symptome schildern, angenommen.

Noch weniger Anhaltspunkte sind bei den Mißbildungen der Blutsverwandten der Erkrankten für einen Zusammenhang mit der Ichthyosis vorhanden. OREL führt an Anencephalie (INGMANN), Mikrocephalie (BOSSERT), Klumpfuß (HOUEL, INGMANN), kongenitale Hüftgelenksluxation (INGMANN) eine (nicht näher beschriebene) Mißbildung (FIRMIN) Hämangiom (INGMANN), Taubstummheit (CLAUS, AHLFELD), Epilepsie und Geisteskrankheiten (HAUS), Kretinismus (WASSMUTH).

Vor allem kommen nun aber, unseren heutigen Anschauungen über die Möglichkeit endokriner Einflüsse entsprechend, die Veränderungen an den Drüsen in Betracht.

Der Befund der *Thymus* ergab bei KYBER (1880) eine große Thymus ohne mikroskopischen Befund. In WARFIELDS Fall (1897) fehlte die Thymus.

MOORE und WARFIELD (1906) sahen atrophische Veränderungen der Thymus (neben atrophischen Veränderungen der Schilddrüse und einer Fettdegeneration der Leber). Die Veränderungen der Thymus zeigten reichlich hyalines Bindegewebe, vermehrte und verkalkte HASSALsche Körperchen, verdickte Media der Blutgefäße (ähnlich wie bei seniler Atrophie).

Ebenso fand HENNEBERG 1908 Atrophie der Thymus und vermehrte HASSAL-sche Körperchen. Dichtgedrängte HASSALsche Körperchen, mehrfach mit Verkalkung, beschreibt in neuester Zeit auch FRANKENHAUS.

Von der Schilddrüse geben MOORE und WARFIELD atrophische Veränderungen an, anstelle des normalen Drüsengewebes war reichlich Bindegewebe vorhanden, die Media und Adventitia der Blutgefäße waren verdickt. Die Autoren verglichen das Bild mit dem bei sporadischen Kretinismus. THOMSON und WALKELEY sahen nicht unerhebliche Umwandlungen. Sie schildern Veränderungen an der Schilddrüse in zwei Fällen, im ersten Fall war gar keine Drüsenanordnung mehr sichtbar, sondern Bildung von Kolloidcysten und Parenchymzellen, im zweiten Fall durchsetzten Rundzellenhaufen das ganze Organ. Media und Adventitia waren verdickt. Das histologische Ergebnis habe nach Ansicht der beiden Autoren dem Verhältnisse bei sporadischem Kretinismus geglichen. Ein ähnliches Bild gibt auch HÜBSCHMANN an (1908).

Schließlich haben noch HESS und SCHULZ (1921) berichtet, daß sie eine Schilddrüse fanden, die in ihrem Gewebe ganz undifferenziert gewesen sei, bis auf vier kleine Gebiete. KINGERY fand bei einem in der 6. Woche gestorbenen Fall von Ichthyosis congenita Hypoplasie der Schilddrüse und auch der Nebennieren. Auch ARTOM macht auf Grund seiner Beobachtung den Hypothyreoidismus für das Bild der BROCQschen Erythrodermie wie für die Ichthyosis vulgaris verantwortlich. In einem Falle WINFIELDs fehlte die Schilddrüse ganz. JORDAN und SCHAMSCHIN fanden in der Thyreoidea reichliche mit kolloidalem Inhalt erfüllte Bläschen. Andere Drüsen, wie Hoden und Nebenhoden, waren normal.

INGMANN betont mit Recht, daß in Thymus und Thyreoidea bei Lues die gleichen histologischen Veränderungen gefunden werden können, aber auf Spirochäten in der Schilddrüse ist bisher nur von MAC AUSLIN — mit negativem Ergebnis — untersucht worden.

Auf der anderen Seite gibt es auch pathologisch-anatomische Befunde ohne jedes krankhafte Ergebnis, u. a. betonan STOLTENBERG, ebenso MAC AUSLIN, HEINRICHSBAUER, CHIAPPINI normalen Befund an Schilddrüse, Nebenniere, Thymus, inneren Organen.

Histologie der Ichthyosis congenita.

a) Maligne Fälle von Ichthyosis congenita.

Da die schweren Fälle von Ichthyosis congenita durchweg nach kurzer Zeit ad exitum kamen, ist genügend Gelegenheit zur mikroskopischen Untersuchung gewesen. So haben wir schon sehr eingehende ältere Beschreibungen von LEBERT, JAHN, KYBER, WASSMUTH, neuere von RIECKE, NEUMANN, MARTINOTTI, STRAUBE die besonders eingehende Darstellung von INGMANN u. v. a. Alle diese Untersuchungen haben im ganzen viel Übereinstimmung, aber auch allerlei Abweichungen ergeben.

Die Hauptveränderungen liegen nach allen Autoren in der Epidermis und in der über dem Rete liegenden massigen Hornschicht. Dagegen sind im Corium verhältnismäßig geringe Veränderungen vorhanden.

Eine *allgemeine Übersicht* über das mikroskopische Bild zeigt etwa folgendes: Die Hornschicht zeigt eine ganz bedeutende Verdickung in Form von zahlreichen wellenförmig aufeinandergeschichteten Lagen. Kerne in der Hornschicht sind oft nicht vorhanden, andere Male aber doch an umschriebenen Stellen nachweisbar. Innerhalb der Hornschicht sind ovale oder kreisrunde Lücken zu finden, die den Talgdrüsen und Haarbälgen, die in der Tiefe sichtbar sind, entsprechen, gelegentlich auch Schweißdrüsenausführungsgängen (GANS). Das

Stratum lucidum fehlt oft. Eine Keratohyalinschicht ist in manchen Fällen
oder an manchen Stellen nicht sichtbar, in anderen Fällen ist sie aber vorhanden.
Die Lagen des Rete sind von manchen Autoren normal befunden, andere sehen
es im ganzen verschmälert, die einzelnen Schichten rarefiziert, auch die Basalzellenschicht ist bei manchen Beobachtungen nicht gut differenzierbar. Die
Papillen können dann flacher sein, andere Beobachter finden sie aber gerade
stark ausgezogen und hypertrophiert (vgl. Abb. 14 u. 15). Die Gefäße in ihnen
sind von den meisten Autoren stark gefüllt und erweitert angegeben. Das
gleiche gilt von den Gefäßen der Subcutis. Zellanhäufungen, die aus Lymphocyten und jugendlichen Bindegewebszellen bestehen, werden von verschiedenen
Autoren in der Subcutis gefunden, sind aber meist nur sehr spärlich.

Es müssen nun die Befunde der Autoren noch im einzelnen etwas genauer
analysiert werden, soweit eine Hervorhebung von Interesse erscheint.

Stratum corneum. Alle Autoren (KYBER, WASSMUTH u. a.) heben die ungewöhnlich starke Verdickung der Hornschicht hervor, die verschieden ist nach
den verschiedenen Körperregionen. KYBER sagt, daß die Hornschicht nur in
den unteren Teilen der normalen Haut ähnelte, aber die oberen Schichten das
Aussehen dichter Massen zeigten, die an das Gewebe des Fingernagels erinnerten.
WASSMUTH beschreibt aber eine lamellöse Struktur, die Lamellen hängen sehr
fest zusammen.

Verschiedene Eigentümlichkeiten der Hornsubstanz schildert RIECKE: Die
Hornschicht ist sehr stark verdickt, in ihren Lagen aufeinandergetürmt. (ING-
MANN sah sie im mikroskopischen Bild in hochgradigen Fällen bis zu 700 bis
800 Mikren dick.) Die Hornzellenlagen sind nicht überall gleich dick. Bei verschiedenen Färbungen (VAN GIESON usw.) ist die Färbungsintensität verschieden.
Aber es läßt sich keine Regelmäßigkeit feststellen. Jedenfalls sollte man aber
nicht die Hornauflagerungen als homogene Massen bezeichnen, sondern die
Elemente, die die Hornlagen zusammensetzen, sind gewöhnliche Hornzellen,
was z. B. auch durch Verdauungsversuche besonders deutlich nachweisbar war.
WASSMUTH hatte solche an der Hornsubstanz an Hautstücken von Ichthyosis
congenita nach UNNAS Salzsäurepepsinmethode angestellt und glaubt einen
unvollständigen Verhornungsprozeß festgestellt zu haben. Demgegenüber
haben RIECKE, HAUS und MEYENBERG bei den gleichen Verdauungsversuchen
normale Verhältnisse gefunden. INGMANN schildert in nach GRAM gefärbten
Schnitten eine gewisse Ungleichmäßigkeit in den oberen Hornschichten. Diese
färbten sich intensiver blauviolett als die basalen Schichten, die Lamellen waren
in der Färbung gefleckt und gestreift. Derselbe Autor hebt hervor, daß die
Hyperkeratose an den Handtellern und Fußsohlen etwas geringer zu sein scheint
als an anderen Körperstellen.

RIECKE beschreibt dann in der Hornsubstanz noch als auffallend an allen
haartragenden Körperteilen das bemerkenswerte *System von Lücken*, die alle
langen Kanälen, welche die Hornmasse durchsetzten, entsprachen, ihr Lumen
war im Querschnitt kreisrund, oval oder länglich. Das Lumen enthielt meist
ein oder mehrere quer getroffene Haare, an längs getroffenen Kanälen erkannte
man, daß die Haare geradlinigen oder welligen Verlauf zeigten. Die Hornmassen zwischen den Kanälen zeigten einen bogigen oder welligen Verlauf.
Die Kanäle stellen also richtige Hornzylinder dar, die das Haar einschließen
und deren innere Begrenzung meist faltig ist. Die Richtung der Kanäle ist
immer eine schräge, manchmal fast horizontale. Auch laufen öfters viele Kanäle
parallel miteinander. Dieses beim ersten Anblick nicht ganz leicht verständliche
Lückensystem ist durch physiologische Verhältnisse erklärt: Die embryonalen
Haare durchbrechen normalerweise auch die schwache Hornschicht des jungen
Fetus nie in senkrechter Richtung, sondern die dünne Haarspitze schiebt sich

erst ein Stück unter der Hornschicht entlang und durchbohrt sie an einer entfernteren Stelle. Das Haar richtet sich erst in späterer Zeit, wenn die Horn-

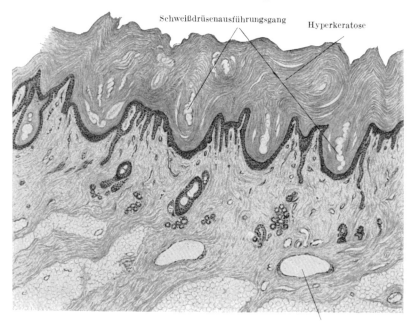

Abb. 14. Ichthyosis congenita. (Aus J. KYRLE: Histo-Biologie. Bd. 1.)

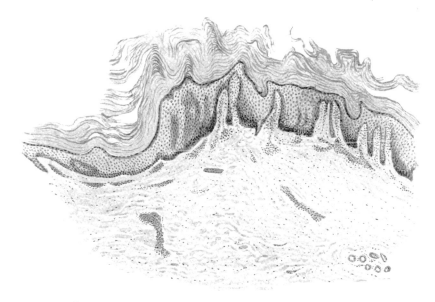

Abb. 15. Überlebende Ichthyosis congenita. (3jähriges Kind, vgl. Abb. 3—7, S. 10—12.)

schicht sich abblättert, auf. Nun wird bei der Ichthyosis congenita das Haar
durch die immer erneute Hornproduktion durch ganz feste Schichten eingehüllt
und kommt auch wegen der aufgetürmten, nicht zur Abstoßung gelangenden

Hornmasse nicht so zum Durchbruch. Da, wo die Haut keine Haare trägt, z. B. an der Fußsohle, fehlte bei RIECKES Untersuchungen natürlich auch das System dieser Lücken, hier ähnelten die Hornauflagerungen tylotischen Hornmassen. Auch INGMANN beschreibt an der Kopfhaut an der Hornschicht die konzentrischen Lamellen von Hornsubstanz, die diese Follikelgänge umschließen. Manchmal umfaßt dasselbe konzentrische Lamellensystem zwei Hohlräume, ferner liegen manchmal auch mehrere Hohlräume übereinander.

Außer diesen Lücken beschreibt RIECKE noch *Einlagerungen*, die auch von früheren Beobachtern (JAHN, KYBER) gesehen, resp. besprochen wurden, und die als rundliche oder ovale, manchmal auch ganz unregelmäßige kolbige Einstreuungen durch die ganze Schicht der Hornmasse hindurchziehen, von KYBER auch keilförmig geschildert werden. Meist sind sie von konzentrischen Hornlamellen dicht umschlossen. Diese Einschlüsse sind reichlich vorhanden an allen dichter behaarten Körperstellen, an schwach behaarten Stellen nur vereinzelt und dann immer nur an Orten, wo auch mehrere Haarbälge in einer Gruppe zusammenstehen.

RIECKE erklärt diese Einschlüsse folgendermaßen: Es handele sich nicht, wie von früheren Autoren angenommen wurde, um Talgdrüsensekret oder Ansammlung fettiger Massen. Die Einschlüsse hingen aber, obwohl sie von Hornmassen dicht umgeben waren, wie sich an entsprechend getroffenen Schnitten erkennen ließ, sicher mit der Cutis zusammen und stammten von ihr ab. Die Haartrichter sind durch die sehr starke Verhornungsanomalie in ihnen nach oben und unten sehr verlängert, zwischen je zwei benachbarten Haartrichtern bleibt nur ein schmaler Streifen der Cutis übrig, der wie eine riesig verlängerte Papille aussieht und der durch die seitliche Kompression noch in die Höhe gedrückt wird. Die oberen Cutisanteile sind deformiert durch mechanische Vorgänge. Die Spitzen dieser vorgeschobenen Cutisteile liegen im Hornpanzer und erleiden allmählich eine Umwandlung, die schließlich zur Nekrose dieser bindegewebigen Teile, die abgekapselt im Horngewebe liegen, führt. Ist ein derartiger Cutisfortsatz der Länge nach getroffen, so zeigt er den normalen Bau der Cutis mit Bindegewebe, elastischen Fasern, Capillaren in seinem untersten Teil gut erhalten. Der Cutisfortsatz hat zunächst noch flachgedrückte Retezellen über sich, diese werden allmählich durch fertige Hornzellen ersetzt. Der nun in die Hornauflagerungen eingedrungene Cutisfortsatz degeneriert und ist dann abgeschnürt. Andere Fortsätze mögen noch im Zusammenhang mit der tiefer gelegenen Cutis stehen, scheinen aber infolge der Schnittführung abgetrennt.

NEUMANN hat diese Einschlüsse bei seinem Fall nicht selbst beschrieben, betont aber, daß sie bei KYBERs Fall doch auch an haarlosen Stellen vorkämen. Die Einschlüsse sind nach NEUMANN von verschiedener Provenienz, die aus Talg und körnigem Detritus bestehenden Einschlüsse stellten den Inhalt abgeschnürter Talgdrüsen dar, aber auch Schweißdrüsengänge und Teile der Cutis könnten so abgeschnürt werden und alle könnten derartige Verschiebungen erfahren. Jedenfalls hätten sie eine accidentelle Entstehung und untergeordnete Bedeutung.

MOORE und WARFIELD glauben, daß diese Gebilde aus degenerierten Epithelzellen hervorgegangen seien, INGMANN allerdings hält es für möglich, daß es sich bei MOORES und WARFIELDs Befund um andere Dinge, um Reste aus einer früheren parakeratotischen Verhornungsphase handle. Andere Autoren (MEYENBERG, HESS und SCHULTZ, LANGE und SCHIPPERS) haben keinerlei Einschlußgebilde finden können. INGMANN hat in seinen Präparaten, namentlich in Schnitten vom Scheitel, die mit Scharlachrot gefärbt waren, ganz ähnliche Gebilde wie RIECKE gefunden. Er glaubt aber, namentlich auf Grund der Zuhilfenahme der Fettfärbungen, daß manche Abschnürungen identisch seien mit stark erweiterten fettgefüllten Haarkanälchen, andere, mehr basal gelegene, entsprächen mehr längsgeschnittenen Haarfollikeln oder schräggeschnittenen Papillenspitzen.

Diese Fage ist wohl noch nicht als genügend geklärt anzusehen.

Ziemlich verschieden sind die Angaben über den *Kerngehalt in der Hornschicht*. KYBER sagte, daß die unteren Lagen der Hornhaut noch deutlich mit Kernen versehen seien, die sich aber schwer färbten und erst nach Essigsäurezusatz deutlich würden, nach oben zu würden die Kerne immer undeutlicher und verschwänden, die Kernleiber verschmelzen zu kompakten Hornmassen. WASSMUTH hatte in einzelnen Hornzellen reichlich kleine Kerne resp. Keratingranula gefunden, er sah sie besonders deutlich bei Färbung nach GRAM. Auch CLAUS fand in einzelnen Stellen Kerne, ebenso HAUS und HESS und SCHULTZ. RIECKE und NEUMANN dagegen sahen keine Kerne in der Hornschicht, dagegen erwähnen LANGE und SCHIPPERS wieder ausdrücklich zahlreiche Kerne in der sonst nicht verdickten Hornschicht. INGMANN hebt auch hervor, daß in seinem Fall (in der Rumpfhaut) kernführende spindelförmige Zellen in den oberen Schichten des Stratum corneum angetroffen wurden. Die Kerne waren platt geformt, hatten ungefähr die Hälfte ihrer ursprünglichen Größe und waren von einer hellen Vakuole umgeben. Ein regelmäßiges Vorkommen war aber nicht zu konstatieren. Im zweiten Fall (Brusthaut) waren im basalen Teil des Stratum corneum bei stärkerer Vergrößerung kleine blau gefärbte Granula sichtbar. INGMANN meint, daß offenbar das Vorkommen kernführender Zellen im Stratum corneum in den verschiedenen Zellen und vielleicht auch in den verschiedenen Teilen der Haut bei ein und demselben Falle variieren könne.

Stratum lucidum. Der Befund dieser Schicht wird auch etwas verschieden angegeben. RIECKE sagt, daß in seinem Falle an manchen Hautstücken über dem Stratum granulosum eine ein- bis zweischichtige, dem Stratum lucidum entsprechende Hornzellenlage nachweisbar war, welche durch den Mangel an Keratohyalin einerseits und durch die blasenförmige Beschaffenheit ihrer Zellen andererseits sich von der Körner- und der folgenden massenhaften Hornzellenschicht an den meisten gefärbten Präparaten deutlich unterschied. Diese Schicht war aber nicht konstant anzutreffen. FULCI sah stellenweise ebenfalls ein Stratum lucidum, CARBONE fand in seinem Fall sogar ein sehr deutliches Stratum lucidum, das mächtiger ausgebildet war als in normalen Fällen. In den Zellen dieses Stratums fanden sich wenig Kerne, die dabei geschrumpft waren. Es war kein Eleidin sichtbar. Endlich beschreiben auch HESS und SCHULTZ eine dem Stratum lucidum entsprechende tiefere Schicht des Stratum corneum, die zahlreiche kleine blaugefärbte Granula aufwies. Auch MEYEN-BERG nimmt ein allerdings etwas verändertes Stratum lucidum an. Schließlich hebt INGMANN hervor, daß an der Rumpfhaut die Grenze gegen das Stratum corneum nicht von einem ausgeprägten Stratum lucidum markiert wurde, sondern daß der Übergang allmählich erfolgte. In der Übergangsschicht waren stellenweise Zellen mit wahrnehmbaren Kernschatten anzutreffen. An anderen Stellen aber (Planta pedis) fehlte ein typisches Stratum lucidum.

Rete Malpighi und Stratum granulosum. Auch hier sind die Angaben ungleichmäßig. KYBER hatte die Zellen des Rete Malpighi nicht verbreitert gefunden, stellenweise nur aus 3—4 Zellagen bestehend. Dazwischen aber senkten sich die interpapillären Epithelzapfen ziemlich weit in die Tiefe und auch das Stratum corneum zog sich hier öfter weiter herunter als normal. CARBONE vermißte vollkommen ein Stratum granulosum. WASSMUTH gibt eine eingehende Schilderung von vier Zellagen: Die Basalzellenschicht war aus zylindrischen und spindelförmigen Zellen, zwischen denen auch mehr rundliche standen, zusammengesetzt. Sie war etwas verbreitert. Dann folgten zwei Reihen von polygonalen, geriffelten Zellen, darüber lagen ebenfalls polygonale Zellen, die aber Vakuolen zeigten und sich schlechter färbten, ihre Randpartien zeigten Verdickung. Darüber endlich, bei normaler Haut dem Stratum granulosum entsprechend, zeigten die Zellen Zunahme der Vakuolenbildung, die Kerne waren zerfallen und es zeigten sich gut färbbare Kernchen, die aber nicht eine zusammenhängende Körnelung darstellten. Das daran anschließende Stratum corneum zeigte die lamellöse wellige Struktur, die oben schon erwähnt wurde.

In Rieckes Fall entsprach das Rete Malpighi ungefähr den normalen Verhältnissen, es war keine abnorme Vermehrung oder Verminderung sichtbar. Die Basalschicht enthielt ziemlich viel Pigment. Das Stratum granulosum war in normaler Stärke vorhanden, die Keratohyalinbildung zeigte nur entsprechend den verschiedenen Hautpartien die als physiologisch zu bezeichnenden Schwankungen.

Neumann sah in seinem Fall das Stratum Malpighi beträchtlich verschmälert, es fanden sich nur einige wenige Lagen von Stachelzellen, die kaum polygonale Form zeigten und von denen sich die Basalzellen kaum differenzierten. Die Keratohyalinschicht fehlte vollkommen. Ebenso konnten Meyenberg und Fruhinsholz, Spillmann und Michon kein Stratum granulosum nachweisen. Hess und Schultz konnten nur an einigen kleinen begrenzten Stellen Keratohyalin entdecken und Moore und Warfield, die im ganzen das Rete Malpighi dünner als gewöhnlich sahen, konnten ein Stratum granulosum nur in der Nähe von Fissuren feststellen, wo im Rete überhaupt reichlich Mitosen, die an anderen Stellen fehlten, vorhanden waren.

Hess und Schultz beschreiben ein schwach ausgebildetes Rete Malpighi, über einer Basalzellenschicht mit kubischen und unregelmäßigen Zellen ein Stratum spinosum von 2—4 Zellreihen, darüber an der Stelle des sonst vorhandenen Stratum granulosum eine fast ebenso dicke Zellschicht, mit schlecht unterscheidbaren Kernen, Keratohyalin war nur an einigen wenigen Stellen zu entdecken. Lange und Schippers konnten kein gut entwickeltes Stratum granulosum feststellen. Dagegen fanden ein normales Stratum granulosum, so, wie Riecke, Fulci und auch Haus. In Jordans Fall von Ichthyosis congenita präsentierte sich das Stratum granulosum als eine einzige Reihe gekörnter Zellen, das Stratum germinativum war abgeplattet, das Rete Malpighi im ganzen verdünnt. Ingmann beschreibt in den oberen Schichten des Rete Malpighi Zellen mit einer großen Vakuole um den Kern. Weiter nach oben reduzierte sich der Kern. Er fand in der Kopfhaut ein zweireihiges normales Stratum granulosum, das jedoch bisweilen auch fehlte. Er sah ferner reichliche Mitosen; Carbone hatte solche nur sehr spärlich gefunden. Gans weist noch hin auf den eigentümlichen Verlauf der Epithelleisten in der Umgebung der Furchen und Einrisse. Während sie sonst mehr oder weniger senkrecht zur Oberfläche verlaufen, folgen sie hier den besonderen Druck- und Zugwirkungen und verlaufen daher in der Nähe der Furchen ganz schräg, fast horizontal, in gewisser Entfernung von einer Furche wieder mehr senkrecht, in der Nähe der folgenden Furche erfolgt aber wieder die schräge Abbiegung.

Cutis. Verhältnismäßig geringe Differenzen werden von den verschiedenen Untersuchern in der Beschaffenheit der Cutis angegeben. Diese wird im Corium wie im Subcutangewebe im großen und ganzen meist normal gefunden, so von Wassmuth, Riecke, Neumann u. a. Wenn manche Untersucher das Unterhautzellgewebe geringer entwickelt, andere es stärker als normal fanden, so mögen das wohl Zufallsbefunde sein. Stühlinger, Claus, Jahn gaben das Corium allgemein etwas verdickt an. Viele Autoren finden aber die Cutispapillen verlängert, Riecke führt an: Müller, Köllicker, Schabel, Lebert, Jahn, Kyber, Straube, Bruck, Koller, Claus, hinzu kommen von den neueren Autoren Hess und Schultz, Jordan, auch Ingmann findet teilweise stark ausgezogene Papillen, manche Papillen entsprechen (an Stücken der Kopfhaut) in ihrer Länge einem Viertel des Stratum corneum. Ingmann betont, daß je mehr die Papillen vergrößert sind, und je mehr die Haarfollikel erweitert und verhornt sind, desto mächtiger die Hornschicht darüber ist. Während aber Chambard hervorhebt, daß die Papillen nicht hypertrophisch waren, sah sie Neumann in seinem Falle direkt flacher als gewöhnlich. Gans hebt die

Verschiedenheit der Länge und Breite der Papillen hervor, auch die einzelne Papille wechselt in ihrer Breite. Er betont die eigentümliche Verlaufsrichtung der Papillen in der Umgebung von Fissuren der Hornhaut, die durch die entsprechende Richtung der Epithelleisten (s. o.) bedingt ist. NEUMANN und andere Beobachter betonen auch die prall gefüllten und erweiterten Capillarschlingen. Einige Male (MOORE und WARFIELD, HESS und SCHULTZ, JORDAN) wurden auch Zellanhäufungen, Lymphocyten, Bindegewebszellen gefunden, aber dies sind durchweg nur spärliche Vorkommnisse. INGMANN erwähnt gelegentliche kleinere Infiltrate in der Nähe frischer Fissuren, hebt auch noch den Befund von ziemlich reichlichen Mastzellen um die Blutgefäße der Papillen herum wie in der Subcutis hervor (an der Rumpfhaut). Die elastischen Fasern sind meist normal befunden worden, bei etwas abweichenden Angaben darf nicht vergessen werden, daß die Elastica an verschiedenen Körperstellen verschieden dicht ausgebildet ist.

Besondere Aufmerksamkeit hat RIECKE auch den Befunden an den Schweißdrüsen, den Talgdrüsen und den Haarfollikeln geschenkt. Von den Autoren wurden die *Schweißdrüsenbefunde* ganz verschieden angegeben, teils waren sie normal (CHAMBARD, CARBONE, WASSMUTH, HAUS, RIECKE, NEUMANN, INGMANN u. a.), teils hyperplastisch (LEBERT, KYBER, STÜHLINGER, CLAUS, MARTINOTTI u. a.), teils atrophisch (HIRSCH), in manchen Fällen fehlten sie ganz (STRAUBE, KOLLER, MEYENBERG). Die Feststellung einer Vermehrung der Schweißdrüsen hält GANS bei den normal schon sehr zahlreichen Schweißdrüsenanlagen des Neugeborenen für fraglich. HESS und SCHULTZ sahen die Schweißdrüsenausführungsgänge in Form gerader Zellstränge. Dieses Aussehen kam wohl durch eine Kompression zustande, deren Vorhandensein auch INGMANN für möglich ansieht.

Die *Talgdrüsen* spielen eine größere Rolle. Manche Autoren (CHAMBARD, WASSMUTH, MARTINOTTI, INGMANN u. a.) sahen Vermehrung, STRAUBE ein vollkommenes Fehlen. LEBERT und WASSMUTH geben eine starke Verhornung der Talgdrüsen an, oft sind die Drüsenausführungsgänge durch hornige Massen verlegt, die weit herunterreichen können bis zum Drüsenkörper. Solche verhornte, mit Talg und Detritus gefüllte Gänge sind manchmal nach oben bis in die Hornschicht hin sichtbar, sie zeigen im Schnitt das Bild von homogenen Einlagerungen (GANS). Auch abnorme cystische oder ampullenartige Erweiterungen der Drüsenausführungsgänge wurden von INGMANN u. a. gesehen. Mehr oder weniger starke Atrophie und Verminderung der Talgdrüsen berichten JAHN, KYBER, GERSTENBERG, CLAUS; RIECKE hat sie teils wohl ausgebildet, teils cystisch erweitert oder auch atrophisch gesehen, manchmal waren vom Haartrichter aus Hornmassen in das Lumen der Talgdrüsen eingeschoben. NEUMANN fand die Talgdrüsen normal.

Die *Haare und Follikel* sind auch vielfach atrophiert. Die Verhornung erstreckt sich zum Teil weit bis in die Wurzelscheiden, die ganz oder teilweise verhornt sein können. Namentlich CLAUS schildert die Haarbälge stark verlängert und dilatiert.

RIECKEs Befund ist sehr genau aufgenommen und bemerkenswert. Er sah bei seinen eigenen Untersuchungen je nach den verschiedenen Körperregionen graduelle Unterschiede. Fast immer waren Haarpapille und ebenso das untere Drittel des Haarbalges normal. Nur an Stellen besonders starker Hornauflagerungen machten manche Haare in ihrem unteren Teil den Eindruck leicht atrophischer Erscheinungen. Die Hauptveränderung saß in den Haartrichtern, hier zeigten sich massenhaft konzentrisch geschichtet Hornlamellen, zum Teil lose, zum Teil fest aufeinanderliegend, und diese Massen reichten weit herunter bis zur Einmündung der Talgdrüsen. Das normal gebildete Haar durchdringt

die Hornlamellen manchmal schräger als das gewöhnlich der Fall ist. Häufig
sah man die abbröckelnde innere Wurzelscheide an normaler Stelle enden.
An manchen Haaren setzte sich die abnorm starke Verhornung, der äußeren
Wurzelscheide aufliegend, ins mittlere Drittel des Haarbalges fort. Besonders
fand sich dieses Verhalten an den Lanugohaaren, an den starken Haaren der
Kopfhaut reichte die pathologische Verhornung dagegen nur bis an die obere
Grenze des mittleren Haarbalgdrittels. Dabei waren an allen Stellen die mit
Hornmassen erfüllten Haartrichter bedeutend verlängert und verdickt. An
senkrechten Schnitten der Kopfhaut standen die Haarbälge in ihrem unteren
Anteil in gewöhnlicher Entfernung voneinander, die Haartrichter aber näherten
sich einander sehr stark, so daß nur schmale, papillenartige Cutisreste zwischen
ihnen übrig blieben, die dann auch durch die Verlängerung der Haartrichter
in die Länge gezogen erschienen.

Gans weist darauf hin, daß an anderen Körperstellen als am Kopf, wo die
Talgdrüsen als kleine Anhängsel der kräftig entwickelten Haare erscheinen,
meist eine Hypertrophie der Talgdrüsen im Vordergrund steht, und daß es
gelegentlich nicht zur Bildung eines Haares kommt.

Erwähnt sei noch der *histologische Befund an den Stellen der Furchen innerhalb des Hornpanzers.* Dieser platzt bei dem intrauterinen Wachstum des Fetus
an verschiedenen Stellen ein. Schon Kyber stellte fest, daß man an der Oberfläche der tiefen Risse ein dünnes Epithel findet, das man als Reste der Malpighischen Schicht betrachten müsse, auch Hornhautreste seien zu sehen.
Nach Ingmann geht aber der Vorgang wohl öfters so vor sich, daß *tiefe* Einrisse
entstehen, bei denen auch Zerreißungen von Blutgefäßen vorkommen können,
auch kleine Entzündungsherde können sich hier ausbilden. Darüber bildet
sich dann ein *neues* Epithellager, das Stratum corneum ist hier dünn. Aber
Haare und Drüsenanlagen fehlen hier, das Bindegewebe ist etwas vermehrt, die
Papillen nicht so verlängert wie oft an den anderen Stellen.

Außer diesen während des Wachstums des Fetus entstehenden Furchen,
kommen auch noch rein mechanisch, meist wohl bei oder nach der Geburt,
Einrisse im Hornpanzer zustande, die weit in das Corium hineinreichen (Gans).

Die histologische Untersuchung der Lippen und der Conjunctiva zeigte bei
Ingmanns Untersuchungen nur eine gewisse Hypertrophie des Stratum sub-
mucosum, der Tunica propria und des Plattenepithels, aber keine Verhornungsanomalie. So sahen auch Hess und Schultz bei der histologischen Untersuchung der Augenlider, der Zunge und der Lippen ein dünnes reguläres Stratum
corneum, während Fulci bei Ichthyosis congenita in der Vagina und an einer
Stelle im Uterus eine verdickte Hornschicht nachweisen konnte.

Ein *besonderer mikroskopischer Befund des Falles von* Heinrichsbauer bedarf noch
der Erwähnung. Heinrichsbauer hatte, wie oben (S. 8) schon angeführt, gesehen,
daß bei einem mit den typischen Hornplatten der Ichthyosis congenita geborenen Kind
innerhalb der neunzehn Tage, die das Kind am Leben blieb, der Hornpanzer an vielen
Stellen sich abstieß und einer anscheinend normalen Haut Platz machte. Während nun die
keratotisch gebliebenen Hautpartien den ähnlichen Befund wie bei den anderen Autoren aufwiesen, zeigte die „normale" Haut ein anderes, aber keineswegs wirklich normales Bild. Da
ein derartiger Befund nicht so leicht beobachtet werden kann, sei die wichtige Schilderung
Heinrichsbauers ausführlich wiedergegeben: An den meisten Stellen der Haut entsprach
der makroskopisch erfolgten Abstoßung der Hornplatten auch histologisch ein mehr oder
weniger vollkommenes Fehlen der Hornschicht, diese ist oft nur in Resten vorhanden,
dann vor allem in den Haartrichtern. Das Rete ist teils normal dick, teils verdickt, teils
auch verdünnt. Die Zellen zeigen öfters Vakuolen, die den Kern ganz an die Wand drücken.
Diese Zellen sind doppelt und dreifach so groß wie die Zellen ihrer Umgebung. Aber an
zahlreichen Stellen (Gesicht, Oberschenkel, Kopfhaut, Bauchhaut) weicht der Aufbau
des Rete sehr von der Haut ab. Hier folgen auf die zylindrischen Basalzellen nach oben
statt wie sonst kubische Zellen, abgeplattete Zellen, die nur noch zum Teil ihre Zellgrenzen
erkennen lassen. Diese abgeplatteten Zellen haben ausgesprochen lamellösen Charakter

und an manchen Stellen sind sie abgehoben, so daß über den Papillen nur noch die Basalzellenschicht stehen geblieben ist. In der Basalschicht sind gehäufte Mitosen, im Rete vermehrte Leukocyten sichtbar. Ein Stratum granulosum ist zum Teil vorhanden, zum Teil fehlt es völlig. Die Form der Papillen war in Höhe und Breite sehr wechselnd, an Rücken und Wangenhaut waren sie kaum angedeutet. Die Schweißdrüsen waren meist normal. Die Talgdrüsen waren zum Teil reichlich vorhanden und wohlgebildet, zum Teil atrophisch. Das Corium zeigte starke Entzündungserscheinungen, viel Leukocyten und eosinophile Zellen, aber nicht gleichmäßig. Die klinisch festzustellende Abstoßung der Hornschicht fiel also nicht zusammen mit einem anatomischen Normalwerden der Haut, vielmehr waren dort im Rete auch Veränderungen zu konstatieren, die für eine beschleunigte Hornbildung sprachen, nämlich die Abplattung der Zellkerne über der Basalzellenschicht, teilweise in ihr selbst, und der Verlust der Zellgrenzen.

Kurz sei noch hingewiesen auf die Untersuchungen *über den Fettgehalt der Haut bei Ichthyotischen,* die INGMANN in ausgedehntem Maße angestellt hat. Besonders kommen die neueren Färbungen mit Scharlachrot (MICHAELIS) und mit Sudan III (DADDI) in Betracht, neben diesen und den Osmierungsmethoden hat INGMANN die Methoden zum Nachweis von Fettsäuren und Seifen von FISCHLER, SMITH-DIETRICH und CIACCIO herangezogen sowie die Färbung mit Nilblau-Chlorhydrid u. a. m. Die Einzelheiten dieser und der vergleichenden Untersuchungen über den Fettgehalt der Haut unter normalen und gewissen pathologischen Verhältnissen, die INGMANN in sehr sorgfältiger und eingehender Arbeit angestellt hat, können hier nicht angeführt werden, es sei auf die große Arbeit des Verfassers hingewiesen. Das zusammenfassende Ergebnis, das sich bezieht auf die Fettnachweismethoden an normaler Haut von Feten und von Patienten mit Ichthyosis congenita, auch mit Ichthyosis vulgaris, besagt, daß die Fettmenge im Stratum corneum bei beiden Hauterkrankungen bedeutend vermehrt ist, am meisten bei den schweren Formen von Ichthyosis congenita, etwas weniger bei der leichten Form (III. Grad nach RIECKE) und nur schwach bei Ichthyosis vulgaris. Gegenüber dem erhöhten Fettgehalt im Stratum corneum waren Rete Malpighi und Corium arm an Fett. An den Prädilektionsstellen in der normalen Haut, dem Stratum basale und in den interpapillären Retezapfen fand INGMANN bei Ichthyosis verhältnismäßig nicht mehr Fett, wohl aber schien es, als ob die suprapapillär gelegenen basalen Schichten des Stratum corneum besonders fettreich wären.

Gegenüber den INGMANNschen Untersuchungen kommen die früheren sehr spärlichen und ganz unvollkommenen Angaben über Fettgehalt kaum noch in Betracht, um so mehr, da nach heutiger Kenntnis auf die Osmierungsmethode allein kein Urteil mehr gegründet werden kann. AUSPITZ hatte (1869) in Epidermisschuppen in und zwischen den Plättchen reichlich Fetttröpfchen angehäuft gefunden. CASPARY sah, daß das Fettgehalt der gesundn Haut bei der Ichthyosishaut fehlte. (Sein Fall war eine überlebende Ichthyosis congenita.) Auch BALLENTYNE fand bei Fettfärbung (durch Osmiumsäure), daß das Fett ganz oder fast ganz fehlte gegenüber der Färbung beim normalen Kind. DARIER erwähnt nur, daß die Hornschicht weniger Fett als normal enthalten habe, und daß im Papillarkörper das Fett in Form kleiner und größerer Tröpfchen vorhanden war, und daß in den Schweißdrüsen auch Fett enthalten gewesen sei. Und MEYENBERG sah nur die mit Fett angeführten Ausführungsgänge der Talgdrüsen durch die Hornschicht hindurchziehen. Nach den INGMANNschen Untersuchungen erwähnt dann HEINRICHSBAUER reichlich Fett in der Hornschicht, teils als Tropfen in den Zellen, teils in Streifenformen zwischen den Lamellen.

b) Befund bei der überlebenden Ichthyosis congenita und der Erythrodermie congénitale ichthyosiforme (BROCQ).

Es bleibt noch übrig, auf die mikroskopischen Befunde in diesen Fällen kurz einzugehen. In Vielem stimmen die Bilder der vorliegenden Untersuchungen mit denen der schweren Grade von Ichthyosis congenita überein, vor allem ist es oft auch das sehr verdickte Stratum corneum, das auffällt. Im einzelnen seien nur die doch vielfach auch recht abweichenden Ergebnisse verschiedener Autoren angeführt, wobei wir unbeschadet unseres oben geschilderten identifizierenden Standpunktes zuerst die Fälle berücksichtigen, die als überlebende oder leichte Formen der Ichthyosis congenita, nicht mit dem Namen Erythrodermie congénitale ichthyosiforme bezeichnet sind.

Stratum corneum. Alle Untersucher finden die Hornschicht sehr verdickt, so CASPARY, DARIER, BRUHNS, ANDRIUSCHTSCHENKO, FINIZIO, GOLAY, JORDAN, JORDAN und SCHAMSCHIN, INGMANN. Letzterer spricht von einer Verdickung der Hornschicht um das 3—4fache, ANDRIUSCHTSCHENKO sogar auf das 10fache.

Kernführende Zellen in der Hornschicht sahen GOLAY und INGMANN, letzterer betont den Befund mehr im oberen Teil des Stratum corneum.

Das *Stratum lucidum* war in CASPARYs Fall stark entwickelt, JORDAN erwähnt es als vorhanden, INGMANN sah es bedeutend breiter als normal, in ANDRIUSCH-TSCHENKOS Fall fehlte es ganz.

Die *Körnerschicht*, die bei der Ichthyosis congenita schwersten Grades so sehr verschieden gefunden wird, ist bei der überlebenden Ichthyosis von der Mehrzahl der Untersucher deutlich erkennbar gefunden worden. CASPARY bezeichnet das Stratum granulosum als normal, DARIER als sehr entwickelt und körnerreich. BRUHNS fand es etwas verschmälert, nur 1—2 Zellagen, aber doch überall sichtbar. FINIZIO bezeichnet es als vorhanden, INGMANN fand es verbreitert. Nur in JORDANs zweitem Fall war die Körnerschicht fast vollkommen geschwunden, in dem Fall JORDANs und SCHAMSCHINs ganz geschwunden.

Das *Rete Malpighi* im ganzen nennt JORDAN stark verdünnt. Speziell das *Stratum spinosum* fand CASPARY stark entwickelt, BRUHNS sah es etwas verbreitert, um die Kerne Vakuolenbildung, der Kern war manchmal ganz an die Wand gerückt. Vom *Stratum basale* gibt DARIER an, daß er es verdickt gefunden hätte, INGMANN sah es bedeutend breiter als normal, GOLLMER nennt es stark ausgesprochen. BRUHNS sah die Basalzellen meist normal, etwas ungeordnet, einzelne Mitosen im Rete. ANDRIUSCHTSCHENKO hebt die starke Pigmentablagerung hervor.

In der *Cutis* sahen CASPARY, DARIER, BRUHNS die Papillen mehr oder weniger verlängert, DARIER betont auch die Verbreiterung. Bei JORDAN waren die Papillen verschmälert, GOLLMER nennt sie flach. DARIER fand ziemlich reichliche Zellinfiltrationen um die Gefäße des Papillarkörpers, und auch kleinere und größere Fetttropfen. BRUHNS dagegen sah spärliche Zellanhäufungen im Papillarkörper, die Gefäße waren erweitert, prall gespannt. JORDAN beobachtete im Corium Gefäße und Ausführungsgänge, die von Zellinfiltraten umgeben waren. INGMANN erwähnt den Befund von vermehrten Markzellen um die Blutgefäße und Drüsen. Die *Schweißdrüsen* fanden CASPARY reichlich, BRUHNS und INGMANN normal, JORDAN zahlreich. Die *Haarbälge* waren nach CASPARY selten zu sehen. DARIER fand, daß die Hyperkeratose weit in die Haarbälge hinein reichte, JORDAN sah sie zahlreich.

Von den *Talgdrüsen* sah CASPARY nichts, DARIER fand sie atrophisch, BRUHNS und INGMANN normal. JORDAN fand in seinem zweiten Fall spärliche Talgdrüsen.

Die Fälle, die von ihren Untersuchern als *Erythrodermie congénitale ichthiosiforme* bezeichnet worden sind oder die, wie bei der Mitteilung von RASCH, nachträglich als solche gedeutet wurden, haben wir bisher noch nicht mit bei den histologischen Befunden aufgeführt. Aber das mikroskopische Bild deckt sich vielfach mit dem der Ichthyosis congenita, in den Variationsbreiten natürlich, die wir auch dort sahen. Es ist nur zu berücksichtigen, daß an verschiedenen Körperstellen der Befund ein anderer sein kann. Die Hypertrophie der Hornschicht tritt auch hier mehr oder weniger stark hervor (BROCQ, RASCH, SCHONNEFELD, TEREBINSKY, GALEWSKY, MC KEE und ROSEN, OREL u. a.). Kerne in der Hornschicht sind manchmal und stellenweise vorhanden (RASCH, GANS, OREL u. a.), ein Stratum lucidum kann fehlen (SCHONNEFELD) oder verschmälert da sein (TEREBINSKY). Die Körnerschicht wechselt vom vollkommenen Fehlen bis zur guten Ausbildung (SCHONNEFELD, BOCKHOLT, TEREBINSKY). GANS spricht bei seinem eigenen ersten Fall von auffallend stark entwickeltem Stratum granulosum. Er hebt hervor, daß man sonst oft genug das Fehlen eines Stratum granulosum feststellen könne dort, wo der Stachelzellenschicht unmittelbar parakeratotische Hornschichtlagen folgen, daß es überall und unter Umständen sogar besonders stark entwickelt ist, mit zahlreichen Keratohyalin-Körnern in auffallend großen Zellen dort, wo eine regelrechte Verhornung darüber stattfindet.

Das Stratum spinosum wird von SCHONNEFELD als reduziert angegeben, GALEWSKY nennt die ganze Epidermis verschmälert, TEREBINSKY fand das Rete Malpighi verdickt, BROCQ spricht von einer Acanthosis, die vorkommen kann, ebenso SELMANOVIC u. a., auch GANS betont die Acanthose neben einer fleckweisen Hyper- und vor allem Parakeratose.

Die Papillen können flach sein (RASCH, SCHONNEFELD, GALEWSKY), aber auch verlängert und gegabelt, wie in BOCKHOLTS Fall. Auch GANS sah ,,eine Art Papillomatose". In MIESCHERS Übergangsfall bestand ebenfalls eine Acanthopapillomatosis. Die Gefäße sind meist erweitert, und stark gefüllt, um sie und um die Drüsen herum besteht eine leichte, selten etwas stärkere Zellinfiltration, die sich nach unten scharf absetzt. GALEWSKY betont das Fehlen derselben, in GOLLMERS Fall dagegen wird ein abnorm großer Zellreichtum (Lymphocyten, junge Bindegewebszellen) des Papillarkörpers und der oberflächlichen Cutisschicht hervorgehoben. In BOCKHOLTS Beobachtung war eine ziemlich dichte Zellinfiltration vorhanden, doch war hier ein ekzematös-neurodermatischer Zustand vergesellschaftet. Das elastische Gewebe wird, teils normal oder stärker gefunden (GANS) manchmal etwas reduziert und fragmentiert angegeben (MAC KEE und ROSEN). In WILES Fall wird sogar Schwund und Unterbrechung der Elastica erwähnt, aus dieser ,,Disorganisation des elastischen Gewebes" schließt Verf. mit auf eine Verwandtschaft mit der Epidermolysis bullosa hereditaria (die von SIEMENS aber ganz abgelehnt wird).

Sicherlich sagt GANS mit Recht, daß alles in allem die Befunde nicht nur im Einzelfall, sondern auch im einzelnen Gewebsabschnitt auf engem Raume schnell wechseln. Dafür sind die beiden Beobachtungen von GANS selbst ein deutlicher Beweis. Bei dem gleichen 60jährigen Kranken mit Erythrodermie congénitale ichthyosiforme, bei dem er histologisch Acanthosis und Papillomatosis sah, fand sich in den Randabschnitten der Krankheitsherde ein fast ganz verstrichener Papillarkörper, darüber eine verschmälerte Stachelzellenschicht und starke Hyperkeratose. Es fiel aber dabei auch auf, daß die oben erwähnte Hypertrophie des Stratum granulosum auch in den peripheren Partien noch bestand, wenn sie auch unterhalb der zentralen Parakeratose — was sonst nicht der Fall zu sein pflegt — eher stärker erschien. Dieser 60jährige Mann zeigte im übrigen eine deutliche Atrophie des cutanen und subcutanen Gewebes und starke Basophilie des Kollagens.

In einem 2. Falle von GANS bei einem nur 5 Monate alten Mädchen war die dachziegelartige Übereinanderhäufung von parakeratotischen Hornmassen bemerkenswert; tiefe Hornzapfen stiegen in die Hornfollikel und Schweißdrüsengänge herab. Bei schmaler Stachelzellenschicht reichten tiefe und schmale Epithelleisten weit ins Bindegewebe hinunter und umfaßten schmale und lange fingerförmige Papillen. Die Blutgefäße waren ungewöhnlich stark erweitert und prall gefüllt, vielleicht dadurch, daß die weit in die Stachelzellenschicht hinabreichenden Hornzapfen Einschnürungen und Stauungen verursachten.

Talg- und Schweißdrüsen werden meist normal befunden. In die Haarfollikel hinein erstrecken sich oft weit hinunter Fortsätze von der verdickten aufgelagerten Hornschicht. Auch die Mündungen der Schweißdrüsengänge können von der Verhornung ergriffen werden.

Den gelegentlich beobachteten Blasenbildungen liegt ein Ödem zwischen und auch in der Epithelschicht zugrunde, das zur Blasenbildung führt. Ob, wie GOLDSMITH annimmt, die oft vorhandene Hyperidrosis als Ursache der Blasenbildung mit in Betracht kommt, erscheint noch fraglich.

So erkennt man, daß das histologische Bild der Erythrodermie congénitale ichthyosiforme zwar ein wechselndes ist, ebenso wie das der überlebenden Ichthyosis congenita, daß aber bei den verschiedenen Beobachtungen auch volle Übereinstimmung zwischen beiden gefunden werden kann. Es besteht auch vom histologischen Standpunkt aus kein Grund, die beiden Krankheiten voneinander zu trennen. Und es wurde ja oben dargelegt, daß auch die klinischen Eigentümlichkeiten es berechtigt erscheinen lassen, die überlebende Ichthyosis congenita mit der Brocqschen Erythrodermie congénitale ichthyosiforme zu identifizieren.

Ätiologie und Pathogenese der Ichthyosis congenita.

Über die Ursache und den Verlauf der Entstehung der Ichthyosis congenita ist leider auch heute noch äußerst wenig bekannt, obgleich es von jeher nicht an Erklärungsversuchen gefehlt hat.

Von den zahlreichen älteren Theorien, unter denen natürlich auch das „Versehen" während der Schwangerschaft eine Rolle spielt, seien nur einige Beispiele hier erwähnt: Hebra nahm an, daß die Ichthyosis congenita nur eine abnorm starke allgemeine Seborrhöe sei, Schabel, Sutter, Löcherer vertraten die Ansicht, daß eine sehr gesteigerte und chemisch veränderte Sebum-Absonderung und eine sehr vermehrte Epidermis-Zellenbildung stattfinde, die letztere käme nicht zur Abstoßung und übe dabei einen Reiz auf das daruntergelegene Corium aus und bewirke Papillen-Hypertrophie. Die Ansicht Leloirs war, daß eine Trophoneurose vorliege auf Grund von generativen Veränderungen in den cutanen Nerven und in den vorderen Rückenmarkswurzeln, eine Theorie, die von Carbone durch histologische Untersuchungen widerlegt wurde. Diese und verschiedene andere Erklärungsversuche von Barkow, Kyber, Gould, Frölig, Wassmuth u. a. sind als unbegründet erkannt und verlassen und es erübrigt sich hier, diese alten Darlegungen, die in Mrazeks Handbuch der Hautkrankheiten durch Janovsky im einzelnen bis zum Jahre 1902 verzeichnet sind, erneut wiederzugeben.

Eine sehr ausführliche Schilderung alter und neuer ätiologischer und pathogenetischer Punkte gibt Ingmann. Aus seiner Darstellung und aus zahlreichen Schilderungen und Einzelfällen sei folgendes hervorgehoben: Eine auch in verhältnismäßig neuer Zeit noch von Langley, von Méneau, von Moore und Warfield und zuletzt noch von Kingery wieder aufgenommene Theorie ist die von Bowen (1895). Sie basierte darauf, daß das sogenannte Epitrichium, das normalerweise nur in der Fetalzeit vorkommt, persistiere, und so das Bild der Ichthyosis congenita hervorrufe. Das Epitrichium findet sich beim menschlichen Embryo, ebenso wie beim Tierembryo. Seit Ende des zweiten Fetalmonats ist das Ektoderm beim menschlichen Embryo aus zwei Zellschichten zusammengesetzt. Die obere Zellschicht besteht aus großen, platten, kugeligen oder polygonalen Zellen, die untere Schicht aus kleinen, ziemlich regelmäßig angeordneten Zellen von flacher Beschaffenheit mit kleinem Kern. Diese untere Schicht bildet die permanente Schicht, aus der sich dann die Epidermis differenziert. Die obere Schicht ist das Epitrichium, es besteht vom 2. bis 6. Fetalmonat, dann löst es sich ab und liegt zunächst wie eine Schale über den hervorwachsenden Haaren. Die Ablösung des Epitrichiums erfolgt aber zeitlich und örtlich nicht immer regelmäßig, es kann gelegentlich persistieren und verhindert dann die Abstoßung der darunter gelegenen Hornschicht. Teilweise durch die nicht erfolgte Ablösung des Epitrichiums, teils durch Veränderungen in der tieferen Schicht soll nun später das Bild der kongenitalen Dyskeratosen und auch der Ichthyosis congenita entstehen. Warum aber persistiert manchmal das Epitrichium? Das wollen Moore und Warfield (1906) durch eine Atrophie oder ein Fehlen der Schilddrüse erklären, normalerweise beginnt die Schilddrüse im 6. Fetalmonat zu sezernieren. Ingmann weist nun aber darauf hin, daß im allgemeinen keine als Epitrichium zu deutende Schicht bei Fällen von Ichthyosis congenita sich habe nachweisen lassen. Übrigens nimmt Ballentyne gerade im Gegensatz ein Fehlen oder eine mangelhafte Ausbildung eines Epitrichiums als Ursache für Ichthyosis congenita an, dadurch könne die Hornschicht abnorm wuchern.

Einige *mikroskopische Befunde*, aus denen man versucht hat, pathogenetische Schlüsse zu ziehen, und die auch im Kapitel „Histologie" schon mit erwähnt sind, seien in diesem Zusammenhang noch kurz angeführt.

WASSMUTH hatte das GRAMsche Verfahren (nach ERNST) angewendet. Dabei sollte diese Färbung durch das Sichtbarwerden der Keratohyalinkörner und -streifen den Beginn des Verhornungsprozesses anzeigen, während die Vollendung (im Stratum corneum) durch das Ausbleiben der GRAMschen Färbung zum Ausdruck kommen soll. Nun gingen die Verhornungserscheinungen durch die ganze Dicke der Hornschicht und WASSMUTH kam zu dem Schlusse, daß bei Ichthyosis congenita eine Differenzierung der Epidermis in ein Stratum granulosum, lucidum und corneum unterblieben ist, und daß die Vorstadien der Verhornung durch die ganze Dicke der Epidermis gehen, daß es somit zur Ausbildung eines Stratum corneum nicht gekommen sei. Dieser Deutung treten aber verschiedene Autoren entgegen, und INGMANN, der ja die Fettverhältnisse im Stratum corneum besonders studiert hat, bringt die unregelmäßige Fleckung in der Hornschicht mit den Fettverteilungen in Zusammenhang (vgl. unter Histologie). Auf Grund vorgenommener Verdauungsversuche mit Pepsin-Salzsäure kommt auch HAUS zu dem Ergebnis, daß sich die Hornschicht in Fällen von Ichthyosis congenita wie diejenige normaler Haut verhalte, daß also keine unvollständige Verhornung vorliege, wie WASSMUTH annahm. INGMANN fand, wie auch andere Autoren, eine stellenweise starke Kernansammlung in den oberen Teilen der Hornschicht und vermutet, daß an diesen Stellen im 4.—5. Fetalmonat ein parakeratotischer Verhornungsprozeß vorherrschend gewesen sei, und erst später die Hyperkeratosebildung erfolgt sei. Für diese Entstehungsweise sprechen unter anderm das Vorhandensein eines bisweilen gut entwickelten Stratum granulosum und lucidum unter den kernführenden Hornzellen. INGMANN sieht den Vorgang begründet in einer gesteigerten Aktivität des Stratum Malpighi, wofür vermehrte Mitosen und eine gewisse unregelmäßige Anordnung der Zellen im Stratum basale sprechen würden, und daneben in einer gestörten Desquamation der oberen Hornschichten, wodurch das Stratum corneum eben mit zu dieser exzessiven Dicke gelangt.

Während von verschiedenen Autoren leichtere entzündliche Vorgänge, Zellen-Anhäufungen, Blutgefäß-Erweiterungen, die sie fanden (ältere Autoren, auch INGMANN) als sekundär angesehen werden, hat MARTINOTTI (1911) Blutgefäßläsionen im Corium gefunden, die er als primär, die Hyperkeratose als sekundär auffaßt. HESS und SCHULTZ (1920) fanden geringere Entzündungserscheinungen in Form von Lymphocyten und zahlreichen jugendlichen Fibroblasten, dabei Hypertrophie der Papillen, darin sehen sie die Ursache einer späteren vermehrten Hornproduktion — also auch die Ansicht, daß die Entzündung das Primäre sei. Diese pathogenetischen Anschauungen müssen noch als ungeklärt gelten, immerhin vertreten die Mehrzahl der Autoren wohl den Standpunkt, daß die geringen und nicht einmal immer vorhandenen entzündlichen Erscheinungen als sekundär anzusehen sind.

Wenden wir uns jetzt aber zu den eigentlichen *ätiologischen Faktoren*, die im Verlauf der letzten Zeit als möglich herangezogen wurden, so ist auch hier mit den sehr spärlichen Befunden noch große Unklarheit vorhanden.

Vererbungseinflüsse und Konsanguinität der Eltern sind es zunächst, die in Betracht gezogen wurden. Blutsverwandtschaft der Eltern ist in der Tat relativ oft vorhanden, ADRIAN wies sie in 12% von 50 Fällen nach, INGMANN bei seiner Aufstellung von 95 Familien nicht ganz so häufig, nämlich 8mal.

Dazu möchte ich gleich noch hinzufügen den in INGMANNs Tabelle (und auch später bei SIEMENS) nicht aufgeführten Fall von BRAULT (vom Jahre 1913), der eine zweifellose überlebende Ichthyosis congenita ist.

Mit OREL sollen wir auch den Fall BENIER-DARIER dazurechnen, während der Kranke von v. ZUMBUSCH mit dem von RIEHL (1905) demonstrierten identisch ist. Dazu kommen aber noch eine Anzahl von Fällen von Erythrodermie congénitale ichthyosiforme mit Konsanguinität (FREY, WILE, SIEMENS u. a.).

Auch JADASSOHN sah unter den von ihm beobachteten Fällen von Ichthyosis congenita auffallend oft Konsanguinität. Später (1929) gibt OREL eine

Berechnung der von ihm festgestellten Familien mit Ichthyosis congenita. Er führt unter 150 Familien 16mal elterliche Blutsverwandtschaft an. Die weitgehendste Zusammenstellung über das Verhältnis der Konsanguinität der Eltern in den Familien mit Ichthyosis congenita verdanken wir aber in allerletzter Zeit Siemens. Er fand unter 204 Familien mit Ichthyosis congenita 29mal elterliche Blutsverwandtschaft, davon waren 17 (oder 19?) Vetternehen.

Das Bemerkenswerte war nun ferner, daß die elterliche Blutsverwandtschaft, sowie die Vetternehen außerordentlich überwogen bei der II. Form Rieckes. Siemens konstatiert nämlich im Einzelnen:

Bei	69 Familien der	I. Form	4 ×	Konsanguinität der Eltern, davon	1	Vetterehe
„	111 „	„ II. „	24 ×	„ „ „ „	„	15 (od. 17?) „
„	24 „	„ III. „	1 ×	„ „ „ „	„	1 „
	204		29			17 od. 19 „

Aus diesen verschiedenen Verhältniszahlen der I., II. und III. Form schließt Siemens, daß diese Formen vielleicht ätiologisch verschieden zu beurteilen seien (vgl. S. 48).

Wir kennen bisher keine direkte Vererbung der überlebenden Ichthyosis congenita (der Fall von Froelano de Mello ist in dieser Beziehung ganz unsicher), wir wissen ja aber, daß wiederholt Geschwisterkinder in einer Familie an Ichthyosis congenita oder an Erythrodermie congénitale ichthyosiforme leiden (siehe oben) *und nehmen eine recessive Vererbung* an. Diese kann sich bekanntlich bei Verwandtenehen eher als bei Heiraten ganz fremder Partner auswirken, und die vererbte Krankheit eher in Erscheinung treten lassen. In dem Sinn können wir also der Konsanguinität der Eltern jedenfalls einen Einfluß auf das Vorkommen der Ichthyosis congenita zuerkennen. Und mit Meirowsky, Leven u. a. können wir aus dem Einfluß der Konsanguinität auf eine fehlerhafte Zusammensetzung des Keimplasmas als Ursache der Ichthyosis congenita schließen. Jesionek bezeichnete die Ichthyosis vulgaris als Keimesvariation. Auch Hübschmann sowie Frankenhaus sprechen von einer Störung der Keimanlage als ursächliches Moment.

Welche Faktoren aber bewirken die fehlerhafte Zusammensetzung des Keimplasma? Besonders in der französischen Literatur, aber auch von anderen Seiten ist schon lange auf das Vorhandensein einer *Syphilis als Ätiologie* gefahndet worden. Die positiven Ergebnisse sind aber zu gering, als daß man zu allgemeinen Schlüssen berechtigt wäre. Einer kleinen Zahl von Fällen (Bar, Tommasoli, Jordan, Ingmann u. a.), in denen Lues bei den Kranken mit Ichthyosis congenita und Erythrodermie congénitale ichthyosiforme, resp. bei ihren Vorfahren nachgewiesen ist, steht eine große Zahl von solchen gegenüber, bei denen gar nichts von Lues gefunden wurde. Natürlich ist auch längst nicht in allen Fällen darauf geachtet oder darüber berichtet worden. Auch hier hat Ingmann wieder das Prozentverhältnis festgestellt: Unter 95 Familien waren 8 sicher mit Lues behaftet. Ingmann nennt nun noch 12 weitere Familien, bei denen man aus Veränderungen der Placenta (Vergrößerung), den Amnionhäuten (Verdickung), oder dem Fruchtwasser (Trübung, Vermehrung), aus Veränderungen der Thymus (ein Fall von McAuslin mit zahlreichen kleinen Abscessen, die an Lues erinnerten) aus vorangegangenen, mehr oder weniger zahlreichen Frühgeburten, möglicherweise auf Lues schließen konnte. Aber man muß doch sagen, daß diese Symptome viel zu unsicher erscheinen, um so mehr als die Anamnese betreffs der weiteren Aszendenz ja oft sehr unvollkommen vorliegt, so daß wir diese möglichen Fälle doch nicht mit dazu benützen können, um die luetische Ätiologie zu stützen.

Ebenso hat Ingmann mit großer Sorgfalt die Fälle zusammengesucht, in denen von der gleichen Mutter mehrere Kinder mit Ichthyosis congenita geboren wurden, um festzustellen, ob bei diesen, etwa bei späteren Geburten, die Schwere der Erscheinungen abgeschwächt wäre, analog der alten, oft durchbrochenen und vor allem heute in bezug auf Aborte längst nicht mehr anerkannten Regel bei Syphilis congenita. Aber auch diese Untersuchungen bei Ichthyosis congenita, obgleich sie gerade bei INGMANNS drei Fällen (drei Kinder einer Mutter) ziemlich gut zutreffen, sind noch zu unregelmäßig in ihrem Ergebnis, und ja schließlich auch bei positivem Ausfall nicht beweisend genug, um sichere Schlüsse daraus ziehen zu können.

Die Fälle, bei denen Syphilis in der Anamnese angegeben wurde, gründen diese Anamnese auf Lues der Eltern, eventuell auf positive Wa.R. eines der Eltern oder beider. Nur in INGMANNS Fällen waren zweimal Spirochäten im Nabelstrang (und in den inneren Organen) nachweisbar und der Vater der drei Geschwister mit Ichthyosis congenita hatte Syphilis.

Betreffs der Lues als Ätiologie wird man also nach dem bisher Vorliegenden zu dem Schluß kommen, daß die Möglichkeit der ätiologischen Rolle einer Syphilis nicht ausgeschlossen werden kann, daß aber ein irgendwie sicherer Anhaltepunkt dafür nicht vorhanden ist. Wenn die Lues in der Entstehung mitwirkt, wird man sich weniger die Ichthyosis congenita als luetisches Symptom vorzustellen haben, als vielmehr an einen schädigenden Einfluß der Erbplasmas denken müssen.

Noch viel weniger Anhalt als für eine Mitwirkung der Syphilis hat man für andere *degenerative Einflüsse*, sei es *durch Alkohol, durch Nervenerkrankungen, Epilepsie* usw. (HAUSS u. a.), durch *Mißbildungen* u. dgl. Alle diesbezüglichen Angaben sind viel zu vereinzelt und in der Luft schwebend, als daß irgend etwas daraus geschlossen werden könnte.

Wir müssen auch noch auf die Frage *endokriner Einflüsse* eingehen. Auch hier liegt bisher sehr wenig klinisches Material vor. Schon oben (S. 28, 29) wurden die spärlichen Fälle mit Thymusdefekt oder Thymusveränderung notiert. An gleicher Stelle wurde Veränderung der Schilddrüse in den Fällen von WIENFIELD, MOORE und WARFIELD, HESS und SCHULTZ, THOMSON und WALKELEY angeführt. THOMSON und WALKELEY nehmen, wie auch VINCENT und WEILL, einen Hypothyreoidismus der Mutter und des Fetus als Ursache der Ichthyosis congenita an, er sei bedingt durch den Mangel an mütterlichem Jodothyrin, da ja die endokrinen Drüsen des Fetus mit denen der Mutter in Beziehung ständen. Auch PORTER vertritt die Anschauung, daß Hypothyreoidismus der Hauptfaktor für die Ätiologie sei (vgl. Ichthyosis vulgaris S. 89). Bei den Müttern komme aber manchmal ein Hyperthyreoidismus vor. Bei einer Mutter, die zwei Kinder mit schwerer Ichthyosis congenita geboren hatte, fand er bei zweimaliger Grundumsatzbestimmung eine Erhöhung von 37 resp. 44 $^0/_0$, allerdings erfolgten die Grundumsatzbestimmungen erst mehrere Jahre nach der Geburt des letzten Kindes.

Ferner spricht KINGERY von dem Befund einer Hypoplasie der Schilddrüse, ebenso wie von einer Hypoplasie der Nebennieren bei dem von ihm beobachteten und in der 6. Woche ad exitum gekommenen Kind mit Ichthyosis congenita.

Aber alle diese Befunde sind zu vereinzelt und unsicher, es sind noch keine ätiologischen Anhaltspunkte zu erhalten. Bei der Bedeutung der endokrinen Forschung wird man aber sicher in Zukunft auf diese Dinge noch mehr achten müssen.

Grundumsatzbestimmungen, die einen Aufschluß über die Funktion der Schilddrüse geben könnten, liegen bei überlebender Ichthyosis congenita und Erythrodermie congénitale ichthyosiforme bisher kaum vor. In einem darauf geprüften Fall von überlebender Ichthyosis congenita fand SIEMENS den Grundumsatz normal.

Nicht auf Drüsen-Intoxikationen, sondern mehr auf allgemeine und *alimentäre Intoxikationseinflüsse* will GOLAY die Ursache der Ichthyosis congenita zurückführen. Er sagt, daß intrauteriner Beginn der Ichthyosis congenita bedingt sei durch eine Intoxikation der

Mutter während der Schwangerschaft. Diese Intoxikationen können zufällig-toxisch, infektiös-toxisch, auto-toxisch oder alimentär-toxisch sein. Und so hält Verf. auch die Ansicht der Mutter, daß die Ursache der Ichthyosis congenita bei dem einen Kind durch einen Abusus von Kochsalz während der Gravität entstanden sei, nicht für ganz ausgeschlossen. Diese Annahme ist natürlich reine Hypothese.

Erwähnt sei noch, daß Gerstenberg an *Trophoneurose* als Ursache dachte, weil er im Plexus brachialis das Bild der interstitiellen Neuritis sah. Aber da dieser Befund ganz vereinzelt geblieben ist, kann nicht viel daraus geschlossen werden.

Übrigens sei schließlich noch hingewiesen auf das im Kapitel „Ichthyosis vulgaris" über Ätiologie Gesagte. Wenn man, wie verschiedene Autoren es tun, (s. u.), annehmen will, daß Ichthyosis congenita und Ichthyosis vulgaris durch gewisse Zwischenglieder in Verbindung stehen (vgl. nächstes Kapitel), so würden für beide Formen auch eventuell gemeinsame Ursachen in Betracht kommen können.

Gibt es Beziehungen der überlebenden Formen von Ichthyosis congenita und von Erythrodermie congénitale ichthyosiforme zur Ichthyosis vulgaris?

Bei der Besprechung dieser Frage muß zunächst in gleicher Weise, wie das bei der Besprechung der lokalisierten Ichthyosis vulgaris und der Stellung der letzteren zu circumscripten Keratosen in dem betreffenden Kapitel des Abschnittes „Ichthyosis vulgaris" geschehen ist, darauf hingewiesen werden, daß wir eine *allgemeine* Verwandtschaft zwischen den kongenitalen Dyskeratosen, zu denen wir die Ichthyosen und die Erythrodermie congénitale ichthyosiforme zählen, annehmen müssen, und es sei in diesem Zusammenhang erinnert an die Aufstellung der Dyskeratosen-Typen, wie sie Lenglet schon 1903 gemacht hat, und an die grundlegenden und überaus wertvollen Arbeiten über kongenitale Mißbildungen und die moderne Vererbungslehre von Bettmann, Meirowsky, Leven, Siemens u. a. Betreffs der allgemeinen Verwandtschaft der hier in Betracht kommenden Verhornungsanomalien brauchen meine Ausführungen im Kapitel „Ichthyosis vulgaris" über diesen Punkt hier nicht wiederholt zu werden; es sei darauf verwiesen. Es soll nur betont werden, daß wir auch hier wieder in erster Linie unsere Aufmerksamkeit darauf zu richten haben, inwieweit das *klinische Bild* der Typen, die wir als Ichthyosis congenita, Erythrodermie congénitale ichthyosiforme und Ichthyosis vulgaris bezeichnen, *zusammen mit den histologischen und ätiologischen Anhaltepunkten*, uns veranlassen können, Übergangsformen zwischen diesen einzelnen Typen anzunehmen.

Mit Rieckes grundlegender Arbeit pflegen wir die von diesem Autor geschilderten überlebenden Formen II und III der Ichthyosis congenita von den schweren (der Form I) abzuleiten und sie nach ihrem Wesen als der schweren Ichthyosis congenita zugehörig zu deuten.

Wir haben dann oben begründet, warum wir mit vielen anderen Autoren auch die Brocqsche Erythrodermie zu den überlebenden Ichthyosisformen rechnen und werden also auch bei ihr die Zugehörigkeit zur Ichthyosis congenita annehmen.

Gegen diese Auffassung einer so nahen Zusammengehörigkeit und des Überganges der einen Form in die andere wenden sich nun allerdings die neuen Untersuchungen von Siemens. Bei der Forschung über das Vorkommen von Ichthyosis congenita bei Geschwistern fand Siemens, daß die mit Ichthyosis congenita behafteten Geschwister der gleichen Familie fast immer auch der gleichen Form dieser Krankheit (nach Riecke) angehörten. Es sei überraschend, wie sehr die Gschwister jeweils hinsichtlich der Intensität der Hautveränderungen übereinstimmen. Das Zusammentreffen von II. und III. Form wurde in der gleichen Geschwisterschaft nur zweimal beobachtet (bei Untersuchungen über insgesamt 25 Geschwistergruppen mit sicherer Unterlage), das von I. und II. Form niemals mit Sicherheit und das von I. und III. Form auch nie. Mithin sei es also offenkundig nicht der gleiche Faktor, der die I., II. und III. Form hervorruft. SIEMENS zieht dann den weiteren Schluß, daß man nicht erwarten könne, daß in der Intensität ganz abweichende Krankheitsbilder noch kausalen Zusammenhang mit der Ichthyosis congenita haben. Man dürfte daher auch die relativ unscheinbaren Keratosen in der Kniekehle, Achselhöhle usw., wie sie JADASSOHN demonstrierte, nicht als „Abortivformen" der Ichthyosis congenita larvata oder tarda bezeichnen, sondern höchstens als eine „Unterform", z. B. als kleinherdige Ichthyosis congenita, als Keratosis parvoareata oder zunächst mal bis zur weiteren Kenntnis als JADASSOHNsche Keratose. Im übrigen fand SIEMENS diese erwähnte Keratose eher dominant vererbbar, während Ichthyosis congenita im allgemeinen recessiv vererbt wird. Er fügt noch hinzu, daß auch schon per analogiam Dominanz zu erwarten gewesen sei, weil die meisten klinisch so unbedeutenden pathologischen Erbmerkmale nach unseren heutigen Kenntnissen diesem Modus folgen (vgl. dazu den Hinweis von LEVEN auf S. 48).

Zu dieser von SIEMENS so sehr betonten Gleichmäßigkeit der Erscheinungen sei immerhin erwähnt, daß in dem ganz neu mitgeteilten Fall von Ichthyosis congenita von CAFFIER, den der Verfasser als Ichthyosis congenita larvata resp. Erythrodermie congénitale ichthyosiforme bezeichnet, die Mutter angab, daß ihre ersten beiden Kinder die gleiche Krankheit, aber stärker, mit viel dickeren Hornplatten gehabt hätten, sie seien im Alter von 6 und 8 Wochen gestorben. Verf. sieht den milden jetzigen Fall (bei dem 3. Kind) als Möglichkeit einer Mitigierung des Prozesses an. Allerdings liegen hier nur anamnestische Angaben der Mutter vor.

Diese sehr beachtenswerten, von SIEMENS so genau geprüften Verhältnisse bedürfen sicher weiterer sorgfältiger Aufmerksamkeit überall dort, wo Geschwistererkrankungen von Ichthyosis congenita nachweisbar sind.

Wie steht es nun aber weiter mit der Frage, ob die leichteren Fälle von Ichthyosis congenita eine Brücke schlagen zur Ichthyosis vulgaris, d. h., dürfen wir diese als Übergangsfälle zwischen den beiden Ichthyosis-Grundformen ansehen?

Schon 1885 hatte CASPARY auf Grund zweier von ihm selbst beobachteter überlebender Fälle, die er als Ichthyosis fetalis bezeichnete, und unter Berücksichtigung des älteren Falles von SELIGMANN und der ganz kurz vorher beobachteten Fälle von BEHRENDT und LANG die Ansicht ausgesprochen, daß diese Fälle Übergangsstufen wären zwischen Ichthyosis congenita und Ichthyosis vulgaris. Seitdem ist wiederholt von verschiedenen Autoren, auf Grund von Beobachtungen, die den RIECKEschen Gruppen II und III, resp. dem Bilde der Erythrodermie congénitale ichthyosiforme BROCQ zuzuteilen sind, die Ansicht geäußert, daß es Verbindungsglieder zwischen Ichthyosis congenita und Ichthyosis vulgaris gäbe. Von andern Autoren aber ist dies ebenso energisch bestritten worden. Unter den Verfassern, die für einen Übergang zwischen Ichthyosis congenita und Ichthyosis vulgaris eingetreten sind, nenne ich außer CASPARY noch besonders BRANDWEINER, MÉNEAU, HALLOPEAU, HÜBSCHMANN, M. JOSEPH, BEHRING, BRUHNS, MENDES DA COSTA, WOLFF und MULZER, KREIBICH, HEIDLER, JORDAN, PULVERMACHER, INGMANN, GOECKERMANN u. a. Dagegen haben UNNA, BROCQ, LENGLET, NICOLAU, JAMBON, THIBIERGE, RIECKE, BETTMANN, in neuester Zeit wieder v. ZUMBUSCH, SIEMENS, OREL u. a. m., obgleich sie die milderen oder atypischen, resp. paratypischen Fälle der Ichthyosis congenita anerkennen, gegen die Annahme fließender Übergänge zur Ichthyosis vulgaris Stellung genommen.

Es sind nun meines Erachtens folgende Momente, die für die Anerkennung solcher Fälle als Übergangsformen sprechen: Unter den oben aufgeführten Krankheitsfällen, die entweder als überlebende Ichthyosis congenita oder als Erythrodermie congénitale ichthyosiforme mitgeteilt wurden, sind bei einer ganzen Reihe Erscheinungen hervorgetreten, die nicht nur dem klinischen Befund bei Ichthyosis congenita, sondern auch gerade der Ichthyosis vulgaris gleichen. Das betrifft besonders die Hornbildung auf der Haut. Neben dem Vorhandensein der Hornplatten, wie wir sie von der Ichthyosis congenita kennen, betonen verschiedene Autoren gerade den „ichthyosisähnlichen" Zustand der Haut. MUNNICH bezeichnete seine Fälle von typischer überlebender Ichthyosis congenita (siehe oben) als „Ichthyosis nitida", CASPARY sagte von seinen Fällen, daß sie am Rumpfe eine ausgedehnte Hautfelderung mit vertieften Furchen gezeigt hätten, gleich den Ichthyotischen, daneben aber Ectropium der Lider und Lippen, Verbildung der Ohrmuscheln, eine Haut, die für die Unterlage meist zu weit war, an den Unterschenkeln aber das darunter-liegende Gewebe einschnürte. Ähnlich ist es in dem Fall von GIOVANNINI, in BROCQS erstem Fall, in dem von HALLOPEAU und WATELET, bei der Kranken COMBYS, auch in PULVERMACHERS Fall. GALEWSKY hebt bei seinen Kranken, die sonst sehr typische Erythrodermie congénitale ichthyosiforme darstellen, bei allen drei Fällen den ichthyosisartigen Zustand der Haut am Körper hervor. JORDAN sagt von seinem Falle, einer zweifellosen überleben-den Ichthyosis congenita, daß das Bild im Verlauf der Zeit der Ichthyosis vulgaris immer ähnlicher wurde; das gleiche betont OREL. Der von BRUHNS mitgeteilte Fall, eine sichere Ichthyosis congenita im Sinne RIECKES (2. Gruppe von RIECKE) oder auch Erythrodermie congénitale ichthyosiforme zeigte an den seitlichen Bauchteilen, an den Hüften, ausgesprochen das Bild der Ichthyosis vulgaris. Die besonders stark befallenen Gelenkbeugen zeigten Hornauflagerungen, die aus kleinen hintereinander geordneten, parallel ver-laufenden Hornprismen bestanden, die ganz der Ichthyosis hystrix, die wir zur Ichthyosis vulgaris rechnen, gleichen (s. Abb. 6 auf S. 12). Der jüngst von CH. DU BOIS mitgeteilte Fall, ein 18jähriges Mädchen, das als „Cléopatre, la femme crocodile" Europa bereiste und sich zur Schau stellte, war ganz ähnlich und besonders hochgradig (s. Abb. 12 auf S. 24). In neuester Zeit berichtet SIEMENS von seinem überlebenden Fall (I) von anfangs sehr typischer Ichthyosis congénita, daß er im Alter von $1^1/_2$ Jahren Schuppung wie bei Ichthyosis serpentina gehabt habe. MÉNEAU, dem LENGLET vorwirft, daß er die Krankheitsbilder verschmelze, statt sie als Typen zu trennen, hat zweifellos recht, wenn er sagt, daß die Symptomatologie doch keinen absolut speziellen Charakter für eine der beiden Ichthyosen aufweise. So ist es meines Erachtens nicht berechtigt, wenn die Lokalisation, speziell das Befallensein der Gelenk-beugen, das viele überlebende Fälle von Ichthyosis congenita resp. von Erythro-dermie congénitale ichthyosiforme aufweisen, als Beweismoment dafür ange-sehen werden soll, diese Fälle von der Ichthyosis vulgaris *prinzipiell* abzutrennen. Gewiß ist für die typischen Fälle der Ausspruch BROCQS zutreffend, daß die Hauptlokalisation seiner Erythrodermien der Ichthyosis vulgaris gerade ent-gegengesetzt sei. Aber es gibt zweifellos genug sichere atypische Fälle, die ein Ergriffensein der Gelenkbeugen aufweisen und sonst im Aussehen und Verlauf durchaus der Ichthyosis vulgaris gleichen (BESNIERS Ichthyoses paratypiques, die THIBIERGE wiederum für überlebende Formen der Ichthyosis congenita erklärte (vgl. auch unter „Ichthyosis vulgaris", S. 57).

Die Abhebung der Schuppen vom Rande her ist bei beiden Krankheitstypen oft genug gleich. Auch die der Ichthyosis vulgaris gleichende Hautfelderung bei überlebender Ichthyosis congenita, resp. bei Erythrodermie congénitale ichthyosiforme, die sich nach den Schilderungen verschiedener Autoren finden läßt, ist es, die so sehr für die Verwandtschaft der beiden Krankheitsbilder spricht.

Das Verhalten der Schweißabsonderung ist bei den beschriebenen Fällen von überlebender Ichthyosis congenita und Erythrodermie congénitale ichthyosiforme ganz wechselnd, stimmt bald mehr mit dem gewöhnlichen Verhalten bei Ichthyosis congenita, bald mehr mit dem bei Ichthyosis vulgaris überein. So wird z. B. Hyperidrose angegeben von Munnich, Sangster, Jadassohn (1. Fall), Brocq, Comby (1. Fall), dagegen auffallende Trockenheit der Haut von Caspary, Thibierge, Brocq (2. Fall), Bruhns, Ingmann (5. Fall) u. a.

So ist also *in klinischer Beziehung* an dem Vorhandensein von Übergangsfällen nicht zu zweifeln.

Nun ist aber besonders das Moment der Vererbung als Gegengrund gegen die Annahme von Übergangsfällen angeführt worden. Man hat gesagt (besonders v. Zumbusch, Siemens, Orel u. a.), *daß die Art der Vererbbarkeit es unmöglich mache*, Ichthyosis vulgaris und Ichthyosis congenita nicht als prinzipiell ganz verschiedene Krankheiten anzusehen. Die Ichthyosis vulgaris kann direkt vererbbar sein, wir sehen die Vererbung als unregelmäßig dominant an (Siemens, Leven), in einem kleineren Teil der Fälle aber kann sie vielleicht recessiv sein (Siemens). Daß bei der Ichthyosis congenita, bei überlebenden und nicht überlebenden Fällen, sowie bei den als Erythrodermie congénitale ichthyosiforme bezeichneten Fällen zunächst überhaupt erbliche Einflüsse mitwirken, geht aus der Tatsache hervor, daß in nicht wenig Fällen Ichthyosis congenita, resp. Erythrodermie congénitale ichthyosiforme in der gleichen Familie bei Geschwistern beobachtet wurden.

Und es ist eine recessive Vererbung, die bei der Ichthyosis congenita und Erythrodermie congénitale ichthyosiforme im allgemeinen sicher angenommen werden muß, während die Mehrzahl der Fälle von Ichthyosis vulgaris sich dominant vererben, wobei aber sehr wohl einzelne Generationen übersprungen werden können, so daß die Vererbung dann eine unregelmäßige dominante wird.

Für eine recessive Erbbedingtheit spricht ja immer zweierlei: 1. die gehäufte elterliche Blutsverwandtschaft, und 2. das gehäufte Auftreten eines Leidens bei Geschwistern. Nach Siemens neuen Studien über die Vererbung der Ichthyosis congenita tritt die Form II der Ichthyosis congenita am deutlichsten als recessives Erbleiden zutage (vgl. S. 42). Man kann nach Siemens in der II. Form mit $25^0/_0$ Vetternehen rechnen, während die früheren Berechnungen auf Grund der geringen Zahlen nur $12,1^0/_0$ (Adrian) resp. $9,5^0/_0$ (Siemens aus Bruhns' Zusammenstellung) ergeben hatten. Soweit man jetzt sagen kann, ist auch die Erythrodermie congénitale ichthyosiforme recessiv bedingt. Unter 15 Fällen, die Blasenbildung zeigten, waren zwei mit geschwisterlicher Häufung und vier mit elterlicher Blutsverwandtschaft.

Bei der I. und III. Form ist jedoch die Recessivität nicht zu erweisen, denn Siemens fand nur je 1 Vetternehe.

Aber es ist erst recht kein Anhaltspunkt bei Form I und III für dominante Vererbung vorhanden, und deshalb ist nach Siemens die Form III doch *ätiologisch* kein Bindeglied zur Ichthyosis vulgaris (die öfters vorkommende rein *klinische* Ähnlichkeit der Ichthyosis congenita mit der Ichthyosis vulgaris hebt aber auch Siemens in seiner Krankengeschichte hervor).

Eltern und Kinder der Patienten mit Ichthyosis congenita sind bis jetzt nicht mit Sicherheit als erkrankt zu finden (wenn sie erkrankt wären, würde das für Dominanz sprechen!), aber natürlich ist auch ziemlich selten Gelegenheit, klinisch diesen Punkt zu untersuchen.

Bemerkenswert sind in dieser Frage noch folgende von Siemens mitgeteilte Verhältniszahlen:

Unter den 204 Familien mit Ichthyosis congenita, die 242 Personen in sich schließen, zeigten $29 = 14,2\%$ Vorkommen innerhalb einer Geschwisterschaft (bei Xeroderma fand Siemens $34,2\%$ Vorkommen in einer Geschwisterschaft). Bei dem Vergleich der kranken Geschwister mit den gesunden, bei den 3 Formen von Ichthyosis congenita (nach Riecke) errechnete Siemens ein Verhältnis der Kranken zu den Gesunden von 1 : 19 und mehr für die Form I; 1 : 6 und mehr für Form II und 1 : 17 und mehr für die Form III. Für das Erblichkeitsverhältnis bei reiner Recessivität ist sonst ein Verhältnis von 1 : 3 vorhanden. Es läßt sich heute noch nicht sagen, welche Gründe bei der Ichthyosis congenita mitsprechen, um das Verhältnis von dem gewöhnlich bei recessiver Vererbung gefundenen so abweichend zu gestalten. Siemens führt dann noch weiter an, daß aus der Literatur auf jeden Fall zu entnehmen sei, daß ein gehäuftes Auftreten von Ichthyosis vulgaris in der Familie congenital Ichthyotischer nicht existiere. Auch deshalb sei festgehalten an der grundsätzlichen Trennung von Ichthyosis congenita und Ichthyosis vulgaris.

Dieser von den verschiedenen oben genannten Autoren vertretenen Ansicht, daß aus Gründen des verschiedenen Erbganges die Ichthyosis congenita und vulgaris ganz prinzipiell zu trennen seien, will ich aber nur hier die letzte Äußerung von Leven gegenüberstellen. Leven stimmte früher mit Siemens darin überein, daß die recessive Vererbung der Ichthyosis congenita eine prinzipielle Trennung von der Ichthyosis vulgaris bedingt. In dem Referat über Orels Arbeit (Vererbung der Ichthyosis congenita und Ichthyosis vulgaris [1929]) betont er aber, daß sich dieser Standpunkt jetzt nicht mehr halten lasse. Mit Rücksicht auf die heute anerkannte Tatsache, daß hochgradige Anomalien recessiv, geringgradig dominant zu sein pflegen, *könne man nicht daran festhalten, daß bei klinisch ähnlichen bzw. bei gleichen Leiden der verschiedene Erbgang berechtige, die betreffenden Krankheiten als wesensverschieden anzusehen, wenigstens nicht hinsichtlich des recessiven und dominanten Vererbungsganges.* Ob dominante und geschlechtsgebundene recessive Vererbung (wie bei Ichthyosis vulgaris) Wesensverschiedenheit bedinge, sei dahingestellt.

Jedenfalls kann man wohl die Trennung der Ichthyosis congenita und der Ichthyosis vulgaris aus *ätiologischen*, auf den Erbgang sich stützenden Gründen als nicht angängig ansehen, wenn auch die prinzipielle Bewertung des Erbganges noch nicht als endgiltig feststehend angesehen werden mag, und man muß wohl nach der obigen Definition die Ichthyosis vulgaris als ein „geringgradiges" Leiden ansehen im Verhältnis zu der Ichthyosis congenita, die selbst in den überlebenden Formen, aber noch viel mehr in den schweren Formen eine „hochgradige" Anomalie darstellt.

Vielmehr liegt es nach dem oben Gesagten recht nahe, in der überlebenden Form der Ichthyosis congenita doch einen gewissen Übergang zur Ichthyosis vulgaris zu sehen. Ich möchte wiederholen, was ich 1912 ausgesprochen habe, daß zwar die ausgebildeten Typen der Ichthyosis congenita und Ichthyosis vulgaris zweifellos vollkommen verschiedenes Aussehen darbieten, daß aber nicht gar so seltene Zwischenstufen überlebender Fälle von Ichthyosis congenita, von Brocqs Erythrodermie congénitale ichthyosiforme, von atypischen Fällen den Übergang von Ichthyosis congenita zur Ichthyosis vulgaris vermitteln. Beide Ichthyosisarten sind also nicht etwas ganz prinzipiell verschiedenes.

Und in ganz ähnlichem Sinne haben sich auch verschiedene Stimmen in der allerletzten Zeit wieder geäußert, die wir hier kurz anführen wollen.

So sieht JORDAN auch in seinen überlebenden Fällen von Ichthyosis congenita einen solchen Übergang zur Ichthyosis vulgaris, ebenso hebt PULVERMACHER gelegentlich der Demonstration eines Falles von zweifelloser Erythrodermie congénitale ichthyosiforme hervor, daß es Übergangsfälle zwischen Erythrodermie congénitale ichthyosiforme und Ichthyosis vulgaris gäbe. Auch KREIBICH drückt sich anläßlich des Falles von überlebender Ichthyosis congenita, den WINTERNITZ vorstellt, dahin aus, daß wahrscheinlich der Unterschied zwischen Ichthyosis vulgaris und fetalem Keratom mehr in dem zeitlichen Beginn läge als im Wesen des Prozesses. Ebenso tritt HEIDLER dafür ein, daß Ichthyosis congenita sich nicht scharf von Ichthyosis vulgaris trennen lasse. INGMANN faßt sich dahin zusammen, daß die verschiedenen Fälle von Ichthyosen, zu denen er auch die Erythrodermie congénitale ichthyosiforme, aber auch die Seborrhoea oleosa rechnet, alle als Glieder einer großen Ichthyosisfamilie aufzufassen seien, sie seien alle nur Abstufungen einer Ichthyosis gravis. Auch GOECKERMANN hat sich jüngst (1926) in gleichem Sinne geäußert. GOLLMER sah in seinem Fall von Erythrodermie congénitale ichthyosiforme klinisch und histologisch neben der Hyperkeratose deutlich entzündliche Erscheinungen, er ist daher für eine Abtrennung des Bildes der BROCQschen Erythrodermie, setzt aber auch hinzu, wenn es sich dabei auch lediglich um eine Abortivform der Ichthyosis congenita handeln möge, erscheine es fraglich, ob eine Abtrennung auch ätiologisch möglich sei.

Wir möchten also auf Grund der oben angeführten Erwägungen demgegenüber festhalten, daß die Annahme von Übergangsfällen zu Recht besteht, und ich habe auch schon 1912 darauf hingewiesen, daß durch die RIECKEsche Gruppe III, die solche Fälle von überlebender Ichthyosis congenita in sich faßt, *welche erst einige Zeit nach der Geburt die ersten Symptome erkennen lassen,* auch wieder eine gewisse Annäherung an die Ichthyosis vulgaris geschaffen wird.

Diagnose der Ichthyosis congenita.

Das Bild der *schweren Ichthyosis congenita,* die bei der Geburt schon vorhanden ist und bewirkt, daß das Kind schon nach wenigen Tagen ad exitum kommt, ist absolut charakteristisch. Beim Anblick der mit großen Hornplatten bedeckten Haut, bei den Mißbildungen an der Nase, den Ohren bei dem Ectropium, dem Eklabium des Mundes usw. ist eine Verwechslung nicht möglich. Wohl ist eine Unterscheidung von dem Bild der *Seborrhoea oleosa der Neugeborenen* nicht immer leicht. Es wurde oben (S. 6 f.) auf diese gleich nach der Geburt sich zeigende Abstoßung der oberen Hautschichten eingegangen, es soll daher hier nur wieder betont werden, daß die Seborrhoea oleosa einen durchaus vorübergehenden Zustand darstellt, nach Dauer gewöhnlich von einigen Wochen, selten längerer Zeit, ist die Haut vollkommen normal geworden, während der Hornpanzer der Ichthyosis congenita bestehen bleibt oder nach mehr oder weniger starkem Rückgang wieder deutlich wird. Es sei aber auch daran erinnert, daß Seborrhoea oleosa mit angeborener Ichthyosis zusammen vorkommen und nach Abstoßung der Schuppen das Bild der überlebenden Ichthyosis oder BROCQschen Erythrodermie zum Vorschein kommen kann.

Schwieriger zu beurteilen ist manchmal das Bild der *überlebenden Ichthyosis congenita* resp. der *Erythrodermie congénitale ichthyosiforme.* Sind diese Krankheitsbilder universell vorhanden, so ist ja die Diagnose meist auch nicht schwer zu stellen, die der schweren Ichthyosis congenita noch immerhin ähnlichen Erscheinungen, die Verhornung der ganzen Haut, die allerdings in ihrer Intensität sehr verschieden sein kann, ist charakteristisch. Und wenn die Haut am Rumpf oder den Extremitäten der Ichthyosis vulgaris manchmal ähneln kann, so werden doch das Befallensein der Gelenkbeugen mit der Anhäufung der hornigen Excrescenzen und den kammartigen Hervorragungen dort, das sichtbare Ectropium und die sonstigen Mißbildungen, die Einschnürungen der Haut, die teilweise zu enge, teilweise grade zu weite Haut die Abgrenzung gegen die Ichthyosis vulgaris meist noch ermöglichen. Dazu kommt dann in vielen Fällen die Feststellung des Vorhandenseins der Erkrankung schon bei oder gleich nach der

Geburt. Demgegenüber wird sich die *Dermatitis exfoliativa neonatorum* immer durch den entzündlichen, nässenden Charakter und durch das Fehlen aller Hornbildungen ohne weiteres von einer Erythrodermie congénitale ichthyosiforme auch mit starker Rötung abgrenzen lassen.

Aber wenn die überlebende Ichthyosis congenita oder die BROCQsche Krankheit nicht universell, sondern lokalisiert vorhanden sind, ist die Entscheidung viel schwieriger. Gegenüber den abgegrenzten Plaques, die oft wohl eine hornige, manchmal aber doch nur eine schuppende, oder gar wohl nur erythematöse Oberfläche haben, kann eventuell differentialdiagnostisch die BROCQsche *Erythrodermie pityriasique en plaques disséminées* in Betracht gezogen werden. Diese ist aber nicht in den Gelenkbeugen lokalisiert und bildet circumscripte runde oder ovale, sehr fein schuppende hellrote Scheiben, die gewöhnlich viel zahlreicher, auch im einzelnen kleiner sind als die Plaques der Erythrodermie ichthyosiforme, auch dann, wenn letztere lokalisiert ist. Auch entsteht die Erythrodermie pityriasique ja meist in späteren Jahren.

Nicht leicht kann die Unterscheidung aber sein gegenüber einem seit frühester Jugend bestehendem auch vielleicht in den Gelenken *lokalisiertem chronischem Ekzem* resp. einer ebenso lokalisierten *Neurodermitis circumscripta.* Immerhin wird bei den letzteren beiden Krankheitszuständen die Hornbildung, die wir doch als wesentliches Moment für die Diagnose der Erythrodermie ichthyosiforme fordern müssen, meist nicht so ausgeprägt sein, besonders die Handteller und Fußsohlen zeigen bei Ekzem und Neurodermitis selten den Zustand, wie bei Ichthyosis congenita oder BROCQscher Erythrodermie. So kommt auch eine *inveterierte Psoriasis*, besonders wegen ihrer Lokalisation kaum in Betracht. Gegenüber der *Pityriasis rubra pilaris*, die ja auch gewisse Hornbildungen auf der Haut zeigt, wird man vor allem festhalten, daß hier, abgesehen von dem Fehlen des Angeborenseins, oft die Knötchen auf dem Fingerrücken zu sehen sind, daß dagegen die Mißbildungen an den Augen, den Ohren, dem Munde usw. fehlen.

Schwieriger kann die Abgrenzung der blasenbildenden Formen der Erythrodermie congénitale ichthyosiforme von der *Epidermolysis bullosa hereditaria* werden. Das Vorwiegen der Blasenbildungen auf der Haut gegenüber anderen Erscheinungen, das Zurücktreten der schuppenden oder gar hornigen Veränderungen auf der Haut, die Lokalisation gerade nicht in den Gelenkbeugen, endlich die Möglichkeit, durch leichte Traumen (Reiben, Kneifen) Blasen direkt hervorzurufen, spricht für die Diagnose Epidermis bullosa.

Festzuhalten ist aber, daß solche besonderen Fälle, wie z. B. die oben erwähnten von NICOLAS und JAMBON, MENDES DA COSTA, die sich so weit vom gewöhnlichen Bilde der Erythrodermie congénitale ichthyosiforme entfernen, immer schwer mit Sicherheit diagnostizierbar bleiben werden. Wir müssen anerkennen, daß es von dem typischen Bild der überlebenden Ichthyosis congenita oder BROCQschen Erythrodermie Übergangsfälle gibt zu den übrigen angeborenen Keratodermien. So besonders auch zu den isolierten Keratodermien der Handteller und Fußsohlen. Ich möchte hier auf diese besonderen Keratosenformen, auf die auch teilweise in dem Kapitel „Ichthyosis vulgaris" bei der Frage der lokalisierten Ichthyosis von mir hingewiesen wird, nicht näher eingehen, sie finden ihre ausführliche Besprechung an anderer Stelle dieses Handbuches.

Prognose der Ichthyosis congenita.

Die Prognose der angeborenen *schweren* Formen ist vollkommen infaust, die betreffenden Kinder sterben durchweg. Als Ursache ist besonders die allgemeine Inanition anzusehen, die zum Teil durch das Unvermögen, Nahrung

aufzunehmen, bedingt ist. Ob andere Ursachen (gestörte Funktion der Haut?)
eine Rolle spielen, ist ungewiß.

Bei den Fällen, die nicht an der allgemeinen Erschöpfung sterben, ist
ferner die Möglichkeit vorhanden, daß sie an septischer Infektion infolge
der zahlreichen Einrisse der Haut zugrunde gehen, und gelegentlich kommt
das auch vor bei Kindern, deren Ichthyosisform vielleicht eine überlebende
geworden wäre (z. B. Fall von HEINRICHSBAUER). Gegenüber den Fällen mit
schwerem Ausgang wissen wir aber heute, daß nicht jede am Anfang schwer
erscheinende Form von Ichthyosis congenita schwer bleiben muß, sondern daß
daraus die überlebende Form sich entwickeln kann. Dieser Verlauf ist am
ehesten zu erwarten bei den Fällen, die mit der allgemeinen Rötung der Haut
geboren werden, wie sie BROCQ für seine Form der Erythrodermie congénitale
ichthyosiforme geschildert hat. Der Übergang in die gemilderte überlebende
Form oder — wohl ganz ausnahmsweise — sogar in Heilung (ich denke dabei an den Fall von Seborrhoea oleosa von SIEMENS, vgl. S. 8) kann aber
auch dann sich zeigen, wenn die Haut bei der Geburt von einem ähnlichen,
dabei universellen Hornpanzer bedeckt war, wie das bei der sonst schwer verlaufenden Form der Fall ist. Daß ein Kind mit Ichthyosis congenita in den
ersten Monaten auch durch verminderte Widerstandskraft gegenüber inter-
kurrierenden Erkrankungen mehr gefährdet ist, kann wohl angenommen
werden. Nach Überstehen der ersten Monate mag das weniger in Betracht
kommen, und sicherlich können Patienten mit überlebender Ichthyosis congenita und BROCQscher Erythrodermie dann ganz alt werden. Betreffs Heilung
ist die Prognose aber schlecht. Besserungen, besonders solange eine Therapie
anhält, sind möglich, vollkommene Heilung in der überwiegenden Mehrzahl
der Fälle sicherlich nicht.

Therapie der Ichthyosis congenita.

Die äußere Behandlung muß in allen den Maßnahmen bestehen, die geeignet
sind, die Hornbildung und Abschuppung der Haut etwas zu beschränken.
Trotzdem es bei den ganz schweren Fällen nicht gelingt, die Kinder am Leben
zu erhalten, wird man durch reichliches Einfetten mit Öl und Borsalbe doch
versuchen, an der Haut das Möglichste zu tun und besonders auch der Sprödigkeit der Haut, der Entstehung neuer Einrisse zwischen den Schuppen etwas
Einhalt zu tun. Bei den zum Teil zu früh geborenen und jedenfalls sehr schwachen
Kindern wird natürlich auch durch sonstige Maßnahmen, wie Wärmezufuhr
(Wärmflaschen) und vor allem durch sorgfältiges Einflößen der Nahrung, da
die Kinder meist nicht oder nur unvollkommen saugen können, alles getan
werden müssen, um das Leben zu erhalten.

Wenn die Behandlung bei den schweren Fällen von Ichthyosis congenita
kaum einen Einfluß ausüben kann, vermag man bei den überlebenden Formen
(Gruppe II und III der RIECKEschen Einteilung) resp. BROCQsche Erythrodermie) doch die Haut in glatterem Zustand zu erhalten, solange man die
erweichenden Salben, Borsalben, Salicylsalben (in 1—2%iger Konzentration
oder etwas stärker) anwendet. Häufige Bäder tragen auch zum Glattmachen
der Haut bei. Natürlich ist diese Therapie nur symptomatisch.

Begreiflicherweise hat man seit lange versucht, durch eine ursächliche Behandlung das Leiden bessern zu können. Aber die Erfolge in dieser Beziehung
sind — entsprechend unsern ganz unsicheren ätiologischen Kenntnissen —
ganz negativ. Der Zusammenhang mit Lues, namentlich von französischen
Autoren vertreten, ist viel zu unbestimmt, als daß es sich lohnte, etwa
gegen jeden Fall von Ichthyosis congenita mit antiluetischer Therapie vorzugehen. Dort, wo sichere Zeichen angeborener Lues vorliegen, wird es immerhin

4*

empfehlenswert sein, die antisyphilitische Behandlung zu versuchen. Und was die Zusammenhänge mit endokrinen Einflüssen anlangt, so stehen diese Zusammenhänge ebenfalls noch auf so unsicheren Füßen, daß von der Darreichung der Drüsenpräparate von vornherein nicht viel erwartet werden kann. Das stimmt auch mit den gemachten Beobachtungen überein, die Anwendung von Thyreoidin und ähnlichen Präparaten hat irgendwie dauernde zuverlässige Erfolge nicht zeitigen können (Garzon u. a.). So lohnt das kaum den Versuch, wir werden uns von inneren Medikamenten meist beschränken auf roborierende Präparate, wie Eisen, Arsen, Phosphormittel und ähnliches. Die Blasenbildung bei Erythrodermie congénitale ichthyosiforme glaubte Goeckermann durch Röntgenbestrahlung hintanhalten zu können.

Erwähnt sei schließlich noch, daß Sondermann auf die Gefahren, die bei überlebender Ichthyosis congenita ein starkes Ectropium für das Auge mit der Zeit nach sich zieht, hinweist und für die Transplantation auf die geschrumpfte Haut des Augenlides eintritt. Da nun bei universeller Ichthyosis congenita keine geeignete Haut von dem Patienten selbst zu gewinnen sei, müßte man trotz der Schwierigkeit der Anheilung versuchen, von einem Gesunden (Geschwistern oder Eltern) die nötigen Hautstücke zu entnehmen. Andererseits hat Hudson bei vorhandenem Ektropion Haut vom Oberarm des Patienten selbst, die auch nicht frei war von ichthyotischen Veränderungen, genommen und spricht von gutem Heil- und kosmetischem Erfolg.

B. Ichthyosis vulgaris.

Unter Ichthyosis vulgaris verstehen wir eine auf kongenitaler Anlage beruhende, in frühester Kindheit sich entwickelnde, mehr oder weniger ausgebreitete Verhornung der Haut. Sie geht mit abnormer, verschieden starker Trockenheit der Haut einher und variiert je nach dem Grade von der Auflagerung von kleienförmigen Schuppen an bis zur Bildung ganz derber, horniger Excrescenzen. Fast immer bleibt sie bis zum Lebensende bestehen.

Geschichte der Ichthyosis vulgaris. Die frühere Geschichte der Ichthyosis vulgaris hat Janovsky im letzten Handbuch der Hautkrankheiten von Mracek im Anschluß an Hebras Darstellung kurz wiedergegeben. Auf diese Darstellung sei verwiesen und nur einige Punkte mögen hier daraus hervorgehoben werden.

Der Name Ichthyosis vulgaris ist heute ganz allgemein üblich geworden und die früheren Bezeichnungen gehören auch schon der Geschichte an. Janovsky hat als solche die folgenden angeführt: Keratosis diffusa epidermica extrauterina (Lebert), Ichthyosis verrucosa cornea acuminata (Fuchs), für gewisse Formen die Ausdrücke Ichthyose nacrée, serpentine, cyprine (Alibert). Die Ichthyosis serpentina ist auch Sauriasis genannt worden. Der Ausdruck Hystricismus wurde von Plenk eingeführt, Sauvage nannte diese Form Leontiasis hystrix. Ferner wurden noch die Namen Lèpre ichthyosis (Sauvage), Lepidosis ichthyosis (Young), Fishskin (Willan) gebraucht. Die englischen Autoren, die die Familie Lambert beschrieben, nannten diese von ihnen als Ichthyosis aufgefaßte Krankheit Porcupine disease.

Die Kenntnis von der Ichthyosis hat eigentlich erst durch die Mitteilung über die Familie Lambert eine allgemeine Verbreitung gefunden. Der Stammvater dieser Familie war der 1710 geborene Edward Lambert, seine Erkrankung wurde von dem englischen Arzt Machin beschrieben. Dann hat Tilesius die Hautveränderung der beiden Söhne geschildert. Die Angehörigen der Familie Lambert wurden immer als Typen einer sehr ausgeprägten Ichthyosis hystrix dargestellt, seit Gassmanns Untersuchungen (1904) muß wohl gesagt werden, daß es sich dabei nicht um eigentliche Ichthyosis, sondern um ichthyosiforme Naevi gehandelt hat. Das Wesen der Ichthyosis wurde lange Zeit hindurch verschieden aufgefaßt. Janovsky weist darauf hin, daß von den älteren Autoren Plenk die Ichthyosis in der Weise definierte, daß der Körper mit trockenen und weißlichen Schuppen bedeckt sei, welche wie die Fischschuppen schichtweise übereinander lägen, den Hystricismus aber zählte er in eine andere Klasse seines Systems der Hautkrankheiten, nämlich als einen

„Stachelaussatz" zu den Excrescentiae cutaneae. In dem Buche von WILLAN-BATEMANN (8. Aufl.) dagegen wird die Ichthyosis als ein warziger, verhärteter horniger Zustand der Haut definiert und zur Klasse der „Tubercula" gerechnet. BATEMANN unterschied die Ichthyosis simplex und cornea, zu letzterer rechnete er aber auch die Cornua cutanea. ALIBERT sah sogar die Pellagra noch als eine besondere Art von Ichthyosis an. Wenn dann RAYER die Ichthyosis in die Gruppe der Hypertrophies des papilles et de l'épiderme einfügte, so werden wir ihm nach unseren heutigen histologischen Kenntnissen nicht Recht geben können.

Am Ende seiner Darstellung erwähnt JANOVSKY noch die Arbeiten besonders von UNNA und BESNIER über die noch im Fluß befindliche Frage der lokalisierten Ichthyosis. Seit JANOVSKYs Darstellung ist dieses Thema auch noch nicht im einheitlichen Sinn gelöst. NEISSER ist in der Einbeziehung vieler begrenzter Keratosen in das Gebiet der Ichthyosis noch besonders weit gegangen, aber die Mehrzahl der Autoren hat sich heute doch für die UNNAsche Auffassung ausgesprochen, daß man — mit gewissen Ausnahmen — den Begriff der lokalisierten Ichthyosis nicht gelten lassen soll. Speziell den Untersuchungen GASSMANNs (1904), der eine sorgfältige systematische Sichtung der als Ichthyosis bezeichneten Fälle vornahm, und u. a. die große Gruppe der Naevi abtrennte, haben wir eine bedeutende Klärung in dieser schwierigen Frage zu verdanken. Nun hat sich dann wieder, besonders unter dem Einfluß französischer Autoren, wie LENGLETs, später auch JADASSOHNs, BETTMANNs, BRÜNAUERs u. a. die Erkenntnis Bahn gebrochen, daß ein gewisser Zusammenhang besteht zwischen den verschiedenen Formen der kongenitalen Dyskeratosen insofern, als es zwar eine Anzahl Grundtypen gibt, um sie herum aber treten sekundäre Symptome in sehr wechselnder Erscheinung auf, und zwischen ihnen gibt es allerlei Übergangsfälle („faits de passage"), die dann teilweise auch als rudimentäre Formen („formes frustes") der Grundtypen gelten können. Daraus ergibt sich wieder, daß das Bild der lokalisierten Ichthyosis doch nicht mehr ganz abgelehnt werden kann, wenn es sich dabei auch nicht um die von UNNA und BESNIER abgetrennten Dermatosenformen handelt. Man wird trotzdem UNNA in seiner Sonderstellung der Naevi, der Cornua cutanea und anderer Keratosen, die ein regelmäßig wiederkehrendes, von der Ichthyosis ganz verschiedenes klinisches Bild zeigen, zustimmen. Diese Frage von der Zugehörigkeit gewisser lokaler Formen zur Ichthyosis, auf die wir später noch näher eingehen müssen, hat in den letzten 20—25 Jahren eine nicht unerhebliche Rolle in der Ichthyosis-Literatur gespielt.

Noch ein weiteres Problem ist in dieser Zeit wiederholt diskutiert worden, nämlich das des klinischen Überganges der Ichthyosis vulgaris zur Ichthyosis congenita. Seit wir wissen, daß es neben der Form der in wenigen Tagen zum Tode führenden malignen Ichthyosis congenita benigne überlebende Formen gibt — wozu auch das Bild der BROCQschen Erythrodermie congénitale ichthyosiforme gehört — sind Fälle beobachtet worden, die von einer Reihe von Autoren als Verbindungsglieder zwischen beiden Typen gedeutet werden. Andere Autoren lehnen allerdings diese Zusammenhänge hauptsächlich auf Grund der Vererbungsverhältnisse, die eingehend untersucht wurden (SIEMENS u. a) noch ab, und so bleibt diese Frage, auf deren Darstellung ich weiter unten zurückkomme, die aber ihre Hauptbehandlung in dem Kapitel „Ichthyosis congenita" gefunden hat, noch ungelöst.

In histologischer Beziehung haben die letzten Jahrzehnte nichts wesentlich Neues ergeben, die Befunde sind vielfach etwas voneinander abweichend, und man muß wohl zugeben, daß je nach der Intensität und Lokalisation des Prozesses in der Tat Differenzen vorhanden sein können.

Auch die Frage der Ursachen der Ichthyosis hat die letzte Zeit kaum weiter gefördert. Die Forschung der endokrinen Veränderungen hat auch bei der Ichthyosis die Untersucher viel beschäftigt, aber die Ergebnisse sind teils zu vereinzelt, teils zu widersprechend, als daß daraus schon weitergehende Schlüsse gezogen werden könnten. Das gleiche gilt von den pathologisch-anatomischen Befunden, die jetzt in etwas größerer, aber doch nicht sehr reichlicher Zahl vorliegen, und aus denen ebenfalls keine einheitlichen ätiologischen Schlüsse gezogen werden können.

Klinik der Ichthyosis vulgaris.

In erster Linie ist die Ichthyosis vulgaris charakterisiert durch eine abnorme Trockenheit und Rauhigkeit der befallenen Hautpartien und zweitens durch eine Schuppenauflagerung, die verschiedene Grade zeigen kann von den feinsten, kaum sichtbaren, kleienförmigen Schüppchen an bis zu dicken, schwärzlich-grauen Auflagerungen, die teils mehr flach, teils mehr in Form von mehrere Millimeter hohen Kämmen und Leisten die Haut bedecken. Die Trockenheit (Xerodermie nach WILSON u. A., dry skin) der ichthyotischen Haut mit ihrer Verminderung der Schweiß- und Talgdrüsensekretion ist ein sehr hervortretendes Symptom und betrifft in ausgebildeten Fällen die ganze Körperoberfläche. Nur die Gelenkbeugen pflegen dieses Symptom weniger erkennen zu lassen oder können auch eine ganz normale Hautfeuchtigkeit zeigen.

Außer der Trockenheit zeigen nun die befallenen Hautpartien eine feine Fältelung und Runzelung, die Oberfläche ist uneben und durch das Hervortreten der Hautlinien erscheint die Haut wie ein ganz feines, langgezogenes Netzgewebe, oder auch wie facettiert. Dazu kommt nun die Schuppenauflagerung. Diese überdeckt in den stärkeren Graden oft die erwähnte Fältelung der Haut. Jedenfalls ist die Schuppung ein regelmäßiges Symptom jeder Ichthyosis, die nicht grade vorher behandelt ist. GASSMANN weist übrigens mit Recht darauf hin, daß man aus der Schuppung allein noch nicht schließen dürfe, daß es sich hier um eine Verdickung der Hornschicht handele, sondern daß in den leichteren Fällen in der Tat nur ein festerer Zusammenhalt der einzelnen Hornzellen vorliege, die nicht wie gewöhnlich, in mikroskopisch kleinen Partikeln, sondern in makroskopisch sichtbaren Schüppchen abschilferten.

THIBIERGE hebt die Trockenheit der Haut ganz besonders hervor und will die Fälle von sog. kongenitaler Anhidrose, bei der also keine sonstigen Hautveränderungen als Anzeichen einer Ichthyosis vorhanden sind, aufgefaßt wissen als Abortivformen der Ichthyosis. Er begründet diese Ansicht damit, daß die Anhidrose öfters nur Vorläufer wäre von späteren ichthyotitischen Symptomen, und daß sie auch häufig vorkäme in Familien, wo sich andere Mitglieder mit ausgebildeter Ichthyosis fänden. JANOVSKY hat diese Ansicht zurückgewiesen, und auch wir möchten diese Auffassung, alle solche Fälle als Ichthyosis anzusehen, auch wenn sich zu der üblichen Zeit keine weiteren Symptome entwickeln, als sicherlich zu weitgehend nicht gelten lassen.

Je nach der Intensität des Ichthyosisfalles werden die Bezeichnungen verschieden gewählt. Während HEBRA nur die Kategorien Ichthyosis simplex, nitida und hystrix unterschied, teilte KAPOSI die vorkommenden Fälle ein in Ichthyosis simplex, nitida, serpentina und hystrix. Diese Einteilung kann auch heute als zweckmäßig angesehen werden. Allerdings werden die Ichthyosis simplex und nitida, zwischen denen in der Tat eine feste Grenze noch am wenigsten zu ziehen ist, von verschiedenen Autoren (JANOVSKY, NEISSER, JARISCH-MATZENAUER u. a.) auch als *eine* Form angesehen. Überhaupt ist festzuhalten, daß zwischen den einzelnen Typen durchaus fließende Übergänge bestehen, und an dem gleichen Patienten auch an den verschiedenen Körperstellen die Ichthyosis in ihren einzelnen Graden als Ichthyosis simplex, nitida, serpentina bis zur starken Hystrixbildung vorhanden sein kann (in dem Fall von BLOTE-VOGEL z. B. bestand gleichzeitig die Nitida-, Serpentina- und Hystrixform). E. LESSER will auch außer diesen drei oder vier Graden noch eine diffuse Form bei Ergriffensein der ganzen Haut herausheben. Auch bezeichnet er als einen besonderen Typus die Ichthyosis follicularis, deren Erscheinungsform auf der Bildung der Hornkegelchen in den Follikeln der Extremitäten beruht. Auch NEISSER stellt einer flächenhaften, das gesamte Oberhautepithel betreffenden Form die an den Follikeln lokalisierte Form gegenüber, ohne aber deshalb die gewöhnliche Keratosis pilaris als Ichthyosis zu betrachten.

BESNIER wiederum unterscheidet eine Ichthyose légère, mit kleienförmiger Abschuppung, eine forme moyenne, die der Ichthyosis nacrée (s. u.) und serpentina entsprechen soll, und eine Ichthyose hyperkératosique, zieht damit die zweite und dritte Gruppe KAPOSIS zusammen.

Es lohnt nicht, die kleinen Abweichungen in den Bezeichnungen anderer Autoren noch einzeln aufzuführen.

Bei der *Ichthyosis simplex* tritt die besondere Trockenheit der Haut in den Vordergrund, besonders an den Prädilektionsstellen (s. u.), dabei besteht eine feine kleienförmige Schuppenbildung (von HARDY als Ichthyosis furfuracea bezeichnet), die aber auch keineswegs über den ganzen Körper verbreitet ist. Oder die Haut sieht wie fein bestäubt aus, und es läßt sich, unter Ablösung feinster Schüppchen, leicht ein intensiv weißer Kratzstrich zur Darstellung

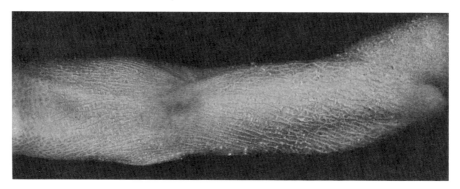

Abb. 16. Ichthyosis simplex.

bringen (GASSMANN). An gewissen Stellen, so an den Streckseiten der Arme und Beine, an den Seitenteilen des Rumpfes, tritt auch eine feine Runzelung der Haut mehr hervor. An den Streckseiten der Extremitäten ist ferner oft das Symptom der Keratosis follicularis sichtbar. Die Follikel sind mit kleinen Hornkegelchen bedeckt, wodurch man beim Darüberstreifen das Reibeisengefühl hat, gleichzeitig ist die Haut hier auch gewöhnlich blaurot verfärbt. Auf die Streitfrage, inwieweit man von Ichthyosis simplex sprechen soll, wenn nur diese Keratosis follicularis besteht, ohne sonstige Erscheinungen von Ichthyosis, sei später noch eingegangen.

Bei der nächst stärkeren Form, der *Ichthyosis nitida*, sieht man, besonders an Extremitäten und Rumpf, größere Plättchen von eigentümlich durchscheinendem Glanze aufgelagert, diesem Aussehen verdankt gerade die Krankheit ihren Namen als Fischschuppenkrankheit. Die Auflagerungen werden oft auch mit Glimmerplättchen oder mit Elfenbein verglichen (Ichthyose nacrée nach ALIBERT). Auch an eine geborstene Kollodiumhaut kann die Oberfläche sehr wohl erinnern. Die Form der Schuppen ist meist eine rechteckige, seltener auch eine rundliche oder ovale. Die von der Unterlage abgehobenen und etwa aufgerollten Ränder erscheinen heller, die zentralen Partien haften fest an der Haut und haben eine dunklere Farbe. Die Furchen zwischen den zarten Schuppen sind gewöhnlich flach, werden aber bei dickerer Schuppenbildung entsprechend

tiefer. Sie nässen nicht, wenn nicht sekundäre Bakterieninfektionen hinzutreten. Sie können gelegentlich unter dem Einfluß des Lichtes eine besonders
dunkle Pigmentation annehmen (MENDES DA COSTA). Da die Schuppen oft
in der Größe verhältnismäßig gleichartig sind, so ziehen die Furchen zwischen
ihnen in ziemlich reguläre, den Spaltrichtungen in der Haut in der Längs- und
Querrichtung entsprechender Linienführung entlang.

Bei der *Ichthyosis serpentina* sind die Schuppen immer dicker und horniger,
sie zeigen dann eine dunkle graue und grünliche Farbe. Sie bilden derbe wohl
abgegrenzte Hornplatten mit entsprechend tiefen Furchen dazwischen. Die
Form und Anordnung der Schuppen erinnern hier wirklich an eine Schlangenhaut
(daher die Bezeichnung I. serpentina, aber auch als Sauriasis bezeichnet). Die
älteren Autoren gebrauchten auch den Ausdruck Ichthyosis cyprina. Sie über-

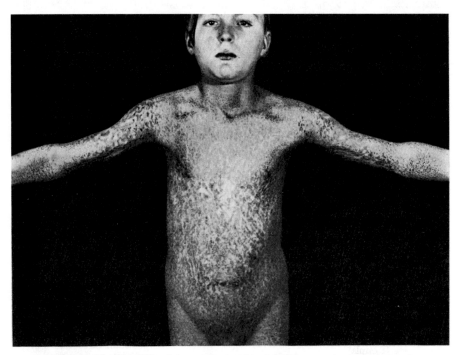

Abb. 17. Ichthyosis nitida et serpentina (an den Gelenkbeugen atypisch lokalisiert).

zieht gewöhnlich auch den Körper in größerer Ausdehnung als die Ichthyosis
simplex oder nitida, außer den Extremitäten finden wir auch die Vorderseite
des Rumpfes und Rücken, auch das Gesicht mitergriffen. Auf dem Kopf sieht
man die Beteiligung häufig in Form einer trockenen Seborrhöe.

Bei der stärksten Ausbildung, bei der *Ichthyosis hystrix* (auch allgemein
als Hystricismus bezeichnet), sieht man innerhalb der übrigen ichthyotischen
Haut, die meist die Form der Ichthyosis serpentina zeigt, Auflagerungen aus
dicken Hornexcrescenzen, die sich in Form richtiger Stacheln oder kammartiger
Erhebungen, zum teil auch in warzigen Bildungen bis zu 5 bis 10 mm hoch über
das Hautniveau erheben. Diese hornigen Auflagerungen finden sich gewöhnlich
neben dem Bild der gewöhnlichen Ichthyosisformen auf den anderen Körperstellen.

RIECKE zeigte einen 21jährigen Mann, der im Gesicht geringe Ichthyosis simplex,
an den oberen Körperpartien das Bild der Ichthyosis nitide, an den unteren Extremitäten

das der Ichthyosis serpentina zeigte. Auch der Stamm war zum großen Teil stark befallen, die Streckseiten stärker als die Beugeseiten ergriffen. An den Streckseiten der Knie fand sich deutlich Andeutung von Ichthyosis hystrix, Gelenkbeugen, Axillarhöhlen und Schenkelbeugen waren ausgespart, Palmae manum und Plantae pedum frei.

Diese dunkelbraun bis schwarz gefärbten hornigen Erhebungen sind oft aber gerade atypisch lokalisiert, sie ziehen sich besonders an den Gelenkbeugen in parallelen Leisten, die wiederum durch Quereinschnitte in einzelne Teilchen zerlegt sind, über die Haut (vgl. dazu Abb. 6 auf S. 13 und Abb. 10 auf S. 23. Den so lokalisierten Fällen hat BESNIER als „Ichthyoses paratypiques" eine besondere Stellung eingeräumt (s. u.). Die Hornbildungen folgen manchmal dem Nervenverlauf oder den LANGERschen Spaltlinien (JANOVSKY). KAPOSI sagt, daß die Hornbildungen wie ein Herpes zoster dem Nervenverlauf sich anschließen könnten. Doch muß betont werden, daß alle die Fälle von hystrixartiger Bildung und isoliert auftretenden streifigen Formen *auf sonst nicht ichthyotischer Haut* nicht zur Ichthyosis, sondern zu den Naevi gerechnet werden sollen (vgl. auch unten den Abschnitt „Lokalisierte Ichthyose). Die echte Ichthyosis hystrix ist selten, die meisten als solche mitgeteilten Beobachtungen sind ichthyosiforme Naevi, oder aber gehören zum Bilde der BROCQschen Erythrodermie congénitale ichthyosiforme resp. der überlebenden Ichthyosis congenita.

Ein Fall von ungewöhnlich starker Hystrixbildung bei gleichzeitig vorhandener Ichthyosis nitida und serpentina war der von BLOTEVOGEL beschriebene bei einem 8jährigen Knaben. Hier zeigten sich besonders an den Händen, aber auch an den Beugeseiten der Unterarme, an der Achillessehne usw. ganz starke Hystrixbildungen mit hauthornartigen, 3—7 mm hohen Auswüchsen. Ob die von BLOTEVOGEL auch wiedergegebenen Mitteilungen von HUTCHINSON (zum Teil aus CRUVEILHIERs Atlas) wirklich ganz einzig dastehende Bildungen sehr großer Hauthörner bei Ichthyosis congenita betreffen, oder ob es sich nicht vielmehr um Naevi handelt, läßt sich bei der fehlenden näheren Beschreibung nicht erkennen.

Als besonders starke Beispiele von Hystricismus sind die alten Fälle der Familie Lambert beschrieben. Sie sind von MACHIN, E. BAKER, ASCANIUS, TILESIUS, ALIBERT, PETTIGREW geschildert worden. Aber gerade diese hat GASSMANN als ausgedehnte Naevi nachgewiesen.

Die Beschreibung von TILESIUS lautet (nach der Wiedergabe von JANOVSKY) etwa folgendermaßen: Bei den Lamberts war die Oberhaut schwarz und schmutziggrau und mit einer dicken, rauhen, stachligen und mit verrukösen Excrescenzen bedeckten Rinde überzogen. Dabei bestand die Oberhaut aus dicken polygonalen und rhombischen, vielfach geborstenen Hornplatten mit tiefen Furchen dazwischen. Bei Abheben der Hornplatten hatten sich unter den alten Platten schon wieder neugebildete vorgefunden. Hornige Stacheln standen an den faltigen Hautstellen am Bauch, an den Seiten und am Rücken. Die Haare waren teilweise erhalten und durchwuchsen die Platten.

GASSMANN führt nun aus, daß die Naevusnatur der Veränderungen bewiesen werde durch die Heredität durch fünf Generationen hindurch (ausschließlich in der männlichen Linie), durch die papillomatöse Beschaffenheit der unter den Hornplatten befindlichen Hautoberfläche und das Eintreten einer Blutung nach dem Abreißen derselben, das mit Schmerz verbunden war. Weiter weist GASSMANN dann darauf hin, daß bei dem jüngeren Bruder Richard größere Partien normaler Haut ausgespart geblieben seien. Ferner habe regelmäßig im Herbst eine Mauserung stattgefunden.

Nach unseren heutigen Kenntnissen spricht die Art der Vererbung nicht gerade gegen die Diagnose Ichthyosis hystrix. Aber die papillomatösen Bildungen unter den abgezogenen Hornmassen, wohl auch das Freibleiben größerer Partien der Haut bei dem einen Bruder sprechen durchaus für die Richtigkeit der GASSMANNschen Auffassung.

Auch der von JANOVSKY angeführte KAPOSIsche Fall, den KAPOSI als Ichthyosis hystrix pterygoidea oder plumiformis bezeichnet, weil die Hornmassen federkielartige Bildungen mit weißlichen parallelen Epidermisfäden darstellten, muß nach GASSMANN, ebenso wie zwei andere Fälle KAPOSIs (in seinem Atlas abgebildet), zu den Naevi gerechnet werden; sie sind auch ganz circumscript. GASSMANN führt noch einige andere ältere Fälle an, die nicht als Ichthyosis hystrix, sondern als ichthyosiforme Naevi aufzufassen sind, ihre Wiedergabe würde zu weit führen, es sei hier auf die GASSMANNsche Monographie verwiesen.

Bei allen diesen Fällen ist auch das zu berücksichtigen, was später noch ausgeführt wird, nämlich die Auffassung von der allgemeinen Verwandtschaft der Keratosenformen untereinander, wie sie von LENGLET, JADASSOHN, BETTMANN u. a. betont worden ist, vor allem ist das Vorhandensein der Übergangsfälle (LENGLETS „faits de passage") festzuhalten, die die Beziehungen zwischen den Formen der Ichthyosis congenita, wie auch vulgaris und den lokalisierten Keratosen als fließende erkennen lassen und die eine ganz strenge Abgrenzung aller einzelnen Formen untereinander nicht mehr als tunlich ansehen lassen. Immerhin werden wir schon vom klinischen Standpunkte aus versuchen müssen, doch eine Absonderung der einzelnen Hautveränderungen nach dem äußeren Bilde und den äußeren Einzelsymptomen nach Möglichkeit zu erreichen. Und so müssen wir sicherlich auch GASSMANNs auf der Zergliederung der einzelnen Symptome beruhenden Auffassung der erwähnten Fälle als Naevi im allgemeinen recht geben.

Aber gerade von der Ichthyosis hystrix, die, wenn sie vorkommt, gewöhnlich atypisch in den Gelenkbeugen lokalisiert ist, gilt es, daß damit diese Fälle auch einen direkten klinischen Übergang bilden zu dem Bilde der überlebenden Ichthyosis congenita oder der BROCQschen Erythrodermie congénitale ichthyosiforme, denn diese beiden Krankheitsbilder zeigen oft genug Hystrixbildung in den Gelenkbeugen. Es sind daher vom klinischen Gesichtspunkt aus manche als Ichthyosis hystrix demonstrierte Fälle vielleicht eher zu der erwähnten überlebenden Ichthyosis congenita resp. der BROCQschen Erythrodermie als zur Ichthyosis vulgaris zu zählen. So läßt sich diese Entscheidung z. B. nicht sicher treffen bei den durchweg nur kurz beschriebenen Kranken von HABERMANN, WILE, LEDERMANN, HALLE, auch wohl bei dem von JADASSOHN demonstrierten Hystrixfall.

Dieser Patient, der sich als „Kamelmensch" zeigte, hatte seit der Geburt kolossale hyperkeratotische Wucherungen besonders an den unteren Extremitäten, auch an Palmae und Plantae. Die Gelenkbeugen waren nicht frei, aber schwächer befallen. Die Zehen waren nach unten geschlagen mit enormer Onychogryphosis.

Es sei auch daran erinnert, daß THIBIERGE diese paratypischen Fälle mit Hystrixbildung in den Gelenken und mit Hemmungsbildungen (Ectropium, das ja oft in geringem Maße vorhanden ist usw.) immer für abgeschwächte Ichthyosis fetalis angesehen hat.

Ichthyosis follicularis und Keratosis pilaris (suprafollicularis).

Es muß jetzt bei der Einteilung der Ichthyosis vulgaris in ihren verschiedenen Formen noch der Frage gedacht werden, ob man den leichten Graden der Ichthyosis die *Keratosis pilaris* besonders der Arme und Beine zurechnen soll.

Die Keratosis pilaris (s. suprafollicularis nach UNNA) ist bekanntlich die in den Follikeln besonders an den Streckseiten der Extremitäten lokalisierte Hyperkeratose, die in Form kleiner weißlicher oder rötlicher Hornkegelchen auftritt. Nach Abkratzen des Hornschüppchens erkennt man oft ein in den Follikel eingerolltes Haar. Die Hyperkeratose geht vielfach in narbige Atrophie über.

Nun hebt RIECKE hervor, daß die Trockenheit der Haut bei Ichthyosis vulgaris in vielen leichten Fällen mit der Ausbildung eines Zustandes, der als Lichen pilaris oder Keratosis pilaris bezeichnet werde, einhergehe, eine

Beobachtung, die gewiß viele Untersucher bestätigen werden. Die viel besprochene Streitfrage ist aber die, ob man die Erscheinung des Lichen pilaris *allein* schon unter gewissen Voraussetzungen als leichteste Form von Ichthyosis auffassen soll, wie das KAPOSI besonders betont hat. Auch THIBIERGE hat diese Ansicht vertreten. HARDY bezeichnete die Keratosis follicularis als eine „lokale Ichthyosis". Diese Frage ist in der Tat außerordentlich schwer zu entscheiden. KAPOSI wollte nun aber keineswegs jede Keratosis pilaris als eine Form von Ichthyosis auffassen, vielmehr machte er einen Unterschied zwischen einer von frühester Kindheit bestehenden Keratosis pilaris, diese sei ein Symptom von Ichthyosis, und der später, besonders in der Pubertät hervortretenden Dyskeratose der Follikel, welche auch sehr viele Menschen aufwiesen.

Die Mehrzahl der Autoren lehnt es jedenfalls ab, die Erscheinung des gewöhnlichen Lichen pilaris als Ichthyosis gelten zu lassen. Während BESNIER es noch unentschieden ließ, inwieweit die Keratosis pilaris als Symptom einer Ichthyosis zu werten sei, sahen BROCQ und auch E. LESSER beides als etwas Verschiedenes an. Auch GIOVANNINI, JANOVSKY, JARISCH-MATZENAUER, in neuester Zeit auch KYRLE und GANS sind der Ansicht, daß der Lichen pilaris — auch schon wegen den histologischen Differenzen — nichts mit der Ichthyosis gemein habe. NEISSER hat sich besonders ausführlich mit dieser schwierigen Frage befaßt. Er äußert sich in folgender Weise: Nach seinen Erfahrungen komme allerdings bei vielen Ichthyotikern an den Streckseiten der Extremitäten eine follikuläre Hyperkeratose vor, die mit der Keratosis pilaris große Ähnlichkeit habe. Sie finde sich aber durchaus nicht in allen Fällen von Ichthyosis und fehle oft im Beginn. Man dürfe sie deshalb nicht für das erste Stadium oder schlechtweg für die leichteste Form der Ichthyosis erklären, denn es seien auch keine Fälle bekannt, in denen aus einer anfangs auf die Follikel beschränkten Hyperkeratose später eine diffuse Ichthyosis geworden sei. Diejenigen, die die Keratosis pilaris zur Ichthyosis rechnen wollen, müßten dieselbe für eine von der leichten Ichthyosis verschiedene Form, für eine Varietät derselben erklären.

Wesentlich erscheint uns hier die Hinweisung, *daß sich niemals aus einer lokalisierten Keratosis pilaris eine Ichthyosis entwickelt.* In sehr bemerkenswerter Form sucht sich dann GASSMANN durch die Frage hindurchzufinden.

GASSMANN will, besonders auch mit Rücksicht auf die histologischen Differenzen (s. u.) sich denen anschließen, die die Ichthyosis follicularis, d. h. die bei der Ichthyosis vorkommende Follikelhyperkeratose, besonders an den Extremitäten für eine vom Lichen pilaris verschiedene Affektion ansehen.

Aber doch sei die Entscheidung nicht leicht und die Frage nicht geklärt. Denn auch die histologische Differenzierung ist nicht immer eindeutig (GIOVANNINI, s. u.). GASSMANN geht zur weiteren Untersuchung noch auf einige Fälle seiner Beobachtung ein, die zeigen sollen, wie schwer die Entscheidung zu treffen sei, und die bei der Wichtigkeit der Frage kurz angeführt sein mögen:

Bei einem 24jährigen Mechaniker mit einer leichten Ichthyose waren die Erscheinungen einer Keratosis pilaris in Form von kleinen halbkugeligen Papeln, die mit einem Hornkegelchen besetzt waren, an den Extremitäten, am Rücken, an den Nates vorhanden. Weitaus der größte Teil derselben war an der Streckseite der Oberarme stark gerötet, so daß die Haut eine intensive Rötung aufwies. An den Unterextremitäten war eine kleinere Zahl von Papeln gerötet. Im übrigen war eine Anzahl von Follikeln grubig vertieft, eingesunken, haarlos. Nach elf Monaten war die Rötung weniger diffus, enger um die Follikel gruppiert. An Stelle der geröteten Papelchen mit darauf befindlichen Hornkegelchen waren jetzt vielfach nur letztere zu sehen.

Hier haben wir also *bei bestehender sonstiger Ichthyosis* das Bild einer Keratosis pilaris *mit entzündlichen,* auch mit zwischen den Follikeln gelegenen Erscheinungen. Obgleich es nun gerade die Rötung und Entzündung der Follikel sind, die sonst als unterscheidende Merkmale, auch infolge der histologischen Ergebnisse für die nicht mit der Ichthyose zusammenhängende Keratosis pilaris angesehen werden (auch von GASSMANN selbst), so nimmt Gassmann hier eine Ichthyosis follicularis an und gibt für die Rötung die Erklärung, daß bei der Follikelverhornung der Ichthyosis ein *vorübergehender* irritativer Zustand auftreten kann, der zur Bildung eines geröteten oder blassen Keratosis pilaris-ähnlichen Zustandes führt. Eine echte, zufällig zu der Ichthyosis hinzugetretene, rapid verlaufene Keratosis pilaris hält Gassmann in diesem Fall für unwahrscheinlich, auch deshalb, weil solche akut und universell verlaufende Fälle von Keratosis pilaris nicht bekannt seien. Uns sind allerdings heute solche akut auftretende und rasch schwindende Fälle von Keratosis pilaris eher geläufig (durch äußere Noxen, wie Schmieröl u. dgl., übrigens war Gassmanns Patient auch Mechaniker!).

Im Gegensatz dazu beschreibt Gassmann die *typische* Ichthyosis follicularis:

Bei einem 21jährigen Patienten mit leichter, typisch lokalisierter Ichthyosis sind an den Streckseiten der Arme *bis zum Handgelenk herab* sowie an den Beugeseiten der Beine rote Papelchen von Stecknadelkopf- bis Pfefferkorngröße mit Hornkegelchen vorhanden. An den Schenkeln bis zum Gürtel, besonders bis zu den Nates ist so gut wie jeder Follikel mit einem blassen Papelchen besetzt, so daß das Aussehen einer Gänsehaut besteht. Es bestehen *keine deutlichen narbigen Follikelgruben*, selten Hornknötchen ohne Haare.

Also soll in dieser letzten Beobachtung die mit der vorhandenen Ichthyosis im Zusammenhang stehende Keratosis follicularis doch in einigen Punkten von der gewöhnlichen Keratosis pilaris klinisch unterschieden sein, und zwar in dem Herabreichen bis zum Handgelenk, in dem gleichmäßigen Ergriffensein der Streck- und Beugeseiten der Beine bei stärkstem Befallensein von Nates und Unterbauch, ferner besteht stellenweise Ergriffensein sämtlicher Follikel. Haarlose Follikel sind selten, narbige Follikel fehlen.

Ob diese Annahme Gassmanns von dem Fehlen der narbigen Veränderungen an den Follikeln bei ichthyotischer Keratosis follicularis, das auch Siemens bei einer Gelegenheit hervorhebt (Arch. f. Dermat. Bd. 39), immer zutrifft, ist mir aus theoretischer Erwägung über den Ablauf des Verhornungsprozesses und aus einer praktischen Beobachtung zweifelhaft: Ich selbst sah kürzlich bei einem Patienten in mittleren Jahren mit mäßig schwerer, etwas atypisch lokalisierter sicherer Ichthyosis nitida an den Streckseiten der Oberschenkel eine Anzahl grübchenförmiger Vertiefungen, genau den Narben bei gewöhnlicher Keratosis pilaris entsprechend, dabei keine frischen Hornkegelchen an Armen und Beinen. Da Patient (ein Arzt) auch selbst nichts wußte von einer akuten durchgemachten Keratosis follicularis, so lag jedenfalls trotz der Narbenbildung die Annahme einer mit der Ichthyosis zusammenhängenden Keratosis, einer echten Ichthyosis follicularis näher.

Gassmann kommt zu folgenden Schlußfolgerungen:

1. Daß die Keratosis pilaris der Ichthyosis vulgaris zwar sehr nahestehe, aber klinisch und histologisch doch von ihr unterscheidbar sei. Keinesfalls dürfe die Keratosis pilaris als abgeschwächte Form oder als erstes Stadium der typischen Ichthyosis vulgaris angesehen werden.

2. Bei der Ichthyosis vulgaris gäbe es Follikelaffektionen, die mit der Keratosis pilaris große Ähnlichkeit haben, gegenüber denselben jedoch klinische und histologische Verschiedenheit aufwiesen.

3. Es sei aber möglich, daß diese ichthyotischen Follikelaffektionen (die sich nach Punkt 2 also nicht decken sollen mit der Keratosis pilaris), auch isoliert, ohne diffuses Mitergriffensein der übrigen Hautdecke vorkommen. Das wäre dann eine wirkliche Ichthyosis follicularis.

Diese Auffassung ist wohl die, die im großen und ganzen auch nach unseren heutigen Kenntnissen als die am meisten zutreffende vertreten werden kann. Auch die neuen histologischen Untersuchungen von Gans und von Kyrle führen durchaus zur Annahme der Trennung der Ichthyosis follicularis und der gewöhnlichen Keratosis pilaris (s. S. 81). Es wird namentlich von Interesse sein, solche interessanten Beobachtungen von Ichthyosis follicularis, wie sie Gassmann gibt, die leider noch zu vereinzelt sind, zu ergänzen. Trotzdem wird es immer sehr schwierig, ja manchmal ganz unmöglich bleiben, solche isolierte Fälle, wie sie GASSMANN unter dem Punkt 3 seiner Aufstellung anführt, als Ichthyosis zu verifizieren, namentlich wenn der histologische Befund auch nicht klar ist. Ganz besonders sind solche Fälle, wie der von MALCOLM MANSON, bei dem die Follikelentzündungen nur den Kopf und den Nacken betreffen, ohne jede Spur von Ichthyosis am übrigen Körper, sicherlich nicht ohne weiteres als echte „Ichthyosis follicularis" anzuerkennen.

Der Vergleich des histologischen Bildes der beiden Formen sei zweckmäßig im Kapitel „Histologie" mit dargestellt.

Die Lokalisation der Ichthyosis und ihre besonderen Eigenschaften an den verschiedenen Körperstellen.

Meist ist die Lokalisation symmetrisch. Sie zeigt in den leichteren und typischen Fällen eine große Regelmäßigkeit insofern, als die Gelenkbeugen frei von der Hautveränderung bleiben und die Streckseiten der Extremitäten, besonders gerade über den Gelenken, dann aber auch die Vorder- und Rückseite des Rumpfes besonders stark die charakteristischen Veränderungen aufweisen. Bemerkenswert ist, daß die ichthyotische Haut sich oft in ziemlich scharfer Linie von der gesunden Haut abgrenzt (E. LESSER). An den Beinen sind die Unterschenkel meist mehr befallen als die Oberschenkel, am Rumpf sind es in erster Linie die Unterteile, während die oberen Teile des Thorax von Veränderungen noch frei sein können. Das Gesicht erscheint bei den geringgradigeren Fällen oft zunächst frei, bei genauerem Zusehen erkennt man aber doch häufig eine vorhandene Veränderung in Form einer ganz feinen, kaum sichtbaren kleienförmigen Schuppung. In hochgradigen Fällen sieht man aber auch stärkere Auflagerungen bis zu der auch an anderen Körperstellen vorhandenen Bildung von richtigen Hornplättchen mit den üblichen Furchen dazwischen. Die Nase und die angrenzenden Wangenteile bleiben am meisten frei, auch die Lippen (GASSMANN, BIZZOZERO). RIECKE macht auch mit Recht darauf aufmerksam, daß doch kaum je eine gewisse Trockenheit der Gesichtshaut vermißt wird, und auch DARIER-JADASSOHN heben diese Trockenheit und einen bemerkbaren Glanz der Gesichtshaut hervor. NEISSER spricht auch von einem eigenartigen starren Gesichtsausdruck, von einer Hautverkürzung, von Andeutung von Ectropium, von Schrumpfungsvorgängen der Conjunctiven, von Mikrophthalmus. Aber damit kommt man schon zu klinischen Übergangsfällen zur Ichthyosis congenita. Wenn das Gesicht ausgesprochen befallen ist, so sind es in der Regel Stirn und Wangen, die am stärksten betroffen sind. Die von alten Autoren (CAZENAVE und SCHEDEL) behauptete Immunität der Augenlider hat sich aber nicht bestätigt (H. W. SIEMENS). Der behaarte Kopf scheint immer, auch in den allerleichtesten Fällen von Ichthyosis, mitbeteiligt zu sein, und zwar zeigt sich die Ichthyosis hier oft unter dem Bilde der Seborrhoea sicca. Die feinen Schüppchen bedecken dann den ganzen Kopf, im Gegensatz zur gewöhnlichen Pityriasis capitis auch die seitlichen Kopfteile (GASSMANN), bei reichlicher Sekretion auch der Talgdrüsen ist die ganze Kopfhaut mit einer schmierigen Masse überzogen.

Die Handflächen und Fußsohlen sind bei der Ichthyosis vulgaris weniger befallen, aber sie sind selten ganz frei. In gewissen Fällen kommt man besonders bei Männern zwar schwer zur Klarheit, inwieweit die Schwielen und Hornbildungen, die man sieht, mit der Ichthyosis selbst oder mehr nur mit eventueller Berufsbeschäftigung des Patienten zu tun haben, sicher ist aber, daß nicht allzu oft die Palmar- und Plantarhaut weich und ganz normal befunden wird. GASSMANN hebt hervor, daß er bei der überwiegenden Zahl seiner Kranken die Haut hier abnorm trocken, derb und von vertieften Furchen durchzogen sah, mehrfach auch eine Art Abschilferung in der Weise, daß die größeren Furchen in Rhagaden mit geröteter Hornschicht auf dem Grunde umgewandelt waren, und die Hornschicht aufblätterte und ein weißliches Aussehen zeigte. FUHS beschreibt bei einem 3jährigen Mädchen neben typischer Ichthyosis nitida des Stammes und der Extremitäten Verdickung der Hornschicht an Handtellern und Fußsohlen mit warzen- und clavusartig umschriebenen Keratosen, besonders an den Fußsohlen. Dabei fast völliges Fehlen der Schweißsekretion. In anderen Fällen, auch nach meinen eigenen Beobachtungen, ist aber gegenüber GASSMANNs Befunden die Schweißsekretion der Handteller und Fußsohlen gut erhalten. Gelegentlich sind größere, richtige umschriebene Hornschwarten zu sehen, diese dann gewöhnlich ohne roten Saum. RIECKE erwähnt in seinem Lehrbuch als wenig bekannte Seltenheit ichthyosiforme Veränderungen der Handflächen und Fußsohlen einschließlich der Phalangen von so hohem Grade, daß sie sogar zu Kontrakturen führen können.

Nicht ganz klar erscheint der Fall von RAMAZOTTI. Es fanden sich Hyperkeratosen an beiden Handtellern bei gleichzeitig bestehender leichter Ichthyosis, aber auch in den Falten der großen Gelenke zeigten sich scharf abgegrenzte schuppende und nässende Herde mit papillären Erhebungen. RAMAZOTTI selbst stellte diesen Fall trotz der allgemeinen Ichthyosis den von DARIER 1911 beschriebenen abgegrenzten Erythrokeratodermien mit progressiver Entwicklung an die Seite.

Die *Genitalgegend* ist bei leichteren Fällen auch meist glatt, doch kann auch Abschilferung an der Penishaut und am Scrotum beobachtet werden (GASSMANN, RILLE u. a.).

Beziehentlich der gewöhnlich von der Ichthyosis frei bleibenden Stellen weist GASSMANN darauf hin, daß grade an der Nase und den angrenzenden Partien, am Sternum und am Scrotum die Zahl der großen Talgdrüsen eine reichliche ist, und daß ebenso an den Gelenkbeugen, besonders an den Achselhöhlen, auch an Handtellern und Fußsohlen, die Schweißdrüsen besonders zahlreich sind. Durch ihre beständigen Absonderungen halten sie die Haut immer feucht und lassen sie dadurch weniger zum Abschilfern kommen. Das genüge aber nicht mehr für die stärker ausgebildeten Fälle, und bei diesen wären dann auch die sonst frei bleibenden Stellen ichthyotisch mit verändert.

GASSMANN wirft auch die Frage auf, ob bei histologischer Untersuchung die anscheinend freien Hautstellen wirklich normalen Befund aufwiesen. Bei Untersuchung einiger Stücke vom Sternum und von der Kniekehle bei einem Falle, bei dem diese Stellen klinisch frei erschienen, zeigten sich ebenfalls Keratohyalinveränderungen, Diapedese im Rete, Vermehrung der Mitosen und der Mastzellen, Veränderung der Schweißdrüsen und abnorme Verhornung ihrer Poren. Allerdings waren die Veränderungen quantitativ geringer als bei befallenen Stellen und es waren auch in der Hornschicht keine färbbaren Kerne mehr auffindbar. Für diesen Fall und vielleicht auch für manche anderen muß also doch geschlossen werden, daß die äußerlich glatt und normal erscheinenden Hautpartien auch nicht wirklich normal sind. Immerhin ist das bei den einzelnen Patienten wohl auch verschieden, denn BIZZOZERO hat an ichthyosefreien Stellen keine Veränderungen gefunden, und ebensowenig *ich selbst* bei Untersuchungen der anscheinend normalen Ellenbeugenhaut in zwei Fällen von Ichthyosis nitida.

Es sei nun noch erwähnt, daß die geschilderte Lokalisation in zahlreichen atypischen Fällen insofern von dem gewöhnlichen Bild abweicht, als auch grade die Gelenkbeugen, die sonst frei bleiben, mit ergriffen sein können bzw. manchmal nur in kleinsten, ganz zentral gelegenen Partien frei sein können. Solche atypische Fälle sind häufig genug geschildert (RIEHL, REITMANN, KUMER, RILLE, HABERMANN u. v. a.). Auch meine Beobachtung (s. Abb. 17) zeigt, daß diese abnorme Lokalisation bei leichter Ichthyosis vorkommen kann, besonders oft finden wir das Befallensein der Gelenkbeugen in Verbindung mit Ichthyosis hystrix. Hier sieht man dann teilweise richtige Hornkämme in den Beugen verlaufen und die Hornbildungen sind gerade in den Beugen manchmal stärker als am übrigen Körper.

Als eine ganz ungewöhnliche und atypische Lokalisation sei hier noch angeschlossen das Mitbefallensein der Schleimhaut, wie es SIEBENMANN[1] in einem Falle schilderte. Bei ausgedehnter Ichthyosis vulgaris zeigte sich die Schleimhaut der Lippen grau, undurchscheinend, samtartig, etwas erhaben. Die Oberfläche der Zunge war auch derb, höckrig, die Unterseite glatt, derb, mit narbigen Einziehungen. Die Schleimhaut des vorderen Gaumenbogens war gelblichweiß, sah wie narbig aus. Auch die Epiglottis war verdickt, samtartig, es saßen Verdickungen am rechten Stimmband und an der Larynxwand, bei tiefem Inspirium war Stridor zu hören.

Auch das mikroskopische Bild (s. unter Histologie) sprach dafür, daß diese Veränderungen der Schleimhaut als Teilerscheinungen der Hautkeratose anzusehen waren. Ein ähnliches Bild hat allein THIBIERGE früher (1892) beschrieben als „Cas extraordinaire d'ichthyose généralisée avec altérations des muqueuses buccales, nasales et des cornées."

Behaarung, Nägel, Schweißdrüsen, Talgdrüsen bei Ichthyosis vulgaris. Über die *Behaarung des Körpers* sind die Befunde auch etwas verschieden. Die früheren Autoren haben überhaupt wenig darüber angegeben. THIBIERGE, der besonders eingehend die Veränderung der Behaarung schildert, sagt, daß die Haare an den ichthyotischen Stellen meist fehlen, oder nur spärlich vorhanden sind, daß sie daher an Stamm und Extremitäten in der Regel geschwunden sind und daß, wenn das Gesicht mit befallen ist, Bartwuchs und Augenbrauen gelichtet sind oder daß der Bart auch ganz fehle. Auch die Haare der Kopfhaut seien bei stärkerer Ichthyosis trocken und brüchig. RIEHL erwähnt ebenfalls mangelhafte Behaarung in einer Anzahl von Fällen. STÜMPKE berichtet von vollkommener Alopecie in der Vorderhaupt- und Scheitelgegend in einem Fall, der allerdings nicht ganz beweiskräftig ist, da ein Typhus vorangegangen war. Demgegenüber betont GASSMANN, daß er eine Beeinträchtigung der Behaarung nur an den Streckseiten der Extremitäten, dort, wo das der Keratosis pilaris gleichende Bild vorhanden sei, gesehen habe. Aber auch hier sei kaum eine vollkommene Haarlosigkeit vorhanden, sondern die Haare seien nur rarefiziert, sie brechen in vielen Follikeln am Grunde ab oder fehlen dann auch vollkommen. Es wurde schon oben darauf hingewiesen, daß man oft nach Wegkratzen des Schuppenhügelchens bei der Ichthyosis follicularis ein zusammengerolltes Härchen zum Vorschein kommen sieht. Außer an den Extremitäten fand GASSMANN die Behaarung speziell am Kopf, Axillae, Pubes durchaus normal, höchstens etwas trocken. Meine *eigenen* Beobachtungen an einer Anzahl von leichten bzw. mittelschweren Fällen ergaben meist keine sichtbaren Abweichungen von der Norm. Einmal fiel bei reichlicher Kopfbehaarung bei einem jüngeren Mann eine abnorme dünne Behaarung der Achsel- und Schamhaut auf. Ob der Defekt des Kopfhaares, der in einigen schweren Fällen von Ichthyosis in der Literatur geschildert wird (Fälle von GINGLINGER, BILLARD, JADASSOHN) wirklich auf Ichthyosis zurückzuführen ist und nicht vielmehr auf zufälliges Zusammentreffen mit Seborrhöe oder sonstiger Alopecie, bleibt eine offene Frage. RIECKE stimmt GASSMANN zu in bezug auf die leichteren Fälle. In schwereren Fällen schildert er die Haare als spärlich, trocken, glanzlos, teilweise auch ganz fehlend. Auch die Lanugobehaarung kann nach RIECKE bei stärker entwickelter Anomalie fehlen. Ich selbst sah in einem Falle eine starke Rarefizierung. Bei gewissen atypischen Fällen hebt RIECKE aber sogar eine mehr oder weniger ausgesprochene Hypertrichose hervor. So schildert auch RIEHL bei einer mit Ekzem kombinierten Ichthyosis eine Hypertrichosis an den Beinen, es waren dort Lanugohaare von $1\frac{1}{2}$ cm Länge vorhanden. Auch RILLE sah eine geradezu „zottige Behaarung" bei einem Mann mit Ichthyosis nitida am Unterschenkel. Hervorgehoben werden muß noch, daß PINKUS das Vorkommen von Bajonetthaaren bei Ichthyosis besonders betont.

Beschaffenheit der Nägel. Über Veränderungen der Nägel ist im allgemeinen wenig bekannt geworden. JANOVSKY spricht von leichten Veränderungen der

---

[1] Zit. nach MIESCHER.

Nägel, doch seien sie nicht stets in den ichthyotischen Prozeß mit einbezogen. Manchmal wurde eine besondere Brüchigkeit des Nagels und eine
leichte Hyperkeratose des Nagelbettes gefunden (E. Lesser, Kaposi). Thibierge
und Gassmann berichten ähnliches. Letzterer, der die ausführlichste Schilderung dieser Erscheinungen gibt, führt an, daß er nur zweimal bei leichter
Ichthyosis ganz geringe Nagelveränderungen bemerkt habe, und zwar einmal
stecknadelkopfgroße Grübchen an den Fingernägeln, das andere Mal an einem
Zeigefinger und zwei Zehen Querfurchen mit abgehobenen, aufgesplitterten
Nägelrändern. Ferner beschreibt er bei einem Fall von Ichthyosis hystrix
Längsriefung der Nägel, auch schob sich an einigen Fingern von hinten her
eine dünne Hornplatte über den Nagel vor. An den Fußnägeln bestand teilweise Querriefung. Eine Längsstreifung an allen Fingernägeln bei sonst normalem Verhalten der Nägel wurde von mir bei einem Fall von Ichthyosis
nitida gesehen, wobei natürlich die Abhängigkeit dieses auch sonst öfters
beobachteten Nagelsymptoms von der Ichthyosis offen bleiben muß. Einen
ganz besonderen Fall beschrieb Bargigli: Die verschiedenen Schichten des
Nagels gingen direkt in die oberflächlichen Schichten der Fingerbeere über,
so daß der freie Rand ganz fehlte.

Hochgradige Deformitäten sind jedenfalls selbst bei schweren Ichthyosis-
fällen selten. Und bei den leichten Veränderungen wird man oft im Zweifel sein,
ob sie etwas mit der Ichthyosis zu tun haben. H. W. Siemens fand in zwei
Fällen Hyperkeratose des Nagels, Anämie desselben, sowie festes Anhaften,
Verdickung und Sprödigkeit des Nagelhäutchens.

In neuester Zeit hat in diesem Handbuch Julius Heller die Befunde der
Nägel bei Ichthyosis wieder gesichtet. Ich entnehme dieser Zusammenstellung
noch die folgenden (abgekürzten) Schilderungen: Giovanni sah bei einem
13jährigen Mädchen mit hochgradiger Ichthyosis die Nägel im allgemeinen
verdickt und hypertrophisch. Die Nägel hatten eine kegel- und stumpfförmige
Gestalt und hoben sich fast vertikal von ihrem Bett ab, sie wichen von der
Achse der Phalangen teils nach außen, teils nach innen ab. Die Nägel waren
glanzlos, undurchsichtig, die Oberfläche rauh, zerfressen, mit Rinnen versehen,
in einzelnen Nägeln waren Höhlungen. Das periunguale Gewebe riß leicht ein,
und entzündete sich, dadurch stießen sich die Nägel ab, die neugebildeten waren
weniger dick. Im mikroskopischen Bilde waren besonders die das Nagelgewebe
durchlaufenden Kanäle bemerkenswert.

J. Heller hat übrigens in Paris im Hospital St. Louis einen ganz analogen
Fall bei enormer Ichthyosis der Hohlhände beobachtet.

Bei Ichthyosis hystrix wird auch öfters Onychogryphosis festgestellt. So
sah Heller bei einer 54jährigen Frau starke Gryphosis der beiden Großzehen-
nägel. Auch die 2. Zehen und die 4. Zehe rechts waren hornartig. Beide Nägel
der 3. Zehen waren an dem äußeren Zehenrande implantiert.

Ähnliche Onychogryphosis wurde auch in den Fällen von Ohmann-Dusmenil
und von Gilette beschrieben. Heuss schildert die Nägel bei einer Ichthyosis
hystrix als krallenartig. Auch bei rudimentärer Ichthyosis ist Verdickung und
Verbreiterung, Furchenbildung und Klauenähnlichkeit beobachtet.

Betreffs der *Sekretion der Schweißdrüsen* ist Einigkeit unter den Autoren
darüber vorhanden, daß die Schweißbildung meist herabgesetzt ist, und daß,
je stärker die Ichthyosis ausgebildet ist, um so mehr auch im allgemeinen die
Schweißdrüsen rarefiziert sind. So ist die Schweißbildung an den Beugen,
oft aber auch an den Handtellern, an den Fußsohlen, auch im Gesicht bei den
leichteren Fällen wenigstens noch normal oder doch erkennbar (auch nach eigenen
Beobachtungen), an den Streckseiten von Armen und Beinen und überhaupt

an den von Ichthyosis ergriffenen Stellen herabgesetzt. Wenn GASSMANN in einem Falle von typischer Ichthyosis vulgaris Hyperidrosis an Handtellern und Fußsohlen sah, so kann das sehr wohl so gedeutet werden, wie er es auch selbst auffaßt, daß nämlich die Ichthyosis nicht so stark war, um der an sich bestehenden Neigung zu Hyperidrosis Einhalt zu tun. AUBERT ist sogar der Ansicht, daß an Stelle des herabgesetzten Schwitzens an den von der Ichthyosis ergriffenen Hautpartien eine verstärkte Schweißsekretion an den normalen Stellen einträte, und auch RILLE spricht in seinem Falle von Ichthyosis serpentina mit ungewöhnlicher Ausdehnung von vikariierender Schweißsekretion an den Fußsohlen. Nach JADASSOHNs Erfahrungen ist die Hyperidrosis der Fingerkuppen bei der gewöhnlichen Ichthyosis nicht selten und steht dann im Gegensatz zu der Trockenheit der Handteller. Auch eine Hyperidrosis der Volarflächen der Finger bei auffallender Trockenheit der Palmae kann bestehen.

Auch die *Talgdrüsen* sind zweifellos dort, wo die Ichthyosis sitzt, oft rarefiziert, und in der Tat werden ja in mikroskopischen Schnitten Talgdrüsen meist spärlich gefunden, so daß wohl im allgemeinen mit einer wirklichen Rarefizierung gerechnet werden kann. Nun weist GASSMANN darauf hin, daß man nicht berechtigt sei, nur aus der abnorm trockenen Beschaffenheit der Haut darauf zu schließen, daß hier die Talgdrüsen vermindert seien, denn es sei noch keineswegs erwiesen, daß das Talgdrüsensekret es sei, das die Hornschicht normalerweise geschmeidig erhalte. Denn an Handtellern und Fußsohlen kommen normalerweise ja gar keine Talgdrüsen vor, und es ist andererseits von MEISSNER und besonders von UNNA angenommen, daß die Knäueldrüsen ein Fett absondern und die Haut einfetten. Auch WEIDENREICH räumt dem Schweißdrüsensekret einen wesentlichen Einfluß auf die Hornschicht ein. Aber das ist noch keineswegs bewiesen. Wie GASSMANN mit Recht betont, können die Veränderungen an den Schweißdrüsen und Talgdrüsen auch sekundär sein infolge der Verhornung, es muß ja nicht so sein, daß die mangelnde Sekretion erst die Verhornung hervorgerufen hat.

Komplikationen auf der Haut bei Ichthyosis vulgaris.

Von Komplikationen, die sich mit der Ichthyosis öfter vergesellschaften, muß vor allem das *Ekzem* erwähnt werden. Die Haut der Ichthyotischen hat eine besondere Disposition, sich ekzematös zu verändern, diese Ekzeme nehmen öfters nässende und krustenbildende Form an. Bemerkenswert ist, daß sie dann auch häufig vor den ichthyosisfreien Gelenkbeugen nicht Halt machen, sondern sich gerade hier besonders intensiv lokalisieren. Sicher aber hängt die Neigung zur Ekzembildung auch sehr von der allgemeinen Pflege der Ichthyosis ab, auf einer durch Salben und Bäderbehandlung weich gehaltenen Haut entwickelt sich viel weniger leicht Ekzem. Die Häufigkeit der Ekzeme bei Ichthyosis betont besonders RIEHL, auch ich selber habe sie wiederholt als Begleiterscheinung der Ichthyosis gesehen. Das Ekzem wird in seiner Form durch die Ichthyosis oft etwas modifiziert (RIEHL), manchmal z. B. zeigt sich ein Vorwiegen der follikulären Lokalisation des Ekzems.

Dagegen gibt GASSMANN an, daß im Kanton Bern die Häufigkeit der Ekzeme auf ichthyotischer Basis eine viel geringere sei. Er habe innerhalb vier Jahren in der dermatologischen Klinik und Poliklinik in Bern nur drei Fälle von Ichthyosis mit komplizierendem Ekzem gesehen, obwohl dort speziell auf dieses Vorkommen geachtet wurde. In einem Fall habe in den Kniekehlen ein Bild bestanden, das vollkommen mit dem Bilde der *Neurodermitis* BROCQ übereingestimmt habe. Ein zweiter Fall zeigte neben der Ichthyosis bei einem Mädchen von 1—2 Jahren ein über Gesicht, Rumpf und Extremitäten ausgebreitetes erythemato-papulöses, teilweise auch nässendes Ekzem. Der dritte Fall endlich betraf einen Knaben im Alter von 10–16 Jahren, bei dem die Ichthyosis kombiniert war mit einem schubweise auftretenden, über den ganzen Körper verbreiteten, aber nur ganz oberflächlichen Ekzem, das zum Teil leicht erodiert war oder aus mit Krüstchen bedeckten Herden bestand.

In ähnlicher Weise wie im ersten Fall Gassmanns sah D. Fuchs bei einer 48jährigen Patientin ein *dem Lichen Vidal ähnliches Bild.*

Die Patientin zeigte seit 10 Jahren Ekzeme und am rechten Unterschenkel circumscripte dem Lichen Vidal gleichende Herde, und an beiden Beinen und im Gesicht verstreute Herde, die dem Lichen Vidal disseminatus glichen. Während sonst die Ekzeme bei Ichthyosis am häufigsten im Winter auftreten und besonders resistent gegen die Behandlung sind, zeigte sich bei dieser Patientin besonders im Sommer Ekzem. Es war auch therapeutisch gut beeinflußbar, besonders durch Röntgenbestrahlung.

Ferner sah L. Mencke einen Lichen Vidal bei Ichthyosis vulgaris und auch A. Kraus hat einen Fall von Ichthyosis vulgaris mitgeteilt, bei dem vorwiegend an den Unterschenkeln ekzemartige Veränderungen in Form von neurodermitischen Herden, in seinem Fall besonders im Winter, auftraten.

Verschiedene neuere Beobachtungen von Ekzem in Kombination mit Ichthyosis stammen dann noch von Klöppel, Reitmann, Gaucher, Kumer u. a. Gassmann und Stümpke berichten auch über Conjunctivitis, die wahrscheinlich durch Ekzem der Augenlider sekundär zustande kam. Es sei aber auch hervorgehoben, daß, wie Gassmann, auch Veiel und K. W. Siemens keine vermehrte Neigung zu Ekzemen bei der Ichthyosis annehmen.

Während nun Gassmann unter Bezugnahme auf seine drei oben erwähnten Fälle gerade die Verschiedenheit der Arten dieser Ekzeme als Anzeichen dafür anführt, daß das Ekzem bei der Ichthyosis nicht zum eigentlichen Symptomenkomplex der Ichthyosis gehöre, sondern als eine Komplikation dieser Erkrankung anzusehen sei, will Unna in solchen Fällen nicht ein „hinzugetretenes Ekzem" annehmen, wie das die Wiener Schule getan habe, sondern hält für die einfachere und wahrscheinlichere klinische Erklärung, daß das Ekzem anzusehen sei als eine bloße Steigerung des immer vorhandenen sonst mehr oder weniger latenten entzündlichen Zustandes der Ichthyosis. Unna (und mit ihm auch Tommasoli) stehen auf einem anderen Standpunkt wie die Mehrzahl der Autoren. Während sonst die Ichthyosis nicht als eine entzündliche Erkrankung angesehen wird, ist Unna der Ansicht, daß es sich um eine solche handele.

Auch histologisch ließen sich diese ekzemähnlichen Veränderungen der Ichthyosishaut vom eigentlichen Ekzem unterscheiden: Die Krusten seien trockener und fester gebaut als bei dem Ekzem, enthielten auch viel weniger Fibrin und Leukocyten. Die die Krusten abkapselnde junge Hornschicht zeige eine einzelne lückenhafte Lage von Körnerzellen und danach ganz unvermittelt eine besonders dicke, homogene, basale Hornschicht, ohne deutliche Übergangszellen nach oben oder unten. Die Stachelzellenschicht bestehe aus wohlerhaltenen färbbaren Zellen bis zur Körnerschicht ohne Andeutung intercellulärer Hohlräume, Bläschen und spongiöser Umwandlung. Sie enthalte sehr wenig Leukocyten. Alles dies entspreche dem Bild der Ichthyosis, nicht dem des Ekzems, und auch die Hornzapfen der Follikelmündungen und Schweißdrüsen und viele Hornperlen innerhalb der Epithelleisten sprächen gegen Ekzem. Auch in den Papillen sei die Zahl an Zellen nicht erheblich vermehrt. Es fehle stärkeres Ödem, wie man sonst beim Ekzem finden könne. Alles dieses soll für einen „ichthyotischen Katarrh", nicht für ein hinzugetretenes Ekzem sprechen.

Die histologischen Gründe, auf die sich die entzündliche Natur der Ichthyosis stützen soll, können wir aber doch nicht als sicher beweisend ansehen (vgl. darüber auch unten den Abschnitt Histologie).

Es sei hervorgehoben, daß Besnier auch eine besondere Form von Ichthyosis aufstellte, die er als *Ichthyose irritable* bezeichnete. Bei dieser Form entständen besonders leicht Reizungen, die ichthyotische Haut sei viel empfindlicher als normale Haut. Trotzdem braucht man noch nicht eine direkt entzündliche Form anzunehmen.

Von anderen Hautkomplikationen kommen am ehesten in Betracht *Pyodermien* in ihren verschiedenen Formen. Thibierge betont das Auftreten von *Impetigo, Ekthyma und Furunkulose,* auch Riehl erwähnt die letztere Komplikation. Takanas schildert eine *Sycosis vulgaris* bei Ichthyosis. Es ist ja ohne weiteres verständlich, daß bei den so häufigen Kontinuitätstrennungen der Oberhaut bei Ichthyosis leicht ein Eindringen von Eiterbakterien zustande kommt. So beschreibt auch Bonnet ein flüchtiges, *netzförmiges Erythem* bei einer leichten Ichthyosis, die Maschen dieses Erythems waren $^1/_2$—1 cm breit.

Es kam offenbar zustande durch Infektion von den Fissuren zwischen den ichthyotischen Schuppen her.

Mehr auf *chemische Reizwirkungen* führen HERXHEIMER und KOPPENHÖFER eine besondere Form von ziemlich flüchtiger Hautentzündung zurück, die sie unter dem Namen *Dermatitis reticularis* beschrieben haben, und die sie bei Ichthyosis geringsten bis mittleren Grades sahen. Bei Ichthyotikern traten teils auf äußere medikamentöse Reize (Schwefelbäder, Schwefelsalben), teils ohne solche am Stamm oder auch an den Extremitäten unregelmäßig strichförmige Rötungen auf, die zu Netzform zusammenflossen wie Strickwerkmaschen, an den ausgeprägtesten Stellen war das Netzwerk von lebhaft roter Farbe. Die Rötung und Breite der Striche entsprachen ungefähr dem strichförmigen Erythem, das man bei Vasoneurotikern durch Überstreichen über die Haut mit dem Fingernagel erzielen kann. Die Breite der einzelnen Maschen betrug etwa 0,5—1 cm. Die feinen Rißchen der Ichthyosishaut zogen im allgemeinen auf den strichförmigen Rötungen entlang, sie wichen aber, da sie auch viel feiner waren als die roten Striche, nach beiden Seiten aus und bildeten für sich ein feines, untereinander anastomosierendes Netzwerk zarter Hauteinrisse, das sich über das Farbennetz lagerte. Nach einigen Tagen heilte das rote Netz unter vorübergehender Pigmentierung vollkommen ab, entweder ohne Behandlung oder unter leichter antiekzematöser Therapie. Es handelt sich bei der roten, netzförmigen Hautveränderung also um ein völlig harmloses, auch ohne Anwendung von Therapie bald wieder verschwindendes Erythem, dessen Vorbedingung zur Entstehung aber eine leichte Ichthyosis bildet. Die äußere Ursache liege offenbar in den chemischen Insulten, die durch Applikation von nicht ganz indifferenten Mitteln entstehen, durch die feinen Risse der ichthyotischen Haut werden diese Stoffe schnell dem intracellulären Säftestrom des Rete Malpighi zugeführt, in tiefere Hautschichten getragen und wirken auf die empfindlichen Gefäßwände. Es sei hier an die Untersuchungen von LEHNER und KENNEDY erinnert, die von anderen retikulären Hautentzündungen auch sagen, daß die netzförmige Zeichnung dadurch zustande komme, daß der pathogene Faktor hauptsächlich jene Teile der Haut angreife, die den lividen Stellen der Cutis marmorata entsprechen.

HERXHEIMER und KOPPENHÖFER weisen selbst auf eine gewisse Ähnlichkeit hin, welche Fälle von HALLOPEAU und LÉVI, von THIBIERGE und von DANLOS zeigen, aber es sind längst nicht die deutlichen von HERXHEIMER und KOPPENHÖFER beschriebenen Bilder. Dagegen ist der von BONNET beschriebene Fall (s. o.) dem Krankheitsbild HERXHEIMERs und KOPPENHÖFERs sehr ähnlich. — Auf das histologische Bild sei bei der Beschreibung der Histologie der Ichthyosis eingegangen.

Auch *Acne* der Stirn und der Brust kommen nach THIBIERGE und RIEHL öfters bei Ichthyosis vor.

Während das Auftreten der genannten Komplikationen sicherlich kein allzu seltenes ist, ist das *Vorkommen von Blasen* rein seröser Natur, was von einigen Autoren berichtet wird, noch als durchaus fraglich anzusehen.

Wenn im Fall O. DONOVANs geschildert wird, daß den augenblicklich vorhandenen hornigen Stellen an Händen, Füßen und Nacken im ersten Jahre nach der Geburt herdweise angeordnete, bald platzende Blasen vorangegangen waren, so mochte es sich wohl mehr um die blasenbildende Form von Erythrodermie congénitale ichthyosiforme BROCQs gehandelt haben, und ähnlich mag es in einem Falle von PERNET, ebenso in den Beobachtungen von GONIN und von WEBER gelegen haben. In MACLEODs Beobachtung zweier Kinder mit Ichthyosis vulgaris, bei denen Blasen auftraten, fällt doch auf, daß die Blasen besonders auf traumatische Reizung hin entstanden.

Daß die älteren Fälle von Ichthyosis mit Blasenbildung sämtlich nicht beweiskräftig sind, zum Teil als Epidermolysis bullosa zu deuten sind, hat in letzter

Zeit SIEMENS wieder hervorgehoben. Er führt die Beobachtungen von VIDAL und HALLOPEAU, von BROCQ-BESNIER, von DÜRING, NICOLAS und FAVRE, von CROCKER und STANTIN, von FOX und von PERNET an. Dazu tritt auch noch ein Fall von LEVIN. Sie können sämtlich nicht als sichere Ichthyosis angesehen werden. ULLMANN demonstrierte in der Wiener dermatologischen Gesellschaft einen jungen Mann, der eine Ichthyosis mit einem pemphigusähnlichen Blasenausschlag habe, aber J. NEUMANN bezweifelte die Richtigkeit der Diagnose. So ist auch dieser Fall nicht ganz sicher. In letzter Zeit hat sich auch GOLDSMITH auf Grund kritischer Sichtung der in der Literatur niedergelegten Fälle zu der Ansicht bekannt, daß die Ichthyosis vulgaris überaus selten, wenn überhaupt, von dauernder Blasenbildung begleitet sei. Ein Fall von GONIN „Lokalisierte Epidermolysis bei einem Ichthyotiker" (nur die Glans penis ist befallen, hier treten seit dem 25. Lebensjahr wiederholt Blasen auf, Nikolsky ist nur hier positiv) ist wohl eher als zufälliges Zusammentreffen zweier Krankheitszustände aufzufassen.

Von der Kombination von Ichthyosis und *Psoriasis* hatte zunächst E. LESSER einen Fall beschrieben. In neuerer Zeit berichtet STÜMPKE über einen Fall mit dieser Komplikation. RIEHL gibt an, daß dieses Zusammentreffen nach seinen Erfahrungen nicht selten sei, auch WOLFF-MULZER bestätigen das. Es ergäbe sich dann meist Abstoßung der Schuppen und sogar Nässen. Patienten mit Ichthyosis und Psoriasis reagierten auf Chrysarobin und Pyrogallol leicht mit Erythem und Dermatitis.

Das gleichzeitige Vorkommen von DARIERscher *Dermatosis* und Ichthyosis nitida berichtet BIZZOZZERO, auch JANOWSKY erwähnt einen ähnlichen Fall. Erinnert sei an die Schilderung ROTHES (JADASSOHNs Klinik), der eine DARIERsche Erkrankung zusammen mit Erythrodermie congénitale ichtyosiforme beobachtete (S. 16)[1].

Über Koinzidenz von Ichthyosis mit *Carcinom* berichtet ferner SAVATARD. Verf. ist der Ansicht, daß sich auf dem Boden von Ichthyosis besonders leicht Keratosen entwickeln, aus denen dann Hautkrebse hervorgehen. Viele Fälle von senilen Keratosen, von „Seemannshaut" usw. stellten sich bei genauer körperlicher Untersuchung als Keratosen bei vorhandener Ichthyosis heraus, die Reihenfolge der Entwicklung sei oft Ichthyosis-Keratose-Carcinom. So sei auch bei den Arbeitern an den Spinnereimaschinen, mit deren Hautveränderungen sich Verf. besonders beschäftigt, die Ichthyosis ein wichtiger ätiologischer Faktor für Entstehung der Hautkrebse. Bei 400 Spinnern zwischen 15 und 65 Jahren fand Verf. 20mal Ichthyosis, 10mal leicht, 10mal schwerer, von diesen litten 2 an Scrotalkrebs, 3 zeigten keratotische Stellen an Gesicht und Schläfen. Bei Nicht-Ichthyotischen sah SAVATARD keine Carcinome oder Keratosen. Alle Patienten mit Carcinom der Haut und mit präcancerösen Dermatosen müßten systematisch auf der ganzen Haut auf ichthyotische Veränderungen untersucht werden.

In der Diskussion zu SAVATARDs Vortrag lehnt WHITFIELD den Zusammenhang von Ichthyosis mit Hautkrebs durchaus ab. Er betont die Häufigkeit von Ichthyosis in Südengland. Wie SAVATARD weisen neuerdings POND und LOEWENTHAL auf das Vorkommen von Ulcus rodens in einer Ichthyosis-Familie hin. Das ist aber doch nur eine vereinzelte, vielleicht zufällige Beobachtung.

Ein Fall von *Lupus vulgaris*, der sich über Gesicht, Rumpf, Arme und Beine, teils in frischen Infiltraten, teils in Narbenform erstreckte, bei gleichzeitig ausgeprägter Ichthyosis, besonders der Streckseiten der Extremitäten, hat NEUMANN (nicht KAPOSI, wie GASSMANN irrtümlich schreibt) mitgeteilt. O. ROSENTHAL sah bei einem Ichthyotiker einen über den ganzen Stamm aus-

---

[1] Vgl. auch BRÜNAUER, Über Schleimhautveränderungen bei Morbus DARIER.

gebreiteten *Herpes tonsurans circinatus*, dabei war an denjenigen Stellen, an denen sich der Herpes tonsurans ausgebreitet hatte, die Schuppenbildung zurückgegangen. SENEAR beschreibt ein seborrhoisches Ekzem, das aber LIEBER-THAL für Pityriasis rosea anspricht, HOWARD FOX bei einem 65jährigen Ichthyotiker die als „Landmannshaut" bekannte Hautveränderung auf Gesicht, Nacken und Händen. Bei einem solchen und ähnlichen Fällen, die nur vereinzelt beobachtet sind, so z. B. auch bei der Beobachtung TAYLORS, der einen *Lichen ruber* bei Ichthyosis feststellte, ferner im Falle MÜLLERS (Recklinghausen), der bei einer Ichthyosis gleichzeitig Sclerodermie beobachtete oder BRUCKS, der von Poikilodermie bei Ichthyosis spricht, werden wir aber doch zunächst nur ein zufälliges Zutreffen beider Hautkrankheiten annehmen, nicht gerade eine durch das Bestehen der Ichthyosis bestehende Komplikation. Überhaupt müssen wir annehmen, daß als Komplikation schließlich jede Hautkrankheit oder jedes zufällige Exanthem (medikamentöser Ausschlag in einem Fall von NOBL) mit Ichthyosis zusammen vorkommen kann. Aber dabei ist das Aussehen dieser Komplikation oft ein von der gewöhnlichen Form abweichendes (WOLFF-MULZER). WOLFF hat wiederholt darauf aufmerksam gemacht, daß Lichen planus bei Ichthyosiskranken zu accuminierten Formen führe. Nach BARTHÉLEMY und COLSEN soll die Ichthyosis auch öfters von Dysmenorrhoea membranacea begleitet sein (zit. nach WOLFF-MULZER).

Verschiedentlich besprochen ist die Frage des *Ausgangs der Ichthyosis in Atrophie.* Daß bei den Ichthyotikern daß die Fettpolster stets atrophisch sei, hatte FOURNIER behauptet und BESNIER hatte das wenigstens für die mittleren Formen von Ichthyosis angenommen. Aber weder GASSMANN noch die Beobachtungen anderer haben das bestätigt, auch meine eigenen nicht. Nun ist aber auch behauptet worden, daß eine Atrophie der Cutis selbst vorliegen könne. Daß es sich in dem von CAMPANA geschilderten Fall gar nicht um eine Ichthyosis gehandelt haben kann, hat schon GASSMANN ausgeführt, Ebenso hat er darauf hingewiesen, daß die Untersuchungen von ROCCI, der die Verdünnung der Haut durch Aufheben von Falten und Messung von deren Dicke mit dem Tasterzirkel prüfte, nicht als exakt angesehen werden können. Nun hat JADASSOHN auf dem 4. Kongreß der Deutschen Dermatologischen Gesellschaft seinen Fall von „Pityriasis alba atrophicans" vorgestellt, einen Fall von generalisierter Schuppung mit Ausgang in atrophische Schrumpfung an den Extremitäten, namentlich an Händen und Füßen. KAPOSI und BEHREND (Berlin) haben diesen Fall als Ichthyosis angesprochen, bei dem nach wiederholten komplizierenden Dermatitiden eine Schrumpfung, d. h. Atrophie, erfolgt sei. Demgegenüber ist aber hervorzuheben, daß JADASSOHN selbst die Diagnose Ichthyosis ablehnte unter Hinweis darauf, daß die Erkrankung erst im siebenten Lebensjahr begonnen habe, starkes Jucken vorhanden gewesen sei, die Lokalisation nicht typisch gewesen sei, und jede Spur von Entzündungsröte gefehlt habe. Das Auftreten einzelner entzündlicher Dermatosen in universeller Ausdehnung habe dem Kranken doch nicht entgehen können. Vor allem spricht wohl das Jucken gegen Ichthyosis.

Dann hat AUDRY einen Fall beschrieben, der nach seinem klinischen Bilde sehr dem JADASSOHNschen Fall von Pityriasis alba atrophicans gleichen sollte. Verfasser nimmt an, daß es sich um eine gewöhnliche Ichthyosis handelte, deren atrophische Erscheinung hauptsächlich durch das Alter der Patientin bedingt sei. Er sagt aber dabei, „so schien die Atrophie, die man bei Ichthyotischen antrifft, hier noch etwas vermehrt zu sein" (GASSMANN). Aber doch wird man hier viel eher von einer Altersatrophie zu sprechen haben, und die Atrophie, die bei Ichthyotischen vorkommen soll als Folgezustand sui generis, kann nicht recht anerkannt werden.

Seitdem hat man auch kein Material von Atrophie bei Ichthyosis mehr beibringen können, und man wird wohl von dieser angeblichen Komplikation ganz absehen.

Verlauf der Ichthyosis vulgaris.

Obgleich die Ichthyosis vulgaris als kongenitale Anlage aufzufassen ist, sind ihre Symptome bei der Geburt und kurz danach noch nicht erkennbar. Die kleienförmige Abschuppung der Haut, die öfters in den ersten Wochen nach der Geburt einsetzt, um sich aber nach einigen Wochen auch wieder ganz zu verlieren (Seborrhoea oleosa neonatorum: s. im Kapitel Ichthyosis congenita) hat ja mit Ichthyosis an sich gar nichts zu tun. Die ersten Erscheinungen der Ichthyosis kommen meist im Beginn des zweiten Lebensjahres, evtl. schon in der zweiten Hälfte des ersten Lebensjahres zum Vorschein. THIBIERGE sagt allerdings, daß selbst im 10. oder 12. Jahre die Ichthyosis noch auftreten könne und bei zwei Beobachtungen von TOMMASOLI und PROFETA soll sich die Ichthyosis erst im 20. bzw. 29. Lebensjahre entwickelt haben. Auch RUSSELL BOGGS berichtet über einen 17jährigen Patienten, bei dem die Ichthyosis erst im 12. Lebensjahr sichtbar geworden sei. Die Erkrankung war auch in ihrer Lokalisation atypisch, die unteren Extremitäten waren gar nicht befallen, die Achselhöhlen aber mit ergriffen. Ferner beschreibt FINNERUD den Fall eines 17jährigen Mädchens, bei dem eine Ichthyosis fast der ganzen Haut erst vor 2 Monaten aufgetreten war. Obgleich der histologische Befund (Hyperkeratose, Fehlen des Stratum granulosum, keratotische Pfröpfe in den Schweißdrüsen) nicht gerade gegen die Diagnose Ichthiosis vulgaris sprach, so war doch auffallend die Verdickung der Wandungen der Blutgefäße, mehr der Arterien als der Venen, im Hypoderm, die teilweise bis zum völligen Verschluß des Lumens ging. In dieser Veränderung der Blutgefäße will Verfasser die besondere Ursache der ichthyotischen Erscheinungen sehen. Die ganze Beschreibung der ichthyotischen Veränderungen ist sehr summarisch, der Fall daher ebenfalls als unsicher zu betrachten. Diese ganzen Fälle stehen vorläufig vereinzelt da und sind wohl nicht so sicher, die atypisch lokalisierten gehören vielleicht auch zu den Übergangsfällen. In einem Falle STÜMPKES scheint die Ichthyosis durch einen Typhus im 14. Lebensjahr sich wohl nicht erst entwickelt, aber deutlicher in Erscheinung getreten zu sein.

Bei den Fällen, bei denen nach zuverlässiger Beobachtung schon im ersten halben Lebensjahr die Hautveränderung aufgetreten sein soll, handelt es sich wohl eher um überlebende Ichthyosis congenita resp. um Zwischenformen zwischen Ichthyosis vulgaris und congenita (vgl. unter Ichthyosis congenita).

Die Ichthyosis vulgaris entwickelt sich von ihrem Beginn an allmählich mehr und mehr und hat jedenfalls mit der Pubertät, oft aber früher ihren Höhepunkt erreicht (E. LESSER). Von da ab bleibt die Erkrankung im wesentlichen stabil, kann aber doch in der Intensität ziemlich wechseln. Gelegentlich tritt eine „Mauserung" ein, d. h. die übermäßigen Hornmassen stoßen sich ganz ab, um sich später wieder zu erneuern.

Eine merkwürdige lokale Veränderung von ichthyotisch erkrankter Haut, die EITNER beobachtete, sei erwähnt, es handelt sich vorläufig um eine einzelne Beobachtung. Bei einem 24jährigen Patienten mit leichter Ichthyosis vulgaris waren vor 10 Jahren wegen Ulcera am Fuß nach einer Phlegmone zwei Transplantationsläppchen nach THIERSCH vom Oberschenkel auf den Fuß verpflanzt worden. Am Oberschenkel bestand eine schwache Ichthyosis. Auf den verpflanzten Hautlappen aber hatten sich sehr starke ichthyotische Veränderungen ausgebildet, während die Umgebung der Transplantationsstellen normales Narbengewebe zeigte. Also eine Steigerung des Ichthyosisprozesses, hervorgebracht durch die Hautverpflanzung (Zugrundegehen der Hautdrüsen an der betreffenden Stelle?).

Durch die Therapie wird man kaum jemals eine wirkliche Veränderung, jedenfalls keine Heilung, sondern nur temporäre Besserungen erzielen (s. „Therapie). Wenn einerseits so die Ichthyosis keiner wirklichen Heilung zuzuführen ist, so wird sie andererseits kaum je zur Lebensabkürzung beitragen.

In der Mehrzahl der Fälle beeinträchtigt sie auch das Allgemeinbefinden nicht wesentlich, nur können natürlich, wenn an gewissen Stellen Einrisse und Rhagaden entstehen, die evtl. auch noch mit Eitererregern infiziert werden, so z. B. an den Händen, doch mehr oder weniger Beschwerden auftreten. Wenn NEISSER aber davon spricht, daß die mit universeller Ichthyosis behafteten Menschen meist sehr mager und anfällig seien, Zahndifformitäten aufwiesen und den Eindruck von körperlich und geistig zurückgebliebenen Menschen

machten, so glaube ich nach meinen Erfahrungen wohl die häufige allgemeine
Magerkeit, nicht aber so sehr die körperliche und geistige Zurückgebliebenheit
bestätigen zu können (s. auch Kapitel „Ätiologie und Pathogenese" S. 85'f).

Gelegentlich kann die Hautveränderung im Sommer etwas nachlassen,
trotz der relativ verminderten Schweißsekretion doch wohl durch die gegenüber
dem Winter gesteigerte Absonderng, die die Schuppen etwas ablöst (RIECKE),
im Winter aber pflegt die Intensität dann wieder zuzunehmen. Interkurrente
fieberhafte Krankheiten können zur Zeit dieser Krankheit ein gewisses Nachlassen der Schuppung bewirken. Aber nach vollem Ablauf besteht die Ichthyosis
wie vorher. Speziell nach Typhus trifft dies nach JANOWSKIS Beobachtung zu.
Jedenfalls dürften die von HEBRA beschriebenen zwei Fälle, wo nach akuten
Infektionskrankheiten Verschwinden der Ichthyosis eintrat, durchaus Ausnahmen darstellen.

Nach JANOWSKI war es im ersten Fall eine Maserninfektion, die bei einem achtjährigen
Mädchen die Ichthyosis zum Verschwinden brachte, die andere Beobachtung war noch
merkwürdiger. Ein Fall von Ichthyosis cornea oder hystrix heilte nach einer intensiven
Variola dauernd. Die Pocken waren aber nur an den Stellen der Haut aufgetreten, welche
von Ichthyosis frei waren (Gesicht, Hals, Achselhöhle, Handfläche, Nabelgegend, Genitalien, Leistengegend, Kniekehle und Fußsohle). An den übrigen Stellen trat nach Ablauf
der Variola eine starke Abschuppung auf, die Schuppen stießen sich ab und die Haut blieb
glatt. Nach 15 Jahren konnte HEBRA das Fortbestehen der Heilung feststellen. Das gleiche
Verhalten, daß nämlich die Variolapusteln nur auf den von Ichthyosis freien Stellen aufgetreten seien, hat auch KOGERER beschrieben. Mit GASSMANN aber müssen wir es als
zweifelhaft ansehen, ob es sich in diesen beiden Fällen von Variola auch wirklich um Ichthyosis gehandelt hat.

Einen ganz ungewöhnlichen Fall von anscheinender Überempfindlichkeit im Verlauf
der Ichthyosis vulgaris zitiert INGMANN: DE BEURMANN und GOUGEROT sahen, daß bei einer
in drei Generationen an Ichthyosis leidenden Familie 8 von 9 Kindern nach der Vaccination
einen universellen, bullösen Ausschlag bekamen, der in zwei Fällen zum Tode führte. Diese
Beobachtung ist aber so alleinstehend, daß sie vorläufig ohne Erklärung bleiben und weiterer
bestätigender Beispiele harren muß.

Das Problem der lokalisierten Ichthyosis.

Sehr viel diskutiert ist die alte Frage: „Gibt es eine lokalisierte Ichthyosis?"
Die Ansichten darüber sind auch heute noch sehr geteilt. Zunächst wird man
dem ohne weiteres Rechnung tragen, daß bei vielen Menschen das typische
Bild der Ichthyosis, namentlich der leichteren Formen, nicht über den ganzen
Körper gleichmäßig ausgebreitet erscheint, sondern nur auf mehr oder weniger
beschränkten Prädilektionsstellen des Körpers sichtbar ist, dabei bleibt auch
häufig offen, ob die Erkrankung zu anderer, gerade nicht der Beobachtung
unterliegenden Zeit sich nicht weiter ausdehnen kann. (GASSMANN, zwei Fälle
von ihm selbst, Fall von CARINI). Denn wir wissen, daß die kongenitalen Krankheiten keineswegs immer stabiler Natur sind (ROTHE), daß sie vielmehr sehr
wechselnd sein und in Schüben sich verändern können. Bei der erwähnten
Frage der lokalisierten Ichthyose handelte es sich aber bis vor einiger Zeit vielmehr darum, ob ganz circumscripte hornartige Bildungen der Haut, die dauernd
circumscript bleiben, in das Gebiet der Ichthyose eingereiht werden dürfen.
Früher, namentlich ehe UNNA den Begriff des Keratoma hereditarium palmare
et plantare abgrenzte, waren viele Autoren mit der Bezeichnung Ichthyosis
für ganz verschiedenartige Hornbildungen auf der Haut sehr freigebig. Wir
müssen auf die Anschauungen und Begründungen der einzelnen Untersucher
für und wieder die lokalisierte Ichthyose hier kurz eingehen.

Dabei sei aber zunächst daran erinnert, daß wir jetzt eine gewisse Verwandtschaft zwischen all den zahlreichen Bildern der durch keimplasmatische Störungen bedingten kongenitalen Verhornungsanomalien doch als vorhanden

annehmen, namentlich seit Lenglet 1903 die Gruppierung der kongenitalen
Dyskeratosen aufzustellen versucht hat. In einer Arbeit, die vor allem auch
gegen die Ménéausche Annahme von Übergängen zwischen Ichthyosis congenita und vulgaris scharf Stellung nehmen will, versucht Lenglet zu zeigen,
*daß es in dem großen Ensemble von kongenitalen Dyskeratosen eine gewisse Anzahl
von fundamentalen und immer wieder feststellbaren Grundtypen gäbe, um deren
Gerüst sich sekundäre, bei den einzelnen Typen in wechselnden Bildern und Kombinationen auftretende Symptome angliedern. Zwischen den Grundtypen gibt es
mehr oder weniger „faits de passage".* Als solche Grundtypen, die sich aus den
kongenitalen Dyskeratosen herausschälen ließen, führt Lenglet 10 an, und zwar:
1. Agénèse, dysgénèse des phanères. 2. Troubles fonctionels des glandes séba-
cées et sudoripares. 3. Kératodermie palmaire et plantaire. 4. Exfoliation
généralisée, type exfoliation lamelleuse des nouveaux-nés, à rapprocher de la
soi-disant ichthyose sébacée. 5. Hyperkératose du type ichthyose fétale. 6. Hyperkératose du type ichthyose vulgaire. 7. Erythrodermie congénitale ichthyosiforme. 8. Atrophies cutanées et atrophies profondes. 9. Akanthokératolyse,
lésions bulleuses congénitales. 10. Epidermolyse bulleuse, formes simples.

Diese Krankheitstypen sollen isoliert oder assoziiert existieren. Gruppe 5 u. 7
würde allerdings wohl zusammengelegt werden können, ich habe im Abschnitt
„Ichthyosis congenita" die Übereinstimmung der Erythrodermie congénitale
ichthyosiforme mit der Ichthyosis congenita zu begründen versucht. Jadassohn fügt bei einer Besprechung dieser Gruppen unter Anerkennung der einzelnen Formen später noch die Symptome Pigmentierungen, Anomalien der
Zähne und der Mundschleimhaut hinzu. Brünauer schließt auf Grund einer
Beobachtung als ein seltenes Symptom der kongenitalen Dyskeratosen noch
Veränderungen im Bereich des Sehorgans, besonders Keratosen der Cornea an.

Für diese Kombination existieren in der Tat Beispiele; erwähnt sei Thibierges Mitteilung (1892): „Cas extraordinaire d'ichthyose généralisée avec altération de muqueuse
buccale et nasale et des cornées." Als Beispiel für die von Jadassohn hervorgehobenen
Anomalien der Zähne sei hier u. a. der Habermannsche Fall mit exzessiver Ichthyosis
hystrix erwähnt, bei dem das Fehlen der beiden oberen Schneidezähne und die abnorme
Stellung beider oberer Eckzähne auffallend war. Andere ähnliche Kombinationen sind
Fälle von Frei, von Lutz, Riehl u. a. (vgl. bei Brünauer: Zur Symptomatologie und
Histologie kongenitaler Dyskeratosen).

Heute, wo die Kenntnisse der Vererbung weiterreichen, werden wir zum
Teil noch mehr Zusammengehörigkeit und Verwandschaft dieser kongenitalen
Dyskeratosen finden. Gerade auch die Übergangsformen und Kombinationen
der einzelnen Typen geben der Bettmannschen Auffassung sicher Recht, daß
„bei allen Differenzierungen doch jene Gebiete ein enges, zusammengehöriges
Ganze bedeuten".

Und so kommt auch scheinbar Fernliegendes in nähere Beziehung, wie Ichthyosis
und Dariersche Krankheit. Die Ansicht Doctors und anderer älterer Autoren, daß Morbus
Darier nicht zu trennen sei von Ichthyosis, ist in dieser Form mit Recht nicht anerkannt
worden. Denn sicher sind zwischen beiden Krankheiten ausgesprochene klinische Unterschiede vorhanden, wenn auch gewisse, lockere Übereinstimmungen zuzugeben sind. Fälle,
in denen eine Dariersche Erkrankung mit gleichzeitiger Ichthyosis einherging (Bizzozero)
könnten wieder für eine Verwandtschaft sprechen. Rothe, der auf diese Verhältnisse
hinweist, beschreibt selbst einen Fall, der eine Kombination von einer an die Brocqsche
Erythrodermie congénitale ichthyosiforme erinnernde Erkrankung mit Morbus Darier
darstellt.

*Unter völliger Würdigung dieser Auffassung von einer bestehenden allgemeinen
Verwandtschaft sollen wir andererseits aber doch daran festhalten, die Krankheitsbilder nach ihren klinischen Erscheinungen nach Möglichkeit zu trennen,*
schon um die Klarheit der Darstellung und Schilderung zu bewahren. Das
gleiche spricht Riehl aus, wenn er in bezug auf das Keratoma palmare et
plantare und die Ichthyosis sagt: „Wenn auch die beiden Krankheiten in die

Gruppen der Keratosen zu zählen sind, müssen wir sie doch auf Grund der klinischen Charaktere genau unterscheiden." *Sicherlich werden wir dabei oft genug in der Kombination ihrer einzelnen Symptome atypisch erscheinende Fälle, sog. Übergangsfälle, zu sehen bekommen, bei denen wir eine sichere Klassifizierung einfach nicht treffen können,* ich erinnere z. B. an einen Fall von LENGLET und MANTOUX, den die Autoren selbst eine blasenbildende Dermatose, einen Übergangsfall zwischen der polymorphen Dermatitis von DUHRING-BROCQ, dem traumatischen Pemphigus und den Erythrodermiees congénitales ichthyosiformes von BROCQ nennen. Das soll man ruhig anerkennen. Wo aber eine klinische Klassifizierung möglich erscheint, soll sie festgehalten werden. Und so sei jetzt *vom klinischen Standpunkte aus* in erster Linie untersucht, inwieweit eine Abtrennung der circumscripten oder lokalisierten Keratosen von der Ichthyosis heute Geltung haben kann.

Für die Geltung lokalisierter Ichthyosisformen ist NEISSER lebhaft eingetreten. NEISSER unterscheidet zunächst die flächenhaften, das ganze Oberhautepithel betreffenden Ichthyosisformen von den an die Follikel lokalisierten Formen und betont dann, daß man auffallend häufig ein isoliertes Befallensein der Flachhände und Fußsohlen finde, so daß man diese Formen als Keratoma palmare et plantare den gewöhnlichen Ichthyosisformen gegenübergestellt habe, doch gebe es solche Erscheinungen auch als Teilglied allgemeiner Ichthyosis. An den Händen und Füßen findet man scharf umschriebene, meist ohne Randhyperämie einhergehende Hornschwarten. NEISSER will das „sog. Keratoma palmare et plantare hereditarium" nicht von der gewöhnlichen Ichthyosis trennen. E. LESSER äußerte sich zuletzt noch 1914 (Lehrbuch) dahin, daß gegenüber der gewöhnlichen, mehr oder weniger ausgebreiteten Lokalisation eine kleine Reihe von Fällen zu beobachten sei, bei denen die der Ichthyosis diffusa entsprechenden Erkrankungserscheinungen, die andere Familienmitglieder zeigen, bei einigen lediglich auf Handteller und Fußsohlen beschränkt seien (Ichthyosis palmaris et plantaris).

NEISSER war aber sogar geneigt, die namentlich an den Unterarmen und Unterschenkeln vorkommenden schuppenden, mit großer Straffheit und Härte einhergehenden ganz lokalisierten Keratosen zur Ichthyosis zu rechnen, wenngleich anscheinend der Mangel an Erblichkeit und das Auftreten erst viele Jahre nach der Geburt diese Dermatosen von wahrer Ichthyosis trenne. Schließlich bezeichnete NEISSER auch das Cornu cutaneum als eine „gleichsam" isolierte Effloreszenz von Ichthyosis hystrix. Auch die halbseitigen oder streifenförmigen Naevi wollte NEISSER als lokalisierte Ichthyosis gelten lassen.

Umgekehrt kann man sagen: Es wird eigentlich jede Mißbildung der Haut, die auf kongenitaler Anlage beruht, als Naevus angesehen, und daher kann im Grunde die Ichthyosis auch zu den Naevis gerechnet werden. In diesem Sinne sagt KYRLE (Histopathologie, S. 207), daß für RIEHL beispielsweise die Ichthyosis genau so ein Naevus sei wie z. B. das Angioma cavernosum. Auch JUL. HELLER sagt mit Recht, daß ein prinzipieller Unterschied zwischen der Auffassung von der Ichthyosis als angeborene Verhornungsanomalie und von dem Naevus, dessen Anlage doch auch kongenital sei, nicht bestehe.

Ähnlich wie NEISSER, wenn auch nicht immer ganz so weitgehend, haben sich früher KAPOSI, dann RIEHL, auch BROCQ u. a. geäußert. In neuerer Zeit haben sich WOLFF-MULZER noch sehr für die Einbeziehung des Keratoma hereditarium palmare et plantare zur Ichthyosis im Sinne NEISSERs erklärt. Diese Autoren betonen mehr als NEISSER die Randbildung um das Keratoma hereditarium palmare et plantare in Form eines lividen Saumes. Sie sind aber, wie BRONNER, der Ansicht, daß weder der Saum, noch die Hyperhidrosis, noch das Fehlen sonstiger Ichthyosis am Körper, noch das periodenweise Abstoßen größerer Lamellen, noch endlich der Nachweis des Vorkommens des Keratoma hereditarium palmare et plantare über viele Generationen zurück genüge, um deshalb eine besondere von der Ichthyosis abtrennbare Erkrankung anzunehmen. Auch Hügel hat das jüngst wieder hervorgehoben (1921).

Gegen die weite Fassung des Begriffes Ichthyosis hat sich besonders Unna sehr scharf ausgesprochen. Und auch Neumann, Gassmann, Pinkus, Darier und viele andere lehnten die Bezeichnung so vieler begrenzter Keratosen als lokalisierte Ichthyosis ab.

Unna führt in seiner Histopathologie 1893 neun meist lokalisierte Krankheitsbilder einzeln an, die seiner Überzeugung nach zu Unrecht von manchen Autoren als zur Ichthyosis zugehörig aufgefaßt wurden, aber davon sicher abzutrennen seien. Von diesen neun Bildern werden heute in der Tat die Mehrzahl nicht mehr von den Autoren zur Ichthyosis gerechnet. Mit Unna wird man ohne weitere Diskussion die von den älteren Autoren noch teilweise als Ichthyose angesehene Stauungskeratosen der unteren Extremitäten bei Ulcus cruris, Elefantiasis nostras, die Berufskeratosen der Oberextremitäten, die Keratosen gelähmter Glieder bei Tabes, bei Hemiplegien abtrennen. Niemand wird ja nach dem heutigen Sprachgebrauch diese im späteren Leben erworbenen Veränderungen als Ichthyosis bezeichnen wollen. Aber auch die Hauthörner, auch die generalisierten, ferner das Keratoma folliculare Brooke, ebenso die Pityriasis rubra pilaris nehmen ihre Sonderstellung ein, ein Zweifel besteht darüber heute kaum noch. Ebenso trennte Unna die keratoiden Naevi, speziell die Naevi lineares mit Hornproduktion, die auch als Nervennaevi oder neuropathische Naevi bezeichnet wurden, mit Recht von der Ichthyosis ab. Und sie werden fast allgemein heute nicht zur Ichthyosis gezählt. Gassmann hat auch hierfür in seiner Monographie ein großes durchgearbeitetes Material erbracht. Auch die berühmte Familie Lambert müssen wir heute doch unter die Naevi rechnen (vgl. oben). Über die Sonderstellung der Ichthyosis fetalis, die Unna noch mit anführt, vgl. das Kapitel Ichthyosis congenita.

Unter den von Unna aufgezählten Krankheitstypen bleiben noch strittig die Bilder der Keratosis pilaris bzw. Hyperkeratosis suprafollicularis (Unna) und das Keratoma hereditarium palmare et plantare. Daß eine dem klinischen Bilde der Keratosis follicularis manchmal sehr gleichende Veränderung bei der Ichthyosis als Teilerscheinung vorkommt, daß man aber auch eine Keratosis pilaris sui generis anerkennen und diese von der Ichthyosis abgrenzen soll, wurde oben schon ausführlich auseinandergesetzt (S. 58), es sei hier darauf verwiesen.

So bleibt eigentlich nur noch die Frage übrig, ob das Keratoma hereditarium palmare et plantare als lokalisierte Ichthyosis anzusprechen sei. Nun ist bei diesem Krankheitsbild klinisch die Unterscheidung wirklich oft besonders schwierig. Man sieht, wie erwähnt, öfters Fälle von Keratose der Handteller und Fußsohlen, in denen gleichzeitig an anderen Körperstellen typische Ichthyosis besteht. Dort muß man also die Hornbildung an Händen und Füßen sicher als Ichthyosis ansprechen. Daneben gibt es Fälle von ganz ähnlich aussehender Palmar- und Plantarkeratodermie ohne Ichthyosiserscheinungen am Körper. Diese Fälle können nach dem Vorkommen der ersterwähnten Fälle nicht ohne weiteres als Ichthyosen abgelehnt werden (vgl. oben die Definition E. Lessers). Zwischen diesem Bild, Ichthyosis palmaris et plantaris, und dem Keratoma hereditarium palmare et plantare soll aber meines Erachtens deshalb doch eine *klinische Trennung* gemacht werden (auch Jarisch u. a.).

Wir können die Unterschiede mit Fuhs, Brünauer u. a. wohl so präzisieren: Es gibt die wirklich auf Handteller und Fußsohlen beschränkten seltenen Fälle von echter Ichthyosis, zu denen ich z. B. aus neuerer Zeit den von Riehl in der Wiener dermatologischen Gesellschaft vom 9. März 1922 demonstrierten Fall ohne roten Saum um die Keratose der Fußsohle rechnen möchte, weiter den von Fuhs gezeigten Fall (Ichthyosis atypica palmaris et plantaris), ferner wohl auch den Fall von Siemens (Münch. dermat. Ges. vom 16. Mai 1927) und den von Konrad (Wien. dermat. Ges. vom 19. März 1929), obgleich diese beiden Fälle übrigens nicht *ganz* nur auf Handtellern bzw. Fußsohlen beschränkt waren. Gegenüber diesen lokalisierten Ichthyosen aber gibt es das Bild des Keratoma hereditarium palmare et plantare, das meist, aber doch nicht immer, charakterisiert ist durch einen die Hornbildung umgebenden erythematösen Saum, dieser ist auch nicht immer ganz vollständig zu sehen. Dagegen ist gewöhnlich bei der lokalisierten Ichthyose die Abgrenzung eine viel weniger scharfe gegen die gesunde Umgebung und die Handflächen sind öfters auch nur teilweise ergriffen. Dazu tritt die verminderte Schweißsekretion an den Händen und Füßen bei Ichthyosis, obgleich da freilich Ausnahmen vorkommen, während die Schweißabsonderung bei dem Keratoma hereditarium im Bereich der Hornmassen fast stets vermehrt ist und die Schweißporen nach JARISCH durch eine bienenwabenähnliche Zeichnung auffallen (GANS). Auch histologisch besteht meist ein Unterschied insofern, als bei der Ichthyosis gewöhnlich eine Verschmälerung des Rete und der Körnerschicht beobachtet wird, während beim Keratoma hereditarium das Stratum spinosum gegenüber dem Normalen sehr erheblich verbreitert ist. FUHS betont noch, daß eine Vererbung der auf Handteller und Fußsohlen beschränkten Ichthyosis in der gleichen Form sehr selten ist, daß vielmehr bei den Vorfahren solcher Patienten viel eher gewöhnliche Ichthyosis mit frei bleibenden Palmae und Plantae angetroffen würde.

Immerhin werden aber die charakteristischen unterscheidenden Merkmale der beiden Erkrankungen nicht jedesmal so klar liegen. So wird z. B. im Falle POLAČEKs von Keratosen auf beiden Handtellern und Fußsohlen berichtet, dabei spricht die unscharfe Abgrenzung gegen die Umgebung für die Einordnung unter die lokalisierte Ichthyosis, ein roter Saum um die Schwielen, der diskontinuierlich vorhanden ist, aber, sowie die Hyperhidrosis lassen eher die Annahme eines Keratoma hereditarium palmare et plantare zu. Verf. selbst bezeichnet den Fall als atypische Ichthyosis, einzureihen in die große Gruppe der Naevi. Auch ein Fall KRENS bleibt bezüglich der Rubrizierung zweifelhaft.

Daß der 1914 von W. COHN mitgeteilte Fall von Keratoma plantare et palmare in seinem Vorkommen mit einer atypischen Ichthyose nicht beweisend sein kann für die Notwendigkeit einer Identifizierung von lokalisierter Ichthyosis und Keratoma palmare et plantare, darauf hat FUHS schon hingewiesen. Denn einerseits ist die Ichthyosis in dem COHNschen Falle nur ein „Negativ" der Krankheit gewesen, d. h. nur dort vorgekommen, wo sonst die Ichthyosis fehlt, und andererseits ist es nicht sicher, ob es sich um ein echtes Keratoma palmare et plantare gehandelt hat.

Schließlich sei noch hervorgehoben, daß FUHS darauf hinweist, BETTMANN habe bei der Sichtung des Materials keinen einzigen Fall gefunden, bei dem das hereditäre Keratom in einer Familie echter Ichthyotiker oder in sicherer Kombination mit einer Ichthyosis beobachtet sei. Demgegenüber muß nun aber auch angeführt werden, daß OPPENHEIM vor kurzem betont hat, daß er keinen Fall von Keratoma hereditarium palmare et plantare gesehen habe, bei dem nicht zum mindesten an den Ellenbogenstreckseiten Zeichen von Ichthyosis vorhanden waren, weshalb er wiederum doch das Keratoma palmare et plantare im weitesten Sinne der Ichthyosis zuzählen will.

Ich fasse zusammen: Die Frage der lokalisierten Ichthyosis vulgaris wird auch heute noch nicht einheitlich beantwortet. Mit der Mehrheit der Autoren möchte ich hier die Ansicht vertreten, daß es nach klinischen und histologischen, teilweise auch ätiologischen Gesichtspunkten seltene lokalisierte Fälle von Ichthyosis vulgaris der Handflächen und Fußsohlen gibt, deren Vorhandensein man gelten lassen soll. Von ihnen ist abzutrennen das Krankheitsbild des Keratoma hereditarium palmare et plantare. *Dabei muß man aber zugeben, daß atypische und unklare Fälle immer gelegentlich übrig bleiben werden, die als Übergangsfälle keinem der klinischen Bilder mit Sicherheit zugezählt werden können.*

Anhangsweise sei noch angeführt, daß eine noch nicht erwähnte als Ichthyosis bezeichnete Hautanomalie sicher nicht als solche aufgefaßt werden soll, d. i. die von WEIDENFELD mit dem Namen *Ichthyosis thysanotrichica* belegte sehr seltene Hautaffektion. Es handelt sich da um eine Ansammlung von schwärzlichen komedonenartigen Punkten auf bräunlich verfärbter Haut, die Punkte bestehen aus einem Büschel von Haaren, die aus der Haut herausragen. Wahrscheinlich liegt eine vielfache Follikelanlage vor. Aber mit Ichthyosis hat das nichts zu tun, und der Vergleich des Verfassers mit der hier auf S. 58 auch mit aufgeführten Beobachtung Kaposis, die dieser als Ichthyosis plumiformis oder pteregoidea bezeichnete (von Gassmann mit Recht als Naevus ichthyosiformis aufgefaßt), trifft insofern nicht zu, als es sich bei Kaposis Fall doch um Epidermis- resp. Hornschichtspitzen auf der Haut, nicht um Haare handelt. Ähnliche Beobachtungen wie Weidenfeld haben Franke (das Pinselhaar, Thysanotrix), Nobl (Trichostachis spinulosa) und Galewsky mitgeteilt.

Histologie der Ichthyosis vulgaris.

In der Schilderung des mikroskopischen Befundes der Erkrankung besteht keine Einigkeit. Zweifellos fallen die histologischen Bilder in den einzelnen Fällen trotz äußerer klinischer Ähnlichkeit auch öfters verschieden aus. Am eingehendsten und systematischsten haben sich zunächst Unna und Gassmann über das Thema geäußert, aber gerade ihre Befunde stehen sich in recht vielen Punkten abweichend gegenüber, und auch bis heute liegen noch keine abschließenden Untersuchungsergebnisse vor. Wir müssen daher auf die Übereinstimmungen und Abweichungen der beiden genannten Autoren und die weiteren histologischen Befunde, die aus der Zeit nach Gassmanns Darstellung noch vorliegen (Ehrmann und Fick, Bargigli, Bizzozero, Valle, Herxheimer und Koppenhöfer, Novilla, Friboes, Kyrle, Gans, Chiappini u. a.), im einzelnen eingehen. Die Ergebnisse meiner eigenen histologischen Untersuchungen, die sich auf 8 Fälle (7 Patienten mit Ichthyosis nitida und 1 Fall von Keratosis follicularis ohne Ichthyosis) erstrecken, füge ich ein. Es ist hierbei der besseren Übersicht wegen zweckmäßig, die verschiedenen Stadien der Ichthyosis gesondert zu betrachten. Unna erklärt diese Trennung der verschiedenen Ichthyosisformen als eine durch den Befund an sich gegebene, Gassmann weist gleich darauf hin, daß seine mikroskopischen Ergebnisse eine strenge Scheidung nicht rechtfertigen, sondern daß es auch anatomisch viele Übergänge gebe zwischen den verschiedenen klinischen Formen. Die leichten Formen der Ichthyosis simplex und nitida, die ja auch klinisch oft gar nicht auseinanderzuhalten sind, können sicherlich gemeinsam betrachtet werden.

Ichthyosis nitida bzw. simplex.

Es sei zunächst die Ansicht Unnas über die histologischen Verhältnisse, die eine besondere Stellung einnimmt, wiedergegeben. Die *Hornschicht* ist nach Unna gleichmäßig und stark verdickt. Diese Verdickung soll das Charakteristicum der Ichthyosis sein und eine Umformung der Stachelschicht und des Papillarkörpers bewirken. Unna setzt eine Druckwirkung der verdickten Hornschicht voraus. Diesem Druck leistet das Epithel zu wenig Widerstand, die Dicke der Stachelschicht hat im ganzen deshalb abgenommen, und zwar besonders die der superpapillaren Stachelzellen, dabei aber findet nicht so sehr eine Verminderung des Epithels statt, sondern mehr eine Verkleinerung der Einzelzellen. Die Epithelleisten werden an der Unterfläche abgeplattet. Nimmt bei hochgradigeren Fällen die Hyperkeratose zu, so wird schließlich fast die ganze superpapilläre Stachelschicht in ein horizontales Hornlager verwandelt. Unter dem vertikal gerichteten Druck der Hornschicht werden aber auch die Papillen an ihrem Kopf abgeflacht. Mit der Verkürzung der Leisten und Papillen werden sie auch verbreitert. An der Oberfläche der Stachelzellenschicht fehlt überall die Körnerschicht. Dabei sind aber doch die Hornzellen kernlos und sogar auffallend homogen. Es ist dies alles eine besondere Art von Verhornung, die Stachelzelle geht ohne Bildung sekundärer Nebenprodukte in eine Hornzelle über.

Bei noch stärkerer Einwirkung der Hyperkeratose verhornen stellenweise auch Teile der interpapillären Stachelschicht und in manchen Fällen wird das Stratum spinosum bis auf eine 1—3reihige Lage von Stachelzellen vollständig in Hornschicht umgewandelt, wodurch die Hornschicht knopfförmig in die Epithelleisten hineinragt. Diesen Befund können GASSMANN und in neuester Zeit auch GANS nicht bestätigen.

GASSMANN lehnt die von UNNA so betonte Druckwirkung ganz ab. Sie sei auch physikalisch nicht begründet. Er konnte in keinem seiner Fälle Hyperkeratose nachweisen, ebensowenig zeigte sich eine Abplattung des unteren Randes der Epithelleiste oder eine Abnahme der Dicke des Rete über oder zwischen den Epithelien. Demnach sei man auch nicht berechtigt, von einer Verkleinerung der Retezellen zu sprechen, wenigstens könnte man das sicher nicht als konstantes Verhältnis betrachten.

Die Hornschicht sah er zum größten Teil, aber nicht durchweg, kernfrei. BIZZOZERO findet nun aber das Stratum corneum verbreitert wie UNNA, ebenso

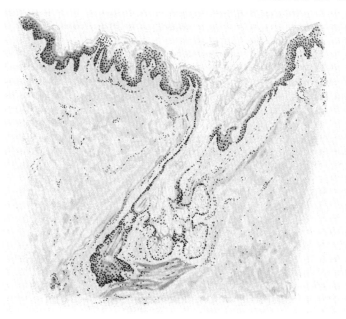

Abb. 18. Ichthyosis nitida. (Brust, ♂, 24jähr.) Hyperkeratose der Epidermis und des sackartig erweiterten, mit Hornmassen gefüllten Follikels. Hypoplasie des Stratum granulosum. In der Tiefe Reste eines atrophischen Haares. Atrophie der Talgdrüse. Hypertrophie der Arrectores pilorum. O. 66 : 1, R. 52 : 1. (Aus O. GANS: Histologie, Bd. 1.)

betont CHIAPPINI eine ausgesprochene Hyperkeratose. Auch GANS sah eine nicht sehr ausgesprochene, aber zweifellos vorhandene Verbreiterung der Hornschicht, die im übrigen nur vereinzelte färbbare Kerne enthielt. Dagegen fanden HERXHEIMER und KOPPENHÖFER wieder keine einwandfreie Verdickung der Hornschicht. Sie sahen herdweise Schwärme von Kernen im Stratum corneum. Im übrigen betonen sie in der Hornschicht tiefe, bis in das Bindegewebe der Papillarschicht reichende Rißbildungen. GASSMANN hatte die Risse auch erwähnt, sie aber nicht so tiefgehend festgestellt, sondern auf dem Grund der Risse immer noch eine dünne Hornlage gesehen.

Ich konnte in meinen Präparaten an einzelnen Stellen eine Verdickung, und zwar bis etwa zum Vierfachen des Normalen konstatieren, während zum größeren Teil die Hornschicht nicht verdickt war. Kerne waren in der Hornschicht meist nicht vorhanden, nur in einem Falle vereinzelt. Die Rißbildungen sah ich nicht.

Die *Körnerschicht* fand GASSMANN in einem Fall normal, in 4 Fällen war das Keratohyalin vermindert, dreimal fehlte die Körnerschicht ganz. Demgegenüber erwähnt Mario Quattrini eine verkleinerte Körnerschicht. Herxheimer und Koppenhöfer sahen sie normal. Ich fand, ebenso wie Gassmann das Stratum granulosum teils ganz fehlend, teils sehr verschmälert, einmal auch beim gleichen Fall stellenweise nicht erkennbar, stellenweise verschmälert bis auf eine Zellreihe. Ein Fall war ganz normal, ein weiterer zeigte eine ganz geringe Verschmälerung.

In der *Spinalzellenschicht* fanden andere Untersucher gegenüber Unna keine besonderen Veränderungen. Ebensowenig wie von Gassmann wurde von Gans Abplattung oder Abnahme der Zellagen gesehen, auch ich konnte keinen der artigen Befund erheben, höchstens an einigen Stellen erschien die untere Epithelleiste etwas abgeflacht. In der Basalzellenschicht erwähnen Gassmann und Bizzozero, auch Herxheimer und Koppenhöfer vermehrte Mitosen, Pigment ist in wechselnder Menge vorhanden.

Gassmann konstatiert im Rete Leukocyten in verschiedener Menge, ich sah wenige Entzündungszellen in zwei Fällen.

Gans spricht davon, daß er gelegentlich eine plumpere Struktur der *Papillen* beobachtete, auch wohl eine Verkürzung der Epithelleisten. Aber der Befund war unregelmäßig. Ich konnte dies bei meinen Fällen nicht nachweisen.

In der *Cutis* ist die Zellvermehrung meist eine geringe. Nirgends findet sich eine Anhäufung von Spindel- oder Plasmazellen, Unna sah nur wenig Mastzellen, gar keine Leukocyten. Gans dagegen betont wieder mehr als Unna die ziemlich regelmäßige und über die ganze Haut, besonders um die Gefäße und Schweißdrüsen in den oberen und mittleren Partien der Cutis sowie auch in den Papillen verbreitete Vermehrung der Mastzellen. Daneben sah Gans eine, wenn auch geringgradige Zellzunahme, namentlich um die Gefäße im Papillarkörper, diese Zellen bestanden aus gewucherten, fixen Bindegewebszellen, nie aus Plasmazellen, selten oder nie aus Leukocyten. Hin und wieder waren einige Herde von Pigmentablagerung vorhanden. Auch Herxheimer und Koppenhöfer betonen das reichliche Vorkommen von Mastzellen, daneben von Zellen mit länglichen Kernen und spinnenartigen Protoplasmaausläufern. Diese Zellvermehrung bestand aber nur um die Papillarkörpergefäße herum, nicht weiter in der Tiefe. Chiappini hebt eine besonders starke Infiltration von Lymphocyten hervor, aber es bestand gleichzeitig eine Tuberkulose. Auch in meinen Präparaten fand sich nur eine geringe Anzahl von Entzündungszellen in der Cutis, teilweise ganz unregelmäßig zerstreut, teils perivasculär.

Unna nimmt nun die geringe Zellvermehrung doch schon für einen Beweis dafür in Anspruch, daß es sich bei der Ichthyosis um eine Erkrankung schwach entzündlicher Natur und nicht nur um eine Hornschichtverdickung handle. In dieser Deutung stimmen ihm allerdings weder Gassmann, noch andere Autoren, außer Philipson bei.

Das *Kollagen* ist bei länger dauernden Fällen nach Unna besonders in den unteren Partien der Cutis verdickt. Fett und elastische Fasern schwinden dann dort, die Lymphspalten sind verengt, in den oberen Partien der Cutis ist dies weniger deutlich. Gassmann kann das nicht bestätigen; auch ich sah in einem Fall eher erweiterte Lymphgefäße.

Eine Hypertrophie der Musculi arrectores wird von Unna und auch von Gans betont, von Gassmann abgelehnt.

Die Hyperkeratose setzt sich nun auch auf die *Follikeltrichter* fort. Um den Follikeleingang besteht aber nach Unna keine Acanthose wie bei Pityriasis rubra pilaris, daher liegen die Follikeltrichter im Niveau der umliegenden Haut und machen sich nicht besonders bemerkbar. Die Follikelausgänge sind entweder weit klaffend und von einem breiten Horntrichter ausgefüllt, oder der Follikeleingang ist von Hornschicht verschlossen und man sieht den tieferen

Teil des Haarbalges, oder auch den ganzen Haarbalg erweitert, auch eventuell mit Horn gefüllt. UNNA spricht hier von Haarcysten, GASSMANN hebt aber hervor, daß eigentliche Cysten nicht vorliegen. Die Talgdrüsen fand UNNA an den noch offenen Follikeln meist zu kleinen Rudimenten atrophiert, an den Haarbälgen waren sie gar nicht mehr nachweisbar. Auch GANS bestätigt das.

An den *Schweißdrüsenausführungsgängen* ist außer einer einfachen Erweiterung selten eineVeränderung nachweisbar, nur einmal sah UNNA eine den Schweißporus ausfüllende Hornperle. Dagegen beschreibt er eine zuerst von ihm beobachtete charakteristische Veränderung an den Knäueln. Die Lichtung ist durchweg erweitert, die Epithelien zeigen alle einen, nach dem Lumen gekehrten breiten, glasigen Saum, während der Kern regelmäßig nach der Außenwand gerichtet ist. Wie die Anschwellung der Epithelien und die Erweiterung der Lichtung sind die Schleifen des Knäuels im ganzen stark verdickt, komprimieren das dazwischen gelegene Bindegewebe und platten sich gegenseitig aneinander ab. UNNA nimmt an, daß diese von ihm gefundene Veränderung sicher in einem Zusammenhang stehe mit der Anhidrose und Asteatose der Oberfläche.

GASSMANN hat im Gegensatz zu UNNA, der die Verhornung der Schweißporen nur selten fand, in der Hälfte seiner Fälle die Hornschicht zapfenförmig in die Tiefe dringen sehen. Das konnte auch GANS gelegentlich feststellen. Ich selbst habe diese Verhornung gerade der Schweißporen nicht beobachten können, das mag aber wohl auf Zufall beruhen.

Die Erweiterung der Schweißdrüsen hat auch GASSMANN oft gesehen, aber die übrigen von UNNA geschilderten Verhältnisse kann er an den Schweißdrüsen nicht bestätigen. GANS hält die von UNNA geschilderte Veränderung der Schweißdrüsen überhaupt nicht für charakteristisch für die Ichthyosis, da sie auch an nicht ichthyotischen Hautpartien zu finden sei.

Im klinischen Teil wurde die *netzförmige, flüchtige Dermatitis* erwähnt, die HERXHEIMER und KOPPENHÖFER bei Ichthyotikern sahen und beschrieben. Es sei der histologische Befund davon noch kurz hier wiedergegeben. Die Verff. fanden natürlich im allgemeinen die gleichen Veränderungen, die bei Ichthyosis gesehen werden. Dort aber, wo die Schnitte durch die roten Netzlinien führten, erschien die gesamte Epidermis mit dem Papillarkörper mäßig verdickt und etwas vorgewölbt. Es fand sich ferner herdförmig deutlich verstärkte perivasculäre Infiltration längs der Gefäße der Papillar- und Subpapillarschicht. Das Infiltrat bestand hier vorwiegend aus Rundzellen, die Mast- und Bindegewebszellen und die polymorphkernigen Leukocyten waren an Zahl viel geringer. Auch einige eosinophile Leukocyten, die nie an den rein ichthyotischen Hautpartien sich fanden, waren in den Infiltraten eingesprengt. Es war das also das Bild einer einfachen Gefäßentzündung neben den eigentlich ichthyotischen, oben mit beschriebenen Veränderungen. Auch heben HERXHEIMER und KOPPENHÖFER hier wieder die Einrisse in der Hornschicht hervor, die sich durch die Epithelschicht hindurch ziehen, in den Papillarkörper spitzwinklig hineinerstrecken und oft einen kleinen Blutaustritt in der Tiefe des Risses aufweisen.

Angeschlossen sei nun hier die Schilderung der öfters mit den leichten Ichthyosisformen verbundenen Verhornung der Follikel, der *Ichthyosis follicularis*. Es wurde oben bereits ausgeführt, daß schon aus klinischen Gründen das Bild der Keratosis pilaris oder des Lichen pilaris getrennt werden soll von der Ichthyosis follicularis, daß erstere nicht als isolierte Ichthyosis aufgefaßt werden sollen. UNNA ist lebhaft dafür eingetreten, daß auch durch die histologischen Verhältnisse der Keratosis pilaris und der Follikelverhornungen an den Streckseiten der Extremitäten bei Ichthyosis die Verschiedenheit der beiden Affektionen erwiesen werden kann. Er hebt hervor, daß bei Keratosis pilaris sich die primären Veränderungen auf die Hornschicht der Follikel und ihre nächste Nachbarschaft beschränken. Nur in einigen Fällen schließt sich eine allgemeine Verdickung der Hornschicht der Oberfläche an. Unna nennt diese Veränderung Keratosis suprafollicularis. Durch die Verhornung am Follikeleingang würde der Follikel nur verlegt und der Follikelhals nur sekundär und annähernd zylindrisch erweitert. Hier liegt das spiralisch zusammengerollte Haar. Bei echten Hyperkeratosen des Follikelhalses dagegen — das betrifft die wirkliche Ichthyosis — bestehe eine mächtige Erweiterung des Follikelhalses und der Inhalt desselben zeige

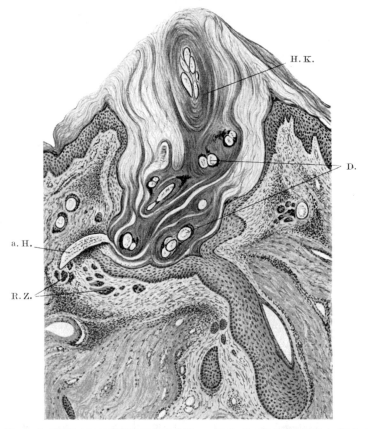

Abb. 19. Keratosis pilaris, vorgeschrittener Entwicklungsgrad. (Aus J. Kyrle, Histo-Biologie, Bd. 1.) Follikelmündung stark erweitert, mit Hornmassen (H. K.) erfüllt; zahlreiche Quer- und Schrägschnitte durch das in Spiralen gelegte Haar (D.). Bei a. H. Teil des Haares, der die Follikelwand durchbohrt hat und nun von einem Riesenzellgranulom (R. Z. Riesenzellen) umgeben im Bindegewebe liegt.

tütenförmig ineinandergeschachtelte Hornschalen. In ähnlicher Weise äußert sich auch Mibelli und legt besonderes Gewicht darauf, daß sich bei Ichthyosis die Hyperkeratose auch über die Wandungen des Haartrichters hinaus erstrecke. Die Hornmasse des stark erweiterten Haartrichters bei Ichthyosis sei das Produkt einer vermehrten Hornbildung von seiten der Wandungen des Trichters, während sie bei Keratosis follicularis nur den Inhalt einer Retentionscyste bildet. Giovannini dagegen betont doch, daß man bei Keratosis pilaris die äußere Wurzelscheide oft im Zustand abnormer Verhornung findet. Diese befalle sogar häufig die Epithelzellen der Ausbuchtung des Muskelansatzes. Die interfolliküläre Epidermis zeigte keine sicheren pathologischen Veränderungen, manchmal geringere Verdünnungen des Rete und des Stratum corneum, manchmal

Verdickung des letzteren, andere Male auch normale Beschaffenheit. Gassmann weist noch hin auf das gelegentliche Erhaltenbleiben von färbbaren Kernen in der verdickten Hornschicht bei Ichthyosis, das bei Keratosis pilaris fehlt, auf die häufigen entzündlichen Veränderungen bei Keratosis follicularis (auch von Gans betont), doch sei das wohl nicht in jedem Falle als bestimmtes Unterscheidungsmerkmal anzusehen.

Von den neuesten Darlegungen seien noch die von Kyrle und von Gans erwähnt. Sie decken sich im wesentlichen mit der Darstellung Unnas, daß sich

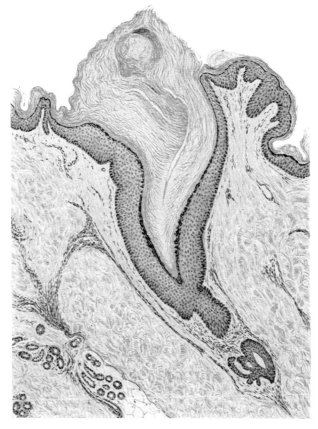

Abb. 20. Ichthyosis follicularis. Vergr. 60:1. Trichterförmig erweiterte Follikelmündung mit konzentrisch geschichteten Hornmassen ausgefüllt. Stratum granulosum stellenweise etwas verdickt. (Aus J. Kyrle: Histo-Biologie, Bd. 1.)

nämlich bei der gewöhnlichen Keratosis pilaris lediglich der oberste Abschnitt des Follikelostiums im Zustand der Hyperkeratose befindet (ebenso war es in dem von mir untersuchten Fall) und daß er durch Stauung des Follikelinneren eine cystische Erweiterung, in der das zusammengerollte Haar liegt, erfährt. Dabei kann das rasch wachsende Haar gelegentlich die Follikelwandung durchstoßen und dann frei in der Cutis liegen, wo es reaktive Entzündungserscheinungen auslösen kann (Fremdkörper-Riesenzellen usw.). Ein solcher Endausgang komme bei der follikulären Ichthyosis nie zustande (Kyrle). Gans weist noch auf das besondere Verhalten der Haarfollikel hin, die häufig zu zweien, seltener zu dreien oder vieren eine gemeinsame ampullen- oder zylinderförmige Mündung besitzen, die meist viel tiefer ist als normal (Giovannini).

Manche Follikel, die selbst keine richtigen Trichter haben, münden in einen benachbarten Follikeltrichter. Kyrle wie Gans halten die Trennung des Lichen pilaris von der Ichthyosis follicularis durchaus aufrecht. Immerhin muß betont werden, daß gegenüber Giovanninis Befunden, die die histologische Unterscheidung nicht so klar zulassen, doch noch weitere Untersuchungen über diese Frage erwünscht sind.

Ichthyosis serpentina.

Hier ist nach Unna, Gassmann, Novella, Gans u. a. neben der Hyperkeratose eine gut ausgebildete, verbreiterte Epithelzellenschicht vorhanden durch Vergrößerung und Vermehrung der Stachelzellen, über den Papillen liegt eine mehrfache Zellschicht, und die Papillen sind nicht mehr abgeplattet. In der Hornschicht sah Novella auch Parakeratose, im Stratum lucidum stellenweise Eleidinsaum. Die Epithelleiste ist nach Angabe aller Untersucher nach unten zu deutlich wellenförmig. Zwischen Hornschicht und Stachelzellenschicht ist die Körnerschicht sehr deutlich sichtbar, teilweise verdickt. Stümpke betont in seinem Fall allerdings, daß die Volumzunahme des Stratum spinosum zusammen mit einer stärkeren zelligen Infiltration in der Cutis histologisch mehr einer Ichthyosis serpentina entspräche, während das klinische Bild durchaus einer Ichthyosis nitida gleiche, so daß also eine strenge Trennung des histologischen Bildes nicht angenommen werden kann, wie es ja auch Gassmann gesagt hat. Die Hornmassen dringen in die Follikel und Schweißdrüsenmündungen ein. Auch neben diesen lassen die Hornplättchen ihre Fortsätze in die verdickte Stachelzellenschicht tief eindringen.

In der Cutis sind die infiltrierenden Lymphocyten nicht reichlicher, aber alle Zellen sind größer, man sieht an den Gefäßen teilweise Häufchen von Plasmazellen. Die Mastzellen sind etwas vermehrt. Gans betont dagegen, daß die Zellvermehrung bei der Ichthyosis serpentina viel geringer sei als bei der Ichthyosis nitida. An den Knäueldrüsen findet man die Lumina und die Epithelzellen normal. Gassmann will das auch von ihm gefundene größere Volum der Schleimschicht nicht ohne weiteres als einen pathologischen Befund anerkennen. Den Pigmentgehalt der Basalzellen bzw. oberen Cutispartien, den Unna vermindert sah, fand Gassmann dagegen reichlich. Besonders Kyrle hat in einem Fall eine überaus starke Pigmentablagerung in der Basalzellenschicht und in den darüber gelagerten Epithelschichten gesehen, die nach Beseitigung der Hornbildung durch Bäder und Salben, auffallenderweise zurückgegangen war. (Zusammenhang der Hyperpigmentation mit der Hyperkeratose ?)

Ichthyosis hystrix.

Bei der Hystrixform endlich tritt die dick aufgelagerte Hornschicht in den Vordergrund, die um ein mehrfaches breiter ist als die Epidermis. Unna hat dafür keine eigenen Beobachtungen beibringen können. Gassmann sah be einem seiner Fälle von Ichthyosis nitida Hystrixbildung über dem Sprung gelenk. Er fand an dieser Stelle das Rete doppelt so dick wie an einer Nitida stelle und, während an der letzteren die Körnerschicht ganz fehlte, waren an der Hystrixhautpartie zwei Reihen Körnerschicht sichtbar, allerdings mit sehr wenig Keratohyalin. In einem zweiten Fall wahrer Hystrixbildung von Gassmann war das Keratohyalin über die Norm reichlich vorhanden, und das Rete ebenfalls verbreitert. Aber Gassmann betont doch, daß in einzelnen Fällen lokaler Hystrixbildung die Mengen des vorhandenen Keratohyalins in keinem Verhältnis zu der Verbreiterung der Hornschicht stehen. Gans hebt die schwache, wenn auch immer nachweisbare Entwicklung der Körnerschicht hervor.

GASSMANN erwähnt ferner in einem Falle, in der dem Stratum lucidum entsprechenden Schicht eine Anzahl von Tropfen und Lachen, die reihenförmig übereinander angeordnet waren, und die er für eine, dem Eleidin jedenfalls sehr
nahe verwandte Substanz ansieht, was aber BLOTEVOGEL nicht gelten läßt.
Ein Stratum lucidum ist im übrigen nicht sichtbar. Das Stratum spinosum
ist aus großen, gut entwickelten Zellen aufgebaut (GANS). Die Mitosen sind
in der Basalschicht des Rete nach GASSMANN ziemlich reichlich, Leukocyten
sind im Rete auch zahlreich vorhanden. Im Corium sind die Zellen um die Gefäße
herum etwas vermehrt, am meisten erscheinen aber die Mastzellen im Corium
und auch in der Subcutis vermehrt.

Einen etwas anderen Befund erhob BARGIGLI, der einen Hystrixfall bei einem zwei-
einhalbjährigen Kinde sah. Er hebt neben der Hyperkeratose die bedeutende Reduktion
der ganzen Epithelschicht, besonders der Körnerschicht hervor. An der unteren Grenzlinie des Epithels war der wellenförmige Verlauf sehr ausgesprochen. Die Haarbälge waren
atrophisch. Entzündliche Erscheinungen in der Cutis fehlten.

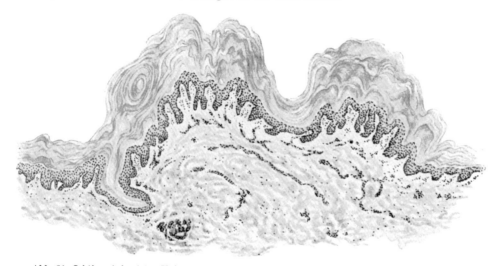

Abb. 21. Ichthyosis hystrix. Unterarm volar, 19jähr. ♀. Starke Hypertrophie der lamellär gebauten
Hornschicht, mäßige Verbreiterung der übrigen Schichten der Epidermis. Hyperkeratose der
Follikelostien. Verlängerung und Verbreiterung der Papillen. O. 35 : 1, R. 35 : 1.
(Aus O. GANS: Histologie, Bd. 1.)

BLOTEVOGEL hat in seinem Fall von Ichthyosis nitida, serpentina und
hystrix eine Hystrixstelle vom Ellenbogen untersucht. Der Befund ist bemerkenswert und sei kurz aufgeführt:

Die Hornschicht fand Verf. stark verdickt, aus mehreren Zellagen bestehend.
Dort, wo sie sich tief zwischen die Papillen senkt, zeigt sie die Form ineinander-
steckender Trichter. Hier sind in der Nähe des Stratum granulosum Kerne
und Kernbröckel zu sehen, darüber ist die Hornschicht mehr homogen, und
enthält zum Teil eingesprengte Hornperlen. Oberhalb der Papillen sah man fest
aneinander geschweißte Hornmassen, die gleichmäßig zerstreute Kerne zeigen.
Das Stratum granulosum zeigt mehrere Zellagen, unter deren Zellen man
drei verschiedene Formen sah: Vergrößerte, sich mit Hämatoxylin besonders
stark färbende Zellen, bei denen infolge der Färbung keine Struktur mehr
erkennbar war. Sie lagen dicht an der Hornschicht. Die überwiegende Masse
bildeten große Körnerzellen, zum Teil mit reichlichen Körnern, zum Teil mit
reichlichen Fasermassen, sie lagen mehr in der Mitte des Stratum granulosum.
In geringerer Zahl waren Zellen mit leerer Kernhöhle und normalem Körner-
befund vorhanden, diese lagen der Stachelschicht an.

Die Stachelschicht war etwas verdickt, die Stachelung ist nach oben zu deutlicher. Die Papillen waren schmal, zum Teil stark verlängert, entsprechend verhielten sich die interpapillären Zapfen.

Um die Gefäße zeigten sich eine geringe Zahl von Bindegewebszellen, die Mastzellen waren etwas vermehrt.

Das histologische Bild zeigte im ganzen Ähnlichkeit mit dem Bild von Hauthörnern, wie es Unna beschreibt. Betont wird die scharf abgegrenzte steilgipflige Kurve als Grenze der Stachelschicht gegen den Papillarkörper und der Körperschicht gegen die Hornschicht.

Blotevogel sieht in seinem histologischen Befund eine Bestätigung der Ansicht Unnas, daß das Keratom bei Ichthyosis hystrix eine Geschwulstbildung für sich ist, da es nicht einer ichthyotischen Haut aufsitzt. Die Hyperkeratose beschränke sich nur auf einen festeren Zusammenhang der Hornzellen. Das Keratom müsse wegen der Verschiedenheit des histologischen Bildes von der Ichthyosis grundsätzlich getrennt werden, wenn auch bei dem gleichen Individuum beide Formen der Hyperkeratose nebeneinander vorkommen können. Für die Keratome der Ichthyosis hystrix nimmt Blotevogel auf Grund seiner histologischen Präparate einen epithelialen Ursprung, eine bindegewebige Wucherung an.

Die *Schweißdrüsen* waren in Gassmanns Fällen in normaler Menge vorhanden, stellenweise etwas vermehrt, in ihren Lumina die Drüsenzellen stellenweise beträchtlich abgeplattet. Gans sah die Schweißdrüsen an Zahl nicht vermindert.

Talgdrüsen fehlten in einem Falle Gassmanns gänzlich, im zweiten Falle waren sie normal und gut entwickelt vorhanden, im dritten Falle waren nur geringe Ansätze davon sichtbar. Die Hornmassen steigen tief in die Follikel herab.

Gans weist auf die auch von Gassmann gemachten Beobachtung hin, daß unter der mäßigen Hornschicht das Rete verschmälert erscheint, obgleich es in Wahrheit verbreitert sei. Die Papillen sind verlängert und verbreitert. In der Hornschicht ist der ursprünglich lamelläre Aufbau meist nicht mehr zu erkennen. (In einem Falle Gassmanns aber war er doch teilweise deutlich.)

Eine Untersuchung eines Falles von Schourp betont die starke Hyperkeratose, Hornkegel und massige Hornplatten über dem Rete. Der Übergang von der Hornschicht zum Rete ist scharf. Der Papillarkörper normal, eher atrophisch, keinerlei Wucherung von seiten der Stachelzellen. Keratohyalin war vorhanden, aber sehr spärlich. Sehr geringe Leukocyteninfiltration, Mastzellen nur in der Umgebung der Gefäße ziemlich reichlich. Die elastischen Fasern fehlten vollkommen im oberen Drittel des Corium, waren aber im mittleren und unteren Drittel vorhanden. Pigment fand sich reichlich in den Basalzellen und im oberen Teil des Corium. Bei Untersuchung der Verhornung nach Gramscher Färbung sah Schourp die Keratingranula am Rande der Zellen liegen, während das Zellinnere frei blieb. Die älteste, stärkste Verhornungsschicht nahm die Gramsche Färbung im Gegensatz zum Befund am Normalen am stärksten an.

Stümpke spricht von einem ziemlichen Reichtum von Schweißdrüsen im histologischen Präparat. Dagegen fehlen in den Fällen von Moses die Schweißdrüsen an vielen Stellen und die Talgdrüsen überhaupt ganz. Neben dem histologischen Befunde der Ichthyosis hystrix sei auch auf die Hystrixfälle mit atypischer Lokalisation verwiesen, die als Übergangsfälle zur Ichthyosis congenita (überlebende Ichthyosis congenita, Brocqsche Erythrodermie) diskutiert werden und im Kapitel Ichthyosis congenita ihre Besprechung finden.

Zu diesen Fällen sei auch noch erwähnt, daß Gassmann es offen läßt, ob die sog. paratypischen Formen der Ichthyosis durch ihre Histologie eine Sonderstellung rechtfertigten. In einzelnen Punkten könnten wohl Abweichungen von der Ichthyosis hystrix vorhanden sein, aber es sei nicht in erheblichem Maße der Fall.

Von einem von ihm beobachteten Fall hebt er hervor, daß er durch die ganze Dicke der Hornschicht gleichmäßig zerstreute, gut färbbare Kerne gesehen habe, daß auch das Stratum granulosum stark verdickt und das Keratohyalin stark vermehrt gewesen sei. Ferner erwähnt er das Vorhandensein einer dem Eleidin morphologisch ähnlichen Substanz, die sich mit Hämatoxylin und teilweise nach Gram färbte, aber gerade diese eleidinähnliche Substanz sah er auch in einem anderen Fall von Ichthyosis hystrix. Das Rete war mäßig hypertrophisch und die Zahl der Mitosen ungewöhnlich groß. Die Schilderung dieses Falles läßt gewiß noch nicht die Annahme einer besonderen histologischen Beschaffenheit zu. Auch GANS äußert sich dahin, daß die Berechtigung der Sonderstellung nach den histologischen Befunden keineswegs erwiesen sei.

Zuletzt sei noch der histologische Befund wiedergegeben in dem ganz ungewöhnlichen Fall von Ichthyosis vulgaris mit Beteiligung der Schleimhaut, den SIEBENMANN beschrieben hat (vgl. S. 63). Den mikroskopischen Befund des SIEBENMANNschen Falles finden wir bei MIESCHER folgendermaßen angegeben: An Stelle der Schleimhaut papillär angeordnetes epidermisähnliches Gewebe mit vorwiegend parakeratotischer Verhornung. Starke Quellung der elastischen Fasern, die Gefäßwände verdickt, hyalin degeneriert, desgleichen die Umhüllungsmembranen der Schweißdrüsen. Diese Bindegewebsveränderungen finden sich nur an der Lippenschleimhaut, nicht am Gaumen und Kehlkopf.

Ätiologie und Pathogenese der Ichthyosis vulgaris.

Vererbung. Schon von alters her ist es bekannt, daß die Vererbung eine ausschlaggebende Rolle spielt. KAPOSI, E. LESSER, NEISSER, BESNIER, THIBIERGE u. a., auch schon ältere Autoren vor ihnen nahmen durchweg erbliche Einflüsse an und heute hat sich diese Ansicht noch viel mehr befestigt. Daß diese Heredität längst nicht immer feststellbar ist, beweist natürlich nichts gegen die erbliche Ätiologie. GASSMANN hat aus einer Zusammenstellung von 33 sicheren Fällen aus der Literatur und 11 eigenen errechnet, daß unter diesen 44 Fällen die Erblichkeit 12mal nachweisbar war, und zwar erstreckte sie sich 9mal über 2, 2mal über 3, und 1mal über 4 Generationen. Ferner war in 9 Fällen die Krankheit familiär. Also zusammenfassend: In mehr als einem Viertel war Heredität, in einem weiteren Fünftel war familiäres Vorkommen feststellbar, und in etwas mehr als der Hälfte war nichts über Heredität angegeben oder feststellbar.

Die Vererbung macht sich natürlich keineswegs in jeder Generation bemerkbar. Oft überspringt die Ichthyosis eine oder mehrere Generationen, wie sie überhaupt mit ihrem Auftreten keine Regel zeigt. Oft ist bei einem Kind oder bei zweien die Ichthyosis vorhanden, während sie bei weiteren Geschwistern ganz fehlt. Es können sowohl Mädchen wie Knaben befallen sein, manchmal sieht man in einer Familie Söhne und Töchter ichthyotisch. Aber es kommt doch ganz verschiedenes Verhalten vor, die Ichthyosis vererbt sich auch nicht immer gleichgeschlechtlich, sondern geht nicht so selten vom Vater auf die Tochter, oder von der Mutter auf die Söhne über. KAPOSI erwähnt den Fall einer ichthyotischen Mutter, deren fünf Söhne alle ichthyotisch waren, während die drei Töchter sich frei von dieser Erkrankung zeigten. Ebenso erwähnt GUERRERO einen Fall von typischer, von der Mutter ererbter Ichthyosis vulgaris, bei welchem in der Familie der Mutter 16 Fälle ausschließlich bei männlichen Mitgliedern vorgekommen waren. SAETHRE wiederum sah in einer Familie von 35 Gliedern 7 nur männliche befallene.

Wenn wir nun heute unter dem Gesichtspunkt der modernen Vererbungslehre die Frage der Heredität bei der Ichthyosis prüfen, so begegnen wir namentlich in den Arbeiten von H. W. SIEMENS, LEVEN, JULIUS HELLER u. a., in neuester Zeit wertvollem aufschlußgebenden Material über die Vererbung. Es ergeben sich da, soweit man bis jetzt sagen kann, die folgenden Gesichtspunkte: SIEMENS betont, daß die Ichthyosis zum größeren Teil sicher dominant sich vererbe, zum Teil vielleicht recessiv. Für eine recessive Vererbung einer Erkrankung spricht das gehäufte Vorkommen bei Geschwistern und das häufigere Vorkommen einer elterlichen Blutsverwandtschaft, als diese sonst vorkommt. Diese häufigere Konsanguinität bei den Eltern Ichthyotischer wird auch von THIBIERGE angenommen, doch hat sie sich bis jetzt nicht allgemein nachweisen lassen, die Feststellung einer Vetternehe in einer unregelmäßig dominant vererbenden Familie mit Ichthyosis vulgaris durch SIEMENS kann man sicher mit dem Autor als eine zufällige Beobachtung registrieren. SIEMENS, OREL und viele andere Autoren nehmen ja auf Grund der vorwiegend dominanten Vererbung bei Ichthyosis vulgaris und recessiven bei Ichthyosis congenita an, daß keine Übergangsfälle zwischen beiden Formen möglich seien. Ich gehe hier auf diese Frage nicht ein, sondern verweise auf meine ausführliche Darstellung im Kapitel Ichthyosis congenita (S. 44 f.).

Festzuhalten ist, daß es zweifellos recht viele dominant sich vererbende Ichthyosis vulgaris-Fälle gibt. Dabei ist die Vererbung oft unregelmäßig dominant, d. h. es wird bei der Vererbung häufig eine Generation übersprungen. Als besonders deutliches Beispiel dieser dominanten Vererbung sei ein auf 5 Generationen sich erstreckender, sehr gut verfolgbarer Stammbaum, den LEVEN veröffentlichte (Arch. f. Dermat. Bd. 139), mitgeteilt. Der *Stammbaum* von LEVEN zeigt folgendes Bild:

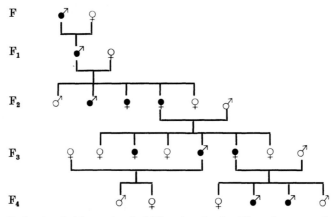

Abb. 22. Dominant sich vererbende Ichthyosis vulgaris. (Stammbaum von LEVEN.)

LEVEN schließt auch, daß, wenn überhaupt, doch nur für einen Teil der Fälle von Ichthyosis vulgaris ein recessiv erbliches Leiden vorliegen könne. Aus dem mitgeteilten Stammbaum geht ferner hervor, daß bei den in ihm aufgeführten, an Ichthyosis leidenden Personen weder eine Geschlechtsbindung, noch eine totale Geschlechtsbegrenzung, mit größter Wahrscheinlichkeit auch keine beschränkte Geschlechtsbegrenzung vorliegt.

Einen zweiten Stammbaum verdanke ich LEVENs persönlicher Mitteilung. Er faßt ihn als unregelmäßig dominant auf. Recessive Vererbung ist nicht wahrscheinlich, denn es müßten dann die Ehegatten aus anderen Familien auch die recessive Anlage gehabt haben. Die beiden Ehegatten waren nicht blutsverwandt. Der Stammbaum zeigt folgendes Bild:

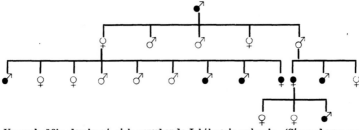

Abb. 23. Unregelmäßig dominant sich vererbende Ichthyosis vulgaris. (Stammbaum von LEVEN.)

Ichthyosisstammbäume über mehr als drei Generationen sind an sich schon nicht häufig feststellbar. Erwähnt sei hier noch ein über fünf Generationen sich erstreckender Stammbaum von WEHEFRITZ, und der vier Generationen betreffende von JULIUS HELLER. Der Ichthyosisstammbaum, den HELLER mitgeteilt hat, zeigt in vier Generationen unter 35 Personen nicht weniger als 17 erkrankt. Hier sind es männliche sowie weibliche Familienmitglieder. RAMORINO hat schließlich einen über fünf Generationen reichenden Stammbaum, der geschlechtsgebundenen Charakter zeigt, mitgeteilt.

Nun ist vor wenig Jahren (1927) unsere Erkenntnis von der Vererbung der Ichthyosis vulgaris aber noch erweitert durch die Mitteilung LUNDBORGS, durch die eine recessiv-geschlechtsgebundene Vererbung der Ichthyosis vulgaris in einer schwedischen Bauernsippe nachgewiesen wird. Bis dahin war ein sicherer Fall recessiv-geschlechtsgebundener Vererbung noch nicht bekannt gewesen.

Der von LUNDBORG mitgeteilte Stammbaum, in dem typische geschlechtsgebundene Vererbung der Ichthyosis vulgaris zu erkennen ist, zeigt folgendes Bild. Er erstreckt sich über 5 Generationen, die Ichthyosis vulgaris findet sich in 6 Familien. Zunächst ist der Stammvater mit Ichthyosis vulgaris behaftet (Familie I). 6 Kinder von ihm sind äußerlich gesund, aber 2 Töchter müssen Heterocygoten (Konduktoren) gewesen sein, denn sie haben kranke Söhne. So ist in Familie II ein kranker Sohn vorhanden (dessen Mutter also Konduktor gewesen ist). In Familie III, deren Mutter eine Tochter von dem Stammvater (Familie I) war und die anscheinend gesund, aber offenbar auch Konduktor war, sind 2 kranke Söhne. 2 andere gesunde Töchter (in Familie III) sind verheiratet, ihre Nachkommen sind frei. In Familie IV (Nachkommen eines kranken Sohnes aus Familie III) sind 3 anscheinend gesunde Kinder, aber das eine davon, eine Tochter, muß recessiv krank (Konduktor) gewesen sein, denn sie gebar unter 7 Kindern 2 kranke Söhne neben 5 gesunden Kindern. Dazu kommt noch als Familie V der Sohn von dem kranken Sohn aus Familie III, dieser war gesund. Der Stammbaum zeigt: 1. Nur männliche Individuen sind befallen. 2. Alle Kinder von den Erkrankten sind äußerlich frei von Erkrankung (aber verschiedene Töchter sind Konduktoren). 3. Die nicht von der Krankheit befallenen Männer hatten, soweit sie Nachkommen hatten, alle gesunde Nachkommen. 4. Nur Töchtersöhne der Erkrankten (etwa 50%) sind befallen. Es gibt 3 derartige Familien, nämlich Familie II, III, VI. In denselben sind zusammen 11 Söhne geboren, von diesen sind 5 krank. 5. Töchter erkrankter Männer waren in 3 Fällen Konduktoren (Heterocygoten).

Nun haben sich danach doch noch einige Stammbäume von recessiv geschlechtsgebundener Vererbung gefunden. Es sind zu nennen die Fälle von LEWITH, CSÖRSZ (ein ausgebreitetes, über 5 Generationen sich erstreckender Stammbaum), SPAZACIO, FRETS (nicht ganz sicherer Fall!). Auch der Fall von ORBAN-VAJDA (Krankheitsübertragung durch weibliche Mitglieder der Familie, aber nur männliche Mitglieder befallen!) gehört wohl hierher.

Die nachweisbaren Beobachtungen über die Vererbung geben uns einen gewissen, wenn auch noch nicht immer sicher zu deutenden Aufschluß über die Weiterverbreitung. Als eigentliche Grundursache der Ichthyosis sahen die meisten früheren Autoren eine durch Vererbung bewirkte Mißbildung an. Einige ältere und neuere Ansichten sind bei GASSMANN zitiert, ihre Wiedergabe lohnt hier nicht im einzelnen. Nur die wichtigsten seien hier angeführt:

KAPOSI nahm eine angeborene und hereditäre örtliche Vegetations-Anomalie der Cutis, besonders der Epidermis und der Fettsubstanz an. NEISSER, BESNIER, BROCQ, THIBIERGE u. a. urteilen ähnlich. NEISSER erklärt ganz allgemein alle Ichthyosisformen für angeborene Hautleiden, beruhend auf einer Anomalie der Hautanlage und Hautentwicklung. BROCQ aber nimmt eine Funktionsstörung der Drüsen der Haut und eine Veränderung der Hornbildung der Epidermis, die stets Schuppen abstößt, an. BESNIER dagegen sieht das Primäre in der Veränderung der Epidermis, und der Hornschicht, während die Veränderung in Drüsen und Corium erst sekundär sei. Auch THIBIERGE legt das Primäre in eine Veränderung oder Funktionsstörung der Retezellen. Und es sei nicht anzunehmen, daß die Bildung der Schuppen durch einen festeren Zusammenhalt der Epidermiszellen, infolge einer veränderten Drüsensekretion bedingt wäre.

Andere ätiologische Ansichten. Die ganz abweichende Auffassung UNNAS, der die Ichthyosis nicht für eine angeborene, sondern für eine entzündliche Erkrankung hält und sie unter den infektiösen Entzündungen anführt, wurde schon bei der Besprechung der Histologie erwähnt. Auch TOMMASOLI nahm eine erworbene Erkrankung an und erklärt die Ichthyosis für eine autotoxische Keratodermie.

Eine schwer erklärbare Definition sei hier der Vollständigkeit halber mit angeführt; es ist die von CHALMERS und INNES. Sie sehen die Ichthyosis als ein anaphylaktisches Phänomen an, bei welchem die Sensibilisierung der Hautzellen im Uterus entstehe, durch den männlichen Teil auf die Nachkommenschaft übergehe, und die wirklich veranlassende Ursache im postuterinen Leben durch irgend eine chemische Noxe zustande komme [1].

Eine besondere Entstehungsursache haben in neuester Zeit HENRICHS und HENRIKSEN [2] angenommen. Ihre Auffassung sei hier anschließend kurz wiedergegeben. Verff. haben eine Anzahl von Familien untersucht, bei denen Geisteskrankheiten und Ichthyosis durch mehrere Generationen alternierend und simultan auftraten. Als gemeinsamen Ursprung für diese Krankheiten komme eine pathologische Disposition des Ektoderms in Betracht. Auch andere bekannte Kombinationen von ektodermatischen Anomalien kommen ja vor, so Ichthyosis + Imbezilität und RECKLINGHAUSENsche Neurofibrome + Imbezilität. Diese Koinzidenz von hereditären Krankheiten des Nervensystems ist nach Verf. nicht zufällig, sondern die Folge einer primären ektodermalen Anomalie. HENRIKSEN fand bei mikroskopischer Untersuchung der Nerven eines imbezillen Patienten mit Ichthyosis und eines andern mit RECKLINGHAUSENscher Krankheit eine ausgedehnte Degeneration der Nervenfasern, gleichzeitig aber auch eine Neubildung der Nervenfasern und eine besondere Veränderung der Neurilemmkerne, denen er eine wichtige Rolle in der Ätiologie der beiden Krankheiten zuschiebt. Er schildert dies folgendermaßen:

In den normalen Nerven sind die Neurilemmkerne ungefärbt. Während der Regeneration nehmen sie eine dunklere, sogar ganz schwarze Farbe an, wenn die Bildung von Myelin aber in den jungen Nerven vollendet ist, so nehmen die Neurilemmkerne nicht mehr die Farbe an. Diese Aktivitätsreaktion sei nun bei der Ichthyosis sehr ausgesprochen, die Neurilemmkerne sind sehr dunkel gefärbt, auch das umschließende Protoplasma ist stark gefärbt und die jungen neugebildeten Nervenfasern haben dunkel gefärbte, dichte Markscheiden. Die Neurilemmkerne sind nicht zahlreich vorhanden und es scheint, als ob die jungen Nervenfasern nicht hinreichend sind, um die degenerierten zu ersetzen. Bei der RECKLINGHAUSENschen Krankheit sei das Verhalten der Neurilemmkerne ganz anders, es zeigt sich eine lebhafte Proliferation der Neurilemmkerne; es zeige sich statt der degenerierten Nervenfasern ein fibrilläres Gewebe und die Bildung von Myelin sei unzulänglich.

Jedenfalls mache es die mikroskopische Untersuchung wahrscheinlich, daß die Ursache der Ichthyosis sowohl wie der RECKLINGHAUSENschen Krankheit in einem Defekt der Neurilemmkerne zu suchen sei, und daß bei Ichthyosis die Kerne nur ein begrenztes Vermögen zur Proliferation besäßen, nur wenige, obgleich wohl differenzierte Nervenfasern würden gebildet und der Nerv sei atrophiert. Der Defekt der Kerne werde durch das ganze Nervensystem gefunden und die abnorme Proliferation der Kerne der SCHWANNschen Scheide beruhe vielleicht auf einer Störung der inneren Sekretion.

Diese eigenartige Auffassung sei hier nur registriert, weitere Untersuchungen werden hierfür erst eine Bestätigung geben müssen.

Die Frage der endokrinen Störungen. In neuester Zeit haben verschiedene Autoren (SCHAMBERG, SAETHRE, HUSZAR, M. SCHOLTZ, SALGO, CHIAPPINI, PORTER u. a. m.) die Ätiologie der Ichthyosis mit den endokrinen Drüsen in Verbindung gebracht.

EINAR RUD beschreibt einen 22jährigen Mann, der Ichthyosis mit Infantilismus, ferner Tetanie, Epilepsie, Polyneuritis und Anämie vom Typus der Perniziosa hatte. Aus dem veränderten Grundumsatz (90% nach BENEDICTs Standard) schließt RUD auf eine Erkrankung der Schilddrüse, es bestanden auch Haarausfall, verminderte Schweißsekretion und niedere Temperaturen. Derselbe Autor EINAR RUD sah ferner einen Fall von Hypogenitalismus (Eunuchoidismus femininus) mit partiellem Riesenwuchs bei Ichthyosis einer 29jährigen Frau. Die Frau hatte gleichzeitig eine familiäre Disposition für Diabetes mellitus und eine alimentäre Blutzuckersteigerung, die Ichthyosis war familiär. SCHJÖTZ bestreitet allerdings die Deutung des Falles als Eunuchoidismus femininus, er bezeichnet die breiten virilen Schultern als hermaphroditische Stigmata. Infantilismus bei Ichthyosis beobachteten ferner MARKUS (17jähriger Jüngling mit ganz zurückgebliebenem Körperbau, vollkommenem Fehlen der Pubes- und Achselhaare, die Stimme war wie die eines Kindes) und ebenso STRANDBERG bei einem 6jährigen Knaben, der physisch und psychisch ganz zurückgeblieben war. NÉKÁM erwähnt (Diskussion zu DOLESCHALLs Vorstellung) einen Mann mit Ichthyosis, der Kryptorchismus hatte neben einem doppelten Leistenbruch, die Ichthyosis trat in der Pubertätszeit in den Vordergrund.

Schon BROCQ hatte früher betont, daß die Ichthyosis durch eine primäre Funktionsstörung der Drüsen der Haut, die stets trocken bleibe, charakterisiert

---

[1] Zit. nach ABRAHAM R. HOLLENDER.
[2] Norwegisch, ausgeführt nach E. GUNDERSEN, Zbl. Hautkrkh. **9**, 107.

sei und hatte die Funktionsbeeinträchtigung jedenfalls in den Vordergrund neben die Veränderung der Hornbildung der Epidermis gestellt. BESNIER, GASSMANN u. a. betonten mehr die sekundäre Schädigung der Schweißdrüsen durch den Verhornungsprozeß, die dadurch in ihrer Tätigkeit gestört sind. Versuche, die abgesonderten Schweißmengen zu messen, ergaben bisher keinen einwandfreien Aufschluß (SCHWENKENBECHER), ob wirklich eine Hypofunktion der Schweißdrüsen vorliegt.

Immerhin, da es sich doch mit Wahrscheinlichkeit eher um eine Verminderung der Schweißsekretion handelt, für welche nach innersekretorischen Erkenntnissen eine Hypofunktion der Schilddrüse bzw. eine Dysfunktion (z. B. HUSZAR, ARTOM, FORNARA u. a.) verantwortlich zu machen sei, werden vielfach Schilddrüsenpräparate gegen die Ichthyosis verordnet.

Die Erfolge wurden sehr verschieden angegeben. Jedenfalls ist aus den klinischen Beobachtungen noch nicht möglich gewesen, irgendwelche ätiologischen Schlüsse zu ziehen. Und wenn manche Autoren Hyperthyreoidismus annehmen zu müssen glaubten (SCHÖNSTEIN u. a.), sahen andere wieder Hypothyreoidismus als Grundlage an (SPARACIO u. a.).

Unter den Autoren, die für den Zusammenhang der Schilddrüsenfunktion mit der Ichthyosis eingetreten, ist A. PORTER jüngst auf diese Frage wieder eingegangen und befürwortet die Behandlung der Ichthyosis mit Schilddrüsenpräparaten, er zitiert BRAMWELL, WEILL, FOX, VINCENT, die Erfolge damit angaben. SHERWELL, WEILL u. a. weisen auf das Zusammentreffen von Myxödem und echter Ichthyosis hin (nicht bloß auf den allgemeinen trockenen Zustand der Haut bei Myxödem). Dann sind aber auch einige Fälle beschrieben, in denen Ichthyosis akut aufflackerte nach Störungen der Schilddrüse. VINCENT berichtet über zwei Patienten, bei denen eine vorhandene leichte Ichthyosis plötzlich schwer wurde, nachdem eine Vergrößerung der Schilddrüse bemerkt worden war. Sonst aber haben auch wieder die Feststellungen über die äußerlich merkbaren Veränderungen der Schilddrüse bei Ichthyosis gar nichts Greifbares ergeben.

Als genaueste Messungen von Störungen der Thyreoideafunktion treten in neuer Zeit hier die Feststellungen des Grundumsatzes ein. Der Grundumsatz wird durch die Prüfung des respiratorischen Gaswechsels unter besonderen Bedingungen festgestellt, ein vermehrter Grundumsatz deckt sich mit Hyperthyreoidismus, ein verminderter mit Hypothyreoidismus.

KROGH und WITH haben Untersuchungen des Grundumsatzes an 8 Patienten mit Ichthyosis vulgaris vorgenommen. Ihre Fälle sind, wie SIEMENS nachweist, aber nicht recht verwertbar.

Bei Personen unter 21 Jahren sind nach KROGH und WITH selbst die Resultate keine sicheren, ganz besonders nicht bei Kindern. Da aber 7 unter den 8 Untersuchten nur 21 Jahre alt waren und die Versuche bei 2 als mißglückt, bei 2 als nicht ausgeführt angegeben werden, bei 1 als normal, bei 1 einige Prozent, bei 1 als 6%, bei 1 als 10% herabgesetzt bezeichnet werden, so kann man daraus nicht herauslesen, daß oft eine Hypofunktion der Schilddrüsen bestände, wie KROGH und WITH das tun. Dann erst, wenn der Standardstoffwechsel mehr als etwa 10% von der Norm abweicht, soll man von einer sicheren Veränderung nach oben oder unten sprechen.

Nach weiteren unsicheren Angaben von LÉVY-FRANCKEL und JUSTER hat dann besonders SIEMENS wertvolle Untersuchungen des Grundumsatzes an 14 Fällen von Ichthyosis mitgeteilt. Von 12 Patienten waren 2 Kinder (7 und 13 Jahre alt); bei diesen beiden war der Grundumsatz normal, bei einem 19jährigen Patienten war er gesteigert (+ 21%) bei den 11 Ichthyotischen im Alter von 21 Jahren und wesentlich älteren war der Grundumsatz 8mal normal und 3mal gesteigert, und zwar bei einer 21jährigen Patientin um 17,7%, bei einem 66jährigen Mann um 44,7%, bei einem 64jährigen Mann um 17,5%. Da aber bei dem Alter der letzten beiden Patienten aus der Steigerung nicht sehr viel geschlossen werden kann, will auch SIEMENS mit Recht aus diesen Befunden noch keine weitgehenden Schlußfolgerungen, beziehentlich einer Steigerung des Grundumsatzes ziehen. *Sicher aber kann man nicht von einer nachweisbaren Hypofunktion der Schilddrüse sprechen.* Schließlich seien noch die

Untersuchungen von Urbach erwähnt, der bei 5 Ichthyotischen zweimal wesentliche, einmal geringere Erhöhung des Grundumsatzes fand, bei den anderen zwei Kranken war die sog. spezifisch-dynamische Nahrungsmittelwirkung erniedrigt (unter spezifisch-dynamischer Nahrungsmittelwirkung versteht man den gesteigerten Sauerstoffverbrauch resp. die erhöhte Wärmeproduktion nach Nahrungszufuhr, die unabhängig vom Calorienwert der zugeführten Nahrung ist, vgl. darüber Urbach, Arch. f. Dermat. 152, 304).

Zuletzt hat noch Porter an 18 Fällen von Ichthyosis vulgaris wie congenita in überlebender Form Grundumsatzbestimmungen gemacht. Aber nur sechs der Patienten sind über 20 Jahre, einer davon über 60 Jahre alt, zehn Kinder von 8—12, zwei 16 bzw. 18 Jahre alt. So sind nach dem oben Gesagten eigentlich nur 5 Fälle verwertbar. Bei diesen, die Ichthyosis vulgaris zeigten, war der Grundumsatz — 6, — 20, + 22, + 16, + 0,7. Porter selbst gibt den Grundumsatz von allen 18 Fällen an als meist unter der Norm, d. h. bei Kindern in etwa 70%, bei Erwachsenen in etwa 25% herabgesetzt. Aus den sicheren 5 Fällen ist aber nichts Bestimmtes herauszulesen. Porter vertritt auch den Standpunkt der Theorie von Thomson und Walkeley, daß nämlich bei Brustkindern die Schilddrüsenfunktion der Mütter, die öfter Hyperthyreoidismus zeigten, durch Übergang der Thyreoidea-Sekretion in die Milch der Kinder kompensatorisch wirkte. Bei Untersuchung von sechs Müttern von Ichthyosiskindern fand Porter viermal erhöhten Grundumsatz (um 14—23%).

Anschließend an diese funktionellen Prüfungen der Schilddrüsenfunktion sei noch ein Befund der Schilddrüse von der Autopsie eines mit Ichthyosis vulgaris behafteten Kindes, das an Miliartuberkulose starb, wiedergegeben, mitgeteilt von Beck. Die Schilddrüse zeigte erhebliche Veränderungen. Beck sah die Drüsenacini zu länglichen Spalten zusammengedrückt, das interacinöse Bindegewebe sehr verdickt, bis zur zehnfacher Breite der normalen Septen. Auch die primären Bindegewebsbalken waren hypertrophisch. Es waren keine entzündlichen Veränderungen da, nur an einer Stelle ganz außen am rechten Drüsenlappen ein nekrobiotischer Herd mit einigen Riesenzellen, einem miliaren Tuberkel entsprechend. Aber auch hier war keine Entzündung ringsherum. Normales Kolloid fehlte fast vollkommen. In den unregelmäßig geformten Drüsenlumina sah man desquamierte Epithelien oder schlecht färbbare Massen, und einzelne dunkle, homogene Körper, die im Drüsenlumen freilagen. Der veränderte Drüseninhalt sprach für veränderte Drüsenfunktion. Inwieweit aber die Tuberkulose für die histologischen Erscheinungen verantwortlich war, ließ sich nicht sicher entscheiden. Das Fehlen von entzündlichen Erscheinungen sprach aber wohl etwas gegen die Tuberkulose und Beck selbst war geneigt, die ichthyotischen Veränderungen der Haut mit der beeinträchtigten Schilddrüsenfunktion in Verbindung zu bringen.

In allerletzter Zeit haben noch G. Deusch und C. Neuhaus eine Kombination von schwerem Myxödem mit Ichthyosis beschrieben.

Bei einer 48jährigen Frau, die schon mit 41 Jahren die Menses verlor, entwickelten sich gleich danach Erscheinungen von Gesichtsschwellung, zuletzt „eskimoähnlicher" Gesichtsausdruck, Haarausfall, körperliche Unbeweglichkeit, geistige Abstumpfung, Symptome, die als pluriglanduläre Insuffizienz aufgefaßt werden mußten und jetzt zum Tode führten. Dabei bestanden Erscheinungen von Ichthyosis, an den unteren Extremitäten große Hornlamellen und harte, spitze Hornstacheln.

Die Ichthyosis war · in der Familie wiederholt beobachtet. Gemeinsame konstitutionelle Disposition wird für das Myxödem und die Ichthyosis angenommen (frühe Klimax!). Mikroskopisch fand sich fast vollkommene Zerstörung des Schilddrüsengewebes, weitgehender Kolloidschwund.

Überblicken wir dies alles, so muß gesagt werden, daß ein fester Anhaltspunkt dafür, daß die Ichthyosis mit endokrinen Vorgängen in Zusammenhang gebracht werden kann, bisher nicht besteht. Schlüsse, die in dieser Beziehung aus der Therapie gezogen werden, können natürlich bis jetzt noch nicht als zuverlässige Beweise gelten.

Die Beziehungen der Ichthyosis zum Nervensystem sind noch ganz unklar und unsicher. Sjorjevic und Pavelovic glaubten aus guter Wirkung subcutaner Pilocarpininjektion auf eine Hypofunktion des vegetativen Nervensystems schließen zu können, auch Waldorp und Basombrio nahmen Sympathicusstörung an. Wenn bei Fällen von Tabes, Neuritis, Paraplegie verschiedentlich Ichthyosis vulgaris festgestellt wurde (Déjérine), so läßt sich daraus noch nichts ableiten.

Ferner seien in ätiologischer Beziehung noch 2 Fälle von Ichthyosis vulgaris von SAS-LAWSKY erwähnt, die mit Veränderung der Psyche einhergingen: Bei einer Patientin außer einer Reihe anatomischer degenerativer Veränderungen Dementia praecox schizophrenica, bei einer anderen Patientin Ichthyosis vulgaris bei gleichzeitig bestehender Schizophrenie. Auch ANDRUSCHTSCHENKO erwähnt einen Fall von Ichthyosis bei einem Schwachsinnigen, ebenso haben PARHON und DAN eine einschlägige Beobachtung mitgeteilt. Solche Fälle sind zunächst nur zu registrieren.

Die *Lues* ist auch von manchen Autoren in ätiologische Beziehungen zur Ichthyosis vulgaris gebracht worden. AUDRY, MUCCI, FALGO, CANERA, SAND-RAIL, GONSALEZ-ALVAREZ u. a. nehmen die Möglichkeit eines Zusammenhanges beider Krankheiten an. SANDRAIL möchte sie zu den „endocrinides syphilitiques" rechnen. Aber die Beobachtungen und besonders die Beweise dafür, daß wirklich die nachgewiesen Syphilis als Ursache für die Ichthyosis vulgaris in Betracht kommen kann, fehlen doch bislang ganz. Das Zusammenvorkommen der Ichthyosis vulgaris mit *Tuberkulose* ist bei der relativen Häufigkeit bei der Erkrankungen natürlich auch wiederholt konstatiert (POTTANGER u. a.), ohne daß man daraus auf den ursächlichen Zusammenhang schließen kann.

Im übrigen sei auch hier betont, daß wir ja mit vielen Autoren der Ansicht sind, daß zwischen Ichthyosis vulgaris und Ichthyosis congenita gewisse Übergänge bzw. Zusammenhänge bestehen. Somit kommen wohl auch für beide Typen ähnliche ätiologische Faktoren in Frage, und es sei deshalb auch auf die Ausführungen über die Ätiologie und Pathogenese der Ichthyosis congenita in dem betreffenden Kapitel mit verwiesen. Speziell die Frage der Lues ist als Ursache für die angeborene Ichthyosis noch häufiger diskutiert worden, als es bei der Ichthyosis vulgaris der Fall gewesen ist, sie muß eben für beide Ichthyosisformen gemeinsam erwogen werden.

Als *vereinzelte Beobachtungen* seien schließlich noch erwähnt das Vorkommen von Asthma bei Ichthyosis (CORNIL, HAUSHALTER und CLAUDE), doch war die Diagnose der Ichthyosis vulgaris bei den beiden in Frage kommenden Patienten nicht ganz gesichert. Ferner hebt LENARTOWICZ in einem Falle die Beobachtung von Trommelschlägerfingern bei Ichthyosis vulgaris hervor. Als besondere Beobachtung sei noch das Auftreten einer Hämaturie im Wechsel mit den Schwankungen der Ichthyosis registriert in einem Fall, den OLIVIERI berichtet. Die unmittelbare Ursache der Hämaturie war ein chronischer entzündlicher Zustand der Blase, wegen der Synchronität der Schwankungen glaubt OLIVIERI eine gemeinsame dyskrasische Störung als ätiologisches Moment für die Haut- und Blasenschleimhauterkrankung vermuten zu müssen. Das Vorkommen einer „schwarzen Haarzunge" bei Ichthyosis vulgaris (LAURENTIO, DESSOIS) wird wohl als größte Seltenheit gebucht werden müssen.

Differentialdiagnose der Ichthyosis vulgaris.

Die Diagnose wird bei der diffusen Ichthyosis vulgaris kaum Schwierigkeiten verursachen. Gelegentlich kann wohl einmal ein chronisches seborrhoisches Ekzem ein ichthyosisähnliches Aussehen annehmen, aber die Rötung, das Fehlen der netzförmigen Linienbildung wird das Ekzem als solches erkennen lassen. Daß öfters Ekzeme auf ichthyotischer Basis als Komplikation vorkommen, wurde erwähnt, dann wird man zwischen den Ekzemstellen entweder rein ichthyotische Hautpartien erkennen können, oder nach Abheilung des Ekzems kommt die Ichthyosis als solche zutage. Von allen andern, irgendwie in Betracht kommenden Dermatitiden und schuppenden Hautaffektionen ist die Ichthyosis ebenfalls teils durch die entzündliche Rötung, teils durch die andere Art der Schuppenbildung der betreffenden Hautaffektionen (Psoriasis usw.) leicht abzugrenzen. Bei alten Leuten wird manchmal eine feine, kleienförmige Hautschilferung, ohne jegliche Rötung beobachtet, oder man sieht sie auch gelegentlich bei Kachektischen oder bei Nervenerkrankungen (Tabes). — THIBIERGE spricht in solchen Fällen von Pseudoichthyose d'origine nerveuse. — Hier fehlt aber vollkommen die Felderung der echten Ichthyosis.

Es sei noch erwähnt, daß in manchen Fällen die Haut bei der überlebenden Ichthyosis congenita oder bei dem Bilde der Erythrodermie congénitale ichthyosiforme ein der Ichthyosis vulgaris gleiches Aussehen annehmen kann. Aber das Befallensein der Beugen, die Feststellung, daß die Erkrankung schon bei der Geburt oder gleich danach konstatiert wurde, das Vorhandensein von Ectropium der Augenlider, evtl. von Eklabium usw. werden bei typischen Fällen die Diagnose auf Ichthyosis congenita oder Brocqsche Erythrodermie stellen lassen. Bei sog. Übergangsfällen kann aber die Entscheidung sehr schwierig werden (vgl. hierüber im Kapitel Ichthyosis congenita).

Daß wir die lokalisierte Ichthyosis mancher Autoren nicht zur Ichthyosis rechnen, wurde oben eingehend ausgeführt (S. 74), und es braucht hier nicht wiederholt zu werden, *welche* Formen wir nicht unter die Diagnose Ichthyosis einbeziehen. Es sei hier nur noch einmal darauf hingewiesen, daß wir die bloß auf die Streckseite der Extremitäten lokalisierte Keratosis follicularis im allgemeinen nicht als lokalisierte Ichthyosis ansprechen wollen, sondern eben als Keratosis bzw. Lichen pilaris sui generis und ferner, daß das Keratoma palmare et plantare hereditarium von der selten vorkommenden, auf Handteller und Fußsohlen beschränkten echten Ichthyosis sich durch den roten Saum, die unscharfe Abgrenzung gegen die Umgebung und auch durch die starke Schweißabsonderung meist unterscheidet.

Auf die sonst noch etwa in Betracht kommenden Keratosen, soweit sie nicht in dem Kapitel „Das Problem der lokalisierten Ichthyosis" erwähnt wurden, sei hier nicht eingegangen, sondern auf die Schilderung der übrigen Keratosen in diesem gleichen Handbuchband hingewiesen.

Prognose der Ichthyosis vulgaris.

Die Voraussage ist bei der Ichthyosis vulgaris quo ad sanationem als eine durchaus ungünstige anzusehen. Eine Heilung ist wohl nie zu erzielen. Nur eine Besserung, solange die Haut durch Salben, Bäder usw. glatt gehalten wird. Sobald die Therapie wegfällt, pflegen Hornbildung und Abschuppung wieder mehr hervorzutreten. Andererseits ist durch die Ichthyosis an sich eine lebensbedrohende Gefahr nicht zu befürchten. Eine Beeinträchtigung des Allgemeinbefindens kann durch eine hinzutretende Komplikation, z. B. durch ein juckendes Ekzem, oder etwa eine übermäßige Steigerung einer Hystrixbildung eintreten. Dabei können die Rhagaden zwischen den schuppenden und hornigen Auflagerungen natürlich schmerzhaft werden, auch in seltenen Fällen zu sekundären Infektionen Veranlassung geben. Aber im allgemeinen wird durch entsprechende Behandlung die Ichthyosis in einem, dem Träger wenig belästigendem Zustand gehalten werden können.

Die wenigen angeblichen Heilungen der Ichthyosis durch interkurrente Krankheiten, die oben erwähnt wurden, sind sicherlich anzuzweifeln und ja auch weiter bisher nicht bestätigt worden.

Die Therapie der Ichthyosis vulgaris.

Die Behandlung hat zur Aufgabe, die Hornschuppen der ichthyotischen Haut zu lösen und die Haut möglichst glatt zu machen. Dafür kommen in erster Linie Einfettungen mit milden Salben, wie Borsalben, Zinksalben, Hebrasalben, Ungt. emolliens und anderen indifferenten Fetten in Betracht. Jarisch empfahl nur Einreibungen mit 5%igem Borglycerin, Blaschko Quarzlampenbestrahlung mit nachfolgender Glycerineinreibung. Unna, ebenso Philipp empfahlen sehr die Verwendung des Eucerin. Zur Lösung der Schuppen ist öfters ein geringer Zusatz von Acid. salicyl. (1—2%) zweckmäßig, eventuell auch ein schwacher

Schwefelzusatz (Sulf. praec. oder Thigenol, $1—2^0/_0$). Wenn die ichthyotische Haut infolge komplizierenden Ekzems juckt, wird man entsprechend jucklindernde Mittel wie Tumenolammonium ($2—5—10^0/_0$), Naftalan ($5—10^0/_0$), Menthol ($^1/_2—1^0/_0$, auf nicht zu großen Flächen angewendet), Bromocoll, Calmitol ($2—5^0/_0$) u. a. m. als Zusatz zu Vaselinum americanum (mit $20^0/_0$ Lanolin) oder zu Zinkpasten gebrauchen und überhaupt das Rüstzeug der Ekzemtherapie mit heranziehen. Auch schwächer oder stärker wirkende Teerpräparate sind gelegentlich am Platze. Bei stärkerer Hornbildung bei Hystrixfällen sind natürlich außer den auflösenden weichen Salben die keratolytischen Salicylpräparate in weiterem Umfange zweckmäßig ($5—10^0/_0$ige Salben, Salicylpflaster, $20^0/_0$ig nach PICK). Bei besonders hartnäckigen Schwielenbildungen empfiehlt JANOWSKI $20^0/_0$igen Resorcinpflaster-Mull.

Außer der Salbenbehandlung wird zweckmäßig auch durch reichliche, oft protahierte Bäder die Schuppenlösung befördert. Den Bädern können Zusätze von Borsäure, Bolus, Schwefel, Teer u. a. gemacht werden. Je nach dem Grade der Reizung sind schwächere oder stärkere Seifenwaschungen mit den Bädern zu verbinden, evtl. Waschungen mit Spiritus sapokalinus.

Ausgehend von der Ansicht, daß Störungen der Schilddrüse für die Ichthyosis mit verantwortlich zu machen seien — eine Voraussetzung, die nach den oben gemachten Ausführungen bis jetzt wenig begründet ist — ist auch versucht worden, mit Schilddrüsenpräparaten gegen die Ichthyosis vorzugehen (TÜCKER, DON, ABRAHAM, ZUM BUSCH, SCHOLTZ, COLCOTT FOX, MOTTIS, POTTENGER u. v. a.). Andere Autoren wollen im Gedanken, daß die Schweißdrüsenabsonderung vermindert ist, durch Pilocarpin Erfolge erzielen (GJORGJEWIC und PAWLOVIC). Der dänische Autor H. GUNDEL versuchte bei einem 20jährigen Mädchen mit universeller Ichthyosis Manganinjektionen ($1—4$ ccm, jeden 5.—6. Tag, in welcher Konzentration?), im ganzen 6, die Haut wurde in den folgenden Monaten natürlich fein und weich. HARALD BOAS machte einmal intravenöse Injektionen mit Mangankolloid jeden 14. Tag, in einem anderen Fall die gleichen Einspritzungen intramuskulär. In beiden Fällen trat bedeutende Besserung ein im Verlauf der folgenden Monate. Eine Besserung durch allgemeine Röntgenbestrahlung will ROGERS gesehen haben. KONRAD sah bei einer atypischen Ichthyosis palmaris guten Erfolg bei Anwendung von BUCKYS Grenzstrahlen, BROCQ durch Röntgenreizdosen auf die Thymus. AXMANN glaubte in einem Fall durch Uviollampenbestrahlung Heilung erzielt zu haben, SWANSON gute Wirkung durch Höhensonnenbestrahlung während mehrerer Monate. Alle solche Versuche sind aber durchaus vereinzelt und noch nicht praktisch bewährt, die alte symptomatische Behandlung mit Bädern und erweichenden Salben steht noch durchaus im Vordergrund.

Literatur.

Für die Zeit bis 1902 sei verwiesen auf das Literaturverzeichnis in der Arbeit „Hyperkeratosen" von JANOVSKY in dem Handbuch der Hautkrankheiten von MRAČEK. Ferner sei aufmerksam gemacht auf die besonders großen Literaturnachweise in GASSMANN, Ichthyosis und ichthyosiforme Krankheiten, Wien und Leipzig.: Wilh. Braumüller 1904 und in A. INGMANN: Studien über Ichthyosis congenita s. fetalis in Acta dermato-Vener. (Stockh.) 5, 1924 sowie in der Inaug.-Diss. von G. SCHNICKE: Die elterliche Blutsverwandtschaft bei Ichthyosis congenita. München 1929.

Ichthyosis vulgaris und Ichthyosis congenita.

ADAMSON, H. G.: Keratosis palmaris et plantaris im Verein mit diffuser Ichthyosis. K. D.[1] Mh. Dermat. **51**, 364. — ADRIAN: Die Rolle der Konsanguinität der Eltern in der Ätiologie einiger Dermatosen. Dermat. Zbl., Juni **1906**. — AGRONIK, M.: Zur Frage des syphilitischen Ursprunges der Ichthyosis. Venerol. (russ.) **1927**, 335. Zbl. Hautkrkh.

---

[1] K. D. = Kranken-Demonstration.

25, 493. — ALMKVIST: Ausgebreitete Ichthyosis. K. D. Mh. Dermat. **40,** 459 (1905). — ANDRUSCHTSCHENKO: (a) Ein Fall von Ichthyosis bei einer Schwachsinnigen. Russ. Z. Hautkrkh. **19** (März, 1910). Ref. Mh. Dermat. **51,** 33. (b) Zur Kasuistik der Ichthyosis hystrix bullosa. Russ. Z. Hautkrkh. **21** (1911, Juni). Ref. Mh. Dermat. **53,** 407. — ANTOINE, TASSILO: Ein Fall von allgemeiner angeborener Hautatrophie. Mschr. Geburtsh. **81,** 276 (1929). — ARCHIBALD, R. G.: Erythrodermie congénitale ichthyosiforme in an Arab. child. J. trop. Med. **26,** Nr 11. — ARNDT, G.: Ichthyosiforme congenitale Erythrodermie. K. D. Zbl. Hautkrkh. **9,** 369. — ARNTÜNOV: Erythrodermia ichthyosiformis. Moskau. vener.-dermat. Ges., 14. Jan. 1926. Zbl. Hautkrkh. **26,** 34. Bei einem 2jährigen Knaben bestehend seit 4 Monaten. — ARTOM: Ipotiroidismo, livedo reticularis, dermopatia ittiosiforme in eredoluetica. Pediatr. riv. **34,** H. 2 (1924). — ARTOM, MARIO: Keratosis spinulosa ed ittiosi famigliare. Rass. internaz. Clin. **8,** No 9, 648 (1927). Ref. Zbl. Hautkrkh. **26,** 62. — AUDRY, C. H.: (a) Dyskeratosis palmaris im Verlauf einer Ichthyosis irritabilis. J. Mal. cut. **1903,** H. 7. (b) Ichthyosis bei zwei Söhnen eines syphilitischen Vaters. J. Mal. cut. **1904,** H. 7. — MC AUSLIN, JAMES T.: Harlequin foetus (Hyperkeratosis congenitalis). Brit. med. J. **1921,** 155. — AXMANN: Über einen mittels Uviolstrahlen behandelten Fall von Ichthyosis diffusa. Dermat. Z. **1907,** H. 2. — AZUA, JUAN DE: Ichthyosis foetalis, Keratoma malignum congenitum (span.). Ref. Mh. Dermat. **50,** 72.

BAER: Zwei Fälle von Ichthyosis simplex mit besonderer Beteiligung der Hände bei zwei Schwestern. K. D. Zbl. **7,** 169 (1924). — BARBER: Erythrodermie ichthyosiforme congénitale. Brit. J. Dermat. **1920.** — BARDACH: Ichthyosis congenita. K. D. Zbl. **19,** 19. — BARGIGLI: Über einen Fall von Ichthyosis hystrix. Giorn. ital. Mal. vener. Pelle **1907,** H. 2. — BARNEWITZ: Ichthyosis congenita. Ver.igg rhein.-westfäl. Dermat. Essen, 16. Mai 1926. Zbl. Hautkrkh. **21,** 48. — BAUER: Die konstitutionelle Disposition zu inneren Krankheiten. Berlin: Julius Springer 1917. — BECHET: Generalized ichthyosiform hyperkeratosis. Arch. of Dermat. **7,** 554 (1923). — BECK, S. C.: Über anatomische und funktionelle Veränderungen der Schilddrüse bei Ichthyosis. Arch. f. Dermat. **119,** 359 (1914). — BELACHOV: Erythrodermie congénitale ichthyosiforme. Brocq. Moskau. vener.-dermat. Ges., 1. April 1926. Zbl. Hautkrkh. **28,** 664. — BERGMANN: Fall von Ichthyosis bei einem 23jährigen Geschäftsmann. Verh. dermat. Ges. Stockholm, 11. März **1925.** Zbl. Hautkrkh. **22,** 323. — BERING: Zur Kenntnis der Hyperkeratosen. Arch. f. Dermat. **76** (1905). — BEYTSCHEW: Universelle Ichthyosis. K. D. Mh. Dermat. **45,** 564. — BIZZCZZERO: Über einen besonderen Fall von Ichthyosis. Giorn. ital Mal. vener. Pelle **1908,** H. 6. — BLASCHKO, A.: (a) Ichthyosis congenita. K. D. Mh. Dermat. **45,** 32. (b) Betrachtungen über Ichthyosis. Dermat. Z. **1907,** H. 12. — BLOTEVOGEL, W.: Ein Beitrag zur Kenntnis der Ichthyosis hystrix. Dermat. Wschr. **74,** 1. — BOAS, HARALD: Behandlung von zwei Fällen von Ichthyosis mit Metallsalzinjektionen ad modum Walbum. Dermatologia (Budapest) **2,** 422 (1929). Zbl. Hautkrkh. **30,** 214. — BOCKHOLT: Über einen Fall von Erythrodermie congénitale ichthyosiforme (BROCQ). Dermat. Wschr. **78,** Nr 16. — BOECK, C. u. E. BRUUSGAARD: Ichthyosis striata. K. D. Ref. Dermat. Wschr. **63,** 794. — BOGGS, RUSSEL: Betrachtungen über Ichthyosis. Bericht über einen Fall von ungewöhnlicher Lokalisation. J. of cutan. Dis., Juli **1907.** — BONNET, L. M.: Netzförmiges flüchtiges Erythem bei leichter Ichthyosis. Lyon. méd. **134,** No 45 (1924). Ref. Zbl. Hautkrkh. **16,** 780. — BONNET-GAILLARD: Lyon méd. **616** (1919, Dez). — BRANDWEINER, A.: (a) Über Ichthyosis congenita. Wien. med. Presse **1906,** Nr 40. (b) Atypische Ichthyosis universalis. K. D. Mh. Dermat. **42,** 201. — BRAUER: Erythrodermia ichthyosiformis congenita. 12. Sitzg nordostdtsch. dermat. Ges., 26. Mai **1927.** Zbl. Hautkrkh. **25,** 644. — BRAULT: Ein Fall von generalisierter kongenitaler Hyperkeratose. Dermat. Wschr. **56,** 144. — BRIEL: Ichthyosis mit Dermatitis reticularis. Verslg südwestdtsch. Dermat., 13. u. 14. Nov. 1926. Zbl. Hautkrkh. **22,** 30. — BROCK: Über Zusammenhang von Dermatosen und innerer Sekretion. Arch. f. Dermat. **138,** 397. — BROCQ u. FERNET: Ein Fall von Erythrodermie congénitale ichthyosiforme ohne Blasenbildung. K. D. Bull. Soc. franç. Dermat. **20,** Nr 5. — BROCQ, FERNET u. DELORT: Ichthyosiforme, symmetrische circumscripte und progressive Erythrodermie. K. D. Bull. Soc. franç. Dermat., 5. Dez. 1912. — BROCQ, FERNET u. DESEAUX: Erythrodermie congénitale ichthyosiforme (Keratodermiea palmaris et plantaris symmetrica). K. D. Bull. Soc. Franç. Dermat., 6. Nov. **1913.** — BRONNER: Über Ichthyosis palmaris et plantaris. Inaug.-Diss. Ref. Dermat. Wschr. **63,** 1156. — BROWN, H.: Erythrodermie congénitale ichthyosiforme. Brit. J. Dermat., Okt. **1917.** — BRUHNS, C.: (a) Die atypischen Ichthyosisfälle und ihre Stellung zur Ichthyosis congenita und Ichthyosis vulgaris. Arch. f. Dermat. **113,** 187. (b) Überlebende Ichthyosis congenita. K. D. Dermat. Wschr. 55, 1092; Zbl. Hautkrkh. **3,** 432. — BRÜNAUER, ST.: (a) Zur Symptomatologie und Histologie der kongenitalen Hyperkeratosen. Dermat. Z. 41, H. 1 (1924). (b) Über Schleimhautveränderungen bei Morbus Darier. Acta dermato-venr. (Stockh.) **6.** — BUNCH, I. L.: (a) Ichthyosis hystrix und Naevus verrucosus. Brit. J. Dermat., Sept. **1911.** (b) Fall von universlleer Ichthyosis bei einem 14jährigen Mädchen. K. D. Dermat. Wschr. **55,** 1252. — BUSCHKE, A.: Erythrodermia ichthyosiformis. K. D. Zbl. Hautkrkh. **18,** 826.

CAFFIER, PAUL: Zur Frage der Ichthyosis congenita. Zbl. Gynäk. **1929**, 1757. — CAMERON, H. C.: Case of congenital ichthyosis and cyclical vomiting. Proc. roy. Soc. Med. **19**, No 5, 41 (1926). — CAPURRO, R.: Ichthyosisartige Hyperkeratose (span.). Ref. Zbl. Hautkrkh. **17**, 166 u. 872. — CARRERA, JOSÉ LUIS: Dermatosis und Lues. Prensa méd. argent. **12**, 190 (1925). — CHARGIN: Ichthyosiform erythroderma. Arch. of Dermat. **15**, Nr 6, 747 (1927). — CHIAPPINI, E.: Zur Histopathologie der Ichthyosis, mit besonderer Berücksichtigung der Veränderungen an den innersekretorischen Organen. Arch. f. Dermat. **148**, H. 1. — CHIRIVINO: Erythrodermie auf universeller ichthyosiformer Hyperkeratose. Giorn. internaz. Sci. Med. **1908**, No 18. — COHN, W.: Über Ichthyosis atypica. Dermat. Zbl. **1914**, Nr 8. — COLE and DRIVER: Congenital ichthyosiform erythroderma. Arch. of Dermat. **18**, 939 (1928). — COMBY, J.: Hyperkératose congénitale. Arch. Méd. Enf. **26**, 370 (1923). — CORNIL, LUCIEN, JEAN HAUSHALTER et L. CLAUDE: Ichthyose et asthme. Bull. Soc. franç. Dermat. **33**, 59 (1926). — COVISA: Angeborene ichthyosiforme Erythrodermie mit Hyperépidermotrophie (span.). Ref. Zbl. Hautkrkh. **18**, 785. — CRAWFORD: (a) Ichthyosis. K. D. Arch. of Dermat. **8**, Nr 2 (1923). (b) Ichthyosis follicularis. Arch. of Dermat. **12**, Nr 5 (1925). — CSÖRSZ, KARL: Recessiv geschlechtsgebundene Vererbung bei Ichthyosis. Mschr. ung. Mediziner **2**, 180 (1928). Ref. Zbl. Hautkrkh. **28**, 785. — CSÖRSZ, KÁROLY: Die recessiv geschlechtsgebundene Vererbung der Ichthyosis. Orv. Hetil. (ung.) **1928** II, 1187—1189. Ref. Zbl. Hautkrkh. **31**, 58.

DARIER: Erythrokeratodermia verrucosa. K. D. Bull. Soc. franç. Dermat., 1. Juni **1911**. — DEAN, C. H.: A case of congenital ichthyosis. J. amer. med. Assoc. **77**, 465 (1921). — DEJERINE: Sémiologie des affections du système nerveux. Paris: Masson & Co. 1914. — DOLESCHAL: Ichthyosis serpentina. Ung. dermat. Ges., 1. März **1929**. Zbl. Hautkrkh. **31**, H. 13/14, 779. — O'DONOVAN: Bullous ichthyosis. Proc. roy. Soc. Med. **15**, 11, sect. dermat. **1922**, 49. — DORÉ, S. E.: Ichthyosis bei 13jährigem Mädchen. K. D. Zbl. **16**, 418. — DOWLING, G. B.: Congenital ichthyosiform erythrodermia. Proc. roy. Soc. Med. **19**, Nr 7, sect. dermat., 18. Febr. **1926**, 42. — DUSHJAꞀKAJA, E. L.: Ein Fall von Ichthyosis hystrix nigricans. Venerol. (russ.). **1924**, Nr 5. Ref. Zbl. **18**, 786.

EDEL, K.: Ein Fall von Erythrodermia ichthyosiformis (BROCQ). Acta dermato-vener. (Stockh.) **7**, H. 2, 287 (1926). — EHRMANN, S.: Zwei Geschwister mit Ichthyosis vulgaris. K. D. Mh. Dermat. **42**, 44. — EHRMANN, S. u. J. FICK: Kompendium der speziellen Histopathologie der Haut. Wien: Alfred Hölder 1906. — EITNER: Eigentümliches Verhalten einer transplantierten ichthyotischen Hautpartie. Mh. Dermat. **44**, 271. — ELIASSOW: Ichthyosis congenita (Sauriasis). K. D. Zbl. **17**, 49. — ENDOKIMOW: Ichthyosis hystrix diffusa. Russ. Z. Hautkrkh. **10**, (1905).

FINNERUD, CLARK W.: Ichthyosis (acquired). Report of a case. Med. J. a. Rec. **127**, Nr 6, 314—316 (1928). — FISCHER, KLARA: Ichthyosis congenita. Dtsch. dermat. Ges. tschechoslov. Republik, 23. Febr. **1929**. Zbl. **30**, H. 3/4, 181. — FOGGIE, W. E.: Congenital hyperkeratosis. Edinburgh med. J. **29**, Nr 5 (1922). — FORNARA, PIERO: Sopra un caso di ittiosi famigliare. Arch. ital. Dermat. **1**, 535 (1926). — FOX, GEORGE HENRY: Acanthosis nigricans. K. D. Arch. of Dermat. **4**, 125 (1921). — FOX, HOWARD: Ichthyosis and Farmers skin. Arch. of Dermat. **14**, Nr 4, 477 (1926). — FOX, T. COLCOTT: Ichthyosis bei 16 monatlichem Kind, mit Thyreoidextrakt behandelt. K. D. Proc. roy. Soc. Med. **4**, Nr 5, sect. dermat., 16. März **1911**. — FRANKE: Das Pinselhaar (Thysamothrix). Dermat. Wschr. **55**, Nr 41. — FRANKENHAUS: (a) Ichthyosis congenita. Mschr. Kinderheilk. **33** (1926). (b) Die Ichthyosis congenita. Ein Beitrag zur Klinik und Kasuistik der Ichthyosis congenita. Mschr. Kinderheilk. **33**, H. 4, 310 (1926). — FREI, WILHELM: (a) Kombination von atypischer Ichthyosis und systematisiertem hyperkeratotischem Naevus. Arch. f. Dermat. **134**, 219 (1921). (b) Erythrodermie congénitale ichthyosiforme. K. D. Zbl. **6**, 227. — FRETS, G. P.: Ichthyosis generalisata, ein Fall von geschlechtsgebundener Erblichkeit. Genetica ('s-Gravenhage) **11**, 451 (1929). Holländische und englische Zusammenfassung. — FRIBOES, W.: (a) Anat. H. **1919**, H. 171/173, 57. (b) Ichthyosis vulgaris. Demonstr. Ver. nordwestdtsch. Dermat. Zbl. Hautkrkh. **31**, 417. (c) Grundriß der Histopathologie der Hautkrankheiten. Leipzig: F. C. W. Vogel 1921. — FRIED, A.: Über einen Fall von Hyperkeratosis follicularis et parafollicularis in cutem penetrans (KYRLE). Arch. f. Dermat. **143**. — FRIOLET: Über Ichthyosis circumscripta der Areola mammae. Münch. med. Wschr. **1905**, Nr 38. — FRÖLICH, HANS: Forme fruste der Erythrodermie congénitale ichthyosiforme. Schles. dermat. Ges., 19. Mai **1928**. — FRUHINSHOLZ, A., L. SPILLMANN et P. MICHON: Ein Fall von fetaler Ichthyosis. K. D. Bull. Soc. franç. Dermat. **1923**, Nr 6. — FUCHS, D.: Ein Fall von Ichthyosis mit Ekzem. K. D. Zbl. **6**, 68. — FUELLENBAUM, LAURA: Two cases of striped dyskeratosis of the Riehl type. Urologic Rev. **32**, Nr 5 (1928). — FUHS: (a) Ichthyosis atypica palmaris et plantaris. Wien. dermat. Ges., 17. Nov. **1927**. Zbl. Hautkrkh. **26**, 351. (b) Ichthyosis mit gleichzeitigem Befallensein von Handtellern und Fußsohlen. Wien. dermat. Ges., 3. Mai **1928**. Zbl. Hautkrkh. **28**, 523. — FUHS, H.: Zur Kenntnis der herdweisen Keratosen an Händen und Füßen. Acta dermato-vener. (Stockh.) **5**, H. 1/2 (1924).

Galewsky: Erythrodermie congénitale ichthyosiforme. Arch. f. Dermat. 113, 373. — Gans, O.: Histologie der Hautkrankheiten. Berlin: Julius Springer 1925. — Garzon, R.: Angeborene ichthyosiforme Erythrodermie mit Brocqscher Hyperepidermotrophie. Rev. Círc. méd. Córdoba. 12 (1924). Ref. Zbl. Hautkrkh. 18, 785. — Gassmann, A.: (a) Über Ichthyosis vulgaris. Dtsch. med. Ztg 1903, Nr 12. (b) Ichthyosis und ichthyosiforme Krank-heiten. Wien: Wilhelm Braumüller 1904. (c) Histologische und klinische Untersuchungen über die ichthyosisähnlichen Krankheiten. Arch. f. Dermat. 1904, Erg.-H. — Gelder, R. van: Erythrodermia congenitalis ichthyosiformis. Nederl. Tijdschr. Geneesk. 69 II, Nr 24 (1925). — Gjorgjevic, G. u. R. A. Pavlevic: Zur internen Behandlung der Ich-thyosis. Dermat. Wschr. 76, Nr 26b (1923); Serb. Arch. Med. 26, Nr 3 (1924). — Goecker-mann, William H.: Bullous ichthyosiform erythroderma. Report. of two cases. Arch. of Dermat. 14, 158 (1926). — Golay, J.: Sur l'hyperkératose diffuse congénitale. Ann. de Dermat. 2, No 3 (1921). — Goldschlag: (a) Erythrodermie congénitale ichthyosiforme Brocq. Lemberg. dermat. Ges., 2. Juni 1927. Zbl. Hautkrkh. 25, 281. (b) Ungewöhnliche Remission im Verlaufe einer Erythrodermie ichthyosiforme congénitale. Lemberg. dermat. Ges., 5. Juli 1928. Zbl. Hautkrkh. 28, 245. (c) Erythrodermia congenitalis ichthyosiformis Brocq. Lemberg. dermat. Ges., 16. Mai 1929. Zbl. Hautkrkh. 31, 298. — Goldsmith, W. N.: Congenital keratoses with bullae. Brit. J. Dermat. 40, Nr 2, 59 (1928). — Gollmer: Ein Fall von Erythrodermie ichthyosiforme congénitale (Brocq) bez. Keratosis rubra congenita (Rille). Dermat. Z. 44, H. 4/5 (1925). — Gonin, René: Epidermolyse localisée chez un ichthyosique. Ann. 6. Série, Tome 9, No. 2. 1928. — Gonzalez-Alvarez, Martin: Ichthyosis luetischen Ursprunges. Pediatra españ. 15, 235 (1926). Ref. Zbl. Hautkrkh. 23, 119. — Gottron: (a) Kongenital angelegte symmetrische progressive Erythrokerato-dermie. K. D. Zbl. Hautkrkh. 4, 493. (b) Arch. of Dermat. 7, 416 (1923, März). — Guerrero, Mar. C.: Über einen Fall von der Mutterseite vererbter Ichthyosis. Arch. lat.-amer. Pediatr. 15, No 4 (1921). Ref. Zbl. Hautkrkh. 4, 137. — Gundel, H.: Behandlung der Ichthyosis mit Manganeinspritzungen (Metallosal) nach Walbum. Ugeskr. Laeg. (dän.) 88, 489 (1926). Zbl. Hautkrkh. 21, 599.

Habermann: (a) Fall von exzessiver Ichthyosis hystrix. K. D. Dermat. Wschr. 82, 620. (b) Ichthyosis hystrix. Dermat. Ges. Hamburg-Altona, 6. Dez. 1925. — Hagen: Erythrodermie ichthyosiforme congénitale (Brocq). 89. Verslg Naturforsch. Düsseldorf. Zbl. Hautkrkh. 21, 685. — Halle: Ichthyosis hystrix. Schles. dermat. Ges. Breslau, 17. Nov. 1928. — Halley, G.: Hereditäre Ichthyosis der Handteller und Fußsohlen (Keratosis palmaris et plantaris). Scott. J. Agricult, April 1903. — Hallopeau: Noch-malige Vorstellung eines Falles von anormaler Ichthyosis mit blasigen Eruptionen. K. D. Bull. Soc. franç. Dermat. 1907, No 3. — Haus: Über Ichthyosis congenita (Hyperkeratosis diffusa congenita). Norsk. Mag. Laegevidensk. 1901, Nr 5. — Heidler, H.: Zur Kasuistik der Ichthyosis congenita. Wien. med. Wschr. 1922, Nr 44, 1787. — Heinrichsbauer, Franz: Über Ichthyosis congenita. (Ein Beitrag zur Klinik und pathologischen Anatomie dieser Hauterkrankung.) Z. Geburtsh. 89, 597 (1926). — Heller, Jul.: (a) Über familiäre Ichthyosis. Med. Klin. 1921, Nr 2, 34. (b) Zur Kasuistik seltener Nagelerkrankungen. XIV. Onychogryphosis und Ichthyosis hystrix linearis (Naevus ichthyosiformis). Dermat. Z. 34, H. 3/4 (1921). — Henrichs, I. u. Henriksen: Krankheiten ektodermalen Ursprungs. Norsk. Mag. Laegevidensk. 84, Nr 1 (1923). — Hess, I. W. u. Oscar T. Schultz: Keratosis diffusa fetalis (Ichthyosis congenita). Amer. J. Dis. Childr. 21, Nr 4, 357 (1921). — Hirsch, G.: Ichthyosis congenita. Z. Geburtsh. 88, H. 1. — Hoffmann, A.: Erythrodermie congénitale ichthyosiforme. K. D. Dermat. Wschr. 70, 75. — Hoffmann, Edmund: Über die Vererbung einiger Hautkrankheiten. Frankf. dermat. Ver.igg, 2. Dez. 1926. Zbl. Hautkrkh. 23, 619. — Holländer: Ichthyosis hystrix. Arch. of Dermat. 9, Nr 6 (1924). — Holländer, Abraham R.: Ichthyosis hystrix nigricans. Urologic Rev. 25, Nr 3 (1921). — Hudson, A. C.: Case of ichthyosis of the skin, with ectropion. Proc. roy. Soc. Med. 19, Nr 7, sect. ophthalm., 11. Dez. 1925, 11 (1926). — Hübschmann: Ichthyosis congenita. Arb. path.-anat. Inst. Tübingen 6, H. 2. — Hügel: Un cas de Kératodermie palmäire et plantaire héréditaire et familiale ichthyosiforme. K. D. Bull. Soc. franç. Dermat. 1921, No 6. — Humbert, Cath.: Beitrag zur Kenntnis der Ichthyosis congenita. Thèse de Géneve 1906, No 103. Ref. Mh. Dermat. 45, 359.

Ingmann, Ake: Studien über Ichthyosis congenita s. fetalis. (Fünf in Finnland beobachtete Fälle von Ichthyosis congenita, sämtlich auf luetischer Basis.) Acta dermato-vener. 5, H. 1 (1924).

Jadassohn: (a) Familiäre Blasenbildung auf congenitaler Basis. Keratoma palmare und plantare, Atrophie und Pigmentierungen der Haut (Abortive Form der dystrophischen Epidermolysis hereditaria resp. der Erythrodermie congénitale ichthyosiforme?) Verh. dtsch. dermat. Ges. 9. Kongr. 1906. (b) Erythrodermie congénitale ichthyosiforme Korrespb. Schweiz. Ärzte 1911, 487. (c) Ichthyosis hystrix. Schles. dermat. Ges. Breslau, 8. Mai 1926. Zbl. Hautkrkh. 20, 741. — Jamieson: Clinical remarks on Ichthyosis and its treatment. Brit. med. J. 1907, 362. — Jeanselme, Chevalier, Burnier et Perin: Un cas d'Erythrokératodermie symmétrique en placards à extension géographique. K. D. Bull. Soc. franç. Dermat. **1922,** No 4. — JESSNER, MAX: Zwei Ichthyosis fetalis (Keratoma cong. malignum) -Geburten einer Mutter. Schles. dermat. Ges., 20. Nov. **1926.** Zbl. Hautkrkh. **22.** 607. — JORDAN, A.: (a) Ichthyosis universalis congenita. K. D. Dermat. Wschr. **72,** 881. (b) Ichthyosis congenita, s. Fetalis. Dermat. Wschr. **74,** Nr 25, 585 (1922). — JORDAN, A, u. SCHAMSCHIN: Ichthyosis congenita oder Erythrodermie congénitale ichthyosiforme. Arch. f. Dermat. **148,** H. 1.

KEHRER: Drei Präparate von Ichthyosis congenita benigna. K. D. Klin. Wschr. **1927,** Nr 6, 283. — KELLER: (a) Umschriebene ichthyosiforme Keratodermie. K. D. Zbl. Hautkrkh. **20,** 544. (b) Umschriebene ichthyosiforme Keratodermie. Ver. südwestdtsch. Dermat. Freiburg, 24.—25. April **1926.** Zbl. Hautkrkh. **20,** 545. — KINGERY, LILE B.: Ichthyosis congenita with unusual complications. Arch. of Dermat. **13,** H. 1, 90 (1926). — KISSMEYER: Familiäres Auftreten von Ichthyosis. Dän. dermat. Ges., 2. Febr. **1927.** Zbl. Hautkrkh. **23,** 163. — KLÖPPEL: Ichthyosis und Ekzem. K. D. Zbl. Hautkrkh. **14,** 756. — KNOWLES: (a) Ichthyosis hystrix. K. D. Arch. of Dermat. **7,** Nr 1, 118 (1923). (b) Erythrodermie ichthyosiforme non congénitale. K. D. Bull. Soc. franç. Dermat. **1921,** No 6, 35. — KOFFE-RATH, H.: Ichthyosis congenita bei einem 25 jährigen Mädchen. Münch. dermat. Ges., 16. Mai **1927.** Zbl. Hautkrkh. **24,** 740. — KONRAD: (a) Ichthyosis atypica palmaris et plantaris. Wien. dermat. Ges., 14. März **1929.** (b) Ichthyosis atypica palmaris durch BUCKYS Grenz-strahlen gut beeinflußt. Wien. dermat. Ges., 23. Mai **1929.** Zbl. Hautkrkh. **32,** 34. — KORNFELD, W.: Ichthyosis congenita. Wien. med. Wschr. **1925,** Nr 8. — KREN: Ich-thyotische Hyperkeratose beider Hohlhände. K. D. Zbl. Hautkrkh. **1,** 457. — KROGH, MARIE u. K. WITH: On the standard-metabolism in ichthyosis. Acta dermato-vener. (Stockh.) **3** (1922). — KUDISCH: Zwei Fälle von Ichthyosis hystrix serpentina. Russ. Z. Hautkrkh. **23** (1912, Mai). — KUMER: (a) Atypische Ichthyosis. K. D. Zbl. Hautkrkh. **1,** 20. (b) Drei Fälle von Ichthyosis. K. D. Zbl. Hautkrkh. **1,** 459. — KYRLE: (a) Hyperkeratose und Hyperpigmentation. Arch. f. Dermat. **104,** 413 (1910). (b) Histobiologie der menschlichen Haut und ihrer Erkrankungen. Wien u. Berlin: Julius Springer 1925.

LANGE, CORNELIA u. I. C. SCHIPPERS: (a) Beiträge zur Pathologie der ersten Lebenswochen. Nederl. Tijdschr. Geneesk. **66,** Nr 10 (1922). Ref. Zbl. Hautkrkh. **5,** 299. (b) Dyskeratosis diffusa congenita. Amer. J. Dis. Childr. **24,** Nr 3 (1922). — LAURENTIER, CH.: Ichthyosis und schwarze Haarzunge. Ann. de Dermat. **1924,** Nr 1. — O'LEARY, PAUL A. and WILLIAM H. GOECKERMANN: Bullous ichthyosiform erythroderma. 6 jähriger Knabe, physisch und psychisch zurückgeblieben. Arch. of Dermat. **15,** 101 (1927). — LEBEUF et ROGER FROMENT: Erythrodermie ichtyosiforme congénitale avec hyperépidermotrophie. (Erythrodermia ichthyosiforme congénitale mit Hyperépidermotrophie.) Bull. Soc. franç. Dermat. **36,** Nr 7, 742 (1929). — LEDERGUER, REINH.: Ichthyosis hystrix nigra. Berl. dermat. Ges. 10. Juli, **1928.** Zbl. Hautkrkh. **29,** H. 3/4, 146. — LEEUWEN, TH. M. VAN: Ichthyosis fetalis oder Erythrodermie ichthyosiforme avec hyperépidermotrophie (BROCQ). K. D. Zbl. Hautkrkh. **6,** 444. — LEGRAIN, P.: Régime alimentaire et antisepsie intestinale dans les dermatoses. Le Scalpel **75** (1922). Ref. Zbl. Hautkrkh. **7,** 24. — LELOIR: Diseases of the skin, 1921. — LENARTOWICZ: Ichthyosis nitida mit ungewöhnlichen Fingerveränderungen. Lemberg. dermat. Ges., 19. Jan. **1928.** Zbl. Hautkrkh. **27,** 476. — LENNHOFF: Ichthyosis hystrix. Verslg mitteldtsch. Dermat. Magdeburg, 5. Dez. **1926.** Zbl. Hautkrkh. **22,** 617. — MACLEOD, I. M. H.: Ichthyosis follicularis bei einer 18 jährigen Patientin. Proc. roy. Soc. Med. **5,** 15. Nov. **1911.** K. D. Mh. Dermat. **54,** 28. — LESZCZYNSKI: Ichthyosis simplex. K. D. Zbl. Hautkrkh. **16,** 522. — LEVEN: (a) Stammbaum einer Ichthyosisfamilie nebst Be-merkungen über die Vererbungsart der Ichthyosis. Arch. f. Dermat. **139,** 117 (1922). (b) Zur Vererbung von Lingua plicata und Ichthyosis vulgaris. Arch. Rassenbiol. **16,** H. 3 (1925). — LEVIN: (a) Ichthyosis with bullous lesions (?). Arch. of Dermat. **3,** 471 (1921). (b) Ichthyosis. Arch. of Dermat. **10,** Nr 6. — LÉVY-FRANCKEL u. JUSTER: Der Grundumsatz in der Dermatologie. Bull. méd. **38,** No 4 (1924). — LEWITH, R.: Familiäre Ichthyosis vulgaris. Dtsch. dermat. Ges. tschechoslov. Republik, 6. Nov. **1927.** Zbl. Hautkrkh. **26,** 29. — LICHFIELD: Case of Harlequin Fetus. Med. J. Austral. **1918,** 434. — LIPPMANN: Universelle Ichthyosis sebacea. K. D. Berl. dermat. Ges., 12. Mai **1908.** — LUNDBORG, H.: Geschlechtsgebundene Vererbung von Ichthyosis simplex (vulgaris) in einer schwedischen Bauernsippe. Hereditas (Lund) **9,** 45 (1927).

MACKEE and ROSEN: Erythrodermie congénitale ichthyosiforme. J. of cutan. Dis. **1917,** 235. — MACLEOD, I. M. H.: (a) Drei Fälle von Ichthyosis follicularis verbunden mit Kahlheit. Brit. J. Dermat., Juni **1908.**)b) Note on two cases of ichthyosis bullosa. Brit. J. Dermat. **40,** Nr 2 (1928). — MAJOCCHI, DOM.: Azione terapeutica delle acque sulfuree termali in dermatologia. Pisa, Arte grafiche Nistri-Lischi **1923.** Ref. Zbl. Hautkrkh. **12,** 30. — MALINOWSKI, F.: Die DARIERSCHE Krankheit. Mh. Dermat. **44,** 209. MANSON, MALCOLM: Three cases of ichthyosis follicularis. Brit. J. Dermat. **33,** 20 (1921). — MARCUS: Ichthyosis. Verh. dermat. Ges. Stockholm, 21. Okt. **1925.** Zbl. Hautkrkh. **22,** 326. — MARKUS, K.: Infantilismus + Ichthyosis + Eczema acutum dispersum. Verh.

dermat. Ges. Stockholm, 14. Mai **1924**. Zbl. Hautkrkh. **21**, 410. — MARTINOTTI, L.: Ichthyosis fetalis. Giorn. ital. Mal. vener. Pelle **1911**, No 1. — MELLO, FROILANO DE: Eine von kongenitaler, ichthyosiformer hyperepidermotrophischer Erythrodermie befallene Familie (span.). Ref. Zbl. Hautkrkh. **4**, 137. — MENDES DA COSTA, S.: (a) Linear Pigmentations in an ichthyotic negro. Acta dermato-vener. (Stockh.) **1**, Nr 1 (1920). (b) Erythro-et Keratodermia variabilis in a mother and daughter. Acta dermato-vener. (Stockh). **6**, 255 (1925). — MÉNEAU, I.: De l'ichthyose fetale dans ses rapports avec l'ichthyose vulgaire. Ann. de Dermat. **1903**, 97. — MENKE, LYDIA: Ichthyosis und Lichen Vidal. Schles. dermat. Ges., 28. Mai **1927**. Zbl. Hautkrkh. **25**, 178. — MESCHTSCHERSKY: Ichthyosis hystrix nigricans. K. D. Mh. Dermat. **50**, 253. — MEYENBERG, A.: Ein Fall von Ichthyosis congenita. Inaug.-Diss. Berlin 1912. — MIERZECKI: Erythrodermia ichthyosiformis congenita. Lemberg. dermat. Ges., 11. April **1929**. Zbl. Hautkrkh. **31**, 295. — MIESCHER, G.: Drei Fälle von familiärer Keratose der Haut- und Schleimhäute, kombiniert mit Blasenbildung und kolloider, zu schweren Funktionsstörungen (Larynxstenose) führender Schleimhautdegeneration. Dermat. Z. **44**, H. 4/5 (1925). — MILIAN et SÉE DREYFUS: Hyperkératose congénitale avec agénésie pilaire. K. D. Bull. Soc. franç. Dermat. **1926**, No 3. — MIZUYOSHI, YOSHIO: Fünf Fälle von Ichthyosis serpentina. Jap. J. of Dermat. **28**, Nr 10, 13 (1928). — MOELLER, EGGERT: Zwei Zwillingsbrüder mit Ichthyosis, GRAEFESCHEM Symptom und akromegalen Wachstumsstörungen. Ugeskr. Laeg. (dän.) **86**, Nr 35 (1924). Ref. Zbl. Hautkrkh. **15**, 433. — MOGILNICKI, T.: Ichthyosis congenita s. intrauterina s. fetalis. Pedjatr. polska **6**, 249 (1926); Rev. franç. Pédiatr. **2**, 350 (1926). Ref. Zbl. Hautkrkh. **22**, 359. — MOOK, W. H.: Ein Fall von kongenitaler ichthyosiformer Erythrodermie. Arch. of Dermat. **10**, Nr 1 (1924). — MORRIS, M.: Fall von Ichthyosis. K. D. Dermat. Wschr. **56**, 146. — MORTIMER: Atypische Läsionen bei Ichthyosis. J. of cutan. Dis. **1904**. — MOSES, M. A.: Atypische Erscheinungen der Ichthyosis. J. of cutan. Dis. **22** (1904, Febr.). — MUCCI, ANTONIO: Von zwei Familien mit Ichthyosis infolge von kongenitaler Syphilis. Giorn. ital. Mal. vener. Pelle **65**, H. 4. — MUCHA: Ichthyosis congenita bei zwei kleinen Geschwistern. K. D. Mh. Dermat. **47**, 519. — MÜLLER: Sclerodermieartige Hautveränderung und Ichthyosis. Ver.igg rhein.-westfäl. Dermat. Essen, 16. Mai **1926**. Zbl. Hautkrkh. **21**, 46. — NADEL: Ichthyosis vulgaris. K. D. Zbl. Hautkrkh. **17**, 501. — NEUMANN, GEORG: Zur Kasuistik der Ichthyosis. Mh. Dermat. **46**, 327. — NEUMANN, I.: Über Keratosis universalis, congenita. Arch. f. Dermat. **61**, 163. — NICOLAS, GATÉ et PILLON: Erythrodermie légère avec ébauche d'hyperépidermotrophie. Lyon méd. **130**, No 13 (1921). Ref. Zbl. Hautkrkh. **3**, 459. — NICOLAS u. JAMBON: Contribution à l'étude des érythrodermies congénitales ichthyosiformes avec deux observations: forme typique et forme atypique. Ann. de Dermat. **1909**. — NICOLAS et MONTOT: Erythrodermie congénitale ichthyosiforme. Lyon méd. **1912**, Nr 49. Ref. Dermat. Wschr. **57**, 932. — NOBL: (a) Familiäre Ichthyosis vulgaris. K. D. Wien. dermat. Ges., 8. Febr. **1905**. (b) Ichthyosis nitida bei 11jährigem Knaben mit starker Beteiligung der Kopfhaut. K. D. Mh. Dermat. **43**, 231. (c) Ichthyosis mit Exanthem. Wien. dermat. Ges., 5. März **1907**. — NOVELLA, S. A.: Zur Histologie der Ichthyosis Med. Mysl' (russ.) **1924**, Nr 3/4. Ref. Zbl. Hautkrkh. **15**, 433. — OLIVER: Congenital ichthyosiform erythroderma. Arch. of Dermat. **7**, Nr. 6 (1923). — OLIVIERI, GIACOMO: Ichthyose et hématurie. J. d'Urol. **24**, No 2, 1, 150 (1927). — ORBAN-VAJDA: Familiäre Ichthyosis. K. D. Zbl. Hautkrkh. **17**, 627. — OREL, HERBERT: Die Vererbung der Ichthyosis congenita und der Ichthyosis vulgaris. Kleine▌Beiträge zur Vererbungswissenschaft. 5. Mitt. Zbl. Kinderheilk. **47**, 312 (1929). — ORIMO: Verrucae planae juveniles und Ichthyosis serpentina. K. D. Mh. Dermat. **49**, 120. — ORMSBY and MITCHELL: Ichthyosis generalized and severe. Arch. of Dermat. **6**, Nr 1 (1922). — OYARZABAL, E.: Syphilis papulosa gigantea bei einem Individuum mit Ichthyosis serpentina. Rev. españ. Dermat. **13** (1911, Okt.). Ref. Mh. Dermat. **53**, 605. — PARANOUGIAN: (a) Erythrodermie congénitale ichthyosiforme (?). Arch. of Dermat., Mai **1921**. (b) Erythroderma congenitale ichthyosiforme. Arch. of Dermat. **7**, Nr 2 (1923). — PERNET: Bullous Ichthyosis. Brit. J. Dermat. **1911**. — PHILIPPI, F. A.: Eucerin, eine moderne vorzügliche Salbengrundlage. Münch. med. Wschr. **1909**, Nr 35. — PICK, E.: Ichthyosis congenita. K. D. Zbl. Hautkrkh. **16**, 754. — PICK, W.: Ichthyosis, Erythrodermie und Hautatrophie. Dtsch. dermat. Ges. tschechoslov. Republik, 19. Juni **1927**. Zbl. Hautkrkh. **25**, 161. — POLACEK: Atypische Ichthyosis mit Nagelveränderungen. K. D. Zbl. Hautkrkh. **6**, 498. — POND, F. A. a. L. J. A. LOEWENTHAL: Case of multiples rodent ulcers associated with ichthyosis. Brit. J. Dermat. **41**, 331. — PORTER, ARTHUR: Basal metabolism in ichthyosis. Brit. J. Dermat. **38**, 475 (1926). — POTTENGER, F. M.: The neurological and endocrinological aspects of ichthyosis, chronic indurative eczema and some of the minor forms of so-called trophic changes in dermal tissues. Endocrinology **10**, Nr 2, 105 (1926). Ref. Zbl. Hautkrkh. **24**, 64. — PÜRCKHAUER: Ichthyosis vulgaris bei Vater und Sohn. Ver. Dredener Dermatol. 8. Mai **1929**, Hautkrkh. **31**, 293. — PULVERMACHER: (a) Erythrodermie congénitale ichthyosiforme. K. D. Dermat. Wschr. **69**, 436 (1919). (b) Atypische Ichthyosis. (Erythrodermie congénitale ichthyosiforme avec hyperépidermotrophie BROCQ.) K. D. Dermat. Wschr. **68**, 330 (1919).

QUATTRINI, MARIO: Rezidivierende ichthyosiforme Erythrodermie durch Sonnenstrahlen provoziert. Giorn. ital. Mal. vener. Pelle **64**, H. 3 (1923).
RAMAZOTTI: Ichthyosiforme umschriebene symmetrische Hyperkeratosen. Giorn. ital. Dermat. **66**, 971 (1925). — RAMORINO, C.: Dell'ittiosi familiare. Sopra un caso ripetendosi per cinque generazioni. (Contributo casuistico alla legge di Mendels.) Giorn. ital. Mal. vener. Pelle **1924**, 616. — RAVITACH: Ichthyosiform erythroderma; ichthyosis. Arch. of Dermat. **12** (1925). — REISS: Ichthyosis serpentina universalis. K. D. Mh. Dermat. **39**, 448. — REITMANN: (a) Ichthyosis follicularis universalis. K. D. Mh. Dermat. **48**, 473. (b) Ichthyosis mit circumscriptem Ekzem. K. D. Mh. Dermat. **48**, 551. — REPPE: Über schwere Formen der Ichthyosis. Inaug.-Diss. Leipzig 1920. — RICHTER: Ichthyosis des ganzen Körpers. K. D. Mh. Dermat. **38**, 546. — RICHTER, WILH.: Beitrag zur Erythrodermie congénitale ichthyosiforme (BROCQ). Arch. f. Dermat. **152**, H. 1. — RIECKE, E.: (a) Über Ichthyosis congenita. Arch. f. Dermat. **54** (1900). (b) Demonstration von 5 Feten mit Ichthyosis congenita. Arch. f. Dermat. **88** (1907). (c) Ichthyosis simplex et nitida mit ausgedehnter Keratitis pilaris. K. D. Dermat. Wschr. **60**, 395. (d) Ichthyosis congenita larvata. Münch. med. Wschr. **1923**, 379. — RIEHL: (a) Ekzem bei einem Ichthyotischen. K. D. Dermat. Wschr. **70**, 44 u. 108. (b) Atypische Ichthyosis. K. D. Dermat. Wschr. **70**, 108. (c) Ichthyosis mit ungewöhnlicher Lokalisation. K. D. Zbl. Hautkrkh. **5**, 127. RILLE: (a) Ichthyosis serpentina. K. D. Zbl. Hautkrkh. **1**, 335. (b) Erythrodermie congénitale ichthyosiforme mit Hyperépidermotrophie (BROCQ.) K. D. Zbl. Hautkrkh. **1**, 335. (c) Kongenitale ichthyosiforme Erythrodermie mit Hyperepidermotrophie (BROCQ). Münch. med. Wschr. **1924**, Nr 12. — RINSEMA, P. G.: (a) Kerato- et Erythrodermia variabilis. 80. Tagg niederl. Dermatol.-Ver.igg gemeinsam mit Ver igg rhein.-westfäl. Dermat. Amsterdam, 2.—3. Juni **1928**. Ref. Zbl. Hautkrkh. **27**, 733. (b) Erythro- et keratodermia variabilis. Nederl. Tijdschr. Geneesk. **1928** II, 3695. Ref. Zbl. Hautkrkh. **28**, 784. — RIONS, P.: zit. nach WEILL. Presse méd. **17**, 121 (1909). — ROGERS, C. E.: (a) Dauernde Heilung der Ichthyosis durch neue Lichtstrahlen. Amer. J. Dermat. **11**, Nr. 9. Ref. Mh. Dermat. **45**, 450. (b) Ichthyosis, ihre Behandlung und Heilung. Amer. J. Dermat. **13**, (1909 Okt.). Ref. Dermat. Wschr. **50**, 33. ROBINSON: Ichthyosis. Arch. of Dermat. **16**, Nr 5, 653 (1927). Ref. Zbl. Hautkrkh. **26**, 390. ROTHE: Hereditäre, rudimentäre DARIERsche Krankheit in familiärer Kombination mit atypischer kongenitaler Hyperkeratose. Arch. f. Dermat. **102**. — RUD, EINAR: (a) Ein Fall von Infantilismus mit Tetanie, Epilepsie, Polyneuritis, Ichthyosis, Anämie vom Typus der Perniciosa. Hosp.tid. (dän.) **70**, 525 (1927). Ref. Zbl. Hautkrkh. **25**, 205. (b) Ein Fall von Hypogenitalismus (Eunuchoidismus femininus) mit partiellem Riesenwuchs und Ichthyosis. Hosp.tid. (dän.) **1929** I, 426. Ref. Zbl. Hautkrkh. **31**, H. 5/6, 330. — RULISON: Ichthyosis. Arch. of Dermat. **16**, Nr. 4, 25 (1927). Ref. Zbl. Hautkrkh. **26**, 390.

SAETHRE, H.: Ein Fall von Ichthyosis congenita mit Infantilismus und paranoider Demenz (norweg.). K. D. Zbl. Hautkrkh. **13**, 449. — SAINZ DE AJA: Angeborene ichthyosiforme Erythrodermie mit Hyperepidermotrophie. K. D. Zbl. Hautkrkh. **12**, 270. — SALGÓ, R.: Ichthyosis universalis. K. D. Zbl. Hautkrkh. **17**, 627. — SASLAWSKY, A. W.: Zwei Fälle von Ichthyosis mit Veränderung der Psyche. Med. Mysl' (russ.) **1924**, Nr. 3/4. Ref. Zbl. Hautkrkh. **15**, 433. — SAVATARD, LOUIS: Ichthyosis and cancer of the skin, with special reference to mulespinners cancer. Proc. roy. Soc. Med. **20**, Nr 10, sect. dermat., 19. Mai **1927**; Brit. J. Dermat. **39**, 399 (1927). — SCHAMBERG: (a) Research problems in Dermatol. Arch. of Dermat. **4**, Nr 3 (1924). (b) Ichthyosiforme Hyperkeratosis. Arch. of Dermat. **11**, Nr. 4 (1925). — SCHEER (a) Erythrodermie congénitale ichthyosiforme. Arch. of Dermat. **9**, 794 (1924). (b) Ichthyosis congenita bei einem 5 Tage alten Kind. K. D. Mh. Dermat. **42**, 638. — SCHILDKRAUT, I. M.: Erythroderma superimposed on ichthyosis. Arch. of Dermat. **11**, Nr 5 (1925). — SCHIÖTZ, CARL: Bemerkungen zu EINAR RUDS Arbeit: „Ein Fall von Hypogenitalismus (Eunuchoidismus femininus) mit partiellem Riesenwuchs und Ichthyosis. Hosp.tid. (dän.) **1929** I, 603. — SCHMIDT-LABAUME: Ichthyosis und Dermatitis reticularis. Verslg südwestdtsch. Dermat. Frankfurt, 13. u. 14. Nov. **1926**. Zbl. Hautkrkh. **22**, 30. — SCHNICKE, GERTA: Die elterliche Blutsverwandtschaft bei Ichthyosis congenita. Inaug.-Diss. München 1929 (hier sehr vollst. Lit.) — SCHÖNSTEIN: Ichthyosis mit Hyperthyreose. Dermat. Zusammenkünfte Budapest, Sitzg 20. Okt. 1927. Zbl. Hautkrkh. **27**, 751. — SCHOLTZ, MOSES: Endokrinotherapie in skin diseases. N. Y. med. J. **1921**, Nr 1. SCHONNEFELD, R.: Erythrodermie congénitale ichthyosiforme partialis. Arch. f. Dermat. **98**, H. 1. — SEI, SCH.: Über bei mehreren Familienmitgliedern auftretende Ichthyosisfälle. Jap. Z. Dermat. **11**. Ref. Mh. Dermat. **53**, 552. — SELENEW: Ichthyosis hystrix bullosa oder Erythrodermie congénitale ichthyosiforme avec Hyperépidermotrophie (BROCQ). (Russ.). Z. Hautkrkh. **21** (1911). — SELMANOVIC, A.: Erythrodermie congénitale ichthyosiforme (BROCQ). Russk. Vestn. Dermat. **4**, Nr 8, 707 (1926). (Russische und französische Zusammenfassung.) Ref. Zbl. Hautkrkh. **22**, 850. — SEMON, H. C.: Case of unusual localisation of ichthyosis. Proc. roy. Soc. Med. **16**, sect. dermat. 94 (1923). — SENDRAIL, M.: Ichthyose et syphilis héréditaire. Ann. de Dermat. **6**, 544 (1925). — SENEAR: (a) A case for diagnosis. Arch. of Dermat. **4**, 280 (1921). (b) Ichthyosis. K. D. Arch. of Dermat. **8**, 272 (1923). — SENEAR and WIEN: Case for diagnosis (Ichthyosis hystrix ?). Arch. of Dermat. **29**, 391 (1929). — SHAPIRO: (a) Ichthyosis hystrix. Arch. of Dermat. **14**, Nr 6, 743 (1926). (b) Ichthyosis, Keratosis pilaris and allergic dermatitis. Arch. of Dermat. **19**, 329 (1929). SICILIA: Ichthyosis nigricans. Arch. dermosifilogr. **1921**, 73. Ref. Zbl. Hautkrkh. **4**, 137. — SIEMENS, H. W.: (a) Vorkommen und Bedeutung der gehäuften Blutsverwandtschaft bei den Dermatosen. Arch. f. Dermat. **132** (1921). (b) Einführung in die allgemeine Konstitutions- und Vererbungspathologie des Menschen, 2. Aufl. Berlin: Julius Springer 1923. (c) Rassen- hygiene und Vererbungslehre. München: J. F. Lehmann 1923. (d) Erythrodermie con- génitale ichthyosiforme. Münch. dermat. Ges., **25**. Juni **1923**. (e) Recessivgeschlechts- gebundene Vererbung bei Hautkrankheiten. Arch. Hautkrkh. **136**. (f) Über Keratosis follicularis. Arch. f. Dermat. **139**. (g) Untersuchungen über den Stoffwechsel Ichthyo- tischer. Mit Beiträgen zur Klinik der Ichthyosis vulgaris. Arch. f. Dermat. **149**. (h) Zur Differentialdiagnose und Prognose der überlebenden Fälle von Ichthyosis congenita. Arch. f. Dermat. **156**, 624 (1928). (i) Studien über Vererbung von Hautkrankheiten. XI. Ichthyosis congenita. Arch. f. Dermat. **158**. (k) Ichthyosis vulgaris mit ' elterlicher Blutsverwandtschaft. (l) Ichthyosis der Füße. Münch. dermat. Ges., **16**. Mai **1927**. Zbl. Hautkrkh. **24**, 737. — SMIRJAGIN: Ein Fall von Ichthyosis hystrix striata bullosa. Russ. Z. Hautkrkh. **10** (1905). — SONDERMANN: Über Augenstörungen bei Ichthyosis congenita. Klin. Mbl. Augenheilk. **70**, 180 u. 394 (1923). — SPARACCIO BENEDETTO: Sull'ittiosi familiare. Riforma med. **44**, 1037 (1928). Ref. Zbl. Hautkrkh. **29**, H. 7/8, 440. — SPILLMANN: Ichthyose noire du type sauriasis. Bull. Soc. franç. Dermat. **36**, No 6 (1929). — SPITZER: Ichthyosis follicularis. K. D. Zbl. Hautkrkh. **9**, 374. — STAJ- DUHAR: Über einen Fall von Ichthyosis mit Bindehauttuberkulose. Z. Augenheilk. **53**, H. 5/6 (1924). — STEINER, I.: Ein Fall von Ichthyosis congenita. K. D. Mh. Dermat. **41**, 185. — STOKES: Congenital ichthyosiform erythroderma. Arch. of Dermat. **15**, 219 (1927). — STOLTENBERG: Ein Fall von Ichthyosis congenita. Med. Rev. (norweg.) **40**, Nr 1/2 (1923). — STOWERS, J. K.: Bemerkungen über einen Fall von kongenitaler Ichthyosis hystrix linearis oder Hystricismus. Brit. med. J. Dermat., Jan. **1908**. — STRANDBERG: Ichthyosis vulgaris. Verh. dermat. Ges. Stockholm, 12. Jan. **1927**. Zbl. Hautkrkh. **24**, 169. STRANDBERG, J.: Ichthyosis serpentina localisata. Acta dermat.-vener. (Stockh.) **3**, H. 3/4 (1922). — STÜMPKE: Zur Pathogenese und Klinik der Ichthyosis. Arch. f. Dermat. **123**. — SWANSON, COSBY: Two cases of Ichthyosis treated with the ultraviolet ray. South. med. J. **18**, 800 (1925). — SWEITZER: Ichthyosis with bullae. Arch. of Dermat. **13**, 579 (1926); **15**, 359 (1927).

TALBOT, FRITZ B. aus MARG. HENDRY, The basal methoblism of children with ichthyosis. Amer. J. Dis. Childr. **29**, Nr 6 (1925). Ref. Zbl. Hautkrkh. **19**, 126. — TEREBINSKI: (a) Ery- throdermie congénitale ichthyosiforme cum hyperepidermotrophie (BROCQ). Prakt. Wratsch. (russ.) **1909**, Nr 38/40. (b) Érythrodermie congénitale ichthyosiforme. K. D. Mh. Dermat. **49**, 62 u. 214. — THIBIERGE et LEGRAIN: (a) Un cas d'ichthyose fétale (forme bénigne). Bull. Soc. franç. Dermat. **1921**, No 1. (b) Sur l'ichthyose fetale. Ann. de Dermat. **1921**, No 7/9. — THOMSON, M. S. and C. P. G. WALKELEY: The harlequin fetus. J. Obstetr. **28**, Nr 2 (1921). — TOBIAS, NORMAN: A case of erythroderma ichthyosiforme congenitale. Arch. of Dermat. **11**, Nr 4 (1925). — TOYAMA: Drei Fälle von Ichthyosis. Jap. Z. Dermat. **7** (1907, April). Ref. Mh. Dermat. **45**, 560.

ULLMANN: Ichthyosis vulgaris mit bullöser Affektion unter dem Bild des Pemphigus. K. D. Mh. Dermat. **42**, 200. — UNNA, G. W.: Erythrodermie congénitale ichthyosiforme (BROCQ). Hyperkeratosis ichthyosiforme généralisée (DARIER). Dermat. Ges. Hamburg- Altona u. nordwestdtsch. Dermat.-Ver., 24. Nov. **1929**. Zbl. Hautkrkh. **32**, 559. — UNNA, P. G.: Die Behandlung der Ichthyosis mit Eucerin. Mh. Dermat. **48**, 260. — URBACH, E.: Untersuchungen über den Energiestoffwechsel bei Hautkrankheiten. 14. Kongr. dtsch. dermat. Ges. Dresden **1925**. Arch. f. Dermat. **151**.

VALABREGA, MARIO: Ichthyosis bei zwei Geschwistern. Arch. lat.-amer. Pediatr. **16**, 312. Ref. Zbl. Hautkrkh. **7**, 90. — VALLE, VITT: Ein Fall von Ichthyosis diffusa. Kli- nische und histologische Bemerkungen. Giorn. ital. Mal. vener. Pelle **1917**, H. 5. — VINCENT: Bull. Soc. méd. Hôp. Paris **1908**, 588.

WALDORP, CARLOS P. u. G. BASAMBRIO: (a) Endokrinosympathische Studien bei Sclero- dermie und Ichthyosis. Semana méd. **33**, 1351 (1926). (b) Forschungen über das Ver- halten der innersekretorischen Drüsen und des Sympathicus bei der Sclerodermie und der Ichthyosis. Actas trab. 3. Congr. nac. Med. **4**, 366 (1927). Ref. Zbl. Hautkrkh. **29**, 312. WATERBOUSE, R.: Eine ungewöhnliche Form von Leukämie im Verein mit Synovitis und Ichthyosis. Lancet, 19. Sept. **1908**. — WEBER, F. PARKES: Unusual recurrent bullous eruption in a boy with slight ichthyosis. Proc. roy. Soc. Med. **21**, 6 (1928). — WEHEFRITZ: Zur Vererbung der Ichthyosis. Z. Konstitut.lehre **10**, H. 4 (1924). — WEIDENFELD, ST.: Über Ichthyosis thysanotrichica. Wien. med. Wschr. **1913**, Nr 15. — WEILL, E. u. G. MOURI- QUAND: Ichthyosis und Schilddrüse. Presse méd. **1909**, No 14. — WEISS: Congenital ichthyosiform erythroderma in three children in same family. Arch. of Dermat. **18**, 460 (1928). — WEISS, R. S. and TOBIAS, NORMAN: Congenital ichthyosiforme erythroderma. Arch. of Dermat. **12**, Nr 2 (1925). — WERTHER: (a) Fall von Erythrodermie congénital ichthyosiforme. K. D. Dermat. Wschr. **72**, 189 (1921). (b) Ichthyosis congenita benigna (BROCQsche Erythrodermia congénitalis ichthyosiformis). Arch. f. Dermat. **151**, Kongreß-bericht **1926**, 361. — WESTPHALEN: (a) Ichthyosis bei 60jähr. Mann mit ausgesprochener Dermatitis atrophicans an Ober- und Unterextremitäten. Dermat. Ges. Hamburg-Altona, 13. Juni **1926**. Zbl. Hautkrkh. **21**, 559. (b) Hyperkeratosis congenita (Erythrodermie congénitale, ichthyosiforme, [BROCQ]). Nordwestdtsch. dermat. Ver.igg Hamburg, 26. März **1927**. Zbl. Hautkrkh. **25**, 166. — WHITFIELD: Skin diseases and their treatment, 1921. — WHITEHOUSE: Ichthyotic condition with Erythema. Arch. of Dermat. **1**, 724 (1920). — WIGLEY, I. E. M.: Case of congenital ichthyosiform erythroderma (BROCQ). Proc. roy. Soc. Med. **19**, Nr 6, sect. dermat., 17. Dez. 1925, 29 (1926). — WILE: (a) Familial Study of three unusual cases of ichthyosiform erythroderma. Arch. of Dermat. **10**, 487 (1924). — (b) Ichthyosis hystrix. Arch. of Dermat. **12**, Nr 6, 915 (1925). — WILLIAMS: Xerodermatous eruptions. Arch. of Dermat. **12**, Nr 1 (1925). — WILLIAMS, A. W.: Fall von Ichthyosis. Proc. roy. Soc. Med., dermat. sect., 16. Mai **1912**. — WINTERNITZ: (a) Ichthyosis serpentina bei 6jährigem Mädchen. K. D. Zbl. Hautkrkh. **8**, 161. (b) Ichthyosis congenita. K. D. Zbl. Hautkrkh. **26**, 3345 (betrifft den gleichen Fall wie 1). (c) Ichthyosis serpentina. Dtsch. dermat. Ges. tschechoslov. Republik, 19. Dez. 1926. Zbl. Hautkrkh. **22**, 843. — WINTER-NITZ, R.: Ichthyosis congenita. Dtsch. dermat. Ges. Tschechoslov. Republik, 18. Dez. **1927**. Zbl. Hautkrkh. **26**, 345. — WISE: Generalized neurodermitis and ichthyosis. Arch. of Dermat. **1922**. — WITH u. MARIA: KROGH-Apparat für Stoffwechseluntersuchungen. 5. Kongr. nord. dermat. Ver.gg Stockholm, 6.—8. Juni **1922**. Ref. Zbl. Hautkrkh. **6**, 144. WOLF: Ichthyosis. K. D. Zbl. Hautkrkh. **11**, 464.

ZEISLER: Congenital ichthyosiform erythroderma. Arch. of Dermat. **6**, Nr 2 (1922). — ZINSSER: Papulöses Syphilid bei Ichthyotiker. Köln. dermat. Ges., 30. März 1928. Zbl. Hautkrkh. **27**, 344. — ZNAMENSKI, S. W.: Ein Fall von lokaler Ichthyosis (russ.) Russk. Wratsch 1903, 22. Ref. Mh. Dermat. **38**, 83. — ZUMBUSCH, V.: (a) Ichthyosis bei 18jährigem Mädchen. K. D. Mh. Dermat. **43**, 236. (b) Ein atypischer Fall von Ichthyosis congenita. Wien. klin. Wschr. **1905**, Nr 32.

Follikuläre Hyperkeratosen.

Von

STEFAN ROBERT BRÜNAUER-Wien.

Mit 31 Abbildungen.

Einleitung.

Unter der Bezeichnung „Follikuläre Hyperkeratosen" faßt man nach einer seinerzeit von JADASSOHN gegebenen Definition eine Reihe von Krankheitsprozessen zusammen, welche dadurch charakterisiert erscheinen, *„daß es sich bei allen diesen Formen um eine isolierte oder eine wesentlich den Follikeleingang und seine Nachbarschichten treffende, trichter- oder zylinderförmige Hyperkeratose handelt, welche mehr oder weniger Hemmungen der Haarentwicklung und des Haarauswachsens mit sich bringt. Grad und Ausbreitung der Hyperkeratose nach der Tiefe können ziemlich wechseln, ebenso hyperämische und entzündliche Erscheinungen an den perifollikulären Gefäßen"* (JADASSOHN). Ein weites, wenig geklärtes und wenig erforschtes Gebiet nennt SIEMENS diese Gruppe von Krankheitsprozessen, welche mit Ausnahme der früher zumeist als Lichen pilaris bezeichneten lichenoiden Keratosis follicularis fast durchwegs seltene Krankheitsbilder umfaßt, die in klinischer Hinsicht noch vielfach unscharf umrissen dastehen und ihrer Ätiologie nach zumeist noch rätselhaft erscheinen. Dabei ist die Zahl der Beobachtungen, Beiträge und Untersuchungen, die der Erforschung und Bearbeitung dieser Dermatosen gewidmet waren, eine keineswegs geringe. Und wenn es auch zu weit führen würde, an dieser Stelle auch nur die wichtigsten dieser Arbeiten zu zitieren, die in den folgenden Abschnitten ohnehin angeführt erscheinen, so sollen doch einige Beobachtungen und Arbeiten hier nicht unerwähnt bleiben, welche zeigen, daß mit der fortschreitenden Durcharbeitung des einschlägigen Materials einerseits Krankheitsbilder mit Erscheinungen von hyperkeratotischen Veränderungen im Bereiche der Follikel aus der Gruppe der Follikularkeratosen ausgeschieden und anderen Dermatosen angereiht werden konnten, daß andererseits immer wieder Krankheitsbilder auftauchen, deren Zugehörigkeit zu dieser großen Gruppe außer Frage steht. In ersterer Hinsicht dürfen vielleicht als Beispiele angeführt werden das von MINAMI beschriebene Krankheitsbild der Alopecia keratotica tuberculosa, ferner eine Beobachtung von BRUHNS, der Erscheinungen einer Keratosis follicularis im Gefolge einer Arsendermatose auftreten sah, dann die von DELAMARE-ACHITOUV geschilderten Erscheinungen von Follikelkeratose im Krankheitsbilde der Mikrofilariosis, endlich auch noch der wiederholt von NOBL demonstrierte Fall von tumorförmiger, auf die Kopfhaut beschränkter Mykosis fungoides mit atrophisierender Alopecie und follikulärer Keratose. Über jene Beobachtungen, die unter der Bezeichnung Keratosis follicularis geschildert wurden, sich aber als Fälle von DARIERscher Krankheit erwiesen, soll gelegentlich der Erörterung des letztgenannten Krankheitsbildes noch die Rede sein.

Weiterhin gibt es noch eine Reihe von teils seltenen, teils wohlbekannten und hinreichend geläufigen Dermatosen, welche im Rahmen der nun folgenden Ausführungen nicht oder nur flüchtig berücksichtigt erscheinen, weil die hierbei an den Follikeln sich abspielenden hyperkeratotischen Prozesse gegenüber anderen, klinisch und mikroskopisch wahrnehmbaren Veränderungen weitaus in den Hintergrund treten. Diesbezüglich darf u. a. auf die follikulären Formen des Lichen ruber, auf den Lupus erythematodes, die Keratosis verrucosa WEIDEN-FELD, die FOX-FORDYCEsche Erkrankung und auf den Naevus comedofollicularis hingewiesen werden, ferner auch auf Fälle von Poikilodermia vascularis atrophicans JACOBI, bei welcher mitunter das Auftreten von Follikularkeratosen erwähnt wird (WERTHEIM, OPPENHEIM usw.), ebenso wie die eine oder andere Beobachtung von Atrophodermie vermiculaire, die gelegentlich, wie etwa in einem von DARIER beschriebenen Falle, mit follikulären Hyperkeratosen einhergeht. Daß bei umschriebenen Sclerodermieflächen, mitunter im Bereiche der ganzen Plaque, bisweilen aber nur auf den Rand beschränkt, follikuläre Keratosen in Erscheinung treten können, wurde von JADASSOHN gelegentlich der Diskussion zu einem von ORMSBY vorgestellten Morphoeafall hervorgehoben, aber auch bei den als White spot disease, bzw. Lichen sclerosus beschriebenen Fällen wird nicht selten das Auftreten von Follikelkeratosen verzeichnet (BRUUSGAARD, MGEBROV-BRODSKIJ, NOMLAND u. a. m.). Andererseits zeigen die Schilderung des von SIEMENS hervorgehobenen, eigenartigen Typus der acneiformen, bzw. comedoähnlichen Keratosis follicularis sowie das von diesem Autor aufgestellte, in vererbungswissenschaftlicher Hinsicht bemerkenswerte Krankheitsbild der Keratosis follicularis spinulosa decalvans, vielleicht auch die bezüglich ihrer Klassifizierung noch umstrittenen Beobachtungen von IWANOW-TISCHNENKO, LANG, STRASSBERG, daß in dem bunten und vielfältigen Ensemble der follikulären Keratosen immer wieder neue Typen auftauchen, die sich oft nur schwer oder überhaupt nicht in den Rahmen der zum Teil nur mühsam gegeneinander abgegrenzten Untergruppen einfügen lassen, oft nur Übergänge zwischen diesen letzteren darstellen. Darauf hat schon NEISSER verwiesen, als er betonte, „daß zwischen den einzelnen Gruppen, die wir zu unserer Bequemlichkeit und zur Herstellung einer das Verständnis erleichternden Nomenklatur bilden, wesentliche Unterschiede vielleicht gar nicht bestehen, sondern daß vielleicht alle die Formen durch Übergänge untereinander und wechselseitig miteinander verwandt und verknüpft sind". Da aber aus didaktischen Gründen das vorliegende Material doch irgendwie gesichtet und gruppiert sein muß, sollen zunächst die „Follikulären Keratosen" nach dem klinischen Bilde der Hyperkeratosen in *lichenoide*, *spinulöse und acneiforme Keratosis follicularis* gesondert besprochen und dann im Schlußkapitel anhangsweise einige seltene Krankheitsprozesse erörtert werden, die sich in den Rahmen dieser eben angeführten Gruppen doch nicht recht einzwängen lassen.

A. Lichenoide follikuläre Keratosen.

1. Keratosis suprafollicularis (pilaris) alba et rubra.

Diejenigen Formen der follikulären Keratosen, welche man wegen der Ähnlichkeit ihrer Einzelefflorescenzen mit jenen des Lichen ruber acuminatus zumeist (SIEMENS, LANG, STRASSBERG u. a.) als lichenoide Follikularkeratosen bezeichnet, erscheinen hauptsächlichst repräsentiert durch die Keratosis suprafollicularis (pilaris) alba et rubra, deren Veränderungen so häufig und namentlich bei typischer Entwicklung so charakteristisch sind, daß sie, wie VEYRIÈRES hervorhebt, der klinischen Beobachtung nicht entgehen konnten, und so finden

sich denn auch in den einschlägigen Werken und Abhandlungen der zweiten
Hälfte des abgelaufenen Jahrhunderts vielfach Darstellungen dieser Affektion, für
welche zumeist, so auch von Bazin, die Bezeichnung Lichen pilaire oder Lichen
pilaire par hypertrophie gebraucht wurde. Die ersten Arbeiten, die sich jedoch
ausschließlich mit diesem Krankheitsbilde beschäftigten, waren jene von Erasmus
Wilson (1876) und von Tilbury Fox (1879); während ersterer für das Krankheitsbild die Benennung Folliculitis rubra gebrauchte, schilderte es letzterer als
Cacotrophia folliculorum oder Follicular malnutrition. Diesen beiden Publikationen, welche bereits erwähnen, daß bei dieser Affektion mitunter auch Rumpf
und Gesicht befallen sein können, folgte 1882 jene von Lemoine, welcher
mit der Bezeichnung Ichthyose ansérine des scrophuleux betonen wollte, daß
seiner Ansicht nach dieses Leiden nur bei Skrofulösen auftrete. Jackson
(1886) gebrauchte als erster die Bezeichnung Keratosis pilaris, welche Benennung auch J. N. Hyde (1888) vorzieht. Thibierge spricht von einer Xérodermie pilaire oder von einer Ichthyose ansérine juvénile. Von besonderem
Wert ist indes die große umfassende Darstellung, welche Brocq 1890 unter
dem Titel „Notes pour servir à l'histoire de la kératose pilaire" veröffentlicht
hat. Brocq konnte in dieser Arbeit, in welcher er das Mitbefallensein des Rumpfes
und der Gesichtshaut bei dem von ihm als Kératose pilaire blanche et rouge
bezeichneten Krankheitsbilde betont, die Miterkrankung der behaarten Kopfhaut jedoch noch negiert, bereits eine stattliche Reihe von Synonymen dieser
Erkrankung zusammenstellen: Cacotrophia folliculorum, Follicular malnutrition
(Tilbury Fox), Folliculitis rubra (E. Wilson), Follicular Xeroderma (Liveing),
Ichthyose ansérine juvénile (Thibierge), Ichthyose ansérine des scrophuleux
(Lemoine), Keratosis pilaris (Jackson, Hyde), Keratosis follicularis, Hyperkeratosis follicularis (Kaposi), Lichen pilaire par hypertrophie (Bazin), Lichen
pilaris (Neumann, Mac Call Anderson), Pityriasis pilaris, Hair Lichen
(Mac Call Anderson), Xérodermie pilaire (Thibierge) Xérodermie pilaire
érythémateuse ou congestive progressive ou ichthyose rouge (E. Besnier). Unna
endlich, der sich 1894 in seiner Histopathologie der Hautkrankheiten dem Standpunkte Brocqs weitgehend nähert, brachte auf Grund seiner histologischen
Befunde die Bezeichnung Keratosis suprafollicularis alba et rubra in Vorschlag,
welche Benennung heute alle anderen so ziemlich verdrängt hat.

Das klinische Bild dieser Affektion ist dadurch charakterisiert, daß an den
befallenen Hautstellen alle oder fast alle Follikelostien eine auffallende Veränderung aufweisen; in den *leichteren* Fällen — und diese gelangen weitaus häufiger
zur Beobachtung — zeigen sich kleine, etwa stecknadelkopfgroße, kegelförmige,
trockene, harte, hornartige, über den Follikelmündungen gelegene Knötchen,
welche in ihrem Inneren ein zusammengerolltes oder abgebrochenes, dünnes
Lanugohaar einschließen, das nach Abkratzen der Knötchen in dem nun zutage
tretenden Grübchen sichtbar wird. Mitunter sind die Härchen in dem kleinen
Hornkegel selbst als schwärzliche Punkte sichtbar (Verbunt, Veyrières).
In den allerleichtesten Fällen ist von einem eigentlichen Knötchen nichts zu
sehen und es besteht nur eine Anhäufung von trockenen Epidermisschuppen
im Follikel, welche bei häufigen Seifenwaschungen und Einfetten verschwindet,
um sofort wieder zu erscheinen, wenn die entsprechende Hautpflege mangelt.
Zumeist verleihen jedoch die ziemlich dicht nebeneinander angeordneten Knötchen der Haut ein eigenartiges Aussehen, welches die französischen Autoren
veranlaßt hat, von einem „Aspect de la chair de poule", von einer Ichthyose
ansérine zu sprechen (Lemoine, Thibierge). Die eigenartige, rauhe, beinahe
„reibeisenartige" Beschaffenheit erkennt man besser als bei Besichtigung beim
Hinüberstreichen über die veränderten Hautstellen. Die Farbe der kleinen
pilären Papelchen ist bald weiß, bald die der umgebenden Hautstellen, bald

wieder gelblich, bräunlich, mitunter sogar grauschwärzlich. Auch in diesen verhältnismäßig leichten Fällen kann man, namentlich wenn gleichzeitig

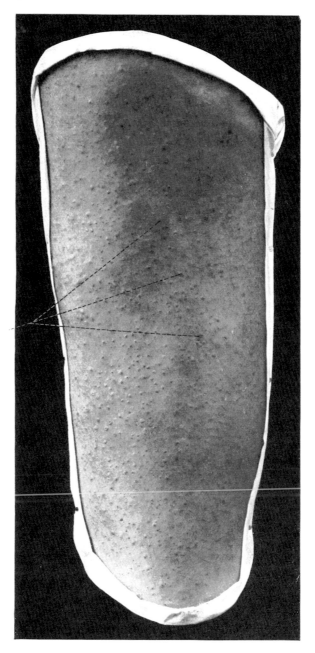

Abb. 1. Keratosis suprafollicularis rubra; auffallend ausgeprägte, rote „Lichen pilaris"-Knötchen (r.K.).
(Moulage der Universitäts-Hautklinik Breslau, Geheimrat JADASSOHN.)

Zirkulationsstörungen vorhanden sind, eine eigenartige bläuliche oder rötliche Hautfarbe wahrnehmen, die an den unteren Extremitäten mitunter bis zu einem ausgesprochen lividen Farbenton gesteigert sein kann (Ehrmann). In den *schwereren* Fällen sind die Knötchen etwas größer und lassen einen rosa-, hellroten, bräunlichroten, oft auch bläulich-bräunlich-roten Farbenton erkennen (Abb. 1); diese rötliche Färbung, die seinerzeit schon von Lemoine beobachtet wurde, und welche Brocq veranlaßt hat, eine Kératose pilaire blanche et rouge zu unterscheiden, ist oft so augenfällig, daß die kleinen Knötchen ein nahezu entzündliches Aussehen haben, daß manche Autoren geradezu von einer „rotspitzigen", „red-topped" Keratosis suprafollicularis sprechen (Baum, Best, Klander, Rona, Smith). Zumeist sind in einem und demselben Falle oder im Bereich einer und derselben veränderten Hautstelle die Papelchen nahezu gleich groß und auch gleich gefärbt. Gelegentlich finden sich jedoch neben gleich großen Knötchen gleicher Farbe (papules types, complètes ou parfaites) auch weniger gefärbte, blasse, von einem zarten rosa Saum umgebene Elemente, die denn auch zumeist kleiner, weniger prominent erscheinen (papules affaisées). Mitunter sind die Papelchen so sehr abgeplattet, daß man von einem eigentlichen Knötchen gar nicht mehr sprechen kann und nur rötliche, braunrötliche oder livide, das Follikelostium umgebende leicht eingesunkene, manchmal perlmutterartig glänzende Fleckchen vorhanden sind, deren Farbe auf Fingerdruck oder bei Anspannen der Haut verschwindet. Brocq und auch Veyrières lassen die Frage offen, ob es sich bei diesen Erscheinungen, die in einem gewissen Gegensatz zu den ausgebildeten Knötchen stehen, nicht um verschiedene Evolutionsphasen dieser Affektion handelt, in deren Verlauf die Knötchen oft nach jahrelangem Bestande schließlich verschwinden und nur kleine, punktförmige, weißliche, leicht eingesunkene Stellen verraten, daß hier Knötchen vorhanden gewesen waren. Namentlich bei älteren Leuten sieht man dann, daß an den früher veränderten Stellen die Knötchen, aber auch die Behaarung vollständig geschwunden sind und bei näherer Betrachtung kann man auch in dem früher veränderten Terrain die kleinsten, oft kaum sichtbaren Närbchen wahrnehmen. Die intermediäre, zwischen den Knötchen gelegene Haut weist im allgemeinen die Farbe der Knötchen auf, sie steht gewissermaßen in einem Verhältnis zur Zahl, Größe und Färbung der Papelchen, aber nahezu immer zeigt sie eine eigenartige Trockenheit und eine feine, kleienförmige Abschilferung (Xerodermie). Die Prädilektionsstellen der Keratosis suprafollicularis sind das mittlere und untere Drittel der äußeren und hinteren Fläche der Arme (Abb. 2), die Hinterfläche der Vorderarme, die Ellbogen, die Hinter- und die Vorderfläche der Oberschenkel, Knie, Unterschenkel und Waden (Abb. 3). Mitunter erstrecken sich aber die Veränderungen bis in die Glutäalgegend, hier nicht selten mit einer nach oben konvexen Begrenzungslinie abschließend (Jadassohn). In schwereren Fällen erscheinen auch der Rumpf und die Schultern mitbefallen (Brocq, Drant, Grau, Nobl, Pinkus, Veyrières, Wise). Von diesem eben geschilderten Lokalisationstypus gibt es aber auch verschiedene Abweichungen; so schildert Michelson einen Fall, in welchem die Erscheinungen am deutlichsten über der Tricepsmuskulatur und über der Vorderseite der Hüfte zu erkennen waren, in einer Beobachtung von Fox waren die Beugeseiten der Arme stärker verändert als die Streckseiten. In einem Falle Ehrmanns waren auch die Rücken- und die Schultergegend befallen; dieser Fall verdient jedoch in zweifacher Hinsicht hervorgehoben zu werden; einmal weil er auch Bildung von Hornstacheln aufwies, auf deren gelegentliches Vorkommen bei der Keratosis suprafollicularis mehrfach, so von Artom, Bechet, Fox, Lewandoswky, Piccardi, Sáinz de Aja hingewiesen wurde. Andererseits aber leitet die Beobachtung Ehrmanns zu jenen Fällen hinüber, welche nicht diffuse Aussaat der Knötchen aufweisen, sondern eher Gruppierung derselben, Plaquebildung erkennen lassen (Fox, Klingmüller, Ledermann, Nobl, Oppenheim u. a.). Beides, Neigung zur

Stachelbildung wie auch zur Gruppierung sind aber Erscheinungen, welche eigentlich nicht zum Bilde der Keratosis suprafollicularis gehören. ADAMSON, dessen grundlegende Studie über Lichen spinulosus bei den spinulösen Formen der Follikularkeratosen noch eingehend gewürdigt werden soll, sagt bezüglich der

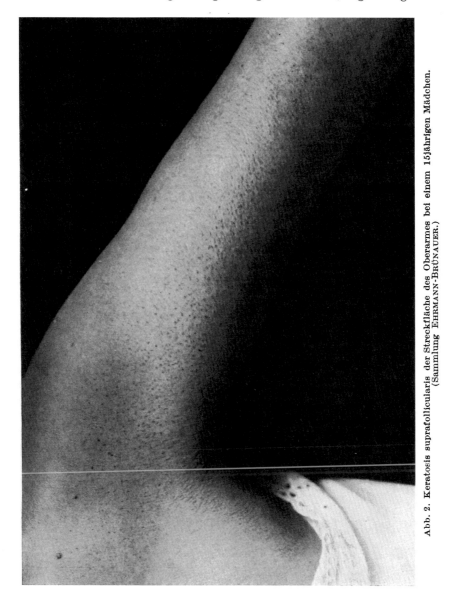

Abb. 2. Keratosis suprafollicularis der Streckfläche des Oberarmes bei einem 15jährigen Mädchen. (Sammlung EHRMANN-BRÜNAUER.)

Keratosis suprafollicularis ausdrücklich „there is no spiny projecting process, and there is no tendency to grouping of the lesions". Andererseits muß aber hinsichtlich der Beobachtung EHRMANNs auch an NEISSER erinnert werden, „daß zwischen den einzelnen Gruppen, die wir zu unserer Bequemlichkeit und zur Herstellung einer das Verständnis ermöglichenden Nomenklatur bilden, wesentliche Unterschiede vielleicht gar nicht existieren, sondern daß vielleicht alle die Formen durch Übergänge untereinander und wechselseitig miteinander verwandt und verknüpft sind". Endlich gibt es auch Fälle, in welchen eine allgemeine Prominenz der Follikel an den Extremitäten und am Stamme (Scheer), des größten Teiles der Hautdecke (Wirz) oder des ganzen Körpers (Drant) verzeichnet wurden. Diese Fälle, aber auch solche, bei welchen sich die

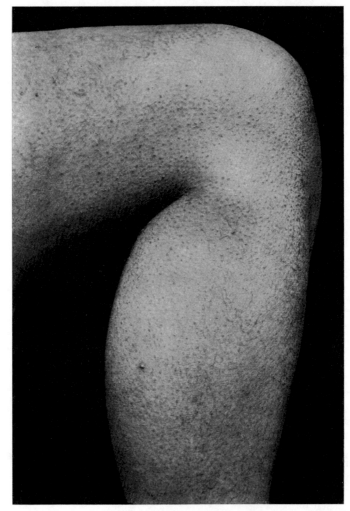

Abb. 3. Keratosis suprafollicularis der unteren Extremität eines 15jährigen Mädchens (vgl. Abb. 2). (Sammlung Ehrmann-Brünauer.)

Veränderungen auch über die Nates auf den Unterkörper und Rumpf hinauf ausbreiten, bei welchen etwa nicht nur die Streck-, sondern auch die Beuge- seiten der Extremitäten befallen erscheinen, sind es jedoch, welche, wie bei der Erörterung der Differentialdiagnose noch ausgeführt werden soll, bezüglich der Abgrenzung von klinisch oft außerordentlich ähnlichen follikulären Ver- änderungen der Ichthyosis vulgaris recht erhebliche Schwierigkeiten bereiten. Einer besonderen Erörterung bedarf noch die Frage des Auftretens der Kera- tosis suprafollicularis im *Gesicht und auf der behaarten Kopfhaut*. Schon die ersten Beschreibungen dieser Affektion von ERASMUS WILSON und TILBURY FOX hatten das Mitbefallensein des *Gesichts* erwähnt, späterhin wurde jedoch, von wenigen Arbeiten (LEMOINE, BESNIER, vielleicht auch KAPOSI, THIBERGE, HARDY) abgesehen, dieser Lokalisation nur wenig Aufmerksamkeit gewidmet und erst BROCQ hat 1890 sich bemüht, die Aufmerksamkeit der Dermatologen auf die Keratosis pilaris des Gesichts zu lenken, die seiner Schilderung zufolge bei oberflächlicher Betrachtung mit den Erscheinungen der Keratosis suprafollicularis an den Extremitäten nicht völlig übereinstimmt und auffallend symmetrisch angeordnete Plaques erkennen läßt, welche angioparetische, erythematöse Veränderungen oder auch Teleangiektasien aufweisen und darum mehr oder minder lebhaft gerötet erscheinen. Die pilären oder circumpilären Knötchen, die man oft erst bei näherer Betrachtung entdeckt, sind hier zumeist, namentlich zu Beginn, viel kleiner und zarter als auf den Extremitäten und weißlich oder hautfarben. Mitunter fehlen sie in ganz leichten Fällen vollständig, wohl infolge häufigen Waschens. Späterhin erscheinen sie etwas größer, etwa stecknadelspitz- bis stecknadelkopfgroß, dichter gedrängt, rosa oder intensiv rot gefärbt und lassen mitunter, wie dies VERBUNT auch hervorhebt, ein zentral gelegenes Härchen erkennen. Am Rande der Plaques sind die Papelchen etwas größer und unregelmäßig angeordnet. Auch hier führt, wie an den Extremitäten, der Prozeß zu einer mehr oder minder vollständigen Atrophie der Follikel und dieser Umstand erklärt das Schütterwerden des Bartwuchses an den befallenen Stellen der bebarteten Gesichtshaut, wie auch das Auftreten von Alopecieherden im Bereich der Augenbrauen. Die den Endausgang bildenden kleinen Närbchen sind im Gesicht viel deutlicher als auf den Extremitäten wahrnehmbar und bilden weiße, punktförmige oder einen Durchmesser von 1—2 mm aufweisende Fleckchen, die zuerst von E. BESNIER geschildert wurden und die mitunter, namentlich im Bereich der Augenbrauen längliche oder sinuöse, leicht eingesunkene Züge bilden. Die Prädilektionsstellen der Keratosis pilaris des Gesichtes sind, der Häufigkeit ihres Vorkommens nach genannt, die Augenbrauen- und Wangengegend, Stirn und Hals, endlich das Kinn, Augenlider und Ohren. An den *Augenbrauen* erscheint häufig das innere oder die beiden inneren Drittel befallen, namentlich dann, wenn gleichzeitig Veränderungen an der Stirne oder der zwischen den Augenbrauen gelegenen Partie bestehen; sonst sind zumeist die äußeren Teile der Augenbrauen, in seltenen Fällen diese in toto verändert (BROCQ). Auffallend ist hier der Haarausfall; die Haare werden schütter und dünn, mitunter fehlen sie vollständig, so daß die Rötung der Haut besonders deutlich hervortritt. Gewöhnlich findet man nur feine Flaumhärchen in den verschont gebliebenen Follikeln, mitunter aber auch starke Haare, die an der Basis mehr hell, in der Mitte und an der Spitze dagegen etwas dunkler gefärbt erscheinen. In anderen Fällen erscheint wiederum die Haut zwischen den beiden Augenbrauen verändert, in wieder anderen Beobachtungen sind die Augenbrauen frei, namentlich dann, wenn die *Stirne* supraciliäre und nicht wie gewöhnlich dreieckige, mit der Spitze gegen die Haargrenze gerichtete Plaques aufweist. An den Lidern konnte BROCQ in einem Falle farblose circumpiläre Papelchen feststellen, ein relativ seltener Befund, der allerdings später auch von HAXTHAUSEN und von YANO bestätigt werden konnte. Auch das *Kinn* ist nicht häufig befallen; zumeist und zwar bei Kindern zeigen sich die charakteristischen Veränderungen an den oberen und mittleren Kinnpartien, während bei den Erwachsenen auch die unteren Anteile des Kinns mitunter verändert sind. Sehr häufig weisen dagegen die *Wangen* die oben geschilderten Erscheinungen auf, und zwar zumeist in Form eines präaurikulären, nach oben bis zur Haargrenze, nach abwärts bis zum Unterkieferwinkel sich erstreckenden Streifens, während in anderen Fällen die zentralen Teile der Wangenhaut verändert sind. Das

klinische Bild ist hier nicht immer das gleiche; oft besteht hier eine mehr oder
minder gleichmäßige Rötung, oft wieder zeigen sich schuppende Stellen, Teleangiektasien und weißliche Närbchen dicht nebeneinander und lassen dann
ein eigenartig geschecktes Bild entstehen. Nicht selten erstrecken sich die Veränderungen der Wangen auch auf die angrenzenden Teile des *Halses,* der dann
Rötung und namentlich am Rande der veränderten Hautpartie kleine Knötchen
über den Follikelostien erkennen läßt. In ganz vereinzelten Fällen weist auch
der freie *Ohrrand* derartige spärliche Knötchen auf.

Die ausgezeichnete Darstellung Brocqs über das Vorkommen der Keratosis
pilaris im Bereiche der Gesichtshaut hat, in der Folgezeit wiederholt ihre Bestätigung erfahren, zum Teil in eingehenden Schilderungen (Veyrières), zum
Teil in einzelnen Beobachtungen (Covisa-Bejarano-Gay, de Beurmann-
Gougerot, Haxthausen, Isaac, Rosen, Schamberg, Scheer, Verbunt,
Yano u. a.); aber wie in den gelegentlich solcher Krankenvorstellungen (Rosen,
Pels, Isaac) abgeführten Diskussionen die Frage aufgeworfen wird, ob es sich
um Erscheinungen einer Keratosis pilaris des Gesichtes oder um ein Ulerythema
ophryogenes handelt, ebenso fällt auch die weitgehende Übereinstimmung der
von Brocq gegebenen Schilderungen mit dem von Unna-Taenzer 1889 aufgestellten Krankheitbilde des Ulerythema ophryogenes auf. Tatsächlich zählt
Brocq eine Anzahl der von Taenzer geschilderten Fälle zur Kératose pilaire
rouge de la face, eine Ansicht, welcher Unna, obwohl er Brocq hinsichtlich
der Keratosis suprafollicularis in vielen Punkten beipflichtet, nicht zustimmt.
Man muß eben bedenken, daß, wenn es sich nicht um ein und dasselbe Krankheitsbild handelt, so doch zwischen der Keratosis suprafollicularis und dem
Ulerythema ophryogenes, von dem noch im folgenden die Rede sein soll und
das von vielen Autoren überhaupt zur erstgenannten Affektion gerechnet
wird (Darier-Jadasohn, Gans, Neisser u. a.), zumindest vielfach Übergänge
bestehen.

Was nun die Miterkrankung der *behaarten Kopfhaut* bei Keratosis pilaris
betrifft, so hatte Brocq in seiner oben zitierten Arbeit aus dem Jahre 1890
das Mitbefallensein des Capillitiums ausdrücklich negiert: „Je n'ai jamais
constaté de kératose pilaire vraie du cuir chevelu." Gelegentlich des Wiener
Internationalen Dermatologenkongresses im Jahre 1892 hielt jedoch Brocq
einen sehr bemerkenswerten Vortrag, in welchem er der Ansicht zuneigte,
das Vorkommen der Keratosis pilaris auf der behaarten Kopfhaut zu bejahen.
Seiner Schilderung zufolge kann die Keratosis pilaris die Kopfhaut in mannigfacher Weise in Mitleidenschaft ziehen, wobei die Beobachtungen, die Brocq
seiner Klassifikation zugrunde legt, in 4 Gruppen geschieden werden können.
Die *erste* dieser Gruppen umfaßt jene Fälle, welche unter den Bezeichnungen
Monilethrix, Aplasia pilorum moniliformis, Nodositas pilorum, nodose hair
in der Literatur geschildert erscheinen, und von welchen noch weiterhin die Rede
sein soll. Eine *weitere* Gruppe bilden jene Beobachtungen, welche Erwachsene
im Alter von 25—50 Jahren mit Erscheinungen von sog. pseudoseborrhoischen
Haarausfall betreffen, Fälle, welche entweder keine Seborrhöe im eigentlichen
Sinne oder aber eine übermäßige Seborrhoea oleosa sowie haarlose Stellen von
unregelmäßiger Form und Ausdehnung namentlich am Scheitel sowie an den
Schläfen erkennen lassen. Mitunter kann man an diesen Stellen kleine, punktförmige, weißliche Närbchen wahrnehmen, ganz ähnlich jenen, die bei der Keratosis suprafollicularis der Extremitäten zu sehen sind, stellenweise findet man
auch kleine, rosarote peripiläre Papelchen, deren Haare dünn, zart, atrophisch
sind. In einer *dritten Gruppe* faßt Brocq Fälle zusammen, welche dem schon
erwähnten Krankheitsbilde des Ulerythema ophryogenes entsprechen, die
charakteristischen Veränderungen an den Augenbrauen aufweisen und im

Bereiche der behaarten Kopfhaut kleine peripiläre, rote Knötchen sowie erbsen-
bis kirschengroße, narbenähnliche, leicht eingesunkene, weißlich glänzende,
haarlose Stellen zwischen den übriggebliebenen Haarbüscheln erkennen ließen.
Die kahlen Stellen können sich zu unregelmäßig begrenzten Flächen mit sieb-
artiger Oberfläche und noch stellenweise vorhandenen Haaren vergrößern,
deren erweiterte Follikel kegelförmig, wie bei der Cutis anserina prominieren
und von einem hyperämischen Hof umgeben sind. Die *vierte* Gruppe, die Brocq
wiederum in Unterklassen teilt, umfaßt Fälle, bei welchen die Veränderungen
an der behaarten Kopfhaut sich in den ersten Lebensjahren entwickeln oder
aber zwischen dem 15. und 25. Lebensjahre sichtbar werden. Bei den zur
ersten Unterabteilung gehörenden Beobachtungen ist an der Kopfhaut neben
feiner, kleienförmiger Schuppung oder Seborrhoea oleosa herdweiser Haarausfall,
besonders am Scheitel und an den Schläfen wahrnehmbar; es entstehen kleine
Plaques, in deren Bereich die Haut atrophisch, narbenähnlich, leicht eingesunken erscheint, während in der Umgebung rosarote, einem circinären
seborrhoischen Ekzem ähnelnde Streifen das Vorhandensein eines entzündlichen
Prozesses anzeigen. Rings um diese Plaques erscheinen die Haare vielfach dünn,
kurz und leicht ausziehbar, während andere ein in jeder Hinsicht normales
Verhalten aufweisen. Die andere Untergruppe wiederum betrifft Erwachsene
im Alter von 25—30 Jahren mit sogenanntem seborrhoischen oder prämaturem
idiopathischen Haarausfall; auch hier bestehen kleine kahle Stellen von weißlicher
Farbe und narbenähnlichem Aussehen, in deren Umgebung Haare verschiedenen
Kalibers sichtbar sind, daneben trockene Abschilferung oder Seborrhoea oleosa.
In beiden Untergruppen fehlen eigentlich piläre oder peripiläre Papelchen an
der Kopfhaut, aber an den Extremitäten, mitunter auch an den Augenbrauen
sind Anzeichen einer Keratosis suprafollicularis deutlich nachweisbar. Dieser
eigenartige Haarausfall mit seinen kleinfleckigen, narbenähnlichen Herden,
mit dem langsam fortschreitenden Verlauf und der gleichzeitig bestehenden
Keratosis suprafollicularis sprechen Brocq dafür, daß die suprafolikuläre
Keratose in diesen Fällen als der eigentliche Krankheitsprozeß der Kopfhaut
angesehen werden muß oder aber, daß sie zumindest in hohem Grade an der
Entwicklung dieses depilierenden Zustandes Anteil hat. Diese Ansicht vertritt
Brocq auch in seiner im Rahmen der „Pratique Dermatologique" veröffentlichten Abhandlung über die verschiedenen Formen der Alopecie und er reiht
dort die Veränderungen der Keratosis pilaris unter die Gruppe der Folliculites
et perifolliculites dépilantes disséminées ein, während er die eigentliche Pseudopelade unter den Folliculites dépilantes agminées bespricht.
So augenfällig auch der Kontrast in der Stellungnahme Brocqs bezüglich
des Vorkommens der Keratosis pilaris im Bereich der behaarten Kopfhaut sein
mag, wenn man seine Arbeit aus dem Jahre 1890 mit seinen, knappe 2 Jahre
später erfolgten Darlegungen auf dem Wiener internationalen Dermatologen-
kongreß vergleicht, seine Beobachtungen haben seither mannigfache Bestätigung
erfahren (Habermann, Haxthausen, Mac Leod, Martinotti, Méneau, Sée,
Sprecher, Sutton u. a.). Auch Veyrières schildert in seiner Abhandlung
über die Keratosis pilaris in eingehender Weise die Veränderungen, welche bei
dieser Affektion im Bereiche der behaarten Kopfhaut zu beobachten sind und
Ehrmann betont gleichfalls in seinem differentialdiagnostischen Atlas das
wenn auch seltener als an den Extremitäten zu beobachtende Vorkommen
der Keratosis suprafollicularis im Bereiche des Capillitiums.
Ob die mitunter bei suprafollikulärer Keratose zu beobachtenden Veränderungen der *Nägel*, wie Trockenheit, Brüchigkeit, Perlmutterglanz zu den
konstanten Erscheinungen dieser Affektion zu zählen sind, diese Frage läßt
Brocq offen und er weist auch darauf hin, daß der einmal von Lemoine erhobene

Befund von Aushöhlung des freien konvexen Nagelrandes mit Aufblätterung und Splitterung der Nägel nicht wieder beobachtet werden konnte. Daß indes leichtere Nagelveränderungen wie die oben erwähnten bei einer mit allgemeiner Trockenheit der Haut (Xerodermie) einhergehenden Affektion vorkommen können, wäre immerhin möglich, zumal ja auch bei anderen follikulären Keratosen wie wir noch sehen werden Nagelveränderungen gelegentlich beobachtet werden konnten (SIEMENS, SCHÄFER).

In der überwiegenden Mehrzahl der Fälle fehlen bei der Keratosis suprafollicularis *subjektive Beschwerden,* wie dies vielfach, so auch unter anderen von BEST, HALBERSTAEDTER, KLINGMÜLLER, SMITH, VALKER, VEYRIÈRES, WAUGH) betont wird. Mitunter gehen jedoch, wie dies BROCQ hervorhebt, die Erscheinungen der Keratosis suprafollicularis mit einem ausgesprochenen *Juckreiz* einher, ein für diese Affektion außerordentlich auffallendes Verhalten (KLINGMÜLLER), das vielleicht mit einer stärkeren Akzentuation, mit einer etwas intensiveren Evolution des gesamten Prozesses in diesen wenigen Fällen zu erklären wäre. Fast immer besteht ein mehr oder weniger intensiver Juckreiz in jenen Fällen, in welchen ein schubweises Auftreten von Knötchen im Bereich des ganzen Körpers beschrieben wurde (FISCHER, KRUSPE, MÜLLER usw.); nun paßt aber ein derartiger akuter und universeller Verlauf eigentlich gar nicht in den Rahmen des klinischen Bildes der Keratosis suprafollicularis und wir wissen auch heute, daß derartige Beobachtungen meist auf irritierende äußere Noxen (Schmieröl, unreine Vaseline, Quecksilbersalben u. dgl.) zurückgeführt werden können. Die Keratosis pilaris des Gesichtes macht überhaupt fast nie subjektive Beschwerden, nur selten besteht ein leichtes Brennen oder Jucken im Bereich der Augenbrauen, mitunter auch eine gewisse Empfindlichkeit der Gesichtshaut; so gab beispielsweise ein Patient BESNIERs an, daß er beim Rasieren eine leichte Schmerzempfindung verspüre.

Das *histologische Bild* der Keratosis suprafollicularis, um dessen Erforschung sich BROCQ, GIOVANNI, LEMOINE, MIBELLI, PICCARADI, SPRECHER und insbesondere UNNA besondere Verdienste erworben haben, läßt als auffallendste und primäre Erscheinung eine *Verdickung der Hornschichte über und in der erweiterten Follikelmündung erkennen, welcher erst sekundär eine mäßige Erweiterung des Haarbalgtrichters durch Anstauung seines in normaler Weise gebildeten Inhalts folgt* (UNNA, EHRMANN, GANS). Diese Beschränkung der primären Veränderungen auf die Hornschichte des Follikeleinganges und seine nächste Umgebung wird auch von MIBELLI und insbesondere von UNNA betont, dessen Schilderung zufolge die an dieser Stelle gleichmäßig verdickte Hornschichte geschlossen über das Follikelostium hinwegzieht und im Gegensatz zu den übrigen Keratosen dem Inhalte des Follikels, dem Haarschaft wie der umgebenden Hornschichte, den Austritt nach außen verlegt. Auch MIBELLI hebt als Unterschied zwischen den bei der Ichthyosis auftretenden follikulären Knötchen und jenen bei der Keratosis suprafollicularis hervor, daß die allgemeine Hyperkeratose bei den ersteren sich auch über die Wandungen des Follikeltrichters ausbreitet, so daß dieser von unten nach oben trichterförmig erweitert, seine Mündung breiter als normal und von Hornmassen erfüllt erscheint, wobei, wie MIBELLI allerdings zugibt, gelegentlich auch bei der Ichthyosis hyperkeratotische Follikel anzutreffen sind, die nicht dieses typische Bild aufweisen, sondern ein obturiertes Follikelostium erkennen lassen.

Die Epidermis in der Umgebung des Follikels ist meist normal; wenn gelegentlich eine Verdünnung des Rete Malpighii und des Stratum corneum oder eine Verdickung des letzteren an diesen Stellen geschildert werden, so wird demgegenüber von GANS hervorgehoben, daß einerseits gewisse örtliche Unterschiede bestehen können, daß andererseits für manche Fälle, in welchen diese Befunde erhoben wurden, die Zugehörigkeit zur Keratosis suprafollicularis nicht restlos erwiesen ist. In den Aperturae communes wie in den Trichtern der Haarfollikel ist das Rete meist erheblich verschmälert (GIOVANNINI), einmal weil diese Zellen tatsächlich verkümmert, dann auch weil die Basal- und Spinosumzellen abgeplattet erscheinen. Das Stratum granulosum ist gut ausgebildet, mitunter etwas verschmälert (BROCQ), das Stratum lucidum deutlich wahrnehmbar, die nach obenhin in den einzelnen Follikeltrichtern wie in den Aperturae communes folgende Hornschichte ist locker aufgebaut, meist kernlos; in den obersten Abschnitten erscheinen ihre Lagen aneinandergepreßt, mitunter zu einem unregelmäßigen, halbkugel- oder kegelförmigen, die Umgebung überragenden Höckerchen umgebildet, welches meist von dem zugehörigen Haar durchbrochen wird, wenn dieses nicht von der darüber hinwegziehenden, dicken Hornschichte abgelenkt erscheint. Die umgebende Cutis läßt kein konstantes Aussehen erkennen; die Papillen erscheinen bald von normaler Konfiguration, bald wieder etwas größer als gewöhnlich; die Gefäße werden von den einen Autoren als nicht erweitert beschrieben (UNNA), von anderen als dilatiert geschildert (PICCARDI), und zwar sowohl die in der Umgebung des Haarfollikels gelegenen, tieferen, wie auch die oberflächlichen Gefäße. Ziemlich regelmäßig findet sich dagegen eine leichte perivasculäre und auch perifollikuläre Zellinfiltration (GIOVANNINI, LEMOINE, PICCARDI, UNNA, VEYRIÈRES), die aus Mastzellen, spindeligen Elementen und vereinzelten Plasmazellen besteht. UNNA, der das Vorkommen der Plasmazellen negiert, konnte übrigens auch in einem Falle schleimige Degeneration des Kollagens beobachten. Gefäßveränderungen und perivasculäre Infiltratbildung werden übrigens bald als sekundär aufgefaßt, bald auf den leicht entzündlichen Charakter der Affektion selbst bezogen (UNNA), während die perifollikulären Infiltrate übereinstimmend auf die mechanischen Läsionen des Haarbalges zurückgeführt werden, von welchen anschließend die Rede sein soll. Das elastische Geflecht ist im allgemeinen normal, stellenweise vielleicht etwas deutlicher als der Norm entspricht (BROCQ, LEMOINE).

Am auffallendsten sind jedoch die Veränderungen im *Bereiche der Follikel und Follikelausführungsgänge.* GIOVANNINI konnte seinerzeit in einer sehr bemerkenswerten Arbeit feststellen, daß, während viele Haarfollikel normal konfiguriert erscheinen und die normale Gruppenbildung erkennen lassen, andere zu zweien, dreien oder auch vieren eine gemeinsame, unregelmäßige, ampullen- oder zylinderförmig erweiterte, häufig tiefer als normal hinabreichende Mündung besitzen, eine Erscheinung, die auch mitunter im klinischen Bilde hervortritt (WEIDMANN). Wieder andere Follikel lassen entweder nur andeutungsweise oder überhaupt keine Follikeltrichter erkennen und münden in den eines benachbarten Haarbalges. Die Veränderung der Follikelostien erscheint dadurch charakterisiert, daß die Mündung stets normal weit ist, der unmittelbar anschließende, zwischen Ostium und Follikelhals gelegene Anteil jedoch umgeformt wird, und zwar zumeist zu einem stumpfen Kegel, der tiefer und weiter als normal ist, oder aber eine annähernd zylindrische oder tulpenkelchartige Gestalt erhält (GANS). Dieser unverhältnismäßig große Trichter (Abb. 4), auf welchen Follikelhals und Follikelkörper in Form eines unscheinbaren, kurzen, schmalen Anhängsels folgen, wird von wenigen, locker geschichteten Hornlagen erfüllt, durch welche ein vielfach spiralig gekrümmtes Haar sich hindurchwindet, welchem durch die über das Follikelostium hinwegziehende, verdickte Hornschichte der Austritt nach außen wenn nicht unmöglich gemacht, so doch erschwert erscheint, weshalb es aus seinem ursprünglich geraden Verlauf abgedrängt, spiralig gedreht oder geknickt erscheint, die Follikelwandungen auseinandergedrängt und so in jenem Teile, der zwischen Ansatz der Musculi arrectores pilorum und dem Trichter liegt, eine kleinere, kugelartige Erweiterung des Haarfollikeltrichters bildet. Halten die Follikelwände aber den Druck des andrängenden Haarschaftes nicht aus, so tritt dieser durch die Wandungen hindurch und in das perifollikuläre Gewebe ein, um entweder dann wieder in sein Bett zurückzubiegen oder aber — und solche Fälle wurden meist bei der Keratosis follicularis rubra beschrieben — in der Cutis als Fremdkörper eine Abwehrreaktion des umgebenden Gewebes auszulösen, wobei nicht selten epitheloide (Giovannini) und Fremdkörperriesenzellen im perifollikulären Gewebe gefunden werden (Abb. 5). Hin und wieder tritt um solche, in die Cutis eingedrungene Haare auch bindegewebige Abkapselung ein, so daß sie wie Cysten reaktionslos in der Cutis liegen bleiben. Die mannigfachen Drehungen und Biegungen des Haarschaftes bedingen dadurch,

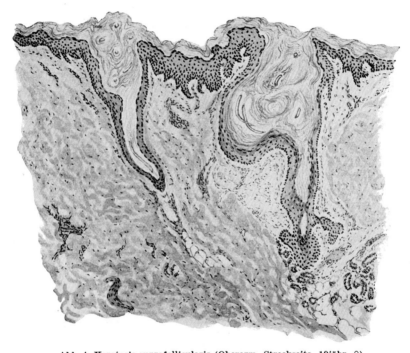

Abb. 4. Keratosis suprafollicularis (Oberarm, Streckseite, 19jähr. ♀).
Umgestaltung der Follikelostien durch die Hornmassen; rechts kegel-, links tulpenkelchartig.
In den Hornmassen längs- und quergetroffene Reste des vielfach gewundenen Haares.
(Aus O. Gans: Histologie der Hautkrankheiten, Bd. 1, S. 60, Abb. 17).

daß dieser bald der einen, bald der anderen Follikelwand genähert wird und der freigewordene Raum von der Stachelschichte des Haarbalges ausgefüllt wird (Unna), auch eine seitliche Verschiebung der Stachelschichte; ob an dieser auch der Muskelzug der Musculi arrectores pilorum mitwirkt (Piccardi, Veyrières), ob diese tatsächlich, wie dies von Lemoine, Unna behauptet wird, hierbei hypertrophieren, ist nicht mit Sicherheit zu entscheiden (Gans). Vielfach erscheinen aber die Follikel, und zwar hauptsächlich der mittlere und untere Anteil derselben, sowie die zugehörigen Talgdrüsen atrophiert, so daß nur erweiterte und mit Hornmassen erfüllte Ostien als flachere oder tiefere Einbuchtungen der Epidermis restieren. Die Follikelatrophie kann auch ohne Beteiligung des Haarschaftes, einzig und allein durch übermäßige Hornbildung bedingt sein. Die Verkürzung der Haarfollikel bedingt ferner auch eine solche der äußeren Wurzelscheide (Giovannini), an welcher es häufig zu einer abnormalen Verhornung kommt, die bis in die Höhe der Ansatzstelle der Musculi arrectores reicht. An dieser Stelle finden sich auch fast regelmäßig ein oder zwei stärker entwickelte Epithelfortsätze, welche in ihrer Mitte verschieden große, aber reichlich vorhandene Hornperlen erkennen lassen. Die innere Wurzelscheide zeigt nicht selten eine auffallende Kürze ihres verhornten Anteils (GIOVANNINI). Wie schon erwähnt, führt der durch die geschilderten Vorgänge veränderte intrafollikuläre Druck zu schweren Störungen der Talgdrüsenentwicklung; die Talgdrüsen erscheinen daher in seltenen Fällen normal (UNNA), meistens jedoch zu kleinen Überbleibseln atrophiert oder sogar vollständig geschwunden. Ebenso leidet auch infolge des auf dem Keimlager lastenden inneren Drucks die Haarentwicklung, so daß sich in manchen Follikeln keinerlei Haare oder Haarreste finden. Nerven und Schweißdrüsen erscheinen im allgemeinen normal,

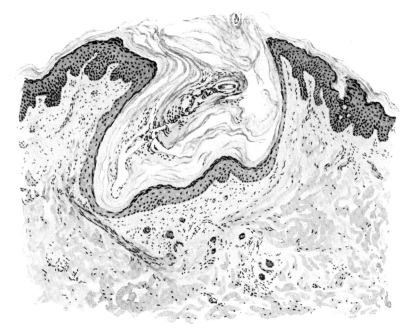

Abb. 5. Keratosis suprafollicularis. Fremdkörper-Riesenzellen im perifollikulären Granulationsgewebe. (Aus O. GANS: Histologie der Hautkrankheiten, Bd. 1, S. 62, Abb. 18).

mitunter zeigt die Hornschichte auch über dem Schweißdrüsenporus eine leichte Verdickung, entsprechend jener an den Follikularostien (UNNA).

Ätiologie, Pathogenese. So klar und eindeutig sich auch die Histopathogenese der Keratosis suprafollicularis aus den eben geschilderten histologischen Verhältnissen, insbesondere aus der Retention des Haarschaftes durch die über das Follikelostium wie eine Brücke hinwegziehende verdickte Hornschichte, aus dem Durchbruch des Haares in die Cutis mit den nachfolgenden entzündlichen Erscheinungen und der schließlichen Atrophie des Follikels und der Talgdrüsen ergeben mag, die Frage, was letzten Endes das auslösende Moment für das Entstehen der Hyperkeratose sei, liegt noch völlig im Dunkeln, weshalb denn auch zur Erklärung dieses letzteren Umstandes mehrfache Hypothesen aufgestellt wurden, die aber, wie gleich vorweggenommen sei, ebensowenig eine völlige Klärung der Frage zu bringen vermochten. So wurden von manchen Autoren (PELS, SCHEER, WILLARD) *endokrine Störungen* als auslösendes Moment angeführt, eine Annahme, die dann hinüberleitet zu jenen, welche von einem

sensibilisierenden, milden Toxin sprechen (Chalmers-Gibbon, Aisu); in ähnlicher
Weise möchte Fischer die Ursache der Keratosis suprafollicularis auf die Ausscheidung eines abnormen Drüsensekrets zurückführen, wobei er einerseits
auf die Versuche von M. B. Schmidt, wie auf eigene frühere experimentelle
Untersuchungen, andererseits auf die noch zu besprechenden, der Keratosis
suprafollicularis außerordentlich ähnelnden Veränderungen bei Skorbut verweist. In diesem Zusammenhange wäre auch vielleicht noch der älteren Autoren
zu gedenken, welche, wie beispielsweise Lemoine oder Thibierge von einer
Ichthyose ansérine des scrophuleux oder des jeunes filles lymphatiques sprechen,
doch trat schon seinerzeit Hyde, wie Brocq vermerkt, der Ansicht entgegen,
daß die Keratosis pilaris sich bei Individuen mit einer geschwächten Konstitution oder mit Erscheinungen von Skrofulose entwickelt. Jacquet hat, wie
Veyrières hervorhebt, in einer nicht veröffentlichten Mitteilung auf eigenartige
histologische Befunde bei der Keratosis suprafollicularis hingewiesen, welche in
den Knötchen dieser Affektion eigenartige Epithelschläuche mit doppelter Wandung und zentralem Lumen mit oder ohne ein darin sichtbares Härchen erkennen ließen, wobei Talgdrüsen fehlten oder an anderen Stellen nur in rudimentärer Ausbildung vorhanden waren. Aus diesen Befunden, welche Jacquet
als wahrscheinlich abortive, unausgebildete Follikelbildungen ansieht, ergibt sich
für Jacquet der Schluß, daß die Keratosis suprafollicularis anscheinend eine durch
das Vorhandensein abnormal entwickelter Epithelfollikel bedingte, latente Mißbildung sei, die erst in jenem Moment manifest wird, in welchem die Entwicklung
der Haare sich in voller Aktivität befindet. Und Veyrières schließt sich in seiner
Ansicht an Jacquet an, wenn er bei der Erörterung der Ätiologie der Keratosis
pilaris sagt „que la kératose pilaire est une lésion embryogénique, qui a pour
cause l'évolution incomplète des germes pilo-sebacés et surtout des germes
sebacés". Kyrle seinerseits sieht die Ursache der bei der Keratosis suprafollicularis sich abspielenden histologischen Veränderungen in keimplasmatisch
bedingten Verschiebungen im kolloidalen Strukturzustande der Zelle. Weidman
wiederum verweist an der Hand einer einschlägigen Beobachtung auf die Bildung
von Gruppenhaaren bei der Keratosis suprafollicularis, wobei er mitunter
2—3 Gruppenhaare in jedem Follikel feststellen konnte, eine Erscheinung,
die, wie schon oben erwähnt wurde, von Giovannini als höchst bemerkenswert
bezeichnet wurde und welche Weidman an phylogenetische Zusammenhänge
denken läßt. Mit der Stellungnahme Jacquets, Kyrles, Veyrières' und Weid-
mans scheint nun der Übergang zu jenen Autoren gegeben, welche, und zwar
schon seit langem, das Erblichkeitsmoment in den Vordergrund der ätiologischen
Betrachtungen rücken und der *Heredität* eine besondere Bedeutung bei der Keratosis suprafollicularis einzuräumen geneigt sind. So wird, wie die Literatur der
noch zu besprechenden als Monilethrix bezeichneten und nahezu immer mit
einer Keratosis suprafollicularis einhergehenden Affektion zeigt, dort gelegentlich
der Erörterung des ätiologischen Momentes ebenfalls die Meinung vertreten, daß
die Monilethrix und die Keratosis pilaris erblich bedingte Affektionen seien; Brocq
hat schon seinerzeit ebenso wie Besnier betont, daß die Keratosis pilaire in
einem gewissen Grade hereditär bedingt und bei Geschwistern wie auch bei den
Eltern der Behafteten fast immer nachzuweisen sei; endlich hat auch Darier
angegeben, daß fast ein Drittel aller Fälle von Keratosis suprafollicularis gleichfalls behaftete Verwandte habe. Von besonderer Wichtigkeit erscheinen jedoch
die Arbeiten von Siemens, welcher durch zwillingspathologische Untersuchungen
die Erblichkeitsverhältnisse bei dieser Affektion aufzuklären und die hochgradige
und zwar polyide Erbbedingtheit der Keratosis suprafollicularis darzulegen
vermochte. Siemens fand nämlich von 46 eineiigen Zwillingspaaren 6 übereinstimmend stark, 25 übereinstimmend schwach befallen und 11 übereinstimmend

frei, nur bei 4 Paaren, die so ziemlich an der Grenze der Behaftung standen, waren leichte graduelle Verschiedenheiten vorhanden; dagegen zeigten sich von 28 zweieiigen Paaren nur 2 übereinstimmend befallen, 2 Paare waren übereinstimmend frei, 10mal war ein Zwilling stark, der andere schwach behaftet, 6mal erwies sich der eine Zwilling stark befallen, der andere gar nicht, 8mal ein Zwilling schwach behaftet, der andere frei. Errechnet man das Verhältnis der konkordanten zu den diskordanten Paaren, so betrug dieses bei den eineiigen Zwillingen 31 : 4, bei den zweieiigen dagegen 2 : 24; gerade diese Zahlen zeigen die polyide Erbbedingtheit der Keratosis suprafollicularis, da bei einfacher Dominanz die zweieiigen Zwillinge häufiger übereinstimmen müßten. Diese Beobachtungen von SIEMENS bezüglich der Erblichkeitsverhältnisse bei der Keratosis suprafollicularis, die ja auch im dritten Bande dieses Handbuchs eingehend geschildert sind, stehen in völligem Einklang mit den von WEITZ bei dieser Affektion an eineiigen Zwillingspaaren erhobenen Befunden.

Auftreten, Häufigkeit, Kombination mit anderen Dermatosen. Die Keratosis suprafollicularis ist eine keineswegs seltene Affektion, an den Extremitäten ist sie vielmehr ein überaus häufig anzutreffender Befund; BROCQ fand, daß durchschnittlich unter 100 Leuten 60 eine Keratosis pilaris alba und 20 eine Keratosis pilaris rubra aufwiesen, CELS ermittelte eine durchschnittliche Zahl von 57%, SPRECHER wiederum eine solche von 35%. Die Keratosis suprafollicularis des Gesichtes ist dagegen weitaus seltener. BROCQ sah innerhalb eines Jahres nur 15 derartige Fälle, und zwar 9 Frauen und 6 Männer; unter diesen 15 Fällen waren 3 ausgesprochene Fälle mit deutlichen, charakteristischen Stirnplaques. Mittlere Fälle sind weitaus häufiger zu beobachten und leichte Fälle mit Veränderungen der äußeren Drittel der Augenbrauen gelangen — relativ genommen — ziemlich häufig zur Beobachtung. Unter den 68 von BROCQ beobachteten Fällen von Keratosis pilaris der Extremitäten waren bei 3 Frauen und 1 Mann Veränderungen der Augenbrauen nachweisbar, GAULY, den BROCQ in seiner Arbeit erwähnt, fand sie unter 60 Kranken bei 4 Frauen und 1 Mann, BROCQ selbst konnte an einem Tage, während er das ambulante Material des Hôpital Saint Louis erledigte, 6 solche Fälle, und zwar 4 Frauen und 2 Männer beobachten. SPRECHER, der 3200 Individuen auf Keratosis pilaris untersuchte, kommt auf Grund seiner Statistiken zu folgendem Schluß: Die Keratosis pilaris ist eine ziemlich häufige Affektion, welche, ohne viel zu belästigen, mit bestimmten Erscheinungen an den Gliedmaßen, am Stamme, im Gesicht und an der behaarten Kopfhaut auftritt; sie beginnt im Kindesalter, überdauert in langsamem Verlauf die Jugendzeit und Pubertät, erreicht ihre volle Entwicklung zwischen dem 25. und 30. Lebensjahre, um dann langsam zurückzugehen. Die ersten Erscheinungen treten an den Gliedmaßen auf, zeigen sich bald auch am Rumpf und im Gesicht, aber erst viel später wird das Capillitium befallen. Die Keratosis pilaris der Gliedmaßen und des Stammes ist beim männlichen Geschlecht etwas häufiger als beim weiblichen, das Umgekehrte ist mit der Keratosis pilaris des Gesichtes der Fall. Die Affektion befällt im wesentlichen die Haartalgfollikel und führt eine narbige Atrophie derselben herbei; sie zeigt keine konstanten Beziehungen zu irgendwelchen anderen Erkrankungen, man findet vielmehr ihre Veränderungen in gleicher Weise bei gesunden und kranken Leuten, wobei jedoch auffallend erscheint, daß wie BROCQ hervorhebt, die Keratosis pilaris auf die Entwicklung gewisser Dermatosen nicht ohne Einfluß zu sein, einen Locus minoris resistentiae zu bilden scheint, der das Auftreten gewisser Hautaffektionen wie *Ekzem und Psoriasis* anscheinend begünstigt, eine Beobachtung, die dann auch mehrfach bestätigt wurde (BURKE, RIEHL u. a.). An dieser Stelle darf auch erwähnt werden, daß EHRMANN schon vor Jahren darauf hingewiesen hat, daß bei Menschen mit Lichen pilaris oder mit diesem ähnlichen

Erscheinungen von Ichthyosis, welche eine Lues akquiriert hatten, in der Proruptionsperiode des Erstlingsexanthems die Hornkegel, insgesamt oder in der Mehrzahl, über kleinere oder über größere Flächen hin an der Basis dunkler werden, sich vergrößern und kupferrot, der Farbe der Syphilide entsprechend sich färben. Solche follikulären Syphilide, die Ehrmann als *Syphilislichenoide* bezeichnet, kommen allein oder mit Syphiliden anderer Art vereint vor. Wird so auf der einen Seite der Keratosis suprafollicularis ein gewissermaßen provozierender Einfluß auf das Entstehen anderer Hauterscheinungen zugebilligt, so wird andererseits umgekehrt aus der Tatsache, daß sie gleichzeitig mit den verschiedensten anderen Hautaffektionen beobachtet werden konnte, der Schluß gezogen, daß sie überhaupt kein selbständiges Krankheitsbild sei, sondern daß alle trockenen follikulären Dermatosen das Bild dieser eigenartigen Follikelveränderung aufweisen können (Peiry).

Die *Diagnose* der Keratosis suprafollicularis bietet bei typischer Ausbildung und Lokalisation wohl kaum besondere Schwierigkeiten; der *Lichen planus* wie der *Lichen scrophulosorum* weisen nur gewisse ähnliche Züge auf und werden ohne weiteres differentialdiagnostisch von der suprafollikulären Keratosis unterschieden werden können (Brocq). Gewisse *lichenoide Syphilide* scheinen mit ihr, wie oben auseinandergesetzt wurde, in einem engen Zusammenhang zu stehen (Ehrmann). Mitunter werden manche Formen von *disseminierten papulösen Ekzemen* an das Bild der Keratosis suprafollicularis erinnern, sie weisen indes eine andere Lokalisation und stets einen ziemlich intensiven Juckreiz auf; vielfach findet man auch in derartigen Fällen entweder Erscheinungen von Lichenifikation oder Ekzematisation an anderen Körperstellen, oder aber diese letzteren Veränderungen folgen dann, wenn man den Verlauf solcher Beobachtungen verfolgen kann, späterhin nach. Die Erscheinungen der *Cutis anserina* sind allzu flüchtig, um mit der Keratosis suprafollicularis verwechselt werden zu können. Schwierig ist mitunter die Unterscheidung von einem *Lichen ruber acuminatus*, besonders wenn es sich um Erscheinungen von Keratosis suprafollicularis rubra handelt und gleichzeitig etwa an der Kopfhaut eine feine kleienförmige Abschilferung besteht, wie dies ja mitunter bei der letzteren Affektion vorkommt. Die Lokalisation der acuminierten Form des Lichen ruber ist aber eine völlig andere, da diese Krankheit Regionen befällt, die zumeist von der Keratosis suprafollicularis verschont bleiben, außerdem bestehen, abgesehen von dem fehlenden Juckreiz, bei der suprafollikulären Keratose, wie Veyriéres betont, niemals von ununterbrochenen Hornmassen gedeckte, psoriasisähnliche, mitunter nahezu schwielenartige Verdickungen der Fußsohlen und namentlich der Flachhände. Gelegentlich findet man auch bei Frauen und jungen Mädchen, die an *Frostschäden* leiden, an der Streckseite der Oberarme und an den Unterschenkeln, bei Männern in der Glutäalregion, kleine, follikuläre und perifollikuläre Infiltrate, welche alle Farbennuancen vom Rötlichen bis zum Livid-Dunkelblau erkennen lassen, an die Follikel gebunden erscheinen und auch auf die Haare einwirken, indem sie an diesen Abweichungen, spiralige Drehungen, Knickungen, Brüchigkeit, ja sogar Ausfall erkennen lassen. Alle diese Erscheinungen, neben welchen man zumeist noch die anderen Veränderungen der Perniosis erkennen kann, werden von Klingmüller und seiner Schule, namentlich von Dittrich, als Frostschäden aufgefaßt und als Pernio follicularis bezeichnet, wobei jedoch Klingmüller, dessen Ansichten allerdings nicht völlig unbestritten sind, hervorhebt, „daß man diese Veränderungen bisher als sog. Lichen pilaris bezeichnete".

Besondere Schwierigkeiten bietet jedoch die Differentialdiagnose hinsichtlich der Unterscheidung der Keratosis suprafollicularis von ähnlichen Erscheinungen der *Ichthyosis*, und diese Erörterung führt hinüber zur Besprechung der seit langem diskutierten Frage der *Beziehungen zwischen Keratosis suprafollicularis und Ichthyosis*. Es ist, wie RIECKE mit vollem Rechte betont, allgemein bekannt, daß die Trockenheit der Haut namentlich in leichteren Fällen von Ichthyosis vulgaris oft zur Etablierung eines Zustandes führt, der als Lichen pilaris oder Keratosis pilaris angesehen wurde. Die Frage, die nun BRUHNS, dessen ausgezeichneten Ausführungen wir hier folgen, aufwirft, ist nun die, ob man die Erscheinungen des Lichen pilaris allein, auch dann, wenn keine Erscheinungen von Ichthyosis am übrigen Körper vorhanden sind, als leichteste Form der Ichthyosis auffassen soll, wie dies vielfach, namentlich von älteren Autoren, wie AUSPITZ, HARDY, KAPOSI, RONA, THIBIERGE u. a. angenommen wurde. KAPOSI wollte allerdings nicht jede Form von Keratosis pilaris als zur Ichthyosis gehörig auffassen, sondern zwischen Fällen unterscheiden, welche von frühester Kindheit an bestehen — diese rechnete er zur Ichthyosisgruppe — und solchen, welche sich erst zur Zeit der Pubertät an den Follikeln, namentlich der Extremitäten, deutlicher bemerkbar machen. BESNIER glaubte seinerzeit noch keine Entscheidung treffen zu können, ob die Xerodermie pilaire — so nannte er damals das heute als Keratosis suprafollicularis bezeichnete Krankheitsbild — zur Ichthyosis gehöre oder nicht. Demgegenüber steht wohl die Mehrzahl der Autoren (BROCQ, EHRMANN, GANS, GASSMANN, GIOVANNI, JARISCH-MATZENAUER, KYRLE, LESSER, NEISSER u. a.) auf dem Standpunkt, daß es sich bei der Keratosis suprafollicularis um ein selbständiges Krankheitsbild handelt, und zwar deshalb, weil man bei Beobachtung eines größeren Krankheitsmaterials Ichthyotiker findet, welche die oben erwähnten, der Keratosis pilaris ähnlichen Veränderungen nicht aufweisen, andererseits, „weil sich niemals aus einer lokalisierten Keratosis pilaris eine Ichthosis entwickelte" (NEISSER). CELS, BROCQ und auch VEYRIÈRES sind ebenfalls für die Trennung der beiden Affektionen eingetreten, und zwar deshalb, weil die Lokalisationsstellen, der Beginn der Hautveränderungen, gewisse Momente im klinischen Bilde, wie beispielsweise die leichten Teleangiektasien im Bereiche des Gesichtes bei der Keratosis pilaris rubra in diesem Sinne zu sprechen scheinen, vor allem aber der Umstand, daß die Keratosis suprafollicularis ein Evolutionsstadium hat, welches der Ichthyosis fehlt. Auch GASSMANN tritt für eine Trennung beider Affektionen ein, wobei er jedoch betont, daß auch bei der Ichthyosis vulgaris Follikelaffektionen vorhanden sein können, die der Keratosis pilaris weitgehend ähneln, aber doch gewisse histologische und auch klinische Unterschiede erkennen lassen; sie reichen beispielsweise an der oberen Extremität tiefer, oft bis zum Handgelenk herab, sie sind an den Streck- und auch an den Beugeseiten der Extremitäten gleichmäßig vorhanden, vor allem aber und am stärksten in der Glutäal- und Unterbauchgegend nachweisbar; mitunter erscheinen auch sämtliche Follikel verändert. Dabei fehlen narbige Veränderungen gänzlich und haarlose Follikel sind nur ausnahmsweise anzutreffen. Als dritten Punkt seiner Schlußfolgerungen fügt GASSMANN hinzu, daß diese ichthyotischen Follikelaffektionen auch ohne diffuses Mitergriffensein der übrigen Hautdecke vorkommen und eine wirkliche Ichthyosis follicularis darstellen können. Es gibt aber auch, wie GASSMANN und vor ihm schon UNNA und auch MIBELLI betonten, Unterschiede im histologischen Bilde beider Affektionen. So weist, wie schon gelegentlich der Schilderung des histologischen Bildes der Keratosis suprafollicularis hervorgehoben wurde, UNNA darauf hin, daß bei dieser Affektion die primären Veränderungen sich auf die Hornschichte des Follikeleingangs und seine nächste Nachbarschaft beschränken, daß die verdickte Hornschichte geschlossen über das Follikelostium hinwegzieht und dem Inhalt des Haarbalgtrichters den Austritt nach außen verlegt; es kommt so zu einer Stauung des in normaler Weise gebildeten Follikelinhalts, andererseits aber zur sekundären Erweiterung des Haarbalgtrichters.

Bei der Ichthyosis dagegen besteht eine mächtige Erweiterung des Follikelhalses, dessen Inhalt tütenförmig ineinander geschachtelte Hornschalen erkennen
läßt. Ähnlich äußert sich auch Mibelli, wobei er betont, daß bei der Ichthyosis
die allgemeine Hyperkeratose sich auch über die Wandungen des Haarbalgtrichters
ausdehnt, so daß dieser von unten nach oben erweitert erscheint, eine erweiterte
Mündung aufweist und von einer Hornmasse erfüllt ist, die als Produkt einer
gesteigerten Bildung von seiten der Trichterwandung anzusehen sei, demnach
eine Hornperle darstellt, während der Inhalt des Follikels bei der Keratosis
suprafollicularis einer Retentionscyste entspreche. Bei der Schilderung der
histologischen Verhältnisse der Keratosis suprafollicularis wurde auch darauf
hingewiesen, daß mitunter das im cystisch erweiterten Follikeltrichter liegende,
gedrehte, gerollte oder geknickte Haar die Wandungen des Haarbalgtrichters
durchstoßen und in die Cutis gelangen kann, wo es dann reaktive, entzündliche Erscheinungen mit Bildung von Riesenzellen usw. auslösen kann; ein
solches Vorkommen ist bei der Ichthyosis, wie Kyrle betont, nicht möglich.
Endlich weist Gans darauf hin, daß die Haarfollikel bei der Keratosis suprafollicularis häufig zu zweien und dreien eine gemeinsame, ampullen- oder zylinderförmige, tiefe Mündung besitzen (Giovannini), daß mitunter manche Follikel
überhaupt keine richtigen Trichter bilden, sondern in einen benachbarten
Haarbalgtrichter einmünden. Dazu kommt noch, daß in der verdickten Hornschichte bei der Keratosis follicularis färbbare Kerne nicht vorkommen (Gassmann).

Es gibt also mehrfach klinische und auch histologische Gründe, welche eine
Trennung der Keratosis suprafollicularis und der Ichthyosis als gerechtfertigt
erscheinen lassen; nichtsdestoweniger muß man Bruhns, der in seinem Beitrag
über Ichthyosis vulgaris die Beziehungen beider Affektionen ausführlich auseinandergesetzt hat, vollauf beipflichten, daß es dennoch mitunter Fälle gibt,
in welchen die Entscheidung, welche der beiden Dermatosen vorliegt, eine Keratosis suprafollicularis oder aber eine dieser weitgehend ähnelnde, der Ichthyosis
vulgaris zuzurechnende Veränderung, auf große, mitunter unüberwindliche
Schwierigkeiten stößt, namentlich dann, wenn das histologische Bild solcher
Fälle nicht eindeutig ist.

Das von Weidenfeld als *Keratosis verrucosa* beschriebene, mit symmetrischen,
figuriert an der Haut, namentlich der Unterschenkel angeordneten, flachen oder
halbkugeligen, rundlichen oder polygonalen, zum Teil follikulär gestellten,
rötlichen bis grauweißen Knötchen einhergehende Krankheitsbild, das in vereinzelten Fällen zur Beobachtung gelangte (Kreibich, Nobl, Weidenfeld,
Zumbusch) weist eine wohl nur entfernte klinische Ähnlichkeit auf und unterscheidet sich von der Keratosis suprafollicularis vor allem durch den intensiven
lokalen Juckreiz und das histologische Bild, das eine zum Teil parakeratotische
Hornschichte, Verbreiterung des Stratum lucidum, granulosum und spinosum
sowie Vergrößerung des Papillarkörpers erkennen läßt. Weidenfeld wollte
diese Affektion entweder zur chronischen Urticaria mit sekundärer starker Verhornung oder zur Gruppe der umschriebenen Keratosen mit sekundärer Wucherung im Papillarkörper und in der Cutis rechnen. Heute wird diese Affektion
wohl allgemein der Neurodermitis zugezählt (Kreibich).

Endlich gibt es mitunter auch Fälle von *artefizieller Keratosis follicularis*,
von welchen noch eingehend die Rede sein soll, und welche ein der Keratosis
suprafollicularis alba et rubra mitunter äußerst ähnliches Bild aufweisen, an
der Streckfläche der Unterarme und Hände lokalisiert sind, aber auch bis auf
die Fingerrücken herabreichen. Die Verschiedenheit der Lokalisation sowie die
entsprechende Anamnese werden unschwer in solchen Fällen die Diagnose
ermöglichen.

Die oben erörterten differentialdiagnostischen Erwägungen bezogen sich auf jene Fälle, in welchen die Erscheinungen der Keratosis suprafollicularis an den Extremitäten und am Rumpf lokalisiert erscheinen; im Bereiche des Gesichts können ihre Veränderungen namentlich mit jenen der Rosacea und des Lupus erythematodes verwechselt werden. Von diesen beiden Dermatosen tritt die *Rosacea* zu einer Zeit auf, in welcher die Keratosis suprafollicularis meist ihre Evolution beendet und nur mehr Närbchen hinterlassen hat; man erkennt ferner bei der Keratosis pilaris rubra des Gesichtes immer neben der schilfernden und feine Gefäßerweiterungen aufweisenden Röte der veränderten Stellen die kleinen, charakteristischen pilären und peripilären Knötchen; schließlich finden sich die Teleangiektasien der *Rosacea* auch immer beiderseits der Nase, an einer Stelle also, die niemals Sitz der Keratosis pilaris ist. Die Närbchen der letzteren Affektion haben fast niemals eine solche Ausdehnung wie die narbig-atrophisch veränderten Herde des *Lupus erythematodes*, der auch eine andere Nuance der Hautrötung aufweist und fast immer an der einen oder anderen Stelle das charakteristische Bild bietet. Was die Unterscheidung der Keratosis suprafollicularis rubra des Gesichtes von dem *Ulerythema ophryogenes* betrifft, so soll davon noch gelegentlich der Schilderung der letzteren Affektion die Rede sein, es wurde indes bereits darauf hingewiesen, daß beide Veränderungen, wenn nicht als identisch (BROCQ), so doch als klinisch und auch histologisch weitgehend übereinstimmende Krankheitsbilder angesehen werden müssen, daß demnach eine strikte Unterscheidung kaum wohl durchführbar ist, zumal sich beide Affektionen, wie GANS hervorhebt, histologisch kaum und klinisch nur dadurch unterscheiden, daß beim Ulerythema ophryogenes die Neigung zur Atrophie, Narbenbildung und feinem Haarausfall vielleicht etwas stärker hervortritt.

An der behaarten Kopfhaut kann die der Keratosis superfollicularis hier mitunter eigenartige, feine, kleienförmige Schilferung gelegentlich zur Verwechslung mit einer *Seborrhöe* Anlaß geben, das Vorhandensein leicht rosa gefärbter, pilärer Knötchen an der Kopfhaut oder aber von charakteristischen Knötchen im Bereiche der Extremitäten wird die Sicherung der Diagnose ermöglichen. Von MIBELLI wurde darauf hingewiesen, daß *favöse* Veränderungen der behaarten Kopfhaut, namentlich zu Beginn der Erkrankung, wenn noch keine Scutula gebildet sind und intensivere Entzündungserscheinungen fehlen, oft ein Bild erkennen lassen, das dem der Keratosis suprafollicularis capillitii mehr oder weniger ähnelt. Der Nachweis von Pilzfäden wird in solchen Fällen die Entscheidung treffen lassen.

Die *Therapie* vermag mitunter bei der *Keratosis suprafolliculatis* leichte Erfolge zu erringen, in anderen Fällen wiederum vor unüberwindlichen Schwierigkeiten stehen; CHALMERS-GIBBON weisen darauf hin, daß initiale und leichte Fälle ohne nennenswerte Mühe geheilt werden können, daß aber spätere und schwerere Formen nahezu als unheilbar gelten müssen. Im allgemeinen handelt es sich darum, die Hyperkeratosen zu erweichen, und zwar durch entsprechende Anwendung von erweichenden Fettsalben und Fettseifen mit Zusatz von Acidum salicylicum, wie dies schon in den alten Lehrbüchern und Abhandlungen, aber auch neuerdings empfohlen wird (FOX, JAMIESON, KRUSPE, LEDERMANN, SCHAMBERG u. a.). JAMIESON, der hierbei die Anwendung einer Salicyl-Resorcinseife bevorzugt, schlägt auch die Anwendung von Vlemingkxlösung vor, LEDERMANN empfiehlt, abwechselnd Salicyl- und Teersalben zu gebrauchen, SCHAMBERG wiederum rät in einer Diskussionsbemerkung zu einem von SMITH vorgestellten Falle, auch die Röntgentherapie mit heranzuziehen. Schwierig ist im allgemeinen die Behandlung der Keratosis suprafollicularis rubra des Gesichtes; VEYRIÈRES empfiehlt neben einer allgemeinen tonisierenden Behandlung (Arsen, Eisen, Lebertran) lokale Umschläge, Duschen und Puder anzuwenden, weiche, überfettete Seifen

und Goldcreme, Kühlsalben und Kühlpasten zu gebrauchen, welchen versuchsweise Schwefel, Teer, Resorcin oder Acidum salicylicum zugesetzt werden
können. Bei stark entwickelten Teleangiektasien empfiehlt Veyrières Scari-
fikationen (Vidal) oder oberflächliche Anwendung des *Galvanokauters* (Brocq),
an dessen Stelle auch heute der Kaltkauter mit Erfolg verwendet werden
kann. Endlich sei der Vollständigkeit halber noch hervorgehoben, daß von
manchen Autoren auch die Endokrintherapie bei der Keratosis suprafollicularis
empfohlen wird (Scholtz).

2. Ulerythema ophryogenes (Unna-Taenzer).

Im Jahre 1889 hat Taenzer eine eigenartige, von den Augenbrauen ausgehende Form der Follikularkeratose von dem übrigen Bilde der Keratosis
pilaris abzugrenzen versucht und ihr im Hinblick auf eine Definition Unnas,
der zufolge mit Erythem und Narbenbildung einhergehende Hautaffektionen
besser als Ulerytheme zu bezeichnen wären, den Namen Ulerythema ophryogenes gegeben. Wie schon im vorhergehenden hervorgehoben wurde, hatten
bereits seinerzeit Erasmus Wilson und später E. Besnier unter der Bezeichnung
Folliculitis rubra, bzw. Xérodermie pilaire érythémateuse ou congéstive progressive oder Ichthyosis rubra derartige Fälle beschrieben, die von Brocq
ebenso wie das Ulerythema ophryogenes mit der Keratosis pilaris rubra des
Gesichtes identifiziert und seither von der französischen Schule vielfach als
Keratosis pilaris rubra atrophicans faciei bezeichnet werden, im Gegensatz zu
Unna, der für die Selbständigkeit des von seinem Schüler Taenzer aufgestellten
Krankheitsbildes eintritt, und zwar aus klinischen wie auch aus histologischen
Gründen.

Die Affektion, die zumeist bei blonden Individuen auftritt und ein erythematöses, ein mit Bildung von Hornpapelchen einhergehendes und ein atrophisches
Stadium erkennen läßt (Unna), beginnt meist in frühester Jugend (Galewsky,
Netherton, Rosen, Šamberger, Sternthal) mit Veränderungen der Augenbrauenbogen, welche zumeist in ihren äußeren Abteilen (Levin, Neuda, Seliszky,
Sternthal, Taenzer), seltener in toto (Galewsky, Haller, Nobl) befallen
erscheinen und eine diffuse oder auch aus netzförmig miteinander zusammenhängenden Flecken bestehende *Rötung*, mitunter auch ein mehr oder weniger
stark ausgesprochenes Ödem (Haller, Seliszky), zumeist aber eine *feinkörnige*
Beschaffenheit der geröteten Stellen aufweisen, welch letztere Erscheinung durch
die Erhebung von sehr kleinen Hornkegelchen an den Follikelostien bedingt ist
(Abb. 6). Die Haare der betreffenden Follikel erscheinen umgebogen oder kurz
über der Oberfläche abgebrochen, mitunter sehr fein und dünn, mitunter fehlen
sie vollständig. Taenzer beschreibt an einzelnen Haaren eine weißliche, etwa
einen Millimeter über dem Hautniveau vorhandene, aus Hornzellen bestehende,
rauhe Manschette. Die Erkrankung, bei welcher auch die angrenzenden Partien
der Wangen (de Beurmann-Gougerot, Delbanco, Dowling, Netherton,
Noguer-Moré, Pels, Rosen, Taenzer) befallen sein können, erstreckt sich
mitunter auch einerseits nach abwärts auf die Oberlippe (Netherton, Taenzer)
und den Hals (Unna-Taenzer, Covisa-Bejarano-Gay), ja sogar von hier aus
weiterhin auf die Oberarme (Unna-Taenzer, Covisa-Bejarano-Gay, Pels),
andererseits breitet sie sich auch auf die Stirne und die behaarte Kopfhaut aus
(Balassa, Dowling, Nobl, Pels, Šamberger, Sternthal, Unna-Taenzer),
wobei an der Stirne, an den Wangen und am Halse meist die Erscheinungen des
intrafollikulären Erythems, an den übrigen Teilen mehr die Veränderungen der
Follikelostien in den Vordergrund treten. Nach jahrelangem Bestande führt die
Erkrankung zur follikulären und interfollikulären *Atrophie* in Form von kleinen,

netzförmig angeordneten, narbenähnlichen Despressionen, wobei dann auch an den befallenen Stellen die Haare fehlen. In den hochgradigsten Fällen finden sich solche atrophische Stellen nicht nur an den Augenbrauen, sondern auch an den Wangen, an der Stirne und der Oberlippe und namentlich an der Kopfhaut, die dann mitunter den Verlust eines großen Teils ihres Haarbestandes aufweisen kann und ausgebreitete, braunrote, schuppende, bei näherer Betrachtung von miliaren, konischen, follikulären Knötchen dicht besetzte Areale erkennen lassen, welche narbenähnliche, haarlose, spiegelglatte Flächen und Leisten einschließen (NOBL, UNNA). Andere, milder verlaufende Fälle bleiben wieder jahrelang im Stadium des Erythems und der Hornkegelchen bestehen, es können

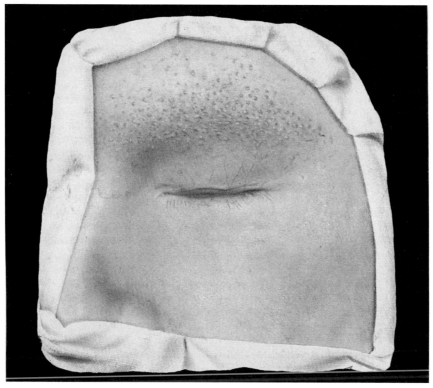

Abb. 6. Ulerythema ophryogenes.
(Aus FINKELSTEIN-GALEWSKY-HALBERSTAEDTER: Atlas der Hautkrankheiten und Syphilis im Säuglings- und Kindesalter, 2. Aufl., Taf. 24, Abb. 52.)

sogar die letzteren fehlen, so daß in solchen ganz leichten Fällen nur ein einfaches, stabiles Erythem der Augenbrauenbogen besteht (GASSMANN). Mitunter treten bei dieser im allgemeinen torpiden Affektion Perioden stärkerer, auch leicht schmerzhafter Rötung an den Follikeln auf, wodurch es dann gelegentlich zur Bildung von pyogenen Follikulitiden kommen kann, was auch bei jeder stärker irritierenden Behandlung der Kopfhaut der Fall sein kann. Das klinische Bild des Ulerythema ophryogenes stimmt also im großen und ganzen weitgehend mit den Veränderungen der Keratosis pilaris rubra des Gesichts überein, wie dies ja schon von BROCQ hervorgehoben wurde. Und wenn auch GASSMANN glaubt, ebenso wie UNNA, gewisse Unterschiede im klinischen Bilde beider Affektionen hervorheben zu können, so sind diese so unbedeutend, daß GASSMANN selbst sagt, sie seien nicht durchgreifender Natur. Dasselbe gilt auch bezüglich

der von manchen Autoren betonten, deutlicher ausgeprochenen Neigung des
Ulerythema ophryogenes zur Atrophie mit konsekutivem Haarausfall und feiner
Narbenbildung, da solche Veränderungen auch bei der Keratosis pilaris rubra
des Gesichtes bekannt sind.

 Die ersten *histologischen* Untersuchungen über das Ulerythema ophryogenes
stammen von Unna, der in seiner Histopathologie die Affektion als einen pathologischen Prozeß bezeichnet, welcher zu Follikelverschluß und tief herabsteigen-
der Hyperkeratose des Balgepithels führt; „in einigen Regionen überwiegt die
Hornproduktion der Follikel, in anderen das begleitende, diffuse Erythem und
in diesen Fällen bilden sich hauptsächlich die sekundären, spiraligen Deformationen des Haares und Balges aus" (Unna). Auch in den schwächeren Graden
kombiniert sich mit diesen Veränderungen eine mit Erweiterung der Lymphspalten einhergehende sklerotische Umwandlung des perifollikulären Bindegewebes, welche sich auch später im interfollikulären Anteil der Cutis in dem
Rückgang des Gefäß- und anfänglich vorhandenen, mäßigen Zellreichtums
manifestiert. Diese Befunde Unnas wurden dann später durch die Arbeiten
von Selisky und von Marx ergänzt. Ersterer faßt seine Untersuchungen
dahin zusammen, daß es sich beim Ulerythema ophryogenes um einen entzünd-
lich-atrophischen Prozeß handelt, der in den mittleren Cutisschichten vor sich
geht und strang- und knotenförmige, hauptsächlich um die Haarfollikel lokalisierte Infiltrate aufweist, welche eine ausgesprochene Neigung zur fibrösen
Umwandlung erkennen lassen; die innerhalb der Infiltrate gelegenen Gebilde
zeigen Erscheinungen von Schwund oder Atrophie. Es besteht eine ausgesprochene Verhornungstendenz des Haarfollikelepithels, die Haare innerhalb der
Follikel erscheinen vielfach umgebogen, die Follikel selbst weisen eine unregelmäßige Wachstumsrichtung auf. Schwund der Talgdrüsen und der Mm. arrectores pilorum einerseits, Stauung und Dilatation der Schweißdrüsen mit Re-
generationstendenz der zelligen Elemente andererseits vervollständigen nach
Selisky das histologische Bild des von ihm beobachteten, einschlägigen Falles.
Marx endlich resumiert die histologischen Befunde von drei Krankenbeobachtungen dahin, daß erhebliche Unterschiede in den infiltrierten und nichtinfiltrierten Partien bestehen. An den *Stellen, an welchen sich Infiltrationen zeigen*,
sind nur wenige, große Follikel vorhanden, die bis in die tiefsten Cutisschichten
hinabreichen; hyperkeratotische Veränderungen finden sich ausschließlich an
der nicht erweiterten Follikelmündung und im oberen Drittel des Ausführungsganges. Die Epidermis erscheint stellenweise leicht akanthotisch, an anderen
Stellen wiederum außerordentlich dünn mit zartwelliger Oberfläche. Wohl-
ausgebildete, knoten- und strangförmige Infiltrate, welche hauptsächlich aus
Rundzellen, Plasmazellen und namentlich an der Peripherie der Zellanhäufungen
reichlicher vorhandenen Fibroblasten bestehen, ummauern die Talg- und namentlich die Schweißdrüsen (Abb. 7), welche allmählich zugrunde gehen und zum
Teil cystisch erweiterte Ausführungsgänge erkennen lassen. Dichte Infiltrationen
finden sich auch in der Umgebung der mitunter gewundenen Follikel (Abb. 8).
Gefäße und Lymphbahnen sind vielfach dilatiert, im Bereiche der Cutis besteht
ein leichtes Ödem. In den *nichtinfiltrierten* Gebieten sind ziemlich zahlreiche,
kleinere Follikel vorhanden, welche bemerkenswerterweise mitunter auch eine
Verhornungstendenz ihrer unteren Abschnitte erkennen lassen, an den leicht
erweiterten Ostien eine deutliche, auf die benachbarten Epidermisflächen nicht
übergreifende Hyperkeratose aufweisen. Das obere Follikeldrittel, das ebenfalls leicht erweitert und mit Hornmassen erfüllt ist, zeigt oft in seiner Mitte
ein feines, dünnes Haar, das einen geraden Verlauf hat, am Ende leicht kolbig
verdickt ist und bis zu der, den Follikeleingang verschließenden Hornplatte
reicht, mitunter auch geschlängelt oder aufgerollt erscheint. Die Gefäße sind

kaum erweitert, wohl aber die Lymphbahnen; das Bindegewebe erscheint zellarm, in der Umgebung der Follikel sklerotisch. Talg- und Schweißdrüsen sind völlig unverändert.

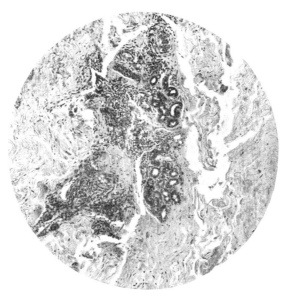

Abb. 7. Ulerythema ophryogenes. Veränderungen im Bereich der Schweißdrüsen.
(Aus W. MARX: Beitrag zur Histologie des Ulerythema ophryogenes. Arch. f. Dermat. **163**, 11, Abb. 1.)

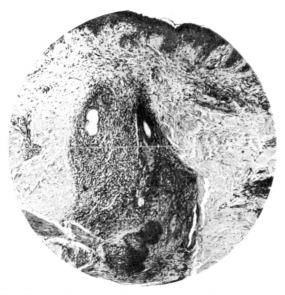

Abb. 8. Ulerythema ophryogenes. Veränderungen im Bereich der Haarfollikel.
(Aus W. MARX: Beitrag zur Histologie des Ulerythema ophryogenes. Arch. f. Dermat. **163**, 12, Abb. 2.)

Gegenüber dem Ulerythema sycosiforme ist also, wie MARX hervorhebt, im histologischen Bilde das Fehlen von perifollikulären Plasmazellenanhäufungen, von förmlichen Plasmomen auffallend, gegenüber dem Ulerythema acneiforme das Fehlen von Comedopfröpfen und pathologischen Verhornungsvorgängen innerhalb der Talgdrüsen, gegenüber dem Ulerythema centrifugum endlich das Fehlen einer interfollikulären neben der follikulären Hyperkeratose. Schwieriger ist dagegen die Abgrenzung hinsichtlich der Keratosis suprafollicularis. UNNA, der an der Selbständigkeit des Ulerythema ophryogenes festhält, wollte im erythematösen Anfangsstadium der Erkrankung die hier vorhandene perifollikuläre Rarefaktion und Sklerose des Bindegewebes, sowie den Mangel stärkerer perifollikulärer Infiltration, im Stadium der Hornpapelbildung das tiefere Herabsteigen der Hyperkeratose bis zum unteren Drittel des Haarbalges und die zylindrische oder tonnenförmige Erweiterung der oberen Drittel des Follikeltrichters als Unterschiede gegenüber den geweblichen Veränderungen bei der Keratosis suprafollicularis hervorheben und auf diesen histologischen Differenzen fußend, zwischen dieser letzteren Affektion und dem Ulerythema ophryogenes eine scharfe Trennungslinie ziehen. Da aber die Hornbildung im Follikel, das begleitende Erythem, die Veränderungen des Haarbalges und des Haares bei der Keratosis follicularis und bei dem Ulerythema ophryogenes auch nach UNNAS Angabe sehr analog sind, möchte GANS einer solchen Trennung der beiden Veränderungen, auf Grund der histologischen Befunde wenigstens, nicht zustimmen, zumal ja einerseits die stärkere Ausbildung der perifollikulären Zellwucherungen bei der Keratosis suprafollicularis sehr wohl mit der größeren Möglichkeit sekundärer Einwirkungen (Trauma usw.) an den Streckseiten der Extremitäten zu erklären ist, andererseits die Erweiterung der oberen Drittel des Haarfollikels doch allzusehr von rein mechanischen Bedingungen, namentlich von dem Grade der Hornretention abzuhängen scheint (GANS).

Ob man nun das Ulerythema ophryogenes wie UNNA-TAENZER als selbständiges Krankheitsbild im Rahmen der lichenoiden Follikulärkeratosen betrachtet oder aber mit dem Bilde der Keratosis pilaris rubra faciei identifiziert, wie es BROCQ getan hat — auch SIEMENS spricht von dem Ulerythema ophryogenes als von einer Varietät der Keratosis pilaris — die *Ätiologie* der von TAENZER beschriebenen Affektion ist ebenso wenig bekannt wie jene der Keratosis suprafollicularis. Auch hier werden wieder Beziehungen zur *Ichthyosis* (PARKES WEBER), sowie zu *endokrinen* (COSIVA-BEJARANO-GAY, NOGUER-MORÉ, PELS, ROSEN), bzw. *endokrin-vegetativen Störungen* (NEUDA) angenommen; STERNTHAL, JOSEPH und auch PEJRI glaubten — letzterer in einer Diskussionsbemerkung zu einem von NOGUER-MORÉ vorgestellten Falle —, das Krankheitsbild mit dem *Lupus erythematodes* in Verbindung bringen zu sollen. LESSER führt es in Zusammenhang mit der *Pseudopelade* an. DE BEURMANN-GOUGEROT, DARIER, NEISSER, SELISZKY nehmen eine *kongenitale* Basis für diese Affektion an. Von besonderer Wichtigkeit sind jedoch Beobachtungen, welche die Zugehörigkeit dieses Krankheitsbildes zu den *vererbbaren, kongenitalen, familiären Dermatosen* erweisen; so bringt GALEWSKY, der schon früher Gelegenheit hatte, das familiäre Vorkommen des Ulerythema ophryogenes zu beobachten, in einer einschlägigen Mitteilung den Stammbaum einer Familie, in welcher 1 Sohn und 3 Töchter, 1 Enkelin und 1 Tochter des Bruders die gleichen Erscheinungen aufwiesen, während die Veränderungen des Großvaters fraglich waren. Auch COVISA-BEJARANO-GAY heben gelegentlich der Schilderung eines von ihnen beobachteten 20jährigen Mädchens mit Ulerythema ophryogenes hervor, daß die Mutter der Patientin die gleichen Veränderungen aufgewiesen haben soll. MARX endlich erwähnt, daß unter den von ihm beobachteten Fällen von Ulerythema ophryogenes sich zwei Schwestern befanden, er zitiert aber auch eine Beobachtung von VAN DER VALK, der in einer Familie 9 mit dieser Affektion behaftete Mitglieder feststellen konnte.

Die Therapie ist dieser Affektion gegenüber ziemlich machtlos (ORMSBY), namentlich so weit es sich um die stärker ausgebildeten, schwereren Fälle handelt. In den leichteren Fällen können milde Salicyl-, Schwefel- und Resorcinsalben mitunter heilend wirken (TAENZER), für die schwereren Formen des Ulerythema ophryogenes wurde Applikation von grüner Seife, rotem Pflaster, sowie dicht nebeneinander liegende Scarificationen und Kohlensäureschneebehandlung empfohlen (DARIER). Mitunter soll auch die Anwendung der Kromayerlampe, wie CLARK in der Diskussion zu einem von WILLIAMS vorgestellten Falle hervorhebt, von gutem Erfolge begleitet sein. Zumeist sind aber alle Mittel, auch die Behandlung mit Röntgenstrahlen ergebnislos (HEUCK) und das gleiche gilt auch von der vielfach neben der lokalen Behandlung geübten Diät- und Organotherapie (PELS).

3. Keratosis pilaris als Teilerscheinung bei Moniletrichosis und Erythrocyanosis crurum puellaris bzw. Perniosis.

a) In seiner bereits im vorhergehenden erwähnten Arbeit „Remarques sur les alopécies de la kératose pilaire" hatte BROCQ hervorgehoben, daß die Keratosis pilaris als Teilerscheinung des unter dem Namen Aplasia pilorum moniliformis benannten Krankheitsbildes vorhanden zu sein pflegt. Da diese Affektion, die von verschiedenen Autoren mit verschiedenen Bezeichnungen wie *Aplasia pilorum moniliformis* (BEHREND), *Monilethrix* (CROCKER), *Aplasia pilorum intermittens* (VIRCHOW), *Spindelhaare* (JARISCH), *Nodose Hair* (SMITH) benannt wurde, an anderer Stelle dieses Handbuchs (Bd. XIII/1, Beitrag GALEWSKY) in ausführlicher Weise geschildert wird, soll sie hier nur in Kürze, so weit dies im Rahmen der vorliegenden Erörterungen von Interesse ist, besprochen werden.

Charakteristisch für dieses Krankheitsbild ist die Bildung von Haaren, welche in regelmäßigen Abständen Einschnürungen zeigen und infolge dessen aus perlschnur- oder rosenkranzartig aneinandergefügten, spindelförmigen Auftreibungen und dazwischen liegenden Verdünnungen zusammengesetzt erscheinen. Die derartig veränderten Haare sind meist weitaus kürzer als normal, da sie an den Einschnürungsstellen abzubrechen pflegen, vielfach auch bei dem leichtesten Zug, ja sogar spontan ausfallen, so daß der Haarwuchs deutlich gelichtet erscheint, mitunter sogar das Bild mehr oder weniger vollständiger Kahlheit bieten kann. Die Haare erscheinen hierbei trocken, glanzlos, abgeknickt, aufgerollt, an den Spitzen bald heller, bald dunkler gefärbt, so daß gelegentlich ein Bild entsteht, das an Ringelhaare erinnert. Die Länge der Spindeln und der Internodien ist ziemlich verschieden, wie aus den Messungen von UEBELMESSER, SCHÜTZ u. a. hervorgeht. Mit diesen eigenartigen Veränderungen der Haare ist jedoch die Symptomalogie dieser Affektion keineswegs erschöpft, es zeigt sich vielmehr, wie fast ausnahmslos berichtet wird, jedes erkrankte Haar an seiner Basis von einer kleinsten, miliaren, roten Papel umgeben. Diese kleinen, follikulären Hornkegelchen verleihen der Haut der betreffenden Stellen eine eigenartige, reibeisenähnliche Beschaffenheit und entsprechen, wie dies BROCQ hervorgehoben hat, den charakteristischen Veränderungen der Keratosis pilaris. In vorgeschrittenen Fällen können die ihres Haarbestandes verlustigen Hautstellen ein atrophisches Aussehen gewinnen (ARNDT, AZNA, BROCQ, HÜBNER, JARISCH-MATZENAUER, MAC KEE, SEEMANN u. a.). Angaben über das Auftreten dieser eigenartigen follikulären Hornkegelchen finden sich nahezu bei allen Autoren, die sich mit der Monilethrix beschäftigt haben; so sind sie bei ARNDT, BROCQ, DORE, HEUCK, HÜBNER, LEEUWEN, LEHNER, ROSENTHAL-SPREUREGEN, SEEMANN, STRANDBERG, TENNESON, TOYAMA-OHNO erwähnt, während Aisawa, Arndt, Azua, Braendle, Damer, Dore, Fernet-Rabreau, Guszmann, Hallopeau-Lépinay, Herxheimer, Hübner, Langer, Lapowski, van Leeuwen, Lépinay, Parkes Weber, Polland, Savatard, Seemann, Sibley, Tobias das dem Lichen pilaris, bzw. einer Keratosis pilaris rubra (Dore, Hallopeu-Lépinay) gleichende Aussehen der *Kopfhaut* hervorgeben. Es können aber nicht nur die Kopfhaut, sondern auch die *Augenbrauen* (Arndt, Ciarocchi, Damer, Hallopeau-Lépinay, Kren, Lapowski, Lutz, Ormsby-Mitchell, Parkes Weber-Axhausen, Rachmanow, Toyama-Ohno) und die *Wimpern* (Kren, Lapowski, Lutz, Parkes Weber-Axhausen, Rachmanow, Seemaan, Toyama-Ohno), ja sogar die Behaarung der *Axillae* und des *Mons Veneris* (Rachmanow, Seemann), in seltenen Fällen der Haarbestand des *ganzen Körpers* im gleichen Sinne verändert sein (Hallopeau). Gleichzeitig besteht fast in allen Fällen eine Keratosis suprafollicularis an den Prädilektionsstellen dieser Affektion, wie dies nahezu von allen Autoren beschrieben, insbesondere aber mit Nachdruck von Artom, Ciarocchi, Damer, Gilchrist, Hallopeau-Lépinay, Laposwi, Parkes Weber-Axhausen, Polland, Seemann, Sibley hervorgehoben wird.

Besondere Verdienste um die histologische und histopathogenetische Erforschung der Monilethrix, die vielfach bei der Geburt (Ciarocchi, Clark, Fernet-Rabreau, Guszmann, Lutz, Magalhaes, Ormsby-Mitchell, Parkes Weber-Axhausen, Seemann) oder kurze Zeit post partum (Arndt, Damer, Dore, Hübner u. a.), aber auch späterhin in Erscheinung tritt, haben sich insbesondere Dore, Fukai, Golay, Guszmann, Habermann, van Leeuwen, Rachmanow, Polland und Toyama-Ohno und Unna erworben, deren Arbeiten nicht nur zeigen, daß die Spindelbildung bereits innerhalb des Follikels vor sich geht, sondern auch das regelmäßig miteinander abwechselnde Auftreten von Spindeln und Internodien durch intrafollikuläre, abnorm verlaufende Verhornungsvorgänge zu erklären versuchen (Bonnet, Dore, Fukai, Guszman, van Leeuwen, Rachmanow, Toyama-Ohno, Unna). Wodurch aber diese im Follikel selbst sich abspielenden Prozesse letzten Endes erklärt werden, darauf bleiben auch diese, das Verständnis des Entstehungsmechanismus der Monilethrix außerordentlich fördernden Arbeiten die Antwort schuldig, wie denn überhaupt die Ätiologie dieser Affektion noch ziemlich unklar ist. Eine besondere Bedeutung kommt in dieser Hinsicht indes dem Nachweis von *familiärem* und *hereditärem* Auftreten der Aplasia pilorum moniliformis zu, das von einer großen Reihe von Autoren (Anderson, Artom, Azua, Ciarocchi, Habermann, Hallopeau, Heuck, Hübner, Lapowski, van Leeuwen, Lesser, Muray, Polland, Pontoppidan, Rachmanow, Rosenthal-Spreuregen, Sabouraud, Schütz, Seemann, Sibley, Strandberg, Tecklenborg, Toyama-Ohno, Wise) hervorgehoben wurde. Die Monilethrichosis wurde familiär bis durch 5 Generationen beobachtet, eine große Zahl von Fällen ist aber, wie Siemens in seinem Handbuchkapitel über „Vererbung in der Ätiologie der Hautkrankheiten" betont, solitär; Heuck fand beispielsweise unter 44 in der Literatur niedergelegten Beobachtungen nur 16 familiäre Monilethrixfälle, welche bei der Durcharbeitung unregelmäßige Dominanz ohne Geschlechtsabhängigkeit erkennen lassen. Diese Ätiologie scheint aber nicht für alle Fälle von Aplasia pilorum moniliformis in Betracht zu kommen, da unter den 28 solitären Fällen Heucks 15 vorhanden waren, in welchen die Eltern nachweisbar nicht behaftet waren; in einem derartigen solitären Falle konnten Fernet-Rabreau Konsanguinität der Eltern feststellen, die übrigens auch von Toyama-Ohno bei zwei mit Monilethrix behafteten Geschwistern, sowie bei einem solitären Falle erhoben werden konnte. Für die ätiologische Verschiedenheit der familiären und solitären Fälle würde auch sprechen, daß Atypien des Verlaufs und der Lokalisation ausschließlich bei

den solitären Fällen beobachtet wurden (HEUCK), weshalb denn auch das Auftreten der Moniletrichosis auf die verschiedensten Ursachen zurückgeführt,
mit psychischen Erregungen (POHL-PINCUS), epileptiformen Anfällen (BREDA),
trophoneurotischen (GILCHRIST) und endokrinen Störungen (GOLAY, ROSEN-
THAL-SPREUREGEN, STRANDBERG) in Verbindung gebracht wurde. Bemerkenswert ist auch eine Beobachtung von O. SACHS, der das Auftreten von Spindelhaaren nach Hennafärbung feststellen konnte; RIEHL vertrat in einer Diskussionsbemerkung zu diesem Falle die Ansicht, daß diese Beobachtung als
artefizielles Spindelhaar aufzufassen sei.

Die Therapie dieser Affektion, welche klinisch und namentlich bei mikroskopischer Untersuchung der veränderten Haare unschwer zu erkennen ist
und nur mitunter, wenn die Haarspindeln heller oder dunkler als die Internodien
gefärbt sind, mit *Ringelhaaren* oder bei oberflächlicher Betrachtung mit einer
von RIECKE als *Trichokinesis* bezeichneten, durch longitudinale Drehung der
Haare zu scheinbaren Verdickungen und Verdünnungen derselben führenden
Veränderung verwechselt werden kann, steht vielfach vor einer wenig aus-
sichtsvollen Aufgabe; Resorcinalkohol- und Kohlensäureschneebehandlung,
Quarzbestrahlungen (AZUA), Opotherapie (ARTOM, AZUA, GOLAY) wurden in Vorschlag gebracht, zumeist aber ergebnislos angewendet (ARTOM, AZUA, GOLAY,
TECKLENBORG, WISE). VAN LEEUWEN demonstrierte 1923 einen Knaben mit
Monilethrix, bei welchem wegen einer Alopecia areata eine Röntgenepilations-
dosis verabreicht worden war und welcher später an den früher mit Spindelhaaren besetzten Kopfhautstellen normalen Haarwuchs ohne Spindelbildung
und ohne Keratosis pilaris erkennen ließ. Diese überraschende Tatsache bewog
nun VAN LEEUWEN, die Röntgenepilation als Mittel der Wahl für die Behandlung
der Monilethrix zu empfehlen und in analoger Weise trat BUSCHKE für die Thalliumepilation bei dieser Erkrankung ein. Es wurden auch von manchen Autoren
Erfolge mit dieser Röntgen- (CHARGIN, KIESS, SIBLEY) bzw. Thalliumepilation
beobachtet (BUSCHKE, LANGER), von anderen aber auch diese Epilationstherapie
der Monilethrichosis als gänzlich ergebnislos abgelehnt (ARTOM, DAMER, TECKLEN-
BORG, WISE).

b) Gelegentlich der Besprechung der an den Extremitäten auftretenden
Veränderungen der Keratosis suprafollicularis wurde bei der differentialdiagnostischen Abgrenzung dieses Krankheitsbildes gegenüber anderen ähnlichen
Affektionen bereits darauf hingewiesen, daß bei Leuten, welche an Frostschäden
leiden — hauptsächlich bei Frauen und Mädchen an der Streckseite der unteren
Extremitäten und der Oberarme, seltener bei Männern im Bereiche der Glutäalregion —, Erscheinungen an den Follikeln auftreten können, welche der Keratosis
pilaris vollkommen oder in außerordentlich hohem Maße gleichen; diese Follikelveränderungen weisen vor allem eine mehr oder weniger ausgesprochene Hyperkeratose, sowie ein Kolorit auf, das vom Rot-Bräunlichen bis hinüber zum Livid-
Dunkelblau alle möglichen Farbentöne umfaßt. DITTRICH sagt diesbezüglich:
„Nach unseren Beobachtungen der Farbennuancen könnte man die BROCQsche
Bezeichnung variieren zu der Keratosis pilaris alba-rubra-livida-coerulea, wenn
wir nicht der Einfachheit halber unsere Bezeichnung Pernio follicularis acuminatus sive planus vorziehen, die wir jedoch ebenfalls, um die Synonyma nicht weiter
zu vermehren, zugunsten des Ausdrucks Perniosis zurückstellen." Damit erscheint
die Stellungnahme der Schule KLINGMÜLLERs festgelegt, welche diese Erscheinungen mit dem Anfangsstadium der Frostschäden, der *Perniosis*, identifiziert;
KLINGMÜLLER, wie auch sein Schüler DITTRICH sind aber auch überzeugt,
daß es sich bei den verschiedenen, namentlich in der englischen und französischen
Literatur beschriebenen Beobachtungen von *Erythrocyanosis crurum puellaris*
um nichts anderes handeln könne als um Frostschäden. Diese Bilder, die unter

verschiedenen Bezeichnungen, als *Erythrocyanosis crurum puellaris* (Mendes da Costa-van Oort-Lau), *Erythrocyanosis cutis symmetrica* (Curschmann). *Erythema venosum* (Lengfeller), *Erythrocyanosis frigida crurum feminarum* oder *chronic indurative erythema of the legs* (Parkes Weber), *Erythrocyanose susmalléolaire oder Erythrocyanogénie* (Juster), *Oedème strumeux* (Balzer-Alquier), *Oedème asphyxique symmetrique des jambes chez les jeunes filles lymphatiques* (Thibierge-Stiassnie), *infiltrations cellulitiques des membres inférieurs* (Lévy-Franckel-Juster), *chronic erythema of the legs* (Kaufmann), *persistent erythema of an erythromelalgic type* (Meachen) usw. beschrieben wurden, sind ebenso wie die Veränderungen der Perniosis in dem von Ullmann bearbeiteten Beitrag über „Thermische Schädigungen" eingehend geschildert, so daß es sich erübrigt, hier näher darauf einzugehen; lediglich von den follikulären hyperkeratotischen Veränderungen soll hier in aller Kürze die Rede sein. Auch bei der klinischen Darstellung der unter so verschiedenen Bezeichnungen wiedergegebenen Fälle von Erythrocyanosis crurum puellaris heben nahezu sämtliche Autoren das Vorhandensein von Lichen pilaris-Efflorescenzen hervor, so, um nur einige anzuführen, Alexander, Juster, Kanvowski, Kistjakovskij, Kloeppel, Lévy-Lanzenberg, Lévy-Franckel-Juster, Liebner, Mendes da Costa - van Oort-Lau, Nardelli, Sáinz de Aja, Sellei-Liebner, Thibierge-Stiassnie, Ullmann, Werther u. a. Während also hinsichtlich des Vorhandenseins von Efflorescenzen, welche mit der Keratosis pilaris identisch sind oder ihr weitgehendst gleichen, bei allen Autoren volle Übereinstimmung besteht — darauf wurde ja von Klingmüller und von Dittrich wiederholt hingewiesen —, ist die *Deutung* dieser follikulären Keratosen nicht eine durchgehends einheitliche. Eine Anzahl von Autoren, namentlich die Vertreter der französischen Schule, betrachten nämlich die Erscheinungen der Keratosis pilaris lediglich als ein im Rahmen der Erythrocyanosis crurum puellaris koordiniert mit den übrigen Erscheinungen auftretendes und von den gleichen Ursachen abhängendes Symptom; Juster beispielsweise sagt, die supramalleoläre Erythrocyanose sei zu jenen Dermatosen zu rechnen, welche wie die Hypertrichosen, Pigment- und Nagelstörungen, Hyperhidrosis, Sklerodermie, Keratosis pilaris usw. auf neuro-humorale-zirkulatorische Störungen zurückzuführen seien. Auch Sellei-Liebner messen den follikulären Veränderungen keine allzu große Bedeutung bei; daß diese Erscheinungen in den erythrocyanotischen Partien so deutlich hervortreten, erklären sie damit, „daß der auch sonst häufig vorkommende Lichen pilaris an den entzündlich geschwollenen Stellen intensiver auftritt." Anders dagegen Klingmüller und auch Dittrich, die anfangs noch Lichen pilaris und Perniosisinfiltrate trennten, allmählich aber zur Überzeugung gelangten, daß eine Trennung zwischen den Frühstadien zur massiv infiltrierten Frostbeule und den genannten follikulären Veränderungen sich nicht mehr aufrecht erhalten ließe. Maßgebend erschienen ihnen hierbei die Verfolgung des Verlaufs, vielleicht auch das histologische Bild, welches deutliche follikuläre Hyperkeratosen erkennen ließ, insbesondere aber und in erster Linie die capillarmikroskopishen Befunde. Derartige Untersuchungen wurden auch bei der Erythrocyanosis crurum puellaris vorgenommen (Delater-Hügel, Kistjakovskij, Nielsen) und sie stimmen völlig mit den Befunden Dittrichs überein, der andererseits hinsichtlich seiner eigenen Befunde und im Hinblick auf jene, die O. Müller bei dem Lichen pilaris erheben konnte, zur Ansicht gelangte, „daß da nennenswerte Unterschiede kaum bestehen dürften".

Nicht uninteressant ist übrigens in diesem Zusammenhang eine Beobachtung von O. Sachs, welcher das Entstehen von follikulären Keratosen an den Streckflächen der Vorderarme und Handrücken bei einer 24 jährigen Frau wahrnehmen konnte, die bei der Zubereitung von Gefrorenem mit der Herstellung einer aus

Eis und rotem Steinsalz bestehenden Kältemischung beschäftigt war. SACHS ist in diesem Falle geneigt, die Kältemischung als das provokatorische Moment dieser Veränderungen anzusehen.

4. Artefizielle lichenoide Follikularkeratosen.

Endlich können lichenoide follikuläre Keratosen auch artefiziell, so durch gewerbliche Schädigungen mechanischer, chemischer oder thermischer Natur

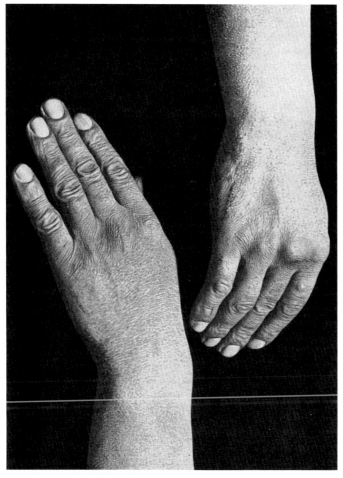

Abb. 9. Artefizielle lichenoide Follikularhyperkeratose; dichtgedrängte, hautfarbene bis blaßrote, lichenoide, follikuläre Hyperkeratosen an der Streckfläche der Unterarme, Hände und Finger eines jugendlichen Arbeiters, der Maschinen mit Gasöl zu reinigen hatte. (Sammlung EHRMANN-BRÜNAUER.)

entstehen. O. SACHS, der diese Veränderungen in seinem Beitrag „Über Gewerbekrankheiten der Haut" ausführlich bespricht, dann auch BETTMANN, GALEWSKY, E. HOFFMANN, OPPENHEIM, ULLMANN u. a. haben wiederholt betont, daß durch derartige berufliche Schädigungen namentlich an der Streckseite der Unterarme, Hände und Finger Veränderungen entstehen, welche mit ihren rauhen, kegelförmigen Herdchen außerordentlich einer Pityriasis rubra pilaris ähneln können, vielfach auch zusammen mit Follikulitiden, Comedonen, Pustelbildungen, bzw.

9*

mit Pigmentation einhergehen und nur in relativ seltenen Fällen ohne diese begleitenden Erscheinungen auftreten. LUITHLEN schilderte derartige follikuläre lichenoide Veränderungen bei einem in einer Automobilfabrik beschäftigten Arbeiter; LEDERMANN beobachtete lichenoide, mit gleichzeitiger Melanose einhergehende und durch Schmieröl verursachte Schädigungen. Vor einiger Zeit hatte ich Gelegenheit, einen jungen Arbeiter zu beobachten, dessen Beschäftigung darin bestand, Maschinen mit Gasöl zu reinigen und welcher an der Streckseite der Unterarme, Hände und Finger kleine, dichtgedrängte, hautfarbene oder blaßrote, lichenoide, kegelförmige follikuläre Hyperkeratosen erkennen ließ (Abb. 9), so daß die Haut eine reibeisenartige Beschaffenheit beim Darüberstreichen aufwies; Bildung von Stacheln, Comedonen, Pusteln fehlte ebenso wie eine Verfärbung der unbedeckten Körperstellen.

Auch die Anwendung von verunreinigtem Vaselin oder von unreinen oder mit Zusätzen versehenen Ölen kann mitunter neben anderen Erscheinungen auch zur Entstehung lichenoider, follikulärer Keratosen führen (OPPENHEIM); so schildert beispielsweise INGRAM die Eruption von solchen, einer Keratosis pilaris ähnlichen Efflorescenzen nach einer durch 6 Wochen fortgesetzten Einreibung mit Campheröl. Allerdings war in diesem Falle zu berücksichtigen, daß nicht nur die Brust und allmählich auch der ganze Körper einschließlich des Gesichtes und der behaarten Kopfhaut befallen waren, sondern daß auch die Handflächen und Fußsohlen schuppten und gleichzeitig Erscheinungen einer generalisierten Ichthyosis vorhanden waren, welche in solchen Fällen ein dispositionelles Moment bildet (RIEHL). Erwähnenswert wäre auch, daß es O. SACHS seinerzeit bei seinen Untersuchungen über die Einwirkung von Anilinfarbstoffen auf die tierische Haut gelungen ist, nach subcutaner Injektion von Brillant-Olivenöl in die Ohrrinnenfläche eines jungen Kaninchens, aber auch nach ebensolcher Anwendung von Scharlachrot-Olivenöl, ja sogar von reinem Olivenöl Veränderungen experimentell zu erzeugen, welche ein auch histologisch dem Lichen pilaris ähnliches Bild darboten.

Das gleichfalls von O. SACHS beobachtete Auftreten von kleinen, der Keratosis pilaris entsprechenden Follikulärkeratosen an den Streckflächen der Vorderarme und Handrücken einer bei der Zubereitung von Gefrorenem beschäftigten Arbeiterin wurde bereits erwähnt.

Anhang.

Keratosis pilaris praescorbutica.

In einer aus dem Jahre 1926 stammenden Arbeit berichtet SAID DJEMIL über eigenartige und auffallende Hautveränderungen, welche bei Soldaten der Dardanellenarmeen im Jahre 1915 beobachtet werden konnten; bei diesen Truppenkörpern wütete damals der Skorbut, der in der überwiegenden Mehrheit der Fälle typisch verlief. In einer Reihe von Beobachtungen zeigten sich jedoch neben Prodromalerscheinungen, wie ausgesprochenem Krankheitsgefühl, Müdigkeit, depressiver Gemütsstimmung, Wadenkrämpfen und Anämie auch auffallende Veränderungen der Haut der unteren und ganz ausnahmsweise auch der oberen Extremitäten, welche grau- oder schmutzigrote Keratosen erkennen ließen. Allmählich wandelten sich diese Keratosen in die charakteristischen follikulären Petechien um und zuletzt, aber auch nicht immer, vervollständigten Zahnfleischblutungen das klinische Bild. Diese Beobachtungen, welche schon bei der Erörterung der Ätiologie der Keratosis suprafollicularis flüchtig erwähnt wurden, und welchen DJEMIL für die Diagnose des *beginnenden* Skorbuts eine besondere Bedeutung beimessen möchte, stehen in einem gewissen Parallelismus zu einer von NICOLAU bereits 1918 bei Skorbut beschriebenen follikulären und perifollikulären Affektion, die allerdings klinisch ein etwas abweichendes Bild darbietet. Wenn auch von NICOLAU Erscheinungen, welche einer chair de poule ähneln oder sogar einer Keratofollikularis entsprachen, namentlich zu Beginn der Beobachtungen erwähnt wurden, so traten späterhin stärkere Grade von Perifollikulitis, ja sogar papulo-pustulöse Efflorescenzen, mitunter sogar kleine Geschwürsbildungen auf. Das Krankheitsbild, das NICOLAU an 4 Fällen beobachten konnte und welches er als *Dermatitis papulo-keratotica scorbutica* bezeichnet, läßt histologisch eine Hyperkeratose des oberen Follikelteiles, sowie in einem fortgeschritteneren Stadium eine deutliche perifollikuläre Lymphocyten-Infiltration erkennen, die sich mitunter zu einem eigentümlichen Knötchen verdichtet. Prädilektionsstellen waren die vorderen inneren Seiten der Vorderarme, die vorderen und äußeren Flächen der Oberschenkel, sowie die unteren Partien der Bauchhaut beiderseits der Linea alba; in anderen Fällen dehnten sich die Veränderungen auch weiter aus, wobei Kopf, Achselhöhlen, die distalen Teile der oberen und unteren Extremitäten, die Scapular- und Interscapularregion, sowie die Anogenital- und Genitocruralregion frei blieben.

Ob die erwähnten follikulären und perifollikulären Veränderungen tatsächlich den primären pathologischen Prozeß darstellen, welchem sich die eigentlichen skorbutischen Veränderungen erst anschließen, erscheint fraglich (GANS), zumindest im Hinblick auf eingehende Untersuchungen von ASCHOFF und KOCH.

Erwähnenswert wäre noch, daß TEODORESCU vor kurzem das von NICOLAU beschriebene Krankheitsbild in einem Falle von nichtepidemischem, sogenanntem „Friedensskorbut" beobachten und ohne äußere Behandlung, lediglich durch Darreichung von C-Vitaminen zur völligen Abheilung bringen konnte.

B. Spinulöse follikuläre Keratosen.

Die spinulösen Follikularkeratosen entsprechen klinisch eigentlich einer spinulösen Keratosis pilaris, d. h. einer Follikelveränderung, welche durch Bildung pilärer oder peripilärer Papelchen charakterisiert ist, in deren Zentrum sich ein stachel-, faden- oder dornförmiger Fortsatz erhebt, der dem Bilde ein eigenartiges und auffallendes Gepräge verleiht.

Diese Erscheinungen, die keineswegs häufig zur Beobachtung gelangen, sind in ihrer Stellung noch vielfach umstritten und werden bald als klinisches Syndrom angesehen, das auf Grund verschiedenster Ursachen in Erscheinung treten kann (DARIER, NICOLAS-GATÉ, LORTAT-JACOB-LEGRAIN u. a.), bald wieder als selbständiges Krankheitsbild hervorgehoben (CROCKER, ADAMSON, BECK, PICCARDI, SALINIER, UNNA, VIGNOLO-LUTATI u. a.), das in ätiologischer Beziehung noch vielfach unerforscht ist, ja sogar hinsichtlich seiner Symptomatologie noch schwankend und unsicher erscheint (SIEMENS).

Der erste, der auf diese auffallenden Erscheinungen hinwies, war RADCLIFFE CROCKER, welcher sie bereits im Jahre 1883 eingehend schilderte und ihnen die Bezeichnung Lichen pilaris seu spinulosus Devergie gab, eine Benennung, die von manchen Autoren (HALBERSTAEDTER, NOBL) auch später noch gebraucht wurde, obwohl, wie ADAMSON und LEWANDOWSKY fast gleichzeitig hervorheben, es ganz ungerechtfertigt war, die Affektion mit dem Namen DEVERGIEs in Verbindung zu bringen. Ein weiterer analoger Fall wurde im gleichen Jahre von COLCOTT FOX beobachtet, welchem dann weitere Beobachtungen von FOX, CROCKER, WICKHAM LEGG, PAYNE, GALLOWAY, MALCOLM MORRIS, PERRY, S. WEST, J. PRINGLE und F. A. BENNET folgten. Es war also, den chronologischen Darstellungen von ADAMSON und LEWANDOWSKY zufolge, lediglich die englische

Literatur, welche damals Beobachtungen von Lichen spinulosus aufzuweisen vermochte, während man auf dem europäischen Festlande bis zum Jahre 1905 keine Fälle unter dieser Bezeichnung kannte. Da ist nun, wie Beck hervorhebt, zu bemerken, daß Hardy schon im Jahre 1803 unter dem Namen Acné cornée ein Krankheitsbild beschrieben hatte, welches der französischen Schule besonders durch die Arbeiten von Leloir-Vidal (1882—1889) wohl bekannt war, und welches dem Lichen spinulosus der englischen Autoren außerordentlich ähnlich sieht. In der Folgezeit wurden nun mehrere, einander zweifellos nahestehende, aber doch nicht vollständig identische Dermatosen einerseits als Acné cornée bezeichnet, andererseits unter dem recht ähnlichen Namen Acné kératique (Tenneson-Leredde), Acne keratosa (Radcliffe Crocker) geschildert, wobei aber die genannten Autoren ihre Beobachtungen doch von den älteren Acné-cornée-Fällen geschieden wissen wollten. Wurden so Krankheitsbilder, die zum Teil identisch waren oder nur wenig voneinander abweichende Keratosen darstellten, mit den verschiedensten Bezeichnungen belegt, so steigerte sich dieses Chaos noch mehr dadurch, daß es sich erwies, daß einige Fälle der von Brooke geschilderten Keratosis follicularis contagiosa, von welcher noch gelegentlich der Schilderung der acneiformen Follikularhyperkeratosen die Rede sein soll, so sehr dem Bilde des Lichen spinulosus glichen, daß sie wahrscheinlich zu letzterem gerechnet werden müssen. Es war daher ein verdienstvolles Unternehmen, als Adamson 1905 auf Grund eingehender klinischer und histologischer Erwägungen versuchte, in der nun herrschenden Verwirrung Ordnung zu schaffen; seiner Ansicht nach gehören zum Krankheitsbilde des Lichen spinulosus vielleicht die von Hardy, sicher aber die von Guibout und von Leloir-Vidal als Acné cornée beschriebenen Fälle, weiterhin die Fälle von Acné cornée en aires Hallopeaus, sowie die von diesem geschilderten Fälle von Acné cornée bei Erwachsenen, dann noch Barbes Fälle von Keratosis follicularis (Brooke), Audrys Keratose pilaire engainante und endlich Giovanninis Acne cornea. So anerkennenswert auch Adamsons Bestrebungen waren, er konnte sein Ziel, eine Klärung der Frage des Lichen spinulosus ebensowenig erreichen wie später nach ihm Salinier, Piccardi und Lewandowsky, die gleichfalls eine Gruppierung der unter verschiedenen Benennungen beschriebenen, klinisch zumeist nur mangelhaft geschilderten und auch histologisch vielfach nur kümmerlich charakterisierten Fälle versuchten. Beck hat diese Verhältnisse in ausgezeichneter Weise beleuchtet und zur Illustration die einander so widersprechenden Auffassungen über die Acné cornée angeführt; während nämlich Adamson, wie oben geschildert wurde, die unter dieser Bezeichnung geschilderten Beobachtungen nahezu vollständig zum Lichen spinulosus rechnet, wollen Salinier und später Lewandowsky sie eher dem Krankheitsbilde der Keratosis follicularis contagiosa einreihen. Eine endgültige Beurteilung der Fälle von Acné cornée ist bis auf den heutigen Tag nicht erfolgt, vielleicht auch nicht durchführbar, was ja auch Gans zum Ausdruck bringt, wenn er sagt, „man muß von vornherein darauf verzichten, jene von einigen französischen Autoren als Acné cornée beschriebenen Krankheitsbilder nun restlos entweder zur Keratosis follicularis oder Keratosis spinulosa schlagen zu wollen". Im allgemeinen haben sich der Ansicht Lewandowskys späterhin auch Gassmann, Janovsky, Jarisch-Matzenauer, zum Teil auch Ehrmann und Touton angeschlossen, zuletzt noch Gans, der unter Berufung auf die Stellungnahme Lewandowskys die einfache Acné cornée zur Keratosis follicularis Brooke, dagegen die Acné kératique (Tenneson-Leredde), Acné cornée exanthémique (Thibierge), Kératose folliculaire villeuse (Baudouin-du Castel) und die Acne cornea (Giovannini), schließlich auch noch die Kératose pilaire engainante (Audry) lieber zur Keratosis spinulosa rechnen möchte.

Besteht so auf der einen Seite in der Literatur eine gewisse Verwirrung hinsichtlich der Gruppierung und Klassifizierung der unter verschiedenen Bezeichnungen geschilderten, in mannigfacher Hinsicht übereinstimmenden und doch wieder in manchen Punkten voneinander abweichenden Beobachtungen, so ist andererseits in den letzten Dezennien eine lebhafte Diskussion entbrannt, ob es eine Keratosis spinulosa als selbständiges Krankheitsbild gibt, wie dies von manchen Autoren (ADAMSON, BECK, CROCKER, UNNA u. a.) im Gegensatz zu anderen behauptet worden ist, welche in der Bildung von Hornstacheln ein Syndrom sehen, eine Hautreaktion, die auf Grund ganz verschiedener Ursachen in Erscheinung treten kann (DARIER, NICOLAS-GATÉ, LORTAT-JACOB-LEGRAIN u. a.). LEWANDOWSKY, der selbst einmal solche, und zwar im Anschluß an eine Trichophytie aufgetretene spinulöse Erscheinungen als Lichen spinulosus beschrieben hat, warnt davor, den sekundären Spinulosismus der französischen Autoren mit dem Lichen spinulosus englischer Publikationen zu verwechseln, doch bedarf es nach der Ansicht von E. FREUND, der übrigens die Keratosis spinulosa und die Keratosis follicularis Brooke für wesensgleich hält, noch weiterer Untersuchungen, um die Keratosis spinulosa von dem sekundären Spinulosismus zu trennen.

Bevor nun auf die Schilderung des klinischen Bildes der Keratosis spinulosa eingegangen werden soll, seien der Übersicht halber jene Beobachtungen in Kürze hier zusammengestellt, welche hinsichtlich ihrer Zuteilung zu den spinulösen Follikularkeratosen bzw. zur Keratosis follicularis MORROW-BROOKE noch vielfach umstritten sind, von der Mehrzahl der Autoren, insbesondere von GANS jedoch eher den ersteren zugezählt werden.

Der von TENNESON 1895 als *Acné kératique* demonstrierte Fall betraf einen 26jährigen, jungen Mann, der an Rücken, Schultern, Brust und im Gesicht Erscheinungen von Acne vulgaris erkennen ließ, daneben aber auch am Rumpf und im Gesicht, namentlich jedoch an der Rückseite der Schultern kleine, hornige Erhebungen aufwies, welche zu Gruppen mit polycyklischen Rändern zusammentraten. LEREDDE, welcher die mikroskopischen Untersuchungen dieses Falles besorgte, fand reichliche entzündliche Elemente in den Talgdrüsen und zellige Exsudation um die Haarfollikel; die Mündung der letzteren hatte eine kraterförmige Gestalt mit unregelmäßigen, hornigen Rändern, während die Höhlung von einem nekrotischen, von Hornlamellen umgebenen Haar ausgefüllt war.

THIBIERGE unterscheidet in seinem, ,,Acné cornée" betitelten Beitrag in der ,,Pratique Dermatologique" zwei Typen von Acné cornée; der eine entspricht den Beschreibungen von HARDY und LELOIR-VIDAL, während der andere, den THIBIERGE als Acné cornée exanthématique bezeichnen möchte, namentlich bei jugendlichen Individuen, oft zugleich mit den Erscheinungen einer Seborrhöe auftritt und durch den von TENNESON-LEREDDE beschriebenen Fall repräsentiert erscheint.

Der 1901 von BAUDOUIN-DU CASTEL als *Kératose folliculaire villeuse* bezeichnete Fall schildert einen 20jährigen, jungen Mann, bei welchem sich im Verlaufe von zwei Monaten an verschiedenen Körperstellen kleine, rötliche, papulöse Efflorescenzen entwickelt hatten, aus welchen hornige, zottige, etwa einen Millimeter lange Erhebungen hervorragten. Die Krankheitsherde saßen insbesondere an den Hüften, an der Rückseite der Arme und Vorderarme, an den Schultern, unterhalb des Kinns sowie an den oberen und vorderen Halspartien. Dabei bestanden keinerlei Schmerzen, das Allgemeinbefinden war ausgezeichnet. Gleichzeitig bestand eine deutliche Keratosis pilaris. Histologisch erwies sich die Affektion als eine follikuläre Hyperkeratose mit geringgradiger leukocytärer Infiltration in der Umgebung der Follikel.

Aus demselben Jahre stammt eine Publikation von GIOVANNINI, welcher unter der Bezeichnung *Acne cornea* ein 11jähriges Mädchen beschreibt, das an verschiedenen Körperstellen, namentlich an Nacken, Schultern, Ellbogen, Rücken, Knien und Beinen ganz kleine, follikuläre Hornknötchen erkennen ließ, welche keinerlei Beschwerden verursachten, eine ausgesprochene Tendenz zur Gruppierung aufwiesen und Plaques verschiedener Größe bildeten. Die Affektion, die namentlich am Nacken besonders deutlich ausgeprägt war, hatte sich rasch entwickelt und verschwand, ohne irgendwelche Spuren zu hinterlassen. Auch in diesem Falle fanden sich die hauptsächlichsten pathologischen Veränderungen in den Talgdrüsen, deren Zellen den Charakter gewöhnlicher Epidermiszellen annahmen und verhornten; die Bildung der Hornzellen war eine so reichliche, daß das Bindegewebe, welches die Talgdrüsen von dem Haarfollikel trennt, verschwand, Talgdrüse und Follikelausgang schließlich eine kompakte Hornmasse darstellten.

Was endlich die von Audry als *Kératose pilaire engainante* im Jahre 1904 beschriebene Affektion betrifft, so handelte es sich hier um einen achtjährigen Knaben, dessen Veränderungen etwa 8 Monate vorher am Nacken begonnen hatten; die Haut ließ an dieser Stelle eigenartige, kleine Erhebungen erkennen, die wie kleinste Hörnchen anmuteten, blaßgelb gefärbt auf einer völlig normalen Haut aufsaßen und aus den Haarfollikeln hervorragten. Ihre Länge betrug etwa 1—2 mm. Die befallene Fläche erstreckte sich von der Haargrenze bis zum VII. Halswirbel und seitlich bis unter die Kieferwinkel. An diesen Seitenpartien des Nackens sind die jüngsten Elemente in Form von weißlichen follikulären Knötchen zu sehen, welche den Morphen einer Keratosis pilaris ähneln und an ihrem Gipfel von dem weißen, glänzenden Ende eines blonden Härchens durchbohrt werden. Es bestanden weder Schmerzen noch Juckreiz. An einigen wenigen Follikeln zeigte sich noch ein abweichendes Verhalten insoferne, als leicht entzündliche Veränderungen oder eine ganz kleine Pustel sichtbar waren. An den lateralen Anteilen des Thorax und des Abdomens spärliche Erscheinungen von Keratosis pilaris, die Extremitäten waren frei. Heilung innerhalb von sechs Wochen nach Anwendung von Teer.

Zu diesen Fällen stehen die Schilderungen, welche, wie erwähnt, Leloir-Vidal, Hardy und Guibout von der *Acne cornea* entworfen hatten, in einem gewissen Gegensatz; die Beschreibung Hardys erwähnt, wie Adamson hervorhebt, weder das Vorhandensein von filiformen Stacheln noch betont sie die Neigung der Efflorescenzen zur Bildung umschriebener Gruppen; auch scheinen nach Hardy zumeist Gesicht und Nase befallen, Körperstellen also, welche in den englichen Beobachtungen meist nicht ergriffen waren. Auch Leloir-Vidal, deren Beschreibung ebenso wie jene von Guibout eher dem Krankheitsbilde der Keratosis follicularis Morrow-Brooke zu entsprechen scheint, erwähnen das Befallensein des Gesichts. Was endlich die von Hallopeau-Jeanselme bzw. Hallopeau-Macrez beobachteten Fälle von Acné cornée betrifft, so handelte es sich in den von Hallopeau-Jeanselme beschriebenen drei Fällen einerseits um Erwachsene, während der Lichen spinulosus nach Adamson hauptsächlich in der Kindheit auftritt; andererseits waren die Erscheinungen in den einzelnen Fällen hinsichtlich ihrer Zugehörigkeit zur spinulösen Keratosis follicularis nicht gerade überzeugend (Adamson).

Bei dem *ersten* dieser Fälle, einem 25jährigen Mädchen, das sonst keinerlei Anzeichen einer Acne aufwies, bestanden seit etwa 5 Monaten Veränderungen, welche durch das Auftreten von Gruppen von Comedonen charakterisiert waren, wobei letztere stellenweise dunkel gefärbt, filiform, mehrere Millimeter lang erscheinen und auf einer kleinen, follikulären, mitunter blaßrosa gefärbten Papel aufsitzen. Diese Gruppen, welche 3—4, oft aber auch 20 und mehr Comedonen erkennen lassen, finden sich hauptsächlich im Bereich der hinteren Axillarfalte, an den Ellbogen, an der Dorsal- und Hinten-Außen-Fläche der Extremitäten; an anderen Stellen wie am Nacken sind die Veränderungen weniger ausgesprochen, die Haut erscheint hier nur wie chagriniert. Die auffallend symmetrisch verteilten Erscheinungen sind von einem intensiven Juckreiz begleitet, das Allgemeinbefinden der Patientin ist ausgezeichnet.

Der *zweite* Fall betraf ein auffallend kräftiges, 24 Jahre altes Mädchen, welches seit einigen Jahren in den unteren Anteilen der Dorso-Lumbalregion beiderseits der Wirbelsäule zahlreiche Comedonen erkennen läßt, die eine etwa handgroße Fläche einnehmen, dunkelbraun bis schwarz gefärbt sind, das Follikelostium ausdehnen und aus diesem etwa $^1/_2$ bis mehrere Millimeter lang hervorragen. Durch Druck leicht exprimierbar erweisen sie sich als eine Art durchscheinender, glatter Hornperlen und lassen an ihrem unteren, weichen, hellen Ende ein Flaumhaar erkennen. Zwischen diesen Comedonen zahlreiche, weißliche, rundliche, oberflächliche Närbchen, die einen Durchmesser von etwa 5 Millimeter aufweisen, am Rande etwas erhaben, in Zentrum leicht eingesunken und nach Angabe der Patientin die Folge von alljährlich wiederkehrenden Eiterungen sein dürften, welche letzteren auch zur Entstehung von Pigmentierungen Anlaß geben. Einige Gruppen von Comedonen fanden sich ferner in der Taillengegend und unterhalb des Nabels, vereinzelte Comedonen ferner an den Conchae, in den Axillae, in der Leistengegend und an den Pubes, an den Ober- und Unterschenkeln. An der Streckfläche der Arme Erscheinungen von Keratosis pilaris. Rasche Besserung unter Behandlung mit Schwefelsalben, nach deren Anwendung die Comedonen verschwanden und nur die klaffenden Follikelostien zurückblieben, deren Umrandung leicht erhöht, weißlich oder pigmentiert erscheint.

Auch der *dritte* Fall, ein 36jähriger Mann, zeigt keinerlei Manifestationen einer Acne vulgaris, dagegen in den unteren Partien des Rückens schwärzliche, filiforme Comedonen von ungefähr 1 Millimeter Länge, die aber keine Gruppierung erkennen lassen; sie sind beiderseits oberhalb der rückwärtigen Anteile der Cristae iliacae bis hinauf zur letzten Rippe angeordnet. Vereinzelte Dornen an der Vorderseite des Rumpfes. Die Follikelostien bilden eine leichte Erhabenheit um jede dieser Bildungen.

Diesen eben geschilderten 3 Fällen, von welchen ADAMSON sagt, „these cases were in adults, which is unusual, and the description of the individual lesions does not quite suggest those of lichen spinulosus", steht nun eine weitere Beobachtung gegenüber, welche von HALLOPEAU-MACREZ stammt, die ihren Fall als „un nouveau cas d'acné kératique de TENNESON" bezeichnen und als Untertitel *„acné cornée en aires"* hinzufügen.

Bei dieser Beobachtung handelt es sich um ein 11jähriges Mädchen, welches etwa ein Jahr vorher am linken Arm eine Gruppe kleiner, harter Erhebungen mit schwärzlichem Gipfel bemerkt hatte; diese Veränderungen nahmen ein etwa 50-Centimesstückgroßes Areale an der oberen, äußeren Fläche des linken Armes in der Nähe der Insertion des M. Deltoideus ein und bestanden aus winzigen, kegelförmigen zugespitzten Erhebungen, welche von harten, hornigen, feinen, fadenartigen, schwärzlichen, $1/2$—1 mm langen Comedonen überragt wurden. Manche dieser Erhebungen, die bei der Palpation sich anfühlen als würde man über eine Feile hinwegstreichen, sitzen auf einer leicht geröteten Basis auf, wieder andere tragen ein Härchen. Es bestehen keinerlei Sensibilitätsstörungen, die Haut erscheint nicht verdickt. Etwas nach rückwärts von dieser Plaque einige spärliche, kleine, ähnliche Elemente, deren Kuppe aber nicht dunkel gefärbt ist. Unterhalb dieser beiden Herde, etwa der unteren Hälfte der Außenfläche des Armes entsprechend, eine weitere, 5 cm lange und 3 cm breite Plaque, die in ihrem unteren Anteile eine Vaccinationsnarbe erkennen läßt und deren Veränderungen den eben beschriebenen gleichen, auf einer leicht geröteten Basis aufsitzen, welche bei Druck ihre Rötung nur schwer verliert. Ein vierter, vollkommen gleicher Herd an der oberen, äußeren Fläche des linken Vorderarmes, abwärts von diesem eine Gruppe von etwa 10 Efflorescenzen. Rechte obere Extremität und Gesicht frei, nur am Halse, oberhalb der rechten Articulatio sternoclavicularis einige kleine, wie eine Rauhigkeit sich anfühlende Erhebungen, deren Basis nicht gerötet ist und deren Gipfel weißlich erscheint. In der Lumbalregion einige weniger deutliche Gruppen. Keine Schmerzen, kein Juckreiz. Rasche Besserung nach Anwendung von Bädern und Borsalbe.

Diese Beobachtung, die nach ADAMSON ein typischer Fall von Lichen spinulosus zu sein scheint und welche von HALLOPEAU-MACREZ als acné kératique TENNESON bezeichnet wurde, wäre demnach, da ja auch die von TENNESON-LEREDDE beschriebenen Formen nach Ansicht der meisten Autoren eher den spinulösen Follikularkeratosen zuzurechnen sein dürften, diesen letzteren anzureihen, im Gegensatze zur *Acne keratosa* (CROCKER), unter welcher Bezeichnung der Autor eine ganz andere Erkrankung versteht, die mit Lieblingslokalisation im Gesicht unter Bildung acneartiger Efflorescenzen, Hornkrusten, Excoriationen und Narbenbildung verläuft (LEWANDOWSKY).

Klinisches Bild. So schwierig im Hinblick auf die oben erörterten Verhältnisse eine symptomatische Charakterisierung der spinulosen Follikularkeratosen auch sein mag, so kann man dennoch an der Hand der älteren englischen Darstellungen, sowie jener von BECK, LEWANDOWSKY, PICCARDI, SALINIER, UNNA für die als Lichen *pilaris seu spinulosus* (CROCKER), *Keratosis follicularis spinulosa* (UNNA), *Keratosis spinulosa* (SALINIER) bezeichnete Affektion zwei Momente als charakteristisch hervorheben: das Vorhandensein stachelförmiger, horniger Erhebungen einerseits, die Neigung dieser Elemente zur Gruppierung, zur Bildung von Plaques verschiedenster Form und Größe andererseits. Was zunächst die hornigen Erhebungen anlangt, so erweisen sie sich als 1—2, höchstens 4 mm lange, meist stachelförmige, seltener dornartige (ROSZMANITZ) oder fadenförmige (NOBL), zumeist grauweiße oder graugelbliche Fortsätze, deren Basis von einer kleinen, zarten, höchstens stecknadelkopf- bis hirsekorngroßen Papel gebildet wird, welche die normale Hautfarbe aufweist (BARBER, NOBL, SPRINZELS), mitunter heller, weißgelblich (ARTOM, FOX, MAC LEOD), rosarot (BARBER, CROCKER, MALCOLM MORRIS, PERRY, OKUGAWA) oder weißgrau bis schmutzig-

grau (Artom, Beck, Mac Leod, Lequeira) gefärbt erscheint. Die Stacheln
sind zumeist leicht, seltener schwer extrahierbar und hinterlassen nach ihrer
Entfernung eine kleine, grubenförmige Vertiefung (Beck, Sprinzels), welche aber
durchaus nicht immer, wie dies früher angenommen wurde, dem Follikelostium
entsprechen muß, da die Stacheln auch um die Schweißdrüsenausführungsgänge, ja sogar unabhängig von den drüsigen Anhangsgebilden der Haut auftreten können (Beck, Botelli, Vignolo-Lutati). Mitunter sieht man auch,
daß aus einigen Knötchen trockene, abgebrochene Härchen hervorragen.
Als charakteristisch für den Lichen spinulosus wird ferner übereinstimmend angegeben, daß die Stacheln eine ausgesprochene Tendenz erkennen lassen, zu
Gruppen und Plaques verschiedener Form und Größe zusammenzutreten;
diese können nach der Schilderung der einzelnen Autoren an den verschiedensten
Körperstellen in Erscheinung treten, lassen jedoch zumeist den Hals und Nacken,
die Schulter-, Scapular- und Interscapularregion, den Rücken und Bauch,
die Glutäalregion, sowie die Extremitäten befallen erscheinen, wobei wiederum
die Haargrenze der seitlichen Hals- und der Nackenpartien, die Schultern
und die angrenzenden Streckflächen der Oberarme einerseits, die Glutäal-
und Trochanterregion, sowie die Oberschenkel andererseits Prädilektionsstellen
bilden. In ganz vereinzelten Beobachtungen (Adigesalov, Barber, Botelli,
Fox, Okugawa) erscheint auch das Gesicht befallen, an der Kopfhaut dagegen ist niemals Stachelbildung zu bemerken (Crocker). Hervorzuheben
wäre noch, daß manche Autoren wie Lewandowsky, Roszmanitz, Piccardi,
Salinier eine auffallende Symmetrie der Verteilung betonen, daß ferner in
der Umgebung der Stachelgruppen, in deren Bereich die Haut sich reibeisenartig anfühlt, nicht selten vereinzelte Stacheln vorhanden sein können. Subjektive Beschwerden, Jucken, Schmerzen und Brennen, sowie Störungen des
Allgemeinbefindens fehlen vollständig bei dieser Affektion, welche sich allmählich oder in akuten bzw. subakuten Schüben entwickelt, fast ausschließlich Kinder oder Personen in jugendlichem Alter befällt und schließlich allmählich mit oder ohne Anwendung therapeutischer Maßnahmen abklingt,
ohne nennenswerte Veränderungen zu hinterlassen. In der Literatur erscheinen
nun eine Reihe von Beobachtungen unter der Bezeichnung Keratosis spinulosa
geschildert, die wohl zum Teil dem oben geschilderten Krankheitsbilde entsprechen, andererseits aber doch gewisse Abweichungen gegenüber der oben
in groben Umrissen entworfenen Schilderung erkennen lassen; so wichtig es
nun auch wäre, an der Hand derartiger Beobachtungen das Bild der Keratosis
spinulosa, das ja noch keineswegs scharf umrissen und abgeschlossen vorliegt
(Siemens), zu erweitern, so ergibt doch ein eingehenderes Studium dieser Fälle,
daß eine ganze Reihe derselben sich doch nicht zwanglos in den von Crocker,
Adamson, Beck, Salinier, Piccardi u. a. geschilderten klinischen Rahmen
einfügen lassen. So wird zunächst von manchen Autoren wie Adigesalov,
Barber, Biberstein, Jerschow, Levi, Nobl, Okugawa, Senear hervorgehoben, daß die von ihnen beobachteten Fälle zum Teil atypische Lokalisation
der Veränderungen, zum Teil diffuse Ausbreitung derselben, ja sogar Befallensein
der ganzen Körperoberfläche erkennen ließen. Die Fälle von Jerschow, Levi
und Senear bieten nun wohl das charakteristische Bild der Stachelbildung,
aber in den Rahmen der Keratosis spinulosa im engeren Sinne passen sie wohl
nicht, da es sich bei der Beobachtung Jerschows um eine 65jährige Frau, bei
dem Falle Levis um Veränderungen nach einem Salvarsanexanthem handelte;
die Beobachtung Senears wiederum verdient insofern eine Sonderstellung,
als in diesem Falle Hyperkeratose der Handteller und Fußsohlen vorhanden war,
wobei jedoch hinzugefügt werden muß, daß Schuppung der Fußsohlen auch in der
Beobachtung von E. Freund hervorgehoben wird, welche letztere übrigens auch

Nagelveränderungen in Form von kleinen Exkavationen und Leistenbildungen an den Fingernägeln erkennen ließ. Dagegen bedeuten die Beobachtungen von ADIGESALOV, BARBER, BIBERSTEIN, NOBL, OKUGAWA insofern eine Erweiterung unserer Kenntnisse, als sie Beispiele für seltene Lokalisationen bzw. ungewöhnliche Ausbreitung der Keratosis spinulosa darstellen. In anderen Fällen wiederum wird von einer *Konfluenz* der kleinen Papelchen zu größeren flachen, nicht infiltrierten, mitunter erythematösen oder schuppenden Plaques berichtet (E. FREUND, MACDONALD, ORMSBY-MITCHELL, VIGNOLO-LUTATI); weder MACDONALD noch auch ORMSBY-MITCHELL haben jedoch bei ihren Beobachtungen die Diagnose Lichen spinulosus mit Sicherheit begründen können, MACDONALD bezeichnet seinen Fall als Keratosis follicularis, ORMSBY-MITCHELL denken an einen spinulösen, durch eine Intoxikation bedingten Prozeß. Die Beobachtung von VIGNOLO-LUTATI jedoch scheint zu erweisen, daß tatsächlich die Effloreszenzen der Keratosis spinulosa zu erythematösen Plaques zusammenfließen können, aus welchen namentlich am Rande die charakteristischen weißgrauen Dornen und Stacheln hervorragen. ARTOM, BECHET, MAC LEOD, MAC CORMAC, ORMSBY-MITCHELL, PORIAS, sowie VIGNOLO-LUTATI erwähnen, daß in ihren Beobachtungen spinulöse, sowie lichenoide, bzw. acneiforme, comedoartige Follikularkeratosen *nebeneinander* vorhanden waren. Von diesen Fällen wäre jener von PORIAS auszuscheiden, da es sich hier um eine artefiziell bedingte spinulöse Hautveränderung handelt, ebenso jener von MAC CORMAC, der einen 52 jährigen, also keineswegs jungen Mann, mit spinulösen und comedoartigen Follikelveränderungen und kahlen Stellen am Capillitium betraf. Dieser Fall soll übrigens bei der Besprechung der Kombination von spinulösen Veränderungen und Folliculitis decalvans noch eingehend erörtert werden. Andererseits muß aber bezüglich des gleichzeitigen Vorhandenseins verschiedener Formen von Follikularkeratosen auf NEISSER verwiesen werden, der schon seinerzeit betonte, daß vielfache Übergänge zwischen ihnen vorhanden sein können. Immerhin erscheint es richtig, in jenen Fällen, in welchen außer den spinulösen auch charakteristische lichenoide follikuläre Keratosen vorhanden sind (ARTOM, BECHET, HOFMANN, FOX, MAC LEOD), lieber von einem Lichen pilaris spinulosus zu sprechen, wie dies auch von SIEMENS gelegentlich der Vorstellung eines von EDMUND HOFMANN als Lichen spinulosus bezeichneten Falles hervorgehoben wird.

Hinsichtlich des *Verlaufs* verdienen die Fälle von CORSON und BECK besondere Beachtung. CORSON erwähnt, daß die Lichen-spinulosus-Plaques mit Pigmentierung abheilten, ein Verhalten, das in völligem Widerspruch zu anderen Beobachtungen steht und welches SCHAMBERG veranlaßt, in einer Diskussionsbemerkung auch an die Möglichkeit eines bestehenden Lichen ruber acuminatus zu denken. Von besonderer Wichtigkeit ist jedoch die von BECK geschilderte Beobachtung, welche ein 18 jähriges Mädchen betrifft; die Patientin hatte charakteristische Plaques von Keratosis spinulosa in der Nackengegend, an den Schultern und in der Skapularregion, ferner eine eigenartige Erkrankung der Lidränder, welche stark verdickt, gerötet und mit Borken besetzt erschienen, sowie ihrer Cilienhaare beraubt waren. In der Umgebung der spinulösen Plaques zeigten sich hirse- bis hanfkorngroße, elfenbeinfarbige, glänzende, leicht eingesunkene narbige Atrophien, die, vielfach perifollikulär gelagert, den Endausgang der spinulösen Follikularkeratose darstellten. Leitet so der Fall einerseits hinüber zu jenen Beobachtungen von LANG, STRASSBERG, von welchen noch später die Rede sein soll, so stellt er andererseits vielleicht einen Übergang dar zu dem von SIEMENS beobachteten Bilde der Keratosis follicularis spinulosa decalvans, das ebenfalls noch besprochen werden soll und welches namentlich in vererbungspathologischer Hinsicht von besonderem Interesse ist.

Endlich wäre noch jener Beobachtungen zu gedenken, bei welchen von *subjektiven Beschwerden*, Jucken, Brennen, ja sogar von begleitenden oder vorangehenden *Störungen des Allgemeinbefindens* die Rede ist (Biberstein, Corson, Ferrari, Gonzales, Jerschow, Mierzecki, Saenz, Sáinz de Aja, Wallhauser). Von diesen Fällen scheiden jene von Jerschow und Wallhauser aus, da es sich um ältere Kranke handelt; im Falle von Mierzecki konnte eine Neurodermitis nicht ausgeschlossen werden, während in den Beobachtungen von Sáinz de Aja und Gonzales gleichzeitig Erscheinungen eines Lichen ruber planus, bzw. Lichen scrophulosorum bestanden, die Stachelbildung also einem sekundären Spinulosismus entsprach. Das gleiche gilt auch übrigens für die Beobachtung von Ferrari, die Stachelbildung nach vorangegangener, wegen eines Kopffavus vorgenommener Thalliumepilation darstellt. Sieht man endlich von dem Falle Corsons ab, von dem soeben die Rede war, so bleiben die Beobachtungen von Biberstein und Saenz, welche ergeben, daß tatsächlich mitunter dem akut einsetzenden Ausbruch einer Keratosis spinulosa Störungen des Allgemeinbefindens vorangehen können.

Neben jenen Fällen, in welchen die Keratosis spinulosa als selbständiges Krankheitsbild in Erscheinung tritt, finden sich nun auch in der Literatur vielfach andere Beobachtungen, aus welchen hervorgeht, daß die Hornstachelbildung bei einer Reihe von Dermatosen als sekundäre Erscheinung, als sogenannter *sekundärer Spinulosismus* hinzutreten kann. Seit langem bekannt ist das gelegentlich zu beobachtende Vorkommen von Hornstacheln im Zentrum der Papelchen des *Lichen scrophulosorum*; die ersten derartigen Beschreibungen stammen von Crocker und Hallopeau, welchen dann weitere *von* La Mensa, Lesselier, Jadasohn, Fischl, Kren, Gonzales u. a. folgten; heute ist dieses Vorkommen wohl allen Dermatologen ebenso geläufig (Fox, Beck, Darier, Nobl, Stauffer, Strassberg, Walzer u. a.) wie das Auftreten feiner, 1—2 mm langer horniger Erhebungen in der Mitte follikulärer oder perifollikulärer *miliarer syphilitischer Papeln*. Kaposi hatte beispielsweise seinerzeit, wie dies Adamson erwähnt, einen solchen Fall beschrieben, Born schildert einen Fall von Lichen syphiliticus mit dornenähnlichen Hornkegeln auf der Kuppe der Efflorescenzen und in letzter Zeit konnten Nicolas-Gaté einen Patienten mit spinulösen Veränderungen beobachten, bei welchem erst der Erfolg der antiluetischen Behandlung die Ätiologie des Prozesses klarstellte. Wohl bekannt ist ferner, daß Hornstachelbildungen auch *bei lichenoiden Trichophytiden* auftreten oder ihnen nachfolgen können; Adamson erwähnt schon Fälle von Ring-worm mit spinulösen Erscheinungen, die von Colcott Fox, bzw. Graham Little beobachtet worden waren, Lewandowsky hat, wie im vorhergehenden bereits hervorgehoben wurde, seinerzeit ein solches spinulöses, lichenoides Trichophytid als Lichen spinulosus veröffentlicht und seither sind eine ganze Reihe derartiger Fälle von Rasch (Abb. 10), Guth, Jadassohn, Arzt-Fuhs beobachtet worden. Auch Low erwähnt in einer aus den letzten Jahren stammenden Arbeit, daß nicht wenige Patienten mit Kerion Celsi in den seitlichen Partien der Brustgegend zerstreute follikuläre spinulöse Hyperkeratosen aufweisen. Vielleicht ist auch hier eine Arbeit von Panja anzuschließen, der in den Epidermisschuppen eines spinulösen Exanthems Pilzelemente nachweisen konnte, und demzufolge der Affektion die Bezeichnung Tinea spinulosa gab. Nicht ganz hierher gehörig, aber doch an dieser Stelle erwähnenswert erscheint endlich eine Publikation von Ferrari, der bei einem Knaben mit Kopffavus 17 Tage nach der Thalliumacetatbehandlung, und zwar 2 Tage nach erfolgter Depilation das typische Bild eines Lichen spinulosus beobachten konnte, der nach vorangehendem Juckreiz an den typischen Lokalisationsstellen auftrat und ohne irgendwelche Behandlung innerhalb 45 Tagen abheilte. Bemerkenswert ist ferner ein Befund von Darier, der in den verhornten

Erhebungen eines Lichen spinulosus *Demodexmilben* in solcher Anzahl nachweisen konnte, daß er denselben in diesem Falle eines ätiologische Bedeutung zuerkennen wollte. An dieser Stelle darf auch eine Beobachtung von BECKER angeführt

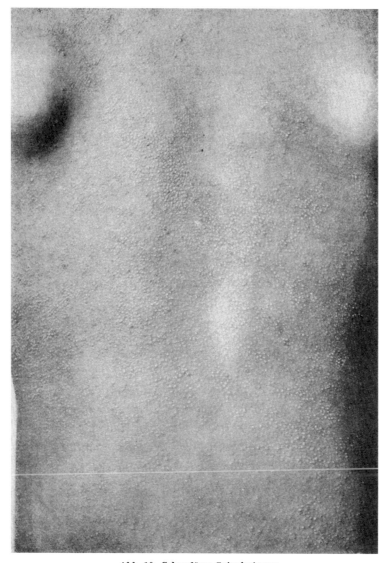

Abb. 10. Sekundärer Spinulosismus.
„Secondary lichenoid Trichophytides in association with Kerion Celsi".
[Nach C. RASCH, Brit. J. Dermat. **28**, (1916); vgl. dieses Handbuch Bd. 11, S. 877, Abb. 2.]

werden, der die Veränderungen eines Lichen spinulosus im Gefolge einer intra-dermalen Einspritzung von Diphtherietoxin (Schicktest) auftreten sah. Daß spinulöse Morphen auch bei *lichenoiden Follikularkeratosen*, insbesondere bei der Keratosis suprafollicularis in Erscheinung treten können (ARTOM, BECHET, BECK, EHRMANN, HOFMANN, LEWANDOWSKY, MAC LEOD, PICCARDI, SÁINZ DE AJA), wurde schon mehrfach erwähnt. Verhältnismäßig jungen Datums ist jedoch die

Erkenntnis, daß auch im Bilde der *Salvarsanschädigungen* gelegentlich Horn-stachelbildungen beobachtet werden können. Frei-Tachau erwähnen als erste in ihrer Arbeit über lichen-ruberartige Salvarsanexantheme das Auftreten spinulöser Veränderungen im Zentrum der lichen-planusähnlichen Papeln; es folgten dann weitere Beobachtungen von Fröhlich, Levi, José May, Mulzer, Olson, Ramel, die bei den von ihnen beobachteten fixen bzw. polymorphen oder lichen-ruberartigen Salvarsanexanthemen auch spinulöse Veränderungen wahrnehmen konnten.   Eine weitere Beobachtung stammt von Bruhns, der nach intravenösen Salvarsaneinspritzungen an Rumpf und Oberschenkeln gruppierte, ziemlich ausgebreitete Herde von spinulöser Keratosis follicularis, an den Handtellern und Fußsohlen typische Arsenkeratose wahrnehmen konnte. Best beschreibt das Auftreten eines Lichen spinulosus mit Pigmen-tation in zwei Fällen von Lupus erythematodes, bei welchen ein Goldpräparat, bzw. durch ein Mißverständnis Salvarsan gegeben worden war.   Besonders erwähnenswert ist aber eine Arbeit von Stauffer, der in einem Falle von Salvarsanexanthem mit positiver Cutanprobe 4 Wochen nach Abklingen des Exanthems spinulöse Erscheinungen feststellen konnte. Da aber zu dieser Zeit die Cutanproben mit Salvarsanpräparaten negativ ausfielen, hält Kerl den strikten Beweis für die Annahme Stauffers, daß nämlich der Lichen spinulosus in diesem Falle als Salvarsanexanthem anzusehen sei, für nicht erbracht. Von be-sonderer Bedeutung ist jedoch das schon lange und oft beobachtete Auftreten von spinulösen Veränderungen beim *Lichen ruber planus.* Die Kenntnis der-artiger Fälle wurde uns zuerst vermittelt durch die Beobachtungen englischer Autoren wie Colcott Fox, Malcolm Morris, Savill, Pringle, von welchen namentlich letzterer dem Zusammentreffen von Lichen planus und Hornstachel-bildungen seine besondere Aufmerksamkeit gewidmet hat und als *Lichen plano-pilaris* jene Fälle bezeichnet wissen will, in welchen neben Efflorescenzen von Lichen planus die charakteristischen, gruppierten Herde des Lichen spinulosus beobachtet werden können. In der Folgezeit wurde nun mehrfach das Auftreten von stachel-, faden- und dornartigen follikulären, hautfarbenen, gelblichweißen oder zart rosaroten Erhebungen, zum Teil *neben* gleichzeitig bestehenden Er-scheinungen eines Lichen planus beobachtet (Adigesalov, Berkowitz, Buquic-chio, Chodorov-Faingold, Efron-Pospelow, Ferrer, Jeanselme-Burnier, Mac Cormac, Kren, Little, Savill), zum Teil *im Gefolge* von Schüben eines Lichen ruber planus oder an Stellen, an welchen *früher* die charakteristischen Knötchen desselben vorhanden waren (Chodorov-Faingold, Dreyer, Lortat-Jacob-Legrain, Weidenfeld u. a.). Adamson wiederum glaubt, daß das Auftreten von spinulösen hornigen follikulären Erhebungen beim *Erwachsenen* nichts anderes bedeutet, als daß ein Lichen planus nachfolge. So hat sich denn allmählich die Anschauung entwickelt, daß der Lichen spinulosus eine Phase des Lichen planus sei, wie dies Whitfield in einer Diskussionsbemerkung zu einem von Dore vorgestellten Falle betont. Auch Nicolas-Gaté äußern sich ge-legentlich der Erörterung der Beziehungen zwischen Lichen planus und Lichen corneus dahin, daß letzterer eine Entwicklungsform des Lichen planus ist, wobei der Lichen spinulosus nur das Bindeglied zwischen beiden darstellt. Brocq wiederum hat seinerzeit die Anschauung vertreten, daß es zwei Formen des Lichen spinulosus gebe, eine solche ohne Juckreiz, welche die Acné cornée und gewisse Formen des Lichen spinulosus Crocker umfasse, sowie eine weitere, mit Juckreiz einhergehende, welche zum Bilde des Lichen ruber acuminatus gehöre. Während aber Jeanselme-Burnier eine Zusammengehörigkeit des Lichen planus und des Lichen spinulosus ablehnen, während Weidenfeld das Auftreten kleiner, konisch geformter und mit einem zentralen Stachel ver-sehener Papeln beim Lichen planus auf verabreichtes Arsen zurückführt, sehen andere Autoren wie DARIER, NICOLAS-GATÉ, CAVALLUCCI, EFRON-POSPELOW im Auftreten spinulöser, follikulärer Keratosen eine eigenartige Reaktionsweise des Organismus, welche bei verschiedenen Dermatosen so auch beim Lichen ruber planus, als sekundärer Spinulosismus in Erscheinung treten kann.

An dieser Stelle muß auch jener seltenen und hinsichtlich ihrer Stellung im System der Dermatosen noch umstrittenen Fälle gedacht werden, welche einerseits Erscheinungen von spinulösen Follikularkeratosen aufweisen, andererseits mit *gleichzeitigen Veränderungen der behaarten Hautpartien, insbesondere der Kopfhaut* einhergehen.

Zunächst seien einige Fälle hervorgehoben, welche Erscheinungen von Haarausfall, aber keine solchen von Atrophie und Narbenbildung aufzuweisen hatten.

1902 demonstrierte HALBERSTAEDTER einen 13jährigen Knaben mit einem Lichen pilaris spinulosus einerseits und eigenartigen, von fettigen Schuppen bedeckten, mit follikulärer Hyperkeratose und Haarausfall einhergehenden Plaques der behaarten Kopfhaut andererseits. Unter Behandlung mit Schwefelvaselin trat in kurzer Zeit vollständige Heilung ein. In einem von PORIAS beobachteten Falle bestanden spinulöse, zum Teil acneiforme Follikularhyperkeratosen am Stamme, Nacken und an den Oberarmen sowie eine ausgebreitete Alopecie der Kopfhaut, Erscheinungen, die auf die Einwirkung von Benzindämpfen zurückzuführen waren. Die Beobachtung JERSCHOWS betraf eine 65jährige Frau mit einer fast über den ganzen Körper ausgedehnten spinulösen Follikelhyperkeratose, auffallender Trockenheit der Haut und eigenartigen Veränderungen des Capillitiums, dessen Haare grau und dünn waren und leicht ausfielen, so daß kahle, kreisrunde Stellen entstanden.

Im Gegensatz zu diesen Beobachtungen steht nun eine Reihe anderer (GRAHAM LITTLE, DORE, BEATTY, DOWLING, MACCORMAC, WALZER, ORMSBY, SENEAR, MACCAFFERTY), bei welchen es nicht nur zu Erscheinungen von *Haarausfall, sondern auch zu narbig-atrophischen Veränderungen der befallenen behaarten Stellen* kam, während gleichzeitig an verschiedenen Körperstellen Erscheinungen von spinulösen Follikelkeratosen, mitunter auch solche eines Lichen ruber planus bestanden. Auf dieses Zusammentreffen haben zuerst englische Autoren die Aufmerksamkeit hingelenkt, weshalb denn auch BEATTY vorgeschlagen hat, diese Trias als LITTLEs und LASSUEURs *Syndrom* zu bezeichnen. Im Folgenden seien nun diese spärlichen Beobachtungen in aller Kürze zusammengestellt.

E. GRAHAM LITTLE, Fall 1. März 1915. 55jährige Frau, bei welcher vor 10 Jahren am Scheitel ein entzündlicher, zu definitiver Alopecie führender Prozeß begann; vor 5 Monaten zeigte sich unter lebhaftem Juckreiz eine ähnliche Veränderung an der Stirne und an den Seitenteilen des Kopfes. Gleichzeitig traten juckende, einer Keratosis spinulosa ähnliche, gruppierte Follikelveränderungen in den Axillae, Inguines und Ellenbeugen auf; Haarausfall in den Achselhöhlen und in der Leistengegend. LITTLE bezeichnete seine Beobachtung als Folliculitis decalvans atrophicans.

S. E. DORE. 1915. 43jährige Frau, seit zwei Jahren Folliculitis decalvans mit Bildung von kleinen, zirkulären, unregelmäßigen, atrophischen Herden an der Kopfhaut, seit zwei Monaten kleinste, zerstreute, spitze oder stachelige, nichtentzündliche Knötchen von normaler Hautfarbe an Bauch, Rücken, Brust, Oberschenkeln, Ohren und am Hals. Der Fall wurde als Lichen spinulosus mit Folliculitis decalvans demonstriert.

BEATTY WALLACE. 1915. 43jährige Frau, Beginn des Haarausfalls vor 10 Jahren; der größte Teil der Kopfhaut kahl, glatt, narbig, feingefältelt. Stellenweise kleine Inseln von follikulären Prominenzen, von welchen einige von kurzen Haaren durchbohrt sind. Diese Erhebungen entsprechen einer harten, trockenen, hornigen Masse, die etwa $1/2$ mm aus dem Follikelostium hervorragt. An der Stirne ein Streifen langer Haare, zwischen welchen Gruppen follikulärer, bräunlicher Papeln und braune Krustenauflagerungen erkennbar sind. Gruppen follikulärer Efflorescenzen, wie man sie beim Lichen spinulosus der Kinder findet, am Hals und Nacken, an der Brust, über den Brustwarzen, in der Achselhöhle und über den Achselfalten, an der Vertebra prominens, über den Schulterblättern, an der Streckseite der Arme und Hände, ferner der Hüften, Knie, Beine und Füße. In der Schamgegend fehlen die Haare. Für diese Beobachtung wurde die Bezeichnung Lichen spinulosus mit Folliculosis decalvans gewählt, und zwar wurde die Bezeichnung Folliculosis an Stelle der gebräuchlichen Benennung Folliculitis gewählt, weil eine entzündliche Erkrankung der Follikel nicht erwiesen war. Da bei der histologischen Untersuchung spärliche Corps ronds nachgewiesen wurden, mußte auch die Möglichkeit offen gelassen werden, daß es sich um einen eigenartigen Fall von Morbus Darier handeln könnte.

Aus dem Jahre 1920 stammt eine Publikation von ORMSBY, in welcher er einen 45jährigen Mann mit Erscheinungen von Folliculitis decalvans im Bereiche des Capillitiums schildert, der auch eine leicht atrophische Stelle mit spärlichen Follikelkeratosen im Geicht, und zwar vor dem Ohr aufwies, ferner teils zerstreute, teils gruppierte, leicht infiltrierte, leicht gerötete oder leicht bräunlich gefärbte Papelchen am Rumpf. Verschieden große Herde mit spinulösen Veränderungen an der Beugeseite der Vorderarme. Subjektive Beschwerden fehlten vollständig.

Im selben Jahre schildert SENEAR eine 30jährige Frau, bei welcher die ersten Veränderungen im 9. Lebensjahre auftraten; im Bereiche der Kopfhaut bestanden haarlose Stellen, zwischen welchen einzelne Haarbüschel verhanden waren; zahlreiche follikuläre Papelchen und vereinzelte Pustelchen zeigen die Aktivität des Prozesses an. Am Nacken, in den unteren Occipitalpartien, über den Schultern, am Rücken und an den Oberarmen verschieden große Gruppen von teils leicht elevierten, rötlichen, follikulären Papelchen bis zu ausgesprochen spinulösen Morphen. Die größten dieser Herde hatten einen leicht entzündlichen Hof, so daß im klinischen Bilde die elevierten follikulären Veränderungen sich schön von dem erythematösen Hintergrunde abhoben. Die kleineren Herde ließen einen rötlichen Hof vermissen, woraus SENEAR schließt, daß es sich hier um sekundäre Veränderungen handelt. Bei Extraktion eines Dornes bleibt ein klaffendes Follikelostium zurück.

Im Jahre 1921 demonstrierte E. GRAHAM LITTLE einen weiteren Fall, der Erscheinungen von Lichen spinulosus, Folliculitis decalvans der behaarten Kopfhaut und leukoplakieähnliche Veränderungen der Zunge und Mundschleimhaut aufwies; diese letzteren hält LITTLE für Erscheinungen von Lichen planus, weshalb er auch als unentschieden hinstellt, ob nicht derartige Fälle von spinulösen Follikularkeratosen mit Folliculitis decalvans als Lichen planus aufzufassen wären.

Der dritte, von GRAHAM LITTLE beobachtete Fall wurde 1924 von diesem demonstriert und betraf eine 53jährige Frau mit Herden von Lichen spinulosus an der Streckfläche beider Unterarme, über dem Sakrum und an der Innenseite beider Knie einerseits, sowie zwei Herden an der Kopfhaut andererseits, von welchen der eine narbige Atrophie der Haarfollikel, der andere, jüngere, entzündliche Rötung um manche Follikel aber auch narbige Atrophie erkennen ließ. Schleimhäute frei.

G. B. DOWLING stellt 1925 ein 18jähriges Mädchen vor, das 3 Jahre vorher einen Lichen plano-pilaris aufwies; später entwickelte sich eine Affektion der behaarten Kopfhaut, die anfangs als Alopecia areata angesprochen wurde, bald aber zu Atrophie der befallenen Stellen führte. Dieses Zusammentreffen ist, wie DOWLING betont, nach GRAHAM LITTLE, BEATTY, DORE nicht als zufälliges anzusehen.

Eine weitere Beobachtung — der vierte der von diesem Autor gesammelten Fälle — wurde 1926 von GRAHAM LITTLE vorgestellt, wobei die kurze Entwicklungsdauer der Erscheinungen als besonders auffallend hervorgehoben wurde. Die 36jährige Patientin, bei welcher 3 Wochen vor der ersten Untersuchung keinerlei Veränderungen nachweibar waren, zeigte ähnliche Erscheinungen wie der erste, von LITTLE beobachtete Fall, nur ließen die atrophischen Stellen des Capilitiums und die Veränderungen am Körper, welche einem Lichen spinulosus ähnelten, eine größere Ausdehnung erkennen.

MAC CORMAC. 1927. 52jähriger Patient mit kahlen und halbkahlen Stellen der behaarten Kopfhaut, welche binnen weniger Monate entstanden, zum Teil in Narbengewebe verwandelt sind und an ihrem Rande reichlich comedonenartige Pfröpfe, sowie daneben follikuläre, hornige Stacheln erkennen lassen. Am Rumpfe, besonders über den Schultern und Oberschenkeln Herde von gruppierten Comedonen neben stacheligen Effloreszenzen. Intensiver Juckreiz. Die Diagnose wird bei diesem Falle offen gelassen, aber die Verwandtschaft mit Folliculitis decalvans, Lichen planus und Lichen spinulosus betont.

Besonders bemerkenswert ist nun eine größere, von MAC CAFFERTY verfaßte, aus dem Jahre 1928 stammende Arbeit, in welcher nicht nur eine einschlägige Beobachtung eingehend geschildert sondern auch zum Syndrom von Erscheinungen der Folliculitis decalvans und des Lichen spinulosus Stellung genommen wurde. Die Krankenbeobachtung betraf eine 50jährige Patientin, welche im Bereiche des Capillitiums unregelmäßige oder ovale, verschieden große, atrophische, weißliche oder graurötliche Herde aufwies, welche namentlich gegen den Rand hin klaffende Follikelöffnungen zeigten, die wiederum harte, festhaftende, dornartige Pfröpfe erkennen ließen. Unregelmäßige Herde von prominenten, deutlich tastbaren, follikulären Pfröpfen fanden sich weiterhin an der Unterfläche der Brüste, an der Kontaktfläche unterhalb der Mammae sowie zwischen denselben, endlich auch noch in der Kreuzbeingegend. Mangelhafte Behaarung der Axillae, des Mons veneris, der Arme und Beine, doch sind an diesen Stellen nirgendwo Atrophie oder Dornenbildung erkennbar. In ätiologischer Hinsicht möchte MAC CAFFERTY ebenso wie SENEAR vielleicht ein Toxin annehmen, vielleicht auch eine konstitutionelle, nicht näher präzisierbare Störung. Hinsichtlich der Nomenklatur möchte MAC CAFFERTY, für den Keratosis pilaris, Ulerythema ophryogenes und Lichen spinulosus eine geschlossene Reihe bilden, die Bezeichnung Keratosis pilaris decalvans vorziehen.

Im gleichen Jahre beobachtete WALZER eine 35jährige Frau mit Erscheinungen von Lichen spinulosus am ganzen Stamme und beiden Oberschenkeln; an der behaarten Kopfhaut, insbesondere am Scheitel und an der Stirn zahlreiche Narben und dazwischen follikuläre, zum Teil mit Krusten bedeckte Pusteln. Mundschleimhaut normal, Berufsschwielen an den Händen. Der Fall wird als Folliculitis decalvans und Lichen spinulosus hingestellt, wobei auf das seltene Zusammentreffen dieser beiden Affektionen hingewiesen wird.

1929 demonstriert GRAHAM LITTLE eine 52jährige Frau mit Veränderungen des Capillitiums, welche teils narbig-atrophischer Natur waren, teils noch follikuläre, entzündliche Erscheinungen erkennen ließen. Zwei Jahre vorher war eine Eruption von follikulären Veränderungen an der Unterbauchgegend, am Rumpf und Rücken vorangegangen, die zweifellos als Lichen spinulosus angesehen werden mußten und die stellenweise wie am Mons veneris von einer nahezu vollständigen Haarlosigkeit gefolgt waren. Bemerkenswert ist fernerhin, daß zur Zeit der Krankenvorstellung an der Wangenschleimhaut typische Herde von Lichen planus bestanden.

Im sechsten von GRAHAM LITTLE beobachteten Falle endlich handelte es sich um eine 25jährige Frau mit Haarausfall, dem 3 Monate später eine Eruption von Lichen spinulosus folgte, welcher sich von der Regio pubica über den größten Teil des Körpers erstreckte; im Bereiche des Capillitiums bestanden größere, narbig-atrophische Herde mit deutlichen Resten follikulärer Entzündung an den jüngeren Plaques. Auch die behaarten Teile der Axillae und der Pubes wiesen narbig-atrophische Veränderungen auf, während am übrigen Körper neben Erscheinungen von Lichen spinulosus auch einige ausgesprochene Papeln von Lichen planus nachweisbar waren.

In seiner letzten Arbeit „An undescribed variety of lichen planus" faßt GRAHAM LITTLE seine Meinung dahin zusammen, daß das Zusammentreffen von narbig-atrophischen, haarlosen Stellen im Bereiche des Capillitiums mit Erscheinungen von spinulösen Follikularkeratosen und solchen des Lichen ruber planus durchaus nicht als ein zufälliges, vielmehr als eine bisher nicht beschriebene Varietät des Lichen planus anzusehen sei, welche sich von dem bereits erwähnten Lichen plano-pilaris PRINGLE dadurch unterscheidet, daß bei letzterem die haarlosen, narbig-atrophischen Stellen fehlen. In dieser Arbeit reiht GRAHAM LITTLE seinen eigenen Beobachtungen auch jene von BEATTY, DORE, ORMSBY, SENEAR, MAC CAFFERTY, SCHAUMANN und auch den von STRASSBERG publizierten Fall an, von welchem noch später eingehend die Rede sein soll, während die Fälle von DOWLING, MAC CORMAC, WALZER und PHOTINOS nicht erwähnt erscheinen; letzterer nimmt allerdings in einer späteren Publikation gegen die von GRAHAM LITTLE vertretene Auffassung Stellung und verneint einen Zusammenhang zwischen Pseudopelade bzw. Acne decalvans und Lichen spinulosus. Was endlich einen in letzter Zeit von GRÜTZ vorgestellten Fall betrifft, so handelt es sich dort um einen 17jährigen jungen Mann, der seit 5 Jahren lichenoide Alopecieherde der Kopfhaut aufwies, die teils isoliert, teils konfluiert auftraten, eine sehr geringe follikuläre Entzündung erkennen ließen und zuerst als Folliculitis decalvans angesprochen wurden. Die Kombination mit Erscheinungen von Lichen pilaris an den Nates und an den Oberschenkeln ließ GRÜTZ auch an die von GRAHAM LITTLE angenommene, bisher unbekannte Varietät des Lichen planus denken, eine Annahme, der auch ERICH HOFFMANN beipflichtete. In einem gewissen Gegensatz steht allerdings dieser Fall zu den von GRAHAM LITTLE beobachteten Fällen insofern, als letztere durchwegs Erwachsene, nahezu ausschließlich Frauen, und zwar vielfach in vorgeschrittenem Alter betrafen.

Die oben erwähnten mit Haarausfall bzw. mit decalvierenden und atrophisierenden Veränderungen einerseits und spinulösen Follikelkeratosen andererseits einhergehenden Fälle haben nun insofern eine gewisse Bedeutung, als sie Übergänge darstellen nicht nur zu jenen Krankheitsbildern, welche von STRASSBERG sowie von LANG beschrieben wurden und welche noch später besprochen werden sollen, sondern insbesondere hinüberleiten zu jenen ganz seltenen Beobachtungen, welche SIEMENS als eigenen Typ unter dem Namen *Keratosis follicularis spinulosa decalvans* besonders hervorgehoben hat. Es handelt sich hierbei um ein Krankheitsbild, bei welchem folliculäre, zumeist spinulöse Hyperkeratosen im Gesicht, am Nacken, an den Unterarmen und Handrücken in Erscheinung treten; dabei zeigt sich, daß das Leiden Männer und Frauen in verschiedener Weise befällt, insofern, als die Männer, zum Unterschiede von den Frauen, regelmäßig eine Mitbeteiligung des Haarbereichs erkennen lassen. Es kommt so zur Bildung einer ophiasis-ähnlichen Alopecie am Nacken, haarloser, mitunter atrophisch oder sogar narbenartig, sklerotisch veränderter Stellen namentlich am Scheitel, Ausfall der Augenbrauen und insbesondere der Wimpern. Bei jüngeren Kranken findet man vielfach mehrere münzengroße, rundliche oder ovale Stellen im Bereich des Capillitiums, an welchen die Haare fehlen und durch graue Hornstacheln ersetzt sind.

Namentlich das Fehlen der Cilien ist von verhängnisvoller Bedeutung, da anscheinend hierdurch die quälenden Augensymptome wie Lichtscheu, Tränenträufeln, Tylosis, Madarosis und Ektropionierung der Lider, endlich auch die Trübungen und Pannusbildungen der Hornhaut bedingt sind. Die Augenerscheinungen beginnen bald nach Geburt, während die Hautveränderungen sich erst nach einiger Zeit bemerkbar machen; die Haut wird rauh, es zeigen sich harte, helle, folliculäre Hornstacheln, auf dem Handrücken auch mitunter etwas dunkler gefärbte, glänzende Hornkugeln, welche auf einer nicht entzündlichen Papel aufruhen; etwa zur Zeit der Pubertät zeigt sich dann im Bereiche des Gesichtes, des Nackens und der Arme, nicht aber der Hände eine teilweise Selbstheilung des Hautprozesses mit Hinterlassung folliculärer Narben; später wird die Haut an diesen Stellen rot, glatt, glänzend und follikellos, also deutlich atrophisch; an den Wangen und Schläfen der im mittleren Alter stehenden Männer sieht man ein eigenartiges, teleangiektatisches Chloasma; Nägel und Schleimhäute sind unverändert, die Handteller mitunter etwas tylotisch. Ist so dieses Krankheitsbild, das bis jetzt nur selten beobachtet wurde (Laméris, Siemens, Wessely) und welches in gewisser Hinsicht an die Pseudopelade Brocq und an das Ulerythema ophryogenes erinnert, in klinischer Hinsicht auffallend, so erweckt es noch mehr Interesse in vererbungspathologischer Hinsicht; es zeigte sich nämlich, daß sämtliche Töchter behafteter Männer behaftet, sämtliche Söhne behafteter Männer jedoch erscheinungsfrei waren. Durch diese Feststellung erscheint nun die Existenz des oft vermuteten, aber nie bewiesenen dominant-geschlechtsgebundenen Erbganges zum ersten Male in der menschlichen Pathologie empirisch festgelegt, eine theoretisch bedeutsame Erkenntnis, die aber auch in praktischer Hinsicht bei der Eheberatung derartiger Fälle nicht ohne Bedeutung ist (Siemens).

Die histologischen Veränderungen der spinulösen Follicularkeratosen lassen, soweit die relativ spärlich vorhandenen Darstellungen der geweblichen Verhältnisse (Adamson, Beck, Freund, Gans, Lewandowsky, Piccardi usw.) einen Überblick gestatten, vor allem das Vorhandensein von *Hornstacheln und Hornpfröpfen* erkennen, von welchen letztere zum überwiegenden Teile aus den verhornten Massen des oberen Follikelabschnittes hervorgehen; zum weitaus kleineren Teile entstehen sie als tubuläre oder peritubuläre Verhornungen um den obersten, spiraligen Teil der Schweißdrüsenausführungsgänge, während die seltenste und zugleich kleinste Form der Hornpfröpfe unabhängig von den Haarfollikeln oder den drüsigen Gebilden der Haut dadurch entsteht, daß im Bereiche einer kleinen Epidermisfalte die Hornschichte sich knopfförmig verdickt und dieser so entstandene hyperkeratotische Knopf nach oben hin in einen kurzen Stachel endigt. Die Hornschichte ist im ganzen Bereich, also auch in der Umgebung der Hornpfröpfe bedeutend verdickt, allerdings nicht überall im gleichen Grade, denn mitunter kann ihre Dicke sogar das Zwei- bis Dreifache des darunterliegenden Stratum spinosum betragen; sie ist lamellär geschichtet und zeigt dort, wo sie nicht von Hornstacheln durchbohrt wird, einen wellenförmigen Verlauf mit stumpfwinkligen Erhebungen. Die Hornlamellen sind dicht, kohärent und lassen keinerlei Anzeichen von Parakeratose erkennen (BECK). Aus der Hornschichte der Hautoberfläche drängen nun stellenweise comedonenähnliche Hornpfröpfe 1 bis 2 mm gegen die Tiefe vor, während andererseits sich zarte Hornstacheln an diesen Stellen über die Oberfläche erheben. Die Hornpfröpfe, deren verschiedene Entstehungsweise bereits auseinandergesetzt wurde, sind in allen Fällen gleich zusammengesetzt; sie zeigen vielfach eine nach oben offene Kelchform und eine zwiebelähnliche Schichtung, wobei die Hornlamellen peripher dichter, zentralwärts dagegen lockerer angeordnet erscheinen. Die über die Hautoberfläche sich erhebenden Teile der Hornpfröpfe entsprechen den bereits erwähnten Hornstacheln, die auch im klinischen Bilde bedeutsam hervortreten. Die intrafollikulären Hornpfröpfe weisen dabei die dicksten Hornstacheln auf, während die tubulären Hornmassen teils dicke, teils aber auch dünne Stacheln aufweisen. Eine dritte Form der Hornstacheln entspricht dem freien Ende der oben erwähnten Hornknopfbildungen und schließlich können Hornstacheln auch dadurch zustande kommen, daß die Hornlamellen benachbarter Follikel, bzw. eines Follikels und eines unmittelbar daneben liegenden Schweißdrüsenausführungsganges in spitzem Winkel aneinander stoßen. Diese Verhältnisse hat BECK nicht nur sehr eingehend besprochen, sondern auch in ausgezeichneter Weise illustriert. Bemerkenswert ist, daß FREUND die Bildung zusammengesetzter, durch parakeratotische Massen verbundener Hornstacheln beschreibt. Das Stratum granulosum ist meist gut entwickelt (BECK, LORTRAT-JACOB-LEGRAIN). Das Stratum spinosum zeigt stellenweise normale Verhältnisse, an anderen Stellen ist es scheinbar verschmälert, und zwar nicht so sehr durch Verringerung der Zelllagen, als vielmehr dadurch, daß die Zellen auffallend plattgedrückt erscheinen. An

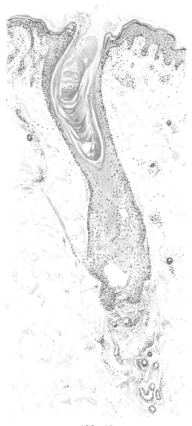

Abb. 11.
Keratosis spinulosa (Lichen spinulosus). Intrafollikuläre Hyperkeratose und Parakeratose mit Hornstachelbildung und Haarverlust; geringere allgemeine Hyperkeratose. Mäßige perifollikuläre Zellinfiltration, Atrophie der Talgdrüse und des unteren Follikelabschnitts. Cystische Erweiterung der Schweißdrüsenknäuel. Hämatoxylin-Eosin.
(Aus O. GANS: Histologie der Hautkrankheiten, Bd. 1, S. 69, Abb. 19.)
(Sammlung E. FREUND.)

wieder anderen Stellen, namentlich in der Umgebung des unteren Pols der Hornzapfen, ist das Stratum spinosum auffallend verbreitert, aber auch das Stratum granulosum weist hier 3—5 Zellreihen auf (BECK). Die Basalzellenreihe erscheint normal, hin und wieder etwas abgeplattet (LEVI); auffallend ist jedoch, daß hier wie im Stratum spinosum Mitosen so gut wie gänzlich fehlen.

Die Follikel erscheinen hauptsächlich in ihrem oberen Drittel deutlich erweitert (ADAMSON, ARTOM, FREUND, LEVI, LEWANDOWSKY, LORTAT-JACOB-LEGRAIN,

Mazzanti, Vignolo-Lutati). Ausnahmsweise kann aber die Verhornung und Verbreiterung der Follikel sich auch in den unteren Abschnittten derselben abspielen (Piccardi). In den veränderten Follikeln finden sich nur selten Haare (Beck, Freund, Levi, Piccardi); wo solche vorhanden sind, erscheinen sie depigmentiert (Artom, Piccardi), atrophisch (Levi, Piccardi) und von Hornmassen umgeben, gewissermaßen in einem aus verhornten Epithelmassen oder parakeratotischen Hüllen (Lewandowsky) gebildeten Kanal zu stecken (Jerschow). Zumeist kommt es nun zu einer Atrophie der unteren Drittel der Follikel, welches allmählich zugrunde gehen ebenso wie die Talgdrüsen (Adamson, Artom, Beck, Freund, Lewandowsky, Piccardi, Vignolo-Lutati). In jenen Fällen, in welchen auch die Schweißdrüsenausführungsgänge an der Verhornung beteiligt sind, können auch diese Drüsen Rückbildungsvorgänge aufweisen und cystische Erweiterung der Drüsenknäuel sowie Atrophie der Epithelzellen erkennen lassen (Vignolo-Lutati). Bemerkenswert ist, daß Cavallucci bei der histologischen Untersuchung der von ihm beobachteten Fälle im Gegensatz zu den Befunden der übrigen Autoren das Fehlen von Para- oder Hyperkeratose in den Schweißpori verzeichnet.

Das Bindegewebe ist in vielen Fällen ganz unverändert, in anderen wiederum weist es ein leichtes Ödem (Levi, Lewandowsky), sehr häufig jedoch namentlich in seinen mittleren, perifollikulären Abschnitten Infiltratbildung auf (Artom, Beck, Biberstein, Efron-Pospelow, Lewandowsky, Lortat-Jacob-Legrain, Piccardi, Wallhauser). Diese Infiltrate, die, wie Piccardi hervorhebt, zumeist weitaus geringer sind als bei der Keratosis pilaris finden sich hauptsächlich in der Umgebung der Follikel, aber auch um die mitunter erweiterten Gefäße (Artom, Beck, Freund, Lortat-Jacob-Legrain) oder um die Schweißdrüsen (Efron-Pospelow) angeordnet; sie bestehen hauptsächlich aus Lymphocyten und Fibroblasten, gelegentlich finden sich namentlich am Rande der Infiltrate spärliche Mastzellen, einmal wurde auch eine Riesenzelle in einem solchen Infiltrat nachgewiesen (Beck). Bemerkenswert ist, daß Adamson das Fehlen jeglicher Infiltratbildung verzeichnet und nur von einer leichten Vermehrung der Bindegewebszellen am Follikelhals spricht. Das elastische Gewebe ist zumeist normal (Mazzanti), im Bereiche der Infiltrate fehlen jedoch natürlich die elastischen Fasern (Levi). Die Musculi arrectores pilorum lassen zumeist kein von der Norm abweichendes Verhalten erkennen, nur Piccardi erwähnt das Fehlen derselben. Ob die von Beck geschilderten Veränderungen des Bindegewebes, die sich durch Schwinden des Elastins mit Homogenisierungserscheinungen des Kollagens bemerkbar machen und klinisch kleinen, weißen, atrophischen Herden entsprechen, zum Krankheitsprozeß gehörten, will Gans noch unentschieden lassen.

Hinsichtlich des histologischen Bildes der *Mischformen* von lichenoiden und spinulösen Follikularkeratosen bemerkt Piccardi, daß hier das Bild der ersteren überwiege. Bei dem von Siemens als *Keratosis follicularis spinulosa decalvans* beschriebenen, ganz seltenen Krankheitsbilde fanden sich Gewebsveränderungen, die im allgemeinen den oben geschilderten entsprachen; erwähnenswert ist nur das Vorhandensein von parakeratotischen Hornmassen in den erweiterten Follikeln, und zwar insbesondere hinsichtlich ähnlicher Befunde von Lewandowsky und Freund, von welchen letzterer hervorhebt, daß mitunter bei der Keratosis spinulosa die Follikularostien durch parakeratotische Hornmassen verschlossen werden. Übrigens haben auch Adamson, Audry, Piccardi, Salinier, Vignolo-Lutati auf das Vorkommen von wahrer Hyperkeratose neben Parakeratose hingewiesen, während, wie oben betont wurde, Beck und auch Botelli das Vorhandensein der letzteren negieren.

Wie bei der Keratosis suprafollicularis besteht auch bei den spinulösen Follikularkeratosen hinsichtlich der *Ätiologie* und *Pathogenese* dieser Formen noch vielfach Unklarheit; soweit überhaupt Äußerungen zu diesen Fragen, namentlich hinsichtlich der Pathogenese vorliegen, wurde nur darüber diskutiert, ob bei den spinulösen Follikelhyperkeratosen primär eine Hyperkeratose vorhanden sei, welche die entzündlichen Veränderungen auslöse (Beck, Vignolo-Lutati), oder aber, ob ein primär vorhandener entzündlicher Faktor das sekundäre Auftreten hyperkeratotischer Erscheinungen zur Folge habe (Lewandowsky). In diesen, hauptsächlich histopathogenetischen Erörterungen tritt Beck mit aller Entschiedenheit dafür ein, daß die in seinem wie in vielen anderen Fällen deutlich wahrnehmbaren Entzündungsvorgänge nur durch den Reiz der in die Cutis vordringenden Hornmassen ausgelöst wurden und sich von hier aus auch in das interfollikuläre Bindegewebe ausbreiteten. Als Stütze für diese Auffassung führt Beck an, daß das in den tiefen Coriumschichten liegende Infiltrat wohl kaum einen Einfluß auf die an der Hautoberfläche einsetzenden hyperkeratotischen Vorgänge ausüben könne, daß andererseits ja auch Fälle beschrieben wurden, in welchen entzündliche Erscheinungen fehlten (Adamson, Salinier), ein Beweis, daß sie für die Erkrankung selbst nicht charakteristisch sind. Die Beantwortung dieser Fragen will Gans einstweilen noch in suspenso lassen, um so mehr als hier wie bei den lichenoiden, hyperkeratotischen Follikularprozessen auch mit der Annahme einer primären Hyperkeratose noch gar nicht gesagt ist, was die Ursache für das Auftreten der letzteren bildet. So wurde denn auch hier eine Anzahl von Hypothesen aufgestellt, welche zum Teil an der Hand einschlägiger Beobachtungen zur Klärung dieser noch schwebenden Fragen dienen sollten. Bowen, Efron-Pospelow, Wallhauser nehmen als Ursache eine *Toxämie* an, wobei Bowen einen Parallelismus mit der Arsenkeratose betonen möchte. Low wiederum glaubt aus seinen Beobachtungen von Trichophytiden und Mikrosporiden mit Erscheinungen von Hornstachelbildung schließen zu können, daß, wenn auch nicht alle Fälle von Lichen spinulosus auf Pilzaffektionen zurückzuführen seien, es sich doch zumeist um ein „-id" handle, d. h. um eine Äußerung von Resorptionsvorgängen, die von irgend einem bakteriellen Herde ausgehen. Eine Reihe anderer Autoren wie Adigesalov, Artom, Ferrari, Mazzanti, Wigley wiederum nehmen an, daß in *endokrinen Störungen* ein ursächliches Moment gegeben sei, wobei Ferrari, in dessen Fällen die spinulösen Follikelhyperkeratosen sich im Anschluß an eine wegen eines Kopffavus vorgenommene Thalliumepilation eingestellt hatten, auf die bekannte Tatsache hinweist, daß Thallium endokrin-sympathische Störungen zur Folge haben könne; andererseits nimmt er aber zur Erklärung der Stachelbildungen auch einen lokalen Einfluß des Thalliums auf den Haarbalg-Talgdrüsenapparat an und zieht zur Stütze seiner Annahme die schon bei der Keratosis suprafollicularis erwähnten Versuche von M. B. Schmidt und Fischer heran, nach welchen keratotische Veränderungen als Folge der auf dem Wege der Hautdrüsen vor sich gehenden Ausscheidung parenteral eingeführter Substanzen hervorgerufen werden können. Peiser führt das Auftreten spinulöser hyperkeratotischer Prozesse im Bereich der Follikel auf eine *abnorme Anlage des Follikel- und Blutgefäßapparates* zurück, Jerschow wiederum nimmt an, *daß die Affektion in den Talgdrüsen der Haut lokalisiert sei*, zumal die Stellen ohne Talgdrüsen wie Volae und Plantae, nicht befallen erscheinen; die Hypofunktion der Talgdrüsen bewirkt die Trockenheit der Haut und stört das regelmäßige Wachstum wie die regelmäßige Verhornung des Follikelepithels, so daß in den Haarbälgen verhornte Massen sich ansammeln, welche wiederum Wachstumsstörungen und Atrophie der Haare zur Folge haben. Cavallucci, der unter drei Fällen von Keratosis spinulosa zwei familiären Charakters beobachten konnte, nimmt als mutmaßlichen ätiologischen Faktor die bei zwei Fällen vorhandene tuberkulöse Prädisposition an, welche ein günstiges Terrain für die durch verschiedene Reize hervorgerufene Dermatose abgibt. Senear-Cohen vertreten die Ansicht, daß in der Negerhaut ein ganz besonderes zu diesen Störungen disponierendes Moment vorhanden sein müsse und Cordes möchte sogar die spinulösen Follikelkeratosen als Spätsymptom *der Framboesie* ansehen, da er unter 110 Framboesiefällen, welche er in den Tropen beobachtet hatte, zweimal die charakteristischen Veränderungen der Stachelbildungen nachzuweisen vermochte. Diese bunte Mannigfaltigkeit von Hypothesen, die zum Teil nur mangelhaft gestützt erscheinen, mußte schließlich zu der Annahme führen, daß die spinulösen Follikularhyperkeratosen überhaupt keine einheitliche Ätiologie erkennen lassen, und mit dieser Ansicht scheint dann die Brücke zur Meinung jener Autoren geschlagen, welche in diesen Veränderungen keine nosologische Einheit sehen wollen (Darier, Nicolas-Gaté, Cavallucci, Efron-Pospelow), da neben der Acné cornée, Acné kératosique und dem Lichen spinulosus der englischen Autoren noch eine ganze Reihe von Affektionen jene Erscheinungen von Stachelbildungen aufweisen können, von welchen schon vorher die Rede war und welche als eigenartige Reaktion der Haut angesehen werden müssen (Darier, Nicolas-Gaté).

Im Zusammenhang mit den ätiologischen Erörterungen darf auch nicht unerwähnt bleiben, daß die spinulösen Follikularkeratosen auch *artefiziell*, durch berufliche und gewerbliche Schädigungen bedingt sein können. So konnte Oppenheim 1919 einen Laternenanzünder demonstrieren, welcher außer Comedonen auch kleinste, weiße Hornstacheln an den Fingerrücken und an der Streckfläche der Vorderarme aufwies; die Veränderungen in diesem Falle waren infolge Manipulation mit Schmieröl entstanden. Auch bei der Anwendung von unreinem Vaselin kommt es, wie gleichfalls Oppenheim hervorhebt, mitunter zu Keratosis follicularis-ähnlichen Veränderungen, wobei sämtliche Follikel größerer Hautflächen verändert sein können und ein der Pityriasis rubra pilaris ähnliches Bild entsteht, allerdings ohne Entzündungserscheinungen. Jeder einzelne Follikel ist, der Schilderung Oppenheims zufolge, etwa hirsekorngroß, derb, von gelblicher oder gelblichroter Farbe und trägt an seiner Spitze einen kleinen Hornstachel von weißer Farbe. Der von Porias beobachtete Fall, in welchem spinulöse Follikelkeratosen und Alopecie bei einer Arbeiterin festgestellt werden konnten, wurde bereits erwähnt; die betreffende hatte in einer Gummifabrik die Gummimäntel mit Benzin zu reinigen. Endlich konnte Oppenheim als berufliches Stigma der mit Pech arbeitenden Schuhmacher eigenartige, in der Sternalregion und deren Umgebung lokalisierte Veränderungen beschreiben, welche im Auftreten einer pigmentierten Hautzone und stachelförmiger Hervorragungen an den Follikeln bestanden, die Oppenheim als Lichen spinulosus oder Trichostasis spinulosa schildert.

Die *Diagnose* der spinulösen, hyperkeratotischen Follikularprozesse ist keineswegs schwierig; fleckweises, herdförmiges Auftreten fast gleich großer Herde hauptsächlich am Hals, Nacken und am Rumpf meist jugendlicher Personen oder Kinder, die ausgesprochene Neigung zur Gruppierung und Bildung feiner, gleichartig aufgebauter Stacheln werden in den seltenen Fällen, in welchen man dieses klinische Bild beobachten kann, an eine Keratosis spinulosa denken lassen. Was andererseits die Erscheinungen des sekundären Spinulosismus anlangt, so findet man bei diesem immer neben charakteristischen Stachelbildungen auch noch klinisch bemerkbare Morphen, bzw. anderweitige Anhaltspunkte, welche auf das Bestehen eines Lichen scrophulosorum, eines miliaren, lichenoiden Syphilids, einer Keratosis suprafollicularis, eines Trichophytids oder Mikrosporids, einer bestehenden Salvarsanschädigung oder eines Lichen ruber planus hinweisen. Mitunter wird allerdings die Abgrenzung gegenüber den Efflorescenzen eines Lichen ruber acuminatus nicht leicht fallen; die mächtige Verdickung der Handteller und Fußsohlen, die völlig andere Lokalisation der

Hautblüten, die charakteristischen Veränderungen an der Streckseite der Finger-
endflächen, endlich auch der intensive Juckreiz, welcher die acuminierte
Variante des Lichen ruber immer begleitet, werden jedoch auch in diesen Fällen
eine Diagnosenstellung ermöglichen.

In *therapeutischer* Hinsicht bieten die spinulösen Follikularkeratosen ein
relativ dankbares Betätigungsfeld; Exprimieren der Stacheln (PARKHURST)
nach Anwendung von heißen Bädern und Seifenwaschungen (JERSCHOW),
verbunden mit Einfetten, Anwendung von milden Salicylsalben (BARRIO DI
MEDINA, BOWEN, LEVI, PARKHURST), eventuell in Kombination mit oraler
(BARRIO DI MEDINA) oder intravenöser Darreichung (SÁINZ DE AJA) von Natrium
salicylicum führen oft in relativ kurzer Zeit Besserung, ja sogar Heilung herbei.
Von anderen Autoren wird auch Arsenmedikation (OKUGAWA), ferner die lokale
Anwendung von Carbontetrachloid (PARKHURST) oder Pyrogallus- bzw. Teersalben empfohlen (AUDRY, BOWEN, CAVALLUCCI). Auch physikalische Behandlungsmethoden, wie Röntgenbestrahlungen (PARKHURST) und Elektrodessikation
(WOLFE) wurde angeraten. Erwähnenswert ist endlich, daß ADIGESALOV bei
einem von ihm beobachteten Falle spinulöser Follikularkeratosen, welcher auch
eine Struma sowie eine im Röntgenbilde nachweisbare Vergrößerung der Sella
turcica aufwies, die Bestrahlung der vergrößerten Schilddrüse empfohlen hat.

Anhang.

1. *Keratosis follicularis squamosa* (DOHI). Diese von K. DOHI und G. MO-
MOSE 1903 beschriebene Affektion ist bis jetzt nur in Japan beobachtet worden,
und zwar betrug der Darstellung von KINOSHITA zufolge bis zum Jahre 1927
die Zahl der einschlägigen Fälle 73; da diese Beobachtungen überdies nur
in japanischen Zeitschriften veröffentlicht erscheinen, sind die Kenntnisse,
die wir von diesem Krankheitsbilde besitzen, recht dürftig. Soweit man
jedoch den spärlichen Referaten entnehmen kann, handelt es sich hier um
ein den spinulösen Follikularkeratosen nahestehendes Krankheitsbild; HIDAKA-
WANG wenigstens betonen, daß in einem ihrer Fälle Übergänge zu den genannten Veränderungen vorhanden waren, daß in einem anderen, von ihnen
beobachteten Falle gleichzeitig Erscheinungen von Keratosis follicularis spinulosa an den Oberarmen nachweisbar waren. Die Veränderungen des Krankheitsbildes bestehen in dem Auftreten zahlreicher, stecknadelkopf- bis erbsengroßer, rundlicher, schwach dunkelgrauer oder bräunlicher, ganz dünner,
feiner Schuppen mit einem zentralen schwärzlichen Punkt, welcher dem
Follikelostium entspricht. Derartige Erscheinungen treten hauptsächlich in der
Unterbauch-, Lenden-, Glutäal- und Trochanterregion (HIDAKA-WANG) auf,
sie wurden aber auch an den Extremitäten und zwar in den Ellenbeugen und
Kniehöhlen beobachtet (HIDAKA-WANG, TAGAMI). Das histologische Bild der
Affektion wurde erst durch HIDAKA-WANG eingehend studiert, welche folliküläre
Hyperkeratose und ausgedehnte Hyperkeratose der umgebenden Epidermis
feststellen konnten, ferner unregelmäßigen Verlauf und cystische Erweiterung
des Haarbalges. Unterhalb der Schuppen ist das Pigment der Basalschichte
mehr oder weniger vermindert. In ätiologischer Hinsicht verdient das scheinbar
familiäre Auftreten der Krankheit hervorgehoben zu werden; HIDAKA-WANG
wie auch TAKAHASHI konnten wenigstens über das Vorhandensein der Veränderungen bei Geschwistern berichten.

2. Wenn nun im Anhang zu den spinulösen Follikularkeratosen schließlich
noch der im folgenden geschilderten Affektion eine kurze, zusammenfassende
Darstellung gewidmet wird, so geschieht dies, weil unter den verschiedenen
Benennungen dieses Krankheitsbildes wie *Pinselhaar*, *Thysanotrix* (FRANKE),

Trichostasis spinulosa (Nobl), *Lanugo-Comedonen* (Csillag), *Ichthyosis thysa-notrichica* (Weidenfeld), *Dysplasia pilorum thysanoformis* (Gawalowski) auch die Bezeichnung *Keratosis spinulosa cum trichostasi* erscheint, welche Galewsky mit Rücksicht auf das klinische Bild wie auch in der Annahme wählte, daß für die Affektion die Follikularkeratose von wesentlicher Bedeutung sei, zur Bildung der Stacheln, bzw. des Pinselhaares führe.

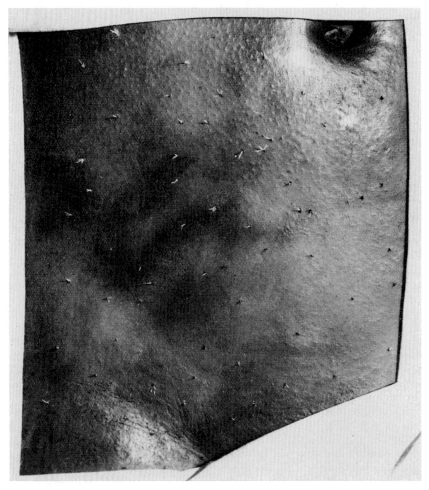

Abb. 12. Keratosis spinulosa cum trichostasi. (Nach einer Moulage der Sammlung E. Galewsky.)

Die erste hierher gehörende Beobachtung stammt, wenn man der eingehenden Darstellung Poschachers folgt, von Franke, der 1901 im Braunschweiger Ärzteverein einen Patienten mit comedonenähnlichen Pfröpfen der Rücken-haut demonstrierte, welche, extrahiert und unter dem Mikroskop betrachtet, sich als Bündel von 10—45 Haaren erwiesen. 6 Jahre später zeigte Galewsky, welcher offenbar von der Beobachtung Frankes keine Kenntnis erhalten hatte, auf dem Naturforschertag in Dresden mikroskopische Präparate eines weiteren Falles. 1910 erwähnt du Bois in einer Publikation die Retention von aneinander gelagerten Haarschäften in ausgequetschten Comedonen der Nase, und dieser Beobachtung, bei welcher die retinierten Haarschäfte von *seborrhoischen* Ausscheidungen umsponnen waren, folgten dann die Publikationen von FRANKE, GALEWSKY und NOBL, von welchen letzterer 1913 unter der Bezeichnung Trichostasis spinulosa eine ausführliche, klinisch und histologisch gleich wertvolle Darstellung dieses eigenartigen Krankheitsbildes lieferte. 1914 berichtete J. CSILLAG über Lanugocomedonen und im gleichen Jahre schildert WEIDENFELD einen interessanten Fall als Ichthyosis thysanotrichica, welchen er mit den Beobachtungen von FRANKE und NOBL identifiziert. Aus dem letzten Dezennium stammen dann, wenn man von einschlägigen Krankenvorstellungen

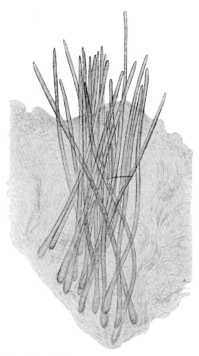

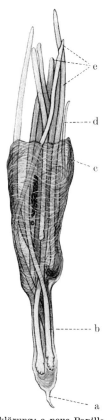

Abb. 13a. Trichostasis spinulosa. Garbenförmig durch lamellöse Hornhülsen und -bänder zusammengehaltene Büschel von Kolbenhaaren. (G. NOBL, Arch. f. Dermat. 114, Taf. XVI, Abb. 1.)

Abb. 13b. Erklärung: a neue Papille der nachwachsenden Haare, abgerissen; b Kolbenhaare; c Hornzapfen; d Papillenhaare; e Haare, die bis zum Haarbeet nachgerückt sind. (E. GALEWSKY, Arch. f. Dermat. 106, 216.)

absieht, die Arbeiten von GALEWSKY, POSCHACHER, GAWALOWSKI und MITCHELL, die hauptsächlich dem ätiologischen Moment der Affektion Rechnung zu tragen bestrebt sind.

Das *klinische Bild* der Trichostasis spinulosa erscheint charakterisiert durch eine zumeist nur als Nebenbefund erhobene, aber doch auffallende, gleichartige Veränderung der Follikel, welche 1—1$^1/_2$ mm lange, spitz zulaufende, schwärzlich verfärbte, feine Stacheln aufweisen (Abb. 12); zumeist lassen sämtliche Follikel des befallenen Hautbezirkes diese Veränderungen erkennen; in anderen Beobachtungen waren veränderte und normale Follikel bunt durcheinander gemischt. Ergriffen erscheinen hauptsächlich die Haut des Nackens (GALEWSKY, NOBL, POSCHACHER), die Gegend des Schultergürtels und der Subscapularregion (NOBL, POSCHACHER), der Thorax (FRÜHWALD, MITCHELL, POSCHACHER) und das Abdomen (GALEWSKY, GAWALOWSKY, FRANKE, LENARTOWICZ, NOBL, POSCHACHER); im Gesicht sind

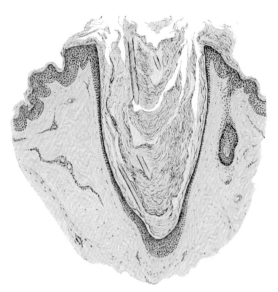

Abb. 14a. Trichostasis spinulosa. (Nach G. NOBL: Arch. f. Dermat. 114, Taf. XVI, Abb. 2.)

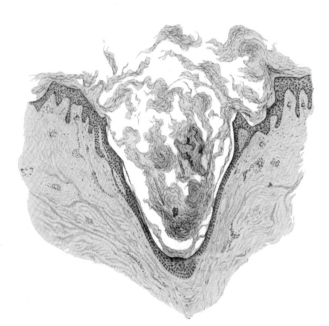

Abb. 14b. Trichostasis spinulosa. (Nach G. NOBL: Arch. f. Dermat. 114, Taf. XVII, Abb. 4.)

das Kinn, die Mitte der Oberlippe, die Stirne, sowie das Integument über den knorpeligen Anteilen der Nase zumeist verändert (CSILLAG, FUHS, POSCHACHER, WEIDENFELD). Hinsichtlich der Stachelbildung unterscheidet NOBL 3 Formen, nämlich in feinste Spitzen auslaufende Gebilde, ferner stumpf zulaufende, kürzere und breitere walzenartige Formen und schließlich Bildungen, welche an der Spitze noch ein 3—6 mm langes Härchen erkennen lassen. Allen diesen Formen, welche leicht exprimiert (MITCHELL) oder mit dem scharfen Löffel herausgehoben werden können, gemeinsam ist, daß nach ihrer Entfernung die Follikularmündung als erweiterte, runde Lücke klafft und daß die Stacheln unter dem Mikroskop sich als Bündel erweisen, welche aus 10—45 Haaren bestehen und von mehrfach, schalen- und tütenförmig geschichteten Horn-bändern zusammengehalten werden. Während die Haare gegen die Spitze etwas verdünnt, an ihrem intrafollikulären Ende leicht kolbig aufgetrieben erscheinen, bestanden die Hornbänder aus völlig homogenen Massen und kernlosen ver-hornten Platten (Abb. 13a und b).

Histologisch ist eine mächtige, trichterförmige Erweiterung des Follikel-einganges erkennbar; der Haarbalg erscheint auch unterhalb des erweiterten Halses ausgedehnt und von einer unregelmäßig angestauten Hornschichte ausgekleidet, in welcher sich abnorme Mengen feiner, dünner Kolbenharre finden. Perifollikuläre entzündliche Erscheinungen fehlen, die Umgebung der Follikel zeigt eine verbreiterte Epitheldecke mit lamellös geschichteter Horn-schichte, mehrreihigem Stratum granulosum und succulentem Rete. Serien-schnitte ließen NOBL das Vorhandensein von verkümmerten, nur von einer reduzierten Zellschichte überlagerten Papillen erkennen, welche mit den vor-geschobenen Kolben in keinem Zusammenhange standen (Abb. 14a und b).

In *ätiologischer* Hinsicht glaubte FRANKE an eine trophoneurotische Störung, NOBL an eine kongenital oder frühzeitig erworbene Disposition einzelner Folli-kularbezirke zu dystrophischen Störungen. GALEWSKY, der in der follikulären Hyperkeratose die Ursache der dystrophischen Störung erblickt, möchte ent-weder der Annahme NOBLs beipflichten oder aber eine kongenitale, naevus-artige Anlage ähnlich jener der Talgdrüsennaevi supponieren. GAWALOWSKI wiederum, welcher bei einem 20jährigen Mädchen neben Pinselhaaren auch noch das Vorhandensein von Spina bifida occulta, Hypertrichosis des Stammes, Fehlen einer Incisivusanlage, endlich auch Anomalien der Schilddrüsentätigkeit feststellen, im mikroskopischen Bilde außerdem doppelte Haarfollikel, sowie doppelte Papillen- und Bulbusbildung nachweisen konnte, will in Hinblick auf seine Befunde eine Dysplasie annehmen, welche durch vorzeitige Verhornung und Talgmangel begünstigt wird und deren Hauptfaktor in einer überhasteten Bildung neuer, produzierender Papillen zu bestehen scheint, weshalb GAWA-LOWSKI das Krankheitsbild als Dysplasia pilorum thysanoformis bezeichnet und den Zusatz sive proleptica hinzufügt. POSCHACHER endlich konnte das Auftreten dieser Affektion auffallend häufig und bei beiden Geschlechtern beobachten, während die Mehrzahl der Autoren Seltenheit der Erkrankung und das ausschließliche Befallensein der Männer hervorhebt; dieser Autor möchte, wie FUHS als auslösendes Moment äußere Einwirkungen, Fettstoffe der verschiedensten Art, Staub, Ruß, Hitze usw. annehmen und demzufolge das Krankheitsbild zum größeren Teile unter die Gewerbeschädigungen der Haut einreihen.

In *therapeutischer* Hinsicht wurde für diese Affektion, die oft jahrelang be-stehen kann (GALEWSKY), die mechanische Epilation der schwarzen Stacheln mittels einer Wachs-Kolophoniummischung (1:2) in Vorschlag gebracht (POSCHACHER), während als medikamentöse Behandlung die Anwendung von Salicylsalben empfohlen wurde (SUTTON).

C. Acneiforme Follikularkeratosen.

Verfolgt man die in der Literatur niedergelegten Darstellungen und Beobachtungen der follikulären Keratosen, so zeigt es sich, daß neben den lichenoiden und weitaus selteneren spinulösen Formen der Follikularkeratosen in einer recht spärlichen Anzahl von Fällen auch follikuläre hyperkeratotische Prozesse beschrieben wurden, die man wegen ihrer Ähnlichkeit mit der gewöhnlichen Acne als *acneiforme Follikularkeratosen* zu bezeichnen pflegt und welche als Primäreffloreszenz nicht ein konisches Knötchen mit einfacher oder spinulöser Verhornung, sondern ein *comedoartiges, nicht selten auf einer nur ganz schwach geröteten oder bräunlichen Papel aufsitzendes Horngebilde erkennen lassen.*

Schon in den einleitenden Worten des vorhergehenden Kapitels wurde hervorgehoben, wie oft, und zwar vielfach vergeblich, der Versuch unternommen wurde, die unter verschiedenen Benennungen geschilderten, meist unzulänglich charakterisierten und oft nur mangelhaft durchuntersuchten Fälle von spinulösen Follikularkeratosen zu sichten und zu ordnen, wie schroff auch heute noch vielfach die Ansichten der verschiedenen Autoren bezüglich der Einreihung der einzelnen Fälle einander gegenüberstehen. Die gleichen Schwierigkeiten, vielleicht sogar in noch höherem Ausmaße, zeigen sich auch bei den acneiformen Follikularkeratosen, ,,die ein besonders dunkles Kapitel der Dermatologie bilden und unter verschiedenen Namen, besonders als Keratosis follicularis contagiosa BROOKE ein sagenhaftes Leben führen'' (SIEMENS). Daß die von BROOKE geschilderte Affektion einen so schwankenden Platz im System der Dermatosen einnimmt, hat vor allem seinen Grund darin, daß man zunächst unter dem Namen Keratosis follicularis eine Reihe von Erkrankungen zusammenfaßte, welche mit dem Krankheitsbilde BROOKEs nichts zu tun hatten; dies gilt vor allem für jene Fälle, welche eigentlich der Keratosis suprafollicularis alba et rubra angehören, mitunter jedoch als Hyperkeratosis follicularis oder Keratosis follicularis bezeichnet werden, wie etwa beispielsweise ein von MACKENZIE beobachteter Fall. Die Verwirrung steigerte sich nun, als WHITE, BOWEN und auch etliche andere Autoren sichere Fälle von Psorospermosis follicularis, von DARIERscher Krankheit unter dem Namen Keratosis follicularis schilderten, ein Vorgang, der sich in der Folgezeit vielfach wiederholte, so daß eine ganze Reihe von einwandfreien Darierfällen (ELLIOT, ENGMAN-MOOK, TRIMBLE u. a.) die Bezeichnung Keratosis follicularis trägt, ja daß diese namentlich bei den amerikanischen Autoren geradezu ein Synonym für die DARIERsche Krankheit geworden ist, wie dies Fälle erweisen, die auch heute noch so benannt werden (CANNON, SWEITZER u. a.). Dazu kam schließlich, daß eine Reihe von Fällen, die wohl zur Keratosis follicularis BROOKE gerechnet werden müssen, von einigen, namentlich älteren französischen Autoren, wegen der Ähnlichkeit des Krankheitsbildes mit jenem der banalen Acne als Acné cornée bezeichnet wurden, daß weiterhin Beobachtungen, die wohl eher den spinulösen Follikularkeratosen, bzw. dem Morbus Darier zugezählt werden müssen, ebenfalls als Acné cornée geschildert wurden, so daß unter dieser Bezeichnung, wie TOUTON 1899 auf dem Straßburger Kongreß auseinandergesetzt und LANG vor einigen Jahren neuerlich betont hat, Fälle geschildert erscheinen, welche einerseits ganz anderen Affektionen zugerechnet werden, andererseits aber zum Teil unter die spinulösen, zum anderen Teile unter die acneiformen Follikularkeratosen einbezogen werden müssen.

Löst sich so das Bild der Acné cornée in eine Reihe von Beobachtungen auf, die ganz verschiedenen Affektionen zuzuzählen sind (TOUTON), so bleibt als Hauptvertreter der acneiformen follikulären Hyperkeratosen die Keratosis

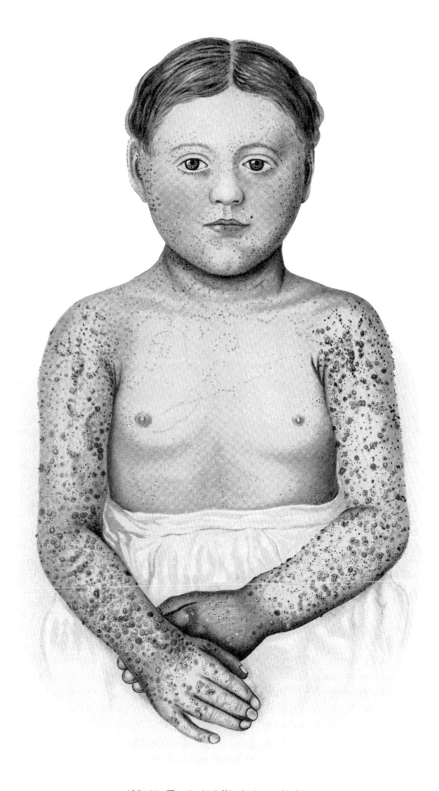

Abb. 15. Keratosis follicularis contagiosa.
(Nach N. G. BROOKE: Internationaler Atlas seltener Hautkrankheiten 1892, H. 7, Taf. 22.)

follicularis contagiosa Morrow-Brooke zurück, deren erste Fälle bereits schon
von Cazenave und von Hardy beobachtet worden sein dürften, welche das
Leiden jedoch als Acné sébacée bezeichneten, weil sie die Ansicht vertraten,
daß die für die Krankheit so charakteristischen Auswüchse durch Exsudation
aus den Talgdrüsen entstünden. Die Benennung Keratosis follicularis contagiosa
stammt jedoch von Prince A. Morrow, dessen 1886 beschriebener Fall indes
von Lewandowsky nicht zur Keratosis follicularis contagiosa gerechnet wird.
Als erste hierher gehörige, ausführlich beschriebene Erkrankung ist demnach die
Beobachtung von Brooke anzusehen (Abb. 15), welcher 1892 im internationalen
Atlas seltener Hautkrankheiten eine eingehende Darstellung der klinischen und
histologischen Veränderungen veröffentlicht und dabei den Lichen spinulosus,
sowie die von Leloir-Vidal als Acné cornée, von E. Wilson als Ichthyosis
sebacea cornea, von Lesser als Ichthyosis follicularis beschriebenen Fälle mit
dem seinen in eine Reihe stellt. 1901 versuchte dann Adamson, dessen Arbeit
im Vorhergehenden schon mehrfach gewürdigt worden ist, das Krankheitsbild
des Lichen spinulosus an der Hand eigener Beobachtungen aus dem Chaos der
in der Literatur niedergelegten Schilderungen herauszukristallisieren, wobei er
die von Hardy, Guibout, Leloir-Vidal und Hallopeau als Acné cornée
beschriebenen Fälle, ferner die von Audry als Kératose pilaire engainante
und von Giovannini als Acne cornea geschilderten Beobachtungen mitein-
bezieht, aber auch einen von Barbe als Keratosis follicularis Brooke bezeichneten Fall zum Lichen spinulosus rechnet. Während so Adamson eine ganze
Reihe von Fällen der Acné cornée in das Krankheitsbild des Lichen spinulosus
mit einbezieht, trat Salinier dieser Auffassung entgegen und ihm schloß
sich später Lewandowsky an, der 1910 einen, besonders in kritischer Hinsicht
sehr wertvollen Beitrag zur Brookeschen Krankheit veröffentlichen konnte,
nachdem schon vorher Šamberger und Gutmann dieses Thema namentlich
in histopathologischer Hinsicht gründlich bearbeitet hatten, Šamberger
insbesondere der Nachweis gelungen war, daß die Haarfollikel nicht der einzige
Sitz der Veränderungen seien, die Keratose also als pseudofollikulär zu bezeichnen
wäre. Die von Lewandowsky vertretene Ansicht, daß die Acné cornée-Fälle,
zum Teil wenigstens, mehr Gemeinsames mit der Brookeschen Dermatose aufweisen, hat sich so ziemlich zu behaupten gewußt; Janovsky, Jarisch-Matzenauer, Ehrmann, auch Gans rechnen wenigstens die älteren, von Hardy,
Leloir-Vidal beschriebenen Fälle der Acné cornée zur Keratosis follicularis
Brooke. Lewandowskys Publikation, in welcher er auch gegen das der Keratosis follicularis Brooke meist hinzugefügte Epitheton „contagiosa" Stellung
nimmt, verdient auch insoferne hervorgehoben zu werden, als sie hinüberleitet
zur Arbeit von Siemens, der 1922 unter kritischer Sichtung der in der Literatur
niedergelegten Fälle an der Hand einer eigenen Beobachtung und anknüpfend
an Lewandowsky, einen eigenen Typus der Keratosis follicularis Brooke aufzustellen vermochte. Wenn auch Siemens in dieser Publikation auf gewisse,
zur differentialdiagnostischen Abgrenzung der Keratosis follicularis Brooke und
der Keratosis spinulosa wichtige Details aufmerksam gemacht hat, so betont
er doch auch andererseits, wie außerordentlich schwierig es zuweilen ist, beide
Krankheitsbilder auseinanderzuhalten. Diese Schwierigkeiten sind ja auch
mit ein Grund dafür, daß einige Autoren eine strenge Scheidung der beiden
Affektionen für kaum durchführbar, ja kaum für gerechtfertigt halten, so
insbesondere Lang, Martinotti und E. Freund, welcher letztere beide Krankheiten als wesensgleiche Hautveränderungen beurteilt und in der Keratosis
follicularis Brooke die relativ etwas schwerere, zur Generalisierung neigende,
rascher verlaufende, in der Keratosis spinulosa die mildere, mehr lokalisierte,
eher chronische Varietät einer und derselben Affektion sehen will.

Klinisches Bild. „Ist schon die symptomatologische Charakterisierung der Keratosis spinulosa vorläufig noch schwierig, so kann ein befriedigendes Bild der Keratosis follicularis contagiosa zur Zeit überhaupt nicht entworfen werden" (SIEMENS). Daß eine scharf umschriebene, detaillierte Schilderung dieses Krankheitsbildes auf solche Schwierigkeiten stößt, wird verständlich, wenn man bedenkt, wie spärlich die Zahl der bis jetzt als Keratosis follicularis BROOKE geschilderten Beobachtungen ist, wie ungenügend die literarischen Unterlagen sind, nicht nur, weil es sich vielfach um Fälle handelt, die vor vielen Jahren mit mangelhaften Untersuchungsmethoden durchforscht worden sind, nicht nur, weil auch die wenigen Fälle mancherlei Abweichungen und Differenzen in ihrem klinischen Bilde aufweisen, sondern insbesondere, weil wir nur zum kleineren Teile auf eingehende Schilderungen zurückgreifen können, im übrigen aber auf knappe Demonstrationsberichte angewiesen sind, welche eine ins Detail gehende Darstellung vielfach vermissen lassen, mitunter sogar so sehr, daß die Einreihung des betreffenden Falles zur BROOKEschen Krankheit fraglich erscheinen kann. Um also das klinische Bild der Keratosis follicularis contagiosa wenigstens in großen Zügen entwerfen zu können, muß man alle nur irgendwie zweifelhaften Fälle eliminieren wie dies SIEMENS getan hat, der zunächst die von NEISSER und von HEBRA geschilderten Fälle ausschließt, weil ihre Zugehörigkeit zum Morbus Darier nicht mit Sicherheit verneint werden kann. Dasselbe gilt auch von dem von SAALFELD beobachteten Falle, wie dies BLASCHKO und LESSER in der dieser Demonstration folgenden Diskussion hervorheben. Auch die von WOLF, HALBERSTAEDTER, SOKOLOFF und LAMÉRIS als Keratosis follicularis bezeichneten Fälle will SIEMENS nicht als solche gelten lassen mit der Begründung, eine stärker entwickelte Keratosis spinulosa in diesen Beobachtungen nicht ausschließen zu können, bzw. annehmen zu müssen. Den gleichen Standpunkt vertritt er übrigens auch bei dem VON LESSER als Ichthyosis follicularis geschilderten Fall, der bis jetzt von nahezu sämtlichen Autoren der BROOKEschen Krankheit, von MARX allerdings in letzter Zeit der Keratosis pilaris zugerechnet wurde, ja SIEMENS geht sogar so weit, die Beobachtung MORROWS als nicht hierher gehörend abzulehnen, und zwar unter Berufung auf LEWANDOWSKY, obwohl aus den Arbeiten des letzteren eine so scharfe Stellungnahme nicht klar ersichtlich ist, vielmehr in der bekannten Arbeit über Keratosis follicularis überall die Namen der beiden ersten Beschreiber dieses Krankheitsbildes MORROW und BROOKE hinzugefügt erscheinen. Aus den verbleibenden spärlichen Beobachtungen, die in den letzten Dezennien nur um die bemerkenswerte Arbeit von SIEMENS und einige wenige Krankenvorstellungen bereichert wurden, ergibt sich nun ein Krankheitsbild, das im ganzen und großen jenen Schilderungen entspricht, wie sie JANOVSKY, JARISCH-MATZENAUER u. a. entworfen haben, wobei sie zumeist auf die Darstellung des von BROOKE beobachteten, als klassisch geltenden Falles zurückgreifen.

Als erstes Symptom der Keratosis follicularis BROOKE kommt es zur Entwicklung eines aus kleinen, schwarzen Punkten bestehenden Ausschlags, welcher mitunter plötzlich, exanthemartig (ROCAMORA), zumeist aber langsam und allmählich sich entwickelt, wobei irgendwelche subjektiven Beschwerden, insbesondere Jucken, fehlen oder nur in Ausnahmefällen vorangehen (GUTMANN) bzw. gleichzeitig bestehen (ŠAMBERGER). Während nun die Haut in der Umgebung dieser schwarzen Punkte trocken, schilfernd erscheint und allmählich einen schmutziggelbbraunen Farbenton annimmt, zugleich eine deutliche Vergröberung der Oberflächenzeichnung und der normalen Hautfelderung aufweist (ARNING, EHRMANN, GUTMANN, JANOVSKY, JARISCH-MATZENAUER, ŠAMBERGER, UNNA), erheben sich die Follikel zu kleinen, höchstens stecknadelkopf- bis hanfkorn- oder gerstenkorngroßen, mitunter aber auch linsengroßen (ŠAMBERGER) Papeln

(Abb. 16), welche einen aus der Follikelmündung hervorragenden plumpen Stachel oder einen comedoartigen Zapfen, seltener auch ein abgebrochenes (Guttmann, Morrow, Rocamora) oder nach aufwärts gerichtetes Härchen (Sabolotsky) erkennen lassen. Die Papeln haben zumeist die Farbe der umgebenden Haut (Šamberger, Unna), weisen aber auch mitunter einen blaßrosa Farbenton auf (Ehrmann, Fischl, Lewandowsky). Während nun manche dieser Horngebilde stationär bleiben und ihre schwärzliche Farbe verlieren, breiten sich die Veränderungen auch auf früher nicht befallene Hautstellen aus, indem, immer in der gleichen Reihenfolge, zunächst schwärzliche Punkte auftreten, dann eine bräunliche Pigmentierung der in Erscheinung tretenden Papelchen wie der Umgebung auftritt und die schwärzlichen Punkte teils zu plumpen Stacheln, teils zu dicken Hornzapfen heranwachsen. Diese Horngebilde bedingen eine eigenartige Rauhigkeit der veränderten Hautstellen, so daß sie beim Darüber-

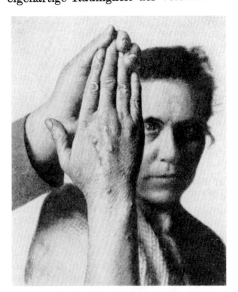

Abb. 16. Keratosis follicularis.
(Aus F. Šamberger: Arch. f. Dermat. 76, Taf. 6.)

streichen mit der flachen Hand sich reibeisenartig (Brooke, Little, Sequeira), wie die Rückseite eines mit feinen spitzen Dornen besetzten Rosenblattes (Lesser) oder wie eine Kalbszunge (Morrow) anfühlen. Pos-pelow erwähnt auch gelegentlich der Demonstration eines einschlägigen Falles durch Sabolotsky, daß die Hornzapfen wie Metallstückchen rasseln, wenn man mit einem Papierstückchen über sie hinwegstreicht, ein Beweis für die Härte der Horngebilde, welche nur schwer (Elliot, Jarisch-Matzenauer, Lewandowsky, Roca-mora), oft nur mit Anwendung eines stärkeren Druckes oder mit Zuhilfenahme einer Pinzette sich aus dem Follikel entfernen lassen, worauf dann eine klaffende Öffnung zurückbleibt. Elliot erwähnt sogar, daß nach gewaltsamer Entfernung der Hornpfröpfe eine leichte Blutung auf-trat. Die Form und Gestalt dieser Horngebilde ist unabhängig von der Größe der Papeln, aus welchen sie hervorragen, scheint aber in einem gewissen Abhängigkeitsverhältnis zur Körperregion zu sein (Ehrmann, Lewandowsky, Morrow, Unna), indem am Hals, Nacken und in der Achselhöhlengegend mehr borsten- oder stachelförmige, an den Extremitäten mehr plumpe, zapfen- oder comedonenähnliche Hornbildungen entstehen. Die Verschiedenheit dieser Gebilde ist für das Krankheitsbild, wie Siemens betont, ebenso charakteristisch wie auch ihre Neigung, nirgendwo zu Gruppen zusammenzutreten. Mitunter können wohl die Stachel- und Pfropfbildungen so dicht aneinandergefügt sein, daß eine Gruppierung vorgetäuscht wird und kleine, verrucöse, rauhe, klumpige Plaques erkennbar sind (Arning, Janovsky, Jarisch-Matzenauer, Lewandowsky, Little), zumeist aber sind die Veränderungen diffus ausgestreut, wobei nicht selten eine Art Symmetrie der Verteilung zu erkennen ist (Arning, Guttmann, Lewandowsky, Little, Sabolotsky). Befallen erscheinen hauptsächlich der Nacken (Brooke, Gut-mann, Unna) und die Extremitäten (Arning, Elliot, Lewandowsky, Morrow, Šamberger, Unna), von welchen und zwar weniger die Beugeseiten als hauptsächlich die Streckflächen der Arme (BROOKE, FISCHL, GUTMANN, MORROW, ŠAMBERGER), der Hände (GUTMANN, MORROW, ŠAMBERGER) und der Finger (GUTMANN, MORROW) hauptsächlich Sitz der Veränderungen sind, während an den Beinen und in der Glutäalgegend dies seltener der Fall zu sein pflegt. Mitunter ist auch der Rumpf, namentlich die Gegend des Schultergürtels verändert, allerdings zumeist nur in geringem Ausmaße wie dies von BROOKE, EHRMANN, FISCHL, LÖWENFELD beschriebene Fälle erweisen; in wenigen Fällen war auch das Abdomen Sitz der Veränderungen (FISCHL, SABOLOTSKY), in anderen, ganz seltenen Beobachtungen war sogar der ganze Körper befallen (LESZCZYNSKI, SABOLOTSKY). Volae und Plantae sind fast immer unverändert LEWANDOWSKY, ROCAMORA, SABOLOTSKY), nur in einem von SOKOLOFF beobachteten Falle, der jedoch ebenso wie die Beobachtung LÖWENFELDs hinsichtlich der Zugehörigkeit zur BROOKEschen Krankheit als zweifelhaft angesehen werden muß, finden sich Hyperkeratosen und Rhagaden der Handteller und Fußsohlen. Gesicht und Kopfhaut sind zumeist frei (BROOKE, LEWANDOWSKY, LITTLE, SABOLOTSKY) und weisen nur in wenigen Fällen Veränderungen auf, so im Bereiche des Gesichts an der Nase (ELLIOT, UNNA), an den Wangen (ARNING, ELLIOT, UNNA) und an den Ohren (ARNING, GUTMANN, UNNA). Was endlich die behaarte Kopfhaut betrifft, so wurden Veränderungen derselben nur in zwei Fällen beschrieben, von welchen jedoch die Beobachtung LESSERs, wie schon erwähnt wurde, von SIEMENS eher zu den spinulösen Follikularkeratosen bzw. zur Keratosis pilaris gezählt wird (MARX). Bei der 54jährigen Patientin GUTMANNs zeigten sich schwarze, kaum erhabene Punkte nur im Bereiche des Vorderkopfes, während die Seitenteile und vor allem der Scheitel mit dicken, grobblätterigen, vollkommen trockenen Schuppenmassen bedeckt waren. Die Haare standen an sich zwar nicht sehr dicht, boten aber doch nicht das Bild eines ausgesprochenen Haarausfalles und ließen selbst auch keine wahrnehmbaren Veränderungen erkennen. Erscheinungen von Atrophie und definitiver Alopecie wie sie bei den lichenoiden Follikularkeratosen wohlbekannt sind, kommen hier für gewöhnlich nicht vor (LANG).

Das Charakteristische dieses Krankheitsbildes liegt, wie SIEMENS hervorhebt, in dem passageren Charakter der Efflorescenzen, wodurch auch die spontanen Schwankungen in der Intensität des Prozesses erklärt werden können, ferner in der Härte und Dunkelfärbung der Horngebilde, welche auf einer papulösen, schmutzigbraunen, nicht selten leicht geröteten Basis aufsitzen, in der diffusen Hyperkeratose, Pigmentation und Vergröberung des Hautreliefs zwischen den Efflorescenzen, endlich auch in der ausgesprochenen Neigung zu spontaner oder therapeutisch bedingter Heilung, wozu noch als besonders charakteristisch die fehlende Tendenz zur Gruppierung und die verschiedene Größe der einzelnen Efflorescenzen hinzukommen (SIEMENS), welch letzteres Moment eine gewisse Polymorphie der Hornbildungen, aber auch des ganzes Bildes bedingt.

Während die Mehrzahl der an und für sich spärlichen Beobachtungen dem oben geschilderten Bilde entspricht, zeigen sich nun doch in den einen oder anderen Fällen Einzelheiten, welche jedoch um so mehr hervorgehoben zu werden verdienen, als einerseits die Symptomatologie der BROOKEschen Krankheit noch keineswegs scharf umrissen dasteht, andererseits aber gerade diese Details hinüberleiten zu einem eigenen Typus der Keratosis follicularis contagiosa. Obwohl nämlich zumeist bei den Beschreibungen und Krankenvorstellungen das Fehlen von Schleimhauterscheinungen (BROOKE) und von Nagelveränderungen hervorgehoben wird, finden sich doch spärliche Beobachtungen, welche zunächst ergeben, daß gelegentlich die *Mundhöhlenschleimhaut* ein pathologisches Aussehen aufweisen kann. So erwähnte beispielsweise schon seinerzeit MORROW, daß in seinem Falle deutliche Fissurenbildung der Zunge neben leukoplakischen Veränderungen der Mundschleimhaut vorhanden war. Lewandowsky schildert eine an den Mundwinkeln deutlich hervortretende abnorme Verhornung der Mundhöhlenschleimhaut in Form von dicken, weißen, von Spalten durchfurchten Auflagerungen, ähnlich jenen einer hochgradigen Leukoplakie. Fischl endlich erwähnt gelegentlich einer einschlägigen Krankenvorstellung das Vorhandensein einer leukoplakieartigen Fläche am harten Gaumen, auf welcher comedoähnliche Pröpfe, bzw. Grübchen nach solchen beiderseits der Raphe palati sichtbar waren. Was andererseits *Nagelveränderungen* bei Brookescher Krankheit betrifft, so erscheinen solche nur in dem von Sokoloff beobachteten Falle erwähnt. Nimmt man nun noch hinzu, daß in den Fällen von Neely und Sokoloff auch Keratosen der Palmae und Plantae vorhanden waren, so leiten alle diese Beobachtungen, wie dies schon seinerzeit Lewandowsky ausgesprochen hatte, hinüber zu jenen Fällen, die von Jadassohn-Lewandowsky und Bettmann beobachtet worden waren und welche zusammen mit jenen von Babicek und Hartzell, insbesondere aber mit zwei wertvollen Beobachtungen von Siemens einen eigenen, von der Brookeschen Krankheit wohl zu unterscheidenden, offenbar kongenitalen Typus der acneiformen, bzw. comedoähnlichen Keratosis follicularis bilden (Siemens), von welchem noch im folgenden die Rede sein soll.

Jede Schilderung der *histologischen Veränderungen* bei der Keratosis follicularis Morrow-Brooke wird immer mit den Namen von Brooke, Unna, Šamberger, Lewandowsky, Gutmann, Morrow auf das engste verknüpft sein, welche in ausgezeichneter Darstellung die anatomischen Verhältnisse zu entziffern und in histopathogenetischer Hinsicht zu verwerten bemüht waren. Betrachtet man nun wie Gans aus didaktischen Gründen die Veränderungen der Follikel und der umgebenden Oberhaut gesondert, so ergibt sich zunächst, daß die Hornschichte *in der Umgebung der Efflorescenzen* wesentlich verbreitert ist (Gutmann, Lewandowsky, Morrow, Šamberger, Unna) und auch dort, wo das darunterliegende Rete Malphighii hyperplastisch ist und eine Vermehrung seiner Zellreihen aufweist, die gesamte Oberhautschichte an Ausdehnung übertrifft. Die Hornschichte ist aber nicht nur auffällig verbreitert, sie macht auch vielfach den Eindruck einer kompakten, aus fest zusammenhängenden Hornlamellen bestehenden Platte, wie dies Šamberger betont, deŕ auf die Erscheinungen von Hyperproduktion und Hyperkohäsion der Hornschichte mit Nachdruck hingewiesen hat (Abb. 17c). Das darunterliegende, mitunter als normal (Gutmann), dann wieder als verbreitert (Brooke, Lewandowsky) geschilderte Stratum granulosum trennt die mächtige, festgefügte Hornschichte von dem manchmal gleichfalls verbreiterten Stratum spinosum.

Die Veränderungen an den Follikeln unterscheidet Unna in jene der Stachelbildung und in Rententionserscheinungen; auch an den Follikeln fällt vor allem die mächtige Hyperkeratose auf, welche entweder den Haarbalg in toto befällt oder aber sich nur auf dessen oberste Abschnitte beschränkt. Schnitte von relativ jungen Efflorescenzen lassen erkennen, wie die hyperkeratotische Hornschichte der Umgebung in den Follikelausgang hinabtaucht, die eine Wandung desselben auf eine kurze Strecke hin bekleidet und dann, über die Basis hinweggleitend, an der anderen Follikelwand emporzieht, um sich schließlich wieder mit den verbreiterten, den Follikel umgebenden Hornmassen zu vereinigen. In diesen Anfangsstadien ist auch das Stratum spinosum der seitlichen Follikelwand hypertrophiert (Šamberger, Ehrmann, Rocamora) und das gleiche gilt auch hier von dem Stratum granulosum; die oberen Follikelabschnitte erscheinen trichter-, becher- oder kugelförmig (Abb. 17a) erweitert, späterhin werden sie von zwiebelschalenartig angeordneten Hornlamellen erfüllt, die schließlich zum

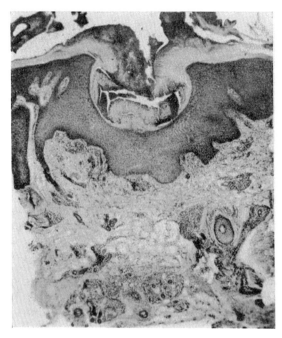

Abb. 17a.

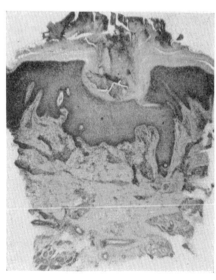

Abb. 17b.

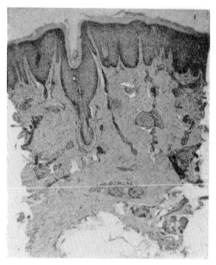

Abb. 17c.

Abb. 17a. Keratosis follicularis. Ein durch die Mitte der konischen Efflorescenz geführter Schnitt
(Nach F. Samberger: Arch. f. Dermat. 76, Taf. 7, Abb. 1.)

Abb. 17b. Keratosis follicularis. Ein weiterer Schnitt aus derselben Efflorescenz (wie Abb. 18a).
Rechtwinklige Abweichung des Haarfollikels von seiner ursprünglichen Richtung.
(Nach F. Samberger: Arch. f. Dermat. 76, Taf. 7, Abb. 2.)

Abb. 17c. Keratosis follicularis. Ein in dem scheinbar gesunden Gewebe geführter Schnitt. Primäre
Veränderungen in dem zentral getroffenen Haarfollikel, Veränderungen in der Umgebung des Follikels.
(Nach F. Samberger: Arch. f. Dermat. 76, Taf. 7, Abb. 3.)

Verschluß des Follikelausgangs führen. Die auch jetzt weiter produzierten Hornmassen üben einen allmählich zunehmenden Druck auf die darunterliegenden Epidermisschichten aus, so daß diese atrophieren, weshalb dann Autoren, welche in diesem Stadium Untersuchungen vorgenommen hatten, eine Ver-

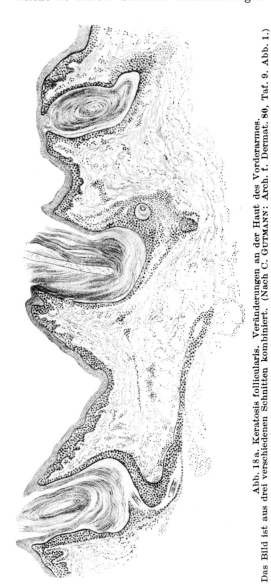

Abb. 18a. Keratosis follicularis. Veränderungen an der Haut des Vorderarmes. Das Bild ist aus drei verschiedenen Schnitten kombiniert. (Nach C. Gutmann: Arch. f. Dermat. 80, Taf. 9. Abb. 1.)

schmälerung des Stratum spinosum und granulosum der seitlichen Follikelwand verzeichnen (Gutmann, Lewandowsky). Allmählich entsteht so ein tief in das Corium hinabreichender, mächtiger Hornpropf in dem erweiterten und gedehnten Follikelhals, an dessen unteren Pol der normal gebliebene tiefere Anteil des Haarbalges mit seiner Talgdrüse als unscheinbares Anhängsel wahrgenommen werden kann; mitunter ist an der Übergangsstelle des erweiterten Follikelanteiles in den übrigen Abschnitt eine nahezu rechtwinkelige Abknickung des letzteren festzustellen (Abb. 17 b). In anderen Fällen wird jedoch der Follikel in seiner ganzen Ausdehnung von Hyperkeratose ergriffen, wobei dann nur ein großer, trichterförmiger, unter der Oberfläche gelegener Hornzapfen daran erinnert, daß an dieser Stelle früher ein Haarbalg vorhanden gewesen war.

Beschränkt sich die Hyperkeratose auf den Follikelausgang, so führt dies zu Retentionserscheinungen, welche einerseits in der Bildung von comedoartigen Cysten, andererseits in Veränderungen der Haare und des ganzen Follikels bestehen. Diese comedoartigen Horncysten unterscheiden sich von Acnecomedonen dadurch, daß ihnen Talgzellen vollständig fehlen, daß sie von Anfang an auch an ihrer Basis von Hornlamellen abgeschlossen werden und daß sie schließlich auch ein meist spiralig gekrümmtes Haar enthalten (Abb. 18a, b). Die Talgdrüsen können erhalten bleiben, zumeist aber atrophieren sie (Ehrmann, Gutmann, Lewandowsky). Ist die Hyperkeratose eine ganz oberflächliche und nur auf das Follikelostium beschränkt, so verläuft das Haar in gerader Richtung bis dorthin und beschreibt hier erst eine Reihe von spiraligen

Krümmungen, so daß ein der Keratosis suprafollicularis ähnliches Bild entsteht (ŠAMBERGER, UNNA).

Was nun die Entstehung der im klinischen Bilde so charakteristischen schwarzen Punkte, plumpen Stacheln und Zapfen betrifft, so ist bei der Entstehung dieser Hornbildungen der Follikel nicht verschlossen; die Hyperkeratose ergreift so früh das Follikelepithel und erzeugt hier ein so energisches Hornwachstum, daß dieses von der ebenfalls, aber doch weniger stark verdickten Hornschichte der Oberfläche nicht zurückgehalten werden kann, sie vielmehr sprengt (UNNA). Die Hornbildungen sind dabei verschieden, je nachdem die Hyperkeratose nur das Follikelostium oder aber den ganzen Haarbalg betrifft. Im ersteren, dem weitaus häufigeren Falle entsteht ein aus zwiebelschalenartig aneinandergelagerten Hornlamellen bestehender, nach oben offener, nach unten halbkugelig abgeschlossener Hornkörper, der an eine einfache Epithelleiste denken lassen würde, wenn nicht das zumeist noch vorhandene Haar die richtige Beurteilung ermöglichen würde. Dadurch, daß die den Follikel ausfüllende Stachelschichte immer neue Hornmassen produziert, wächst der Hornzapfen allmählich in die Höhe, wobei die ältesten und kleinsten Hornlamellen die Spitze, die jüngsten und größten die Basis der Hornmassen bilden, diese selbst eine nach oben spitz zulaufende Stachelform erhalten. Auf diese Weise entstehen die langen, dünnen Hornstacheln (UNNA). Befällt jedoch die Hyperkeratose den ganzen Follikel bis an sein unteres Ende, so werden immer neue Hornlamellen

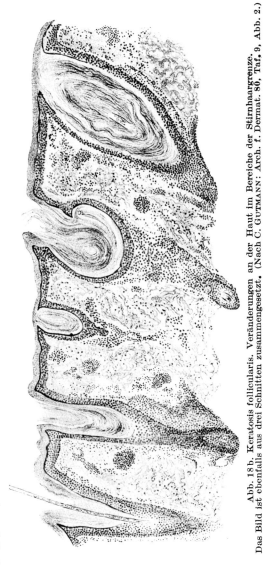

Abb. 18 b. Keratosis follicularis. Veränderungen an der Haut im Bereiche der Stirnhaargrenze. Das Bild ist ebenfalls aus drei Schnitten zusammengesetzt. (Nach C. GUTMANN: Arch. f. Dermat. 80, Taf. 9, Abb. 2.)

zwischen Haar und Stachelschichte eingeschoben, jedoch in einem nach unten hin abnehmenden Grade. Dadurch ist die eigenartige Form des Follikels zu erklären, welcher einen nach oben weit geöffneten, nach unten hin spitzen Trichter bildet, in dessen Achse das von konzentrischen Horntüten umschlossene Haar liegt. Dieses bildet so mit den verhornten Massen zusammen die bei klinischer Betrachtung wahrnehmbaren kurzen plumpen Stacheln, in deren Zentrum das zumeist abgebrochene Haar als schwarzer Punkt auffällt.

Schon BROOKE hat darauf aufmerksam gemacht, daß dieser eigenartige Prozeß keineswegs auf die Follikel beschränkt sein muß; ähnlich wie bei der Keratosis follicularis spinulosa auch mitunter die Mündungen der Schweißdrüsenausführungsgänge, ja sogar die interfollikuläre Epidermis an der Hornstachelbildung teilnehmen können (BECK), so wird auch gelegentlich bei der BROOKEschen Krankheit ein Schweißdrüsenporus von der Hyperkeratose ergriffen (BROOKE, UNNA, LESZCZYNSKI), manchmal auch Stellen, welche in der Nähe eines Follikels gelegen sind (GUTMANN). Kleinere Hornpröpfe entstehen endlich — allerdings kann man dies nur im mikroskopischen Bilde beobachten — auch an Stellen, welche von den Haarbälgen vollständig unabhängig sind und nur der natürlichen Faltenbildung der Haut entsprechen.

Das mikroskopische Bild der Keratosis follicularis MORROW-BROOKE wird also beherrscht durch die Erscheinungen der reinen Hyperkeratose; nur ausnahmsweise kann man am Grunde der Hornstacheln Erscheinungen von Parakeratose erkennen, welche wahrscheinlich so zu erklären ist, daß hier unter dem Druck des Hornkörpers stellenweise das Keratohyalin verschwindet und die Zellkerne erhalten bleiben (UNNA). In einem einzigen, von LEWANDOWSKY beobachteten Falle ist auch atypische Verhornung des Follikelepithels nachgewiesen worden, welche mit der Bildung von Corps ronds und Grains einherging; diese Gebilde waren über die ganze Wand des befallenen Follikels verteilt und fanden sich sowohl in der unmittelbaren Nachbarschaft des Hornzapfens wie auch nahe der Basalschichte. Auch waren alle Übergangsformen von der normalen Epithelzelle zu jenen Degenerationsformen zu beobachten.

In der Cutis zeigten sich im Bereiche des Papillarkörpers, insbesondere aber in der Umgebung der Follikel leichte perivasculäre Infiltrate (UNNA, EHRMANN, GUTMANN, LEWANDOWSKY, ROCAMORA), in deren Bereich sogar die elastischen Fasern fehlen können (UNNA) und welche sich aus Rund- und Bindegewebszellen, spärlichen Mastzellen und einigen polymorphkernigen Elementen zusammengesetzt erweisen, während Plasmazellen fehlen (MORROW). Die Gefäße, namentlich die papillären und subpapillären Gefäße sind fast durchwegs leicht erweitert (BROOKE, UNNA, JANOVSKY). Erwähnenswert ist noch, daß GUTMANN mehr oder weniger ausgesprochene Atrophie der Schweißdrüsenknäuel erwähnt und daß in seinem Falle das Stratum spinosum und basale, insbesondere aber die subepitheliale Schichte des Coriums einen auffallenden Pigmentreichtum erkennen ließen, der auch um die Follikelöffnungen deutlich hervortrat.

Pathogenese und Ätiologie. Von einigen wenigen Ausnahmen abgesehen, neigen fast alle Autoren übereinstimmend der Ansicht zu, bei der Keratosis follicularis MORROW-BROOKE das primäre Moment in der Hyperkeratose zu erblicken; zu diesen Ausnahmen zählt vor allem MORROW, der seinerzeit diese Affektion auf eine Erkrankung der Talgdrüsen zurückführen wollte und behauptete, daß durch eine vorzeitige Exfoliation der Drüsenzellen, verbunden mit einer möglicherweise vorhandenen Atonie der Talgdrüsen oder einer Abnahme der sekretorischen Tätigkeit derselben eine Retention von Sebummassen im Ausführungsgange resultiere, wodurch dann an die Oberfläche Gebilde gelangen, welche den eingedickten oder verhärteten Massen entsprechen würden. Gegen diese Ansicht, daß den Talgdrüsen in der Pathogenese der Erkrankung eine besondere Bedeutung zuerkannt werden muß, haben GUTMANN, LEWANDOWSKY, ŠAMBERGER, UNNA und schon vor Jahren BROOKE Stellung genommen, von welchen letzterer bereits seinerzeit die Meinung vertrat, daß in der hyperplastischen Wucherung der Epidermiszellen und in dem Übermaß der Verhornung das grundlegende Moment der Veränderung zu erblicken sei, daß die Hyperkeratose ausreiche, um alle übrigen Formveränderungen, sowohl jene des Follikels und der Haare, wie auch die Bildungen der plumpen Hornpröpfe und Horn-

stacheln zu erklären. Wenngleich nun die Ansichten der verschiedenen Autoren
in manchen Punkten voneinander abweichen — UNNA nimmt beispielsweise
im Gegensatze zu BROOKE an, daß ,,eine leichte, oberflächliche, aber wesentliche
Entzündung bei dieser Erkrankung nicht mehr und nicht weniger als bei vielen
trockenen Hautkatarrhen'' vorhanden sei —, wodurch letzten Endes die Hyperkeratose bedingt ist, welches das auslösende Moment sei, das scheint bis jetzt
wenigstens noch in tiefes Dunkel gehüllt. BROOKE hatte ursprünglich das nach ihm
benannte Krankheitsbild auf ein spezifisches Kontagium zurückführen wollen,
wobei ihm für die Aufstellung dieser Hypothese die Tatsache genügte, daß die
Erscheinungen in einer vorher ganz gesunden Familie ausbrachen und mehrere
Mitglieder nicht gleichzeitig, sondern sukzessive befallen wurden. Diese Theorie
wurde insbesondere von ŠAMBERGER und nach ihm von einer Reihe von Autoren
wie GUTMANN, LEWANDOWSKY, EHRMANN, SIEMENS bekämpft, wobei insbesondere
SIEMENS betont, daß seit der BROOKEschen Publikation kein Fall mehr geschildert
wurde, bei welchem die Annahme einer infektiösen Genese berechtigt erschien.
Bemerkenswert ist allerdings, daß ROCAMORA Gelegenheit hatte, unter 200 Kindern eines Asyls 14 Fälle zu beobachten, die an einer plötzlich auftretenden
Eruption von harten, follikulär gestellten Hornstacheln erkrankten; neben
schmutzigweißen, gelben oder grauen Stacheln, die zum Teil eingeschlossen
unter der Haut lagen, zum Teil über diese emporragten, schwer zu entfernen
waren und dann eine klaffende Follikelöffnung erkennen ließen, fanden sich auch
Gruppen von papillären Excrescenzen, acneiforme Veränderungen, Pustelbil-
dung oder Erythem, endlich Stomatitis und Zungenplaques. Hinsichtlich der
Verteilung der Veränderungen bestand zumeist Lokalisation an der Streckseite der Extremitäten, in der geringeren Anzahl der Fälle unregelmäßige Verteilung. Die histologische Untersuchung ergab follikuläre Hyperkeratose und
Hornpropfbildung, welche, den Follikel erfüllend und allmählich emporgehoben,
zur Bildung von Hornstacheln führte; ferner waren auch Hyperakanthose
der Epidermisschichten des Follikels sowie eine geringgradige kleinzellige Infiltration des Coriums erkennbar; die bakteriologische Untersuchung konnte in
allen Fällen das Vorhandensein eines grau wachsenden Kokkus nachweisen,
der nach Aussaat von Stacheln und Schuppen auf Glucoseagar und in Agar-
bouillon nach zwei Tagen kräftig wuchs. ROCAMORA schließt seine Beobachtung
an jene von BROOKE an und begründet dies mit dem epidemischen Auftreten,
der Lokalisation der Erscheinungen an den Streckseiten der Extremitäten,
sowie mit dem konstanten Befunde des grauweißen Kokkus, den er als ätiologischen Faktor erklärt. Ob tatsächlich die Annahme ROCAMORAs völlig zu Recht
besteht, ist nicht zu entscheiden. Es muß insbesondere bedacht werden, daß
für das eigentümlich gehäufte Auftreten von Krankheitserscheinungen nicht
immer ein Kontagium zur Erklärung herangezogen werden muß, sondern daß
auch gelegentlich bei Menschen, welche in den gleichen Lebensverhältnissen
sich befinden und den gleichen Schädlichkeiten ausgesetzt sind, gleiche Veränderungen entstehen können, wie dies ŠAMBERGER, GUTMANN, SIEMENS
betont haben; insbesondere der letztere hat daran erinnert, daß schon bei den
BROOKEschen Fällen sich der Gedanke an die gemeinsame Wirkung einer äußeren
Noxe, etwa einer schlechten Seife, nicht von der Hand weisen lasse. Aber selbst
wenn die Beobachtung ROCAMORAs ihre Bestätigung finden sollte, würde sie
vielleicht in gewissem Sinne die Hypothese von SIEMENS stützen, welcher annimmt, ,,daß es sich bei der Keratosis follicularis MORROW-BROOKE ebenso wie bei
der spinulösen Follikularkeratose nur um ein Syndrom handelt, das durch sehr
verschiedene Ursachen ausgelöst werden kann''. SIEMENS erinnert dabei insbesondere daran, daß comedoartige, hornige Erhebungen auch bei anderen Krankheiten, so beim Lichen ruber planus von JADASSOHN, beim Morbus Darier von

Touton beobachtet werden konnten, daß ferner in einer ganzen Reihe von
Fällen das Krankheitsbild auf äußere Einflüsse zurückzuführen war wie beispielsweise in dem von Blaschko beobachteten Falle, welcher sich als Schädigung durch Metallstaub erwies. Auch andere Beobachtungen dieser Affektion
wie die von Gutmann, Šamberger, Sequeira geschilderten Fälle weisen in
ihrer Beschreibung Details auf, welche Siemens an eine ursächlich in Betracht
kommende Schädigung durch Schmieröl denken lassen. Dagegen finden sich
für die von mancher Seite (Gans, Gassmann, Touton usw.) vertretene Ansicht
einer kongenitalen Bedingtheit dieser Affektion nur wenige Anhaltspunkte;
lediglich in dem von Neely beobachteten Falle begann das Leiden schon im
dritten Lebensjahre. Aber gerade diese Beobachtung leitet mit anderen hinüber
zu dem von Siemens aufgestellten, von der Brookeschen Dermatose wohl zu
unterscheidenden kongenitalen Typus der acneiformen Keratosis follicularis,
welcher neben acne- und comedoähnlichen follikulären Hyperkeratosen auch
Veränderungen der Nägel und Mundschleimhaut, sowie Palmar- und Plantarkeratosen erkennen ließ.

Die *Differentialdiagnose* hat vor allem die Abgrenzung dieser Affektion
gegenüber dem *Morbus Darier* zu berücksichtigen; bei dieser letzteren Erkrankung
ist indes nicht nur das klinische Bild ein anderes, indem die differente Lokalisation der Veränderungen, das Auftreten von fungösen, weichen, zottigen, mit
übelriechendem Sekret bedeckten Flächen in der Inguinal- und Anogenital-
region, wie auch die weitaus häufiger zu beobachtenden Veränderungen an den
verschiedenen Schleimhäuten wesentliche Unterschiede gegenüber der Keratosis
follicularis Morrow-Brooke ergeben, es zeigen sich auch im histologischen Bilde
erhebliche Differenzen, so insbesondere das der Darierschen Dermatose eigene
Auftreten von Lücken- und Spaltbildungen, sowie das Verhalten der Basalzellenreihe, welche unterhalb der eben genannten Lücken und Spalten eigenartige, finger- und schlauchförmige, aus Basalzellen bestehende Zellsprossen
gegen das Corium ausstülpt, zumindest aber an diesen Stellen erkennen läßt,
daß die Elemente der Basalzellenschichte aus ihrem gegenseitigen regelmäßigen
Gefüge gebracht, wie durcheinander gewürfelt erscheinen. Der *Lichen ruber
acuminatus* kann gelegentlich ebenfalls mit der Bildung von etwas plumpen
Hornstacheln oder Hornpröpfen einhergehen und dann Schwierigkeiten in
der Abgrenzung gegenüber der Morrow-Brookeschen Krankheit bereiten;
doch werden dann die charakteristische Lokalisation der Veränderungen an der
Kopfhaut und an der Streckfläche der Finger und Hände, verbunden mit der
mächtigen, schwielenartigen Verdickung der Handteller und Fußsohlen, endlich
auch der intensive Juckreiz schließlich eine Unterscheidung ermöglichen.
Beträchtliche Schwierigkeiten erwachsen nicht selten dann, wenn es sich darum
handelt, das nach Morrow und Brooke benannte Krankheitsbild gegenüber
den anderen Formen der follikulären Keratosen abzugrenzen; relativ leicht ist
dies gegenüber den Erscheinungen der *Keratosis pilaris,* die ja sowohl in klinischer
wie in histologischer Hinsicht ein völlig differentes Bild bietet, insbesondere aber
durch die Tendenz zur Narbenbildung ein wichtiges Unterscheidungsmerkmal
liefert (Siemens). Was andererseits die Abgrenzung gegenüber der *Keratosis
spinulosa* betrifft, so hat sich eine Reihe von Autoren (Freund, Martinotti,
Lang) überhaupt dagegen ausgesprochen, diese Bilder voneinander scharf zu
trennen; immerhin wird das fleckweise Auftreten von nahezu gleich großen,
vorzugsweise im Bereiche des Rumpfes lokalisierten Herden mit Neigung zur
Gruppierung und Bildung feiner, gleichmäßiger Hornstacheln, in deren mikro-
skopischem Bilde auch Erscheinungen von Parakeratose deutlich wahrnehmbar
sind, für die Annahme einer Keratosis spinulosa sprechen, während das Vorhandensein von diffus angeordneten, stecknadelkopf- bis linsengroßen, isoliert

stehenden Efflorescenzen mit erheblich größeren, verschieden dicken, polymorphen, plumpen Stacheln und comedoähnlichen, nur wenig aus den Follikeln
hervorragenden Hornpröpfen, die Vergröberung des Hautreliefs zwischen den
Efflorescenzen, eventuell auch die Erscheinungen einer diffusen Hyperkeratose
und Pigmentation für die Keratosis follicularis MORROW-BROOKE charakteristisch
sind, wozu noch kommt, daß im histologischen Bilde der letzteren das Überwiegen
der Hyperkeratose deutlich hervortritt. Die *artefiziellen, acneiformen und comedoähnlichen Follikularkeratosen* endlich sind durch die ausschließliche Lokalisation
an der Streckseite der Finger, Hände und Vorderarme sowie im Bereiche des
Gesichtes, ferner durch die mitunter begleitenden entzündlichen oder Pig-
mentationserscheinungen, schließlich auch durch die Erhebung anamnestischer
Daten fast immer von der BROOKEschen Krankheit zu unterscheiden.

Die *Prognose* dieser Affektion ist eine ziemlich günstige; denn auch wenn
GUTMANN hervorhebt, daß trotz Anwendung verschiedener keratolytischer
Salben eine Besserung nicht erzielt werden konnte, so wird doch andererseits
zumeist die leichte therapeutische Beeinflußbarkeit dieser Krankheit betont,
ja sogar auf die Möglichkeit einer spontanen Heilung hingewiesen (SIEMENS,
UNNA). Allerdings sind die Angaben, die sich auf *therapeutische Maßnahmen*
dieser Affektion gegenüber beziehen, ziemlich spärlich gesät; zumeist werden
erweichende, milde Salben (BROOKE, ŠAMBERGER, SEQUEIRA, UNNA) empfohlen,
welchen SEQUEIRA Bäder, LESSER Abreibungen mit Seifenspiritus voranschickt.
BROOKE, nach dessen Ansicht die Mehrzahl der Fälle nur einer geringen Nach-
hilfe bedarf, damit die Haut wieder ihr normales Aussehen erlangt, bevorzugt
hiebei Einreibungen mit Mollin, einer Talgseife, die einen Zusatz von frischem
Talg und Glycerin enthält und auch geringe Spuren von freiem Alkali aufweist;
SEQUEIRA empfiehlt Salicylsalben, ŠAMBERGER wiederum konnte Besserung nach
Anwendung verschiedener Salben und Pasten, namentlich nach Zinkschwefelpaste
beobachten. MASSA endlich verzeichnet ausgezeichnete Erfolge bei kombinierter
Anwendung von ultravioletten und Röntgenstrahlen.

Acneiforme, bzw. comedonenähnliche Keratosis follicularis, Typus SIEMENS.

Als LEWANDOWSKY 1910 seine Arbeit „Zur Kenntnis der Keratosis follicularis MORROW-BROOKE" veröffentlichte, sprach er gelegentlich der Erörterung
der diesem Krankheitsbilde zuzurechnenden Fälle die Vermutung aus, daß
möglicherweise auch der von JADASSOHN-LEWANDOWSKY in der Ikonographia
Dermatologica geschilderte und ein mit diesem fast übereinstimmender von
BETTMANN 1908 auf dem Frankfurter Kongreß der Deutschen dermatologischen
Gesellschaft gezeigter Fall zur MORROW-BROOKEschen Krankheit gehören dürften.
1921 konnte SIEMENS in Verfolgung dieser Annahme nachweisen, daß die angeführten Beobachtungen zusammen mit ähnlichen, von BETTMANN, BABICEK,
HARTZELL geschilderten Fällen, insbesondere aber mit zwei eigenen, Mutter
und Sohn betreffenden Beobachtungen einen der Keratosis follicularis MORROW-
BROOKE nahestehenden, aber doch von dieser Krankheit wohl zu unterscheidenden Typus der acneiformen, bzw. comedonenähnlichen Follikularkeratosen darstellen. Diese spärlichen Beobachtungen seien im folgenden in
aller Kürze skizziert:

Die Beobachtung von JADASSOHN u. LEWANDOWSKY betraf ein 15jähriges Mädchen und
deren 4jährigen Bruder, welche nahezu vollständig übereinstimmende Veränderungen
aufwiesen, während 7 Geschwister und die, übrigens nicht konsanguinen Eltern erscheinungsfrei waren. Bei der Schwester bestanden, abgesehen von den Veränderungen einer fungösen
Hauttuberkulose, Plantarkeratosen an den Druckstellen der Fußsohle, wobei sich unter den
schwieligen Veränderungen, namentlich in der heißen Jahreszeit, überaus schmerzhafte,

große Eiterkokken und Stäbchen enthaltende Blasen entwickelten, ferner mächtige, seit frühester Kindheit bestehende Pachyonychie der Finger- und Zehennägel sowie Hyperidrosis der Handteller, Fußsohlen und der Nase, welche letztere zeitweise eine der Granulosis rubra nasi ähnliche Veränderung erkennen ließ. Weiterhin waren besonders an den Knien und Ellbogen disseminierte, follikuläre, hanfkorngroße, wenig gerötete Knötchen vorhanden, die in ihrem Zentrum einen nur wenig hervorragenden Hornpropf aufwiesen, nach dessen Entfernung eine kraterförmige Öffnung zurückblieb. Ähnliche, in ihrer Intensität wechselnde Erscheinungen bestanden auch an beiden Scapulae, in der Umgebung der Achselhöhlen und in der Glutäalgegend. Die Haut zwischen den Papelchen war normal. Leukokeratose der Zunge. Die Erscheinungen bei dem Bruder der Patientin boten ein vollständig analoges Bild, nur war ihr Aussehen durch die dunklere Färbung stellenweise mehr comedonenähnlich.

BETTMANN beobachtete einen 8 jährigen Knaben, dessen 4 Geschwister gesund waren und welcher in auffallender Übereinstimmung mit den oben geschilderten Fällen kongenitale Nagelveränderungen, Neigung zu Blasenbildung an verschiedenen Körperstellen, Hyperidrosis, Granulosis rubra nasi, Leukokeratosis linguae und insbesondere disseminierte follikuläre Keratosen in wachsender Intensität erkennen ließ.

Weiterhin konnte BETTMANN in einer Familie bei dem Vater und seinen 3 Söhnen, von welchen der jüngste 8 Jahre zählte, übereinstimmend kongenitale Verkümmerungen der Nägel, ausgedehnte leukoplakische Veränderungen der Mundhöhlenschleimhaut und disseminierte follikuläre Keratosen feststellen.

HARTZELL beobachtete ausgedehnte Leukoplakien der Mundhöhle, welche ebenso wie die in diesem Falle vorhandenen follikulären Keratosen seit frühester Kindheit bestanden.

Von besonderer Bedeutung sind die von SIEMENS geschilderten Fälle, welche eine 33 jährige Frau und deren 10 jährigen Sohn betrafen; bei beiden bestanden die Veränderungen in wechselnder Intensität seit dem 1.—2. Lebensjahre. Die Geschwister sind erscheinungsfrei, Konsanguinität nachweislich nicht vorhanden. Bei dem Knaben waren vor allem die Nagelveränderungen auffallend, welche eine leichte Pachyonychie mit stellenweise warzig aufgeworfenem, rissigem, hartem, hornigem, schmutzig-schwärzlichem Nagelfalz erkennen ließen; Endglieder der Zeige- und Mittelfinger zwischen Nagelwurzel und Fingergelenk aufgetrieben, mit leichter Rötung der bedeckenden Haut. Plantarkeratosen über den Druckstellen der Fußsohlen, über dem rechten Malleolus externus ein bohnengroßer, verrucöser, auf leicht pigmentiertem Grunde aufsitzender Herd. Pachyonychie der großen und kleinen Zehen. An den Mundwinkeln leicht elevierte, oberflächlich macerierte Plaques; die Lippen weisen ebenfalls Erscheinungen von Hyperkeratose auf. Lingua plicata, leukoplakieartige Veränderungen der rechten Zungenhälfte und der Wangenschleimhaut. Besonders auffallend war die Aussaat von follikulären, besonders an den Knien und Ellbogen, aber auch an den Nates, an der Hinter- und Außenseite der Oberschenkel und Unterschenkel, sowie in der Umgebung des Mundes, am Lippenrande und in der Kinnfurche lokalisierten Hyperkeratosen, welche unregelmäßig verstreut alle Größenunterschiede von einer kaum merklichen Schwellung des Follikels bis zu linsengroßen, kreisrunden, kalottenförmig gewölbten Papeln erkennen lassen (Abb. 19). Die kleinsten Papelchen sind hautfarben und tragen ein kleines, comedonenartiges, hartes, nicht exprimierbares Hornkegelchen oder ein kleines, hartes, braunes, leicht abkratzbares Hornschüppchen, die großen Efflorescenzen sind mehr mattrot bis bräunlichrot und weisen eine zentrale, schwarzbraune, sehr harte, einer dicken Linse nicht unähnliche Hornmasse auf, die nur schwer und unter ziemlichen Schmerzen, zuweilen auch unter Blutung entfernt werden kann und dann einen kleinen Krater hinterläßt. Die Haut zwischen den Papeln ist kaum verändert, höchstens etwas stärker als normal gefeldert.

Die Mutter des oben geschilderten Patienten zeigte im Alter von 10 Jahren, wie alte Krankengeschichten und Moulagen ergaben, ähnliche Krankheitsherde an den Knien, Ellbogen, Nates, Mundwinkeln und am Lippenrand, vereinzelte Keratosen auch auf dem Rücken. Die Nachuntersuchung der 33 jährigen Frau ergab, daß die Veränderungen noch immer, an den Ellbogen allerdings spärlicher vorhanden waren, an den Knien fehlten; dagegen waren die Palmarkeratosen reichlicher, Nagelveränderungen, welche jenen des Sohnes entsprachen, an allen Finger- und Zehennägeln aufgetreten. Die Plantarkeratosen glichen völlig jenen der seinerzeit angefertigten Moulage. Lingua plicata; auf der Wangenschleimhaut hinter den Mundwinkeln Furchen mit leichter Leukoplakie wie bei dem Sohne.

Diesen Beobachtungen wäre ein weiterer von SCHÄFER geschilderter Fall anzuschließen, welcher follikuläre acneiforme Hyperkeratosen an den Streckseiten der Knie, Fußgelenke, Ellbogen, an den Nates und den hinteren Achselfalten erkennen ließ, aber auch Hyperidrosis der Handteller, Fußsohlen und der Nasenspitze, Hyperkeratosen der Palmae und Plantae mit zeitweiligen, ohne nachweisbare Ursache auftretenden Blasenbildungen an den letzteren, Pachyonychie der Finger- und Zehennägel, sowie Leukokeratose der Zungen- und Wangenschleimhaut aufwies. Bemerkenswert ist, daß in diesem Falle auch

Veränderungen im Bereiche des Larynx und der Cornea bestanden und daß narbig-atrophische, haarlose Stellen an der Kopfhaut erkennbar waren.

Schließlich schildert FÜLLENBAUM einen Vater und dessen 8 jährige Tochter, bei welcher letzteren Erscheinungen im 3. Lebensjahre auftraten und mit jenen des Vaters fast völlig übereinstimmten; an Handtellern und Fußsohlen inselförmige und streifenartige Hyper-keratosen, an den Nägeln Pachyonychie und Leukonychie, an der Mundschleimhaut leukoplakische Herde, an den Streckseiten der Unterschenkel, in der Patellargegend und am Gesäß ver-einzelte follikuläre Papeln, deren klinisches Aussehen vollständig dem Bilde der Keratosis follicularis ent-spricht. FÜLLENBAUM bezeichnet ihre Beobachtungen als Dyskeratosis kon-genitalis, Typus RIEHL und möchte sie den von RIEHL sen., BRÜNAUER, SCHÄFER, FUHS geschilderten Fällen anreihen.

Der von SIEMENS beschrie-bene Typus der acneiformen, bzw. comedonenähnlichen Kera-tosis follicularis, der mit Rück-sicht auf die gleichzeitig vor-handenen Verdickungen der Nägel, die umschriebenen Kera-tosen an den Palmae und Plantae sowie an der Schleim-haut auch als Teilbefund einer „Keratosis multiformis" ange-sehen werden kann, unterscheidet sich von dem MORROW-BROOKE-schen Krankheitsbilde vor allem dadurch, daß er kongenital ist, eine bestimmte Lokalisation er-kennen läßt, Veränderungen der Nägel und der Mundschleim-haut sowie Beteiligung der Handteller und Fußsohlen auf-weist. Die Primäreffloreszenz ist ein comedoähnlicher, mitunter kuppelförmiger, harter Horn-pfropf, der auf einer mattroten oder schmutzig - bräunlichen Papel aufsitzt und, gewaltsam entfernt, eine trichterförmige Vertiefung hinterläßt. Die ein-zelnen Effloreszenzen können

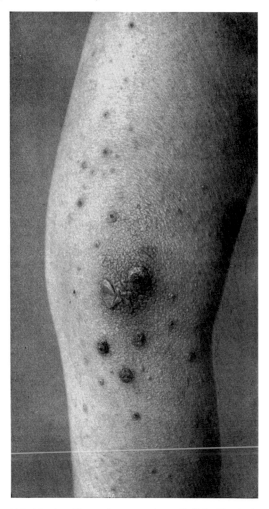

Abb. 19. Acneiforme bzw. comedonenähnliche Keratosis follicularis, Typus SIEMENS.
(H. W. SIEMENS: Arch. f. Dermat. 139, 65, Abb. 1.)

verschiedene Entwicklungsstadien aufweisen und so eine gewisse Polymorphie bedingen, sie lassen wohl keine Neigung zur Gruppierung, wohl aber ge-wisse Prädilektionsstellen erkennen, da zumeist Ellbogen und Knie, die Streck-flächen der Extremitäten, Nates und Perioralregion befallen erscheinen. Die Keratosen der Handteller und Fußsohlen entsprechen zumeist den Druck-stellen. Unterhalb der Plantarschwielen (JADASSOHN-LEWANDOWSKY), aber auch unabhängig von diesen (SCHÄFER) sowie an anderen Körperstellen (BETT-MANN) wurde gelegentlich das Auftreten pemphigoider Blasenbildungen beob-achtet. Vielfach besteht eine deutliche Hyperidrosis der Palmae und Plantae.

Besonders auffallend sind die Veränderungen der Mundschleimhaut und der
Nägel, von welchen letztere das Bild der Pachyonychie und Onychogryphosis,
mitunter jedoch nur leichtere Verdickung, Mißfärbung, Brüchigkeit erkennen
lassen, gelegentlich auch Leukonychie aufweisen (Schäfer, Füllenbaum).
Die Schleimhauterscheinungen erweisen sich als leukoplakieartige Veränderungen
der Wangenschleimhaut, seltener der Zungen- (Siemens) oder Gaumenschleimhaut (Füllenbaum). Vielfach besteht daneben eine Lingua plicata (Siemens).
Histologisch zeigt sich der Follikeltrichter durch schalenartig ineinandergeschachtelte, vorwiegend parakeratotische Hornmassen erweitert (Siemens,
Schäfer); Vakuolisierungserscheinungen finden sich sowohl im Bereich des
Stratum granulosum wie in den obersten Lagen des Stratum spinosum, dagegen wären dyskeratotische Zellen in den von Siemens und Schäfer untersuchten Fällen nicht nachweisbar. In der Umgebung der verhornten Follikel
bestehen Akanthose und Hyperkeratose, in der Cutis mäßig starke, aus Lymphocyten und Bindegewebszellen bestehende Zellinfiltrate (Schäfer). Die Ätiologie
dieses Leidens, das in wechselnder Intensität das ganze Leben hindurch besteht
und höchstens mit zunehmendem Alter sich zu bessern scheint, ist dunkel;
Siemens, der das Fehlen von Konsanguinität der Eltern hervorhebt, nimmt an,
daß es sich um eine polyide Erbkrankheit handeln könnte.

Artefizielle acneiforme folliculäre Keratosen.

Es wurde schon bei der Besprechung der lichenoiden und spinulösen Follikularkeratosen hervorgehoben, daß durch berufliche und gewerbliche Schädigungen, und zwar sowohl durch mechanische, chemische und calorische Noxen,
wie auch durch Kombination derselben klinische Bilder entstehen können, welche
mehr oder weniger die Erscheinungen einer Keratosis follicularis lichenoides aufweisen, mitunter auch spinulöse Veränderungen erkennen lassen, oft aber auch
in Verbindung mit acneähnlichen Veränderungen, Comedonenbildung, Follikulitiden, Dermatitiden und Melanose einhergehen. Derartige, Keratosis follicularis-ähnliche, auf mechanische Momente zurückzuführende Erscheinungen
wurden bei der Einwirkung von Zinkoxydstaub, Schmirgelpulver, Bimsstein, bei
Silberpoliererinnen und Metallschleiferinnen beobachtet (Blaschko, Oppenheim,
Sachs). Daß chemische Agenzien wie Schmieröl, Benzin, Brikett, Vaselin,
Paraffin, Teer, Pech, Glaserkitt u. dgl. gleichfalls mitunter folliculäre Keratosen
hervorrufen können, ist an einschlägigen Krankheitsfällen vielfach demonstriert
und geschildert worden; Bettmann, Galewsky, E. Hoffmann, namentlich
aber Ullmann und O. Sachs haben derartige Beobachtungen und Schilderungen
in referierender Weise zusammengestellt und insbesondere letzterer hat in
seinem Handbuchbeitrag „Über Gewerbekrankheiten der Haut" diese Veränderungen in eingehender Weise besprochen. So erwähnt Sachs, daß Keratosis follicularis-ähnliche Veränderungen durch berufliche und gewerbliche
Beschäftigung mit Schmierölen vielfach in der Literatur verzeichnet und
von Blaschko, Herxheimer, E. Hoffmann-Habermann, Jadassohn,
Koelsch, Kren, Nobl, Oppenheim, Pulvermacher, Ullmann u. a. mitgeteilt worden sind. Oppenheim hat bei der Schilderung des Vaselinoderma
verrucosum darauf hingewiesen, daß gelegentlich bei Anwendung von unreinen, gelben oder bräunlichen, undurchsichtigen, nach Petroleum riechen-
den Vaselinsorten einerseits Erscheinungen der Vaselinacne auftreten können,
welche mit Comedonenbildung beginnen und der Teer-, Paraffin- und Petro-
leumkrätze gleichen, daß andererseits einer Keratosis follicularis ähnelnde
Veränderungen beobachtet werden, wobei die Haut einer an Pityriasis rubra
pilaris erkrankten gleicht, jeder einzelne Follikel hirsekorngroß, derb, gelblich

oder gelblichrot gefärbt ist und an seiner Spitze einen kleinen weißen Horn-stachel trägt; meist tritt auch Comedobildung hinzu. Besonders häufig sieht man derartige Hautveränderungen bei Arbeitern, die mit Benzin oder Schmier-ölen arbeiten, wie dies Beobachtungen von BALBAN, GUHRAUER, OPPENHEIM, PULVERMACHER u. a. erweisen. In anderen Fällen entstehen bei der Be-schäftigung mit Schmierölen Follikularkeratosen von mehr lichenoidem Cha-rakter (LEDERMANN, LUITHLEN) oder Knötchen, welche mehr einer Keratosis pilaris rubra ähneln (RAVAUT-VIBERT), mitunter auch Bilder, welche mit Folli-kularkeratose einerseits und mit Pigmentation (HUDÉLO-BARTHÉLEMY), bzw. mit entzündlichen Erscheinungen wie Follikulitiden und teilweiser Abscedierung andererseits einhergehen (OPPENHEIM), mitunter sogar auch die Erscheinungen einer Acne conglobata bieten können (KREN). Im klinischen Bilde der sog. Paraffinhaut, Petroleum- und Paraffinkrätze wie der Schmierölhaut, noch mehr aber bei der Teerhaut und Pechkrätze zeigen sich gelegentlich Veränderungen, welche dem Bilde der Acne cornea (HARDY, LELOIR-VIDAL) weitgehend ähneln; in dieser Hinsicht darf, um nur einige Beispiele anzuführen, auf die von BLASCHKO, KOELSCH, OPPENHEIM beobachteten Fälle verwiesen werden, welche

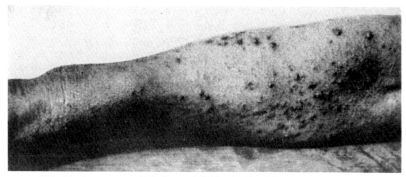

Abb. 20. Acne cornea bei einem Arbeiter in den Münchner Motorwerken.
(Nach ULLMANN-OPPENHEIM-RILLE: Schädigungen der Haut durch Beruf und gewerbliche Arbeit,
Bd. 2, S. 250, Abb. 82.)

in der großen Zusammenstellung ULLMANNs besprochen und auch abgebildet sind (Abb. 20). Die Beobachtungen von BLASCHKO und VON KOELSCH be-zogen sich auf Schädigungen durch Schmieröle, jene von OPPENHEIM dagegen auf eine durch Carbolineum, also durch Rohanthracenöl, verursachte lokalisierte Acne cornea; Prominenz der Follikel, wodurch die Haut eine reibeisenartige Beschaffenheit erhält, ferner die Härte der Efflorescenzen, sowie der Mangel an entzündlichen und eitrigen Zerfallserscheinungen charakterisieren diese Ver-änderungen gegenüber der Acne vulgaris. OPPENHEIM konnte weiterhin nach Anwendung einer Teersalbe bei einer 20jährigen Graviden das Auftreten von Lichen ruber acuminatus-ähnlichen Knötchen beobachten, welche an der Bauch-haut, am Rücken und ad nates sich zeigten und an der Spitze ein senkrecht stehendes Schüppchen aufwiesen, in den Axillae, am Hals und über den Scapulae einen mehr rötlichen Farbenton erkennen ließen und in Reihen gestellt waren, an den unteren Extremitäten wiederum mehr bläulichrot verfärbt erschienen und Comedonenbildung wie auch perifolliküläre entzündliche Erscheinungen zeigten. Eine ähnliche generalisierte Dermatose mit Bildung follikulärer, an die Efflorescenzen der Pityriasis rubra pilaris erinnernder, bläulichroter, mitunter pustulöser Papelchen beobachtete LUTZ bei einem Schuster, der mit schlechtem Schusterpech arbeitete. Gleichfalls auf eine Schädigung durch Pech zurück-zuführen ist auch eine von OPPENHEIM geschilderte und als charakteristisch für die nach altem Brauch arbeitenden Schuster angesehene Hautveränderung, welche in der unteren Sternalregion und zwischen den Mamillen eine pigmentierte Hautzone mit stachelförmigen Hervorragungen an den Follikeln und mehr oder minder reichlicher Comedonenbildung erkennen läßt, in anderen Fällen aber auch mehr entzündliche Erscheinungen, Follikulitiden und Perifollikulitiden mit Pusteln und Narben, dann aber auch Milien und Talgcysten aufweist. Comedonenbildung und Melanose der entblößten Körperpartien wurden ferner bei Korksteinarbeitern beobachtet, die ja ebenfalls Teerdämpfen ausgesetzt sind (Oppenheim); endlich finden sich Follikelhyperkeratose mit Pigmentierung und Entstehung von Comedonen und acneiformen Efflorescenzen auch bei Arbeitern der Brikettindustrie (Schärer).

Zeigt sich so, daß in einer Reihe von artefiziellen, durch berufliche und gewerbliche oder medikamentöse Schädigung verursachten Dermatosen, hinsichtlich welcher auch auf die großen, umfassenden Darstellungen von O. Sachs, Ullmann, sowie auf die Arbeiten von Bettmann, E. Hoffmann, E. Hoffmann-Habermann, Galewsky u. a. verwiesen werden darf, durch das Auftreten von follikulären Papelchen mit Hornstachel- und Hornpropfbildung eine gewisse, mitunter sogar eine außerordentliche Ähnlichkeit mit comedonenähnlichen, bzw. acneiformen Follikularkeratosen unverkennbar hervortritt, so besteht andererseits in einer Reihe von Fällen von artefizieller Keratosis follicularis eine so weitgehende Übereinstimmung des klinischen Bildes mit jenem der Keratosis follicularis Morrow-Brooke, daß derartige Beobachtungen dem letzteren Krankheitsbilde zugezählt wurden. Ganz besonders gilt dies von der bekannten Beobachtung Blaschkos, der 1890 einen Metallschleifer demonstrierte, welcher an den Vorderarmen und Handrücken neben einer auffallenden, deutlich verstärkten Hautfelderung an Stelle der Haare kleine, schwarze Punkte erkennen ließ; auf Druck entleerte sich aus diesen schwarzen Punkten ein aus Hornmassen bestehender Comedo. Mikroskopisch fanden sich im Follikel lamellös geschichtete Hornmassen, während Haarwurzeln und Talgdrüsensekret fehlten; stellenweise waren noch Stückchen von einem Haar vorhanden. Als ursächliches Moment bezeichnete Blaschko das ständige Eindringen von Schmutz und scharfen Chemikalien in die Follikel der Haut des Patienten, der bei seiner Beschäftigung als Metallschleifer diesen Schädigungen unaufhörlich ausgesetzt war. Diese Beobachtung Blaschkos ist nun insofern von besonderem Interesse, als sie daran denken ließ, daß das Morrow-Brookesche Krankheitsbild mitunter auch durch äußere Einflüsse zustande kommen kann. So schreibt Friboes in seiner Histopathologie der Hautkrankheiten den Schmierölen eine wichtige Rolle bei der Entstehung der Keratosis follicularis Brooke zu und Siemens betont, man könnte schon bei den von Brooke selbst geschilderten Fällen daran denken, „daß das eigentümlich gehäufte Auftreten nicht durch eine Infektion, sondern durch die gemeinsame Wirkung eines äußeren Reizes, etwa einer schlechten Seife, erfolgt sei"; er fügt hinzu, daß auch andere Schilderungen dieser Affektion so gehalten sind, daß sich, zum Beispiel bei den von Gutmann, Šamberger, Sequeira beschriebenen Fällen, der Gedanke an die Schmieröldermatitiden nicht unterdrücken lasse. Mit dieser Annahme, die sicherlich mancherlei für sich hat, wird man aber vielleicht doch eine Reihe von Fällen, in welchen der Zusammenhang zwischen dem schädigenden Agens und der Entstehung der Veränderungen anscheinend nicht recht nachweisbar war, einer befriedigenden Erklärung zuführen können. Dies gilt vielleicht auch für eine sehr interessante Beobachtung von Paul Unna, welcher bei einem 43jährigen Fabrikaufseher ausgedehnte Follikularkeratosen an der Streckseite der Extremitäten, in der Bauch-, Kreuzbein- und Schultergegend, an der lateralen Seite des Rumpfes sowie am behaarten Hinterkopfe schildert; aus den Follikeln ließen sich comedonenartige Gebilde ausdrücken, die vielfach ein voll ausgebildetes, nicht gekräuseltes Haar enthielten. Wenn auch dieser Patient mit Ölen und Chemikalien als Tallymann nicht in Berührung kam und eine angeborene oder erworbene Überempfindlichkeit nicht vorzuliegen schien, weshalb auch der Fall als Keratosis follicularis causa ignota bezeichnet wurde, so ist doch andererseits die Möglichkeit einer artefiziellen Genese der Hautveränderungen nicht mit absoluter Sicherheit auszuschließen, und UNNA selbst wies darauf hin, daß differentialdiagnostisch in diesem Falle die Pechhaut der Schmierölarbeiter in Betracht kam.

Anhang.

Im Anschluß an die Besprechung der spinulösen und acneiformen Follikularkeratosen sei hier zunächst eines seltenen, von STRASSBERG im Jahre 1921

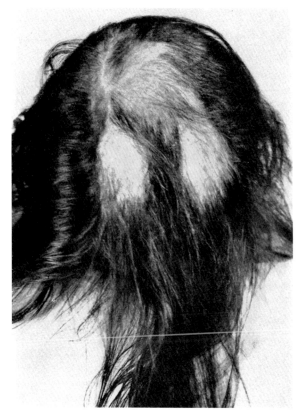

Abb. 21. Fall STRASSBERG: drei kahle Stellen am Vorderkopfe; die Haare sind nach vorne über das Gesicht der Patientin gekämmt. (Nach M. STRASSBERG: Arch. f. Dermat. 134, 393, Abb. 1.)

eingehend geschilderten Krankheitsbildes gedacht, das wenige Jahre später von M. LANG an der Hand einer weiteren Beobachtung bestätigt wurde.

Bei der 49jährigen, von STRASSBERG beobachteten Patientin traten unter heftigem Juckreiz am Hals und am Stamm, an der Kopfhaut, in den Ellenbeugen und Kniekehlen zahlreiche, derbe, konische, hautfarbene, follikulär angeordnete Knötchen auf, welche zum Teil ein gelblichweißes Hornstachelchen trugen, zum Teil an ihrer Kuppe stellenweise schwarz gefärbte Hornkegelchen erkennen ließen. Im weiteren Verlauf entstanden an der Kopfhaut haarlose Stellen, welche von netzförmig angeordneten, leicht deprimierten Narben durchzogen waren (Abb. 21). Am Hals und am übrigen Körper heilte die Affektion in relativ

kurzer Zeit vollständig ab, nur stellenweise, wie etwa am Nacken, blieben kleine punktförmige Narben zurück. Histologisch wies dieser Fall eine Erweiterung der Follikel auf,
welche bis auf den Grund von hyperkeratotischen Hornmassen erfüllt waren; daneben
bestanden perifolliküläre, aus Rundzellen, vereinzelten eosinophilen und basophilen Elementen zusammengesetzte Infiltrate, innerhalb welcher die elastischen Fasern fehlten.
Präparate der Kopfhautveränderungen ließen erkennen, daß ein Teil der Haarbälge etwa in
der Mitte von Narbengewebe eingeschnürt oder aber unterhalb der erweiterten Haartrichter
durch ein Narbengewebe ersetzt war. Die Talgdrüsen fehlten vollständig, die Knäueldrüsen
dagegen waren, von einer leichten Erweiterung einiger Tubuli abgesehen, unversehrt erhalten.

Ganz ähnliche Verhältnisse bestanden in dem 1926 von Lang geschilderten
Falle:

Bei einem 56jährigen Taglöhner waren unter anfänglichem Jucken und Brennen teils
zerstreute, teils in Gruppen angeordnete, blaßrötliche bis braunrötliche folliküläre Knötchen

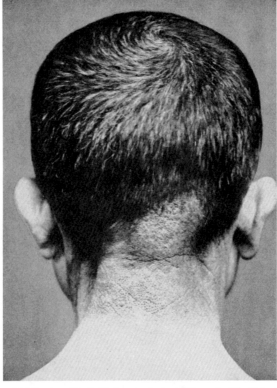

Abb. 22. Fall Lang. (Nach M. Lang: Arch. f. Dermat. 152, 759, Abb. 1.)

aufgetreten, die an ihrer Spitze ein comedoähnliches, leicht ausdrückbares Hornkegelchen
oder ein dünnes grauweißes Hornstachelchen trugen. Die Knötchen standen meist in so
dichten Reihen, daß sie beim Darüberstreichen ein deutliches Reibeisengefühl erzeugten; wo
sie schütter angeordnet waren, erwies sich die dazwischenliegende Haut gerötet und ließ eine
etwas stärker ausgeprägte Hautfelderung erkennen. Die Krankheit begann an den Extremitäten, dann wurden Hals und Nacken, schließlich auch die Kopfhaut und die Oberlippe ergriffen. Die Herde im Bereich des Capillitiums erschienen infolge Konfluenz der Knötchen
diffus infiltriert, verdickt, blaßbraun-rötlich gefärbt und mit kleinlamellösen Schuppen
bedeckt (Abb. 22). Die Haare waren zum Teil abgebrochen oder ausgefallen, zumeist aber
waren sie deutlich gelockert und ließen sich leicht auszuziehen, wobei dann der intrafolliküläre
Teil dieser ausgezogenen Haare deutlich verdünnt und von einem Hornmantel umgeben
erschien, welcher letztere mitunter auch 1—2 mm außerhalb des Follikels zu sehen war.
In den Follikelmündungen sind die gleichen comedoähnlichen, bzw. stacheligen Horngebilde

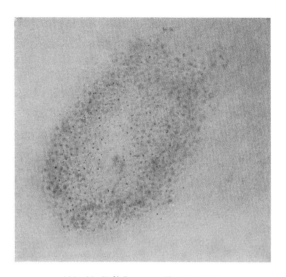

Abb. 23. Fall Iwanow-Tischnenko.
(Nach W. W. Iwanow u. A. Tischnenko: Arch. f. Dermat. **139**, Taf. 1.)

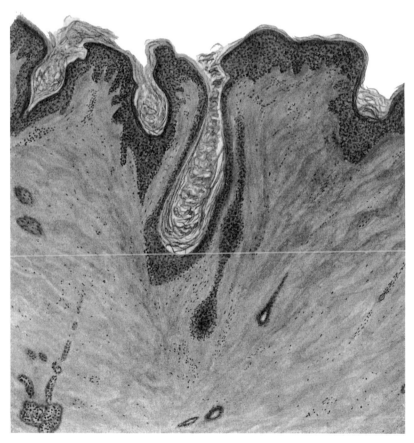

Abb. 24. Fall Iwanow-Tischnenko.
(Nach W. W. Iwanow u. A. Tischnenko: Arch. f. Dermat. **139**, 5.)

Handbuch der Haut- u. Geschlechtskrankheiten. VIII. 2.   12

wie bei den übrigen Herden sichtbar. Die Heilung erfolgte auch in diesem Falle mit der Bildung kleiner, scharf umschriebener Närbchen. Erwähnenswert wäre noch die auffallend mangelhafte Behaarung in den Axillae, an der Brust und an den unteren Extremitäten sowie am Mons Veneris, der deutlich feminine Behaarungstypus der Schamgegend, endlich auch daß die Thyreoidea kaum tastbar, die Testes klein, unentwickelt waren.

Die histologischen Veränderungen dieses Falles entsprachen im großen und ganzen den Befunden Strassbergs, welcher in der perifollikulären Entzündung den primären pathologischen Prozeß erblickt und dementsprechend die Affektion als *Keratodermitis follicularis atrophicans* bezeichnet. Lang dagegen nimmt eine primäre Hyperkeratose der Follikel an und möchte seine Beobachtung mit jener Strassbergs und anderen, bereits erwähnten Fällen von Graham Little, Beatty, Dore unter der Bezeichnung *Keratosis follicularis atrophicans* zu einem eigenen Typus der spinulösen und acneiformen Follikularkeratosen vereinigen, dessen augenfälligstes Symptom neben der Lokalisation an der Kopfhaut der Ausgang in Atrophie darstellt, der im Bereiche des Capillitiums zu einer definitiven Alopecie führt. Bemerkenswert wäre noch, daß Lang die in seinem Falle offenkundig vorhandenen endokrinen Störungen in einen ursächlichen Zusammenhang mit den Hautveränderungen bringen möchte.

Endlich sei noch auf ein von Iwanow und Tischnenko im Jahre 1922 als *Keratosis follicularis sclerotisans* geschildertes Krankheitsbild hingewiesen, welches sich klinisch als ovaler, im Bereich der linken falschen Rippen gelegener Krankheitsherd erwies, in welchem dunkel pigmentierte, farblose und braunrote Stellen miteinander abwechselten. Der braunrote Farbenton war durch das Vorhandensein von oberflächlichen Follikulitiden und kleinen hanfkorngroßen, perifollikulären Infiltraten bedingt, welche mit Hyperpigmentierung, Depigmentierung und schließlicher narbiger Atrophie abheilten. Die veränderte Hautpartie wie deren nächste Umgebung erschienen mit schwarzen, an Comedonen erinnernden Punkten übersät, welche, wie Pröpfe in grübchenförmigen Vertiefungen der Haut gelegen, diese zumeist nur wenig überragen, sich jedoch mühelos exprimieren lassen (Abb. 23). Das histologische Bild läßt Erweiterung und Hyperkeratose der Follikelmündungen, ferner in der Umgebung erhaltener Follikel spärliche, unansehnliche, hauptsächlich aus Rundzellen bestehende perivasculäre Infiltrate erkennen, endlich Sklerosierung des perifollikulären Bindegewebes mit Rarefizierung des Elastins. Die Schweißdrüsen waren atrophisch, Haare und Talgdrüsen fehlten vollständig (Abb. 24).

D. Über einige seltene Krankheitsbilder, die wohl Erscheinungen von Follikularkeratose aufweisen, aber doch in keine der Hauptgruppen der follikulären Hyperkeratosen sich einreihen lassen.

Wenn unter diesem Titel einige dem Anschein nach vollkommen differente Krankheitsbilder zusammengefaßt und dem im vorhergehenden geschilderten Gros der verschiedenen Follikularkeratosen mit ihren zum Teil noch schwer differenzierbaren und vielfach durch Übergänge verbundenen klinischen Erscheinungsformen gewissermaßen als Nachzügler angeschlossen werden, so geschieht dies, weil es sich fast durchwegs um außerordentlich seltene Beobachtungen handelt, die in mancher, insbesondere aber in ätiologischer Hinsicht noch ungeklärt geblieben sind, andererseits aber mehr oder weniger deutliche, an den Haarfollikeln sich abspielende, hyperkeratotische Prozesse erkennen lassen, welche allerdings zum Teil neben den anderen klinischen Symptomen etwas zurücktreten.

a) Zunächst wäre hier ein von KYRLE als *Hyperkeratosis follicularis et para-follicularis in cutem penetrans* geschildertes Krankheitsbild hervorzuheben, dessen Primäreffloreszenz sich als ein kleines, meist follikulär, gelegentlich jedoch auch außerhalb des Follikels zur Entwicklung gelangendes, gelbliches Hornknötchen erweist, das bei längerem Bestande sich nicht nur vergrößerte, sondern auch ein wenig infiltrierte und eine mehr braunrote Farbe annahm.

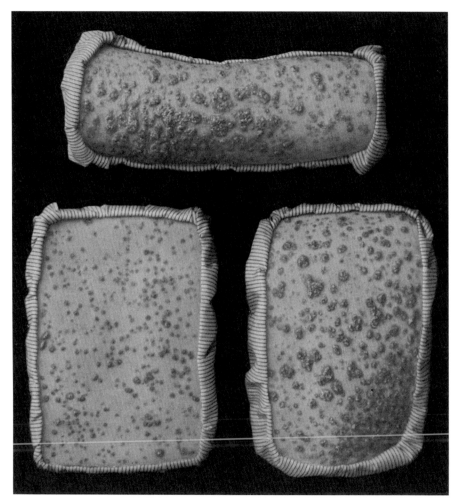

Abb. 25. Hyperkeratosis follicularis et parafollicularis in cutem penetrans.
(Nach J. KYRLE: Arch. f. Dermat. **123**, Taf. 20.)

Die Entwicklung der Hornmasse wurde allmählich intensiver, die Knötchen zeigten vielfach ein geradezu verrucöses Aussehen und bildeten dadurch, daß gelegentlich in der Nachbarschaft aufgeschossene Effloreszenzen infolge des peripheren Wachstums konfluierten, stellenweise größere, mitunter polyzyklisch begrenzte Herde, die wieder mit verrucösen, nicht allzu fest anhaftenden Horn-massen bedeckt waren (Abb. 25). Wurden derartige verrucöse Auflagerungen entfernt, so zeigte sich ein seichterer oder tieferer schüsselförmiger Substanz-verlust in der Epidermis mit nässender oder leicht blutender Basis, der schließlich unter Pigmentierung und Hinterlassung einzelner oberflächlicher

Närbchen zur Abheilung gelangte. Bezüglich der Lokalisation wurde von Kyrle ausdrücklich die wahllose Dissemination der Efflorescenzen hervorgehoben, die in imponierender Weise die ganze Hautdecke mit Ausnahme des Capillitiums, der Palmae und Plantae, sowie der Hand- und Fußrücken befallen hatten; auch im Gesicht der 22jährigen Patientin waren einzelne Efflorescenzen wahrzunehmen, die Schleimhäute dagegen waren durchaus frei.

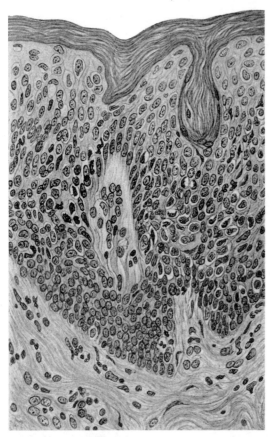

Abb. 26. Erstlingsefflorescenz der Hyperkeratosis follicularis et parafollicularis in cutem penetrans. Geringgradige Akanthose, wobei die Zellen besonders dicht aneinander gedrängt liegen und vielfach ein wenig unregelmäßig gruppiert erscheinen.
(J. Kyrle: Vorlesungen über Histo-Biologie der menschlichen Haut und ihrer Erkrankungen, Bd. 1, S. 193, Abb. 113.)

Das *histologische Bild* der Affektion ist verschieden, je nachdem es sich um Erstlingsefflorescenzen oder um das Endstadium der Affektion handelt; im ersten Falle (Abb. 26) ist entsprechend dem klinischen Befunde nur eine mehr oder weniger starke Akanthose zu erkennen, wobei auch die Retezapfen länger und voluminöser und, dementsprechend auch der dazwischen gelegene Papillarkörper breiter und mächtiger erscheinen. An den akanthotisch veränderten Stellen der Epidermis fällt auf, daß die überreichlich produzierten Zellen nicht regelmäßig nebeneinander liegen, sondern eine gewisse Unordnung in der Gruppierung erkennen lassen, einander abplatten und so vielfach ihre Zylinderform einbüßen, verkleinert erscheinen. Die Kerne dieser Zellen sind rundlich und intensiv färbbar, das Stratum corneum ist verbreitert und zeigt stellenweise neben normalen Verhältnissen deutliche Erscheinungen von Parakeratose. Im Corium bestehen nur spärliche Veränderungen, hier und da sind die Capillaren im Bereiche des Papillarkörpers von einzelnen lymphocytären Elementen begleitet, an ganz vereinzelten Stellen vielleicht sogar von einem unansehnlichen, zarten Infiltrationsmantel eingehüllt. Etwas ältere Efflorescenzen lassen, je nachdem sie sich im Bereiche der Follikelmündung, des Schweißdrüsenausführungsganges oder unabhängig von irgendwelchen drüsigen oder follikulären Gebilden entwickeln, etwas differente Bilder erkennen. In den beiden erstgenannten Fällen sind der Follikeltrichter, bzw. der korkzieherartig gewundene Schweißdrüsenausführungsgang beträchtlich erweitert und von geschichteten, kernlosen Hornmassen erfüllt; die Epidermis ist im Umkreise dieser Hornmassen wieder akanthotisch verändert, wobei die Epidermiszellen nicht nur dicht und unregelmäßig angeordnet sind, sondern auch gar nicht selten Degenerationserscheinungen aufweisen, welche in einer eigenartigen Vakuolenbildung bestehen. Im Papillarkörper sind in diesem Stadium die entzündlichen Vorgänge meist schon etwas deutlicher ausgebildet. Jene Stellen, an welchen sich die Hyperkeratose unabhängig von den Follikeln oder Schweißdrüsenausführungsgängen entwickelt hat, entsprechen auch in diesem späteren Stadium den früher beschriebenen Veränderungen der jüngsten Efflorescenzen. Im vollentwickelten Endstadium (Abb. 27) fällt vor allem die

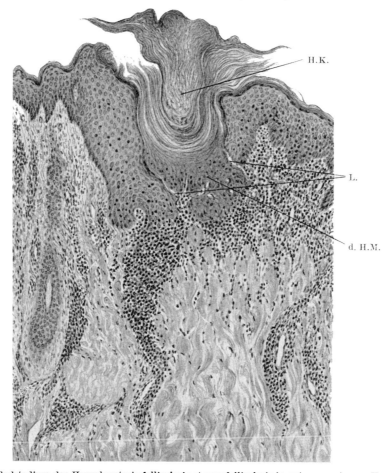

Abb. 27. Endstadium der Hyperkeratosis follicularis et parafollicularis in cutem penetrans. Horn-
kegelbildung (H.K.) und Durchbruchstelle derselben in die Cutis; Lücke im Epithel (L.); die durch-
gebrochenen Hornmassen (d. H.M.) werden im Bindegewebe von Entzündungszellen umgeben.
Fremdkörperreaktion. (Nach J. KYRLE: Vorlesungen über Histo-Biologie der menschlichen Haut
und ihrer Erkrankungen, Bd. 1, S. 194, Abb. 114.)

mächtige Hyperkeratose auf, die als massiger Hornkegel die Mitte der Efflorescenz einnimmt, sich nach unten ein wenig verschmälert, und — darin liegt nach
KYRLE das Besondere — durch eine förmliche Epidermislücke direkt in die
Cutis hineinreicht. Beiderseits des Hornkegels zeigt die angrenzende Epidermis
deutliche Akanthose, während in der Tiefe um die eingedrungenen, als Fremdkörper wirkenden Hornmassen zahlreiche kleine und große Lymphocyten,
Leukocyten, gewucherte Bindegewebszellen, Epitheloide und Fremdkörper-
riesenzellen zu sehen sind. Der Hornpfropf erscheint in seinen untersten Anteilen
vielfach von Infiltratzellen durchsetzt, andererseits findet man nicht selten

Zellen, insbesondere Riesenzellen, welche Hornpartikelchen phagocytiert enthalten, Erscheinungen, welche die entzündlichen Veränderungen wohl hinreichend als Abwehrmaßnahmen des Gewebes charakterisieren.

Dieses Krankheitsbild, das sich in relativ kurzer Zeit entwickeln kann und bei welchem die Intensität und Schwere der Veränderungen mit dem ausgezeichneten Allgemeinbefinden der Kranken in einem seltsamen Kontrast stehen, läßt sich von den wenigen, differentialdiagnostisch in Betracht kommenden Krankheitsprozessen, wie follikuläre Psoriasis, Lichen ruber planus verrucosus und Lichen ruber acuminatus, Morbus Darier, ohne besondere Schwierigkeiten auf Grund des klinischen Bildes wie der histologischen Veränderungen unterscheiden. Das Vorhandensein von verrucösen Hornmassen, nach deren Entfernung eine mitunter recht tiefgreifende Exkavation zurückbleibt, das Abheilen solcher Herde spricht ebenso gegen eine *follikuläre Psoriasis* wie das Fehlen typischer Primäreffloreszenzen und das Auftreten der großen Herde mit ihren eigenartigen Schuppenmassen gegen den *Lichen ruber planus verrucosus.* Das Freibleiben der Handrücken und Finger-Streckflächen, das Fehlen von festhaftenden Hornmassen, das Auftreten von eigenartigen Schuppenborken, das Konfluieren zu polyzyklisch begrenzten Herden, das Verschmelzen der Hornmassen untereinander, alles das ermöglicht mühelos die Unterscheidung dieses Krankheitsbildes vom *Lichen ruber acuminatus.* Gegenüber der DARIERschen *Krankheit* endlich kommen als wichtige Unterscheidungsmerkmale das Fehlen von entzündlichen Erscheinungen im klinischen Bilde der Psorospermosiseffloresenz sowie die Differenzen im histologischen Bilde beider Affektionen in Betracht. Läßt so die in Rede stehende Dermatose keinerlei Zugehörigkeit zu einem der uns geläufigen Krankheitsprozesse erkennen, so sind wir, wie Kyrle betont, hinsichtlich des Wesens dieser Erkrankung, ihrer Pathogenese und Ätiologie auf Hypothesen angewiesen, wenngleich manches dafür zu sprechen scheint, daß die Hyperkeratosis follicularis et parafollicularis in cutem penetrans und der Morbus Darier hinsichtlich ihrer Stellung im System der Dermatosen, vielleicht auch ihrer Entstehung und ursächlichen Veranlasssung nach nahe zueinander gehören dürften (Kyrle). Diesbezüglich darf auch darauf hingewiesen werden, daß es Kreibich in jüngster Zeit gelang, in einem Falle die Kombination der von Kyrle beschriebenen Hyperkeratosis follicularis et parafollicularis in cutem penetrans mit den Veränderungen des Morbus Darier im histologischen Bilde festzustellen und auch histopathogenetisch zu begründen. Ob nicht andererseits auch vielleicht beim Morbus Kyrle berufliche oder medikamentöse Schädigungen (Teer, Schmieröl usw.) eine Rolle spielen, wie dies Habermann mit großer Reserve andeutet, ist noch fraglich. Bemerkenswert erscheint diesbezüglich, daß mitunter auch bei schwerer, vernachlässigter Teeracne nach Volkmann und Schamberg ähnliche Veränderungen beobachtet werden können, wobei die Hyperkeratose unter Verdrängung der normalen Bindegewebselemente ziemlich tief in die Cutis hineinreicht (Ullmann). In therapeutischer Hinsicht schienen sich anfänglich gründliche Entfernung der Hornmassen und nachfolgende kräftige Quarzbestrahlungen gut zu bewähren, die weitere Beobachtung ergab jedoch, daß späterhin auch an den scheinbar abgeheilten Stellen wieder Rezidive aufgetreten waren, weshalb dann von Kren energische Excochleation in Vorschlag gebracht wurde.

Das Kyrlesche Krankheitsbild ist seit seiner ersten Darstellung im Jahre 1916 in einer kleinen Anzahl von Beobachtungen (Fischer, Fried, Galewsky, Jersild, Jersild-Kristjansen, Kren, Pawloff, Planner, Smeloff) bestätigt worden, deren Zahl sich noch dadurch verringert, daß die von Kren, bzw. von Kyrle beobachteten Fälle identisch sind, daß ferner die von Fischer, Jersild-Kristjansen, Pawloff beschriebenen Beobachtungen in klinischer Hinsicht mancherlei Unterschiede gegenüber der Darstellung Kyrles erkennen lassen. Während aber die Fälle von Fischer und Pawloff wenigstens histologisch eine mehr oder weniger weitgehende Übereinstimmung mit den von Kyrle erhobenen Befunden aufweisen, fehlt bei der Beobachtung von Jersild-Krist-jansen im mikroskopischen Bilde der von Kyrle als so auffallend hervorgehobene Durchbruch der Hornmassen in das darunterliegende Bindegewebe.

b) Weiterhin wäre das von Unna als *Parakeratosis scutularis* beschriebene Krankheitsbild zu erwähnen, eine Verhornungsanomalie, welche den Körper herd-weise befällt und mit oberflächlichen Entzündungserscheinungen vergesellschaftet auftritt. Diese Affektion gelangt außerordentlich selten zur Beobachtung, so daß bis jetzt in der Literatur überhaupt nur zwei Fälle vorliegen, von welchen der erste vor etwa 40 Jahren von Unna beschrieben wurde und einen seit seiner Jugend an Kopfschuppen leidenden 41 jährigen Mann betraf; der Patient, der außerdem Zeichen eines seborrhoischen Ekzems aufwies, zeigte in der Sternal-region, in der Umgebung beider Mamillae, sowie in der Mittellinie des Abdomens bräunlichgelbe, an den Unterschenkeln mehr lividrote, taler- bis handteller-große Flecke, innerhalb welcher an den Follikelmündungen eigenartige Ver-änderungen auftraten. Es entstanden zunächst Hornkegelchen, die jenen der Pityriasis rubra pilaris nicht unähnlich waren, eine gelblichrote, später kreide-weiße Färbung aufwiesen. Diese mörteltropfenartigen Kegelchen konfluierten mittels interfollikulärer Schuppen zu eigentümlichen, großen, buckligen, gelblichweißen Schildern, welche einzeln oder zu mehreren in der Mitte der erwähnten bräunlichgelben Plaques vorhanden waren und durch Aufheben des Randes leicht abgehoben werden konnten. Dabei zeigte sich, daß diese Schildchen hohl und an der Innenseite mit einer großen Zahl regelmäßig ange-ordneter, dornartiger Hornkegel besetzt waren, welche vom Rande gegen die Mitte hin an Größe zunahmen. Im Bereiche des Capillitiums erschienen die Haare bündelweise durch zollange, gelbweiße, wachsartige Hornmanschetten umschlossen, welche zu einer der Kopfhaut dicht anliegenden, gelbweißen Kappe zusammenflossen. Befallen waren ferner sämtliche Nagelplatten, wobei die Erkrankung an den seitlichen Teilen der Nägel begonnen und allmählich zu einer Abhebung der Nagelplatten geführt hatte.

Diese von Unna mitgeteilte Beobachtung stand lange Jahre hindurch in der Literatur vereinzelt da; erst 1921 konnte Patzschke einen weiteren Fall mitteilen, welcher ebenfalls an der Klinik Unna beobachtet wurde; es handelte sich um ein $4^1/_2$jähriges Mädchen, das ein hauptsächlich im Bereiche der rechten Gesichtshälfte lokalisiertes, zum Teil auf die Kopfhaut übergreifendes, schuppen-des braunrotes Ekzem aufwies, auf dessen Boden seit 2 Jahren eine eigenartige Hornbildung auftrat. Es entstanden hornartige Veränderungen, welche oft eine Länge von einigen Zentimetern erreichten, dann sich ablösten und darunter sitzenden neuen Hornbildungen Platz machten. Allmählich wurde auch der ganze vordere Teil des Kopfes befallen, während das Hinterhaupt vollkommen unverändert blieb. In der Mitte des Kopfes befand sich eine große, mehrere Millimeter dicke, $4^1/_2$ cm lange und 3 cm breite hornartige Platte, welche von Haaren durchwachsen war, die wohl etwas dünner erschienen als die übrigen Haare, aber nicht abgestorben waren und büschelförmig die Hornplatte über-ragten. Kleinere Hörner- und Schuppenbildungen verschiedenster Form und Größe fanden sich auf den vorderen Teilen des Kopfes, ferner auch an der linken Ohrmuschel, Helix und Antihelix (Abb. 28). Auch in diesem Falle waren, wenn auch in leichterem Grade als bei der Beobachtung Unnas, die Nägel ergriffen, insbesondere erschien der linke Daumennagel durch seitlich empor-wachsende Hornmassen abgehoben. Histologische Untersuchungen ergaben in der Tiefe der Haut an den unteren Enden der Haarbälge und an den Knäueldrüsen normale Verhältnisse; in einer Höhe, welche etwa dem mittleren Anteile der Haarfollikel entspricht, ist die Cutis von einer dichten, kleinzelligen Infiltration durchsetzt, welche nach oben zunimmt und im Bereiche des Papillarkörpers von einem bedeutenden Ödem begleitet wird, durch welches die Papillen keulenförmig aufgetrieben, die zwischen ihnen liegenden vergrößerten Epithelleisten gestreckt und verdünnt erscheinen. Die Infiltrate bestehen zumeist aus kleinen

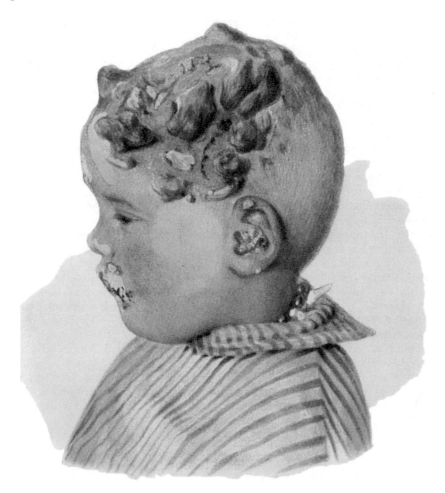

Abb. 28. Parakeratosis scutularis. (Nach W. Patzschke: Arch. f. Dermat. **131**, 313.)

Rundzellen und enthalten nur vereinzelte Plasmazellen. Im Papillarkörper sind zahlreiche Leukocyten vorhanden, deren Wanderungsziel die erweiterten Haarbalgtrichter sind, in welchen sie die Haarschäfte scheidenförmig umgeben, nach abwärts eine Strecke lang begleiten und dann aufhören. Die Oberhaut, die im allgemeinen etwas ödematös ist, läßt eine mächtige, flächenhafte Verhornung erkennen, wobei die entstehenden Hornschuppen durch ihre gleichförmige und homogene Beschaffenheit charakterisiert sind und einen Bau aufweisen, der etwa an die Veränderungen der Hauthörner erinnert.

Der Prozeß stellt also nach den Untersuchungen von Unna und Patzschke eine in der Umgebung der Haarbalgtrichter besonders stark hervortretende

Hautentzündung dar, welche mit bedeutendem Ödem der Papillen und der Epidermis einhergeht, andererseits eine mächtige Hyperkeratose auslöst; in die derart entstehende homogene Hornmasse erscheinen sämtliche Haare eingebettet, die aber selbst keine Veränderungen erleiden. Die starke Anhäufung von Leukocyten in der nächsten Umgebung der Haarschäfte dürfte vielleicht dafür sprechen, daß hier irgend ein noch unbekannter Organismus seine Wirkungen entfaltet (PATZSCKE). Für die Entstehung der verschiedenen Formen der Hornmassen scheint der Grad der Entzündung am Rande der Schuppen maßgebend zu sein: Je stärker die Entzündungsprozesse sind, desto fester ist der Zusammenhang zwischen den Schuppen und dem Haarboden, so daß bei weiterem Wachstum der Schuppen sich diese nach außen wölben müssen. Tatsächlich lassen sich auch die stark gewölbten Schuppen nur schwer, die flächenhaften, auf der Unterlage aufsitzenden dagegen weitaus leichter abheben. Das Wachstum der Hornschuppen beruht zum größten Teile auf der Hornproduktion der Follikelmündungen, wobei einzelne, nach außen sich stark verbreitende Hornkegel entstehen, die mit ihren breiten Grundflächen miteinander verschmelzen. So entwickelt sich allmählich eine schalenartige Hornmasse, die auf den Hornkegeln der Follikel wie auf Säulen aufruht. Das Haarwachstum innerhalb der Follikel erscheint kaum gestört.

Therapeutisch hatte UNNA bei dieser, von ihm als Hyperkeratose des Follikelhalses angesehenen Affektion Pyrogallussalben mit gutem Erfolge angewendet. PATZSCHKE empfiehlt Erweichung der Hornmassen, energische Entfernung derselben und Reinigung des Haarbodens mit Paraffinöl; späterhin bewährte sich die Anwendung von Trypaflavinspiritus und $1^0/_0$ Trypaflavinsalbe ausgezeichnet; namentlich wenn das begleitende, hartnäckige Ekzem gleichzeitig einer entsprechenden Behandlung unterworfen wurde.

Im folgenden sollen nun die *Porrigo amiantacea* (ALIBERT) und die *Melanosis Riehl* kurz besprochen werden, zwei Krankheitsbilder, die an anderer Stelle dieses Handbuches eingehend geschildert erscheinen und hier nur insofern erörtert werden müssen, als bei diesen Affektionen neben anderen Veränderungen auch hyperkeratotische Prozesse an den Follikeln sich abspielen.

c) Wie die Parakeratosis scutularis rechnet UNNA auch die *Porrigo amiantacea* (*Tinea amiantacea, Pityriasis amiantacea, Keratosis follicularis amiantacea*) zu den echten Hyperkeratosen des Follikelhalses. Dieses Krankheitsbild, das eine überaus seltene Erkrankung des Haarbodens darstellt, wurde bereits 1825 von ALIBERT in seiner ,,Description des maladies de la peau'' beschrieben, einige Jahre später auch von MAHON jun. ausführlich geschildert; während es aber in der französischen Literatur (RAYER, GIBERT, SCHEDEL, CAZENAVE, DEVERGIE, DUCHESNE-DUPARC, SABOURAUD, AUDRY, BARTHÉLEMY, BAZIN, GOUGEROT, BROCQ, DARIER) immer wieder auftaucht und besprochen erscheint, wird es von englisch-amerikanischen (PLUMBE, E. WILSON, DUHRING, CROCKER) und von deutschen bzw. österreichischen (BEHREND, FUCHS, F. v. HEBRA, NEUMANN, H. v. HEBRA, UNNA, JADASSOHN) Autoren nur selten erwähnt. Erst in den letzten Jahren vermochten einige einschlägige Publikationen von LUDOVICI, WEITGASSER, insbesondere aber jene von KIESS und von FRIEDMANN das Interesse der Dermatologen wieder auf diese eigenartige Affektion zu lenken, die klinisch vor allem durch das Auftreten von auffallenden, asbestähnlichen, weißen, walzenförmigen Haarscheiden charakterisiert ist, welche entweder alle Kopfhaare oder aber nur die Haare verschieden großer, scharf begrenzter Plaques umschließen. Löst man ein derart verändertes Haar vom Haarboden ab, so sitzt die röhrenförmige Scheide meist im Bereich der unteren Hälfte des Haarschaftes und läßt sich leicht verschieben, wodurch ein wesentliches Unterscheidungsmerkmal gegenüber den fest und nur seitlich dem Haar aufsitzenden Nissen gegeben ist. Bei noch nicht abgelöstem und dem Haarboden in der natürlichen Richtung wie angelötet aufliegendem Haar sieht man, daß ein eigenartiges, scheinbar aus dem Follikel herauswachsendes Gebilde den untersten Teil des Haares tütenförmig umgibt, beim Aufrichten des Haares abbricht und dann die oben beschriebene verschiebliche Haarscheide bildet. Dem Follikel entsprechend zeigt sich hierbei an der Bruchstelle ein nur wenig über das Hautniveau emporragender feiner, weißer Ring; derartige Bildungen müssen aber nicht immer den Rest einer abgebrochenen Scheide darstellen, sondern können auch den Beginn der Haarscheidenbildung anzeigen. An anderen Follikeln finden sich massive, bernsteinfarbene, comedoartige, leicht entfernbare Hornpfröpfe, welche den Haarbalg völlig ausfüllen, aber von keinem Haar durchbohrt sind. Die einzeln umscheideten oder zu Bündeln verklebten Haare bedingen eine eigenartige, geriffte, strähnige, graugelbe Beschaffenheit des Capillitiums, dessen Haarbestände im allgemeinen trocken und borstig erscheinen. Die übrige Symptomatologie dieses noch keineswegs scharf umschriebenen Krankheitsbildes ist vielfach noch schwankend, so beispielsweise hinsichtlich der Angaben über das Auftreten von Nässen, Pyodermien, Schuppenbildung, Haarausfall usw. Dies erscheint um so begreiflicher, als die Affektion einerseits als selbständiges Krankheitsbild auf einer anscheinend intakten Kopfhaut auftritt (Kiess, Ludovici), andererseits aber auch durch ein akutes oder seborrhoisches Ekzem, bzw. durch ein bei schon bestehender Pityriasis simplex oder Seborrhöe hinzutretendes sekundäres Ekzem Veränderungen ausgelöst werden können, welche mit der Porrigo amiantacea identisch sind (Kiess). Vielleicht kann sich bei jeder auf der behaarten Kopfhaut lokalisierten, hyperkeratotischen und besonders im Follikel sich abspielenden Dermatose unter Umständen das Bild der Porrigo amiantacea entwickeln, vielleicht sind die gelegentlich beim Lichen ruber acuminatus und bei der Psoriasis vulgaris zu beobachtenden Haarscheidenbildungen als analoge, entsprechend modifizierte Prozesse anzusehen (Kiess, Riehl jun.).

Die histologischen Präparate lassen vor allem eine auffallende, nach oben trichterförmig sich öffnende Erweiterung der Follikel erkennen, welche mit einer dichten Masse konzentrisch um das Haar angeordneter, tütenförmig ineinander geschachtelter Lagen von verhornten Epithelzellen erfüllt erscheinen. Sind alle oder zahlreiche Follikel mit solchen hyperkeratotischen Massen erfüllt, so werden die zwischen den Haarbälgen befindlichen Hautpartien zusammengedrückt und nach oben spitz zulaufend ausgezogen; in diesen derartig veränderten Zwischenstücken finden sich zumeist, und zwar in den das Haar umgebenden Hornschalen parakeratotische Einsprengungen. Das Stratum corneum ist sonst kaum verändert, in der unmittelbaren Nachbarschaft der Follikel erscheint es leicht verdickt und stellenweise parakeratotisch, das Stratum spinosum ist im Bereich der Follikelhyperkeratose deutlich verschmälert, oft nur auf 2—3 Zellagen reduziert. In der subpapillären Schichte des Coriums sind reichlich Pigmentzellen vorhanden, das elastische Gewebe der inter- und subpapillären Schichte erscheint etwas rarefiziert; die Schweißdrüsen sind unverändert, die Talgdrüsen an Zahl wie an Größe verringert (Ludovici). Infiltrate, welche hauptsächlich Rundzellen und auch Mastzellen in großer Menge enthalten, finden sich hauptsächlich in der Pars reticularis corii, und zwar insbesondere entlang der Haaranlagen angeordnet. Zumeist fehlen in den histologischen Präparaten in den Follikeln die Haare (Kiess); wo sie vorhanden sind, erkennt man zwischen Haar und Haarscheide einen deutlichen Zwischenraum, der wohl auf den intrafollikulären, von den in den Follikeltrichtern befindlichen Hornpfröpfen ausgeübten Druck zurückzuführen ist.

Die mikroskopische Untersuchung der Haarscheiden ergibt, daß jede einzelne Haarscheide in der Mitte ihrer ganzen Länge nach von einem Haar durchbohrt

ist; bei Haarscheiden, welche mehrere Haare enthalten, zeigte sich, daß einer-
seits um jedes einzelne Haar eine homogene Masse vorhanden war, daß aber
außerdem zwischen den einzelnen Haarscheiden eine aus seiner sehr ähnlichen
Substanz bestehende, längsgeordnete, etwas streifige Masse eingelagert war.
Die von PINKUS geäußerte Ansicht, daß für ganze Haargruppen eine gemeinsame
Scheide gebildet wird, erwies sich demnach als unrichtig (KIESS).

Was das ätiologische Moment dieses eigenartigen und seltenen Krankheitsbildes betrifft, so wurden diesbezüglich mannigfache Hypothesen aufgestellt
und die Veränderungen bald auf endokrine (KIESS), bald auf alimentär-
toxische, bald auf mechanisch-chemische Irritationen zurückgeführt, aber auch
mit vorangehenden anderweitigen Krankheitsprozessen wie Ekzem, Seborrhöe
usw. in Verbindung gebracht; PINKUS glaubte derartige Veränderungen der
Keratosis follicularis bei Kriegshautentzündung und Kriegsmelanose zurechnen
zu sollen, wieder andere, namentlich französische Autoren (GOUGEROT), traten
für eine infektiöse Ätiologie dieser Erkrankung ein. In dieser Hinsicht erscheinen die von FRIEDMANN erhobenen Befunde erwähnenswert, welcher bei
vier einschlägigen Fällen Sproßpilze mikroskopisch und zum Teil auch kulturell
nachweisen konnte.

In therapeutischer Hinsicht vermerkt KIESS, daß die Affektion leicht beeinflußbar, mitunter sogar einer Spontanheilung fähig sei (FUCHS); gelegentlich
der Diskussion zu einem von KONRAD vorgestellten, einschlägigen Falle berichtet
FUHS, daß auch mit Seifenwaschungen und Anwendung von Salicyl-Schwefel-
Salben günstige Erfolge erzielt werden konnten.

Im Jahre 1917 demonstrierte G. RIEHL sen. einige Fälle eines eigenartigen
Krankheitsbildes, das während der Kriegszeit anscheinend häufig zu beobachten
war und welches sich von anderen, ähnlichen Krankheitsprozessen wohl unterscheiden ließ; das hervorstechendste Symptom dieser Affektion, die fortan
als RIEHLsche *Melanose* bezeichnet wurde, ist eine übermäßige, intensiv dunkle
Verfärbung, welche besonders an den vorspringenden Teilen des Gesichtes, an
den Wangen, an der Stirne, Jochbogen und an den Schläfen, aber auch an der
unbedeckten Haut hinter den Ohren, am Halse, Nacken auftritt, mitunter sogar
bis in das Bereich der behaarten Kopfhaut sich erstrecken kann. In einzelnen
Fällen erwiesen sich auch bedeckt getragene Körperstellen befallen, vor allem
jene, welche einer stärkeren Reibung ausgesetzt sind, wie die vordere Achselfalte,
die Gegend des Kleiderbundes und der Nabel, endlich auch die Vorderarme.
An den Händen waren die Veränderungen auf die Streckseite der Finger beschränkt, und zwar hauptsächlich an der Grundphalanx deutlich vorhanden. Die
Verfärbung, deren Nuance zwischen dem Farbenton einer verwitternden Bronze
und jenem der Schokolade schwankt, besteht aus einzelnen kleinen oder größeren
Fleckchen, die anfangs disseminiert auftreten, später allerdings so dicht aneinander gereiht sind, daß größere diffuse, melanotische Flächen entstehen. Die
Anordnung der Flecke, welche bis linsengroß werden können, ist vorwiegend
follikulär, vielfach bestehen auch zwischen den dunklen Maculae depigmentierte
weiße Stellen, die heller als die normale Haut sind und mit braunen Partien
seltsam kontrastieren. Im Beginn der Erkrankung, bei Nachschüben, dann aber
auch bei gleichzeitig bestehender Hyperkeratose pflegen sich mitunter Anzeichen
einer umschriebenen Hyperämie zu zeigen,· deren Farbenton eigentümlich
bläulichrot, niemals lebhaft rot erscheint, ein auffallender Unterschied gegenüber ähnlichen artefiziell bedingten Veränderungen, die durch ihre lebhaft
rote, entzündliche Farbe charakterisiert sind.

Als weiteres Symptom, das allerdings nicht immer vorhanden sein muß
(KERL), das aber gerade im Hinblick auf die vorliegenden Ausführungen von
besonderem Interesse ist, muß die *Hyperkeratose* genannt werden, welche dort,

wo sie an die Follikel gebunden ist, die Haarbalgtrichter erweitert und mit grau-
gelben, bräunlichen oder schwarzbraunen comedoartigen Pfröpfen erfüllt; mitunter besteht auch eine diffuse Hyperkeratose, welche sich als zarte Abschilferung manifestiert und die Haut „wie mit Mehl bestaubt" aussehen läßt
(Riehl). Während im allgemeinen die Hyperpigmentierung das klinische Bild
beherrscht, überwiegt an den Fingerrücken, deren Follikeltrichter deutlich

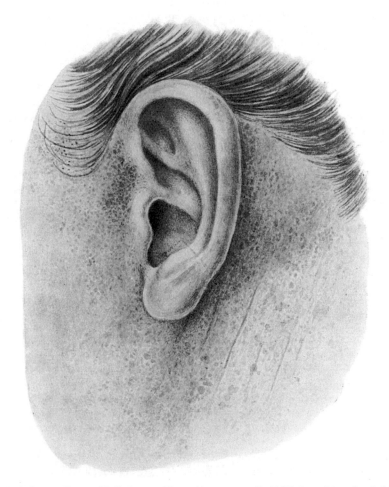

Abb. 29. Melanosis Riehl. Kaffeebraune Pigmentierung um die Follikel, welche, durch kleinste,
schwarzbraune, eingelagerte Pfröpfe erweitert, vor und hinter dem Ohre besonders deutlich hervortreten.
(Nach W. Kerl: Arch. f. Dermat. 130, 445, Abb. 1.)

erweitert und mit Hornpfropfen besetzt sind, die Hyperkeratose. Noch deutlicher tritt jedoch die Follikelkeratose an den seitlichen Gesichtspartien, vor
und hinter dem Ohre (Abb. 29), sowie im Bereiche des Capillitiums hervor,
an welchem letzteren sie zu einer eigentümlichen Umscheidung der Haare
führt (Abb. 30), die sich in keiner Weise von jener der Pityriasis amiantacea
Alibert unterscheidet (Kiess).

Das histologische Bild der Riehlschen Melanose ergibt, wie Kerl zusammenfassend hervorhebt, daß die hauptsächlichsten Veränderungen sich im
Corium abspielen. Die Epidermis zeigt, von einer leichten Verbreiterung

der Hornschichte abgesehen, kaum eine Abweichung von der Norm, jedenfalls aber läßt sie Erscheinungen, die im Sinne einer Akanthose zu deuten wären, vollständig vermissen; die Basalschichte läßt zumeist keine abnorm starke Pigmentierung erkennen. Dagegen fällt im Corium vor allem die überreichliche Ansammlung von Pigment auf, welches teils grobschollige, teils strang- oder sternförmige Anordnung erkennen läßt und in Zügen auftritt, die parallel zur Hautoberfläche verlaufen, dabei aber gewöhnlich eine schmale Zone unterhalb der Epidermis freilassen (Abb. 31). In der Gegend der Follikel ist die Pigmentierung reichlicher, hier finden sich perifollikuläre Pigmentkörnchen auch in den tieferen Schichten der Haut, während sonst die Pigmentation gegen die tieferen Cutispartien hin rasch abnimmt. In der Höhe des oberflächlichen Gefäßnetzes zeigen sich zumeist zarte, mitunter auch stärker ausgebildete Rundzelleninfiltrate, die unterhalb der Pigmentierung, aber wie diese, parallel zur Hautoberfläche angeordnet erscheinen. Starke Vascularisierung, Hyperämie oder Blutungen fehlen vollständig, nur eine leichte ödematöse Durchtränkung der Papillarschichte und Lockerung im Bereiche des Rete Malpighii sind stellenweise vorhanden. Was die Veränderungen der Haarfollikel betrifft, so wird in der schönen, zusammenfassenden Arbeit von KERL eigentlich nur hervorgehoben, daß die Rundzelleninfiltrate in der Gegend der Follikel als zarter Strang auch in die tieferen Schichten hinabreichen und

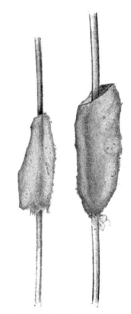

Abb. 30. Melanosis RIEHL. Umscheidung der Haare. (Nach W. KERL: Arch. f. Dermat. 130, 461, Abb. 2.)

daß in der Umgebung der Haarbälge auch die Pigmentierung reichlicher ist, daß perifollikuläre Pigmentkörnchen auch in den tieferen Partien der Haut sichtbar sind. GANS, der allerdings eine scharfe Trennung zwischen der

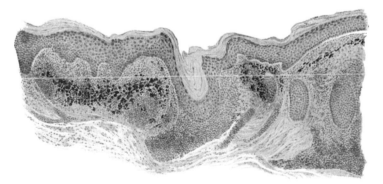

Abb. 31. Melanosis RIEHL. (Nach W. KERL: Arch. f. Dermat. 130, 463, Abb. 3.)

RIEHLschen Melanose und anderen Kriegsmelanosen, insbesondere der Melanodermitis toxica lichenoides et bullosa für kaum durchführbar erachtet, erwähnt lamellös geschichtete Hornmassen in den erweiterten Follikeltrichtern, welche mitunter abgeschnürt werden und dann als freie Horncysten in der Cutis liegen (HABERMANN). In der Umgebung der verhornten Follikel finden sich in dem aus Lymphocyten, Mastzellen und vereinzelten Plasmazellen bestehenden, dichten

Infiltrat auch pigmentführende Zellen in größerer Menge. Erwähnenswert wäre schließlich, daß Riehl degenerative Veränderungen im elastischen Faser-system, und zwar bei jugendlichen Kranken beobachten konnte. Der Verlauf der Riehlschen Melanose gestaltet sich zumeist derart, daß die Dermatose bis zu einem gewissen Grade progredient erscheint, dann lange Zeit hindurch stationär bleibt und schließlich einen außerordentlich langsamen und allmählichen Rückgang der Veränderungen erkennen läßt, wobei die Er-scheinungen der Hyperkeratose fast stets zuerst zu verschwinden pflegen. Von therapeutischen Maßnahmen empfiehlt Kerl Betupfungen mit spirituösen Lösungen, welchen eventuell kleine Mengen von Resorcin zugesetzt werden können; dagegen warnt er nachdrücklichst vor Sonnenbestrahlungen oder Anwendung von Ultraviolettstrahlen, nach welchen vielfach ungünstige Ver-änderungen des Krankheitsbildes beobachtet wurden.

Schon gelegentlich der Demonstration der ersten Beobachtungen, wie auch auf der Berliner Kriegstagung im Jahre 1918 vertrat Riehl den Standpunkt, daß zu dem von ihm beobachteten Melanosetypus *nur jene Fälle* zu zählen wären, welche von anderen Hautverfärbungen, wie sie als Strahlenwirkungen, bei Arsenmelanose, in Fällen von Lichen ruber planus mit starker Pigmentation beobachtet werden, leicht und mühelos unterschieden werden können. Ganz besonders gilt diese Abgrenzung aber bezüglich der durch äußere Einwirkung ent-standenen Dermatosen, die durch Schmieröl, unreines Vaselin u. dgl. verursacht werden und welche tatsächlich mitunter der Unterscheidung von der Melanosis Riehl besondere Schwierigkeiten bereiten können. In der Folgezeit wurde nun eine Reihe von derartigen, durch äußere Einwirkung schädlicher Substanzen be-dingten Beobachtungen teils zur Riehlschen Melanose zugezählt, teils mit diesem Krankheitsbilde in Verbindung gebracht (Meirowsky, Leven, Friedeberg, Pulvermacher, Epstein, Burnier-Eliascheff, Felden, Hudelo-Rabut-Cailliau, Mornet, Lortat-Jacob-Legrain, Lortat-Jacob-Legrain-Cléret, Sézary-Pasteur-Vallery-Radot-Bennoist u. a. m.). Manche Autoren halten sogar eine scharfe Trennung der ekto- und der endogen bedingten Melanosen für kaum durchführbar und obwohl Kerl 1921 erneut die Stellungnahme der Riehlschen Schule zum Ausdruck gebracht hatte, besteht doch vielfach die Neigung, die *Melanosis* Riehl, die *Melanodermitis toxica lichenoides et bullosa* E. Hoffmann sowie ein von Civatte als *Poikilodermie réticulée pigmentaire du visage et du cou* geschildertes Krankheitsbild miteinander zu identifizieren (Alfandary-Lanzenberg, Darier, Hahn, Little, Mornet u. a.). Civatte, der diesen Standpunkt vielfach in Diskussionen betont und auch in einer brief-lichen Mitteilung mir gegenüber vertreten hatte, scheint dann später seine Ansicht geändert zu haben; so äußerte er sich gelegentlich der Vorstellung eines von Lortat-Jacob-Legrain-Cléret als Melanosis Riehl bezeichneten Falles, daß er Zweifel hege, ob es sich bei jenem Krankheitsbilde, das er schon früher als netzartige, pigmentierte Poikilodermie beschrieben und dann bei Granatendrehern im Kriege wiederholt beobachtet hatte, um eine Krank-heitseinheit handle, oder ob Einteilungen je nach der verschiedenen Ätiologie vorzunehmen wären. Auch gelegentlich der Demonstration zweier Poikiloder-miefälle durch Nicolau betont Civatte die Änderung seiner Stellungnahme, daß nämlich seiner nunmehrigen Ansicht nach die verschiedenen, bisher be-schriebenen Bilder der Poikilodermie trotz aller Unterschiede nur verschiedene Formen der von Jacobi beschriebenen Affektion seien. Zuletzt scheint indes Civatte wieder seiner ursprünglichen Annahme zuzuneigen, wenigstens vertritt er gelegentlich der Diskussion zu einer von Gaté-Michel demonstrierten Kranken-beobachtung den Standpunkt, daß die als „Poikilodermie réticulée pigmentaire" bezeichnete Dermatose doch nur eine Form der Riehlschen Melanose sei.

In histologischer Hinsicht weist die von CIVATTE beschriebene Affektion mancherlei Übereinstimmung mit den Veränderungen des von E. HOFFMANN als *Melanodermitis toxica lichenoides et bullosa* geschilderten Krankheitsbildes auf, welches im Gegensatz zum RIEHLschen Melanosetyp neben Pigmentierung und Hyperkeratose noch Follikulitiden, netzförmige Anordnung der Pigmentation, lichenoide Beschaffenheit der erkrankten Herde und erythematöses Aufflammen bei Einwirkung äußerer Noxen (Licht, Salben, Druck usw.) erkennen ließ; allerdings reagieren, wie schon erwähnt wurde, auch die Fälle von Melanosis RIEHL auf Einwirkung von Sonnenlicht oder Ultraviolettbestrahlungen fast stets mit einer ausgesprochenen Exacerbation, wobei vielleicht eine toxisch wirkende Substanz, vielleicht, wie BLASCHKO angenommen hat, das Licht als Sensibilisator wirkt. Bemerkenswert wäre noch, daß E. HOFFMANN bei zwei Melanodermitiskranken das Auftreten seröser, zum Teil hämorrhagischer Blasen beobachten konnte. Während RIEHL für den von ihm beobachteten Krankheitsprozeß eine Schädigung durch eine derzeit unbekannte alimentäre Noxe, CIVATTE in seinen Fällen eine Nebennierenstörung angenommen hatte, vertritt E. HOFFMANN die Ansicht, daß im Pech, Teer, Ersatzschmieröl enthaltene Giftstoffe nicht nur bei äußerlicher Einwirkung, sondern auch bei innerlicher Aufnahme (Einatmen, Verschlucken) das Bild der Melanodermitis toxica hervorrufen können.

Literatur.

I. Benützte größere Werke und Abhandlungen.

DARIER, J.: Grundriß der Dermatologie. Übersetzt von KARL G. ZWICK, ergänzt und mit einem Vorwort versehen von J. JADASSOHN. Berlin: Julius Springer 1913.

EHRMANN, S.: Vergleichend diagnostischer Atlas der Hautkrankheiten und der Syphilide. Jena: Gustav Fischer 1912. — EHRMANN, S. u. J. FICK: Kompendium der speziellen Histopathologie der Haut. Wien: Alfred Hölder 1916.

FINKELSTEIN-GALEWSKY-HALBERSTAEDTER: Hautkrankheiten und Syphilis im Säuglings- und Kindesalter. 2. Aufl. Berlin: Julius Springer 1924. — FRIBOES, W.: Grundriß der Histopathologie der Hautkrankheiten. Leipzig: F. C. W. Vogel 1921.

GANS, O.: Histologie der Hautkrankheiten. Berlin: Julius Springer 1925. — GASSMANN, A.: Histologische und klinische Untersuchungen über Ichthyosis und ichthyosisähnliche Krankheiten. Arch. f. Dermat. **1904**, Erg.-H.

JANOVSKY, V.: Hyperkeratosen. F. MRAČEK, Handbuch der Hautkrankheiten, Bd. 3. Wien: Alfred Hölder 1904. — JARISCH, A.: Die Hautkrankheiten. 2. Aufl., bearbeitet von R. MATZENAUER. Wien u. Leipzig: Alfred Hölder 1908. — JOSEPH, M.: Lehrbuch der Hautkrankheiten, 8. Aufl. Leipzig: Georg Thieme 1915.

KYRLE, J.: Vorlesungen über Histo-Biologie der menschlichen Haut und ihrer Erkrankungen. Wien u. Berlin: Julius Springer 1925.

LEWANDOWSKY, F.: Die Tuberkulose der Haut. Berlin: Julius Springer 1916.

NEISSER, A. u. J. JADASSOHN: Krankheiten der Haut. Handbuch der praktischen Medizin, herausgeg. von W. EBSTEIN und J. SCHWALBE, Bd. 3, II. Teil. Stuttgart: Ferdinand Enke 1901.

SACHS, O.: Gewerbekrankheiten der Haut. Handbuch der Haut- und Geschlechtskrankheiten, herausgeg. von J. JADASSOHN, Bd. 14, I. Teil. Berlin: Julius Springer 1930.

SIEMENS, H. W.: Die Vererbung in der Ätiologie der Hautkrankheiten, Handbuch der Haut- und Geschlechtskrankheiten, herausgeg. von J. JADASSOHN, Bd. 3. Berlin: Julius Springer 1929. — SUTTON, R.: Diseases of the skin. edit. VI. London: Henry Kimpton 1926.

ULLMANN-OPPENHEIM-RILLE: Die Schädigungen der Haut durch Beruf und gewerbliche Arbeit. Leipzig: L. Voss. — UNNA, P. G.: Die Histopathologie der Hautkrankheiten. Berlin: August Hirschwald 1894.

IIa. Keratosis suprafollicularis (pilaris) alba et rubra.

ADAMSON, H. G.: Lichen pilaris seu spinulosus. Brit. J. Dermat. **1905**, 39—54, 77—102. AISU, T.: Eine mit akutem Schub aufgetretene generalisierte Keratosis follicularis, wahrscheinlich von toxischer Natur. (Japan. Dermato-Urol.-Tochterges.; Sendai 8. Okt. 1929.) Jap. J. of Dermat. **30**, 55 (1930). Zbl. Hautkrkh. **35**, 376. — AUDRY, C.: Sur les rapports de la Xerodermie pilaire des membres avec l'ichthyose. Traveaux et compte-rendu de la Clinique de Dermato-Syphiligraphie de Toulouse. fasc. 2, p. 1. Paris 1894.

Baum: Keratosis follicularis rubra. K. D. Breslau. dermat. Ver., 10. Mai 1902. Ref. Arch. f. Dermat. **64**, 420. — Bechet: Seborrheic dermatitis of the scalp with hyperkeratosic lesions on the chest and upper part of the back. Arch. of Dermat. **15**, Nr 2, 231—233. — Besnier: Xérodermie pilaire erythémateuse ou congéstive progressive, ou ichthyose rouge. (Follikulitis rubra de Wilson etc.) Ann. de Dermat. **1889**, 710. — Best: Keratosis pilaris (rubra). Brooklyn Dermat. Soc., 21. Nov. 1927. Arch. of Dermat. **18**, 602 (1928). Zbl. Hautkrkh. **30**, 215. — Beurmann, de et Gougerot: Kératose pilaire exclusivement faciale, histologie pathologique. Ann. de Dermat. **1906**, 951. — Blaschko, A.: Diskussionsbemerkung. **3**. Kongr. dtsch. dermat. Ges. Leipzig 1892, 234. — Brocq, L.: Lichen pilaire ou xérodermie pilaire symmétrique de la face. Wochensitzg Ärzte Hôp. St. Louis, Febr. **1889**. Ref. Arch. f. Dermat. **22**, 750, 755. (b) Notes pour servir à l'histoire de la kératose pilaire. Ann. de Dermat., III. s., 1, 25, 97, 222 (1890). (c) Quelques remarques sur les alopécies de la kératose pilaire. II. internat. dermat. Kongr. Wien **1892**, 538. (d) Alopécies. La pratique Dermatologique, Tome 1, p. 301. Paris: Masson 1901. — Brooke: III. internat. dermat. Kongr. London, 4.—8. Aug. 1896. — Burke: Keratosis pilaris with thick chalky scales. (Pittsburgh, dermat. Soc. 27. April 1922.) Arch. of Dermat. **6**, Nr 2, 256—257.

Cels, R.: (a) Contribution à l'étude de la kératose pilaire et de ses rapports avec l'ichthyose. Thèse de Paris 1896. Gaz. hebdom. **1897**, Nr 1. Ref. Arch. f. Dermat. **41**, 318. (b) Contribution à l'étude de la kératose pilaire et de ses rapports avec l'ichthyose. Thèse de Paris 1896/97, No 45, 126 S. — Chalmers, A. J. and E. Gibbon: The keratosis pilaris of Jackson and Brocq in the Anglo-Egyptian Sudan. J. trop. Med. **24**, Nr 9, 121—126. Zbl. Hautkrkh. **2**, 440. — Covisa, Bejarano u. Gay: Keratosis pilaris rubra atrophicans. K. D. Span. Akad. Dermat., 11. Febr. 1927. Ref. Rev. españ. Urol. **29**, No 343, 367—638 (1927). Zbl. Hautkrkh. **26**, 62. — Covisa, J. S., J. Bejarano u. J. Gay Prieto: Familiäre Keratosis pilaris rubra atrophicans des Gesichtes. Actas dermo-sifiliogr. **19**, No 3, 171—174, 254. Zbl. Hautkrkh. **28**, 787.

Drant: A case for diagnosis. Philad. dermat. Soc., 6. April 1928. Arch. of Dermat. **18**, 958 (1928). Zbl. Hautkrkh. **29**, 793.

Ehrmann, S.: (a) Keratosis follicularis. Erg. Path. IV, **1894**, 448. (b) Keratosis suprafollicularis. K. D. Wien. Dermat. Ges., 24. Jan. 1906. Ref. Arch. f. Dermat. **81**, 407.

Fischer: Totale Alopecie nach Lichen pilaris. Verig rhein.-westfäl. Dermat. Köln, Sitzg 6. März 1927. Zbl. Hautkrkh. **23**, 340. — Fischer, H.: Zur Frage der Bedeutung abnormer Hautdrüsensekrete für das pathologische Geschehen auf der Haut (Ausscheidungsdermatosen). Dermat. Wschr. **82**, 805. — Fox: Keratosis pilaris. K. D. N. Y. dermat. Soc., 26. Jan. 1897. Ref. Arch. f. Dermat. **46**, 96. — Fox, Howard: Circumscribed follicular keratosis of elbows and knees: Partial depigmentation of the face. N.Y. dermat., Soc. 27. Mai 1924. Arch. of Dermat. **10**, Nr 6, 804. Zbl. Hautkrkh. **16**, 780.

Gassmann, A.: Histologische und klinische Untersuchungen über Ichthyosis und ichthyosisähnliche Krankheiten. Arch. f. Dermat. **1904**, Erg.-H. — Gauja, M.: De la kératose pilaire. Thèse de Paris 1894. — Giovannini: Contributione allo studio istologico della cheratosi pilare. Sperimentale (sez. clin.) **49**, H. 34 (1895). — Giovannini, S.: Zur Histologie der Keratosis pilaris. Arch. f. Dermat. **63**, 163. — Grau: Keratosis pilaris und papulonekrotische Tuberkulide. (K. D. Cuban. Ges. Dermat., La Habana, April **1929**.) Bol. Soc. cub. Dermat. **1**, 169 (1929) Ref. Zbl. Hautkrkh. **34**, 184.

Habermann: Keratosis pilaris des Kopfes. K. D. Außerord. Kriegstagg rhein.-westfäl. u. südwestdtsch. Dermat.verigg Bonn **1917**. — Halberstaedter: Eine eigenartige Form von Keratosis follicularis (Lichen pilaris spinulosus?). Verh. Breslau. dermat. Verigg, Sitzg 13. Dez. **1902**. Arch. f. Dermat. **67**, 133. — Haller: Lichen pilaris. Lichen spinulosus, Ulerythema ophryogenes. Ung. dermat. Ges. Budapest, Sitzg 3. Mai 1929. Zbl. Hautkrkh. **32**, 39. — Haxthausen: (a) Fleckförmiger Haarausfall. Dän. dermat. Ges., Sitzg 3. März 1926. Zbl. Hautkrkh. **20**, 11. (b) Keratosis pilaris. Dän. dermat. Ges., Sitzg 6. März 1929. Zbl. Hautkrkh. **31**, 165. — Hidaka, Seiichi: Keratosis follicularis vulgaris. (Derm. Abt. Dairen-Hosp.) J. of orient. Med. **3**, Nr 3, 82—83. Zbl· Hautkrkh. **19**, 127.

Igawa, G.: On lichen pilaris. (Nagasaki dermato-urol. Soc. 36. regular meet. 1925.) Jap. J. of Dermat. **26**, Nr 2, 10. — Isaac II.: Verhandlungen der Berl. Dermat. Ges., Sitzg 4. Juli 1899. Arch. f. Dermat. **50**, 101.

Jamieson, A.: Lichen pilaris. Practitionner **53**, No 6. — Jeanselme et Burnier: Kératose pilaire passagère consécutive à un zona intercostal. Bull. Soc. franç. Dermat. **32**, No 9, 466—467.

Klauder: Keratosis pilaris. Red topped. Philad. dermat. Soc. 13. April 1925. Arch. of Dermat. **12**, Nr 5, 747. — Klingmüller: (a) Keratosis pilaris. K. D. Breslau. dermat. Ver., 26. Okt. 1901. Ref. Arch. f. Dermat. **60**, 152. (b) Pernionen. Nordwestdtsch. dermat. Ver. Kiel, Sitzg 18. April 1926. Zbl. Hautkrkh. **20**, 418. — Kruspe: Lichen pilaris mit auffällig starkem Juckreiz. Ver. Dresden. Dermat., Sitzg 5. Mai 1926. Zbl. Hautkrkh. **21**, 148.

Ledermann: Keratosis follicularis. K. D. Berl. dermat. Ges., 17. Nov. 1903. Arch. f. Dermat. **68**, 447. — Lemoine, G.: Ichthyose anserine des scrofuleux. Ann. de Dermat. II.

s. **3**, 275 (1882). Mac Leod, I. M. H.: Drei Fälle von Ichthyosis follicularis, vergesellschaftet mit Kahlheit. Brit. J. Dermat., Juni **1909**. Martinotti: Über die peladoide Alopezie. Vol. publ. nel. XXV. anno d'insegnamento del Prof. Barduzzi-Livorno. G. Chiappini 1911. — Méneau: Quelques nouveaux faits d'alopécie due à la kératose pilaire. Ann. de Dermat. **1894**, 675. — Mgebrov, M. u. M. Sinanj: Aplasia pilorum congenita auf der Grundlage von Keratosis follicularis. Odessa. dermat. u. vener. Ges., Sitzg 14. Juni 1927. Zbl. Hautkrkh. **28**, 29. — Mibelli: Die Ätiologie und die Varietäten der Keratosen. Mh. Dermat. **24**, 375, 415. — Michelson: Keratosis pilaris. Minnesota dermat. Soc., 7. Febr. 1923. Arch. of Dermat. **7**, Nr 6, 848. Neisser: Keratosis follicularis. K. D. Breslau. dermat. Ver.igg, 5. Febr. 1900. Ref. Arch. f. Dermat. **53**, 390. — Nobl: Keratosis follicularis. K. D. Wien. dermat. Ges. 21. Mai 1913. Ref. Arch. f. Dermat. **117**, 106.

Oppenheim, M.: Lichen pilaris. K. D. Wien. dermat. Ges., 14. Dez. 1916. Ref. Arch. f. Dermat. **125/28**.

Pels: Keratosis pilaris of unusual type associated with dyspituitarism. (Atlantic. dermconference New York. New England, Philadelphia a. Baltimore-Washington Dermat. Soc. Baltimore, 7. Dez. 1928.) Ref. Arch. of Dermat. **19**, 1007—1008 (1929). — Peyri, Joseé Maria: Über Keratosis pilaris. Actas dermo-sifiliogr. **17**. No 5, 203—204. Zbl. Hautkrkh. **19**, 743. — Piccardi, G.: Keratosis pilaris e Keratosis spinulosa. Richerche cliniche ed istologiche. Habil.schr. Turin 1906. — Pinkus: Keratosis follicularis rubra (Brocq). K. D. Berl. dermat. Ges. 17. Nov. 1903. Ref. Arch. f. Dermat. **68**, 454.

Rhee, George van: Keratosis Pilaris. Dermat. Soc. Detroit, 21. April 1925. Arch. of Dermat. **12**, Nr 5, 745. — Riehl, G. sen.: (a) Ichthyosis follicularis (Keratosis follicularis). K. D. Wien. dermat. Ges., 19. Nov. 1902. Ref. Arch. f. Dermat. **65**, 105. (b) Ichthyosis follicularis (Keratosis follicularis). K. D. Wien. dermat. Ges., 28. Jan. 1903. Ref. Arch. f. Dermat. **66**, 199. — Róna, S.: Charakteristische Zeichen der Keratosis pilaris rubra und der Pityriasis rubra pilaris an einem Individuum. Arch. f. Dermat. **47**, 399.

Schamberg: (a) Keratosis pilaris of the face and extremities. Dermat. Soc. Philad., 13. Febr. 1922. Arch. of Dermat. **5**, Nr 5, 677. (b) Hyperkeratosis. Philad. dermat. Soc., 10. Okt. 1921. Arch. of Dermat. **5**, Nr 1, 137 (1922). — Scheer: Keratosis pilaris of ichthyosis (for diagnosis). N. Y. Acad. Med., sect. dermat., 2. Jan. 1923. Arch. of Dermat. **7**, Nr 5, 680—681. — Sée, Marcel: Alopecie par folliculites atrophiques (Kératose pilaire). Ann. de Dermat. **1903**, 48. — Smith: Keratosis pilaris. Red. topped. Philad. dermat. Soc., 13. April 1925. Arch. of Dermat. **12**, Nr 5, 747. — Sprecher, Florio: Ricerche statistiche sulla Cheratosi pilare. Giorn. ital. Mal. vener. Pelle **33**, 734. Arch. f. Dermat. **56**, 432. — Sutton: Zit. nach Strassberg, Arch. f. Dermat. **134**, 402.

Unna, Paul: Keratosis follicularis (causa ignota). Dermat. Ges. Hamburg, Sitzg 23. März 1924. Zbl. Hautkrkh. **13**, 23.

Valker: Keratosis follicularis. Mississippi Valley dermat. Soc., 19. Nov. 1927. Arch. of Dermat. **18**, 463 (1928). — Verbunt, J. A.: Keratosis pilaris faciei. 75. Verslg niederländ. dermat. Ver.igg, Sitzg 4. Juli 1926. Nederl. Tijdschr. Geneesk. **70** II, Nr 20, 2303. Zbl. Hautkrkh. **23**, 224. — Veyrières, M.: Kératose pilaire. Prat. dermat. II, 952. Paris: Masson et Cie. 1901.

Waugh: Keratosis pilaris. Chicago dermat. Soc., 17. März 1926. Arch. of Dermat. **14**, Nr 4, 468. — Weidman: Eczema with keratosis pilaris. Dermat. Soc. Philad. **1923**. Arch. of Dermat. **8**, Nr 2, 302. — Wilard: Keratosis pilaris. Pittsburgh dermat. Soc. 20. Nov. 1924. Arch. of Dermat. **11**, Nr 2, 269. — Wirz: Keratosis follicularis lichenoides mit lichenähnlichen flachen Knötchen. Münch. dermat. Ges., Sitzg 28. Juli 1922. Zbl. Hautkrkh. **6**, 323. — Wise, F.: Keratosis pilaris (inflammatory form). K. D. Manhattan Dermat. Soc., April-Mai **1929**. Arch. of Dermat. **20**, 923—924 (1929).

Yane, Fumio: Über Dermatitis palpebralis lichenoides symmetrica. (Univ.-Augenklinik Nagoya, Japan). Dtsch. med. Wschr. **47**, Nr 23, 652.

II b. Ulerythema ophryogenes (Unna-Taenzer).

Bär, Theodor: Keratosis pilaris atrophicans (Ulerythema ophryogenes Unna). Frankf. dermat. Ver.igg, Sitzg 7. Mai 1925. Zbl. Hautkrkh. **18**, 26. — Balassa, B.: Entwicklungsanomale am behaarten Kopf und der Rumpfhaut. Krankenh. d. Israel. Hosp. Budapest, dermat. Abt., Sitzg 22. März 1925. Zbl. Hautkrkh. **20**, 266. — Besnier, E.: Xerodermie pilaire erythémateuse ou congéstive progressive ou ichthyose rouge. (Folliculitis rubra de Wilson etc.) Ann. de Dermat. **1889**, 710. — Brocq, L.: Notes pour servir à l'histoire de la kératose pilaire. Ann. de Dermat., III. s. 1, 25, 97, 222 (1890).

Covisa, Bejarano et Gay: Keratosis pilaris rubra atrophicans. (K. D. Span. Akad. f. Dermat. u. Syph., 11. Febr. 1927.) Ref. Rev. españ. Urol. **29**, No 343, 367—368 (1927). Zbl. Hautkrkh. **26**, 62. — Covisa, Bejarano u. Prieto, Gay: Familiäre Keratosis pilaris rubra atrophicans des Gesichtes. Actas dermo-sifiliogr. **19**, No 3, 171—174, 254. Zbl. Hautkrkh. **28**, 787.

De Beurmann et Gougerot: Kératose pilaire exclusivement faciale, histologie patho-logique. Ann. de Dermat. 1906, 951. — Delbanco: Ulerythema ophryogenes. Dermat. Ges. Hamburg, Sitzg 27. Febr. 1927. Zbl. Hautkrkh. 24, 593. — Dowling: Ulerythema ophryogenes (Unna). Sect. Dermat. Lond., 19. Juni 1930. Proc. roy. Soc. Med. 23, 1638 (1930). Galewsky, E.: Beitrag zur Vererbbarkeit des Ulerythema ophryogenes (Taenzer-Unna). Arch. f. Dermat. 143, 57. — Gassmann, A.: Histologische und klinische Untersuchungen über Ichthyosis und ichthyosisähnliche Krankheiten. Arch. f. Dermat. 1904. Erg.-H. Haller: Lichen pilaris, Lichen spinulosus, Ulerythema ophryogenes. Ung. dermat. Ges. Budapest, Sitzg 3. Mai 1929. Zbl. Hautkrkh. 32, 39. — Hallopeau et Leredde: Traité pratique dermatologique. Paris 1900. — Heuck: Ulerythema ophryogenes. 13. Kongr. dtsch. dermat. Ges. München, Sitzg 20.—24. Mai 1923. Arch. f. Dermat. 145, 284. — Hubbard: A treatise on diseases of the hair and scalp. London 1928.

Isaac II: Xerodermie pilaire oder Ulerythema ophryogenes (Unna). K. D. Berl. dermat. Ges., 4. Juli 1899. Ref. Arch. f. Dermat. 50, 101.

Jordan, A. B.: Ulerythema ophryogenes. Moskau. vener. u. dermat. Ges., Sitzg 4. Dez. 1924. Zbl. Hautkrkh. 16, 527.

Klingmüller: Keratosis pilaris. Verh. Breslau. dermat. Ver., Sitzg 26. Okt. 1901. Arch. f. Dermat. 60, 152.

Levin: Ulerythema ophryogenes. N. Y. Acad. sect. dermat. 3. Febr. 1925. Arch. of Dermat. 12, Nr 3, 444.

Marx, W.: Beitrag zur Histologie des Ulerythema ophryogenes. Arch. f. Dermat. 163, 6—17 (1931).

Netherton: Ulerythema ophryogenes. Cleveland dermat. Soc., 5. April 1928. Arch. of Dermat. 18, 950 (1928). — Neuda, P.: Ulerythema ophryogenes seu supersiliaris. Ges. Ärzte Wien, Sitzg 30. März 1928. Wien. klin. Wschr. 41, Nr 14, 501—502 (1928). — Nobl, G.: Ulerythema ophryogenes. K. D. Wien. dermat. Ges., 27. Nov. 1912. Ref. Arch. f. Dermat. 115, 624. — Noguer: Der endokrine Ursprung des Ulerythema. Catalon. Ges. Dermat., Okt. 1925. Med. ibera 19, No 420, 491—492. Zbl. Hautkrkh. 20, 60.

Ormsby: Diseases of the skin. Philadelphia 1927.

Pels: Keratosis pilaris of unusual type associated with dyspituitarism. Atlantic dermat. conference New York, New England, Philadelphia a. Baltimore-Washington. Dermat. Soc. Baltimore, 7. Dez. 1928. Arch. of Dermat. 19, 1007—1008 (1929).

Ramel: Ulerythème ophryogène. 11. Kongr. schweiz. Dermat.-Venerologen Lausanne, Sitzg 28.—29. Mai 1927. Zbl. Hautkrkh. 28, 248. — Rosen: Ulerythema ophryogenes. Arch. of Dermat. 16, Nr 4, 494.

Šamberger: Ulerythema ophryogenes. Čas. lék. česk. 48, 13. Ref. Arch. f. Dermat. 97, 375. — Selisky: Zur Histologie und Pathogenese des Ulerythema ophryogenes. (Dermat. Abt. Arbeiter-Poliklin., Schepetowka, Ukraine). Arch. f. Dermat. 150, H. 1, 123—125. — Sternthal: Demonstration eines Falles von Ulerythema ophryogenes. Verh. 69. Verslg dtsch. Naturforsch., 19.—26. Sept. 1897.

Taenzer, P.: Über das Ulerythema ophryogenes, eine noch nicht beschriebene Haut-krankheit. Mh. Dermat. 8, Nr 5, 197—208. — Tereškovič: Ulerythema ophryogenes. Moskau. vener.-dermat. Ges., Sitzg 13. Mai 1926. Zbl. Hautkrkh. 28, 655.

Valk: Einige Fälle von Alopecia hereditaria. K. D. 65. Sitzgber. niederl. dermat. Ver., 25. März 1923. Ref. Zbl. Hautkrkh. 10, 48.

Williams: (a) Ulerythema ophryogenes. N. Y. dermat. Soc., 24. Nov. 1925. Arch. of Dermat. 13, Nr 4, 563—564. (b) Ulerythema ophryogenes. Atlantic dermat. conference: New York, New England a. Philadelphia dermat. Soc., 16. Dez. 1925. Arch. of Dermat. 13, Nr 5, 709.

IIc. Monilethrix.

Aisawa: A case of aplasia moniliformis pilorum. Sendai dermato-urol. Soc., 6. Juli 1925. Jap. J. Dermat. 26, Nr 2, 8 (1926). Zbl. Hautkrkh. 21, 75. — Anderon and MacCall: Unique case of hereditary Trichorhexis nodosa. Lancet 1883. — Arndt: Aplasia moniliformis. K. D. Berl. dermat. Ges., 1. Mai 1904. Ref. Arch. f. Dermat. 70, 488. — Artom: (a) Aplasia moniliforme famigliare. Giorn. ital. Dermat. 68, H. 6, 1651; Arch. ital. Dermat. 3, H. 2, 183—184. (b) Aplasia moniliforme dei capelli (monilethrix). Giorn. ital. Dermat. 68, H. 6, 1547—1569. Azua: Aplasia pilorum intermittens. K. D. Soc. españ. Dermat., Febr./März 1913.

Bang: Monilethrix. Verh. jütländ. med. Ges. 1922/23, 100—101; Hosp.tid. (dän.) 66, Nr 23. — Beatty and Scott: Pili moniliformes. Mh. 15. — Bechet: A case for diagnosis Monilethrix? N. Y. Acad. Med., sect. dermat., 1. Mai 1923. Zbl. Hautkrkh. 11, 477. — Behrend: Über Knotenbildungen am Haarschaft. Virchows Arch. 103 (1886). — Behring: Pili moniliformes. Arch. f. Dermat. 75, H. 1. — Berkowitz: Monilethrix. Brooklyn dermat. Soc., 20. Okt. 1924. Long Island med. J. 19, Nr 1, 18. Zbl. Hautkrkh. 17, 71. — Besnier: Diskussionsbemerkungen. Ref. Mh. Dermat. 11, 35. — Besnier et Doyon: Traduction avec notes de Pathologie et traitement des maladies etc. Tome 2, p. 180, 2. Aufl. u. p. 69. — Bodin: In Prat. dermat. 4, 23. — Bonnet: Haarspiralen und Haarspindeln. Morph. Jb. 111

(1885). — BRAENDLE: Monilethrix oder Aplasia pilorum intermittens. Schles. dermat. Ges. Breslau, Sitzg 28. Jan. 1922. Zbl. Hautkrkh. **4**, 328. — BREDA: Ital. med. Kongr. Padua. 1887. Ref. Arch. f. Dermat. **20**, 110. — BROCQ: Rémarques sur les alopécies de la kératose pilaire. 2. internat. Dermat.-kongr. Wien **1892**, Kongreßber., 538. — BUSCHKE: (a) Monilethrix und Keratosis pilaris. Berl. dermat. Ges., Sitzg 30. Okt. 1926. Zbl. Hautkrkh. **21**, 556. (b) Monilethrix, Erfolg durch Thalliumkur. Berl. dermat. Ges., Sitzg 12. Nov. 1929, Zbl. Hautkrkh. **32**, 544.

CHIRIVINO: Über einige Entwicklungsanomalien der Barthaare. Arch. f. Dermat. **71**, 163. CIAROCCHI: Über moniliforme Aplasie der Haare. Verh. 4. internat. dermat. Kongr. Paris 1900. Ref. Arch. f. Dermat. **55**, 126. — CLARK: Fälle zur Diagnose bei Mutter und Tochter. K. D. N. Y. dermat. Ges., 15. Dez. 1914, 26. Jan. u. 23. Febr. 1915. Ref. Arch. f. Dermat. **122**, 546. — CORSON and HART-DRANT: Monilethrix. Philad. dermat. Soc., 11. Febr. 1924. Arch. of Dermat. **10**, Nr 1, 130. (b) Monilethrix. Philadelphia, New York a. New England dermat. Soc., 14. Okt. 1924. Arch. of Dermat. **11**, Nr 4, 557. — CROCKER: Monilethrix. Diseases of the skin.

DAMER, E.: Zur Frage der Monilethrix. Venerol. (russ.) **5**, Nr 3, 337—341 u. deutsche Zusammenfassung 1928, S. 342. Zbl. Hautkrkh. **28**, 157. — DORE: (a) Monilethrix. K. D. Roy. Soc. Med., 21. April 1910. Ref. Arch. f. Dermat. **104**, 115. (b) Monilethrix. K. D. Roy. Soc. Med., 16. März 1911. Ref. Arch. f. Dermat. **109**, 230.

FERNET et S. RABREAU: Un cas d'aplasie moniliforme des cheveux. Bull. Soc. franç. Dermat. **1921**, Nr 8, 400—401. — FOX, HOWARD: A case for diagnosis: Monilethrix? N. Y. Acad. Med. sect. dermat. 11. Nov. 1924. Arch. of Dermat. **11**, Nr 5, 698—699. — FUKAI: (a) Pathology of aplasia moniliformis pilorum. Jap. dermat. urol. Assoc. Toyo, 31. März bis 2. April 1922. Jap. J. Dermat. **23**, Nr 5, 459. (b) Über Monilethrix. Acta dermat. (Kioto) **10**, H. 4, 367—389 u. deutsche Zusammenfassung S. 389—392.

GILCHRIST: Ein Fall von Monilethrix mit ungewöhnlicher Ausbreitung. J. of cutan. a. genito-urin. Dis., April 1898. — GIOVANNINI: Über die menschlichen Haare, 1889. — GOLAY: Le monilethrix (Spindelhaare). Ann. de Dermat. **3**, No 6, 294—309. — GUSZMANN: Anatomie und Klinik der Monilethrix (Aplasia pilorum intermittens). Dermat. Z. **13**, 33.

HABERMANN: Monilethrix. K. D. Außerord. dermat. Verslg Bonn, 23. Sept. 1917. Ref. Arch. f. Dermat. **125**, 370. — HALLOPEAU: Aplasie moniliforme des cheveux. Ann. de Dermat. **1890**, 429. — HALLOPEAU et LEREDDE: Aplasie moniliforme des cheveux et des poils. Traité pratique de Dermatologie. Paris 1900. — HALLOPEAU et MACÉ DE LÉPINAY: Nouveaux cas d'aplasie moniliforme des cheveux. Ann. de Dermat. **1906**, 958. — HERXHEIMER: Demonstration dreier Fälle von Lichen pilaris capitis. 10. Kongr. dtsch. dermat. Ges. Frankfurt 1908, Kongreßber., 322—324. — HEUCK: (a) Über das familiäre Auftreten der Monilethrix. Diss. München 1924, 18 S. (b) Studien über Vererbung von Hautkrankheiten. VII. Moniletrichosis. (Dermat. Klin. u. Poliklin. Univ. München). Arch. f. Dermat. **147**, H. 2, 196—200. — HÜBNER: Keratosis pilaris mit Spindelhaaren. 15. Kongr. dtsch. dermat. Ges. Bonn, Sitzg 7. Sept. 1927. Arch. f. Dermat. **155**, 332.

KIESS: (a) Demonstrationen. a) Monilethrix, b) Granuloma annulare, c) FOX-FORDYCE-sche Krankheit. Med. Ges. Leipzig, Sitzg 4. März 1924. Klin. Wschr. **3**, Nr 20. (b) Monilethrix. Med. Ges. Leipzig, Sitzg 4. März 1924. Münch. med. Wschr. **71**, Nr 12, 384. — Kölner Hautklinik: Zwei Fälle von Monilethrix. Gemeinsame Tagg niederl. Ver.igg rhein.-westfäl. Dermat. Köln, Sitzg 25. u. 26. Mai 1929. — KREN: Aplasia pilorum intermittens. K. D. Wien. dermat. Ges., 2. Mai 1918. Ref. Arch. f. Dermat. **125**, 593.

LANGER, ERICH: Monilethrix. Berl. dermat. Ges., Sitzg 8. Juni 1926. Zbl. Hautkrkh. **20**, 532. — LAPOWSKI: Monilethrix. N. Y. Acad. Med., sect. dermat., 5. Febr. 1924. Arch. of Dermat. **10**, Nr 1, 107 (1924). — LEEUWEN: (a) Ein Fall von Monilethrix. 63. Verslg. niederl. dermat. Ver.igg Utrecht .Zbl. Hautkrkh. **7**, 34. (b) Monilethrix. 72. Generalverslg niederl. dermat. Ver.igg Arnhem, Sitzg 21. Juni 1925. Nederl. Tijdschr. Geneesk. **69 II**, Nr 24, 2751. Zbl. Hautkrkh. **19**, 652. (c) Monilethrix. 80. Tagg niederl. dermat. Ver.igg mit Ver.igg rhein.-westfäl. Dermat. Amsterdam, Sitzg 2. Juni 1928. Zbl. Hautkrkh. **27**, 733. (d) Über Ursache und Behandlung von Monilethrichosis. (Univ.-Klin. f. Haut.- u. Geschl.-Krankh. Utrecht). Acta dermato-vener. (Stockh.) **9**, 303—309 (1928). — LÉPINAY: Quatre cas de monilethrix héréditaire chez des Marocains. Bull. Soc. franç. Dermat. **1921**, No 4, 152—153. LESSER: (a) Aplasia pilorum intermittens. K. D. 2. Kongr. dtsch. dermat. Ges. Berlin 1890, Kongreßber. 248. (b) 3. Kongr. dtsch. dermat. Ges. **1891**, 248. — LUCE: Recherches sur un cas d'alopécie. Thèse de Paris **1879**. — LUTZ: Aplasia pilorum intermittens (Monilethrix). Schweiz. dermat. Ges. Zürich, 10.—11. Juli 1920. Schweiz. med. Wschr. **51**, Nr 6, 136—137.

DE MAGALHAES: Un caso de Monilethrix. Rev. méd. St. Paolo **1902**, No 7. Ref. Arch. f. Dermat. **68**, 461. — MIBELLI: Über einige deforme Barthaare bei Alopecia areata. Giorn. ital. Mal. vener. Pelle **1890**. — MURRAY: Monilethrix. Detroit dermat. Soc., 12. Febr. u. 18. März 1924. Arch. of Dermat. **10**, Nr 2, 245.

ORMSBY and MITCHELL: Atrophia pilorum monilethrix. Chicago dermat. Soc., 16. April 1924. Arch. of Dermat. **10**, Nr 3, 393.

Pinkus: Die Einwirkung von Krankheiten auf das Kopfhaar des Menschen. Berlin: S. Karger 1917. — Pohl-Pincus: (a) Die mikroskopischen Veränderungen am menschlichen Kopfhaar unter dem Einfluß nervöser Erregung. Z. angew. Mikrosk. 5 (1899). (b) Über die Wachstumsgeschwindigkeit des Kopfhaares. Dermat. Zbl. 3. — Polland: Über Aplasia pilorum moniliformis. Arch. f. Dermat. 111, 827. — Pontoppidan: Monilethrix. Dän. dermat. Ges., Sitzg 7. April 1926. Zbl. Hautkrkh. 20, 263.
    Rachmanow: Über familiäre Monilethrix. Russk. Klin. 6, Nr 31, 668—682. Zbl. Hautkrkh. 24, 59. — Riecke: 8jähriges Mädchen mit einer scheinbaren intermittierenden Verdünnung im Verlauf des Haarschaftes am langen Kopfhaar. Nordwestdtsch. dermat. Ver.igg Hannover, Sitzg 26. März 1922. Zbl. Hautkrkh. 5, 437. — Rihova: Monilethrix. Dermat. Klin. Prof. Šamberger, Praha. Česká Dermat. 6, H. 1, 8—15. Zbl. Hautkrkh. 16, 325. — Rosental, S. u. E. Spreuregen: (a) Aplasia pilorum intermittens (Virchow). Vener. (russ.) 1925, Nr 6, 66—70. Zbl. Hautkrkh. 20, 582. (b) Zur Kenntnis der Monilethrix. Arch. f. Dermat. 154, H. 1, 17—18 (1928).
    Sabouraud: Sur les cheveux moniliformes. Ann. de Dermat. 1892. 781. — Sachs, O.: Spindelhaare. K. D. Wien. dermat. Ges., 5. Febr. 1914. Ref. Arch. f. Dermat. 119 II, 22. — Savatard: Monilethrix. K. D. Manchester Dermat. Soc., 5. Juli 1912. Ref. Arch. of Dermat. 115, 179. — Scheer, Max: Monilethrix. Dermat. Soc. Manhattan, 14. Nov. 1922. Arch. of Dermat. 7, Nr 2, 257. — Schütz, I.: Ein Fall von Spindelhaaren (Pili moniliformes), Aplasia pilorum intermittens (Virchow), Monilethrix (Crocker), Nodose (Hair-Smith). Arch. f. Dermat. 53, 69. — Seemann, Deszö: (a) Zwei Fälle von Monilethrix seu aplasia pilorum intermittens. Börgyogy. Szemle (ung.) 1, Nr 9/10, 236—237. Zbl. Hautkrkh. 10, 262. (b) Monilethrix. Dermat. Zusammenk. Budapest, Sitzg 31. März 1927. Börgyógy. Szemle (ung.) 5, Nr 4, 100 (1927). Zbl. Hautkrkh. 27, 748. — Sibley, W. Knowsley: (a) Case of monilethrix. Proc. roy. Soc. Med. 14, Nr 8, sect. dermat., 70. (b) Monilethrix (St. Johns Hospl. London). Sect. of Dermat. Lond. 21. Febr. 1929. Proc. roy. Soc. Med. 22, 1012 (1929). — Smith: A rare nodose condition of the hair. Brit. med. J. 1879 u. 1880. Ref. Arch. f. Dermat. 1880, 145. — Strandberg: A contribution to our knowledge of Aplasia moniliformis. V. meet. Northern dermat. Soc. Stockholm, 6.—8. Juni 1922. Acta dermato-vener. (Stockh.) 3, H. 3/4, 650—655. — Sweitzer: (a) Monilethrix. Minnesota dermat. Soc., 5. März 1924. Arch. of Dermat. 10, Nr 2, 259—260. (b) Monilethrix. Minnesota dermat. Soc., 6. Febr. 1924. Arch. of Dermat. 10, Nr 1, 121—122.
    Tecklenborg: Pili moniliformes. Ver. rhein.-westfäl. Dermat. Köln, Sitzg 6. März 1927. Zbl. Hautkrkh. 23, 335. — Tenneson: Keratose pilaire et aplasie moniliforme des cheveux. Ann. de Dermat. 1892, 1146. — Tobias, Norman A.: (a) A case for monilethrix. Dermat. Soc. St. Louis, 11. April 1923. Arch. of Dermat. 8, Nr 2, 252—253. (b) Monilethrix. Report of five cases of the familial and hereditary type. (Derm. dep. Barnard Free skin cancer hosp. a school of med. Washington Univ. St. Louis). Arch. of Dermat. 8, Nr 5, 655—664 (1923). — Toyama: Keratosis follicularis and aplasia moniliformis pilorum. Jap. dermat.-urol. Assoc. Niigata, 26. a. 27. März 1924. Jap. J. of Dermat. 24, Nr 7, 37. — Toyama u. Ohno: Über Monilethrix. Dermat. Klin. Univ. Sendai u. derm.-urol. Klin. staatl. Akad. Niigata. Jap. J. of Dermat. 25, Nr 3, 63—69. Zbl. Hautkrkh. 18, 366.
    Uebelmesser: Ein Fall von Spindelhaaren. Arch. f. Dermat. 113, 1175.
    Weber, F. Parkes and J. Axhausen: (a) Hypoplasia (Aplasia) pilorum moniliformis. Proc. roy. Soc. med. 20, Nr 2, sect. dermat., 21. Okt. 1926, 95—98. (b) Hypoplasia (aplasia) pilorum moniliformis. Brit. J. Dermat. 39, Nr 2, 62—66 (1927). — Wise: Monilethrix in mother and two children. N Y. dermat. Soc., 28. März 1922. Arch. of Dermat. 6, Nr 1, 115.

IId. Erythrocyanosis crurum puellaris.

Alexander: Zur Klinik und Pathogenese der Erythrocyanosis crurum puellaris. Dermat. Abt. städt. Krankenhaus, Charlottenburg. Dermat. Wschr. 84, Nr 18, 601—611 (1927). — Alvarez: Über Pathogenese und Behandlung der supramalleolären symmetrischen Hauterythrocyanosis. Siglo méd. 83, 580—581 (1929). Zbl. Hautkrkh. 31, 488.
    Balzer et Alquier: Oedème strumeux ou erythème induré chez une jeune fille. Ann. de Dermat. 1900, 625. — Barthélemy: L'hyperkératose des extrémités en saison froide. Ann. de Dermat. 9, 681—686 (1928). — Bodó, László: Zur Pathologie der Erythrocyanosis cutis symmetrica. Orv. Hetil. (ung.) 69, Nr 21, 482—483 (1925). Zbl. Hautkrkh. 18, 205. — Bolte: Erythrocyanosis cutis symmetrica. (Med. Univ. Poliklin. Rostock). Klin. Wschr. 1, Nr 12, 578—580 (1922). — Bruhns: Erythrocyanosis puellarum von ungewöhnlicher Ausdehnung. Berl. dermat. Ges., Sitzg 4. Mai 1928. Zbl. Hautkrkh. 28, 412.
    Delater et Hugel: La cyanose sus-malléolaire hypostatique. Essai de discrimination entre les diverses cyanoses locales. Ann. de Dermat. 9, Nr 5, 344—371 (1928). — Dittrich: (a) Pernionen und Lichen pilaris. Nordwestdtsch. dermat. Ver. Kiel, Sitzg 18. April 1926. Zbl. Hautkrkh. 20, 418. (b) Über Frostschäden. II. Mitt. Arch. f. Dermat. 157, S. 1. (c) Frostschäden und ihre Komplikation mit Tuberkulose. Dermat. Wschr. 89, 1059—1066. — Dore: Chronic stagnatory erythema of the legs treated by arterial sympathectomie. Sect.

of Dermat. Lond., 16. Febr. 1928. Proc. roy. Soc. Med. 21, Nr 6, 1178 (1928). — DREYER: Erythrocyanosis symmetrica cutis. Köln. dermat. Ges., Sitzg 25. Febr. 1927. Zbl. Hautkrkh. 24, 578.

GALEWSKY: Über Erythrocyanosis cruris puellaris. Vers. mitteldtsch. Dermat. Magdeburg, Sitzg 5. Dez. 1926. Zbl. Hautkrkh. 22, 618. — GOUIN et BIENVENUE: Résultats de la radiothérapie fonctionelle sympathique dans les érythrocyanoses sus malléolaires et troubles associés et dans l'hyposphyxie la maladie de Raynaud, les ulcères des jambes. Bull. Soc. franç. Dermat. 35, 924—942 (1928).

HILTON and PARKES WEBER: Unilateral erythrocyanosis crurum puellarum. Clin. sect. Lond., 14. Dez. 1928. Proc. roy. Soc. Med. 22, 602 (1929).

JUSTER: (a) Die supramalleoläre Erythrocyanose. Presse méd. 35, No 103, 1573—1574 (1927). (b) L'érythrocyanogénie et ses complications. Bull. Soc. franç. Dermat. 36, No 4, 373—378 (1929). — JUSTER et DELATER: Biopsies pratiquées sur deux cas d'érythrocyanose sus-malléolaire. Présentation de coupes. Bull. Soc. franç. Dermat. 33, No 8, 618—619 (1926).

KANVOWSKI: Zur Frage der Erythrocyanosis crurum puellaris. (Derm. Univ. Klin. Posen). Dermat. Wschr. 85, Nr 34, 1161—1167 (1927). — KAUCZYNSKI: Erythrocyanosis cruris puellarum. Lemberg. dermat. Ges., Sitzg 22. Dez. 1927. Zbl. Hautkrkh. 26, 474. — KEINING: 2 Fälle von Erythrocyanosis symmetrica progressiva an den Mammae. Dermat. Ges. Hamburg-Altona, Sitzg 27. April 1928. Zbl. Hautkrkh. 31, 24. — KISTJAKOVSKIJ: (a) Erythrocyanosis cutis symmetrica. Angioneurosis dysovarica. Russk. Vestn. Dermat. 6, 554—564 u. französische Zusammenfassung, S. 564. 1928. Zbl. Hautkrkh. 29, 86. (b) Erythrocyanosis cutis symmetrica; Angioneurosis endocrinopathica polyglandularis. Arch. of Dermat. 20, 780 (1929). — KLINGMÜLLER u. DITTRICH: Über Frostschäden. Dermat. Z. 49, 1—9. — KLOEPPEL: (a) Erythrocyanosis crurum puellarum mit echten pernionen. Ver. Dresdener Dermat. Sitzg 6. Febr. 1929. Zbl. Hautkrkh. 30, 433. (b) Erythrocyanosis cruris. Ver. Dresdener Dermat., Sitzg 8. Mai 1929. Zbl. Hautkrkh. 31, 293.

LEHNER: (a) Erythrocyanosis, Acrocyanosis und Cutis marmorata. Dermat. Zusammenk. Budapest, Sitzg 31. März 1927. Zbl. Hautkrkh. 27, 749. (b) Erythrocyanosis. Dermat. Zusammenk. Budapest, Sitzg 17. Nov. 1927. 27, 752. (c) Erythrocyanosis crurum feminarum. Ung. dermat. Ges., Sitzg 4. Mai 1928. Zbl. Hautkrkh. 28, 21. (d) Beiträge zur Klinik und dem Entstehungsmechanismus der Erythrocyanosis crurum feminarum. (Graf Albert Apponyi-poliklin.-Budapest). Börgyogy. Szemle (ung.) 6, Nr 5, 120—122 (1928). Zbl. Hautkrkh. 28, 463. — LÉVY-FRANCKEL et JUSTER: Les infiltrations cellulitiques des membres inférieurs (Hôp. St. Louis, Paris). Bull. méd. 1929 I, 486—488. — LÉVY et LANZENBERG: Erythrocyanose symmétrique sus malléolaire. Bull. Soc. franç. Dermat. 35, Nr 2, 78—80 (1928). — LIEBNER: Erythrocyanosis cruris puellarum. Dermat. Zusammenk. Budapest, Sitzg 17. Febr. 1927. Zbl. Hautkrkh. 27, 748. — LOUSTE et LÉVY-FRANCKEL: Pigmentation aréolaire avec hyperkératose (du type pigmentation des chaufferettes) chez une dysendocrinienne. Bull. Soc. franç. Dermat. 36, 262 (1929).

MENDES DA COSTA u. M. VAN OORT-LAU: Über Erythrocyanosis crurum puellaris. Acta dermato-vener. (Stockh.) 7, 143—153 (1926).

NAEGELI: Familiäre Erythrocyanosis cruris puellaris. 11. Kongr. schweiz. Derm.-Venerol. Lausanne, Sitzg 28.—29. Mai 1927. Zbl. Hautkrkh. 28, 247. — NARDELLI: Contributo alla conoscenza dei fenomeni di eritrocianosi degli arti inferiori. (Clin. dermosifilopat. Univ. Trient). Giorn. ital. Dermat. 69, H. 1, 81—105 (1928). — NARDI: L'eritrocianosi sopramalleolare. (Div. dermosifilopat. osp. civ. Vivenza). Il Dermosifilogr. 3, 441—453 (1928). Zbl. Hautkrkh. 29, 167. — NIELSEN: Capillarmikroskopische Befunde bei Erythrocyanosis crurum. (Inn. Abt. Städt. Krankenh. Berlin-Lichtenberg). Münch. med. Wschr. 1929 I, 198—199.

PAGNIEZ et SICARD: Erythrocyanose du bras provoquée par l'effort. Bull. Soc. méd. Hôp. Paris 44, 1805—1807 (1928). — PAUTRIER et LÉVY: Trois cas d'érythrocyanose symmetrique sus-malléolaire. Bull. Soc. franç. Dermat. 34, Nr 5, 300—309 (1927). — PAUTRIER et ALICE ULLMO: (a) Erythrocyanose symmétrique sus-malléolaire coexistant avec de l'érythème induré de Bazin et probablement des sarcoïdes hypodermiques. Bull. Soc. franç. Dermat. 35, Nr 2, 85—87 (1928). (b) Erythrocyanose sus-malléolaire coexistant avec des engelures ulcérées et du livedo annulaire des quatre membres. Bull. Soc. franç. Dermat. 35, Nr 2, 80—84 (1928). — PERUTZ: Zur Lichtbehandlung der Erythrocyanosis crurum puellaris. Strahlenther. 29, H. 2, 283—290 (1928). — PICARD: Erythrocyanosis cruris. 51. Tagg Ver.igg südwestdtsch. Dermat. Mainz, Sitzg 27.—28. Okt. 1928. Zbl. Hautkrkh. 29, 15. — POOR: Die durch Störungen im weiblichen Genitalsystem hervorgerufenen Hautleiden. Erythrocyanosis cutis symmetrica (CURSCHMANN). Orv. Hetil. (ung.) 68, Nr 3, 542—546 (1924). Zbl. Hautkrkh. 16, 563.

Rostocker Klinik: Tagg Ver.igg nordwestdtsch. Dermat. Rostock, 25. u. 26. Mai 1929. Demonstration der Univ.-Hautklin.: Erythrocyanosis cruris.

SACHS, O.: Keratosis pilaris. K. D. Wien. dermat. Ges. 10 Juli 1919. Ref. Arch. f. Dermat. 133, 115. — SÁINZ DE AJA, ENRIQUE ALVAREZ: Über Pathogenese und Behandlung der symmetrischen supramalleolären Hauterythocyanosis. Actas dermosifiliogr. **21**, 182, 234—236 (1929). Zbl. Hautkrkh. **31**, 72. — Sellei Josef u. Ernst Liebner: (a) Beiträge zur Erythrocyanosis etremitatum chronica. Arch. f. Dermat. **156**, 277. (b) Beiträge zum Krankheitsbild der Erythrocyanosis extremitatis chronica. Orv. Hetil. (ung.) **1928** II, 915—918. Zbl. Hautkrkh. **29**, 167.

Thibièrge: Hyperkeratose der Extremitäten (Hände, Füße, Nase, Ohren) nach Blasenbildungen, die 38 Jahre nach Erfrierung der Extremitäten aufgetreten sind. Ann. de Dermat. **1911**, Nr 3, 166. Ref. Arch. f. Dermat. **108**, 560. — Thibièrge et Stiassnie: Oedème asphyrique symmétrique des jambes chez les jeunes filles „lymphathiques". Bull. Soc. Dermat. franç. **1921**, Nr 3, 67—70 (1921).

Ullmann: Erythrocyanosis crurum puellarum. Wien. dermat. Ges., Sitzg 28. April 1927. Zbl. Hautkrkh. **7**, 44.

Weber, F. Parkes: (a) High blood-presure with thrombosis of a retinal arteriole. Clin. sect. Lond. 9. März 1928. Proc. roy. Soc. Med. **21**, Nr 7, 1158—1160 (1928). (b) Erythrocyanosis frigida crurum puellarum. Clin. sect. Lond., 9. März 1928. Proc. roy. Soc. Med. **21**, Nr 7, 1160—1162 (1928). (c) Unilateral erythrocyanosis crurum puellarum. Sect. of Dermat. 15. März 1928. Proc. roy. Soc. Med. **21**, Nr 8, 1428—1429 (1928). (d) Erythrocyanosis crurum puellarum, with leuconychia of fingers and toes. (Clin. sect. Lond., 10. Mai 1929. Proc. roy. Soc. Med. **22**, 1228 (1929). — Weber, F. Parkes and O. Bode: Erythrocyanosis crurum puellarum of unilateral preponderance. Clin. sect. Lond. 10. Mai 1929. Proc. roy. Soc. Med. **22**, 1227—1228 (1929). — Werther: Erythrocyanosis crurum puellarum. Ver. Dresdener Dermat., Sitzg 6. Febr. 1929. Zbl. Hautkrkh. **30**, 433.

IIe. Artefizielle lichenoide Follikularkeratosen.

Bettmann: Über Schädigungen der Haut durch Ersatzöle und -salben. Münch. med. Wschr. **1918**, Nr 48, 1344.

Galewsky: Über Melanodermien und Dermatosen durch Kriegsersatzmittel. Münch. med. Wschr. **1918**, Nr 34, 930.

Hoffmann, E.: Arzneiliche und gewerbliche Dermatosen durch Kriegsersatzmittel (Schmieröl, Vaselin) und Melanodermitis toxica. Außerordentl. dermat. Verslg Bonn, 22. u. 23. Sept. 1917. Ref. Arch. f. Dermat. **125**, 370.

Ingram: Keratosis pilaris. Proc. roy. Soc. Med. **20**, Nr 9, sect. dermat. 89—90. 17. III. 1927.

Oppenheim: Vaselinoderma verrucosum. (Eine durch unreines Vaselin verursachte Hauterkrankung eigener Art). Arch. f. Dermat. **131**, 272.

Sachs, O.: (a) Keratosis pilaris. K. D. Wien. dermat. Ges., 10. Juli 1919. Ref. Arch. f. Dermat. **133**, 115. (b) Klinische und experimentelle Untersuchungen über die Einwirkung von Anilinfarbstoffen auf die menschliche und tierische Haut. Arch. f. Dermat. **116**, 555.

IIf. Keratosis follicularis praescorbutica.

Djémil Said: Keratoses pilaires préscorbutiques. Bull. Soc. Path. exot. Paris **19**, No 1, 6—8.

Nicolau: Follikuläre und perifollikuläre Eruption beim Skorbut. (Dermatitis papulo-keratotica scorbutica). Ann. de Dermat. **1918/19**, Nr 11, 397.

Rosin: Über hämorrhagische Diathesen. F. Kraus u. Th. Brugsch' Spezielle Pathologie und Therapie innerer Krankheiten, Bd. 8, S. 911.

Teodorescu: Dermatitis papulo-keratosa scorbutica (Nicolau). Rev. Stiint. med. (rum.) **16**, Nr 11, 1040—1047 (1927). Ref. Zbl. Hautkrkh. **26**, 580.

IIIa. Spinulöse Follikularkeratosen.

Adamson: Lichen pilaris, seu spinulosus. Brit. J. Dermat. **1905**, 39—54, 77—102. — Adigesalov: Zur Lehre des Lichen spinulosus. Venerol. (russ.) **5**, 904—908 (1928). Zbl. Hautkrkh. **28**, 787. — Artom: Keratosis spinulosa ed ittiosi famigliare. Rass. internaz. Clin. **8**, No 9, 648—656. Zbl. Hautkrkh. **26**, 62. — Arzt u. Fuhs: Über mykotische Allgemeininfektionen bei Trichophytie und Mikrosporie (Trichophytosen und Mikrosporosen). Arch. f. Dermat. **136**, 333. — Audry: Keratosis circumpilaris. Kératose pilaire engainante. Mh. Dermat. **38**, 529.

Barbe: Kératose folliculaire (Type Brooke). Soc. franç. Dermat. Juni **1901**. — Barber, H. W.: Case of lichen spinulosus. Proc. roy. Soc. Med. **20**, Nr 2, sect. dermat., 98—100, 21. Okt. 1926. — Bario de Medina: (a) Über Keratosis follicularis spinulosa. Actas dermosifiliogr. 18, Nr 4, 154—156. Zbl. Hautkrkh. 21, 599. (b) Keratosis follicularis spinulosa bei einem 9jährigen Mädchen. Span. Akad. Dermat. Madrid, Sitzg Nov. 1925. Rev. españ. Urol. 28, No 325, 27—28. — Baudouin u. du Castel: Kératose folliculaire villeuse. Ann. de Dermat. **1901**, 422. — Beatty: Ein Fall von Folliculosis (Folliculitis?) decalvans und Lichen spinulosus. Mit Bericht über die histologischen Veränderungen von Speares John. Brit. J. Dermat., Sept. **1915**, 331. Ref. Arch. f. Dermat. **122**, 851. — Beck, S. C.: Über Keratosis spinulosa (Lichen spinulosus Crocker). Dermat. Wschr. **55**, Nr 48, 1459. —

BECKER, W.: Lichen spinulosus, following intradermal application of diphtheria toxin. (Div. of derm., Dep. of Med. Univ. of Chicago, Chicago). Arch. of Dermat. 21, 839—840 (1930). — BENNET: A case of Lichen spinulosus (DEVERGIE). Austral. med. Gaz., Dez. 1902, 615. Ref. Ann. de Dermat. 1903, 702. — BERKOWITZ: Lichen planus und Lichen spinulosus. Brooklyn dermat. Soc., 19. April 1926. Arch. of Dermat. 14, Nr 3, 350. — BEST, W. H.: Lichen spinulosus with pigmentation following arsenic (two cases). Brooklyn Derm. Soc., 20. Jan. 1930. Arch. of Dermat. 21, 1056—1058 (1930). — BIBERSTEIN: Lichen spinulosus. Schles. dermat. Ges. Breslau, Sitzg 28. Mai 1927. Zbl. Hautkrkh. 25, 175. — BIZZOZERO: Sur un cas de Lichen ruber acum. etc. Ann. de Dermat. 1910, 2—3. — BORN, K.: Zur Kenntnis der Lichenformen. Dermat. Wschr. 61, 643. — BOTELLI: Keratosis follicularis spinulosa mit besonderer Lokalisation im Gesicht. Giorn. ital. Mal. vener. Pelle, 21. März 1912, H. 1. — BOWEN: A case of Lichen spinulosus. J. of cutan. Dis. 24, 9 (1906). — BROCQ: Vue d'ensemble des dermatoses à papules péripilaires: leur différenciation clinique. Bull. méd., 26. Juli 1919. — BRUHNS: Keratosis follicularis nach intravenösen Salvarsaneinspritzungen. K. D. Berlin. dermat. Ges., 11. Nov. 1930. Ref. Zbl. Hautkrkh. 36, 155. — BUNCH: Keratosis follicularis spinulosa. K. D. Roy. Soc. Med., 16. Okt. 1913. Ref. Arch. f. Dermat. 117, 717. — BUQUICCHIO: (a) Contributo allo studio del lichen. (Sindrome polimorfa a tipo di lichen ruber planus accuminatus, spinulosus, iperthrophicus, corneus atrophicus, nello stessa soggetta.) Nota prev. 22. riun. Soc. ital. Dermat. Roma, 18. Dez. 1925. Giorn. ital. Dermat. 67, H. 2, 370—374. (b) Contributo allo studio del lichen. Giorn. ital. Dermat. 67, H. 2, 899.

CAVALLUCCI: Su tre casi di cheratosi spinulosa, di cui due a carattere familiare. (Contributo anatomo-clinico e patogenico.) K. D. 25. riun. Soc. ital. Dermat. Milano, 9.—11. Mai 1929. Giorn. ital. Dermat. 70, 1324—1332 (1929). — CHODOROV-FEINGOLD: Lichen ruber planus. Odessa. dermat. u. vener. Ges., Sitzg 2. Febr. 1927. Zbl. Hautkrkh. 28, 25. — COPPOLINI: Keratosis follicularis spinulosa. Arch. f. Dermat. 116, 841. — CORDES: Lichen spinulosus, a manifestation of late framboesia. Ann. report unit. Fruit Comp., Med. Dep. 16, 168—170. Zbl. Hautkrkh. 29, 798. — CORSON: Lichen spinulosus. Philad. dermat. Soc., 2. März 1928. Arch. of Dermat. 18, 632—633. — CROCKER: (a) Lichen pilaris seu spinulosus (Divergie). Dis. skin. 1888, 226. (b) Acne Keratosa. Ref. Arch. f. Dermat. 53, 466.

DAVIS, W. D.: A case of keratosis pilaris. St. Louis dermat. Soc., 10. Okt. 1923. Arch. of Dermat. 9, Nr 3, 408. — DORE: (a) Keratosis follicularis spinulosa (Lichen spinulosus). K. D. Roy. Soc. Med., 19. Nov. 1914. Ref. Arch. f. Dermat. 122, 721. (b) Folliculitis decalvans und Lichen spinulosus. K. D. Proc. roy. Soc. Med., 17. Juni 1915. Ref. Arch. f. Dermat. 122, 740. (c) Case of Lichen planopilaris. Proc. roy. Soc. Med. 18, Nr 5, sect. dermat. 18. Dez. 1924, 35 (1925). Zbl. Hautkrkh. 17, 438. — DOWLING: (a) Case of pseudopelade associated with lichen plano-pilaris. Proc. roy. Soc. Med. 18, Nr 8, sect. dermat., 19. Febr. 1925, 44 (1925). (b) Lichen spinulosus. Proc. roy. Soc. Med. 21, Nr 4, sect. dermat., 17. Nov. 1927, 24 (1928). DREYER: Lichen spinulosusartige Knötchen nach Lichen ruber. Köln. dermat. Ges., 27. Juni 1930. Zbl. Hautkrkh. 35, 598.

EFRON, N. L. u. W. A. POSPELOW: (a) Zur Frage der Pathogenese des Lichen spinulosus CROCKER-ADAMSON. Staatl. Jubiläumsausgabe für Dr. W. M. BRONNER, S. 249—260. Zbl. Hautkrkh. 20, 579 (b) Zur Pathogenese des Lichen spinulosus CROCKER-ADAMSON. Arch. f. Dermat. 153, H. 2, 257—261. — EHRMANN, S.: Acne cornée. K. D. Wien. dermat. Ges., 4. Juni 1913. Ref. Arch. f. Dermat. 117, 399.

FERRARI: Su di un caso di lichen spinulosus da acetato di Tallio. Soc. ital. Dermat., sez. piemont., 6. Nov. 1928. Giorn. ital. Dermat. 70, 473 (1929). — FERRER: Lichen planus und lichen spinulosus. Cuba dermat. Assoc. La Habana, 2. Aug. 1928. Arch. of Dermat. 19, 320 (1929). — FISCHL: Lichen scrophulosorum. K. D. Wien. dermat. Ges., 20. März 1919. Ref. Arch. f. Dermat. 133, 77. (b) Acne cornée. K. D. Wien. dermat. Ges., 6. Nov. 1919. Ref. Arch. f. Dermat. 137, 18. — Fox, HOWARD: Lichen spinulosus (DEVERGIE). N. Y. dermat. Soc., New England a. Philadelphia dermat. Soc., 27. Febr. 1923. Arch. of Dermat. 8, Nr 1, 144—145. (b) Lichen pilaris seu spinulosus. N. Y. dermat. Soc., 26. Nov. 1929. Arch. of Dermat. 21, 886 (1930). — FREI, W. u. P. TACHAU: Lichenruberartige Salvarsanexantheme. Arch. f. Dermat. 141, 152. — FREUND, EMANUELE: Contributo allo studio della keratosis spinulosa (Lichen pilaris seu spinulosus CROCKER). Giorn. ital. vener. Pelle 64, H. 6, 1195—1252. — FRÖHLICH: Salvarsandermatitis. Ung. dermat. Ges. Budapest, Sitzg 3. Mai 1929. Zbl. Hautkrkh. 32, 40.

GASSMANN: Histologische und klinische Untersuchungen über Ichthyosis und ichthyosis-ähnliche Krankheiten. Arch. f. Dermat. 1904, Erg.-H. — GASTOU et THIBAUD: Dyskératose pilaire et folliculaire (acne kératique villeuse chez un enfant). Ann. de dermat. 1905, 655. — GAUCHER: Acné cornée végétante. Soc. Dermat. franç., 8. Nov. 1900. Ref. Arch. f. Dermat. 63, 157. — GIOVANNINI: Reperto istologie in un caso di acne cornea. Gaz. med. Torino 41 (1899). Ref. Ann. de Dermat. 1901, 1105. (b) Histologische Untersuchung eines Falles von Acne cornea. Gaz. med. Torina 1899, No 41. Ref. Mh. Dermat. 30, 550. (b) Zur Histologie der Keratosis pilaris. Arch. f. Dermat. 63 (1902). — GONZALES: Lichen scrofulosorum follicularis et corneus. Cuba dermat. Assoc., La Habana, 8. Nov. 1928. Arch. of Dermat. **19**, 821 (1929). — Gottheil: Acne keratosa. Journ. amer. med. Assoc. **43**, 180, 16. Juli 1904. Ref. Arch. f. Dermat. **74**, 374. — Grütz: Lichenoide Alopecie auf dem Kopf, kombiniert mit Lichen pilaris am Körper (Lichen planus-Varietät nach Graham-Little?). Herbsttagg Ver. rhein.-westfäl. Dermat. Elberfeld, 12. Okt. 1930. Zbl. Hautkrkh. **36**, 723. — Guth, A.: Über lichenoide (kleinpapulöse, spinulöse) Trichophytie. Arch. f. Dermat. **118**, 856.

Halberstaedter: Eine eigenartige Form von Keratosis follicularis (Lichen pilaris spinulosus)? Verh. Breslau. dermat. Ver.igg, Sitzg 13. Dez. **1902**. Arch. f. Dermat **67**, 133. — Haller, T.: Lichen pilaris, Lichen spinulosus, Ulerythema ophryogenes. Ung. dermat. Ges. Budapest, Sitzg 3. Mai. 1929. Zbl. Hautkrkh. **32**, 39. — Hallopeau et Jeanselme: Sur deux formes d'acné cornée. Ann. de Dermat. **1895**, 305. — Hallopeau et Macrez: Sur un nouveau cas d'acné kératique de Tenneson. Soc. franç. Dermat. Dez. 1895. — Haxthausen: Lichen spinulosus Crocker. Dän. dermat. Ges., Sitzg 6. Okt. 1926. Zbl. Hautkrkh. **22**, 474. — Hofmann, Edmund: Lichen spinulosus. 30jähr. Jubiläumsverslg südwestdtsch. Dermat. Frankfurt a. M., Sitzg 7.—8. März 1925. Zbl. Hautkrkh. **17**, 49.

Jadassohn, J.: Diskussionsbemerkung zu Bloch: Über die Trichophytien und verwandte Pilzerkrankungen der Haut. Korresp.bl. Schweiz. Ärzte **1912**, Nr 1. — Jeanselme et Burnier: Lichen spinulosus et lichen plan. Bull. Soc. franç. Dermat. **32**, No 5, 211—214 1925). — Jerschow: Lichen spinulosus. Vener. (russ). **1924**, Nr 4, 40—47. Zbl. Hautkrkh. **17**, 167.

Kren: (a) Lichen spinulosus. K. D. Wien. dermat. Ges., 2. Mai 1918. Arch. f. Dermat. **125**, 594. (b) Lichen spinulosus. K. D. Wien. dermat. Ges., 3. April 1919. Arch. f. Dermat. **133**, 84.

La Mensa: Lichen scrophulosorum mit generalisierter Dornenbildung. Arch. f. Dermat. **103**, 219. — Levi, I.: Contributo allo studio della patogenesi della cheratosi spinulosa. 24. riun. Soc. ital. Dermat. Roma, 2.—4. April 1928. Zbl. Hautkrkh. **29**, 563. — Lewandowsky: (a) Über Lichen spinulosus. Arch. f. Dermat., **73**, 343. (b) Zur Kenntnis der Keratosis follicularis Morrow-Brooke. Arch. f. Dermat. **10**, 5 (1910). — Little, Graham: (a) Lichen spinulosus. K. D. Roy. Soc. Med., 21. Jan. 1915. Ref. Arch. Dermat. **122**, 727. (b) Folliculitis decalvans et atrophicans. Roy. Soc. Med., März **1915**. Dermat. Wschr. **61**, 1109. (c) Lichen spinulosus with folliculitis decalvans. Proc. of the roy. Soc. med. **14**, 67 (1921). (d) Case of folliculitis decalvans et atrophicans. K. D. Proc. roy. Soc. Med. **17**, Nr 9, sect. dermat., 74—75. Brit. J. Dermat. **36**, 383 (1924). Ref. Zbl. Hautkrkh. **14**, 329. (e) Lichen planopilaris. Proc. roy. Soc. Med. **19**, Nr 8, sect. dermat., 58, 18. März 1926. (f) Folliculitis decalvans with lichen spinulosus. K. D. Proc. roy. Soc. Med. **19**, Nr 12, 73, sect. dermat., 17. Juni 1926. Brit. J. Dermat. **38**, 454 (1926). Ref. Zbl. Hautkrkh. **24**, 60. (g) Folliculitis decalvans et atrophicans. K. D. Soc. of Dermat. Lond. 21. Nov. 1929. Proc. roy. Soc. Med. **23**, 360 (1930). (h) Folliculitis decalvans. Sect. Dermat. Lond., 16. Jan. 1930. Proc. roy. Soc. Med. **23**, 809—810 (1930). (i) An undescribed variety of lichen planus. Dermat. Wschr. **91**, Nr 32, 1203 (1930). — Lortat, Jacob et Legrain: Lichen spinulosus consécutif à un lichen plan aigu. Bull. Soc. franç. Dermat. **34**, Nr 7, 692. — Low, R. Cranston: Some cases of trychophyties and microsporides and their conection with lichen spinulosus. Brit. J. Dermat. **36**, Nr 10, 432—435 (1924).

MacCafferty: Folliculitis decalvans et atrophicans. Arch. of Dermat. **18**, 514—526. — MacCormac: (a) Lichen spinulosus mit Atrophie (?) Tuberkulide. K. D. Roy. Soc. Med., 15. Okt. 1914. Ref. Arch. f. Dermat. **122**, 530. (b) Case for Diagnosis. Proc. roy. Soc. Med. **20**, Nr 9, sect. dermat. 91, 17. März 1927. (c) Lichen plano-pilaris. Sect. Dermat. Lond., 19. Dez. 1929. Proc. roy. Soc. Med. **23**, 417—418 (1930). — Macdonald: Keratosis follicularis. New England dermat. Soc., 11. April 1923. Arch. of Dermat. **8**, Nr 4, 537. — MacLeod: Lichen spinulosus mit Lichen planus. K. D. roy. Soc. Med., 18. Dez. 1913. Ref. Arch. f. Dermat. **11**, 913. — MacKee: Alopecia universalis and keratosis pilaris. K. D. N. Y. dermat. Soc., 28. May 1929. Arch. of dermat. **21**, 149 (1930). — May José: Hyperkératose confluente et généralisée par l'usage du salvarsan. Ann. de Dermat. **6**, Nr 1, 55—59. — Mazzanti: (a) Su di un caso di ceratosi spinulosa in soggetto con infantilismo. Giorn. ital. Dermat. **68**, H. 5, 1460—1461. Arch. ital. Dermat. **3**, H. 2, 180—181. (b) Sopra un caso di „cheratosi spinulosa" in soggetto con infantilismo. (Istit. di clin. dermosifilopat., Univ. Firenze). Il Dermosifilogr. **3**, Nr 2, 51—65 (1928). — Mierzecki: Casus pro diagnosi. Lemberg. dermat. Ges., Sitzg 27. Okt. u. 1. Dez. 1927. Zbl. Hautkrkh. **26**, 470 und 474. — Moutot et Lemaire: Pityriasis rubra pi'. Persistenz des primären Juckreizes, verlängerte lichenoide Phase, akuter generalisierter Spinulosismus auf erythrodermatischem Grunde. Bull. Soc. franç. Dermat. **37**, No 3, 315—320 (1930). — Mulzer: Lichen spinulosusähnliches fixes Salvarsanexanthem. 16. Kongr. dtsch. dermat. Ges. Königsberg i. P., Sitzg 4.—10. Aug. 1929. Zbl. Hautkrkh. **31**, 414.

Nicolas, J. et J. G. Gaté: Unicité ou doualité du lichen plan et du lichen corné. Plaques nacrées rétro-commissurables et lichen buccal. Ann. de Dermat. **4**, No 11, 657—670 (1923). — Nobl, G.: Lichen spinulosus Devergie. Wien. dermat. Ges., Sitzg 23. Okt. 1924. Zbl. Hautkrkh. **16**, 381. — Nomland: Lichen planopilaris. Chicago dermat. Soc., 21. Nov. 1928. Arch. of Dermat. **19**, 830 (1929).

OKUGAWA: A case of lichen spinulosus. Osaka dermato-urol. Soc., 20. Sept. 1925. Jap. J. of Dermat. **26**, Nr 7, 71. Zbl. Hautkrkh. **22**, 361. — OLSSON: Lichenähnliches Salvarsanexanthem. K. D. Verh. dermat. Ges. Stockholm, Sitzg 12. Sept. **1924**. Ref. Zbl. Hautkrkh. **21**, 412. — ORMSBY: Folliculitis decalvans and Lichen spinulosus. Arch. of Dermat. **1**, 471 (1920). — ORMSBY and MITCHELL: A case for diagnosis. Chicago dermat. Soc., 17. Dez. 1924. Arch. of Dermat. **12**, Nr 1, 148—150.

PANJA, GANAPATI: Lichen spinulosus (Tinea spinulosa). School of trop.med.a.hyp. Calcutta. Indian. med. Gaz. **60**, Nr 10, 467–468. Zbl. Hautkrk·1. **20**, 75. — PARKHURST: Lichen spinulosus. Detroit dermat. Soc., 12. Febr. u. 18. März 1924. Arch. of Dermat. **10**, Nr 2, 243—244. — PAUTRIER: Lichen plan-péripilaire. Bull. Soc. franç. Dermat. **37**, No 2, 195—197 (1930). — PEISER: Livedo racemosa kombiniert mit Lichen spinulosus. Berl. dermat. Ges., Sitzg 12. Febr. 1924. Zbl. Hautkrkh. **12**, 123. — PHOTINOS: Lichen spinulosus et pseudo-pelade de Brocq. (Hôp. St. Louis Paris.) Bull. Soc. franç. Dermat. **36**, 273—275 (1929). (b) Pseudo-pelade de Brocq et lichen spinulosus associé. Arch. dermato-syphiligr. Hôp. St. Louis **2**, 342—347 (1930). — PICCARDI: (a) Keratosis spinulosa, Lichen spinulosus engl. Autoren. Soc. ital. Dermat. 8. Kongr. Mailand **1906**, Sitzg 19. Sept. 1906 vorm. Ref. Arch. f. Dermat. **92**, 250. (b) Keratosis pilaris e Keratosis spinulosa. Richerche cliniche ed istologiche. Habilitationsschrift. Turin 1906. Ref. Arch. Dermat. **92**, 475. (c) Keratosis spinulosa des Haupthaares und ihre Beziehungen zur Pseudopelade Brocqs. Giorn. ital. Mal. vener. Pelle **1914**, H. 2, 31. Mai 1914. — PORIAS: Lichen spinulosus und Alopecie. K. D. dermat. Ges., Sitzg 7. Juni 1923. Zbl. Hautkrkh. **9**, 373. — POSPELOW, EFRON: Dem Lichen spinulosus (H. ADAMSON) ähnliche Affektion. Moskau. dermat. Ges., Sitzg 3. April 1924.

RAMEL: Zit. nach STAUFFER. — RASCH: Secondary lichenoid trichophytides in association with Kerion Celsi (Lichen spinulosus trichophyticus). Brit. J. Dermat. **28**, 9. — ROSMANITZ: Keratosis spinulosa. Ung. dermat. Ges. Budapest, Sitzg 9. Nov. 1928. Zbl. Hautkrkh. **29**, 492.

SAENZ: Lichen spinulosus. Cuba dermat. Assoc. La Habana, 8. Nov. 1928. Arch. of Dermat. **19**, 822 (1929). — SÁINZ DE AJA: Lichen spinulosus. Soc. españ. Dermat. Madrid, 21. April 1922. Actas dermo-sifiliogr. **14**, No 4, Erg.-H., 334—335. — SAINZ DE AJA, E. ALVAREZ: Keratosis follicularis spinulosa. Actas dermo-sifiliogr. **15**, No 2, 66—68. Zbl. Hautkrkh. **15**, 434. — SALINIER: Keratosis spinulosa. Thèse de Toulouse **1906**. — SAVILL: A case of lichen planopilaris in which the spinous element predominated. Lancet 28. Nov. **1908**, 1594. Ref. Arch. f. Dermat. **96**, 412. — SCHAMBERG and WRIGHT: Lichen spinulosus. Atlantic dermat. conf. scient. sess. Philad., 2. Dez. 1927. Arch. of Dermat. **17**, Nr 5, 738 (1928). — SCHAUMANN: Folliculite décalvante. K. D. Förh. nord. dermat. För. (Stockh.) **1922**, 119. — SENEAR: (a) Folliculitis decalvans and Lichen spinulosus. Arch. of Dermat. **2**, 198 (1920). (b) Lichen spinulosus and symmetrical keratoderma. Dermat. Soc. Chicago, 16. Febr. 1921. Arch. of Dermat. **6**, 837. — SENEAR and COHEN: A case for diagnosis. Chicago dermat. Soc., 20. Febr. 1924. Arch. of Dermat. **10**, Nr 1, 118. — SEQUEIRA: Zwei Fälle von follikulärer Keratose (Lichen pilaris, Lichen spinulosus). K. D. Roy. Soc. Med., 17. Febr. 1917. Ref. Arch. f. Dermat. **125**, 768. — SPRINZELS: Lichen spinulosus (CROCKER). K. D. Wien. dermat. Ges., 13. März 1912. Ref. Arch. f. Dermat. **112**, 681. — STAUFFER: (a) Lichen spinulosus als Salvarsanexanthem. Arch. f. Dermat. **154**, H. 1, 217—230 (1928). (b) Über einen toxischen, durch Salvarsan verursachten Lichen spinulosus. 11. Kongr. schweiz. Derm. Vener., Sitzg 28. u. 29. Mai 1927. — SWEITZER: Lichen spinulosus. Minnesota dermat. Soc., April 1926. Arch. of Dermat. **14**, Nr 6, 743.

TAKAHASHI: Fall von Keratosis follicularis spinulosa. Jap. dermato-urol. Tochterges. Kanazawa, 12. Aug. 1930. Jap. J. of Dermat. **30**, 113—114 (1930). Zbl. Hautkrkh. **36**, 757. — TENNESON: Sur une variété d'acné non décrite. Ann. Dermat. **1895**, 218. — TENNESON et LEREDDE: De l'acné kératique. Ann. Dermat. **1895**, 285. — THIBIÈRGE: La pratique dermatologique. Kap. acne cornée, Bd. 1, S. 21f. — TRAUB: Folliculitis decalvans and lichen spinulosus. N. Y. dermat. Soc., 25. Febr. 1930. Arch. of Dermat. **22**, 583 (1930).

VIGNOLO-LUTATI: (a) Über einen Fall von sogenanntem Lichen spinulosus (mit Photographien und Mikrophotographien). 12. Sitzg ital. dermat. Ges. Rom, 18.—21. Dez. 1910. Ref. Arch. f. Dermat. **110**, 299. (b) Beitrag zum Studium der Keratosis spinulosa. Mh. Dermat. **52**, 611. (c) Hyperkeratosis punctata spinulosa et striata cuniculiformis. Arch. f. Dermat. **116**, 447.

WALLHAUSER: Lichen pilaris seu spinulosus (CROCKER). Report of a case. Arch. of Dermat. **8**, Nr 6, 776—784. — WALZER: Folliculitis decalvans and Lichen spinulosus. Brooklyn dermat. Soc., 16. April 1928. Arch. of Dermat. **18**, 96 (1928). — WEIDENFELD: Lichen ruber planus kombiniert mit Lichen ruber spinulosus. K. D. Wien. dermat. Ges., 5. Dez. 1906. Ref. Arch. f. Dermat. **88**, 433. — WIGLEY: Case of lichen spinulosus. Proc. roy. Soc. Med. **16**, Nr 12, sect. dermat. 108. — WOLFE: Lichen spinulosus. Philad. dermat. Soc., 2. März 1928. Arch. of Dermat. **18**, 632 (1928).

III b. Keratosis follicularis spinulosa decalvans (SIEMENS).

SIEMENS: (a) Keratosis follicularis spinulosa decalvans. 14. Kongr. dtsch. dermat. Ges. Dresden, Sitzg 13.—16. Sept. 1925. Zbl. Hautkrkh. **18**, 509. (b) Keratosis follicularis spinulosa decalvans. Arch. f. Dermat. **151**, 384. (c) Über einen in der menschlichen Pathologie noch nicht beobachteten Vererbungsmodus: dominant-geschlechtsgebundene Vererbung. (Univ.-Hautklin. u. Poliklin. München). Arch. Rassenbiol. **17**, H. 1, 47—61.

Wessely: Augenbefund bei familiärer Hyperkeratosis follicularis. 4. Tagg bayer. Augenärzte Ver.igg Innsbruck, Sitzg 14. Juli 1929. Klin. Mbl. Augenheilk. **83**, (1929).

IIIc. Artefizielle spinulöse Follikulärkeratosen.

Oppenheim: (a) Vaselinoderma verrucosum. (Eine durch unreines Vaselin verursachte Hauterkrankung eigener Art.) Arch. f. Dermat. **131**, 272. (b) Ein noch nicht beschriebenes berufliches Kennzeichen an der Haut der Schuhmacher. Arch. f. Dermat. **147**, 359—361.

Porias: Lichen spinulosus und Alopecie. K. D. Wien. dermat. Ges., Sitzg 7. Juni 1923. Zbl. Hautkrkh. **9**, 373.

IIId. Keratosis follicularis squamosa (Dohi).

Funakoshi, Misuhiko: Keratosis follicularis with scale formation, Dohi. Juzenkwai Zasshi (jap.) **27**, Nr 2, (1922, Febr.).

Hidaka u. Peiwi Wang: Zur Kenntnis der Keratosis follicularis squamosa Dohi. Acta dermat. (Kioto) **6**, H. 3, 385—392 u. dtsch. Zusammenfassungen, S. 393—394. Zbl. Hautkrkh. **19**, 743.

Kinoshita: Additional cases of Keratosis follicularis squamosa Dohi. Jap. J. Dermat. **27**, Nr 6, 21. Zbl. Hautkrkh. **25**, 444.

Mazume: Three cases of keratosis follicularis squamosa Dohi. Dermato urol. Soc. Kanazawa, 12. Okt. 1924. Jap. J. Dermat. **25**, Nr 4, 23.

Tagami: Fall von Keratosis follicularis squamosa. Kanazawa dermato-urol. Ges., Sitzg 12. Juni 1929. Jap. J. of Dermat. **29**, 28 (1929). Zbl. Hautkrkh. **32**, 716. — Takahashi: Keratosis follicularis squamosa Dohi. Jap. J. of Dermat. **28**, Nr 11, 20 (1928). Zbl. Hautkrkh. **31**, 59. — Toyama: On keratosis follicularis. Jap. dermat.-urol. Assoc. Tokyo, 31. März till 2. April 1923. Jap. J. Dermat. **23**, Nr 5, 459—460. Zbl. Hautkrkh. **10**, 436.

IIIe. Trichostasis spinulosa.

Czillag: Lanugo-Komedonen. Arch. f. Dermat. **117**, 3.

Du Bois: Zit. nach Poschacher.

Franke: Das Pinselhaar, Thysanothrix. Dermat. Wsch. **1912**, 1269. — Frühwald: (a) Trichostasis spinulosa. Chemnitz. Hautärzte, Sitzg 6. Dez. 1925. Dermat. Wschr. **82**, Nr 14, 476. (b) Trichostasis spinulosa. Tagg mitteldtsch. Dermat.. Jena, Sitzg 7. Juni 1925. Zbl. Hautkrkh. **18**, 149. — Fuhs: (a) Pachydermie nach Erysipel und Trichostasis spinulosa. K. D. Wien. dermat. Ges., Sitzg 18. Mai 1922. Ref. Zbl. Hautkrkh. **6**, 336. (b) Schmierölmelanose und Trichostasis spinulosa (Gewerbeschädigung). K. D. Wien. dermat. Ges., 11. Febr. 1926. Ref. Zbl. Hautkrkh. **20**, 276.

Galewsky: (a) Über eine eigenartige Verhornungsanomalie der Follikel und deren Haare. Arch. f. Dermat. **106**, 215. (b) Keratosis spinulosa cum trichostasi (Pinselhaar, Thysanothrix-Franke, Trichostasis spinulosa-Nobl). Arch. f. Dermat. **138**, 451. — Gawalowski: (a) Dysplasia pilorum thysanoformis. Cz. Sl. wiss. dermato-vener. Ges. Prag, Sitzg 6. Dez. 1924. Zbl. Hautkrkh. **16**, 756. (b) Dysplasia pilorum thysanoformis sive proleptica. Česká dermat. **6**, H. 9, 245—254 (1925). Zbl. Hautkrkh. **18**, 569.

Hochstetter: Über eine seltene Anomalie des Haarwuchses. Dermat. Z. **20**, 316.

Lenartowicz: Zwei Fälle von Trichostasis spinulosa. Lemberg. dermat. Ges., Sitzg 24. Febr. 1927. Zbl. Hautkrkh. **23**, 632.

Mitchell: (a) Trichostasis spinulosus. Chicago dermat. Soc., 19. März 1924. Arch. of Dermat. **10**, Nr 2, 260—261. (b) Trichostasis spinulosa or pinselhaar. Arch. of Dermat. **11**, Nr 1, 80—90 (1925).

Nobl: Trichostasis spinulosa. Arch. f. Dermat. **114**, 611.

Poschacher: Über Trichostasis spinulosa. Univ.-Klin. f. Dermat. u. Syph. Wien.) Acta dermato-vener. (Stockh.) **6**, H. 1, 107—117 (1925).

Schramek: Trichostasis spinulosa. K. D. Wien. dermat. Ges., 18. April 1914. Ref. Arch. f. Dermat. **119** II, 523.

Weidenfeld: Über Ichthyosis thysanotrichica. Wien. med. Wschr. **1913**, Nr 15.

IVa. Keratosis follicularis Morrow-Brooke.

Adamson: Lichen pilaris, seu spinulosus. Brit. J. Dermat. **1905**, 39—54, 77—102. — Arning: K. D. Demonstr. Abende, Krankenh. St. Georg, Hamburg, 27. Febr. 1909. Ref. Arch. f. Dermat. **99**, 470.

Blaschko: (a) Keratosis follicularis. K. D. Berl. dermat. Ver., 6. Mai 1890. Ref. Arch. f. Dermat. **23**, 845. (b) Diskussionsbemerkung. 3. Kongr. dtsch. dermat. Ges. Leipzig 1890, 234. — Brooke: Keratosis follicularis contagiosa. Internationaler Atlas seltener Hautkrankheiten 1892, H. 7, Taf. 22. — Bruck: (a) Über Keratosis striata et follicularis und Lichen ruber atypicus. Arch. f. Dermat. **106**, 91. (b) Fall von atypischem Lichen ruber, der unter dem Bilde der Hebraschen Hyperkeratosis follicularis striata et punctata verläuft. K. D. Breslau. dermat. Ver., 10. Febr. 1912. Ref. Arch. f. Dermat. 112, 419.

Ehrmann, S.: Keratosis follicularis Brooke-Morrow (Acne cornée Hardy, Leloir-Vidal). K. D. Wien. dermat. Ges., 22. Okt. 1902. Ref. Arch. f. Dermat. 64, 273. — Elliot: A case of keratosis follicularis contagiosa Brooke: acné cornée of the French. N. Y. dermat. Soc., 232. Sitzg. J. of cutan. a. genito-urin. Dis. 1894, 362.

Fischl: Einige Fälle follikulärer Hyperkeratosen. Wien. dermat. Ges., Sitzg 6. Nov. 1919, Arch. f. Dermat. 137, 17.

Gassmann: Histologische und klinische Untersuchungen über Ichthyosis und ichthyosis-ähnliche Krankheiten. Arch. f. Dermat. 1904, Erg.-H. — Guibout: Acné sébacée cornée. Nouv. leçons clin. sur les mal. de la peau, p. 662. Paris 1879. — Gutmann, C.: Ein Beitrag zur Kenntnis ungewöhnlicher Keratosisformen. Arch. f. Dermat. 80, 193.

Halberstaedter: Eigenartige Form von Keratosis follicularis. (Lichen pilaris spinulosus? (Dem.) Arch. f. Dermat. 67, 133 (1903). — Hardy: Acné sébacée cornée. Leçons sur les mal. de la peau, II, édt. Paris 1863. — Hebra: Hyperkeratosis striata et follicularis. Internationaler Atlas seltener Hautkrankheiten, H. 5.

Kühlmann, A. Wolff u. Bettmann: Circumscripte Hyperkeratose kongenitalen Ursprungs. K. D. Straßburg. dermat. Ges., 29. Juni 1913. Ref. Arch. f. Dermat. 117, 889.

Laméris: vgl. Siemens. — Leloir et Vidal: Acné cornée. Traité descr. des mal. de la peau, fasc. I, p. 7. Paris 1889. — Lesser: Ichthyosis follicularis. Ziemssen: Handbuch der speziellen Pathologie und Therapie, Bd. 14, 1. Hälfte, S. 479 u. 480. Leipzig: F. C. W. Vogel 1883. — Leszczynski: Keratosis follicularis Morrow-Brooke. Lemberg. dermat. Ges., Sitzg 6. März 1924. Zbl. Hautkrkh. 16, 522. — Lewandowsky: (a) Über Lichen spinulosus. Arch. f. Dermat. 73, 343 (1905). (b) Zur Kenntnis der Keratosis follicularis Morrow-Brooke. Arch. f. Dermat. 101, 5. — Little: Lond. dermat. Ges., Sitzg 9. Jan. 1901. Ref. Mh. Dermat. 33, 20. — Löwenfeld: Keratosis follicularis. Wien. dermat. Ges., Sitzg 6. Nov. 1920, Arch. f. Dermat., 137, 14.

Mackenzie: Keratosis follicularis. K. D. Dermat. Soc. Lond., Sitzg 12. Juli 1899. — Martinotti: Della cheratosi folliculare contagiosa (Brooke) nei suoi rapporti colla cheratosi foll. spinulosa (Crocker-Unna). Fol. med. (Napoli) 1916, Nr 3, 3, 7. — Massa Mario: Über die Keratosis follicularis durch Comedonen, ihre Behandlung. Semana méd. 1929 II, 1657, 1662. Ref. Zbl. Hautkrkh. 34, 182. — Morrow: Keratosis follicularis associated with fissuring of the tongue and Leukoplakia buccalis. J. of cutan. a. vener. Dis., Sept. 1886. Ref. Arch. f. Dermat. 19, 586.

Neely: Keratosis follicularis und Tylosis der Fußsohlen und Handteller. Amer. J. cutan. a. genito-urin. Dis. New York 1888. Ref. Arch. f. Dermat. 21, 106. — Neisser: Über einen Fall von Keratosis follicularis punctata et striata (Dem.). 4. Kongr. dtsch. dermat. Ges. 1894, 421.

Oppenheim: Keratitis follicularis (Dem.). Wien. klin. Wschr. 1921, 260.

Rocamora, A. Peyri: Considérations étiologiques et histologiques à propos d'une épidémie de kératose folliculaire. Ann. de Dermat. 3, No 5, 209—226 (1922).

Saalfeld: Keratosis follicularis universalis. Berl. dermat. Ges., Sitzg 5. Dez. 1899. Dermat. Z. 7, 104. — Sabolotsky: Keratosis follicularis. Vener.-dermat. Ges. Moskau, 13.—25. Nov. 1898. Mh. Dermat. 28, 32. — Šamberger: Zur Pathologie der Hyperkeratosen. I. Keratosis follicularis. Arch. f. Dermat. 76, 241. — Sequeira: Zwei Fälle von follikulärer Keratose (Lichen pilaris, Lichen spinulosus). (Dem.) Arch. f. Dermat. 125, 768 (1920). — Sokoloff: Demonstration eines Falles von Keratosis follicularis. Vener.-dermat. Ges. Moskau, 12.—25. Okt. 1901. Mh. Dermat. 33, 593.

Touton: (a) Ätiologie und Pathologie der Acne. Verh. dtsch. dermat. Ges., 6. Kongr. 1899. Benützt zu den einleitenden Bemerkungen über Acné cornée. (b) Diskussionsbemerkung. 6. Kongr. dtsch. dermat. Ges. 1899, 407.

IV b. Keratosis follicularis acneiformis, comedonica Typus Siemens.

Arzt u. Fuhs: Zur Kenntnis der herdweisen Keratosen an Händen und Füßen. Arch. f. Dermat. 145, 325.

Babicek: zit. in Bettmann, Mißbildungen der Haut, S. 735. — Bettmann: (a) Diskussionsbemerkung. 9. Kongr. dtsch. dermat. Ges. 1906, 334. (b) Fall von Pachyonychia congenite. 10. Kongr. dtsch. dermat. Ges. 1908, 378. (c) Mißbildungen der Haut, in Schwalbe: Morphologie der Mißbildungen, S. 735. Jena 1909. — Brünauer: Zur Symptomatologie und Histologie der kongenitalen Dyskeratosen. Dermat. Z. 42, 6.

Füllenbaum: Two cases of striped dyskeratosis of the Riehl type. Urologic Rev. 32, 277. — Füllenbaum u. Sawicka: Dyskeratosis congenitalis (Typus Riehl). K. D. Lemberg. dermat. Ges., 7. Okt. 1926. Ref. Zbl. Hautkrkh. 22, 627. — Fuhs: Über das seltene Syndrom von kongenitalen Keratosen an Haut und Cornea. Dermat. Z. 53, 199.

Hartzell: zit. in Bettmann, Mißbildungen der Haut, S. 735.

Jadassohn u. Lewandowsky: Pachyonychia congenita. Keratosis disseminata circumscripta (follicularis). Tylomata. Leukokeratosis linguae. Ikonographia Dermat. Wien. Berlin 1906, Tab. 6.

Lewandowsky: Keratosis follicularis disseminata, Pachyonychia congenita, Leukokeratosis linguae bei zwei Geschwistern. Tuberculosis fungosa, verruccosa, lymphangiectatica. 9. Kongr. dtsch. dermat. Ges. 1906, 333.

Riehl sen.: Eigenartige Keratosis palmaris et plantaris mit Nagelveränderungen. K. D. Wien. dermat. Ges., 18. Mai 1922. Ref. Zbl. Hautkrkh. 6, 335.

Schäfer, Erich: Zu Lehre von den kongenitalen Dyskeratosen. (Univ.-Hautklin. Göttignen.) Arch. f. Dermat. 148, H. 2, 425—432. — Siemens: (a) Keratosis fcllicularis. Schles. dermat. Ges. Breslau, Sitzg 29. Juni 1921. Zbl. Hautkrkh. 2, 425. (b) Über einen neuen, der Keratosis follicularis Brooke verwandten Krankheitstypus. Münch. dermat. Ges., Sitzg 24. Febr. 1922. Zbl. Hautkrkh. 5, 214. (c) Über Keratosis follicularis. Dermat. Klin. Univ. Breslau. Arch. f. Dermat. 139, H. 1, 62—72.

IVc. Artefizielle acneiforme bzw. comedononähnliche Follikularkeratosen.

Balban: (a) Berufsdermatose durch Schmieröl. Wien. dermat. Ges., Sitzg 25. Okt. 1928. Zbl. Hautkrkh. 30, 304. (b) Schmierölacne. Wien. dermat. Ges., Sitzg 14. März 1929. Zbl. Hautkrkh. 31, 560. — Bettmann: Über Schädigungen der Haut durch Ersatzöle und -salben. Münch. med. Wschr. 1918, Nr 48, 1344. Ref. Arch. f. Dermat. 137, 343. — Blaschko: (a) Keratosis follicularis. K. D. Berl. dermat. Ver., 6. Mai 1890. Ref. Arch. f. Dermat. 23, 845. (b) Acne cornea. K. D. Berl. dermat. Ges., 13. März 1917. Ref. Arch. f. Dermat. 125, 330.

Ehrmann, S.: Über die Häufigkeit der artifiziellen Acne in der Kriegszeit und ihre Verwechslung mit acneiformem Tuberkulid. Wien. med. Wschr. 1917, Nr 16.

Galewsky: Über Melanodermien und Dermatosen durch Kriegsersatzmittel. Münch. med. Wschr. 1918, Nr 34, 930. — Glaser: Animalische und vegetabilische Fette und Öle in bezug auf gewerbliche Hautschädigungen in Oppenheim-Rille-Ullmann, Die Schädigungen der Haut durch Beruf und gewerbliche Arbeit, Bd. 2, S. 216. — Guhrauer: Lichen ruber verrucosus-artige Schmieröldermatitis. K. D. Schles. dermat. Ges., 5. Juli 1924. Zbl. Hautkrkh. 14, 163.

Hoffmann, E.: (a) Arzneiliche und gewerbliche Dermatosen durch Kriegsersatzmittel (Schmieröl, Vaselin) und Melanodermitis toxica. Außerord. Dermat. Verslg Bonn, 22. u. 23. Sept. 1917. Ref. Arch. f. Dermat. 125, 370. (b) Über eine eigenartige Form der Melanodermie (Melanodermi*is toxica lichenoides et bullosa). Dermat. Z. 27, H. 2. — Hoffmann, E. u. R. Habermann: Gewerbliche (und arzneiliche) Dermatosen durch Kriegsersatzmittel und eigenartige Melanodermatitiden. Dtsch. med. Wschr. 1918, Nr 10, 261. — Hudelo et Barthélemy: K. D. Soc. franç. Dermat., 12. Juni 1919. Ref. Arch. f. Dermat. 125, 872.

Ingram: Keratosis pilaris. Proc. roy. Soc. Med. 20, Nr 9, sect. dermat. 89—90, 17. März 1927.

Kissmeyer: Über Teermelanose. Beitrag zu ihrer Klinik und Ursache nebst einigen theoretischen Überlegungen der Pigmentfrage. Arch. f. Dermat. 140, 357. — Koelsch: siehe bei Ullmann. — Korn: Follikuläre Dermatosen. Schles. dermat. Ges. Breslau. Sitzg 20. Juni 1925. Zbl. Hautkrkh. 18, 754. — Kren: (a) Acne artefticialis an den Streckflächen aller Extremitäten und der Bauchhaut bei Arbeiterinnen einer Munitionsfabrik. K. D. Wien. dermat. Ges., 16. Nov. 1916. Ref. Arch. f. Dermat. 125, 7. (b) Acne conglobata, durch Schmieröl entstanden. K. D. Wien. dermat. Ges., 7. März 1918. Ref. Arch. f. Dermat. 125, 355. (c) Eigenartige follikuläre Hyperkeratose. Wien. dermat. Ges., Sitzg 22. Juni 1922. Zbl. Hautkrkh. 6, 499.

Lauerbach: Teeracne. K. D. Dermat. Ges. Hamburg-Altona, 2. Nov. 1924. Ref. Zbl. Hautkrkh. 16, 17. — Ledermann: Universelle Melanose, kombiniert mit lichenoiden Efflorescenzen, infolge von Schmieröl. K. D. Außerord. Kriegstagg Berl. dermat. Ges., 27. März 1918. Ref. Arch. f. Dermat. 125, 763. — Lipschütz: Circumscripte Schwielen mit follikulärer Hyperkeratose. K. D. Wien. dermat. Ges., 9. Febr. 1910. Ref. Arch. f. Dermat. 103, 127. — Luithlen: Schmieröldermatitis. K. D. Wien. dermat. Ges., 2. Mai 1918. Ref. f. Dermat. 125, 599. — Lutz: Pechdermatose. K. D. 7. Kongr. schweiz. Ges. Dermat. Lugano, 15.—16. Sept. 1923. Ref. Zbl. Hautkrkh. 15, 35.

Oppenheim: (a) Hyperkeratose bei Munitionsarbeiterin. K. D. Wien. dermat. Ges., 28. Juni 1917. Ref. Arch. f. Dermat. 125, 187. (b) Acne occupationis. K. D. Wien. dermat. Ges., 7. März 1918. Ref. Arch. f. Dermat. 125, 357. (c) K. D. Wien. dermat. Ges., 20. Febr. 1919. Ref Arch. f. Dermat. 133, 62. (d) Vaselinoderm. Wien. dermat. Ges., Sitzg 29. Jan. 1920. (e) Keratosis follicularis. Wien. dermat. Ges., Sitzg 28. April 1921. Zbl. Hautkrkh. 1, 457—458. (f) Lichen ruber accuminatus-ähnliche ausgebreitete Keratosis follicularis. Wien. dermat. Ges., Sitzg 18. Mai 1922. Zbl. Hautkrkh. 6, 332. (g) Vaselinoderma verrucosum (eine durch unreines Vaselin verursachte Hauterkrankung eigener Art). Arch. f. Dermat. 131, 272. (h) Ein noch nicht beschriebenes berufliches Kennzeichen an der Haut.

der Schuhmacher. Arch. f. Dermat. **147**, 359—361. (i) Hautschädigungen durch die Arbeit mit einer Benzol-Vergußmasselösung in einer Minenzünderfabrik. Wien. klin. Wschr. **1930**, 249.

PORIAS: Lichen spinulosus und Alopecie. Wien. dermat. Ges., Sitzg 7. Juni 1923. Zbl. Hautkrkh. **9**, 373. — PULVERMACHER: Gewerbliche Dermatose: Follikuläre Hyperkeratose, Melanose. K. D. Berl. dermat. Ges., 15. Jan. 1918. Ref. Arch. f. Dermat. **125**, 538.

RAVAUT et VIBERT: Deux cas de kératose folliculaire avec bouton d'huile dans l'un et mélanose dans l'autre. Bull. Soc. franç. Dermat. **34**, No 4, 214—216.

SACHS, O.: (a) Klinische und experimentelle Untersuchungen über die Einwirkung von Anilinfarbstoffen auf die menschliche und tierische Haut. Arch. f. Dermat. **116**, 555. (b) Keratosis pilaris. K. D. Wien. dermat. Ges. 10. Juli 1919. Ref. Arch. f. Dermat. **133**, 115. — SCHÄRER: Hautschädigungen bei Brikettarbeitern und ihre Beziehungen zur Kriegsmelanose. Schweiz. med. Wschr. **51**, Nr 13 (1921).

TOUTON: Ätiologie und Pathologie der Acne. 6. Kongr. dtsch. dermat. Ges. **1899**, 7 f.

ULLMANN: Rohöl, Paraffin und CH-Gruppe des Kohlenteers; in ULLMANN-OPPENHEIM-RILLE, Die Schädigungen der Haut durch Beruf und gewerbliche Arbeit, Bd. 2, S. 226, 1926. — UNNA, P.: Keratosis follicularis (causa ignota). K. D. Dermat. Ges. Hamburg, 23. März 1924. Ref. Zbl. Hautkrkh. **13**, 23.

IVd. Anhang: Fälle STRASSBERG, LANG, IWANOW-TISCHNENKO.

IWANOW u. TISCHNENKO: Casus pro diagnosi: Keratosis follicularis seleretisans? (Klin. f. G. u. H. I. Univ. Moskau.) Arch. f. Dermat. **139**, H. 1, 1—9.

LANG, M.: Beitrag zu den atrophisierenden follikulären Keratosen. (Klin. f. H. u. G. Univ. Pecz.) Arch. f. Dermat. **152**, H. 3. 756—771.

STRASSBERG: (a) Ein Fall follikulärer Hyperkeratose. Wien. dermat. Ges., Sitzg 22. April 1920. Arch. f. Dermat., **137**, 60. (b) Ein Fall von follikulärer Hyperkeratose. Wien. dermat. Ges., Sitzg 24. Juni 1920. Arch. f. Dermat., **137**, 77. (c) Lichen spinulosus. Wien. dermat. Ges., Sitzg 28. Okt. 1920. Arch. f. Dermat., **137**, 95. (d) Über Keratodermatitis follicularis atrophicans. Arch. f. Dermat. **134**, 391.

Va. Hyperkeratosis follicularis et parafollicularis in cutem penetrans (KYRLE).

FISCHER: Eigenartiger anatomischer Befund bei einer Hautkrankheit. Köln. dermat. Ges., Sitzg 26. Nov. 1926. Zbl. Hautkrkh. **22**, 599. — FRIED, A.: Über einen Fall von Hyperkeratosis follicularis et parafollicularis in cutem penetrans (KYRLE). Ambulat. d. Lupusheilst. Wien. Arch. f. Dermat. **143**, H. 1/2, 45—51.

GALEWSKY: Hyperkeratosis follicularis et parafollicularis in cutem penetrans. K. D. Außerord. Kriegstagg Berl. dermat. Ges., 27. März 1918. Ref. Arch. f. Dermat. **125**, 759.

JERSILD: (a) Morbus KYRLE. Dän. dermat. Ges. Kopenhagen, Sitzg 6. Okt. 1926. Zbl. Hautkrkh. **22**, 474. (b) Hyperkeratosis follicularis et perifollicularis in cutem penetrans. Dän. dermat. Ges., Sitzg 3. Nov. 1926. Zbl. Hautkrkh. **22**, 475. (c) Genitalgangrän, Syphilis, KYRLEsche Krankheit. Dän. dermat. Ges., 6. Nov. 1930. Zbl. Hautkrkh. **36**, 729. —

JERSILD und KRISTJANSEN: Un cas de la maladie de KYRLE (hyperkeratosis follicularis et parafollicularis in cutem penetrans). Ann. de Dermat. **9**, No 2, 101—105 (1928).

KREIBICH: Hyperkeratose (KYRLE) und Dyskeratose (DARIER). Arch. f. Dermat., **163**, 215—222. — KREN: (a) Kertosis follicularis in cutem penetrans (KYRLE). Wien. dermat. Ges., Sitzg 3. Mai 1923. Zbl. Hautkrkh. **9**, 168. (b) Hyperkeratosis follicularis in cutem penetrans (KYRLE). Wien dermat. Ges., Sitzg 10. Juni 1926. Zbl. Hautkrkh. **21**, 257. — KREß: (a) Über einen ungewöhnlichen Fall von universeller follikulärer und parafollikulärer Hyperkeratose (Hyperkeratosis follicularis et parafollikularis in cutem penetrans). Arch. f. Dermat. **123**, 466. (b) Hyperkeratosis follicularis et parafollicularis in cutem penetrans. K. D. Wien. dermat. Ges., 22. Febr. 1917. Ref. Arch. f. Dermat. **125**, 53.

PAWLOFF: Zur Kasuistik der KYRLEschen Krankheit. Ein Fall von Hyperkeratosis follicularis et parafollicularis in cutem penetrans. (Abt. f. Hautkrkh. kommun. Kriegshosp. Moskau.) Arch. f. Dermat. **152**, H. 1, 34—46. — PLANNER: Hyperkeratosis follicularis et parafollicularis cutis penetrans (KYRLE). Wien. dermat. Ges., Sitzg 23. Febr. 1922. Zbl. Hautkrkh. **4**, 492.

SMELOFF: K. D. Moskauer dermat. vener. Verigg, Juni **1922**. Zit. nach PAWLOFF.

Vb. Parakeratosis scutularis (UNNA).

PATZSCHKE: Über einen Fall von Parakeratosis scutularis. (Univ.-Hautklin. allg. Krankeng. Hamburg-Eppendorf.) Arch. f. Dermat. Orig. **131**, 312—315.

UNNA, P. G.: (a) Parakeratosis scutularis. Internationaler Atlas seltener Hautkrankheiten 1890, H. 3, Nr 8. (b) Parakeratosis scutularis. In „Histopathologie der Hautkrankheiten", S. 291. Berlin: August Hirschwald 1894.

Vc. Porrigo amiantacea.

ALIBERT: (a) Description des maladies de la peau. p. 9. Paris 1825. (b) Clinique de l'hôpital Saint-Louis ou Traité complet des maladies de la peau, p. 133, Planche 15. Paris 1833. (c) Monographie des dermatoses ou précis théorique et pratique des maladies de la peau. II. Ed., Tome 1, p. 458. Paris 1835. — AUDRY: Prat. dermat. 4, 301.

BARTHÉLEMY: Prat. dermat. 4, 446. — BAZIN: Leçons théoriques et cliniques sur la scrofule. II. Ed., p. 172. Paris 1861. — BEHREND: Ikonographische Darstellung der nichtsyphilitischen Hautkrankheiten. S. 45 u. 57, Tafel II, Abb. 9. Leipzig 1839. — BROCQ: Précis-Atlas de pratique dermatologique. Paris 1921. p. 906.

CAZENAVE: Traité des maladies du cuir chevelu. p. 114. Paris 1850. — CROCKER: Diseases of the skin, II. Ed., p. 689. London 1893.

DARIER: Précis de dermatologie, p. 230 u. 517. Paris 1923. — DARIER, ZWICK u. JADASSOHN: Grundriß der Dermatologie. S. 141. Berlin 1913. — DEVERGIE: Traité pratique des maladies de la peau, II. Ed., p. 436 f. Paris 1857. — DUCHESNE: Traité pratique des dermatoses, II. Ed., p. 150. Paris 1872. — DUHRING: Traité pratique des maladies de la peau, p. 103. Paris 1883.

FRIEDMANN, M.: Über die sogenannte ALIBERTsche Tinea amiantacea. Arch. f. Dermat. 149, 176. — FUCHS: Die krankhaften Veränderungen der Haut und ihrer Anhänge, S. 202 f. Göttingen 1840.

GIBERT: Traité pratique des maladies spéciales de la peau, II. Ed., p. 237. Paris 1840. — GOUGEROT: (a) La dermatologie en clientèle, p. 368 u. 772. Paris 1919. (b) La „teigne amiantacée" d'Alibert et les infections microbiennes du cuir chevelu. Progrès méd. Paris 1917, No 13, 101—102.

HEBRA: (a) Lehrbuch der Hautkrankheiten, Bd. 1, S. 84. Erlangen 1879. (b) Die krankhaften Veränderungen der Haut und ihrer Anhangsgebilde, S. 412. Braunschweig 1884. HILAIRET: Traité théoretique et pratique des maladies de la peau. Tome 1, p. 622. 1885.

KERL: Über die Melanose (RIEHL). Arch. f. Dermat. 130, 436 (1921). — KIESS: Pityriasis amiantacea. 4. Tagg mitteldtsch. Dermat. Chemnitz, Sitzg 29. Juni 1924. Zbl. Hautkrkh. 15, 413. — KIESS: Die Porrigo amiantacea. (Derm. Klin. u. Poliklin. Univ. Leipzig.) Dermat. Wsch. 81, Nr 37, 1355—1374. — KONRAD: Keratosis follicularis amiantacea. K. D. Wien. dermat. Ges., Sitzg 20. März 1930. Ref. Wien. klin. Wschr. 1930, 636. — KRIESTER: Dissert. (Klinik RILLE). Leipzig 1919.

LEHNER: (Abt. TÖRÖK) Tinea amiantacea. Dermat. Zusammenk. Budapest, Sitzg 19. Nov. 1925. Zbl. Hautkrkh. 19, 605. — LUDOVICI: Ein Fall von Pityriasis amiantacea. Dermat. Wschr. 74, 153—155 (1922).

MAHON jeune: Recherches sur le siège et la nature des teignes. p. 145 f. Paris 1829.

NEUMANN: Lehrbuch der Hautkrankheiten, S. 91. Wien 1876.

PINKUS: Diskussionsbemerkung zu KIESS, Pityriasis amiantacea. Dermat. Wschr. 79, 1319. — PLUMBE: Praktische Abhandlung über die Hautkrankheiten. Aus dem Englischen übersetzt. Weimar 1825.

RAYER: (a) Traité théoretique et pratique des maladies de la peau, II. Ed., Tome II, p. 164 u. Tome III, p. 412. Paris 1836. Ed. Bruxelles 1836, p. 126, 133, 270. (b) Maladies de la peau. Atlas, Planche XI, Abb. 11. — RIECKE: Lehrbuch der Haut- und Geschlechtskrankheiten, 5. Aufl., 1920, S. 141—142. — RIEHL jun.: Porrigo amiantacea. Wien. dermat. Ges., 5. Juni 1930. Zbl. Hautkrkh. 35, 727.

SABOURAUD: Pityriasis et Alopécies pelliculaires, p. 622 f. Paris 1904. — SCHEDEL et CAZENAVE: Abrégé pratique des maladies de la peau, IV. Ed., p. 253 f. Paris 1847.

UNNA: (a) Internationaler Atlas seltener Hautkrankheiten, Bd. 3, S. 1. 1891. (b) Die Histopathologie der Hautkrankheiten, S. 293. Berlin 1894. — UNNA in MRACEK: Bd. 2, S. 176 u. 350. Wien 1895.

VEIEL: In ZIEMSSEN: Handbuch der Hautkrankheiten, 2. Hälfte, S. 206. Leipzig 1884.

WEITGASSER: Über die Pityriasis amiantacea. Wien. med. Wschr. 77, Nr 35, 1170—1172. WILSON: (a) Die Krankheiten der Haut, S. 380. Leipzig 1850. (b) Diseas of the skin, IV. Ed., 182 f. London 1857.

Vd. Melanosis RIEHL, Melanodermitis toxica lichenoides et bullosa (E. HOFFMANN-R. HABERMANN) Poikilodermie réticulée du visage et du cou (CIVATTE).

ARNING: Melanosis und Keratosis. K. D. Ärzte-Ver. Hamburg, 18. Dez. 1917. Ref. Münch. med. Wschr. 1918, Nr 2, 57. — ARNSTEIN: Gewerbliche Teermelanodermie. K. D. Ges. inn. Med. u. Kinderkrkh. Wien. Wien. med. Wschr. 1919, Nr 47, 2302.

BARBER: Reticulated pigmentary poikilodermia of the face and neck (CIVATTE). Proc. roy. Soc. Med. 19, Nr 10, sect. dermat. 60—62. 20. Mai 1926. — BERNKOPF: Melanodermitis toxica lichenoides. Dermat. Wschr. 82, 580. — BERON: Poikilodermie pigmentaire reticulée-CIVATTE. Clin. bulgar. 1, 591—598 u. deutsche Zusammenfassung 1928, S. 598—599. Zbl. Hautkrkh. 31, 595. — BETTMANN: Über Schädigungen der Haut durch Ersatzöle und Salben. Münch. med. Wschr. 1918, Nr 48. — BLASCHKO: Kriegsmelanose. Diskussionsbem. Außer-

ordentl. Kriegstagg Berl. dermat. Ges., 26. u. 27. März 1918. Dermat. Z. 26, Beih., 2 f., 16 f. — BLUM: Akute Melanodermie nach Gasvergiftung. K. D. Ges. Ärzte Wien, 1. März 1918. Ref. Wien. med. Wschr. 1918, Nr 11, 46. — BREITKOPF: Kriegsmelanose. K. D. Schles. dermat. Ges., 29. Juni 1921. Ref. Zbl. Hautkrkh. 2, 424. — BURNIER et ELIASCHEFF: (a) Un cas de mélanose de RIEHL. Arch. dermato-syphiliogr. Hôp. St. Louis 1, 182—185 (1929). (b) Un cas de melanose de RIEHL. Bull. Soc. franç. Dermat. 36, 126—127 (1929). CIVATTE: (a) Poikilodermie réticulée pigmentaire du visage et du cou. Ann. de Dermat. 4, No 10, 605–620 (1923). (b) Diskussionsbemerkung zu NICOLAU: Sur deux cas de poikilodermie. DAVIS, HALDIN: Two cases of pigmentation: 1. Argyria; 2. pigmentation of unknown origin. Proc. roy. Soc. Med. 20, Nr 2, sect. dermat., 92, 21. Okt 1926. EHRMANN, O.: Die Pechhaut, eine Gewebedermatose. Mh. Dermat. 48, 18 (1919). — EPSTEIN: Vorstellung zweier Fälle von Kriegsmelanose (RIEHLscher Melanose). Ärztl. Ver. Nürnberg, Sitzg 6. Febr. 1919. Ref. Münch. med. Wschr. 1919, Nr 24, 670. FELDEN: Melanoderma. K. D. Minnesota dermat. Soc., 5. Dez. 1923. Arch. of Dermat. 9, 527—529 (1924). Ref. Zbl. Hautkrkh. 13, 264. — FISCHER: Melanodermitis toxica. K. D. Frühjahrstagg Ver. rhein.-westfäl. Dermat. Köln, 6. März 1927. Ref. Zbl. Hautkrkh. 23, 339. — FREUND, E.: Su un caso di „melanodermitis toxica lichenoides et bullosa HOFFMANN". Giorn. ital. Dermat. 67, 1348—1381 (1926). (b) Su un ulteriore caso di melanodermitis toxica lichenoides et bullosa-HOFFMANN. Giorn. ital. Dermat. 68, 998—1010 (1927). Ref. Zbl. Hautkrkh. 24, 817. — FRIBOES: Vaseline- und Teerschädigung der unbedeckten und belichteten Körperhaut. Dermat. Z. 24, H. 11, 641 (1917). — FRIEDEBERG: K. D. Breslau. dermat. Ver., Sitzg 26. Jan. 1918. Ref. Arch. f. Dermat. 125, 360. — FRÜHWALD: RIEHLsche Melanose. 2. Tagg mitteldtsch. Dermat. Leipzig, 20. März 1921. Ref. Zbl. Hautkrkh. 1, 337.
GALEWSKY: (a) Über Melanodermien und Dermatosen durch Kriegsersatzmittel. Münch. med. Wschr. 1918, Nr 34, 930. Ref. Arch. f. Dermat. 137, 311. (b) RIEHLsche Melanodermie. 2. Tagg mitteldtsch. Dermat. Leipzig, 20. März 1921. Ref. Zbl. Hautkrkh. 1, 337. — GATÉ et MICHEL: A propos d'un cas de poikilodermie. Evolution clinique récente vers le mycosis fongoide. Bull. Soc. franç. Dermat. 36, No 7, 839—851 (1929). — GROSZ: (a) Diskussionsbemerkung zu den Fällen von Melanose (RIEHL). Wien. dermat. Ges., Sitzg 24. Mai 1917. Ref. Arch. f. Dermat. 125, 161. (b) Diskussionsbemerkung zu Melanose RIEHL. 2. Tagg mitteldtsch. Dermat. Leipzig, 20. März 1921. Ref. Zbl. Hautkrkh. 1, 337. —
HAHN, C. F.: Melanosis RIEHL. (Melanodermitis HOFFMANN-HABERMANN, Poikilodermie réticulaire et pigmentaire CIVATTE.) Dermat. Ges. Hamburg-Altona und Nordwestdtsch. Dermat. Verigg, Sitzg 24. Nov. 1929. — HERXHEIMER u. NATHAN: Über Sensibilisierung der Haut durch Carboneol gegenüber Sonnenlicht und eine dadurch bedingte Dermatitis solaris. Dermat. Z., Juli 1917. — HOFFMANN, E.: Arzneiliche und gewerbliche Dermatosen durch Kriegsersatzmittel (Schmieröl, Vaselin) und Melanodermitis toxica. Außerordentl. dermat. Verslg Bonn, 22. u. 23. Sept. 1917. Ref. Arch. f. Dermat. 125, 370. (b) Über eine eigenartige Form der Melanodermie (Melanodermitis toxica lichenoides et bullosa). Dermat. Z. 27, H. 2. — HOFFMANN, E. u. HABERMANN: Gewerbliche (und arzneiliche) Dermatosen durch Kriegsersatzmittel und eigenartige Melanodermatitiden. Dtsch. med. Wschr. 1918, Nr 10, 261. — HUDELO, RABUT, CAILLIAU et MORNET: Mélanose chez un terrasier des chemins de fer, ayant manipulé des traverses injectés à la créosote. Bull. Soc. franç. Dermat. 34, 144—149 (1927). Ref. Zbl. Hautkrkh. 24, 492.
KERL: Über die Melanose RIEHL. Arch. f. Dermat. 130, 436. — KRÄMER: Einige Fälle von Kriegsmelanose. Inaug.-Diss. Bonn 1919. — KRANTZ (Köln): Melanodermitis toxica. 15. Kongr. dtsch. dermat. Ges. Bonn, 7. Sept. 1927. Arch. f. Dermat., 155, 337. — KREN: (a) Melanosis RIEHL. K. D. Sitzg Ges. Ärzte Wien, 11. April 1919. Ref. Wien. klin. Wschr. 1919, Nr 17, 462. (b) Diskussionsbemerkung zur Demonstration von WALTER PICK, Sitzg Ges. Ärzte Wien, 30. Mai 1919. Ref. klin. Wschr. 1919, Nr 24, 648.
LANZENBERG et ALFANDARY: Lésions pigmentaires de la face, à type de masque de la grossesse, chez un homme à la suite d'un traumatisme de la région lombaire. Bull. Soc. franç. Dermat. 35, 960—953 (1928). — LEDERMANN: (a) Melanosis. K. D. Berl. dermat. Ges., 15. Jan. 1918. Ref. Dermat. Wschr. 66, 219. (b) Ein Fall von exzessiver Melanose bei Lichen ruber planus. K. D. Berl. dermat. Ges., 15. Jan. 1918. Ref. Dermat. Wschr. 66, 219. — LEVEN: Melanose der belichteten Gesichtshaut. K. D. Außerord. Dermat.verslg Bonn, 22. u. 23. Sept. 1917. Ref. Arch. f. Dermat. 125, 370. — LITTLE: (a) Poikilodermie. Sect. Dermat. Lond., 19. Jan. 1928. Proc. roy. Soc. Med. 21, Nr 6, 1083 (1928). (b) Poikilodermie CIVATTE. (St. Mary's hosp. London.) Brit. J. Dermat. 40, Nr 6, 231—241 (1928). — LORTAT-JACOB et LEGRAIN: (a) Un cas de poikilodermie atrophiante réticulaire de la face et du cou. Bull. Soc. franç. Dermat. 33, No 7, 470—471 (1926). (b) Mélanose de RIEHL. Bull. Soc. franç. Dermat. 34, 194. Ref. Zbl. Hautkrkh. 25, 110. — LORTAT, LEGRAIN et CLÉRET: Pigmentation à type de melanose de RIEHL chez un chauffeur de locomotive. Bull. Soc. franç. Dermat. 33, 20—24. Ref. Zbl. Hautkrkh. 20, 185. — LOUSTE, THIBAUT et CAILLIAU: Lésion érythémato-pigmentaire atrophique de type aréolaire sur le visage

et le cou, de type maculeux sur la nuque et les avant-bras (Poikilodermie). Bull. Soc. franç. Dermat. 32, No 2, 48—53 (1925). — Luithlen: Schmieröldermatitis. K. D. Wien. Dermat. Sitzg 2. Mai 1918. Ref. Arch. f. Dermat. 125, 599.

Meirowsky: (a) Intensive Pigmentierung des Gesichtes nach Einwirkung von Dämpfen des Teerpräparates Goudron. Dermat. Z. 1918, H. 6, 378. (b) Melanose des Gesichtes bei einem Lokomotivheizer. K. D. Außerord. Dermat.verslg Bonn, 22. u. 23. Sept. 1917. Ref. Arch. f. Dermat. 125, 370. — Metzner: Melanodermie durch die Ernährung. Verh. Münch. dermat. Ges., 17. April 1920. Ref. Arch. f. Dermat. 137, 122. — Milian et Périn: Poikilodermie erythémato-atrophiante. Bull. Soc. franç. Dermat. 32, Nr 3, 114—118 (1925). — Mornet: Sur un type particulier de mélanodermie. (Mélanose de Riehl. Poikilodermie réticulaire.) Bull. méd. 42, No 5, 121—124 (1928).

Navarro u. Aguilera: Ein Fall von Riehlscher Melanose, wahrscheinlich suprarenaler Herkunft. Actas dermo-sifiliogr. 22, 616—622 (1930). Zbl Hautkrkh. 36, 773. — Nicolau: Sur deux cas de poikilodermie. Bull. Soc. franç. dermat. 36, No 7, 823—838, 848—851 (1929). — Nobl: (a) Arsenmelanose. K. D. Wien. dermat. Ges., Sitzg 18. Mai 1916. Ref. Arch. f. Dermat. 122, 803. (b) Diskussionsbemerkung zu Melanose (Riehl). Wien. dermat. Ges., 24. Mai 1917. Ref. Arch. f. Dermat. 125, 161. (c) Diskussionsbemerkung zur Demonstration von Walther Rick. Sitzg Ges. Ärzte Wien, 30. Mai 1919. Ref. Wien. klin. Wschr. 1919, Nr 24, 648.

Oppenheim: (a) Vaselinveränderungen der Gesichtshaut. K. D. Wien. dermat. Ges., Sitzg 18. Mai 1916. Ref. Arch. f. Dermat. 122, 806. (b) Vaselinoderma. K. D. Wien. dermat. Ges., Sitzg 8. Nov. 1917. Ref. Arch. f. Dermat. 125, 336. (c) Vaselinoderma. K. D. Wien. dermat. Ges., Sitzg. 6. Juni 1918. Ref. Arch. f. Dermat. 125, 610. (d) Vaselinoderma. K. D. Wien. dermat. Ges., Sitzg 6. März 1919. Ref. Arch. f. Dermat. 133, 73. (e) Schmierölhaut. K. D. Ges. Ärzte Wien, Sitzg 15. Juni 1917. Ref. Wien. klin. Wschr. 1917, Nr 26, 830. (f) Berufliche Hyperpigmentation und Hyperkeratose bei Munitionsarbeiterin (Schmierölhaut). K. D. Wien. dermat. Ges., Sitzg 28. Juni 1917. Ref. Arch. f. Dermat. 125, 187.

Pick, Walter: Melanodermie. K. D. Sitzg Ges. Ärzte Wien, 30. Mai 1919. Ref. Wien. klin. Wschr. 1919, Nr 24, 648. — Pirilä: Ein Lichen-ruber-Fall mit einer frühzeitig auftretenden Pigmentation. Dermat. Z. 25, H. 6, 351 (1918). — Pulvermacher: (a) Keratosen, Melanose usw. Berl. dermat. Ges., 15. Jan. 1918. Ref. Dermat. Wschr. 66, 220. (b) Aussprache über Kriegsmelanose. Außerord. Kriegstagg Berl. dermat. Ges., 26. u. 27. März 1918. Ref. Arch. f. Dermat. 125, 765.

Ravaut et J. Vibert: Deux cas de kératose folliculaire avec bouton d'huile dans l'un et mélanose dans l'autre. Bull. Soc. franç. Dermat. 34, 214—216. Ref. Zbl. Hautkrkh. 24, 817. — Riehl: (a) Demonstration mehrerer Fälle einer eigenartigen Melanose. Wien. dermat. Ges., 24. Mai 1917. Ref. Arch. f. Dermat. 125, 161. (b) Über eine eigenartige Melanose. Wien. klin. Wschr. 1917, Nr 25, 780. (c) Aussprache über Kriegsmelanose. Außerord. Kriegstagg Berl. dermat. Ges., 26. u. 27. März 1918. Ref. Arch. f. Dermat. 125, 756.

Sachs, O.: Diskussionsbemerkung zu Melanose (Riehl). Wien. dermat. Ges., 24. Mai 1917. Ref. Arch. f. Dermat. 125, 161. — Schäffer: (a) Über Melanodermie des Gesichtes (sog. Kriegsmelanose). Med. Klin. 1918, 1079. (b) Chronische Entzündung des Gesichtes mit allmählich zunehmender violetter bis dunkelbrauner Verfärbung. K. D. Breslau. dermat. Ver., Sitzg 26. Jan. 1918. Ref. Arch. f. Dermat. 125, 359. — Scherber: Melanosis Riehl. K. D. Wien. dermat. Ges., 2. Mai 1918. Ref. Arch. f. Dermat. 125, 596. — Schneemann: Typische Melanose. K. D. Schles. dermat. Ges., 2. Febr. 1924. Ref. Zbl. Hautkrkh. 12, 134. — Scholtz: Melanose des Gesichtes, Intoxikation durch Vitamine (?) Verh. nordostdtsch. dermat. Ver., 30. Nov. 1919. Ref. Arch. f. Dermat. 137, 145. — Sézary, Pasteur Vallery-Radot et Benoist: Mélanose de Riehl, boutons d'huile, hyperkératose folliculaire chez un ouvrier tourneur sur métaux. Bull. Soc. franç. Dermat. 34, 139—143. Ref. Zbl. Hautkrkh. 24, 492.

Wienert: Pigmentationen am Gesicht. Nordostdtsch. dermat. Ver., Sitzg 4. Dez. 1927. Zbl. Hautkrkh. 27, 240.

VI. Literaturangaben, die sich auf follikuläre Hyperkeratosen beziehen, aber in den Abschnitten I—IV nicht oder nur flüchtig berührt wurden.

Arzt: Follikuläre Hyperkeratose. (Klinik Riehl.) Wien. dermat. Ges., Sitzg 18. Mai 1922. Zbl. Hautkrkh. 6, 335.

Bruhns: Keratosis follicularis nach Arsen. Berl. dermat. Ges., Sitzg 20. Juni 1922. Zbl. Hautkrkh. 6, 66.

Danlos et Gastou: Lichen plan à localisation pilaire, simulant le pityriasis rubra de Devergie; étude histologique. Ann. de Dermat. 1906, 47. — Darier: Grundriß der Dermatologie, S. 372. (Übersetzt von K. G. Zwick und mit Bemerkungen und Ergänzungen versehen von Jadassohn). Berlin: Julius Springer 1913. — Delamare et Achitouv: Hyperkératose folliculaire; hypochromie et atrophie épidermiques; infiltration lymphoïde, périfolliculaire et périvasculaire sans cellules géantes; pas de bacilles acidorésistants; microfilaires. (Laborat. de méd. éxotique fac. de méd. Constantinople). Bull. Soc. Path. exot. Paris

18, No 7, 529—531. Zbl. Hautkrkh. **19**, 416. — DOHI: Zur Kenntnis der FOX-FORDYCE-schen Krankheit. Arch. f. Dermat. **159**, 611.

EHRMANN, S.: (a) Ichthyosis serpentina et follicularis, lichenoides Syphilid, Psoriasis vulg. K. D. Wien. dermat. Ges., 18. Mai 1916. Ref. Arch. f. Dermat. **122**, 810. (b) Zur vergleichenden Anatomie der Lichenoiden und der Lichenformen. (Beiträge zur Dermatologie und Syphilis. Festschrift für Hofrat I. NEUMANN.) Wien: Franz Deuticke 1900. (c) Über Kombinationsformen nichtsyphilitischer Hautveränderungen mit syphilitischen Exanthemen. Wien. med. Bl. **1894**, Nr 52. (d) Über lichenförmige Syphilide. Wien. med. Wschr. **1905**, Nr 41.

GUTMANN: Eigenartige Follikelhyperkeratose in entzündlich veränderten Hautbezirken. Frankf. dermat. Ver., Sitzg 8. Dez. 1927. Zbl. Hautkrkh. **27**, 31.

KERL: Keratosis verrucosa cutis (WEIDENFELD). K. D. Wien. dermat. Ges., 4. Dez. 1919. Ref. Arch. f. Dermat. **137**, 25. — KREIBICH: (a) Anscheinend systematisierter Lichen corneus der Kreuzgegend mit follikulären Keratosen. Dtsch. dermat. Ges. tschechoslov. Rep., Sitzg 7. Jan. 1923. Zbl. Hautkrkh. **8**, 161. (b) Keratosis follic. WEIDENFELD. Dtsch. dermat. Ges. tschechoslov. Rep., Sitzg 11. Mai 1924. Zbl. Hautkrkh. **13**, 26. — KREN: Ekzema folliculare. K. D. Wien. dermat. Ges., 1. Juni 1912. Ref. Arch. f. Dermat. **112**, 1020.

MINAMI: Über Alopecia keratotika tuberculosa. Arch. f. Dermat. **143**, 15.

NATHAN u. HAAS: Lupus erythematosus mit tuberkulidähnlichen Effloreszenzen. Arch. f. Dermat. **142**, 17. — NEUMANN, J.: Eczema folliculare. K. D. Wien. dermat Ges., 13. Mai 1896. Ref. Arch. f. Dermat. **36**, 238. — NOBL: (a) Figurierte Hyperkeratose der Unterschenkel. K. D. Wien. dermat. Ges., 6. Febr. 1919. Ref. Arch. f. Dermat. **133**, 55. (b) Fall zur Diagnose. K. D. Wien. dermat. Ges., 9. Nov. 1922. Zbl. Hautkrkh. **7**, 370. (c) Rezidivierende Tumoren der Kopfhaut. K. D. Wien. dermat. Ges., 21. Juni 1923. Ref. Zbl. Hautkrkh. **9**, 442. (d) Auf die Kopfhaut beschränkte, tumorförmige Mycosis fungoides mit atrophisierender Alopecie und follikulärer Keratose. Wien. dermat. Ges., Sitzg 7. Febr. 1924. Zbl. Hautkrkh. **12**, 236. (e) Halbseitig an der Kopfhaut lokalisierte Keratose einhergehende Dermatitis. Wien. dermat. Ges., Sitzg 15. März 1923. Zbl. Hautkrkh. **9**, 164. (f) Knotige Kopfhautläsion mit streifenförmigem Haarschwund und follikulärer Hyperkeratose. Wien. dermat. Ges., Sitzg 24. Juni 1920. Arch. f. Dermat., **137**, 78. — NOGUER MORÉ: Keratosis follicularis bei zwei hereditär syphilitischen Brüdern, geheilt durch spezifische Behandlung. Catalan. Ges. Dermat. Barcelona, Sitzg März 1926. Rev. españ. Urol. **28**, No 327, 120.

OPPENHEIM: Lichen ruber acuminatus oder andere follikuläre Hyperkeratose? Wien. dermat. Ges., Sitzg 3. Mai 1923. Zbl. Hautkrkh. **9**, 166. — ORMSBY: Hyperpigmentation, hypertrichosis and morphea. K. D. Chicago dermat. Soc., 21. Juni 1929. Arch. of Dermat. **21**, 662 (1930).

RIEHL, G. sen.: K. D. Wien. dermat. Ges. 20. Nov. 1919. Ref. Arch. f. Dermat. **137**, 21.

SCHAUMANN: „Ekzema folliculorum" MALCOLM MORRIS und UNNA. Verh. dermat. Ges. Stockholm, Sitzg 9. Mai 1928. Zbl. Hautkrkh. **29**, 416.

VIGNOLO-LUTATI: Über Pityriasis rubra pilaris. Histopathologische Untersuchungen insbesondere des Hautnervensystems. Arch. f. Dermat. **79**, 273.

WEIDENFELD: (a) Keratosis verrucosa. K. D. Wien. dermat. Ges., 23. Okt. 1901. Ref. Arch. f. Dermat. **59**, 265. (b) Über ein eigenartiges Krankheitsbild von Keratosis verrucosa. Arch. f. Dermat. **63**, 75. (c) Keratosis verrucosa. K. D. Wien. dermat. Ges., 9. Nov. 1910. Ref. Arch. f. Dermat. **105**, 266. — WERTHER: Ekzema folliculare bei Lichen pilaris. Ver.igg Dresdener Dermat. u. Urol., Sitzg 7. Jan. 1925. Zbl. Hautkrkh. **16**, 529.

ZUMBUSCH: Keratosis verrucosa. K. D. Wien. dermat. Ges., 12. Febr. 1912. Ref. Arch. f. Dermat. **115**, 849.

Morbus Darier.

Von

STEFAN ROBERT BRÜNAUER -Wien.

Mit 22 Abbildungen.

1. Geschichte, Synonymik.

Die ersten grundlegenden Beobachtungen dieses Krankheitsbildes stammen von DARIER und von seinem Schüler THIBAULT und zwar wurden sie von letzterem in seiner aus dem Jahre 1889 stammenden Pariser Thèse inaugurale niedergelegt, während sie DARIER unter dem Titel „De la psorospermose folliculaire végétante" in den Annales de dermatologie et de syphiligraphie veröffentlicht hatte; als Untertitel hatte er hinzugefügt „étude anatomo-pathologique d'une affection cutanée non décrite ou comprise dans le groupe des acnés sebacées, cornées, hypertrophiantes, des kératoses (ichthyoses) folliculaires etc", woraus hervorgeht, daß viele Fälle dieses eigenartigen und seltenen Krankheitsbildes auch schon vor der ersten umfassenden und scharf charakterisierenden Beschreibung DARIERs und seines Schülers beobachtet worden waren; so finden sich unter den alten Krankengeschichten des Hôpital Saint Louis Fälle von HARDY, OLLIVIER, LAILLER, HUET und BESNIER, die unter verschiedenen Bezeichnungen, wie Acne cornea, Ichthyosis sebacea, Keratosis follicularis geführt worden waren und Beobachtungen betrafen, die zweifellos zur Psorospermose gehörten; ein Fall von BAZIN, als Acné sébacée concrète bekannt, wurde 1860 von LUTZ als Hypertrophie générale du système sébacé in Paris als Thèse inaugurale veröffentlicht, und HALLOPEAU weist darauf hin, daß er zur gleichen Zeit wie DARIER einen analogen Fall unter der Bezeichnung Acné sébacée concrète avec hypertrophie publiziert hatte. THIBAULT hatte auch seinerzeit in seiner These die Vermutung ausgesprochen, daß wahrscheinlich hierher gehörige Fälle außerhalb Frankreichs von LEBERT, ERASMUS WILSON, sowie von ELLIOT als Ichthyosis sebacea bezeichnet worden waren. In Amerika scheint, wie MOOK hervorhebt, MORROW schon 1886 ein derartiges Krankheitsbild beobachtet zu haben. Eine jedoch ganz sicher hieher gehörige Beobachtung ist zur gleichen Zeit wie von DARIER auch von WHITE und zwar als Keratosis (Ichthyosis) follicularis im Juniheft des Jahrganges 1889 des Journal of cutaneous and genito-urinary diseases niedergelegt worden. In seiner ersten Publikation hatte DARIER angenommen, daß die Psorospermosis durch Protozoen und zwar durch die sogenannten Psorospermien bedingt sei, ebenso wie zwei weitere Erkrankungen, der Morbus Paget und das Molluscum contagiosum. Die immer weiter fortschreitende histologische Durcharbeitung dieser Krankheitsbilder ergab nun, daß die fraglichen, als Protozoen angesprochenen Gebilde, keineswegs Parasiten waren, vielmehr Zelldegenerationsprodukte darstellten, und unter jenen Autoren, deren Arbeit hier bahnbrechend wirkte, sind vor allem

BOWEN, WHITE, BUZZI und MIETHKE, sowie insbesondere BOECK zu nennen, dem wir überdies auch die Angabe verdanken, daß schon 1883 BIEDENKAP in Christiania einen Fall vorstellte, der zweifellos zur Psorospermosis gehörte, von BOECK auch später als solche diagnostiziert wurde, damals aber als Lichen aufgefaßt worden war. Nachdem nun die Anschauung von der parasitären Natur der Psorospermose fallen gelassen worden war, suchte man nach irgendwelchen Anhaltspunkten, welche geeignet waren, das ätiologische Dunkel dieser Krankheit zu erklären oder wenigstens Hinweise darauf zu bieten, wo sie eigentlich im System der Dermatosen einzureihen wäre. Zunächst fanden sich auch jetzt wieder Stimmen, welche das DARIERsche Krankheitsbild zur Ichthyosis zählen oder zumindest enge Beziehungen zwischen diesen beiden Dermatosen feststellen wollten, während wieder andere diese Affektion in die Acnegruppe einbezogen. Und so ist es zu verstehen, daß GAUCHER noch 1900 unter Hinweis auf das Unzutreffende einer parasitären Erklärung der Psorospermosis die von ihm geprägte Bezeichnung Acné cornée végétante vorzieht, daß man weiterhin die in den ersten englischen und amerikanischen Arbeiten gewählte Benennung Keratosis follicularis (J. C. WHITE, BOWEN usw.) auch heute noch immer wieder, namentlich in den Fachzeitschriften Englands und Amerikas wiederkehren sieht, obwohl mit dieser Bezeichnung eigentlich gar nichts gesagt ist und schon seinerzeit DARIER darauf verwiesen hatte, daß die Hautblüten dieser Dermatose keineswegs an den Follikularapparat gebunden sind. Andererseits hatte die histologische Durchforschung der immer häufiger zur Beobachtung gelangenden Fälle gezeigt, daß gewisse Analogien mit dem Epitheliom bestehen, weshalb manche Autoren die Psorospermose als Epithelioma miliarum keratogenum bezeichnen wie SCHWENINGER und BUZZI oder als Epitheliomatosis miliaris wie NÉKÁM. Wieder andere sehen das Wesen dieser Erkrankung in einer Dyskeratose, d. h. in einer anormalen, fehlerhaften Verhornung, als deren Resultat eben die seinerzeit als Parasiten gedeuteten Gebilde anzusehen sind; diese Ansicht wurde dann auch von DARIER selbst vertreten, der, nachdem er seine ursprüngliche Auffassung fallen gelassen hatte, die Psorospermosis, das Molluscum contagiosum, den Morbus Paget und die präcanceröse, von BOWEN beschriebene Dermatose in eine Gruppe der Dyskeratosen vereinigte. Diesem Umstande trägt auch AUDRY Rechnung, wenn er von der „Dyskératose folliculaire de DARIER" spricht. Mit der zunehmenden Kenntnis dieses Krankheitsbildes mehrte sich naturgemäß auch die Zahl der Beobachtungen und damit ergab sich immer deutlicher, wie häufig Erblichkeit und familiäres Auftreten bei dieser Affektion zu beobachten sind, und so vollzog sich denn allmählich ein Umschwung in dem Sinne, daß die Erkrankung in Beziehung zu den Naevi gebracht wurde; so spricht BELLINI von einem Dyskeratoma naevicum, HALLOPEAU und auch LEDERMANN und PINKUS halten an der Naevusnatur der Dermatose fest und zwar eben wegen der so oft zu beobachtenden Erblichkeit derselben, auf welche als einer der Ersten EHRMANN verwiesen. Andererseits will aber SIEMENS auf Grund seiner Studien der Zwillingspathologie gerade wegen der Erblichkeit die Psorospermosis, oder wie JADASSOHN als unverbindliche Bezeichnung vorgeschlagen, den Morbus Darier aus der Naevusgruppe ausgeschieden wissen. KREIBICH hatte seinerzeit mit Rücksicht auf zwei Fälle von DARIERscher Krankheit mit ausgesprochen zosterähnlichem Bilde die Affektion unter die Angioneurosen eingereiht; fügt man noch hinzu, daß HALLOPEAU und FOUQUET sie als Séborrhéide végétante bezeichnen, daß KYRLE die von ihm beschriebene Hyperkeratosis follicularis et parafollicularis in cutem penetrans als wahrscheinlich mit der DARIERschen Dermatose verwandt bezeichnet, und daß auch PLANNER und STRASSBERG gelegentlich der Schilderung eines eigenartigen, als Epitheliosis acneiformis bezeichneten Krankheitsbildes die DarIERsche Krankheit in die gleiche Gruppe wie ihren Fall einreihen wollen, daß Hidaka den Morbus Darier, die Epidermodysplasia verruciformis und eine von ihm beobachtete Affektion zu einer Gruppe der Verrucae dyskeratosicae congenitales vereinigt, daß endlich Šamberger die Erkrankung unter die diathetischen Hautentzündungen einreiht, so sind so ziemlich alle die verschiedenen Auffassungen über die Darier-sche Erkrankung aufgezählt. In seiner eben erwähnten Definition des Morbus Darier nähert sich jedoch Šamberger schon in hohem Maße dem Standpunkte Bettmanns, der heute wohl als der am ehesten zutreffende und das Wesen des Krankheitsprozesses erfassende angesehen werden kann (Brünauer) und der dahin lautet, daß der Morbus Darier eine angeborene und besondere Reaktionsfähigkeit der Haut darstellt, derzufolge die charakteristischen Veränderungen der Darierschen Krankheit aus ganz verschiedenen Hautläsionen sich entwickeln können.

Dieser kurze Überblick zeigt einerseits den Entwicklungsgang der verschiedenen Auffassungen des von Darier beschriebenen Krankheitsbildes, er läßt aber auch erkennen, wie ein und derselbe Symptomenkomplex, je nach der Verschiedenheit der Auffassung eben von verschiedenen Autoren mit verschiedener Bezeichnung versehen wurde, so daß als *Synonyma der Psorospermosis follicularis vegetans* (Darier) anzusehen wären: Psorospermosis cutis (Ravogli, Neumann), Psorospermosis cutanea vegetans (Schwimmer), Acné concrète hypertrophique (Hallopeau), Acné cornée végétante (Gaucher), Acné sébacée concrète (Bazin), Hypertrophie générale du système sébacé (Lutz), Keratosis (Ichthyosis) follicularis (J. C. White, Barbe, Bowen etc.), Ichthyosis sebacea (E. Wilson, Boeck), Keratosis follicularis Darier (Trimble), Keratosis vegetans (Crocker), Keratosis hypertrophica universalis (Schwimmer), Séborrhéide végétante (Hallopeau und Fouquet), Epithelioma miliarum keratogenum (Schweninger und Buzzi), Epitheliomatosis miliaris (Nékám), Dyskératose folliculaire (Audry), Papillomatose dyskératosique (Nicolau), Dyskératose folliculaire (Hudélo), Dyskératose folliculaire congénitale (Louste und Barbier), Dyskératoma naevicum (Bellini), Verrucae dyskeratoticae congenitales (Hidaka), Verrues familiales héréditaires avec dyskératoses systématisées, disséminées et à répétition, type Darier (Émery, Gastou und Nicolau), Morbus Darier (Jadassohn).

2. Klinisches Bild.

a) Hauterscheinungen. Schon in der Einleitung wurde hervorgehoben, daß es das unbestreitbare Verdienst Dariers ist und bleibt, als erster eine zusammenfassende Beschreibung des nach ihm benannten Krankheitsbildes geliefert zu haben, und wenn auch manches, wie die von ihm gegebene ätiologische Erklärung fallen gelassen werden mußte, die klassische Schilderung des klinischen Bildes, sowie sie seinerzeit von Darier geboten worden war, hat bis heute nichts von ihrer Geltung eingebüßt. Wie bei jeder Beschreibung einer Dermatose ist es am zweckmäßigsten, auch hier auf die Primäreffloreszenz zurückzugreifen; da ist es nun nicht uninteressant, daß in einer jüngst erschienenen Arbeit Hidaka dargelegt hat, daß man bei der Darierschen Krankheit wohl unterscheiden muß zwischen den primären, jüngsten Hautblüten, den Übergangsformen, der vollentwickelten typischen und der atypischen Effloreszenz Das scheint auch bereits Darier, wenigstens bis zu einem gewissen Grade vorgeschwebt zu haben, denn in seiner Publikation im Internationalen Atlas seltener Hautkrankheiten spricht er nicht von einer primären Effloreszenz, sondern beginnt mit der Schilderung des „typischen Ausschlagselements" und dieses besteht in einem kleinen, leicht erhabenen, derben Knötchen von konischer Gestalt, das meist von einer Horndecke, seltener von einer Kruste gedeckt erscheint. Die vollentwickelte typische Dariereffloreszenz ist also eine kleine Papel, die, was ihre Größenverhältnisse anbelangt, von der Größe eines Stecknadelkopfes bis zu einer halben Linse variiert. Dieses Knötchen oder Papelchen ist mit einer Horndecke bedeckt — DARIER spricht von einer Hornkruste, unter welcher sich eine kleine Papel verbirgt — und diese Decke ist vollständig rund, ist meist in ihrer Mitte etwas dicker und ragt bisweilen wie ein kleines Hökerchen über die Umgebung hervor; sie ist zumeist gelbbraun schmutziggelb, oft auch grau bis graubraun, erdfarben gefärbt und besonders durch ihre Trockenheit ausgezeichnet, mitunter ist sie jedoch weicher und fühlt sich etwas fettig an. Versucht man nun, diese Horndecke abzuheben, so zeigt sich, daß dies nur schwer, am ehesten mit Hilfe einer Pinzette oder des Skalpells gelingt; hat man aber einmal diese Decke losgelöst, so sieht man an ihrer Unterseite einen kleinen Fortsatz, der wieder in einen kleinen Trichter mit leicht hervorragenden gelbroten oder grauroten Rändern hineinpaßt. JANOWSKY vergleicht dies sehr anschaulich mit einem platten Nagel, LÖHE mit einem Reißnagel, wobei die Horndecke der Nagelplatte, der zapfenförmige Fortsatz, der übrigens eine bedeutend weichere Konsistenz aufweist, der Nagelspitze entspricht, und dieser Vergleich zeigt sehr zutreffend das Verhältnis der Horndecke zur zugehörigen Papel. Manchmal findet man in diesem, derart bloßgelegten Trichter auch noch ein Haar; das ist wohl der Grund, warum DARIER ursprünglich angenommen hatte, daß der Sitz der Dariereffloreszenzen stets der Mündung des Haartalgfollikels entspreche; späterhin zeigte sich jedoch (DARIER, NÉKÁM u. a.), daß die Hautblüten beim Morbus Darier sich an Stellen entwickeln können, welche mit dem Haartalgfollikel nichts zu tun haben. So fanden z. B. BUZZI und MIETHKE, BOECK, BUKOVSKY, JORDAN, ORMEROD-MACLEOD, WENDE, solche Effloreszenzen auch in der Mündung des Schweißdrüsenausführungsganges. Andere Elemente sind, wie DARIER hervorhebt, größer und haben oft einen Durchmesser bis zu 4 mm, sie sind aber nicht nur größer, sondern auch flacher, weniger prominent und auch zumeist glatter, dabei von ausgesprochen bräunlicher Farbe; entfernt man sie von ihrer Unterlage, was oft noch schwerer gelingt, so zeigt sich, daß sie an ihrer Innenseite keinen oder einen nur angedeuteten Fortsatz haben und daß die unter ihnen liegende, nach Abheben der Horndecke zum Vorschein gelangte tiefere Schichte ein eigentümliches papilläres Aussehen besitzt.

Die Knötchen stehen im allgemeinen ziemlich dicht aneinander gedrängt, bilden oft kleine Gruppen oder kurze Reihen, zumeist kommt es aber durch Konfluenz der Einzeleffloreszenzen sowie durch Apposition neuer Darierpapelchen an der Peripherie zur Entstehung linsengroßer, ja noch viel größerer Herde, deren Zentralpartie ein mehr gleichmäßiges Aussehen besitzt, während peripher noch alleinstehende Effloreszenzen sichtbar sind, die dann später wieder durch Apposition, ähnlich wie dies beim Lichen ruber planus zu beobachten ist, mit den Plaques verschmelzen. Das Aussehen, das diese Plaques bieten, ist nicht immer das gleiche; bisweilen erscheinen sie nur leicht uneben, in anderen Fällen weisen sie eine leichte Epidermisfelderung auf, in wieder anderen dagegen ist ihre Oberfläche drusig uneben, papillär (Abb. 1). Mitunter ist in vielen Fällen, namentlich an gewissen Stellen, das Auftreten von Macerationserscheinungen zu bemerken, ebenso auch, daß mit der fortschreitenden Entwicklung der Herde die immer mächtigere Epidermisdecke vielfach aufgelockert, weich, ja sogar leicht zerreiblich erscheint (BOECK).

Diese letztgeschilderten Erscheinungen (drusig-papilläres Aussehen, Maceration, weiche und zerreibliche Beschaffenheit der Oberfläche der Herde) leiten bereits hinüber zu Bildern, die man immer wieder an gewissen Körperstellen beobachten kann; dort nämlich, wo Hautflächen aneinander liegen und einander reiben, wo durch Schweiß und andere Sekrete die Haut maceriert erscheint, an diesen Stellen kommt es zu ganz eigenartigen Wucherungen von papillomatösem und verrukösem Charakter, es entstehen oft breit aufsitzende, oft wieder schmälere, leistenartige (Riecke) oder hahnenkammförmige, papilläre oder verruköse Bildungen, die vielfach durch tiefe Furchen voneinander getrennt

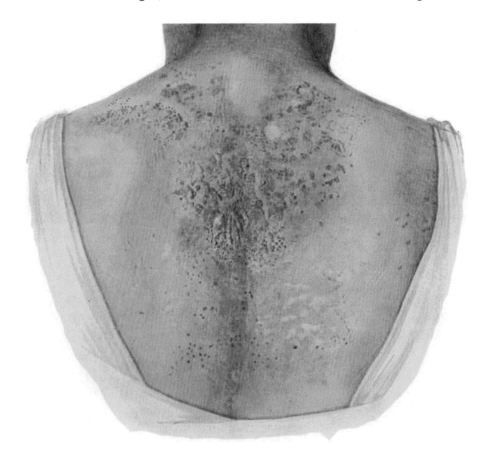

Abb. 1. Morbus Darier. Durch Konfluenz entstandene verruköse, rauhe, erdfarbige Flächen; in der Peripherie noch einzelne, zum Teil bräunliche, zum Teil mehr hellrote Papelchen erkennbar. Nach einem Aquarell von weil. Hofrat Prof. Dr. S. Ehrmann. (Sammlung Ehrmann-Brünauer.)

erscheinen, deren Horndecke maceriert ist und das bloßliegende, leicht nässende Rete Malpighii, ja sogar die gewucherten Papillen, die eben die drusig papilläre bis verruköse Beschaffenheit bedingen, zutage treten lassen. Mitunter erreichen diese Wucherungen eine bedeutende Höhe, namentlich in der Retroaurikulargegend, in den Axillen, besonders aber in der Inguinal-, Perigenital- und Analregion; in ganz veralteten Fällen aber weisen die Wucherungen namentlich an den genannten Stellen ganz exzessive Grade auf, es entstehen, wie z. B. im Falle Färbers oder im Falle II Dariers förmliche Tumoren, große Knoten, die kraterförmige Öffnungen aufweisen und zu roten, nässenden, mit sehr übelriechendem Sekret bedeckten Geschwülsten zusammenfließen.

Die Beschreibung, die im vorstehenden von der typischen Darierpapel gegeben wurde, stimmt mit dem, was HIDAKA als typische Efflorescenz bezeichnet, insoweit nicht überein, als jene Veränderungen, die, wie eben gezeigt wurde, im weiteren Entwicklungsgange der typischen Hautblüten auftreten können, wie Konfluenz, Maceration und Erosion, papilläre Wucherung und Vegetation von HIDAKA bereits zu den *atypischen oder meist sekundären Erscheinungen* gerechnet werden. Zu diesen zählt HIDAKA auch das Auftreten von *bläschen- und pustelförmigen Efflorescenzen,* die, wie die Durchsicht der Literatur ergibt, mitunter zur Beobachtung gelangen; so wird das Auftreten von *Bläschen* u. a. auch von BOECK, BRÜNAUER, CROSTI, FERNET-SCHEIKEVITCH, HÖFER, MELLE, MILIAN-PÉRIN, SPIETHOFF, STELWAGON beschrieben, das Vorkommen von *Pusteln* von BETTMANN, BUKOVSKY, BUZZI-MIETHKE, EHRMANN, HUDELO-BIGOT-CAILLIAU, LOUSTE-BARBIER, PAWLOFF, POEHLMANN, REENSTIERNA, SPIET-HOFF u. a. m. noch erwähnt; daneben finden sich aber auch Angaben, daß mitunter bei der DARIERschen Dermatose das Auftreten von *urtikariellen Efflorescenzen* sowie von Erscheinungen von *Lichen urticatus* beobachtet wurde. So beschreibt LANDAU in einem Falle gelegentlich des akuten Nachschubs zahlreiche linsengroße, ziemlich streng umschriebene, lebhaft rote Knötchen, die nach einigen Tagen das Hautniveau deutlich überragten und einen urtikariellen Aspekt boten; in einem zweiten Falle konnte der Autor auf der Haut des Abdomens zahlreiche hirsekorngroße, hellrote, stellenweise mit Krüstchen bedeckte Knötchen wahrnehmen, die den Efflorescenzen des Lichen urticatus glichen, sich aber dann in typische Darierefflorescenzen umwandelten und auch als solche auf Grund der Biopsie von SCHRAMEK verifiziert werden konnten. Ähnlich hebt auch KREN hervor, daß bei einem von ihm beobachteten Falle von Morbus Darier die Efflorescenzen in Schüben auftraten, daß ferner die einzelnen Schübe mit urtikariellen Erscheinungen begannen. Damit wären wir nun bei der Frage angelangt, wie denn die jüngsten Efflorescenzen der DARIERschen Erkrankung, die Primärefflorescenzen, aussehen. Nur wenigen Autoren (BUKOVSKY, DELBANCO, EHRMANN, HIDAKA, JANOVSKY, JARISCH, KREIBICH, LANDAU, MALINOWSKY, ROTHE, SCHWENINGER und BUZZI) war es vergönnt, das Entstehen der primären Hautblüten zu beobachten, und unter ihnen geben SCHWENINGER und BUZZI an, daß sich zunächst linsengroße, stark juckende, ziemlich streng umschriebene Flecke entwickelten, die zunächst einige Zeit hindurch unverändert blieben und erst später das charakteristische Aussehen der Darierknötchen gewannen. Ähnlich verzeichnen auch JARISCH und JANOVSKY, daß dort, wo später typische Darierpapeln sich entwickelten, vorerst leichte Rötungen bestanden, welche teils flüchtiger Natur waren, teils aber persistierten, dann langsam schwanden, um der charakteristischen Darierefflorescenz Platz zu machen. Auch EHRMANN hebt in seinem differential-diagnostischen Atlas hervor, „daß die neu aufschießenden Knötchen zuweilen einen roten, entzündlichen, zum Teil auch angeschwollenen Hof haben", und JANOVSKY weist darauf hin, daß er ebenso wie JARISCH mitunter einen lebhaft roten Hof um die Efflorescenzen beobachten konnte, allein „dieser Halo ist bloß im Beginn deutlich, späterhin verschwindet er und die typischen Efflorescenzen lassen meist keinen Halo mehr erkennen". Im Gegensatz hiezu beschreibt HIDAKA als Primärefflorescenz einen meist hirsekorngroßen, rundlichen oder polygonalen, meist scharf begrenzten, grauweißen, persistierenden Fleck, der sehr langsam ein etwas glänzendes, fein granuliertes Aussehen gewinnt, sich dann zu einem grauweißlichen Knötchen entwickelt, das sich nur wenig über das Hautniveau erhebt und eine mehr oder weniger dünne Horndecke trägt, sich also zur typischen Darierefflorescenz weiter entwickelt hat. Allein auch HIDAKA muß zugeben, daß im allgemeinen im Beginn der Efflorescenzen die entzündlichen Erscheinungen überwiegen. Andererseits darf man nicht vergessen, daß vielfach die entzündlichen Veränderungen nur sekundär durch äußere Einflüsse bedingt sein können, daß gerade die Eigentümlichkeit des Morbus Darier darin besteht, daß oft aus ganz verschiedenen, banalen, entzündlichen Hautläsionen sich die charakteristischen Darierveränderungen entwickeln können (Bettmann).

Mit den eben geschilderten Veränderungen ist aber das Bild der Hauterscheinungen der Darierschen Dermatose keineswegs erschöpft; es zeigt sich vielmehr, daß die Hautveränderungen an den verschiedenen Körperstellen, an welchen sich der Morbus Darier zu lokalisieren pflegt, oft ein ganz verschiedenes Aussehen gewinnen können. Wenn nämlich auch im allgemeinen jede Körperstelle Erscheinungen dieser Hautaffektion aufweisen kann, so zeigen sich doch andererseits gewisse *Prädilektionsstellen* immer und immer wieder befallen, nämlich die behaarte Kopfhaut, die Schläfen, das Gesicht, hier besonders die Wangen und Nasolabialfalten, die Retroaurikulargegend, Hals, Achselhöhlen, Sternalregion, Unterleib, namentlich die Nabelgegend, Inguinal- und Genitocruralregion, Mons veneris, Interskapularregion und Rückenfurche, die Handrücken und Handteller, an den unteren Extremitäten etwa die Glutäalregion, die Unterschenkel, Fußrücken und Plantae; ganz allgemein gesprochen scheinen also jene Hautpartien, die besonders leicht und intensiv schwitzen, besonders bevorzugt zu sein (Boeck, Ehrmann, Fasal, Jarisch, Kreibich, Lier, Lipmann-Wulf, Riecke u. a. m.).

Was zunächst die Erscheinungen der *behaarten Kopfhaut* betrifft, so hat schon seinerzeit Boeck darauf verwiesen, wie häufig dieselbe bei der Darierschen Dermatose nicht nur mitbefallen, sondern sogar Ausgangspunkt der Affektion überhaupt sein kann; die Erscheinungen zeigen sich hier gewöhnlich als kleine, derbe, papulöse, graurötliche, schuppende Knötchen, meist auf einer gelblichen, schuppenden Unterlage, die oft so dichtgedrängt stehen, daß nach Entfernung der Schuppen die befallenen Stellen ein leicht verruköses Aussehen bieten. Unter den vielen Autoren, welche das Befallensein der Kopfhaut erwähnen (Beckmann, Bizzozero, Buzzi-Miethke, Cannon, Cavallucci, Darier, Émery-Gastou-Nicolau, Fabry, Höfer, Hoffmann, Jakob, Iliescou-Popescou, Landau, Lipman-Wulf, Moncorps, Münsterer, Murakami, Németh, Nikolas-Gaté-Bertoye, Payenneville-Cailliau, Photinos, Rasch, Schoff, Sweitzer, Wile), verzeichnen Darier, Fasal, Jarisch, Mourek, Sachs das Auftreten mehr papulöser Efflorescenzen, während in den Beobachtungen von Boeck, Bowen, Pawloff das Aussehen der befallenen Stellen mehr verrukös erscheint. Ehrmann hebt hervor, daß auf der behaarten Kopfhaut die Darierpäpelchen konfluieren, sich abflachen, mit seborrhoischen Epidermismassen sich bedecken, unter welchen Nässen eintritt, wenn die Schuppenlagen abgestoßen werden, so daß dann das ganze Bild in weitgehendem Maße einem Ekzem gleicht, nur daß die entzündlichen Erscheinungen weniger ausgesprochen und stellenweise auf der Kopfhaut sowie am übrigen Körper noch unzweifelhaft typische Efflorescenzen zu erkennen sind. Mitunter kann die konfluierte Horndecke frühzeitig abgestoßen werden, und es liegt dann eine mit zahlreichen Grübchen besetzte, nässende Fläche vor (Ehrmann, Werther u. a. m.).

In den allermeisten Fällen ist auch die Haut des *Gesichtes* erkrankt, wie die Beobachtungen von Barber, Bechet, Beckmann, Boeck, Borghoff, Bowen, Caspary, Cavallucci, Del Vivo, Ehrmann-Brünauer, Höfer. Jakobi, Jordan, Ito, Kreibich, Lipman-Wulf, Lippert, Mourek, Murakami, Nikolas-Gaté-Bertoye, Oulman, Rasch, Rille, Weber, Wile zeigen. Die Gesichtshaut erscheint dabei oft wie pigmentiert — ein Befund, den Sachs ausdrücklich hervorhebt, ähnlich wie auch SCHWENINGER-BUZZI ganz allgemein auf die eigenartige Verfärbung der Haut bei Darierkranken verweisen,

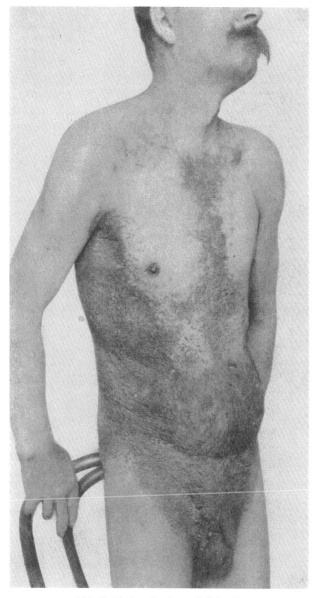

Abb. 2. Morbus Darier und Seborrhöe.
Abb. 2—9 zeigen das Verhältnis des Morbus Darier zur Seborrhöe; durch 3 Generationen (2, 3 Großvater, 4, 5, 6 Vater, 7, 8, 9 Enkel) läßt sich verfolgen, wie sich die Darierefflorescenzen zuerst an den seborrhoischen Hautstellen zeigen und von hier aus allmählich ausbreiten.
(Sammlung EHRMANN-BRÜNAUER.)

die oft viel dunkler ist als Angehörigen der kaukasischen Rasse entspricht. Auch hier zeigen sich wieder die kleinen, derben, erdfarbenen Papelchen, die sich oft mit trockenen Schuppen oder fettigen Krusten bedecken und so seborrhoischen Charakter annehmen. Befallen erscheinen besonders die Schläfengegend, Wangen und insbesondere die Nasolabialfalten, seltener Augenlider (BROICH, KEIM, LÖHE, RUSCH), Stirne (CANNON, FUHS, SWEITZER u. a.), Nase (CASPARY), Kinn; in wenigen Fällen (BOECK, BUKOVSKY, BUZZI-MIETHKE,

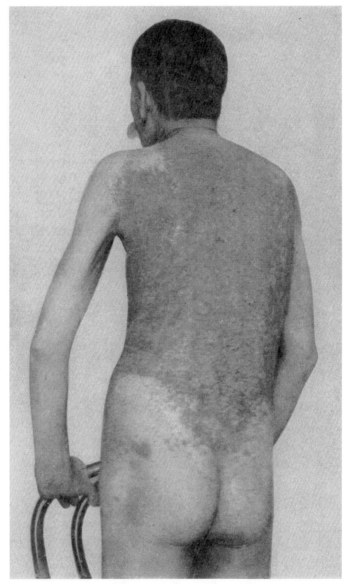

Abb. 3. Morbus Darier und Seborrhöe; vgl. Text zu Abb. 2. (Sammlung EHRMANN-BRÜNAUER.)

DARIER, FABRY) bleibt das Gesicht frei. Ziemlich oft zeigen sich auch Hals und Nacken befallen, die Supra- und Infraclaviculargruben (BRÜNAUER, NÉMETH u. a.), sowie namentlich die Retroaurikularregion, relativ selten dagegen die Ohrmuschel und der äußere Gehörgang (BORGHOFF, BOWEN, DÖRFFEL, GOLDSCHLAG, HAIKE, ILIESCOU-POPESCOU, LEDERMANN, PHOTINOS, REENSTIERNA, RITTER, SACHS, SCHWIMMER).

Einer besonderen Erwähnung bedarf die Lokalisation der Darierefflorescenzen in der *Prästernal- und Rückenfurche*; daß Manifestationen dieser Affektion gerade an dieser Stelle besonders gern auftreten, darauf wurde schon vielfach verwiesen, so von AMICIS, AUDRY-DALOUS, BECKMANN, BIZZOZERO, BOECK, BORGHOFF, BRANDWEINER, BUKOVSKY, CANNON, CAVALLUCCI, CONSTANTIN-

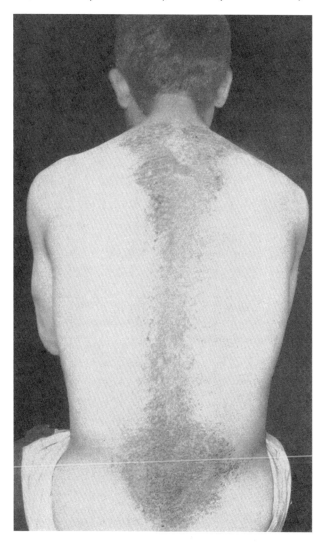

Abb. 4. Morbus Darier und Seborrhöe; vgl. Text zu Abb. 2. (Sammlung EHRMANN-BRÜNAUER.)

LEVRAT, DORÉ, ÉMERY-GASTOU-NICOLAU, FABRY, FOX, FUHS, GOLDSCHLAG, HOFFMANN, HUDÉLO-BIGOT-CAILLAU, JAKOBS, JAMIESON, JARISCH, ILIESCOU-POPESCOU, KRÜGER, KRUSEWITZ, MAC LEOD, LIER, LIPPMANN-WULF, LIPPERT, LITTLE, LÖHE, MALINOVSKY, MANSOUROFF, MOUREK, R. MÜLLER, MURERO, L. OPPENHEIM, PAYENNEVILLE-CAILLIAU, RASCH, ROBINSON, SIBLEY, WEGENER, UNNA, die alle das Auftreten von außerordentlich zahlreichen, überaus dichtstehenden erdfarbenen Knötchen an diesen Stellen hervorhoben; HALLOPEAU-FOUQUET sprechen gelegentlich der Schilderung des Falles von Darierscher Krankheit geradezu von Séborrhéide végétante, und zu jenen, die mit Nachdruck immer wieder auf das Befallensein der Prästernal- und Interskapularfurche wie auch der übrigen seborrhoischen Hautstellen

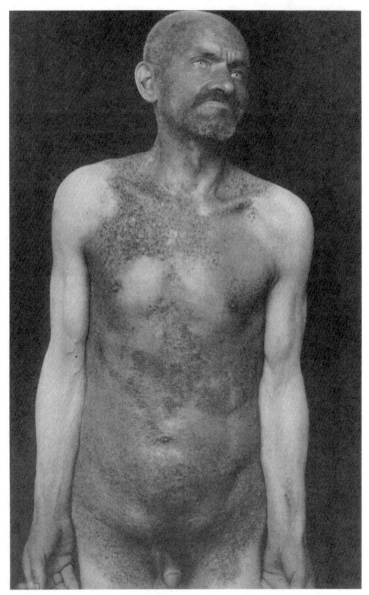

Abb. 5. Morbus Darier und Seborrhöe; vgl. Text zu Abb. 2. (Sammlung Ehrmann-Brünauer.)

hingewiesen haben, gehört vor allem Ehrmann. Endlich konnte ich selbst auf dem Münchener Kongreß 1923 die Photogramme von Angehörigen dreier verschiedener Generationen einer und derselben Darierfamilie vorführen, die deutlich das Verhältnis der Seborrhöe zum Morbus Darier erkennen lassen; diese Fälle, die Ehrmann durch über 30 Jahre beobachtete und über welche

zum Teil er selbst, zum Teil seine Schüler berichteten, sind auch hier in Abb. 2—9
wiedergegeben, und diese Abbildungen zeigen nicht nur, daß die erwähnten
Hautstellen in reichem Maße Dariereffloreszenzen aufweisen, sondern sie lassen

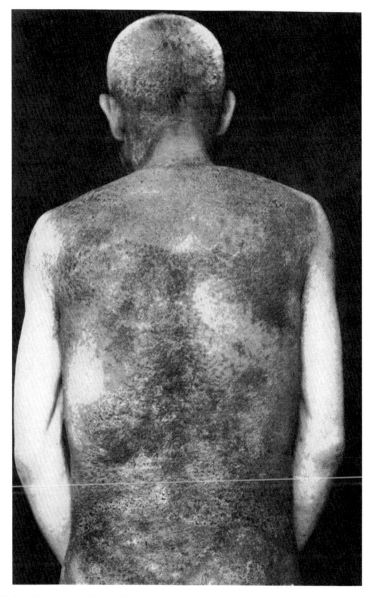

Abb. 6. Morbus Darier und Seborrhöe; vgl. Text zu Abb. 2. (Sammlung EHRMANN-BRÜNAUER.)

auch, wenn man sie miteinander vergleicht, deutlich erkennen, daß die Affektion
zuerst an den seborrhoischen Hautstellen, insbesondere in der Prästernal- und
Rückenfurche auftritt, von dort aus geradezu ihren Ausgangspunkt nimmt.
Bemerkenswert wäre noch, daß ein Mädchen der jüngsten Generation dieser
Familie keine Erscheinungen von Seborrhöe, aber auch keine solchen der DARIER-
schen Dermatose aufwies. Theoretisch läßt sich die Lokalisation des Morbus

Darier an den seborrhoischen Hautstellen, namentlich in der Sternalregion und in der Rückenfurche, wohl am ehesten erklären, wenn man sich, worauf ich ausdrücklich verwiesen habe, die Anschauungen BETTMANNS über die DARIERsche Dermatose zu eigen macht und annimmt, daß die seborrhoischen

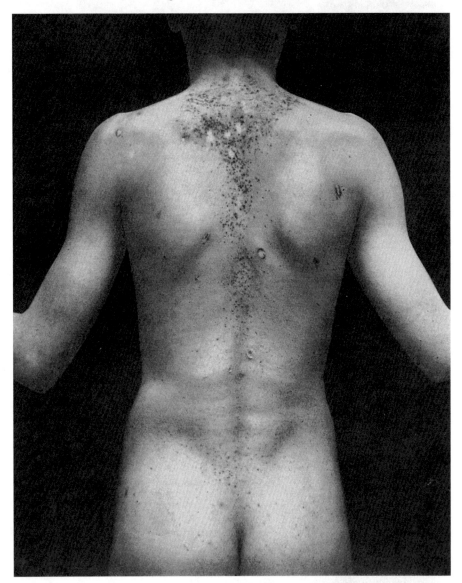

Abb. 8. Morbus Darier und Seborrhöe; vgl. Text zu Abb. 2. (Sammlung EHRMANN-BRÜNAUER.)

Hautstellen entsprechend der eigenartigen Reaktionsfähigkeit der Haut bei solchen Kranken eben im Sinne dieser Erkrankung umreagieren. In wenigen, allerdings ganz seltenen Fällen von ausgebreitetem Morbus Darier sind die Prästernal- oder Interskapularregion frei, so in BOECKs Fall II.

Sehr häufig ist auch die *Bauchhaut* Sitz der Darierefflorescenzen, und zwar treten sie hier insbesondere in den seitlichen Partien, am Mons veneris und in der Nabelgegend auf, teils als dichtgedrängte alleinstehende Knötchen, teils aber in Form von größeren bräunlichen Plaques, die wieder durch Konfluenz

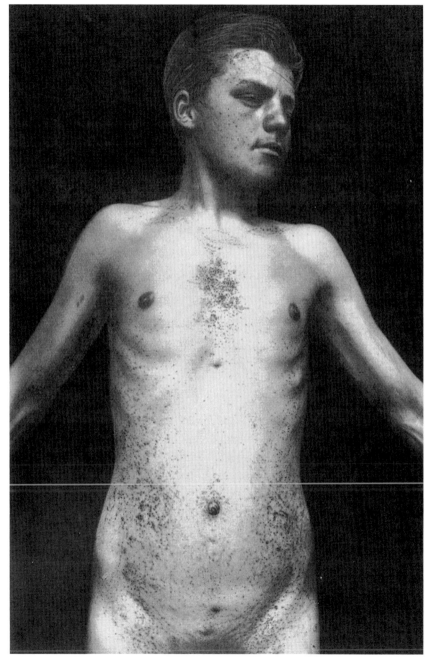

Abb. 7. Morbus Darier und Seborrhöe; vgl. Text zu Abb. 2. (Sammlung EHRMANN-BRÜNAUER.)

dichtgedrängter Knötchen entstanden sind. Derartige Befunde schildern BOECK, BRÜNAUER, BUKOVSKY, BUZZI-MIETHKE, CANNON, CASPARI, CAVALLUCCI,

DARIER, EHRMANN, FASAL, HÖFER, JARISCH, LIER, LIPPERT, R. MÜLLER, OBERMILLER, PHOTINOS, RASCH, SACHS, SCHWIMMER. Am Nabel selbst kommt

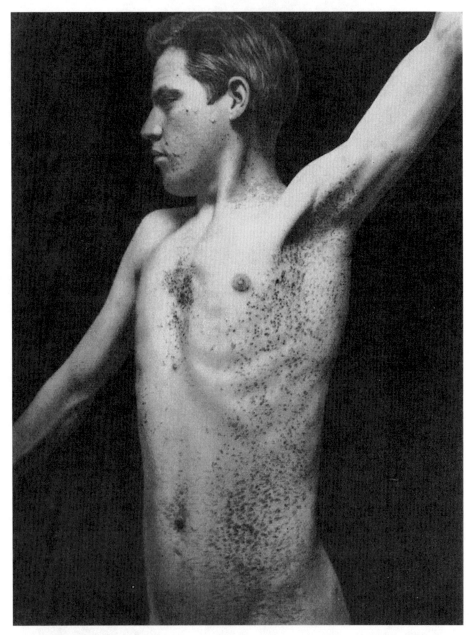

Abb. 9. Morbus Darier und Seborrhöe; vgl. Text zu Abb. 2. (Sammlung EHRMANN-BRÜNAUER.)

es mitunter, wie EHRMANN hervorhebt, zu Macerationserscheinungen, seltener zum Abstoßen der konfluierten Horndecke und zu Nässen. Es können derartige Veränderungen aber auch auf der Bauchhaut in Erscheinung treten, so daß dann weite, zum Teil gerötete, nässende, ekzemähnliche Flächen mit charakteristischen Plaques abwechseln. In wieder anderen Fällen, wie in jenen von AMICIS, BOWEN, BULKLEY, FABRY, GLAWSCHE, war die Haut des Abdomens frei oder nur in geringem Ausmaße befallen.

Dagegen sind die *Achselhöhlen, die Inguinal-, Genital- und Perigenitalregion*, sowie die *Analgegend* sehr oft und in besonders schwerem Ausmaße verändert; so erwähnt HIDAKA in einer tabellarischen Übersicht, daß unter 70 Fällen von Morbus Darier die Axillae, sowie die Inguinalregion je 13mal Sitz der Erkrankung waren, 8mal die Genitocrural- und 6mal die Analgegend; die Knötchen stehen an diesen Stellen, wie dies die Beobachtungen von BECKMANN, BIBERSTEIN, BORGHOFF, CANNON, DEL VIO, ÉMERY-GASTOU-NICOLAU, HÖFER, HOFFMANN, JACOBI, JANOVSKY, ILIESCOU-POPESCOU, ITO, JORDAN, LANDAU, LÖHE, MON-CORPS, MÜNSTERER, NÉMETH, OULMAN, PAYENNEVILLE-CAILLIAU, RASCH, RILLE, SACHS ergeben, sehr dichtgedrängt und konfluieren zumeist zu größeren Plaques, die nicht selten mit schmierigen Borken bedeckt sind und An-zeichen von Maceration aufweisen, offenbar infolge der an diesen Stellen fehlenden Verdunstung. In anderen Fällen (BOECK, BOWEN, BRÜNAUER, BUZZI-MIETHKE, CASPARY, CAVALLUCCI, DARIER, EHRMANN, FASAL, HAMDI, HOFFMANN, JARISCH, LEDERMANN, MELCZER, MÜLLER, NÉKÁM, NIKOLAS-GATÉ-BERTOYE waren die Veränderungen weitaus mehr vorgeschritten, die durch Konfluenz entstandenen einzelnen Herde zu weichen, macerierten, oft mit übelriechendem Sekret bedecktem zottigen Bildungen, zu breiten Kondy-lomen ähnlichen Plaques oder papillomatösen, hahnenkammförmigen Wuche-rungen umgestaltet, zwischen welchen vielfach welchen Erscheinungen von Nässen und tiefe Rhagaden sichtbar sind. So erwähnen ENGMAN-MOOK fungöse Granu-lationen des Perineums und der Genitocruralgegend, HOFFMANN und auch LÖHE hahnenkammartige Wucherungen, WEBER papillomatöse Wucherungen, die vielfach in Form von hohen Leisten mit dazwischenliegenden tiefen Ein-senkungen angeordnet sind; LEDERMANN und auch HAMDI sprechen von kondylomartigen Gebilden. In einem Falle DARIERS hatten in der Inguinal-gegend die Efflorescenzen sich in größere Knoten umgewandelt, die krater-förmige Öffnungen aufwiesen und zu roten, nässenden, mit intensiv übelriechen-dem Sekret bedeckten Geschwülsten konfluiert waren; über ähnliche Verände-rungen weiß auch FÄRBER zu berichten, der ebenfalls größere Tumoren in der Leistengegend beobachten konnte.

Spärlicher sind die Veränderungen im Bereich der *Extremitäten*; hier finden sich teils auf den Streck-, teils an den Beugeseiten mehr vereinzelte, teils wieder dichter gedrängt stehende Knötchen; von einer Anzahl von Autoren (BOECK, BOWEN, FABRY, FASAL u. a. m.) wird hervorgehoben, daß eine bestimmte An-ordnung dabei nicht zu erkennen sei, wieder andere Autoren betonen das Be-fallensein der Streckseiten (LANDAU, ROBINSON), das Freibleiben der Beuge-flächen (CASPARY, RASCH, RIECKE, SACHS), während im Gegensatz hiezu wieder in mehreren Publikationen gerade das Auftreten der Darierefflorescenzen an den Beugeseiten (GRAGGER), in einzelnen oder mehreren Gelenksbeugen berichtet wird (BARBER, BECKMANN, BRÜNAUER, HÖFER, JANOVSKY, JARISCH, Fall der MAYO-KLINIK, MOUREK, R. MÜLLER, SCHEER, SCHWIMMER). Erwähnenswert ist noch, daß in dem Falle CASPARYs die Knötchen auf den oberen Extremitäten eine Anordnung in Form eines Gitterwerks aufwiesen, während sie im Falle JARISCH sowie in einem ebensolchen FÄRBERS als schmale Streifen an der Innenfläche des Oberschenkels zu erkennen waren.

Eine besondere Erwähnung verdienen auch die im Gefolge der DARIERschen Erkrankung auftretenden Veränderungen im Bereich der *unteren Abschnitte der Streckflächen der Unterarme, sowie des Dorsums der Hände und Finger*. Hier zeigen sich nämlich ganz eigenartige, teils alleinstehende, teils gruppen- oder strichförmig angeordnete, derbe, warzige Gebilde, die ganz das Aussehen von Verrucae planae juveniles besitzen. In einer der ersten Mitteilungen hatte Darier schon auf diese Veränderungen aufmerksam gemacht und sie damals auch als Verrucae planae angesprochen; spätere Untersuchungen ergaben indes, daß sie zumeist eine besondere Erscheinungsform des Morbus Darier darstellen. M. Oppenheim spricht geradezu von einem „warzigen Typus" dieser Affektion, und Jadassohn hatte nachdrücklich auf das Vorkommen dieser, zu den Formes frustes zugehörigen Form aufmerksam gemacht. Einschlägige Beobachtungen wurden vielfach mitgeteilt, so von Biberstein, Boeck, Brünauer, Bruus-gaard, Bulkley, Cannon, Caspary, Cavallucci, Dörfel, Escher, Fasal, Fuhs, Haslund, Höfer, Jacobi, Jakobs, Kenedy, Little, Löhe, H. Müller, Mourek, Pawloff, Payenneville-Cailliau, Photinos, Rasch, Riecke, Sachs, Scheer, Sweitzer, Stout, Tommasoli, Wise-Parkhurst, Yamamoto - Ohya. In einem Falle Dariers hatten die Veränderungen auf

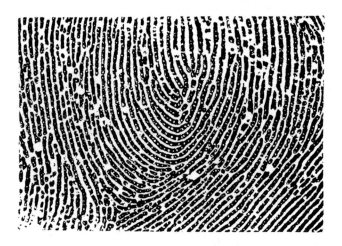

Abb. 10. Morbus Darier. Abklatsch vom Hypothenar. Unterbrechung der Papillarleisten.
(Aus S. Bettmann: Arch. f. Dermat. 161, 445, Abb. 1.)

dem Handrücken mehr lichenähnlichen Charakter. Auf dem *Fußrücken* dagegen haben die Efflorescenzen ein ganz anderes Aussehen; hier konfluieren die anfangs bräunlich-rötlichen, derben Darierpapeln nach längerem Bestehen zu verrukösen Plaques, die, wie Sachs hervorhebt, oft direkt den Eindruck von verrukösen, harten, pigmentierten Naevi erwecken können. Ähnliche Veränderungen beschreiben auch Boeck sowie Caspary.

Besonders hervorgehoben sei jedoch, daß bei der Darierschen Dermatose auch die *Palmae* und *Plantae* befallen, mitunter in einer ganz eigenartigen Weise verändert sein können. Schon in seinen ersten Publikationen sagt Darier: „les régions palmaires et plantaires sont criblées de petits points jaunâtres et translucides, résultants d'une hyperkératose ponctuée, qui déforme et dérange la série des crêtes papillaires; les surfaces en question prennent de ce fait une apparence très particulière". Auf diese Unterbrechung der Papillarleisten hat Bettmann wiederholt, auf dem Kopenhagener Kongreß wie auch in seiner Arbeit „Zur Oberflächenmikroskopie der Haut am lebenden Menschen", hingewiesen und insbesondere betont, daß der von Darier bereits erwähnte Sitz der punktförmigen Hyperkeratosen auf den Papillarleisten mit voller Bestimmtheit auf eine Lokalisation an den Schweißdrüsenmündungen hinweist; diese Verhältnisse erscheinen durch die daktyloskopisch, beziehungsweise durch Anfärbung

mit Anilinfarblösungen in vivo und nachfolgende Beobachtung mit dem Haut-
mikroskop gewonnenen, aus der erwähnten Arbeit BETTMANNs stammenden
Abb. 10 u. 11 eindrucksvoll illustriert. Ebenso betont JADASSOHN, daß es ihm
wiederholt gelungen sei, bei „formes frustes" noch vor der histologischen Veri-
fizierung die Diagnose durch die genaue Untersuchung der Palmae zu sichern.
Auch BRUUSGAARD verzeichnet an der Vola manus und an den Volarflächen der
Finger dichtstehende, stecknadelkopf- bis hanfsamengroße, glatte, gelbliche
Hyperkeratosen mit einer, dem Ausführungsgang der Schweißdrüsen entsprechenden Einsenkung in der Mitte, CAVALLUCCI spricht von warzenähnlichen Hyperkeratosen der Volae und Plantae, FUHS erwähnt an verrucae planae erinnernde,
rosa- bis hellbräunliche Knötchen nicht nur an der Dorsalseite der Hände und
Finger sondern auch an den Palmae, und auch PAYENNEVILLE-CAILLIAU konnten
im Bereiche des Thenarwulstes einige punktförmige Hyperkeratosen feststellen.
Oft besteht jedoch nur an Handteller und Fußsohle eine mehr oder minder
beträchtliche, *keratomähnliche, schwielige Verdickung* (BECHET, BIZZOZERO,
BRUUSGAARD, DARIER, DOCTOR, FASAL, JARISCH, JORDAN, LEDERMANN-PINKUS,
MACCORMAC, MOOK, PAWLOFF, PAYENNEVILLE-
CAILLIAU, ROTHE, SCHWIMMER, SKLARZ, SPITZER,
WENDE, WHITEHOUSE), welche zumeist mit aus-
gesprochener *Hyperidrosis* verbunden erscheint.

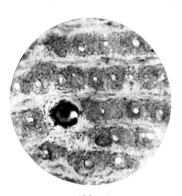

Abb. 11.
Morbus Darier. Handfläche mit
Keratoseherd und Schweißtropfen.
(Aus S. BETTMANN: Arch. f.
Dermat. **161**, 450, Abb. 5.)

Was nun die *Ausbreitung*, die Verteilung
der Hauterscheinungen bei dem Morbus Darier
betrifft, so erscheint in der Mehrzahl der Fälle
die Affektion *diffus* über den ganzen Körper
verbreitet, so daß sich direkt der Eindruck einer
allgemeinen Hautschädigung ergibt — AUDRY-
DALOUS sprechen geradezu von einer Epidermis-
dystrophie — oder es sind zumindest die im
vorangehenden geschilderten Prädilektionsstellen
in charakteristischer Weise verändert; daneben
gibt es aber auch Fälle, die schon hinüberleiten
zu den erwähnten *formes frustes* dieser Erkrankung und in welchen nur ein Teil der Körperoberfläche befallen erscheint; BECHET, BIBER-
STEIN, BRUUSGAARD, EHARA, GRUSS, HAL, HARTZELL, JUSTUS, KREIBICH,
KRÖSING, MOOK, MU, MURAKAMI, POEHLMANN, RAVOGLI, ROTHE, RUSCH,
SACHS, SAIDAR, SCHEER, SPITZER, STOUT hatten derartige Beobachtungen zu
verzeichnen, von welchen allerdings jene von KRÖSING wie auch von SAIDAR
ob ihrer Zugehörigkeit zum Morbus Darier angezweifelt werden können.
    Daneben gibt es einige wenige Fälle, in welchen die Efflorescenzen in ihrer
Entwicklung gewissen präformierten Linien der Haut zu folgen scheinen, Anzeichen von *Systematisation* aufweisen. Bei Besprechung der Hereditäts- und
Familiaritätsverhältnisse soll auch von der Systematisation gesprochen werden;
hier sei nur auf die Fälle BIBERSTEIN, BOECK, F. FREUND, HEISS-SQUINDO,
JAMIESON, MALINOVSKI, SPITZER verwiesen. Im Falle BIBERSTEINs bestand
eine deutliche Systematisierung im Bereich der linken Rückenseite und des
linken Oberschenkels, der Fall BOECKs wies schmale Streifen an der Innenseite
des linken Oberschenkels von der Genitocruralfalte bis zur Kniekehle auf,
während HEISS-SQUINDO eine streifenförmige Anordnung an der Hinterseite
des rechten Oberschenkels und der Fossa poplitea beobachten konnte. JAMIESON
erwähnt Linienbildung im Interskapularbereich und MALINOVSKI sah bei seinem
Kranken schnur- und bandartige, scheinbar dem Hautnervenverlauf entsprechende Knötchenverteilung im Bereich des Rumpfes und der Extremitäten.

Symmetrische bandartige Anordnung der Knötchen hebt auch Spitzer in einem seiner Fälle hervor. Diese letzteren Beobachtungen bilden so den Übergang zu einer Reihe von Fällen, in welchen die Dariererscheinungen eine ausgesprochene *zosteriforme Anordnung* aufwiesen; eine der ersten derartigen Beobachtungen stammt von Kreibich, der eben auf Grund seiner zwei Fälle die Dariersche Erkrankung zu den Angioneurosen rechnen wollte, und über analoge Beobachtungen wissen auch Arndt, Bernhardt, Burnier-Reysek, Evening, Fox, Kren, sowie H. Müller zu berichten. Aus der Reihe der letztgenannten Fälle wäre allerdings jener Evenings auszuscheiden und nach Ansicht Hoffmanns wegen seiner eigenartigen, in S-förmig geschwungenen Linien bestehenden Anordnung eher als Naevus verrucosus anzusehen; dafür aber wäre eine neuerliche Beobachtung Krens hier einzureihen, der in jüngster Zeit einen 16jährigen Knaben demonstrieren konnte, welcher in der linken Flanke eine über handbreite, bandförmige, zosteriforme, aus einzelnen und konfluierten Knötchen

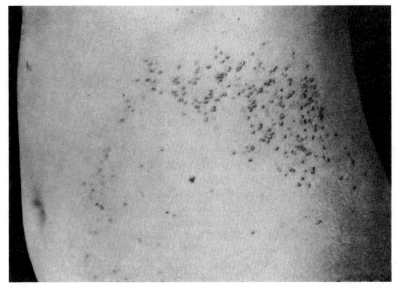

Abb. 12. Zosteriforme Anordnung bei Darierscher Krankheit. (Aus der Sammlung O. Kren.)

bestehende Affektion aufwies, deren histologische Untersuchung das typische Bild des Morbus Darier ergab. Das von Herrn Professor Kren mir in liebenswürdigster Weise zur Verfügung gestellte Photogramm dieses Falles ist in Abb. 12 wiedergegeben und läßt die Verhältnisse auf das anschaulichste erkennen.

Mit wenigen Worten sei hier noch der *Pigmentverhältnisse* beim Morbus Darier gedacht. Es wurde schon im vorhergehenden hervorgehoben, daß von einigen Autoren (Sachs, Schweninger-Buzzi) die eigenartige, dunkle Hautfarbe der Darierkranken erwähnt wird; im allgemeinen sind aber in der Literatur nur spärliche Angaben über Pigmentveränderungen bei diesem Krankheitsbilde vorhanden, zumeist erscheint nur festgestellt, daß an einzelnen der abgeheilten Partien eine Pigmentierung — mitunter auch eine Depigmentierung — nachweisbar war (Bizzozero, Brünauer, Ehrmann, Hidaka, Jarisch, Lustgarten, Poehlmann, Sklarz, Wile u. a.). In einer interessanten, aus der Blochschen Klinik stammenden Arbeit hat Mu auf diese bisher etwas stiefmütterliche Behandlung der Pigmentveränderungen beim Morbus Darier hingewiesen und das Pigmentbild dieser Affektion einem eingehenden Studium unterzogen, dessen

Ergebnisse noch bei der Besprechung der histologischen Veränderungen und der Histopathogenese angeführt werden sollen.

b) Nagelveränderungen. Im Anschlusse an die Hauterscheinungen bei der DARIERschen Erkrankung sind die Veränderungen an den Nägeln der Finger und Zehen zu erwähnen; wohl zeigen nicht alle Fälle von Morbus Darier Veränderungen an den Nagelplatten. FABRY, JARISCH weisen ausdrücklich darauf hin, daß in ihren Beobachtungen die Nägel der Finger und Zehen keinerlei Veränderungen aufwiesen, allein in der Mehrzahl der Fälle zeigen sich doch ziemlich konstant Störungen im Nagelwachstum, die Nägel erscheinen mehr oder weniger verdickt, undurchsichtig, trübe, mitunter jedoch auffallend transparent wie im Falle SPITZERs, längsgestreift und der Länge nach gefurcht, ihre freien Ränder nach aufwärts umgebogen (BOECK), dabei bröckelig, zerklüftet oder wie ausgefranst (Onychorhexis und Onychoschisis). Zwischen dem freien Ende der zerklüfteten, brüchigen Nägel und dem Nagelbette finden sich zuweilen lamellöse, mehr oder weniger mächtige Hornmassen (BUZZI-MIETHKE, HALLO-PEAU-FOUQUET, LIPPMANN-WULFF, SIEMENS). Schon DARIER erwähnt diese

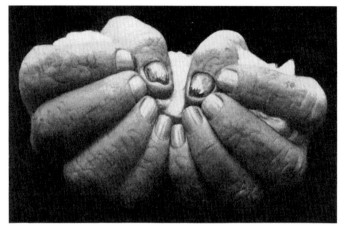

Abb. 13. Nägelveränderungen bei Morbus Darier. (Sammlung O. SPRINZ.)

eigenartigen trophischen Nagelveränderungen in einer seiner ersten Mitteilungen. Mit besonderem Nachdruck hat aber auf das relativ häufige Vorhandensein der Nagelveränderungen BOECK hingewiesen, und seither wurden vielfach derartige Veränderungen geschildert, so von ARCHANGELSKI, BIZZOZERO, CANNON, CASPARY, CAVALLUCCI, CONSTANTIN-LEVRAT, FASAL, FUHS, FUSS, HAL, HASLUND, HÖFER, HOFFERT-SPITZER, JACOBI-SCHWAB, ILIESCOU-POPESCOU, KAYSER-SCHOONHEID, KLEBANOV, KRÜGER, KRUSEWITZ, LANDAU, LEDERMANN, LIPMANN-WULFF, LITTLE, MESCHTSCHERSKI, MOUREK, R. MÜLLER, PAWLOFF, PAYENNE-VILLE-CAILLIAU, VAN PUTTEN, RIECKE, ROTHE, SACHS, SALOMON-GEISSLER, SCOLARI, SIBLEY, SKLARZ. Dabei scheinen im allgemeinen die Fingernägel stärker oder zumindest ebenso stark wie die Nägel der Zehen verändert zu sein; nur in den Fällen von PAWLOFF, sowie von MOUREK war das umgekehrte Verhalten wahrzunehmen. Erwähnt sei auch, daß BIZZOZERO eine besondere Form der Längsfurchen in Gestalt weißer Längsstreifen mit gleichzeitiger dachfirstartiger Knickung der Nagelplatten (ROTHE) beschrieben hat. BIZZO-ZERO glaubte diese weißen Streifen als anämische Streifen ansehen zu müssen, dem gegenüber konnte jedoch SPITZER feststellen, daß in seinen Fällen derartige Veränderungen wohl nachweisbar waren, aber auf Druck nicht verschwanden, sich vielmehr von der matten, opaken Umgebung deutlich durch ihren eigentümlichen, elfenbeinartigen Glanz abhoben.

Besonders hervorzuheben wäre, daß in den von EHRMANN-BRÜNAUER beobachteten Fällen die Nagelveränderungen durch drei Generationen einer Darierfamilie zu verfolgen waren; ähnlich übrigens auch im Falle FUSS. Auch BOECKS Fälle (Vater und zwei Söhne) wiesen Nagelveränderungen auf, wobei einerseits das Auftreten von Nagelveränderungen in zwei Generationen hervorzuheben ist, andererseits aber auch, daß bei dem Vater wie bei dem einen der Söhne in gleicher Weise die erwähnte Umbiegung des vorderen Nagelrandes nach abwärts festzustellen war. Abb. 13, die ich der Liebenswürdigkeit des Herrn Dr. O. SPRINZ verdanke, illustriert in ausgezeichneter Weise die oben beschriebenen Veränderungen der Nägel bei DARIERscher Krankheit.

c) Schleimhautveränderungen. Weder in der Arbeit DARIERS über Psorospermosis follicularis vegetans noch in den vorher erschienenen Arbeiten, in welchen dieses Krankheitsbild unter anderer Bezeichnung geschildert worden war, wird auch nur mit einem einzigen Worte davon gesprochen, daß bei dieser Affektion auch die Schleimhäute verändert sein können; erst 1894 erwähnt FABRY gelegentlich der Mitteilung einer einschlägigen Beobachtung das Mitbefallensein der Mundschleimhaut in Form von vereinzelten Knötchen auf der Mund- und Zungenschleimhaut. 1896 bschrieben dann HALLOPEAU und DARIER das Auftreten weißer, glatter, vereinzelt oder in Gruppen stehender Knötchen auf hyperämischem Grunde im Bereiche der Lippen- und der rückwärtigen Partien der Wangenschleimhaut. Dann aber gerieten die Schleimhautveränderungen bei der DARIERschen Krankheit scheinbar in Vergessenheit; es vergingen Jahre, ohne daß über neue Fälle von Mitbefallensein der Schleimhäute berichtet wurde, obwohl in diesem Zeitraum nicht wenige neue Beobachtungen dieses Krankheitsbildes bekannt wurden, und bezeichnend ist, daß JANOVSKI in seiner Besprechung der DARIERschen Krankheit im Rahmen des MRAČEKschen Handbuches die Schleimhautveränderungen der Darierkranken vollständig unerwähnt läßt. Erst 1904 berichten wieder AUDRY-DALOUS über Miterkrankung der Schleimhaut und seither mehren sich derartige Beobachtungen, ja EHRMANN hat sogar als einer der ersten hervorgehoben, daß bei der DARIERschen Krankheit zeitweise die Schleimhäute allein befallen sein können, was von LÖHE auch späterhin bestätigt wurde. Die Zahl der bis nun beobachteten Fälle von Morbus Darier dürfte im Laufe der letzten Jahre das dritte Hundert beträchtlich überschritten haben; unter ihnen befinden sich, wie HIDAKA hervorhebt, 71 Fälle, in welchen die Schleimhäute miterkrankt waren, und in dieser Zusammenstellung hat HIDAKA jene Beobachtungen nicht eingerechnet, in welchen Veränderungen an der Schleimhaut der Schamlippen aufgetreten waren. Man muß demgemäß wohl SPITZER beipflichten, daß die Miterkrankung der Schleimhäute bei Morbus Darier doch häufiger ist als man im allgemeinen annimmt; wenn dem gegenüber aber immer wieder betont wird, daß Schleimhautlokalisationen von Dariereffloresceszen zu den Seltenheiten gehören, so mag dies vor allem darin begründet sein, daß einerseits früher nicht alle Fälle daraufhin untersucht wurden, daß an der Schleimhaut neben typischen, den Hauterscheinungen vollkommen analogen Effloresceszen auch Veränderungen vorkommen, die wohl zweifellos zum Symptomenkomplex der Erkrankung gehören, aber klinisch nicht ohne weiters als Darierveränderungen angesprochen werden können, und daß endlich histologische Befunde von Effloresceszen der Schleimhäute Darierkranker nur äußerst spärlich vorliegen (REENSTIERNA, KREN, SPITZER, SKLARZ, BRÜNAUER).

Hinsichtlich der *Lokalisation* der Schleimhautveränderungen bei Morbus Darier wäre hervorzuheben, daß in den meisten Fällen die Mundschleimhaut

befallen erscheint, und hier sind es, wie HIDAKA betont, hauptsächlich die
Schleimhaut der Wange, des harten und weichen Gaumens, sowie der Zunge,
die in den meisten Fällen als Sitz der Veränderungen beschrieben werden;
daneben erscheinen aber auch das Zahnfleisch, Lippen, Mundwinkel, Uvula,
Tonsillen und Rachenschleimhaut miterkrankt. In seltenen Fällen sind endlich
die Schleimhäute der Labien, die Analschleimhaut sowie die Conjunctiven als
Sitz der Affektion genannt, in einem einzelnen Falle (BRÜNAUER) auch die
Schleimhaut des Oesophagus.

Was nun den *klinischen Aspekt* der Schleimhautveränderungen Darierkranker betrifft, so sollen vorerst die Veränderungen im Bereich der *Mundschleimhaut* besprochen werden, einmal weil ja hier am häufigsten die Veränderungen zu beobachten sind, dann aber auch weil diese, wie schon SPITZER hervorgehoben, kein einheitliches Bild bieten und neben typischen Efflorescenzen,
neben Knötchen, die in ihrem Aussehen weitgehend den Hautveränderungen
entsprechen, auch Efflorescenzen anderer
Morphologie erkennen lassen.

Im allgemeinen werden zumeist punktförmige bis etwa stecknadelkopfgroße,
scharf begrenzte, im Zentrum leicht ge-
dellte, einzeln oder in kleinen Gruppen
stehende oder zu Reihen angeordnete,
oft polygonal aneinandergepaßte Knötchen
von grauweißer Farbe beschrieben, die
sowohl an der Lippenschleimhaut (FABRY,
HUBER, NÉKÁM) als auch am Zahnfleisch
(BORGHOFF, HÖFER, RIECKE, RILLE) und
namentlich an der Wangenschleimhaut
(EUTHYBOULE, FABRY, MAC LEOD, MU,
MÜNSTERER, RIECKE, WERTHER) in Erscheinung treten, an der letzteren insbesondere, worauf JADASSOHN mit Nachdruck hingewiesen, an der den Zähnen
gegenüberliegenden Partie, der Saumgegend, welcher auch entwicklungsgeschichtlich eine besondere Rolle zukommt, nicht nur in traumatischer
Hinsicht. Ferner wurden derartige Ver-

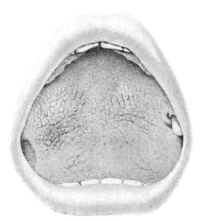

Abb. 14. Morbus Darier.
Veränderungen der Gaumenschleimhaut.
(Aus O. KREN: Krankheitserscheinungen im
Rachen und Munde: Handbuch der Hals-,
Nasen-, Ohren-Heilkunde, herausgeg. von
A. DENKER und O. KAHLER, Bd. 4, S. 554,
Abb. 23. Berlin und München: Julius Springer
und J. F. Bergmann 1928.)

änderungen auch an der Zunge (EUTHYBOULE, FABRY, MOOK, RIECKE), an
der Schleimhaut des weichen Gaumens und der Uvula (JORDAN, LÖHE,
MOOK, SACHS, SPITZER, HOFFERT), sowie des harten Gaumens (ABERASTURY,
BELLINI, BORGHOFF, BUSCHKE, CANNON, FINK, FUHS, HAVAS, ISCHEWSKY,
KREN, LÖHE, NÉKÁM, PLOEGER, RIECKE, RILLE, SACHS, SKLARZ, SPITZER-
HOFFERT) geschildert. In den von EHRMANN bzw. von BRÜNAUER geschilderten Fällen waren die Wangenschleimhaut, harter und weicher Gaumen,
Gaumenbogen und Uvula befallen und wiesen die charakteristischen Knötchen
auf, die vielfach durch ein System von feinen roten Linien von einander getrennt
erscheinen, also auf hyperämischer Basis aufsitzen, worauf zuerst EHRMANN,
dann SACHS die Aufmerksamkeit gelenkt haben. Auch VALLENDER spricht von
einer intensiven fleckigen Rötung zwischen den einzelnen grauweißen Hökerchen,
die am harten Gaumen sichtbar waren. An anderen Stellen waren in unseren
Fällen derartige hyperämische Erscheinungen nicht vorhanden, an wieder
anderen stehen die Knötchen so dichtgedrängt, daß die Schleimhaut wie gerunzelt
(KREN, Abb. 14), oft sogar warzig (VALLENDER) erscheint; an noch anderen

Stellen konfluieren sie zu leukoplakieähnlichen Plaques. Auch LEDERMANN hebt in seiner Beobachtung eine intensive Rötung und papilläre Wucherung hervor. ZURHELLE wiederum erwähnt einzelnstehende weißliche, derbe Knötchen und außerdem weißliche, unebene, netzige Herdchen an der Mundhöhlen- und Gaumenschleimhaut. Die Behauptung HALLOPEAUs, daß mehrere Efflorescenzen auf ihrer gedellten Kuppe eine Talgdrüsenöffnung aufweisen, fand keine Bestätigung (SPITZER). Auf ein ganz neues Symptom hat endlich BIZZOZERO aufmerksam gemacht, der in 5 Fällen von Schleimhauterkrankung bei Darierkranken an den am harten Gaumen lokalisierten Efflorescenzen traumatische Hämorrhagien und Ausfall gleichsam des ganzen Epithels beobachten konnte; letzterer Befund wurde auch jüngst von CAVALLUCCI erhoben.

Daneben werden auch Eruptionen anderer Morphologie geschildert; SPITZER hat dies insbesondere hervorgehoben und auf die Fälle von AUDRY-DALOUS, BIZZOZERO, ÉMERY-GASTOU-NICOLAU, EUTHYBOULE, HALLOPEAU, REENSTIERNA, RIECKE, SEIFFERT verwiesen. BIZZOZERO, dann auch ÉMERY-GASTOU-NICOLAU beobachteten eine leichte Hypertrophie der Zungenpapillen, ähnlich wie DARIER, der 1902 die zottige Beschaffenheit der Zunge in einem seiner Fälle hervorgehoben hatte. Im Falle HALLOPEAUs waren sämtliche Papillen der Zungenmitte stark verdickt und verlängert, AUDRY-DALOUS, EUTHYBOULE sowie SEIFFERT schildern ein chagrinartiges Aussehen der Zunge, welches bedingt ist durch dichte Massen langer und dicker Papillen, Veränderungen, die sich in ähnlicher Weise auch bei zwei anderen Verhornungsanomalien der Zungenschleimhaut, bei der Acanthosis nigricans und bei der schwarzen Haarzunge wiederfinden. Gerade die weitgehende Ähnlichkeit dieser Befunde bei diesen verschiedenen Affektionen lassen SPITZER daran denken, daß es sich hier nicht um zufällige Nebenbefunde handelt, sondern daß vielmehr enge Beziehungen hier bestehen; eine Identität der Veränderungen, wie sie REENSTIERNA anzunehmen geneigt ist, lehnt allerdings SPITZER ab, da die von REENSTIERNA erhobenen histologischen Befunde nur Ähnlichkeit, aber keineswegs Gleichheit aufweisen. Erwähnenswert in Hinblick auf die auch von anderen Autoren (SEIFFERT, RIECKE usw.) beobachtete Bildung von Furchen und Einsenkungen an der Zungenoberfläche wäre endlich, daß PAYENNEVILLE-CAILLIAU in ihrem Falle an der Zungenspitze, beiderseits der Medianlinie und 1 cm nach außen von der letzteren, eine symmetrische, tiefe Fissur feststellen konnten, die leicht schräg nach außen verlief und etwa 1—1$^{1}/_{2}$ cm lang war.

Endlich liegen noch Berichte über Miterkrankung der Mundhöhlenschleimhaut bei Morbus Darier vor, die vielfach so knapp und spärlich gehalten sind, daß man aus ihnen nicht entnehmen kann, ob die geschilderten Veränderungen tatsächlich dieser Affektion angehören oder nicht; so erwähnt HALLOPEAU Knötchen mit einer punktförmigen Depression, aus welcher scheinbar ein Tropfen viscöser Flüssigkeit hervorquillt.

Wieder andere Autoren beschreiben Erscheinungen, die sicherlich nichts mit Morbus Darier zu tun haben, so HALLOPEAU, der eine syphilomartige Anschwellung der Unterlippen sowie gleichzeitige Vergrößerung der Schleimdrüsen der Ober- und Unterlippe und auch der Mundwinkel erwähnt; da aber hypertrophische Schleimdrüsen an diesen Stellen auch bei ganz normalen Menschen in großer Anzahl vorkommen, lehnt SPITZER mit vollem Rechte diesen Befund als nicht zu zur DARIERschen Krankheit gehörend ab.

Mitbefallensein der *Vulvarschleimhaut* bei Darierkranken wird nur selten erwähnt; BRÜNAUER, H. FOX, JORDAN sowie HOFFMANN haben über derartige Beobachtungen berichtet, von welchen im Falle BRÜNAUERs an den großen, sowie an der Innenseite der kleinen Labien teils isolierte, teils in Gruppen stehende kleine grauweiße Knötchen bestanden, die an der Innenseite der

kleinen Schamlippen im Bereiche der Talgdrüsenzone, des durch die HARTsche Leiste geschiedenen proximalen Anteils der Innenfläche des Labium minus, angeordnet waren. JORDAN beschreibt hirsekorngroße, weiche Knötchen von Rosafarbe an den kleinen und großen Labien, PHOTINOS erwähnt Befallensein der Klitoris und der Labia majora, ARCHANGELSKI wiederum Veränderungen der Vaginal- und Blasenschleimhaut; im Falle HOFFMANNS waren einzelne Stellen mace-riert und trugen hahnenkamm-ähnliche Wucherungen.

Noch seltener als die Schleimhaut der Vulva ist die *Analschleimhaut* befallen; HI-DAKA zählt nur einen solchen Fall, und in einem der von BRÜNAUER beobachteten Fälle zeigten sich dort, wo die Analhaut in die Schleimhaut des Rectum übergeht, einzeln-stehende, grauweiße Knötchen, die stellenweise zu kleinen warzigen Plaques konfluieren.

Befallensein der *Conjunc-tiven* erwähnen KEIM sowie HIDAKA, der in seiner tabellari-schen Zusammenstellung drei diesbezügliche Fälle verzeich-net; die Lidränder erscheinen in den Fällen von BROICH, KEIM, LÖHE, RUSCH befallen.

Besondere Erwähnung ver-dient noch eine Beobachtung von JAENSCH, der über Horn-hautbefunde bei DARIERscher Krankheit berichtet; in dem betreffenden Falle bestand beiderseits eine deutliche Ciliar-injektion, zahlreiche oberfläch-liche Gefäße ziehen pannus-artig in die Hornhaut. In der Gabelung der einzelnen Gefäß-ästchen konnte mit Hilfe der Spaltlampe je ein winziges,

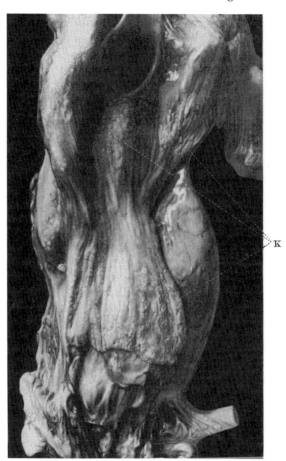

Abb. 15. Morbus Darier. Miterkrankung der Oesophagus-schleimhaut, welche letztere, ähnlich wie in den meisten Fällen von Dariererscheinungen der Mundschleimhaut, mit kleinen, stecknadelkopfgroßen, dichtgedrängten, grauweißen Knötchen (K) übersät erscheint.
(Aus ST. R. BRÜNAUER: Acta dermato-vener. [Stockh.] 6, H. 2, 144, Abb. 1.)

gelbes Knötchen festgestellt werden, das sich nach zwei Tagen grau verfärbte. Diese Veränderungen waren am dichtesten in der oberen Hornhauthälfte gelagert, vom Zentrum gegen den unteren Hornhautrand hin nahmen sie an Größe und Zahl ab. Der Prozeß heilte unter indifferenter Salbenbehandlung in kurzer Zeit ab. Anamnestisch konnte erhoben werden, daß seit Jahren wiederholt wechselnd schwere Anfälle von Augenschmerzen und Lichtscheu aufgetreten waren. Bemerkenswert wäre noch, daß JAENSCH die Übertragung auf das Kaninchenauge versuchte, jedoch ohne Erfolg.

Endlich wäre noch auf die Miterkrankung der *Oesophagusschleimhaut* zu verweisen, die im Falle BRÜNAUERS ebenso wie die *Pharynx-* und *Epiglottis-*

schleimhaut dicht mit kleinen, stecknadelkopfgroßen, grauweißen Knötchen übersät war, und zwar bis hinab an die Kardia (Abb. 15).

d) Psychische Störungen. Aus dem klinischen Gesamtbilde der DARIERschen Dermatose wäre ferner insbesondere das Auftreten von psychischen Störungen hervorzuheben; SPITZER hat vor nicht allzulanger Zeit die Aufmerksamkeit auf die Untersuchungen von MEIROWSKY, BARLOW, LEWIN gelenkt, welche ganz allgemein auf die Zusammenhänge zwischen Anomalien der Psyche und kongenitalen Hautanomalien verwiesen haben. Bei dem Morbus Darier ist das Studium dieser Zusammenhänge noch verhältnismäßig jung, obwohl schon seit langem hin und wieder psychische Anomalien bei der Schilderung von Darierfällen so nebenbei vermerkt wurden. DARIER selbst erwähnt zuweilen beobachtete Intelligenzdefekte, BOECK spricht von Moral insanity, FOX hebt in seinem Falle das nervöse Temperament seines Patienten hervor, PLOEGER schildert das Auftreten von Erscheinungen von DARIERscher Krankheit bei drei Mitgliedern „einer ziemlich hysterischen Familie" und ROTHE spricht von dem auffallend renitenten Benehmen seines Patienten. Mit der zunehmenden Zahl der Beobachtungen von Morbus Darier werden nun auch die Berichte über die Kombination dieser Affektion mit geistigen Störungen immer häufiger, wie die Fälle von ARTOM, AUGAGNEUR-CARLES, BURNIER-REJSEK, FABRY, HARTTUNG, HOFFMANN, JORDAN, LOUSTE-BARBIER, MUCHIN, SCHUMACHER, SCHNEIDER, SCHWIMMER bewiesen, welchen noch jene von DEL VIVO, HÜBSCHMANN, ITO, LEDER, LEDERMANN, MONCORPS, SPIETHOFF, SPITZER aus jüngster Zeit anzureihen wären. Im Falle HÜBSCHMANNs bestanden Debilitas mentis, Depressionszustände und zeitweise Erregbarkeit; ITO fand histologisch wohl charakterisierte Dariererscheinungen bei einem 43jährigen, geistesgestörten Manne und dessen „ebenfalls nervenkranker" Tochter, LEDER erwähnt Depressionszustände in seinem Darierfalle, LEDERMANN dagegen nur einen ausgesprochenen Intelligenzdefekt, ebenso wie SPIETHOFF, DEL VIVO und MONCORPS in den von ihnen beobachteten Fällen; ferner haben AUGAGNEUR-CARLES, HOFFMANN, ähnlich wie HARTTUNG das Zusammentreffen von Idiotie und Forme fruste von Morbus Darier verzeichnet. In den Fällen von JORDAN sowie von MUCHIN bestand eine offensichtliche Schizophrenie, in einer eigenen Beobachtung waren deutliche Anzeichen von Moral insanity nachweisbar.

Das Bild der bei der DARIERschen Krankheit beobachteten psychischen Anomalien ist also ein recht verschiedenes; man darf dabei jedoch nicht übersehen, daß einerseits die Anfangsstadien einer und derselben Psychose ganz verschieden sein können, daß andererseits die bis jetzt vorliegenden Beobachtungen über das Zusammentreffen von Anomalien der Psyche und Dariererscheinungen wenigstens zum überwiegenden Teil von Dermatologen stammen, so daß die Erwartung SPITZERs vielleicht berechtigt erscheint, daß es der Zusammenarbeit mit Psychiatern gelingen dürfte, die psychologischen Störungen bei der DARIERschen Dermatose auf eine oder einige wenige Grundformen zurückzuführen. Theoretisch von Interesse ist jedenfalls die Annahme von MEIROWSKY, der sowohl die Hauterscheinungen der DARIERschen Krankheit wie die psychischen Anomalien auf eine gemeinsame ektodermale Keimschädigung zurückgeführt wissen will, eine Ansicht, die auch LOUSTE-BARBIER vertreten.

e) Anderweitige Entwicklungsanomalien. In einer Reihe von Fällen von Morbus Darier zeigten sich neben den typischen Hautveränderungen noch andere Anomalien kongenitaler Natur, vor allem Erscheinungen von *Ichthyosis*; so konnte BIZZOZERO die Kombination der DARIERschen Dermatose und Ichthyosis nitida beobachten, BURNIER-REJSEK erwähnen in einem Falle von zosteriformem Darier das gleichzeitige Bestehen einer Ichthyosis, JANOVSKI schildert eine durch Abschilferung charakterisierte Hyperkeratose außerhalb der durch die Dariereffdorescenzen veränderten Stellen, ORLEMAN-ROBINSON heben die ichthyotische Beschaffenheit der Haut in ihrem Falle hervor und ROTHE endlich konnte eine Familie beobachten, in welcher bei einem 10jährigen Knaben Hauterscheinungen vorhanden waren, die zweifellos in das Gebiet der ichthyotischen Hautveränderungen gehörten, während Mutter und Groß- mutter sichere Anzeichen von Morbus Darier aufwiesen. In anderen Fällen, wie beispielsweise in jenen von PAWLOFF, waren *Epheliden* in auffallend reich- lichem Ausmaße vorhanden; derselbe Autor konnte auch Neigung zu *Keloid- bildung*, sowie *frühzeitiges Ergrauen* konstatieren, während umgekehrt in einem Falle VOLLMERS bei einem 62jährigen Manne mit Dariersymptomen noch starkes, kohlschwarzes Haar bestand. Von besonderem Interesse sind jedoch die mit- unter bei Morbus Darier beobachteten Erscheinungen von *kongenitalen Muskel- defekten*; so erwähnt einen solchen BETTMANN unter Hinweis auf den von JACOBI- SCHWAB beobachteten Fall von kongenitaler Atrophie des M. serratus und der Pars sternocostalis des M. pectoralis major. Eine partielle Atrophie des rechten M. pectoralis major war auch im Falle WEBERs vorhanden, und hier zeigte die darüberliegende Haut *Haarmangel*, während an der unteren Rückengrenze, dort, wo bei Spina bifida eine starke Behaarung aufzutreten pflegt, tatsächlich eine deutliche *Hypertrichosis sacralis*, jedoch ohne Spina bifida occulta vorhanden war. Eine echte *Spina bifida* scheint LESSER bei einem Falle von Morbus Darier beobachtet zu haben. RILLE konnte zeigen, daß bei einem 27jährigen Patienten mit Erscheinungen von DARIERscher Dermatose seit frühester Kindheit eine beiderseitige *Hernia* inguinalis bestand. Eine solche erwähnt auch BRÜNAUER in einer seiner Beobachtungen. Zu den angeborenen Mißbildungen bei Darier- kranken wäre dann noch die bei den Schleimhautveränderungen erwähnte, *syphilomartige*, seit Geburt bestehende *Anschwellung der Unterlippe"* zu rechnen, die HALLOPEAU in einer seiner Beobachtungen konstatieren konnte. In einem Falle SPITZERs bestand ferner eine ausgesprochene *Schädelasymmetrie* mit angeborener *Sehstörung* und daraus resultierendem *amblyopischem Nystagmus;* auch eine Beobachtung BETTMANNs wies abnorme Schädelbildung auf, anderer- seits erwähnt BRÜNAUER *hochgradige Myopie.*

Endlich können bei Morbus Darier auch Entwicklungsanomalien vorhanden sein, die nicht primär auf die Haut zu beziehen sind, so insbesondere *inner- sekretorische Störungen;* solche werden von BELLINI, BETTMANN, BOWEN, HUDÉLO- BIGOT-CAILLAU, LIPPERT, MORRIS, MACLEOD, SCHOLZ, SKLARZ, WISE-PARK- HURST angenommen, zum Teil, weil eine entsprechend eingeleitete Organo- therapie durch ihre Auswirkungen eine solche Annahme zu stützen schien, zum Teil aber auch, weil manchmal im klinischen Bilde gewisse Züge vorhanden sind, die direkt auf eine solche Störung hinweisen. In letzterem Sinne wären beispielsweise zwei Fälle von SPIETHOFF zu erwähnen, bei welchen neben mangel- haft entwickelter Intelligenz vor allem eine generelle Hypoplasie sowie ins- besondere das vollständige Fehlen der Vita sexualis auffällig hervortrat, und PULVERMACHER erwähnt desgleichen einen Darierkranken mit deutlicher Intel- ligenzverminderung, fehlendem Bartwuchs und auffallend kleinen Testikeln. Die von VOLLMER geschilderten Fälle von Morbus Darier mit genereller Hypo- plasie dürften wohl mit jenen SPIETHOFFs identisch sein. Aus der Schilderung VOLLMERs geht aber noch hervor, daß bei einer der beiden erwähnten SPIETHOFF- schen Beobachtungen, bei einer 35jährigen Frau, die Menses erst im 20. Lebens- jahre einsetzten. Die eben angeführte Publikation VOLLMERs beschäftigt sich insbesondere mit der Konstitution der an Morbus Darier Leidenden; in der gleichen Forschungsrichtung bewegen sich auch Untersuchungen von ARTOM, DEL VIVO, sowie von STÜMPKE, über welche noch in einem späteren Abschnitte gesprochen werden soll.

f) Was das *Blutbild* beim Morbus Darier betrifft, so liegen diesbezüglich nicht allzu zahlreiche Befunde vor, so von BELLINI, BRÜNAUER, CAVALLUCCI, EHARA, HEISS-SQINDO, JORDAN, SKLARZ, VOLLMER, während zumeist der Beschreibung der klinischen Erscheinungen kein Blutbild beigefügt wird oder nur ein kurzer Hinweis auf dasselbe vorliegt. Dem gegenüber fordert nun SPIETHOFF zwecks genauer Erfassung des Blutlebens und damit auch der gesamten Konstitution der Darierfälle mindestens eine 16malige Untersuchung innerhalb von 4 Tagen; VOLLMER, der in diesem Sinne zwei Fälle der SPIETHOFFschen Klinik untersucht hatte, vermerkt als augenfälligstes Untersuchungsergebnis *Anisohypercytose der neutrophilen Leuko-* und eine *mäßige Hypercytose der Lymphocyten;* von diesen Befunden will er die Vermehrung der Leukocyten in seinem und in einem Falle von HEISS-SQUINDO auf die Hauterscheinungen zurückgeführt wissen, ebenso die in seinen Fällen nachweisbare Verschiebung der Neutrophilen nach links, wie auch die in einem seiner Fälle beobachtete leichte *Eosinophilie;* dagegen läßt er die Frage, worauf etwa die Vermehrung der Lymphocyten zurückgeführt werden könnte, offen. Eine leichte Eosinophilie verzeichnen auch EHARA sowie RACHMANOV, Vermehrung der Eosinophilen *und* der Lymphocyten erwähnen EHARA und auch MURAKAMI. Sehr interessant sind noch die Befunde von SKLARZ, welche bei wiederholt vorgenommenen Zählungen eine auffallende Vermehrung der *Monocyten* ergaben. Entsprechend den SPIETHOFFschen Forderungen mehrfach vorgenommene Blutzählungen ergaben eine auffallende Vermehrung der Monocyten und Übergangsformen, konform den von SKLARZ und von JORDAN erhobenen Befunden (BRÜNAUER).

Im Anschluß an die Veränderungen des Blutbildes sei hier noch in aller Kürze der *chemischen Untersuchungen des Blutes* Erwähnung getan, die, bisher allerdings nur in sehr spärlichem Ausmaße, bei DARIERscher Krankheit durchgeführt wurden; NÉMETH konnte hierbei 180 mg% Blutzucker feststellen, TRAUB fand in 100 ccm Blut 90 mg Zucker, 8,8 mg Harnstickstoff und 470 mg Chloride.

g) *Subjektive Beschwerden, Allgemeinbefinden.* Das Allgemeinbefinden der Darierkranken ist in der überwiegenden Mehrzahl der Fälle ein gutes, L. OPPENHEIM hebt dies so wie viele andere Autoren nachdrücklichst hervor; nur dann, wenn neue Schübe akut auftreten, oder wenn es zu den eingangs beschriebenen Veränderungen an den konfluierten Plaques kommt, insbesondere zu Nässen und zu Rhagadenbildung, können sich subjektive Beschwerden bemerkbar machen, und zwar in Form von Brennen, von einem mehr oder minder quälenden Wund- und Spannungsgefühl der Haut, sowie von Schmerzen, namentlich bei Rhagaden, hauptsächlich aber in Form des mitunter ziemlich heftigen Juckreizes; FERNET-SCHEIKEVITCH, FINK, GOUGEROT-ELIASCHEFF, HIDAKA, KEIM, MOOK, H. MÜLLER, MURAKAMI, PHILIPPS, RIECKE, WEISS, WILE erwähnen einen mehr oder weniger intensiven Pruritus in ihren Darierfällen, während MELLE wiederum ausdrücklich das Fehlen eines solchen betont. Besonders intensiv sind die subjektiven Beschwerden dort, wo die Plaques maceriert und erodiert erscheinen oder von tiefen, mitunter sehr schmerzhaften Rhagaden durchsetzt sind (AMICIS, BOECK, HIDAKA, SCHWAB, SCHWIMMER). In einer Reihe von Fällen klagen die Kranken auch über eine ziemlich lästige Hyperidrosis (BOECK, BUZZI-MIETHKE, HASLUND, JANOVSKY, JARISCH, ISCHEWSKY, PAWLOFF, POEHLMANN, ROTHE, SCHWENINGER), die namentlich in der wärmeren Jahreszeit deutlicher sich bemerkbar macht, und das mag auch vielleicht mit ein Grund sein, warum in manchen Darierfällen in der kälteren Jahreszeit ein spontanes Nachlassen der subjektiven Beschwerden angegeben wird. Wieder andere Darierkranke leiden sehr unter einem mitunter die Affektion begleitenden, sehr intensiven üblen Geruch, wie dies von BRÜNAUER, DARIER, DÖRFFEL, FASAL, FÄRBER und anderen hervorgehoben wird. Daß mitunter ausgebreitete Erscheinungen an der Mundschleimhaut leichte Beschwerden auslösen können, braucht nicht weiter hervorgehoben zu werden, insbesondere natürlich dann, wenn reizende, saure oder sehr heiße Speisen genossen werden (KREN).

Das Allgemeinbefinden der an Morbus Darier Erkrankten ist nach den Berichten der verschiedenen Autoren zumeist ein relativ günstiges, namentlich in Fällen, in welchen die Erkrankung noch nicht weit vorgeschritten ist und nur geringere Ausdehnung aufweist; in diesen Fällen ist es dann die eine oder andere der eben geschilderten subjektiven Beschwerden, welche sich mehr oder minder unangenehm bemerkbar machen kann. Anders dagegen bei den schweren Formen, bei welchen nahezu die ganze Hautdecke befallen erscheint; der anhaltende Juckreiz, das beständige Gefühl von Spannung und Wundsein der Haut, die schmerzhaften Rhagaden, das ausgebreitete Nässen und Entstehen von Krusten, oft auch der widerliche Geruch können die Patienten arbeitsunfähig machen, aber auch in ihrem Ernährungszustande herabbringen, so daß Anämie und mehr oder minder schwere Ernährungsstörungen in Erscheinung treten (BERGHOFF, FABRY, EHRMANN, JORDAN, MUCHIN, ROTHE, SALOMON, SCHWE-NINGER-BUZZI).

h) Verlauf; Alter und Geschlecht der Erkrankten. Was den *Verlauf* der DARIER-schen Dermatose betrifft, so weist die Erkrankung gewöhnlich einen progredienten Charakter auf; es sind wohl Fälle beschrieben — auch JANOVSKY hebt dies in seiner Abhandlung nachdrücklich hervor — in welchen die Affektion stationär bleibt, ja sogar spontan (GAUCHER, SPITZER, WILE) oder unter dem Einfluß der einen oder anderen therapeutischen Maßnahme Heilungsvorgänge erkennen läßt (BETTMANN), so daß einzelne Efflorescenzen oder Efflorescenzengruppen oft vollständig verschwinden können, mit Hinterlassung eines deutlich pigmentierten Areals oder — wie HIDAKA hervorhebt — mit Überbleiben einer auffallenden Depigmentation. Allein diese Rückbildungserscheinungen sind doch zumeist nur vorübergehender Natur und mit einer Dauerheilung ist nicht zu rechnen, wie denn auch die Mehrzahl der Autoren betont, daß die DARIERsche Erkrankung ein unheilbares Leiden darstellt; BELLINI z. B. hebt dies ausdrücklich hervor, er betont aber auch gleichzeitig, daß spontane Rückbildung niemals beobachtet werden konnte. Durchblättert man nun die einschlägige Literatur und verfolgt man die einzelnen beschriebenen Fälle, so zeigt sich, daß verschiedene Beobachter mitunter einen und denselben Fall zu verschiedener Zeit und in verschiedenen Stadien seiner Erkrankung gesehen haben (MOUREK-JANOVSKI-EHRMANN; EHRMANN-FISCHL-BRÜNAUER; RUSCH-BRÜNAUER-FUHS-PERUTZ; SPITZER-HOFFERT; SCHWENINGER und BUZZI-LESSER-JAKOBI-SCHWAB-FASAL-BETTMANN; KRÜGER; LANDAU-SCHRAMEK; LEDERMANN-LEWIN-PINKUS; LUST-GARTEN-PIFFARD-BULKLEY; SIBLEY-MAC LEOD u. a. m.). Aus diesen verschiedenen, über verschiedene Perioden eines und desselben Patienten sich erstreckenden Beobachtungen, aber auch aus Fällen, die jahrelang unter fortgesetzter Beobachtung gestanden waren — den einen der von mir publizierten Fälle konnte mein unvergeßlicher Lehrer EHRMANN durch nahezu 30 Jahre ständig beobachten — kommt man zum Schluß, daß der Verlauf des Morbus Darier ein außerordentlich chronischer ist, daß Fälle von frühester Kindheit bis in das späteste Alter hinein andauern, Remissionen und Exacerbationen aufweisen, dabei aber doch eigentlich eine ausgesprochene Neigung zur Progredienz erkennen lassen. Die Exacerbationen sind hiebei vielfach als spontan oder scheinbar spontan geschildert worden, d. h. es ließ sich keine Ursache für eine im Verlauf der DARIERschen Krankheit plötzlich auftretende Verschlimmerung nachweisen, wie denn auch Jadassohn in der Diskussion zu einem von Leber vorgestellten Falle auf die vielfachen anscheinend ganz spontanen Schwankungen im Verlauf dieses Krankheitsbildes hinweist. In anderen Fällen wiederum wurde das Auftreten von frischen Dariereflorescenzen im Anschluß an die verschiedensten inneren und äußeren Ursachen beobachtet, so insbesondere nach akuten Infektionskrankheiten; so erwähnen Bizzozero Ledermann-Pinkus Mook, Spitzer, daß bei ihren Fällen Masern vorangegangen waren, während in dem von Bron beobachteten Falle ein Croup, in jenem Korns ein Erysipel vorher bestanden hatte; der Fall Ledermanns begann nach Pocken, bei einer Beobachtung Lieberthals zeigten sich die ersten Erscheinungen nach einer Vaccination, in den von H. Fox beziehungsweise von Iliescou-Popescou demonstrierten Fällen nach einer Ptomainvergiftung, beziehungsweise nach einer ausgedehnten Furunkulose. Daß die seborrhoischen Hautstellen entsprechend der eigenartigen Reaktionsfähigkeit der Haut bei Darierkranken im Sinne dieser letzteren Affektion umreagieren, darauf wurde schon oben verwiesen, und ebenso sind jene Fälle zu erklären, in welchen sich die Dariereflorescenzen im Anschluß an irgendeine Dermatose, wie Impetigo, Lichen urticatus, Dermatitis, Ekzem entwickeln; die Auslösung durch übermäßige Schweißabsonderung (Boeck) wäre hier noch anzuführen und ebenso jene Fälle, welche im Sommer — eben infolge des übermäßigen Schwitzens — auffallende Verschlimmerung (Arndt, Kreibich, Robinson), in der kalten Jahreszeit dagegen eine deutliche Besserung (Thornley, Klebanov, Fall der Mayo-Klinik) aufweisen. Hudélo-Bigot-Caillau, Kren, Lier, Robinson beobachteten das Auftreten frischer Darierknötchen nach einem vorangegangenen Ekzem, Bettmann wie auch Fasal nach einer durch Applikation eines Pflasters erzeugten Pflasterdermatitis, Bettmann sowie Brandweiner nach einer durch Bestrahlung mit einer Kromayerlampe entstandenen Dermatitis, Jordan beziehungsweise Scommazzoni nach Ablauf einer solchen, die durch eine Radium- beziehungsweise Röntgenbestrahlung bedingt war. Erwähnenswert ist endlich auch eine Beobachtung Šambergers, der im Anschluß an ein Ulcus venereum die Entwicklung von typischen Efflorescenzen des Morbus Darier beobachten konnte. Löhe sah solche nach einer Reizung mit Salmiak entstehen, und ebenso wie ein chemisches kann auch ein mechanisches Trauma provozierend wirken. In letzterer Hinsicht verdienen die Beobachtungen von Bettmann, sowie von Fasal hervorgehoben zu werden, von welchen ersterer frische Efflorescenzen auf Kratzeffekten, nach Kauterisation, in der unmittelbaren Umgebung von Impfnarben, sowie innerhalb einer Tätowierung entstehen sah, letzterer das Gleiche an einer Excisionsnarbe beobachten konnte. Kurz, man muß Bettmann beipflichten, wenn er hervorhebt, daß bei solchen Befunden sich einem der Parallelismus zwischen den wohlbekannten Erscheinungen bei Psoriasis und Lichen ruber aufdrängt, und Fasal spricht in seiner Publikation wohl mit vollem Recht von „Psorospermosis und Reizung".

Was nun das Alter und das Geschlecht der an Morbus Darier Erkrankten anbelangt, so haben Ledermann-Pinkus die bis zum Jahre 1910 beobachteten Fälle daraufhin untersucht und das Auftreten der Erkrankung zwischen dem 15. und 57. Jahre festgestellt, wobei ihnen Männer und Frauen in etwa gleicher Zahl befallen zu sein schienen. Das steht in einem gewissen Widerspruch zur Angabe von Sachs, der diese Affektion 30mal bei Männern und nur 8mal bei Frauen beobachtet haben will, aber auch zu jener von Mac Cormac, der Erscheinungen von Darierscher Erkrankung immer nur bei Frauen wahrnehmen konnte. Sehr instruktiv bezüglich des Alters und des Geschlechtes der Darierkranken ist nun eine Tabelle, die sich in der Arbeit Hidakas befindet und die deshalb hier wiedergegeben sein soll:

Alter	Zahl der Fälle			Summe
	männlich	weiblich	unklar	
1—10	26	25	1	52
11—20	17	16	2	35
21—30	13	2	—	15
31—40	8	4	—	12
41—50	—	3	—	3
51—60	2	1	—	3
61—70	—	1	1	2
Zusammen	66	52	4	122

Aus der Statistik HIDAKAs würde vor allem hervorgehen, daß etwa gleich-viele Männer und Frauen befallen erscheinen, vielleicht überwiegt, allerdings nur in geringem Ausmaße, das männliche Geschlecht. Hinsichtlich des Alters, in dem die Dermatose ihre ersten Erscheinungen manifest werden ließ, würde sich ergeben, daß es sich vorwiegend um jugendliche Personen handelt, um Personen im ersten oder zweiten Jahrzehnt, bei welchen die ersten Krankheits-erscheinungen festgestellt werden konnten, wenngleich das Auftreten in der frühesten Kindheit eher zu den Seltenheiten zu gehören scheint; nur in wenigen Fällen (BERGHOFF, BUZZI-MIETHKE, LIEBERTHAL, LOUSTE-BARBIER, KUZ-NITZKY, MALINOWSKY, MOOK, NICOLAS-GATÉ-BERTOYÉ, PAWLOFF, ROTHE, SCHWAB, SKLARZ, SPITZER) bestand die Affektion schon seit der Geburt. Diesen Beobachtungen wären dann jene von DEL VIVO, HAMDI, KLINGMÜLLER, LÖHE, LOMHOLT, WADA anzureihen, in deren Fällen die charakteristischen Haut-veränderungen schon im Säuglings-, beziehungsweise im frühen Kindesalter nachweisbar waren. Andererseits kann der Beginn der DARIERschen Krank-heit auch in das vorgerückte Alter fallen. So hebt HIDAKA hervor, daß ein Fall HALLOPEAUs das 61. Lebensjahr, ein anderer von RUSCH beobachteter sogar ein Alter von 70 Jahren aufwies, als die ersten Erscheinungen festgestellt werden konnten, Beobachtungen, welche durch ähnliche von FERNET-SCHEIKE-WITCH, H. FOX noch vermehrt erscheinen.

i) Heredität und Familiarität. Erblichkeit und familiäres Auftreten sind bei der DARIERschen Krankheit besonders häufig, und so wurde denn dem Nachweis von Heredität und Familiarität bei dieser Affektion seit jeher eine besondere Aufmerksamkeit geschenkt; zu den ersten, die diesbezügliche Be-obachtungen mitteilten, gehörten BOECK, DARIER, PLOEGER, POEHLMANN, ROTHE und EHRMANN. Aber auch AUDRY-DALOUS, BRÜNAUER, BRUUSGAARD, BUNCH, BUSCHKE, CONSTANTIN-LEVRAT, ELLIOT, ÉMERY-GASTOU-NICOLAU, FISCHL, FORDYCE, HEISS-SQUINDO, HERXHEIMER, JACOBI, JADASSOHN, ISCHEW-SKY, KRANTZ, KUZNITZKY, MAC LEOD, LIEBERTHAL, LIPPERT, MARIANELLI, NICOLAS-GATÉ-BERTOYE, PHILIPPS, SCHWAB, SPITZER, TRIMBLE, UNNA und auch WHITE haben dann weiterhin das Moment der Erblichkeit bei Morbus Darier hervorgehoben, ohne daß es ihnen gelungen wäre, Blutsverwandtschaft der Eltern bei ihren Fällen festzustellen, obwohl in einzelnen Fällen ausdrück-lich darnach gefahndet wurde (BIZZOZERO, BRÜNAUER, NICOLAS-GATÉ-BERTOYE, SPITZER); Blutsverwandtschaft bestand übrigens auch nicht, wie SIEMENS ausdrücklich hervorhebt, im Falle BIZZOZEROs, der nur angibt, daß die Mutter der Patientin einer Geschwisterkinderehe entstammte. Spielt so einerseits die Heredität bei Morbus Darier eine gewichtige Rolle, so ist doch andererseits die Intensität, mit welcher sich die krankhafte Erbanlage bei den einzelnen damit behafteten Individuen geltend macht, eine sehr verschiedene; dies zeigen am besten Beobachtungen, die sich über zwei oder drei Generationen erstrecken, wie beispielsweise jene Poehlmanns, der in der einen Generation noch das Befallensein größerer Hautflächen, in der nächsten Generation jedoch nur mehr neben ganz spärlichen Knötchen in der Inguinalgegend das Auftreten von flachen warzenähnlichen Efflorescenzen am Handrücken beobachten konnte. Umgekehrt lassen wieder Beobachtungen Spitzers in einer Familie in der ersten Generation nur die charakteristischen Nagelveränderungen erkennen, in der zweiten Generation bestehen die Nagelveränderungen in besonders ausgeprägtem Maße schon seit Geburt, Hauterscheinungen treten aber erst im vorgerückten Alter hinzu; in der dritten Generation dieser Familie bestehen die Nagelveränderungen ebenfalls seit Geburt, die Hautveränderungen treten aber schon im 14. Lebensjahre und zwar am Kopf, im Gesicht, an den Schultern, am Bauch und an den Extremitäten, dann aber auch an der Mundschleimhaut deutlich hervor. Außer Poehlmann sowie Spitzer haben übrigens nur Trimble, Unna, Brünauer, Ischewsky und endlich Whitehouse über das Vorkommen von Darierscher Dermatose in drei Generationen berichtet, Sweitzer will aus den Angaben der von ihm beobachteten Patientin sogar auf das Auftreten von Darier-Erscheinungen in vier Generationen schließen. Ploeger fand Familiarität in etwa $1/4$ aller Fälle, Rothe dagegen 34 familiäre Fälle unter 59, also mehr als die Hälfte, Hidaka beziffert das familiäre Auftreten von Morbus Darier mit ungefähr 44% der Gesamtfälle. Von besonderer Bedeutung hinsichtlich des Vorkommens von Familiarität und Heredität bei der Darierschen Krankheit ist eine überaus eingehende Studie von F. Fischer, der unter 120 in der Literatur niedergelegten Fällen 32mal das Auftreten von Familiarität — darunter 27mal durch mehrere Generationen, 5mal nur bei Geschwistern — feststellen konnte und zu folgenden Schlußsätzen gelangte: Die Dariersche Dermatose zeigt zum mindesten in einem großen Teil der Fälle *dominante Vererbung*, aber diese dominante Erblichkeit ist in besonders hohem Grade *unregelmäßig*; dies ergibt sich einerseits aus den Verhältniszahlen der Kranken zu den Gesunden, die bei den familiären Fällen 16 : 20, bei den solitären Fällen 12 : 42, zusammen 28 : 62 betragen, andererseits aber auch aus dem Umstande, daß die Dariersche Krankheit bisher niemals durch mehr als drei Generationen verfolgt werden konnte. Das Verhältnis der kranken Männer zu den kranken Frauen beträgt bei den familiären Fällen 14 : 13, bei den solitären Fällen 43 : 4, insgesamt 61 : 55, woraus sich ergibt, daß eine nachweisbare Geschlechtsbegrenzung nicht besteht. Blutsverwandtschaft ist nach Fischer niemals nachweisbar; als Zeitpunkt des ersten Auftretens der Krankheit bezeichnet er im Durchschnitt das 17. Lebensjahr, in einer Reihe von Fällen war die Dariersche Krankheit schon bei der Geburt nachweisbar, namentlich bei den familiären Fällen. Nagel- und Mundschleimhautveränderungen fand Fischer bei familiären und solitären Fällen annähernd gleich häufig, vielleicht ist das Mitbefallensein der Mundschleimhaut bei den solitären Fällen etwas häufiger. Systematisation, d. h. streifen- oder bandförmige Anordnung der Krankheitsherde zeigte sich in 4 familiären und 13 solitären Fällen, in den familiären Fällen aber bisher stets nur bei einer Person, woraus sich für Fischer der zwingende Schluß ergibt, daß Systematisation und Erblichkeit in keinem engeren Zusammenhang stehen. Relativ als nicht so selten bezeichnet Fischer die Kombination mit Hyperkeratosis palmaris et plantaris, sowie mit Hyperidrosis; anderweitige körperliche Anomalien (Pigmentierungen, Skrofulose, Carcinomatose, dann aber Epheliden, Ichthyosis, Hypertrichosis, Muskeldefekte, wie auch sonstige Mißbildungen) wurden kaum in erhöhter Häufigkeit bei Darierkranken angetroffen, wohl aber, wie Fischer hervorhebt, psychische Anomalien, namentlich geistige Minderwertigkeit bzw. Imbezillität.

k) Was endlich die *geographische Verteilung* des Morbus Darier betrifft, so zeigt eine diesbezügliche Zusammenstellung HIDAKAS, daß sie so ziemlich gleichmäßig in der alten und neuen Welt beobachtet wurde, wobei freilich die Beobachtungen der deutschen und amerikanischen Autoren zahlenmäßig im Vordergrunde stehen. Immerhin ist auch dieses an und für sich keineswegs häufige Krankheitsbild in Frankreich und Rußland, Italien und in den nordischen Ländern, in der Schweiz, Japan und den südamerikanischen Staaten nicht so selten zur Beobachtung gelangt, so daß man eine besondere geographische Verteilung wohl kaum annehmen kann.

3. Histologie des Morbus Darier.

Die DARIERsche Krankheit ist vielfach Gegenstand eingehenden histologischen Studiums gewesen; BELLINI, BERNHARDT, BIZZOZERO, BOWEN, BRÜNAUER, BUZZI-MIETHKE, DARIER, DÖRFFEL, EHARA, FABRY, FASAL, FUHS, HAMDI, E. HOFFMANN, JACOBI, JANOVSKY, JORDAN, KLEBANOV, KREIBICH, LEDERMANN-PINKUS, MALINOWSKY, MARTINOTTI, MELCZER, MU, R. MÜLLER, NEISSER, NÉKÁM, NÉMETH, NEUMANN, NICOLAS-GATÉ-BERTOYE, PAYENNEVILLE-CAILLIAU, POEHLMANN, REISS, SACHS, SCHWAB, SCHEER, SCHWIMMER, SELENEW, SPIETHOFF, TÖRÖK, UNNA und schließlich YAMAMOTO-OHYA haben zum Teil sogar sehr ausführliche Beiträge zur Histologie dieser Affektion geliefert, BRÜNAUER, KREN, REENSTIERNA, SKLARZ, SPITZER insbesondere über die histologischen Veränderungen an den Schleimhäuten bei Morbus Darier berichtet, wobei übereinstimmend die Affektion als ein primärer Epithelprozeß charakterisiert wurde, gekennzeichnet durch das Auftreten eigenartiger *Zelldegenerationen*, der sogenannten *Corps ronds* und *Grains*, durch *Hyper- und Parakeratose* sowie *Akanthose*, dann aber auch durch das Auftreten eigenartiger *Lücken-* und *Spaltbildungen in der Epidermis*, sowie durch ein ganz *eigenartiges Verhalten der Basalzellenreihe.* Bevor nun auf die eingehende Besprechung der einzelnen Charakteristica der DARIERschen Dermatose näher eingegangen werden soll, mögen einige kurze Bemerkungen über jene

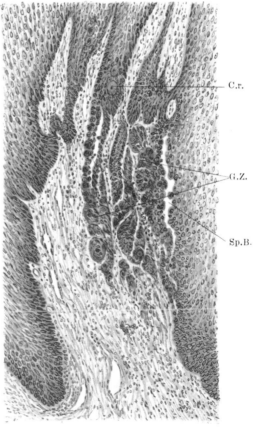

Abb. 16. Psorospermosis-Knötchen aus der Zunge. G.Z. gewucherte Epithelzapfen, mit z. T. geblähten Zellen; Sp.B. Spaltbildungen: C.r. Corps ronds.

(Aus J. KYRLE: Vorlesungen über Histo-Biologie der menschlichen Haut und ihrer Erkrankungen, Bd. 1, S. 190, Abb. 111.)

Arbeiten, die sich mit den histologischen Befunden der Schleimhautveränderungen beschäftigen, hier ihren Platz finden. Ganz abgesehen davon, daß durch diese Arbeiten (Kren, Spitzer, Brünauer) die vollständige Übereinstimmung zwischen Schleimhaut- und Hautveränderungen des Morbus Darier nachgewiesen wurde, daß es gelang, typische Knötchen an Schleimhäuten festzustellen, an welchen sie bisher niemals beobachtet worden waren, wie im Pharynx, Oesophagus (Brünauer), wirft das Vorkommen von histologisch einwandfrei nachgewiesenen Darierknötchen auf den Schleimhäuten ein eigenartiges Licht auf die Annahme jener Autoren, welche mit Darier, der ja der Affektion seinerzeit die Bezeichnung Psorospermosis follicularis vegetans gegeben hatte, übereinstimmend annahmen, daß diese Affektion mit den Follikeln in engstem Zusammenhang stünde. War diese Annahme schon vorher vielfach nicht anerkannt worden — so um nur einige zu nennen, von Bizzozero, Fasal, Jakobs, Schwab, Spiethoff — so hob insbesondere Kren auf Grund seiner Schleimhautbefunde hervor, daß der Morbus Darier nicht an die Follikel gebunden sein kann. Die Befunde von Spitzer, sowie von Brünauer unterstreichen diese Ansicht Krens auf das Nachdrücklichste, sie zeigen aber fernerhin, daß auch kein Zusammenhang dieser Erkrankung mit den Schweißdrüsen bestehen kann, wie ihn Hallopeau annehmen wollte, höchstens in dem Sinn, daß, wie es ja auch von Bizzozero und erst zuletzt wieder von Obermiller beschrieben wurde, auch im Bereich der Schweißdrüsenausführungsgänge Erscheinungen von Lücken- und Spaltbildungen im Epithel auftreten können. Von Wichtigkeit ist fernerhin in den Befunden von Brünauer und Spitzer der Nachweis von Corps ronds und Grains in den Schleimhautveränderungen; während nämlich Reenstierna auf Grund seiner Untersuchungen meint, daß es ungewiß sei, ob diese Gebilde in den Schleimhautveränderungen bei Darierscher Krankheit überhaupt vorkommen können, während Kren ebenso wie Sklarz in vollkommener Übereinstimmung mit Reenstierna hervorhebt, daß Corps ronds oder Grains trotz Durchsicht von Serienschnitten mehrerer excidierter Schleimhautknötchen sich nirgends nachweisen ließen, gelang sowohl Spitzer wie auch Brünauer der Nachweis von runden Körpern wie auch von Körnern, und zwar sowohl innerhalb der parakeratotischen Hornschichte wie auch unterhalb derselben im Epithel, und zwar nicht nur in Knötchen der Mundschleimhaut, sondern auch in solchen des Pharynx und Oesophagus (Brünauer). In seiner Histologie der Haut bildet übrigens auch Kyrle ein Psorospermosisknötchen der Zungenschleimhaut ab, das deutliche Corps ronds, wenn auch in spärlicher Anzahl erkennen läßt (vgl. Abb. 16).

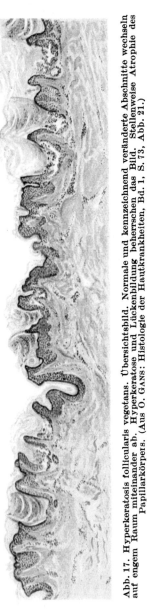

Abb. 17. Hyperkeratosis follicularis vegetans. Übersichtsbild. Normale und kennzeichnend veränderte Abschnitte wechseln auf engem Raum miteinander ab. Hyperkeratose und Lückenbildung beherrschen das Bild. Stellenweise Atrophie des Papillarkörpers. (Aus O. Gans: Histologie der Hautkrankheiten, Bd. 1, S. 73, Abb. 21.)

a) *Das histologische Bild des Darierknötchens der Haut* (Abb. 17, 18 u. 22)
läßt vor allem die mächtige Verbreiterung der Hornschichte erkennen, welche an
manchen Stellen mehr oder weniger deutlich lamellös aufgeblättert, geschichtet
erscheint, während an anderen Stellen die Hornlamellen weiter von einander
abstehen und förmlich ein grobbalkiges Netzwerk erkennen lassen. Diese Veränderungen der Hornschichte finden sich sowohl an Stellen, welche den Follikeln
entsprechen, aber auch dort, wo
ein Zusammenhang mit diesen
nicht zu erkennen ist und wo
die in ihren oberen Anteilen
vielfach noch kernhaltige Hornschichte (Parakeratose) den Aus-
buchtungen des Epithels folgt
und oft geradezu wie ein Keil
zwischen die Retezapfen hinein-
getrieben erscheint (Hornpfröpfe). Dort wo diese Hornpfröpfe nachweisbar sind, fehlt
vielfach das Stratum granulosum
und es sind kleine, rundliche,
homogene, leuchtend acidophil
gefärbte Elemente sichtbar, die,
zumeist etwas größer als ein
Kern, oft noch Reste eines
solchen enthalten (Grains), oft
auch förmlich in einem Hohlraum
zu liegen scheinen (encystierte
Grains). Im Bereich der Hornpfröpfe findet man auch hier
und da die oben erwähnte
Lücken- und Hohlraumbildung
in der Hornschichte, oft in
einem solchen Ausmaße, daß
in ihr und zwar oberhalb des
Stratum granulosum förmliche
Nester entstehen, die in ihrem
Innern Detritus und vereinzelte
Grains enthalten können. Das
Epithel selbst erscheint mächtig
verbreitert, und zwar sowohl
das Stratum granulosum wie
auch das Stratum spinosum;
das Stratum lucidum ist nur
undeutlich, oft gar nicht nachzuweisen. Eine Relation zwischen

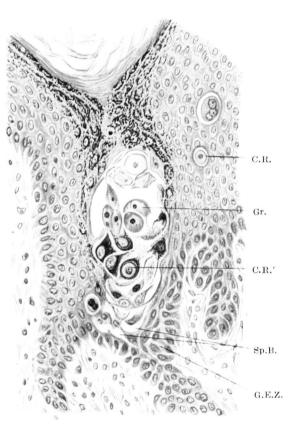

Abb. 18. Schnitt durch ein Knötchen bei Psorospermosis
follicularis vegetans.
G.E.Z. gewucherte Epithelzellen, stellenweise ist es zur
Bildung fingerförmiger Fortsätze gekommen.
Auflockerung des Epithels, vielfach Spaltbildungen
zwischen den Zellen (Sp.B.). Bei C.R. und C.R.' Corps
ronds, erstere ohne, letztere mit basophilen Körnchen
im Plasma. Gr. Grains mit noch gut färbbarer Kernsubstanz, oberhalb einzelner Elemente, die den Kern
schon fast verloren haben. (Aus J. KYRLE: Vorlesungen
über Histo-Biologie der menschlichen Haut und ihrer
Erkrankungen, Bd. 1, S. 191, Abb. 112.)

der Mächtigkeit der Hornschichte und des Stratum granulosum ist im allgemeinen nicht immer vorhanden, oft findet sich ein mächtiges Stratum corneum
über einem zarten Stratum granulosum, oft kann die Körnerschichte vollständig
fehlen, an anderen Stellen ist jedoch das Stratum granulosum weitaus breiter
als normal. Sowohl in der Körner- als auch in der Stachelzellschichte finden
sich nun mehr oder minder reichlich runde Gebilde, die einen stark tingiblen
Kern mit deutlichem Chromatingerüst und Kernkörperchen enthalten, um den
Kern einen mehr oder minder breiten, wohlgefärbten Protoplasmamantel, der nach

außen manchmal von einem spaltförmigen Raum, zumeist jedoch von einer
wie eine schmale, stark lichtbrechende, wenig tingible Membran anmutenden
Zone begrenzt erscheint (Corps ronds). Diese Membran ist zuweilen besonders
deutlich an den in den Epidermislücken befindlichen Exemplaren der runden
Körper. Im Bereich des Stratum granulosum weisen die Corps ronds oft zahlreiche basophile Körnchen in dem um den Kern gelegenen Protoplasmamantel
auf, die wohl nach Ansicht der meisten Autoren als Keratohyalinkörner anzusehen sind (BOWEN), während KYRLE die Keratohyalinnatur dieser basophilen
Granulationen nicht für vollständig erwiesen hält. Die Zellen des Stratum
spinosum zeigen vielfach Erscheinungen von altération cavitaire, so daß der
Kern von einem hellen Raum umgeben, oft platt gedrückt an die Wand eines
solchen verlagert ist; stellenweise stoßen zwei derartige Hohlräume in einer
Zelle aneinander, so daß der dazwischen liegende Kern biskuitförmig komprimiert
erscheint. Die Zahl der Kernkörperchen ist in einzelnen Epidermiszellen vermehrt, hin und wieder finden sich auch Epithelriesenzellen, welche durch Zusammenfließen mehrerer Retezellen entstanden sind (GANS). Besonders bemerkenswert ist indes das Verhalten der Basalzellenreihe; diese ist vielfach der
Sitz eines eigenartigen Wucherungsprozesses und weist lange, schmale, schlauch-
oder fingerförmige, aus Basalzellen bestehende Epithelfortsätze auf, welche in
das umgebende Bindegewebe vordringen und bei oberflächlicher Betrachtung
an epitheliomatöse Neubildungen erinnern. Diese Epithelsprossen entsenden oft
Seitenäste und lassen dort, wo zwischen zwei aneinanderliegenden palissadenförmigen Zellreihen eines Fortsatzes eine schmale, spaltförmige Lücke vorhanden ist, hie und da Corps ronds erkennen. Oberhalb dieser auffallenden
Epithelfortsätze zeigt sich ziemlich regelmäßig das Auftreten spaltförmiger,
kleinerer oder größerer, gut begrenzter Hohlräume (BUZZI-MIETHKEsche
Lücken), die innerhalb des Epithels gelegen, in ihrem Innern zelligen Detritus,
Corps ronds und auch Grains enthalten. Oft bildet die grob palissaden-
förmige Basalschichte, die vielfach Mitosen aufweist, die untere Begrenzung
einer solchen Lücke, während oberhalb der Lücken das Epithel namentlich
dort, wo die parakeratotische Hornschichte tief hinab, manchmal sogar bis
an die Lücken selbst heranreicht, mitunter eigentümlich verändert wie
ödematös aussieht und bei der Hämalaun-Eosinfärbung einen eigenartigen,
blauvioletten Farbenton aufweist, wie wenn Kernsubstanz in das Protoplasma
hinüber diffundiert wäre; die Kerne sind an diesen Stellen oft auffallend
blaß. Auf diese Lückenbildungen, von welchen ja noch ausführlich die Rede
sein soll, hat als einer der ersten C. BOECK hingewiesen und sie auf eine
krankhafte Veränderung der Retezellen zurückgeführt, der zufolge diese Elemente
„nicht mehr geeignet sind, die Verbindung mit der Basalschicht beibehalten zu
können, sondern sich von derselben loslösen. In dieser Weise kommt die
zuerst von mir speziell hervorgehobene Ablösung der Epidermis vom Papillarkörper und die dadurch hervorgebrachte Lacunenbildung zustande, wobei
doch also immer wenigstens eine Zellreihe des Rete dem Papillarkörper
anhängend bleibt" (C. BOECK). Von einer Reihe von Autoren wird ein auffallender Reichtum der Basalzellenreihe an Pigment hervorgehoben, während
andere Untersucher, wie beispielsweise HIDAKA, Verminderung oder Verschwinden des Basalschichtpigments vermerken. Diesen scheinbaren Widerspruch konnte MU, dessen Untersuchungen über das Pigmentbild des Morbus
Darier noch eingehend besprochen werden sollen, einer schönen und befriedigenden Deutung zuführen, zugleich aber auch aus dem Studium der
Pigmentveränderungen dieser Affektion Anhaltspunkte für die Pathogenese
des Krankheitsbildes gewinnen. Die Papillen sind stark verlängert und verschmälert, an anderen Stellen wieder verbreitert und abgeflacht, in weit

vorgeschrittenen Fällen zeigt sich sogar der Papillarkörper atrophisch, namentlich im Zentrum des Prozesses, während an der Peripherie die Papillen noch ver- längert erscheinen, so daß sich im mikroskopischen Bilde eine Art zentraler Dellung ergibt. Im Corium findet man perivasculäre, kleinere und auch größere Infiltrate, zumeist aus Lymphocyten bestehend, mit vereinzelten Plasma- und Mastzellen; hin und wieder zeigen sich auch Leukocyten und eosinophile Zellen in diesen Zellanhäufungen.

b) Die Schleimhauterscheinungen zeigen im allgemeinen analoge Veränderungen wie das Hautintegument; auch hier wieder Akanthose mit wechselnd stark ausgebildeter Papillomatose, dann aber Auftreten von finger- oder schlauch- förmigen Ausstülpungen der Basalzellenreihe, Lücken- und Spaltbildungen oberhalb dieser Epithelfortsätze, Auftreten von Parakeratose mit mäßig zahl- reichen Corps ronds und Grains. Da in den meisten bisher publizierten Dar- stellungen der histologischen Verhältnisse bei Schleimhaut-Darier nur Ver- änderungen der Mundschleimhaut berücksichtigt wurden, soll die histologische Darstellung von makroskopisch differenten Veränderungen der Mundschleim- haut, dann aber auch der Pharynx- und Oesophagusschleimhaut, die in einer eigenen Publikation „Über Schleimhautveränderungen bei Morbus Darier" niedergelegt wurden, an dieser Stelle wiederholt werden.

Die *Mundschleimhaut*, und zwar eine den rückwärtigen Backenzähnen gegenüberliegende Partie der Wangenschleimhaut, die schon makroskopisch erkennbaren, kleinen *Knötchen* entspricht, läßt zunächst das Vorhandensein von ziemlich scharf abgesetzten Knötchen mit einer zentralen, dellenförmigen Einsenkung erkennen. Die Hornschichte erweist sich im allgemeinen als ziemlich kohärent, nur hie und da erscheint sie lammelös aufgeblättert oder von kleinen spaltförmigen Lücken durchsetzt. Dabei ist sie nahezu völlig kernlos. Im Bereiche der erwähnten Knötchen, bzw. der dellenförmigen Einsenkung, deren Rand- partie oft steil abfällt, erscheint die Hornschichte deutlich verbreitert, zeigt zahlreiche Kerne (Parakeratose), sowie Grains und vereinzelte Corps ronds. Im Bereiche dieser Stellen ist das Stratum granulosum, das am Rande der Knötchen zumeist verbreitert erscheint, nahezu vollständig geschwunden, auch das Stratum spinosum sowie die Basalzellenreihe des im allgemeinen verbreiterten Rete Malpighii lassen mehr oder minder auffallende Ver- änderungen erkennen. Die Basalschichte entsendet hier vielfach fingerförmige Ausläufer gegen die Tunica propria, die zum Teil lange, schmale, dicht beisammenstehende Epithel- fortsätze darstellen, zwischen welchen vielfach eine ganz minimale Schichte von Bindegewebe liegt, zum Teil mehr als gewundene Epithelschläuche imponieren und ausschließlich von den palissadenförmigen Elementen der Basalzellreihe gebildet werden. Über diesen Epithel- fortsätzen erscheinen die Zellen wie durcheinander gewürfelt, insbesondere aber finden sich kleinere oder auch größere Epithellücken und Spalten, deren Inhalt aus Detritus und vereinzelten Grains besteht. Die obere Decke dieser Hohlräume wird entweder von annähernd normalen Zellen des Stratum spinosum gebildet oder aber diese zeigen Erscheinungen von Altération cavitaire und noch weiter nach aufwärts werden die Intercellularräume undeutlich, die Kerne schlecht färbbar, das Protoplasma erscheint wie gequollen, hin und wieder sind auch hier wieder vereinzelte Grains wahrnehmbar. Papillen schmal, oft leicht verzweigt, in der Cutis vielfach perivasculäre Infiltrate und Vermehrung der binde- gewebigen und lymphocytären Elemente an der Basis der erwähnten Fortsätze der Palissadenschichte.

Untersucht man eine mikroskopisch wie eine Leukoplakie anmutende Partie der Wangenschleimhaut, so läßt sich hier, wenigstens zum Teil, ein ähnlicher Befund erheben, doch fällt vor allem auf, daß hier nirgendwo eigentliche, über die Umgebung vorragende Knötchen zu erkennen sind; eine schmale, vielfach kernhaltige Hornschichte zieht, ohne daß ein Stratum granulosum auf sie folgen würde, über die verbreiterte Stachelzellen- schichte hinweg, die Elemente der letzteren zeigen reichliche Erscheinungen von Altération cavitaire, in den oberen Lagen des Stratum filamentosum erscheinen sie auch wie gebläht, der Kern läßt wohl noch Kernkörperchen, Chromatingerüst und Kernmembran erkennen, allein er ist nur schwach gefärbt und meist von einem schmalen, spaltförmigen Raum umgeben; das Protoplasma der deutlich vergrößert erscheinenden Zellen ist auffallend hell, wie schaumig, und nur die Randzone ist intensiver, fast wie eine Zellmembran gefärbt. Die Basalschichte zeigt an umschriebenen Stellen die geschilderten schlauchartigen Epithel- fortsätze und deutet so die Knötchen an. Auch hier wieder oberhalb dieser Fortsätze stellen- weise das Epithel wie durcheinander geworfen und darüber Auftreten kleinerer oder größerer Spaltbildungen, innerhalb welcher Detritus und einzelne Grains sichtbar sind, aber auch

Bildungen, die an hyaline Kugeln erinnern, wobei sich um Zellen mit schlecht gefärbtem Kern andere besser erhaltene Elemente zwiebelschalenartig herumlegen. Die obere Begrenzung dieser Lücken bilden Zellagen, deren Elemente einen zumeist schlecht gefärbten Kern erkennen lassen, die Intercellulärräume sind nicht oder kaum erkennbar, das Protoplasma wie ödematös. Die Grenze zwischen Epithel und Tunica propria verläuft in den interpapillären Räumen ziemlich gerade, die Papillen länglich, schmal, manchmal verzweigt. In der Tunica propria perivasculäre Infiltrate aus lymphocytären Elementen und Plasmazellen bestehend (Abb. 19).

   Pharynx. Die Schleimhaut des Schlundkopfes läßt zunächst allenthalben das ihr eigentümliche mehrschichtige Pflasterepithel erkennen, das nach oben hin von einer schmalen

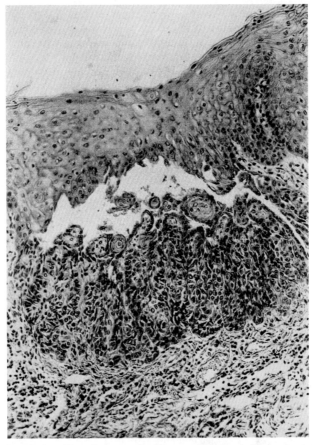

Abb. 19. Morbus Darier. Veränderungen der Wangenschleimhaut. Makroskopisch mutete die untersuchte Stelle wie eine Leukoplakie an, mikroskopisch scheinen die Knötchen durch die schlauchförmigen Ausstülpungen der Basalschichte, die Lücken- und Spaltbildungen sowie durch vereinzelte Grains angedeutet. Über das verbreiterte Stratum filamentosum zieht eine schmale, vielfach kernhaltige Hornschichte hinweg.
(Aus St. R. Brünauer: Acta dermato-vener. [Stockh.] 6, H. 2, 148, Abb. 3.)

Lage meist noch kernhaltiger, platter Elemente bedeckt wird; an der Basis dagegen sind die Zellen höher und erinnern mehr an die Palissadenzellen der epidermalen Basalzellenreihe. An diesen basalen Elementen, aber auch an den nach oben folgenden Zellagen, oft sogar noch an den mehr platten Elementen der deckenden Zellreihen vielfach Erscheinungen von Altération cavitaire. Auftreten von Hohlräumen oder förmlichen Vakuolen nur an einer Seite oder auch entsprechend dem ganzen Umfang der Kerne, die zum Teil wie hohl, ungefärbt, zum Teil mehr oder minder gut gefärbt, von diesen vakuolenförmigen Hohlräumen umgeben, platt an die Wand gedrückt oder biskuitförmig verändert sich erweisen. Das Protoplasma nimmt eine ödematöse Beschaffenheit an und erscheint wie schaumig; in der Höhe, welche ungefähr der Lage des Stratum granulosum entsprechen würde, zeigen sich reichlich kleine Körnchen im Protoplasma verteilt, welche bei Hämalaun-Eosin-Färbung der ganzen Zelle einen verschwommenen, violetten Farbenton verleihen. Daneben Zellen mit blassem Kern, mehr oder minder deutlichem, spaltförmigem Raum um denselben, einem wie schaumig erscheinenden Protoplasma, dessen Grenzschichte intensiver gefärbt wie eine Zellmembran anmutet; Papillen lang und schmal, nicht verästelt, die Grenze des Epithels gegen die Tunica propria verläuft in den interpapillären Räumen ziemlich gerade, unterhalb der elastischen Grenzschichte die charakteristischen verästelten, alveolo-tubulösen Schleimdrüsen und deren Ausführungsgänge. An einzelnen Stellen ist jedoch das Epithel auffallend verändert; die Basalzellenschichte entsendet wie in der Haut fingerförmige

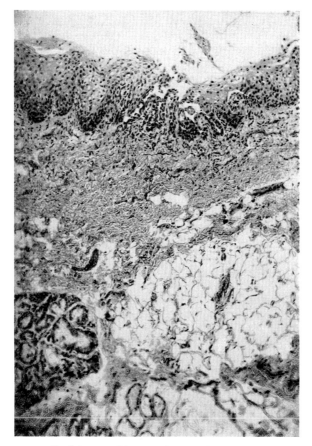

Abb. 20. Morbus Darier. Knötchen der Pharynxschleimhaut; in der Tiefe die charakteristischen alveolo-tubulösen Schleimdrüsen der Pharyngealschleimhaut erkennbar, die abgebildeten Veränderungen jenen von Abb. 19 entsprechend.
(Aus St. R. Brünauer: Acta dermato-vener. [Stockh.] 6, H. 2, 150, Abb. 4.)

Fortsätze in die Tiefe und oberhalb dieser schlauchförmigen Ausstülpungen der basalen Zellreihe erscheint das Epithel stellenweise aus seinem normalen Gefüge gebracht, insbesondere aber zeigen sich hier wieder die oben geschilderten Lückenbildungen. Das Epithel oberhalb dieser Spalten und Lücken weist auch hier wieder Zellen auf, deren Protoplasma eigentümlich ödematös anmutet und einen verwaschen rötlich-violetten Farbenton besitzt, wie wenn Kernsubstanz in das Protoplasma hineindiffundiert wäre; der Kern oft undeutlich und schlecht färbbar, oft sind nur Reste eines solchen vorhanden und auch diese können fehlen. Hin und wieder einzelne Grains zwischen den Epithelien, die reichlich Erscheinungen von Altération cavitaire aufweisen, stellenweise ist jedoch die über dem Spalt liegende Epitheldecke durchbrochen, so daß hier die intraepitheliale Lücke eine direkte Kommunikation nach außen zeigt und am Grunde dieser sackartigen, durch das Epithel nach außen mündenden Bildungen die erwähnten schlauchartigen Epithelfortsätze sichtbar werden (Abb. 20).

Das mikroskopische Bild der *Oesophagusschleimhaut* entspricht im allgemeinen jenem des Pharynx, sowie — wenigstens bis zu einem gewissen Grade — der Mundhöhlenschleimhaut. Sieht man von den für die Speiseröhre charakteristischen Anordnungen der Tunica muscularis ab, so ist auch hier wieder ein geschichtetes Pflasterepithel zu erkennen, welches Erscheinungen von Altération cavitaire aufweist und in welchem, besonders in den höheren Zellagen, Elemente zu erkennen sind, deren blasser Kern von einem schmalen, spaltförmigen Raum umgeben ist, an den sich nach außen ein ödematöses, oft schaumartig erscheinendes Protoplasma anschließt, dessen äußerste Randzone oft intensiver gefärbt ist, wie eine Zellmembran anmutet. Den Abschluß des Epithels nach oben bilden Zellagen, deren Elemente platt gedrückt erscheinen und einen mehr oder minder gut gefärbten, schmalen, länglichen Kern erkennen lassen. Die Grenze des Epithels gegen die Tunica propria verläuft zwischen den Papillen ziemlich gerade, die der letzteren unmittelbar aufsitzenden Zellen haben mehr den Charakter von Palissadenzellen; die Papillen länglich, schmal, in weiten Abständen voneinander angeordnet. Auch hier wie im Pharynx erscheinen die Knötchen dadurch charakterisiert, daß die basale Zellreihe wieder finger- oder drüsenschlauchartige Fortsätze in die Tiefe entsendet, daß oberhalb dieser Fortsätze Lückenbildung in geringerem oder größerem Ausmaße statthat und daß auch hier wieder Grains auftreten. Vielfach sind auch hier die an die Lückenbildung angrenzenden Zellelemente eigentümlich verändert, sie erscheinen durcheinandergeworfen, ihre Kerne lassen oft keine feineren Strukturen mehr erkennen, sind weniger intensiv gefärbt, zuweilen überhaupt nicht wahrnehmbar, das Protoplasma ödematös, verwaschen oder schaumig und schmutzig rötlichviolett gefärbt. Auffallend, daß diese den oben geschilderten Befunden entsprechenden Veränderungen nicht allenthalben gleichmäßig sichtbar sind. Führt man nämlich Schnitte durch den an die Kardia angrenzenden Anteil der Speiseröhre, und zwar dort, wo das Oesophagusepithel an jenes der Kardia anstößt, so zwar, daß die Schnitte senkrecht zur Längsachse der Speiseröhre verlaufen, so werden, weil ja das geschichtete Pflasterepithel der Kardia nicht in Form einer Geraden, sondern mehr wellenförmig sich abgrenzt, in den Schnitten Stellen mit Pflasterepithel und solche mit Kardiadrüsenepithel bzw. Zylinderepithelbelag abwechseln. Es ist nun sehr bemerkenswert, daß *im Bereiche des Pflasterepithels die oben geschilderten, den Knötchen entsprechenden Veränderungen überall nachweisbar sind, an jenen Stellen dagegen, wo die Kardiadrüsen mit ihrem Zylinderepithel und den charakteristischen spärlichen Belegzellen in Erscheinung treten, vollständig fehlen*, daß also im Bereiche des Cylinderepithels weder dyskeratotische Erscheinungen, noch die geschilderten finger- oder schlauchartigen Fortsätze der basalen Zellreihe, noch auch Lückenbildung nachweisbar sind.

c) *Die histologischen Charakteristica der* Darier*schen Krankheit.* 1. Schon seinerzeit in seiner ersten Publikation über Psorospermosis follicularis vegetans hatte Darier die eigentümlichen, als *Corps ronds* und *Grains* (Abb. 21 u. 18) bezeichneten Bildungen als charakteristisch für diese Erkrankung angesehen; gestützt auf die Ansichten von Balbiani und Malassez, neigte Darier, bewogen durch die scheinbar intracelluläre Lagerung der Corps ronds und Grains, sowie durch die Verdrängung des Epithelkerns durch diese Gebilde, der Annahme zu, dieselben als Parasiten, als Psorospermien anzusehen, welche seiner Meinung zufolge in die Follikel einzudringen vermögen und so die Ursache der als Psorospermosis bezeichneten Erkrankung bilden. Diese Annahme einer parasitären Natur der Corps ronds und Grains wurde zunächst von manchen Autoren, wie Lustgarten, Mansuroff, Pospelow, akzeptiert; insbesondere der letztangeführte Autor erklärte die Corps ronds für Coccidien. Bald darauf wurden indes gegen eine derartige Deutung der runden Körper Einwände erhoben, und zwar insbesondere von Bowen, der einerseits das intracelluläre Auftreten der umstrittenen Gebilde negierte, andererseits in ihnen Keratohyalinkörner nachzuweisen imstande war. Gestützt auf diese Arbeit, sowie auf Publikationen von White und von Buzzi-Miethke nahm dann C. Boeck in energischer Weise gegen die Protozoennatur der Corps ronds Stellung und erklärte sie unter Bestätigung der Befunde Bowens als in Verhornung begriffene und gleichzeitig hypertrophierte Epidermiszellen. Mußte so die parasitäre Hypothese zur Erklärung der Corps ronds fallen gelassen werden — auch Darier selbst gab in einer späteren Arbeit seinen anfänglich angenommenen Standpunkt auf — so waren die Erklärungen für die Entstehung der Corps ronds noch immer nicht einheitlich. Buzzi und Miethke sahen z. B. in ihnen das Produkt einer endogenen Zellbildung, derart, daß der Zellmantel dem Reste der Wirtszelle, der zentrale Anteil dagegen einer neuen Zelle entsprechen würde. JARISCH wiederum glaubte, daß die Corps ronds Degenerationserscheinungen der Kerne entsprächen; seiner Ansicht nach wäre der Zellmantel als Protoplasma, der zentrale Anteil als geblähter, degenerierter Kern, das endlich, was BUZZI als Kern ansieht, als Kernkörperchen aufzufassen. SPIETHOFF schloß sich dann der Ansicht JARISCHs an und charakterisierte die in Rede stehenden Gebilde als Kerndegenerationserscheinungen, als degenerative Prozesse, in deren Verlauf der Kern schließlich acidophil und granuliert wird; diesen degenerativen Veränderungen am Kern folgen aber auch solche im Protoplasma, „die in einer stärkeren Affinität zu sauren Farbstoffen bestehen und mit Verhornungsvorgängen zusammenhängen". Von besonderer Bedeutung für die Lösung der Frage, woraus die Corps ronds, bzw. Grains entstünden, waren nun die Arbeiten

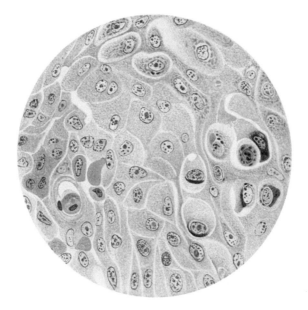

Abb. 21. DARIERsche Dermatose; sog. Corps ronds. (Aus der Sammlung G. ARNDT.)

UNNAS, der nachweisen konnte, daß die bei dem Morbus Darier vorhandenen auffallenden Epithelveränderungen, welche zur Bildung von Corps ronds und Grains führen, nichts anderes sind als eine *hyaline Degeneration der Spinosumzellen*, und zwar namentlich des Ektoplasmas derselben, so daß die normalerweise polyedrischen Stachelzellen zu runden Gebilden umgewandelt erscheinen, die in ihrem Innern den wohlerhaltenen Kern und das mitunter Keratohyalingranula aufweisende, sonst aber normale Endoplasma erkennen lassen, nach außen dagegen von einer schmalen, stark lichtbrechenden, wenig färbbaren Membran, dem hyalin degenerierten Ektoplasma umgeben sind. UNNA hatte bei dem Studium der Corps ronds die Wasserblau-Orcein-Eosin-Safranin-Färbung, die sich ihm zur Darstellung der Epithelfasern als besonders geeignet erwiesen hatte, in Anwendung gebracht und an der Hand dieser Methode zeigen können, daß deutlich einzelne Epithelfaserreste die hyaline Zellmembran der runden Körper durchsetzen, womit ein neuer Beweis für die epitheliale Abkunft dieser Gebilde (für diese Ansicht waren auch FABRY, KRÖSING, PETERSEN, SCHWIMMER und andere eingetreten) gegeben erscheint. Die epitheliale Genese der

Corps ronds vertrat auch in einer aus letzter Zeit stammenden Arbeit EHARA, dessen Annahme zufolge die Corps ronds entweder aus dem Kern der *Körner- zellen* entstehen, wobei dieser chromatinreich und die Kernhöhle hell wird, oder aber aus *verhornten Stachelzellen*, welche sich eosinrot färben, einen nur schwach gefärbten oder nicht mehr sichtbaren Kern besitzen und endlich die Stacheln verlieren, so daß der Intercellularraum sich als helle Zone manifestiert. MU endlich meint, daß die Corps ronds letzten Endes von den Basalmelano- blasten abstammen; den Beweis für die Richtigkeit dieser Annahme sieht MU, dessen Untersuchungen noch eingehend besprochen werden sollen, darin, daß mitunter in den runden Körpern vereinzelte Pigmentkörperchen nachweisbar sind.

Was nun die verschiedenen Ansichten über die Genese der Grains anlangt, so wurden diese rundlichen oder ovalen, auffallend homogenen Elemente, deren Größe, wie BUZZI und MIETHKE hervorheben, etwa den 4. Teil bis die Hälfte einer gewöhnlichen Hornzelle beträgt und in welchen mit Kernfärbemitteln ein kernähnlicher Körper oder Überreste eines solchen nachgewiesen werden können, zunächst, als die Anschauung von der parasi- tären Ätiologie der DARIERschen Krankheit fallen gelassen werden mußte, als hyaline Gebilde erklärt, und zwar zuerst von BOECK, der in ihnen hyalin degenerierte Epithelien sieht, zwischen Corps ronds und Grains also nur graduelle Unterschiede annimmt. UNNA, dem wir ja eine Reihe wertvoller Untersuchungsergebnisse über die hyaline Degeneration der Epithelzellen ver- danken, konnte sich dem Standpunkte BOECKs so ziemlich anschließen, er negiert indes, daß die Corps ronds in den höheren Hornschichten sich in Grains umwandeln können, wie dies vielfach früher und mitunter auch jetzt, so von KYRLE, angenommen wird. Die Ansicht UNNAs ging ursprünglich vielmehr dahin, daß die hyaline Degeneration sowohl jüngere, wie auch ältere Spinosum- zellen befallen kann; ergreift die hyaline Degeneration jüngere Elemente, bei welchen eine Scheidung in Ekto- und Endoplasma noch nicht vollzogen war, so entstehen nur rundliche oder ovale hyaline Gebilde mit einem mehr oder minder gut erhaltenen Kern, die Grains, während die hyaline Degeneration bei den älteren Stachelzellen das Ektoplasma in eine dicke, stark lichtbrechende Membran verwandelt, welche das noch normale oder auch bereits hyalin ver- änderte Endoplasma und den von diesem eingeschlossenen Kern umgibt, also Veränderungen zeigt, welche den Corps ronds entsprechen. Andere Autoren hatten wieder angenommen, daß einzelne Grains vielleicht aus degenerierten Leukocyten entstehen können, eine Ansicht, die aber bald fallen gelassen wurde. Aber auch UNNA selbst glaubte seine Anschauung bezüglich der Entstehung der Grains aus hyalin degenerierten jüngeren Spinosumzellen fallen lassen zu müssen und nahm, da seiner Meinung nach die Kernlosigkeit der Grains gegen eine Hyalindegeneration spricht, an, daß es sich hier um einen degenerativen Vorgang handle, der in das Gebiet der Koagulationsnekrose (COHNHEIM-WEIGERT) gehört, bei welcher der Kern stets, und zwar sehr frühzeitig zugrunde geht. Zur Nachprüfung dieser letzteren Ansicht vorgenommene Untersuchungen (BRÜNAUER) ergaben jedoch, daß, wenn man die zur Darstellung des Epithel- Hyalins angegebenen Färbemethoden mit Kernfärbungen kombiniert, dann einerseits die Acidophilie des hyalin degenerierten Zellprotoplasmas viel deut- licher hervortritt, daß andererseits in den Grains vielfach deutliche Kerne oder Kernreste, umschlossen von hyalinen Zellprotoplasma, nachweisbar sind. Dieser Befund, wie auch der Nachweis von hyalin degenerierten Elementen mit mehreren Kernen, die durch das Zusammenfließen benachbarter degenerierter Epithel- zellen zu erklären sind, würden dafür sprechen — darauf hat UNNA anfänglich selbst verwiesen — daß die hyaline Degeneration den Kern erst relativ spät

angreift zum Unterschiede von der Koagulationsnekrose, bei welcher er stets
sehr frühzeitig zugrunde geht, sie würden es vielleicht auch als richtig erscheinen
lassen, wieder auf die ursprünglich von UNNA geäußerte Ansicht zurückzugreifen
und in den Grains nur hyalin degenerierte Stachelzellen zu sehen, Spinosumzellen, bei welchen die hyaline Degeneration zu einer Zeit eingetreten ist, da in
der jungen Epithelzelle eine Differenzierung von Ekto- und Endoplasma noch
nicht vollzogen war.

Zu den Corps ronds wurden vielfach früher auch eigenartige Bildungen gezählt, welche HAMDI als *Perloide* bezeichnet und die dadurch entstehen, daß
mitunter eine oder mehrere Epithelzellen in einer Schleife von den kubischen oder
noch kürzeren Basalzellen epithelperlartig eingeschlossen und als kugelförmiges
Gebilde abgestoßen werden. HAMDI, der in seiner Arbeit solche Perloide abbildet,
sieht die Ursache für das Entstehen der Corps ronds und Grains in einer Differenzierungsstörung, in einer „Entstachelung" der sich erst neubildenden
Basalzellen, KREIBICH wiederum spricht gelegentlich der Mitteilung eines Falles,
in welchem der Übergang der Hyperkeratosis follicularis et parafollicularis in
cutem penetrans (KYRLE) in Dyskeratose (DARIER) verfolgt werden konnte,
von einer frühzeitigen, wahrscheinlich mit einer Konsistenzerhöhung in der
Zelle zusammenhängenden Erstarrung der Epithelien, wobei Zellen mit besonders
hoher Konsistenz sich sehr bald ablösen und zu Corps ronds und Grains werden.
Erwähnt sei endlich, daß MU die Grains ebenso wie die Corps ronds letzten Endes
auf die Basalmelanoblasten zurückführt.

Die Corps ronds wie auch die Grains galten seinerzeit, als man in ihnen
noch die parasitäre Ursache des Morbus Darier erblicken wollte, als das Charakteristicum dieser Erkrankung, sie gelten es auch heute noch, da man sich
über die epitheliale Genese dieser Elemente schon im klaren ist, obwohl man
ähnliche, ja sogar gleiche Bildungen seither bei einer größeren Anzahl von
Krankheiten feststellen konnte. So vor allem bei dem Morbus Paget, dem
Molluscum contagiosum, sowie bei der BOWENschen präancerösen Dermatose,
also bei der Gruppe der Dyskeratosen, von welchen später noch die Rede sein
soll, ferner bei Warzen (BOWEN, SKLARZ), Hauthörnern (UNNA), bei den meisten
Hyperkeratosen (BUZZI-MIETHKE), wie Angiokeratom, Lupus verrucosus, Lupus
erythematodes, Lichen ruber planus, seltener auch noch bei Herpes zoster und
beim Pemphigus vegetans (EHRMANN). Nichtsdestoweniger geht es wohl nicht
an, so weit zu gehen wie seinerzeit JOSEPH und NEISSER, welchen zufolge die
Corps ronds und Grains bei der Diagnose keine entscheidende Rolle spielen.
Man muß vielmehr, wie KYRLE dies so richtig betont, DARIER nur zustimmen,
daß diese Bildungen bei allen, eben angeführten Erkrankungen vorkommen
können, aber niemals so reichlich, so regelmäßig und so charakteristisch wie
gerade beim Morbus Darier. Ob sie aber deshalb, wie DARIER annahm, die
Ursache der Erkrankung bilden, oder nicht vielmehr gleich anderen Veränderungen nur ein Symptom, davon soll später bei der Pathogenese die Rede sein.

2. Zu jenen Erscheinungen, die bei den mikroskopischen Untersuchungen
der Haut- wie der Schleimhautveränderungen von Morbus Darier mit großer
Regelmäßigkeit in Erscheinung treten, gehören insbesondere die *Lücken-
und Spaltbildungen* im Bereiche des Epithels (vgl. Abb. 22, 16, 17 u. 18), die mit
größter Regelmäßigkeit dort zu beobachten sind, wo Corps ronds in größerer Menge
auftreten. Diese Erscheinung, zuerst von BOECK, sowie von BUZZI-MIETHKE
beobachtet, später von BIZZOZERO neuerlich eingehend studiert, wird aber
heute noch von verschiedenen Autoren keineswegs in gleichem Sinne gedeutet.
Eine Anzahl von ihnen, wie FABRY, PETERSEN und neuerlich auch HIDAKA
wollen in diesen Lücken und Hohlräumen ein Kunstprodukt sehen, das durch
die mechanischen Insulte der Excision, bzw. des Fixierungs- und Härtungs-

prozesses bedingt ist. SCHWENINGER und BUZZI, sowie andererseits BUZZI und MIETHKE sind wiederum der Ansicht, daß die Lücken- und Spaltbildung als entzündlich zu betrachten wäre, wofür ihnen der Nachweis von Fibrin, Zelldetritus und Lymphoidzellen innerhalb der Hohlräume zu sprechen scheint. Diese wären demnach als mißlungene Blasenbildungen anzusehen, wobei die Blasen nach der Ansicht dieser Autoren sich infolge des durch den Hornpropf ausgeübten Druckes nicht regelmäßig entwickeln konnten. Auch SACHS meint, „daß diese Lakunen nicht als Kunstprodukte, sondern als durch Exsudation in die Epidermis hervorgerufene Spaltbildungen aufzufassen seien". Wieder andere wollen diese Lücken- und Spaltbildungen auf eine primäre Epithel- veränderung zurückführen, so — um nur einige zu nennen — DARIER, SCHWIMMER,

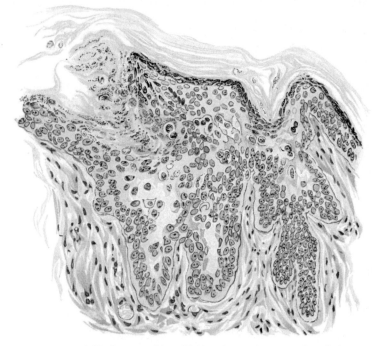

Abb. 22. Hyperkeratosis follicularis vegetans. Epidermisveränderungen, Sproßbildungen, Lücken,
Corps ronds. Grains, Hornzapfen.
(Aus O. GANS: Histologie der Hautkrankheiten, Bd. 1, S. 74, Abb. 22.)

MALINOWSKY, dann aber insbesondere BOECK, nach dessen Meinung die Lakunen derart entstehen, daß infolge des abnorm verlaufenden Verhornungsprozesses die zweite und dritte Reihe des Rete Malpighii die Verbindung mit der Basalreihe verlieren und sich von ihr ablösen. Auch KREIBICH und ebenso KYRLE sprechen von dieser Ablösbarkeit des Rete von den Basalzellen. MOUREK führt die Lückenbildung auf das Zugrundegehen einer größeren Anzahl nebeneinander liegender Spinosumzellen zurück und PAWLOFF nimmt zur Entstehung der Spalten eine primäre Epithelveränderung, aber auch eine entzündliche Kom- ponente an, ähnlich wie übrigens auch SPIETHOFF. ORMEROD und MAC LEOD endlich sehen als Grund der Lücken- und Spaltbildungen ein intracelluläres Ödem an, legen also diesen Bildungen eine intracelluläre Genese zugrunde. EHARA endlich, dessen schon im vorausgehenden Erwähnung getan wurde, glaubt, daß die Lücken- und Spaltbildungen nicht in einheitlicher Weise entstehen.

Mitunter zeigen sich die Lücken- und Spaltbildungen in der Umgebung von eosinrot gefärbten Zellen der Stachelschichte, die mitunter konfluieren, mitunter zu körnigen Massen degenerieren; diese Art von Lückenbildungen gehört nach EHARAs Ansicht zum Intercellularraum. Eine andere Art von Lückenbildungen konnte er an der Epithel-Cutisgrenze beobachten, und zwar entstehen sie hier zwischen Basalreihe und Papillarkörper infolge der lockeren Verbindung der Gewebe, die wiederum von EHARA auf eine Funktionsstörung der Zellen zurückgeführt wird. Diese Art von Lückenbildung entsteht spontan oder als Artefakt, in gleicher Weise wie die in der Hornschicht entstehenden Lücken. Unterhalb der cutanen Zellinfiltrate entstehende Lücken erklärt EHARA ebenfalls als Artefakte und meint, daß die Lücken- und Spaltbildungen, die, wie er ausführt, in so verschiedener Weise bedingt sein können, für die DARIERsche Krankheit nicht immer pathognomonisch sein müssen.

Hält man nun die verschiedenen Ansichten der Autoren einerseits und die außerordentliche Regelmäßigkeit, mit der diese Lücken- und Spaltbildungen in den Haut- und Schleimhautveränderungen der DARIERschen Krankheit in Erscheinung treten, andererseits — hier sei nur auf die Befunde von KREN, SPITZER und BRÜNAUER verwiesen, die in ihren Fällen von Schleimhaut-Darier die Lückenbildung regelmäßig beobachteten — einander gegenüber, so muß man insbesondere BIZZOZERO zustimmen, daß die außerordentliche Regelmäßigkeit, mit der die Bildung von Lücken, Höhlen oder Spalten innerhalb der Knötchen oder der diesen entsprechenden Veränderungen in Erscheinung tritt, während sie an anderen Stellen fehlt, gegen die Annahme eines durch Härtung, Fixierung oder Excision entstandenen Artefaktes spricht. Gegen die Annahme, in diesen Lücken- und Spaltbildungen ein bei dem Präparationsprozesse entstandenes Kunstprodukt zu sehen, würde fernerhin das, wenn auch relativ seltene Vorkommen von Grains und Corps ronds innerhalb der Lücken- und Spaltbildungen sprechen. Die Befunde von BUZZI und MIETHKE sowie von O. SACHS, welche in den Spalten und Lücken Leukocyten nachgewiesen haben wollen, stehen mit anderen Befunden, bei denen ein derartiger Nachweis nicht gelang, in Widerspruch (BRÜNAUER). Bemerkt sei auch, daß der Nachweis von Fibrin, auf welchen gerade BUZZI und MIETHKE sehr viel Wert legen, zumeist hier nicht glückt (SPIETHOFF). Daß endlich die Lücken nichts anderes seien als mißlungene Blasen, die sich infolge des durch den Hornpfropf ausgeübten Druckes nicht entwickeln können, dagegen sprechen insbesondere sowohl Befunde von BIZZOZERO, der ausgesprochene Lückenbildung ohne jede Veränderung der Hornschichte nachweisen konnte, wie auch die oben erwähnten Untersuchungsergebnisse namentlich der Mund-, Pharynx- und Oesophagusschleimhaut, bei welchen vielfach Spalten und Lakunen nachweisbar waren, während die Hornschichte an diesen Stellen zumeist normal, vielleicht auch manchmal etwas verbreitert erschien, keineswegs aber Hornflöcke oder Hornpfröpfe aufzuweisen hatte. Ist so die Annahme einer entzündlichen Genese der Lückenbildungen — auch BIZZOZERO lehnt eine solche energisch ab — als zumindest nicht erwiesen zu betrachten, so gewinnt die insbesondere von BOECK vertretene Ansicht immer mehr an Wahrscheinlichkeit, daß die Spalten im Bereiche der Stachelschichte mit einer primären Epithelveränderung in Zusammenhang zu bringen seien. Zu dieser Auffassung scheint sich auch KREIBICH zu bekennen, wenn er in der oben erwähnten Arbeit ,,Übergang von Hyperkeratosis KYRLE in Dyskeratose DARIER'' bezüglich der histologischen Veränderungen bei der DARIERschen Krankheit ausdrücklich betont: ,,Es treten Spalten im Rete auf, die als Kunstprodukte erscheinen, es aber nur zum Schein sind. Gewiß entstehen diese Spalten erst durch die Fixation, da sie aber bei gleicher Fixation sich in normaler Haut und bei anderen pathogenetischen Prozessen nicht bilden, zeigen sie eine für den Morbus Darier charakteristische Beschaffenheit der Retezellen an". Ob die Ansicht Bizzozeros zu Recht besteht, daß die Lücken und Spalten auf die Veränderung des *oberhalb* der Lücke liegenden Epithels zurückzuführen sind; darüber soll später bei der Erörterung der Histopathogenese des Krankheitsbildes gesprochen werden. An dieser Stelle sei nur nachdrücklichst darauf verwiesen, daß, wie schon Darier hervorgehoben hatte, die *unterhalb* der Lakunen befindlichen Zellagen in auffallender Weise durcheinander geworfen erscheinen (,,La désagrégation du corps muqueux est tout à fait frappante"), daß ferner auch Kren betont, daß die Basalzellen hier aus dem gegenseitigen Gefüge gebracht erscheinen und daß endlich unterhalb der Lücken und Spalten jene Veränderungen der Basalzellen in Erscheinung treten, von welchen gleich die Rede sein soll. Hervorgehoben sei nur noch kurz, daß die von Bizzozero geschilderten Spaltbildungen im Bereiche des Follikeltrichters und der Follikelwand durch eigene Befunde ihre volle Bestätigung fanden.

3. Von besonderem Interesse ist nun das Verhalten der *Basalzellenreihe* (Abb. 22), welche unterhalb der eben beschriebenen Lücken und Spalten nicht mehr die regelmäßige Anordnung aufweist; vielfach erscheinen, wie dies gelegentlich der Erörterung des histologischen Bildes im Bereiche der Haut- und Schleimhautveränderungen bereits geschildert wurde, die Elemente der Basalreihe wie durcheinander gewürfelt, aus ihrem gegenseitigen Gefüge gebracht; zumeist aber kann man jedoch wahrnehmen, daß an diesen Stellen finger- oder schlauchförmige, aus Basalzellen bestehende Zellsprossen gegen das Corium, bzw. die Submucosa ausgestülpt werden, welche zahlreiche Mitosen aufweisen, sich verzweigen, verästeln, allmählich verbreitern und oft auch hyalin degenerierte Zellen, Corps ronds, Grains, ja sogar Hyalinkugeln enthalten. Schon in seiner ersten Arbeit hatte Darier auf diese auffallenden epitheliomartigen Schläuche aufmerksam gemacht, Boeck hatte auf die augenfällige Wucherung der interpapillären Zapfen, die sich spalten und nach unten verteilen, hingewiesen, und Jarisch-Matzenauer erwähnen Wucherungen des Rete Malpighii, dessen Zapfen teils in Form breiter Kolben, teils spitz auslaufend tief gegen das Corium vordringen. Allmählich aber hatten in den Darstellungen der verschiedenen Autoren die Erörterungen über die Genese der Corps ronds und Grains, der Fissuren und Lakunen einen immer breiteren Raum eingenommen und man hatte die so augenfälligen Veränderungen der Basalzellenreihe vergessen oder sie nur flüchtig als Nebenbefunde erwähnt, wie Fasal, Kreibich, Sachs u. a. m. Nékám dagegen erwähnt gelegentlich einer Diskussion über Morbus Darier, daß in der unteren basalen Schichte eine dem Basaliom entsprechende Wucherung sichtbar sei, Bellini verweist mit Nachdruck auf die ,,neoformazione di tuboli e cordoni epitheliomatiformi nel fondo dell' elemento erutivo, i quali, dispartendosi dallo strato basale germinativo, si approfondano ad un dato livello nel derma"; Bizzozero erwähnt das Vorhandensein reichlicher Mitosen in der Basalschichte unterhalb der Lückenbildungen, sowie das Auftreten von Epithelwucherungen am Grund der Lücke gegen das Bindegewebe hin, Martinotti betont die Proliferation der Basalschichte, wobei es zu basocellulären Neubildungen und Umbildung zu Keratohyalin kommt. Endlich verweisen Ledermann und Pinkus auf die Ausbildung der eigenartigen epitheliomartigen Schläuche in ihrem Falle und auch Friboes beschreibt ebenso wie Zieler ausführlich die schlauchförmigen Zellsprossen der Basalzellenreihe. Von jenen Autoren, welche die bei Morbus Darier auftretenden Schleimhautveränderungen auch histologisch untersuchten, erwähnt Reenstierna, daß das Epithel mächtige, breite Zapfen in die Tunica mucosa hinein entsendet (Akanthose), Kren betont, daß der tiefsten Zellage des Rete die normale palissadenähnliche Aneinander-

reihung fehlt und die Basalzellen aus ihrem gegenseitigen Gefüge gebracht erscheinen, aber nur SPITZER hebt die „charakteristische Wucherung der Basalzellen hervor, die in zahlreichen, kleinen Zapfen sich in das subepitheliale Lager hinein erstrecken". Endlich wäre hier auf eigene Befunde zu verweisen, welche zeigen, daß die schlauch- oder fingerförmigen Fortsätze der Basalzellenschichte allenthalben in den Schleimhautveränderungen mit auffallender Regelmäßigkeit unterhalb der Spalten- und Lückenbildungen in Erscheinung treten, dagegen überall dort vermißt werden, wo Spaltbildungen und Degenerationserscheinungen im Bereich des Epithels fehlen, so daß in diesem eigenartigen Verhalten der Basalzellenreihe unmöglich nur ein Nebenbefund erblickt werden kann. Es muß vielmehr im Gegenteil diesen ganz eigenartigen, auffallenden Veränderungen, wie weiter unten gelegentlich der Erörterung der Histopathogenese noch auseinandergesetzt werden soll, gerade für den Werdegang des pathologischen Geschehens bei dem Morbus Darier eine besondere Bedeutung zuerkannt werden.

4. Das Verhalten der Hornschichte wurde bereits oben in der zusammenfassenden Darstellung der histologischen Veränderungen eingehend geschildert. Hier sei nur hervorgehoben, daß BIZZOZERO innerhalb des Stratum corneum zwischen und oberhalb der einzelnen Darierknötchen gelegentlich kleine, wie Bläschen anmutende Hohlräume beobachtet hatte. Diese oberhalb des Stratum granulosum oder zwischen den Hornlamellen gelegenen kleinen Hohlräume sind zumeist leer, nur manchmal weisen sie einen feinkörnigen oder feinfädigen Inhalt auf, zuweilen auch kleine, rundliche Körnchen, die bei der WEIGERTschen Fibrinfärbung sich intensiv violett färben (BIZZOZERO).

Das Stratum granulosum zeigt sich manchmal normal, manchmal verbreitert, mitunter fehlt es sogar, und zwar bemerkenswerterweise zumeist am Grunde der dellenförmigen Einsenkung der Darierknötchen, während es an den seitlichen Abhängen dieser Eindellung oft noch nachweisbar ist und sich erst nach unten hin allmählich verschmälert, bis es schließlich nicht mehr sichtbar ist.

Das *Pigmentbild* des Morbus Darier hat im allgemeinen bis jetzt nur wenig Beachtung gefunden, zumeist wurde nur bei der Schilderung der histologischen Veränderungen ein auffallender Pigmentreichtum der Basalschichte im Bereiche der pathologisch veränderten Partien erwähnt (BRÜNAUER, EHARA, HIDAKA, PAYENNEVILLE-CAILLIAU u. a.). Es ist nun ein besonderes Verdienst von MU, dessen Arbeit über die Pigmentverhältnisse beim Morbus Darier bereits erwähnt wurde, das Pigmentbild dieser Affektion einem eingehenden Studium unterzogen zu haben, wobei festgestellt werden konnte, daß bei der DARIERschen Dermatose die Pigmentfunktion der Epidermis eine erhebliche Störung erleidet. In der *normalen Haut an der Peripherie der* DARIER-Knötchen findet sich das Pigment — wenn wir den Ausführungen MUs folgen — fast ausschließlich in der Basalschichte, es ist hier in etwas gesteigertem Ausmaße vorhanden und erscheint kappenartig dem distalen Kernende aufgelagert, während dendritisch gebaute Pigmentzellen hier vollkommen fehlen. Im Papillarkörper und mitunter auch in den tieferen Cutisschichten sind spärliche Chromatophoren vorhanden, deren Zahl jedoch gegen den Krankheitsherd hin zunimmt. An jenen Stellen, an welchen sich der *Beginn* der Dyskeratosis DARIER in der Epidermis bereits erkennen läßt, besteht eine deutliche Hyperpigmentierung, und zwar sowohl der Basalzellen wie auch der höher gelegenen Zellreihen; auch hier erscheint das Pigment noch zumeist in Kernkappenform angeordnet, nur vereinzelt zeigen sich Ansätze zur Dendritenbildung. Mitunter lassen sich die Pigmentkörner bis in die Hornschichte hinein verfolgen. Die Chromatophoren sind in diesem Stadium deutlich vermehrt. *Wo aber Hyper- und Parakeratose sowie die charakteristischen, pathologischen Zellformen bereits vorhanden sind*, findet sich

eine auffallende Pigmentarmut; zerstreute Körnchen lassen sich wohl noch in
der Basalschichte wie in den höheren Zellagen erkennen, ja sogar noch in der
parakeratotischen Hornschichte, aber in der einzelnen Zelle sind sie nur spärlich
vorhanden. Bemerkenswert ist, daß auch in den typischen Corps ronds und
Grains einzelne Pigmentkörnchen mit der Silberreaktion festgestellt werden
konnten. In der unmittelbaren Nähe der am stärksten pathologisch veränderten
Stellen zeigt sich in der Basalschichte der zumeist verlängerten Retezapfen eine
ausgesprochene Hyperpigmentierung; an diesen Stellen ist jedoch das Pigment
zumeist nicht mehr kernkappenförmig den Basalzellkernen aufgelagert, sondern
der basale Melanoblast ist zur Dendritenzelle geworden, die mit braunen Pigmentkörnchen überladen ihre zierlichen Ausläufer weithin in die intercellulären
Zwischenräume entsendet. Der Papillarkörper dieser Stellen weist besonders
reichliche Chromatophoren auf.

Die *Dopareaktion* läßt im Bereiche der normalen Hautpartien in der Basalschichte in mehr oder minder regelmäßigen Zwischenräumen angeordnete
reagierende Zellen erkennen, deren Protoplasma teils körnig, teils diffus durch
Dopamelanin dunkel gefärbt erscheint. Häufig finden sich Ansätze zur Bildung
von Ausläufern, die in den nicht mit Dopa behandelten Schnitten nicht erkennbar
sind. Weitaus stärker wird die Reaktion dagegen in den im Nativ- und Argentum-
präparat überpigmentierten Partien, in welchen die Melanoblasten dendritisch
gebaut sind. Hier reagieren weitaus mehr Zellen der Basalreihe aber auch höherer
Schichten, die Reaktion fällt viel dunkler aus, die Dendriten sind deutlich und
reichlich. Im Gegensatz zu diesen intensiv reagierenden Anteilen weisen dagegen
die pigmentarmen Knötchen einen relativ schwachen Ausfall der Dopareaktion
auf, indem hier nur wenige Zellen und nur solche der Basalschichte reagieren, die
Reaktion der einzelnen Zellen viel schwächer und heller ausfällt; aber auch hier
zeigt die Zelle deutlich reagierende Ausläufer.

Faßt man die eben geschilderten, von MU erhobenen Befunde des Pigment-
bildes bei Morbus Darier zusammen, so ergibt sich aus ihnen, daß bei dieser
Affektion die Pigmentfunktion der Epidermis erheblich gestört erscheint, indem
zu Beginn der Erkrankung eine Steigerung der Pigmentfunktion eintritt, welche
sich in einem stärkeren Pigmentgehalt der Basalreihe wie auch der höheren
Schichten einerseits, in einer gegenüber der Norm etwas gesteigerten Dopareaktion andererseits manifestiert; gleichzeitig erscheint auch der Abfluß des
Pigments in der Cutis erhöht. Mit der Zunahme der Erkrankung, mit dem Auftreten der typischen Veränderungen des Zellgefüges und der einzelnen Zellen
erleidet dann die Pigmentfunktion eine schwere Beeinträchtigung, die Dopareaktion ist viel schwächer und nur noch in einzelnen Zellen der Basalreihe
positiv, und dementsprechend tritt eine auffallende Pigmentarmut auf. Mit
dieser Pigmentschwäche geht jedoch namentlich in den angrenzenden, akanthotisch gewucherten Epithelzapfen eine pathologische Steigerung der Pigment-
tätigkeit einher, welche sich in dem Auftreten zahlreicher, deutlich reagierender,
dendritisch gebauter Melanoblasten dokumentiert, während solche in der angrenzenden Apidermis vollständig fehlen. Dendritenbildung wie Akanthose
werden übrigens von MU als Versuch zur Reparation der geschädigten Epidermis
aufgefaßt.

Diese Befunde sind aber auch in pathogenetischer Hinsicht nicht ohne Bedeutung, indem sie erkennen lassen, daß der wesentliche pathologische Vorgang
beim Morbus Darier sich in den pigmentbildenden Basalzellen abspielt. Die
hier einsetzende, ihrer Natur nach derzeit noch völlig unbekannte Schädigung
führt hier einerseits zu den bekannten, eigenartigen, dyskeratotischen Zellformen, andererseits aber auch zu einer Schädigung der Pigmentbildung, die
ja wie die Hornbildung ebenfalls eine Funktion der normalen Basalzelle darstellt.

Mu erscheint es demnach richtiger, an Stelle des Begriffes Dyskeratose von einer schweren Dysplasie und Dysfunktion der Basalzellen zu sprechen. Daß die für den Morbus Darier so charakteristischen Corps ronds und Grains letzten Endes von Basalmelanoblasten abstammen, erscheint dadurch bewiesen, daß sie, wiewohl zumeist völlig pigmentlos, doch mitunter noch vereinzelte Pigmentkörnchen enthalten können, welche sie von ihrem Entstehungsorte her mitschleppen, obwohl ihre ursprüngliche Fähigkeit, neue zu bilden, ihnen längst abhanden gekommen ist.

Was nun die Verhältnisse in der *Cutis* betrifft, so ist vor allem durch die pathologischen Vorgänge in der Epidermis der Papillarkörper in Mitleidenschaft gezogen, die Papillen sind stark verlängert und verschmälert, aneinandergedrängt, namentlich am Rande der einzelnen Knötchen; an anderen Stellen wieder sind die Papillen verbreitert und verkürzt; in wieder anderen Fällen, namentlich in solchen, in denen der Prozeß schon sehr lange Zeit hindurch bestand und weit vorgeschritten ist, findet man vielfach die Papillen abgeplattet, oft sogar — namentlich in den zentralen Partien der Knötchen — den Papillarkörper atrophiert (vgl. auch Abb. 17). Zwischen den oben erwähnten schlauchförmigen Ausstülpungen der Basalzellreihe findet sich oft eine ganz geringe Menge von Bindegewebe, so daß Bildungen entstehen, die kleinen Papillen außerordentlich ähneln. Dieses Verhalten findet man auch, worauf schon DARIER hingewiesen hat, im Bereich der Follikelwand, und diese eigentümlichen Verhältnisse hebt er auch wahrscheinlich hervor, wenn er von einem ,,bourgeonnement papillomateux des parties latérales et profondes de la cupule folliculaire" spricht. Das Gewebe der Papillen ist stellenweise etwas ödematös, die Gefäße vielleicht hin und wieder leicht dilatiert, Befunde also, denen keine weitere Bedeutung zukommt. Hervorzuheben wäre noch ein Befund von ZURHELLE, der über eigentümliche Körnchenbildung im Papillarkörper berichtet, die sich bei Anwendung der Elasticamethoden (Orcein- und Weigertfärbung) an diesen Stellen nachweisen ließen.

Bezüglich des Vorhandenseins von perivasculären Infiltraten im Derma wäre zu erwähnen, daß sich solche sowohl unterhalb der Knötchen, und zwar auch um die gegen die Tiefe vordringenden schlauchartigen Fortsätze der Basalzellenreihe gelagert finden, aber auch unabhängig davon an Stellen, deren Epithel keine oder keine charakteristischen Veränderungen aufzuweisen hatte. Diese Infiltrate bestehen — worauf schon verwiesen wurde — zumeist aus Lymphocyten und mehr oder minder reichlichen Plasmazellen; seltener enthalten sie Mastzellen und hin und wieder auch Leukocyten und eosinophile Zellen. Von Interesse ist auch, daß MELCZER in einem Falle von vegetierender Form der DARIERschen Krankheit im Bindegewebe um die epitheliomähnlichen Wucherungen herum inselähnliche Anhäufungen von Plasmazellenhaufen, sowie hauptsächlich intracellulär gelegene fuchsinophile Körper nachweisen konnte. Gerade diesem letzteren Umstande mißt MELCZER besonderes Interesse bei, weil man bisher derartige Fuchsinkörperanhäufungen bloß bei chronischen infektiösen Granulomen (Aktinomykose, Mycetoma, Sklerom) sowie bei pyogenen Eiterungsprozessen nachzuweisen vermochte, so daß nach Ansicht MELCZERs dieser Befund von hyalinoiden Veränderungen im Bindegewebe auf die infektiöse Natur des Morbus Darier hinweisen würde.

Bemerkt sei schließlich noch, daß, wie EHARA hervorhebt, das Bindegewebe unterhalb der Epidermis mitunter zu kurzen Massen fragmentiert und degeneriert erscheint, daß andererseits PAYENNEVILLE-CAILLIAU von Sklerosierungserscheinungen im Derma sprechen.

d) Versuch einer histopathogenetischen Darstellung. Überblickt man nun die eben geschilderten histologischen Veränderungen bei der DARIERschen

Krankheit und versucht man sie zu einer Darstellung der Histopathogenese dieses eigenartigen Krankheitsbildes heranzuziehen, so muß zunächst als auffallend hervorgehoben werden, daß der Hauptteil des pathologischen Geschehens sich am Epithel abspielt, daß dem gegenüber die Veränderungen in der Cutis weitaus in den Hintergrund treten. Was die Veränderungen im Epithel anlangt, so wurde ja mehrfach in den obigen Ausführungen hervorgehoben, mit welcher außerordentlichen Regelmäßigkeit die hyalinen Degenerationserscheinungen, das Auftreten von Lücken- und Spaltbildungen, insbesondere aber das geschilderte auffallende Verhalten der Basalzellenreihe miteinander kombiniert in Erscheinung treten. BELLINI wie auch LEDERMANN-PINKUS haben die Aufmerksamkeit auf diese finger- und schlauchförmigen Ausstülpungen der Basalzellenschichte gelenkt, die ja schon DARIER in seiner ersten Arbeit geschildert hatte, die aber dann später zumeist nur als Nebenbefunde hervorgehoben worden waren. Unserer Auffassung nach sind gerade die Vorgänge, die sich hier in der Basalschichte abspielen, von wesentlicher Bedeutung für die Pathogenese der DARIERschen Krankheit. Wo nämlich finger- und auch schlauchförmige, fast nur aus Basalzellen bestehende Zellsprossen von der Basalzellenreihe ausgestülpt werden oder auch wo die Zellen der Basalreihe aus ihrer normalen, schönen, regelmäßigen, palissadenförmigen Anordnung gebracht erscheinen, an diesen Stellen verliert ein großer Teil der Retezellen die Verbindung mit der Palissadenschichte, sie erscheinen durcheinandergewürfelt, aus ihrem gegenseitigen Gefüge gebracht, auch mehr rundlich, dabei vielfach ödematös, oft wabig oder sogar homogen und lassen zumeist keine Epithelfaserung mehr erkennen. Dadurch kommt es nun zu jenen akantholytischen Lücken- und Spaltbildungen, die stets regelmäßig über den geschilderten, schlauchartigen Fortsätzen der Basalschichte in Erscheinung treten oder oberhalb jener Stellen, an welchen die Zellen der Basalzellenreihe ihre normale palissadenartige Aneinanderreihung verloren haben. Ob man sich nun der interessanten Auffassung KREIBICHs über den Bau der Epidermis und deren Elemente, sowie namentlich darüber, ob Protoplasmafasern aus einer Zelle aus- und in eine andere eintreten können, anschließt oder nicht, — sicher ist, daß, wenn einmal die Retezellen in ihrem Gefüge gelockert, durcheinandergeworfen, aus dem Zusammenhang gebracht sind, der Zellstoffwechsel wie die gesamten biologischen, in den Zellen sich abspielenden Vorgänge leiden, daß degenerative Prozesse einsetzen müssen. Es kann an dieser Stelle und in diesem Zusammenhang nicht unerwähnt bleiben, daß — wie DUCREY hervorhebt — auch HANSEMUELLER und LANDOIS, sowie ROSENBERG die Bildung der runden Körperchen beim Morbus Paget letzten Endes auf die gestörte Osmose und Diosmose zurückzuführen geneigt sind. Die Bildung der Corps ronds und Grains erfolgt dadurch, daß Zellen mit besonders hoher Konsistenz sich aus dem Verbande lösen und abrunden (KREIBICH); nach UNNA entstehen Corps ronds und Grains, je nachdem ältere oder jüngere Spinosumelemente der hyalinen Degeneration verfallen, solche, bei welchen eine Differenzierung von Endo- und Ektoplasma schon erfolgt ist oder noch nicht eingetreten war. Und was endlich die Erscheinungen von Para- und Hyperkeratose anlangt, die KREIBICH bei seiner Erörterung über die Pathogenese der DARIERschen Krankheit mit stärkerer oder geringerer Durchfeuchtung des Epithels mit fibrinogenreichem Exsudat und der dadurch bedingten pathologischen Verhornung begründet, so kann diese Erklärung auch mit der eben vorgetragenen Anschauung in Einklang gebracht werden mit der Abänderung, daß unserer Auffassung nach die stärkere oder geringere Durchfeuchtung des Epithels mit Gewebsflüssigkeit erfolgt, deren Zirkulation durch die Umordnung im Rete irgendwie gestört und abgeändert erscheint.

Die eben vorgetragene Auffassung, die auch bereits an anderer Stelle vertreten wurde (BRÜNAUER), scheint nun durch eine Reihe von Arbeiten der letzten Zeit eine wesentliche Stütze erhalten zu haben; so sieht HAMDI das Wesen des Krankheitsprozesses beim Morbus Darier in einer Differenzierungsstörung, in einer Entstachelung der sich erst neu bildenden Basalzellen; MU, der durch den Befund von spärlichen Pigmentkörnchen in einzelnen, der zumeist völlig pigmentlosen Corps ronds und Grains beweisen konnte, daß diese Bildungen letzten Endes von den Basalmelanoblasten abstammen, möchte von einer schweren Dysplasie und Dysfunktion der Basalzellen bei der DARIERschen Krankheit sprechen; KREIBICH endlich, der in seiner geistreichen Weise versucht, den Übergang einer Hyperkeratosis KYRLE in Dyskeratosis DARIER auch histopathogenetisch zu begründen, glaubt, das pathologische Geschen beim Morbus Darier am treffendsten mit einer frühzeitigen Erstarrung der Epithelien vergleichen zu können, bei welcher die Intercellularbrücken, von der gleichen Protoplasmaveränderung betroffen, ihren Dienst aufsagen, so daß die Retezellen wie gelockerte Bausteine auseinanderfallen.

e) Im Anschluß an die obigen Ausführungen, die einen Versuch darstellen, die Histopathogenese des Morbus Darier zu schildern, sei noch kurz der *dermatoskopischen Befunde* gedacht, die SAPHIER in einem einschlägigen Falle erheben konnte und die darum bemerkenswert sind, weil sie in einem gewissen Gegensatz zu der vorhergehenden Darstellung stehen. SAPHIER, der als besonders auffallend eine ganz leichte Erhabenheit, eine Art Verbindungswall zwischen den einzelnen Darierknötchen bei längerer dermatoskopischer Betrachtung feststellen konnte, konnte sich nämlich des Eindrucks nicht erwehren, ,,daß die ganze Dyskeratose bloß etwas Sekundäres wäre und das Primäre die Papillenhypertrophie, bzw. Papillarhyperplasie oder, im Sinne der Genodermatosenlehre, die Papillenmißbildung. Die interessanten, von BETTMANN erhobenen Befunde, bei welchen in vivo erfolgte Anfärbung der Hautoberfläche mittels Anilinfarblösungen mit capillarmikroskopischer Beobachtung kombiniert erscheint, wurden schon im vorhergehenden erwähnt.

4. Über die Beziehungen der DARIERschen Krankheit zu anderen Affektionen.

Sowohl bei der Besprechung des klinischen Bildes, wie auch späterhin gelegentlich der Erörterung der mikroskopisch nachweisbaren Veränderungen hat es sich gezeigt, daß mannigfache Beziehungen zwischen dem Morbus Darier einerseits und verschiedenen Krankheitsbildern andererseits bestehen, Beziehungen, die sich teils aus klinischen Ähnlichkeiten ergeben, teils aber auch aus gewissen histologischen Details, die nicht nur in den bei der DARIERschen Krankheit erhobenen Befunden, sondern auch in ähnlicher, ja sogar gleicher Weise auch bei verschiedenen anderen Krankheitsprozessen in Erscheinung treten.

a) Vor allem sei darauf verwiesen, daß, wie TOUTON in seinem Referat über Ätiologie und Pathologie der Acneformen hervorgehoben hatte, unzweifelhaft eine gewisse Ähnlichkeit zwischen DARIERscher Krankheit und bestimmten *selteneren Acneformen* besteht; so hat LUTZ unter der Bezeichnung ,,Hypertrophie générale du système sébacé'' schon im Jahre 1860 ein Krankheitsbild geschildert, welches vollkommen jenem des Morbus Darier entspricht; es sei fernerhin gestattet, auf Fälle zu verweisen, für welche von OLLIVIER und LAILLER, dann BESNIER und auch HALLOPEAU die Benennung ,,acné sébacé concrète avec hypertrophie'' gewählt worden war, sowie endlich auf einen von E. GAUCHER im Jahre 1900 als ,,acné cornée végétante'' demonstrierten Fall, für welchen GAUCHER diesen Namen gewünscht hatte, und zwar mit Rücksicht auf die damals bereits feststehende Tatsache der epithelialen Genese der Corps ronds und Grains. Erwähnt sei, daß sich damals Leredde gegen die Bezeichnung Acne wandte, indem er darauf hinwies, daß einerseits bei den Acneformen Veränderungen der Nägel fehlen, daß andererseits bei der Darierschen Krankheit die Veränderungen nicht an die Follikel gebunden erscheinen, sondern die Epidermis in ihrer ganzen Ausdehnung befallen.

b) Von französischen Autoren und zwar von Hallopeau sowie auch von Darier selbst wurde ferner auf die Beziehungen des Morbus Darier zu dem von Pollitzer und Janovsky beschriebenen Krankheitsbilde der *Acanthosis nigricans* hingewiesen, für welche letztere Affektion Darier die Bezeichnung Dystrophie papillaire vorzieht; nach Rille scheinen zwischen den beiden Affektionen, die — wie Kaposi meint — nur besondere Formen der Keratosen darstellen, mannigfache Übergangsformen zu bestehen; namentlich aber war es Kuznitzky, der die außerordentliche klinische Ähnlichkeit beider Erkrankungen betont und insbesondere als klinisch wichtiges Unterscheidungsmaterial hervorgehoben hatte, daß bei der Darierschen Krankheit als Primäreffloreszenzen stets Papeln beschrieben werden, die mit Krusten bedeckt sind, während bei der Dystrophia papillaris pigmentosa andererseits niemals Krusten bestehen, die Haut im Gegenteil außerordentlich trocken, kaum schuppend erscheint. Im Gegensatz hiezu meint Hallopeau, daß dem Fehlen papulöser Effloreszenzen bei der Acanthosis nigricans kaum eine entscheidende Bedeutung beizumessen wäre, weitaus eher den histologischen Veränderungen dieser Erkrankung, bei welcher die Verteilung und Anordnung der Effloreszenzen in hohem Grade jener bei Morbus Darier entspricht und bei welcher auch Nagelveränderungen, warzenartige Effloreszenzen an den Handrücken, sowie Erscheinungen auf den Schleimhäuten, insbesondere auf der Zunge beschrieben werden, von welchen namentlich letztere den bei Darierscher Krankheit an der Zunge sich abspielenden Veränderungen außerordentlich ähnlich sind (Audry und Dalous, Bizzozero, Emery, Gastou und Nicolau, Euthyboule, Hallopeau, Reenstierna, Riecke, Seiffert).

Der Vergleich der histologischen Veränderungen bei beiden Affektionen ergibt nun bei der Dystrophia papillaris pigmentosa Hyperkeratose, Acanthose, Hyperpigmentation sowie insbesondere Papillarhypertrophie, während wirkliche Corps ronds fehlen, nur hie und da vorgetäuscht werden; ebenso fehlen auch Grains; Erscheinungen von Parakeratose und Hornpfropfbildungen, insbesondere aber Lücken- und Spaltbildungen, sowie die oben beschriebenen schlauchartigen Fortsätze der Basalzellenreihe ließen sich nirgends nachweisen. Wohl zeigt auch die Basalzellenschichte oder vielmehr die Epidermis-Cutisgrenze bei Morbus Darier ein auffallendes Pigmentbild, das im vorhergehenden bereits eingehend geschildert wurde; was andererseits die Vergrößerung der Papillen betrifft, so zeigen sich ähnliche groteske Verzweigungen und Veränderungen derselben bei der Darierschen Dermatose nur höchst selten, wie z. B. in den Fällen von Rille, Schwimmer und dem in letzter Zeit beschriebenen Fall von Ledermann und Pinkus. Erwähnenswert ist auch, daß vielfach Acanthosis nigricans namentlich bei Patienten zugleich mit malignen Tumoren, inbesondere Carcinose der inneren Organe beobachtet werden konnte und daß andererseits auch bei Morbus Darier eine solche Koinzidenz beschrieben wurde (Boeck, Buzzi und Miethke, Fabry, Gron, Heiss-Squindo, Kreibich, Spiethoff).

c) Wie die Acanthosis nigricans wurde auch die Dariersche Dermatose vielfach in Beziehungen zur *Ichthyosis* gebracht, so von Hutchinson, Wilson, später von Joseph und von Neisser; mit besonderem Nachdruck jedoch vertritt Doctor, dessen Fälle wohl von mancher Seite wie Dufort, Schwab, ob ihrer Zugehörigkeit zum Morbus Darier angezweifelt werden, die Ansicht, daß, nachdem einmal die Anschauung von der Spezifität der DARIERschen Körperchen sich nicht mehr aufrecht erhalten läßt, eine scharfe Trennung zwischen Ichthyosis und DARIERscher Krankheit wohl kaum zu rechtfertigen wäre. In dieser Hinsicht sind zweifelsohne die Beobachtungen von BIZZOZERO, BURNIER-REJSEK, JANOVSKY, ORLEMAN-ROBINSON, ROTHE außerordentlich interessant; so sah BIZZOZERO in seinem Falle die Kombination von DARIERscher Dermatose und leichter Ichthyosis nitida; BURNIER-REJSEK beschreiben zosterförmig in der Gegend der 6.—8. Rippe angeordnete, histologisch wohl charakterisierte Darierefflorescenzen bei einem 60jährigen Manne, bei dem gleichzeitig Diabetes, positive Wa.R., sowie insbesondere Erscheinungen von Ichthyosis bestanden; JANOVSKY erwähnt eine durch Auflagerung weißlicher, leicht abschilfernder Schuppen charakterisierte Hyperkeratose außerhalb der von den Primärefflorescenzen befallenen Stellen; ORLEMAN-ROBINSON beschreiben eine 15jährige Frau mit einer seit 5 Jahren bestehenden, einem Eczema seborrhoicum ähnlichen Affektion der Hände und Stirne, des Nackens und des Thorax, die sich histologisch als Morbus Darier erwies; gleichzeitig bestand eine deutliche ichthyotische Beschaffenheit der Haut an Ellbogen und Knien. ROTHE endlich beobachtete eine Familie, in welcher bei einem 10jährigen Knaben Hauterscheinungen auftraten, die in das Gebiet der ichthyotischen Erkrankungen gehörten, während Mutter und Großmutter des Patienten Zeichen von Morbus Darier aufwiesen. Von CAMPANA wurde ein Fall von Psorospermosis ichthyosiformis veröffentlicht, der aber nach Ansicht ROTHEs mit Sicherheit weder zu der einen, noch zu der anderen Erkrankung gerechnet werden kann und deshalb auszuscheiden wäre. Schon früher hatte HALLOPEAU dagegen Stellung genommen, die DARIERsche Erkrankung mit der Ichthyosis in irgendwelche Beziehungen zu bringen; auch der Standpunkt DOCTORs hat späterhin vielfach eine ablehnende Beurteilung erfahren, so insbesondere von GASSMANN, aber auch von BIZZOZERO, POEHLMANN, ROTHE, O. SACHS, welche auf Grund teils klinischer, teils histologischer Erwägungen ablehnen, an eine Identifizierung dieser beiden Affektionen auch nur zu denken; sicherlich sind einige Analogien gegeben, so das familiäre Vorkommen, der Beginn in der Jugend, Auftreten von Nagel- und Schleimhautveränderungen, sowie von Hyperidrosis palmaris et plantaris — JADASSOHN betont in einer Fußnote zur ROTHEschen Arbeit das Vorkommen der letzteren bei Ichthyosis — und Hyperkeratose, andererseits bestehen jedoch nicht nur wesentliche klinische Differenzen, so bezüglich der Primärefflorescenzen und der Lokalisation, sondern insbesondere auch histologische Unterschiede, wobei aber insbesondere die Erscheinungen von hyaliner Degeneration der Spinosumzellen, von Lakunen- und Fissurenbildung, sowie insbesondere das Verhalten der Basalzellenreihe bei Morbus Darier hervorgehoben seien. Wenn also auf Grund klinischer Beobachtungen und histologischer Untersuchungen Beziehungen zwischen Ichthyosis und DARIERscher Krankheit kaum angenommen werden können, so bestehen andererseits dennoch Analogien, und zwar, wenn man den Morbus Darier den kongenitalen Verhornungsanomalien angliedert (BIZZOZERO, ROTHE, BETTMANN, BRÜNAUER), zu welchen ja auch die Ichthyosis gerechnet werden muß. Die DARIERsche Dermatose, die, wie oben auseinandergesetzt wurde, sich mit Nagelanomalien, palmarer und plantarer Hyperkeratose und Hyperidrosis, leukoplakieartigen Veränderungen der Mundschleimhaut, sowie mit anderweitigen Anomalien wie abnormer Behaarung, Mißbildungen des Schädels, kongenitalen Muskeldefekten, auch mit psychischen Anomalien kombinieren kann, weist gerade durch diese Kombinationen mannigfache Ähnlichkeiten mit der Gruppe der kongenitalen Verhornungsanomalien auf, auf deren verschiedene Typen LENGLET und, diesen ergänzend, JADASSOHN aufmerksam gemacht haben. Da ist es nicht ohne Interesse, daß histologische Untersuchungen sowohl jener Stellen der Mundschleimhaut, welche makroskopisch kleine Knötchen erkennen ließen, wie auch solcher, die bei Betrachtung mit freiem Auge wie eine Leukoplakie anmuteten, eine weitgehende Übereinstimmung der erhobenen histologischen Befunde aufwiesen (Brünauer). Diese Feststellung erscheint nicht unwichtig, namentlich in Hinblick auf die von Amicis, Jarisch, Seiffert mitgeteilten, histologisch jedoch nicht untersuchten Befunde von leukoplakieartigen Veränderungen der Mundschleimhaut bei Morbus Darier (de Amicis, Jarisch, Seiffert), von welchen allerdings die Zugehörigkeit des Falles Jarisch zu dieser Erkrankung vielfach bestritten wird (Schwab). Von weitaus größerem Interesse ist jedoch obige Feststellung im Hinblick auf die Ausführungen Spitzers, der seinerzeit hervorgehoben hatte, daß wohl bei anderen Dyskeratosen Leukoplakieherde in solcher Form vorkommen, daß ein Zusammenhang mit der Dermatose augenfällig ist, daß aber für die Dariersche Krankheit ein solcher Zusammenhang bis jetzt noch nicht festgestellt ist. Die mehrfach erwähnten Befunde Brünauers schaffen also auch diesbezüglich vollständige Klarheit.

d) Mit der von Lewandowsky und Lutz und gleichzeitig von H. Fuchs beschriebenen *Epidermodysplasia verruciformis* bestehen nur gewisse klinische Ähnlichkeiten. Toyama allerdings glaubt, die Epidermodysplasia verruciformis zum Morbus Darier rechnen zu sollen, Hidaka seinerseits möchte die Epidermodysplasia verruciformis wie auch die Dariersche Krankheit sowie ein von ihm beobachtetes Krankheitsbild, das klinisch der ersteren, histologisch jedoch der letzteren Affektion nähersteht, unter der gemeinsamen Bezeichnung Verrucae dyskeratoticae congenitales zusammenfassen.

e) Weiters wäre dann der Beziehungen des Morbus Darier zum *Epitheliom* zu gedenken oder, richtiger gesagt, gewisser Einzelheiten, welche die histologischen Bilder beider Affektionen gemeinsam aufweisen, bzw. in welchen sie einander mehr oder weniger ähneln. Vor allem wären die epitheliomartigen, schlauchförmigen Ausstülpungen der Basalzellenreihe hervorzuheben, die oben eingehend geschildert wurden und von welchen Darier schon in seiner ersten Arbeit über das nach ihm benannte Krankheitsbild sagt, daß „un observateur non prévenu à qui l'on montrerait ces cylindres épithéliaux, ne manquerait pas de diagnostiquer un épithéliome". Auch Ravogli erwähnt epitheliomartige Bildungen und Nékám schlägt wegen der eigenartigen epitheliomartigen Wucherungen der Basalzellenreihe vor, die Dariersche Dermatose lieber als Epitheliomatosis miliaris zu benennen. Später erwähnt dann Bellini „neoformazione di tuboli e cordoni epitheliomatiformi" und erst jüngst wurde wieder von Ledermann und Pinkus auf diese charakteristischen Bildungen hingewiesen. Aber auch sonst zeigen sich in bezug auf die im Epithel sich abspielenden Vorgänge gewisse ähnliche Züge bei Morbus Darier und manchen Formen des Epithelioms; schon zur Zeit, da man noch in den Corps ronds und Grains parasitäre Lebewesen erblicken wollte und sie als Psorospermien bezeichnete, rechnete man zur Gruppe der Psorospermosen die später als Morbus Darier bezeichnete Psorospermosis follicularis vegetans, das Molluscum contagiosum und gewisse Formen von Hautkrebsen, insbesondere aber den Morbus Paget, weil allen diesen Affektionen der Befund von Psorospermien oder diesen außerordentlich ähnelnden Gebilden im Epithel gemeinsam war; wie schon oben hervorgehoben wurde, entbrannte seinerzeit ein heftiger wissenschaftlicher Streit darüber, ob es sich bei diesen Bildungen um Protozoen handle oder nicht, insbesondere waren es — um nur einige zu nennen — Tommasoli und auch Török, die energisch gegen eine solche Annahme auftraten. Aber auch heute, da diese Frage längst entschieden ist, rechnen Bowen und auch Darier den Morbus

Darier, die PAGETsche Erkrankung, das Molluscum contagiosum und die Dermatosis praecancerosa BOWEN in eine eigene Gruppe der Dyskeratosen, deren einzelnen Repräsentanten das Auftreten von dyskeratotischen Zellelementen eigentümlich ist, von Zellen, die dem Rete Malpighii entstammend, eine abnormale Entwicklung durchmachen und zur Bildung von Grains, Corps ronds, Kugeln, Körperchen mit oder ohne Kerne usw. führen können; über die Genese dieser Elemente war bereits gelegentlich der Besprechung der Corps ronds und Grains ausführlich die Rede, es erübrigt sich also hier, noch einmal darauf einzugehen, aber gerade das Vorkommen dieser eigenartigen Gebilde bei so verschiedenen Affektionen, wie der DARIERschen Dermatose und dem Morbus Paget, ist auffallend, ebenso wie ein weiteres histologisches Detail, das den beiden so verschiedenen pathologischen Prozessen gemeinsam ist. Bei der Erörterung der histologischen Differentialdiagnose zwischen Morbus Paget und der BOWENschen präancerösen Dermatose verweist DARIER nachdrücklich darauf, daß bei der erstgenannten Erkrankung das auffallende Durcheinandergeworfensein der Malpighielemente und das parenchymatöse Ödem gewöhnlich mit Verschwinden des Epithelfaserapparates und Akantholyse sich verbinden. Da wären nun die oben geschilderten Haut- und Schleimhautbefunde hervorzuheben, bei welchen sich zeigte, daß die Zellen der Basalzellenreihe ihre normale palissadenähnliche Aneinanderreihung vielfach verloren haben, aus ihrem Gefüge gebracht und wie durcheinandergeworfen erscheinen; übrigens erwähnt auch KREN dies nachdrücklichst in seinen Befunden von Schleimhaut-Darier. Es muß aber auch der Erscheinungen von Lücken- und Spaltbildungen in diesem Zusammenhange gedacht werden, die so regelmäßig in den vorliegenden Untersuchungen festgestellt werden konnten und die nicht nur bei Morbus Paget, sondern auch sonst bei Hautkrebsen zu beobachten sind; UNNA schildert sie in seiner Histopathologie gelegentlich der Besprechung der Carcinome der Haut eingehend, und es ist nicht uninteressant, daß er gerade hervorhebt, daß „hier wie bei DARIERS Krankheit der AUSSPITZsche Ausdruck „akantholytische Blasenbildung" berechtigt erscheint".

Hervorzuheben wäre noch, daß DARIER ausdrücklich betont, daß niemals bei einem Falle von DARIERscher Dermatose eine maligne Degeneration stattgefunden hat. Ob der von G. W. WENDE beschriebene Fall von Keratosis follicularis mit Ausgang in multiple Epitheliombildung hierher gehört, ist mehr als zweifelhaft, weit eher dürfte er jenen Formen von multiplen Basaliomen der Rumpfhaut oder von gemischten Epitheliomen entsprechen, auf welche JADASSOHN in einem Vortrage über seltenere Hautepitheliome erst jüngst hingewiesen hat. Weiters sei hier auf den von WISE und PARKHURST beschriebenen Fall von Morbus Darier verwiesen, bei welchem ein Basalzellenepitheliom auf dem Nasenrücken des Patienten sich entwickelte. Wenn auch nicht auszuschließen ist, daß letzteres von einem senilen Keratom seinen Ausgang nahm, so ist dennoch die Kombination von DARIERscher Dermatose — auf das eigenartige Verhalten der Basalzellenreihe bei dieser Erkrankung wurde ja oben mehrfach verwiesen — und Basalzellenepitheliom außerordentlich bemerkenswert.

f) Anschließend sei hier auf die Befunde von *Carcinomatose innerer Organe bei Darierkranken* hingewiesen. Als erster hatte FABRY die Aufmerksamkeit auf dieses Vorkommen gelenkt und SPIETHOFF hat dann betont, daß die Carcinomatose der Innenorgane als ätiologischer Faktor bei Morbus Darier wohl kaum in Betracht kommen könne, daß aber die beim Carcinom, bzw. bei dessen Metastasierung entstehenden toxischen Zellzerfallsprodukte ein exacerbierendes Moment für die DARIERsche Krankheit bilden können. Auch BOECK berichtet, wie oben schon erwähnt wurde, über zwei Fälle von Carcinom Darierkranker; im Falle FABRYs bestand ein Carcinoma ventriculi, in jenen von BUZZI-

MIETHKE sowie von HEISS-SQUINDO waren die Mütter der Befallenen an Carcinom zugrunde gegangen, und KREIBICH will sogar in seinem Falle von zosteriformem Morbus Darier der Magengegend nach dem Gesetz der HEADschen Zonen und den Begleiterscheinungen dieses Falles auf eine maligne Geschwulst der Kardia schließen. Erwähnenswert wäre noch ein von GRON demonstrierter Fall von DARIERscher Krankheit kombiniert mit Carcinom des Colon; auch der Vater des Patienten hatte die gleichen Hauterscheinungen und war an einem Kehl-kopfkrebs zugrunde gegangen.

g) Besonderer Erwähnung bedarf auch der Zusammenhang zwischen DARIER-*scher Krankheit und den Drüsen mit innerer Sekretion.* Daß tatsächlich ein solcher besteht, darauf scheinen die mehrfachen Beobachtungen hinzuweisen, in welchen nach Darreichung von Schilddrüsentabletten (BELLINI, BETTMANN, JACOBI, LIPPERT, MacLEOD, MORRIS, SCHOLTZ, STRANDBERG, WISE-PARK-HURST), von Testispräparaten oder nach Einleitung einer pluriglandulären Therapie (HUDÉLO-BIGOT-CAILLAU) eine auffallende Besserung eintrat, dafür sprechen aber auch anscheinend jene Fälle, in welchen zur Zeit der Pubertät eine deutliche Verschlimmerung zu konstatieren war (BETTMANN, BOWEN, DOCTOR, ENGMAN-MOOK, JORDAN, SKLARZ), wie auch ·eine Reihe von Fällen, die eine gewisse Abhängigkeit der Erscheinungen des Morbus Darier von Vor-gängen an den weiblichen Genitalorganen darzutun scheinen; so die Be-obachtungen, daß während der Menstruation (BOWEN, EUTHYBOULE, JORDAN, MARIANELLI, PAWLOFF) oder während, bzw. nach einer Gravidität (AUGAG-NEUR-CARLES, KLEBANOV, LOMHOLT, ROTHE, STRANDBERG) eine Verschlim-merung des Leidens eintrat. Im Gegensatz hiezu berichtet wiederum LANGER von einer 33jährigen Frau, die seit ihrem 4. Lebensjahre an einem typischen Morbus Darier leidet und die während jeder ihrer vier Graviditäten einen deutlichen Rückgang der Erscheinungen erkennen ließ, während post partum — ebenso wie bei einer Beobachtung KREIBICHs — die Symptome wieder deutlicher hervortraten. Erwähnenswert an dieser Stelle wären endlich noch die Beiträge von LEDERMANN sowie von SPIETHOFF, von welchen ersterer fehlenden Bartwuchs und Hypoplasie der Testikel, letzterer generelle Hypoplasie und fehlende oder nur äußerst mangel-hafte Vita sexualis bei ihren Fällen von DARIERscher Krankheit feststellen konnten. ARTOM, der den Morbus Darier als eine keimplasmatisch bedingte Affektion ansieht, möchte keineswegs die Ursache dieses Krankheitsbildes in Störungen des endokrinen Systems erblicken; wenn dieses miterkrankt, so wäre dieses Mitbefallensein nur als sekundär bedingt anzusehen. In einer Arbeit, die sich wie Publikationen von DEL VIVO, STÜMPKE, VOLLMER mit den kon-stitutionellen Faktoren der DARIERschen Krankheit beschäftigt, konnte ARTOM an der Hand einer einschlägigen Beobachtung erheben, daß neben einem aus-gesprochenen Intelligenzdefekt auch gleichzeitig — und das ist hier von Be-deutung — eine Herabsetzung aller biometrisch festgestellten Indices der körper-lichen Entwicklung vorhanden waren; analoge Befunde konnte übrigens auch DEL VIVO bei einem neunjährigen Mädchen mit typischen DARIER-Verän-derungen erheben. Weiterhin vermochte STÜMPKE, allerdings nur in einem einzigen Falle von Morbus Darier das Vorhandensein des asthenischen Typus feststellen. Von besonderer Bedeutung ist aber in diesem Zusammen-hang eine von dem letztgenannten Autor gemeinsam mit FEUERHAKE geschilderte Beobachtung, die schwere Veränderungen des Skeletsystems er-kennen ließ; diese letzteren manifestieren sich klinisch als eine Anzahl von Knochenbrüchen, die im Verlaufe längerer Zeit aufgetreten waren und welche im Röntgenbilde osteoporotischen Veränderungen entsprachen. Bemerkens-wert ist ferner, daß in dem erwähnten Falle schon 3 Jahre vorher eine

Hypofunktion des Ovariums eingesetzt hatte. Da sich nun in der Literatur der Osteopsathyrosis idiopathica tarda mannigfache Hinweise auf einen möglichen Zusammenhang mit endokrinen Störungen vorfinden und in ätiologischer Hinsicht eine embryonal angelegte Schwäche des mesenchymalen Gewebes angenommen wird, glauben STÜMPKE-FEUERHAKE in dem von ihnen beobachteten Falle von Morbus Darier mit Osteopsathyrosis eine Keimschädigung des Ekto- und des Mesoderms supponieren zu dürfen, wobei beiden Prozessen möglicherweise endokrine Störungen gemeinsam sind, vielleicht zugrunde liegen, zumindest aber sie begleiten.

h) Endlich hat man noch an einen Zusammenhang des *Morbus Darier mit der Tuberkulose*, bzw. mit der *Syphilis* gedacht; so erwähnen BRODSKAJA und auch BRON — der letztere Fall ist übrigens bezüglich seiner Zugehörigkeit zur DARIERschen Krankheit noch fraglich — daß in ihren Fällen die Pirquetreaktion auffallenderweise positiv gewesen ist; DELBANCO erwähnt tuberkulöse Belastung, RUSCH wiederum die Kombination mit *Granulosis rubra nasi*. EHRMANN verweist auf das Zusammentreffen von DARIERscher Dermatose mit *skrophulösen Drüsen* und gibt an, daß bei einem seiner Fälle, wie auch bei dessen ebenfalls an Morbus Darier erkrankten Söhnen Drüsenschwellungen am Hals nachweisbar waren, daß ferner ein Bruder Lymphomata colli und daß dessen Tochter eine Drüsenvereiterung, einen kalten Absceß des linken Augenlids, sowie eine Spina ventosa des linken Mittelfingers aufzuweisen hatte. EHRMANN vermutete wohl einen Zusammenhang beider Prozesse, aber er fügt hinzu, daß dieser Zusammenhang wohl nicht in der Weise gedacht ist, wie etwa bei dem Lichen scrophulosorum. Was endlich einen Zusammenhang der DARIERschen Krankheit mit der Lues betrifft, so denken BURNIER-REJSEK gelegentlich der Mitteilung des Falles von Morbus Darier mit gleichzeitig bestehenden Erscheinungen von Ichthyosis, Diabetes und positiver Wa.R. daran, daß eine vorliegende kongenitale Syphilis auch für die DARIERsche Erkrankung in Betracht kommen könnte; in zwei von GATÉ-BERTOYE mitgeteilten Beobachtungen war ebenfalls die Wa.R. positiv, ebenso wie in einigen, von NICOLAS bzw. von PHOTINOS beobachteten Fällen.

5. Über die Stellung der DARIERschen Krankheit im System der Dermatosen und über die Ätiologie dieser Erkrankung.

Die vorstehenden Erörterungen haben erwiesen, daß zwischen dem Morbus Darier und verschiedenen anderen Dermatosen mannigfache Beziehungen sowohl in klinischer, wie auch in pathologisch-anatomischer Hinsicht bestehen; gerade die Vielfältigkeit dieser Beziehungen läßt es andererseits erklärlich erscheinen, daß die Ansichten der verschiedenen Autoren darüber, wie eigentlich dieses Krankheitsbild ätiologisch zu erklären und wo es im System der Dermatosen einzureihen sei, in so hohem Grade auseinandergehen. Hatte man ursprünglich in diesem Krankheitsbilde eine durch ein parasitäres Agens, die Psorospermien, bedingte Infektionskrankheit gesehen, bei welcher es zu einer Einwanderung von Coccidien in die Follikel kommt (DARIER, LUSTGARTEN, MANSUROFF, PAWLOFF, RAVOGLI), so wurde später, als man sich über die wahre Natur, über die epitheliale Genese der DARIERschen Körperchen Klarheit verschafft hatte, die Affektion von manchen Autoren (GAUCHER, HALLOPEAU) gewissen seltenen Acneformen zugezählt, welchen sie auch schon vor der ersten Veröffentlichung DARIERS allerdings unter anderem Namen angegliedert worden war (BESNIER, LAILLER, OLLIVIER); WHITE bezeichnete die DARIERsche Krankheit als Keratosis (Ichthyosis follicularis), E. WILSON als Ichthyosis sebacea cornea, DOCTOR vertrat den Standpunkt, daß diese Krankheit nur als eine Abart der Ichthyosis vulgaris zu erklären sei, während Darier selbst in Abänderung seiner ursprünglichen Annahme die Affektion auf eine abnormale Verhornung zurückzuführen geneigt war. Kreibich wiederum, der zwei einschlägige Fälle von eigenartigem, zosterähnlichem Verlauf beobachten konnte, betrachtet den Morbus Darier eben wegen dieses eigentümlichen klinischen Verhaltens sowie wegen der damals erhobenen histologischer Befunde als eine Angioneurose. Bizzozero konnte jedoch weder klinisch noch histologisch Anhaltspunkte für eine angioneurotische Entstehung der Darierschen Dermatose finden; was andererseits die Blasenbildung betrifft, die Kreibich in seinen Fällen beobachten konnte, so hat Unna hervorgehoben, daß für diese histologisch nachweisbaren Bildungen die Ausspitzsche Bezeichnung „akantholytische Blasenbildung" am ehesten zutrifft. Bettmann endlich ist geneigt anzunehmen, daß es sich bei den Fällen Kreibichs um einen abortiven Zoster handelte, dessen Effloreszenzen dann im Sinne der spezifischen Reaktionsfähigkeit der Haut umgebaut wurden. Aber damit erscheint die Reihe der verschiedenen Ansichten noch keineswegs erschöpft; man hat Beziehungen des Morbus Darier zum Epitheliom hervorgehoben, Pawloff hat die Dariersche Dermatose als Trophoneurose erklärt und Šamberger bespricht sie unter den diathetischen Hautentzündungen, während wieder andere Autoren in ihr eine Autointoxikationsdermatose sehen wollen, wobei insbesondere innersekretorischen Störungen eine besondere Rolle zuzuschreiben wäre. Planner-Strassberg wollen gelegentlich der Schilderung eines eigenartigen, von ihnen beobachteten Krankheitsbildes, der Epitheliosis acneiformis, das der von Kyrle beschriebenen Hyperkeratosis follicularis et parafollicularis in cutem penetrans nahesteht, die Dariersche Erkrankung in weiterem Sinne in die gleiche Gruppe einreihen. Sowohl bei dem von Kyrle als auch bei dem von Planner-Strassberg beschriebenen Krankheitsbilde wird ätiologisch Infektion mit einem unbekannten Virus angenommen, und es ist nicht uninteressant, daß einerseits Kyrle wie auch Planner-Strassberg betonen, daß die von ihnen beobachteten klinischen Bilder dem Morbus Darier nahestehen, daß andererseits Kyrle, einstweilen wenigstens noch hypothetisch, ein lebendes Virus für die eigenartigen dyskeratotischen Veränderungen bei der Darierschen Krankheit verantwortlich machen möchte; für die Annahme einer infektiösen Natur des Morbus Darier scheinen Melczer auch die von ihm erhobenen, im vorangehenden geschilderten Befunde von Fuchsinkörperhaufen zu sprechen. In diesem Zusammenhang sei auch noch auf den bereits eingangs erwähnten Versuch von Jaensch hingewiesen, dem in einem Falle von Morbus Darier mit charakteristischen Hauterscheinungen und analogen Veränderungen der Cornea die Übertragung auf das Kaninchenauge mißlang. Auf den von manchen Autoren angenommenen Zusammenhang der Psorospermosis follicularis mit der Tuberkulose bzw. mit der Lues wurde bereits im vorhergehenden hingewiesen, ebenso auch darauf, daß eine Carcinomatose innerer Organe als ätiologischer Faktor bei diesem Krankheitsbilde wohl kaum anzunehmen sei (Spiethoff). Andererseits zeigte die zunehmende Beobachtung von Darierkranken immer deutlicher, wie häufig Erblichkeit und familiäres Vorkommen bei dieser Erkrankung in Erscheinung treten, und damit vollzog sich ein Umschwung der Ansichten, demzufolge eine Reihe von Autoren der Auffassung zuneigten, den Morbus Darier den Naevi zuzurechnen (Bellinis Dyskeratoma naevicum, Hallopeau, Ledermann-Pinkus, Venturri). Gegen eine solche Auffassung — dies hebt Spitzer hervor — würde auch nicht das manchmal zu beobachtende Auftreten dieser Erkrankung erst im späten Lebensalter sprechen, auch nicht die Variabilität der Erscheinungen, das Auftreten von neuen Schüben, die Abheilung bestehender Effloreszenzen, die Beeinflussung durch endokrine Vorgänge wie zur Zeit der Pubertät, der Schwangerschaft. Richtiger wäre es jedoch, so meint SPITZER, den Morbus Darier einfach bei den Dermatosen auf kongenitaler Grundlage einzureihen und auch SIEMENS möchte in seiner Arbeit „Über die Bedeutung der Erbanlagen für die Entstehung der Muttermäler" die DARIERsche Dermatose eben auf Grund ihrer Erblichkeit als Krankheit mit bekannter Grundlage von der Naevusgruppe abtrennen. BETTMANN endlich sieht das Entscheidende bei der DARIERschen Krankheit „in der angeborenen eigenartigen und für das Leiden spezifischen Reaktionsfähigkeit der Haut, der zufolge die verschiedenartigsten Prozesse nicht zu ihrem banalen Ablauf gelangen, sondern im spezifischen Sinne der Darierhaut umgebaut werden" und das dürfte wohl jene Erklärung sein, welche noch am meisten den verschiedenen Ansichten Rechnung trägt, klinische wie auch histologische Befunde berücksichtigend, dem heutigen Stande unseres Wissens am ehesten entspricht.

Von theoretischem Interesse wäre schließlich noch, daß BABES experimentell durch Teerpinselungen bei Kaninchen Veränderungen erzeugen konnte, welche mikroskopisch bis zu einem gewissen Grade den histologischen Veränderungen des Morbus Darier ähnelten.

6. Differentialdiagnose, Prognose, Therapie.

Die Differentialdiagnose des Morbus Darier gegenüber anderen ähnlichen Krankheitsbildern ist wohl im allgemeinen nicht schwierig, da die Erscheinungen der DARIERschen Krankheit doch ziemlich typisch sind und nicht leicht mit anderen Affektionen verwechselt werden können. Immerhin mag es doch immer wieder Fälle geben, wo die Unterscheidung gegenüber gewissen Acneformen, Acanthosis nigricans, Ichthyosis, Keratosis follicularis BROOKE, Porokeratosis MIBELLI und gewissen systematisierten verrukösen Naevusformen Schwierigkeiten bereiten kann, vielleicht auch gegenüber der Epidermodysplasia verruciformis (LEWANDOWSKY, FUCHS) und der Hyperkeratosis follicularis et parafollicularis in cutem penetrans (KYRLE). Die Diagnose gegenüber gewissen seltenen *Acneformen* ist klinisch vor allem dadurch gegeben, daß beim Morbus Darier die Veränderungen durchaus nicht an die Follikel gebunden erscheinen, daß andererseits bei den Acneformen Veränderungen der Nägel fehlen (LEREDDE). Gegenüber der *Acanthosis nigricans* kommt, wie KUZNITZKY hervorgehoben, als klinisch wichtiges Unterscheidungsmerkmal in Betracht, daß bei der DARIERschen Krankheit die Primärefflorescenzen stets den Charakter von Papeln haben, die mit Krüstchen oder Krusten bedeckt sind, daß vielfach gleichzeitig Hyperidrosis besteht, während bei der Acanthosis nigricans andererseits niemals Krusten entstehen, die Haut außerordentlich trocken, kaum schuppend erscheint; auch die Pigmentierung ist bei der letzteren Affektion weitaus intensiver; dem Fehlen von papulösen Efflorescenzen ist dagegen, wie HALLOPEAU betont, kaum eine entscheidende Bedeutung beizumessen. Nagelveränderungen, Auftreten von warzenartigen Bildungen, sowie Schleimhautveränderungen finden sich bei beiden Affektionen. Die Nägelveränderungen der Dystrophie papillaire et pigmentaire bestehen meist in Atrophie des Nagelbettes oder subungualer Hyperkeratose mit Ablösung des Nagels, vereinzelt wurde auch das Auftreten von dunkeln und hellen Streifen in der Nagelplatte beobachtet. In Fällen, welche einer abnormen *Ichthyosis* ähneln, muß vor allem darauf geachtet werden, daß die DARIERsche Krankheit sich mit besonderer Vorliebe in den Gelenksbeugen und an seborrhoischen Hautstellen lokalisiert; Nagel- und Schleimhautveränderungen kommen nicht nur bei der DARIERschen Krankheit, sondern auch bei Ichthyosis vor (Fälle von RIEHL, BRÜNAUER, SCHÄFER u. a.), ja sogar Hyperidrosis ist, wie Jadassohn hervorgehoben, bei dieser letzteren Affektion beobachtet worden. Die *Porokeratosis Mibelli* unterscheidet sich durch ihre annulären, hyperkeratotischen Konfigurationen mit zentraler Delle und peripherer Ausbreitung, durch ihre Lokalisation (Extremitäten, Gesicht) schon klinisch leicht von der Darierschen Krankheit; schwieriger ist dagegen die Differentialdiagnose des Morbus Darier von der *Keratosis follicularis Brooke,* da beide Krankheitsbilder manche Ähnlichkeiten aufweisen; das ist denn auch der Grund, daß eine Reihe von typischen Darierfällen als Keratosis follicularis beschrieben wurde, daß auch heute noch, und zwar vielfach von amerikanischen Autoren die Bezeichnung Keratosis follicularis für das von Darier beschriebene Krankheitsbild gewählt wird. Šamberger hat schon 1905 in seiner Abhandlung „Zur Pathologie der Hyperkeratosen" in eingehender Weise dargelegt, daß die beiden Krankheitsbilder klinisch wie auch histologisch unterschieden werden können; bei der Keratosis follicularis Brooke, welche in einem anderen Abschnitte dieses Handbuchs eingehend geschildert erscheint, kommt es zur Entstehung eines aus kleinen, schwarzen Punkten bestehenden Ausschlages, der sich mitunter plötzlich, zumeist aber langsam und allmählich entwickelt. Während nun die Haut in der Umgebung dieser Punkte trocken, schilfernd erscheint und nach und nach einen schmutzig-gelb-braunen Farbenton annimmt, gleichzeitig aber auch eine deutliche Vergröberung der Hautfelderung aufweist, erheben sich die Follikel zu kleinen, stecknadelkopf- bis linsengroßen Papelchen, welche einen aus der Follikelmündung hervorragenden plumpen Stachel oder einen comedoartigen Zapfen, mitunter ein abgebrochenes Härchen erkennen lassen. Auch histologisch unterscheidet sich die Keratosis follicularis Brooke von der Darierschen Dermatose, indem sie hauptsächlich Hyperproduktion und Hyperkohäsion der Hornschichte aufweist, und zwar nicht nur im unmittelbaren Bereich der Haarfollikel, sondern auch in deren Umgebung. Dagegen fehlen die Veränderungen der Basalzellenreihe und insbesondere die Buzzi-Miethkeschen Lücken- und Spaltbildungen, wie sie bei der Darierschen Krankheit so regelmäßig getroffen werden, vollständig, ebenso auch zumeist die Bildungen von Corps ronds und Grains, die nur in einem einzigen Falle von Lewandowsky bei Keratosis follicularis beobachtet wurden. Auf histologischem Gebiete wird auch letzten Endes die Unterscheidung zwischen gewissen *verrukösen Naevusformen* und Morbus Darier zu treffen sein.

Das Aussehen der Efflorescenzen bei *Epidermodysplasia verruciformis* erinnert in hohem Grade an jene der Darierschen Dermatose, speziell was die bei der ersteren vorkommenden warzenförmigen Herde an den Vorderarmen, am Hand- und Fußrücken betrifft; doch fehlen bei der Epidermodysplasie Nagelveränderungen, sowie Beteiligung der Mundschleimhaut. Auch das histologische Bild ist hier ganz anders (Lewandowsky-Lutz).

Was ferner die *Hyperkeratosis follicularis et parafollicularis in cutem penetrans* (Kyrle) betrifft, so sind das Aussehen wie auch der Verlauf dieses Krankheitsbildes wesentlich anders als bei Morbus Darier; histologisch ist bei der Hyperkeratosis (Kyrle) charakteristisch ein eigenartiges Durchbrechen der keratotischen Massen in das Corium, das seinerseits wieder mit reaktiven Entzündungsvorgängen antwortet. Daß auch Übergänge zwischen der Kyrleschen Hyperkeratose und dem Morbus Darier bestehen können, geht aus dem mehrfach erwähnten, von Kreibich beobachteten Falle wohl deutlich hervor.

Mit wenigen Worten sei noch der *Papillomatose papuleuse confluente et réticulée* gedacht, eines von Gougerot und Carteaud beschriebenen Krankheitsbildes, das durch kleine, verruköse, graubraunen planen Warzen gleichende Papelchen charakterisiert erscheint, welche alsbald zu einer mehr oder weniger ausgebreiteten Fläche konfluieren, während am Rande dieser Fläche ein papillomatös-

papulöses Netz mit weiten Maschen erkennbar ist. Beginn wie Lieblingslokalisation erfolgen in der intermammären und epigastrischen Region, von wo
aus die Veränderungen sich ausbreiten und nicht selten ein weites Parallelogramm
mit vertikaler Achse bilden. Auch die submammären Falten, die Axillae, Linea
alba, Inguinalfalten und Pubes sind nicht selten befallen, ebenso die Inter-
scapularfurche, wo manchmal die Veränderungen ebenfalls ein Parallelogramm
mit vertikaler Achse formieren. Die Schleimhäute und das Genitale sind stets
frei, subjektive Beschwerden fehlen zumeist, mitunter wird auch über leichten
Juckreiz berichtet. Der Verlauf dieser Affektion, die in einer Beobachtung von
GOUGEROT-ELIASCHEFF-GOY in Streifenform, und zwar hosenträgerartig konfiguriert an der Vorder- und Hinterfläche der Schulter verlief, ist außerordentlich
langsam und chronisch, mitunter allerdings von akuten Nachschüben unterbrochen. Befallen werden, so weit man dies bis jetzt beurteilen kann, beide Geschlechter in gleicher Weise, wobei die Veränderungen meist zwischen dem 15.
und 25. Lebensjahre einsetzen. Die histologischen Veränderungen dieses Krankheitsbildes, dessen Ätiologie und Pathogenese noch völlig unklar sind, lassen
insbesondere lamellöse Hyperkeratose ohne Absceßbildung sowie eine leichte
Papillomatose erkennen; die Epidermisgrenze ist stellenweise sinuös, das Rete
leicht atrophisch. Die Basalzellen erscheinen nicht überall in Palissadenform
angeordnet, die Spinosumzellen haben ihre Intercellularfasern verloren, das
Stratum granulosum fehlt stellenweise, an anderen Stellen ist es durch eine einzige
Reihe gestreckter und platt gedrückter, keratohyalinarmer Zellen repräsentiert.
In der Cutis sind hin und wieder zarte perivasculäre Infiltrate sichtbar, Haare
und Talgdrüsen sind unverändert, die Schweißdrüsen dagegen fehlen. Das
elastische Gewebe, das im Bereiche des Papillarkörpers noch unverändert erscheint, ist im eigentlichen Derma zerbröckelt und bildet nur sehr feine und kurze
Stümpfchen, die jedoch ihre normale Färbbarkeit behalten haben.

Dieses eigenartige Krankheitsbild, das von dem Morbus Darier wohl unschwer unterschieden werden kann, wurde hier in aller Kürze geschildert, weil es
sich seinerseits den von GOUGEROT-CLARA als „Papillomatose ponctuée, verruqueuse et généralisée", bzw. von GOUGEROT-CLARA-BONIN als „Papillomatose
pigmentée, indéterminée avec élément débutant papulo-vésiculeux et porokératose
palmo-plantaire" beschriebenen Formen nähert, von welchen erstere eine Beobachtung betrifft, die bereits früher von DANLOS-GASTOU als „Acné cornée
végétante ou psorospermose folliculaire végétante" vorgestellt worden war und
einem anderen, von EMERY-GASTOU-NICOLAU als „Verrues familiales héréditaires avec dyskératoses disséminées et à répétition" demonstrierten Falle ziemlich
nahestehen dürfte.

Die Prognose bei der DARIERschen Krankheit ergibt sich aus den Ausführungen
über den Verlauf dieses Krankheitsbildes. Von wenigen stationären Formen
abgesehen, wie sie etwa den Beobachtungen von POEHLMANN, ROTHE entsprechen, ist der Charakter der Affektion meist ein progredienter; unter Remissionen und Exacerbationen kommt es doch allmählich zu einer Ausbreitung
des Prozesses, der mitunter von der Kindheit bis in das späte Alter hinein
andauern kann, nicht oder kaum beeinflußbar von therapeutischen Methoden,
bis schließlich eine interkurrente Erkrankung oder Sekundärinfektionen zu
einem Abschluß führen.

Therapie. „Dem Morbus Darier gegenüber ist die Therapie vollkommen
machtlos". Dies sind die Worte JANOVSKYs über die Behandlungsmöglichkeiten
bei dieser Affektion und sie stimmen vollkommen mit dem überein, was
die Mehrzahl der Autoren in dieser Hinsicht äußert. Naturgemäß wurden
bei einem so hartnäckigen Leiden, wie es die DARIERsche Erkrankung darstellt, die verschiedenartigsten Behandlungsmethoden in Vorschlag gebracht,

insbesondere die Anwendung keratolytischer Mittel, wie etwa Salicylsäure, dann
reduzierender Agenzien, wie Ichthyol, Chrysarobin, Pyrogallussäure, welche
letztere namentlich von Unna empfohlen wurde. Auch Teer und Schwefel
wurden vielfach mit mehr oder minder gutem Erfolg in Anwendung gebracht.
So empfiehlt MacCormac die Anwendung von 5—10%igem Salicylöl.
Ravogli, der für die Verwendung von Ichthyol warm eintritt, verwendet es
in verschiedener Form und zwar entweder in Form von Ichthyolcollodium oder
als Ichthyolliniment.

<table>
<tr><td>Rp.</td><td></td><td></td><td>Rp.</td><td></td><td></td></tr>
<tr><td>Ichthyol</td><td></td><td>12,0</td><td>Ichthyol</td><td></td><td>10,0</td></tr>
<tr><td>Spirit. äther.</td><td></td><td></td><td>Ol. Amygdalar.</td><td></td><td></td></tr>
<tr><td>Collodii</td><td>āā</td><td>44,0</td><td>Aq. Calcis</td><td>āā</td><td>5,0</td></tr>
<tr><td colspan="3">M.D.S. 1—2mal täglich aufzupinseln.</td><td>Aq. rosar.</td><td></td><td></td></tr>
<tr><td></td><td></td><td></td><td>Glycerin.</td><td>āā</td><td>40,0</td></tr>
<tr><td></td><td></td><td></td><td colspan="3">M. f. Liniment.</td></tr>
</table>

Das Liniment zieht Ravogli namentlich dort vor, wo es sich um die Behandlung weit ausgedehnter Flächen handelt oder um behaarte Hautpartien. An
Geschwürsflächen dagegen verwendet Ravogli mit Vorliebe eine Komposition
mit Diachylonsalbe, die auf Gaze gestrichen aufgelegt wird.

Rp. Ichthyol   4,0
Ungt. diachyl. 26,0.

Ravogli sah auch mitunter bei Ätzungen mit Kalium causticum gute Erfolge, ähnlich wie Nékám, der aber Milchsäure als Ätzmittel in Anwendung
brachte. Leber rühmt die Verwendung von Schwefelpinselungen; Ravogli
verwendet den Schwefel lieber in Form der Solutio Vlemingkx, die entweder
als Salben- oder als Badezusatz zur Verwendung gelangt. Von manchen Autoren
wird die Anwendung von Quecksilberpflaster als mitunter erfolgreich beschrieben,
im Gegensatz zu Ravogli, der damit keine günstigen Erfolge erzielte. Glawsche
und auch Pospelow berichten über günstige Resultate nach Arseninjektionen
und lokaler Verwendung einer Salbe, die aus gleichen Teilen von Sapo viridis
und Lanolin bestand. Arsendarreichungen in Form von Salvarsaninjektionen
hatten, wie Engman-Mook zugeben müssen, keine Erfolge aufzuweisen. Murakami allerdings will mit Osvarsan, einem japanischen, innerlich anwendbaren
Salvarsanpräparat, gute Resultate erzielt haben. Boeck empfiehlt die Behandlung mit indifferenten Salben, Ehrmann namentlich die Anwendung indifferenter Salben in Abwechslung mit einer 10%igen Lebertran-Zinkpaste. Vielfach
wurden auch natürlich bei der Darierschen Krankheit physikalische Methoden in Anwendung gebracht; so empfehlen Archangelski, Brandweiner,
wie auch Sklarz Bestrahlungen mit Quarzlampe, Herxheimer, sowie Zimmern
rühmen der Thermo-Kauterisation schöne Erfolge nach, wobei aber, wie sie
hervorheben, die Kauterisierung stets nur eine ziemlich oberflächliche sein soll.
Erfolge nach Thermo-Kauterisation erwähnen ferner Oltramare, Jadassohn,
sowie Schmidt-La Baume, welcher letztere hervorhebt, bei Darierscher Krankheit mit Paquelin und Thermokauter bessere Resultate beobachtet zu haben als
nach Anwendung von Röntgenstrahlen. Auch Radiumbestrahlungen wurden
für die Behandlung des Morbus Darier in Vorschlag gebracht, und zwar von
Jordan, der wohl an derart behandelten Stellen das Schwinden der Efflorescenzen verfolgen konnte, andererseits aber zugeben muß, daß auch bei dieser
Therapie in der Umgebung der bestrahlten Partien neue Hautblüten auf-
schossen. Brauer, Brinksmeier, Bulkley, Fox, Fuhs, MacKee,
Meirowsky, Mook, Müller, Münsterer, Oulman, Ritter, Stout,
Thornley, Unna, Wise, Wucherpfennig, Yamamoto-Ohya, Zumbusch
brachten Röntgenbestrahlungen zur Anwendung, letzterer nachdem die

Wucherungen zuerst mit scharfem Löffel oder Messer abgetragen worden waren. Der Röntgenbehandlung insbesondere wird von vielen Seiten ein günstiger Erfolg nachgerühmt, so insbesondere von RITTER, BRAUER, die mitunter sogar größere Dosen zur Anwendung brachten: 10—15 X mit 2 mm Aluminiumfilter; andere Autoren wiederum weisen darauf hin, daß unter Röntgenbestrahlungen mitunter die Effloreszenzen an den bestrahlten Stellen zurückgehen, daß aber an anderen Stellen Rezidive wieder auftreten können, daß es aber auch Fälle gibt, bei welchen die Röntgenbestrahlung auch mit höheren, stärker gefilterten Strahlenmengen (8—12 X mit 1—2 mm Aluminiumfilter) zu keiner nennenswerten Beeinflussung der Hauterscheinungen führt (ARZT und FUHS). In einigen derartigen Fällen, in welchen die Röntgenbehandlung zu keinem Erfolge geführt hatte, vermochte FUHS mit Buckystrahlen schöne Erfolge zu erzielen; die Bestrahlung mit der 5fachen Dosiseinheit nach BUCKY bewirkte nach lebhafter Dermatitis raschen Schwund der Knötchen. Ein derartig behandelter und abgeheilter Fall war ein Jahr nach der Beobachtung noch immer rezidivfrei geblieben. Da über ähnliche, günstige Resultate der Grenzstrahlenbehandlung in Fällen von Morbus Darier auch von anderen Autoren (KREN, H. MÜLLER, TOYAMA u. a.) berichtet wird, „verdient sie in erster Linie für die Therapie dieses sonst so hartnäckigen Leidens herangezogen zu werden" (FUHS-KONRAD). Die beiden, eben genannten Autoren brachten bei der Behandlung ihrer DARIERfälle eine Dosis von etwa 1200 r (bei einer mittleren Strahlenhärte, entsprechend einer HWS von 0,018—0,0292 mm in Aluminium, 10 KV max., 10 Milliamp., FHD 10 cm) zur Anwendung, welche zunächst eine entzündliche Exacerbation, dann aber rasche Abtrocknung und Involution der Veränderungen bewirkte, wobei vielfach zunächst dunkel pigmentierte, späterhin dann von der Umgebung sich nur wenig abhebende, teils auch leicht depigmentierte Stellen zurückblieben.

Literatur.

I. Arbeiten, die sich vorwiegend auf die DARIERsche Krankheit beziehen.

ABERASTURY: K. D. Rev. Soc. Med. argent. **1909**. Zit. nach SEIFFERT. — ABRAMOVITZ: K. D. N. Y. dermat. Ges., 5. April 1901. Arch. f. Dermat. **4**, 258. — DE AMICIS: Klinischer und histologischer Beitrag zur Psorospermosis cutanea vegetans. Internat. dermat. Kongr. **1892**, 273. — ARCHANGELSKI: Vier Fälle von DARIERscher Krankheit. Venerol. (russ.) **6**, Nr 3/4, 26—37 (1919). — ARNDT: K. D. Berl. dermat. Ges., 20. Juni 1922. Ref. Zbl. Hautkrkh. **6**, 66. — ARTOM: I fattori costituzionali della malattia di DARIER. Giorn. ital. Dermat. **67**, 1332—1347. — AUDRY et DALOUS: Maladie de DARIER. J. Mal. cutan. **1904**, 801. — AUGAGNEUR u. CARLE: Psorospermose folliculaire végétante. Ann. de Dermat. **1904**, 655.

BAER: K. D. 2. Kriegstagg südwestdtsch. u. rhein-westfäl. Dermat. Ref. dermat. Wschr. **67**, 793. — BARBER: K. D. Roy. Soc. of Med., Nov. **1922**. Brit. J. of Dermat. **35**, 70. — BECHET: (a) K. D. N. Y. Acad. Med., April **1918**. Ref. J. of cutan. Dis. **37**, 333. (b) K. D. Manhattan dermat. Soc., Nov. **1917**. J. of cutan. Dis. **36**, 370. — BECK: Psorospermosis follicularis vegetans ou maladie de DARIER. Thèse de Lyon **1904**, Mh. Dermat. **46**, 218. — BECKMANN: K. D. Nordwestdtsch. dermat. Ver., 27. Nov. 1921. Ref. Zbl. Hautkrkh. **4**, 432. — BELLINI: Discheratoma nevico (Psorospermosi follicolare vegetante di DARIER). Giorn. ital. Mal. vener. Pelle **55** (1914). — BERNHARDT: Beiträge zur sogenannten DARIERschen Krankheit. Ref. Mh. Dermat. **46**, 218. — BETTMANN: (a) Über DARIERsche Krankheit und sogenannte Protozoenerkrankungen der Haut. Münch. med. Wschr. **1899**, 907. (b) Über Umbauvorgänge als Ausdruck spezifischer Reaktionsfähigkeit bei Hautkrankheiten (die Reizbarkeit der Haut bei der DARIERschen Krankheit). Arch. f. Dermat. **135**, 65. (c) 8. internat. Kongr. Kopenhagen **1930**, 1194. — BETZ: DARIER-Dermatose. 51. Tagg Ver. südwestdtsch. Dermat., Okt. **1928**. Ref. Zbl. Hautkrkh. **29**, 16. — BIBERSTEIN: K. D. Breslau. dermat. Ver. 15. April 1920. Arch. f. Dermat. **133**, 46. — BIDENKAP: Zit. Arch. f. Dermat. **23**, 857. — BIZZOZERO: (a) Sulla lesioni della mucosa boccale nel morbo di DARIER. Giorn. ital. Dermat. **66**, 1317. (b) K. D. Soc. ital. Dermat., sez. Piemont, 1. Mai 1923. (c) Über die DARIERsche Dermatose. Arch. f. Dermat. **93**, 73. (d) Sur les lésions de la

muqueuse buccale dans la maladie de Darier. Giorn. ital. Dermat. 5, 1317. — Boeck, C.:
(a) Vier Fälle von Darierscher Krankheit. Arch. f. Dermat. 23, 857. (b) Über Psorospermosen. 2. internat. Kongr. Dermat. 1892, 257. (c) K. D. 3. nord. dermat. Kongr.
1916, 127. — Borghoff: Darier's disease in the infant. Arch. of Dermat. 4, 609. — Bowen:
(a) Keratosis follicularis. Boston med. 4, 609. (b) Keratosis follicularis (Psorospermose
folliculaire végétante Darier) à propos of a new case. J. of cutan. Dis. 1896, Nr 6. (c) Un
cas de Kératose folliculaire (maladie de Darier). Ann. de Dermat. 1898, 6. — Brandweiner: (a) K. D. Wien. dermat. Ges., 20. Okt. 1909. Ref. Arch. f. Dermat. 101, 369.
(b) K. D. Wien. dermat. Ges., 16. März 1916. Ref. Arch. f. Dermat. 122, 793. — Brauer:
K. D. Nordostdtsch. dermat. Ges., 24. Sept. 1922. Ref. Zbl. Hautkrkh. 8, 323. — Brinksmeier: Zit. nach Lippert. Dermat. Z. 35, 88. — Brodskaja, M.: K. D. Ges. Hautkrkh.,
Kiew, 25. Febr. 1925. Ref. Dermat. Z. 39, 100. — v. Broich: Dtsch. dermat. Ges., 8. Juni
1908. Ref. Mh. Dermat. 48, 355. — Bron: K. D. Ges. Hautkrkh. Kiew, 31. Mai 1925.
Ref. Zbl. Hautkrkh. 18, 652. — Brünauer: (a) K. D. Wien. dermat. Ges., 7. Juni 1923.
Ref. Zbl. Hautkrkh. 9, 372. (b) Zur Frage der Darierschen Krankheit. Arch. f. Dermat.
145, 303. (c) Über die Zugehörigkeit des Morbus Darier zu den Genodermatosen und
seine Beziehungen zur Seborrhoe. Acta dermato-vener. (Stockh.) 4, 402. (d) Über Schleimhautveränderungen bei Morbus Darier und über die Pathogenese dieser Erkrankung.
Acta dermato-vener. (Stockh.) 6, 131. (e) Über Schleimhautveränderungen bei vererb-
baren Dermatosen. Wien. klin. Wschr. 1926, Nr 15/16. — Bruusgard: (a) 3. nord. dermat.
Kongr. 1916, 141. (b) Morbus Darier I. 7. Tagg Oslo, Sitzg 29.—31. Mai 1928. Forh.
nord. dermat. For. 1929, 126—127. — Bukovsky: Psorospermosis follicularis vegetans
Darier. Arch. f. Dermat. 75, 279. — Bulkley: Psorospermosis follicularis cutis. Mh.
Dermat. 1891, 169. Ref. Virchow-Hirschs Jber. 1890 II, 617. — Bunch: K. D. Proc. roy.
Soc. Med., 19. Juni 1919. Ref. Dermat. Wschr. 70, 245. — Burnier et Rejsek: (a) Un
cas de maladie de Darier à type zoniforme. Bull. Soc. franç. Dermat. 32, 22. Ref. Zbl.
Hautkrkh. 17, 167. (b) K. D. Bull. Soc. franç. Dermat. 1923, 96. — Buschke: K. D.
Berl. dermat. Ges., 10. Jan. 1922. Ref. Zbl. Hautkrkh. 4, 248. — Buzzi u. Miethke: Über
die Dariersche Dermatose. Mh. Dermat. 12, 59.

Campana: Ittiosi cornea e psorospermosi (psorospermosi ittiosiforme) studio di morfo-
logia dermopatica e di parassitologia. Atti Univ. Genova 1892. Ref. Ann. de Dermat.
1893, 999. — Cannon: Keratosis follicularis. N. Y. Acad. Med. sect. dermat., 3. April
1928. Arch. of Dermat. 18, 923 (1928). — Caspary: Über einen Fall von Darierscher
Krankheit. Arch. f. Dermat. 1900, Festschrift für Kaposi, 199. — Cavallucci: (a) Sulla
discheratosi pseudo-folliculare di Darier (Contributo anatomo-clinico). Rinasc. med.
4, Nr 5, 101—103. (b) Sulle lesioni della mucosa boccale nella malattia di Darier. Rinasc.
med. 4, Nr 13, 302. — Cohen-Hadria: Diss. Lyon 1922. — Constantin et Levrat: Sur un
nouveau cas de dyskératose pseudofolliculaire de Darier. Ann. de Dermat. 1907, 337. —
Crosti: Beobachtungen über einen Fall von Psorospermosis follicularis vegetans (Dariersche Krankheit). Giorn. ital. Mal. vener. Pelle 65, 26.

Danel: Un cas de dyskératose folliculaire. Bull. Soc. franç. Dermat. 1924, 279. —
Danlos et Dobrovici: Psorospermose folliculaire végétante. Ann. de Dermat. 1904, 163. —
Darier: (a) De la psorospermose folliculaire végétante. Ann. de Dermat. 1889, 597.
(b) Note sur l'anatomie patholog. de la maladie dite la psorospermose follicul. végétante
à propos d'un cas nouveau. Ann. de Dermat. 1896, 747. (c) Diskussionsbemerkung. Ann.
de Dermat. 1902, 1021. (d) 2 Fälle von Psorospermosis follicul. vegetans. Internationaler
Atlas seltener Hautkrankheiten, 1893. H. 8, Nr 23 u. 24. (e) 8. internat. Kongr. Kopenhagen 1930, 1194. — Darier et Thibault: Observation clinique sur Psorospermose folliculaire végétante. Paris 1889. Ref. Virchow-Hirschs Jber. 1889, 617. — Delbanco: K. D.
Derm. Ges. Hamburg-Altona, 17. Dez. 1919. Dermat. Wschr. 70, 355. — Del Vivo: Sopra
di un caso di morbo di Darier con speciale riguardo al fattore costituzionale. Arch. di Biol.
4, No 6, 31—50. Ref. Zbl. Hautkrkh. 27, 782. — Doctor: Über das Verhältnis der Darierschen Krankheit zur Ichthyosis. Arch. f. Dermat. 46, 323. — Dörffel: Morbus Darier:
Sitzg nordostdtsch. dermat. Ver. Königsberg, 18. Nov. 1928. — Dore: K. D. Proc. roy.
Soc. Med. 17, 61. — Dsafarov u. Kolesnikov: Zur Frage der Darierschen Krankheit.
Venerol. (russ.) 5, 1148—1160 (1928). — du Bois: Deux cas de dyskératose folliculaire ou
maladie de Darier. 11. Kongr. schweiz. Dermato-Vener. Lausanne 1927. Ref. Zbl. Hautkrkh. 28, 247. — Dufort: Thèse de Toulouse 1905.

Ehara: Beitrag zur Kenntnis der Darierschen Krankheit. (Univ. Hautklin. Okayama.)
Okayama-Igakkai-Zasshi (jap.) 40, 2035—2054 (1928). Ref. Zbl. Hautkrkh. 29, 799. —
Ehrmann: (a) Diskussionsbemerkung. Wien. dermat. Ges; 20. Okt. 1909. (b) Ein Fall
von sogenannter Psorospermosis follicularis cutis (Darier) in der zweiten Generation.
Wien. med. Presse 1901, Nr 46. (c) Psorospermosis follicularis vegetans. Erg. Path. 1896,
449. — Elliot: Keratosis follicularis. J. of cutan. Dis. 1898, 450. — Émery-Gastou-
Nicolau: Cas de verrues familiales hérédit. avec dyskératoses systématisées disséminées
et à répétitions (type psorospermose folliculaire végét.). Ann. de Dermat. 1902, 1014. —

ENGMAN u. MOOK: K. D. Amer. med. Assoc., 23.—25. Mai 1912. J. of cutan. Dis. **31**, 329. — ESCHER: K. D. Straßburg. dermat. Ges., 12. Jan. 1923. Bull. Soc. franç. Dermat. **1923**, 5. — ENTHYBOULE: Étude sur la psorospermose folliculaire végétante, ou maladie de DARIER, à prospos d'un cas consigné sous le titre d'éruption acnéique généralisée polymorphe et se rapportant vraisemblablement à cette affection. Rév. méd.-pharmac. Constantinople **1890**. Ref. Ann. de Dermat. 1890, 903. — EVENING: K. D. Rhein.-westfäl. Dermat., 8. Nov. 1925. Ref. Zbl. Hautkrkh. **19**, 17.

FÄRBER: (a) K. D. Ges. Hautkrkh. Kiew, 7. Okt. 1923. Dermat. Z. **41**, 43.   (b) K. D. Ges. Hautkrkh. Kiew, 13. Mai 1923. Dermat. Z. **40**, 241. — FABRY: Über Psorospermien bei Hautkrankheiten (Berichte über einen typischen Fall von sog. DARIERscher Psorospermose). Arch. f. Dermat. **26**, 373. — FASAL: Ein Fall von DARIERscher Krankheit. Arch. f. Dermat. **74**, 13. — FERNANDEZ, ANTONIO, A., JOSÉ L. E. MONSERRAT u. ANTONIO VAZQUEZ: Ein Fall von DARIERscher Krankheit (Serv. de Enfero de la Piel, Hosp. Pirovano, Buenos Aires). Rev. méd. lat.-amer. **14**, 869—900 und französische Zusammenfassung, 1929. 896. — FERNET et SCHEIKEVITCH: K. D. Soc. franç. Dermat., 12. Juni 1919. Ref. Arch. f. Dermat. **125**, 872. — FINK: DARIERs disease with lesions on the mucous membrane (Keratosis follicularis). Chicago dermat. Soc., 20. Okt. 1926. Arch. of Dermat. **15**, H. 3, 374 bis 375. — FINSEN: 2 Fälle von DARIERscher Krankheit. Dän. dermat. Ges., 7. Nov. 1928. Ref. Zbl. Hautkrkh. **28**, 257. — FISCHER, F.: Studien über Vererbung von Hautkrankheiten. VIII. DARIERsche Krankheit. Arch. Rassenbiol. **16**, 404. — FISCHL: K. D. Wien. dermat. Ges., 6. Nov. 1919. Ref. Dermat. Wschr. **70**, 14. — FORDYCE: K. D. N. Y. dermat. Ges., 28. März 1911. Ref. J. of cutan. Dis. **29**, 439. — FOX, HENRY: (a) K. D. Dermat. Soc. N. Y., 27. März 1923. Arch. of Dermat. **8**, 275.   (b) K. D. Dermat. Soc. N. Y., Okt. **1910**. J. of cutan. Dis. **29**, 181. — FOX, HOWARD u. OCHS, K. D. Manhattan. dermat. Soc., 12. Nov. 1915. J. of cutan. Dis. **34**, 222. — FOX, HOWARD: (a) Unilateral DARIER disease. K. D. Dermat. Soc. N. Y., 27. März 1923. Arch. of Dermat. **8**, 275. Ref. Zbl. Hautkrkh. **11**, 476. (b) DARIERS disease (Incipient stage). N. Y. dermat. Ges., 23. Okt. 1928. Arch. of Dermat. **19**, 515 (1929). — FOX, W.: K. D. Roy. Soc. Med., 19. Okt. 1911. Ref. Arch. f. Dermat. **112**, 141. — FREUDENTHAL: DARIERsche Krankheit? Schles. dermat. Ges., 20 Nov. 1926. Ref. Zbl. Hautkrkh. **22**, 609. — FREUND, F.: Dyskeratosis DARIER. Wien. dermat. Ges., 19. Mai 1927. Ref. Zbl. Hautkrkh. **24**, 749. — FUHS: (a) K. D. Wien. dermat. Ges., 13. Nov. 1924. Ref. Zbl. Hautkrkh. **16**, 643.   (b) K. D. Wien. dermat. Ges., 8. Nov. 1923. Ref. Hautkrkh. **11**, 406.   (c) Morbus Darier. Wien. dermat. Ges., 13. Mai 1928. Ref. Zbl. Hautkrkh. **28**, 662.   (d) BUCKYsche Grenzstrahlen bei Morbus Darier. Wien. dermat. Ges., Sitzg 25. Okt. 1928. Ref. Zbl. Hautkrkh. **30**, 308.   (e) Morbus Darier (?). Wien. dermat. Ges., Sitzg 25. April 1929. Ref. Zbl. Hautkrkh. **31**, 687.   (f) Morbus Darier. Zustand nach Behandlung mit BUCKYs Grenzstrahlen (Teleangiektasien). Wien. dermat. Ges., Sitzg 24. Okt. 1929. Ref. Zbl. Hautkrkh. **33**, 314. — FUSS: K. D. Südwestdtsch. Dermat., 7.—8. März 1925. Ref. Zbl. Hautkrkh. **17**, 46.

GANS: Histologie der Hautkrankheiten, Bd. 1. Berlin: Julius Springer 1925. — GAUCHER: Acné cornée végétante. Ann. de Dermat. **1900**, 1175. — GEISSLER: Diss. Straßburg 1901. — GLAWSCHE: K. D. Vener.-dermat. Ges. Moskau, 24. April 1898. Ref. Mh. Dermat. 1898 I, 627. — GOLDSCHLAG: (a) Morbus Darier, Lues papulosa recens. Lemberg. Derm. Ges. 25. Nov. 1926. Ref. Zbl. Hautkrkh. **22**, 629. (b) Morbus Darier. Lemberg. dermat. Ges., 5. Jan. 1927. Ref. Zbl. Hautkrkh. **23**, 627. — GOTÉ et BERTOYE: Deux cas de dyskératose folliculaire végétante (maladie de DARIER). Presse méd. **1921**, Nr 89, 887. Ref. Dermat. Wschr. **76**, 140. — GOUGEROT et OLGA ELIASCHEFF: Maladie de DARIER (Dyskératose folliculaire) atypique. Bull. Soc. franç. Dermat. **37**, No 9, 1279 (1930). — GRAGGER: Atypischer Fall von DARIERscher Krankheit. Ung. dermat. Ges., Sitzg 11. Okt. 1929. Ref. Zbl. Hautkrkh. **32**, 788. — GRON: DARIERsche Erkrankung kompliziert mit Cancer coli. 7. Tagg Oslo, Sitzg 29.—31. Mai 1928. Forh. nord. dermat. For. **119** (1929). — GRUSS: K. D. Wien. dermat. Ges., 23. Okt. 1924. Ref. Zbl. Hautkrkh. **16**, 382.

HAIKE: Miterkrankung des äußeren Ohres bei DARIERscher Krankheit. (Folia otolaryngol. II) Internat. Zbl. Ohrenheilk. **26**, H. 4/6, 217—218. — HAL: „Forme fruste" von DARIERscher Krankheit. Norw. dermat.Ver. Oslo, 28. Febr. 1929. Ref. Zbl. Hautkrkh. **35**, 347.— HALLOPEAU: La maladie de DARIER et ses rapports avec la dystrophie papillo-pigmentaire. Ann. de Dermat. **7**, 737 (1896). — HALLOPEAU et FOUQUET: Séborrhéide végétante. Ann. de Dermat. **1901**, 228.— HALLOPEAU, JEANSELME et MESLAY: Sur un cas nouveau de dystrophie papill. et pigment. Ann. de Dermat. **1893**, 876. — HAMDI: Morbus Darier. Virchows Arch. **279**, 237—243 (1930). — HARTZELL: (a) K. D. Philad. dermat. Soc. 21. Nov. 1905. J. of cutan. Dis. **24**, 33. (b) K. D. Philad. dermat. Soc., Jan. **1911**. J. of cutan. Dis. **29**, 445. — HARTTUNG: Bromexanthem oder Psorospermose. 7. Kongr. dtsch. dermat. Ges. **1901**, 292. — HASSELMANN: Psorospermosis follicularis DARIER. Frankf. dermat. Ver., 4. März 1926. Ref. Zbl. Hautkrkh. **21**, 134. — HASSLUND: Ein Fall von Morbus Darier. Dermat. Z. **12**, 263 (1905). — HAVAS, A.: Psorospermosis vegetans „DARIER". Mh. Dermat. **55**, 1760 (1912). — HEISS-SQUINDO: Inaug.-Diss. München 1916. — HERXHEIMER, KARL:

(a) Über die Heilung der Darierschen Dermatose. Dermat. Z. 15, 45 (1908). (b) Über die Heilung der Darierschen Dermatose. Mh. Dermat. 46, 447 (1908). (c) Geheilter Fall von Morbus Darier (vermittels Paquelin). Mh. Dermat. 48, 360 (1909). (d) Diskussionsbemerkung. Familiäres Auftreten der Darierschen Krankheit. Zbl. Hautkrkh. 3, 130 (1922). — Hidaka: (a) K. D. Dermat. Ges. Kioto, 5. Okt. 1923. Acta dermat. J. (Kioto) 4, 110. (b) Studien über Dariersche Dermatose (I). Acta dermat. (Kioto) 3, 191. Ref. Zbl. Hautkrkh. 17, 873. (e) Dariersche Krankheit (II). Acta dermat. (Kioto) 3, 373. Ref. Zbl. Hautkrkh. 17, 874. (d) Über die Dariersche Krankheit (III). Acta dermat. (Kioto) 4, 1. Ref. Zbl. Hautkrkh. 17, 874. (e) Verrucae dyskeratoticae congenital. J. of orient. Med. 2, 281. Ref. Zbl. Hautkrkh. 17, 875. — Hirota: K. D. Dermat. urol. Ges. Nagasaki, 18. Okt. 1923. Jap. J. of Dermat. 24, 25. — Höfer: Morbus Darier bei Vater und Sohn. Berl. dermat. Ges., Sitzg 29. Nov. 1929. Ref. Zbl. Hautkrkh. 33, 14. — Hoffert: K. D. Schles. dermat. Ges., 18. Nov. 1922. Ref. Zbl. Hautkrkh. 7, 307. — Hoffmann, E.: Demonstration sog. Psorospermien. Berl. klin. Wschr. 1904, Nr 36; Mh. Dermat. 40, 50 (1905). (b) Fall von Darierscher Krankheit. Dermat. Z. 18, 617 (1911). Huber: Demonstration eines Falles von Darierscher Krankheit mit identischen Schleimhautläsionen. Verh. ung. Ges. Ärzte Budapest, Sitzg 28. Okt. u. 2. Dez. 1901. Arch. f. Dermat. 65, 127 (1903). — Hudélo, Bigot et Caillau: Dyskératose folliculaire (Maladie de Darier). (Dyskeratosis folliculaire. Dariersche Krankheit). Bull. Soc. franç. Dermat. 28, 159 (1921). — Hübschmann: Morbus Darier und Geisteskrankheit. Česká Dermat. 5, 321 (1924); Zbl. Hautkrkh. 14, 329. — Hutchinson: (a) Über Psorospermien und Hautkrankheiten. Mh. Dermat. 14, 63 (1892). (b) Kurze Bemerkungen über verschiedene Themata. Lichen scrophulosorum und Dariersche Dermatose. 6. internat. Dermat.-Kongr. New York 1908. Mh. Dermat. 48, 511 (1909).

Iliescou et Popescou: Un cas de dyskératose folliculaire (Maladie de Darier). Bull. Soc. roum. Dermat. 1, 65—68 (1929). — Ischewski: K. D. Dyskeratosis follicularis Darier. Moskau. vener. u. dermat. Ges., 8. Mai 1924. Ref. Zbl. Hautkrkh. 15, 37 (1925). — Ito: Two cases of Darier disease which occured in the father and daughter. Jap. J. Dermat. 25, 68 (1925). Ref. Zbl. Hautkrkh. 19, 743 (1926).

Jacobi: (a) Vorstellung eines Falles von „Psorospermose folliculaire végétante (Darier)“. Oberrhein. Ärztetag Freiburg i. B., 21. Juli 1898. Münch. med. Wschr. 45, 1156 (1898). (b) Vorstellung eines Falles von Darierscher Dermatose mit Demonstration mikroskopischer Präparate. Verh. dtsch. dermat. Ges. 6. Kongr. 1899, 406. — Jadassohn, J.: (a) Diskussionsbemerkung. Dermat. Wschr. 1920, 976. (b) 8. internat. Kongr. Kopenhagen 1930, 1194. — Jaensch: Hornhautbefund bei Darierscher Dermatose. Klin. Mbl. Augenheilk. 78, Jan.-H. 96. — Jakobs: Zur Darierschen Dermatose. Inaug.-Diss. Freiburg 1918. — Jamieson: Dariers disiase (Dariers Krankheit). Edinburgh med. J. 21, 32 (1907). — Janowski: (a) Demonstration von Photographien von Psorospermose. Verh. internat. dermat. Kongr., Sitzg 7. Sept. 1892. Arch. f. Dermat. 24, 1003 (1892). (b) Über Psorospermose. 2. internat. dermat. Kongr. 1893, 285. (c) Psorospermosis follicularis vegetans (Dariersche Krankheit). Mračeks Handbuch der Hautkrankheiten, Bd. 3, S. 69. 1904. — Jarisch: (a) Zur Kenntnis der Darierschen Krankheit. Ein Beitrag zur Lehre von der Entwicklung der Psorospermien in der Haut. Arch. f. Dermat. 31, 163 (1895). (b) Demonstration von „Psorospermien“ der Darierschen Dermatose. Verh. dtsch. dermat. Ges. 5. Kongr. 1896, 97. — Jarisch-Matzenauer: Hautkrankheiten, Bd. 2, S. 690. Wien: Alfred Hölder 1908. — Jordan: (a) Ein Fall von Morbus Darier. Dermat. Wschr. 58, 150 (1914). (b) Die Dariersche Krankheit. Dermat. Wschr. 73, 889 (1921). — Justus: Psorospermosis follicularis vegetans. Dyskératose folliculaire Darier. Demonstr. Zbl. Hautkrkh. 18, 531 (1926).

Kahn: Morbus Darier. Frankf. dermat. Ver., 2. Dez. 1926. Ref. Zbl. Hautkrkh. 23, 619. — Kayser u. Schoonheid: Fall von Darierscher Krankheit (Psorospermosis follicularis vegetans). Ann. de Dermat. 1916, No 2, 77. Arch. f. Dermat. 122, 850 (1918). — Keim: (a) Keratosis follicularis. Detroit dermat. Soc., 21. Okt. 1929. Arch. of Dermat. 21, 505 (1929). (b) Keratosis follicularis. Chicago dermat. Soc. Ann. Arbor, 15. Febr. 1930. Arch. of Dermat. 22, 573 (1930). — Kenedy: Morbus Darier. Ung. dermat. Ges., Sitzg 11. Okt. 1929. Ref. Zbl. Hautkrkh. 32, 788. — Klausner: Psorospermosis follicularis Darier. Dtsch. dermat. Ges. tschechoslov. Republ., Sitzg 10. Nov. 1929. Ref. Zbl. Hautkrkh. 32, 673. — Klebanov: Zur Kasuistik der Darierschen Krankheit. Russk. Vestn. Dermat. 7, 390—393 (1929). — Klingmüller: Ein Fall von Morbus Darier. Demonstr. Med. Ges. Kiel, 12. Mai 1921. Ref. Berl. klin. Wschr. 58, 1052 (1921). — Korn: K. D. Dariersche Dermatose. Schles. dermat. Ges., 20. Juni 1925. Ref. Zbl. Hautkrkh. 18, 754 (1926). — Krantz: Dariersche Dermatose. Köln. dermat. Ges., Sitzg 25. Okt. 1929. Ref. Zbl. Hautkrkh. 32, 787. — Kreibich: K. D. Morbus Darier mit Vitiligo. Prag. dtsch. dermat. Ges., 15. März 1923. Zbl. Hautkrkh. 10, 13 (1924). (b) Zum Wesen der Psorospermosis Darier. Arch. f. Dermat. 80, 367 (1906). (c) K. D. Prag. dtsch. dermat. Ges., 15. April 1923. Ref. Zbl. Hautkrkh. 9, 85. (d) Hyperkeratose

(KYRLE) und Dyskeratose (DARIER). Arch. f. Dermat. **163**, 215—222 (1931). — KREN: (a) Wien. dermat. Ges., 20. Okt. 1909. Ref. Zbl. Dermat. **101**, 369. (b) Wien. dermat. Ges., 12. Juni 1912. Ref. Arch. f. Dermat. **115**, 15. (c) K. D. Wien. dermat. Ges., 18. Juni 1914. Ref. f. Dermat. **119**, 514. (d) Die Lokalisation der Psorospermosis follicularis (DARIER) auf der Mundschleimhaut. Mschr. Ohrenheilk. **1920**, H. 1. (e) K. D. Wien. dermat. Ges., 19. Nov. 1925. Ref. Zbl. Hautkrkh. **19**, 716. (f) Psorospermosis DARIER. Wien. dermat. Ges., Sitzg 12. Dez. 1929. Ref. Zbl. Hautkrkh. **33**, 672. — KRÖSING: Beiträge zur Kenntnis der DARIERschen Dermatosen. Mh. Dermat. **15**, 488 (1892). — KRÜGER: K. D. Wien. dermat. Ges., 26. Jan. 1922. Ref. Arch. f. Dermat. **133**, 95. — KRUSEWITZ: K. D. Nordwestdtsch. dermat. Ges., 18. April 1926. Ref. Zbl. Hautkrkh. **20**, 422. — KRUSPE: Spontanremission bei Morbus Darier: Ver. Dresdener Dermat., 5. Mai 1926. Ref. Zbl. Hautkrkh. **21**, 148. — KUZNITZKY: Fall von typischer familiärer DARIERscher Dermatose. Schles. dermat. Ges., 29. Juni 1921. Ref. Zbl. Hautkrkh. **2**, 420 (1921). — KYRLE: K. D. Wien. dermat. Ges., 16. März 1916. Ref. Arch. f. Dermat. **122**, 794.

LANDAU: Zur Kenntnis der Psorospermosis DARIER. Mh. Dermat. **51**, 12 (1910). — LANE: DARIERs disease. (DARIERsche Krankheit.) Arch. of Dermat. **5**, 818 (1922). — LANGER: DARIERsche Dermatose. Demonstration. Berl. dermat. Ges., 8. Dez. 1925. Zbl. Hautkrkh. **19**, 12 (1926). — LEDER: K. D. Schles. dermat. Ges., 29. Nov. 1925. Ref. Zbl. Hautkrkh. **19**, 356. — LEDERMANN: (a) K. D. Berl. dermat. Ges., 13. Mai 1924. Ref. Zbl. Hautkrkh. **13**, 126. (b) K. D. Berl. dermat. Ges., 10. Nov. 1925. Ref. Zbl. Hautkrkh. **18**, 827. — LEDERMANN u. PINKUS: Berl. dermat. Ges., 10. Febr. 1920. Ref. dermat. Wschr. **70**, 261. — LESSER: Demonstration eines Falles von Psorospermosis (DARIER). Verh. Berl. dermat. Ges., Sitzg 3. Nov. 1903. Arch. f. Dermat. **68**, 446 (1903). — LEWALE: Diss. Freiburg 1902. — LIEBERTHAL: A case of DARIERs disease (Psorospermose cutanée folliculaire végétante or Keratosis follicularis WHITE). J. amer. med. Assoc. **43**, 242 (1904). Ref. Arch. f. Dermat. **74**, 373. — LIER: K. D. Ein Fall von DARIERscher Krankheit (Psorospermosis). Verh. Wien. dermat. Ges., Sitzg 19. Nov. **1913**. Arch. f. Dermat. **117**, 866 (1914). — LINDEMANN: Befund von Psorospermkugeln und Gregarinen an menschlichen Haaren. Bull. Soc. imper. Moscou **1863**, 425; **1865**, 282. Ref. in JONATHANS HUTCHINSON jr., Über Psorospermien und Hautkrankheiten. Mh. Dermat. **14**, 63 (1892). — LIPMAN-WULF: (a) Ein Fall von DARIERscher Krankheit. Dermat. Z. **17**, 261 (1910). (b) K. D. Ein Fall von DARIERscher Krankheit. Berl. dermat. Ges., 9. Juli 1912. Dermat. Z. **19**, 1083 (1912). — LIPPERT: Über den Morbus Darier. Dermat. Z. **35**, 76 (1922). — LITTLE: Demonstration eines Falles von Morbus Darier. Verh. dermat. Sekt. roy. Soc. Med., 15. Juni **1916**. Ref. Dermat. Z. **26**, 242 (1918). — LÖHE: (a) Ein Fall von DARIERscher Krankheit. Dermat. Wschr. **57**, 864 (1913). (b) Fall von DARIERscher Krankheit (Psorospermose). Demonstr. Berl. dermat. Ges., 10. Juni 1913. Dermat. Z. **20**, 810 (1913). (c) Demonstration. Ein Fall von DARIERscher Krankheit. Berl. dermat. Ges., 22. Okt. 1920. Dermat. Wschr. **1920**, Nr 48, 976. (d) Schleimhautlokalisationen der DARIERschen Krankheit. Dermat. Z. **34**, 72 (1921). — LÖWENHEIM, zit. nach SPITZER. — LOMHOLT: Morbus Darier. Dän. dermat. Ges., Sitzg 2. Okt. 1929. Ref. Zbl. Hautkrkh. **33**, 28. — LOUSTE et G. BARBIER: Dyskératose folliculaire congénitale (maladie de DARIER). Bull. Soc. franç. Dermat. **1922**, 130. Ref. Zbl. Hautkrkh. **5**, 468 (1922). — LUSTGARTEN: On psorospermosis follicularis. J. of cutan. Dis., Jan. **1891**.

MACCORMAC: (a) K. D. Case of DARIERs disease. Proc. roy. Soc. Med., sect. dermat. **14**, 61. Zbl. Hautkrkh. **1**, 575. (b) Case of (?) DARIERs disease. Proc. roy. Soc. Med., sect. dermat., **17**, 22. Ref. Zbl. Hautkrkh. **13**, 450. — MACKEE: Discussion. On what bases SCHALEK his diagnosis of DARIERs diseases? J. of cutan. Dis. **36**, 109 (1918). — MACLEOD: K. D. Psorospermosis follicularis. Proc. roy. Soc. Med., 17. Juni **1909**. Ref. Arch. f. Dermat. **99**, 477. — MALASSEZ: J. of cutan. Dis. **9**, 396. Zit. nach HIDAKA. — MALINOWSKI: Die DARIERsche Krankheit, sog. Psorospermosis follicularis vegetans. Mh. Dermat. **43**, 209 (1906). — MANSUROFF: Ein Fall von Psorospermitis cutanea et molluscum, oder die DARIERsche Krankheit. Mh. Dermat. **14**, 239 (1892). — MARIANELLI: Klinischer und histo-pathologischer Beitrag zum Studium der Keratosis follicularis (Psorospermosis follicularis DARIER). Mh. Dermat. **19**, 40 (1894). — MAYO-Clinic, Rochester: Keratosis suprafollicularis (DARIER disease). Dermat. conference of the Mississipi Valley, Rochester, Minn., 26. Okt. 1929. Arch. of Dermat. **22**, 157 (1930). — MEIROWSKY: Morbus Darier. Köln. dermat. Ges., Sitzg 26. Okt. 1928. Ref. Zbl. Hautkrkh. **29**, 153. — MELCZER: Zur Histologie der sog. DARIERschen Dyskeratose (Epitheliomatosis miliaris NÉKÁM). Dermat. Wschr. **83**, 1127. — MELLE: Klinischer und anatomisch-pathologischer Beitrag zum Studium der Psorospermosis cutanea vegetans. Mh. Dermat. **28**, 143 (1899). — MERK: Über Psorospermien. Vortrag, gehalten am 10. April 1893 im Verein der Ärzte von Steiermark. Zit. in Landau, Mh. Dermat. **51**, 12 bzw. 17 (1910). — MESCHTSCHERSKI: Demonstration eines Falles von Psorospermosis DARIER. Moskau. vener.-dermat. Ges., Sitzg 16.—19. Sept. 1917. Mh. Dermat. **45**, 459 (1907). — MILIAN u. PÉRIN: Dyskératose folliculaire (Maladie de DARIER) avec bulles. Bull. Soc. franç. Dermat. **37**, No 9, 1280 (1930). — MONCORPS: Morbus

Darier. Münch. dermat. Ges., Sitzg 24. Juli 1928. Ref. Zbl. Hautkrkh. 28, 756. —
Mook: (a) Dariers disease. Mh. Dermat. 43, 362. (b) Report of 4 cases of Keratosis
follicularis (Dariers disease). J. of cutan. Dis. 30, 722 (1912). — Morrow: J. of cutan.
Dis. 1886, 257. Zit. nach Hidaka. — Mourek: Ein Beitrag zur Lehre von der Derma-
tosis Darier. Arch. f. Dermat. 27, 361 (1894). — Mu, J. W.: Beitrag zur Untersuchung der
Pigmentverhältnisse beim Morbus Darier. Acta dermato-vener. (Stockh.) 11, 365—372
(1930). — Muchin: Demonstration eines Falles von Psorospermosis Darier. Moskau. vener.
dermat. Ges., Sitzg 7.—20. März 1910. Mh. Dermat. 50, 347 (1910). — Müller: Morbus
Darier. Ver.igg rhein.-westfäl. Dermat. Münster i. W., Sitzg 26. u. 27. Okt. 1929.
Ref. Zbl. Hautkrkh. 33, 318. — Müller, Hugo: (a) Ein Fall von frustranem Darier.
Demonstration. Ver. dtsch. Dermat. Frankfurt a. M., 8.—9. Okt. 1921. Ref. Zbl. Hautkrkh. 3, 130 (1922). (b) Morbus Darier. Demonstration. Herbsttagg Ver. rhein.-westfäl.
Dermat. Düsseldorf, 8. Nov. 1925. Ref. Zbl. Hautkrkh. 19, 17 (1926). — Müller, R.:
Fall von Psorospermosis Darier. Wien. dermat. Ges., 22. Nov. 1911. Ref. Dermat. Z. 19,
86 (1912). — Münsterer: Psorospermosis follicularis vegetans (Darier). Verslg südwestdtsch. Dermat., 26. April 1930. Ref. Zbl. Hautkrkh. 34, 669. — Murakami: Zwei Fälle
von Morbus Darier. (Univ.-Hautklin. Okayama.) Okayama-Igakkai-Zasshi (jap.) 41, 1781
bis 1795 (1929). — Murakani: Zwei Fälle von Morbus Darier. Jap. dermat. Tochertges.
Okayama, Sitzg 2. März 1929. Jap. J. of Dermat. 29, 25 (1929). — Murero: Contributo
clinico-istologico allo studio della psorospermosi. 17. Kongr. ital. Ges. Dermat. Bologna,
5.—7. Juni 1920, 338. Ref. Zbl. Hautkrkh. 5, 299 (1922).

    Naumova: Morbus Darier. Moskau. vener.-dermat. Ges., Sitzg 4. Nov. 1928. Ref.
Zbl. Hautkrkh. 29, 28. — Neisser: Über den gegenwärtigen Stand der Psorospermosen-
lehre mit mikroskopischen Demonstrationen. Verh. dtsch. dermat. Ges., 3. Kongr. 1892,
80. — Nékám: (a) Dolgoz az Egyet. Börkortani Intézetböl, H. 3, S. 1902. Budapest
1902. (b) K. D. Dariersche Krankheit. 16. internat. med. Kongr. Budapest, 29. Aug.
bis 4. Sept. 1909. Ref. Arch. f. Dermat. 99, 430. — Németh: Dyskeratosis Darier. Ung.
dermat. Ges. Budapest, Sitzg 11. Jan. 1929. Ref. Zbl. Hautkrkh. 30, 695. — Neumann:
Demonstration eines Falles vermutlicher Psorospermosis cutis (Darier). Verh. Wien.
dermat. Ges., Sitzg 20. Nov. 1895. Ref. Arch. f. Dermat. 34, 145 (1896). — Nicolas,
Gaté et P. Bertoye: Deux cas de dyskératose folliculaire végétante. Lyon. méd. 130,
1100 (1921). Ref. Zbl. Hautkrkh. 4, 433 (1922).

    Obermiller: Beiträge zum Morbus Darier. Arch. f. Dermat. 147, 353 (1924). —
O'Leary and Goeckermann: Dariers disease? Minnesota dermat. Soc., 10. Juli 1926.
Arch. of Dermat. 15, 1, 99—100. Ref. Zbl. Hautkrkh. 23, 225. — Oppenheim, Leo: Morbus
Darier (Psorospermosis follicularis vegetans). Diss. München 1913. Ref. Dermat. Wschr.
60, 334 (1915). — Oppenheim, M.: (a) Demonstration eines Falles von Psorospermosis
follicularis Darier. Verh. Wien. dermat. Ges., Sitzg 16. März 1916. Arch. f. Dermat. 122,
789 (1919). (b) K. D. Ein Fall von Psorospermosis vegetans follicularis Darier von eigen-
tümlichem Typus. Verh. Wien. dermat. Ges., Sitzg 18. Mai 1916. Arch. f. Dermat. 122,
808 (1918). — Orlemann-Robinson, Dariers Erkrankung. New-Yorker akad. f. Med.
Derm. Abtlg. Arch. f. Dermat. 117, 413 (1914). — Ormerod u. McLeod: Ein Fall von
Darierscher Krankheit. Brit. J. Dermat. 16, Sept. 1904. Ref. Mh. Dermat. 39, 450 (1904). —
Ostrowski: K. D. Lemberg. dermat. Ges., 2. April 1925. Ref. Zbl. Hautkrkh. 18, 746. —
Oulmann: Dariers disease (Keratosis follicularis). Arch. of Dermat. 11, 841 (1925).
Zbl. Hautkrkh. 18, 787 (1926).

    Pawloff: Zur Frage der sog. Psorospermose folliculaire végétante Darier. Arch. f.
Dermat. 25, 195 (1893). — Payenneville et Cailliau: Un cas de dyskératose folliculaire
végétante (Maladie de Darier). Bull. Soc. franç. Dermat. 35, 570—574 (1928).— Perutz:
K. D. Wien. dermat. Ges., 19. Nov. 1925. Ref. Zbl. Hautkrkh. 19, 716. — Petersen: Über
die sog. „Psorospermien" der Darierschen Krankheit. Zbl. Bakter. 14, 477 (1893). —
Phillips: Keratosis follicularis. Dariers disease. Arch. of Dermat. 13, 128 (1926). Ref.
Zbl. Hautkrkh. 20, 56. — Photinos: (a) Présentation de trois moulages d'un cas de
maladie de Darier. Bull. Soc. franç. Dermat. 36, No 8, 1051—1054 (1929). (b) Maladie
de Darier (psorospermose folliculaire). Étude clinique et histologique à l'occasion d'un
cas rare de cette dermatose. Rev. franç. Dermat. 5, 576—607 (1930). — Piffard: K. D.
N. Y. dermat. Soc., 25. Nov. 1890. J. of cutan. Dis. 1891, 14. — Pinkus, F. u. R. Ledermann: Beitrag zur Histologie und Pathogenese der Darierschen Krankheit. Arch. f.
Dermat. 131, 360 (1921). — Ploeger: Vorstellung eines und Besprechung von drei aus-
gebliebenen Fällen von Psorospermosis follicularis vegetans (Darier). Ärztl. Ver. München,
16. Okt. 1907. Münch. med. Wschr. 54, 1552 (1907).—Poehlmann: Dariersche Erkrankung
in 3 Generationen. Arch. f. Dermat. 97, 195 (1909). — Pollitzer: Diskussionsbemerkung
J. of cutan. Dis. 37, 535. — Posadar: Ein Fall allgemeiner infektiöser Psorospermose.
Rev. de Chir. 1900. Brit. med. J., 28. April 1900. Ref. Dermat. Z. 7, 1039 (1900). —
Pospelow: (a) Du rôle des coccidies dans les affections de la peau. 4. Kongr. russ. Ärzte
Moskau, 3. (15.) bis 10. (22.) Jan. 1891. Ref. Ann. de Dermat. 2, 411 (1891). (b) Diskussion

zu einem von MESCHTSCHERSKI vorgeführten Fall von Psorospermosis DARIER. Moskau. vener.-dermat. Ges., Sitzg 16.—29. Sept. 1907. Ref. Mh. Dermat. 45, 459 (1907). — PUTTEN: Ein Fall von Morbus Darier. K. D. 74. Verslg niederl. dermat. Ver. Amsterdam, 21. März 1926. Ref. Zbl. Hautkrkh. 22, 362.

RACHMANOV: Morbus Darie⌐. Moskau. vener.-dermat. Ges., 4. Febr. 1926. Ref. Zbl. Hautkrkh. 26, 36. — RASCH: (a) K. D. DARIERs Krankheit. (Psorospermosis follicularis vegetans.) Dän. dermat. Ges., 7. Okt. 1903. Ref. Dermat. Z. 12, 130 (1905). (b) Demonstration eines Falles von Morbus Darier (Psorospermosis follicularis vegetans). Nord. dermat. Kongr. Kopenhagen, 10.—12. Juni 1919. Dermat. Wschr. 73, 1019 (1921). — RAVOGLI: (a) Psorospermosis cutis. Mh. Dermat. 18, 165 (1894). (b) Über Psorospermosis cutis. 11. internat. med. Kongr. Rom. Mh. Dermat. 19, 81 (1894). — REBAUDI: Morbo di DARIER. Pensiero med. 1925, H. 1. — REENSTIERNA: DARIERsche Dermatose mit Schleimhautveränderungen und impetigoartigen Eruptionen. Arch. f. Dermat. 124, 841 (1917). — REISS: Über Keratosis follicularis im Verlaufe der DARIERschen Krankheit. Pamiet. jubil. na czese Prof. KORCZYNSKIEGO 1900 Krakau. Ref. Jber. u. Fortschr. Med. (Fortsetzung von Virchows Jahresbericht.) 1903. (Bericht über 1902) 37, 682. — RIECKE: (a) Psorospermosis follicularis vegetans. (DARIERsche Dermatose.) Demonstration. Med. Ges. Leipzig, 12. Febr. 1907. Ref. Münch. med. Wschr. 54, 695 (1907). (b) Psorospermosis follicularis vegetans. (DARIERsche Krankheit) mit Krankenvorstellungen. Verh. Ges. dtsch. Naturforsch. 79. Verslg. Dresden 1907, II. Teil, 2. Hälfte, 375. — RILLE: (a) Über Acanthosis nigricans und DARIERsche Psorospermose. 68. Verslg deutsch. Naturforsch. Frankfurt 1896. Ref. Arch. f. Dermat. 37, 278. (b) DARIERsche Krankheit. Demonstr. 2. Tagg mitteldtsch. Dermat. Leipzig, 20. März 1921. Ref. Zbl. Hautkrkh. 1, 336 (1921). — RITTER: Über Röntgenbehandlung der DARIERschen Dermatose. Dermat. Wschr. 54, 165 (1912). — ROBINSON: (a) K. D. N. Y. dermat. Soc., 22. Nov. 1910. J. of cutan. Dis. 29, 290. (b) K. D. N. Y. dermat. Ges., 27. Okt. 1914. Ref. Arch. f. Dermat. 122, 541. (c) Keratosis follicularis (DARIER), Presentation. Keratosis follicularis (DARIER), Demonstration. Amer. dermat. Assoc., 13.—14. Mai 1915. J. of cutan. Dis. 34, 395 (1916). — ROTHE: Hereditäre rudimentäre DARIERsche Krankheit in familiärer Kombination mit atypischer kongenitaler Hyperkeratose. Arch. f. Dermat. 102, 229 (1910). — RUSCH: (a) K. D. Wien. dermat. Ges., 7. Nov. 1918. Arch. f. Dermat. 125, 658. (b) K. D. Wien. dermat. Ges., 22. April 1920. Ref. Arch. f. Dermat. 137, 58.

SACHS: (a) Psorospermosis follicularis DARIER. Wien. med. Wschr. 1906, H. 10, 12. (b) K. D. Wien. dermat. Ges., 10. Juni 1919. Arch. f. Dermat. 133, 95. — SAIDAC: Psorospermosis follicularis vegetans. Ref. Sanit. mil. 22/23 (1923). Ref. Zbl. Hautkrkh. 10, 358 (1924). — SALOMON: Ein Beitrag zur DARIERschen Erkrankung. Dermat. Wschr. 66, 12. Arch. f. Dermat. 125, 549 (1920). — ŠAMBERGER: (a) DARIERsche Krankheit und venerisches Geschwür. Čas. lék. česk. 1905, 255. Ref. Dermat. Zbl. 8, 331. (b) Über die diathetischen Hautentzündungen. Wien. med. Wschr. 75, 374 (1925). — SAPHIER: Die Dermatoskopie. Arch. f. Dermat. 143, 156. — SCHALEK: Report of a case of DARIERs Disease (Keratosis follicularis) giving the results from Roentgenray treatment with the Cooligde tube. J. of cutan. Dis. 36, 104 (1918). — SCHEER: Ein Fall von DARIERschem Krankheit im Frühstadium. J. of Dis., cutan. Dez. 1916, 837. Dermat. Z. 24, 503 (1917). SCHMIDT-LA BAUME: Morbus Darier. Frankf. dermat. Ver., 27. Jan. 1927. Ref. Zbl. Hautkrkh. 23, 620. — SCHOFF: Keratosis follicularis. (DARIERs disease.) Amer. dermat. Assoc. San Francisco, 1. Juli 1929. Arch. of Dermat. 21, 684—685 (1930). — SCHRAMEK: K. D. Wien. dermat. Ges., 12. Juni 1912. Ref. Arch. f. Dermat. 115, 18. — SCHUMACHER: K. D. Münch. dermat. Ges., 19. Nov. 1923. Ref. Zbl. Hautkrkh. 11, 399. — SCHWAB: Ein Fall von DARIERscher Krankheit. Inaug.-Diss. Freiburg 1902. — SCHWENINGER und BUZZI: Zwei Fälle von DARIERscher Dermatose. Internationaler Atlas seltener Hautkrankheiten, 1893, H. 8, Nr 25. — SCHWIMMER: (a) Ein Fall von Psorospermosis cutanea vegetans. Verh. dtsch. dermat. Ges., 3. Kongr. Breslau 1891, 76. (b) Diskussionsbemerkung. Internat. dermat. Kongr. 1892, 285. — SCOLARI: Morbo di DARIER. 25. riun. Soc. ital. Dermat. Milano, 9.—11. Mai 1929. Giorn. ital. Dermat. 70, 1230 (1929). — SCOMMAZZONI: Di un reperto clinico ed istologico insolito nel morbo di DARIER (Psorospermosi) e considerazioni sulla patogenesi di questa malattia. Giorn. ital. Dermat. 67, 1317—1331. — SEIFFERT: Die Beteiligung der Schleimhaut bei der DARIERschen Krankheit. Arch. internat. Laryng. etc. 23, No 1 (1912), Jan.-Febr. — SELENEW: Exsudationen und Dermatosen. Dermat. Z. 12, 569 (1905). — SIBLEY: K. D. Proc. roy. Soc. 15. Nov. 1917. Ref. Brit. J. Dermat. 30, 36. — SIEMENS: (a) Diskussionsbem. 13. Kongr. dtsch. dermat. Ges. Ref. Arch. f. Dermat. 145, 305. (b) DARIERsche Krankheit. Münch. dermat. Ges., 25. Juli 1927. Ref. Zbl. Hautkrkh. 25, 764. — SKLARZ: Schleimhaut- und Blutbilderbesonderheiten bei DARIERscher Dermatose. Dermat. Wschr 74, 513 (1922). — SMILOVICI: K. D. Psorospermosis DARIER. Demonstrationsabend der Breslauer Dermat. Ver.igg, 13. Dez. 1915. Arch. f. Dermat. 122, 629 (1918). — SOLOWIEFF: Demonstration von Moulagen zu einem Fall von Psorospermosis. Verslg dtsch. Naturforsch., Abt. f. Dermat., 22. Sept. 1910. Dermat. Z. 17, 821 (1910). — SPIETHOFF: (a) Beitrag zur Pathologie des Morbus Darier.

Arch. f. Dermat. **109**, 197 (1911). (b) Morbus Darier. Demonstration. Tagg mitteldtsch. Dermat. Jena, 7. Juni 1925. Ref. Zbl. Hautkrkh. **18**, 151 (1926). — Spitzer, Rud.: Zur Kenntnis der Darierschen Krankheit. Arch. f. Dermat. **135**, 362 (1921). — Stelwagon: Demonstration eines Falles von Keratosis follicularis oder Darierscher Krankheit, Psorospermosis follicularis. Mh. Dermat. **48**, 513 (1909). — Stout: (a) A case of Dariers disease. Exhibition. Philad. dermat. Soc., 17. April 1906. J. of cutan. Dis. **24**, 384 (1906). (b) A case of generalized Dariers disease improved by the X-ray treatment. Philad. dermat. Soc., 15. Jan. 1907. J. of cutan. Dis. **25**, 126 (1907). — Stümpke: Über Konstitutionstypen in der Dermatologie. (15. Kongr. dtsch. dermat. Ges. Bonn **1927**. Arch. f. Dermat. **155**, 191. — Stümpke u. Feuerhake: Zur Ätiologie des Morbus Darier. Arch. f. Dermat. **153**, H. 2, 418—433 (1927). — Sweitzer: Keratosis follicularis. Amer. dermat. Assoc., 6. Juni 1924. Arch. of Dermat. **11**, Nr 1, 133. (b) Keratosis follicularis. Minnesota dermat. Soc., 2. April 1924. Arch. of Dermat. **10**, Nr 3, 388 (1924). — Szymanskis Morbus Darier. Warschau. dermat. Ges., 3. Jan. 1929. Ref. Zbl. Hautkrkh. **35**, 462.

Thibault: Observations cliniques pour servir à l'histoire de la Psorospermose folliculaire végétante de Darier. Thèse de Paris 1889. Ref. Virchow-Hirschs Jber. **2**, 617 (1890). — Thornley: K. D. N. Y. Acad. Med., 4. Okt. 1923. Ref. Zbl. Hautkrkh. **13**, 57. Török: Die neueren Arbeiten über die Psorospermien der Haut. Mh. Dermat. **15**, 109, 147, 230 (1892). — Tommasoli: Über einen Fall von Epithelioma verrucosum abortivum nebst einem Beitrag zum Studium der Psorospermosen. Arch. f. Dermat. **26**, 49 (1894). — Touton: Diskussion anläßlich der Vorstellung eines Falles von Darierscher Dermatose mit Demonstration mikroskopischer Präparate durch Jacobi. Verh. dtsch. dermat. Ges., 6. Kongr. **1899**, 407. — Toyama: Ein Fall von Darierscher Krankheit, behandelt mit Buckyschen Grenzstrahlen. Jap. J. of Dermat. **28**, Nr 10, deutsche Zusammenfassung **1929**, 77—78. — Traub: Dariers disease. N. Y. dermat. Soc. 23. Okt. 1928. Arch. of Dermat. **19**, 521 (1929). — Trimble: (a) Observations on keratosis follicularis with report of 5 cases in the same family. J. amer. med. Assoc. **59**, 604 (1912). (b) A case of Keratosis follicularis (Darier). Demonstr. N. Y. Acad. Med., sect. dermat. Okt. u. Nov. **1911**. Ref. J. of cutan. Dis. **31**, 113 (1913).

Unna, P. G.: (a) Ein Fall von Dariers Krankheit. Mitt. Hamburg. Staatskrk.-anst. 8, 337 (1908). (b) Ein Fall von Dariers Krankheit. Mh. Dermat. **48**, 195 (1909). (c) Histol. Atlas, S. 248. Leop. Voss, 1910.

Vallender: Psorospermosis des Mundes. Gesammelte Auszüge der Dissertationen an der med. Fakultät Köln, 1921. (Dekanatsjahr 1920/21.) Herausgeg. von Paul Frangenheim, Bd. 2. Zahnärztliche Dissertationen. Bonn: A. Marcus u. E. Weber 1922. XIV, 355 S. Zbl. Hautkrkh. **7**, 173. — Venturi: Contributo clinico ed anatomo-pathologico al morbo di Darier. Giorn. ital. Mal. vener. Pelle **65**, 955 (1924). Ref. Zbl. Hautkrkh. **14**, 328 (1924). — Vollmer: Beitrag zur Konstitution der Morbus Darier-Kranken. Arch. f. Dermat. **146**, 342 (1924).

Wada: Morbus Darier. Jap. dermat.-urol. Tochterges. Tokyo, Sitzg 21. Okt. 1927. Jap. J. of Dermat. **29**, 35 (1929). — Weber: Ein Fall von Darierscher Krankheit. Demonstration. Ges. Charité-Ärzte Berl. 19. Nov. 1903. Ref. Berl. klin. Wschr. **41**, 574 (1904). — Wechselmann: Demonstration eines Falles von Darierscher Krankheit. Außerord. Kriegstagg Berl. dermat. Ges., 26.—27. März 1918. Arch. f. Dermat. **125**, 763 (1920). — Wegener: K. D. 4. Tagg mitteldtsch. Dermat. Chemnitz, 29. April 1924. Ref. Zbl. Hautkrkh. **15**, 411. — Weiss: Dariers disease. (Mississippi Valley dermat. Soc., 19. Nov. 1927. Arch. of Dermat. **18**, 459. Ref. Zbl. Hautkrkh. **29**, 443. — Wende: Keratosis follicularis resulting in multiple epithelioma: report of a case. J. of cutan. Dis. **26**, 531 (1908). — Werther: (a) Morbus Darier. Ver. Dresdener Dermat., 7. April 1926. Ref. Zbl. Hautkrkh. **21**, 147. (b) Morbus Darier. Ver. Dresdener Dermat., 3. Jan. 1927. Ref. Zbl. Hautkrkh. **23**, 28. (c) Morbus Darier. Ver. Dresdener Dermat., Sitzg 3. Okt. 1928. Ref. Zbl. Hautkrkh. **29**, 152. — White: (a) A case of Keratosis (Ichthyosis) follicularis. J. of cutan. Dis. **1889**, 201. (b) Keratosis follicularis (Psorospermose folliculaire végétante). A second case. J. of cutan. Dis. **1890**, 13. — Whitehouse: (a) K. D. Keratosis follicularis (Darier). Amer. dermat. Assoc. 13.—14. Mai 1915. J. of cutan. Dis. **34**, 394. (b) Dariers disease. N. Y. dermat. Soc., 27. April 1926. Arch. of Dermat. **14**, Nr 3, 356—357. — Wile: Dariers disease. Chicago dermat. Soc., 25. Febr. 1928. Arch. of Dermat. **18**, 488. Ref. Zbl. Hautkrkh. **28**, 443. — Williams: K. D. Ein Fall von Darierscher Krankheit. Proc. roy. Soc. Med. dermat. sect., 21. April **1910**. Mh. Dermat. **51**, 364 (1910). — Wilson: Diseases of the skin. 1887, 343. — Wise: (a) K. D. N. Y. Acad. Med. **1919**. Ref. J. of cutan. Dis. **37**, 535. (b) K. D. N. Y. dermat. Soc., April 1922. Ref. Arch. of Dermat. **6**, 250. — Wise and Parkhurst: Notes on two unusual cases of Dariers disease. Arch. of Dermat. **1920**, 430. — Wucherpfennig: Zwei Fälle von Morbus Darier. Ver. rhein.-westfäl. Dermat. Münster i. W., Univ.-Hautklin. Münster, Sitzg 26. u. 27. Okt. 1929. Ref. Zbl. Hautkrkh. **33**, 323.

YAMADA: Jap. J. of Dermat. **23**, 459. — YAMAMOTO u. OHYA: Über die verrucaähnlichen Efflorescenzen an Hand- und Fußrücken bei der DARIERschen Krankheit. Acta dermat. (Kioto) **13**, 137—151 und deutsche Zusammenfassung, S. 152 (1929). — ZELENEFF: Case of DARIERs Psorospermosis. WRATSCH (russ.) **1891**, 318. Ref. Brit. J. Dermat. **2**, 267 (1891). — ZURHELLE: (a) K. D. Tagg rhein.-westfäl. Dermat. Bonn, 9. Nov. 1924. Ref. Zbl. Hautkrkh. **16**, 20. (b) Morbus Darier. 15. Kongr. dtsch. dermat. Ges. Bonn 1927. Arch. f. Dermat. **155**, 320.

II. Größere Werke sowie Arbeiten, die sich nicht ausschließlich auf die DARIERsche Dermatose beziehen und im Text angeführt erscheinen.

ARZT u. FUHS: Röntgen-Hauttherapie. Berlin: Julius Springer 1925. — BABES: Durch Teerpinselung bedingte Hautveränderung bei Kaninchen, die der DARIERschen Krankheit ähnlich ist (Path. Labor. Univ. Bukarest). Arch. f. Dermat. **157**, 657—666 (1929). — BARBE: Keratosis follicularis (Type de BROOKE). Ann. de Dermat. **1901**, 535. — BEATTY, WALLACE: Ein Fall von Follikulosis (Follikulitis?) decalvans und Lichen spinulosus. Mit Bericht über die histologischen Veränderungen von SPEARES JOHN. Brit. J. Dermat. Sept. **1915**, 331. Ref. Arch. f. Dermat. **122**, 851. — BETTMANN: Über Genodermatosen. Zbl. Hautkrkh. **4**, 481. — BETTMANN, S.: Zur Oberflächenmikroskopie der Haut am lebenden Menschen. Arch. f. Dermat. **161**, 444—455 (1930). — BRUCK: (a) Über Hyperkeratosis striata et follicularis und Lichen ruber atypicus. Arch. f. Dermat. **106**, 91. (b) Fall von atypischem Lichen ruber, der unter dem Bilde der HEBRAschen Hyperkeratosis follicularis striata et punctata verläuft. K. D. Breslau. dermat. Ver., 10. Febr. 1912. Ref. Arch. f. Dermat. **112**, 419. — BRÜNAUER: Zur Histologie und Symptomatologie der kongenitalen Dyskeratosen. Dermat. Z. **42**, 6. — DARIER: (a) Dystrophie pap. et pigment. Ann. de Dermat. **1893**, 865. (b) Sur un nouveau cas de dystrophie pap. et pigm. Ann. de Dermat. **1895**, 97. (c) La dermatose précancéreuse de BOWEN, dyskératose lenticulaire et en disques. Ann. de Dermat. **1914**, 449. — DUCREY: La dermatosi precancerosa di BOWEN. Roma 1923. — EHRMANN: Differential-diagnostischer Atlas der Hautkrankeiten und Syphilis. Jena: Gustav Fischer 1912. — EHRMANN u. FICK: Kompendium der speziellen Histopathologie der Haut. Wien: Alfred Hölder 1906. — ELLIOT: Keratosis follicularis. K. D. Amer. dermat. Assoc. 3. Tagg 1898. Ref. Arch. f. Dermat. **49**, 398. — FRIBOES: Histopathologie der Hautkrankheiten. Leipzig: F. C. W. Vogel 1921. — FRIED: Hyperkerat. foll. et parafoll. in cutem penetrans (KYRLE). Arch. f. Dermat. **143**, 45. — FUCHS, H.: Epidermodysplasia verruciformis. Arch. f. Dermat. **141**, 225. — FUHS, H. u. J. KONRAD: Grenzstrahl-Hauttherapie. Sonderbände zur Strahlenther. **16**, (1931). — GLAUBERSON: (a) Über Epidermodysplasia verruciformis LEWANDOWSKY-LUTZ. Russk. Vestn. Dermat. **6**, Nr 2, 130—135 und deutsche Zusammenfassung, 1928. S. 136. (b) Contribution à l'étude de la verrucose généralisée (Epidermodysplasia verruciformis). Ann. de Dermat. **9**, Nr 5, 378—387 (1928). — GOUGEROT et CARTEAUD: (a) Papillomatose pigmentée innominée. Cas pour diagnostic. Bull. Soc. franç. Dermat. **34**, No 8, 719—721 (1927). (b) Papillomatose pigmentée confluente et réticulée innominée. Bull. Soc. franç. Dermat. **35**, No 3, 230—231 (1928). (c) Comparaison de „l'épidermodysplasia verruciformis" et de la papillomatose pigmentée papuleuse et réticulée. Bull. Soc. franç. Dermat. **35**, No 4, 288—289 (1928). (d) Troisième cas de papillomatose pigmentée papuleuse et réticulée. Bull. Soc. franç. Dermat. **35**, No 4, 290—291 (1928). (e) Papillomatose papuleuse confluente et réticulée. Arch. dermato-syphiligr. Hôp. St. Louis 1, 102—136 (1929). (f) Papillomatose nummulaire et confluente. Lésion naissante érythémateuse réticulée. Bull. Soc. franç. Dermat. **37**, No 9, 1278 (1930). — GOUGEROT et CLARA: Papillomatose ponctuée, verruqueuse et généralisée. Ann. Mal. vénér. **1917**, 641. — GOUGEROT, CLARA et BONIN: Papillomatose pigmentée, indéterminée avec élément débutant papulo-vésiculeux et porokératose palmo-plantaire. K. D. Soc. franç. Dermat., 12. Juli 1919. Bull. Soc. franç. Dermat. **1919**, No 5. Ref. Arch. f. Dermat. **125**, 875. — GOUGEROT, OLGA ELIASCHEFF et MARCEL GOY: Papillomatose papuleuse confluente et réticulée de siège nouveau. Bull. Soc. franç. Dermat. **37**, No 9, 1279 (1930). — HAMMER: Die Bedeutung der Vererbung für die Haut und ihre Erkrankungen. 10. Kongr. dtsch. dermat. Ges. **1908**, 71. — HAUSEMÜLLER u. LANDOIS: Zit nach DUCREY. — HEBRA: Hyperkeratosis striata et follicularis. Internationaler Atlas seltener Hautkrankheiten, H. 5. — HOFFMANN, E.: Verrucosis generalisata (Epidermodysplasia verruciformis LEWANDOWSKY). 15. Kongr. dtsch. dermat. Ges. **1927**. Arch. f. Dermat. **155**, 318. — JADASSOHN, J.: (a) Demonstration von seltenen Hautepitheliomen. Bruns' Beitr. **136**, 345. (b) Bedeutung der Saumgegend für die Lokalisation von Krankheiten. Dtsch. zahnärztl. Wschr. **1925**, Nr 8. (c) Familiäre Blasenbildung auf kongenitaler Basis. Keratoma palmare et plantare, Atrophie und Pigmentierungen der Haut. (Abortive Form der dystrophischen Epidermolysis hereditaria, resp. der Erythrodermie congénitale ichthyosiforme?).

Verh. dtsch. dermat. Ges. 9. Kongr. Bern. **1906**, 381. — JOSEPH: Über ungewöhnliche Ichthyosisformen. Verh. dtsch. dermat. Ges. 4. Kongr. **1894**, 407.

KAPOSI: Keratosis papillaris verrucosa. Wien. dermat. Ges., 26. April 1899. Ref. Arch. f. Dermat. **49**, 134. — KREIBICH: Bau der Epidermis. Arch. f. Dermat. **141**, 60. — KREIBICH, C.: Eruption oder Reaktion. Dermat. Wschr. **91**, Nr 47, 1715—1720 (1930). — KYRLE: (a) Über einen ungewöhnlichen Fall von universeller follikulärer und parafollikulärer Hyperkeratose. (Hyperkeratosis follicularis et parafollicularis in cutam penetrans.) Arch. f. Dermat. **123**, 466. (b) Vorlesungen über Histo-Biologie der menschlichen Haut und ihrer Erkrankungen, Bd. 1. Berlin u. Wien: Julius Springer 1925.

LENGLET: Dyskératoses congénitales et leurs associations morbides. Ann. de Dermat. **4**, 369 (1903). — LEWANDOWSKY u. LUTZ: Ein Fall einer bisher nicht beschriebenen Hauterkrankung (Epidermodysplasia verruciformis). Arch. f. Dermat. **141**, 193.

MARTINOTTI: Ricerche sulle anomalie e le alterazioni del processo della corneificazione nei principali stati morbosi della cute umana. Giorn. ital. Mal. vener. Pelle **62**, H. 4, 307 bis 319 (1921). Ref. Zbl. Hautkrkh. **3**, 26. — MEIROWSKY: Über die Entstehung der sog. kongenitalen Mißbildungen der Haut. Arch. f. Dermat. **127**, 1. — MIBELLI: Die Ätiologie der Varietäten der Keratosen. Mh. Dermat. **24**, 345, 415 (1897). — MORRIS: The internal secretions in relation to dermatology. Brit. med. J. **1**, 1037 (1913).

NEISSER: Über einen Fall von Keratosis follicularis punctata et striata. K. D. Kongr. dtsch. dermat. Ges. **1894**, 421.

PLANNER u. MAXIMILIAN STRASSBERG: Über eine eigenartige Epitheliose (Epitheliosis acneformis). Arch. f. Dermat. **142**, 42 (1923).

RAVOGLI: Die Ätiologie der PAGETschen Krankheit. Mh. Dermat. **19**, 74 (1894). — ROSENBERG: Zit. nach DUCREY.

SAENZ: Papillomatosis reticulata et pigmentosa (GOUGEROT). Arch. of Dermat. **19**, 323 (1929). — ŠAMBERGER: Zur Pathologie der Hyperkeratosen. Arch. f. Dermat. **76**, 241 (1905). — SAPHIER: Die Dermatoskopie. Arch. f. Dermat. **143**, 156. — SCHOLTZ: Endocrinotherapy in skin diseases. N. Y. med. J. **114**, 68 (1921). Zbl. Hautkrkh. **3**, 148 (1922). — SIEMENS: (a) Die spezielle Vererbungspathologie der Haut. Virchows Arch. **238**, 200. (b) Konstitutions- und Vererbungspathologie. Berlin: Julius Springer 1921. (c) Über die Bedeutung der Erbanlagen für die Entstehung der Muttermale. Arch. f. Dermat. **147**, 1. (d) Die Vererbung in der Ätiologie der Hautkrankheiten. Handbuch für Haut- und Geschlechtskrankheiten, herausgeg. von J. JADASSOHN, Bd. 3. Berlin: Julius Springer 1929.

TANAKA: Epidermodysplasia verruciformis (LEWANDOWSKY). Jap. J. Dermat. **27**, Nr 9, 31 (1927). — TOUTON: Ätiologie und Pathologie der Acne. Verh. dtsch. dermat. Ges. 6. Kongr. **1899**, 7. — TOYAMA: On keratosis follicularis. Jap. J. Dermat. **23**, Nr 5, 459—460 (1923).

WOLFF: Acanthosis nigricans. Dystrophie papillaire et pigmentaire. Verh. dtsch. dermat. Ges., 6. Kongr. **1899**, 399.

ZIELER: Atlas und Lehrbuch der Haut- und Geschlechtskrankheiten. Berlin u. Wien: Urban u. Schwarzenberg 1924.

Generalisierte (diffuse), regionäre (flächenhafte) und circumscripte (solitär, gruppiert oder disseminiert auftretende) Keratosen.

(Mit Ausschluß der Ichthyosis und der follikulären Keratosen.)

Von

CARL MONCORPS - München.

Mit 68 Abbildungen.

Synonymik. Die Bezeichnungen „*Keratosis, Hyperkeratosis* und *Dyskeratosis*" werden in der Literatur in verschiedenem Sinne gebraucht. Teils werden sie miteinander begrifflich identifiziert und teils dienen sie zur Kennzeichnung von bestimmten, sich in ihrer Intensität oder Genese unterscheidenden Verhornungsanomalien.

Nach dem Sprachgebrauch französischer Autoren (DARIER [a]) sind für die Wahl der Bezeichnung *Keratosis* oder *Hyperkeratosis* jeweils *graduelle*, quantitative Unterschiede der betreffenden Verhornungsanomalie maßgebend. So nennt DARIER die mit einer nur mäßigen Verdickung der Hornschicht einhergehenden Prozesse Keratosen, während er die Bezeichnung Hyperkeratosis für jene Dermatosen reserviert, deren klinisch und anatomisch hervorstechendes Merkmal eine „beträchtliche" Hyperplasie des Stratum corneum ist.

Wesentlicher ist bei den verschiedenen Schulen der Unterschied in der Begriffsfassung der Bezeichnung „*Dyskeratose*". So versteht die deutsche Dermatologie unter Dyskeratose etwas ganz anderes als ein Teil der französischen Schule. KOGOJ wies in seiner Studie über die Dyskeratose auf den verschiedenen Sinn hin, der dem Begriff Dyskeratose beigelegt wird. Die deutschen Autoren gebrauchen die letztgenannte Bezeichnung in klinischem Sinne als Sammelname für vorwiegend idiopathische Verhornungsanomalien, welche durch ihre Ausbreitung und das Mitbefallensein der Haut-Anhangsgebilde und der Schleimhäute als Systemerkrankung imponieren. Im Sprachgebrauch mancher französischer Autoren dagegen kommt der Bezeichnung „Dyskeratose" eine ganz andere, betont anatomische und enger umschriebene Bedeutung zu.

Im Jahre 1900 stellte DARIER (b) auf Grund gemeinsamer cytologischer Charakteristica die Krankheitsgruppe der Dyskeratosen auf. Die in dieser Gruppe zusammengefaßten Dermatosen (Psorospermosis follicularis, Morbus BOWEN, Morbus PAGET und das nach KOGOJ zeitweilig davon abgetrennte, neuerdings von DARIER aber wieder einbezogene Molluscum contagiosum) werden auch ätiologisch als zueinander gehörig betrachtet. Dieser Auffassung traten MASSON, PAUTRIER und dessen Mitarbeiter entgegen. Die Diskussion über diese Fragen ist heute als abgeschlossen zu betrachten: dem Begriff der Dyskeratose im Sinne von DARIER kommt keine spezifische und ätiologische Bedeutung zu. Die „dyskeratotischen Zellelemente" sind auf dem Boden fast jeder Acanthose anzutreffen.

Definition. Wir benützen die Bezeichnung Keratosis rein klinisch-morphologisch als Sammelname und verstehen darunter alle jene Dermatosen, bei denen die Anomalie im Verhornungsprozeß in Gestalt einer vermehrten Hornmassen-ansammlung das Charakteristikum des Krankheitsprozesses ausmacht.

Der Name Hyperkeratose findet entsprechend den Bezeichnungen Para-keratose und Acanthose in rein anatomischem Sinn Verwendung.

Was die *speziellen Fragen der Nomenklatur* betrifft, so ist hierauf bei Besprechung der einzelnen Keratosen näher eingegangen worden. Es sei nur soviel vorweggenommen, daß es im Sinne einer Vereinfachung unserer komplizierten, dermatologischen Nomenklatur wünschenswert wäre, wenn an Stelle der entweder nicht mehr besagenden (Keratodermie) oder etymologisch unrichtigen (Keratoma) Bezeichnungen eine einheitlichere Benennung durchgeführt würde. Hierzu eignet sich als übergeordneter Begriff die Bezeichnung *Keratosis* sehr gut, da derselbe nicht mehr besagt, als daß eben das hervorstechendste Merkmal des jeweiligen Krankheitsprozesses im Bereich der verhornenden Zone der Haut liegt.

Klassifizierung. Um in die große Zahl der bei dieser Begriffsfassung in der Gruppe der Keratosen vereinigten Affektionen Ordnung zu bringen, versuchte man eine Klassifizierung unter Voranstellung bestimmter Gesichtspunkte. Am sinngemäßesten wäre eine Einteilung nach ätiologisch-pathogenetischen Prinzipien; bei dem heutigen Stand unserer Kenntnisse müßte aber eine solche Einteilung gekünstelt, unvollständig und zum Teil unrichtig ausfallen. Gegen-über einer nach anatomischen Gesichtspunkten (Kaposi, Auspitz, Brocq, Neisser-Jadassohn) vorgenommenen Rubrizierung oder einer Trennung in essentielle und symptomatische Formen (Jarisch) hat sich die nach rein klinisch-morphologischen Merkmalen vorgenommene Einteilung (Lebert, Janovsky, Darier) noch als am vorteilhaftesten erwiesen.

Wenn wir unter Ausschluß der bereits anderweitig besprochenen Keratosen (siehe Bruhns, Brünauer) rein klinisch nach Morphe, Ausbreitung und Lokali-sation einteilen, so liegt darin zugleich ein Eingeständnis unserer mangelhaften Kenntnisse über die Pathogenese und Ätiologie.

Wir unterscheiden:

I. Diffuse und generalisierte Keratosen:
    1. Pityriasis senilis.
    2. Pityriasis cachecticorum.

II. Regionäre Keratosen:
    1. Kerosis Darier.
    2. Palmo-Plantarkeratosen.
    3. Acanthosis nigricans.
    4. Elephantiasis nostra verrucosa.
    5. Keratosis areolae mammae naeviformis.

III. Umschriebene, solitär, gruppiert oder disseminiert auf-tretende Keratosen:
    1. a) Callus, b) Clavus.
    2. Keratosis senilis.
    3. Cornu cutaneum.
    4. Porokeratosis Mibelli.

Um wenigstens in groben Strichen die nosologische Stellung der einzelnen, von uns in diesem Abschnitt besprochenen Keratosen zu kennzeichnen, haben wir nach Siemens in *idiotypische, idiodispositionelle* und *paratypische Keratosen* untergeteilt. Hierbei vermögen wir aber nicht, wie auch jüngst Fuhs betont, die einzelnen Dermatosen endgültig in diese oder jene Sparte hineinzuzwängen. Durch unser „*bewegliches*" Schema wollen wir vielmehr zum Ausdruck bringen, daß fließende Übergänge von den idiotypischen über die idiodispositionellen zu den paratypischen Keratosen bestehen.

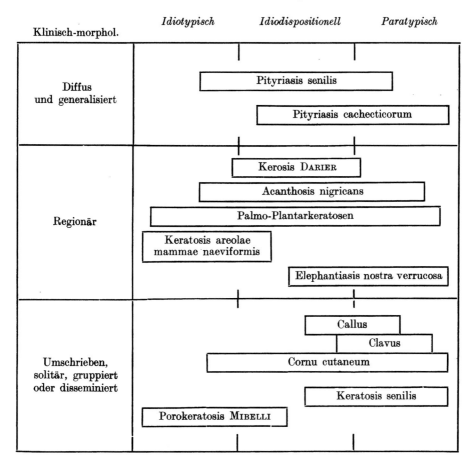

Klinisch-morphol.	*Idiotypisch*	*Idiodispositionell*	*Paratypisch*
Diffus und generalisiert		Pityriasis senilis	
			Pityriasis cachecticorum
Regionär		Kerosis DARIER	
		Acanthosis nigricans	
		Palmo-Plantarkeratosen	
	Keratosis areolae mammae naeviformis		
			Elephantiasis nostra verrucosa
Umschrieben, solitär, gruppiert oder disseminiert			Callus
			Clavus
		Cornu cutaneum	
			Keratosis senilis
	Porokeratosis MIBELLI		

Wenn wir z. B. die Schwielen zwischen die idiodispositionell und paratypisch bedingten Keratosen stellen, so soll dies ein Hinweis auf die Tatsache
sein, daß von Fall zu Fall Zustandekommen und Intensität der Keratose in
wechselndem Ausmaß teils exogenen Faktoren und teils keimplasmatischen
Gegebenheiten zuzuschreiben sind.

Allgemeine Pathologie. Die Mehrzahl der von uns abgehandelten Keratosen
gehört der Gruppe der *Genodermatosen* im Sinne von BETTMANN zu; d. h. es sind
erworbene Hautkrankheiten oder Krankheitsprozesse komplexer Ätiologie,
bei welcher aber Bedingungen der Keimanlage eine nähere oder entferntere
Bedeutung zuerkannt werden muß. Die den keimplasmatischen Bedingungen
sich hinzugesellenden, das klinische Bild modifizierenden oder erst auslösenden,
paratypischen Faktoren sind außerordentlich vielgestaltig. Neben den rein
exogenen Umweltsnoxen (mechanische, thermische, chemische, aktinische
Reize u. a.), spielen direkt oder indirekt *endogene* Faktoren (Korrelationsstörungen
im endokrinen System, Neoplasmen, Toxikosen und bakterielle Infektionen)
eine Rolle.

Der Genotypus entspricht hierbei, wie einmal EAST (zit. nach BAUER [c])
sagte, dem latenten Bild auf dem belichteten Film und die Umweltfaktoren dem
chemischen Entwickler desselben zum Phaenotypus.

Konstitutions- und Vererbungsforschung sind bestrebt, den Genotypus in
seiner Entfaltung und Entwicklung zum Phaenotypus unserem Verständnis

näher zu bringen, d. h. die genetischen Beziehungen und Zusammenhänge unter den Einzelteilen und Einzelfunktionen des Organismus retrograd zum Genotypus zu analysieren und aufzuklären. Phaenotypisch völlig disparate Teile und Vorgänge können eine gemeinsame genotypische Grundlage besitzen, und umgekehrt können phaenotypisch einheitliche Merkmale und Eigenschaften durch mehrfache Erbanlagen bedingt sein. (*Pleiotropie* der Erbanlagen bzw. *Faktorenkopplung*.) Diese sichergestellten Ergebnisse der allgemeinen Vererbungsbiologie dürfen bei der Beurteilung von anscheinend merkwürdigen Kombinationen in der Klinik der keimplasmatisch bedingten Keratosen nicht außer acht gelassen werden. Im speziellen Fall dagegen wird man zwischen Annahme und Beweis einer Pleiotropie bzw. Faktorenkoppelung scharf zu unterscheiden haben.

Wir müssen annehmen, daß bei einer Reihe von Keratosen die pathogenetischen Faktoren bereits vererbt und als „Bausteine im Konstitutionsgebäude" vorhanden sind. In ihrer Bedeutung und ihrem Wesen werden sie erst in späteren Lebensdekaden (anscheinend) spontan oder im Anschluß an irgendwelche exo- oder endogenen Ereignisse manifest. Die *Vererbungsforschung* hat uns an Hand ihrer verschiedenen Untersuchungsmethoden die Mechanik, den Ablauf zu verstehen gelehrt; sie hat uns gezeigt, daß bei vielen Dermatosen im Keimplasma gelegene Bedingungen an dem Zustandekommen des Krankheitsprozesses mitbeteiligt sind. Wir sehen aber auch die Lücken, die u. a. in der Erforschung von Geschwisterreihen, Generationsrythmen und Consanguinität bei den eines rezessiven Erbganges verdächtigen Keratosen oder in dem Studium der Abortivformen erblicher Keratosen zu schließen sind, und nicht zuletzt die Grenzen, die der erbstatistischen Arbeitsmethode für die Fragen der Pathogenese und Systematik gezogen sind. Die Zukunft wird lehren, ob uns das Aufspüren bestimmter Erbmodi auf Grund von Stammbäumen und Ahnentafeln allein oder die Herausarbeitung der kleinsten, selbständig vererbbaren Einheiten, der sog. Erbfaktoren oder Gene, die Feststellung ihrer phaenotypischen Auswirkungsform und gegenseitigen Beziehungen in unserer Erkenntnis weiterbringt.

Funktionell und anatomisch ist der Ausgangspunkt von Verhornungsanomalien in der Keimzelle der Epidermis, im Stratum basale zu suchen. In der Keimanlage begründete Faktoren allein oder im Verein damit die genannten, exogenen und endogenen Reize lassen die Mutterzelle das ihr physiologisch vorgezeichnete, über eine Reihe verschiedener, morphologisch und histochemisch darstellbarer, jedoch nicht immer eindeutig erklärbarer und in ihrem Wesen erkennbarer Phasen führende Ziel der normalen Verhornung nicht erreichen. „Das Stratum corneum stellt gewissermaßen einen Spiegel dar, in dem alle biologischen Geschehnisse innerhalb der Epidermis aufgezeigt werden" (Kyrle).

Ein Wort noch in diesem Zusammenhang über die *Bewertung der innersekretorischen Störungen* für Ätiologie, Pathogenese und auch Therapie mancher Keratosen. Vielfach ist man in den Fehler verfallen, die mehr oder weniger evidente, innersekretorische Störung als das primär Auslösende zu betrachten. Man übersah dabei, daß „die Blutdrüsenformel selbst von konstitutionellen Faktoren abhängig ist und lediglich als Mittler zwischen Geno- und Phaenotypus fungiert, indem die Hormonorgane als eine Art Multiplikator oder Kondensor bestimmter Erbanlagen deren phaenotypische Auswirkung verstärken" (Bauer). In manchen Fällen gelingt es, die innersekretorische Störung als direkte Folge nosologisch einheitlicher Prozesse zu verifizieren. Es sind dies jene Fälle, wo Tumoren (Carcinome, Sarcome) oder colliquative Prozesse (Tbc.) hormonale Organe anfänglich vielleicht zu erhöhter Tätigkeit anfachen, später destruieren oder mechanisch blockieren (Acanthosis nigricans).

Gerade aber hierbei hat es sich gezeigt, wie leicht eine einseitige Betonung derartiger Befunde zu ätiologischen und pathogenetischen Trugschlüssen zu führen vermag. Die Annahme der „Auslösung" einer Krankheit ist ja oft nur die Feststellung einer Koinzidenz zweier Ereignisse; bestenfalls hat man die „Ursache" für den zeitlichen Eintritt dieses Ereignisses gefunden, nicht aber den Grund dafür, daß nun ein ganz bestimmt verlaufender Krankheitsprozeß sich abspielt und nicht ein anderer, welcher erfahrungsgemäß ebensogut auf das Wirken der Auslösung bezogen werden kann (GÜNTHER). Diese Schwierigkeit in der pathogenetischen Bewertung von „auslösenden" Faktoren wird schlaglichtartig schon durch die simple Tatsache beleuchtet, daß Druck bei dem einen Individuum eine Plusvariante (Hyperkeratose) und bei dem andern eine Minusvariante (Atrophie) bei äußerlich sonst gleichen Bedingungen zur Folge haben kann. Unzweifelhaft sind bei gewissen Keratosen Beziehungen zum Nervensystem vorhanden. Diese wiederum lassen, wie auch NEUBER meint, an die Möglichkeit eines Konnexes mit dem endokrinen Apparat denken. Vorerst stützen sich diese Deduktionen aber nur auf sehr wenige positive, und in ihrer Beweiskraft nicht hoch zu veranschlagende Befunde (OSWALD).

In der Literatur ist eine Fülle von *Beobachtungen über die bei der pathologischen Verhornung anzutreffenden, cytologischen Befunde* niedergelegt (UNNA, DE MOULIN, LUDFORD, PATZELT, PINKUS u. a.). Aus der Zahl dieser „Verhornungsäquivalente" schälen sich als morphologisch fester umschrieben und in ihrer Abweichung vom Physiologischen verständlicher die *Para-* und *Hyperkeratose* heraus. Verschiedentlich wurde auf die Wahrscheinlichkeit hingewiesen, daß auch das scheinbar nur quantitativ von der Norm abweichende, hyperkeratotische Verhornungsprodukt chemisch von anderer Zusammensetzung ist als das normale Stratum corneum (UNNA). Diese Frage ist heute noch nicht endgültig zu beantworten; chemische und physikalisch-chemische Methoden scheinen geeignet, über das Maß des bisher Erreichten weitere Aufschlüsse zu geben.

JANOVSKY unterscheidet, je nachdem ob der Grundprozeß sich im bindegewebigen Anteil, besonders im Papillarkörper der Haut, oder im epithelialen Anteil sich abspielt, die *sekundären* von den *essentiellen* (= primären) Hyperkeratosen. In letztgenanntem Fall ist die Verhornungsanomalie durch eine Epithelhyperplasie in der MALPIGHIschen Schicht (Acanthose) eingeleitet. Hierbei kann das Reizmoment entweder direkt oder indirekt auf dem Umweg über den Papillarkörper und durch den Säftestrom auf das Stratum germinativum wirken. Die Ansammlung von Hornmassen kann dabei die Folge sowohl einer Überproduktion als auch einer Retention oder Hemmungsbildung sein, d. h. sie wird nicht durch besonders starke oder voluminöse, sondern nach UNNA, RAUSCH u. a. durch besonders feine, dichte Verbindungen bedingt: die Abstoßung hält mit der durch die vermehrte Kohärenz vorgetäuschten Anbildung nicht Schritt (NEISSER-JADASSOHN, JANOVSKY).

Die Frage, ob bei dieser oder jener Keratose der Grundprozeß sich im Corium oder in der Epidermis abspielt, d. h. ob sie der *essentiellen* oder *sekundären* Form im Sinne JANOVSKYs zugehört, ist reich an Widersprüchen. Besonders die Zellinfiltrate im Papillarkörper und der übrigen Cutis sind es, die den Anlaß zu der Diskrepanz in der pathogenetischen Deutung der Befunde abgeben. Hierbei muß bedacht werden, daß unsere histologischen Präparate Momentbilder darstellen. Selbst wenn es sich um ein aus der Summe von Serienschnitten gewonnenes Bild handelt, sagt uns dieses nur etwas für einen bestimmten Zeitausschnitt. Erst die Zusammenreihung von aus verschiedenen Entwicklungscyclen stammenden Schnittserien ergeben Ähnlichkeitsreihen (PETERSEN) von zwar nicht absoluter — wie die Verschiedenheit der Deutungen zeigt —, aber doch mehr oder minder großer Beweiskraft. Von diesem Standpunkt gesehen, dürfen wir für die Klärung strittiger Probleme von der anatomischen Methode noch wertvolle Aufschlüsse erhoffen. KYRLE betont daher mit Recht, daß die Diskrepanz in der histologischen Beschreibung größtenteils eben darin ihre Erklärung findet, daß verschiedene Stadien, Augenblicksbilder aus dem Ablauf des pathologischen Geschehens, dem Untersucher vorlagen. Die Verhornungsanomalien sind histomorphologisch außerordentlich mannigfaltig. Nicht immer gelingt es, aus dem histologischen Befund mit Bestimmtheit die betreffende Keratose entweder als sekundäre oder essentielle, primär entzündliche oder nicht entzündliche Dermatose anzusprechen. Nichts wäre verfehlter, als die Verhornungsanomalien nach dieser Richtung hin in ein zu starres Schema einzwängen zu wollen (KYRLE). Über die minutiöse Beschreibung histologischer Details und die darin geknüpften Deduktionen darf sich nicht der Blick für das übergeordnete, biologische Prinzip verlieren.

Was für die Bewertung der histologischen Befunde gilt, trifft auch für die *Beurteilung der Symptomatologie* zu. Seit der letzten, großen Zusammenfassung durch JANOWSKY ist das Gebiet der Keratosen wohl durch Neuaufstellung bzw. Abtrennung um eine Reihe „neuer" Krankheitsbilder bereichert, jedoch nicht klarer und übersichtlicher geworden. In neuerer Zeit geht das Bestreben unverkennbar dahin, einen Teil dieser besonders benannten und nosologisch als Entität aufgefaßten Typen als Varianten größerer, pathogenetisch einheitlicher oder zumindest nah verwandter Krankheitsgruppen zusammenzufassen.

Wenn hierbei allerdings mitunter über das Ziel hinausgeschossen und sicher nicht zusammengehörige Affektionen einander näher gebracht und miteinander identifiziert wurden, so ist dies erklärlich: Auf der einen Seite können polygenetische Krankheitsprozesse zu klinisch identischen Bildern führen und auf der anderen Seite sind klinisch disparate Bilder häufig Abwandlungen ein und desselben pathologischen Grundprozesses.

I. Diffuse und generalisierte Keratosen.

1. *Pityriasis senilis,*
2. *Pityriasis cachecticorum.*

Obwohl das klinische Charakteristicum dieser beiden Affektionen die im Bereich der Hornschicht sich abspielenden Veränderungen sind, wäre ihre ausführliche Besprechung im Rahmen der regressiven Störungen bzw. Atrophien sinngemäßer. Die klinisch ins Auge fallenden und zu den entsprechenden Benennungen führenden Veränderungen am Stratum corneum sind sekundärer Natur und Folge einer durch das Altern herabgesetzten „bioplastischen Energie" (MÖNCKEBERG) bzw. von Inanitionszuständen.

Vielfach werden beide Affektionen pathogenetisch miteinander identifiziert. Diesen Standpunkt möchten wir nicht teilen; auch DARIER weist auf die Unsicherheit in der nosologischen Beurteilung der beiden Affektionen hin.

Wir wollen hier lediglich die Klinik behandeln und verweisen bezüglich der Histopathologie der Atrophia cutis senilis und Inanitionsatrophie auf die von GANS a. a. O. gegebene Darstellung und das im Abschnitt *Atrophien* Gesagte.

1. Pityriasis senilis.

Synonyma. Ichthyosis senilis.

Definition. Als Pityriasis senilis wird eine im Senium auftretende kleinlamellöse, diffuse Desquamation an den bedeckt getragenen Körperstellen bezeichnet. Das Abschilfern der einen wasserarmen Eindruck machenden Haut ist eine Teilerscheinung des Alterungsprozesses und wird als Folge einer veränderten Wasseraufnahme- und abgabefähigkeit der Kolloide gedeutet.

Historisches. Nach P. G. UNNA stammen die ersten Mitteilungen über das den senilen Degenerationserscheinungen an der Haut zugrunde liegende, anatomische Substrat im allgemeinen von J. NEUMANN (1880). Spätere Untersuchungen von M. B. SCHMIDT, REIZENSTEIN (1891), P. G. UNNA (1894) u. a. beschäftigen sich besonders mit der Frage nach der Mitbeteiligung der elastischen Fasern. In neuerer Zeit versuchte man der auf dem anatomischen Befund fußende Deutung der Alterungsvorgänge durch Heranziehen chemischer Methoden eine breitere Basis zu geben.

Die als Pityriasis senilis bezeichneten Veränderungen findet man nicht bei allen im Senium stehenden Menschen. Auch bei hochbetagten Menschen nach dem 80. Lebensjahr trifft man mitunter eine Hautbeschaffenheit an, welche die unten beschriebenen Veränderungen der Pityriasis senilis nur angedeutet aufweisen. Andererseits sieht man gar nicht so selten bereits um das 50. Lebensjahr herum eine Hautbeschaffenheit, welche unter den Begriff der Pityriasis senilis fällt.

In diesen Fällen ist es nicht immer ganz leicht zu entscheiden, ob man die betreffenden Hautveränderungen als Pityriasis senilis oder Pityriasis cachecticorum zu deuten hat; Mischformen zwischen beiden kommen zweifelsohne vor, nur ist es klinisch kaum möglich, zu sagen, wo das eine Krankheitsbild anfängt und das andere aufhört. Solche Mischformen wird man z. B. bei Patienten annehmen müssen, die im 5. Lebensjahrzehnt stehen, bereits Zeichen einer Pityriasis senilis aufweisen und bei denen nun unter dem Einfluß einer zur Inanition führenden Erkrankung sich zu den altersatrophischen die auf die Inanition zu beziehenden Veränderungen summieren.

Hier wird der allgemein klinische Eindruck des Kranken entscheiden, ob die an der Haut gefundenen Veränderungen auf Alterungsvorgänge oder auf eine durch Neoplasmen bzw. andere konsumptive Prozesse bedingte Inanitionsatrophie zu beziehen sind.

Klinik. Im Gegensatz zu der kaum wahrnehmbaren, puderförmigen Desquamation der gesunden, jugendlichen Haut schilfert die senile Haut merklich in feinsten Lamellen. In ihrem Aussehen unterscheidet sie sich von der Norm durch das Fehlen des natürlichen Glanzes und den Mangel an einer gewissen Transparenz. Die Hautoberfläche erscheint über den von Weichteilen unterlagerten Hautpartien stumpf und glanzlos. Über den flächenhaft von Knochen unterlagerten Partien (mediale Tibiafläche) dagegen ist mitunter das Gegenteil zu beobachten: die Haut sieht wie gespannt aus und weist einen eigentümlichen Oberflächenglanz auf, ohne daß sich hierfür übergeordnete Krankheitsprozesse nachweisen lassen. Bei näherem Zusehen jedoch erweist sich die Oberfläche nicht als glatt, sondern in einzelne, polygonale Felder ähnlich der Ichthyosis aufgelöst. An Stellen, die einer Reibung ausgesetzt sind, ist der Schilferungsprozeß stärker ausgesprochen; die Haut sieht daselbst wie mit Sandpapier aufgerauht aus. Je nach der Intensität der Veränderungen wechselt das Hautkolorit. In leichten Fällen wird man, abgesehen von der kleinlamellösen, oft nur an Reibungsstellen deutlich werdenden Schuppung und dem Verlust des natürlichen Glanzes und Transparenz, keine besondere Abweichung im Hautkolorit zu verzeichnen haben. Nur bei sehr stark ausgeprägten Veränderungen ist die Haut von einem schmutzig-grauen Kolorit, welches besonders an den vor Reibung geschützten Stellen zutage tritt (Abb. 1).

Entsprechend ihrem äußeren Adspekt fühlt sich die senile, dünn und runzelig aussehende, klein-lamellös schuppende Haut trocken an. Auch fehlt ihr die der jugendlichen Haut eigene Elastizität. Nicht zu verwechseln ist hiermit die durch einen Turgorverlust bedingte Welkheit der Haut, wie sie bei Inanitionszuständen auftritt. Häufig findet man bei Personen mit den Zeichen einer

Pitysiasis senilis noch andere, vorzugsweise oder ausschließlich das Senium bevorzugende Hautveränderungen: *Keratoma senile, Verrucae seborrhoicae, Cutis rhomboides des Nackens, Seemanns- oder Landmannshaut, kleine Gefäß-ektasien.* Diese Affektionen werden zum Teil in diesem, zum Teil in anderen Abschnitten besprochen. Hier sei nur soviel erwähnt, als daß einige der

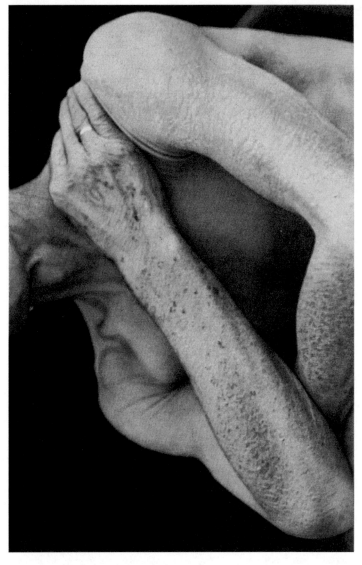

Abb. 1. Pityriasis senilis. (Nach Riehl-v. Zumbusch.)

genannten Affektionen (Keratoma senile, Landmanns- oder Witterungshaut, Cutis rhomboides nuchae) pathogenetisch eng mit der Pityriasis senilis zusammenhängen. Das biologische Substrat ist bei den zuletzt erwähnten Veränderungen das gleiche, die Altershaut. Die Verschiedenheit der klinischen Symptome und die Unterschiede im histologischen Bild (s. Gans) sind lediglich Ausdruck von Terraineigentümlichkeiten und die Folge der verschieden-artigen Reize.

Die *histologischen Veränderungen* entsprechen dem Bild einer *einfachen Atrophie.* Die *Hornschicht* ist nicht verdickt, sondern im Gegenteil verdünnt; gegen die Oberfläche zu verstärkt sich eine lamelläre Aufblätterung. Wie die Untersuchungen von E. Saalfeld u. a. zeigen, wechselt jedoch der Befund regionär und auch innerhalb eng benachbarter Gebiete. Es können Stellen mit verdicktem Stratum corneum unmittelbar an Bezirke mit verdünnter Hornschicht grenzen. Das *Stratum granulosum* ist sehr schwach ausgeprägt und stellenweise nur angedeutet. Das *Stratum spinosum* ist auf 4—6 Zellagen reduziert; die Zellen sind teilweise vacuolisiert, die Kerne exzentrisch gelagert und deformiert. Die *Epithelzapfen* sind schmal, spärlich und flach. Dementsprechend verläuft die Keimblättergrenze in unregelmäßig gestreckter, flacher Wellenlinie. Häufig findet man in den Basalzellen und in der Cutis eine *Vermehrung des Pigmentes.* Der Gehalt an *elastischen Fasern* ist bis zu völligem Verlust, vor allem innerhalb des Papillarkörpers, vermindert (Kyrle). Das Kollagen ist reduziert und mitunter, wohl als Folge von Stoffwechselstörungen irgendwelcher Art und nicht als direkte Folge des Alterns, eigentümlich gequollen.

Die Veränderungen an den unbedeckt getragenen Körperstellen (Gesicht, Hals, Hände und Arme) desselben Individuums spielen sich vorwiegend am Stützgewebe ab (scheinbare Vermehrung der elastischen Fasern [Quellung Unna], Degeneration des Elastin [Basophilie Unna], Kollagenumbau). Terraineigentümlichkeiten, qualitativ und quantitativ andersartige Reize (Licht, Wind, Temperatur) und wohl auch Stoffwechselstörungen (Kyrle) bedingen sowohl diese als *degenerative Atrophie* bezeichneten, histologischen Veränderungen als auch den andersartigen klinischen Befund (Landmannshaut, Keratoma senile).

Pathogenese und Ätiologie. Die als Pityriasis senilis bezeichnete Veränderung ist ein Symptom von auch die Haut einbeziehenden Alterungsvorgängen des Gesamtorganismus. Hierbei kommt nach den Untersuchungen von Saalfeld sklerosierenden Gefäßveränderungen im Bereich der Haut nicht die ursächliche Bedeutung zu, die man denselben bisweilen in früheren Zeiten zusprach. In den letzten Jahren versuchte man (Urbach, Bürger und Schlomka, Hermann) durch chemische und physikalisch-chemische Methoden dem Problem der Alterungsvorgänge näher zu kommen. Auf der einen Seite fand man im alternden Gewebe eine Zunahme des Trockenrückstandes und deutete die Konzentration stickstoffhaltiger Gewebsbestandteile als Folge einer sekundären Einlagerung von Schlackenstoffen und auf der anderen Seite fand man eine zu dem klinischen Bild zunächst im Widerspruch stehende Wasseranreicherung in der Altershaut *(Histohydrie).* Nach Urbach beträgt der Wassergehalt der Haut (Stratum papillare plus reticulare ohne subcutanes Fettgewebe), in Prozenten angegeben: beim Säugling: 81—82%, beim Erwachsenen 62—67% und beim Greis 72—74%; er liegt also im Senium höher wie in mittleren Jahren und niedriger als beim Säugling. Diese Diskrepanz zwischen klinischem Befund und wirklichem Wassergehalt versucht man durch die Annahme zu lösen, daß die Kolloide im alternden Gewebe das Wasser in festerer Bindung enthalten. Diese Hypothese scheint geeignet, die klinisch auffällige Trockenheit der Altershaut bei gleichzeitig vermehrtem Wassergehalt zu erklären. Es wäre denkbar, daß das Gewebswasser von den Kolloiden in den verschiedenen Schichten der Haut verschieden stark festgehalten wird. Die Trockenheit der Altershaut, vor allem in ihren oberflächennahen Abschnitten, wäre demnach die Folge entweder von Austrocknungserscheinungen oder einer Hydrophobie der oberflächennahgelegenen Kolloide, während in den tieferen Lagen eine Histohydrie vorhanden ist. Von einer restlosen Klärung dieses interessanten Fragenkomplexes über die Alterserscheinungen der Kolloide sind wir noch weit entfernt.

Diagnose. Zur Verwechslung kann außer der vielfach als identisch angesehenen *Pityriasis cachecticorum* eigentlich nur die *Ichthyosis* Anlaß geben. Schon die früher als Synonym gebrauchte Bezeichnung *Ichthyosis senilis* weist auf klinische Ähnlichkeiten zwischen der Ichthyosis und der Pityriasis senilis hin. Unter Berücksichtigung der Lokalisation und Anamnese ist jedoch eine Abgrenzung unschwer vorzunehmen. Sie wird nur in jenen Fällen schwer oder gar unmöglich sein, bei denen sich einer leichten Ichthyosis senile Degenerationserscheinungen im Sinne einer Pityriasis senilis zugesellen. In Zweifelsfällen vermag der Biopsiebefund darüber Aufschluß zu geben, ob die Störungen im Verhornungsprozeß mit dem Grad der degenerativen Vorgänge im Einklang stehen oder ob das bei der Ichthyosis gewohnte Bild überwiegt.

Therapie und Prognose. Eine besondere Therapie erscheint nur in jenen Fällen erforderlich, welche entweder eine sehr ausgeprägte Schuppung aufweisen oder mit einem Pruritus senilis vergesellschaftet sind. Dem Wesen der Pityriasis senilis entsprechend kann es sich aber hierbei nur um symptomatische Behandlungsmethoden handeln. In den meisten Fällen wird eine sorgfältige Hautpflege genügen, um die kaum subjektive Beschwerden auslösende Desquamation zu bessern oder zeitweise fast völlig zum Verschwinden zu bringen. Es empfiehlt sich nach dem Bad, dem Weizenkleienabsud oder mäßige Mengen von Schwefel als Lac sulf. oder Sol. Vlemingxk zugesetzt werden, die Haut einzufetten. Hierzu eignet sich für die kühle Jahreszeit Ol. oliv. (mit oder ohne Zusatz von Acid. salicyl.), während im Sommer nicht ranzenden Salbengrundlagen der Vorzug zu geben ist. Daneben leisten Luftbäder und schwache Höhensonnen-Bestrahlungen gute Dienste.

Meist ist die Pityriasis senilis ein Nebenbefund und nur selten wird vom Kranken selbst auf eine Behandlung derselben gedrungen. Immerhin sind diese senilen Degenerationserscheinungen wandlungsfähiger als man ihrer Ätiologie nach annehmen sollte. Durch eine sachgemäße Hautpflege und bei vorsichtiger Dosierung von Luft- und Lichtbädern gewinnt nicht nur die Haut ein frischeres Aussehen, sondern auch der Allgemeinzustand wird günstig beeinflußt.

2. Pityriasis cachecticorum.

Synonyma. Ichthyosis tabescentium s. cachecticorum, Desquamatio cachecticorum.

Definition. Als Pityriasis cachecticorum wird eine in ihrer Symptomatologie der Pityriasis senilis sehr ähnliche Desquamation bezeichnet. Dieselbe ist Symptom im Rahmen von Kachexie- und Inanitionszuständen bei langdauernden, konsumptiven Erkrankungen. Ihre Wesensgleichheit mit der Pityriasis senilis ist umstritten.

Klinik. Im allgemeinen sind die als Pityriasis cachecticorum bezeichneten Veränderungen stärker ausgeprägt und augenfälliger als die bei der Pityriasis senilis zu beobachtenden Desquamationen. Abgesehen hiervon ist auch der Gesamteindruck der Haut ein anderer als bei der Pityriasis senilis.

In erster Linie fällt neben den desquamativen Veränderungen der *Schwund des subcutanen Fettpolsters* auf. Auch bei der Pityriasis senilis kann das subcutane Fettpolster reduziert sein, nie jedoch erreicht der Schwund des subcutanen Fettes so hohe Grade wie bei der Pityriasis cachecticorum.

Während die Symptome der Pityriasis senilis nicht unbedingt an eine Reduktion des Panniculus adiposus gebunden sind, und auch Greise mit wohlerhaltenem oder kaum reduziertem Fettpolster ausgesprochene Veränderungen im Sinne einer Pityriasis senilis aufweisen können, ist bei der Pityriasis cachecticorum stets eine klinisch sofort auffallende Reduktion des subcutanen Fettpolsters vorhanden. Dieselbe wechselt in ihrer Intensität je nach Art und Dauer zur Inanition oder Kachexie führenden Grundprozesses.

Ein weiterer Unterschied zwischen beiden Affektionen ist der *Allgemein-zustand*. Während derselbe bei der Pityriasis senilis entweder gar nicht gestört ist oder lediglich dem Grad der Seneszenz entspricht, zeigen die Kranken mit den Zeichen einer Pityriasis cachecticorum erklärlicherweise stets schwere Störungen des Allgemeinbefindens im Sinne einer *Kachexie* bzw. *Inanition*.

Meist treten die Symptome der Pityriasis cachecticorum erst dann deutlicher in Erscheinung, wenn bereits eine ausgesprochene Inanition bzw. Kachexie vorhanden ist. Das *Hautkolorit* wechselt je nach der Grundkrankheit, von der die Pityriasis cachecticorum nur eines der terminalen Begleitsymptome darstellt. Es spielt zwischen einem fahlen Gelb und ausgesprochen braunen Farbtönen. Hierbei unterscheiden sich die einzelnen Hautbezirke in ihrem Kolorit je nach

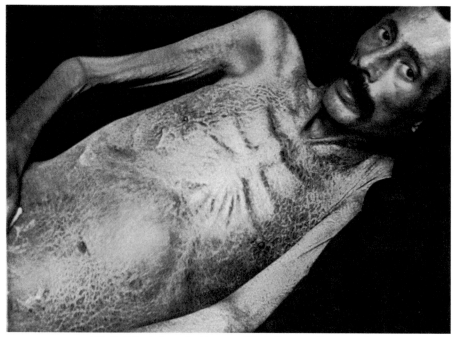

Abb. 2. Pityriasis cachecticorum. (Nach RIEHL-v. ZUMBUSCH.)

dem Grad der Desquamation, der Lokalisation und dem Pigmentgehalt. Nicht zuletzt spielt auch das Alter der Kranken eine Rolle: bei pädatrophischen Säuglingen, welche die Symptome der Pityriasis cachecticorum in sehr ausgeprägtem Maße zeigen können, ist die welke, runzlige und wie zu weit gewordene Haut fahlgelb und anämisch. Ältere Individuen dagegen zeigen mehr ins Braune hinüberspielende oder auch subikterische Farbtöne.

An manchen Körperstellen, insbesonders dort, wo die Haut mechanischen Insulten weniger ausgesetzt ist, herrschen dunkle, oft ausgesprochen braune Farbtöne vor (s. Abb. 2). In den Anfangsstadien scheint ein Lokalisationsbestreben vorzuliegen; man sieht nur im Bereich einzelner Körperregionen desquamative Prozesse. Dieses Lokalisationsbestreben ist jedoch nur scheinbar: eine Schuppung tritt nur an den Stellen zutage, die der Berührung und der Reibung mit dem Bett oder der Kleidung in erhöhtem Maße ausgesetzt sind. Dementsprechend sieht man bei den meist bettlägerigen, abgemagerten Kranken eine *stärkere Schuppung besonders an den Aufliegestellen* (Wirbeldornfortsätze,

Steißbein, Trochanterengegend und Schulterblätter). Durch Reiben mit einem
trockenen Tupfer läßt sich jedoch unschwer feststellen, daß mit Ausnahme
der Volar- und Plantarhaut fast die gesamte Körperoberfläche eine Bereitschaft
zur Desquamation aufweist. Die Volar- und Plantarhaut nimmt an der allgemeinen Desquamation nur recht selten teil; hin und wieder beobachtet man
jedoch bei schwerkranken und lange Zeit bettlägerigen Patienten eine groß-
lamellöse Abschuppung oder Bilder, die an eine Dysidrosis lamellosa sicca
erinnern.

Im allgemeinen ist bei der Pityriasis cachecticorum die Schuppung etwas
gröber als bei der Pityriasis senilis. An den vor Traumen geschützten Stellen
ist in stark ausgeprägten Fällen die Hautoberfläche in unregelmäßig polygonale,
etwa kleinfingernagelgroße Felder aufgeteilt. Dadurch, daß die einzelnen
Schuppen nur in ihren Randpartien aufgelockert sind, im übrigen aber ziemlich
fest an ihrer Unterlage haften, entstehen Bilder, die mit ihrer schlangenhaut-
ähnlichen Zeichnung an eine Ichthyosis serpentina erinnern.

Irgendwelche *subjektive Beschwerden* löst die Pityriasis cachecticorum als
solche nicht aus. Der in ihrer Gefolgschaft öfters zu beobachtende Juckreiz
ist in den meisten Fällen weniger auf die Dermatose selbst als vielmehr auf die
der Pityriasis cachecticorum zugrunde liegenden, übergeordneten Krankheitszustände zu beziehen. Insbesondere findet sich Pruritus bei jenen Fällen von
Pityriasis cachecticorum, welche in Gefolgschaft maligner Tumoren und von
Erkrankungen des hämatopoetischen Apparates auftreten. Häufig besteht der
Juckreiz prämonitorisch, ehe es zu ausgesprochenen Symptomen von seiten
der Grundkrankheit gekommen ist und ehe an der Haut irgendwelche Veränderungen wahrnehmbar sind.

Ebenso wie bei der Pityriasis senilis macht auch bei der Pityriasis cachecticorum die gesamte Haut einen *trockenen, wasserarmen Eindruck.* Je nach dem
Grad des Fettschwundes läßt sich die Haut mehr oder weniger in großen Falten
abheben. Besonders auffällig ist das „zuweitwerden" der Haut bei pädatrophischen Säuglingen.

Allgemeine Pathologie und Ätiologie. Die Pityriasis cachecticorum kommt
sowohl bei febrilen wie afebrilen, langdauernden, konsumptiven Krankheiten
als Begleitsymptom vor: protrahiert verlaufende Sepsisfälle, Tuberkulose,
Diabetes, bei Prozessen mit Behinderung der Nahrungsaufnahme und Assimi-
lation (Oesophagusstrikturen, Ernährungsstörungen (Pädatrophie), Carcinomen
sowohl der Speiseröhre und des Magens wie auch an anderen Stellen, ferner
Erkrankungen des hämatopoetischen (Lymphogranulomatose u. ä.) und nervösen
Apparates (Tabes u. ä.).

Die Frage, ob die Hautveränderungen auf die Inanition oder auf im Blut
kreisende toxische Substanzen (Rosenow) zurückzuführen sind, ist umstritten.

Im Vordergrund der *histologischen Veränderungen* stehen die ja auch klinisch
auffälligen, atrophischen Vorgänge am Panniculus adiposus. Es handelt sich
um eine einfache Atrophie, ohne daß es zu einer Vakatwucherung kommt. Abgesehen von den Veränderungen am subcutanen Fettgewebe sind vor allem in
der Epidermis regressive Störungen in der bei der Pityriasis senilis geschilderten
Art zu beobachten.

Über das anatomische Substrat jener Desquamationen, welche unter dem
Bild der Pityriasis cachecticorum bei der *Hungeratrophie* und *Dystrophie* (Pädatrophie) auftreten, liegen nach Gans keine Angaben vor. Es ist jedoch anzunehmen, daß dieselben den bei der Geschwulstkachexie erhobenen Befunden
(Rosenow, Trania, Flemming, Unna, Rothman, Schidachi, Gans) entsprechen.

Die Schuppung wird als Ausdruck eines nicht vollwertigen Keratinisationsproduktes gedeutet, das infolge des Wasserverlustes sein festes Gefüge verloren hat.

Überblickt man das bisher über die Pathogenese und Ätiologie des eben besprochenen Symptomenkomplexes bekannt gewordene Tatsachenmaterial, so vermag dies nicht recht zu befriedigen.

Jedenfalls sprechen die über die histologischen Veränderungen bei der Pityriasis senilis einerseits und bei der Pityriasis cachecticorum andererseits niedergelegten Daten nicht für die vielfach angenommene Wesensgleichheit beider Prozesse. Des weiteren wäre noch analog den Untersuchungen bei der Altershaut die Frage zu untersuchen, ob die klinisch auffällige Trockenheit der Haut auf einer tatsächlichen oder nur scheinbaren Wasserverarmung beruht oder ob hier andere Verhältnisse vorliegen.

Über *Verlauf*, *Prognose* und *Therapie* etwas zu sagen, erübrigt sich fast mit Hinblick auf die Pathogenese. Nicht immer ist die Pityriasis cachecticorum Begleitsymptom von prognostisch infausten Erkrankungen. Bei den nicht letal endenden, therapeutisch zugänglichen Fällen (Pädatrophie, Inanition als Folge mechanischer Hindernisse von Nicht-Geschwulstcharakter (Ösophagusstrikturen nach Verätzungen u. ä.) kommt es nach Beseitigung des Grundleidens, sofern der Zustand nicht zu lange gedauert und irreparable Störungen gesetzt hat, zu einer Restitutio ad integrum. Bei der überwiegenden Mehrzahl der mit einer Pityriasis cachecticorum behafteten Kranken jedoch handelt es sich um prognostisch infauste Erkrankungen. Die Hauterscheinungen sind demnach im Rahmen der Grundkrankheit nur als Nebenbefund von untergeordneter Bedeutung zu werten.

Im allgemeinen erfordert die Pityriasis cachecticorum keine Behandlung. Dort wo eine solche angezeigt erscheint, kommen dieselben Maßnahmen wie bei der Pityriasis senilis in Betracht.

II. Regionäre Keratosen.

1. Kerose (DARIER).

Die Kerose ist als Krankheitsbegriff in der deutschen Literatur so gut wie unbekannt. Der von DARIER als Kerose bezeichnete Zustand wird von der Mehrzahl der Autoren — auch jenen der französischen Schule — als dem Status seborrhoicus zugehörig betrachtet. In der deutschen Literatur hat die Aufstellung des Krankheitsbegriffes Kerosis bzw. dessen Abtrennung vom seborrhoischen Symptomenkomplex kaum einen Widerhall gefunden. Erst in neuester Zeit tauchen im Schrifttum Ansichten auf, die sich eng mit jenen von DARIER vertretenen Anschauungen berühren. Diese, die DARIERschen Arbeiten meist nicht erwähnenden Veröffentlichungen gipfeln *in dem Bestreben, auf Grund gewisser anatomischer und funktioneller Eigenheiten bestimmte* **Hautkonstitutionstypen** *zu erfassen, daraus die Neigung zu einer bestimmten Gruppe von Dermatosen abzuleiten oder diese in ursächlichen Zusammenhang mit gewissen Störungen des Gesamtorganismus zu bringen* (MUMFORD, VELASCO PAJARES, PULVERMACHER). Selbst wenn wir mit den meisten anderen Autoren die Kerose nicht als selbständigen *Krankheits*begriff anerkennen wollen, so sind die DARIERschen Gedankengänge doch vom konstitutionspathologischen Standpunkt aus begründet und zu wertvoll, als daß man sich damit begnügen dürfte, lediglich den Standpunkt einer Identität der Kerose mit dem Status seborrhoicus einzunehmen.

Definition. Die Kerose wird von DARIER als Krankheitszustand bezeichnet, der bei einer Lokalisation an bestimmten (seborrhoischen) Hautregionen durch eine fahlgelbe bis schmutziggraue Verfärbung, Neigung zu Desquamation und stärkere Betonung der Talgdrüsenmündungen charakterisiert ist. Die Hautoberfläche bzw. die Desquamation ist entweder von trockener oder von fettiger Beschaffenheit. Die kerotisch veränderten Hautpartien zeigen eine besondere Vulnerabilität für gewisse Oberflächeninfektionen.

Historisches. Darier stellte den Begriff der Kerose bzw. kérato-stéato-pilose im Jahre 1906 auf und trennte ihn scharf und betont gegen den seiner Meinung nach damit zu Unrecht identifizierten Status seborrhoicus ab. Er wendete sich hierbei in sehr temperamentvoller Weise gegen Kaposi und Hebra, weil diese die Pityriasis capitis Willan als Seborrhoea sicca bezeichnen: „on peut avec Sabouraud s'indigner à bon droit d'une telle antinomie dans les termes". Nach Dariers Konzeption hat die Pityriasis capitis Willan nichts mit der Seborrhöe zu tun, sondern gehört zu dem von ihm als Kerose bezeichneten, primär nicht entzündlichen Symptomenkomplex. Aus dem gleichen Grunde tritt er ebenso bestimmt der Unnaschen Auffassung entgegen, da diese in der Pityriasis capitis einen entzündlichen Katarrh der Haut sieht. Nach Darier ist das *Primäre die Kerose,* und erst auf deren Boden entsteht sekundär eine Reihe von in ihrer Nosologie durch die Eigenheiten eben der kerotischen Haut bestimmten Krankheitszuständen. Mit anderen Worten: Die *reine* Kerose ohne ihre Folgezustände steht innerhalb der Gruppe der idiodispositionellen Dermatosen „links" mehr der Gruppe der idiotypischen Dermatosen angelehnt, während die Kerose *mit* ihren Folgeerscheinungen sich nach rechts mehr zu den paratypischen Hautkrankheiten hin verschiebt.

Eine gewisse Ähnlichkeit mit der Darierschen Kerose weist die von Brocq (1907) als *Hyperkeratosis infundibulae pil.* beschriebene Veränderung auf und Darier selbst nimmt diese als ein Teilsymptom des von ihm aufgestellten Krankheitsbildes in Anspruch.

In neuester Zeit treffen wir bei Mumford ähnliche, in der Konzeption aber weniger glücklich getroffene Gedankengänge an, wie sie Darier zur Aufstellung seines Kerosebegriffes bestimmten. Mumford bespricht eine Reihe von Veränderungen im Keratinisationsprozeß unter dem Sammelnamen Xerodermie. Er versteht hierunter, wie auch andere Autoren (Lesser, Brocq, Darier u. a.) einmal den leichtesten Grad von Ichthyosis und zum anderen beschreibt er Veränderungen, welche zu dem von Darier als Kerose bzw. von anderen Dermatologen als Status seborrhoicus bezeichneten Zustand weitgehende Analogien aufweist.

Symptomatologie. Darier trennt scharf zwischen der Kérose pure und den später genannten Folgezuständen. Auch ohne letztere ist die Kerose zu diagnostizieren, und zwar auf Grund folgender drei Symptome: 1. *die besondere, gelb- bis braunfahle Hautverfärbung,* 2. *die „Accentuation" der Talgdrüsenmündungen* und 3. *eine von Fall zu Fall verschieden stark ausgeprägte Verdickung und Hypotonie der Haut im Sinne* Jaquets.

1. Die *Hautfarbe* spielt im Bereich der befallenen Hautpartien zwischen einem fahlen Gelbbraun und einem schmutzigen Gelbgrau. Gleichzeitig lassen diese Stellen den normalen Hautglanz und die der gesunden Haut eigene Transparenz vermissen. Die Haut ist entweder stumpf, glanzlos und puderförmig schuppend oder sie zeigt gerade das Gegenteil: einen eigentümlich speckigen Glanz. Letztgenannter Befund kann sich zeitlich an den ersten anschließen, jedoch anscheinend auch unabhängig von diesem zustande kommen. Dieses verschiedene Verhalten kann man unter Umständen an ein und demselben Kranken im Bereich eng benachbarter Hautgebiete beobachten: z. B. eine fettglänzende Nase und Kinn und trocken schuppende Wangenpartien. Liegt lediglich eine Kérose pure im Sinne Dariers (ohne die von ihm als Folgezustände aufgefaßte Acne und Seborrhöe) vor, so gelingt es nicht, den Talgdrüseninhalt durch Fingerdruck in Form dünner, fädiger Gebilde zu exprimieren.

Der Übergang zur gesunden Haut erfolgt so allmählich, daß man kaum imstande ist, die Grenze zwischen normaler und veränderter Haut anzugeben.

Die eigentümliche Verfärbung der betroffenen Haut ist nicht, wie man zunächst meinen könnte, auf eine Fettimprägnation der oberen Hornschichtlagen des Stratum corneum disjunctum zurückzuführen, denn sie ändert sich nicht nach auch noch so energischen Waschversuchen mit äther- oder benzingetränkten Tampons. Darier führt die gelbliche Verfärbung weniger auf das Vorhandensein eines Lipochroms (Unna), als vielmehr auf das Zusammenwirken mehrerer Faktoren zurück, wobei einer oberflächlichen Anämie und einem gleichzeitigen, leichten Ödem eine ausschlaggebende Rolle zufällt. Daß diese Hypothesen nicht restlos zu befriedigen vermögen, gibt Darier selbst zu.

Die *eigentümliche, gelbliche Blässe* sieht DARIER als Folge einer Zirkulationsträgheit in den Hautgefäßen an. Dieselbe ist an dem Unterschied gegenüber dem Zustand der Rötung (als Folge mechanischer oder psychischer Reize) besonders augenfällig. Der gelbe Unterton verschwindet hierbei nicht völlig, sondern wird von der Rötung nur unvollständig unterlagert. Die kerotischen Individuen neigen nach einer gewissen Zeit im Bereich der Wangen, der Ohren, des Nasenflügels (insbesondere am Nasenflügelansatz) zur Bildung kleiner Gefäßektasien und bieten somit alle möglichen Übergangsbilder bis zur voll ausgeprägten Acne rosacea.

2. Die *Akzentuation der Talgdrüsenmündungen* äußert sich in verschiedener Form: 1. Entweder sind die Follikeltrichter auffällig tief eingezogen oder 2. wie ein Sprengkrater en miniature in der Randpartie leicht eleviert oder 3. auch in ihrem Durchmesser vergrößert.

Für die größere Auffälligkeit der Follikelmündungen können mehrere Gründe maßgebend sein. Einmal kann die tiefere Einziehung durch ein leichtes Ödem der umgebenden Haut nur vorgetäuscht sein. In anderen Fällen dagegen ist für das stärkere Hervorspringen eine Hyperkeratose der Follikelostien, besonders im Bereich der Randpartie, verantwortlich zu machen; hierbei sind die Follikeltrichter mitunter durch schmutziggraue Hornlamellen obturiert. Es entsteht dann ein Bild, wie es BROCQ bei der Beschreibung seiner *Hyperkeratosis infundibulae pilorum* bringt. Schließlich kann noch eine primäre, regelrechte Erweiterung der Ostien die auffällige Grobporigkeit der Haut bedingen.

DARIER macht eigens darauf aufmerksam, daß diese Veränderungen mit den Manifestationen der Seborrhöe, der Comedonenacne oder des Lichen pilaris nichts zu tun haben.

Der aufmerksame Beobachter, dem das Syndrom der Kerose bekannt ist, wird die geschilderten Veränderungen auch mit dem bloßen Auge wahrnehmen können, während sie unter Lupenbetrachtung, auch dem damit weniger Vertrauten bei einem Vergleich zum Hautgesunden unbedingt auffallen müssen.

3. Die *Verdickung der Haut* ist besonders im Bereich der natürlichen Faltenbildungen des Gesichts sinnfällig. Die dadurch bedingte Vergröberung der Gesichtszüge macht sich bei jungen Mädchen besonders um die Zeit der Pubertät in recht unerwünschter Weise nach der ästhetischen Seite hin bemerkbar. Zugleich scheint die Haut leichter faltbar — ein Zustand, den JAQUET besonders bei Seborrhoikern vorfand und als Hypotonie bezeichnet.

Lokalisation. Die Kerose ist eine ausgesprochen regionär lokalisierte Affektion. Befallen sind die als Prädilektionsstellen der Seborrhöe bekannten Hautbezirke: *die mittleren Gesichtspartien, insbesondere Nase, Nasenflügel, Stirn und Kinn, weiterhin Schläfe, behaarter Kopf und hintere Hälfte des Halses, am Stamm: Sternal- und Interscapularregion.*

Regelmäßig *ausgespart* sind: vordere Halsfläche, Streckseite der Extremitäten, Glutäalgegend, Vorderarme und Unterschenkel. Die Veränderungen im Bereich der Sternal- und Interskapularregion können in ausgesprochenen Fällen sich über diese Gebiete hinaus erstrecken und bei ihrem Zusammentreffen sich vorn bis zur Nabelhöhe und hinten bis zur Steißbeingegend ausdehnen.

Entsprechend den Terraineigentümlichkeiten variiert das klinische Bild der Kerose selbst und ihrer Folgezustände im Bereich der verschiedenen Hautbezirke. So wird man z. B. auf dem behaarten Kopf weniger die eigentümliche Gelbfärbung und Akzentuation der Follikelmündungen zu suchen haben, sondern dort eher desquamative Zustände erwarten.

Die Lokalisation entspricht also völlig der bei der Seborrhöe gewohnten Lokalisation und ist fast gerade umgekehrt wie bei der Ichthyosis.

Verlauf. Von unverkennbarem Einfluß auf Symptomatologie und Verlauf sowohl der Kerose selbst als auch ihrer Folgezustände (Seborrhöe, Acne) ist das Lebensalter. Als frühestes Symptom der Kerose bezeichnet Darier die Vernix caseosa und die Acne sebacea der Neugeborenen, Prozesse, die von anderen Autoren in analoger Weise als früheste Manifestation der Seborrhöe angesehen werden. Dann folgt ein mehr oder weniger symptomfreies Intervall bis zum Beginn der Geschlechtsreife. Gegen Eintritt der Pubertät sind die ersten Anzeichen jener Veränderungen bemerkbar, die Darier zu einer näheren Begriffsfassung und zur Aufstellung der Kerose bestimmten. Beim Nachlassen der Sexualfunktionen im höheren Alter pflegen die kerotischen Veränderungen völlig zu verschwinden.

Im 8. bis 10. Lebensjahr tritt als erste Manifestation eine *Pityriasis* auf. Zunächst ist die Schuppung puderförmig-trocken, gegen das 10. bis 14. Lebensjahr dagegen geht die trockene Schuppung allmählich in eine Schuppenbildung von fettiger Beschaffenheit über. Darier spricht von einer „Pityriasis gras"; diese gehört zum Bild der Kerosis, während die Pityriasis steatoides mit dieser eigentlich nichts mehr zu tun hat. Die letztere entspricht dem Ekzema seborrhoicum im Sinne von Sabouraud und Unna und wird von Darier als eine Kokkeninfektion auf dem Boden der Kerose, also als deren Komplikation aufgefaßt. Ein ähnlicher Standpunkt wurde in neuerer Zeit u. a. von Withefield vertreten. Während der Pubertät wird meist die *Seborrhöe* des Gesichtes manifest und ebenso erreicht eine weitere, ebenfalls als Folgezustand der Kerose aufgefaßte Affektion, die *Acne*, in ihren verschiedenen Verlaufsformen, nach Eintritt der Geschlechtsreife ihren Höhepunkt.

Von etwa dem 25. bis 30. Lebensjahr ab wirkt sich beim Mann die Seborrhöe dahin aus, daß sich das Haupthaar zu lichten beginnt und es schließlich zu einer *Glatzenbildung* kommt.

Um die gleiche Zeit treten auch die Symptome der *Acne rosacea* stärker hervor; eine besondere Häufung zeigt aber diese Affektion für gewöhnlich erst gegen das fünfzigste Lebensjahr.

Im Senium sind sämtliche Symptome der Kerose und ihre Komplikationen entweder nur noch angedeutet vorhanden oder völlig verschwunden.

Darier selbst gibt zu, daß die eben gegebene Schilderung über die Abhängigkeit der Kerose und besonders ihrer Komplikationen von bestimmten Lebensperioden nur als Schema aufzufassen ist, von dem es auch zahlreiche Ausnahmen gibt.

Was die *Vernix caseosa* und die *Acne miliaris* der Neugeborenen in ihrer Deutung als frühestes Symptom der Kerosis betrifft, so muß das Hypothetische dieser Auffassung betont werden. Von einem Zusammenhang könnte man erst dann sprechen, wenn der Nachweis gelänge, daß diese Kinder zur Zeit der Pubertät oder noch später im Erwachsenenalter in besonderem Maße zu kerotischen bzw. seborrhoischen Affektionen neigen. In diesem Zusammenhang sei auf die Untersuchungen von Mayerhofer über das Vorkommen von über den 2. Lebensmonat hinaus persistierenden Resten der Vernix caseosa bei 15,8% der von ihm untersuchten Säuglinge verwiesen. Abgesehen von der Tatsache, daß die inselförmigen Vernix caseosa-Reste nicht an den kerotischen, bzw. seborrhoischen Prädilektionsstellen lokalisiert waren, sondern gerade diese aussparten, ließ sich das Schicksal dieser Neugeborenen nur bis ins späte Säuglingsalter verfolgen, so daß sich aus der Feststellung einer Häufung von Anzeichen einer exsudativen Diathese (von 70 Fällen 37 Kinder) vorerst keine Stütze der Darierschen These gewinnen läßt.

Das gleiche gilt in umgekehrter Weise für die Auffassung von Darier über die seborrhoische, senile Warze als zeitlich letzte Manifestation bzw. Komplikation der Kerose.

Pathologische Anatomie. Über das dem Kerosebegriff zugrunde liegende anatomische Substrat liegen mit Ausnahme der Angaben von Darier selbst keine Befunde vor. Überdies drückt sich Darier über die von ihm gefundenen, histologischen Veränderungen sehr zurückhaltend und vorsichtig aus.

Die anatomischen Veränderungen sind so wenig prägnant, daß der Entscheid schwer fällt, ob der Befund jeweils auf die Kerose selbst zu beziehen ist oder lediglich Ausdruck von im Alter und Geschlecht des Probanden gelegenen Faktoren oder von Terraineigentümlichkeiten der Entnahmestelle ist.

Darier *hat den Eindruck, als wenn bei der unkomplizierten Kerose die Hornschicht verdickt und im Gegensatz hierzu das Rete in seinem Dickendurchmesser reduziert sei.* Mit dieser, von Darier sehr vorsichtig formulierten Feststellung sind die mittels morphologischer Methoden im Bereich kerotischer Hautbezirke zu findenden Veränderungen erschöpft. Die Keratinisation scheint sich, an Hand der üblichen Färbemethoden beurteilt, in Nichts von der Norm zu unterscheiden; nirgends fand DARIER eine Parakeratose. Weiterhin fehlen entzündliche Erscheinungen im Bereich der Cutis.

Erst wenn sich auf dem Boden der Kerose deren Folgezustände (Seborrhöe, Acne usw.) eingestellt haben, wird das histologische Bild prägnanter. Hierauf näher einzugehen, erübrigt sich im Hinblick auf die a. a. O. ausführliche Besprechung der einzelnen, hier in Frage stehenden Dermatosen.

Die Frage, ob sich an Hand von Hautfunktionsprüfungen oder von chemischen Untersuchungen Unterschiede gegenüber der normalen Haut feststellen lassen, wurde bisher noch nicht bearbeitet. Falls sich die Beibehaltung des Kerosebegriffes vom konstitutionspathologischen Standpunkt aus als nutzbringend erweisen sollte, so wird man unter Umständen hiervon greifbarere Untersuchungsergebnisse zu erwarten haben, als sie bislang die rein morphologischen Methoden zu bieten vermochten.

Pathogenese und Ätiologie. Handelt es sich nun bei der Kerose um eine „Krankheit" im eigentlichen Sinne oder ordnet man dieselbe besser den Diathesen zu ? Wenn in der Beantwortung dieser Frage sich DARIER von der Einordnung der Kerose unter den Diathesenbegriff für deren nosologische Charakterisierung wenig verspricht, so mag dies nicht zuletzt seinen Grund in der damaligen Zeitströmung haben, die den Diathesenbegriff in seiner vagen Fassung mehr oder weniger ablehnte.

Aber auch die Bezeichnung Krankheit scheint nicht recht am Platze, wenn man an den geringfügigen, hart ans Physiologische grenzenden Befund in den leichten Fällen denkt. JADASSOHN unterstreicht in der deutschen Übersetzung des Précis de la Dermatologie diese Bedenken DARIERs. Immerhin läßt sich die Tatsache nicht bestreiten, daß sehr viel mehr Menschen nicht diese Veränderung aufweisen, die DARIER als Kerose beschrieben hat.

Am besten glaubt DARIER das Wesen der Kerose durch die Auffassung als eine „*regionäre und evolutionäre Dystrophie*" zu kennzeichnen, welche weniger an sich, als vielmehr durch ihre Folgezustände für den Träger bedeutungsvoll ist.

Wesentlich für die nosologische Beurteilung scheint die Tatsache, daß die Kerose „*ebensogut hereditär und angeboren wie durch verschiedene äußere Anlässe als erworbene Affektion*" auftreten kann. Zieht man schließlich noch in Betracht, daß sich das klinische Bild sowohl unter dem Einfluß der verschiedenen Lebenszyklen, d. h. unter dem wechselnden Synergismus und Antagonismus innerhalb des endokrinen Apparates qualitativ und quantitativ ändert und die verschiedensten äußeren Faktoren die Symptomatologie beeinflussen, so scheint uns eine Rubrizierung unter die idiodispositionellen Dermatosen im Sinne von SIEMENS gerechtfertigt.

Unter den die Krankheitsanlage zur Manifestation bringenden *äußeren* Faktoren nennt DARIER an erster Stelle schlechte hygienische Verhältnisse und versteht darunter nicht nur mangelnde Hautpflege, sondern auch unzweckmäßige Ernährung und Exzesse verschiedenster Art. Aus diesem Grunde scheint die Kerose unter der Großstadtbevölkerung häufiger vorzukommen als in kleinen Städten, wo die Lebensführung gewöhnlich geregelter ist. Unverkennbar sei weiterhin der *hereditäre* Faktor: In manchen Familien sind ein oder beide Eltern ebenso wie ein Teil ihrer Kinder von der Kerose befallen. Sollte die Kerose mehr als bisher in der Dermatologie Beachtung finden und sich vom konstitutionspathologischen Standpunkt aus eine Bearbeitung dieses zweifellos interessanten, in der heutigen Begriffsfassung jedoch noch recht

vagen Kerosebegriffes als zweckmäßig erweisen, so wären zunächst einmal die
bisher kaum mehr als intuitiv erfaßten, erbbiologischen Zusammenhänge schärfer
herauszuarbeiten.

Auf die Abhängigkeit der kerotischen Veränderungen in zeitlicher, quali-
tativer und quantitativer Hinsicht vom Funktionszustand des endokrinen
Apparates wurde schon mehrfach hingewiesen. Insbesonders wird hierbei den
Sexualdrüsen eine Rolle zugesprochen. Nicht nur bei der physiologischen Funk-
tionsänderung innerhalb der verschiedenen Entwicklungszyklen (Pubertät,
Involution im Senium und Präsenium) wird dieser Zusammenhang evident,
sondern auch bei organischen Erkrankungen im Bereich der Genitalorgane.
Entzündliche Prozesse, dysmenorrhoische Zustände, Endometritis, Excesse in
venere u. ä. sollen nach DARIER das klinische Bild ungünstig beeinflussen.

In gleicher Weise tragen *gastro-intestinale Störungen* zum Manifestwerden
oder zur Verschlimmerung der Kerose bei. Hierbei wird den infolge abnormer
Gärungsvorgänge, unzweckmäßigem Ernährungsregime und Obstipation resor-
bierten, autotoxischen Substanzen eine ursächliche Rolle insofern zugesprochen,
als die im Gegensatz zur Norm funktionell anders eingestellte Haut der Kerotiker
auf diesen Reiz mit einem Manifestwerden der Disposition oder einer Verschlimmerung der schon bestehenden Veränderungen antwortet.

Zwischen den intestinalen Erscheinungen und den Hauterscheinungen
besteht, besonders bei jungen Frauen, ein deutlicher Parallelismus: zu Zeiten
einer Verschlimmerung der Magen-Darmbeschwerden (Ptose, Colitis muco-
membranacea) treten auch die Symptome der Kerose und ihrer Komplikationen
deutlicher in Erscheinung. Diese Beobachtung entspricht der von BESNIER u. a.
bei der Seborrhöe erhobenen Feststellung.

Als weiteres Beispiel für den engen Zusammenhang der kerotischen Hautveränderungen mit dem Gesamtorganismus führt DARIER Beobachtungen an,
wonach er die Kerose besonders häufig und ausgeprägt bei Idioten, Imbezillen
und Debilen fand. Über die Ursächlichkeit dieses Zusammenhanges kann man
verschiedener Ansicht sein. Wahrscheinlich spielt hier auch das geringere
Reinigungsbedürfnis und mangelhafte Hautpflege eine bedeutsame Rolle.
Diskutabel wäre noch die Auffassung, wonach die Kerose einschließlich ihrer
Folgezustände und nervöse Symptome als Ausdruck einer im Keimplasma angelegten Minderwertigkeit der gesamten Ektodermanlage angesprochen wird.

Hinsichtlich des Einflusses lokaler Irritationen auf den Verlauf der Kerose
interessiert insbesondere die Stellungnahme zu der Frage, inwieweit die Kerose
als mikrobielle Affektion aufzufassen ist. DARIER präzisiert seinen Standpunkt
dahin, daß die verschiedenen, hier in Frage kommenden Mikroben (MALASSEZsche
Sporen, Mikrobacillen und Kokken als normalerweise auf jeder Haut lebende
Saprophyten) ursächlich für die Kerose nicht in Betracht kommen, daß aber
andererseits die kerotische Haut eine Nährbodenverbesserung darstellt, ein
abundantes Wachstum der Mikroben begünstigt und deswegen unter Umständen auch das anatomische Substrat trotz seines primär nicht entzündlichen
Charakters sekundär entzündlich verändert werden kann.

Diagnose. Demjenigen, der die Kerosis DARIER kennt und mit ihrer Symptomatologie vertraut ist, werden ausgesprochene Fälle diagnostisch kaum eine
Schwierigkeit bereiten. Anders ist die Sachlage, wenn es sich um mitigierte
Formen handelt. Hier kann man im Zweifel sein, ob man überhaupt von einem
krankhaften Zustand sprechen darf, oder ob man nicht besser die zu beobachtenden Veränderungen als in den Rahmen des Physiologischen gehörig betrachtet.

Ein schwach ausgeprägtes, in den zentralen Partien des Gesichtes lokalisiertes *Chloasma* kann auf den ersten Blick eine gewisse Ähnlichkeit mit der
Kerosis haben; bei näherem Zusehen jedoch lassen dann die gelb-bräunlich

verfärbten Hautstellen die sonstigen Symptome der kerotisch veränderten Haut vermissen. In einem von WIENER als *Chloasma periorale virginum* (POÓR) vorgestellten Fall dürfte es sich meines Erachtens um eine Veränderung gehandelt haben, die nach DARIERS Konzeption unter den Begriff der Kerose fallen würde. Die Diskussionsbemerkungen von JADASSOHN hierzu bestärken in dieser Annahme: graue, manchmal minimal rauhe Verfärbungen unter dem Mund und am Kinn, „Schattenbildungen", sind durch den Farbton und die minimale Schuppung vom Chloasma verschieden. JADASSOHN weist schließlich noch auf die große Hartnäckigkeit dieser Affektion hin. Am ehesten ist noch eine Verwechslung mit gewissen Formen der *Ichthyosis* möglich (*Xerodermie, Lichen pilaris*). Hier schützt aber die Beachtung der Lokalisation vor einer Verwechslung, da bei der Ichthyosis die Veränderungen gerade an jenen Hautpartien lokalisiert sind, die von der Kerosis ausgespart bleiben. Überdies ist auch in jenen Fällen von ichthyosiformen Veränderungen eine Abgrenzung der Kerosis möglich, bei denen eine Begrenzung auf bestimmte Körperregionen nicht vorliegt, sondern mehr oder weniger am ganzen Körper eine feine Schuppung besteht. In diesen Fällen wechselt die trockene Schilferung nicht ihren Charakter; sie wird nicht fettig und eine Akzentuation der Follikelmündungen wird vermißt. Auch tritt in Gefolgschaft dieser ichthyosiformen Veränderungen nur selten eine Seborrhöe auf.

Was den *Lichen pilaris* betrifft, so ist in jenen Fällen, wo derselbe sich lediglich auf die Streckseiten der Unterarme und unteren Extremitäten beschränkt, eine Abgrenzung der Kerosis nicht weiter schwer. Immerhin kann aber neben einem weniger typisch lokalisierten Lichen pilaris eine Kerosis bestehen und dann ist es fast unmöglich zu sagen, wo die eine Affektion anfängt oder die andere aufhört (DARIER).

Schließlich können die *Restzustände nach allen möglichen Erythemen, Ekzemen* u. a. durch ihre Schuppung und gelbliche Verfärbung mit der Kerose verwechselt werden.

Therapie. Im Hinblick auf das über die Pathogenese und Ätiologie Gesagte ist es nicht weiter verwunderlich, daß die Kerose für den Therapeuten ein wenig dankbares Betätigungsfeld abgibt. DARIER bezeichnet die Kerose als eine mehr oder weniger unheilbare Affektion. Es gelingt wohl, durch eine Kombination zweckentsprechender hygienisch-diätetischer und lokaler Maßnahmen die Hautsymptome zu bessern, nicht jedoch eine dauernde Heilung zu erzielen.

Von den lokal anzuwendenden Pharmaka haben sich besonders die allgemein als reduzierend bezeichneten Heilmittel bewährt. Ihr Heileffekt wird weniger auf die antiseptische, als vielmehr auf die keratoplastische Wirkung bezogen. Wichtig ist es zu wissen, daß die hier in Frage kommenden Pharmaka: Ichthyol, Teer, Resorcin, Campher, Hydr. praec. alb. in Salben korporiert weniger gut vertragen werden, als wenn sie in Form von alkoholischen und wäßrigen Lösungen, Schüttelmixturen, Pasten oder Puder verordnet werden. Dort, wo es die wirtschaftlichen Verhältnisse gestatten, wird man sich auch der nutzbringenden Wirkung von Badekuren, insbesondere jener von Schwefelthermen, erinnern.

Wichtiger noch als die örtliche Therapie sind jene Maßnahmen, die auf eine Beseitigung der auslösend oder verschlimmernd wirkenden, sonstigen Faktoren hinzielen: In dem einen Falle, bei dem dyspeptische Beschwerden infolge einer unregelmäßigen und unzweckmäßigen Ernährung vorliegen, wird die Beachtung zweckentsprechender hygienisch-diätetischer Verhaltungsmaßregeln am Platze sein und in einem anderen Falle, bei welchem die Hauterscheinungen in ihrem Auf und Ab sichtlich mit Störungen am Genitaltrakt verknüpft sind, wird man sein Augenmerk auf eine Beseitigung letzterer zu richten haben. DARIER bemerkt ausdrücklich, daß der Arzt, der über seine speziellen dermatologischen Kenntnisse hinaus die übrige Symptomatologie richtig zu werten und dementsprechend zu behandeln versteht, auch bei der Kerose trotz ihres konstitutionellen Charakters beachtliche Erfolge zu erzielen vermag. Neben den speziellen Behandlungsmethoden ist noch die Verabreichung von Phosphorlebertran und von Arsen in kleinen Dosen über längere Zeit zu empfehlen.

Wenn auch in der Regel eine völlige Heilung nicht zu erzielen ist, so läßt sich doch der Zustand der Haut bei zweckentsprechender Allgemeinbehandlung und sinngemäßer Hautpflege soweit bessern und halten, daß er der Norm ziemlich nahe kommt.

2. Palmo-Plantarkeratosen.

Allgemeines.

Als Palmo-Plantarkeratosen werden die Dermatosen bezeichnet, deren klinisches Charakteristikum eine flächenhafte, insel- bzw. streifenförmige oder circumscript-kleinherdförmige Hyperkeratose ist, und welche ausschließlich oder doch vorwiegend symmetrisch an Vola und Planta lokalisiert sind.

Bei dieser Begriffsfassung könnten verschiedene Keratosen der Gruppe der Palmo-Plantarkeratosen zugezählt werden, welche wohl häufig — und in klinisch bisweilen sehr eindrucksvoller Weise — doch nicht ausschließlich und zwangsläufig die Handinnenflächen und Fußsohlen befallen. Es sind dies 1. die *akquirierten, symptomatischen* Palma-Plantarverhornungen: 1. durch *mechanische, chemische oder thermische Noxen ausgelöste Keratosen:* gewisse Fälle von *Gewerbeschwielen, Clavi* und *Calli,* 2. solche *toxisch-infektiöser Genese:* Begleiterscheinungen der *Gonorrhöe, Lues* und *Frambösie,* ferner bestimmte Fälle von *Arsenkeratosen* und 3. Keratosen *tropho-neurotischer Genese:* Keratosen nach peripheren Nervenverletzungen und bei Erkrankungen des ZNS (*Tabes, Poliomyelitis*). Trotz der recht häufigen, palmo-plantaren Lokalisation möchten wir die genannten Affektionen doch nicht als Palmo-Plantarkeratosen im engeren Sinn bezeichnen, da ihr im Ganzen wohl häufiges, in manchen Fällen sogar ausschließliches Beschränktsein auf Handinnenfläche und Fußsohle eben nur die Variante eines Prototyps ist, welcher als solcher in der Ausbreitung der Krankheitserscheinungen sich nicht auf die eben genannten Körperstellen beschränkt.

Bei den Palmo-Plantarkeratosen im eigentlichen Sinn dagegen ist die Keratose symmetrisch und so gut wie ausschließlich auf Handinnenfläche und Fußsohle beschränkt. Die überwiegende Mehrzahl von ihnen gehört der Gruppe der Genodermatosen im Sinne BETTMANNS *zu.*

Synonymik. Die Nomenklatur ist bei den verschiedenen, deutschen und fremdsprachigen Autoren nicht einheitlich. Vielfach findet man die Bezeichnung *Keratom* im Sinn einer circumscripten, meist in der Einzahl oder nur wenigen Exemplaren vorhandenen Hyperkeratose gebraucht und diese dem Begriff der *Keratodermie* zur Kennzeichnung der multipel-kleinherdförmigen Palmo-Plantarkeratosen gegenübergestellt, andererseits wird der Ausdruck Keratoma aber auch für flächenhafte oder kleinherdförmige Palmo-Plantarkeratosen benutzt (BRAUER [a]). Manche Autoren wollen mit Recht die Bezeichnung *Keratom* als etymologisch unzutreffend völlig gemieden wissen. Diese Ansicht wird damit begründet, daß sich mit dem Begriff des Keratoms die Vorstellung von einer tumorartigen Natur der Hornansammlung verbindet. Dementsprechend schlägt DARIER für das von THOST-UNNA beschriebene Keratoma hereditarium palm. et plant. die Bezeichnung *Keratodermia* palm. et plant. familialis vor. Von den meisten deutschsprachigen Autoren wird für die Bezeichnung der kleinherdförmigen und inselartigen Palmo-Plantarkeratosen vorzugsweise der Name *Keratodermia* gewählt; aber auch hier haben sich verschiedene Bezeichnungen für ein und dieselben oder klinisch-morphologisch zumindestens einander sehr ähnliche Verhornungsanomalien der Handteller und Fußsohlen eingebürgert. Dies zeigt das Beispiel der einerseits von BRAUER als *Keratoma* dissipatum und andererseits von BUSCHKE und FISCHER als *Keratodermia* maculosa bezeichneten Keratosen. Wir geben mit SIEMENS (a, g) der bereits von HEBRA und LEBERT gebrauchten Bezeichnung *Keratosis* den Vorzug.

Diese Bezeichnung ist sicherlich am umfassendsten und präjudiziert über das pathologisch-anatomische Gefüge nicht mehr, als daß eben eine Affektion vorliegt, deren klinisch
hervorstechendstes Merkmal an den Verhornungsprozeß gebunden ist.

Die vorher genannten drei Gruppen, die *symptomatischen* Keratosen, bereiten
nosologisch und pathogenetisch unserem Verständnis keine allzu großen Schwierigkeiten. Die idiopathischen Palmo-Plantarkeratosen dagegen umfassen eine ganze
Reihe von eigens benannten Typen, die in ihrer Stellung als selbständiges Krankheitsbild entweder umstritten sind oder über welche wir ätiologisch und pathogenetisch entweder nichts oder nur soviel wissen, daß keimplasmatischen Faktoren
eine nähere oder entferntere Bedeutung zukommt.

Der Hauptrepräsentant dieser Gruppe ist das *Keratoma hereditarium palm.
et plant.* UNNA-THOST. In der Folge wurde eine ganze Anzahl von neuen
Krankheitsbildern aufgestellt, eigens benannt und für ihre Sonderheit die verschiedensten Argumente ins Feld geführt. Für ihre Aufstellung waren verschiedene Gründe bestimmend: rein morphologische Unterschiede, vererbungsbiologische Eigentümlichkeiten oder Unterschiede in der Verlaufsform. Klarer
und unserem Verständnis für das Wesen nähergerückt wurde aber hierdurch
das Kapitel der Palmar- und Plantarkeratosen nicht.

In neuester Zeit macht sich das Gegenteil, ein Hang zur Synthese, bemerkbar
(FUHS [b, c], GROUVEN, SIEMENS [e, g], WILLIAMS, BETTMANN, GALEWSKI).
Heute ist man eher geneigt, die verschieden benannten, ohne erkennbare
äußere Ursache manifest werdenden (idiopathischen oder genuinen) Palmar-
und Plantarkeratosen unter einem gemeinsamen Gesichtswinkel zu betrachten,
nämlich als Varianten eines keimplasmatisch bedingten Prototyps. Sehr vieles
spricht *für* diese Auffassung, und doch läßt sich dieselbe ohne Zwang nicht
generell auf alle der in diesem Abschnitt besprochenen Palmo-Plantarkeratosen
anwenden. Einige heben sich durch ihre Verlaufsform aus dem Rahmen der
übrigen Palmo-Plantarkeratosen heraus. Daß wir über ihre Ätiologie absolut
nichts wissen, berechtigt allein noch nicht, sie ohne weiteres unter die Genodermatosen zu rechnen. So dürfen z. B. die von MANTOUX beschriebene Porokeratosis papillomatosa, über deren Ätiologie wir absolut nichts wissen, nicht
mit den von UNNA-THOST, BUSCHKE-FISCHER und BRAUER beschriebenen Palmo-
Plantarkeratosen in eine Reihe gestellt werden. Wahrscheinlich kommen bei
dieser zuletzt genannten Keratose den keimplasmatischen Bedingtheiten nur
eine entferntere Bedeutung zu gegenüber der stärkeren Mitbeteiligung von
Umweltfaktoren. Das gleiche gilt auch für jene Fälle von Keratoma palm.
et plant., welche sowohl durch ihr isoliertes Auftreten wie durch völliges
Verschwinden auf irgend eine therapeutische Maßnahme hin sich vom
Prototyp des Keratoma hereditarium plant. et palm. unterscheiden; auch
hier muß eher an eine vorwiegend paratypisch bedingte Dermatose als an
eine Idiodermatose gedacht werden. In diesen Fällen scheint man öfters
mit der Bezeichnung Keratoma palm. et plant. etwas großzügig umgegangen
zu sein.

Verschiedentlich wurde der Versuch gemacht, die Palmo-Plantarkeratosen
nach bestimmten Gesichtspunkten zu systematisieren. Teils waren hierbei
klinisch-morphologische (ARONSTAM, BESNIER) und pathologisch-anatomische,
teils ätiologische (F. RAOUL) und teils vererbungsbiologische Merkmale maßgebend. Keiner dieser Klassifizierungsversuche aber vermag restlos zu befriedigen. Nach dem heutigen Stand unserer Kenntnisse lassen sich die Palmo-
Plantarkeratosen nicht ohne Zwang in ein starres, ätiologisch oder pathogenetisch
orientiertes Schema einordnen. Wir ziehen es daher mit ARZT und FUHS vor,
nach rein klinisch-morphologischen Merkmalen zu klassifizieren, und unterscheiden:

1. annähernd diffuse, scharf begrenzte ⎫
2. insel- und streifenförmige ⎬ *Palmo-Plantarkeratosen.*
3. multipel-kleinherdförmige ⎭

In einer Vermehrung dieser drei Gruppen um drei weitere, wie sie kürzlich
Vohwinkel vorschlug, sehen wir keinen Gewinn. Auch die nach morphologischen Gesichtspunkten getroffene Einteilung ist nicht als starres Schema aufzufassen. Wenn auch die Beobachtungen, wonach z. B. eine diffuse Palmo-
Plantarkeratose sich mit der Zeit in eine kleinherdförmige Form und umgekehrt
wandelt, selten sind, so kommen immerhin solche Wandlungen im klinisch-
morphologischen Adspekt vor. Innerhalb dieser drei Typen sind die idiopathischen
von den symptomatischen Keratosen zu unterscheiden. Wie auch Fuhs betont,
lassen sich aber keine scharfen Grenzen zwischen den ausschließlich keimplasmatisch bedingten und den durch ekto- und endogene Reize zustande
gekommenen Formen ziehen; auch bei letzteren spielen keimplasmatische
Gegebenheiten eine Rolle; es bestehen fließende Übergänge zwischen den ausschließlich keimplasmatisch bedingten (idiotypischen) zu den idiodispositionellen
und paratypischen Formen.

a) Annähernd diffuse, scharf begrenzte Palmo-Plantarkeratosen.

Wir unterscheiden 1. die *idiopathischen* und 2. die *symptomatischen* Formen
der symmetrischen, diffusen und scharf begrenzten Palmo-Plantarkeratosen.
In diesem Abschnitt wurden nur die der erstgenannten Gruppe zugehörigen
Formen besprochen. Auf die symptomatischen Palmo-Plantarkeratosen wird
nur soweit eingegangen, als dieselben gegenüber der ersten Gruppe ein differentialdiagnostisches Interesse bieten. Hinsichtlich von Einzelheiten muß auf die
speziellen Abhandlungen und auf die von Kiess unter dem Gesichtswinkel der
Lokalisation gegebene Zusammenfassung verwiesen werden.

Der Hauptrepräsentant der idiopathischen Formen ist das *Keratoma heredi-*
tarium palm. et plant. Unna-Thost. Die in Symptomatologie und Verlauf
von diesem Prototyp abweichenden Beobachtungen wurden als Varianten des
Prototyps aufgefaßt und als Atypien gesondert besprochen.

Keratoma hereditarium palmare et plantare (Unna-Thost).

Synonyma. Erbliche Ichthyosis palm. et plant. cornea (Thost), Mal de
Melada, Kératodermie palm. et plant. familiale (Darier), Kératodermie symétrique héréditaire, Porokeratosis palm. et plant., Keratosis palmo-plantaris
diffusa s. universalis.

Definition. Das Keratoma hereditarium palm. et plant. ist eine symmetrische,
diffuse und scharf begrenzte Hyperkeratose der Fußsohlen und Handinnenflächen. Die in den typischen Fällen innerhalb der ersten beiden Lebensjahre
manifest werdende und zeitlebens bestehen bleibende Affektion weist einen
vorwiegend dominanten Erbgang auf. Ein erythematöser Randsaum und eine
lokale Hyperhidrosis sind sehr häufige, aber nicht konstante Begleitsymptome.

Historisches. Die erste ausführliche und die erbbiologischen Verhältnisse berück-
sichtigende Beschreibung wurde von Thost im Jahre 1880 in seiner Dissertation „Über
erbliche Ichthyosis palm. et plant." gegeben. Drei Jahre später grenzte P. G. Unna das
Krankheitsbild scharf von der Ichthyosis ab und gab ihm das heute allgemein gebräuchlichen Namen *Keratoma hereditarium palm. et plant.* Vor diesen Autoren haben sich Alibert,
Boegehold, Ernst, Fuchs und Simon mit der gleichen und von ihnen als lokalisierte
Ichthyosis aufgefaßten Affektion eingehend beschäftigt. Die von Unna strikt betonte
Wesensverschiedenheit des Keratoma hereditarium palm. et plant. von der Ichthyosis hatte
eine rege Diskussion über die Frage der lokalisierten Ichthyosis zur Folge. *Die Mehrzahl*
der Autoren schloß sich der von Unna vertretenen Ansicht an und faßt damit das Keratoma

hereditarium palm. et plant. als ein besonderes, von der Ichthyosis abzutrennendes Krankheitsbild auf. Insbesondere fiel hierbei die Feststellung von BETTMANN ins Gewicht, daß bei einer eingehenden Sichtung der Keratomliteratur wohl nicht ein einziger Fall zu finden ist, bei dem das hereditäre Keratoma palm. et plant. in einer Familie echter Ichthyotiker oder in Kombination mit einer sicheren Ichthyosis aufgetreten wäre. Demgegenüber sind aber auch in neuerer Zeit die Stimmen nicht verstummt, welche behaupten, daß sich in vielen, absolut typischen Fällen sichere, wenn auch geringfügige Symptome der Ichthyosis nachweisen lassen (Lichen pilaris, Xerosis, ,,leicht ichthyotisch veränderte Haut'', SACHS, OLMSTEDT, FUELLENBAUM, LÉREBOULLET und HALLÉ). Hinsichtlich des von HOVORKA ursprünglich als Lepra angesehenen, später jedoch von ihm und EHLERS gemeinsam als *Mal de Melada* bezeichneten Krankheitsbildes (NEUMANN) und dessen Identität mit dem Keratoma herditarium palm. et plant gehen die Meinungen auseinander. Während JARISCH die genannte Affektion als eine endemische Form des Keratoma hereditarium palm. et plant. auffaßt, sehen andere Autoren (VÖRNER [a, b], FUHS [b, c] u. a.) mangels genügender, klinischer, histologischer und vererbungsbiologischer Daten eine Identität beider Affektionen für nicht gesichert an. Von neueren Arbeiten dürfen neben den zusammenfassenden Darstellungen von BRÜNAUER (c) (1923) und H. FUHS (d) (1924) die umfangreichen Untersuchungen von WINKLE und SIEMENS (d) (1925) ein besonderes Interesse beanspruchen. Die letztgenannten Untersuchungen betreffen die Familie, bei der THOST 44 Jahre zuvor das erbliche Auftreten des Leidens in 4 Generationen mit 46 Familienmitgliedern beschrieb. Die Befunde von WINKLE stützen sich auf ein Material von 5 Generationen mit 149 Familienmitgliedern. Abgesehen von der Tatsache, daß damit für ein erbliches Hautleiden wohl der größte Stammbaum untersucht wurde, konnten einige für die Symptomatik und den Verlauf des Leidens wesentliche Befunde erhoben werden.

Klinik. THOST gibt folgende Beschreibung des Krankheitsbildes: ,,Die Erkrankung zeigte sich in allen Fällen in durchaus derselben Form. Immer waren die Palma manus und die Planta pedis gleichmäßig und ausschließlich befallen und von einer dicken Hornschicht überzogen, und man konnte sich auch nicht erinnern, daß die Krankheit je in anderer Form oder an anderer Stelle aufgetreten sei. Bei allen Betroffenen zeigte sich die Erkrankung schon in den ersten Wochen nach der Geburt als leichte Rauhigkeit der Epidermis an den inneren Handflächen und Fußsohlen. Als erstes Symptom bildete sich am seitlichen Fußrand der Hand und des Fußes eine schmale, bläulich-rot gefärbte Zone. Krankheiten oder Mißbildungen anderer Organe waren in der Familie nie erblich gewesen, alle Glieder waren sonst gesund, alle kräftig gebaut, gut ernährt und entwickelt. Bei den meisten Familienmitgliedern war eine große Neigung zum Schwitzen vorhanden, und zwar am ganzen Körper sowohl wie besonders ausgebildet an den befallenen Hautstellen.''

Der *Beginn des Leidens* fällt schon in die ersten Lebenswochen (THOST, BROOKE, WINKLE, GOI u. a.). Handflächen und Fußsohlen werden meistens gleichzeitig befallen. Nur selten werden zu Beginn ausschließlich die Palmae und erst später, nach mehrmonatlichem Intervall die Plantae befallen (MITCHELL).

WINKLE beschreibt die Initialsymptome bei einem von ihm untersuchten, 4 Monate alten Mädchen (Familie H.) als eine sehr deutliche, etwa 0,5 cm breite, rosa- bis bläulich-rot verfärbte Linie, welche an der Grenze zwischen Hand- bzw. Fußrücken und Handteller bzw. Fußsohle um sämtliche Finger und Zehen verläuft.

Die Palma und Planta zeigen gegenüber der Norm zu Beginn sehr häufig einen etwas röteren Farbton. Auch in dem von WINKLE beobachteten Falle gibt die Mutter an, daß ihr als erste Veränderung eine diffuse, dunkelrote Verfärbung der Sohlenhaut und Handinnenflächen aufgefallen sei und sie den erwähnten erythematösen Saum erst später beobachtet habe.

Mit Hinblick auf eine von LANE als *Erythema palm. hereditarium (red palms)* beschriebene Veränderung erhebt sich die Frage, ob nicht in seltenen Fällen eine *Abortivform des Keratoma hereditarium palm. et plant.* vorkommen kann, wobei die Affektion im Stadium der erythematösen Rötung verharrt, ohne daß es zu einer Hyperkeratose kommt. JADASSOHN erwog in der Diskussion zu dem von LANE demonstrierten Fall ebenfalls diese Möglichkeit — wenn auch in sehr zurückhaltender Form. Zweifelsohne sind, abgesehen von der fehlenden

Hyperkeratose, Berührungspunkte in Klinik und Verlauf zwischen beiden Affektionen unverkennbar, doch läßt sich mangels weiterer Beobachtungen diese Frage heute noch nicht weiter diskutieren.

Im Verlauf des *erythematösen Stadiums* sieht man mitunter innerhalb der Randpartien, besonders aber über der Ferse, kreisförmig gestaltete oder gyrierte Schuppensäume, vergleichbar der nach dem Platzen von Schleimhautbläschen zurückbleibenden Epithelkrause. Die später für das vollentwickelte Krankheits-bild so charakteristische Verdickung der Hornschicht wird durch eine weißlich-gelbe Verfärbung und eine eben angedeutete Rauhigkeit der Hautoberfläche eingeleitet. Und zwar betrifft diese nicht die gesamte Volar- und Plantarhaut, sondern anfänglich nur die Fersen, Hand- und Fußballenbezirke. Die mittleren Teile von Handteller und Fußsohle sind in den frühen Stadien noch nicht in den Prozeß mit einbegriffen. HECHT macht darauf aufmerksam, daß vor Eintritt der Hyperkeratose die Volar- und Plantarhaut nach dem Waschen eine eigen-tümliche „schneeweiße" Verfärbung annimmt.

In dem von WINKLE beobachteten Fall traten die ersten Veränderungen für die Familientradition relativ spät auf — erst im 4. Lebensmonat. Bei den übrigen Fällen der gleichen Familie und in der Mehrzahl der in der Literatur niedergelegten Beobachtungen wurden *die ersten Anzeichen des Leidens schon in den ersten Lebenswochen* bemerkt und die Symptome als gleichartig der eben gegebenen Beschreibung geschildert. Der Farbton des erythematösen Rand-saumes, der die spätere Grenze zwischen gesundem und krankem Hautbezirk darstellt, ist auf der der Keratose zugewandten Seite meist von rosa-roter Farbe, um an der Grenze zur normalen Haut einen mehr ins Bläuliche spielenden Farbton anzunehmen. VÖRNER glaubt, bei Neugeborenen bereits wenige Tage nach der Geburt die ersten Anzeichen des Leidens feststellen zu können; dieselben geben sich dem palpierenden Finger als eine gegenüber der Norm auffällige Verdickung der Handteller- und Fußsohlenhaut kund.

In etwa ²/₃ sämtlicher Fälle beginnt das Leiden vor dem 2. Lebensjahr. Das restliche Drittel zeigt zeitlich eine beträchtliche Manifestationsbreite.

Die ersten Anzeichen können bisweilen erst im 4.—5. Lebensjahr oder während der ersten Schuljahre manifest werden (BALBAN [a], BRONNER, DUBREUILH und GUÉLAIN, ŠAMBERGER u. a.), ja in seltenen Fällen sogar noch später auf-treten (35.—38. Lebensjahr FOKIN, FIŠER). Diese Beobachtungen sind aber so selten, daß sie unter die Atypien gezählt werden müssen.

Es hat den Anschein, als wenn die spät manifest werdenden Fälle in kürzerer Zeit das Stadium des vollausgeprägten Krankheitsbildes erreichten als die innerhalb der ersten beiden Lebensjahre beginnenden Fälle. Dafür ist dann aber die Intensität der Hyperkeratose gewöhnlich nicht so ausgesprochen wie bei den frühzeitig beginnenden Formen — eine Erscheinung, für die ja auch die übrige Pathologie der Genodermatosen zahlreiche Beispiele bietet. Daß bei den Spätfällen das Tempo der Entwicklung ein rascheres ist, mag seinen Grund in der gegenüber dem Säugling und Kleinkind andersartigen Reaktionslage der Erwachsenenhaut haben und weiterhin durch die stärkere Beanspruchung der Volar- und Plantarhaut durch Arbeitsverrichtungen bedingt sein.

Abgesehen von der individuell verschiedenen Intensität der Palmo-Plantar-hyperkeratose ist bei voll ausgeprägtem Krankheitsbild die Symptomatik in hohem Maße von der Beschäftigungsart, der sozialen Lage des Betroffenen und damit der Möglichkeit einer zweckentsprechenden Hautpflege der befallenen Hautbezirke abhängig. Außerdem spielt noch der jeweils wechselnde Grad der fast stets vorhandenen und auf die erkrankten Bezirke lokalisierten *Hyper-hidrosis* eine wichtige Rolle.

Daß häufig die Arbeitshand bzw. in deren Bereich die Werkzeugdruckstellen eine stärkere Hyperkeratose aufweisen (BLOEMEN u. a.) und die gleiche Erscheinung am Fuß im Bereich jener Stellen, die entweder beim Gehen oder durch den Druck des Schuhzeuges dauernden Pressionen ausgesetzt sind, nachzuweisen ist, bereitet dem Verständnis keine Schwierigkeiten. *Aus dem Grad der Hyperkeratose können Rückschlüsse auf die Intensität des Krankheitsprozesses als solchen nur unter Berücksichtigung der Beschäftigungsart des befallenen Individuums gezogen werden.*

Bei noch in jugendlichem Alter stehenden Kranken kann trotz fehlender, manueller Arbeit einerseits eine beträchtliche Hyperkeratose bestehen und andererseits bei älteren Befallenen mit einem schon seit Jahrzehnten bestehendem Keratoma hereditarium palm. et plant. trotz schwerer Handarbeit sich eine im

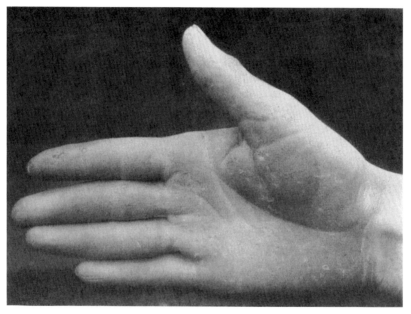

Abb. 3. Keratoma hereditarium palmo-plantare diffusum; mäßig starke Hyperkeratose.

Vergleich dazu nur mäßige Ausbildung der Hyperkeratose vorfinden. Im ersterwähnten Fall wird man den Phänotypus auf einen höheren Dispositionsgrad zurückzuführen haben als im zweiten.

Die befallenen Palmo-Plantarflächen können je nach dem Grad der Hyperkeratose ein verschiedenes Bild bieten: 1. eine mäßige Hyperkeratose von eigentümlich gelb-transparentem Farbton mit Erhaltensein des Papillarleistenmusters (s. Abb. 3); 2. derselbe Zustand, jedoch mit Unterbrechung der vordem glatten Oberfläche durch mehr oder minder zahlreiche Grübchen oder Einlagerung von Hornperlen (s. Abb. 3); 3. starke Hyperkeratose, durchzogen von zahlreichen, nicht nur an die natürlichen Beugefalten gebundenen Rillen und Rissen bei erhaltener oder verwischter Papillarlinienzeichnung (s. Abb. 4) und 4. exzessiv starke Hyperkeratose mit zahlreichen, basaltwürfelähnlichen Excrescenzen bei fehlendem Papillarlinienmuster (s. Abb. 5, 6, 7). Hierbei schwankt die *Farbe der keratotischen Hautbezirke* zwischen hellem, manchmal an eine Pikrinsäureimbibition erinnerndem Gelb von eigentümlicher Transparenz bei den leichten, meist eine glatte Oberfläche aufweisenden Fällen bis zu Grau-Braun und Grün-Schwarz bei den exzessiv ausgeprägten Formen. Ausschlaggebend für den Farbton ist einmal der wechselnde Grad der Hyperkeratose und zum anderen neben der Beschaffenheit des Oberflächenreliefs die Beschäftigungsart der Betroffenen. So findet man eine besonders dunkle Verfärbung und ein Vorherrschen von nicht in der Natur der Hyperkeratose und der sie begleitenden Hyperidrosis gelegenen Farbtönen bei Böttchern, Küfern, Färbern, Schuhmachern und ähnlichen Berufen.

Vielfach wurde aus der trockenen, manchmal bröckeligen Beschaffenheit der Oberfläche in den stark ausgeprägten Fällen auf ein *Fehlen der Hyperidrosis* geschlossen. Bei näherem Zusehen kann man aber gewöhnlich auch in diesen Fällen in der Tiefe der natürlichen Beugefalten eine durch Schweißimbibition

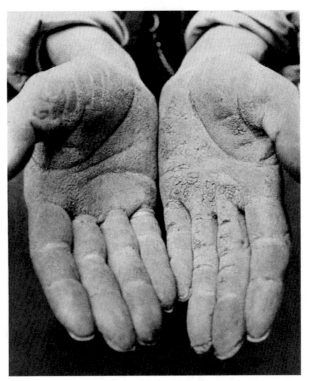

Abb. 4. Keratoma hereditarium palmo-plantare; stärkere Hyperkeratose.

bedingte Succulenz der Hornschicht feststellen. Weiterhin ist es für den Nachweis eines Fehlens oder Vorhandenseins der Hyperidrosis nicht gleichgültig, zu welchem Zeitpunkt man den Kranken zu Gesicht bekommt; so kann in den Morgenstunden — nach ausgiebiger Waschung — die Hyperidrosis speziell an den Füßen nur sehr wenig in Erscheinung treten, während sie am Abend sehr deutlich ausgeprägt ist und sich auch durch einen eigentümlich buttrigen bis fötiden Geruch als Folge von Zersetzungsvorgängen zu erkennen gibt.

In der Mehrzahl der Fälle weist die Hyperkeratose eben als Folge einer nur selten zu vermissenden Hyperidrosis eine eigentümliche Succulenz und Geschmeidigkeit auf.

In der Literatur findet man mehrfach den Hinweis, daß das Keratoma hereditarium palm. et plant. nicht schuppe. Diese Angaben bedürfen einer Korrektur: auch bei typischen Keratoma hereditarium palm. et plant.-Fällen kann man zeitweise eine kleinfeldrige Schuppung und ein Aufblättern in den Randzonen (LOEWENFELD und GLASSBERG, Fall 2, WINKLE) beobachten. In ihrer Art unterscheidet sich diese aber von klinisch ähnlichen Palmo-Plantarkeratosen (Eczema tyloticum) durch die Beschaffenheit der Schuppen. Größere Fetzen lassen sich nur dann ablösen, wenn ein mit Keratoma hereditarium palm. et plant. behaftetes Individuum härtere und ungewohnte Handarbeit verrichten mußte, und wenn es dadurch trotz der schützenden Hyperkeratose zu einer Blasenbildung gekommen war (WINKLE). Im übrigen aber tritt eine Desquamation klinisch kaum in Erscheinung. An den Randpartien, angrenzend an den erythematösen Randsaum, findet man bisweilen eine geringfügige Aufblätterung der Hornschichtlamellen. Durch einen Versuch, dieselben mit dem Fingernagel abzukratzen, kann man sich leicht von deren außerordentlich festen und eine Ablösung nur unter Schmerzen gestattenden Haften überzeugen. Die Abschilferung der obersten Hornlamellen geht das ganze Jahr über in einer für das Auge kaum bemerkbaren Form vor sich; es zählt zu den Seltenheiten, wenn in manchen Fällen während des Frühjahres eine stärkere Schuppung auftritt.

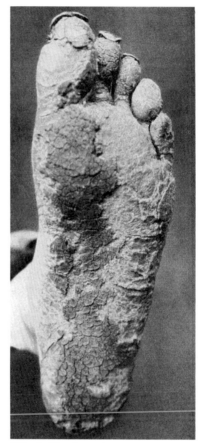

Einer besonderen Erwähnung bedarf noch die unter 2. genannte Variante des Keratoma hereditarium palm. et plant.: das *Vorkommen von Hornkügelchen und Grübchen innerhalb der keratotischen Bezirke.* Diese Befunde können so ausgeprägt sein, daß sie das ganze klinische Bild beherrschen. Solche Beobachtungen bestimmten manche Autoren, von einer *Porokeratosis palm. et plant.* zu sprechen. Dies hat verschiedentlich Veranlassung zu Verwechslungen mit dem von MIBELLI beschriebenen Krankheitsbild gegeben; mit dieser hat aber die bei der hereditären Plamo-Plantarkeratose auftretende Porokeratose nichts zu tun.

Abb. 5. Keratoma hereditarium palmo-plantare; starke Hyperkeratose.

Mitunter läßt sich innerhalb eines beschränkten Hautbezirkes das Zustandekommen dieser poriformen Einsenkungen verfolgen. Der grübchenförmigen Einsenkung geht ein Stadium voraus, das durch die Bildung von mehr oder minder großen, konzentrisch geschichteten Hornkügelchen charakterisiert ist. Erst durch deren Ausfallen kommt es zu den grübchenförmigen Einsenkungen. Bleiben die erwähnten Hornkugeln erhalten und fallen sie nicht vorzeitig aus, so entsteht, wenn dieselben eine genügend große Zahl und Größe aufweisen, ein Bild, das die ursprüngliche Palmo-Plantarkeratose in sehr eindrucksvoller Weise variiert und zur Bezeichnung *Keratosis palmo-plantaris papulosa* geführt hat. Dieselbe Bezeichnung wird auch von anderen Autoren zur Charakterisierung der kleinherdförmigen Palmo-Plantarkeratosen benutzt. Ohne etwas über die Pathogenese dieser Erscheinung vorwegnehmen zu wollen, sei hier nur darauf verwiesen, daß das Auftreten solcher Hornkugeleinlagerungen und deren Negativ, die Bildung kleiner Grübchen, als solche mit dem Grundprozeß pathogenetisch nichts zu tun haben. *Die gleichen Erscheinungen treten*

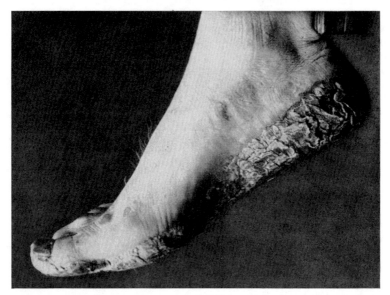

Abb. 6. Keratoma hereditarium palmo-plantare; sandalenartige Begrenzung.

auch an nicht keratotisch veränderter Haut auf und können sich ebensogut bei der diffusen, wie inselförmigen und kleinherdförmigen Palmo-Plantarkeratose finden. Hierbei beschränkt sich ihr Vorkommen nicht nur auf die genuinen Formen

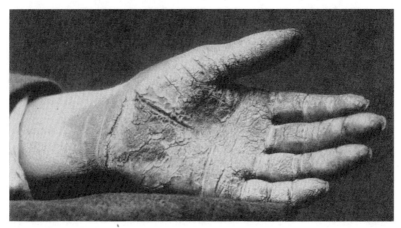

Abb. 7. Keratoma hereditarium palmo-plantare; starke Hyperkeratose.

der Palmo-Plantarkeratosen, vielmehr sind sie auch bei symptomatischen Erkrankungen der Fußsohlen und Handinnenflächen anzutreffen (Ekzema tyloticum, Mykosen u. ä.). Näher soll hierauf bei Besprechung der Pathogenese der von Mantoux beschriebenen Porokeratosis papulosa palm. et plant. eingegangen werden (s. S. 366).

Die Frage, ob es eine Abortivform des Keratoma hereditarium palm. et plant. gibt, wurde bereits kurz gestreift und auf die von LANE als „red palms" beschriebene Affektion hingewiesen. Möglicherweise kann es sich auch in einem von SIEMENS beobachteten Fall (Großnichte von Fall 2: auffallend lokalisierte Schwiele) um eine abortive Form des Keratoma hereditarium plam. et plant. gehandelt haben. Vorerst sind dies aber nur Vermutungen; eine Klärung darf man durch ein weiteres systematisches Studium der Familien von Palmo-Plantarkeratotikern erwarten.

Lokalisation. Wie bereits der Name zum Ausdruck bringt, ist die Keratose an den Handinnenflächen und Fußsohlen lokalisiert. Fast ausnahmslos trifft diese Lokalisationsbeschränkung für die Anfangsstadien zu.

Im weiteren Verlauf können aber noch andere Körperstellen, sowohl solche, die den Palmo-Plantarflächen unmittelbar benachbart sind, als auch solche, die sich weitab vom eigentlichen Krankheitsherd befinden, *keratotische Läsionen aufweisen.* Demnach ist also auch in sonst absolut typischen Fällen die Beschränkung des Krankheitsprozesses auf Handteller und Fußsohlen keineswegs so ausschließlich, wie es nach der klassischen Beschreibung von THOST scheinen möchte. In manchen Fällen überschreitet die Keratose die Radiokarpalgrenze um einige Zentimeter, so daß das distale Ende der Unterarmbeugefläche in den keratotischen Prozeß einbezogen wird (s. Abb. 7). An dieser Stelle ist der erythematöse Randsaum meist besonders deutlich und breit. THOST und auch andere Autoren (KRÜGER) erwähnen diese Tatsache nicht, während WINKLE (in 8 Fällen), BOREEN u. a. eigens auf diese Eigentümlichkeit aufmerksam macht. Sofern nur eine unbedeutende Überschreitung der Radiokarpalgrenze in der eben angegebenen Weise stattfindet, handelt es sich nur um eine geringfügige Variante im Rahmen eines sonst typischen Bildes. Wird dagegen das ganze untere Drittel der Unterarmbeugeseite in den Prozeß miteinbezogen, wie es NEUMANN, MÖLLER und BRONNER beschrieben haben, dann liegt eine ausgesprochene *Atypie* vor, die sich als solche meist auch noch durch andere Abweichungen vom Prototyp zu erkennen gibt. Manche Autoren bezeichnen derartige transgredienten Fälle als *Mal de Melada* (SIEMENS).

Weiterhin lassen sich bei vollausgebildeten, typischen Keratoma hereditarium palm. et plant.-Fällen mitunter *auf dem Dorsum von Hand und Fuß einige circumscripte, keratotische Läsionen* feststellen, ohne daß man deswegen berechtigt wäre, diesen Befund als atypisch zu bezeichnen. THOST erwähnt diese aberrierten Herde in seiner ausführlichen Beschreibung nicht. WINKLE (1925) jedoch konnte bei der gleichen, früher von THOST untersuchten Familie H. und P. an 13 Mitgliedern (10 Männer und 3 Frauen) teils längsgestreckt-ovuläre, teils rundliche Herde mit erythematösem Saum über der Dorsalfläche einiger oder sämtlicher Finger feststellen. Diese Diskrepanz findet wohl darin seine Erklärung, daß *diese dorsal gelagerten Herde erst nach längerem Bestand der Affektion auftreten;* hierfür spricht die von einigen Kranken WINKLE gegenüber gemachte Äußerung, daß die dorsalen Läsionen sich erst im späteren Leben gebildet hätten.

Desgleichen findet man gar nicht so selten eine Ausbreitung des keratotischen Prozesses auf die ulnare bzw. radiale Seitenfläche von Thenar und Hypothenar oder ein Mitergriffensein der seitlichen und medialen Fußränder. WINKLE spricht in einem anschaulichen Vergleich von einer sandalenartigen Hornbekleidung der Plantae, wobei sich manchmal die Keratose zwickelförmig von der Planta über den Achillessehnenansatz nach oben erstreckt (s. Abb. 6, 8). Das Vorkommen der eben besprochenen, dorsalen Auflagerungen, das Verhalten der einzelnen Fälle hinsichtlich ihrer Begrenzung an der Handwurzel und die Schwere der Veränderungen läßt innerhalb bestimmter Familien eine gewisse Übereinstimmung erkennen. Interessant ist in diesem Zusammenhang die Feststellung von Winkle, wonach die erwachsenen, weiblichen Mitglieder der Familie P. ein im Durchschnitt leichteres Krankheitsbild als ihre Brüder und die männlichen Verwandten der Familie H. darboten. Hierbei muß es aber vorerst noch offen bleiben, ob die von Schueller und Ochs ausgesprochene Vermutung einer Progredienz der Erkrankung in den jüngeren Generationen berechtigt ist oder nicht.

Ohne der gesonderten Besprechung der atypischen Fälle vorzugreifen, soll hier kurz eingeschaltet werden, *was unter typischen und atypischen Fällen des Keratoma hereditarium palm. et plant. zu verstehen ist.* Die Grenze zwischen beiden ist mehr oder weniger willkürlich gezogen; maßgebend ist hierbei die für die einzelnen Abweichungen vom Prototyp gefundene Zahl, bezogen auf die Gesamtsumme der von dem betreffenden Krankheitsbild überhaupt beobachteten Fälle. *Hierbei fallen sämtliche Erscheinungen, die bei etwa 2/3 sämtlicher Fälle gefunden werden, in das Bereich des Typus,* während die auf das restliche Drittel fallenden Begleitsymptome als atypisch bezeichnet werden. Absolute Zahlenwerte für die Häufigkeit dieser oder jenen Atypie lassen sich aus zwei Gründen nicht geben, bzw. würden unter Umständen zu den tatsächlichen Verhältnissen nicht entsprechenden Zahlen führen: 1. die Beschreibung des klinischen Bildes und Verlaufes ist nicht immer erschöpfend (Beispiel: Fehlen bzw. Vorkommen dorsaler Läsionen bei Thost einerseits und Winkle andererseits) und 2. die verbleibende Zahl der zu einer mathematisch-statistischen Bearbeitung geeigneten Beobachtungen erscheint mit Hinblick auf den Fehler der kleinen Zahl zu gering. Aus diesen Gründen ist *für die Trennung in typische und atypische Fälle nur die ungefähre Häufigkeit des Vorkommens der einzelnen Begleitsymptome maßgebend.*

Wir unterscheiden *Atypien 1. nach klinisch-morphologischen Besonderheiten* und 2. *nach Abweichungen in der Verlaufsform.*

Atypien auf Grund klinisch-morphologischer Besonderheiten sind solche Fälle, bei denen

1. nur die Hände oder nur die Füße befallen sind und die symmetrische Anordnung fehlt;

2. die Verhornungsanomalie die Palmo-Plantargrenzen wesentlich überschreitet;

3. an entfernten Körperstellen keratotische Läsionen oder sonstige Hautveränderungen vorkommen;

4. nennenswerte Veränderungen an den Anhangsgebilden der Haut (Haare, Nägel) und an den Schleimhäuten nachweisbar sind;

5. Zahnanomalien;

6. Veränderungen am Skeletsystem und Bewegungsapparat;

7. psychische Anomalien und

8. innersekretorische Störungen vorhanden sind.

Atypien im Verlauf. Hierzu zählen jene Beobachtungen, bei denen

1. der Beginn des Leidens in die Zeit nach Vollendung des 2. Lebensjahres fällt;

2. periodische Häutungen und zeitweiliges Abheilen der Affektion auftritt.

Bei manchen dieser als atypische Fälle des Keratoma hereditarium palm. et plant. Unna-Thost bezeichneten Fälle kann man sehr im Zweifel sein, ob man dieselben nicht besser abtrennt und sie andersartigen, ebenfalls mit Störungen im Verhornungsprozeß einhergehenden idiopathischen oder symptomatischen Dermatosen (Ichthyosis, Naevi keratodes im engeren Sinne, Psoriasis, Lichen ruber, Ekzema tyloticum, Dermophytien, infektiös-toxische Affektionen u. ä.) zuzählt. Ganz besonders gilt dies für die *solitären* Fälle, bei denen auch in den Geschwisterschaften keine gleichartigen Affektionen bestehen. Darüber soll Näheres bei Besprechung der einzelnen Atypien gesagt werden.

Subjektive Beschwerden. In den leichten Fällen bedeutet das Keratoma hereditarium palm. et plant. für den Träger lediglich ein kosmetisches Übel, das sich durch eine geeignete Hautpflege in erträglichen Grenzen halten läßt.

Unangenehm jedoch ist hierbei, sowohl für den Befallenen selbst wie auch für seine Umgebung, die einen oft penetranten Geruch verbreitende Hyperhidrosis. In den Beugefalten und Rillen kommt es zu Zersetzungsvorgängen und sekundär zur Ansiedlung von Saprophyten und manchmal auch pathogenen Bakterien (NASS). Eine weitere Folge hiervon ist neben dem an ranzende Butter erinnernden Geruch das Auftreten von Rhagaden und Entzündungsprozessen, die sowohl die Gehfähigkeit wie auch die Verrichtung manueller Arbeiten zeitweise völlig unmöglich machen können (POSTOWSKY). Im allgemeinen zählen aber derartige Beschwerden zu den Ausnahmen. Meist wissen die Befallenen selbst sehr gut, wie sie durch eine zweckentsprechende Hautpflege das Auftreten derartiger Beschwerden vermeiden können.

In den schweren Fällen kann die Hyperkeratose so mächtig sein, daß eine Beschränkung der aktiven Beweglichkeit, insbesondere des völligen Faustschlusses, eintritt; die Hand wird hierbei von den Kranken in halbgeballter Haltung gehalten (main à la griffe POSTOWSKY).

Entsprechend dem wechselnden Grad der Hornmassenanbildung sind die Qualitäten für sämtliche Sinnesempfindungen verschieden stark herabgesetzt. Für feinere manuelle Verrichtungen (Uhrmacher, Mechaniker, Dentist u. ä.) stellt das Vorhandensein eines Keratoma hereditarium palm. et plant. ein bedeutendes Hindernis dar. Hinzu kommt noch, daß in schweren Fällen nicht nur das Vorhandensein der palmo-plantaren Hyperkeratose die Berufswahl und -ausübung in eine bestimmte Richtung zwingt, sondern daß die mit sclerodactylieartigen Veränderungen der Finger (s. Abschnitt Atypien) kombinierten Fälle ein weiteres Hindernis für feinere Manipulationen gegeben ist.

Geschlecht und Rasse. Das Keratoma hereditaria palm. et plant. findet man nicht nur bei Angehörigen der weißen und gelben Rasse, sondern, wie eine Mitteilung von GREENBAUM lehrt, auch bei Negern (in 3 Generationen bei 4 Mitgliedern erwiesen).

Im Gegensatz zu LESSER, PENDRED, BALLANTYNE-ELDER [1] und TORRES, welche in den von ihnen untersuchten Familien nur die Männer bzw. nur oder fast ausschließlich die Frauen erkrankt fanden, bietet das in der Literatur niedergelegte Gesamtmaterial *keine Anhaltspunkte für eine geschlechtsbegrenzte Vererbung des Leidens.* Möglicherweise ist das geschlechtsbegrenzte Auftreten nur scheinbar und die Folge einer ungewollten Materialauslese. Diesen Gedanken legt eine Mitteilung von LOEWENBERG nahe (in zwei Generationen nur die Männer und in der dritten auch die Frauen befallen). Sicherlich wird aber im ganzen *das männliche Geschlecht etwas häufiger befallen* gefunden *als das weibliche.* WINKLE fand unter Berücksichtigung der klinisch typischen und erblichen Fälle 188 befallene Männer gegenüber 165 befallenen Frauen. Auch nach Einbeziehung der atypischen Fälle (insgesamt 673 Behaftete) war ein ähnliches Verhältnis (266 : 214) zu finden.

Verlauf. Das Keratoma hereditarium palm. et plant. hat einen ausgesprochen stationären Charakter, begleitet den Behafteten durch sein ganzes Leben und verhält sich gegenüber therapeutischen Maßnahmen refraktär. Manchmal, aber keineswegs regelmäßig, ist nach jahrzehntelangem Bestand im höheren Alter eine Abschwächung der Hyperkeratose zu beobachten. So konnte WINKLE an einer bereits früher von THOST untersuchten Frau 44 Jahre später kaum noch etwas von den seinerzeit sehr ausgesprochenen Veränderungen sehen.

Erwähnenswert ist in diesem Zusammenhang noch die sehr interessante Beobachtung von GALEWSKY. In diesem Falle hatte sich die diffuse Form im Sinne des UNNA-THOSTschen Krankheitsbildes erst im Alter ausgebildet, nachdem

---

[1] In dieser Familie wurde scheinbar eine Generation übersprungen (BRÜNAUER [c])

früher eine kleinherdförmige Keratodermie bestanden hatte. Von großem Interesse ist in diesem Zusammenhang eine Mitteilung von WERTHER: Bei einem 56jährigen Mann, in dessen Familie das Keratoma diff. plant. et palm. seit fünf Generationen dominant vererbt wird, stieß sich die gesamte palmo-plantare Hyperkeratose im Verlauf einer As-Dermatitis ab. Die Regeneration erfolgte periporal als multipel-kleinherdförmige Palmo-Plantarkeratose und nicht in der vorher vorhandenen, diffusen Form.

Der *erythematöse Randsaum* kann in den späteren Stadien des Leidens völlig verschwinden. Auf dieser Tatsache mag es auch beruhen, daß in vielen Fällen derselbe vermißt wird, obwohl er in den Frühstadien vorhanden war. Im Einzelfall läßt sich dies naturgemäß schwer nachweisen, da anamnestische Angaben über im Kindesalter abgelaufene Vorgänge nicht mit Sicherheit zu verwerten sind.

Demgegenüber treten die erwähnten, dorsalen Läsionen erst nach längerem Bestand des Leidens in Erscheinung; dies konnte WINKLE an einem auch von THOST untersuchten Mitglied der Familie H. sicherstellen[1].

Auch die unter den Atypien besprochene Bildung von zirkulär strangulierenden Hornringen und die dadurch bedingte Spontanamputation von Fingergliedern (s. S. 314) tritt erst nach längerem Bestand des Leidens auf; in den von WIRZ (b) und VOHWINKEL beschriebenen Fällen liegen zwischen dem Ausbruch des Leidens und dem Auftreten der ersten Anzeichen eines strangulierenden Hornringes 14—20 Jahre. Lediglich bei der von WIGHLEY mitgeteilten Beobachtung kam es bereits wenige Jahre nach Beginn der Affektion zu dem erwähnten Vorkommnis.

Eine *spontane Besserung* kann gelegentlich auftreten, doch ist diese zeitlich begrenzt und läßt sich fast ausschließlich bei Frauen, und zwar nur während der Gravidität beobachten — eine Erscheinung, die bekanntlich auch bei anderen, protrahiert verlaufenden Dermatosen beobachtet werden kann.

Ganz vereinzelt wurde auch über ein *zeitweilig völliges Verschwinden der Affektion* berichtet. Hier scheint uns größte Skepsis in bezug auf die Zugehörigkeit dieser Fälle zu dem von UNNA und THOST beschriebenen Krankheitsbild am Platze. Diese von SAVATARD und DE AZUA mitgeteilten Beobachtungen sind unter den Atypien (s. S. 321) näher aufgeführt.

Die gleiche Zurückhaltung empfiehlt sich in der Beurteilung jener Fälle, die unter Salbenverbänden, durch Calc.-lact.-Verabreichung, Quarzlichtbestrahlungen, Organotherapie u. ä. einer endgültigen Heilung zugeführt wurden (NADEL, OLIVER-FINNERUD, HART-DRANT, SCHMIDT, SÁINZ DE AJA und PUERTA). Ganz besonders gilt dies aber für die solitären, spät manifest gewordenen Fälle (LOEWENFELD und GLASSBERG Fall 3, HART-DRANT u. a.). Wir werden hierauf nochmals bei Besprechung der Differentialdiagnose zurückkommen (s. S. 328).

Atypische Fälle.

Ehe wir uns der Besprechung von Histologie, Ätiologie und Pathogenese zuwenden, dürfte es zweckmäßig sein, die als atypisch bezeichneten Fälle in der bereits genannten Reihenfolge (s. S. 310) nach ihren wesentlichsten Merkmalen kurz an uns vorüberziehen zu lassen.

Im allgemeinen ist man heute der Auffassung, daß all die verschiedenen Erscheinungsformen der genuinen Palmo - Plantarkeratosen eine gemeinsame Wurzel durch ihre keimplasmatische Bedingtheit haben und daß die verschiedenen Varianten nur Ausdruck eines graduell verschiedenen Dipositionsgrades sind (FUHS [b], GALEWSKY, VOHWINKEL u. a.). Sicher hat diese, dem Bestreben einer Synthese entsprungene Anschauung ihre Berechtigung, doch kann sie

---

[1] Ähnliche Beobachtungen stammen von JACOBI, BRONNER, LOEWY und OCHS.

unser Kausalitätsbedürfnis in dieser etwas bequemen Fassung nicht restlos befriedigen. Nun sind es meines Erachtens gerade die als Atypien bezeichneten Fälle mit ihren Beziehungen zu anderen, als nosologische Entitäten aufgefaßten Affektionen (Ichthyosis vulgaris, Ichthyosis congenita, Naevi keratodes und ihren Ausstrahlungen nach anderen Organsystemen), welche bei geeigneter Methodik (erbbiologisch-statistisch) uns einen tieferen Einblick in den Mechanismus der Variabilität verschaffen könnten.

Wenn wir zwischen den familiären, in mehr als einer Generation beobachteten Fällen und den solitären, bestenfalls in Geschwisterschaften vorkommenden Beobachtungen unterscheiden, so sehen wir die Atypien in letztgenannter Gruppe viel häufiger vertreten. *Bei den sogenannt atypischen Fällen, soweit sie familiär in mehr als einer Generation vorkommen, ist die Morbiditätsziffer wesentlich geringer als bei den typischen, familiären Fällen.*

WINKLE hat bis zum Jahre 1925 das vorliegende Literaturmaterial auch unter diesem Gesichtspunkt statistisch bearbeitet und fand folgende Zahlenverhältnisse: bei den atypischen, familiären Fällen war das Verhältnis krank zu gesund 44 : 82, d. h. *gegenüber den klinisch typischen, familiären Fällen blieb die Zahl der Befallenen fast um die Hälfte hinter der für die Gesunden gefundenen Zahl zurück.*

In der Literatur ist eine beträchtliche Anzahl von Beobachtungen über solitäre Fälle von Keratoma palm. et plant. niedergelegt. Ein Teil dieser Angaben muß wegen der Kürze (Demonstration) oder sonstiger Mängel der Beschreibung von vornherein bei einer kritischen Sichtung ausscheiden. Für die restlichen Beobachtungen scheint uns vielfach die Bezeichnung Keratoma palm. et plant nicht recht am Platz oder zumindest eine Gleichsetzung mit dem von UNNA und THOST beschriebenen Krankheitsbild nicht angängig.

Es sollte nicht vorkommen, daß ein isoliert auftretender Fall von gleichzeitiger Palmar- und Plantarverhornung trotz weitgehender klinisch-morphologischer Ähnlichkeit der UNNA-THOSTschen Keratose gleichgesetzt wird, wenn sich die Untersuchung lediglich auf den Befallenen beschränkt. Es ist vielmehr zu fordern, daß sich die Erhebungen über das Vorkommen des gleichen Leidens bei der Ascendenz und den Mitgliedern zumindest der gleichen Familiengeneration nicht nur auf anamnestische Angaben von seiten des Befallenen, sondern auf die Inaugenscheinnahme durch den Untersucher stützten. Hierbei wird man sein Augenmerk nicht nur auf das Vorhandensein der gleichen Affektion zu richten haben, sondern danach trachten müssen, das Vorkommen von Äquivalenten im Sinne der „termes principaux" von LENGLET klarzustellen. Wir gehen wohl nicht fehl, wenn wir annehmen, daß dann die Zahl der solitären Fälle des Keratoma hereditarium palm. et plant. im Sinne von UNNA-THOST beträchtlich zusammenschrumpft, und man eher geneigt sein wird, solche Beobachtungen, bei denen in der Verwandtschaft dieselbe oder eine wesensverwandte Affektion nicht nachweisbar ist und keine Blutsverwandtschaft vorliegt, anderen, vorwiegend paratypischen Keratosen zuzurechnen (Ekzema tyloticum, Epidermophytien, Tylositäten).

Meist weisen die atypischen Fälle nicht nur *eine* der im folgenden hintereinander, in der Reihenfolge ihrer ungefähren Häufigkeit aufgezählten Besonderheiten auf, sondern in der Regel deren *mehrere* (Komplexe). Je mehr durch das Vorhandensein von Besonderheiten das monotone und in der Symptomatologie des Prototyps so klare Bild der UNNA-THOSTschen Keratose überdeckt wird, desto fraglicher wird die Identität beider Affektionen und desto mehr nähert sich der betreffende Fall jener als Sammeltopf dienenden Gruppe von Keratosen, welche, nichts präjudizierend, als *Dyskeratosen* oder als *Keratosis multiformis* bezeichnet werden.

A. Klinisch-morphologische Atypien.

Hierunter fallen eigentlich auch die *striären* und *inselförmigen* Abarten des Keratoma hereditarium palm. et plant., wie sie RIEHL, FUHS, SIEMENS u. a.

beschrieben haben. Wir haben es jedoch vorgezogen, dieselben unter Beibehaltung der von Arzt und Fuhs vorgeschlagenen Klassifizierung gesondert in der zweiten, die streifen- und inselförmigen Palmo-Plantarkeratosen zusammenfassenden Gruppe zu besprechen.

Wenn auch gelegentlich innerhalb von Familien mit sonst stets diffuser Palmo-Plantarkeratose Varianten in streifenförmiger Anordnung vorkommen können (Winkle, Siemens [d]), so wird uns die Nichtberücksichtigung dieser Variante unter den Atypien und deren gesonderte Besprechung dadurch erleichtert, daß gerade die striären Formen sich zum Teil außer durch die auffällige Konfiguration der abnorm verhornten Stellen auch noch durch andere Besonderheiten vom Prototyp des Unna-Thostschen Keratoma hereditarium palm. et plant. unterscheiden.

1. Ausschließliches Befallensein nur der Hände oder der Füße, Fehlen der Symmetrie.

Über ein *ausschließliches Befallensein der Handinnenflächen* liegen nur wenige, sichere Beobachtungen vor (Bronner 3 Fälle, Cohn 2 Fälle, Crawford, Fuhs [b] und Löblowitz je 1 Fall). Noch seltener wird über ein *ausschließliches Befallensein der Füße* berichtet (Dubreuilh und Guélain, Konitzer, Riehl [b], Šamberger). Die Störung der Symmetrie bzw. das Nur-Befallensein der Hände oder Füße kann auch nur zeitweise vorhanden sein, um sich im weiteren Verlauf der Affektion auszugleichen (Pels, Mitchell). Im allgemeinen sind derartige Fälle stets verdächtig, nicht in die Gruppe des Keratoma hereditarium palm. et plant. zu gehören; meistens ist das Fehlen der Symmetrie oder das Nur-Befallensein der Planta oder Palma nicht die einzige Auffälligkeit (Cohn). In solchen Fällen wird man zunächst danach zu trachten haben, die Frage zu klären, ob eine idiopathische oder symptomatische Keratose vorliegt. Die hierbei auftretenden Schwierigkeiten beleuchtet u. a. die Diskussion über einen von Schiller und Schlegelmilch vorgestellten Fall.

2. Gleichzeitiges Vorkommen von keratotischen Läsionen auf dem Dorsum von Hand, Fuß und angrenzenden Partien der Unterarm- und Unterschenkelbeugeseite.

Zahl, Form und Intensität der an den genannten Stellen vorkommenden keratotischen Läsionen kann sehr verschieden sein. Das Vorhandensein nur einiger dieser umschriebenen, ovalären oder länglich gestreckten Verhornungen bei sonst typischem Bild und Verlauf berechtigt noch nicht von Atypie zu sprechen, da sich derartige Befunde gar nicht so selten in Keratoma hereditarium palm. et plant.-Familien erheben lassen, bei denen durch Generationen hindurch die Keratose in absolut typischer Form abläuft (Familie H., Winkle). Das Gleiche gilt für die umschriebenen Keratosen im Bereich des Fußrückens, des Achillessehenenansatzes und auch für die im Bereich der Malleolen zu findenden, aberrierten keratotischen Plâques (Neumann, Ginglinger, Nass, Friedländer, Herde, Winkle) (s. Abb. 8). Aus dem Rahmen des Typus fällt jedoch eine *Ausbreitung der Keratose von der Palma aus auf das gesamte untere Drittel der Unterarmbeugeseite* (Sequeira, Vilvandré). Ebenso zählt eine Ausdehnung der erythematösen Randzone auf die gesamte Dorsalfläche von Hand und Fuß (Moncorps) zu den Atypien. Im Grund handelt es sich hierbei lediglich um quantitative Unterschiede. Das Gleiche gilt für das *Vorkommen von zahlreichen, isoliert stehenden, verhornten Plaques oder Papeln über den Strecksehnen der Finger und im Bereich des Handrückens* (Vohwinkel) (s. Abb. 8).

Sehr selten und bisher nur in 4 Fällen beobachtet (Olmstedt, Wighley, Vohwinkel, Wirz [b]) wurde das *Vorkommen von ringförmig umschnürenden, strangulierenden und schließlich zur Spontanamputation von Finger- oder Zehengliedern führenden Hyperkeratosen im Bereich der Finger* (s. Abb. 9 u. 10). Ein gelegentliches, zangenartiges Übergreifen der Verhornung von der Palmarfläche der Finger über deren seitliche Flächen zählt nicht zu den Besonderheiten. Schließlich bedeutet es nur quantitativ einen Schritt weiter, wenn die zangenartig von der Palma her vorgreifende Hyperkeratose sich ringförmig schließt und dies Ernährungsstörungen zur Folge hat. Zunächst verfärbt sich unter gleichzeitiger Anschwellung, jedoch ohne nennenswerte Schmerzen das distale Fingerglied bläulich. Der Schnürring selbst ist einem tief in das Gewebe einschneidenden Bindfaden vergleichbar (s. Abb. 9 u. 10). Schließlich kommt es unter einer röntgenologisch in ihren verschiedenen Stadien gut zu verfolgenden Rarefizierung des Knochens zu einer fast schmerzlosen Spontanamputation des distalen Fingerteiles. Die Abschnürung erfolgt nicht in der Gelenklinie, sondern im Bereich der höher gelegenen Beugefalte (Vohwinkel) (s. Abb. 14). Zwischen dem Beginn des Leidens und dem Auftreten der

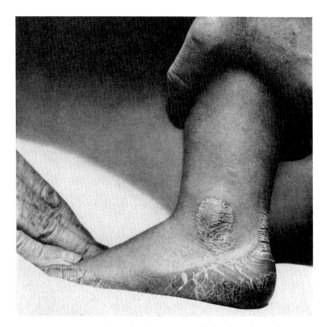

Abb. 8. Keratoma hereditarium palmo-plantare. Aberrierte Keratose über dem Malleolus und zwickelartiges Hinaufgreifen auf den Achillessehnenansatz.

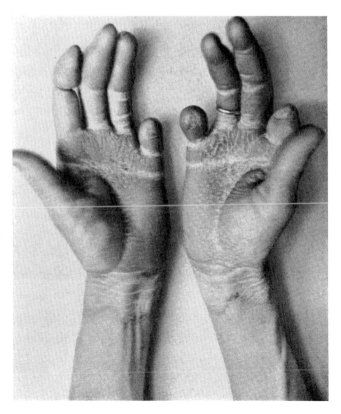

Abb. 9. Keratoma hereditarium mutilans. [Aus K. H. VOHWINKEL: Arch. f. Dermat. 158 (1929).]

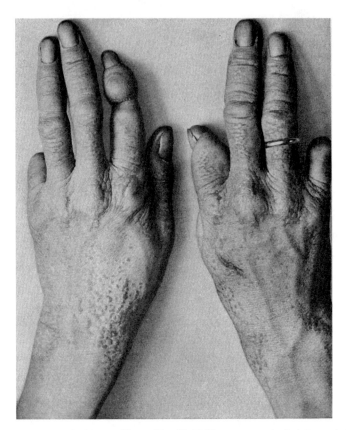

Abb. 10. Keratoma hereditarium mutilans. [Aus K. H. VOHWINKEL: Arch. f. Dermat. 158 (1929).]

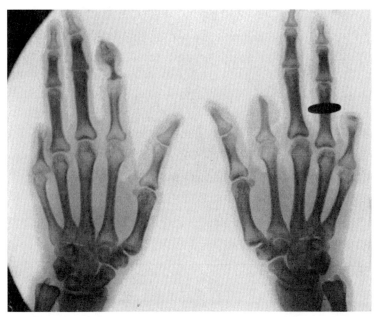

Abb. 11. Keratoma hereditarium mutilans. [Aus K. H. VOHWINKEL: Arch. f. Dermat. 158 (1929).]

ersten Anzeichen einer Strangulation liegen Jahre. Immerhin kann es auch schon bei sehr jugendlichen, noch im Kindesalter stehenden Individuen zu solchen Komplikationen kommen (OLMSTEDT, WIRZ [b]). Diese Fälle bedürfen noch therapeutisch einer besonderen Beachtung; WIRZ ließ durch v. REDWITZ eine Muffplastik ausführen mit dem Erfolg, daß der betreffende Finger lange Zeit funktionsfähig blieb, obwohl sich im Bereich des Transplantates wiederum eine Hyperkeratose einstellte. VOHWINKEL belegte den von ihm beobachteten Fall mit dem die Komplikation gut kennzeichnenden Namen *Keratoma hereditarium mutilans*.

Im Bereich der Fingerspitzen greift in seltenen Fällen die Keratose manschetten- oder kappenartig auf die Dorsalfläche über (BERGH, NASS, WIRZ). Hierauf mag auch die mitunter zu beobachtende *Zuspitzung der Fingerendglieder* bzw. Endphalangen zurückzuführen sein. Ebenso mag auch das in manchen Fällen zu beobachtende *sclerodaktylieartige Aussehen einzelner Finger* eine Folge trophischer Schädigungen durch das Übergreifen der palmaren Keratose auf die seitlichen Fingerabschnitte sein. Hierbei tritt im Bereich der dorsalen und seitlichen Flächen die Keratose selbst weniger in Erscheinung als vielmehr eine auffällige livid-rote Verfärbung der leicht atrophischen Haut; möglicherweise entspricht dieser Befund dem erythematösen Randsaum.

3. Gleichzeitiges Vorkommen von Hyperkeratosen oder sonstigen Hautveränderungen am übrigen Körper.

Die in diese Rubrik gehörigen Fälle sind hinsichtlich ihrer Zugehörigkeit zum Bild des Keratoma hereditarium palm. et plant. am meisten umstritten, und dies mit Recht. Schließlich muß es eine Grenze geben, wo sich der Begriff der Atypie nicht mehr ohne Zwang anwenden läßt und an dessen Stelle andere nosologisch mehr oder minder wohldefinierte Krankheitsbilder treten.

An allen möglichen Körperstellen wurden neben dem auf Palma und Planta lokalisierten Krankheitsprozeß mehr oder minder ausgedehnte, verschiedenartig gestaltete Hyperkeratosen beschrieben: am *Knie* im Bereich der *Patella* (WINKLE, VOHWINKEL, OLIVER-FINNERUD (?) u. a.), an den *Ellenbögen* (ELLER, LITTMANN), in der *Steißbeingegend*, an den *Labia majora* (RADAELI), *verrucöse Wucherungen im Bereich der Axillae*, an *Nase, Mund* und *Ohren* (SCHUELLER, DE AZUA [?], OLMSTEDT), *Leistengegend, Kniekehle, Ellenbeuge und Unterbauchgegend* (COHN). Vielfach handelt es sich hierbei um *systematisierte, bandförmige oder flächenhafte Naevi keratodes* (SACHS). Von den eben genannten Veränderungen lassen sich die an Ellenbögen und über dem Knie lokalisierten Läsionen in ihrem Zusammenhang mit dem Keratoma hereditarium palm. et plant. noch am ehesten verstehen, insofern, als derartige Beobachtungen auch an Mitgliedern von Familien gemacht wurden, bei denen seit Generationen das Keratoma hereditarium palm. et plant. in typischer Weise verläuft (Familie Z., WINKLE) (s. Abb. 12). Immerhin sind aber derartige Befunde selten und als Atypie zu buchen. Während in den meisten Fällen die

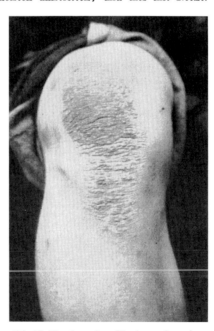

Abb. 12. Keratoma hereditarium palmo-plantare; isolierte Hyperkeratose über der Patella.

keratotischen Veränderungen am Knie symmetrisch angeordnet sind (BRONNER, BABIČEK, BOEGEHOLD, FREI, GINGLINGER, HÜGEL, KRÜGER, RADAELI, RUSCH, VILVANDRÉ, NEUMANN), war in einem von PINKUS mitgeteilten Fall nur das rechte Knie befallen. Nach Form und Gestalt können diese Herde recht verschiedenartig aussehen.

Entweder findet man nur eine diffuse, unscharf gegen die Umgebung abgesetzte Aufrauhung der Haut im Bezirk der Ellenbögen und Kniescheiben oder scharf gegen die normale Haut abgesetzte, teils flächenhafte und teils in viele Einzelherde aufgelöste, parallel zur Spaltrichtung der Haut gestellte Hyperkeratosen von mehreren Millimeter Höhe (s. Abb. 15). In anderen Fällen wiederum sind nur einige, manchmal strichförmig angeordnete, bis bohnengroße Hornpapeln (VOHWINKEL) vorhanden. Diese Befunde wurden von den einzelnen Autoren verschieden gedeutet. Gerade diese mit ausgesprochenen Verhornungsanomalien an den Ellenbögen und Knien einhergehenden Palmo-Plantarkeratosen gaben in früheren Jahren reichlich Anlaß zu *Debatten, ob nicht zwischen der Ichthyosis und dem heredit’ren Palmo-Plantarkeratom engere Beziehungen bestünden, und ob nicht letzteres nur eine Variante ersterer sei.* Dieser Fragenkomplex wird heute viel weniger diskutiert wie früher; das gleiche gilt für die Frage nach der Naevusnatur des Keratoma hereditarium palm. et plant. Hinsichtlich der Möglichkeit eines engeren Zusammenhanges von Ichthyosis und Keratoma hereditarium palm. et plant. wird hierbei auch nicht mehr wie früher eine besondere Aufmerksamkeit dem von verschiedenen Autoren (Cohn, Nass, Gaucher und Milian, Rebaudi, Fuhs, Sutejew) beschriebenen Vorkommen ichthyotischer Symptome (Xerodermie, Lichen pilaris, Trockenheit der Haut) zugewendet. Diese Stellungnahme wird meist damit begründet, daß diese geringfügigen und häufigen Symptome nicht dazu berechtigen, von einer Ichthyosis bzw. von einer Wesensverwandtschaft oder Identität beider Affektionen zu sprechen, zumal nach Bettmann u. a. bisher kein Fall von einer Kombination eines Keratoma hereditarium palm. et plant. mit einer ausgesprochenen Ichthyosis beobachtet werden konnte.

Mit jenen Angaben, die über eine Vergesellschaftung mit anderen Hautveränderungen, speziell *Pigmentanomalien* (Pigmentationen bei den befallenen Individuen und deren Ascendenten (Picard, Gaucher und Milian, Postowsky), Naevi pigmentosi im Gesicht (Bassaget), berichten, läßt sich wegen der Kürze und Spärlichkeit der einzelnen Mitteilungen nicht recht viel anfangen. Bei der Häufigkeit derartiger Veränderungen ist die Annahme einer zufälligen, kausalgenetisch voneinander unabhängigen Vergesellschaftung berechtigt.

4. Kombinationen mit Veränderungen an den Anhangsgebilden der Haut (Haaren, Nägeln) und an den Schleimhäuten.

a) *Nägel.* Je mehr sich der betreffende Fall durch das Vorhandensein noch anderweitiger Veränderungen an der Haut und an entfernten Organsystemen von dem Unna-Thostschen

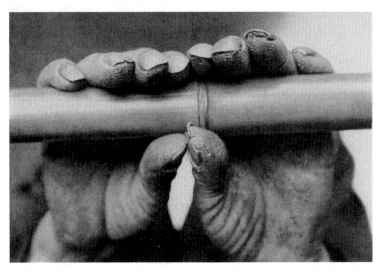

Abb. 13. Keratoma hereditarium palmo-plantare; tonnenförmig gewölbte Nägel und subunguale Keratosen.

Prototyp entfernt, desto häufiger findet man auch die Nägel irgendwie verändert. Am häufigsten und auch bei sonst absolut typischen, erblichen Keratoma palm. et plant.-Fällen kommen eigentümlich *tonnenförmig gewölbte Nagelformen* und *subunguale Hyperkeratosen* vor (s. Abb. 16). Von sonstigen Nagelveränderungen sind noch *Querfurchung, Längsstreifung, Verdickung der Nagelplatte, Onychogryphosis, Verkürzung der Nagellänge und Nagelverlust* zu nennen (Winkle, Brünauer, Bettmann, Brytschew, Dunn, Neumann, Poláček, Sutejew, Fuhs, Riehl, Fischer, Lenglet [c], Buschke [b]). *Atrophische Veränderungen* (Rebaudi) und *entzündliche Veränderungen am Nagelbett mit Verlust der onychogryphotischen Nägel* sind ebenso selten wie Keratosen im Bereich der Lunula (Bayet).

b) *Haare.* Haaranomalien werden verhältnismäßig selten beobachtet. Dunn berichtet über eine *Alopecie im Bereich der Temporalgegend, Fehlen der Augenbrauen, Wimpern, Achsel- und Schamhaare.* Buschke (b) berichtet über symmetrische Defekte an den Augenbrauen; gleichzeitig waren hochgradige Wachstumsstörungen an den Nägeln (Verdickung, Verkürzung, Krümmung) vorhanden. DUPRÉ und MOSNY sahen neben einer Seborrhoea capitis eine *Aplasia moniliformis*. Ebenso sah FISCHER ein *Fehlèn von Augenbrauen und Wimpern*. Ganz vereinzelt steht die Beobachtung über ein *sehr dürftiges Haarwachstum*, wobei die einzelnen Haare nur die Länge weniger Zentimeter erreichten; in diesem von SUTEJEW beschriebenen Fall bestand gleichzeitig eine Onychogryphosis. Die schwersten und ausgesprochendsten Veränderungen beschreibt GIOVANNI: das *Fehlen jeglichen Haarwachstums*; nicht ganz so schwere, aber immerhin sehr ähnliche Beobachtungen konnten REBAUDI, MILIAN und GAUCHER machen. Gerade das Gegenteil, eine *auffallend starke Behaarung mit knopfförmiger Endanschwellung kurz vor der Spitze*, beschreibt PINKUS.

c) *Mitbeteiligung der Schleimhäute.* Auch hierbei ist wieder die Feststellung zu machen, daß die Atypie als solche nie oder wenigstens sehr selten durch das Hinzukommen nur *einer* Besonderheit im klinischen Adspekt oder im Verlauf gekennzeichnet wird. Und so weisen die wenigen Fälle, bei denen gleichzeitig Schleimhautveränderungen bestanden, noch anderweitige Besonderheiten auf. Soweit diese in einer insel- oder streifenförmigen Anordnung der Palmo-Plantarkeratose bestehen, finden sie eine Berücksichtigung bei der gesonderten Besprechung in Gruppe 2. Meist bestehen die Schleimhautveränderungen in Form von *Leukoplaquien im Bereich der Wangenschleimhaut*, doch kann auch einmal die *Zunge, Gingiva* und *der harte Gaumen* eine Leukokeratosis aufweisen (BRÜNAUER [b], BETTMANN, RIEHL [d]).

5. Zahnveränderungen.

Auch hierüber liegen nur ganz wenige und auch sonst atypische Fälle betreffende Beobachtungen vor. *Fehlen von Zähnen (Aplasie), Schmelzdefekte* und *Atrophie der Alveolarränder* beschreiben BABIČEK, PAPILLON-LEFÈVRE, HUDÉLO und RABUT.

6. Veränderungen am Skelet und Bewegungsapparat.

Die *Zuspitzung* und mitunter *sclerodaktylieartige Veränderung der Finger* (s. Abb. 3 u. 7) wurde bereits im Rahmen der Symptomatologie erwähnt und ein Erklärungsversuch dieser Erscheinung gegeben. Desgleichen wurden die *Spontanamputationen* (*Keratoma palmoplantare hereditarium mutilans*) in ihrer Klinik besprochen. Während die von VOHWINKEL und WIRZ publizierten Fälle kaum besondere Abweichungen vom Prototyp aufwiesen, entfernen sich die von WIGHLEY und OLMSTEDT beobachteten Kranken durch das Vorkommen sonstiger, keratotischer Läsionen an anderen Körperbezirken von dem klassischen Bild des Keratoma hereditarium palm. et plant., wie es UNNA und THOST beschrieben haben. Des weiteren kann auch das verschiedentlich beobachtete Vorkommen von *Trommelschlegelfingern* (BRITSCHEW, NEUMANN, GIESE) als eine Folgeerscheinung der Keratose erklärt werden, ohne daß man auf den Begriff einer polyphänen Vererbung zurückgreifen muß.

Ganz vereinzelt steht eine Beobachtung von BRÜNAUER (b); hier bestand bei Vater und Sohn neben einem durch zahlreiche andere, keratotische Läsionen komplizierten Keratoma hereditarium palm. et plant. ein *Spitzbogengaumen*. SIEMENS kann der diesem Befund von BRÜNAUER gegebenen Deutung jedoch nicht zustimmen und lehnt das Vorliegen einer polyphänen Vererbung ab. Schließlich sei noch die in zwei Fällen (GIESE, POSTOWSKY) mit einem Keratoma hereditarium palm. et plant. vergesellschaftet gefundene *Asymmetrie des Gesichtes, Oxycranie* und *Kolbenfinger* erwähnt.

Von Anomalien im Bewegungsapparat berichten RIEHL, CHAUTRIOT, GAUCHER und MILIAN: *abnormes Längenwachstum der Knochen neben einer Überstreckbarkeit der Gelenke.*

7. Psychische Anomalien.

Die relative Häufigkeit einer Kombination angeborener und erblicher Hautleiden mit Intelligenzdefekten und psychischen Störungen wurde in neuerer Zeit mehrfach nachdrücklich hervorgehoben (BETTMANN, MEIROWSKY, SIEMENS [e], BRÜNAUER [b]. Um so mehr muß betont werden, daß bei typischen Fällen des Keratoma hereditarium palm. et plant. relativ selten aus dem Rahmen der variablen Intelligenz herausfallende Beobachtungen gemacht wurden (SPICCA, POSTOWSKY). Öfters dagegen finden sich psychische Störungen bei jenen Fällen von genuinen Palmo-Plantarkeratosen, bei denen sich noch andersweitige Störungen im Keratinisationsprozeß vorfinden und die gewöhnlich mit dem Namen „kongenitale Dyskeratose" belegt werden (BRÜNAUER [b], RIEHL [c], JACOBS, SUTEJEW, OLMSTEDT, MIERZECKI).

8. Innersekretorische Störungen.

Daß gerade bei den Genodermatosen innersekretorischen Störungen eine besondere Bedeutung zuzusprechen ist, wurde schon frühzeitig erkannt und wird immer wieder betont, doch ist gerade für das Gebiet der Keratosen trotz verfeinerter Untersuchungsmethoden und trotz vieler darauf verwandter Mühe kein wesentlicher Fortschritt zu verzeichnen. Insbesondere bewegten sich die auf eine Klarstellung der Beziehungen zwischen Keratose und endokrinen Apparat hinzielenden Arbeiten in Richtung *Schilddrüse*. In manchen Fällen (Fischer, Balassa, Lévy-Franckel und Juster, Papillon und Lefèvre) deutet bereits der klinische Befund auf Störungen in der Schilddrüsenfunktion; meist handelt es sich aber auch hierbei nicht um typische Fälle des Keratoma hereditarium palm. et plant., sondern vorwiegend um nach Klinik und Verlaufsform auch sonst atypische Palmo-Plantarkeratosen. Am nächsten kommen noch dem Prototyp die von Fischer mitgeteilten Beobachtungen; hierbei handelt es sich um eine in 5 Generationen dominant auftretende diffuse Palmo-Plantarkeratose, welche neben der Hypothyreose noch mit Nagel-, Haarveränderungen und Verdickung der Endphalangen vergesellschaftet war. Balassas Fall (hereditär, seit Kindheit bestehend) zeigte außer der mit Zeichen einer Schilddrüsenfunktionsstörung einhergehenden Palmo-Plantarkeratose follikuläre Hyperkeratosen an Ober- und Unterschenkeln. Da überdies die von verschiedenen Autoren empfohlene, endokrine Behandlung nur recht bescheidene, keineswegs eindeutige Erfolge zu verzeichnen hat, dürfte auch am heute noch der vor Jahren von Gassmann und v. Zumbusch geäußerte Skeptizismus am Platze sein.

Einige Autoren fanden die *Sella turcica* röntgenologisch vergrößert (Davis, Hart-Drant [solitärer Fall, Cyste der Hypophyse (?), links 13 Rippen]), andere wiederum fanden bei ihren Kranken Zeichen von *Infantilismus* und *Hypogenitalismus* (Mierzecki, Olmstedt, Sutejew), Thymus persistens (Postowsky) oder vermuteten Störungen des *Nebennierenapparates* (Giese).

Diese Befunde und Deutungen beziehen sich vorwiegend auf Kranke, die wohl eine Palmo-Plantarkeratose aufwiesen, daneben aber so viele Abweichungen von dem monotonen Bild der Unna-Thostschen Keratose boten, daß dieses kaum noch als solches erkennbar war. Daraus ergibt sich für die typischen Fälle von Keratoma hereditarium palm. et plant. ein nur außerordentlich seltenes Zusammentreffen von nachweisbaren, endokrinen Störungen.

B. Atypien im Verlauf.

1. Manifestation nach dem 2. Lebensjahr.

Da die überwiegende Mehrzahl der Autoren über einen Beginn innerhalb der ersten beiden Lebensjahre berichtet, muß ein späterer Beginn des Leidens als atypisch bezeichnet werden. Ein nicht geringer Teil der später manifest werdenden Fälle weist auch sonst noch klinische Unterschiede gegenüber der von Unna-Thost gegebenen Beschreibung des Krankheitsbildes auf. Über ein Manifestwerden zwischen 3.—5. Lebensjahr berichten Friedländer, Bronner, Dubreuilh und Guélain, zwischen dem 6.—8. Jahr Balban, Besnier, Bronner und Šamberger und im 12.—13. Lebensjahr Lutz und Pels. Noch später, im 17.—19. Lebensjahr, begann das Leiden in den Fällen von Kissmeyer, Löblowitz und Heymann; Fokin, Fišer und Postkowsky berichten sogar über ein Auftreten der ersten Symptome im 35.—48. Lebensjahr.

Bei diesen spät beginnenden Fällen schloß sich die Manifestation bisweilen an interkurrente Erkrankungen *(exanthematische Infektionskrankheiten:* Varicellen (?) Biddle; Masern, Cummins; Scharlach [?], Darmkatarrhe, Angina (Loewenfeld und Glassberg, Fall 1 [?]), Grippe (Adler) oder äußere Anlässe (Aufnahme schwererer manueller Arbeiten) an. Im allgemeinen empfiehlt es sich, mit einer Gleichsetzung dieser spät manifest werdenden Palmo-Plantarkeratosen mit dem Keratoma hereditarium palm. et plant. zurückhaltend zu sein, ganz besonders aber dann, wenn es sich um ein solitäres, nicht familiäres Vorkommen handelt. Bei näherem Zusehen entpuppen sich sehr häufig derartige Fälle als symptomatische Keratosen, die mit dem von Unna und Thost aufgestellten Krankheitsbild eben nur das Syndrom der Palmo-Plantarverhornung gemeinsam haben. So kann z. B. ein Ekzema tyloticum dem Keratoma hereditarium palm. et plant. außerordentlich ähnlich sein (Juliusberg, Balban, Siemens [b], Schmidt). Auch das Umgekehrte kann einmal der Fall sein; Schmidt-La Baume berichtet über einen sonst typischen Fall von Keratoma hereditarium palm. et plant., bei dem eine Neigung zu Ekzematisation bestand und als dessen Folge eine schwere Lymphangitis mit Subpectoralisabsceß entstanden war.

2. Periodische Häutungen, Blasenbildung und zeitweiliges Abheilen der Palmo-Plantarkeratose.

Im Schrifttum finden sich ganz vereinzelte Angaben über *periodische Häutungen, Auftreten von Blasen* zu Beginn oder während des Leidens und *zeitweilig völliges Verschwinden der Affektion.* Gelegentlich kann eine *Ablösung der Hornschicht in großen Fetzen* beobachtet werden, ohne daß dieser Vorgang als etwas dem Keratoma hereditarium palm. et plant. ganz Wesensfremdes gedeutet werden muß. Derartige Beobachtungen lassen sich in seltenen

Fällen nach Aufnahme schwerer und ungewohnter körperlicher Arbeit beobachten; und zwar ist dieser Vorgang die Folge von Blasenbildung, gegen die auch der Palmo-Plantarkeratotiker trotz seiner verdickten Hornschicht nicht gefeit ist. Es ist dies also keine Besonderheit des Keratoma palm. et plant., sondern ein im selben Maße auch bei normaler Volarhaut zu beobachtender Vorgang. Die über das Auftreten von Blasen im Verlauf eines Keratoma hereditarium palm. et plant. in der Literatur zu findenden Angaben sind nicht geeignet, ein klares Bild zu geben (Fox [a], BEATTY, BETTMANN); die Beschreibung der hier in Frage kommenden Fälle läßt nicht mit Sicherheit ihre Zugehörigkeit zu der UNNA-THOSTschen Palmo - Plantarkeratose erkennen, ja es hat mehr den Anschein, als wenn es sich um nicht in diese Gruppe gehörige Keratosen gehandelt hätte (MIESCHER). Verwertbar erscheinen nur die Beobachtungen von BENNET, ALPAR und DU CASTEL; diese Autoren berichten über einen Beginn des Leidens mit Blasenbildung. Weiterhin konnte WINKLE in der Familie R.-F. bei Vater und Sohn im Verlauf des Leidens einesteils Blasen nach härterer Handarbeit (Holzzerkleinern u. ä.) wie auch beim Sohn die Bildung kleiner Bläschen (Dysidrosis?) im Bereich der keratotischen Partien ohne Abhängigkeit von schwereren manuellen Verrichtungen beobachten.

Von dies n zuletzt zitierten Fällen abgesehen, lassen sich, wie SIEMENS (f) auf Grund eines eingehenden Literaturstudiums nachweist, keine Anhaltspunkte für einen kausalgenetischen Zusammenhang von Bullosis mechanica und Keratosis gewinnen.

Als in ihrer Genese noch nicht völlig geklärt müssen jene „Bläschen" bezeichnet werden, welche intracorneal entstehen, sich in kleine Hornkugeln umwandeln und nach Ausfallen letzterer periforme Einsenkungen hinterlassen. Hierüber ist näheres bei Besprechung der Porokeratosis papulosa MANTOUX gesagt. Wenn überhaupt die Bezeichnung „Bläschen" für diese Erscheinung gerechtfertigt ist, so bedeutet ihr Vorkommen jedenfalls für das klinische Bild des Keratoma hereditarium palm. et plant. nichts Atypisches, da sie sich in sehr vielen Fällen nachweisen läßt.

Ein zeitweiliges Abheilen wurde, wenn wir von der oft beträchtlichen Besserung der Keratose bei Frauen während der Schwangerschaft absehen, bisher nur zweimal beschrieben; AZUA berichtete über einen 28jährigen Soldaten mit kongenital-hereditärem, symmetrischen Keratoma palm. et plant., bei dem sich die Affektion nur im Winter einstellte, um im Sommer zu verschwinden. Eine ähnliche Beobachtung teilt SAVATARD mit: bei einem 12jährigen Knaben mit kongenitaler Hyperkeratose der Handflächen und Fußsohlen verschwand die Affektion ein- oder zweimal.

Pathologische Anatomie. Das histologische Bild wird von den Veränderungen in der Epidermis so völlig beherrscht, daß die geringfügigen Befunde in der Cutis völlig in den Hintergrund treten.

Den Verlauf der Keimblättergrenze bezeichnet THOST als sägezahnartig; noch zutreffender erscheint uns der Vergleich mit dem Oberkieferfortsatz des Sägefisches. Die Retezapfen sind plump und dringen alle bis etwa in die gleiche Tiefe gegen die Cutis vor. Hierbei reiten je zwei benachbarte Retezapfen auf dem um das 4—5fache seiner normalen Länge ausgezogenen und verschmälerten Papillarkörper. VÖRNER (a, b) fand in seinem Falle eine Höhe des Papillarkörpers von 0,55—0,6 mm.

Epidermis. Die *Basalzellen* zeigen in Form und Anordnung keine Abweichungen von der Norm. Über ihnen baut sich eine mächtige Acanthose auf. An manchen Stellen weist das *Stratum spinosum* 20—30 Zellagen übereinander auf. Bei entsprechender Färbung fällt in deren Bereich die Länge und Stärke der Intercellularbrücken auf (Polychromes Methylenblau, nach KROMAYER modifizierte WEIGERT-Färbung). Größe und Form der einzelnen Stachelzellen entspricht mit Ausnahme bestimmter, später genannter Bezirke normalen Verhältnissen.

Das *Stratum granulosum* verhält sich hinsichtlich seiner Schichtdicke verschieden: über den Papillenköpfen stehen 2—3 Zellagen einer Schichtdicke von 5—10 Zellreihen über den interpapillären Bezirken gegenüber. Die Keratohyalin-Granula liegen oft so dicht, daß der Kern völlig überdeckt wird.

Das *Stratum lucidum* ist auffällig kräftig entwickelt und zieht als ein hellglänzendes, leicht welliges, eleïdinhaltiges Band über das Stratum granulosum hinweg. VÖRNER (a, b) und GANS weisen eigens auf die daselbst noch zu beobachtenden Reste einer Protoplasmafaserung hin.

Das *Stratum corneum* ist mächtig entwickelt und bietet in seiner Höhe die sinnfälligste Veränderung des histologischen Bildes. Hierbei handelt es sich um eine echte Hyperkeratose, die an Hand morphologischer Methoden keine Unterschiede gegenüber der normalen Volar- und Plantarhaut aufweist. Hier und da, besonders in der Nähe von Schweißdrüsenausführungsgängen, erscheinen einzelne Lagen der Hornschicht gequollen und vacuolisiert; die Farbannahme ist nicht so intensiv wie im Bereich der übrigen Hornschicht. Die an diesen Stellen von Nass nachgewiesenen Streptokokkenzüge sind ein Befund, der mit dem Krankheitsprozeß als solchem in keinem kausalen Zusammenhang steht; eine Bedeutung kommt ihm, wie auch Gans betont, wohl nur für die Erklärung sekundärer Entzündungsvorgänge zu.

In der Literatur finden sich noch eine ganze Reihe von Angaben über feinere cytologische Veränderungen, doch kommt diesen allen irgend eine pathognomonische Bedeutung nicht zu.

So macht Vörner auf eine scharf abgesetzte, zylinderförmige Zone von wechselnder Breite aufmerksam, welche sich um die Schweißdrüsenausführungsgänge herum vorfindet und durch eine schlechtere Farbannahme zu dem Farbton der Umgebung kontrastiert. Dieser Befund läßt sich nicht bei allen Biopsien erheben, so wurde sie z. B. von Nass vermißt. Die für diese Erscheinung gegebene Erklärung, wonach die geringere Tinktion auf die stärkere Imbibition mit Schweiß zurückzuführen ist, erscheint diskutabel. Die schlechtere Färbbarkeit beginnt erst einige Lagen oberhalb des Stratum basale, um gegen die Oberfläche zu breiter auszuladen. Der individuell verschiedene Grad der Hyperidrosis und der Zeitpunkt der Probeexcision mögen in manchen Fällen eine Erklärung für das Fehlen dieser trichterförmig gestalteten, weniger gut gefärbten Zonen geben.

Diese schlechter färbbare Zone weist im Bereich des Rete auch sonst noch einige Eigentümlichkeiten auf. Ohne daß irgendwelche Zeichen einer Exsudation nachweisbar sind, kommt es zu einer Auseinanderdrängung der interstitiellen Brücken, so daß das Bild lebhaft auf den ersten Blick an ein entzündliches Ödem erinnert (Vörner). Mit diesem hat es aber nichts zu tun, vielmehr ist dieser Befund wohl auf eine Imbibition mit Schweiß zurückzuführen. Hand in Hand damit gehen feinere Veränderungen an den in diesem Bereich liegenden Zellen des Stratum spinosum: biskuit- oder hantelförmige und mondsichelartige gestaltete Kerne, je nachdem ob dieselben von zwei Vakuolen flankiert oder nur von einer Vakuole exzentrisch innerhalb des Zelleibes verdrängt wird.

Die *Cutisveränderungen* treten gegenüber dem in der Epidermis zu erhebenden Befund völlig in den Hintergrund. Die auffällige Gestaltung der Papillen wurde bereits erwähnt. Um die mehr als normal klaffenden Gefäße herum sieht man besonders im Bereich der Randpartien geringfügige Rundzelleninfiltrate und mitunter auch eine Vermehrung spindelzelliger Elemente. An den kollagenen und elastischen Fasern läßt sich gegenüber der Norm kein Unterschied feststellen. Thost gibt an, daß er das subcutane Fett auffällig vermehrt gefunden habe; spätere Autoren berücksichtigen diesen Befund kaum. Tatsächlich ist die Dicke des Sohlenfettes individuell sehr wechselnd, so daß diesem Befund von Thost wohl kaum eine Bedeutung zukommt.

Die *Schweißdrüsen* sind nach den Angaben von Unna und Thost in ihrem sezernierenden Teil oft bis auf das Doppelte der Norm vergrößert. Die Ausführungsgänge dagegen mit ihrer trichterförmigen Einziehung des Stratum corneum und granulosum im Bereich des Porus bieten keine Besonderheiten.

Eine besondere Erwähnung verdienen noch die dem *gepunzten Aussehen der Oberfläche* (Porokeratosis) zugrunde liegenden, anatomischen Veränderungen. Mit dem von Mibelli beschriebenen Krankheitsbild hat diese Erscheinung weder klinisch noch anatomisch etwas zu tun. Der poriformen Einsenkung entspricht im Schnitt eine stecknadelkopf- bis hanfkorngroße Eindellung in die Oberfläche des Stratum corneum, ohne daß sich aber eine räumliche Beziehung zu der Schweißdrüsenmündung nachweisen läßt. Klinisch läßt sich das Zustandekommen der Grübchen in manchen Fällen sehr gut verfolgen: die Einsenkungen stellen das Negativ ausgefallener, kugeliger Horngebilde von entsprechender Größe dar. Histologisch läßt sich nachweisen, daß es zunächst innerhalb der beschriebenen, zylinderförmigen Bezirke mit schlechterer Farbannahme und im Bereich des Stratum corneum infrabasale zu einer Vacuolenbildung kommt. Diese cornealen „Bläschen" rücken allmählich nach oben und enthalten in den höheren Schichten des Stratum corneum vielfach konzentrisch geschichtete Hornkugeln. Beim Erreichen der Oberfläche bleiben sie entweder noch einige Zeit erhalten oder, was häufiger der Fall ist, fallen aus und hinterlassen dabei die grübchenförmige Einsenkung. In manchen Fällen wiederum scheint es nicht zu der erwähnten Hornkugelbildung zu kommen, sondern der Inhalt der Vacuolen bleibt mit einer offensichtlich in der Konsistenz hinter jener der Hornschicht zurückbleibenden „Masse" gefüllt. Auch hier

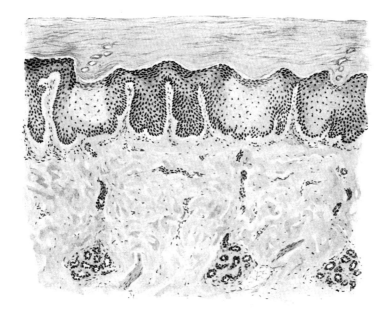

Abb. 14. Keratoma hereditarium palmare. (♀ 19jähr.) „Sägeförmiger" Verlauf der Papillarkörper-Epidermisgrenze; verlängerte und verschmälerte Papillen, verbreitertes Stratum spinosum granulosum u. lucidum. Hyperkeratose. Umschriebene „Aufhellung" der Epidermis. O 128:1; R 128:1.
(Nach O. GANS.)

verbleibt nach Erreichen der Oberfläche eine poriforme Einsenkung zurück. Über die Morphogenese dieser Gebilde wissen wir gar nichts. Es ist wahrscheinlich, daß diese zu einem gepunzten, löcherigen Aussehen der Oberfläche führenden Prozesse mit der Hyperidrosis und deren Folgen (Imbibition der den Ausführungsgängen benachbarten Rete- und Hornschichtteile) in einem engeren Zusammenhang stehen. Mit Ausnahme einer Studie von BALZER finden sich in der Literatur über diese Fragen keine näheren Angaben.

Allgemeine Ätiologie und Pathogenese. Das Keratoma hereditarium palm. et plant. ist eine ausgesprochen idiotypische Dermatose, zu deren *Manifestwerden* es kaum der auslösenden Mithilfe von Umweltfaktoren bedarf. Als solche weist sie das stärkste Argument für die Zugehörigkeit eines Hautleidens zu den Genodermatosen auf: ihre Vererbbarkeit (s. SIEMENS, dieses Handbuch Bd. III, S. 48).

Das Keratoma hereditarium palm. et plant. ist diejenige Hautkrankheit, welche am allerregelmäßigsten einen dominanten Erbengang aufweist (SIEMENS).

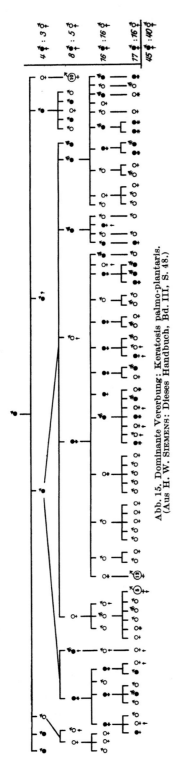

Abb. 15. Dominante Vererbung: Keratosis palmo-plantaris. (Aus H. W. Siemens: Dieses Handbuch, Bd. III, S. 48.)

Brünauer (1923) konnte ebenso wie Siemens (1925), Brauer (1927) u. a. feststellen, daß dieses Leiden *so gut wie niemals Generationen überspringt.* Lediglich beim Mal de Melada, das wir ja vorerst nicht mit dem Keratoma hereditarium palm. et plant. identifizieren, werden Generationen übersprungen. Bei zwei von Neumann mitgeteilten Stammbäumen haben die Behafteten stets gesunde Nachkommen und erst die Enkel sind wieder behaftet. Es fragt sich also, ob unregelmäßige Dominanz vorliegt oder ob ein recessives Leiden durch Heiraten innerhalb eines engen Zeugungskreises zu starker familiärer Häufung gelangt ist (Siemens [d, e]).

Brünauer (c) fand ein Verhältnis der Behafteten zu den Gesunden von 286 : 208, während Hammer-Adrian in 13 Familien 181 Normale und 165 Befallene und Gossage in 28 Familien 222 Kranke und 184 Gesunde feststellte.

Winkle fand für die erblichen typischen und atypischen Fälle ein Verhältnis für krank : gesund von 353 : 318.

Diese Zahlen nähern sich dem bei dominanter Vererbung theoretisch zu erwartenden Verhältnis von 1:1 ziemlich weitgehend. Daß dasselbe nicht auch tatsächlich erreicht wird, erklärt Siemens damit, daß „bei der literarisch-kasuistischen Auslese vor allem ein Überwiegen der Behafteten zu erwarten ist". Auch ein Ledigbleiben einer größeren Zahl von Familienmitgliedern in einer oder mehrerer Generationen kann Einfluß auf das Zahlenverhältnis gewinnen (Meirowsky).

Wenn auch für die Mehrzahl der bisher beschriebenen, typischen Keratoma hereditarium palm. et plant.-Fälle ein dominanter Vererbungstypus gefunden wurde, so spricht doch eine Reihe von Beobachtungen dafür, daß *gelegentlich auch ein recessiver Erbgang* vorkommen kann (Neumann (Mal de Melada), Brünauer [b, c], Schindler, Jadassohn, Siemens [d], Papillon und Lefèvre, Ploeger, Ujmanov). Das bisher vorliegende Material erscheint zu einer endgültigen Stellungnahme noch zu wenig umfangreich. Erwähnenswert erscheint von den obengenannten Arbeiten eine Mitteilung von Ujmanov: Unter Mohamedanern ist das Keratoma hereditarium palm. et plant. relativ häufig; seit dem Verbot der bei diesen häufigen Blutsverwandtschaftsehen ist die Erkrankung viel seltener geworden. Wenn dies zutrifft, so lägen hier die gleichen Verhältnisse wie beim Mal de Melada vor.

Will man diese Fragen klären, so wird man in Zukunft, speziell bei den solitären Fällen, sorgfältiger auf *Geschwistererkrankungen* und *Konsanguinität der Eltern* achten müssen. Die Angaben über Konsanguinität der Eltern sind nur sehr spärlich. WINKLE hält die Blutsverwandtschaft der Eltern in drei Beobachtungen für erwiesen (BETTMANN, JADASSOHN [nicht publizierter Fall SIEMENS], PAPILLON und LEFÈVRE). Möglicherweise bestand auch in einem von NEUMANN beschriebenen und das Mal de Melada betreffenden Fall (zwischen Maria und Marco B.) Blutsverwandtschaft.

Die Fälle von JADASSOHN und PAPILLON-LEFÈVRE eingerechnet, ist ein Auftreten des Leidens bei mehreren Kindern sicher gesunder Eltern in 12 Fällen zu verzeichnen.

WINKLE untersuchte das Verhältnis krank : gesund gesondert bei den typischen und atypischen Fällen. Der Auszählungsmodus wurde so gehandhabt, daß nur die Kranken gezählt wurden, bei denen auch gesunde Geschwister vorhanden waren oder zumindest ausgeschlossen werden konnten. Von den Gesunden wurden nur die von befallenen Individuen abstammenden berücksichtigt, also nicht die gesunde Nachkommenschaft von gesunden Eltern. Die Kenntnis des von den einzelnen Autoren benutzten Auszählungsmodus ist sowohl für die Verläßlichkeit und Beurteilungsmöglichkeit der Resultate wie auch die Klärung von erbbiologischen Meinungsverschiedenheiten unerläßlich. Aus diesem Grunde müssen Arbeiten, bei denen wohl das Verhältnis krank : gesund und nicht aber der Auszählungsmodus bekannt ist, unberücksichtigt bleiben (AUDRY und LAGUERRE, BALZER und DEHAYES, PASINI, SORRENTINO und JORDAN).

Bei den klinisch typischen Fällen war bei einer Gesamtzahl von 373 Behafteten das Verhältnis von Kranken zu Gesunden wie 309 : 236. Bei den klinisch-atypischen Fällen dagegen war das Verhältnis krank zu gesund wie 61 : 105. *Hier bleibt also die Zahl der Befallenen gegen jene der Gesunden fast um die Hälfte zurück.* Bei Addition der erblichen, klinisch-typischen und atypischen Fälle erhält man ein Verhältnis von 353 : 318, also einen Zahlenwert, der an das MENDELsche Postulat von 1:1 ziemlich nahe heranreicht.

Von den sonstigen vererbungsbiologischen Daten interessiert noch eine von RAFF an Zwillingen gemachte Beobachtung: Von zweigeschlechtlichen Säuglingen (Eihautbefund?) war nur das Mädchen befallen und der Knabe gesund. Eine ähnliche Beobachtung teilt TOMKINSON mit. Im Gegensatz hierzu waren in einem von HAYMANN demonstrierten Fall beide Zwillinge befallen; über den erbbiologisch interessierenden Eihautbefund liegen bisher keine Angaben vor.

Abgesehen von den Fällen von BALLANTYNE und ELDER (Überspringen der 2. Generation), FISCHER und NASS (Vettern derselben Generation erkrankt), wurde ein Überspringen von Generationen bei klinisch typischen Fällen bisher nicht beobachtet. Lediglich die als Mal deMelada beschriebenen Fälle (STULLI, NEUMANN, HOVORKA und EHLERS) zeigen ein Überspringen von Generationen. Wenn auch gerade diese Verschiedenheit im erbbiologischen Verhalten nur eine bedingt verwertbare Stütze für eine dualistische Auffassung des Mal de Melada und Keratoma hereditarium palm. et plant. darstellt, so muß doch betont werden, daß sich eine Entscheidung über die Identität beider Keratosen nicht an Hand des Literaturstudiums vom Schreibtisch aus, sondern nur an Hand einer neuerlichen Untersuchung an Ort und Stelle treffen läßt.

Was besagen uns nun die angeführten, vererbungsbiologischen Tatsachen in ihrer Gesamtheit für die Frage nach Ätiologie und Pathogenese des Keratoma hereditarium palm. et plant.? Erstens einmal kennzeichnen sie die Stellung des UNNA-THOSTschen Keratoms als eine Genodermatose im Sinne MEIROWSKYs bzw. Idiodermatose im Sinne von SIEMENS. *Weiterhin vermitteln sie uns die Tatsache, daß nur in den klinisch-typischen Fällen* (315 Kranke : 239 Gesunde, das sind $57 \pm 2^0/_0$) *mit einem dominanten Erbgang zu rechnen ist.* Und drittens, *daß die atypischen Fälle bei einem Verhältnis von 61 Kranken zu 105 Gesunden mit $37 \pm 3^0/_0$ eine sehr viel unregelmäßigere Dominanz aufweisen.* Einige Beobachtungen sprechen dafür, daß sich das Leiden *gelegentlich auch einmal recessiv* vererben kann und zwar betrifft diese Feststellung *gerade die klinisch-atypischen Fälle.*

Von den zwei Indizien zum Nachweis einer recessiven Vererbung 1. gehäuftes Auftreten in Geschwisterreihen und 2. gehäuftes Auftreten von Blutsverwandtschaft bei den Eltern der Befallenen kommt praktisch letzterem die größere Bedeutung zu. Der statistische

Nachweis eines bei Geschwistern gehäuften Leidens gerade bei durchschnittlich einem Viertel der Kinder ist enorm schwierig, ja in praxi fast unmöglich (Siemens).

Das Vorkommen von recessiver Vererbung beim Keratoma hereditarium palm. et plant. hat, abgesehen von seinem allgemein pathologischen und speziell vererbungsbiologischen Interesse, auch eine *Beachtung aus praktischen Gründen heraus zu beanspruchen, nämlich dann, wenn es gilt, sich über das Keratoma hereditarium palm. et plant. erbprognostisch gegenüber dem Kranken zu äußern.* Daß letzteres keine theoretische Konstruktion ist, sondern in der Praxis tatsächlich vorkommt, beweist der von Vohwinkel mitgeteilte Fall.

Wenn auch mit dem Nachweis der Vererbung das Keratoma hereditarium palm. et plant. in seiner Stellung als Idiodermatose genügend gekennzeichnet ist, so bieten außerdem noch die *symmetrische Lokalisation*, die *gelegentlich vorkommende Systematisation* (streifenförmige Formen, eigens in der 2. Gruppe besprochen, s. S. 332) und *der ganze Verlauf des Leidens* weitere Stützen hierfür. Wenn durch Generationen hindurch dieselben Veränderungen immer wieder an der gleichen Stelle — Handteller und Fußsohle — auftreten, so kann man sich die Vererbung nach unseren heutigen Vorstellungen nur durch die Annahme erklären, daß der Zusammenhang der Gene für den Baustein „Horn" an einer umschriebenen Körperstelle gestört ist.

Für die unter dem Namen Keratoma hereditarium palm. et plant. aus der Gruppe der genuinen Keratosen herausgehobenen Symptomenkomplex ist es geradezu charakteristisch, daß in der Mehrzahl der (typischen) Fälle andere Störungen im Verhornungsprozeß entweder völlig fehlen oder im Rahmen des klinischen Bildes zumindest eine sehr untergeordnete Rolle spielen. Die Fälle, bei denen sich die Störung nicht nur auf die Volar- und Palmarflächen nebst ihrer eng angrenzenden Partien beschränkt oder noch anderweitige vererbbare Komplexe aufweisen, sind in der Minderzahl.

Sie unterscheiden sich nicht nur durch das Befallensein anderer Hautregionen, Mitergriffensein der Anhangsgebilde und Schleimhäute oder ausgesprochenen Störungen an entfernteren Organsystemen von dem in Verlauf und Klinik eintönigen Keratoma hereditarium palm. et plant., sondern auch durch ihr erbbiologisches Verhalten. Inwieweit derartige Fälle vom Keratoma hereditarium palm. et plant. abzugrenzen und anderen Keratosen zuzurechnen sind, wird bei Besprechung der Differentialdiagnose noch erörtert werden.

Die rein morphologische Betrachtung der anatomischen Veränderungen läßt erkennen, daß der keimplasmatisch bedingte Prozeß sich ausschließlich und primär auf die Epidermis beschränkt. Über der Acanthose baut sich ohne die Anzeichen einer entzündlichen Reaktion im Bereich der Cutis eine echte Hyperkeratose auf.

Das abschnittweise Auftreten besonderer Veränderungen innerhalb des Retes können zwanglos als Folge der konkomittierenden Hyperidrosis gedeutet werden. Wahrscheinlich hängt mit letzterer auch das Auftreten der Vakuolen und Hornperlen zusammen, welche nach Erreichen der Oberfläche deren eigentümlich gepunztes Aussehen bedingen.

Daß gelegentlich in der Cutis sich auch einmal entzündliche Prozesse nachweisen lassen, nimmt nicht weiter wunder, wenn man sich daran erinnert, daß es ja auch klinisch nach Aufnahme ungewohnter Arbeit oder auf Grund bakteriell infektiöser Vorgänge (Nass) in seltenen Fällen zu einer Entzündung kommen kann.

Von den sonstigen Komplikationen bedürfen lediglich noch zwei einer kurzen Erörterung: die *Zuspitzung der Fingerendglieder*, die sclerodactylieartige Beschaffenheit eines oder mehrere Finger, und die zur *Spontanamputation* führenden Strangulation von Fingergliedern durch zirkulär einschneidende Hornringe. Beide Erscheinungen dürften auf dieselbe Ursache zurückzuführen sein. Vohwinkel gibt für letztere eine durchaus einleuchtende Erklärung, indem er die

Strangulation innerhalb der natürlichen Beugefalten auf die beim Keratoma hereditarium palm. et plant. im Gegensatz zur Ichthyosis erhaltene Elastizität der Hornmassen zurückführt. Durch Druck- und Zugwirkung kommt es zu einer Atrophie der darunter liegenden Gewebe und sekundär zur Ausbildung von schließlich zur Amputation führenden Schnürfurchen. Eine analoge Erklärung scheint für die Zuspitzung der Fingerendglieder einerseits und deren kolbenförmigen Auftreibung andererseits in jenen Fällen anwendbar, wo die Palmarkeratose kappenartig oder zangenförmig die Fingerendglieder umfaßt.

Diagnose. Die Diagnose des Keratoma hereditarium palm. et plant. bereitet in den typischen Fällen und bei Kenntnis des familären Auftretens keine großen Schwierigkeiten. Der Auffassung des Krankheitsbildes als eine lokalisierte Ichthyosisform stehen grundlegende Unterschiede in Klinik und Verlauf beider Erkrankungen gegenüber: Bei der Ichthyosis sind die verhornten Bezirke trocken und spröde und wenig elastisch, während das Keratoma hereditarium palm. et plant. eine gewisse Succulenz der Hornmassen aufweist. Diese läßt sich auch in den exzessiven Fällen in der Tiefe der Einrisse und Beugefalten nachweisen. Sie ist eine Folge der für das Keratoma hereditarium palm. et plant. in hohem Maße charakteristischen, wenn auch nicht obligaten, lokalen Hyperidrosis. Letztere wird bei der Ichthyosis vermißt. Auch fehlt dieser die Vererbung stets des gleichen Typus, wie es für UNNA-THOSTsche Keratose so charakteristisch ist.

Daß es vorwiegend, aber nie ausschließlich auf Palma und Planta *lokalisierte Ichthyosisfälle* gibt, kann keinem Zweifel unterliegen und wir selbst hatten Gelegenheit, zwei derartige Fälle zu beobachten. Sie sind aber außerordentlich selten. Stets lassen sich hierbei auch an anderen Körperstellen sichere und ausgesprochene Zeichen einer Ichthyosis nachweisen. Solche Fälle wurden besonders in der älteren Literatur (KAPOSI, DUPRÉ und MOSNY u. a.) häufiger beschrieben als in dem jüngeren Schrifttum. Bei diesen Beobachtungen waren im Rahmen des Gesamtbildes die Verhornungen an den Handflächen und Fußsohlen besonders eindrucksvoll, da die sonstigen keratotischen Läsionen nicht sehr ausgedehnt waren und damit die Palmo-Plantarkeratose in den Vordergrund der klinischen Erscheinungen rückten. In anderen Fällen wiederum war letztere durch das Hervortreten der an anderen Hautregionen lokalisierten Veränderungen mehr oder weniger ein Symptom von untergeordneter Bedeutung (THIBIÈRGE, TOMMASOLI u. a.). Und schließlich bot die mit Verhornungsanomalien auch an anderen Körperstellen einhergehende Palmo-Plantarkeratose gar nicht das Bild der UNNA-THOSTschen Affektion, sondern einen von diesem wesentlich verschiedenen Anblick: stachelartige Excrescenzen, Beginn mit warzenartigen Gebilden (BOEGEHOLD, KAPOSI u. a.). Für die Auffassung dieses oder jenes Falles von Keratoma hereditarium palm. et plant. als lokalisierte Ichthyosis genügt es nicht, als Argument das Vorhandensein eines Lichen pilaris oder einer geringfügigen Xerodermie anzuführen, da besonders ersterer außerordentlich verbreitet ist und ebenso gut als Zufallsbefund gewertet werden kann. In diesem Zusammenhang muß an die eingangs erwähnte Feststellung von BETTMANN erinnert werden, wonach bisher kein sicherer Fall eines Vorkommens des Keratoma hereditarium palm. et plant. in Ichthyotikerfamilien bekannt geworden ist.

Praktisch kommt der Verwechslung des Keratoma hereditarium palm. et plant. mit *symptomatischen Palmo-Plantarkeratosen*, besonders bei den solitären Fällen, eine Bedeutung zu. Sicherlich ist das solitäre Vorkommen kein Argument gegen die Zugehörigkeit des betreffenden Falles zu dem hier in Frage stehenden Krankheitsbild. Man sollte aber erst dann von einem solitären Fall sprechen, wenn man sich durch die Untersuchung von Familienangehörigen auch tatsächlich davon überzeugt hat. Sich lediglich auf die anamnestischen Angaben des

Kranken zu verlassen, daß ihm von einer ähnlichen Erkrankung in seiner Verwandtschaft nichts bekannt sei, ist unsicher. Untersucht man in solchen Fällen
die Geschwister oder Aszendenten, so kann man doch mitunter entgegen den
Angaben des Kranken bei den Verwandten Befunde erheben, die eine Rubrizierung unter die solitären Fälle nicht mehr erlauben. Wir selbst verfügen über
eine solche Beobachtung, wo sich bei der einen Schwester der Kranken eine
über das physiologische Maß hinausgehende und mit der Beschäftigungsart
nicht in Einklang zu bringende Verhornung der Palmo-Plantarflächen vom
Typus der Unna-Thostschen Keratose nachweisen ließ. Diese abortiven
Formen haben bisher kaum eine Beachtung und Würdigung gefunden. Lediglich
Siemens (g) gab der Vermutung Ausdruck, daß es abortive Formen des Keratoma
hereditarium palm. et plant. gibt und ein von ihm beobachteter Fall spricht
meines Erachtens ebenfalls dafür.

Vor einer Verwechslung mit dem *Eczema tyloticum* schützt vor allem die
Beachtung der Anamnese über den Beginn des Leidens, der Nachweis des familiären Auftretens und der Symmetrie. Besnier macht darauf aufmerksam, daß
beim Eczema tyloticum die für das Keratoma hereditarium palm. et plant.
so charakteristische Symmetrie und das gleichzeitige Befallensein von Handinnenflächen und Fußsohlen meistens nicht anzutreffen seien; entweder sind nur die
Hände oder Füße oder eine Hand und ein Fuß befallen oder es erkranken sukzessive in wechselnder Reihenfolge die Palmo-Plantarflächen: alles Befunde,
die bei einem Keratoma hereditarium palm. et plant. nur sehr selten (Mitchell)
zu beobachten sind. Abgesehen hiervon weist aber auch noch das klinische Bild
als solches mit seinen fetzenartigen, lockerer sitzenden Hyperkeratosen genügend
Unterscheidungsmerkmale auf. In manchen Fällen ist aber, wie die Beobachtungen von Siemens (a, b, c) zeigen, die Diagnose lediglich auf Grund des
klinischen Bildes nicht so leicht und vermag erst der weitere Verlauf über die
Natur der Palmo-Plantarkeratose Aufschluß zu geben.

Von den sonstigen, symptomatischen Palmo-Plantarkeratosen kommen außer
der mechanisch, thermisch oder chemisch bedingten *Tylositas* noch *Epidermomycosen* differentialdiagnostisch in Betracht. Nicht zu vergessen ist die Tatsache, daß es auf dem Boden eines Keratoma hereditarium palm. et plant.
idiopathicum sekundär zu einer Ekzematisation kommen oder daß sich eine
Pilzaffektion hinzugesellen kann. Ein solches Vorkommnis scheint bei der von
Debray und Sainton beobachteten Kranken vorgelegen zu haben; auch die
Beobachtung von Schmidt-Labaume ist hier zu nennen. Gerade bei Epidermomycosen kann es, wie die Beobachtung von Stokes lehrt, zu so exzessiven Horn-
ansammlungen im Bereich der Volar- und Plantarflächen kommen, daß beim
Gehen mit bloßen Füßen auf Steinboden ein klapperndes Geräusch entsteht.
Es liegt gewissermaßen in der Natur jeder Palmo-Plantarkeratose begründet,
daß sie einer anderen, auch wenn sie ätiologisch nicht das Geringste miteinander
zu tun haben, in ihrem Äußeren mehr oder weniger ähnlich ist bzw. einzelne
Symptome mit ihr gemeinsam haben kann. Es sei daran erinnert, daß auch die
Arsenintoxikation (Loewenfeld und Glassberg, Fall 4 und 5), die *Psoriasis*
vulgaris (Kaposi, Nadel), die *Framboesie* (Gutierrez), der *Lichen ruber* und
schließlich auch *Artefakte* eine dem Keratoma hereditarium palm. et plant.
sehr ähnliche Hornschichtverdickung produzieren können. So kann bei der
endemischen *Frambösie* am Ende des II. oder III. Stadiums, ja oft noch nach
Jahren klinischer Heilung ein dem hereditären Palmo-Plantarkeratom zum
Verwechseln ähnliches Bild entstehen, das auch den erythematösen Randsaum
und die poriformen Einsenkungen nicht vermissen läßt (Gutierrez). Hier
schützt der Nachweis fleckförmiger Depigmentationen, Pigmentationen und das
unverkennbare Bestreben zentral abzuheilen und peripher fortzuschreiten vor

Irrtümern. Was die *Hyperkeratose vom Typus des Keratoma hereditarium palm. et plant. infolge Artefakten* betrifft, so ist diese Tatsache kaum bekannt.

MONCORPS konnte bei einem Neger, der sich in einem Zirkus durch Gehen auf scharf geschliffenen Schwertern produzierte, eine Palmo-Plantarkeratose beobachten, welche dem UNNA-THOSTSCHEN Keratom außerordentlich ähnlich sah. In diesem Fall war die Hyperkeratose und die dabei schildpatt-ähnliche Härte der Sohlen- und Handtellerhaut eine gewollte Folge von *konzentrierten Alaunbädern*; die Härte der Hornschicht hielt jeweils nur einige Tage an, so daß die Alaunbehandlung täglich einige Stunden vor der Vorstellung wiederholt werden mußte. Dieser Fall gehört in die von MATZENAUER und BRANDWEINER als Keratosis palm. artificialis bezeichnete Gruppe bzw. zu den Calli.

Besondere Schwierigkeiten diagnostischer Art können bei den seltenen Fällen von *Keratoma hereditarium mutilans* entstehen. VOHWINKEL hat die *mit Mutilationen einhergehenden Krankheitsbilder* hinsichtlich ihrer Abgrenzung gegenüber dem Keratoma hereditarium mutilans eingehend besprochen. Hält man sich an das sinnfälligste Merkmal des letzteren, die Palmo-Plantarkeratose, so scheiden *Lepra, Ainhum, Tuberkulose* und RAYNAUDscher Symptomenkomplex von vornherein aus. Dagegen ist die früher als MORVANsche Krankheit bezeichnete Abart der *Syringomyelie* nach der von CREUTZFELD gegebenen Beschreibung ernstlicher in Erwägung zu ziehen und durch das Fehlen oder den Nachweis von dissoziierten Empfindungsausfällen, analgetisch - thermanästhetischen Plâques bei erhaltener Berührungsempfindung, Reflexanomalien und Muskelatrophien mit Entartungsreaktion die Diagnose nach der der einen oder anderen Seite zu klären.

Prognose. Quoad vitam belanglos, ist die Prognose quoad sanationem ungünstig zu stellen. Lokal-therapeutische Maßnahmen vermögen wohl den Zustand innerhalb erträglicher Grenzen zu halten, nicht jedoch eine Heilung zu erzielen. Erst in höherem Alter nimmt bisweilen die Hornanbildung geringere Grade an, doch zählt auch dies zu den Ausnahmen.

Wie VOHWINKEL an Hand seines Falles zeigen konnte, wird mitunter vom Arzt eine *erbprognostische Stellungnahme* gefordert. Hieraus ergibt sich, daß der Kenntnis des erbbiologischen Verhaltens nicht nur ein theoretisches, sondern auch ein ärztlich-praktisches Interesse zukommt. Soweit sich aus der Untersuchung oder auf Grund der wenig zuverlässigen, anamnestischen Erhebungen ein *dominanter* Erbgang nachweisen läßt, dürfte die Antwort nicht weiter schwer fallen: die Befallenen müssen damit rechnen ihre Keratose auf die Hälfte ihrer Kinder zu vererben. Hierbei ist es gleichgültig, ob der mit einem Keratoma hereditarium palm. et plant. dominanten Erbgangs behaftete, heterocygote Mensch einen Verwandten heiratet oder eine aus einer anderen Gegend stammende gesunde Person. Handelt es sich um sicher solitäre Fälle, so ist eine Beantwortung bedeutend schwieriger und mit einiger Sicherheit nur dann eine erbprognostische Stellungnahme möglich, wenn das solitäre Auftreten durch den Nachweis von Verwandtenehen in der Ascendenz oder durch das Vorkommen des gleichen Leidens in der Geschwisterschaft (unter Umständen als abortive Form) ein recessiver Erbgang wahrscheinlich wird. In diesem Falle wird den Befallenen und Nichtbefallenen von einer Verwandtenehe dringend abzuraten sein, da die Möglichkeit besteht, daß in diesem Falle sein Ehepartner die gleiche krankhafte Erbanlage hat und eine recessive Erbanlage homozygot wird. Praktisch pflegen die Kinder eines mit einem rezessiv erblichen Leiden Behafteten gesund zu sein, denn es wäre ein enormer Zufall, wenn er einen Ehepartner mit der gleichen, seltenen recessiven Erbanlage gewählt hätte.

Therapie. Bei einem familiären Vorkommen in mehreren Generationen wissen die Befallenen selbst am besten, durch welche Maßnahmen sie ihr Leiden erträglich gestalten können und so hat sich in manchen Familien eine gewisse Tradition in der Behandlung der Palmo-Plantarkeratose herausgebildet. Zunächst werden die Hornmassen durch Schmierseife oder protrahierte, heiße Seifenbäder erweicht und dann die weichen Hornmassen entweder mit einem gewöhnlichen Messer, einem Rasierapparat, Hühneraugenhobel oder mittels Bimsstein entfernt. Je nach der sozialen Lage und der zu verrichtenden Arbeitsleistungen wird die Möglichkeit einer rationellen Hautpflege und die Nachhaltigkeit dieser Prozeduren von Fall zu Fall verschieden sein.

Rein symptomatisch bewährt sich am besten immer noch das Hebrasche Ungt. diachylon, evtl. unter Zusatz von 3—5% Acid. salicyl. als Salbenverband appliziert. Martin u. a. empfehlen die Anwendung von Kal. caust. und Bockholt lobt die Wirkung der Doramadsalbe.

Eingreifendere *chirurgische Maßnahmen*, wie Kürettage (Pels) und Sympathektomie nach Lériche-Brüning (Pels, Giese) haben sich als völlig zwecklos erwiesen; erstaunlich ist hierbei der Heroismus nicht nur des Kranken, der seiner Palmo-Plantarkeratose wegen sich 56mal operieren ließ (Kürettagen, Sympathektomie und schließlich nach ebenso erfolgloser Röntgen- und Radiumbestrahlung, Amputation der beiden Großzehen Pels).

Erfolgversprechend und indiziert erscheint dagegen ein chirurgischer Eingriff bei den seltenen, multilierenden Keratoma palm. et plant.-Fällen. In dem von Wirz mitgeteilten Fall konnte durch eine Muffplastik die Funktion des Fingers erhalten werden, wenngleich auch nach einigen Jahren im Bereich des Transplantates sich wieder eine Hyperkeratose einstellte. Möglicherweise kann es auch hier schließlich wieder zu einer strangulierenden Wirkung der sich neu bildenden Hornmassen kommen, so daß sich über den endgültigen Effekt einer Muffplastik heute noch kein abschließendes Urteil abgeben läßt.

Von den sonstigen Behandlungsmethoden spielt vor allem die *Organotherapie* eine größere Rolle. Insbesondere sahen einzelne Autoren von der Verabreichung von Schilddrüsen-, Ovarial- und Glandula pituitr.-Präparaten Besserungen (Balassa, Hart-Drant, Léreboullet und Hallé, Vercellino). Diese Beobachtungen beziehen sich jedoch gerade auf solitäre oder klinisch nicht typische Fälle.

Vorerst wird derjenige Arzt, der sowohl den Erfolgen der Organotherapie, wie auch der intravenösen Verabfolgung von Natr. salic. (Sáinz de Aja und Puerta) und Natr. thiosulf. (Throne) skeptisch gegenübersteht, am wenigsten enttäuscht werden und mit Recht in erster Linie auf die symptomatische, immerhin zu temporären Erfolgen führenden Lokaltherapie zurückgreifen.

In der Mehrzahl der Fälle hat sich die Lichttherapie in Form von Ultraviolett-, Röntgen- und Radiumbestrahlungen als wenig wirksam erwiesen. In jüngster Zeit teilten Uhlmann und Herrmann gute Erfolge mit Röntgenbestrahlung nach vorheriger Salicyl-Diachylonsalbenbehandlung mit; sie verabfolgten $2 \times \frac{1}{2}$ HED, 2 mm Al, 7—8 Be., nach zwei Monaten Intervall $\frac{3}{4}$ HED, 3 mm Al, 7—8 Be. und wiederholten dieselbe Dosis nach 3 Wochen. Chautriot sah einen überraschenden Erfolg nach Röntgenbetrahlung des „Hautsympathikus" nach Guoin. Zwei Monate nach der eine starke Allgemeinreaktion auslösenden Bestrahlung, welche in ihrem Effekt als „Umstimmung des sympathischen Nervensystems" gedeutet wird, heilte die Keratose ab. Wie lange der Effekt anhielt, darüber ist nichts gesagt. Konrad berichtet über günstige Erfahrungen mit Buckys Grenzstrahlen. Demgegenüber lehnen viele Autoren (Bering u. a.) die Röntgenbehandlung als völlig zwecklos ab. Mehrfach findet man die Angabe, daß die Wirksamkeit der Radiumbestrahlung besser sei (Dohi und Mine).

Mal de Melada Hovorka-Ehlers.

Wenn auch eine ganze Reihe von Autoren die als *Mal de Melada* bezeichnete Affektion dem Unna-Thostschen Keratoma hereditarium palm. et plant. gleichstellt, so muß dennoch betont werden, daß diese Identifikation einer endgültigen Beweisführung durch Klarstellung noch fehlender, histologischer und vererbungsbiologischer Daten harrt. Hierin teilen wir den von Vörner, Fuhs u. a. eingenommenen Standpunkt. In neuerer Zeit findet man die Bezeichnung Mal de Melada auf jene Fälle von genuiner Palmo-Plantarkeratose angewandt, welche einerseits keine ausschließliche Beschränkung des keratotischen Prozesses auf Fußsohlen und Handinnenflächen zeigen und andererseits den regelmäßig dominanten Erbcharakter vermissen lassen (transgrediente Fälle Siemens).

Synonyma. Keratoma hereditarium, palm. et plant., Keratosis palmo-plantaris transgrediens.

Definition. Als Mal de Melada werden jene Fälle von Palmo-Plantarkeratose bezeichnet, welche auf der Insel Melada (heute Mljed) nahe der dalmatinischen Küste endemisch vorkommen, und bei denen sich die Hyperkeratose nicht nur auf Handteller und Fußsohlen beschränkt, sondern über diese Bezirke hinaus auf die dorsale Fläche übergreift und sich in umschriebenen Herden auch an anderen Körperstellen manifestiert. Die Affektion zeigt einen unregelmäßig dominanten (oder innerhalb des engen Zeugungskreises rezessiven) Erbgang.

Historisches. Erstmalig wurde das Leiden 1826 von dem Ragusaner Arzt Stulli in einem Brief an den Direktor der Anthologica in Florenz beschrieben. 70 Jahre später berichtete Hovorka (1896) über das gleiche Krankheitsbild unter dem Titel: „Über einen bisher unbekannten, endemischen Lepraherd in Dalmatien." Er fand dasselbe vor allem in dem südöstlichen Teil der 40 km langen Insel Melada (heute Mljed benannt) in den Orten Babinopolje und Maranović. Bald revidierte aber Hovorka unter der Mitarbeit von Ehlers seine Ansicht über die lepröse Natur dieser endemischen Keratose und benannte sie Mal de Melada. Im Jahre 1898 unterzog Neumann diese Affektion einer neuerlichen Untersuchung an Ort und Stelle; er untersuchte selbst nur zwei Kranke und wies auf Grund anamnestischer Angaben auf die nahe Verwandtschaft mit der Unna-Thostschen Keratose und den früher von Haskel, Behrend-Sömmering und Boegehold beschriebenen Fällen hin. Seit dieser Zeit wurde das Mal de Melada an Ort und Stelle nicht mehr studiert. Neumann hält die Bezeichnung Keratoma hereditarium für besser als die von Unna gewählte Benennung Keratoma hereditarium palm. et plant., da sich die Affektion nicht nur auf die Palmo-Plantarflächen beschränkt.

Klinik. Auf eine eingehende Besprechung der Symptomatologie kann mit Hinblick auf die ausführlichen Angaben über das Keratoma hereditarium palm. et plant. verzichtet werden; lediglich die Unterschiede in klinischer und vererbungsbiologischer Hinsicht bedürfen einer kurzen Würdigung.

Rein morphologisch bestehen die Unterschiede eigentlich nur in einem allerdings wesentlichen Überschreiten des Verhornungsprozesses auf die dorsalen Flächen von Hand und Fuß. Hierbei kann die Hyperkeratose fast handschuhartig die ganze Hand mit Ausnahme der dorsal über den Handwurzelknochen gelegenen Hautbezirke überziehen (Neumann, Tafel 16). Außerdem finden sich umschriebene, herdförmige Keratosen im Bereich der Ellenbögen und der Kniescheiben.

Beides, Überschreiten der Palmo-Plantarflächen und herdförmige Keratosen an Knie und Ellenbogen, kommt gelegentlich auch innerhalb von Familien vor, welche durch Generationen hindurch absolut typische, dominant vererbende Keratomfälle im Sinne von Unna und Thost aufweisen. Je nach Zahl und Ausbreitung der dorsal gelagerten oder an anderen Körperstellen befindlichen Hyperkeratosen gehört hierbei der betreffende Fall zu den typischen oder atypischen Formen des Keratoma hereditarium palm. et plant. Die bei Neumann wiederzufindenden Abbildungen zeigen eine völlige Kongruenz zu den Photogrammen von Winkle, welche zum Teil von der seinerzeit durch Thost untersuchten Familie, zum Teil von anderen Sippen mit regelmäßig dominant vererbten Keratosis hereditarium palm. et plant.-Fällen stammen. Wenn man von Unterschieden überhaupt sprechen will, so sind diese klinisch-morphologisch nur quantitativer Art.

Genügt nun die unregelmäßige Dominanz bzw. ein vermutlich rezessiver Erbgang innerhalb eines beschränkten Zeugungskreises, um im Mal de Melada ein vom Unna-Thostschen Keratom prinzipiell abzutrennende Affektion sehen zu dürfen? Nein. Es erscheint uns überdies zweifelhaft, ob das Mal de Melada generell eine Durchbrechung des dominanten Erbganges aufweist. Die von Neumann mitgeteilten Stammbäume sind sehr klein. Bei zwei von ihnen (Familie *Bašić* = Peš-Maranović und Familie *Pitarević* — Koriti) scheint eine Generation übersprungen worden zu sein, doch wurden von Neumann keine Angehörigen dieser Generation untersucht.

All das berechtigt zu der Auffassung, das Mal de Melada einerseits als eine Atypie des Keratoma hereditarium palm. et plant. anzusprechen und andererseits die transgredienten, d. h. in der geschilderten Weise sich nicht nur auf die Palmo-Plantarflächen beschränkenden Palmo-Plantarkeratosen mit unregelmäßig dominantem oder rezessiven Erbgang mit dem Namen Mal de Melada zu belegen.

Hinsichtlich Verlauf, Prognose und Therapie gilt beim Keratoma hereditarium palm. et plant. Gesagte; über die pathologische Anatomie des endemischen Mal de Melada liegen bisher keine Angaben vor.

Sowohl aus speziell vererbungsbiologischen wie allgemeinpathologischen Gründen wäre es wünschenswert und von Interesse, diese Affektion innerhalb eines engen Zeugungskreises noch einmal an Ort und Stelle eingehend zu studieren. Hierbei wäre u. a. die bisher nicht geklärte Frage nach dem Vorkommen abortiver Fälle zu berücksichtigen und Merkmalen polyider und polyphäner Vererbung Aufmerksamkeit zu schenken. (Literatur s. Keratoma hereditarium   palm. etplant).

b) Insel- und streifenförmige Palmo-Plantarkeratosen.

Diese Gruppe umfaßt alle jene Palmo-Plantarkeratosen, welche durch ein nur bezirksweises, symmetrisches Befallensein der Handinnenflächen und Fußsohlen in Form von Inseln und Streifen charakterisiert sind.
Wir unterscheiden hierbei zwei große Gruppen: 1. die *genuinen, idiotypischen* und 2. *die akquirierten, symptomatischen, vorwiegend paratypisch bedingten Palmo-Plantarkeratosen.*
Die der zweiten Gruppe zugehörigen Keratosen finden größtenteils in anderen Kapiteln eine eigene Besprechung. Aus Gründen der Übersichtlichkeit seien nur die wichtigsten kurz angeführt:

1. Inselförmige, selten streifenförmige Keratosen mechanischer, chemischer und infektiös-toxischer Genese (Schwielen, Verätzungen, Keratosis gonorrhoica, Lues, As-Intoxikation u. a.).

2. Solche als Folge von lokalen, bakteriellen und mykotischen Infekten (Epidermomycosen).

3. Ekzema keratodes, Pityriasis rubra pilaris, Psoriasis u. a.

4. Zentral-trophoneurotisch bedingte, inselförmige Palmo-Plantarkeratosen (Tabes, Poliomyelitis).

Das inselförmig-partielle Befallensein der Handteller und Fußsohlen ist für die einzelnen, eben genannten Affektionen fakultativ; ebenso gut kann es bei ihnen auch zu einer diffusen oder kleinherdförmigen Manifestation des keratotischen Prozesses kommen. Zu einer streifenartigen Anordnung kommt es bei den akquirierten Formen nur selten; am ehesten trifft man dieselbe noch als Folge mechanischer oder chemischer Noxen. Teilweise ist ihnen ein protrahierter Verlauf eigen, so daß sich dem Beobachter für mehr oder minder lange Zeit das Bild einer insel-, seltener streifenförmigen Palmo-Plantarkeratose bietet. Diagnostisch können sehr erhebliche Schwierigkeiten entstehen, wenn es sich darum handelt zu entscheiden, ob eine idiopathische oder symptomatische Affektion vorliegt.

Die der ersten Gruppe zugehörigen, *genuinen* Palmo-Plantarkeratosen bilden eines der verworrensten Kapitel der Dermatologie. Wir finden hier eine ganze Anzahl von teils erblichen, teils solitären Fällen zusammengefaßt, von denen kaum einer dem anderen gleicht. *Sehr häufig sind die Veränderungen an den Palmae und Plantae nicht die einzigsten, sondern von noch anderweitigen Störungen, sowohl des Verhornungsprozesses im Bereich anderer Körperstellen, der Schleimhäute und der Hautanhangsgebilde, als auch anderer Organsysteme begleitet. Hierbei muß für die Einordnung der einzelnen, häufig besonders benannten und als eigenes Krankheitsbild aufgefaßten Affektionen in die Gruppe der Palmo-Plantarkeratosen das klinische Bild in seiner Gesamtheit maßgebend sein. Man kann nicht ohne Zwang ein Krankheitsbild als Palmo-Plantarkeratose bezeichnen, wenn die partielle Verhornung der Fußsohlen und Handflächen ein im Rahmen der übrigen Symptomatologie nur untergeordnetes Merkmal des Krankheitsbildes darstellt. Diese* Forderung erscheint selbstverständlich und doch findet man sie vielfach nicht berücksichtigt. *Besser ist es in solchen Fällen, nichts präjudizierend, von einer Dyskeratose zu sprechen, sie unverbindlich als Keratosis multiformis zu bezeichnen, oder Beziehungen zu anderen, wohldefinierten Keratosen aufzudecken und diese in der Klassifizierung der betreffenden Beobachtung (Ichthyosis, Erythrokeratodermie* BROCQ, *Keratosis foll.* BROOKE, *Naevus keratodes u. a.) zum Audruck zu bringen. Wenn auch die inselförmige Konfiguration bei den genuinen Palmo-Plantarkeratosen in fast allen Fällen ein Zustandsbild von unbegrenzter Dauer ist, so gibt es doch einige wenige Ausnahmen, bei denen das Auftreten der inselförmigen Herde entweder nur Durchgangsstation oder den Endzustand eines Entwicklungscyklus darstellt. Solche Beobachtungen waren geeignet, Beziehungen zu den diffus-scharf begrenzten und kleinherdförmigen Palmo-Plantarkeratosen herzustellen, und boten der Anschauung eine Stütze, welche in den verschiedenen Typen nur Varianten ein und desselben pathologischen Geschehens erblickt.* In gleichem Sinne spricht die Feststellung, daß gelegentlich *innerhalb von Familien mit typischem Keratoma hereditarium palm. et plant.* UNNA-THOST *bei einem oder mehreren Behafteten derselben oder verschiedener Generationen die Affektion nicht in der gewohnten diffusen, sondern in insel- oder bzw. -streifenförmiger Form auftreten kann.* Dies letztere ist deshalb vom allgemein-pathologischen und dermatologischen Interesse, weil es uns die in diesen Fällen erwiesene Heterophänie als gleichzeitig von mehreren Anlagepaaren abhängig (polyid) ᾰuffassen läßt (SIEMENS). Das Vorkommen *striärer* Verhornungen ist nicht an bestimmte der drei Haupttypen (diffuse, inselförmige und kleinherdförmige Palmo-Plantarkeratose) gebunden. Auf die Kombination bei der ersten Gruppe wiesen wir bereits bei Besprechung der diffusen Palmo-Plantarkeratosen kurz hin. Eine Trennung jener Fälle, bei denen die striäre, entweder lediglich über den Beugesehnen der Finger gelagerten oder auf die Palmarfläche übergreifende Verhornung bei den diffusen Formen beobachtet wird, von jenen, bei denen sie eine inselförmige Palmo-Plantarkeratose begleiten, läßt sich nicht durchführen und wäre widersinnig. Gerade die von SIEMENS (a) untersuchten Stammbäume zeigen sehr eindrucksvoll das Vorkommen von diffus-striären, insel-streifenförmigen, inselförmigen und kleinherdförmigen Palmo-Plantarkeratose in *einer* Familie (s. Abb. 19).

Wenn wir auch über die formale Genese nur wenig Sicheres wissen und die Deutung des Phänotypus in seiner Pathogenese das Produkt von Begriffskonstruktionen ist, so fördern doch letztere unser Verständnis für das Wesen der betreffenden Keratosen immerhin mehr als das beliebte Zerpflücken größerer Syndrome in zahlreiche, kasuistisch nebeneinandergereihte und eigens benannte „Krankheitsbilder."

Gegen eine *Einteilung in familiär-erbliche und solitäre Fälle* kann der berechtigte Einwand erhoben werden, daß dieses Einteilungsprinzip ungeeignet sei, weil im Rahmen der *idiotypischen* Palmo-Plantarkeratosen familiär und solitär einerseits keine grundsätzlichen und pathogenetischen Unterscheidungsmerkmale bedeuten und andererseits der Nachweis eines erblichen Vorkommens in manchen Fällen außerordentlich schwer zu erbringen bzw. daher vielfach das solitäre Vorkommen nur scheinbar ist. Daß es in dem einen oder anderen Fall nicht gelingt, den familiären Charakter der Keratose sicher zu stellen, ist noch kein Beweis gegen das Vorliegen einer erblichen Dermatose. Manifestationsbreite in zeitlicher Hinsicht, Art des Erbganges und äußere Umstände sind die hauptsächlichsten Faktoren, welche den Nachweis des erblichen Charakters erschweren.

Auf der anderen Seite aber bewährt sich eine Trennung in solitäre und erbliche Fälle aus dem Grunde, weil die mehr oder minder sicher *solitären* Fälle der idiopathischen Palmo-Plantarkeratosen *in ihrer Gesamtheit sich nach Symptomatik und Verlauf von der Gesamtheit der erblichen Fälle in manchen Punkten unterscheiden.* Dies läßt sich sowohl bei den diffusen, wie insel- bzw. streifenföimigen und kleinherdförmigen Palmo-Plantarkeratosen nachweisen. *Im allgemeinen gilt die Feststellung, daß sich in der Gruppe der solitären Fälle die Beobachtungen häufen, bei denen sich noch anderwärts beträchtliche Verhornungsanomalien oder Störungen an anderen Organsystemen nachweisen lassen.* Viel öfter, wenn auch nicht ausschließlich, als in der Gruppe der familiären Fälle sehen wir hier jene Fälle, welche auf Grund ihrer Symptomatik (Abschwächung der Symptome, *die Palmo-Plantarkeratose ist nur Teilsymptom im Rahmen einer Dyskeratosis oder Keratosis multiformis)* und ihres Verlaufes *(Übergänge von z. B. der diffusen in die klein-herdförmige Variante, zeitweiliges Abheilen u. ä.),* Beziehungen zu andersartigen Dermatosen (Ichthyosis, Erythrodermia ichthyosiformis, Naevi im engeren Sinn u. a.) herstellen.

Gerade den sog. *solitären* Fällen sollte man eine besondere Aufmerksamkeit in vererbungsbiologischer Hinsicht schenken, da diese bei sorgfältiger Untersuchung der Verwandtschaft (einschließlich der Kollateralen) geeignet erscheinen, zur Klärung strittiger, vererbungsbiologischer und pathogenetischer Fragen ein wertvolles Material zu liefern.

1. Idiopathische Formen.

A. Erbliche Fälle.

Im Vergleich zu der diffusen, hereditären Palmo-Plantarkeratose liegt über das Vorkommen von erblichen, partiellen, d. h. insel- oder streifenförmig konfigurierten Palmo-Plantarkeratosen ein unverhältnismäßig kleines Beobachtungsmaterial vor. Speziell die streifenförmige Variante hat, obwohl bereits Gassmann (a, b) auf sie hinweist, lange Zeit nicht die ihr aus allgemein-dermatologischem Interesse gebührende Beachtung gefunden. Erst Brünauer (a), Fuhs (a) und besonders Siemens (a) haben die hier in Frage kommenden Fälle gesammelt und dieselben ihrer allgemein pathologischen und speziell vererbungsbiologischen Bedeutung entsprechend gewürdigt.

Hierbei ist zu unterscheiden, ob die insel- bzw. streifenförmige Konfiguration *als Einzelfall* innerhalb von Familien zur Beobachtung gelangt, bei denen durch Generationen hindurch eine typische, diffuse Palmo-Plantarkeratose im Sinne von Unna und Thost die Regel bildete, oder ob die Insel- und Streifenform bei *mehreren* Mitgliedern einer oder mehrerer Generationen derselben Familie vorkommt. Eine solche Trennung ist nur arbeitsmethodisch und vererbungsbiologisch begründet, weil sie unter der Voraussetzung eines größeren Beobachtungsmaterials geeignet ist, zur Klärung strittiger Fragen (Heterophänie, Systematisierung u. ä.) beizutragen.

Genau wie bei der diffusen, hereditären Palmo-Plantarkeratose sehen wir auch hier die Palmo-Plantarkeratose entweder a) *als alleinige Manifestation* oder b) *mit wesentlichen Störungen im Verhornungsprozeß an anderen Körperregionen* vergesellschaftet.

a) Insel- bzw. streifenförmige Palmo-Plantarkeratose ohne wesentliche Verhornungsanomalien an anderen Körperstellen.

Die hierher gehörigen Fälle stellen zum Teil relativ geringgradige Verhornungsanomalien dar, die bisher wenig Beachtung gefunden haben und erst durch Siemens (1929) eingehend beschrieben wurden. Trotz der relativen Geringfügigkeit der Keratose ist die Anomalie für den Träger keineswegs gleichgültig, da sie sowohl in kosmetischer Hinsicht wie auch durch zeitweilige Schmerzhaftigkeit und Brennen der Plantarschwielen und durch Bildung blutender Rhagaden an den Händen belästigen. Wir unterscheiden 1. nur inselförmige und 2. kombiniert insel- und streifenförmige Palmo-Plantarkeratosen und haben damit zugleich einen Hinweis auf die Analogie bei den diffusen Formen. Hier interessieren nur die erblichen, erwiesen familiären Fälle. Die von Siemens untersuchten

Familien zeigen, daß solche Fälle innerhalb von Sippen beobachtet werden, welche durch Generationen hindurch eine diffuse Form der Palmo-Plantarkeratose vererben.

Klinik. Beginn: Entsprechend einer in der Pathologie vielfach gültigen Regel, wonach die leichteren Formen einer erblichen Krankheit später manifest werden als die schwereren, beginnen die insel- und streifenförmigen Palmo-Plantarkeratosen anscheinend erst im Laufe der ersten Lebensjahre und nicht schon, wie bei der UNNA-THOSTschen Palmo-Plantarkeratose in den ersten Lebenswochen. Ein Beginn in frühester Kindheit scheint viel weniger oft beobachtet zu werden; einen solchen Fall teilt H. FREUND mit. Abgesehen hiervon ist diese Beobachtung auch noch dadurch bemerkenswert, daß der Vater der Kranken eine Keratosis palmo-plantaris vom Typus UNNA-THOST aufwies.

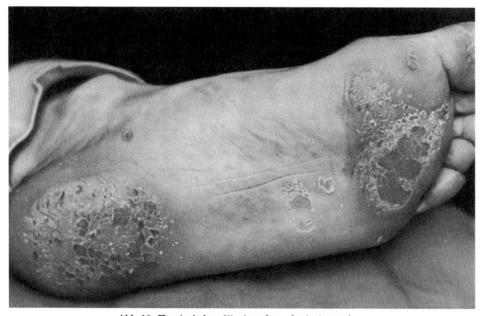

Abb. 16. Keratosis hereditaria palmo-plantaris areata.
Isolierte, poriforme Substanzverluste auch außerhalb der Krankheitsherde (Fußgewölbe).

In der Regel entwickelt sich die Keratose nur langsam, so daß bei einem 6jährigen Knaben die Affektion noch in den Anfangsstadien angetroffen wird. In dem dritten, von SIEMENS mitgeteilten Fall begann das Leiden erst im 15. Lebensjahr, so daß wie bei anderen Beobachtungen mit späterem Beginn von einer *Keratosis palmo-plantaris tarda* gesprochen werden kann.

Die partielle Palmo-Plantarkeratose kann sich in zwei Formen manifestieren: entweder sind nur mehr oder minder scharf begrenzte Schwielen (*Keratosis palmo-plantaris areata* [SIEMENS]) vorhanden oder zugleich neben diesen noch streifenförmig angeordnete Verhornungen *(Keratosis palmo-plantaris areata et striata)*. Letztere wurden bisher fast ausschließlich im Bereich der Handinnenflächen einschließlich der Fingerbeugeseiten und nur einmal an den Fußsohlen beobachtet (SEEMANN). Die inselförmige Keratose, welche sich in ihrem Anblick von einer Schwiele mechanischer Genese kaum unterscheiden läßt, ist entweder über den Druckpunkten der Palmae oder auch unabhängig von diesen lokalisiert. In Fällen, bei denen die inselförmige Keratose an den Druckstellen lokalisiert ist, kann man sehr im Zweifel sein, ob man es nicht nur lediglich mit einer

Arbeitsschwiele zu tun hat. Erst die Kenntnis über das Vorkommen einer Palmo-Plantarkeratose auch bei anderen Familienmitgliedern und die Berücksichtigung der Tatsache, daß die Arbeitsverrichtungen oder das Alter des Kranken Intensität und Sitz der Schwielenbildung nicht zu erklären vermögen, führen zu einer richtigen Beurteilung der Keratose.

An den Fußsohlen ist die Keratose so gut wie ausschließlich auf die Auftrittsstellen (Zehenballen, Ferse, lateraler Fußrand) beschränkt, während das Fußgewölbe frei bleibt. Hin und wieder kann man in solchen Fällen sowohl im Bereich des Fußgewölbes als auch im Bereich der abnorm verhornten Zonen die bereits mehrfach erwähnten Hornkügelchen-Einlagerungen bzw. deren Negativ, poriforme Einsenkungen beobachten (s. Abb. 16). Mitunter kann sich die glatte oder rissige, gelbliche bis gelbgraue Keratose von der Ferse zungenartig gegen den Ansatz der Achillessehne hinaufziehen. Manchmal ist diese „Zunge" abgeschnürt, so daß am Achillessehnen-Ansatz eine ovaläre oder dreieckige Schwiele resultiert. Die Zehen zeigen plantarwärts entweder normale Verhältnisse oder ebenfalls eine schwielige Verdickung über den Druckpunkten und den seitlichen Rändern. Inwieweit man einen solchen Befund überhaupt als aus dem Rahmen der Norm herausfallend betrachten muß, hängt ganz von dem Alter und der Beschäftigung der Befallenen ab. Bei noch jugendlichen Individuen im Schulalter wird man eher geneigt sein, einen solchen Befund als von der Norm abweichend zu betrachten als z. B. bei einem landwirtschaftlichen Arbeiter in mittleren Jahren.

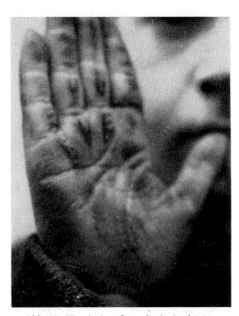

Abb. 17. Keratosis palmo-plantaris striata.
[Aus H. W. SIEMENS: Arch. f. Dermat. 157 (1929)].

Das charakteristische Gepräge erhalten die inselförmigen Palmo-Plantarkeratosen aber erst bei *Vorhandensein von streifenförmigen Keratosen*. Wie schon betont, finden sich diese *fast ausschließlich im Bereich der Handinnenflächen und nur selten im Bereich der Fußsohlen.* SIEMENS (a) unterscheidet *zwei verschiedene Arten von Palmarstreifen,* die sich im allgemeinen nicht gegenseitig zu ersetzen, sondern getrennt in verschiedenen Familien vorzukommen scheinen. Bei der ersten Art, welche schon von BRÜNAUER (a) und FUHS (a) beschrieben worden ist und der anscheinend auch die Demonstrationsfälle von LEVIN, POLZIN, RADAELI und SACHS zugehören, greifen die Streifen *vom Handteller auf die Finger über, so daß sie vom Palmarzentrum aus gleichsam radiär ausstrahlen.* Bei der anderen Art, welcher man vielleicht die nur flüchtig mitgeteilten Demonstrationsfälle von v. FRENDL, LOMHOLT und POSTOWSKY zurechnen darf, sind die *Streifen streng auf die Finger beschränkt,* während die Palmae diffus befallen sind. Die zwischen den herd- und streifenförmigen Keratosen liegende Volar- und Plantarhaut ist in den bisher näher beschriebenen Fällen mit Ausnahme einer Beobachtung von BRUUSGAARD stets normal befunden worden. Der bei der diffusen Form der erblichen Palmo-Plantarkeratose so häufige, erythematöse

Randsaum wurde bei den partiellen Formen bisher nur vereinzelt beobachtet (BESNIER, BRUUSGAARD, *eigene* Beobachtung). Das gleiche gilt für die lokale Hyperidrosis, einem bei der diffusen Form ebenfalls sehr häufigen Begleitsymptom (SIEMENS, BRUUSGAARD, MITCHELL). SIEMENS (a) vermißte bei seinen Beobachtungen eine Hyperidrosis, dagegen berichtet BRUUSGAARD über eine excessiv starke Schweißproduktion an den befallenen Stellen. Im allgemeinen scheint eine nennenswerte Hyperidrosis bei den insel- und streifenförmigen Palmo-Plantarkeratosen seltener als bei der diffusen Form vorzukommen. Entsprechend dem typischen Bild der diffusen, hereditären Palmo-Plantarkeratose von UNNA-THOST bestehen bei den familiären Fällen der insel- bzw. streifenförmigen Variante ebenfalls keine wesentlichen Verhornungsanomalien an anderen Körperstellen. Lediglich der *Nagelfalz* weist bisweilen eine Verdickung und Rhagaden auf. *Subungeale Keratosen* wies im Gegensatz

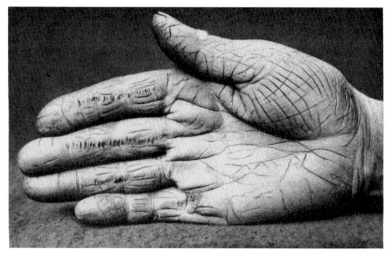

Abb. 18. Keratosis palmo-plantaris striata.
[Aus H. W. SIEMENS: Arch. f. Dermat. 157 (1929)].

zu dem von POSTOWSKY publizierten Fall (5) keiner der von SIEMENS (a) beobachteten insel-, bzw. streifenförmigen Fälle auf, wohl aber einige andere, mit der diffusen Form des hereditären Palmo-Plantarkeratoms behafteten Mitglieder der gleichen Familie.

Verlauf. Hier ist kaum etwas anderes zu berichten als bei der UNNA-THOSTschen hereditären Palmo-Plantarkeratose. Im allgemeinen bleibt die Affektion zeitlebens bestehen. Wie auch dort kann es während der Gravidität zu einer vorübergehenden Besserung kommen. Es besteht eine deutliche Abhängigkeit von der mechanischen Beanspruchung (Verschlimmerung bei schwerer Arbeit, Arbeitshand stärker befallen). Während der kalten Jahreszeit werden mitunter die Befallenen durch das Auftreten von schmerzhaften Rhagaden belästigt.

Pathologische Anatomie. Der anatomische Befund entspricht so weitgehend jenem bei der diffusen Form, daß zur Vermeidung von Wiederholungen auf die dort erfolgte Besprechung verwiesen werden kann.

Ätiologie und Pathogenese. Hier interessieren vor allem zwei Tatsachen: 1. das Vorkommen insel- bzw. streifenförmiger Palmo-Plantarkeratosen als Einzelfall innerhalb von Familien mit diffuser Palmo-Plantarkeratose und 2. der Nachweis des familiären Vorkommens der Keratosis palmaris striata.

Die von v. Frendl, Levin, Lomholt, Riehl-Fuhs, Brünauer (a, Fall 2) und Seemann beobachteten Fälle lassen, abgesehen von den sonstigen Unterschieden *(Keratosis multiformis idiopathica)* einiger Fälle, der Beschreibung nach nicht klar erkennen, ob die bei den anderen Familienmitgliedern vorkommende Palmo-Plantarkeratose ebenfalls in Streifenform aufgetreten ist. Siemens, Siemens und Winkle dagegen wiesen an Hand mehrerer Stammbäume auf die *allgemeinpathologische Bedeutung des familiären Vorkommens der striären Form* nachdrücklich hin. Als Beispiel sei der in Abb. 19 wiedergegebene Stammbaum angeführt. Das Verhältnis der Kranken zu den Gesunden beträgt in den betreffenden Geschwisterschaften 12 : 7. Die Abweichung von dem bei dominantem Erbgang zu erwartenden Verhältnis 9 : 9, dürfte durch den Zufall der kleinen Zahl bedingt sein.

Hierbei ist bemerkenswert, daß *die einzelnen Typen als solche bei Nahverwandten gehäuft sind.* Diese Feststellung ist für die Frage von Bedeutung, ob die bei diesen Fällen offensichtliche Heterophänie (Merkmalwandel = 3 verschiedene Formen: 1. diffus, 2. streifenförmig, 3. mit subungealen Keratosen) durch andere *Erb*anlagen oder durch andere *Außen*einwirkungen bedingt sind.

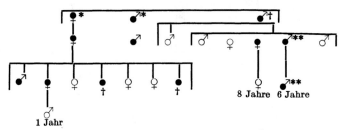

* Mit Keratosis subungualis. ** Streifenförmig. ♀ ♂ Nur anamnestisch erfaßt.

Abb. 19. Fall 2 von H. W. Siemens: Keratosis palmo-plantaris striata et diffusa.

Siemens (a) zieht den Schluß, daß der Wandel der Typen nicht paratypischen, sondern erblichen Faktoren zuzuschreiben ist; die beschriebenen Krankheitsbilder werden folglich als von mehreren Anlagepaaren gleichzeitig abhängig aufgefaßt *(polyid)*. Wie häufig derartige Erbverhältnisse vorkommen, läßt sich an Hand der wenigen Beobachtungen noch nicht entscheiden. Ein sorgfältiges Sammeln weiterer, derartiger Beobachtungen erscheint noch für die Klärung einer anderen Frage von grundsätzlicher Bedeutung: nämlich jener nach *Vorkommen und Häufigkeit von Abortivformen* bei erblichen Leiden. Möglicherweise liegt eine solche Abortivform bei der Großnichte des Probanden von Fall Nr. 2 vor; bei dieser fand sich nur eine einzige, aber auffallend lokalisierte Schwiele an der rechten Hand. Im übrigen sei hinsichtlich Ätiologie und Pathogenese auf das bei Besprechung der diffusen Palmo-Plantarkeratose Gesagte verwiesen.

Diagnose. Bei erwiesen familiärem Vorkommen können diagnostische Schwierigkeiten hinsichtlich der Zugehörigkeit zu der Gruppe der idiopathischen Palmo-Plantarkeratosen nicht entstehen. Anders liegen aber die Verhältnisse bei der Deutung von an sich wenig ausgesprochenen und nicht an die Druckstellen gebundene Callositäten an den Palmae. Wenn dieselben mit der Berufstätigkeit der Probanden nicht in Einklang zu bringen sind, muß auch ohne Kenntnis des Befundes bei den übrigen Familienmitgliedern die Möglichkeit in Erwägung gezogen werden, ob nicht ein abortive Form der Palmo-Plantarkeratose vorliegt. Kann der Nachweis erbracht werden, daß in der Familie noch andere Mitglieder palmo-plantare Keratosen (diffus, insel-, streifenförmig oder kleinherdförmig) haben, dann dürfte eine der von SIEMENS (a) erörterten Abortivformen vorliegen.

Streifenförmige Narben, wie sie bei der Epidermolysis und nach Traumen entlang der Fingerbeugeseiten vorkommen, können nur auf den ersten Blick Anlaß zu Verwechslungen geben.

Hinsichtlich *Prognose* und *Therapie* gilt das bei Besprechung der diffusen Form der hereditären Palmo-Plantarkeratose Gesagte.

b) Insel- bzw. streifenförmige Palmo-Plantarkeratosen mit Verhornungsanomalien an anderen Körperstellen und Veränderungen an anderen Organsystemen.

In diese Gruppe gehört der von RIEHL (1922) demonstrierte und von FUHS (1924) eingehend beschriebene Fall, welcher in der Literatur vielfach kurz als Keratosis RIEHL bezeichnet wird, ferner noch eine zweite Beobachtung von FUHS (1928) und zwei von FÜLLENBAUM publizierte Fälle. Schließlich gehören auch wohl noch einige andere Beobachtungen hierher, die in ihrem klinischen Adspekt, ihrer Pathogenese und in ihrem Verlauf verwandtschaftliche Züge zu den RIEHL-FUHSschen Beobachtungen aufweisen, jedoch ein familiäres Vorkommen vermissen lassen. Es sind dies die von BRÜNAUER (a) (Fall 2), JADASSOHN-LEWANDOWSKY und POLAČEK beschriebenen Fälle.

Historisches. Den Prototyp dieser Gruppe stellt der zuerst von RIEHL (1922) demonstrierte und von FUHS ausführlich mitgeteilte Fall dar. Mit diesem hat trotz einiger Unterschiede (erbliches Auftreten nicht erwiesen, Reihenfolge der Initialsymptome) eine Affektion weitgehende Ähnlichkeit, welche 1906 von JADASSOHN und LEWANDOWSKY als *Pachyonychia congenita* mit *Keratosis disseminata circumscripta, Tylomata, Leukokeratosis linguae* beschrieben wurde. Derartige Beobachtungen zählen zu den größten Seltenheiten; die geringe Zahl der hierüber bisher in der Literatur niedergelegten Beobachtungen mag auch daran liegen, daß man diesen Formen erst in den letzten Jahren eine größere Aufmerksamkeit geschenkt hat.

a) Keratosis RIEHL („eigenartige Keratosis palm. et plant. mit Nagelveränderungen"), Keratosis multiformis (SIEMENS).

Bei der Seltenheit solcher kombinierten, von SIEMENS zutreffend als *Keratosis multiformis* bezeichneten Fälle ist es nicht leicht, eine auch für die Beobachtung späterer Fälle allgemein gültige Schilderung des Krankheitsbildes zu geben. Trotz der das klinische Bild uniformierenden Palmo-Plantarkeratose dürfte mit Hinsicht auf die übrigen Veränderungen kein Fall völlig dem anderen gleichen.

Bei manchen der hier angeführten Beobachtungen will es uns zweckdienlicher erscheinen, nicht von einer *Palmo-Plantarkeratose mit anderweitigen Verhornungsanomalien,* sondern umgekehrt von *Verhornungsanomalien mit palmo-plantaren Keratosen* zu sprechen, und damit den Charakter der Affektion als *Systemerkrankung* hervorzuheben. Den palmoplantaren Keratosen kommt im Rahmen des Gesamtbildes nur die Bedeutung eines Teilsymptoms zu. Aus diesem Grunde möchten wir uns für die von SIEMENS vorgeschlagene Bezeichnung *Keratosis multiformis* einsetzen; um die diesen Keratosen eigene, keimplasmatische Bedingtheit zum Ausdruck zu bringen, empfehlen wir noch, wie es NEUBER für die kleinherdförmigen Palmo-Plantarkeratosen vorschlägt, als Zusatz das Wort *idiopathica* oder *idiotypica.*

Sowohl in dem von RIEHL-FUHS, FUHS als auch in dem von JADASSOHN-LEWANDOWSKY beschriebenen Fällen begann die Keratose *in den ersten Lebensmonaten manifest zu werden bzw. waren bereits bei der Geburt manifest.*

In dem RIEHLschen Fall begann das Leiden mit sehr langsam größer werdenden, etwa linsengroßen Schwielen an Vola und Planta. Bis zum 10. Lebensjahr war die Wachstumstendenz der Schwielen kaum merklich. Von da ab wuchsen sie jedoch bei gleichzeitiger Verdickung der Nagelplatten rascher. Offensichtlich kann eine Zunahme der keratotischen Läsion auch noch später in Erscheinung treten; der von FUHS beobachtete Kranke (Fall 2) sah erst vom 44. Lebensjahr an eine merkliche Verschlimmerung seines Leidens. Im großen und ganzen

22*

sind die Veränderungen symmetrisch angeordnet; die rechte (Arbeits-)Hand ist häufig stärker als die linke befallen. Die *Schwielen* sitzen vorzugsweise über den Druckstellen; die zwischen ihnen lagernde Haut ist völlig normal. Der Übergang zur gesunden Umgebung ist nicht so scharf abgesetzt wie bei dem diffusen Keratoma hereditarium pam. et plant., auch fehlt der für letzteres bis zu einem gewissen Grade charakteristische, erythematöse Randsaum.

An der rechten Hand zogen in dem Fuhsschen Fall von einer zwischen Thenar und Antithenar gelegenen, mächtigen Schwiele *vier keratotische Streifen über die Flexorensehnen* und endeten im ersten Drittel des Fingerendgliedes. Im Bereich der Fingerbeugefalten sind die Schwielenzüge unterbrochen. Ebenso wie bei anderen, erworbenen und idiotypischen Palmo-Plantarkeratosen können auch hier die schwielig veränderten Bezirke die bereits mehrfach erwähnten poriformen Einsenkungen aufweisen. Den einzelnen Plâques fehlt die beim Keratoma palm. et plant. Unna-Thost gewohnte, scharfe Begrenzung und die erythematöse Randzone.

Die *Fingernägel* sind infolge der Verdickung der Nagelplatte von ausgesprochen brauner Farbe, welche an Intensität gegen das freie Ende zunimmt. Den größten Dickendurchmesser weist in dem von Fuhs mitgeteilten Fall mit etwa 6 mm der Daumennagel auf. Die Oberfläche der Nägel ist glatt; die Nagelsubstanz selbst nirgends aufgefasert. Das Nagelbett wird distalwärts seitlich stark komprimiert, wobei die Längswölbung stärker betont wird.

Die *Nägel der Füße* zeigen analoge Veränderungen, doch ist die Verdickung nicht so gleichmäßig über die distalen Nagelanteile verteilt.

Hinsichtlich der Nagelveränderungen bestehen zwischen den Fällen von Riehl-Fuhs (a [I und II]) und jenen von Jadassohn-Lewandowsky nur graduelle Unterschiede. In dem letztgenannten Fall war die Verdickung der Nägel noch ausgesprochener wie im erstgenannten.

Die *Fußsohlen* ließen die für den Befund an den Handinnenflächen so auffälligen Hornstreifen vermissen. Es bestanden lediglich inselförmige Schwielen über den Auftritts- und Druckstellen. Durch die verschieden starke Hyperidrosis waren in dem einen Fall die schwielenartigen Verdickungen besonders stark maceriert und dadurch weißlich verfärbt. Ebenso bedeutet das Vorhandensein der grübchenförmigen Einsenkungen in den Randpartien der Plantarkeratose in dem einen Fall (Riehl-Fuhs) kein besonders auffälliges und trennendes Merkmal.

Die Analogie beider Fälle wird ferner noch durch das Vorhandensein von *leukoplaquieartigen Veränderungen der Mundschleimhaut* betont. Besonders ausgeprägt waren dieselben bei dem Riehlschen Fall: *Zahnfleisch:* Weißlicher, nicht abkratzbarer Belag; *Wangenschleimhaut:* In Fortsetzung des Mundwinkels streifenförmige Leukokeratose; *Gaumen:* Diffuse, weißliche Verfärbung entsprechend dem Zahnfleischbefund. In dem zweiten von Fuhs (c) (1928) mitgeteilten Fall bestanden außerdem noch *symmetrische, das Sehvermögen beeinträchtigende Hornhauttrübungen* von asbestartigem Glanz. Dieselben gehen, nasal am Limbus beginnend, bis über die Hornhautmitte und können auf Grund der Erblichkeit (Mutter) nicht als erworben-entzündlicher Genese gedeutet werden.

Derartige Beobachtungen liegen in spärlicher Zahl auch beim Keratoma hereditarium palm. et plant. Unna-Thost vor (Brünauer, Schäfer). Der Unterschied gegenüber diesen Beobachtungen ist im Grund ein rein klinisch-morphologischer und in dem Vorhandensein der eigentümlichen, insel- und streifenförmigen Palmarkeratosen gegeben. Ebenso wie dort trat auch in den hier besprochenen Fällen das Leiden *familiär* auf. Die Beschreibung der einzelnen Fälle läßt nicht immer klar erkennen, ob sich die Angabe, daß das Leiden auch bei anderen Familienmitgliedern vorkommt, auf anamnestischen Erhebungen basiert oder ob die Verwandtschaft der Probanden untersucht wurde. Eine Erweiterung der Stammbäume wäre für diese seltsamen und besonders erbbiologisch hochinteressanten Fälle sehr wünschenswert. Man könnte demnach der Meinung sein, daß es besser wäre, gar nicht erst, soweit die Palmo-Plantarkeratose nicht Teilsymptom ist und das klinische Bild beherrscht, eine besondere Gruppe der hereditären, insel- bzw. streifenförmigen Palmo-Plantarkeratosen aufzustellen, sondern die hierher gehörigen Fälle als Variante des Keratoma hereditarium palm. et plant. UNNA-THOST zu besprechen. *Sicherlich handelt es sich auch gar nicht um eine besondere Krankheitsgruppe, vielmehr um eine Variante des gleichen pathogenetischen Vorgangs, wobei uns allerdings die zu der charakteristischen Streifenform führenden, formal-genetischen Faktoren ebenso wie bei anderen linearen Dermatosen völlig unbekannt und vorerst nicht erklärbar sind.* Wenn trotzdem die insel- und streifenförmigen Palmo-Plantarkeratosen mit und ohne keratotische Veränderungen an anderen Körperstellen und mit bzw. ohne Störungen an anderen Organsystemen in einer besonderen Gruppe besprochen werden, so geschieht dies letzten Endes aus den rein äußeren Gründen der Übersichtlichkeit.

Anderweitige Störungen im Verhornungsprozeß.

Bereits erwähnt wurden die *leukoplaquieartigen Veränderungen im Bereich der Schleimhäute* (Wange, Zunge, Zahnfleisch, Gaumen und Conjunctiva bulbi) ebenso die *Pachyonychie der Nägel*).

Während in dem RIEHL-FUHSschen Fall an der übrigen Haut lediglich ein *geringer Grad von Ichthyosis* an den Streckseiten der Extremitäten bestand, beschreiben JADASSOHN und LEWANDOWSKY als von dem ersterwähnten Fall abweichend: das Vorhandensein einer *follikulären* Hyperkeratose an den Ellenbögen mit zentralem Hornpfropf, welcher nach seiner Entfernung eine kraterförmige Vertiefung hinterließ, ferner wurden später auftretende, bis linsengroße Hornknötchen mit geröteter Basis und zentralem Hornkegel im Bereich der Scapular-, Axillar- und Glutaealgegend beobachtet. In dem von FUHS 1928 mitgeteilten Fall waren ausgesprochen ichthyotische Veränderungen vorhanden.

Zu den Beobachtungen von JADASSOHN-LEWANDOWSKY stellt der von FUELLENBAUM veröffentlichte Fall eine Analogie dar: Hier bestanden bei Vater und Tochter neben der striären Palmarkeratose follikuläre Hyperkeratosen.

Bei den Beobachtungen von JADASSOHN-LEWANDOWSKY, FUELLENBAUM, SCHÄFER und SIEMENS liegen insofern besondere Verhältnisse vor, als die an den übrigen Körperstellen (Knie, Ellenbogen, Schulter, Glutaealgegend) befindlichen Läsionen *follikulär-acneiform* waren und der ganze Krankheitsverlauf zum Teil ein viel wechselvollerer war (Auftreten von Blasen) als bei den mehr ein Zustandsbild darbietenden, insel- und streifenförmigen Palmo-Plantarkeratosen im engeren Sinn. Aus diesem Grunde werden unter Betonung des follikulären Charakters diese Beobachtungen in einer besonderen Gruppe innerhalb der idiopathischen Keratosen unter der Bezeichnung *Keratosis follicularis* oder *multiformis* zusammengefaßt (SIEMENS s. Literatur, BRÜNAUER in diesem Bande).

Sonstige Störungen an anderen Organsystemen. Solche waren nur in dem RIEHL-FUHSschen Fall (1) zu verzeichnen, während die anderen Beobachtungen hierüber keine Angaben enthalten. Diese Mitbeteiligung anderer Organsysteme bestand in einer Reihe von Stigmen schwerer somatischer Degeneration: Muskulatur: Hypotonie, Atrophie der Lendenmuskulatur; Gelenke: Überstreckbarkeit, Deformation; Knochen: Abnormes Längenwachstum, Fehlen der pilzförmigen Proc. unguiculares; Nervensystem: Zittern in den Beinen,

Pseudoklonus, Lidflattern, sekretorische und vasomotorische Übererregbarkeit, gesteigerte Reflexe und Labilität des Herzens.

Pathologische Anatomie. Prinzipiell bietet das anatomische Bild der palmoplantaren Affektion denselben Befund wie beim Unna-Thostschen Keratoma hereditarium palm. et plan.: Mittlere und tiefe Anteile des Coriums annähernd normal, verlängerte und ausgezogene Papillen; in der Epidermis mächtige Hyperkeratose bei bis auf 8 Zellagen vermehrten Stratum granulosum und starker Anhäufung der Keratohyalinkörperchen daselbst. Acanthose, interpapilläre Retezapfen bedeutend verbreitert und verlängert mit Nachziehen der Verhornung in die Tiefe, so daß die mächtige Keratohyalinbildung bereits 2—3 Zelllagen über der Basalzellschicht beginnt.

In dem einen Fall Fuhs (c [2]) konnte aus der Hornhauttrübung ein oberflächliches Scheibchen trepaniert und histologisch untersucht werden: Das Hornhautepithel war auf das 3—4fache verdickt und bestand aus 8—12 Zellreihen. Die Verdickung ist in erster Linie als Folge der außerordentlichen Höhe der Basalzellen, hoher schlanker Zylinderzellen mit längsovalem, unten leicht abgeplattetem Kern. Dieser den Basalzellen der Epidermis entsprechenden Schicht folgen mehrere Lagen polygonaler, unscharf konturierter Zellen, welche zum Stratum spinosum in Parallele gesetzt werden. Nach oben zu Abplattung der Zellen mit Erhaltensein ihrer Kerne. Stellenweise ist eine Verhornung der obersten Lagen festzustellen, ohne daß es aber hierbei zu dem Vorstadium der Keratohyalinbildung gekommen wäre. Weiterhin ist von unten nach oben eine zunehmende Vakuolenbildung, stärkere Tinktion der Kerne und Chromatinverklumpung festzustellen. Die Bowmansche Membran fehlt. An ihrer Stelle befindet sich ein lockeres, von zahlreichen Spindelzellen durchsetztes Bindegewebe, welches Gefäße und spärlich Rundzellen führt.

Pathogenese und Ätiologie. Hier gilt das gleiche, was bereits bei Besprechung der ersten Gruppe gesagt wurde. Einer Erwähnung bedürfen lediglich zwei Tatsachen: 1. Die in dem von Fuhs mitgeteilten 2. Fall besonders ausgesprochenen, ichthyotischen Veränderungen und 2. die Kombination mit Cornealtrübungen.

Zweifelsohne sind die Versuche, an Hand derartiger Fälle nähere Beziehungen zur Ichthyosis herzustellen, durchaus diskutabel. Schließlich darf man nicht übersehen, daß der Grad der ichthyotischen Veränderungen in dem zuletzt zitierten Fall doch recht ausgesprochen war und nicht mit dem sehr häufigen Lichen pilaris der Streckseiten in Parallele gesetzt werden kann. Unter Berufung auf kasuistische, die gleiche Kombination (Ichthyosis-Cornealtrübungen) bei der Ichthyosis beschreibende Mitteilungen der Literatur haben mehrere Autoren (Polaček) derartige Fälle als lokalisierte Ichthyosis bezeichnet.

All die Kombinationen, welche die hier besprochenen Fälle von familiären, insel- bzw. streifenförmigen Palmo-Plantarkeratosen als Besonderheiten erscheinen läßt, können in gleicher Weise auch bei der Ichthyosis beobachtet werden: Pachyonychie, subungeale Keratosen, Onychogryphosis bei I. simplex und I. hystrix (Vidal, Dühring, Giovanni, Heller), Leukokeratose der Cornea (Kraupa, Thibièrge). Diese Vergesellschaftung ist für die I. ebenso ungewöhnlich und selten wie für das Keratoma palm. et plant.

Am meisten berechtigt erscheint noch als Einwand gegen die Auffassung derartiger Fälle als lokalisierte Ichthyosis die Tatsache, daß die Vererbung einer entsprechenden Form bei der Ichthyosis sehr ungewöhnlich wäre. Beim Keratoma hereditarium palm. et plant. mit seinen verschiedenen Varianten dagegen scheint dies nach den bisher vorliegenden Beobachtungen (Siemens) ungleich häufiger der Fall zu sein.

Bei allen drei in dieser Gruppe zusammengefaßten Beobachtungen trat das Leiden erblich auf. In dem Riehl-Fuhsschen Fall bestand ein dominanter Erbgang, während bei der von Jadassohn-Lewandowsky beobachteten Kranken lediglich auf Grund der Angabe über das Vorkommen des gleichen Leidens in schwächerer Form bei einem jüngeren Bruder sich hinsichtlich des Erbganges keine bestimmten Angaben machen lassen. Was den Zusammenhang der *Hornhaut*veränderungen mit der Palmo-Plantarkeratose betrifft, so spricht Fuhs von einer *polyphänen* Vererbung. Die gleichen Veränderungen bestanden auch bei der Mutter des Probanden. Für das Angeborensein der Hornhautveränderung spricht außer der Erblichkeit noch das symmetrische Auftreten, die Homogenität, der oberflächliche Sitz der Hornhauttrübungen, das Fehlen der BOWMANschen Membran und der sehr frühe Beginn. Der nähere Zusammenhang wird auch besser verständlich, wenn man bedenkt, daß das Hautblatt der Hornhaut der äußeren Haut biologisch nahesteht, ja daß das Epithel der Hornhaut morphologisch und genetisch dem Epithel der Haut gleichartig ist (SPANNLANG, zitiert FUHS).

Eine Stellungnahme erfordert noch die Kombination der keratotischen Läsionen mit den in Fall 1 von FUHS (a) vorhandenen „Stigmen schwerer somatischer Degeneration". Trotz der Vielfältigkeit der Symptome lassen sich dieselben pathogenetisch unter einem gemeinsamen Gesichtswinkel betrachten, und zwar dann, wenn man zu der Hypothese greift, daß die degenerativen Veränderungen am Bewegungsapparat eine Folgeerscheinung von übergeordneten, zentral-nervös bedingten Vorgängen sind. Das Verbindungsglied ist hierbei die entwicklungsgeschichtlich gleichartige Genese von Integument und Nervensystem.

Sehr häufig kann man die Beobachtung machen, daß bei den idiopathischen Palmo-Plantarkeratosen die Extremitäten livid verfärbt sind und sich kühl anfühlen. Hierauf macht insbesonders POSTOWSKY aufmerksam. Sicherlich spielen in solchen Fällen Vasomotorenstörungen eine Rolle, zumal wir speziell von den nach Plexusverletzungen entstandenen Keratosen her wissen, daß längerdauernde Zirkulationsstörungen zur Hyperkeratose führen können (WALKER, RAVOGLI). Ob diese nun über den Weg des sympathischen Nervengeflechtes (LÉVY-FRANCKEL, JUSTER und RIMET) oder indirekt durch hormonale Störungen zustande kommen, wird im Einzelfall immer nur Vermutung bleiben. Sicher wissen wir nur, daß wenigstens bei einem großen Teil der verschiedenen, klinisch-morphologisch voneinander differenzierten Palmo-Plantarkeratosen im Keimplasma angelegte Bedingungen eine hervorragende Rolle spielen. Diese beschränken sich vielfach nicht auf den zum Integument werdenden Teil der Ektodermanlage, sondern wahrscheinlich sind auch die später sich anatomisch und dynamisch anderweitig differenzierenden Anteile der Ektodermanlage betroffen. Diese Annahme ließe die verschiedenen Symptome von seiten der Haut, des nervösen und endokrinen Apparates als Ausstrahlung ein und desselben pathogenetischen Faktors betrachten.

Diagnose. Bei erwiesen familiärem Vorkommen und bei ausgeprägten Verhornungsanomalien an Palma und Planta dürfte die Diagnose wenig Schwierigkeiten bereiten. Gesellen sich jedoch der Palmo-Plantarkeratose Verhornungsanomalien an anderen Hautbezirken zu, welche dem Bild der Ichthyosis zugehörig erscheinen, so können Zweifel auftauchen, ob nicht einer der seltenen Fälle von lokalisierter Ichthyosis vorliegt. Erweist sich der Typus der Keratose als solcher erblich oder wird in der gleichen Familie die diffuse Form der Palmo-Plantarkeratose beobachtet, so spricht dies für eine Variante des Keratoma hereditarium palm. et plan. Und umgekehrt ist die Affektion dann als eine lokalisierte Ichthyosis aufzufassen, wenn dieselbe innerhalb einer Ichthyosisfamilie beobachtet würde. Beim Nachweis einer vermehrten oder verminderten Schweißsekretion ist eine gewisse Vorsicht geboten. Mitunter ist das Fehlen einer Hyperidrosis im Bereich der keratotisch veränderten Handinnen- und Fußflächen nur scheinbar und durch eine mehr oder minder rissige und zerklüftete Beschaffenheit der verhornten Bezirke vorgetäuscht. In solchen Fällen kann man sich von dem Grad und der Verteilung der Schweißproduktion durch Vornahme einer Funktionsprüfung mittels Pilocarpininjektion (FUHS) oder Anwendung des Lichtbügels überzeugen. Letzten Endes kommt aber dem Vorhandensein oder Fehlen einer

Hyperidrosis keine ausschlaggebende Bedeutung für die Diagnose zu; ihr Vorhandensein oder Fehlen vermag nur bestimmte klinische Symptome und anatomische Befunde von nebensächlicher Bedeutung zu erklären.

Bei partiell follikulären Fällen vom Typus der Jadassohn-Lewandowskyschen Beobachtung (Fuellenbaum) kann man wegen der follikulären Hyperkeratosen und des von den übrigen Palmo-Plantarkeratosen abweichenden histologischen Befundes in nicht geringe Verlegenheit kommen, wenn es sich darum handelt, die Diagnose durch Klassifizierung des betreffenden Falles in eine bestimmte Gruppe zu spezifizieren. Jadassohn und Lewandowsky haben sich in diesem Punkte sehr reserviert verhalten. Differentialdiagnostisch kommen neben der *Keratosis follicularis* (Brooke) vor allem *Morbus* Darier in Frage, zumal palmoplantare Schwielenbildung Hyperidrosis, Nagelveränderungen bei letztgenannter Affektion beschrieben wurden (Pawloff, Darier, Jarisch [zitiert nach Fuhs]).

Letzten Endes spricht aus dieser Zurückhaltung in der Klassifizierung und ebenso aus der von Jadassohn-Lewandowsky gewählten Bezeichnung die von uns a. a. O. vertretene Anschauung, daß es eine Grenze geben muß, an der man entweder noch von einer Palmo-Plantarkeratose sprechen kann oder besser die Verhornungsanomalie an Handteller und Fußsohle als Teilsymptom einer örtlich nicht palmo-plantar beschränkten, sondern weiter ausgebreiteten Systemerkrankung auffaßt und letztere bei Nomenklatur und Klassifizierung berücksichtigen muß.

Hinsichtlich *Therapie* und *Prognose* bestehen gegenüber den bisher besprochenen Formen keine Unterschiede.

B. Solitäre Fälle.

Unter diese Rubrik fallen *jene Beobachtungen, bei denen symmetrische, insel- bzw. streifenförmige Palmo-Plantarkeratosen ohne erkennbare Außenfaktoren auftreten und sich in Symptomatologie und Verlauf von den familiären Fällen in nichts als in dem fehlenden Nachweis des erblichen Vorkommens bei noch anderen Familienmitgliedern unterscheiden.* Es sind nur wenige Beobachtungen, welche in dieser Richtung als gesichert zu betrachten sind. Wir betonten bereits mehrfach, daß die Angaben der Probanden über das Nichtvorkommen der gleichen Erkrankung bei anderen Familienmitgliedern nicht immer verläßlich sind. Aus diesem Grunde sollten nur jene Fälle als „solitär" bezeichnet werden, bei denen auch die Verwandten des Kranken untersucht wurden und das Fehlen der gleichen Erkrankung oder eines Äquivalentes sichergestellt ist, soweit letzteres überhaupt möglich ist. Was die Frage betrifft, ob die Keratose essentiell oder symptomatisch ist, so können ebenfalls mitunter erhebliche Schwierigkeiten entstehen. Hier sei nur soviel vorweggenommen, daß unter Umständen auch die symptomatischen Formen einen außerordentlich protrahierten Verlauf nehmen und sich therapeutischen Maßnahmen als wenig zugänglich erweisen können. Eine ganze Reihe von Beobachtungen muß hinsichtlich ihrer Identität als solitäre Form der Keratosis palmo-plantaris areata s. striata als fraglich bezeichnet werden; insbesonders gilt dies für die meist nur flüchtig mitgeteilten Demonstrationsfälle. Möglicherweise ist ein von Polaček demonstrierter Fall hierher gehörig, welcher als atypische Ichthyosis mit Nagelveränderungen aufgefaßt wurde. Es bestanden besonders an den Druckpunkten von Handteller und Fußsohle symmetrische, gelbgraue Schwielen, welche von diskontinuierlichen, roten Streifen begrenzt waren und am Übergang zum Fußrücken sich allmählich in die gesunde Umgebung verloren; gleichzeitig bestand eine leichte Hyperidrosis, Pachyonychie und subungeale Keratosen. Ein Hinweis auf ein Befallensein noch anderer Familienmitglieder fehlt. Das gleiche gilt für eine Mitteilung von Noguchi und Parkhurst.

Besonderes Interesse verdient eine Feststellung von WALZER über *Konsanguinität* in der von Keratosen freien Familie eines 9jährigen Knaben. Bei dem Probanden begann die Affektion im Alter von 3 Monaten; sie war durch das Vorhandensein inselförmiger und von der Umgebung durch einen erythematösen Saum abgetrennten Keratosen mit zum Teil verruköser Oberfläche im Bereich der Vola manus charakterisiert. Die Fußsohlenhaut war trocken, verdickt und von gelbrotem Farbton. Sie bot also das von LANE als „red palms bzw. plants" bezeichnete Bild, welches wahrscheinlich eine mitigierte Form des Keratoma palm. et plan. darstellt. Die Volarkeratose beschränkte sich nicht streng auf die Handinnenfläche, sondern griff stellenweise auf das Dorsum der Finger über. Bemerkenswert ist noch das *Vorkommen von follikulären Hyperkeratosen*, welche sich zerstreut an der übrigen Haut fanden, und das Vorhandensein herdförmiger Hyperkeratosen im Bereich der Ellenbögen und Knie. Damit gewinnt diese Beobachtung Anschluß an die von JADASSOHN-LEWANDOWSKY, FUELLENBAUM, SCHÄFER mitgeteilten Fälle, bei denen die palmo-plantare Keratose nur mehr untergeordnetes Symptom im Gesamtbild darstellt und über deren Zugehörigkeit zur Keratosis follicularis BROOKE diskutiert wurde. Wie schon mehrfach betont, erscheint uns die Einordnung derartiger Fälle in die größere Gruppe der *Keratosis* oder *Dyskeratosis multiformis idiopathica* am zweckmäßigsten; hierbei spielt die Feststellung, ob familiär oder solitär gegenüber der Auffassung ihrer kleinplasmatischen Bedingtheit eine untergeordnete Rolle. Das größte Interesse darf bei diesem Fall jedoch die Feststellung für sich beanspruchen, daß die Großmütter des Knaben blutsverwandt, d. h. Kusinen, erster Linie waren.

Der gleiche Fall wurde 2 Jahre später nochmals von GAUVAIN demonstriert und hierbei auf die Schuppung und Infiltration der Herde aufmerksam gemacht. Dieser Befund ist im Vergleich zu den sonstigen Beobachtungen zumindest ungewöhnlich.

Entsprechend den bei den familiären Fällen gemachten Beobachtungen beschränkt sich die Keratose bei solitärem Auftreten entweder auf die Palmo-Plantarflächen oder es weisen auch andere Körperregionen Verhornungsanomalien auf. Soweit die wenigen bisher mitgeteilten Beobachtungen einen Schluß zulassen, bestehen zwischen den familiären und solitären, insel- bzw. streifenförmigen Palmo-Plantarkeratosen hinsichtlich der Symptomatik kaum Unterschiede. Auch in der Verlaufsform gleichen sich beide Gruppen weitgehend.

Anatomische Untersuchungen liegen bisher nicht vor.

Pathogenese und Ätiologie. Eine Erklärungsmöglichkeit bietet eigentlich nur die von WALZER mitgeteilte Beobachtung über Blutsverwandtschaft in der Aszendenz, da hierbei der Entwicklung des Phänotypus unter Umständen eine recessive Erbanlage zugrunde liegt.

Anhangsweise sei an dieser Stelle auf eine Reihe von Beobachtungen aufmerksam gemacht, bei denen sich neben *an anderen Körperstellen lokalisierten wesentlichen Verhornungsanomalien* auch *inselförmige Palmo-Plantarkeratosen* vorfanden und die sich durch den *erythematösen Grundcharakter* der ganzen Affektion und den weiteren Verlauf von den hier besprochenen Keratosen wesentlich unterscheiden. Es handelt sich um eine Reihe von pathogenetisch untereinander ganz heterogenen Affektionen. Diese gehören teils der Gruppe der *Erythrodermia ichthyosiformis* bzw. *Erythrokeratodermie* an, teils handelt es sich um *Varianten nosologisch schärfer umrissener Dermatosen* (z. B. *Psoriasis*) oder um *symptomatische Keratosen (Ekzema tyloticum, Epidermomycosen, bakteriell-toxische Syndrome, zentral-trophoneurotische Keratosen* u. ä.).

Es liegt nicht im Sinne dieses Abschnittes, auf diese Affektionen näher einzugehen. Nur einige prägnante Typen seien hervorgehoben und an Hand dieser Beobachtungen auf die gegenüber den hier besprochenen Palmo-Plantarkeratosen diagnostisch interessierenden Unterschiede aufmerksam gemacht.

Unter dem Namen *Erythrodermia ichthyosiformis* (Brocq) und *Erythrokeratodermia variabilis* (Jeanselme, Thibièrge, Nicolas und Jambon, Dubreuilh, Darier, Mendes da Costa u. a.) sind in der Literatur eine ganze Anzahl von Beobachtungen beschrieben, deren nosologische Sonderstellung bzw. Zugehörigkeit zur Ichthyosisgruppe noch nicht endgültig klargestellt ist. Teils handelt es sich um *familiär*, teils um *solitär* auftretende Fälle. (Beron, Jeanselme, Chevallier, Burnier und Perin, Ramazotti, Selmanovič, Edel.) Auch der von Sowade unter der Bezeichnung *Atrophia cutis cum hyperkeratosi sym. palm. et plant.* beschriebene Fall gehört vielleicht hierher. Jene Beobachtungen, bei denen die Palmo-Plantarkeratose im Rahmen des Gesamtbildes nur eine untergeordnete Rolle spielt, d. h. an anderen Stellen des Körpers sehr ausgeprägte Erythrokeratodermieherde vorhanden waren, schalten differentialdiagnostisch von vornherein aus. Auch der progressive Verlauf der Affektion unterscheidet diese vom Krankheitsbild der hier zur Rede stehenden, inselförmigen, idiopathischen Palmo-Plantarkeratosen. Die als multiloculäre, nicht hereditäre Keratodermie auf kongenitaler Grundlage bezeichnete Beobachtung von Brill gehört m. E. ebenfalls hierher; besonders bemerkenswert ist bei diesem Fall die weitgehende Besserung der Keratose und des Allgemeinzustandes auch in psychischer Hinsicht auf Allgemeinröntgenbestrahlung nach Bucky.

Wesentlich schwieriger ist die Beurteilung jener Fälle, bei denen sich die *Erythrokeratodermie ausschließlich oder doch vorwiegend auf die Palmo-Plantarflächen* beschränkte. Oft belehrt erst der weitere Verlauf durch Einbeziehung noch anderer Körperstellen in den Krankheitsprozeß darüber, daß sich, wie man aus den Anfangssymptomen (Beschränkung auf die Palmo-Plantarflächen [Edel]) schließen durfte, das gewohnte Bild einer inselförmigen, genuinen Palmo-Plantarkeratose vorliegt, sondern daß es sich um einen davon wesensverschiedenen Prozeß handelt. Klinisch fällt bei den zunächst das Bild einer inselförmigen Palmo-Plantarkeratose bietenden und sich erst später als ein der Erythrokeratodermie zugehörig entpuppenden Fälle eine *stark ausgeprägte, erythematöse Randzone* auf; mitunter kann man *im Bereich der hyperkeratotischen*, häufig verruciformen *Inseln selbst einen erythematösen Grund* feststellen. Gewöhnlich sind schon bei der Geburt ausgeprägte Veränderungen vorhanden, doch können sich die ersten Symptome auch erst später, im frühen oder späten Kindesalter einstellen.

In einem von Gougerot, Meyer und Thiroloix mitgeteilten Fall war der Krankheitsprozeß streng auf die Palmo-Plantarflächen beschränkt und wies hier zum Teil *eine striäre Anordnung* auf.

Ein besonderes Interesse darf in diesem Zusammenhang die Beobachtung von Selmanovič beanspruchen, weil diese eine Verbindung zum Keratoma hereditarium palm. et plant. Unna-Thost herstellt: Der Vater litt an einem Keratoma hereditarium palm. et plant. vom Typus Unna-Thost, während seine beiden Töchter seit Geburt Erscheinungen darboten, welche der von Brocq beschriebenen Erythrodermie congénitale ichthyosiforme entsprachen.

Gemeinsame Züge im klinischen Bild mit dem bereits erwähnten Befund von Sowade weist ein erst kürzlich veröffentlichter Fall von Schreus auf (poikilodermieartige Veränderungen mit Hornschwielen bei zwei Geschwistern). Im Rahmen dieser beiden Beobachtungen war neben den inselförmigen Keratosen das Auftreten von Pigmentationen bemerkenswert, über deren Vorkommen bei einem meines Erachtens ebenfalls hierher gehörigen, als *Erythro- et Keratodermia variabilis* bezeichneten Fall Mendes da Costa berichtet. Eine von Covisa mitgeteilte Beobachtung hat mit diesen zuletzt erwähnten Beobachtungen nur eine entfernte Ähnlichkeit; meines Erachtens gehört dieser Fall trotz der herdförmigen Palmo-Plantarkeratosen eher zur Acanthosis nigricans.

Wie schon mehrfach betont, empfiehlt sich bei der Einordnung von solitär auftretenden, inselförmigen Palmo-Plantarkeratosen in die Gruppe der idiopathischen Formen Zurückhaltung; auf keinen Fall darf hierfür der Mangel an ätiologischen Anhaltspunkten maßgebend sein. Die histologische Untersuchung oder ein therapeutischer Dauererfolg vermögen in manchen Fällen die Sachlage klarzustellen. So konnte in dem von Meyer und Thiroloix mitgeteilten Fall (gleicher Fall wie Chevallier und Flandrin) die histologische Untersuchung die volar und plantar lokalisierte, inselförmige Keratose als Folge von konfluierenden Warzen klären. In anderen Fällen wieder weist der therapeutische Dauererfolg (Gougerot und Peyre: Einpinseln und feuchte Umschläge mit Staphylokokken-Bakteriophagen) auf den symptomatischen Charakter der Affektion hin.

Mitunter kann es auch bei *Psoriatikern* zu einer inselförmigen (oder diffusen) Palmo-Plantarkeratose kommen (BRUHNS). Inwieweit von Fall zu Fall es sich hierbei um ein Symptom der Psoriasis oder um eine echte Hyperkeratose im Sinne der in diesem Abschnitte besprochenen Palmo-Plantarkeratosen handelt, wird der histologische Befund zu entscheiden haben.

HUTH wies gelegentlich der Demonstration von herdförmigen Keratosen (Schwielen) bei zwei Psoriatikern darauf hin, daß dieser Befund gegen die bei der Psoriasis angenommene, parakeratotische Diathese (ŠAMBERGER) spricht.

Inselförmige (diffuse und kleinherdförmige) Palmo-Plantarkeratosen wurden verschiedentlich *im Anschluß an Infektionen* (Pneumonie: NIKURIN; Influenza, Angina: O'DONOVAN; Masern: BIDDLE) beobachtet. Hierbei kann der weitere Verlauf verschieden sein: Entweder ist die Keratose nur von beschränkter Dauer und heilt nach einiger, nach Wochen, Monaten, ja bisweilen auch nach Jahren zählenden Zeit restlos ab oder aber sie bleibt dauernd bestehen. Im ersterwähnten Fall handelt es sich um symptomatische Formen, während man sich im zweiten Fall meistens mit der Erklärung begnügen muß, daß der Infektion die Rolle eine Gelegenheitsursache für die Entwicklung der idiotypisch bedingten Keratose zukommt.

Vielfach besteht keine Notwendigkeit, bei inselförmigen, symmetrischen Palmo-Plantarkeratosen dieselben als idiopathische Affektion zu deuten; bei einer ganzen Reihe von in der Literatur niedergelegten Beobachtungen läßt sich der Krankheitsprozeß zwangloser als *Ekzema tyloticum* (BALBAN, Disc. RIEHL) oder *psoriasiformes Ekzem* (BROCQ) bezeichnen.

An dieser Stelle sei auch auf das im Abschnitt *Callus* Gesagte verwiesen; ebenso sei an die Möglichkeit des Vorkommens von *Abortivformen* des Keratoma hereditarium palm. et plant. UNNA-THOST erinnert.

Von den *zentral-trophoneurotisch bedingten, inselförmigen Palmo-Plantarkeratosen* bedürfen wegen ihrer meist symmetrischen Anordnung hier nur die bei der *Tabes* beobachteten Fälle einer Erwähnung. Häufig umrahmt dabei die inselförmige Keratose an den Plantarflächen ein Mal perforant. Die *nach peripheren Nervenverletzungen* auftretenden, umschriebenen Keratosen im Bereich der Fußsohlen und Handinnenflächen können außer Betracht gelassen werden, da keine Symmetrie vorhanden ist. Im Abschnitt *circumscript, solitär oder gruppiert auftretende Keratosen* ist hierauf kurz eingegangen.

2. Symptomatische Formen.

Eingangs wurden die verschiedenen, hierher gehörenden Palmo-Plantarkeratosen aufgezählt. Von diesen sollen nur die in Gruppe 4 zusammengefaßten Formen *zentral-trophoneurotischen Ursprungs* kurz besprochen werden. Ein näheres Eingehen auf die übrigen Formen erübrigt sich, da dieselben einerseits Varianten von anderen wohldefinierten Dermatosen darstellen bzw. ihre vorwiegende Lokalisation an den Handinnenflächen und Fußsohlen rein fakultativ ist und andererseits die betreffenden Affektionen a. a. O. dieses Handbuches eingehend besprochen werden.

Insel- und streifenförmige Palmo-Plantarkeratosen können sowohl in Gefolgschaft von zentral gelegenen wie auch peripheren Erkrankungen und Verletzungen des Nervensystems auftreten. Im letztgenannten Fall tritt die Hyperkeratose jedoch nicht symmetrisch auf, so daß ihre Rubrizierung in der Gruppe der symmetrischen Palmo-Plantarkeratosen nicht gerechtfertigt ist. Aus diesem Grunde soll auf diese Fälle auch nicht näher eingegangen werden.

Inselförmige Plantarkeratose bei Tabes. Über das Vorkommen einer symmetrischen, inselförmigen Plantarkeratose bei Tabes berichten NICOLAS, LACASSAGNE und CHEVALLIER. Die Keratose beschränkte sich nicht nur auf die Druckpunkte, sondern lokalisierte sich

auch im Bereich des Fußgewölbes. Die zwischen den einzelnen Herden liegende Haut
war von normaler Beschaffenheit. Stellenweise hatten sich hahnenkammartige Gebilde im
Bereich der keratotischen Läsionen gebildet. Gleichzeitig waren beiderseits ein Mal perforant
vorhanden. Der Nervenstatus ergab außer reflektorischer Pupillenstarre das Vorhandensein
anästhetischer Zonen an beiden Beinen. Die genannten Autoren deuteten die keratotischen
Veränderungen als tertiäres, hyperkeratotisches Syphilid.

c) Multipel-kleinherdförmige Palmo-Plantarkeratosen.

Die in diese Gruppe gehörigen Palmo-Plantarkeratosen sind hinsichtlich
ihrer Systematik und Pathogenese am allerumstrittensten. Wie bisher unterscheiden wir auch hier 1. zwischen den *genuinen,* ausschließlich oder vorwiegend
keimplasmatisch bedingten Formen einerseits und 2. den *symptomatischen,* erworbenen Typen andererseits. In der ersten Gruppe werden zunächst die erblichen,
familiär auftretenden Fälle besprochen und im Anschluß hieran jene Beobachtungen, bei denen kleinherdförmige, symmetrische Keratodermien solitär auftraten. Entsprechend den diffusen und inselförmigen Palmo-Plantarkeratosen
sehen wir auch hier *den Krankheitsprozeß entweder sich auf die Handinnenfläche
und Fußsohlen beschränken oder bisweilen mit anderweitigen Störungen im Verhornungsprozeß bzw. mit solchen an anderen Organsystemen vergesellschaftet.*

Auf der einen Seite wird mit Nachdruck die Anschauung von der nosologischen Entität der einzelnen, genuinen Formen vertreten und auf der anderen
Seite die einzelnen, verschieden benannten Typen als Varianten ein und desselben Grundprozesses aufgefaßt.

Schließlich rangieren hier einige besonders benannte Palmo-Plantarkeratodermien, deren Pathogenese noch ungeklärt ist und von denen man noch nicht mit
Sicherheit weiß, ob sie den genuinen oder symptomatischen Formen zuzurechnen
sind und inwieweit es sich bei ihnen überhaupt um selbständige Krankheitsbilder handelt *(Porokeratosis papillomatosa palm. et plant.* Mantoux, *Helodermia simplex et annularis* Vörner*).* Da die Verlaufsform eher für einen
erworbenen-Prozeß zu sprechen scheint, haben wir sie vorläufig der Gruppe
der symptomatischen Palmo-Plantarkeratosen zugeordnet.

Auf das Uneinheitliche in der Nomenklatur wiesen wir bereits hin. Als
Sammelname für die in diesem Abschnitt besprochenen Palmo-Plantarkeratosen
möchten wir mit Neuber die Bezeichnung *Keratodermie* oder besser noch
Keratosis idiopathica disseminata palmo-plantaris vorschlagen. Diese Namen
passen sowohl auf die von Brauer einerseits und von Buschke-Fischer
andererseits beschriebenen Formen, als auch auf die gröberen, papulösen
Typen *(Keratosis palmo-plantaris papulata* Siemens*).* Die wesentlichen Merkmale: der idiopathische Ursprung, die Lokalisation und die disseminierte
Stellung der einzelnen Efflorescenzen wird durch diese Benennung mit
genügender Deutlichkeit zum Ausdruck gebracht.

1. Idiopathische Formen.

A. Erbliche Fälle: Keratosis idiopathica disseminata palmo-
plantaris.

Keratoma hereditarium dissipatum palmare et plantare (Brauer).

Synonyma. Keratodermia punctata, Forme ponctuée de la kératodermie
palmo-plantaire symétrique Besnier, Keratosis palmo-plantaris papulosa
(Siemens).

Historisches. Unter diesem Namen beschrieb Brauer (a) im Jahre 1912 an Hand
von 9 einschlägigen Fällen ein Krankheitsbild, das sich von den bisher bekannten Palmo-
Plantarkeratosen durch das familiäre Auftreten von kleinherdförmigen, in ihrer Gesamtheit

morphologisch wohlcharakterisierten Verhornungsanomalien unterschied. Insbesonders trat BRAUER für eine Wesensverschiedenheit des von ihm beschriebenen Krankheitsbildes gegenüber einem von BUSCHKE und FISCHER zwei Jahre zuvor *Keratodermia maculosa disseminata palm. et plant.* benannten Keratose ein. BRAUER bemängelt einmal die von BUSCHKE-FISCHER gewählte Bezeichnung, da diese nicht genügend eine *bestimmte* Keratose aus dem Rahmen der kleinherdförmigen Keratodermien heraushebt und auch auf andere, gerade abzugrenzende Formen anwendbar ist, und schließlich bringt er zum Ausdruck, daß die BUSCHKE-FISCHERsche Form eine Abart des von ihm beschriebenen Krankheitsbildes sei. Möglicherweise liegt der von DAVIS-COLLEY (1879) als „Disseminated clavus of hands" beschriebenen Keratose die gleiche Affektion zugrunde.

Heute ist die Mehrzahl der Autoren geneigt, trotz unverkennbarer Unterschiede beide Bezeichnungen als Synonyma für ein und dasselbe Krankheitsbild aufzufassen. Was die Nomenklatur betrifft, so schlägt SKLARZ unter Weglassung des Beiwortes „hereditarium" an Stelle von „maculosa" die Bezeichnung „punctata" vor. SIEMENS gibt statt des abenteuerlich langen Namens der schon von OPPENHEIM vorgeschlagenen Bezeichnung „Keratosis palmo-plantaris papulosa" den Vorzug.

Klinik. Das Leiden beginnt vorwiegend erst im 2. Lebensjahrzehnt (BRAUER, BRANN). Ein Beginn vor dem 20. Lebensjahr scheint weitaus seltener zu sein (FUHS, ARONSTAM: Angeblich seit Geburt bestehend [in 4 Generationen beobachtet], SWEITZER: Seit frühester Kindheit, FUHS: 10. Lebensjahr, ADIGESALOV: 16. Lebensjahr), dagegen fällt der Beginn des Leidens nicht so selten nach dem 35. Lebensjahr.

Befallen werden Männer und Frauen; ob die an dem bisher vorliegenden, zahlenmäßig kleinem Material gemachte Feststellung über ein Mehrbefallensein des männlichen Geschlechtes (LIEBERTHAL: 20 Männer und 7 Frauen) den tatsächlichen Verhältnissen entspricht, muß dahingestellt bleiben.

Die *ersten Symptome* äußern sich in dem Auftreten von etwa stecknadelkopfgroßen, intracornealen Hornperlen im Bereich der Planta und Vola, entweder gleichzeitig oder zeitlich nacheinander (ADIGESALOV u. a.). Die Efflorescenzen verursachen keinerlei subjektive Beschwerden. Sie lassen jegliche Entzündung in ihrer unmittelbaren Umgebung vermissen. Wenn auch die einzelnen Efflorescenzen in relativ kurzer Zeit ihr charakteristisches Gepräge gewinnen, so ist doch das Tempo der Progredienz außerordentlich langsam. Hat einmal der Krankheitsprozeß seinen Höhepunkt erreicht — und dies tritt bei harter, manueller Arbeit im Verlaufe von Monaten oder innerhalb von 1—2 Jahren ein — so bleibt er meistens in unverminderter Stärke zeitlebens bestehen und ändert kaum seinen Charakter.

An den dem Werkzeugdruck ausgesetzten Stellen zeigt die Einzelläsion im Bereich ihrer Randpartie gewöhnlich eine besonders ausgesprochene Hyperkeratose. Das Zustandekommen der Läsionen ist jedoch nicht an die Druckstellen gebunden, sondern auch an den nicht von Druckschäden getroffenen Hautstellen von Palma und Planta zu beobachten.

Die Außenfaktoren provozieren nicht, sondern variieren nur das Krankheitsbild. Stehen die Einzelefflorescenzen sehr dicht nebeneinander, so hat man bei flüchtiger Betrachtung zunächst den Eindruck einer diffusen oder inselförmigen Palmo-Plantarkeratose. Erst bei näherem Zusehen stellt sich heraus, daß lediglich die dichte Stellung der Einzelefflorescenzen oder eine gleichzeitig vorhandene, durch die Arbeitsverrichtungen bedingte Schwiele, in welche die einzelnen Läsionen eingesprengt sind, eine inselförmige oder diffuse Palmo-Plantarkeratose vorgetäuscht haben.

Bei *vollausgebildetem Krankheitsbild* ist dessen auffälligstes Merkmal das Vorhandensein von mehr oder minder zahlreichen, unter Umständen in einer Zahl von mehreren Hundert vorhandenen, grübchenförmigen Substanzverlusten. Bei Handarbeitern setzen sich in den Vertiefungen gern Schmutzpartikelchen fest. Die einzelnen, napfförmigen Substanzverluste sitzen jedoch nicht wie bei der diffusen Form des Palmo-Plantarkeratose inmitten einer gleichmäßig die Vola und Planta einnehmenden Verdickung der Hornschicht, sondern jedes Grübchen ist von einem schmalen, meist nur 1—2 mm breiten, hyperkeratotischen Saum begrenzt, in dessen Bereich im Gegensatz zur zentralen Partie die Papillar-leistenzeichnung meist erhalten ist. Diese Einsenkungen stellen das Negativ ausgefallener Hornsequester von schalen- bis kugelförmiger Gestalt dar.

In den frühesten Stadien bieten die intracorneal gelegenen, das Hautniveau nicht oder kaum überragenden Einlagerungen, den Anblick von stecknadel-kopfgroßen, in der Farbe sich von jener der Umgebung kaum abhebenden Hornkugeln. In einem weiteren Entwicklungsstadium differenziert sich das kugelförmige Gebilde von seiner Umgebung durch eine Prominenzzunahme, eine mehr weißlichgelbe Farbe und das Auftreten einer kreisförmigen Furche innerhalb der Efflorescenz. Hierdurch resultiert das Bild eines Hornpfropfes, welcher von einer schmalen hyperkeratotischen Zone umwallt wird.

Fällt dieser Pfropf spontan oder durch mechanische Insulte aus, so entsteht die beschriebene, grübchenförmige Einsenkung.

Ein Konfluieren einzelner Läsionen ist in keinem Falle zu beobachten; selbst bei sehr dichter Stellung wahrt die Einzelläsion ihren Charakter. Die einzelnen Hornpfröpfe können wohl von einem gemeinsamen Wall umzogen sein, doch sind die einzelnen Perlen voneinander durch schmale Fissuren getrennt. Auch nach deren Ausfallen bleibt diese Trennung deutlich, indem sich zwischen den benachbarten, grübchenförmigen Einsenkungen nach oben verjüngende Epithelwände aufbauen.

Dieses Auftreten von intracornealen Hornperlen und deren Negativ, die grübchenförmigen Einsenkungen sind keineswegs für die Brauersche Kerato-dermie pathognomonisch. Die gleichen Erscheinungen lassen sich auch bei der diffusen und inselförmigen Palmo-Plantarkeratose beobachten, unbeschadet, ob es sich um eine genuine oder symptomatische Form handelt.

Die einzelnen Herde sind rundlich, polygonal oder elliptisch gestaltet, wo-bei die Längsachse der Papillarleistenzeichnung parallel läuft. Die Papillar-leisten selbst umfließen die Efflorescenz wie ein Fluß die Brückenpfeiler, indem sie wohl im Bereich der hyperkeratotischen Randpartie nachweisbar sind, jedoch die zentrale Partie aussparen. Die kleinen, bis hanfkorngroßen Läsionen über-ragen das umgebende Hautniveau entweder gar nicht oder nur unbedeutend; erst wenn die einzelnen Herde etwa Reiskorngröße erreicht haben oder wenn sie im Bereich der Druckpunkte in schwielig verdicktem Terrain liegen, werden sie stärker prominent.

Entfernt man den zentralen, je nach dem Alter der Läsion mit einer kon-kaven, planen oder mitunter auch konvexen Oberfläche versehenen Horn-sequester mittels Pinzette, so gelingt dies infolge der Adhärenz mit der Unter-lage nur mit einem gewissen Kraftaufwand. Der entfernten Horneinlagerung entspricht eine schlüssel- oder becherartige Einsenkung mit opak-gelblichweißem Grund. Bei der spontanen Elimination erfolgt die Loslösung des Hornpfropfes nicht an seinem tiefsten Punkt, vielmehr bleiben seine untersten Lagen mit dem Grund adhärent. Dieser Befund erklärt, warum der Papillarkörper nicht rosig durchschimmert, sondern der Grund der grübchenförmigen Einsenkung einen gelblichweißen Farbton aufweist, sofern nicht Schmutzpartikelchen denselben überdecken.

Nach der Abstoßung der zentralen Partie hat der Krankheitsprozeß an dieser Stelle mitunter noch nicht sein Ende gefunden. Von Brauer (a) u. a. über längere Zeit durchgeführte Beobachtungen sprechen dafür, daß sich der zentrale Hornpfropf durch eine circumscript erhöhte Proliferationsenergie neu bilden kann. Letztere kann so erheblich sein, daß an Stelle der Hornperlen *prismatische, mehrere Millimeter lange Hornnadeln* entstehen. Diese klinisch den Namen multipler Hauthörner verdienenden Auswüchse stören die Kranken bei ihren Arbeitsverrichtungen und werden von ihnen gewöhnlich mit der Schere dicht über der Hautoberfläche abgetragen. Fallen derartige Gebilde spontan oder durch mechanische Insulte aus, so hinterbleibt nicht die gewöhnlich zu beobachtende, flach schüsselförmige Einsenkung, sondern ein tieferer, scharfrandiger Krater. Im allgemeinen zählen aber die Beobachtungen über das

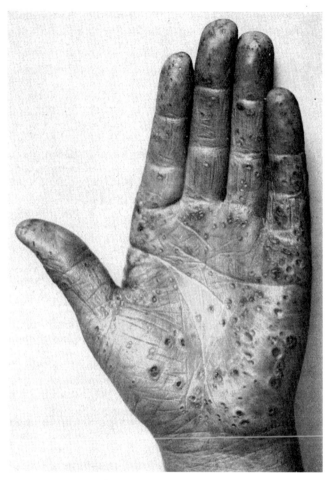

Abb. 20. Keratoma palmare et plantare hereditarium.
[Aus G. BRANN: Arch. f. Dermat. 139 (1922)].

Anwachsen des zentralen Hornpfropfes zu den beschriebenen, meist bernsteingelb verfärbten Hornnadeln zu den Seltenheiten.

Bei hart arbeitenden Individuen kann durch das Vorhandensein von Schwielen im Bereich der Druckpunkte das Bild der kleinherdförmigen Palmo-Plantarkeratose verwischt werden (W. FISCHER). Solche Fälle imponieren zunächst als inselförmige oder diffuse Palmo-Plantarkeratose. Berücksichtigung der Berufsart, das Vorhandensein kleinherdförmiger, keratotischer Läsionen außerhalb der Druckstellen und schließlich günstigenfalls der Nachweis eines familiären Vorkommens lassen unschwer die durch Außenfaktoren bedingte Komponente von dem eigentlichen Krankheitsprozeß abstrahieren.

An manchen Stellen läßt sich eine Gruppierung der Einzelefflorescenzen erkennen, doch trifft dies nur für eine Minderzahl von Fällen zu. Eine *streifenförmige Anordnung* scheint sehr selten zu sein (Rinsema, Feldmann, *eigene Beobachtung*).

Der Übergang zwischen hyperkeratotischer Randpartie und gesunder Umgebung erfolgt unmittelbar, ohne daß sich ein erythematöser Randsaum dazwischenschiebt. Über das Vorkommen einer erythematösen Randzone bei der Brauerschen Keratodermie finden sich nur ganz spärliche Angaben.

Handinnenflächen und Fußsohlen sind meist ausgesprochen symmetrisch befallen. Irgendwelche Prädilektionsstellen innerhalb dieses Bereiches lassen sich nicht erkennen. Die Efflorescenzen beschränken sich nicht nur auf den eigentlichen Handteller, sondern sitzen auch an den Beugeflächen der Finger. Ein Aberrieren einzelner Läsionen auf die Dorsalfläche, speziell im Bereich der Finger in Höhe der Gelenke, zählt zu den Ausnahmen (Rinsema).

Die *Zahl* der vorhandenen Herde wechselt von Fall zu Fall außerordentlich. Mitunter lassen sich nur 4—5 Exemplare nachweisen, während in anderen Fällen mehrere Hundert vorhanden sind.

An den Fußsohlen treten im Bereich der Auftrittsflächen (Ferse, seitlicher Fußrand, Großzehenballen) die Einzelläsionen viel weniger prägnant in Erscheinung, da an diesen Stellen meist eine diffuse Hyperkeratose vorhanden ist, in welche die Einzelefflorescenzen eingesprengt sind. Mitunter ist der hyperkeratotische Prozeß an den Fußsohlen viel stärker ausgeprägt wie an den Händen (Sweitzer). Eine gleichzeitige *Hyperidrosis* an Händen und Füßen (Fuhs, Delbanco) wird nur selten beobachtet, und es darf eher das Gegenteil als Regel gelten.

Im übrigen lassen sich, abgesehen von gelegentlichen, *subungealen Keratosen*, bei der Brauerschen Form der kleinherdförmigen Palmo-Plantarkeratosen *kaum sonstige Störungen im Verhornungsprozeß an anderen Körperstellen* nachweisen. Das gleiche gilt für den Nachweis von krankhaften Vorgängen an anderen Organsystemen. Die von einigen Autoren (Brann, Oppenheim) mitgeteilten Befunde über das Vorkommen von endokrinen und zentral-trophoneurotischen Störungen stehen vereinzelt da.

Subjektive Beschwerden werden von den Kranken selten geäußert und sind nur in sehr ausgeprägten Fällen vorhanden. Insbesonders können die in der Fußsohle eingelagerten Hornpfröpfe durch ihre Druckempfindlichkeit die Gehfähigkeit beeinträchtigen.

Der *Verlauf* ist chronisch. Schwere Arbeit scheint in manchen Fällen die Progredienz des Leidens zu begünstigen. Das Krankheitsbild ist in seiner Intensität kaum Schwankungen unterworfen. Einige Beobachtungen sprechen im Gegensatz zum Keratoma palm. et plant. Unna-Thost, bei dem im Senium eine Abschwächung in der Intensität des Krankheitsprozesses nicht selten ist, für eine Zunahme der Hyperkeratose im höheren Alter. Bei genügend langer und exakter Beobachtung mag es gelingen, das Verschwinden der ein oder anderen Efflorescenz und das Auftreten neuer Efflorescenzen zu verfolgen (Oppenheim, Lieberthal). Im großen und ganzen bleibt, nachdem das Krankheitsbild sich erst einmal zur vollen Höhe entwickelt hat, das Aussehen der Affektion zeitlebens unverändert und ist kaum nennenswerten Veränderungen unterworfen.

Pathologische Anatomie. Im Bereich der Cutis weicht der anatomische Befund kaum von der Norm ab. Weder an den Gefäßen noch an den Drüsen und übrigen Cutiselementen sind irgendwelche nennenswerte Veränderungen nachweisbar. Einige Autoren vermerken zwar perivasculäre Zellinfiltrate, doch sind diese so geringfügig, daß kaum von einem pathologischen Prozeß gesprochen werden kann. Nur dann, wenn öfters mechanische Reize einzelne

Herde treffen, z. B. häufiges Abschneiden einzelner Excrescenzen mit der Schere, sieht man im Corium entzündliche Prozesse (ADIGESALOV).

Sitz der Erkrankung ist ausschließlich die Epidermis. Die Retezapfen sind verlängert; durch ihre Verzweigung am Ende entsteht im Schnitt ein maschenartiges Gefüge. Direkt unterhalb des Hornpfropfes verlaufen sie in senkrechter Stellung zur Cutis, während sie im Bereich der unmittelbar angrenzenden Partie die Läsion wie auch bei anderen, circumscripten Keratomen (Cornu cutaneum) „krebsscherenartig" umgreifen.

Neben der *Acanthose* des Rete ist noch das Verhalten des Stratum granulosum bemerkenswert. Im Bereich der Peripherie kann es bis auf 8 Zellagen vermehrt sein, während es im Zentrum unterhalb der zentralen, pflockartig gegen die Cutis vordringenden und das Rete komprimierenden Hornansammlung entweder völlig fehlt oder stark reduziert ist. Hierin lauten die Angaben der einzelnen Beobachter verschieden.

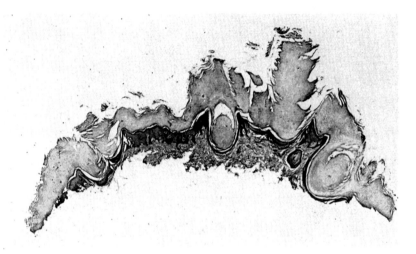

Abb. 21. Keratoma hereditarium dissipatum palmare et plantare BRAUER.
Übersicht, Lupenvergrößerung.

Dem klinischen Bild entspricht das Verhalten des mächtig verdickten Stratum corneum im Bereich der Effloreszenz. Im Bereich der Randpartie besteht eine mächtige *Hyperkeratose,* welche bisweilen die Höhe des Rete um ein Mehrfaches übertrifft. Die einzelnen Schichten sind dicht gefügt und zeigen eine echte Hyperkeratose. Die zentrale Partie dagegen, welche klinisch dem Hornpflock bzw. dessen Negativ entspricht, unterscheidet sich von dieser dadurch, daß bei Erhaltensein der zentralen Hornansammlung stellenweise deren Schichtung lockerer ist. Hinsichtlich der Frage, ob es im Bereich der zentralen Partie zu einer echten Verhornung kommt, gehen die Ansichten der einzelnen Autoren auseinander. Während BRAUER Parakeratose beschreibt, fanden andere Untersucher (BRANN, LIEBERTHAL) und wir selbst eine völlig normale, kernlose Verhornung; die von BRAUER beschriebene Parakeratose beruht wohl auf einer irrtümlichen Deutung von Farbstoffniederschlägen.

Im Schnitt getroffene Schweißdrüsenausführungsgänge sind als solche nicht verändert, dagegen finden sich bei ihrem Durchtritt durch das Rete mitunter in ihrer unmittelbaren Umgebung aufgeblähte und teilweise vakuolisierte Zellen. Desgleichen nimmt im Bereich des Stratum corneum die dem

Drüsenausführungsgang unmittelbar benachbarte Partie mitunter die Färbung weniger gut an.

Ätiologie und Pathogenese. Hinsichtlich des *erbbiologischen Verhaltens* bestehen weitgehende Analogien zu der diffusen Form der hereditären Palmo-Plantarkeratose. Die ursprüngliche Annahme von Brauer, daß die weiblichen Familienmitglieder nicht befallen werden und das Leiden nicht weiter vererben, hat sich auf Grund weiterer Beobachtungen (Brann, Fuhs [e]) als irrig erwiesen. Fernerhin lehren die Mitteilungen von Fuhs (e), Junghans, Sweitzer u. a., daß das Leiden, soweit die bisherigen, wenig umfangreichen Stammbäume einen solchen Schluß zulassen, *dominant* vererbbar auftritt. Immerhin scheint aber *diese Dominanz nicht so regelmäßig zu sein, wie bei der diffusen Palmo-Plantarkeratose* Unna-Thost. Hinsichtlich der Feststellung eines *Überspringens*

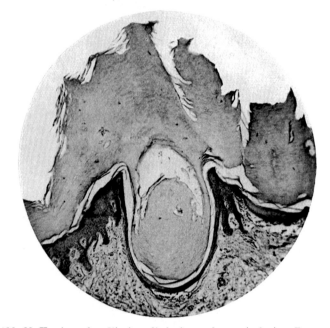

Abb. 22. Keratoma hereditarium dissipatum palmare et plantare Brauer.
Zentrale Hornpflockbildung. Obj.: Leitz 4. Ok.: Periplanat 12×.

von Generationen dürfte sich Zurückhaltung empfehlen. Berücksichtigt man nicht die Tatsache, daß das Leiden hinsichtlich seiner Manifestation zeitlich einen großen Spielraum aufweist, so können leicht erbbiologische Fehlschlüsse gezogen werden.

Das bisher vorliegende Material ist noch zu wenig umfangreich, um über den Vererbungsmodus bindende Angaben machen zu können.

Einige Autoren (Brann, Oppenheim) fanden bei ihren Kranken *endokrine und trophoneurotische Störungen* und versuchten diese zu der Dermatose kausalgenetisch in Beziehung zu setzen. Hinsichtlich der Frage nach einem kausalgenetischen Zusammenhang solcher endokrinen Störungen mit der Dermatose selbst sei auf das verwiesen, was eingangs und bei Besprechung der diffusen und herdförmigen Palmo-Plantarkeratosen hierüber gesagt wurde. Eine solche Kombination mit endokrinen Störungen gehört für die Brauersche Form zu den Ausnahmen. Entweder bestehen tatsächlich Zusammenhänge in der Art, wie wir sie bereits besprachen (s. S. 319), oder aber es handelt sich um

Zufälligkeiten. In eine Debatte hierüber kann erst dann eingetreten werden, wenn eine genügende Zahl von Beobachtungen dieselben als Zufallsbefund auszuschließen gestattet. Französische Autoren (BESNIER, HALLOPEAU, HALLOPEAU und CLAISSE) halten bei ihren übrigens von der BRAUERschen Palmo-Plantarkeratose vielfach verschiedenen Keratodermien ein *Mitbeteiligung der Schweiß-drüsen* bei der Entstehung der Keratose für wesentlich. Diese vorwiegend auf klinische Beobachtungen gestützte Annahme findet aber weder in den anatomischen noch klinischen Befunden eine Stütze. Den Schweißdrüsenpori kommt bei der Pathogenese nur insofern eine Bedeutung zu, als sie infolge ihrer dichten Stellung besondere Terraineigentümlichkeiten schaffen.

Das Einzige, was wir sicher wissen, ist lediglich die keimplasmatische Bedingtheit des Leidens. Inwieweit auch äußere Faktoren an der Entwicklung des Genotypus zum Phänotypus mitbeteiligt sind, läßt sich von Fall zu Fall nur schätzen.

Hinsichtlich der dem klinischen Bild zugrunde liegenden, formalgenetischen Gesetze können wir uns nur in vagen Vermutungen ergehen. Verständlich erscheint uns die Hornpflockbildung in jenen Fällen, wo dieselbe an ein Drüsenostium gebunden ist; eine solche anatomische Bindung zwischen Hornpflock und Drüsenporus ist aber fakultativ. Die krebsscherenartige Abbiegung der Retezapfen ist für die BRAUERsche Palmo-Plantarkeratose keineswegs pathognomonisch, sondern findet sich auch bei anderen, circumscripten Keratomen. Sie läßt sich zwanglos als auf rein mechanischem Wege entstanden erklären *(vis a centro)*.

Diagnose. Der nicht entzündliche Charakter läßt von vornherein eine Reihe ebenfalls kleinherdförmiger, symptomatischer Palmo-Plantarkeratosen ausschließen. Das familiäre Auftreten ist nicht immer ein verläßliches Kriterium, insofern als dessen Nachweis aus rein äußeren Gründen nicht immer möglich ist. Selbst wenn eine Untersuchung von Nahverwandten des Probanden stattgefunden hat, besagt der negative Ausfall dieser Erhebungen mit Hinsicht auf die große Manifestationsbreite noch nichts gegen die Möglichkeit eines familiären Auftretens.

Von den *symptomatischen, kleinherdförmigen Palmo-Plantarkeratosen* können zwei Formen der BRAUERschen Keratodermie außerordentlich ähnlich sehen: 1. *Clavi syphilitici* und 2. *palmo-plantar lokalisierte Arsenkeratosen.* Bei beiden Affektionen fehlt klinisch mitunter jegliche entzündliche Reaktion in der unmittelbaren Umgebung der einzelnen Läsionen oder ist so wenig ausgeprägt, daß sie klinisch kaum in Erscheinung tritt.

So beobachtete MONCORPS (a, b) einen Fall von Clavi syphilitici, welche sich klinisch kaum von der von BRAUER bzw. von BUSCHKE-FISCHER beschriebenen Palmo-Plantarkeratodermie unterscheiden ließ. In diesem Falle handelte es sich um eine serologisch durch 8 kombinierte Neosalvarsan-Bismogenol-Kuren nicht beeinflußbare Lues; der Kranke kam mit einer seronegativen Lues I in Behandlung. Die erwähnten 8 Kuren verteilten sich auf einen Zeitraum von 4 Jahren. Die letzte Kur lag bei Auftreten der Keratodermie eine volles Jahr zurück. Neben der mit Hyperidrosis einhergehenden Keratodermie fand sich am Nasenflügel eine frambösiforme Papel mit positivem Spirochätenbefund. Unter einer kombinierten Neosalvarsan-Malariakur heilte die Palmarkeratose innerhalb von 56 Tagen restlos ab. Dieser Fall wurde deswegen etwas ausführlicher erwähnt, weil die zuerst von LEVIN eingehend beschriebenen Clavi syphilitici an sich eine seltene Erscheinung sind (OSTRČIL *fand unter 1500 Syphilitikern nur 4mal Clavi syphilitici*), nicht immer mit anderweitigen, klinisch prägnanten Luessymptomen vergesellschaftet sind und diagnostisch zu schwerwiegenden Fehlschlüssen Anlaß geben können. Für die Diagnose ist es daher wesentlich zu wissen, daß bei der luischen, von französischen Autoren als Syphilide cornée bezeichneten Keratodermie bzw. bei den Clavi syphilitici der Prozeß in etwa $38^0/_0$ einseitig lokalisiert ist (LEVIN) und häufig nur die Palmae oder Plantae befallen sind. Das Häufigerbefallensein der Männer gegenüber den Frauen kann als differentialdiagnostisches Merkmal nicht verwertet werden.

So wenig ausgesprochen die klinischen Unterschiede sind, so wesensverschieden ist der histologische Befund: Im Vordergrund der Veränderungen stehen die dichten, perivasculären Zellinfiltrate besonders um die Gefäße des Oberflächenplexus; die Hyperkeratose gibt sich in diesen Fällen als sekundär zu erkennen.

Wahrscheinlich liegt auch den Beobachtungen von Vajda und Bryčev und Smelov eine symptomatische Keratose luischer Genese zugrunde: Neben der erst seit 2 Jahren bestehenden Keratodermie waren bei der von letztgenannten Autoren beobachteten 50jährigen Frau tuberöse Syphilide vorhanden.

Auch mit den *Arsenkeratosen* können erhebliche Analogien vorkommen. Hier schützt jedoch die Inspektion der übrigen Haut vor Fehldiagnosen; daß sich die Arsenintoxikation lediglich in Form einer Palmo-Plantarkeratodermie

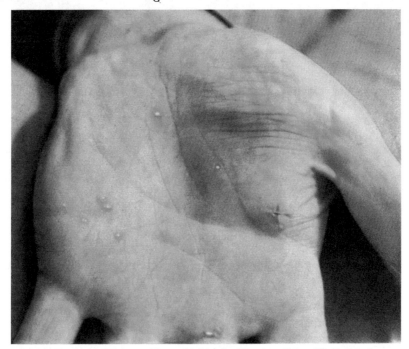

Abb. 23. Clavi syphilitici vom Typus der kleinherdförmigen Palmo-Plantarkeratosen.

äußert, kommt praktisch seltener vor. Meist sind auch noch im Bereich anderer Hautbezirke Keratosen vorhanden und zugleich charakteristische Verfärbungen. Überdies lassen die einzelnen Läsionen bei genauer Analysierung ihrer morphologischen Eigentümlichkeiten Unterschiede erkennen. Die stecknadelkopf- bis sagokorngroßen Einsenkungen liegen bei der As-Keratose inmitten inselförmiger Verhornungsbezirke, welche überdies häufig durch einen erythematösen Randsaum gegen die nicht veränderte Umgebung abgesetzt sind. Ferner bevorzugen die As-Hyperkeratosen die Gelenkbeugen, während bei der Brauerschen Keratodermie diese Stellen eher ausgespart werden. Und schließlich kommt es bei letztgenannter im Anschluß an das Ausfallen der sagoartigen Hornperlen nie zu so mächtiger Warzenbildung, wie es verschiedentlich bei der As-Keratose beschrieben wurde (Nobl und Glassberg).

Seltener treten *palmo-plantar lokalisierte Epidermophytien* in Form einer kleinherdförmigen Keratodermie auf. Meistens sind bei diesen symptomatischen, durch eine Pilzinfektion bedingten Keratosen die Palmo-Plantarflächen diffus oder inselförmig befallen, wobei die für die idiopathischen Formen in hohem Maße charakteristische Symmetrie in vielen Fällen fehlt. Verwechslungen können eigentlich nur dann vorkommen, wenn man das Negativ von ausgefallenen Hornperlen als Kriterium für das Vorliegen einer kleinherdförmigen Keratodermie nimmt. Im übrigen bestehen genügend prägnante, klinische Unterschiede gegenüber der BRAUERschen Keratodermie: Fehlen der Symmetrie, Kürze der Zeit zwischen Beginn der ersten Symptome und vollausgebildetem Krankheitsbild, subjektive Beschwerden, entzündliche Erscheinungen.

Dagegen besteht eine weitgehende Ähnlichkeit mit einer ätiologisch noch ungeklärten, dem Verlauf nach aber wohl den symptomatischen Formen zuzurechnenden Palmo-Plantarkeratose, welche von MANTOUX unter dem Namen *Porokeratosis papillomatosa palm. et plant.* beschrieben wurde.

Bei genauer Betrachtung der Einzelefflorescenz weist letztere eine Eigentümlichkeit auf, welche bei der BRAUERschen Keratodermie nicht nachzuweisen ist. Es ist dies der für die MANTOUXsche Porokeratosis palm. et plant. charakteristische, blaurote Punkt im Zentrum der Efflorescenz. Ist der zentrale Hornpfropf ausgefallen, so schimmert der Papillarkörper rosig durch, ein Befund, der sich bei der BRAUERschen Keratose nicht erheben läßt. Seinen Grund hat dies in dem gänzlich verschiedenen, anatomischen Substrat (siehe pathologische Anatomie der Porokeratosis palm. et plant. MANTOUX). Abgesehen hiervon deutet auch der Verlauf beider Dermatosen auf ihre Wesensverschiedenheit hin. Das gleiche gilt noch für einige kasuistische, nur schwer zu klassifizierende Beobachtungen von BALZER-GERMAIN, DE BEURMANN-GOUGEROT und BALZER-BOYÉ.

Finden sich bei der BRAUERschen Keratodermie mehrere Einzelherde von einem gemeinsamen, hyperkeratotischen Wall umzogen, so kann, wie die Diskussion im Anschluß an einen von H. MÜLLER (1928) vorgestellten Fall lehrt, die Abgrenzung gegenüber der *Porokeratosis* MIBELLI zunächst Schwierigkeiten machen. Meist schützt aber das Vorkommen von porokeratotischen Läsionen an anderen Körperstellen und die Beachtung der für die Porokeratosis MIBELLI absolut charakteristischen Morphe der Einzelefflorescenz (Wallpartie mit cornoïder Lamelle, Furchenbildung) vor Verwechslungen.

Schließlich haben noch einige von französischen Autoren (ÉMERY, GASTOU und NICOLAU) als *Verrues familiales héréditaires* beschriebene Fälle und einige als *Helodermia* VÖRNER bezeichnete Beobachtungen eine entfernte Ähnlichkeit mit der hier in Frage stehenden Keratodermie. Bei erstgenannter Affektion finden sich außer kleinen, zentral gedellten Keratosen an Palmae und Plantae warzige Efflorescenzen an Handrücken und Unterarmen. DARIER will diese Warzen an den Handrücken und Unterarmen nur als Begleiterscheinung der häufig familiären Psorospermosis follicularis gelten lassen, zumal sich diese auch an Handinnenflächen und Fußsohlen lokalisieren kann. Bei der VÖRNERschen *Helodermia simplex et annularis* handelt es sich meines Erachtens um unter einem gemeinsamen Namen zusammengefaßte, pathogenetisch verschiedenartige Prozesse. Dafür spricht sowohl die von VÖRNER gegebene Beschreibung wie auch die verschiedene Verlaufsform. So erlaubt z. B. Fall 4 eine Identifizierung mit der Porokeratosis MIBELLI, zumal da bei der sonst sehr eingehenden, differentialdiagnostischen Abgrenzung gerade die letztgenannte Keratose nicht berücksichtigt wurde. Und schließlich läßt die Beschreibung des histologischen Befundes mit dem Nachweis chronisch entzündlicher Zellinfiltrate und sonstiger Veränderungen an den Cutiselementen kaum Analogien zu der BRAUERschen Keratose erkennen.

Das von GANS beschriebene anatomisch ausschließlich auf die Schweißdrüsenausführungsgänge beschränkte *Keratoma periporale* kann, wenn es sich ausschließlich auf die Palmo-Plantarflächen beschränkt (Fall 1), der Brauer-schen Keratodermie außerordentlich ähneln. In den bisher beschriebenen Fällen jedoch, einschließlich der von Schmidt als *Porokeratosis non vera perstans* (Gans, Feldmann) und von Hidaka als Porokeratosis vera bezeichneten Beobachtungen war die Lokalisation nicht streng an die Palmo-Plantarflächen gebunden und der Verlauf durch seine Flüchtigkeit zum Teil anders wie bei der palmo-plantaren Keratose Brauer.

Verlauf. Die Keratose behält zeitlebens ihren Charakter und zeigt eine nur sehr langsame Progredienz. Bei einer genügend langen Beobachtungszeit gelingt wohl bisweilen der Nachweis des Verschwindens und Neuauftretens einiger Efflorescenzen, doch ändert dies nichts an der Chronizität des Krankheitsprozesses und dem klinischen Bilde in seiner Gesamtheit. Interessant wäre es, den Rückgang und die Anbildung von Efflorescenzen mit der von Oppenheim und Bettmann benutzten Dermatotypie zu fixieren.

Bedeutungsvoll für die Auffassung, wonach die verschiedenen Typen der genuinen Palmo-Plantarkeratosen Varianten ein und deselben Grundprozesses sind, ist eine von Galewsky mitgeteilte, allerdings einen solitären Fall betreffende Beobachtung. Hierbei wurde die Entwicklung einer diffusen Palmo-Plantar-keratose aus einer kleinherdförmigen im Verlauf von 15 Jahren beobachtet. Diese Beobachtung und zwei weitere von Werther und Neuber mitgeteilte Fälle stehen bis jetzt vereinzelt da. Solche Übergänge von einem Typus in den anderen mögen vorkommen, sind jedoch äußerst selten. Überdies läßt sich in dem von Galewsky mitgeteilten Fall für die Transformation die Mitwirkung der früher vorgenommenen Röntgenbestrahlung nicht völlig von der Hand weisen.

Die *Prognose* ist quoad sanationem absolut schlecht. Spontanheilungen wurden bisher nicht beobachtet; ebensowenig gelingt es, die Affektion durch therapeutische Maßnahmen für längere Zeit zum Verschwinden zu bringen.

Therapie. Es finden die gleichen Maßnahmen wie bei der diffusen Palmo-Plantarkeratose Anwendung (s. S. 330). Ein Dauererfolg läßt sich mit keiner der verschiedenen Methoden erzielen. Am wirksamsten ist immer noch die gelegentliche Anwendung von Salicylsäure in Form von Pflastern und Salben (Lanolinum, Eucerinum c. aq.) und protahierte, warme Seifenbäder und nachfolgend Abschaben der erweichten Hornmassen mittels Rasierapparates. Manche Patienten ziehen die Applikation von Glycerin jeder anderen Behandlung vor.

B. Solitäre Fälle.

Die bisher beschriebenen, solitären Fälle lassen *zwei Gruppen* erkennen. Die *1. Gruppe* betrifft jene Beobachtungen, *bei denen sich das Krankheitsbild von der hereditären Form in kaum mehr als in dem fehlenden Nachweis der Heredität unterscheidet*, und die *2. Gruppe* umfaßt diejenigen Fälle, die *durch ihre Systematisation und das Vorkommen von Naevi keratodes an anderen Körperstellen, die völlig fehlende oder nur unvollkommen ausgebildete Symmetrie und durch die nicht streng auf die Palmo-Plantarflächen beschränkte Lokalisation ihre Naevus-natur manifestieren.*

Wie schon mehrfach betont, spricht der mangelnde Nachweis einer Heredität nicht gegen die Auffassung der solitären Formen als keimplasmatisch bedingte Dermatose. Sicherlich gehört überdies mancher der als solitär beschriebenen Fälle in Wirklichkeit zu der hereditär auftretenden Gruppe, zumal die späte Manifestation (im 45. Lebensjahr, Galewsky, im 60. Lebensjahr, Riehl) und äußere Umstände eine Untersuchung der Ascendenz und Descendenz nicht immer gestatten und die anamnestischen Angaben nur mit Vorsicht zu verwerten sind.

Abgesehen hiervon ist das solitäre Vorkommen der Keratosis idiopathica palmo-plantaris disseminata in einer ganzen Reihe von Beobachtungen sicher gestellt. Für ihre Beurteilung als idiotypische oder idiodispositionelle Dermatose ist weniger der mangelnde Nachweis von das Krankheitsbild auslösenden Faktoren als vielmehr der ganze Verlauf der Keratose maßgebend.

Während bei den dem Typus BUSCHKE-FISCHER zuzurechnenden Fällen mitunter erhebliche Schwierigkeiten hinsichtlich einer Abgrenzung gegenüber den symptomatischen Formen entstehen können, machen die der zweiten, naeviformen Gruppe zugehörigen Fälle in ihrer Beurteilung als Idiodermatose vom Typus des Keratoma dissipatum naeviforme palmo-plantare BRAUER kaum Schwierigkeiten.

Keratodermia maculosa disseminata palmaris et plantaris BUSCHKE-FISCHER.

Synonyma. Keratodermia papulosa disseminata palm. et plant., Keratodermia disseminata symmetrica palm. et plant., Keratodermia punctata disseminata symmetrica palm. et plant.

Definition. Obengenannte Affektion ist durch das symmetrische Auftreten multipler, zarter, kleinherdförmiger Keratosen an den Palmar- und Plantarflächen charakterisiert. Sie stellt durch ihr solitäres Auftreten eine Variante der ebenfalls kleinherdförmigen und symmetrischen, hereditären Keratodermia BRAUER dar.

Historisches. Das Krankheitsbild wurde 1910 von BUSCHKE und FISCHER in der Ikonographia dermatologica beschrieben. Es unterscheidet sich von der 2 Jahre später von BRAUER beschriebenen Keratodermie durch die zartere Beschaffenheit der einzelnen Läsionen und den mangelnden Nachweis der Heredität.

In der Folge entspann sich eine lange Diskussion, welche neben Prioritäts- und Identitätsfragen sich besonders auf die Nomenklatur zentrierte. Teils wurde zur Kennzeichnung ähnlicher Keratodermien der von BRAUER vorgeschlagene Name (JUNGHANS, BRANN, HACHEZ, FUHS u. a.), teils die BUSCHKE-FISCHERsche Bezeichnung (GALEWSKY, CALLOMON, SKLARZ u. a.) benutzt. Für die Frage nach der Priorität und nach der Wesensverwandtschaft beider Keratosen ergaben sich aus der Debatte zwei Feststellungen: 1. *die Palmo-Plantarkeratose* BUSCHKE-FISCHER *ist als solitäre Form der idiopathischen, kleinherdförmig und symmetrisch auftretenden Palmo-Pantarkeratodermien aufzufassen*, und 2. *die solitäre Form wurde zuerst — und zwar von* BUSCHKE *und* FISCHER *beschrieben.* Wenn schon die *eigentlich unnötige* Trennung zwischen den stärker ausgeprägten, hereditären Fällen einerseits und den zarten, solitär auftretenden Formen vorgenommen wird, dann sollte man die jeweilige Benennung auch die von BUSCHKE-FISCHER und BRAUER für jede der beiden Typen gegebene Charakteristik berücksichtigen. In dieser Hinsicht herrscht in der Nomenklatur eine heillose Verwirrung: ausgesprochen papulöse und hereditäre Formen findet man unter der von BUSCHKE-FISCHER vorgeschlagenen Bezeichnung beschrieben und umgekehrt (siehe Synonyma). Auf diese Widersprüche hat auch SIEMENS hingewiesen.

Klinik. Der Beginn des Leidens liegt nur selten vor dem 20. Lebensjahr. Die Mehrzahl der Kranken hat bei Auftreten der ersten Symptome sogar das 30. Lebensjahr überschritten. Auch noch nach dem 50. Lebensjahr kann die Keratose manifest werden.

Gelegentlich kommt es vor, daß bei solitärem Auftreten eine zarte, makulöse Keratosis palmo-plantaris symmetrica nur einen zeitlich mehr oder minder lang verweilenden Bildausschnitt aus einem Entwicklungszyklus darstellt, welcher entweder mit einer diffusen oder einer disseminierten Palmo-Plantarkeratose begann. Solche Transformationen sind mehrfach in der Literatur beschrieben. Hierbei läßt sich aber nicht immer mit Sicherheit entscheiden, inwieweit und ob dieser Wechsel paratypischen Faktoren zuzuschreiben ist. Während sich in dem von GALEWSKY mitgeteilten und bereits erwähnten Fall (Röntgenbestrahlung) diese Frage kaum mit Sicherheit beantworten läßt, trat bei dem von WERTHER beobachteten Kranken der Umschwung im klinischen Bild im Anschluß an eine schwere As-Dermatitis auf.

Die *Beschaffenheit der Einzelläsion* ist viel zarter wie bei den familiären Fällen des von BRAUER beschriebenen Typus. Die Keratose kann so schwach ausgeprägt sein, daß ihre Existenz dem Träger entweder gar nicht oder kaum zum Bewußtsein kommt. In Form erbsen- bis stecknadelkopfgroßer, kaum das Hautniveau überragender Horneinlagerungen, fühlt man die Läsionen besser als daß man sie sieht. Bei seitlich auffallendem Licht treten sie etwas deutlicher in Erscheinung. In ihrer Farbe unterscheiden sie sich von der Umgebung entweder nur wenig oder durch vermehrten Glanz und ein mehr weiß-gelbliches Kolorit.

In manchen Fällen aber (OPPENHEIM) sind die Einzelherde etwas massiver, so daß die Bezeichnung *maculosa* auf den Prozeß nicht recht paßt und an deren Stelle das Beiwort *papulosa* zutreffender erscheint (SIEMENS).

Entzündliche Erscheinungen in der unmittelbaren Umgebung der Krankheitsherde fehlen in der Regel und kommen nur ausnahmsweise zur Beobachtung. NEUBER weist darauf hin, daß das Fehlen einer hyperämischen Umrandung nicht als differentialdiagnostisches Unterscheidungsmerkmal herangezogen werden kann, da nach seinen Beobachtungen das Vorhandensein oder Fehlen der erythematösen Randzone sehr von dem Zeitpunkte der Beobachtung abhängt. Bei noch jungen Herden — und solche treten bisweilen nach vorangegangener Röntgenbehandlung im Bereich der bis dahin nicht erkrankten Hautstellen auf — findet man häufiger erythematöse Randsäume; mit dem Altern der Efflorescenz verschwinden sie jedoch spurlos.

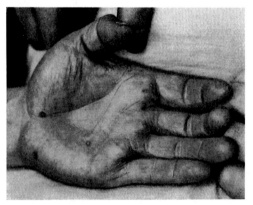

Abb. 24. Keratodermia palmaris et plantaris maculosa disseminata.

Die *Oberfläche* der einzelnen Herde kann einen ganz verschiedenen Befund bieten. Bei sehr zarten, kaum prominenten Läsionen ist die Oberfläche glatt mit erhaltener oder verwischter Papillarleistenzeichnung. Andere Effloreszenzen mit stärker ausgeprägter, manchmal verruköser Hyperkeratose zeigen eine flach-muldenförmige oder kraterartige *Eindellung*, eine Erscheinung, auf die bereits mehrfach bei Besprechung der anderen Palmo-Plantarkeratosen eingegangen wurde. Bei den von BUSCHKE und FISCHER beschriebenen Fällen sah man auf dem Grund der Eindellung hier und da die Papillarschlingen bläulich durchschimmern. In den meisten Fällen jedoch wird man diese Feststellung nicht machen können, da die Auflockerung der Hornlamellen und der sich in den Vertiefungen festsetzende und nur bei sehr sorgfältiger Hautpflege entfernbare Schmutz ein undurchsichtiges Medium schaffen.

Das klinische Bild und der ganze *Verlauf* der kleinherdförmigen, idiopathischen Palmo-Plantarkeratosen, mögen sie nun das von BRAUER oder von BUSCHKE-FISCHER beschriebene Bild bieten, ist keineswegs so stationär und im Aussehen gleichbleibend, wie es nach den ersten Veröffentlichungen der genannten Autoren den Anschein hat. In der Literatur sind eine ganze Reihe von Beobachtungen niedergelegt, wonach bei genügend langer und sorgfältiger Beobachtung sich der morphologische Charakter der Keratose ändert.

Derartige Beobachtungen konnten WIRZ, OPPENHEIM, CALLOMON und LIEBERTHAL machen.

Hinsichtlich der *Hyperidrosis* als Begleitsymptom lauten die Angaben verschieden; in der Mehrzahl der Fälle scheint jedoch eine Hyperidrosis zu fehlen.

Irgendwelche *andere Anomalien im Verhornungsprozeß* lassen sich bei den isolierten Fällen vom Typus BUSCHKE-FISCHER kaum feststellen, wenn man von den in einigen Fällen beschriebenen *Nagelveränderungen* (Verdickung, Verlust der Transparenz, verstärkte Krümmung in sagittaler und frontaler Richtung) absieht. Bei einer Reihe von Fällen (BUSCHKE-FISCHER, SKLARZ,

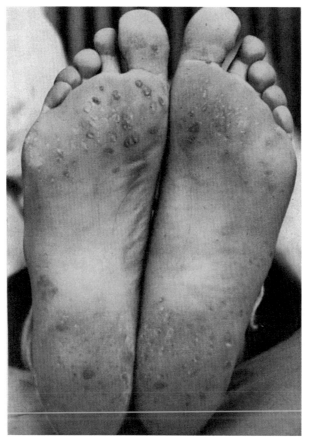

Abb. 25. Keratosis palmo-plantaris papulosa (familiärer Fall).

OPPENHEIM) wurde hypothetisch oder auf Grund des Vorkommens bestimmter Symptome (Nervosität, hysterische Stigmata, Menstruationsstörungen und ähnliche) die Manifestation der Keratose mit *zentral-nervösen* oder *endokrinen Störungen* in ursächlichen Zusammenhang gebracht. Der geringen Zahl dieser Beobachtungen steht eine größere Anzahl mit nach dieser Richtung hin negativen Befunden entgegen (RUSCH, LIEBERTHAL, FUHS, WIRZ, SIEMENS).

Mit Hinblick auf das über die Koinzidenz nervöser und endokriner Störungen a. a. O. Gesagte (s. S. 284) und mit Rücksicht auf die Tatsache, daß nur bei einem kleineren Teil der Beobachtungen solche Störungen nachweisbar waren, wird man jenen Autoren recht geben müssen, die einen unmittelbaren Kausalzusammenhang zwischen Keratose und den genannten Störungen ablehnen.

Neuber betrachtet die Pathogenese unter einem weiten Gesichtswinkel, indem er die Kombination von Keratose mit nervösen Störungen und der in manchen Fällen „expansiven Wucherung" des Ektoderms und seiner Abkömmlinge (Naevus, Leukokeratosis, Onychogryphosis, Magencarcinom u. a.) durch die Annahme einer gleichsinnig krankhaften Dispositon der gesamten Ektodermanlage zu erklären versucht. Das Vorhandensein oder Fehlen solcher Anomalien von seiten des Nervensystems und der unter dessen Impulsen stehenden, endokrinen Drüsen ließe sich unter dieser Annahme als Ausdruck eines vorwiegend quantitativ verschiedenen Dispositionsgrades auffassen.

Die *pathologische Anatomie* der Palmo-Plantarkeratosen vom Typus Buschke-Fischer ist mit jener der hereditären Form Brauers so weitgehend gleichartig,

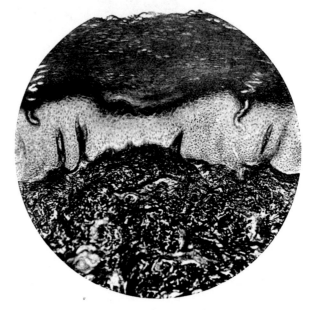

Abb. 26. Keratodermia maculosa disseminata symmetrica palmaris et plantaris Buschke-Fischer.
[Aus E. Sklarz: Arch. f. Dermat. 144 (1923).]
Obj. A. Abbe zweilinsig. Proj.-Ocular 2. Grünfilter. Vergr. 65:1.

daß zur Vermeidung von Wiederholungen auf die dort gegebene Darstellung verwiesen werden kann. Ebenso erübrigt sich ein nochmaliges Eingehen auf die differentialdiagnostischen Fragen.

Die Ansichten über die *therapeutische Beeinflußbarkeit* gehen auseinander. In erster Linie vermag wie auch bei den übrigen Palmo-Plantarkeratosen eine sachgemäße Hautpflege unter Verwendung protrahierter, heißer Seifenbäder, nachheriges Einfetten oder Applikation von Keratolytika und Glycerin die Hyperkeratose in Schach zu halten. Während Neuber, Konrad, Uhlmann, Herrmann u. a. bei Einhaltung einer bestimmten Technik von der Röntgen-behandlung der idiopathischen Palmo-Plantarkeratosen im allgemeinen Gutes sahen, warnen andere Autoren (Bering u. a.) vor deren Anwendung.

Überblickt man das gesamte Literaturmaterial vom Standpunkt der Frage aus, ob bei den idiopathischen, symmetrisch und kleinherdförmig auftretenden Palmo-Plantarkeratosen die Aufstellung zweier besonderer Typen im Sinne von Brauer einerseits und Buschke-Fischer andererseits berechtigt ist, so muß man zu einer verneinenden Antwort kommen. *Die bei den beiden Typen verschiedene Intensität und der Nachweis bzw. das Fehlen eines hereditären Vorkommens sind keine Unterscheidungsmerkmale von prinzipieller Bedeutung.* Weiterhin sei zum Schluß noch einmal auf die von verschiedenster Seite betonte Feststellung hingewiesen, daß im Verlauf der Erkrankung *Übergänge von den kleinherdförmigen zu den inselförmigen und diffusen Palmo-Plantarkeratosen vorkommen können.* Diese wenn auch nicht sehr zahlreichen Beobachtungen bestärken in der Annahme, daß es sich bei all den auf Grund minutiöser und nebensächlicher Unterschiede verschieden benannten Palmo-Plantarkeratosen idiopathischen Ursprungs um Varianten ein und derselben keimplasmatischen Bedingtheit handelt.

Die jetzt folgenden Fälle gehören im engeren Sinne eigentlich nicht in das Kapitel der Palmo-Plantarkeratosen, denn die Symptome sind nicht ausschließlich auf die Palmo-Plantarflächen und deren angrenzenden Hautbezirke beschränkt, sondern auch an anderen Körperstellen nachweisbar. *Ihrem ganzen Wesen nach handelt es sich um zweifelsfreie Naevi keratodes, welche ihre besondere morphologische Differenzierung und damit zugleich ihre Ähnlichkeit mit der vorher beschriebenen BRAUERschen Keratodermie teils den Terraineigentümlichkeiten der Palmo-Plantarflächen und teils unbekannten Faktoren verdanken.* Man täte bei der Beobachtung weiterer, derartiger Fälle besser daran, nicht von einer (begrifflich anders zu wertenden) Keratodermie bzw. Keratoma zu sprechen, sondern die Bezeichnung *Naevus keratodes palmo-plantaris* zu wählen und die jeweilige, morphologische Differenzierung durch entsprechende Beiwörter wie *papulosus, dissipatus, poriformis* zu kennzeichnen. Aus diesen Gründen begnügen wir uns mit einer nur flüchtigen Besprechung dieser aus Gründen der Nomenklatur hier erwähnten Beobachtungen.

Keratoma dissipatum naeviforme palmare et plantare BRAUER.

Historisches. Unter diesem Namen wurde von BRAUER im Jahre 1927 „eine Naevusform des Keratoma dissipatum" beschrieben. Soweit das kurze Referat über einen von BIBERSTEIN im Jahre 1924 vorgestellten Fall einen Schluß zuläßt, hat es sich bei dieser Beobachtung um ein Keratoma dissipatum naeviforme im Sinne BRAUERs gehandelt. Unter dem gleichen Titel veröffentlichten MASCHKILLEISSON und PER eine Beobachtung, über welche zuvor POSPELOFF berichtete. Im übrigen finden sich in der Literatur keine Analoga.

Klinik. Was den von BRAUER veröffentlichten Fall betrifft, so unterscheidet sich derselbe auf den ersten Blick von den familiären Fällen dadurch, daß *die Veränderungen an den Handtellern und Fußsohlen nur eine Teilerscheinung eines mächtigen, systematisierten Hornnaevus darstellen.* BRAUER selbst betont, daß trotz der morphologischen Verschiedenheit von jenen, am übrigen Körper zu beobachtenden Veränderungen die palmo-plantar lokalisierten Läsionen nicht als wesensverschieden, sondern als Erscheinungen desselben Naevus zu deuten sind. Fast am ganzen Körper mit Ausnahme des linken Beines fand sich ein teils flächenhaft, teils streifenförmig konfigurierter Naevus keratodes ohne besonders auffällige, morphologische Differenzierung: neben plâqueartigen, streifenförmigen und papulösen Läsionen waren im Bereich der Innenseite des linken Oberarmes auch an die Follikel gebundene, filiforme Hornexcrescenzen von etwa 2 mm Länge vorhanden. Im Bereich der Volarflächen und der rechten Planta glichen die Efflorescenzen völlig der bei der familiären Fällen des Keratoma dissipatum palm. et plant. beschriebenen Form, so daß sich eine Beschreibung erübrigt.

Der Naevus, einschließlich der Palmo-Plantarveränderungen, war *bereits bei der Geburt vorhanden.* Histologisch bestand eine völlige Identität mit dem hereditären Keratoma dissipatum.

Während aber bei letzterem eine Systematisation der Einzelefflorescenzen bisher nicht bebachtet wurde, war in diesem Falle im Bereich der Volar- und Plantarhaut eine ausgesprochen systematisierte Anordnung vorhanden.

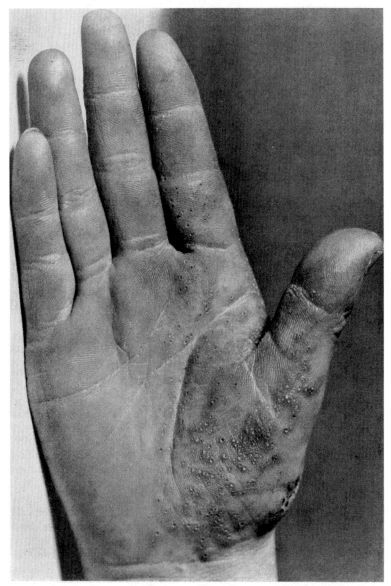

Abb. 27. Keratoma dissipatum naeviforme palmare et plantare Brauer.
[Aus A. Brauer: Arch. f. Dermat. 152 (1926).]

Bemerkenswert ist weiterhin noch die *unvollkommen ausgeprägte Symmetrie:* die linke Fußsohle war völlig frei und die Intensität der Erscheinungen an beiden Handinnenflächen verschieden.

Selbst wenn am übrigen Körper der Naevus nicht in so enormer Ausdehnung vorhanden wäre, so ließe sich schon aus der Anordnung (Systematisation) der Einzelefflorescenzen und aus dem Vorhandensein der Läsion bereits bei der

Geburt genügend Anhaltspunkte für die Auffassung der Affektion als Naevus gewinnen.

Für die besondere morphologische Differenzierung der Läsionen im Bereich

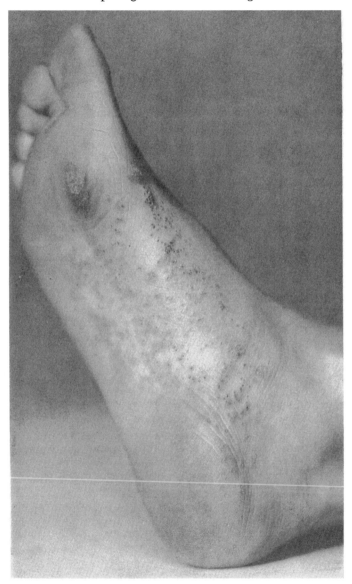

Abb. 28. Keratoma dissipatum naeviforme palmare et plantare BRAUER.
[Aus A. BRAUER: Arch. f. Dermat. 152 (1926).]

der Palmo-Plantarflächen wird von BRAUER wohl mit Recht die Terraineigentümlichkeit in erster Linie beansprucht.

Wahrscheinlich hat es sich bei dem von BIBERSTEIN im Jahre 1924 vorgestellten Fall ebenfalls um einen in Form des Keratoma dissipatum naeviforme palm. et plant. BRAUER gehandelt. JADASSOHN bezeichnete bei dem Kranken die Kombination der naeviformen Keratose mit einer ausgesprochenen Ichthyosis als besonders bemerkenswert. Der von Maschkileisson und Per veröffentlichte Fall verdient eigentlich kaum eine Gleichstellung mit der Brauerschen Beobachtung, denn hier hatte der Naevus keratodes die Palmo-Plantarflächen am wenigsten befallen. Gemeinsam war lediglich das Aussehen der Einzeleffloreszenzen und dieses ist ja, wie wir des öfteren betonten, keineswegs pathognomonisch.

Die Hypothese, wonach zentral trophoneurotische oder innersekretorischen Einflüssen bei der Entstehung der besonders differenzierten Herde an Handteller und Fußsohle eine ursächliche Rolle zukommt, entbehrt bei vorliegendem Fall jeglicher Stütze.

Eine Therapie kam bei der enormen Ausdehnung des Naevus kaum in Frage.

Kürzlich beschrieb G. Hopf unter dem Namen *Akrokeratitis verruciformis* ein auf den ersten Blick ungewöhnliches Krankheitsbild: Die 26jährige Patientin erkrankte mit 13 Jahren im Anschluß an Varicellen an einer universellen, schuppenden Dermatose. Nach deren Abklingen blieb an den Hand- und Fußrücken eine Aussaat von verruciformen, jeglicher Therapie trotzenden Keratosen und an den Handtellern eine kleinherdförmige, nicht sehr stark ausgeprägte Keratosis punctata im Sinne des *Keratoma dissipatum* Brauer zurück. Hopf faßt seine Beobachtung mit Recht als naevoide Bildung auf. Bei den diffusen Palma-Plantarkeratosen wurden analoge Beobachtungen gemacht (s. S. 317), soweit dieselben die Manifestation von palmo-plantaren Keratosen im Anschluß an exanthemische Infektionskrankheiten und die Kombination dorsal aberierter, umschriebener Keratosen mit palmo-plantaren Keratosen betreffen. Mit der *Epidermodysplasia verruciformis* Lewandowsky-Lutz hat auf Grund der histologischen Daten die von Hopf beschriebene und als Variante der naevoiden, kleinherdförmigen Palmo-Plantarkeratosen aufzufassende Affektion wohl nichts zu tun.

2. Symptomatische Formen.

Hier soll nur eine der vielen, symptomatischen Verlaufsformen näher besprochen werden, die von Mantoux beschriebene *Porokeratosis papillomatosa palm. et plant.* Die übrigen, symptomatischen, kleinherdförmigen Palmo-Plantarkeratosen sind an anderen Stellen dieses Handbuches eingehend gewürdigt und überdies von mir in diesem Abschnitt in ihrer differentialdiagnostischen Bedeutung gewürdigt worden (s. S. 355).

Porokeratosis papillomatosa palmaris et plantaris Mantoux.

Synonyma. Porokeratosis à localisation periostiosudoripare, Keratodermia verrucosa nodularis (Lortat-Jacob).

Geschichte. Erstmalig wurde das Krankheitsbild im Jahre 1903 von Ch. Mantoux, einem Schüler Brocqs, ausführlich beschrieben. Ähnliche Beobachtungen wurden von de Beurmann-Gougerot u. Balzer-Germain (1905) mitgeteilt. Ob die früher beschriebenen Fälle von Davis-Colley, Besnier (Baretta-Moulage Nr. 560, Hôpital St. Louis), Hallopeau und Claisse (1891) mit dem von Mantoux beschriebenen Krankheitsbild identisch sind, läßt sich mit Sicherheit kaum entscheiden. Viel näher liegt es, diese Beobachtungen den kleinherdförmigen Palmo-Plantarkeratosen im Sinne von Buschke-Fischer, bzw. Brauer zuzurechnen.

Klinik. Die Primärläsionen treten innerhalb von 24 Stunden ohne subjektive Beschwerden in Gestalt von multiplen, etwa stecknadelkopfgroßen, intradermal gelagerten Knötchen auf. Dieselben unterscheiden sich in ihrer Farbe kaum von der der Umgebung und ähneln den dysidrotischen Perlen. Nur sind sie zunächst nicht so deutlich prominent wie diese und weniger scharf gegen die Umgebung abgesetzt. Ein weiterer Unterschied besteht in der Konsistenz;

versucht man diese intradermalen Einlagerungen mit einem feinen Messerchen herauszuhebeln, so fällt zunächst die hornige Konsistenz derselben auf. Es gelingt nicht, dieselben in toto herauszulösen, vielmehr folgen lediglich einige Hornlamellen.

Die zunächst isoliert an Palma und Planta auftretenden Efflorescenzen zeigen schon in den nächsten Tagen durch das Aufschießen neuer Läsionen eine *Neigung zur Gruppierung.* Im Verlauf von 5—6 Tagen vergrößern sich die einzelnen Efflorescenzen und buckeln die Hornschicht flach kalottenförmig vor. In ihrem Zentrum läßt sich jetzt *eine punktförmige Schwärzung feststellen, welche klinisch das Characteristicum der Affektion ausmacht und sie von ähnlichen kleinherdförmigen Verhornungsanomalien der Handteller und Fußsohlen unterscheidet.* Schon bei Lupenbetrachtung kann man feststellen, daß die zentrale, schwärzliche

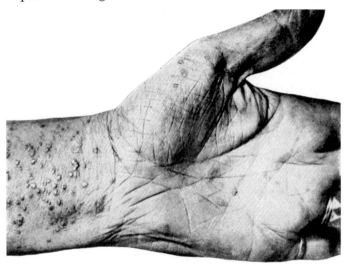

Abb. 29. Porokeratosis papillomatosa palmaris et plantaris MANTOUX.
[Aus CH. MANTOUX: Ann. de dermat. 4 (1903).]

Verfärbung aus mehreren, feinsten, dunkelbraunen Läppchen und Büscheln zusammengesetzt ist.

Im weiteren Verlauf tritt im Zentrum der Einzelläsion ein Substanzverlust auf. Dieses Ereignis ist mitunter schon bei 5—6 Tagen alten Efflorescenzen zu beobachten. Der zentrale Substanzverlust senkt sich vom höchsten Punkt der Läsion flach grübchenförmig mit einem Durchmesser von etwa 0,5 mm Durchmesser ein. Allmählich vertieft sich die Einsenkung und vergrößert sich dabei auch zentrifugal bis zu einem Durchmesser von etwa 5—6 mm. Hierbei wird die in ihrem lappigen Bau mit der Lupe schon bei geschlossener Efflorescenz erkennbare, zentral gelagerte Vegetation freigelegt. Sie besteht aus mehreren, fingerartigen, 0,5—2 mm langen Gebilden von horniger Konsistenz und braunschwarzem Kolorit.

Schließlich kommt es zu einem spontanen oder durch Kratzen mit dem Fingernagel provozierten Ausfallen der *papillomatösen* Einlagerungen. Der Grund des nun etwa 2—3 mm tiefen Grübchens zeigt in der Tiefe rosig durchschimmernde Hornlamellen.

Innerhalb der gruppiert stehenden Efflorescenzen lassen sich die verschiedenen, eben beschriebenen Entwicklungstadien beobachten. Durch Konfluenz kann es zu Einzelherden von 1—2 cm Durchmesser kommen. Hierbei entstehen Bilder, die an einen Naevus keratodes verrucosus erinnern.

Lokalisation. Die Efflorescenzen treten unabhängig von den Druckstellen auf und lokalisieren sich über der Beugeseite der Finger, Zehen und vor allem an Palma und Planta. Zum Teil stehen sie solitär, zum Teil gruppiert. Unverkennbar ist die *Neigung zur Konfluenz.* Die Palmo-Plantarflächen werden nicht immer gleichzeitig und symmetrisch befallen.

Verlauf. So unvermittelt und beschwerdelos wie die Affektion kommt, kann sie auch innerhalb weniger Wochen völlig oder nahezu völlig verschwinden. Die Substanzverluste gleichen sich entweder völlig aus oder sind noch für längere Zeit an flach grübchenförmigen Einsenkungen erkennbar. Letzteres ist eher die Ausnahme als Regel; für gewöhnlich bleibt im letzterwähnten Falle die Randpartie der Einsenkung hyperkeratotisch gewulstet. Zwei Fälle, welche mit der Porokeratosis papulosa palm. et plant. Mantoux identifiziert werden (Lortat-Jacob und Legrain, Milian), zeigten allerdings einen sehr protrahierten Verlauf. Im allgemeinen muß aber daran festgehalten werden, daß die Porokeratosis Mantoux einen flüchtigen Verlauf hat und sich darin grundsätzlich von den kleinherdförmigen Palmo-Plantarkeratodermien vom Typus Brauer bzw. Buschke-Fischer unterscheidet. Über Rezidive finden sich in der wenig umfangreichen Literatur keine Angaben.

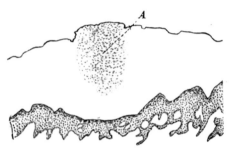

Abb. 30. Schnitt zwischen Peripherie und Zentrum der Efflorescenz.
A Parakeratose im oberen Teil der linsenförmigen Hyperkeratose.
[Aus Ch. Mantoux: Ann. de Dermat. 4 (1903).]

Pathologische Anatomie. Mantoux charakterisiert anatomisch die Affektion als *Papillom*, welches durch die Vorstülpung von Capillaren, Hämorrhagien und eine atypische Reteproliferation sein besonderes morphologisches Gepräge erhält.

In der unmittelbaren Umgebung der Efflorescenzen lassen sich keine von der Norm abweichenden Veränderungen feststellen. Über die Initialläsionen liegen keine anatomischen Daten vor. Die Angaben von Mantoux beziehen sich auf eine bereits vollentwickelte, etwa reiskorngroße Läsion, welche die schwärzliche, papillomatöse Wucherung schon makroskopisch erkennen ließ.

Ein durch die Mitte dieser Efflorescenz gelegter Schnitt bietet ein *außerordentlich charakteristisches Bild, welches keine der übrigen Palmo-Plantarkeratodermien aufweist.* Im Bereich der stärksten Hyperkeratose quellen aus dem Rete kernhaltige Massen heraus, vergleichbar der Erdfontaine eines Granateinschlages, und in das kalottenartig vorgewölbte Stratum corneum hinein. Cytologisch lassen sich an dieser „*bouquetartigen Vorstülpung*" ein epithelialer und bindegewebiger Anteil erkennen. Inmitten dieser eigenartigen Bildung finden sich mächtig erweiterte und von einem Mantel von Bindegewebszellen umgebene Capillaren. Ihr Lumen ist teils mit Erythrocyten, teils mit ockergelben Massen gefüllt. Stellenweise sieht man auch extravasale Hämorrhagien. Rings um dieses vasculär-bindegewebige Gebilde liegt ein Mantel von konzentrisch, geschichteten, epidermalen Zellgebilden mit abgeplatteten Kernen. Nach der Peripherie zu reichen diese geschichteten Epithellamellen bis fast unter die freie Oberfläche. Die oberen Lagen lassen die konzentrische Schichtung vermissen und zweigen sich in ein- oder mehrzellige Züge auf, wobei im Schnitt Anastomosen die kernlosen Bezirke der Hornschicht inselartig umfließen.

Bei näherer Differenzierung fallen innerhalb dieser epithelialen, vorgestülpten Zone noch einige cytologische Details auf: feine Granulation des Protoplasmas bei fehlendem Eleidin, feine Körnung der basophilen Kernsubstanz und deren massige, länglich ausgezogene Gestalt. Im Bereich der konzentrischen Schichtung sind die Kerne stabförmig bei spindelartiger Zellgestalt, während die in freien Zügen liegenden Zellelemente polyedrische Gestalt aufweisen. In der Nähe der Extravasate scheinen der ockergelbe Blutfarbstoff sich den epithelialen Zellelementen durch Diffusion mitzuteilen. Der Übergang von der aus dem Rete aufschießenden Zellgarbe zum Stratum corneum ist allmählich: die Zellkonturen werden unscharf, die Tinktion des Kernes und seines Chromatingerüstes läßt nach. In den die Randpartie der Efflorescenz treffenden Schnitten sieht man dementsprechend inmitten der verdickten Hornschicht inselförmige Bezirke mit Kernresten. Im Bereich der Efflorescenz ist die Oberfläche des Stratum corneum konvex, während sie sich gegen das Rete zu konkav vorbuchtet und dabei dasselbe um mehrere Zellagen abplattet.   Letzterwähnte Erscheinung ist ja

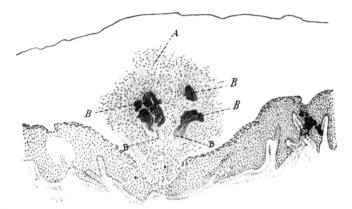

Abb. 31. Schnitt durch die Mitte der Keratose. A Kernhaltige Zellen bis in das Rete hinabreichend. B Papillomatöse Vegetationen. Die dunklen Massen stellen Blut dar.
[Aus CH. MANTOUX: Ann. de dermat. 4 (1903).]

ebenso wie eine Abplattung des Papillarkörpers bei sehr vielen circumscripten Keratomen nichts Ungewöhnliches.

Das Stratum granulosum scheint an der Stelle, wo die Zellgarbe aus der Tiefe sich vorstülpt, unterbrochen. Offensichtlich nimmt die papillomatöse Wucherung von der Cutis ihren Ursprung, doch gelang es MANTOUX in seinen Schnitten nicht, diese Insertion nachzuweisen. Die Biopsie war zu flach entnommen, so daß über den Befund an den Schweißdrüsen und den tieferen Schichten der Cutis keine Angaben gemacht werden können. Soweit Cutisgewebe in den betreffenden Schnitten vorhanden war, ließen sich keine besonderen Veränderungen nachweisen.

Pathogenese und Ätiologie. Unter Hinweis auf die Fälle von RESPIGHI, BESNIER, HALLOPEAU und CLAISSE konstruiert MANTOUX einen ursächlichen Zusammenhang mit den Schweißdrüsenausführungsgängen, ohne aber hierfür den anatomischen Beweis erbringen zu können. Er nimmt an, daß sich womöglich unter dem Einfluß eines noch unbekannten Virus die ersten Veränderungen an den Schweißdrüsenausführungsgängen abspielen und zu einer sekundären, umschriebenen Hyperkeratose bzw. durch Tieferdringen des Virus zu einer papillomatösen Wucherung Anlaß geben.

Sämtliche Inokulations- und Kulturversuche fielen negativ aus; ebenso mißlang der Nachweis des Virus im histologischen Schnitt. Die bisher vorliegenden histologischen Daten, welche nur *ein* Stadium aus den verschiedenen Entwicklungszyklen erfassen, genügen nicht, um mit einiger Sicherheit die Pathogenese des klinischen und anatomischen Bildes zu rekonstruieren.

Der Verlauf scheint dafür zu sprechen, daß es sich bei der MANTOUXschen *Porokeratose um eine symptomatische und sekundäre Keratose handelt.* Mit dieser Vermutung ist aber auch all das erschöpft, was wir über Pathogenese und Ätiologie dieser seltenen Affektion auszusagen vermögen.

Auffällig sind zwei Tatsachen: 1. daß anscheinend besonders gern Personen befallen werden, welche im Posamentiergewerbe beschäftigt sind und 2. daß die Kranken verschiedentlich zugleich eine Lungentuberkulose aufwiesen. Letztgenannte Tatsache bestimmten LORTAT-JACOB und LEGRAIN, bzw. MILIAN zu der Annahme, daß es sich bei diesem seltenen Krankheitsbild um ein Tuberkulid

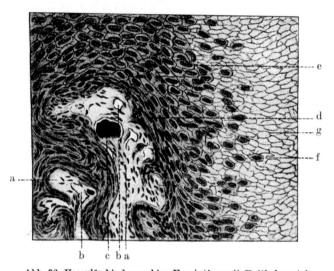

Abb. 32. Vasculär-bindegewebige Vegetation mit Epithelmantel.
a Vasculär-bindegewebige Proliferation. b Erweiterte Capillaren. c Mit Blut gefüllte Capillare.
d Kernhaltige Epithelzellen mit abgeplattetem Kern, concentrisch um die Vegetation angeordnet.
e Kernhaltige polyedrische Epithelzellen mit großem Kern. f Isolierte kernhaltige Zelle. g Hornschicht.
[Aus CH. MANTOUX: Ann. de dermat. 4 (1903)].

handelt. Dieser Auffassung gebricht es vorerst jeglicher Stütze; wir können sie vorerst nur rubrizieren und für spätere Diskussionen über die Ätiologie fixieren.

Differentialdiagnose. Am nächstliegenden erscheint eine Verwechslung der MANTOUXschen Porokeratosis palmo-plantaris mit der Porokeratosis MIBELLI und einigen Formen der kleinherdförmigen Palmo-Plantarkeratosen. Eine Verwechslung ist aber nur bei oberflächlicher Betrachtung des klinisch-morphologischen Bildes möglich; die MANTOUXsche Porokeratose unterscheidet sich, abgesehen von der charakteristischen Differenzierung ihrer Einzelefflorescenzen, vor allem durch ihre Verlaufsform von den genannten Keratosen. Das *Angiokeratoma (corporis naeviforme)* MIBELLI, dessen Läsionen mit dem hier besprochenen Krankheitsbild verwandtschaftliche Züge aufweist, unterscheidet sich durch die andersartige Lokalisation, da es an den Händen vorzugsweise die Streckseiten des Finger und nur ausnahmsweise die Palma befällt.

Als identisch mit der MANTOUXschen Keratose möchten wir die von DE BEURMANN-GOUGEROT und BALZER-GERMAIN mitgeteilten Beobachtungen ansprechen; möglicherweise stellt nach MANTOUX auch die auf Veranlassung von BESNIER angefertigte Baretta-Moulage (Nr. 56, Hospital St. Louis) eine Wiedergabe des von MANTOUX beschriebenen Krankheitsbildes dar. Dieser

Annahme steht die von BESNIER gegebene Beschreibung entgegen, wonach es sich in diesem Falle um eine *Kératodermie erythémateuse* gehandelt hat; eine erythematöse Randzone fehlt aber bei der Porokeratosis papillomatosa palm. et plant. Ebenso bestehen Bedenken gegen eine Identifikation mit den von HALLOPEAU und CLAISSE mitgeteilten Fällen; viel eher weisen diese letztgenannten Beobachtungen verwandtschaftliche Züge zu den kleinherdförmigen Palmo-Plantarkeratosen im Sinne von BUSCHKE-FISCHER bzw. BRAUER auf.

In der Literatur wurden verschiedentlich kleinherdförmige Keratosen beschrieben (KETRON), auf die weder die BUSCHKE-FISCHERsche noch BRAUERsche Beschreibung noch die sonstige erworbene Palmo-Plantarkeratosen paßt, und die andererseits eine gewisse Ähnlichkeit in Klinik und Verlauf mit der hier besprochenen Affektion aufweisen. Von diesen scheint eine von SÉZARY und R. WORMS mitgeteilte Beobachtung *(Parakératose pigmentée en taches des régions plantaris)* noch am meisten Ähnlichkeit mit der Porokeratosis papillomatosa palm. et plant. zu haben.

Wie zwei von BERON veröffentlichte, autochthone Fälle von *Mycetoma* lehren, können die Initialefflorescenzen unter Umständen der MANTOUXschen Porokeratosis papillomatosa weitgehend ähneln. Erwähnenswert ist hierbei noch das Auftreten der gleichen Erkrankung bei Geschwistern. Im weiteren Verlauf bestehen jedoch zwischen beiden Dermatosen genügend Unterschiede, um eine Verwechslung ausschließen zu können.

Prognose. Nach dem bisher Bekannten muß die MANTOUXsche Porokeratosis prognostisch günstig beurteilt werden, denn es kam vorwiegend in relativ kurzer Zeit zu einer Rückbildung der Krankheitserscheinungen. Entweder heilten die Efflorescenzen restlos ohne Hinterlassung von irgendwelchen Veränderungen ab oder hinterließen nur unbedeutende Residuen in Form von napfförmigen Impressionen mit keratotischer Randpartie.

Therapie. Anwendung von Keratolytica und salbeninkorporierten Medikamenten, welche sich therapeutisch bei parasitären Dermatosen bewährt haben (Schwefel-, Teer, Chrysarobin und ähnliche).

Anhang.
Anatomie und Pathogenese der poriformen Substanzverluste an Handinnenflächen und Fußsohlen.

Im Anschluß an die Porokeratosis papillomatosa palm. et plant. MANTOUX scheint uns eine kurze Würdigung der vorwiegend im Bereich der Handteller und Fußsohlen anzutreffenden, porokeratotischen Zustände wünschenswert. Hierunter sei nicht das von MIBELLI beschriebene Krankheitsbild verstanden, sondern das Auftreten grübchenförmiger Einsenkungen ohne besondere Differenzierung der Randpartie an Handtellern und Fußsohlen

Solche grübchenförmigen Einsenkungen können sowohl inmitten der normalen Palmar- und Plantarhaut als einziger pathologischer Befund auftreten, als auch eine Begleiterscheinung diffuser und herdförmiger, genuiner und symptomatischer Palmo-Plantarkeratosen darstellen. BALZER hat in einer verdienstvollen Studie versucht, für das Zustandekommen dieser poriformen Einsenkungen gemeinsame Gesichtspunkte herauszustellen.

Hier sei nochmals betont, was bereits verschiedentlich bei Besprechung von Klinik und Diagnose der verschiedenen Palmo-Plantarkeratosen gesagt wurde; *irgendeine, für diese oder jene Form der Palmo-Plantarkeratosen pathognomonische Bedeutung kommt der ,,Porokeratose" nicht zu.* Die Bezeichnung ,,Porokeratose" ist wenig glücklich, weil sich mit dieser Benennung die Vorstellung eines Gebundenseins der grübchenförmigen Einsenkung an die Schweißdrüsenausführungsgänge verbindet. Die anatomischen Befunde lehren jedoch, daß von einer zwangsläufigen Bindung des klinisch durch einen napfförmigen Substanzverlust charakterisierten Prozesses an die Schweißdrüsenostien keine Rede sein kann. Balzer spricht von einem Keratoderma ponctiforme s. miliaire und rangiert dasselbe hinsichtlich seines anatomischen Sitzes innerhalb der verschiedenen Hautschichten zwischen Molluscum contagiosum und Milium s. Grutum. Stets finden sich die Veränderungen als kompakte Masse *oberhalb* des Rete Malpighi inmitten des Stratum corneum und nicht etwa als Cyste innerhalb des Rete. Hieraus erklärt sich auch der weitere Verlauf: schließlich Exfoliation der umschriebenen, kugel- oder kegelförmigen Hornansammlung und als deren Folge eine kleine kraterförmige Einsenkung.

Balzer führt eine Reihe von klinischen und histologischen Beobachtungen für seine Ansicht an, wonach der Bildung der schließlich exfoliierenden Hornkugeln ein vesikulöses Stadium vorausgeht. Er nimmt an, daß diese primären Vesiculae während ihrer Eintrocknung verhornen und somit klinisch als Bläschen gar nicht erst in Erscheinung treten. Hierbei läßt sich eine mikrobielle Ätiologie der miliaren Bläschen nicht von der Hand weisen.

Ein Hinweis auf das Unbewiesene und Hypothetische dieser Auffassung schmälert das Verdienst von Balzer um eine einheitliche Auffassung der poriformen Keratodermien in keiner Weise. Zu beweisen wäre noch die Entwicklung der miliaren Keratome aus einer primären und mikrobiell bedingten Vesicula; diese Frage ließe sich durch die histologische und bakteriologisch-kulturelle Untersuchung der Primäreffloreszenzen lösen. Wahrscheinlich können aber die poriformen Einsenkungen auf verschiedenem Wege zustande kommen: einmal auf dem von Balzer angenommenen Weg über ein primäres Bläschen und zum anderen durch Faktoren, welche durch die Terraineigentümlichkeiten der Palmar- und Plantarhaut gegeben sind: Reichtum an Schweißdrüsenpori, Hyperkeratose und Hyperidrosis. Vorerst müssen wir aber gestehen, daß dies alles nur Annahmen sind und wir über die viel diskutierten, poriformen Einsenkungen nur recht wenig Sicheres wissen. Nicht anwendbar sind diese Erklärungsversuche auf das Zustandekommen der grübchenförmigen Einsenkungen im Bereich der Dorsalfläche von Hand und Fuß, wie sie bei dem Keratoma periporale Gans und naevoiden Keratosen (Keratoma dissipatum Maschkileisson und Per) vorkommen.

3. Acanthosis nigricans.

Synonyma. Dystrophie papillaire et pigmentaire, Melanodermie papillaire, Keratosis nigricans.

Definition. Die Acanthosis nigricans ist ein polygenetischer Symptomenkomplex, der durch 3 Kardinalsymptome charakterisiert wird: 1. eine bestimmte Körperstellen bevorzugende, entweder gleichmäßig-diffus oder gruppiert auftretende *Papillarhyperplasie*, 2. eine gleichzeitig einsetzende, seltener der Papillarhyperplasie vorangehende *Hyperpigmentation* und 3. eine klinisch weniger auffällige, histologisch jedoch stets nachweisbare *Hyperkeratose*. Entsprechend einer Vergesellschaftung der Acanthosis nigricans mit malignen Tumoren in etwa der Hälfte der Fälle einerseits und dem Fehlen lebensbedrohender Begleiterscheinungen andererseits, unterscheidet man eine *maligne* Verlaufsform von einer *benignen*. Bei letzterer ist die Dermatose von praktisch unbegrenzter Dauer.

Historisches. In der Weltliteratur finden sich mehrfach Hinweise, wonach die Priorität einer erstmaligen Beobachtung und Beschreibung der Acanthosis nigricans nicht, wie in der deutschsprachigen Literatur allgemein angegeben wird, Pollitzer und Janovsky, sondern Crocker und Hue zugesprochen wird. Demgegenüber ist festzustellen, daß der von Pollitzer im Jahre 1890 beschriebene Fall bereits 1884 an der Unnaschen Klinik beobachtet und studiert wurde; Crocker (a), dem die anglo-amerikanische Literatur die

Priorität zuspricht, berichtete über seine Beobachtungen 1899 und HUE aus Rouen veröffentlichte seinen im Jahre 1890 erhobenen Befund erst drei Jahre nach Erscheinen der Arbeiten von POLLITZER und JANOVSKY. Letztgenannte Autoren beschreiben diese seltene Dermatose gleichzeitig und unabhängig voneinander, wobei POLLITZER auch die erste Schilderung des histologischen Befundes gibt. Die heute allgemein gebräuchliche, wenn auch etymologisch nicht zutreffende Bezeichnung Acanthosis nigricans stammt von UNNA und wurde von diesem in Anlehnung an die von AUSPITZ aufgestellte Gruppe der Acanthomata gewählt. Die 1893 von DARIER (a) vorgeschlagene Bezeichnung *Dystrophie papillaire et pigmentaire* kennzeichnet die Dermatose viel treffender; trotzdem hat sich die UNNAsche Benennung mehr in die Nomenklatur eingebürgert. Die Synonyma Melanodermie papillaire und Keratosis nigricans finden sich nur noch in älteren Arbeiten [GAUCHER, KAPOSI (a, b)] und sind heute kaum mehr gebräuchlich.

Schon bald nach dem Bekanntwerden der ersten Fälle wurden die Beziehungen der Acanthosis nigricans zu malignen Neoplasmen diskutiert (DARIER [a, b, c], HALLOPEAU [a, b]). Aus der Zahl der in rascher Folge erscheinenden Arbeiten (HALLOPEAU und JEANSELME, MOUREK, COUILLAUD, KUZNITZKY, TSCHERNOGOUBOFF, BARSKII und POSPELOW, BURMEISTER, DARIER [a, b], JARISCH, SPIETSCHKA) verdienen jene von COUILLAUD und SPIETSCHKA besonders hervorgehoben zu werden. Von ersterem stammt die auch heute noch gültige Frequenzskala der befallenen Hautbezirke und von letzterem die Beobachtung, daß sich die Hauterscheinungen nach operativer Entfernung des Neoplasmas zurückzubilden vermögen. Die Arbeiten der ersten Jahre standen ganz unter dem Eindruck der Annahme von einem ursächlichen Zusammenhang zwischen Dermatose und malignen Neoplasmen. RILLE (1895, 1898, 1901) und *später* HÜGEL (1898) *verwiesen als erste darauf, daß die Beziehung der Acanthosis nigricans zur Krebsbildung durchaus keine ständige ist.*

Damit verlor die Hypothese, daß die Dermatose Ausdruck einer vom Neoplasma ausgehenden *Intoxikation* sei, an Boden, und man neigte jetzt eher der von DARIER (a, b) inaugurierten, *mechano-neuropathischen* Erklärungsversuch zu, wonach die Acanthosis nigricans als Folge einer mechanischen Druckschädigung des Bauchsympathicus und der unter seinem Impuls stehenden Drüsen aufgefaßt wurde. Aber auch diese Theorie erwies sich noch als zu eng gefaßt und nicht auf alle Fälle anwendbar. PORIAS (1909) sieht daher die Ursache der Acanthosis nigricans *ganz allgemein in einer Störung des innersekretorischen Apparates, insbesondere des chromaffinen Systems.* Hierbei läßt er die Frage offen, welche Prozesse die innersekretorischen Störungen bedingen, ob dieselben mechanisch destruktiver oder biochemischer Natur sind.

In den Jahren 1890—1904 wurden ungefähr 30 Fälle von Acanthosis nigricans beschrieben. Im Jahre 1926 schätzt WIEDER die Zahl der bis dahin publizierten Fälle auf 95. Wir selbst fanden bis Juli 1931 insgesamt 204 Fälle sicherer Acanthosis nigricans in der Weltliteratur beschrieben.

Entsprechend einer verschiedenen Verlaufsweise hat man zwei Typen der Acanthosis nigricans aufgestellt; mit BOGROW unterscheiden wir einen *malignen* von einem *benignen* Typ. Zu ersterem zählen jene Fälle, bei denen die Dermatose mit einem malignen Neoplasma (meist Carcinom der Bauchorgane, seltener andersartige Geschwülste) vergesellschaftet ist und welche in mehr oder minder kurzer, jedoch 2 Jahre kaum übersteigender Zeit zum Tode führen. Dem *benignen* Typus werden jene Fälle zugerechnet, wo ein maligner Tumor mit Sicherheit auszuschließen oder zumindest bei längerer Beobachtung mit allen uns zur Verfügung stehenden Hilfsmitteln der Diagnostik nicht nachweisbar ist. Entweder sind die diesem Typus zuzurechnenden Kranken völlig beschwerdefrei oder aber — was weitaus häufiger zutrifft — sie klagen über verschiedenartige Beschwerden (Menstruationsstörungen, Magenbeschwerden) und lassen mehr oder minder prägnante Symptome von im endokrinen Apparat gelegenen Störungen erkennen.

Die sog. benignen Fälle betreffen sehr häufig, aber keineswegs ausschließlich, das jugendliche Alter. Die Affektion kann bei benigner Verlaufsform, bzw. bei jenen Fällen, in denen ein Carcinom mit Sicherheit nicht nachgewiesen wurde, auch erst im dritten Dezennium und noch später manifest werden (*im dritten Dezennium:* MC. INTOSH, KOBAYASHI, DOHI; *nach dem dritten Dezennium:* ARNDT (Carcinomerkrankung möglich), BECKER, BURMEISTER, MOUREK, JANOVSKY, HESS II, TSCHERNOGOUBOFF, MEIROWSKY, BULKLEY, KÖNIGSTEIN, KAPOSI, CROCKER, WOLLENBERG, BROCQ, PORIAS u. a.). *Die vielfach vertretene Ansicht, daß zwischen den beiden Formen, abgesehen von der verschiednen Prognose quoad vitam, auch symptomatische Unterschiede bestehen, läßt sich nicht aufrechterhalten:* Bei beiden Formen sind die an der Haut sich abspielenden Prozesse miteinander identisch. Hinsichtlich Ausbreitung, Intensität und Verlauf der Hauterscheinungen bestehen, wie neuere Beobachtungen lehren (Wieder u. a.), zwischen beiden Typen keine grundsätzlichen Unterschiede. Die im folgenden wiedergegebene Symptomatologie kann daher auf beide Formen der Acanthosis nigricans bezogen werden.

Zahlenverhältnis zwischen der malignen und benignen Verlaufsform. Während man früher unter der Gesamtzahl der zur Beobachtung gelangenden Acanthosis nigricans-Fälle mit einem Überwiegen des Typus malignus, d. h. jener mit Carcinom vergesellschafteten Fälle rechnete, ergibt sich bei einer Sichtung des gesamten bis heute vorliegenden Literaturmaterials unter Ausscheidung sämtlicher, in der Diagnose fraglicher und ungesicherter Fälle, daß diese Annahme unzutreffend ist. Miescher (a) hat bis zum Jahre 1921 98 Fälle und Küttner (b) bis zum Jahre 1926 insgesamt 108 Acanthosis nigricans-Fälle hinsichtlich ihrer Zugehörigkeit zu dem einen oder anderen Typus untersucht. Letztgenannter Autor bezog außer drei von ihm selbst beobachteten Fällen noch sieben inzwischen der Literatur niedergelegte Beobachtungen (Flaskamp, Nicolas, Gaté, Lebeuf, Stevens, Montana, Jadassohn jr.) in seine Statistik mit ein. *Von insgesamt 108 Acanthosis nigricans-Fällen war 49mal eine Koinzidenz mit bösartigen Neoplasmen erwiesen oder wahrscheinlich und 59mal wurden keine Anhaltspunkte für das Vorhandensein einer malignen Neubildung gefunden.* Wir haben in diesem Sinne die von Miescher und Küttner begonnene Statistik weitergeführt. Bei einer neuerlichen Sichtung des Literaturmaterials schien es uns zweckmäßig, eine Reihe von diagnostisch nicht völlig gesicherten oder wegen der Kürze der nur im Referat zugänglichen Arbeit nicht zu beurteilenden Fällen (Francon, Buri, Pawlow, Roberts, Joseph [1. und 2. Fall], Isaac, Hallopeau und Trastour, du Castel, Carol, Mook, Pinard, Lafourcade und Versini, Karrenberg, Rasch, Pickelmann, Jamieson, Senear und Cornbleet) bei unserer Statistik auszuschließen. Unbeschadet der Tatsache, daß die Acanthosis nigricans kongenital und familiär auftreten kann (Miescher), scheint uns doch grundsätzlich bei jenen Fällen hinsichtlich der Diagnose Acanthosis nigricans Skepsis am Platz, die entweder schon bei Geburt oder in frühester Kindheit eine Acanthosis nigricans zeigten (Reijsck, Filser, de Anduiza, Goldbladt, Fox, H. G. Hitaka). Die Beschreibung läßt nicht immer klar erkennen, ob es sich wirklich um eine Acanthosis nigricans handelt oder ob man nicht besser tut, derartige Beobachtungen den ichthyosiformen oder naevoiden Hautveränderungen zuzurechnen.

Tabelle 1.

Gruppe I	Fälle mit klinisch oder anatomisch erwiesenem Neoplasma	62 Fälle	30,4 %
Gruppe II	Fälle, bei denen ein malignes Neoplasma aus klinischen Gründen wahrscheinlich ist	49 „	24,1 %
Gruppe III	Fälle ohne Anhaltspunkte für ein malignes Neoplasma	93 „	45,5 %

Bei dieser Zusammenstellung wurden die nach der Küttnerschen Arbeit erschienenen oder dort nicht berücksichtigten Publikationen von Onozuka, Soetomo, Ottkhine, Caussade, Sidlich, Lesczynski, Bernhardt, Nakamura, Hamdi, Markowitz, Ogino, Wieder, Yamada, Haxthausen, Ssutejev und TALAJEV, MILIAN, BALITZKAJA, YAMASAKI und FURUYAMA, TAKEI, SEKIBA, NARUO, ITAZU, ISHIZUKA, HIRANO, HEATH, BERON (c—e), PERMAN, CONRAD, TESSERAUX, BARENDBLAT, KÉMERY, JAKUBSON, KNOWLES und LUDY, POLAK, RAPP, THOMSON, ARTOM, MUKAI, LIPSKEROV, PECHUR und CERKES, ISHIWATARI, FEIT, WERTHEIMER, POND, MAKINO hinzugenommen und soweit rubriziert, als genügend gesicherte und eine Beurteilung gestattende Daten vorlagen. Die gewonnenen Zahlen sind nicht als absolute zu werten, da bei der Angabe „*klinisch wahrscheinlich Neoplasma*" und „*ohne Anhaltspunkte für Neoplasma*" immerhin bei nicht genügend lang oder nicht mit allen Hilfsmitteln der Diagnostik durchuntersuchten Kranken ein Irrtum möglich ist. Wahrscheinlich wird häufiger ein Carcinom übersehen, als zuviel diagnostiziert. Letzteres lag bei der von BURMEISTER mitgeteilten Beobachtung vor: es gelang bei der Autopsie nicht, das klinisch angenommene Carcinom nachzuweisen; es fand sich lediglich eine Myokarditis. Die Beobachtungsfehler dürften sich jedoch zahlenmäßig ungefähr ausgleichen, so daß *die Tatsache einer annähernd gleichen Verteilung der Acanthosis nigricans auf Kranke mit und ohne Neoplasmen bestehen bleibt.* Diese Feststellung entspricht den Erhebungen von HESS 1904 (40%), von KÜTTNER 1924 (in 45,3% Koinzidenz von Acanthosis nigricans mit Neoplasmen) und von BRUNETTI, FREUND und STURLI 1921 (38,9%).

Wir ziehen es vor, mit BOGROW von einer *malignen* und *benignen* Verlaufsform zu sprechen. Sicherlich ist bei dem heutigen Stand unserer Kenntnisse jegliches Einteilungsprinzip ein Präjudizium von zweifelhaftem Wert. Immerhin erscheint uns aber die von BOGROW gewählte Einteilung praktischer als der begründete Vorschlag MIESCHERS, die *essentiellen* Formen von den *symptomatischen* zu trennen. Symptomatisch und essentiell verpflichten zu einer viel präziseren, pathogenetischen Stellungnahme — und diese ist vielfach nicht möglich — als die Voranstellung der Verlaufsform „maligne" oder „benigne". Hierbei ist nicht zu verkennen, daß auch diese Einteilung ihre Schwächen hat, so wird man z. B. in Verlegenheit sein, die von FRICK (perforiertes Duodenalulcus) und von MIESCHER mitgeteilten Fälle zu rubrizieren. Ein weiterer Nachteil ist die Notwendigkeit einer längeren Beobachtung, um von einer malignen oder benignen Verlaufsform sprechen zu dürfen.

Klinik. Die drei sich innerhalb der befallenen Bezirke fast ausnahmslos deckenden Kardinalsymptome: 1. Papillarhypertrophie, 2. Hyperpigmentation und 3. Hyperkeratose, runden sich erst dann zu dem Bild einer Acanthosis nigricans, wenn dieselben ein bestimmtes Lokalisationsbestreben erkennen lassen. Wenn auch bei ausgeprägtem Krankheitsbild die gesamte Körperoberfläche Sitz von Veränderungen sein kann, so sind doch bestimmte Körperregionen vorzugsweise betroffen und dies verwischt sich auch in den extremsten Fällen nicht. Die Wichtigkeit der Lokalisation für die Diagnose einer Acanthosis nigricans ergibt sich schon aus der frühzeitig und mehrfach vorgenommenen Aufstellung von Frequenzskalen der ergriffenen Partien (COUILLAUD 1896 und BOGROW 1909).

Lokalisation. Fast konstant in jedem Falle sind Axillae, Nacken, Hals und äußere Genitalien befallen. Die im folgenden mitgeteilte Staffelung der einzelnen Regionen bezieht sich auf die auch heute noch gültige, aus dem Jahre 1896 stammende Frequenzskala COUILLAUDS. Hiernach sind neben den bereits genannten Prädilektionsstellen in abfallender Reihenfolge *häufig* noch folgende Körperstellen von der Affektion ergriffen: *Innenfläche der Oberschenkel, Ellenbeuge, Kniekehle, Nabelgegend, Analgegend,* und *Handrücken,* dann weiterhin *seltener: Brustwarzen, Hypogastrium, Unterarme, Seitenflächen des Thorax, Augenlider, Fußrücken, Unterschenkel, Lippen, behaarte Kopfhaut, Nase* und *Ohrmuschel.*

Papillarhypertrophie und Hyperpigmentation decken sich an den meisten Körperstellen, nur an gewissen Orten kommt diese Kongruenz nicht zum Ausdruck.

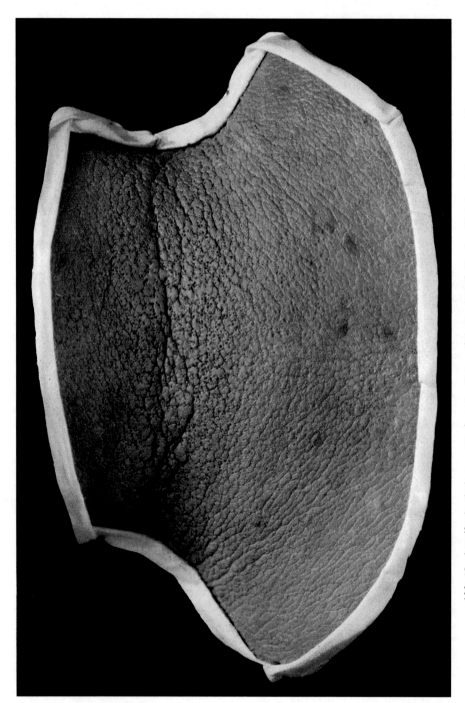

Abb. 33. Acanthosis nigricans. (Moulage der Universitäts-Hautklinik Breslau [Geheimrat JADASSOHN].)

Hierüber geben die der Bogrowschen Arbeit entnommenen Tabellen Aufschluß. Trotzdem in dieser, die Literatur sehr sorgfältig und kritisch sichtenden Arbeit noch nicht die Hälfte der bis zum Abschluß dieser Bearbeitung (1909) bekannt gewordenen Fälle berücksichtigt ist, ergeben sich an Hand des bis Mitte 1931 vorliegenden, weitaus umfangreicheren Literaturmaterials prozentual kaum Abweichungen von dessen Angaben.

Tabelle 2.
Lokalisation der Hyperpigmentation der Haut.

Tabelle 3.
Lokalisation der Veränderungen des Hautreliefs.

Nr.	Lokalisation	Zahl der Fälle	Nr.	Lokalisation	Zahl der Fälle
1	Axillae	45	1	Axillae	46
2	Hals und Nacken	44	2	Hals und Nacken	43
3	Genitalia externa	30	3	Genitalia externa	31
4	Regio inguinalis	29	4	Regio inguinalis	30
5	Gesicht	28	5	Innenfläche der Oberschenkel .	29
6	Innenfläche der Oberschenkel .	27	6	Handrücken	29
7	Ellenbeugen	24	7	Gesicht	27
8	Kniekehlen	23	8	Ellenbeugen	27
9	Nabelgegend	23	9	Analgegend	25
10	Analgegend	20	10	Kniekehlen	24
11	Handrücken	18	11	Nabelgegend	24
12	Brustwarze und Warzenhof . .	17	12	Handteller	23
13	Glutäalgegend	16	13	Brustwarze und Warzenhof . .	19
14	Hypogastrium	15	14	Augenlider	17
15	Unterarme	15	15	Finger	16
16	Seitenfläche des Thorax . . .	15	16	Unterarme	16
17	Perineum	12	17	Seitenfläche des Thorax . . .	14
18	Augenlider	12	18	Glutaei	13
19	Submamillarfalte	11	19	Hypogastrium	13
20	Gürtel	9	20	Oberarme	13
21	Fußrücken	9	21	Fußrücken	13
22	Sternalgegend	9	22	Sternalgegend	12
23	Oberarme	9	23	Perineum	12
24	Ellenbogen	8	24	Nase	11
25	Finger	8	25	Fußsohlen	11
26	Handflächen	4 (8?)	26	Kopfhaut	10
27	Unterschenkel	8	27	Submamillarfalte	10
28	Lippen	7	28	Carporadialfalte	10
29	Epigastrium	7	29	Ohrmuscheln	9
30	Behaarte Kopfhaut	6	30	Ellenbogen	9
31	Lendengegend	6	31	Lippen	8
32	Knie	6	32	Gürtel	8
33	Wirbelgegend	6	33	Unterschenkel	8
34	Nase	5	34	Knie	7
35	Ohrmuscheln	5	35	Zehen	7
36	Schulter	4	36	Lendengegend	6
37	Fußsohlen	1 (4?)	37	Schulter	6
38	Carporadialfalte	3	38	Epigastrium	6
39	Fußknöchel	3	39	Wirbelgegend	5
40	Hinterfläche des Oberschenkels	1	40	Fußknöchel	4
41	Zehen	1	41	Hinterfläche der Oberschenkel	2
	Insgesamt	49		Insgesamt	49

In etwa der Hälfte sämtlicher Fälle, unbeschadet der Zugehörigkeit zu der einen oder anderen Verlaufsform, sind auch die *Schleimhäute und deren Übergangsstellen zur äußeren Haut von der Affektion ergriffen.*

Was die *Häufigkeit des Befallenseins der einzelnen Schleimhautbezirke und deren Übergänge zum äußeren Integument* betrifft, so steht hier die *Mundschleimhaut an erster Stelle.* Zuerst und am regelmäßigsten ist die *Dorsalfläche der Zunge* ergriffen. In ausgeprägten Fällen sind auch die gesamte *Buccal- und Gaumenschleimhaut, Zahnfleisch* und *hintere Pharynxwand* Sitz der Veränderungen. *Seltene* Lokalisationen sind *Kehlkopf, Scheide* (MALCOLM MORRIS), *Präputium* (JAQUET und DELOTTE), *Conjunctiva, Rectum* und *Speiseröhre* (SSUTEJEV und TALAJEV, TESSERAUX).

In etwa zwei Drittel der Fälle sind die Schleimhautveränderungen symmetrisch angeordnet. BOGROW fand bei 49 Fällen sicherer Acanthosis nigricans 13mal keine Symmetrie. Differentialdiagnostisch kommt daher dem Fehlen oder Vorhandensein einer Symmetrie nur ein bedingter Wert zu.

Beginn. Die ersten Anzeichen einer Acanthosis nigricans äußern sich überaus häufig, jedoch nicht regelmäßig an Axillae, Nacken, Genitalgegend und Anus. Mitunter werden zuerst sonst weniger bevorzugte Stellen, wie z. B. Kniekehle, Mundwinkel, Oberschenkel oder Brustwarze befallen, oder in seltenen Fällen beginnt die Erkrankung an allen Stellen zugleich (GROUVEN und B. FISCHER). Zu den Ausnahmen ist jener Fall von HALLOPEAU, JEANSELME und MESLAY zu rechnen, wo die lästig werdenden Schleimhautveränderungen der Zunge den Grund für die 72jährige Kranke bildeten, einen Arzt in Anspruch zu nehmen.

Der Hauteruption gehen bei der malignen Verlaufsform oft 5 bis 6 und mehr Jahre lang unbestimmte, wenig alterierende Allgemeinerscheinungen wie Mattigkeit, zeitweilige Magenbeschwerden, Menstruationsstörungen, Jucken u. ä. voraus. *In der Regel eilen die Hauterscheinungen den vom Neoplasma direkt ausgelösten Symptomen voraus.* Bei einem von LEUWEN beobachteten Kranken traten erst 10 Jahre nach Beginn der Acanthosis nigricans Symptome (Stenoseerscheinungen) von seiten des Carcinoma ventriculi auf.

Dass es aber auch einmal gerade umgekehrt sein kann, beweisen die Beobachtungen von KLEIN, KREIBICH, BOECK, HEATH und ONOZUKA. In letztgenanntem Fall war bei einer 64jährigen Japanerin ein Jahr *vor* Manifestwerden der Hauterscheinungen eine Operation wegen Uteruscarcinom vorgenommen worden. Mitunter können sogar 4—5 Jahre zwischen einer Carcinomoperation und dem Auftreten der Acanthosis nigricans verstreichen (BOECK). Seltener scheint ein kürzeres, nach Wochen zählendes Intervall zwischen Carcinomoperation und Manifestwerden der Acanthosis nigricans zu sein (OSTWALD).

Die *Veränderung des Hautreliefs infolge Papillarhyperplasie* tritt meist gleichzeitig mit der Hyperpigmentation auf; bisweilen aber macht sich zuerst eine Dunkelfärbung bestimmter Bezirke bemerkbar und erst später folgt dann die Papillarhypertrophie. Das Umgekehrte dagegen scheint bisher noch niemals beobachtet worden zu sein (ASAHI, PITSCHUGINA, WOLFF, WILE).

Im Gegensatz zur Psorospermosis follicularis, mit der die Acanthosis nigricans gewisse Prädilektionsstellen gemeinsam hat, *beginnen bei der Acanthosis nigricans,* abgesehen von einigen atypischen, hinsichtlich ihrer Zugehörigkeit zur Acanthosis nigricans umstrittenen Beobachtungen, *die Hautveränderungen flächenhaft.* Aus diesem Grunde kann man daher von Primärefflorescenzen bei der Acanthosis nigricans nicht sprechen (JARISCH). Dem Auftreten der ersten Krankheitserscheinungen an irgendeiner Stelle folgen sehr bald in typischer Weise Veränderungen auch an den übrigen Lokalisationsstellen, so daß dem Arzt sog. Initialfälle kaum zu Gesicht kommen. Die Frage, ob es eine forme fruste der Acanthosis nigricans gibt, läßt sich heute noch nicht beantworten; jedenfalls muß man an eine solche Möglichkeit im Hinblick auf den von MIESCHER mitgeteilten Befund denken. In diesen Fällen ist eine Diagnose aus dem klinischen Bild allein und ohne Kenntnis der histologischen Veränderungen kaum möglich.

Die Intensität des Hautprozesses kann sich wochen-, ja monatelang auf einer nur geringen Höhe halten, um dann unvermittelt in relativ kurzer Zeit und aus

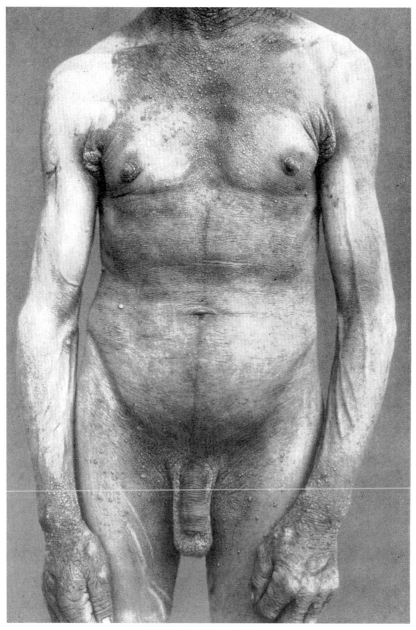

Abb. 34. Acanthosis nigricans.
(Photographie der Universitäts-Hautklinik Breslau [Geheimrat JADASSOHN].)

nicht erkenntlichen Ursachen rasch bis zum Höhepunkt anzuschwellen. Aber auch bei den schwach ausgeprägten Fällen ist das Gesamtbild meist typisch genug, um die Diagnose Acanthosis nigricans stellen zu können. Das dem Kranken selbst oder seiner Umgebung zuerst auffallende Symptom ist weniger die Veränderung des Hautreliefs, als vielmehr eine dunklere Verfärbung entweder des Gesichtes oder anderer, von der Acanthosis nigricans ergriffener Hautpartien. Irgendwelche entzündliche Vorstadien sind sehr selten (SPIETSCHKA). Das Vorhandensein entzündlicher Erscheinungen sollte vielmehr bei der Diagnosestellung zu besonderer Vorsicht mahnen, denn wir finden gerade bei den strittigen

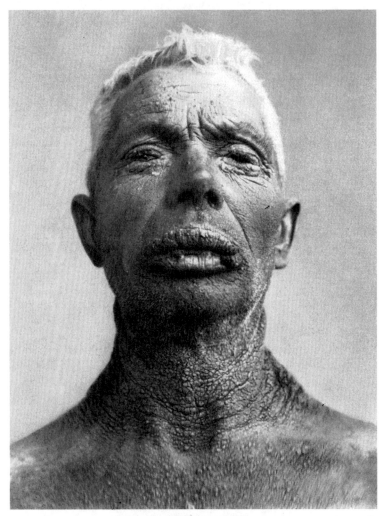

Abb. 35. Acanthosis nigricans.
(Photographie der Universitäts-Hautklinik Breslau [Geheimrat JADASSOHN].)

Acanthosis nigricans-Fällen die Beschreibung primär entzündlicher Veränderungen. Anders zu bewerten sind natürlich die entweder durch Kratzen der mitunter juckenden Krankheitsherde, oder auch durch mechanische Wirkung an den in den Berührungsflächen sitzenden condylomatösen Gebilde provozierten, sekundär entzündlichen Vorgänge.

Anfangs sieht man als Ausdruck einer über den einzelnen Krankheitsherd diffus-gleichmäßig verbreiteten Papillarhyperplasie nur ein verstärktes Auftreten der normalen Hautfelderung, etwa in der Art, wie man sie bei älteren Landarbeitern an den dem Licht und der Luft in besonderem Maße exponierten Nackenpartien (Cutis rhomboides) findet. Treffend sagt MIESCHER, daß die papilläre Dystrophie lediglich eine räumliche Überschreitung der traditionellen Grenzen und damit *den akromegalen Typus der Hautfelderung und -furchung darstelle.*

Bei *voll ausgeprägtem Krankheitsbild* sind von den betroffenen Hautpartien nicht alle gleichmäßig stark verändert, sondern es finden sich bei ein und demselben Individuum innerhalb verschiedener Krankheitsbezirke verschiedene Intensitätsgrade vor. Sogar der Einzelherd ist nicht immer gleichmäßig stark verändert, vielmehr wechseln in ihm Stellen, an denen lediglich die LANGERschen Furchen vertieft sind, mit solchen, an denen es bis zur Bildung isolierter, warzenähnlicher Gebilde kommt. *Die Acanthosis nigricans ist eine zwar regionär angelegte, in ihrem Wesen aber universelle Dermatose.* Die Einbeziehung der gesamten Hautdecke in den Krankheitsprozeß tritt gegenüber den regionär besonders intensiv ausgeprägten Hautveränderungen klinisch nur weniger in Erscheinung (verstärkte Pigmentation, naeviartige, disseminierte Herde). Bei einigen Fällen (FRANCON [?], PAWLOW [?], PICK, MIESCHER) wurde eine ausgesprochen *fleckige* Anordnung der Krankheitsherde beobachtet. Hierbei ist aber ein Lokalisationsbestreben an den Prädilektionsstellen und Übergänge von der großfleckig-scharf-begrenzten Form zum regionär-flächenhaften Prototyp unverkennbar. Lediglich bei der von MIESCHER beobachteten Acanthosis nigricans-Familie, welche überdies

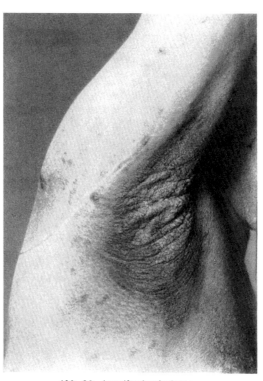

Abb. 36. Acanthosis nigricans.
(Photographie der Universitäts-Hautklinik Breslau
[Geheimrat JADASSOHN].)

in der ganzen Acanthosis nigricans-Literatur ein Unikum darstellt, fehlten den beim Vater auf Stirn, Schläfe und Ohrmuschel lokalisierten, miliaren Herden das für die Acanthosis nigricans charakteristische Lokalisationsbestreben: die Lieblingsstellen (Axilla, Hals usw.) waren frei von jeglichen Veränderungen im Sinne einer Acanthosis nigricans. Sowohl auf Grund des makroskopischen Befundes (bei Lupenbetrachtung hirnwindungsartig gefältelte Fläche), wie auch nach dem Ergebnis der histologischen Untersuchung durfte MIESCHER mit Recht diese Herde als dem Bild der Acanthosis nigricans zugehörig bezeichnen.

POLLITZER unterscheidet je nach dem Grad der Hautreliefveränderung ein ichthyosiformes oder condylomatöses und verruköses Stadium. Diese Einteilung hat praktisch aber kaum einen Wert, da ja schon am Einzelherd mitunter alle drei Stadien nebeneinander beobachtet werden können.

Der Intensitätsgrad der Hautveränderungen wird in hervorragendem Maße durch die Eigenheit der jeweiligen Lokalisation (Terraineigentümlichkeit) mitbestimmt. An Hautstellen, wo sich dem eigentlichen Krankheitsprozeß noch exogene Reize hinzugesellen, werden vornehmlich condylomatöse und verruciforme Bilder angetroffen. So finden sich an den Berührungsstellen (Genito-Analregion, Axillae) bei längerem Bestand der Dermatose häufig condylomatöse Wucherungen vor; ebenso sind die Übergangsstellen vom äußeren Integument zur Schleimhaut (Lippen, Naseneingang) vorzugsweis Sitz von etwa linsengroßen Granulationen. In den Achselhöhlen können sich die blumenkohlartigen Warzen zu tumorartigen Gebilden vergrößern (Küttner), die entsprechend den Beugefalten von tiefen Furchen durchzogen werden.

Außer dem mechanischen Reiz an den Berührungsstellen kommen als weitere, *die Papillarhyperplasie fördernde Faktoren Lichteinwirkung* und *Maceration*

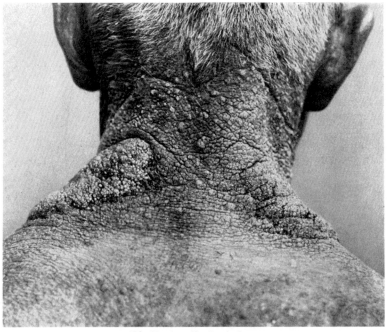

Abb. 37. Acanthosis nigricans.
(Photographie der Universitäts-Hautklinik Breslau [Geheimrat Jadassohn].)

durch Körpersekrete und *-exkrete* in Betracht. Durch Einwirkung von äußeren Reizen auf die durch den Krankheitsprozeß an sich gegebene Papillarhyperplasie entstehen dann exzessive Papillarwucherung und Acanthose *am Nacken in Formen von hahnenkammartigen Gebilden,* ferner *papillomatöse Wucherungen am Introitus vaginae, in unmittelbarer Umgebung des Afters, unterhalb von Hängebrüsten, an den Mundwinkeln* und *am Naseneingang.* Im Bereich der papillomatösen Wucherungen in den Axillen oder in den Submammärfalten kommt es mitunter zu *entzündlichen Prozessen und als deren Folge zu partiellen Depigmentationen.*

In der Mehrzahl der Fälle sind die erkrankten Hautstellen diffus verändert und hier und da in wechselndem Ausmaß von unregelmäßigen Warzengebilden besetzt. Bei flüchtiger Betrachtung macht die Haut einen infiltrierten, pachydermischen Eindruck; sie sieht trocken, glanzlos und rauh aus. Der betastende Finger hat jedoch nicht den Eindruck einer starren, rauhen Haut, wie die

Adspektion vermuten läßt, sondern den einer *velvetartigen* Beschaffenheit. Auch läßt sich die Haut an den erkrankten Stellen in Falten abheben.

Spannt man mit Zeigefinger und Daumen die Haut eines diffus-gleichmäßig veränderten Krankheitsherdes, so lassen sich die Furchen und Runzeln nicht ausgleichen, wie bei den gewöhnlichen Runzeln, sondern bleiben bestehen und zeigen in der Tiefe eine fast normale Färbung (Bogrow).

Desquamation kommt nur in einem kleinen Teil der Fälle vor; jedenfalls kann zum Zweck der Differentialdiagnose aus ihrem Fehlen oder Vorhandensein keinerlei Schluß gezogen werden. Dagegen fehlt fast nie eine *ausgesprochene Trockenheit der Gesamthaut*. An Körperstellen, die durch gegenseitige Berührung mechanischen Insulten (Axillae, Rima ani) oder durch Schweiß und andere Körperexkrete und -sekrete Macerationswirkungen ausgesetzt sind, kommt es zur Abschilferung oder Quellung der verhornten Epithelien. In letzterem Fall ist dann die Oberfläche des Krankheitsherdes mit einer Vernix caseosa-ähnlichen

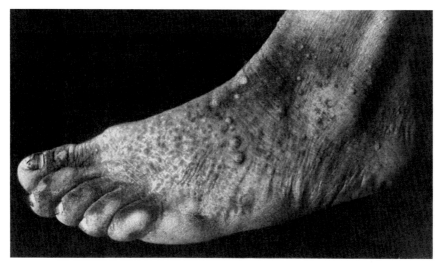

Abb. 38. Acanthosis nigricans.
(Photographie der Universitäts-Hautklinik Breslau [Geheimrat Jadassohn].)

Masse überzogen. Auf der Kopfhaut wurde bei einigen Fällen (Morris, Roblee-Boggs, Bogrow) eine kleienförmige, seborrhoische Schuppung festgestellt. Am Nacken jedoch wurde bisher nie eine Schuppung beobachtet.

Die *Hyperkeratose* spielt im klinischen Bild eine nur untergeordnete Rolle. Zu einer *sichtbaren Anbildung von Hornmassen kommt es fast nur an den Handtellern und Fußsohlen*, während an den übrigen, von der Acanthosis nigricans befallenen Stellen die Hyperkeratose klinisch kaum, sondern nur histologisch deutlich in Erscheinung tritt. *An diesen Stellen decken sich Papillarhyperplasie und Hyperpigmentation einerseits und Hyperkeratose andererseits nicht.* Handteller und Fußsohlen werden stets frei von Hyperpigmentation befunden; die bisweilen zu beobachtenden Verfärbungen sind nicht die Folge von Pigmentanhäufung in der Basalzellenschicht, sondern auf exogene Verunreinigungen und eine stärkere Hyperkeratose zurückzuführen (Burmeister, Tomaczewski [a, b], Küttner). Bogrow stellte bei der Analysierung seines Materials unter 49 Fällen 20mal eine deutliche Hyperkeratose der Handteller und Fußsohlen fest, doch hält sich dieselbe Papillarleistenzeichnung in nur mäßigen Grenzen. Selbstverständlich wird man nicht jede bei Acanthosis nigricans-Kranken beobachtete

Hyperkeratose von Handteller und Fußsohle als unbedingt zu dem Bild der
Acanthosis nigricans gehörig ansprechen, sondern auch die Beschäftigungsart
des betreffenden Kranken berücksichtigen.

Die *Hyperpigmentation* als zweites Kardinalsymptom ist gleichfalls Schwan-
kungen hinsichtlich Intensität und Ausbreitung unterworfen. *Gänzlich verschont
von der flächenhaften Pigmentation bleiben*, wie oben erwähnt, die *Volar- und
Plantarflächen*; ebenso weisen die Schleimhäute in der überwiegenden Mehrzahl
der Fälle keine Pigmenteinlagerungen auf. Es sind bisher nur ganz vereinzelte
Fälle zur Beobachtung gekommen, wo die Schleimhäute, insbesondere die des
Mundes, echte Pigmenteinlagerung aufwiesen (Nicolas, Gaté und Lebeuf,
Stevens, Küttner, Knowles, Sekiba). Die an den Schleimhäuten beobachtete
Verfärbung war teils fleckförmig, teils diffus und wies schiefergraue bis schwarze
Farbtöne auf. In dem einen Fall Küttners fanden sich streifenförmige Ver-
färbungen an der die Mundwinkel begrenzenden Schleimhaut.

Abzutrennen von diesen echten, seltenen Schleimhautpigmentationen sind
jene Veränderungen (weißliche oder diffus-gelbliche Verfärbung), die durch
Entzündungserscheinungen und Anämie (Collan, Bogrow) erklärt werden
können.

Bogrow sieht diese zuletzt erwähnten Schleimhautveränderungen als Ausdruck kontrastierender, anämischer und blutreicher Bezirke an.

*Die Pigmentierung der Schleimhäute ist also wohl sehr selten, aber jedenfalls
spricht ihr Vorhandensein nicht absolut, wie man früher meinte, gegen die Diagnose
Acanthosis nigricans.*

An den übrigen erkrankten Hautstellen läuft im allgemeinen die Intensität
der Hyperpigmentation jener der papillären Dystrophie parallel.

Die Pigmentation zeigt die verschiedensten Farbtöne vom zarten Gelbbraun
über Grau-Braun bis zu tiefem Schwarz. Eine besonders tiefe Dunkelfärbung
zeigen entweder solche Stellen, die schon normalerweise einen vermehrten Pigmentgehalt haben, wie z. B. die äußeren Genitalien, Analregion oder solche, die
exogenen Noxen in erhöhtem Maße ausgesetzt sind (Lichteinwirkung, mechanische
Insulte infolge Drucks und Reibens u. a.), wie z. B. Nacken, Axillae und hierauf
mit einer besonders intensiven Pigmentation antworten. Die Hyperpigmentation
ist entweder gleichmäßig über die erkrankte Partie ausgebreitet oder in den zentralen Partien stärker als an den Randpartien ausgeprägt. Diese beiden Modifikationen werden am häufigsten angetroffen. Mitunter sieht man dunkler
getönte Stellen mit Flecken abwechseln, die bedeutend hellere Farbwerte aufweisen. Der Übergang zur normalen Haut erfolgt gewöhnlich unscharf und allmählich, seltener abrupt. *Meist ist eine dunklere Tönung der Haut etwas weiter
in die gesunde Umgebung hinein zu verfolgen als die papilläre Dystrophie reicht.*

Depigmentierungen innerhalb der dunkler verfärbten Krankheitsherde
kommen vor; ihr Sitz ist insbesonders die Achselhöhle oder Submammärregion.
Stets sind sie der Ausdruck einer noch bestehenden oder abgeklungenen, *sekundären*
Entzündung der papillomatös veränderten Haut. Durch die Depigmentierungen
verändern die papillomatösen Wucherungen ihr Aussehen; sie zeigen eine rötlich-
graugelbe Farbe, die von einzelnen Autoren nicht eben sehr geschmackvoll,
aber treffend mit dem Aussehen *roten Kaviars* verglichen wird.

Neben diesen, an die eigentlichen Krankheitsherde gebundenen Pigment-
anomalien werden nicht selten *versprengte*, besonders das Gesicht bevorzugende,
sich aber auch an anderen Stellen des Körpers lokalisierende *Pigmentflecke* von
Stecknadelkopf- bis Talergröße gefunden. In der älteren Literatur nimmt die
Frage, ob es sich hierbei um sog. Naevi tardivi handelt, einen breiten Raum ein
(Wolff, Darier, Neisser). Diese Pigmentflecken können in einzelnen Fällen

das ganze Krankheitsbild so beeinflussen, daß PICK von einer Melanosis lenticularis sprechen konnte.

*Diese fleckförmig auftretenden Pigmentanomalien werden sowohl bei der essen-
tiellen als bei der symptomatischen Form, ungeachtet des Alters des Kranken,
angetroffen.* Für gewöhnlich treten sie erst dann stärker in Erscheinung, wenn das
Bild der Acanthosis nigricans bereits in vollem Ausmaße entwickelt ist. Im
Einzelfall ist es klinisch-morphologisch oft unmöglich, die stecknadelkopfgroßen Pigmentanhäufungen im Gesicht von echten Naevi abzutrennen. Erst
bei Berücksichtigung des sich aus der Gesamtheit der bisher beschriebenen Fälle
ergebenden Bildes gewinnt man die Überzeugung, daß es sich hier nicht um Naevi

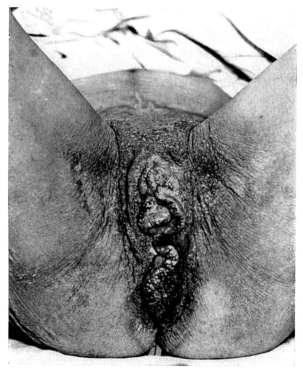

Abb. 39. Acanthosis nigricans.
(Aus H. TESSERAUX: Virchows Arch. 279, 253, Abb. 2.)

tardivi im engeren Sinn handelt. Der plötzliche, erst nach voller Ausbildung des
Krankheitsbildes einsetzende Schub und das Auftreten solcher Pigmentflecke
bei Kranken höheren Alters an Fußsohlen, Handtellern und behaartem Kopf
scheinen doch den ursächlichen Zusammenhang mit der Dermatose selbst klarzustellen. Wie die Beobachtung von MIESCHER lehrt, können in Ausnahmefällen
kleine „Pigmentnaevi" das einzige Symptom der Acanthosis nigricans darstellen.
In diesen Fällen wird man aber nur dann von einer abortiven Acanthosis nigricans
sprechen dürfen, wenn die kleinen Läsionen en miniature jene den flächenhaften
Herden eigene Charakteristik sowohl makro- wie mikroskopisch aufweisen.

Schließlich sei noch das *Verhalten der übrigen Körperhaut gestreift.* In einzelnen
Fällen beider Typen weist die *gesamte* Haut ein *gleichmäßig dunkleres Kolorit*
auf, als diese vor der Erkrankung hatte. Der Pigmentgehalt der übrigen, nicht
in die Papillarhyperplasie einbezogenen Haut kann unter dem Einfluß aktinischer

Reize beträchtlich schwanken und zwar nicht nur an den dem Licht ausgesetzten
Stellen, sondern in toto. Bei denjenigen Kranken, die eine Koinzidenz der
Acanthosis nigricans mit einer Carcinose der Bauchorgane aufweisen, sehen wir
mitunter eine eigene, leicht subikterische oder milchkaffeartige Hautfarbe.

    *Schleimhautveränderungen. In über der Hälfte der Fälle sind auch die sichtbaren
Schleimhäute und deren Übergangsstellen zum äußeren Integument von der Affektion
befallen.* Je nach der Intensität der Papillarhypertrophie variiert das klinische
Bild. Eine gleichzeitige Pigmentierung der Schleimhäute wurde bisher von fast
allen Autoren in Abrede gestellt und daher diesem Befund aus differentialdiagnostischen Gründen eine besondere Bedeutung zugesprochen. Demgegenüber
macht aber jüngst KÜTTNER unter Berufung auf ähnliche Beobachtungen von
NICOLAS, GATÉ und LEBEUF und unter Hinweis auf eine deutliche Pigmentierung
der Mundschleimhaut in seinem zweiten Fall darauf aufmerksam, daß, wenn
auch selten, Pigmentierungen der Schleimhäute bei der Acanthosis nigricans
vorkommen können. Dieser Hinweis erfährt noch eine weitere Stütze dadurch,
daß auch bei einem von KNOWLES vorgestellten und von POLLITZER als absolut
typisch bezeichneten Acanthosis nigricans-Fall sich ebenfalls Pigmentationen
innerhalb der befallenen Mundschleimhautpartien vorfanden.

    *Japanische Autoren fanden bei Kranken ihrer Rasse viel häufiger ein Zusammen-
treffen von Papillarhypertrophie und Pigmentation an den Schleimhäuten.* Dieser
Befund wird betont den an Kranken der weißen Rasse gemachten Feststellungen
gegenübergestellt und zum Teil als *Rasseneigentümlichkeit* gedeutet, da die
gelbe Rasse an und für sich eher zu- Pigmentationen der Mundschleimhaut neigt.
Mit diesen Beobachtungen wird das Fehlen von Schleimhautpigmentationen in
seiner diffentialdiagnostischen Bedeutung stark gemindert. Wie an der äußeren
Haut so sieht man auch hier diffuse *Unebenheit der Oberfläche neben der Bildung
papillärer s. filiformer Excrescenzen.*

    Am häufigsten ist die Mundschleimhaut und von dieser die *Dorsalfläche der
Zunge* befallen. Die Zunge kann hierbei ein verschiedenes Bild bieten: Entweder
ist nur ihre mediane Raphe stark gefurcht oder in toto mit einem Furchensystem
überzogen, so daß das Bild einer Lingua plicata entsteht. In anderen Fällen
wiederum sind die Veränderungen mehr gleichmäßig ausgeprägt; in leichten
Fällen einer gleichmäßig stark an alle Papillen gebundenen Hyperplasie bietet
die Zunge einen verdickten, samtartigen Anblick. Bei stärker ausgeprägter
Papillarhyperplasie resultieren Bilder, die an die villöse Beschaffenheit der
Katzenzunge erinnern, oder in schweren Fällen sieht die Zunge regelrecht wie
mit feinen Stacheln besetzt aus. Die Verschiedenheit des Zungenbefundes ist
lediglich der Ausdruck gradueller Unterschiede in der Intensität desselben
pathologisch-anatomischen Vorganges. Mitunter kommt es zu Schwellungen und
Rötungen, die den Kranken beträchtliche Beschwerden verursachen (BOECK,
HALLOPEAU, JEANSELME und MESLAY) und welche mitunter erst den Anstoß
dazu geben, ärztliche Hilfe in Anspruch zu nehmen.

    Papilläre Wucherungen sieht man genau wie an der äußeren Haut vorzugs-
weise dort, wo die Schleimhaut mechanischen Irritationen in besonderem Maße
ausgesetzt ist, so an der Buccalschleimhaut längs der *Schlußlinie zwischen den
Molaren des Ober- und Unterkiefers,* ferner am *Kehlkopf* und am *weichen Gaumen.*
Anfänglich ist die Schleimhaut nur granuliert; erst im weiteren Verlauf entwickeln sich die beschriebenen Wärzchen. In dem von BOECK beobachteten Fall
hingen unzählige, feinste Fädchen von Zentimeterlänge und mehr vom Gaumen
herab, so daß der Mundspatel in ihnen wie in einem weichen Polster versank.
Am *Kehlkopf* sind insbesondere die Ligg. aryepiglottica Sitz von Veränderungen:
Zunächst erscheinen die falschen Stimmbänder nur gewulstet und verdickt;
erst später treten papilläre Excrescenzen auf. Mitunter werden auch Bilder

beobachtet, die stark an die spezifischen Plaques muceuses am Gaumen bei Lues erinnern (POLLITZER).

Die *Innenseite der Lippen* zeigt entweder ein granuliertes Aussehen oder zahlreiche filiforme bzw. papilläre Exkrescenzen. Die *Mundwinkel* sind, wenn sie in den Krankheitsprozeß mit einbezogen sind, meist mit condylom- und papillomartigen Gebilden besetzt.

Die *Nasenschleimhaut* bietet, abgesehen von papillären Excrescenzen an den Haut- Schleimhautübergangsstellen teils das Bild einer hyperplastischen Rhinitis, teils tragen die vorderen Septumpartien vereinzelte, linsengroße, granulierte, leicht elevierte Plâques.

Die Mitbeteiligung der *Conjunctiva* gehört zu den großen Seltenheiten. JANOVSKY fand in seinem Fall stark geschwollene und injizierte Conjunctiven, deren Oberfläche in einzelnen Bezirken stark drusig und von kleinen, papillären Excrescenzen besetzt war. COUILLAUD und BOGROW beschreiben dichtgestellte, kleine, kranzartig um die Puncta lacrimalia angeordnete, rosarote Wucherungen. KÜTTNER beobachtete an den inneren Lidwinkeln und am Ciliarteil der Ober- und Unterlider ähnliche Veränderungen. Subjektiv machte sich in diesen

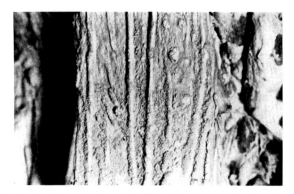

Abb. 40. Acanthosis nigricans. Papilläre Excrescenzen im Oesophagus.
(Aus H. TESSERAUX: Virchows Arch. 279, 253, Abb. 2.)

Fällen ein Tränenträufeln unangenehm bemerkbar. Meistens sind die papillären Wucherungen fleischfarben, seltener sind sie pigmentiert (WEISS, TOYAMA, MUKAI).

Die *Scheidenschleimhaut* ist für gewöhnlich nur in ihrem unteren Drittel verändert und wird nur selten in den Krankheitsprozeß miteinbezogen. Auf gerötetem Grund finden sich zahllose weiße Wärzchen. Das *Rectum* wurde bisher ebenfalls nur in wenigen Fällen verändert gefunden. Hier finden sich ebenfalls teils polypöse, teils papillomatöse Wucherungen. Ob die in einem Falle beschriebene Polyposis des Dickdarms (STOKES) als Teilerscheinung einer Acanthosis nigricans zu bewerten ist und ob dieser Fall überhaupt eine Acanthosis nigricans war, erscheint nicht genügend geklärt. TESSERAUX publizierte kürzlich einen autoptisch sehr gewissenhaft und gut durchuntersuchten Fall von Acanthosis nigricans, bei dem sich im Oesophagus zahlreiche, kleine papilläre Excrescenzen vorfanden (s. Abb. 40).

Manche Autoren (BOGROW) geben an, daß nur bei den malignen, nicht aber bei den benignen s. juvenilen, s. essentiellen Fällen sich ausgesprochene Schleimhauterscheinungen einstellen. Sicherlich werden die ausgebreitesten Schleimhauterscheinungen gerade bei den sog. malignen Formen beschrieben und solche in einer Reihe von Fällen des benignen Typs überhaupt völlig vermißt.

Andererseits aber sind genügend benigne Fälle bekannt, wo ausgedehnte und intensive Schleimhautveränderungen bestanden (Jaquet und Delotte, Brunetti, Freund und Sturli, Wieder). Dementsprechend können aus dem Fehlen oder Vorhandensein von Schleimhautveränderungen keine Schlüsse auf die Zugehörigkeit eines Falles zu diesem oder jenem Typ gezogen werden.

Die jetzt *noch zu besprechenden Symptome sind inkonstant* und daher in diagnostisch zweifelhaften Fällen nicht genug beweisend.

Daß eine *Desquamation* häufig fehlt, wurde bereits erwähnt. Trockenheit der Haut ist insofern die Regel, als sich der Grundkrankheit nicht seborrhoische Zustände oder sekundäre Entzündungserscheinungen hinzugesellen. Ebenfalls zu den inkonstanten Symptomen gehört das Vorhandensein der *Symmetrie*; selbst wenn die Krankheitsherde an symmetrischen Stellen auftreten, kann der Grad der Ausbreitung an den korrespondierenden Stellen ein sehr verschiedener sein. Die Beobachtung über ein *stärkeres Befallensein der oberen Extremität gegenüber der unteren* trifft auch nur für etwa zwei Drittel der Fälle zu. Weiterhin ist der *Juckreiz* ein durchaus inkonstantes Symptom. Zunächst haben wir hier grundsätzlich den prämonitorischen Juckreiz vor Auftreten von Hautveränderungen von jenem zu trennen, der sich an den Krankheitsherden selbst manifestiert. Universeller Pruritus als präliminares Symptom maligner Tumoren ist durch die Arbeiten von Küttner, Blaschko u. a. genügend bekannt. Bei älteren Kranken wird uns die Angabe über prämonitorische Juckzustände vor Manifestation der Hautveränderungen eher zu der Auffassung neigen lassen, daß es sich in dem betreffenden Fall um eine symptomatische, mit dem Vorhandensein eines malignen Tumors verknüpfte Form der Acanthosis nigricans handelt. Im allgemeinen tritt universeller Pruritus bei der benignen Form seltener auf als bei der symptomatischen und erreicht nicht derartige schwere Formen wie im Falle Bogrows (schwere Agrypnie). An die Krankheitsherde selbst gebundene Juckzustände finden wir bei beiden Formen, aber auch nur in einem Teil der Fälle.

In einem beträchtlichen Prozentsatz sind verständlicherweise auch die *Anhangsgebilde* der Haut in Mitleidenschaft gezogen. In erster Linie sind innerhalb der befallenen Bezirke Veränderungen an den *Haaren* festzustellen. Entweder ist es zu einem völligen Verlust gekommen oder es ragen nur noch einige, brüchige, am Ende gespaltene Haare aus dem erkrankten Bezirk hervor. Yamada fand dementsprechend histologisch eine Atrophie der Haarwurzeln, wobei jedoch die *Talgdrüsen* offensichtlich hyperplastisch waren. Speziell in den Axillen kommt es fast regelmäßig zu einem Verlust der Haare; ebenso fallen bei Ergriffensein der Genitalgegend sehr häufig die Schamhaare partiell oder total aus. Ebenso kann es im Bereich der Augenbrauen zu unregelmäßiger Lichtung kommen. Die Kopfhaare dagegen werden nur selten in Mitleidenschaft gezogen. Das Gegenteil, eine *Hypertrichosis lanuginosa*, beschreibt Miescher bei zwei seiner familiär-kongenitalen Acanthosis nigricans-Fälle.

Die *Nägel* sind mitunter brüchig und längsgerieft (Polak); im allgemeinen werden sie selten nennenswert verändert befunden.

Ebenso zählen Anomalien in der *Schweiß*sekretion zu den Ausnahmen. Heuss bezeichnet das Fehlen eines Hyperidrosis als charakteristisch für die Acanthosis nigricans. Nach den Angaben von Kaposi, Rille und Wohlstein dagegen kann eine sehr beträchtliche Hyperidrosis speziell der Axillen vorhanden sein. Verschiedentlich wurden Kranke mit einer leichten Hyperpigmentation und ganz geringfügiger, flächenhafter, flacher Papillomatose der Axillarhaut bei gleichzeitiger lokaler Hyperidrosis unter der Vermutungsdiagnose einer beginnenden Acanthosis nigricans demonstriert. Derartige Befunde kann man aber, wenn man erst darauf achtet, sehr häufig erheben; sicherlich haben diese mit dem hier besprochenen Krankheitsbild nichts zu tun, sondern sind wohl die Folge der durch die Hyperidrosis bedingten Reize.

Alter, Geschlecht und *Beruf.* Nach BOGROW schwankt das Alter der Kranken bei benignen Fällen zwischen 2 und 38 Jahren. Es sind zwar einige Fälle beschrieben worden, in denen der Beginn der Acanthosis nigricans noch früher beobachtet wurde (FILSER. HAMDI), jedoch erscheint bei diesen die Diagnose Acanthosis nigricans nicht genügend gesichert. Auch mit Hinsicht auf gewisse Abweichungen von dem gewohnten Bild liegt der Gedanke nahe, daß es sich bei diesen Beobachtungen vielleicht doch eher um naevogene oder ichthyosisartige Krankheitsbilder gehandelt hat. Abgesehen von diesen fraglichen Fällen gibt es zweifelsohne eine kongenitale und familiäre Form der Acanthosis nigricans (MIESCHER, W. JADASSOHN, KÉMERI [?]). Für die malignen Fälle errechnete BOGROW als mittleres Alter 48,1 Jahre; wobei die untere Grenze bei 34 Jahren, und die obere bei 62 Jahren lag. Diese Zahlen erfahren durch neuere Beobachtungen eine Verschiebung: YAMADA und ebenso FLASKAMP sahen bei einer gleichzeitig an Magencarcinom leidenden und dem Neoplasma erliegenden jungen Frau eine typische Acanthosis nigricans bereits im 23. Lebensjahr auftreten. Ebenso liegt im Fall NAKAMURAs der Beginn der Acanthosis nigricans mit 70 Jahren höher als der von BOGROW angegebene, obere Grenzwert.

Vereinzelt sind Fälle beschrieben worden, die ihrer scheinbar unbegrenzten Dauer wegen der benignen Verlaufsform zuzurechnen wären und die die ersten Acanthosis nigricans-Veränderungen erst im vorgerückten Alter aufwiesen. Hierzu ist zu bemerken, daß in diesen Fällen die Möglichkeit des Vorhandenseins einer malignen Neubildung doch nicht ganz auszuschließen ist; die Beobachtungszeit war oft zu kurz und es waren nicht alle diagnostischen Hilfsmittel zur Klärung herangezogen worden.

Unter Zugrundelegung von 195 sicheren Acanthosis nigricans-Fällen unter. suchte MUKAI (b) das *zahlenmäßige Befallensein der einzelnen Altersklassen.* Wenn wir die von ihm gefundenen Zahlen wiedergeben, so geschieht dies unter Vorbehalt, da wir an Hand der japanischen Originalarbeit nicht zu beurteilen vermögen, welche Beobachtungen in ihrer Diagnose Acanthosis nigricans als gesichert und welche als fraglich oder unrichtig aufgefaßt wurden. Der Beginn des Leidens verteilt sich auf die einzelnen Altersklassen folgendermaßen:

14	Fälle bei	Individuen	unter	10	Jahren
44	,,	,,	,,	zwischen 11—20	,,
26	,,	,,	,,	,, 21—30	,,
28	,,	,,	,,	,, 31—40	,,
33	,,	,,	,,	,, 41—50	,,
27	,,	,,	,,	,, 51—60	,,
20	,,	,,	,,	,, 61—70	,,
3	,,	,,	,,	,, 71—80	,,

Zusammenfassend ist festzustellen, daß die *überwiegende Mehrzahl der vor dem 20. Lebensjahr beginnenden Acanthosis nigricans-Fälle der benignen Verlaufsform zuzuzählen ist. Bei den Kranken, bei welchen der Beginn der Krankheit zwischen das 20. und 40. Lebensjahr fällt, können aus dem Alter hinsichtlich der Zugehörigkeit des Krankheitsprozesses zu dem ein oder anderen Typ keine bindenden Schlüsse gezogen werden. Bei Beginn des Leidens nach dem 40. Lebensjahr dagegen steigt die Wahrscheinlichkeit, daß eine maligne Verlaufsform vorliegt.*

Ein Prävalieren des einen oder anderen Geschlechts ist nicht festzustellen. Frauen und Männer sind, wie auch MUKAI betont, gleichmäßig befallen.

Was die *Rassenzugehörigkeit* der Acanthosis nigricans-befallenen Kranken betrifft, so läßt sich kein Mehrbefallensein der einen oder anderen Rasse feststellen. Die Acanthosis nigricans kommt sowohl bei Angehörigen der weißen wie auch der gelben Rasse vor, während bei Negern bisher nur 2 Fälle beschrieben wurden, die überdies hinsichtlich ihrer Diagnose nicht einwandfrei als Acanthosis nigricans geklärt werden konnten (Schamberg, Conrad).

Weiterhin sind nicht irgendwelche *Berufsklassen* vorzugsweise von der Dermatose befallen. Allerdings stellen zahlenmäßig die körperlich arbeitenden Klassen das Hauptkontingent. Bogrow fand bei 32 Fällen nähere Angaben über die Beschäftigung: Hiervon gehörten 9 den gebildeten Ständen, 23 der Arbeiterklasse an. Etwa das gleiche Verhältnis ergibt auch die daraufhin vorgenommene Sichtung des Literaturmaterials bis Mitte 1931.

Allgemeinbefinden. Das Allgemeinbefinden wird weniger durch die Dermatose selbst bestimmt, als vielmehr durch die ihr koordinierten oder übergeordneten Krankheitszustände. Bei der malignen Verlaufsform sehen wir in einem Teil der Fälle die ersten vagen Beschwerden der Kranken über Müdigkeit, Mattigkeit und Abgeschlagenheit vor Beginn und im Verlauf der Erkrankung in mehr oder minder langer Zeit bis zu der bekannten Erscheinung der Krebskachexie sich steigern. Daneben bestehen die durch die Lokalisation der malignen Neubildung bedingten Beschwerden von seiten des Magen- oder Genitaltraktes.

Bei den der zweiten Gruppe zugehörigen Fällen ist das Allgemeinbefinden nur wenig oder gar nicht gestört. In einigen Fällen klagten die Kranken über Menstruationsbeschwerden, in anderen über unbestimmte Magenbeschwerden. Wie schon angedeutet, gelingt es nicht immer, zumal wenn sich die Kranken nach zu kurzer Zeit einer weiteren Beobachtung entziehen, den oder jenen Fall mit Sicherheit der benignen oder malignen Form zuzurechnen. Aus diesem Grunde ist es auch schwer zu beurteilen, ob die genannten subjektiven Beschwerden der Dermatose selbst oder übergeordneten Bedingungen zur Last fallen. Auf die in Begleitung der benignen Verlaufsform beobachteten, innersekretorischen Störungen und Stoffwechselanomalien wird bei Besprechung der Ätiologie und Pathogenese näher eingegangen.

Pathologische Anatomie. Ungeachtet gradueller oder durch Terraineigentümlichkeiten bedingter Unterschiede lassen sich stets folgende Veränderungen im histologischen Schnitt nachweisen: 1. *Papillarhyperplasie*, 2. *Acanthose*, 3. *Pigmentvermehrung* sowohl in der Basalzellenschicht wie in der Cutis und 4. *Hyperkeratose*. Die im klinischen Bild in so eindrucksvoller Weise sich widerspiegelnde *Papillarhypertrophie* wird von der Mehrzahl der Autoren als der primäre Vorgang angesprochen. Entsprechend Verschiedenheiten der Entnahmestelle und des Zeitpunktes der Biopsie ist die Papillarhyperplasie verschieden stark ausgeprägt. Je nachdem, ob die Probeexcision aus einem gleichmäßig diffus oder papillomatös verändertem Hautbezirk stammt, ist die Papillarhyperplasie streckenweise von ungefähr gleicher Höhe oder kondylomartig aufgebaut. Im letztgenannten Fall wachsen aus gemeinsamer Basis mehrere Papillengruppen, welche sich durch mehrfache Teilung der Papillenenden baumartig verzweigen. Dadurch, daß die Papillenzweige nach verschiedenen Richtungen verlaufen, resultieren durch Längs- oder Querschnitt zuweilen frei liegende Epithelringe mit zentral eingeschlossenem Bindegewebe. Die einzelnen Papillenköpfe laufen entweder spitz zu oder sind kolbig aufgetrieben.

Die *Entzündungserscheinungen* beschränken sich hauptsächlich auf den Papillarkörper und reichen nur selten noch bis ins obere Cutisdrittel. Im großen und ganzen sind die entzündlichen Erscheinungen nicht sehr ins Auge fallend und treten gegenüber den anderen Veränderungen in den Hintergrund. Nur dort, wo papilläre Excrescenzen mechanischen oder infektiösen Insulten ausgesetzt sind (z. B. Axilla, Anus), kommt es zu stärkeren Zellinfiltraten. Dieselben sind sekundärer Natur und haben pathogenetisch mit dem Grundprozeß wenig zu tun. Die vorwiegend perivasculär gelagerte Zellinfiltration enthält hauptsächlich lymphoide Zellelemente, hier und da sind auch Mastzellen eingesprengt. Neben den Capillaren und Gefäßen des Papillarkörpers sieht man auch in wechselndem Ausmaß um die Knäueldrüsen, Haarfollikel und — im Bereich der Brustwarze — um die Milchkanälchen (GANS) Zellinfiltrate. Mitunter sind auch im Stratum spinosum Rundzelleninfiltrate nachweisbar. Entweder beruht dies auf einem Emigrieren aus einer Papillarcapillare oder aber, was in den meisten Fällen wahrscheinlicher und in Serienschnitten zu erweisen ist, es wurde ein besonders weit hinaufreichender Papillenkopf in seiner Peripherie getroffen. Die Infiltration ist nicht über alle Papillen gleichmäßig stark verteilt. Während einzelne Papillen der Sitz von dicht gedrängten Infiltraten sind, zeigen andere

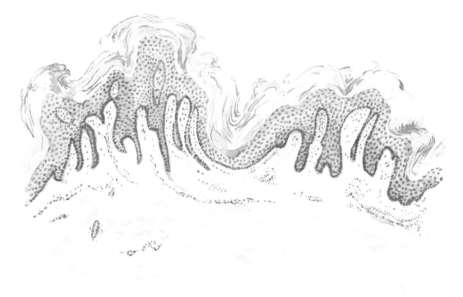

Abb. 41. Dystrophia papillaris et pigmentosa (Acanthosis nigricans).
Vorderer Rand der Achselhöhle, 43 jähr. ♂. Hyperkeratose, Acanthose. Papillomatose.
Starke Pigmentierung, hier namentlich im Stratum basale, weniger im Corium.
Unregelmäßige, schwache perivasculäre Zellinfiltration. O. 128:1; R. 128:1. (Nach O. GANS.)

eine nur geringfügige Zellinfiltration. Das Verhalten der Blut- und Lymphgefäße ist wechselnd; stellenweise sieht man eine deutliche Erweiterung und stellenweise sind keinerlei Abweichungen von der Norm festzustellen.

Die *Bindegewebsfasern* zeigen, je nachdem, ob der Prozeß erst jüngeren Datums oder bereits voll ausgebildet ist, eine verschiedenes Aussehen. GROUVEN und FISCHER beschreiben ein glasig homogenes Aussehen des Gewebes zu Beginn des Prozesses. Ist das klinische Bild voll ausgeprägt, so erscheinen sowohl die kollagenen, wie elastischen Fasern zarter und feiner als die straffen Bindegewebsbündel der unteren zwei Drittel der Cutis (BOECK). Auch WIEDER fand ein nicht unbeträchtliches Ödem des Coriums. Bei längerem Bestand stellt sich innerhalb der Papillen eine Atrophie, insbesondere der elastischen Fasern ein (GANS).

In der *Cutis* fällt der Reichtum an Chromatophoren auf. Die weitverzweigten Zellen weisen nicht nur in der perinucleären Zone und in den Ausläufern dicht nebeneinander gelagerte Pigmentgranula auf, vielmehr sieht man auch vom Zellkörper losgelöstes Pigment in Form von Körnchen und Schollen in Lymphspalten und zwischen den Bindegewebsbündeln eingelagert.

Als einzige beschreiben Hamdi und Reschad Veränderungen an den *Haut-drüsen* und deren Ausführungsgängen: „an mehreren Stellen der tieferen Teile der Schweißdrüsenausführungsgänge vermehren sich deren zylindrisch gewordene Zellen und bilden mehrere beerenartige, epitheliale Knospen um dieselben. Oder die Zellen ihrer Sekretröhrchen werden zylindrisch und vermehrt, so daß die Drüsenknäuel zusammenfließen und einen Epithelhaufen bilden, welche von kurzen, aus Zylinderzellreihen bestehenden Bögen und Knospen umgeben sind. An den Ausführungsgängen der Talgdrüsen und an den Haarwurzeln kommen solche Wucherungen seltener vor". Auf die Deutung, die diesem Befund gegeben wird, soll bei Besprechung der Pathogenese eingegangen werden.

Die *Basalzellschicht* ist gegenüber dem Papillarkörper gut abgegrenzt. Mit-unter sind anstatt 2—3 Zellreihen deren 5—6 übereinandergelagert. Abgesehen von einer Streckung und seitlichen Kompression einzelner Zellen im Bereich besonders lang ausgezogener Retezapfen weisen sie keine Besonderheiten auf. Auffallend ist lediglich ihr außerordentlich großer Pigmentgehalt. Stellenweise kann man die bekannte kappenförmige Verdichtung der gelben bis braunen, eisenfreien Pigmentgranula über dem distalen Kernpol beobachten, teils läßt sich diese infolge der dichten gleichmäßigen Verteilung des Pigments nicht nach-weisen. Auch im Stratum spinosum, speziell in der den Basalzellen benachbarten Schicht, lassen sich Pigmentgranula nachweisen. In manchen Fällen sind Pigment-granula bis in das Stratum corneum hinein erhalten; dies beruht wahrscheinlich auf dem überstürzten, intensiven Zellnachschub vom Stratum basale her.

Das *Stratum spinosum* zeigt eine starke Acanthose. Bald überzieht es die Basalschicht in 8—10 (Gans), ja 14—30 (Bogrow) reihigen Zellagen, bald ist es nur weniger stark als die Norm entwickelt. Wieder nimmt wohl mit Recht an, daß die wechselnde Dicke der Stachelschicht bzw. die Einschaltung nur flach gewellter Corium-Epidermisgrenzen und darüber das nur mäßig hyperplasierte Stratum spinosum der Ausdruck normaltopographischer Verhältnisse der betreffenden Hautstelle ist. Die normale Furchenbildung wird einerseits durch die mächtige Ausbildung der Stachelschicht akzentuierter und andererseits wird letztere in ihrer räumlichen Ausdehnungsmöglichkeit durch erstere mit-bestimmt.

Wieder, Gans u. a. fanden in sämtlichen Lagen der Stachelzellschicht in mäßiger Zahl Mitosen. Wieder faßt das mitunter durch wenige gute Farb-annahme glasig erscheinende Aussehen der Zellen als Ödem auf. Abgesehen hiervon werden noch eigentümliche Schrumpfungsvorgänge an den Kernen beschrieben. Hierbei handelt es sich aber wohl nicht nur lediglich um Kunstprodukte (Spietschka), da sich diese Veränderungen auch an frisch geschnittenem Gewebe nachweisen lassen (Gans). Die Kerne sind bei normal konfigurierter Kernmembran halbmondförmig geschrumpft, so daß spiegelbildartig eine ebenfalls halbmond-förmige, helle, homogene Zone resultiert. Gans weist darauf hin, daß man die gleiche Beobachtung bei einer ganzen Reihe von Hautkrankheiten (akute Exantheme, Poikiloderma atrophicans vasc. u. a.) machen kann. Demnach dürfte es sich ganz allgemein um den Ausdruck von Störungen im Zelleben bzw. von Stoffwechselstörungen ohne irgendwelche spezielle, pathognomonische Bedeutung handeln. Die von Gans erwähnten, konzentrisch geschichteten Hornkugeln mit einem Saum von 1—2 Reihen Körnerzellen innerhalb des Stratum spinosum dürften vielfach die Folge von Schrägschnitten sein.

Über das Verhalten des *Stratum granulosum* gehen die Angaben der ein-zelnen Untersucher auseinander. Dies mag daher kommen, daß ein nach Ent-nahmestelle (Terraineigentümlichkeiten) und Intensität der Veränderungen verschiedenes Untersuchungsmaterial den einzelnen Untersuchern vorlag und daß ein Vergleich durch das Fehlen von Angaben über die makroskpoische

Beschaffenheit und die Entnahmestelle erschwert wird. Stellenweise ist es nur angedeutet und stellenweise ist es 4—5 Zellagen dick. Letzteres findet man besonders bei papillären Excrescenzen in der Tiefe zwischen zwei Papillarzapfen. Im Bereich von Hautstellen mit gleichmäßig diffuser Papillomatose tritt das Stratum granulosum viel weniger stark in Erscheinung. Teilweise vermißt man es über den Papillenköpfen völlig und teilweise ist es in den interpapillären Sulci nur angedeutet oder höchstens 1—2 Lagen dick.

Das *Stratum lucidum* ist bestenfalls nur angedeutet, meistens wird es völlig vermißt, so daß die Körnerschicht unmittelbar in das Stratum corneum übergeht.

Das *Stratum corneum* verhält sich an den einzelnen Stellen des Präparates und im Einzelfall verschieden. Besonders deutlich ist seine Hyperplasie in den interpapillären Sulci und in den Follikelmündungen, während es über den Papillenköpfen weniger ausgeprägt ist. An den letzterwähnten Stellen ist im Gegensatz zu der dichteren Schweißung in den interpapillären Sulci die Hornschicht lamellös aufgelockert. Trotzdem muß der Zusammenhalt ein ziemlich fester sein, da eine Desquamation im Verlauf der Acanthosis nigricans kaum zu beobachten ist. Hier und dann kann man, wie bereits erwähnt, in der Hornschicht freie Pigmentgranula nachweisen.

Anschließend seien noch einige Besonderheiten im histologischen Bild erwähnt. YAMADA beschreibt *atrophische Vorgänge an den Haarwurzeln bei gleichzeitiger Talgdrüsenhyperplasie.* Die Beobachtung von GROUVEN und FISCHER über *Atrophie sämtlicher Teile der Epidermis mit Ausnahme der Hornschicht an Hautstellen mit schwach ausgeprägter Papillomatose* deutet GANS eher als Rückbildungserscheinung und weniger im Sinne einer Initialerscheinung.

Ganz vereinzelt stehen die Angaben über eine *Dystrophia papillaris sine pigmentatione* (MORRIS), über *enorme, perivasculäre Mastzellenanhäufung in dem ungewöhnlich zellreichen und mit wuchernden Bindegewebszellen angefüllten Papillarkörper* (BOECK), ferner über das *Auftreten kleiner Carcinomnester in den Lymphgefäßen der tieferen Cutis* (DUBREUILH) und schließlich über das Auftreten *präcanceröser Erscheinungen vom Typus* BOWEN (BERNHART). Die *knospenartigen Wucherungen an den Schweißdrüsenausführungsgängen* (HAMDI und RESCHAD) wurden bereits erwähnt. Die bisher bestrittene *Umwandlung* von unter dem Bild der Acanthosis nigricans erkrankten Hautpartien *in carcinomatöse Prozesse* scheint auf Grund der Fälle von BERNHART, PAUTRIER, HUGEL und LÉVY immerhin möglich. Gegenüber der Psorospermosis follicularis DARIER wird das Fehlen von *Corps ronds* von manchen Autoren bei der Acanthosis nigricans als differentialdiagnostisch wesentlich hingestellt. Hierüber wird man sehr geteilter Meinung sein können, um so mehr, als HAMDI und RESCHAD bei ihrer Beobachtung eigens auf das Vorhandensein von Corps ronds aufmerksam machten.

Ätiologie und Pathogenese. Unsere derzeitigen Kenntnisse gestatten es nicht, eine befriedigende Erklärung über die Ätiologie und Pathogenese der Acanthosis nigricans zu geben. Schon Symptomatik und Verlauf legen den Gedanken nahe, daß es sich bei der Acanthosis nigricans im Wesen um ein *polygenetisches Syndrom handeln muß, welches seine klinisch-morphologische Charakteristik dem Zusammenspiel einer Vielheit von Faktoren und zwar unter ganz bestimmten Bedingungen und nach einer ganz bestimmten Richtung hin verdankt.*

Ein ätiologischer Deutungsversuch hat nur dann einen Sinn, wenn sich demselben *beide* Verlaufsformen zwanglos einfügen lassen und wenn ihm der Wert einer Arbeitshypothese zukommt. Eine Hypothese, die so allgemein gefaßt ist, daß sie wohl auf beide Verlaufsformen anwendbar, jedoch eben wegen ihrer weiten Fassung als Arbeitshypothese nicht brauchbar ist, hat wenig Zweck.

Die Basis jeder Debatte über die Ätiologie und Pathogenese der Acanthosis nigricans muß die Summe der klinischen und anatomischen Befunde *beider* Verlaufsformen sein. Die Gegensätzlichkeit im Verlauf (*benigner* und *maligner* Typ) bedeutet für die Frage nach einer gemeinsamen Genese kein unüberbrückbares Hindernis. *Bei beiden Verlaufsformen ist die Acanthosis nigricans Symptom übergeordneter Prozesse und diese sind es, welche die verschiedene Verlaufsform bestimmen.* Wie auch Miescher betont, hat jeder Einteilungsversuch etwas Mißliches und ist gleichbedeutend mit einem Präjudizium. Immerhin erscheint uns aus rein praktischen Gründen eine *Trennung in eine maligne und benigne Verlaufsform* noch am meisten berechtigt. Hierbei soll nicht verkannt werden, daß auch diese Einteilung ihre Schwächen hat, denn es ist nicht immer ganz leicht, diesen oder jenen Fall der *benignen* oder *malignen* Verlaufsform zuzuordnen. Einmal bedarf es einer längeren Beobachtungszeit und der Anwendung sämtlicher, moderner Hilfsmittel der Diagnostik, um ein malignes Neoplasma ausschließen zu können, und zum anderen wird man mitunter in Verlegenheit geraten, Beobachtungen zu klassifizieren, wie sie Miescher (Diabetes mellitus und Acanthosis nigricans) und Frick (perforiertes Duodenalulcus und Acanthosis nigricans) beschrieben haben. Nimmt man als Kriterium die *allgemeine* Prognose des *übergeordneten*, vermutlich oder erwiesen mit der Acanthosis nigricans kausalgenetisch verbundenen Krankheitsprozesses, so wären solche Beobachtungen wie die letzterwähnten der benignen Verlaufsform einzuordnen.

Die bei der *benignen Verlaufsform* zu beobachtenden und nicht an die Dermatose selbst gebundenen *Begleitsymptome und konkomittierenden Krankheitsprozesse* lassen sich in verschiedene Gruppen zusammenfassen: 1. *allgemeine und spezielle Entwicklungsstörungen*, 2. *nosologisch einheitliche Prozesse* und 3. *Symptome sine substantia, bzw. solche, die eine präzise Diagnose nicht erlauben.*

Allgemeine und spezielle Entwicklungsstörungen, innersekretorische Störungen, nervöse Symptome und Stoffwechselanomalien (Miescher [Entwicklungsstörungen, Diabetes mellitus], Rapp, Wertheimer, W. Jadassohn, Senear und Cornbleet [Fettsucht], Barendblat [infantil, Verkleinerung der Sella turcica, Kryptorchismus, Thymus persistens 18jähriger Mann], Ottkhine [körperlich und geistig unterentwickelt], Benedek und Csörsz [Epilepsie, Idiotie], Artom [Fall 2: facies hypopituitaria], Pitschugina [„endokrine Störung"], Pechur [Sympathicushypertonie], Leszczynski [Vagotonie], Balitzkaja [Vagotonie, Apathie, Menstruationsstörungen], Wohlstein [Sympathicotonie], Mukai [Friedreichsche Krankheit?], Kémeri [Schilddrüse vergrößert], L. Wieder [Sympathicohypertonie], Senin [endokrine Störung], sind vorwiegend bei jenen Fällen beobachtet worden, bei denen offensichtlich *in der Keimanlage gelegene Faktoren* eine wichtige Rolle spielen. Zum Teil traten diese Fälle *kongenital* und *familiär*, sowohl in *Geschwisterschaften* wie auch *in mehreren Generationen* auf. Viel seltener wird über ähnliche Störungen bei der malignen Verlaufsform berichtet (Jacubson [Sympathicotonie], Artom [Fall 1: geistig und körperlich unterentwickelt]). Die zweite Gruppe umfaßt die wenigen Beobachtungen, bei denen die Acanthosis nigricans unmittelbares Symptom einer *Lues* (Caussade, Lévy-Franckel und Juster, Moura Costa [?], Bonnet) oder *Tuberkulose* (Knowles, Sidlick und Ludy, Pechur [?]) ist, bzw. jene Beobachtungen, bei denen *Traumen* oder *gutartigen Neoplasmen und Entzündungsprozessen* eine mittelbar oder unmittelbar ursächliche Rolle beim Zustandekommen der Dermatose zugesprochen wird (Trauma des Epigastriums [Pawlov?], Nierendekapsulation [Wise], Parametritis [Nast]).

In der dritten Gruppe schließlich figurieren an Stelle von Diagnosen *Symptome* (Menstruationsbeschwerden, Magenbeschwerden, Müdigkeitsgefühl und ähnliches); ferner werden genannt: Intoxikationen (Alkoholismus) und Hitzeeinwirkung. Vielfach handelt es sich bei den in diese Gruppe gehörigen Fällen um Kranke, die nur flüchtig untersucht werden konnten und sich weiterer ärztlichen Maßnahmen entzogen. Bei längerer Beobachtungszeit hätte sicherlich in einem Teil der Fälle die Frage geklärt werden können, ob sich hinter den wenig prägnanten Symptomen nicht doch ein malignes Neoplasma verbirgt. Auch jene Kranke, die nur über Mattigkeit klagten, sind darauf verdächtig, daß hinter diesen Beschwerden eine ernste Erkrankung steckt. Vielfach handelt es sich aber auch um gelegentliche, mit der Dermatose selbst in keinem Zusammenhang stehende Beschwerden bei sonst ungestörtem Allgemeinbefinden.

Bei der *malignen* Verlaufsform ist der übergeordnete Krankheitsprozeß einheitlicherer Natur. In der überwiegenden Mehrzahl handelt es sich um *Abdominalcarcinome* oder wenigstens um Carcinome, welche zu Metastasen in den Bauchorganen geführt haben. Dadurch weisen auch die Begleitsymptome eine gewisse Monotonie auf. In der Regel stellen sich Beschwerden von seiten des Neoplasmas erst *nach* Auftreten der Hautveränderungen ein. *Vor* Auftreten der Hauterscheinungen bestehen meistens nur allgemeine, prämonitorische Beschwerden wie Mattigkeit, Pruritus, Digestionsbeschwerden, Anorexie und ähnliches, *so daß die Acanthosis nigricans vielfach das erste Symptom einer Carcinose ist.*

Damit gewinnt die Kenntnis dieser seltenen Dermatose über das Fachgebiet der Dermatologie hinaus für *jeden* Arzt an Bedeutung und praktischem Wert!

Meist handelt es sich um Abdominalcarcinome und unter diesen nehmen zahlenmäßig die Magencarcinome die erste Stelle ein. Dann folgen die an den inneren Genitalorganen der Frau lokalisierten Carcinome. Viel seltener ist das Neoplasma anderwärts lokalisiert (HODARA [Mamma]) oder weist einen andersartigen Geschwulstcharakter auf (SPIETSCHKA [Deciduom des Uterus], KLOTZ [Sarkom des Colon].) MUKAI, der seiner Berechnung 218 Fälle von Acanthosis nigricans zugrunde legt, fand in $45^0/_0$ sämtlicher Fälle maligne Neoplasmen: hiervon betrafen $61^0/_0$ an Magen lokalisierte Carcinome.

Bei einer ganzen Reihe von Sektionen wurden Veränderungen am Sympathicus bzw. an den sympathischen Ganglien und den Nebennieren gefunden (DARIER, GROSZ, KUZNITZKY, DUBREUILH, FLASKAMP, SSUTEJEV und TALAJEV, JACUBSON, ARTOM [Fall 1], SWARTZ und MILLER). Auffällig ist die Tatsache, daß gerade die besonders sorgfältig durchgeführten Sektionen derartige Befunde ergaben. Entweder handelte es sich um eine Einbettung des Bauchsympathicus und seiner Ganglien in Carcinommetastasen oder um ein Mitergriffensein der Nebennieren. In letzterwähntem Falle ist der Prozeß mitunter einseitig, ja läßt die Rindenpartie frei, während die Marksubstanz durch carcinomatöse Massen ersetzt ist; bisweilen werden die Nebennieren selbst frei befunden, und es ist lediglich eine Kompressionswirkung durch die vergrößerten, mit Carcinommetastasen durchsetzten Lymphdrüsen festzustellen.

Derartige Befunde bestimmten DARIER zu der sich später als zu eng gefaßt erweisenden, mechano-neuropathischen Hypothese. Diese Theorie mußte man nicht nur mit Hinsicht auf die benigne Verlaufsform, sondern auch im Hinblick auf jene Beobachtungen fallen lassen, bei denen wohl eine Carcinose festgestellt wurde, jedoch weder der Bauchsympathicus noch die Nebennieren in den carcinomatösen Prozeß miteinbezogen waren.

Die Feststellung eines „Freiseins des Sympathicus und der Nebennieren" bezieht sich vielfach auf eine nur makroskopische Befundaufnahme; diese kann man aber nicht als vollwertig erachten, da sie bestenfalls nur über die gröbsten Veränderungen Auskunft gibt. Mit Hinblick auf diese Befunde wird man POLLITZER recht geben, wenn er erst kürzlich das Fehlen wirklich guter Sektionen bemängelte; solange nicht präzisere und erschöpfende Sektionsbefunde vorliegen, wird man wohl kaum Fortschritte unserer Kenntnisse über das Wesen der Acanthosis nigricans erwarten dürfen. Es ist für den hier zur Debatte stehenden Fragenkomplex über das obligatorische Vorkommen von Veränderungen am Sympathicus und chromaffinen System bei der Acanthosis nigricans nicht nur der makroskopische Befund wesentlich, sondern auch der Nachweis eines Fehlens oder Vorhandenseins feinerer, cytologischer Veränderungen von Bedeutung.

Als Musterbeispiel einer nach dieser Hinsicht exakten Untersuchung darf eine von Warthin, Jackson und Crane veröffentlichte Beobachtung gelten. Hierbei handelt es sich um ein Krankheitsbild, das von den zuletzt genannten Autoren als Morbus Addisonii aufgefaßt wurde; in der Diskussion jedoch erwogen Ormsby und Mitchell ernstlich die Diagnose einer Acanthosis nigricans. Dagegen sprach das Fehlen einer Papillarhyperplasie, dafür die Lokalisation der regionären und an den Prädilektionsstellen der Acanthosis nigricans lokalisierten Pigmentationen und schließlich noch das Fehlen von Schleimhautpigmentationen. Anatomisch lag ein Lymphosarcom vor, welches die retroperitonealen Lymphdrüsen in der Gegend des Plexus solaris ergriffen und eine Druckatrophie der Nebennieren bewirkt hatte. Was diese Beobachtung besonders bemerkenswert macht, ist der Nachweis histologischer Veränderungen an Thyreoidea, Parathyreoidea und Hypophyse für die klinisch manifeste „pluriglandular endocrinopathie".

Derartige, vom Prototyp abweichende Krankheitsbilder sind unserem Bestreben nach einer Klärung ätiologischer Probleme oft förderlicher als die Schulfälle. Dies gilt auch für die eben erwähnte Beobachtung; dieselbe nimmt eine Mittelstellung zwischen der Acanthosis nigricans und dem Morbus Addisonii ein, beides Erkrankungen, bei welchen einerseits das chromaffine System sehr häufig sekundär in den primären Krankheitsprozeß einbezogen ist und andererseits in manchen Fällen „intakt" befunden wird. Auch im klinischen Verlauf bestehen, abgesehen von den Unterschieden in der Symptomatik der Hautveränderungen, zwischen beiden Erkrankungen Parallelen. So spielt das Auftreten gastro-intestinaler Störungen, oft nur in Form von Anorexie, Sekretionsstörungen und ähnlichem, in der Symptomatik beider Affektionen eine Rolle. In einem Teil der Beobachtungen ist für die Acanthosis nigricans sicher mit der Möglichkeit zu rechnen, daß sich hinter diesen Beschwerden ein Abdominalcarcinom verbirgt, in einem anderen Teil aber fehlt es für eine solche Annahme auch bei langer Beobachtungszeit an Anhaltspunkten. Möglicherweise liegt hierin eine Parallele zu der Feststellung von Snell und Rowntree über die häufige Vergesellschaftung des Morbus Addisonii mit Magen-Darmstörungen. Des weiteren wurde in einer ganzen Reihe von das Krankheitsbild der Acanthosis nigricans betreffenden Beobachtungen ein auffallend niedriger Blutdruck oder eine schlechte Ansprechbarkeit auf Adrenalin festgestellt.

Die Angaben über Vergesellschaftung der Acanthosis nigricans mit endokrinen Störungen beziehen sich vor allem auf die benigne Verlaufsform, während entsprechende Befunde für die maligne Verlaufsform zu den Ausnahmen zählen. Vielfach hat man den Eindruck, als wenn bei der malignen Verlaufsform über die im Vordergrund stehende Malignität des Grundprozesses der Nachweis einer Störung im innersekretorischen Apparat gar nicht erst versucht worden wäre. Von Autoren der neueren Zeit scheint dieser Frage eine größere Aufmerksamkeit zugewendet zu werden, denn man findet jetzt häufiger diesbezügliche Angaben (Artom [Fall 1], Jacubson, Wise, Ostwald, Takuwa). Hierbei zentriert sich das Interesse besonders auf jene Drüsen, welche einerseits besonders häufig Anomalien im Verlauf einer Acanthosis nigricans erkennen lassen und andererseits mittels klinischer Methoden in ihrer Funktion kontrollierbar sind. Es sind dies: die Nebennieren, Schilddrüse und Hypophyse.

Als Maßstab für die Funktionstüchtigkeit der Nebennieren gilt neben der Feststellung des Blutdruckes das Verhalten gegenüber Adrenalininjektionen. Vielleicht liegt in dem von Tscheboksarow und Malkin ausgearbeiteten Nachweis der Nebennierenlipase (Identifikation auf Grund der Chininresistenz und Choralhydratempfindlichkeit) eine praktisch verwertbare Methode für die Diagnostik der Nebennierenerkrankungen vor. Wenn auch diese Methode nichts darüber auszusagen vermag, ob eine Hyper- oder Hypofunktion, eine Erkrankung der Mark- oder Rindenschicht vorliegt, so gestattet sie bei positivem Ausfall doch die Feststellung, daß eine Nebennierenerkrankung vorliegt. Bei Menschen mit intakten Nebennieren gelingt es nicht, im Blut die Anwesenheit der Nebennierenlipase fetzustellen.

Über die Vergesellschaftung der Acanthosis nigricans mit Schilddrüsenstörungen liegen bisher nur wenige und überdies nicht recht überzeugende Befunde vor. Mehrfach wird über eine Steigerung des Grundumsatzes berichtet; man wird ohne nähere Kenntnis der Methodik gut daran tun, sich in der Deutung dieses Befundes Zurückhaltung aufzuerlegen, zumal die gefundene Steigerung nicht weit von der oberen Grenze der normalen Schwankungsbreite entfernt ist. Schwerwiegender wären Befunde über eine Erniedrigung des Basalstoffwechsels. Einige Autoren berichten über einen Rückgang der Hautsymptome nach Verabreichung von Schilddrüsensubstanz; als strikten Beweis für die Annahme eines ursächlichen Zusammenhanges der Dermatose mit einer Schilddrüsenstörung wird man diese Beobachtung aber wohl kaum ansprechen dürfen.

Daß die Schilddrüsenfunktion von Einfluß auf Pigmentationsvorgänge ist, darauf weisen die beim Morbus Basedowii gemachten klinischen Erfahrungen hin. Nur über das Wie des Synergismus und Antagonismus haben wir keine klaren Vorstellungen und sind mehr auf Theorien wie auf Tatsachen angewiesen. Interessant sind in diesem Zusammenhang die von GIACOMINI, PARHON, ZAWADOWSKY, TITAJEFF und FAIERMARK mitgeteilten Befunde; die letztgenannten Autoren konnten nach Verabreichung von Thyroxin und seiner nächsten Derivate bei Hühnern einen Einfluß auf die Mauser, Depigmentierung und Struktur des Gefieders feststellen.

Ebenso sind die Befunde über Störungen im Bereich der *Hypophyse* sehr spärlich und im Rahmen der ätiologischen Deutung der Acanthosis nigricans nur bedingt verwertbar.

Eine Tatsache erscheint uns noch für die Beobachtung weiterer Fälle der Acanthosis nigricans der Erwähnung wert: in der Anamnese der Acanthosis nigricans-Kranken findet man unverhältnismäßig oft — und dies speziell bei Beobachtungen aus jüngerer Zeit — die Angabe über das *Vorkommen von Carcinomen in der Aszendenz* (LESZCZYNSKY, ASAHI, BALITZKAJA, DU CASTEL u. a.).

Überblickt man die mit der Acanthosis nigricans beider Verlaufsformen vergesellschafteten Erkrankungen und Symptome, so sind sie in ihrer Vielheit und Mannigfaltigkeit geradezu verwirrend und scheinen zunächst jede Möglichkeit zu nehmen, Ätiologie und Pathogenese unter gemeinsamen Gesichtswinkel zu betrachten.

Fixpunkte, von denen unsere ätiologischen Deutungsversuche ihren Ausgang nehmen, sind Sympathicusfunktion, endokriner Apparat und Keimplasma. Hierbei wird sich aber jede einseitig geführte, d. h. nur einen dieser Punkte in den Mittelpunkt der Diskussion stellende Betrachtungsweise von vornherein als unzweckmäßig erweisen.

Was die viel diskutierte, ursächliche Mitbeteiligung des Sympathicus am Zustandekommen der Acanthosis nigricans betrifft, so stehen heute die meisten Autoren auf dem Standpunkt, daß eine solche nicht erwiesen sei (MIESCHER, W. JADASSOHN). Als Argumente für diese Auffassung wird die Tatsache angeführt, daß einerseits in einem großen Teil der Beobachtungen keinerlei Störungen im Sympathicusgebiet nachweisbar waren und daß andererseits Anhaltspunkte für eine ursächliche Mitbeteiligung des Sympathicus an der Morphogenese des als Acanthosis nigricans bezeichneten Krankheitsbildes fehlen.

Über die *Wechselbeziehung Sympathicusfunktion—Pigmentationsprozeß* gehen die Meinungen sehr auseinander; Ansicht steht gegen Ansicht und Befund gegen Befund. Auf der einen Seite wird dem Sympathicus und dem unter seinem Impuls stehenden chromaffinen System beim Zustandekommen endogen bedingter, universeller oder flächenhafter Hyperpigmentationen eine ursächliche Rolle zugesprochen (CASSIAN, LICHTWITZ, ST. ROTHMANN u. a.) und auf der anderen Seite in Abrede gestellt (SÉZARY). Von großer Bedeutung sind für die Beantwortung dieser Fragen die beim Morbus Addisonii erhobenen Befunde. Man weiß, daß dieses Krankheitsbild nicht zwangsläufig an krankhafte Veränderungen des Bauchsympathicus und der Nebennieren gebunden ist: es können ADDISON-Symptome ohne krankhafte Nebennierenprozesse vorkommen und andererseits braucht die Destruktion der Nebenniere nicht notwendigerweise zu einer Hyperpigmentation im Sinne der ADDISON-schen Krankheit führen (LEWIN 1892, NEUSSER 1910, ESSER 1908). Ebenso gelang es, im Tierexperiment durch Schädigung der Nebennieren wohl die Symptome einer Nebenniereninsuffizienz, nicht aber eine Hyperpigmentation zu erzeugen (OPPENHEIM und LOPER 1903). Wenn wir es uns auch versagen müssen, auf Einzelheiten einzugehen, so sei hier doch so viel gesagt, daß die zuletzt erwähnten Befunde, so bestrickend sie auch auf den ersten Blick in ihrer Beweiskraft zu sein scheinen, nicht als endgültige Argumente zu werten sind.

Wie steht es nun zahlenmäßig mit einem Zusammentreffen von Störung der Sympathicusfunktion und Acanthosis nigricans? Wegen der Kürze (Demonstrationsfälle) und der schweren Zugänglichkeit der Originalarbeiten (Referate) läßt sich im Einzelfall nicht immer feststellen, ob überhaupt auf Anomalien des sympathischen und parasympathischen Nervensystems gefahndet wurde, und, wenn ja, mit Hilfe welcher Methoden untersucht wurde. Mit kurzen Hinweisen auf das Bestehen einer Sympathicotonie, Vagotonie und ähnliches läßt sich nicht viel anfangen. Es muß auffallen, daß hier dasselbe gilt, wie für die anatomischen Befunde am Bauchsympathicus und Nebenniere bei den zur Sektion gekommenen Fällen: eine Häufung der positiven Befunde bei den besonders eingehend und sorgfältig untersuchten Kranken.

Selbst unter der Voraussetzung, daß sich bei entsprechend eingehender, klinischer und gegebenenfalls anatomischer Untersuchung in der Mehrzahl der Beobachtungen Anomalien im Bereich des Bauchsympathicus des sympathischen Nervensystems und des chromaffinen Systems nachweisen lassen und daß Sympathicus und Hyperpigmentation in gegenseitiger Abhängigkeit voneinander stehen, wäre damit immer erst die Genese *eines* der Kardinalsymptome unserem Verständnis näher gebracht.

Das Problem der Acanthosis nigricans-Ätiologie läßt sich sicherlich nicht dadurch lösen, daß einseitig der Funktionszustand des sympathischen Nervensystems in den Mittelpunkt der Erörterungen gestellt wird. Trotzdem muß darauf bestanden werden, daß in jedem Falle dasselbe auf seinen Funktionszustand mit sämtlichen, verfügbaren Methoden geprüft wird.

Ein näheres Eingehen auf den Fragenkomplex Sympathicus—endokrines System würde zu weit ab auf das strittige Gebiet der Endokrinologie führen. Hier kann es sich nur darum handeln, die verbindenden Gedankengänge anzudeuten, auf Lücken der Beweisführung und auf die für eine weitere Forschung gangbaren Wege hinzuweisen.

Endokrine Störungen sind nur bei einem Teil der bisherigen Beobachtungen nachgewiesen worden; sie sind häufiger bei der benignen als bei der malignen Verlaufsform zu beobachten. Wenn in einem Teil der Fälle nichts über das Vorhandensein endokriner Störungen gesagt ist, so besagt dies noch nicht, daß solche tatsächlich fehlten, da sich dieselben nicht immer in besonders sinnfälligen Symptomen widerzuspiegeln brauchen.

Die endokrine Störung tritt entweder uniglandulär oder — was häufiger der Fall ist — pluriglandulär auf. Im Einzelfall Synergismus und Antagonismus richtig zu beurteilen, ist außerordentlich schwierig.

Bei dem Versuch, den Komplex Sympathicusfunktion—endokriner Apparat in seinen Beziehungen zur Genese der Acanthosis nigricans zu verstehen, stellt die von Kohn gegebene Einteilung der Drüsen mit innerer Sekretion eine willkommene Hilfe dar. Diese Einteilung nach morphologischen Gesichtspunkten ist für die Aufstellung einer Arbeitshypothese deswegen wertvoll, weil sie die ektodermale Genese in den Vordergrund rückt und damit für die im Keimplasma gelegenen Faktoren ein genetisch gleichartiges Substrat schafft.

Nur die „*branchiogenen*" Organe: *Schilddrüse, Epithelkörperchen* und *Thymus* sind morphologisch selbständige Gebilde, während die übrigen inkretorischen Drüsen diese Selbständigkeit nicht haben, indem sie sich im Laufe der Entwicklung mit fremdartigen Gewebsbildungen zu einer *dualistischen Organgemeinschaft* vereinigen. *Diese Gewebsbildungen sind neurogen und stellen eine Verbindung der betreffenden inkretorischen Organe mit dem zentralen oder peripheren Nervensystem her* (neurotrope Drüsen mit innerer Sekretion). Zu ihnen gehören die *Hypophyse*, deren *epithelialer* Anteil (glandula pituitaria) durch das Infundibularorgan mit dem Zwischenhirn verbunden wird, und die *Nebenniere*, deren *epithelialer* Anteil (Rinde) vermittels ihres zweiten, *neurogenen* (chromaffinen) Teiles in nahe Beziehung zum Sympathicus tritt. Dem neurogenen, aber nicht nervösen Anteil kommt wohl auf Grund seiner ausgeprägten Eigenart nicht nur eine passive Vermittlerrolle, sondern eine Eigenleistung zu. Diesen eben genannten neurotropen Drüsen gliedert Kohn die *inkretorischen neurogenen Nebenorgane des Nervensystems* an, deren Gewebe zwar aus dem Medullarepithel hervorgeht, aber nicht für neurodynamische, sondern mehr stoffliche Leistungen eingerichtet scheint. Hierbei bleiben die inkretorischen Nebenorgane des Nervensystems (des zentralen Nervensystems: *Epiphyse*; des peripheren Nervensystems [sympathischen]: *Paraganglien*) dem Muttergewebe dauernd angeschlossen und dürften ihm auch funktionell zugeordnet sein.

Die Tatsache, daß nur bei einem verschwindend kleinen Bruchteil der ein Abdominalcarcinom oder innersekretorische Störungen aufweisenden Kranken eine Acanthosis nigricans auftritt, führt zwangsläufig zu der *Annahme einer besonderen Kondition und Konstellation innerer und äußerer Faktoren.*

Soll es zu dem klinisch prägnanten Bild einer Acanthosis nigricans kommen, so muß bei der malignen Verlaufsform die Carcinose ganz bestimmte Vorbedingungen antreffen. Des weiteren müssen im Fall des Vorhandenseins endokriner Störungen sich letztere nach einer ganz bestimmten Richtung bewegen. Wenn dem nicht so wäre, müßte bei der Häufigkeit von Abdominalcarcinomen und endokrinen Störungen die Acanthosis nigricans viel öfter zu beobachten sein. In diesem Dilemma greifen wir um so lieber zu der Annahme einer Mitbeteiligung von im Keimplasma gelegenen Faktoren, als dieselbe auf Grund bestimmter Befunde wenigstens für einen Teil der Fälle begründet erscheint. Als wichtigstes Argument für die Auffassung der Acanthosis nigricans als Genodermatose im Sinne von BETTMANN darf ihr gelegentlich familiäres und kongenitales Auftreten gelten. Abgesehen von der Tatsache, daß die Acanthosis nigricans in allerdings bisher nur wenigen Beobachtungen sowohl in Geschwisterschaften wie in mehreren Generationen nachgewiesen werden konnte, sprechen auch noch andere Befunde für die Auffassung, daß sowohl in den benignen, wie malignen Fällen der Acanthosis nigricans im Keimplasma gelegene Faktoren eine Rolle spielen. Es sind dies die Vergesellschaftung mit allgemeinen und speziellen Entwicklungsstörungen, Mißbildungen der Haut (Naevi) und Anomalien des endokrinen und nervösen Apparates.

Was die endokrinen und nervösen Störungen betrifft, so können dieselben zweifelsohne die mittelbare Folge einer Carcinose sein dadurch, daß der Tumor entweder im Sinne DARIERs eine mechano-neuropathische Noxe darstellt oder, wie andere Autoren meinen, auf humoral-hormonalem Wege besondere Bedingungen schafft. Verschiedentlich wurde die Anschauung vertreten, daß die auch bei der malignen Verlaufsform mitunter festzustellende, endokrine Störung nicht eine Folge der Carcinose, sondern die Folge einer angeborenen Schwäche des endokrinen Apparates sei. Sollte sich bei der Beobachtung weiterer, benigner oder maligner Acanthosis nigricans - Fälle die Feststellung einer familiären Häufung von Carcinomerkrankungen machen lassen, so ließe sich auch dieser Befund im Rahmen eines ätiologischen Deutungsversuches welcher die keimplastischen Gegebenheiten berücksichtigt, verstehen.

PORIAS (1909) faßt die Acanthosis nigricans als Folge einer Störung des innersekretorischen Apparates ganz allgemein und unter besonderer Mitwirkung des chromaffinen Systems auf. KÜTTNER, MIESCHER und W. JADASSOHN stimmen dieser Auffassung bei und denken in Analogie zu ähnlichen Korrelationen (Knochenwachstum - Hypophyse, Allgemeinwachstum - Zirbeldrüse - Schilddrüse) an die Alteration eines oder mehrerer Organe mit innerer Sekretion, zu deren Funktionen die Regulierung des Hautwachstums gehört. Leider kennen wir bislang keine endokrinen Drüsen, welche das Hautwachstum im Sinne einer Dystrophie papillaire et pigmentaire zu regulieren vermöchte.

Unter Verzicht auf die Annahme einer besonderen, das Hautwachstum regulierenden Drüse mit innerer Sekretion möchten wir dem von PORIAS gegebenen, ätiologischen Deutungsversuch zustimmen, jedoch denselben durch *Voranstellung der im Keimplasma gelegenen Faktoren* auf eine breitere Basis stellen.

Mit Hinsicht auf die von KOHN vorgeschlagene und die entwicklungsgeschichtlichen Beziehungen der endokrinen Drüsen zum Ektoderm und dessen Abkömmlingen betonenden Einteilung läßt sich die *Dysnomalie im Zusammen-* und *Gegenspiel der einzelnen Drüsen mit innerer Sekretion als Folge einer bereits im Keimplasma angelegten Anomalie des Ektoderms und seiner Abkömmlinge (nervöser und neurogen-glandulärer Apparat) auffassen.* Unter ähnlichen Gesichtspunkten läßt sich sowohl die Vergesellschaftung Acanthosis nigricans und Carcinose als auch die erst noch durch weitere, statistische Erhebungen zu stützende Annahme eines häufigeren Vorkommens von Carcinomen in der Aszendenz von Acanthosis nigricans-Kranken betrachten. *Das Primäre scheint nicht die endokrine oder nervöse Störung, die Stoffwechselanomalie oder das maligne Neoplasma, sondern eine bereits im Keimplasma angelegte Dysnomalie des ektodermalen Keimblattes in weitgefaßtem Sinne zu sein.* Manche Befunde (Spietschka) sprechen für die Auffassung, daß die Rolle des Neoplasmas für das Zustandekommen der Acanthosis nigricans sich nicht nur in direkt-räumlichen Beziehungen zum Bauchsympathicus und chromaffinen System erschöpft, sondern sich auch auf humoralem Wege durch Produktion von Toxinen auswirken kann, welche dann erst die latente, keimplasmatisch bedingte Bereitschaft des endokrinen Apparates und ebenso der Haut manifest werden läßt.

Was die exzessive Anbildung der papillären Excrescenzen an bestimmten Körperstellen (Axillae, submammär, Rima ani, Nacken, Übergangsstellen zwischen äußerem Integument und Schleimhaut) betrifft, so spielen zweifelsohne auch äußere Faktoren eine bedeutsame Rolle (Licht, Schweiß, sekundäre Entzündung, mechanische Insulte: Reibung, Maceration u. ä.). Die äußeren Reize summieren sich zu der bereits vorhandenen Papillarhyperplasie, sie provozieren nicht, sondern modifizieren nur das klinische Bild.

Prognose. Eine prognostische Stellungnahme ist jeweils erst dann möglich, wenn die Frage geklärt ist, ob der betreffende Krankheitsfall der *benignen* oder *malignen* Verlaufsform zugehörig ist. Wie schwer aber die Entscheidung dieser Frage sein kann, geht zur Genüge aus der Schilderung des Krankheitsbildes hervor. Sofern man nicht in der Lage ist, mit Sicherheit ein malignes Neoplasma auszuschließen, muß die Prognose zumindest dubiös gestellt werden. Das Alter ist nur sehr bedingt als Kriterium für die Entscheidung der Kardinalfrage *benigner oder maligner Verlaufstyp* zu verwenden. Es wurde einerseits vereinzelt der Beginn der benignen Verlaufsform bei Kranken jenseits des 50. Lebensjahres und andererseits die maligne mit bösartigen Neoplasmen vergesellschaftete Verlaufsform bei jugendlichen Individuen um das 20. Lebensjahr herum beobachtet. Nur in jenen Fällen, wo die Dermatose schon bei der Geburt oder in frühester Kindheit entweder solitär oder familiär auftrat, wird man mit einer an Sicherheit grenzenden Wahrscheinlichkeit von einer *benignen* Verlaufsform sprechen und dementsprechend die Prognose quoad vitam gut stellen dürfen. Aber auch hierbei wird man gut daran tun, sich bei einzelnen, besonders gelagerten Fällen eine gewisse Reserve aufzuerlegen, zumal über das weitere Schicksal der bereits bei Geburt oder in früher Kindheit an einer Acanthosis nigricans erkrankten Kinder keine genügenden Erfahrungen vorliegen. Schließlich kann aber auch bei der benignen Form durch einen besonderen Verlauf der mit der Dermatose vergesellschafteten Erkrankungen die Prognose getrübt werden; dies lehrt u. a. die Beobachtung von Frick (Tod infolge Perforation eines Duodenal-Ulcus). Ebenso wird man sich zurückhaltend bei Beobachtungen äußern müssen wie sie Miescher mitgeteilt hat (Diabetes mellitus).

Bei der *malignen*, meist mit Carcinomen der Abdominalorgane vergesellschafteten Verlaufsform ist die Prognose quoad vitam schlecht zu stellen. Insbesondere sind jene Kranken, bei denen die Acanthosis nigricans erst *nach* einer Carcinomoperation manifest wurde, prognostisch infaust zu beurteilen; der letale Ausgang tritt unter dem Bild einer rasch zunehmenden Kachexie in relativ kurzer, nach Wochen oder Monaten bemessenen Zeit ein.

War jedoch die Dermatose das erste Symptom, so hängt die Prognose ganz davon ab, ob der Kranke rechtzeitig einer Operation zugeführt wurde, d. h. ob es hierbei gelingt, das maligne Neoplasma restlos zu entfernen und das Auftreten von Metastasen zu verhindern. Bisher wurde bei einem der maligenen Verlaufsform zugehörigen Fall von Acanthosis nigricans nur einmal über eine *temporäre* Heilung (SPIETSCHKA), nie jedoch über einen Dauererfolg berichtet. Bei der benignen Verlaufsform dagegen gelang es verschiedentlich, eine Dauerheilung zu erzielen, wenn man hiervon mit Rücksicht auf die kurze Beobachtungszeit überhaupt sprechen darf. Es waren dies jene seltenen Beobachtungen, bei denen der übergeordnete Krankheitsprozeß eine Lues war.

Therapie. Sowohl was Methode wie Erfolg betrifft, hängt unser therapeutisches Handeln von der richtigen Erkenntnis der übergeordneten Krankheitszustände ab. Alle verfügbaren Hilfsmittel der Diagnostik müssen herangezogen werden, um diese schwerwiegende Frage, maligner oder benigner Typus, zu entscheiden. *Hierbei wird, wenn die sonstigen Methoden nicht zum Ziel führen und den Verdacht auf ein Neoplasma nicht restlos zu beseitigen vermögen, der Arzt vor der Entscheidung stehen, ob zu explorativen Zwecken eine Laparatomie vorgenommen werden soll.* Früher stand eine ganze Anzahl von Autoren auf dem Standpunkt, jeden Fall zu laparatomieren. Heute, nachdem wir wissen, daß nur in etwa der Hälfte sämtlicher Fälle ein malignes Neoplasma der Dermatose zugrunde liegt, läßt sich generell diese Ansicht nicht mehr aufrecht erhalten. Trotzdem sich unsere Kenntnisse über die Klinik der Acanthosis nigricans erweitert haben und die diagnostischen Methoden verfeinert wurden, ist die Entscheidung der Frage nach der Berechtigung einer Probelaparatomie im einzelnen Fall auch heute noch schwierig. Das Alter der Kranken gibt nur bedingt Anhaltspunkte. Zwischen dem 20.—40. Lebensjahr können aus dem Alter bindende Schlüsse hinsichtlich der Zugehörigkeit der Acanthosis nigricans zu dem ein oder anderen Verlaufstypus nicht gezogen werden. Bei Beginn des Leidens nach dem 40. Lebensjahr dagegen steigt die Wahrscheinlichkeit einer malignen Verlaufsform. Wenn nicht der Allgemeinzustand und besondere Umstände einen größeren operativen Eingriff von vornherein verbieten, wird man sich in *Zweifelsfällen doch eher zu einer Probelaparatomie entschließen, als die Verantwortung auf sich nehmen, bei einem vielleicht radikal operablen Kranken kostbare Zeit zu verlieren.*

Nicht beeinflussen lassen sollte man sich bei der Entscheidung dieser Frage durch eine während der Beobachtungszeit festgestellte Besserung der Hauterscheinungen, denn es kommen bei beiden Verlaufsformen spontane Remissionen vor. Bei der malignen Verlaufsform wurde verschiedentlich trotz zunehmender Geschwulstkachexie eine Besserung des Hautbefundes beobachtet.

Wie steht es nun mit den Erfolgen bei den Carcinomoperationen, bei denen die Hauterscheinungen den Verdacht auf ein Carcinom erwecken und den Anlaß zur Vornahme des Eingriffes gaben? Wir wissen, daß eine Acanthosis nigricans das erste und für lange Zeit das einzige Symptom eines Abdominalcarcinoms sein kann. Die bisherigen Ergebnisse zeigen zwar, daß nach der Entfernung des Tumors sich die Symptome von seiten der Haut zurückbilden, ja zeitweise völlig verschwinden können. *Über eine Dauerheilung liegt jedoch bisher nicht eine einzige Beobachtung vor!* In dem viel zitierten Fall von SPIETSCHKA traten 18 Monate nach der ersten Operation mit dem Tumorrezidiv zugleich auch wieder die Symptome der Acanthosis nigricans auf. *Zweifel darüber, ob eine Carcinomerkrankung, deren erstes Symptom eine Acanthosis nigricans ist, überhaupt Aussicht auf eine Heilung durch Operation bietet, erscheinen durchaus berechtigt.* Schließlich ist doch die Acanthosis nigricans ein Hinweis darauf, daß die Carcinomerkrankung kein lokaler Prozeß mehr ist, sondern sich in ihrer Wirkung auf den Gesamtorganismus erstreckt und zwar entweder durch Produktion von Toxinen auf humoralem Wege oder infolge Metastasen im Bereich des Bauchsympathicus und der Nebennieren durch Alteration des endokrinen Apparates. Der Operationsbefund gestattet erklärlicherweise selbst dann keine prognostische Stellungnahme, wenn Metastasen nicht nachgewiesen werden konnten; letztere können sich durch ihre geringe Größe und spezielle Lokalisation einem Nachweis bei der Operation entziehen. Bei der *benignen* Verlaufsform wurde verschiedentlich — und zwar ohne Unterschied ob Störungen im endokrinen Apparat nachweisbar waren oder nicht — eine günstige Beeinflussung der Dermatose durch Verabreichung von *Organpräparaten* gesehen. Insbesondere berichten verschiedene Autoren über Erfolge mit *Thyreoidea*präparaten (White); andere wiederum (Brunetti, Lester) konnten keinerlei Wirkung feststellen. Diese Diskrepanz entspricht den auch bei anderen Dermatosen, speziell bei den Keratosen, gemachten Erfahrungen über die Wirksamkeit der Schilddrüsenpräparate. Die ungleichmäßige Wirkung wird man weniger der Organotherapie an sich zur Last legen dürfen, als vielmehr auf die Schwierigkeit einer richtigen Beurteilung endokriner Störungen beziehen müssen. Vielfach ging man rein empirisch vor und beurteilte, sofern nicht prägnante, nach einer ganz bestimmten Richtung weisende Symptome vorlagen, die Art der endokrinen Störung aus dem Erfolg oder Versagen der eingeleiteten Hormontherapie — eine Methode, die zu Fehlschlüssen führen muß.

Sehr interessant im Hinblick auf die früher viel diskutierte Theorie über den ursächlichen Zusammenhang zwischen Sympathicusfunktion und Acanthosis nigricans ist folgende Beobachtung: in einem der benignen Verlaufsform zugeordnetem Fall von Acanthosis nigricans wurde die Resektion eines Cervicalganglion vorgenommen und hiernach ein rascher Rückgang der Krankheitserscheinungen im Bereich des Schultergürtels festgestellt.

Im allgemeinen ist die Behandlung einer Acanthosis nigricans eine wenig dankbare Aufgabe. Abgesehen von den wenigen Fällen, bei denen die auslösende Ursache eine *Lues* und dementsprechend therapeutisch angreifbar war, liegen in der Literatur keine Berichte darüber vor, nach denen es unter dem Einfluß von therapeutischen Maßnahmen zu einer *Dauerheilung* gekommen wäre. Etwas anderes ist es mit den kongenitalen oder familiären Fällen; hier darf eine Rückbildung der Acanthosis nigricans-Symptome nicht ohne weiteres als therapeutischer Erfolg gebucht werden, da unabhängig von therapeutischen Maßnahmen nach der Entwicklung des Krankheitsbildes bis zur vollen Höhe schließlich eine spontane Involution erfolgen kann.

Von der *lokalen* Therapie wird man nach dem, was über die Ätiologie und Pathogenese gesagt wurde, allerbestenfalls nicht viel mehr als eine rein symptomatische Wirkung erwarten dürfen. Juliusberg sah einen Rückgang der Pigmentationen nach lokaler Anwendung von H_2O_2 in 30% Lösung. In Fällen mit besonders starker Pigmentbereitschaft hat man es in der Hand, deren Manifestation dadurch in Schranken zu halten, daß man die Kranken möglichst wenig dem Tageslicht aussetzt. Auf diese Weise gelingt es, wenigstens zeitweise den Grad der Hyperpigmentation an den offen getragenen Stellen zu mindern; gleichzeitig verliert hierbei auch die Pigmentation der bedeckt getragenen Stellen etwas an Intensität.

Die Strahlentherapie hat sich gegenüber den Hautveränderungen als wenig wirksam erwiesen. In einem Falle wurde die Axilla als Sitz condylomatöser Vegetationen geröntgt; der Erfolg war eine kohlschwarze Verfärbung des bestrahlten Bezirkes. Mit Hinblick auf diese Beobachtung wird man sich die Anwendung von Strahlentherapie im Bereich der unbedeckt getragenen Körperstellen sehr zu überlegen haben.

In dem ein oder anderen Fall können die papillomatösen Wucherungen dem Kranken durch ihre Größe oder Lokalisation Beschwerden verursachen; hier genügt die Abtragung der am meisten störenden Papillome nach vorheriger Lokalanästhesie mittels Scherenschlag oder Kaustik.

4. Elephantiasis nostra verrucosa.

Auf das Krankheitsbild der *Elephantiasis nostra* selbst näher einzugehen, erübrigt sich im Hinblick auf die in diesem Band enthaltene Zusammenfassung von WIRZ.

Hier soll lediglich auf jene Formen von Elephantiasis cruris nostra kurz hingewiesen werden, bei denen das klinische Bild in eindrucksvoller Form durch eine *Papillomatose und Keratose* variiert wird.

LESSER bezeichnet als *Elephantiasis papillaris verrucosa* jene Fälle, bei denen die Oberfläche „mit zahlreichen, dicht aneinander gereihten, oberflächlich verhornten papillären Wucherungen bis zur Höhe mehrerer Millimeter bedeckt ist, so daß das Krankheitsbild an eine Ichthyosis hystrix erinnert".

In exzessiven Fällen, wie sie WESTPHALEN u. a. beschrieb und wie wir sie selbst beobachten konnten (s. Abb. 42), kann die Auflagerung der Hornmassen so beträchtlich sein, daß es den Anschein hat, als wenn die Schwellung der Unterschenkel und Füße in erster Linie durch die stark verhornten und dicht aneinander gelagerten Papillome bedingt würde. In einem von uns beobachteten Fall betrug die Höhe der Papillome fast 3 cm.

Sowohl für den Kranken selbst wie dessen Umgebung ist der von den elephantiastischen Unterschenkeln ausströmende, fötide Geruch sehr unangenehm. Er beruht auf der Zersetzung der interpapillomatös befindlichen Hornmassen.

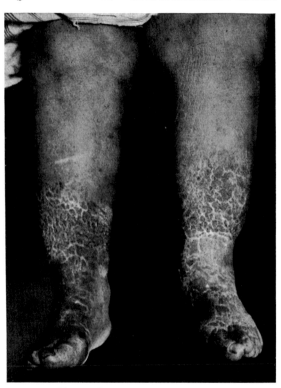

Abb. 42. Elephantiasis nostra verrucosa.

Ohne auf die *histologischen* Details näher einzugehen, sei nur kurz auf die im Bereich des Stratum corneum zu findenden Veränderungen hingewiesen. Es handelt sich nicht um eine reine Hyperkeratose, vielmehr sieht man *die enorm verdickte, sich über einer Papillomatose und Acanthose aufbauende Hornschicht zum Teil hyper-, zum Teil parakeratotisch.* In den interpapillomatösen und interpapillären Sulci ist die Hornmasse derartig maceriert und auf ihrer Unterlage gelockert, daß sich zu ihrer Darstellung am besten das Celloïdineinbettungsverfahren eignet.

Hierbei läßt sich an diesen Stellen eine reichliche Bakterien- und Pilzflora nachweisen.

Die Keratose ist *sekundärer Natur* und Folge der sich im Unterhautbindegewebe und am Papillarkörper abspielenden Vorgänge (Stauung, Entzündung).

Hinsichtlich *Prognose, Verlauf* und *Therapie* sei auf die Bearbeitung der Elephantiasis durch WIRZ in diesem Bande verwiesen.

5. Keratosis areolae mammae naeviformis.

Eine auf die Mamillen sich beschränkende Hyperkeratose kann zwei Ursachen haben: entweder ist sie Begleitsymptom oder Residue entzündlicher, vorwiegend ekzematöser Prozesse (*symptomatische Form*) oder sie tritt — was recht selten ist — primär als Naevus auf (*idiopathische Form*).

Die *symptomatische* Hyperkeratose der Areola und Mamillen interessiert in diesem Abschnitt weniger, zumal hierauf a. a. O. bei Besprechung des Ekzems näher eingegangen worden ist. Es sei hier nur soviel erwähnt, daß die in Begleitung oder als Folgezustand von Ekzemen auftretenden Mamillarhyperkeratosen oft recht hartnäckig sind und Jahre hindurch bestehen können. Es wechseln Zeiten, in denen die entzündlichen Erscheinungen im Vordergrund stehen mit Perioden, wo außer einem mehr oder minder heftigen Juckreiz objektiv nur eine Hyperkeratose vorhanden ist. Schließlich kommt es unter sachgemäßer Behandlung aber doch zu einer endgültigen Heilung.

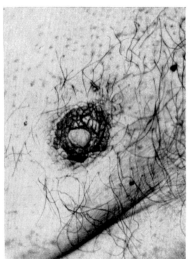

Abb. 43. Keratosis areolae mammae naeviformis bei einem 51jährigen Manne.

Die *idiopathische* Form dagegen, *Keratosis areolae mammae naeviformis*, ist außerordentlich selten. Sie unterscheidet sich in ihrer Pathogenese und in ihrem Verlauf grundsätzlich von der ersterwähnten Gruppe.

Klinik. Der Beginn der Keratose fällt in die früheste Kindheit; mitunter treten die ersten Zeichen der Hyperkeratose bereits wenige Wochen nach der Geburt in Erscheinung.

Irgendwelche andere Anomalien im Verhornungsprozeß an der Haut, deren Anhangsgebilde und den Schleimhäuten fehlten in den wenigen, bisher mitgeteilten Fällen völlig. Die Keratosis areolae mammae war die einzige Verhornungsanomalie.

Bisher wurde die Affektion vorwiegend bei Frauen (Otto, zwei *eigene* Beobachtungen) und nur einmal beim Mann (*eigene* Beobachtung) beschrieben bzw. beobachtet.

Die von Otto gegebene Beschreibung deckt sich völlig mit den Befunden der von uns beobachteten Fälle.

In allen 4 Fällen handelte es sich um eine beträchtliche Hyperkeratose. Die *Farbe* der Keratose war von einem intensiven, ins Schwarze hinüberspielenden Braun, so daß klinisch an eine gleichzeitige Vermehrung des Pigmentgehaltes gedacht werden mußte. Nach Ablösen der Hyperkeratose durch Keratolytica zeigt sich jedoch, daß der Warzenhof keine abnorme Vermehrung seines Pigmentgehaltes aufwies. Jedenfalls war die Pigmentation nicht stärker, als nach dem Pigmentgehalt der übrigen Haut und Haare zu erwarten war.

Die Hyperkeratose nimmt vom Rand der Areola gegen die Warze zu und endet scharf am Rand der Areola. Sie erreichte im Zentrum sowohl in dem von Otto mitgeteilten Fall als auch bei einem der von uns beobachteten Fälle eine Höhe von 0,5—1,0 cm.

Die Verhornung ist nicht gleichmäßig diffus, sondern besteht aus zahlreichen, dichtgestellten, basaltwürfelähnlichen oder filiformen Excrescenzen. Entzündliche Erscheinungen waren zur Zeit der Untersuchung nicht nachweisbar; auch anamnestisch waren der Hyperkeratose solche nicht vorangegangen.

Subjektive Beschwerden verursachte die Keratose nicht. In dem einen von uns beobachteten Fall stellte die Affektion während der Laktation kein Stillhindernis dar; dies mag darin seinen Grund haben, daß die Warze selbst weniger stark hyperkeratorisch verändert war als die Areola. Bei Mitergriffensein der Warzen ließe sich jedoch wohl vorstellen, daß derartige Verhornungsanomalien ein ernstliches *Stillhindernis* abgeben, und ein therapeutisches Eingreifen erfordern Der *Verlauf* der Keratose zeigte stets ein gleichbleibendes Bild. Was die *Pathogenese* dieses lusus naturae betrifft, so läßt sich die Affektion nach Klinik und Verlauf zwanglos in die Gruppe der *Naevi keratodes* einordnen. In keinem der bisher beobachteten Fälle ließ sich eine Vererbung nachweisen, ebenso bestand keine Konsanguinität in der Aszendenz. Weder Eltern, noch Geschwister litten an irgendwelchen nennenswerten Verhornungsanomalien, sofern man Befunde wie Lichen pilaris und ähnliches in der Geschwisterschaft außer Betracht läßt. OTTO zieht zur Erklärung der Pathogenese die Möglichkeit einer Abortivform der Ichthyosis congenita in Betracht.

Über die *Histologie* liegen bislang keine Daten vor; in den von uns beobachteten Fällen wurde eine Biopsie verweigert. Es gelang lediglich mit dem scharfen Löffel, eine der basaltwürfelähnlichen Excrescenzen zu entfernen. An dieser ließen sich Bestandteile des Papillarkörpers nicht nachweisen, vielmehr handelt es sich um eine reine Hyperkeratose. An der Basis trat keine Blutung ein. Wenn dieser Befund auch keinen Anspruch darauf erheben kann, als histologischer Befund gewertet zu werden, so deutet derselbe doch immerhin darauf hin, daß das Wesen des Krankheitsprozesses nicht eine nennenswerte Papillomatosis mit sekundärer Hyperkeratose ausmacht.

Die *Diagnose* macht bei der Monotonie des klinischen Bildes keine Schwierigkeiten. Es gilt lediglich zu entscheiden, ob die Keratosis areolae essentiell oder symptomatisch ist. Hierbei ist in Betracht zu ziehen, daß auch bei der symptomatischen Form die entzündlichen Vorgänge zeitweise sehr in den Hintergrund treten können. Der Beginn in frühester Kindheit und der Charakter der Affektion als Zustandsbild jedoch lassen Verwechslungen kaum zu.

Die *Prognose* ist quoad sanationem schlecht. Die Möglichkeit, daß in stark ausgeprägten Fällen die Hyperkeratose zu einem Stillhindernis werden kann, läßt es nicht zu, die Affektion als gleichgültig zu bewerten und nur vom kosmetischen Standpunkt aus zu betrachten.

Die *Therapie* erweist sich als machtlos, zumal die Lokalisation bei jungen Mädchen und Frauen im gebärfähigen Alter von vornherein Maßnahmen verbietet, die einerseits wohl die Keratose unter Umständen dauernd beseitigen, aber andererseits die Gefahr einer Schädigung der Milchdrüsenausführungsgänge in sich bergen. Eine gründliche Elektrocoagulation oder Kaustik kommen daher meines Erachtens ebenso wenig in Betracht wie eine Röntgenbestrahlung. Letztere würde, wenn erfolgversprechende Dosen verabreicht werden, unter Umständen eine Schädigung der Ducti efferenti nach sich ziehen. Die Excochleation dürfte auch hier wie in anderen Fällen von naevoiden Keratosen (Porokeratosis MIBELLI, Palmo-Plantarkeratosen und ähnliche) von baldigen Reziven gefolgt sein.

In jenen Fällen, wo die Keratose als Stillhindernis eine Behandlung erheischt, kann es nur unsere Aufgabe sein, die Hornmassen zeitweilig zum Verschwinden zu bringen. Diese Aufgabe ließe sich dadurch erledigen, daß man nach vorheriger Anwendung der üblichen Keratolytica die Hornexcrescenzen mittels Schere flach an ihrer Basis abträgt. Weiterhin wird man bemüht sein, die sich neu bildenden Hornmassen durch Anwendung von Keratolytica im Schach zu halten. Beim Stillakt selbst ist mit Rücksicht auf die für den kindlichen Organismus nicht gleichgültigen Keratolytica die Verwendung von Gummi-Brusthütchen zu empfehlen.

III. Umschriebene, solitär, gruppiert oder disseminiert auftretende Keratosen.

1a. Callus, Schwiele.

Synonyma. Callositas. Tyloma, Tylositas, Tylosis.

Definition. Als Schwiele bezeichnet man eine umschriebene, meist von Knochen flächenhaft unterlagerte, verdickte Hautstelle, deren Konsistenz und Prominenz durch eine Hyperkeratose bedingt ist. Die normalen Furchen oder Linien der Haut sind im Bereich der transparenten, gelblich bis braun verfärbten Hyperkeratose ‘weniger deutlich ausgeprägt. Die so beschaffene Hautstelle ist schmerzlos und die Tastempfindung an ihr herabgesetzt.

Historisches. Schon HIPPOKRATES beschreibt (Zit. nach RAMAZZINI) als ein Symptom der Hippuriasis (durch zu vieles Reiten hervorgerufene Krankheiten) Schwielen und kallöse Ulcera an den Gesäßbacken der Reitknechte. RAMAZZINI gibt in seinem 1700 in Modena erschienenen Werk (De morbis artificium diatribe) mehrfach Hinweise auf Schwielenbildungen infolge gewerblicher Schädigungen. Später lieferten dann von englischer Seite WILLAN und sein Schüler BATEMAN und von französischen Dermatologen ALIBERT, BAZIN und RAYER Beiträge zu dem Kapitel Callus als Folge gewerblicher Einflüsse. Eine ausführliche Beschreibung voluminöser Callositäten an der Ulnarseite der Unterarme bei Wäscherinnen gibt 1864 ESPAGNE. Von deutscher Seite haben sich HEBRA, dessen Schüler und besonders L. HIRT eingehender mit der Frage der Schwielenbildung beschäftigt. Von neueren Arbeiten sind die von TELEKY und besonders die ausgezeichnete Bearbeitung durch M. OPPENHEIM (a) zu nennen.

Klinik. Nicht immer ist die Schwielenbildung als pathologischer Vorgang zu werten. So finden sich vorwiegend bei Barfußgängern mit gut erhaltenem Längs- und elastisch gefedertem Quergewölbe als physiologische Schutzvorrichtung Schwielen an den Fersen und den medialen sowie lateralen Ballenhautbezirken. Es ist oft nicht ganz leicht zu sagen, wo die physiologische Schwielenbildung aufhört und die pathologische Keratose beginnt (MENDELSON, CASTELLANI). Die Grenze des Physiologischen ist etwa dann überschritten, wenn die Schwielenbildung dem Träger Beschwerden verursacht oder an Körperstellen sitzt, die normalerweise frei von Schwielen sind. So kann das Vorhandensein von Calli an physiologischerweise schwielenfreien Stellen des Fußes auf pathologische Veränderungen der Fußstatik hinweisen (ENGEL, HOHMANN). Auf letzteres ist auch bei Besprechung der den Schwielen pathologisch-anatomisch sehr nahe verwandten Clavi näher eingegangen.

Das Zustandekommen von Schwielen setzt voraus, daß auf ein und dieselbe, in nicht zu großer Tiefe von Knochen unterlagerte Hautstelle wiederholt Insulte vorwiegend mechanischer, aber auch thermischer und chemischer Natur einwirken.

Je nach der Dauer und Intensität des Reizes, der Lokalisation der betroffenen Hautstellen und den von Fall zu Fall verschieden ausgesprochenen, idiodispositionellen Momenten variieren die die Schwielenbildung einleitenden Erscheinungen in ihrem klinischen Adspekt. Bei Individuen, die grobe, manuelle Arbeiten nicht gewohnt sind und zum ersten Mal solche verrichten, kommt es an jenen Stellen, die bei der Arbeit durch den Werkzeugdruck und die Pressung der Haut auf die Knochenunterlage ausgesetzt sind, zur *Bildung von Blasen.* Diese sind gewöhnlich von einem geröteten, entzündlichen Hofe umgeben und verursachen bei der Wiederaufnahme der ungewohnten Arbeit mitunter so beträchtliche Schmerzen, daß dieselbe für einige Tage bis zum Abheilen der Blasen eingestellt werden muß. Schließlich tritt aber eine Gewöhnung ein; an jenen Stellen, die zu Beginn der ungewohnten Betätigung Blasen mit wasserklarem oder auch sanguinolentem Inhalt aufwiesen, verdickt sich die Haut je nach dem Dispositionsgrad mehr oder weniger und differenziert sich zur Schwiele. Man unterscheidet sowohl klinisch wie auch histologisch die *einfache* Schwiele von der „*gereizten*" (UNNA [b]). Erstere bietet, abgesehen von der jeweils verschieden starken Anbildung des Stratum corneum, klinisch-morphologisch ein ziemlich monotones Bild, das keineswegs regelmäßig, sondern eher ausnahmsweise auf dem eben geschilderten Wege über die Blasenbildung zustande kommt. Die Regel ist vielmehr, daß sich die Schwiele unmerklich oder mit anfänglicher, den eigentlichen mechanischen, chemischen oder thermischen Insult überdauernden Rötung der Haut bildet.

Die *einfache Schwiele* imponiert als eine umschriebene, flächenhafte, mehr oder minder prominente, hornighart anzufühlende Hautverdickung. KAPOSI machte besonders auf die der Schwiele eigene *Transparenz* aufmerksam. Die *Farbe* der Calli spielt zwischen hellgelb bis braun, sofern nicht durch exogene, in der Beschäftigungsart der Befallenen gelegene Ursachen hierin Modifikationen auftreten. Diese sind für die einzelnen, zur Schwielenbildung, vermöge ihrer Beschäftigungsart besonders neigenden Berufe außerordentlich charakteristisch; es sei nur an die Verfärbungen der Schwielen mit Holzbeize bei in der Tischlerei, Schäfflerei und verwandten Betrieben Beschäftigten erinnert. Ebenso bieten die Schwielen der Schuhmacher, abgesehen von der Lokalisation, durch ihre Imprägnation mit Pech und Schuhschwärze ein sehr charakteristisches Bild.

Das Papillarleistenmuster ist im Bereich der Tolysitas gewöhnlich etwas weniger deutlich ausgeprägt; mitunter kann es bei besonders mächtigen Schwielen mit aufgerauhter Oberfläche völlig fehlen. Der Übergang zur normalen Umgebung ist selten ganz abrupt, sondern dem Verlauf einer flachen Bodenwelle vergleichbar, deren Abhang sanft in der Ebene verstreicht. Die einfache Schwiele verursacht dem Träger keine Beschwerden und wird bei seinen Arbeitsverrichtungen eher als wohltuender Schutz gegenüber den mechanischen oder sonstigen Insulten empfunden. Nur wenn von einem Individuum, das bisher ausschließlich grobe Handarbeit verrichtet hat, feinere manuelle Arbeiten verlangt werden, können unter Umständen die Schwielenbildungen mit ihrem herabgesetzten Tastempfinden ein ernstliches Hindernis bei deren Ausführung sein.

Die „*gereizten*" Schwielen dagegen stellen für die Befallenen stets ein recht unangenehmes, seine Erwerbstätigkeit unter Umständen völlig lahmlegendes Übel dar. Klinisch fällt ein breiter, entzündlich geröteter Saum auf. Im übrigen bietet sich qualitativ dasselbe Bild wie bei den einfachen Schwielen. In solchen Fällen ist eine excessive Anbildung von Hornsubstanz häufig, doch keineswegs regelmäßig zu beobachten. Auch bei minder mächtig ausgebildeter Hyperkeratose kann es zu jenem, von UNNA als „*gereizte*" Schwiele bezeichneten Zustand kommen. Die Schmerzhaftigkeit solcher Calli kann so beträchtlich sein, daß die gewohnte Beschäftigung für längere Zeit unterbrochen oder eine andere Beschäftigung gewählt werden muß, bei der die kallös veränderten Hautstellen weniger Arbeitsinsulten ausgesetzt sind. In diese Gruppe gehören auch die bereits von HIPPOKRATES erwähnten kallösen Ulcera der Reitknechte (Hippuriasis). Im allgemeinen sind aber die „*gereizten*" Schwielen, die nach den Untersuchungen von KROMAYER und SKLAREK mit irreparablen Veränderungen in der Cutis einhergehen, relativ selten.

Besteht im Bereich der tylotischen Hautpartien gleichzeitig eine Hyperidrosis, so weisen die Schwielen nicht die erwähnte hornharte Konsistenz auf, sondern erscheinen weicher und aufgelockerter. Meist sind die infolge einer Hyperidrosis mit Schweiß imbibierten Calli von einem eigentümlichen transparenten Gelb, das in seinem Farbwert an eine ganz leichte Tinktion der Hornschicht mit Pikrinsäure erinnert.

Lokalisation. Diese ist nicht nur für die Symptomatik der einzelnen Schwielen bestimmend, sondern darüber hinaus für die allgemein-pathologische Stellung der Callositäten von größter Bedeutung. *Einmal läßt die Lokalisation bei den am Fuß sitzenden Schwielen die übergeordneten, das Zustandekommen der Callosität erst ermöglichenden Anomalien der Fußstatik erkennen und zum anderen führte ihre Beachtung zur Aufstellung des praktisch nicht minder wichtigen Begriffes der Gewerbeschwiele* (Kaposi, Hebra).

Die plantar lokalisierten Schwielen (und Clavi) haben für den Orthopäden ein größeres Interesse als für den Dermatologen, schon allein aus dem Grunde, weil deren dauernde Beseitigung mit dermatologischen Heilmethoden in der Regel nicht zu erreichen, sondern nur durch orthopädische Maßnahmen möglich ist.

Lediglich die häufige und praktisch wichtige *Schwielenbildung beim Hallux valgus* sei an dieser Stelle etwas eingehender besprochen. Die vom Laien als „Ballen" bezeichnete Veränderung erschöpft sich weder klinisch noch anatomisch in dem Bild der „einfachen" oder „gereizten" Schwiele. Wenn vom Kranken selbst oder vom Arzt die Schmerzhaftigkeit und damit der krankhafte Prozeß in die Haut und das Unterhautzellgewebe lokalisiert wird, so trifft dies nur bedingt und für einen Teil — nämlich die Initialfälle — zu. In der überwiegenden Mehrzahl sind die schmerzauslösenden Veränderungen nicht nur im Bereich der Cutis und Subcutis zu suchen, sondern hierfür die am knöchernen Gerüst, dem Muskel- und Bandapparat des Fußes sich abspielenden Vorgänge als primäre Schädigungen verantwortlich zu machen: arthritische Veränderungen in Form von Kapselverdickungen mit Zottenwucherung, Apposition von Knochen an der medialen Seite des Köpfchens und Periostverdickungen. *Das Primäre ist die Valgität des Fußes mit einer Knickung der Ferse nach innen* (Hohmann) *und dadurch eine falsche Abrollung des Fußes anstatt über die Längsachse über den inneren Fußrand.* Wie im einzelnen durch die Überbeanspruchung der Knochenverbindungen am inneren Fußrand die normalerweise supinierten Tarsalia in Pronationsstellung *(Knicksenkfuß)* kommen, ferner wie und in welchem Ausmaß sich dies am Band- und Muskelapparat auswirkt, näher zu besprechen, liegt außerhalb des Rahmens unserer Betrachtungen. Erwähnt sei nur noch, daß die Ausbildung eines Hallux valgus in stärker ausgeprägten Fällen zumeist noch eine Stellungsanomalie der 2. Zehe zur Folge hat. Die 2. Zehe biegt sich unter dem Seitendruck des Großzehenendgliedes im Endgelenk hammerförmig ab und trägt, abgesehen von chronisch entzündlichen Veränderungen des pathologisch belasteten Nagelbettes, über den Capituli der 2. und 3. Phalange als dem aus dem Zehenniveau am meisten vorspringenden Punkt durch den Vertikaldruck des Schuhwerkes meist einen Clavus. In gleicher Weise sind durch seitliche Kompression interdigitale und an der Außenseite der 5. Zehe lokalisierte Clavi häufig Folgezustand eines Hallux valgus.

Infolge der Pressung des Ballen durch das Schuhwerk und den dadurch ausgeübten, chronisch intermittierenden Reiz kommt es zu Entzündungserscheinungen in der Cutis und Subcutis: dieselben äußern sich klinisch in Schwielen- und Schleimbeutelbildung. Letztere läßt sich auch röntgenologisch als Aufhellung darstellen. An Stelle der umschriebenen Hyperkeratose kann es unter Umständen zu atrophischen Veränderungen kommen und zwar besonders in jenen Fällen, wo es zu Erfrierungserscheinungen, zu sog. *Frostballen,* gekommen ist. Hierbei wird gewöhnlich eine Hyperkeratose vermißt und an ihrer Stelle findet man dann geschwürige Prozesse, die zu einer Infektion des unterliegenden Schleimbeutels führen und dessen vorsichtige Exstirpation bis zur Gelenkkapsel nötig machen kann.

Nach dem Gesagten erscheint es leicht verständlich, daß von der Verwendung von keratolytisch oder anthiphlogistisch wirkenden Medikamenten in Form von Salben und Pflastern ebensowenig Erfolg zu erhoffen ist wie von dem Tragen von „Ballenringen" oder von Schuhen, welche der Formanomalie lediglich durch eine Ausbuchtung im Bereich des Ballens gerecht zu werden suchen. *Kranke mit „Ballenbeschwerden", mag es sich nun um die hier zur Diskussion stehende Schwielenbildung oder atrophische Veränderungen (Frostballen), um leichte oder schwere Difformitäten des Fußgerüstes handeln, gehören nicht in die Sprechstunde des Dermatologen, sondern in die Obhut eines Orthopäden!* Ganz besonders muß dies für die sog. leichten Fälle betont werden, bei denen die statischen Anomalien weniger ins Auge springend sind als die Veränderungen an der Haut: gerade diese sind, wie STRACKER jüngst ausführte, zweckentsprechenden, konservativen Maßnahmen therapeutisch gut zugänglich. *Dem Dermatologen fällt die wichtige*

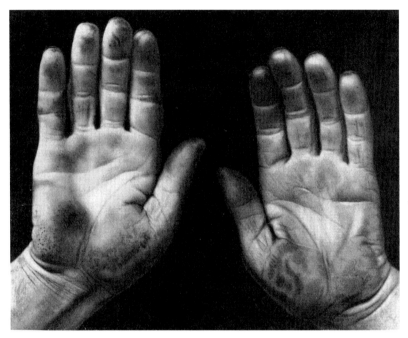

Abb. 44. Schwielen beider Handteller bei einem Hutformer. (Sammlung J. H. RILLE.)
(Aus OTTO SACHS: Gewerbekrankheiten der Haut, dieses Handbuch Bd. XIV/1.)

Aufgabe zu, in klarer Erkenntnis der wahren Pathogenese die ihn wegen Schwielen-bildung und Clavi konsultierenden Kranken einer kausalen und zweckentsprechenden, orthopädischen Behandlung zuzuführen.

Die Kenntnis der für bestimmte Berufsarten so außerordentlich charakteristischen Lokalisation im Verein mit bestimmten Eigentümlichkeiten im Verlauf der Callosität en ist nicht nur für den Kliniker und Gutachter wertvoll, sondern auch für die gerichtliche Medizin und Kriminalistik praktisch von hoher Bedeutung (M. OPPENHEIM, NATORI).

Es würde zu weit führen, sämtliche Berufsarten hinsichtlich der für sie charakteristischen Schwielenlokalisation zu besprechen; OPPENHEIM führt deren über 30 an.

In erster Linie sind Hände und Unterarme Sitz von *Gewerbeschwielen,* doch lassen sich auch an anderen Körperstellen: Knie, Schulter, Kinn u. a. O. für bestimmte Beschäftigungsarten absolut typisch lokalisierte Calli nachweisen. *Der Befund ist für einzelne Berufe so prägnant, daß der geübte Beobachter aus Form und Sitz der Schwielen die Beschäftigungsart diagnostizieren kann.* Diese

Tatsache ist für gerichtliche Agnoszierungen praktisch wertvoll. Nur beiläufig soll erwähnt werden, daß sich die Schwielenbildung auch an im Wasser gelegenen oder nach längerer Zeit exhumierten Leichen durch den Nachweis der Papillar-leistenzeichnung bzw. der Fehlen und Undeutlichwerden im Bereich der Calli rekonstruieren läßt. Auf diese Möglichkeit verwies kürzlich REUTER. Durch besondere Präparierung und photographische Reproduktion der meist in Fetzen gelösten, mazerierten Epidermis von der Unterseite her gelingt es, den Ver-lauf der Papillarleistenzeichnung noch in den Fällen zur Darstellung zu bringen, wo die gewöhnliche Dermatotypie versagt.

Aus der OPPENHEIMschen Zusammenstellung seien nur einige besonders prägnante Beispiele für die *Bedeutung der Schwielenbildung als Charakteristikum bestimmter Beschäftigungsarten* herausgegriffen und durch einige Angaben aus der jüngsten Literatur ergänzt.

1. *Schuster.* Schwielen an der Flachhand und an den Beugen der Fingergelenke der rechten Hand vom Halten des Hammers, über dem rechten Oberschenkel unmittelbar oberhalb der Kniescheibe vom Lederklopfen, über dem Sitzknochen vom Sitzen auf dem hölzernen Dreifuß, rinnenförmige Schwielen an den Beugefalten der Finger durch das häufige Durchziehen des Fadens (OPPENHEIM).

2. *Tischler.* Neben Schwielen der rechten Hand an der Daumen- und Zeigefingerfalte ist eine etwa zweimarkstückgroße, runde, kreisförmige Schwiele in der Mitte der rechten Flachhand (Hobelgriff) charakteristisch. In einem gewissen Prozentsatz (s. a. O.) ist gleich-zeitig eine Ulnarabduktion in Metacarpophalangealgelenk festzustellen (BILLICH [a, b]).

3. *Schneider.* Schwielenbildung an der Handfläche und an den Fingern der rechten Flachhand vom Bügeleisengriff, am Daumenballen von der Schere und zerstochene Schwielen an der Spitze des linken Zeigefingers von der Nadel.

4. *Steinmetze.* Schwielige Verdickung an der Innenseite der Grundphalangen des kleinen Fingers der linken Hand vom Halten des Meißels und Schwielen nahe am Olecranon desselben Armes (der Meißel wird durch Anpressen des linken Armes an den zu bearbeitenden Stein besser fixiert).

5. *Lastträger.* Schwielenbildung an der Schulter.

6. *Handschuhmacher.* Wulstförmige Schwielen an der Rückseite der Finger von der Berührung des Arbeitstisches beim Dehnen des Leders.

7. *Silberputzer.* Dupuytrenähnliche Volarschwielen, ferner Schwielenbildung an den Dorsalflächen der Grundphalangen des 5. Fingers beiderseits und an der Ulnarseite beider Handrücken, hervorgerufen durch die Arbeit mit dem Poliereisen und Aufstützen der Hände auf die Ulnarkante (FREUND).

8. *Eßzeugputzer.* An den Streckseiten der Finger mit Ausnahme der Daumen, über den Knöcheln zwischen den Grund-, Mittel- und Endphalangen etwa bohnengroße, derbe Schwielen. Sie entstehen dadurch, daß das Eßzeug mit geschlossener Faust gegen die rotie-rende Bürste gedrückt wird (OPPENHEIM).

9. *Violinspieler.* Schwielen an den Fingerspitzen der linken Hand (durch Druck auf die Saiten), an der Palmarseite der Endphalange des linken Daumens (Halten des Instrumentes) und linker seitlicher Submentalgegend (Druck des Instrumentes), bisweilen kombiniert mit Atherombildung an der linken Halsseite (KUMER, CALABRESI). Bei *Cellospielern* findet man vorzugsweise nur an den Fingerspitzen der linken Hand Schwielen (MUSGER).

Es sind im obenstehenden nur eine kleine Anzahl der bei OPPENHEIM zusammengestellten Fälle angeführt und einige neuere Beobachtungen hinzugefügt worden. Sicherlich werden die kommenden Jahre die Kasuistik der Arbeitsschwielen noch um eine Reihe weiterer Fälle bereichern dadurch, daß die Technik immer neue Maschinen zur Mechanisierung der Arbeit und damit Modifizierung der insbesonders durch die Hand zu leistenden Verrichtungen ersinnt. Aber nicht nur rein berufliche, sondern auch *sportliche* Betätigung kann zu charakteristischen Schwielenbildungen führen: MUSGER berichtet über Schwielen an der Streckseite der Finger (rechts) im Bereich der Interphalangealgelenke bei *Florettfechtern.*

Bei der Besprechung der Plantarschwielen und Clavi wiesen wir auf den *mittelbaren* Zusammenhang zwischen Hyperkeratose und Anomalien in der Statik des Fußgerüstes hin. *Bei manchen Gruppen von Handarbeitern* (Tischler, Gärtner, Erdarbeiter) *finden sich nun neben der Schwielenbildung ebenfalls mehr oder minder ausgesprochene Stellungsanomalien des knöchernen Hand-gerüstes.*

BILLICH hat diese Fräge vom Standpunkt des Anatomen an einem Material von 200 Tischlerhänden studiert. Bei Leuten, die nach der Schulentlassung in den Tischlereiberuf gekommen, dort mehr als 10 Jahre tätig gewesen sind, nie eine Gelenkerkrankung hatten und frei von rhachitischen Stigmen waren, ließ sich in 40% eine Verdrängung der Finger ulnarwärts feststellen. Bei der Hälfte dieser Fälle betrug die Ulnarabweichung im Metacarpophalangealgelenk 25—40°. Ein langjähriges Aussetzen der Handarbeit führt nicht zur Rückbildung. In sämtlichen Fällen gelingt es, die Finger beschwerdelos in die Normalstellung zurückzubringen; eine Radialabduktion ist dagegen auch passiv nicht möglich. Eine Hinderung der Flexion und Extension wird durch die Ulnarabduktion der Finger allein nicht bedingt, wohl aber können hierfür besonders stark ausgebildete Schwielen ein Hindernis abgeben. Trotz gewisser Ähnlichkeiten mit dem Hallux valgus ist die Ulnarabbiegung der Finger bei der Tischler- und auch Gärtnerhand nosologisch anders zu werten und *die Wechselbeziehungen zwischen Keratom und Stellungsanomalie im besonderen nicht als mittelbar zu betrachten.* Während die Callus- und Clavusbildung in den nicht ausschließlich

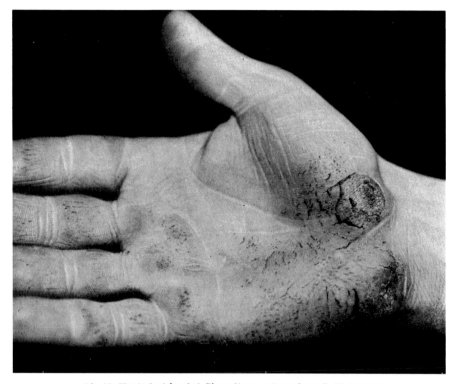

Abb. 45. Hautschwielen bei Glaspolierer. (Sammlung J. H. RILLE.)
(Aus O. KIESS: Hautkrankheiten der Handteller und Fußsohlen, dieses Handbuch Bd. XIV/1.)

durch unzweckmäßiges Schuhwerk bedingten Fällen eine mittelbare Folge der sich am Fußgerüst abspielenden Vorgänge ist, stellen sich bei der Tischlerhand *erst* die hyperkeratotischen Veränderungen und *dann* — nach mindestens 3jähriger Ausübung des Tischlerhandwerkes — die auffällige Ulnarabweichung ein. Letztere betrifft in erster Linie das Metacarpophalangealgelenk, doch ist auch eine gewisse Ulnarabduktion im Radiocarpalgelenk in den besonders ausgesprochenen Fällen unverkennbar. Nicht alle im Tischlerberuf Tätigen weisen diese ulnarwärts orientierte Abweichung der Hand auf, sondern nur ein Teil derselben; BILLICH deutet dies im Sinn einer besonderen Bereitschaft — speziell einer vermehrten Nachgiebigkeit — des hemmenden Bindegewebsapparates. Hinsichtlich der Pathogenese und Anatomie dieser Ulnarabduktion bestehen zu den beim Hallux valgus anzutreffenden Veränderungen nur insofern Parallelen, als auch hier die Kollateralbänder überdehnt sind. Ein grundlegender Unterschied ist nach BILLICH jedoch in dem Fehlen jeglicher arthritischer Veränderungen bei der Tischlerhand gegeben.

Letzteres schließt BILLICH sowohl aus dem klinischen Verlauf wie auch aus dem Röntgenbild; pathologisch-anatomische Untersuchungen wurden nicht gemacht. Die Möglichkeit geringfügiger, entzündlicher Erscheinungen im Bereich der Gelenkkapsel kann daher nicht ganz von der Hand gewiesen werden.

Verlauf. Bei Aussetzen der zur Schwielenbildung führenden Beschäftigung können die Schwielen entweder verschwinden oder aber sie bleiben ein dauerndes, berufliches Stigma. Pfahl weist darauf hin, daß *Schwielenbildung nicht immer als Zeichen dauernder Arbeit und als Ausdruck von Fleiß anzusprechen sei,* denn er konnte bei einem Tiefbauarbeiter noch drei Monate nach Aussetzen der Arbeit kräftige und bei einem Zimmermann sogar nach dreijähriger Arbeitspause leichte Schwielenbildung nachweisen. Auch das Alter spielt hierbei eine Rolle; bei jungen Arbeitern wird ein rascherer Rückgang beobachtet als bei älteren. In den Fällen, wo es aber bereits zu irreparablen Störungen im Bindegewebe gekommen ist, bilden sich die Schwielen nicht zurück. Die Callositäten bringen für den Träger derselben Vorteile und Nachteile mit sich; Vorteile insofern, als durch die herabgesetzte Schmerzempfindlichkeit die Haut weniger den Druck des Werkzeuges fühlt. Bei feineren Manipulationen dagegen können sie als störend empfunden werden. Langdauernde Arbeitsunfähigkeit kann entstehen, wenn die Schwielenbildung zu einer dupuytrenartigen Kontraktur der Finger führt und sich ekzematöse Prozesse unter Rhagadenbildung in den Beugefalten hinzugesellt haben. Solche Kranke bekommen nach der Entlassung aus der Behandlung und Wiederaufnahme ihrer alten Beschäftigung sehr bald Rezidive und sind schließlich gezwungen, ihren Beruf zu wechseln. In dieser Gruppe stellen weitaus das größte Kontingent die Arbeiter, die neben mechanischen Insulten auch noch solchen chemischer Natur ausgesetzt sind. Die von chemischen Schädigungen herrührenden Schwielenbildungen sind in der Regel weniger circumscript, sondern mehr diffus. Die zur Schwielenbildung führenden chemischen Substanzen sind mannigfaltig: mineralische Substanzen, Säuren, Laugen, Kolophonium, Anilinfarbstoffe u. a. (Sachs). Für die Schwielen provozierende Wirkung *thermischer* Einflüsse kann als Beispiel der berühmte Physiker Bunsen angeführt werden, von dem erzählt wird, daß er glühende Metallgegenstände wie kleine Schmelztiegel dank seiner Schwielenbildung an Daumen und Zeigefinger unbeschadet, lediglich unter Verbreitung des Geruches von verbranntem Horn, mit den Fingern von der Flamme nehmen konnte.

Pathologische Anatomie und Pathogenese. Bei der Betrachtung der histologischen Verhältnisse müssen wir zunächst die Veränderungen außer acht lassen, die nicht zu dem Bild der gewöhnlichen Schwiele gehören, sondern den als „chronisch entzündlich bezeichneten, gereizten Schwielen" (Unna) eigentümlich sind. Eine gewisse Variation in den histologischen Befund bringt die Intensität der Schwielenbildung. Bei jungen Schwielen leichten Grades finden sich die Veränderungen lediglich in der Hornschicht. Von dem normalen Bild der Volar- und Plantarhaut unterscheiden sich solche Schwielenbildungen in ihrem Beginn nur durch die dichtere Schweißung der Hornsubstanz. Unna führt noch als Unterschied gegenüber der Norm das Vorkommen von Kernresten im Stratum corneum an. Während Dubreuilh und Sklarek diese Angabe bestreiten, weist Gans nachdrücklich darauf hin, daß sich bei geeigneter Färbung in der Tat Kernreste entsprechend den Befunden Unnas nachweisen lassen. Die Frage, ob auch chemisch das Keratinisationsprodukt der Schwiele sich von jenem der Norm unterscheidet, muß offen bleiben und deren Entscheidung dem Ergebnis chemischer Untersuchungen vorbehalten bleiben. Die Feststellung Unnas von einer leichteren Verdaulichkeit der von Schwielen stammenden Hornsubstanz in Pepsin-Salzsäure, d. h. einer Keratinarmut, bedarf noch durch andere Untersuchungsmethoden einer Erhärtung. Durch die Verdichtung der äußersten Hornschicht kommt es zu einer verminderten Abstoßung von Hornlamellen. Als Folge hiervon sieht Unna die Verbreitung der mittleren Schichten des Stratum corneum und die als Stauungserscheinung gedeutete Erweiterung der Schweißdrüsenausführungsgänge in dieser Mittelschicht an. Bei einfachen,

nicht entzündlichen Schwielen fanden UNNA und DUBREUILH das Stratum granulosum meistens verdickt, das Stratum spinosum dagegen im Vergleich zur
gesunden Nachbarschaft abgeflacht. SKLAREK dagegen konnte keine Verbreiterung des Stratum granulosum feststellen. Die Eleïdinschicht im Stratum
lucidum fehlt nach DUBREUILH und zwar wird dies von ihm mit einer Diffusion
des Eleïdin in die ganze Hornschicht erklärt. SKLAREK konnte mit der DREYSEL-
OPPLERschen Methode das in feinen Tröpfchen perlschnurartig in der mittleren
Hornschicht eingelagerte Keratohyalin s. Pareleïdin (WEIDENREICH) nachweisen,
und zwar fehlte es auch dann nicht, wenn der Nachweis im Stratum lucidum
mißlang.

Erwiesen scheint nach SKLAREKs eingehenden Untersuchungen die gesteigerte
Proliferation der Retezellen mit zuweilen vorkommender Acanthose. Die Proliferation der Retezellen, die öfters zu beobachtende Acanthose und das Auftreten
vermehrter Mitosen in der Basalzellenschicht wird nach letztgenanntem Autor
durch den Vorgang einer reinen Stauungskeratose nicht genügend erklärt, sondern
ist wohl auf eine passive Hyperämie zurückzuführen; entzündliche Vorgänge
mit extravasalen Leukocyten vermißte SKLAREK.

Während wir bei den einfachen Schwielen außer einer flachwellig verlaufenden
Cutis-Epidermisgrenze im Corium keine Veränderungen antreffen, ändert sich
das Bild bei den als „gereizt" bezeichneten, chronisch entzündlichen Schwielen.
UNNA beschreibt bei dieser Callusform eine Hypertrophie der Stachelschicht
und zwar wegen des lastenden Druckes der geschweißten Hornschicht vornehmlich der interpapillaren Bezirke, ferner eine längere Abfurchung der Papillen.
Zugleich findet man eine Erweiterung der Papillarcapillaren und eine Vermehrung
der Spindelzellen der Papillen besonders um die Capillaren herum. In dem von
OPPENHEIM mitgeteilten Fall („ungemein entwickelte Tischlerschwiele von
Walnußgröße, auf Druck schmerzhaft") waren die Papillen in der Mehrzahl verlängert, an einzelnen Stellen dagegen abgeflacht und verbreitert. Im Papillarkörper ähnelte der Befund dem von UNNA, DUBREUILH und BAERENSPRUNG
beschriebenen Bildern. Hinsichtlich der Veränderungen am Bindegewebe bestätigt
OPPENHEIM die Befunde von KROMAYER, der bis dahin als einziger über Sklerosierung des Bindegewebes der Cutis vasculosa und damit Veränderungen irre-
parabler Natur berichtet — eine Feststellung — die eine medikamentöse Therapie
als illusorisch erscheinen läßt. In dem OPPENHEIMschen Fall zeigte das subpapilläre Bindegewebe um die Gefäße Rundzellen und Vermehrung der spindel-
zelligen Elemente; das Stratum reticulare war verbreitert, verdichtet und auffällig zellreich.

OPPENHEIM spricht von leicht entzündlichen Reizerscheinungen; auch
UNNA hält auf Grund der vermehrten Spindelzellen um die Papillargefäße
herum eine Entzündung schwächsten Grades für gegeben.

Wenn wir die histologischen Befunde der einzelnen Autoren und die sich daran
anschließenden, pathogenetischen Deutungen kritisch überblicken, so kommen
wir zu der Auffassung, daß für die einfachen, subjektiv meist keine oder nur
geringe Beschwerden machenden Schwielen mäßigen Grades die von SKLAREK
vertretene Auffassung die Verhältnisse am treffendsten charakterisiert: *Die
Gewerbeschwielen sind Hyperkeratosen, entstanden durch Hornretention und Zellproliferation auf Grund von (vielleicht passiver) Hyperämie ohne sicher nachweisbare Entzündung. Die Hyperkeratose ist „echt", doch weisen das Schwinden
des Eleïdins bzw. dessen Diffusion in die mittleren Lagen der Hornschicht, ferner
das Verhalten gegenüber Verdauungsversuchen mit Pepsin-Salzsäure auf gewisse
Unterschiede gegenüber der Norm hin.*

Die bei bestimmten, schon besprochenen Schwielenformen vorkommenden,

entzündlichen und sklerosierenden Prozesse in der Cutis dürften als Sekundär-
erscheinungen mit der eigentlichen Pathogenese nichts zu tun haben.

Was die *vergleichende pathologische Anatomie* betrifft, so finden wir speziell
bei domestizierten Tieren eine Reihe von Analoga zu den menschlichen Arbeitsschwielen. Es sei nur kurz an die *Schwielen bei den Zugtieren* (Pferd, Rind, Hund)
erinnert, die durch den Druck des Geschirrs über der Brust und den Flanken
entstehen. Heller (siehe auch Schindelka) weist noch auf die Schwielenbildung am Olecranon beim Hund hin.

Ätiologie. Oppenheim betont, daß zum Zustandekommen von Schwielen
zwei Faktoren zusammenwirken müssen: auf der einen Seite *wiederholte*, mechanische, thermische oder chemische Schädigungen und auf der anderen Seite eine
gewisse Disposition.

Die Annahme dispositioneller Momente erscheint berechtigt im Hinblick
auf die Tatsache, daß bei Handwerkern mit leichten Arbeitsverrichtungen
oft exzessive Schwielenbildung beobachtet werden, während andere, die jahrelang bei Beanspruchung stets derselben Hautbezirke mit hartem Werkzeug
schwere körperliche Arbeit tun, nur geringe Callositäten aufweisen. Besonders
ausgeprägt ist die Schwielenbildung bei solchen Menschen, die gleichzeitig noch
andere Störungen im Verhornungsprozeß der Haut aufweisen. Oppenheim
nennt hier speziell die Ichthyosis und das Keratoma hereditarium palmare et
plantare; auch die Hyperidrosis wird als zur Schwielenbildung prädisponie-
rendes Moment angeführt. In letztgenanntem Falle erreichen die Schwielen
nicht die hornharte Konsistenz, sondern erscheinen infolge der Schweißimbibition
weicher und aufgelockerter und von mehr hellgelbem Farbton.

Wie schon oben angedeutet, wirkt nicht der *kontinuierliche* Druck, sondern
der *wiederholte* Reiz. Dafür, daß das Zustandekommen und das Ausmaß der
Schwielen nicht nur auf exogene Faktoren zurückzuführen ist und konstitutionelle
Momente eine wichtige Rolle spielen, spricht auch die Tatsache, daß qualitativ
gleiche Reize, wie z. B. Druck von Bruchbändern, Prothesen, trotz der Knochen-
unterlagerung, statt zu einer Hyperkeratose auch zu atrophischen Zuständen
der Haut, insbesondere an Stellen mit zarter, dünner Haut (Darmbeinkamm)
führen können.

Therapie. Eine Beseitigung der Schwielenbildung ist nur dann angezeigt,
wenn sie Beschwerden macht. Man kann die Schwiele entweder durch kerato-
lytische Mittel erweichen und dann die erweichten Hornmassen bis zum Papillarkörper abschaben oder aber man entfernt dieselben durch Excision mit nachfolgender Naht. Letztere Methode wird allerdings nur in den seltensten Fällen indiziert sein.

Zweckmäßig schickt man der Anwendung von keratolytischen Mitteln
warme protrahierte Bäder oder impermeable Verbände mit Kautschukleinewand
voraus. Auf der gequollenen Hornschicht führen die nun anzuwendenden
Keratolytica rascher zu einer Erweichung, Peptisation und Colliquation. Unter
den hornerweichenden Agentien ist an erster Stelle Sapo viridis zu nennen,
dann die Salicylsäure in Form 10—20%iger Salicylpflaster oder 10—15%igem
Salicyltraumaticin, ferner Kalilauge und Essigsäure. Nach gründlicher Erweichung trägt man die Hornmassen mühelos mittels scharfen Löffels bis zum
Papillarkörper ab; die hierbei mitunter auftretende, siebförmige Blutung stillt
man durch Betupfung mit Liq. ferri sesquichlorati. In sehr schweren Fällen ist
auch die Röntgenbestrahlung der hyperkeratotischen Partien empfohlen worden,
doch dürfte es sich empfehlen, den anderen genannten Behandlungsmethoden,
als wohl in allen Fällen wenigstens temporär zum Erfolg führend, den Vorzug
zu geben. Ist es zur Bildung der durch ihre Schmerzhaftigkeit sehr störenden,

„gereizten" Schwielen gekommen, so läßt sich ein längeres Aussetzen der gewohnten Arbeit kaum vermeiden. In schweren Fällen ist der Betroffene oft außerstande, seine alte Beschäftigung aufzunehmen, da sich nach Wiederaufnahme der Arbeit die alten Beschwerden in gleicher Heftigkeit einstellen. Hier kann man versuchen, durch zweckentsprechende, den Werkzeugdruck auf eine größere Fläche verteilende und die Stelle der früheren Schwiele hohllagernde Lederbandagen der mechanischen Schädigung entgegenzuarbeiten. Diese Maßnahme wird sich aber auch nur in einem kleinen Teil der Fälle praktisch durchführen lassen.

Diagnose. Differentialdiagnostisch bestehen kaum Schwierigkeiten. Vor einer Verwechslung mit den verschiedenen Palmo-Plantarkeratosen schützt die Beachtung der Anamnese und des Verlaufes. In der Literatur findet man eine ganze Reihe von Fällen als solitär auftretendes Keratoma palm. et plant. bezeichnet, die ebenso gut und zwangloser als Calli hätten aufgefaßt werden können. Wie eine Beobachtung von SIEMENS lehrt, findet man in Keratoma palm. et plant.-Familien bei einzelnen Mitgliedern auffällig starke Arbeitsschwielen, ohne daß ein regelrechtes Keratoma palm. et plant. vorliegt, und es erhebt sich die Frage, in wieweit man es bei diesen mit abortiven Fällen des Keratoma palm. et plant. zu tun hat.

Praktisch wichtig ist die Kenntnis der Tatsache, daß *hinter schmerzhaften Schwielen sich speziell bei der ländlichen Bevölkerung Abscesse der Handteller und Fußsohlen verbergen können.* BANA beobachtete eine große Anzahl von Fällen, wo die den Schwielen eigene, gelbe Transparenz sich über Abscessen der Hand- und Fußflächen vorfand; der straffen Textur und der bei der Landbevölkerung infolge der schweren Arbeitsverrichtungen stets verdickten Hornhaut an den Händen ist es zuzuschreiben, daß die von den Kranken geäußerten Beschwerden mitunter falsch gedeutet und die Diagnose Absceß erst dann gestellt wird, wenn eine ödematöse Schwellung des Handrückens den Verdacht auf einen Absceß der Palma lenkt.

Am ehesten kann man noch zweifelhaft sein, ob eine an der Fußsohle lokalisierte Schwiele als Callus oder Clavus aufzufassen ist. Im Grund handelt es sich bei beiden Prozessen um pathogenetisch denselben Vorgang. Entsprechend der Definition des Clavus wird man dann die betreffende Hyperkeratose als Clavus aufzufassen haben, wenn der unterlagerte Knochen lediglich eine circumscripte Prominenz darstellt (Capituli metatarsal.) und auf der anderen Seite von einem Callus dann sprechen, wenn, abgesehen von einer mehr flächenhaften Ausdehnung der Hyperkeratose, die Lokalisation auf eine flächenhaft begrenzte Knochenunterlage schließen läßt. Mischformen zwischen beiden kommen vor, insofern als in Plantarschwielen Clavi über Knochenprominenzen eingesprengt sein können.

Anhangsweise seien noch einige circumscripte Hyperkeratosen erwähnt, die in ihrem Aussehen wohl sehr an Schwielen erinnern, ihrer Pathogenese nach jedoch nicht mit ihnen identisch sind. Es sind dies *umschriebene, schwielenartige Hyperkeratosen als Folge trophoneurotischer Vorgänge.*

Die nach Nervendurchtrennung entstehende, chronische Kongestion kann bisweilen zu Hyperkeratosen führen (WALKER, KROGH). So beschreiben LÉVY-FRANCKEL, JUSTER und RIMET Hyperkeratosen im Bereiche des 5. Fingers und Kleinfingerballens nach einer Verletzung des Plexus brachialis infolge einer Schulterluxation. Die hyperkeratotisch veränderten Stellen zeigten keine Hyperidrosis, jedoch eine höhere Temperatur als die nicht veränderte, gesunde Haut. Analoge Beobachtungen wurden von HIRSCHFELD gemacht. In die gleiche Gruppe gehört eine Beobachtung von NICOLAS, LACASSAGNE und CHEVALLIER über das Vorkommen *hornartiger Plantarkeratosen bei Tabikern*. Im allgemeinen werden derartige Befunde nicht allzuoft zu erheben sein, immerhin werfen sie interessante Streiflichter auf die Verschiedenheit der beim Zustandekommen von Hyperkeratosen in Frage kommenden Pathogenese.

Unter diesen wurde die eben erwähnte chronische Kongestion von SKLAREK bei der Pathogenese der Schwielen eine besondere Rolle zuerkannt. Die gleiche Ursache nimmt BARTHÉLEMY für das Zustandekommen der bei manchen Personen bei Eintritt der kalten Jahreszeit an den Fingerspitzen auftretende, schwielenartige Verdickungen *(L'hyperkératose des extrémités en saison froide)* in Anspruch.

Manche Personen beiderlei Geschlechts bekommen, ohne beruflich mechanischen, thermischen oder chemischen Insulten ausgesetzt zu sein, im Herbst vor Eintritt der eigentlichen kalten Jahreszeit *Verhornungsanomalien an den Fingerspitzen und der Vola manus*.

Ohne daß entzündliche Erscheinungen vorausgehen, verliert die Haut der Fingerspitzen bei gleichzeitigem Undeutlichwerden der Papillarzeichnung ihre Elastizität. Sie nimmt einen *grau-gelben Farbton* an und wird *hyperkeratotisch*. Ähnliche Veränderungen spielen sich im Bereich der Interphalangealfalten ab; hier steht eine leichte Hyperkeratose im Vordergrund der Erscheinungen. An den Füßen sind die Veränderungen viel weniger ausgesprochen.

Subjektiv belästigt dieser Prozeß durch *Herabsetzung der feineren, taktilen Empfindungen an den Fingerspitzen*. In manchen Fällen werden durch das Hinzutreten von *Rhagaden*, welche vorzugsweise im Bereich des freien Nagelrandes sitzen, erhebliche Beschwerden ausgelöst.

Derartige Beobachtungen zählen keineswegs zu den Seltenheiten und kommen in der Praxis viel häufiger vor, als man darüber in der Literatur Angaben findet. Vielfach wird die Affektion in den geringgradigen Fällen von den davon befallenen Individuen als quantité négligeable gewertet und mit mehr oder minder gutem Erfolg mittels Salben oder Wechselbädern meist selbst behandelt. In der von ihnen hierbei vertretenen Meinung, daß es sich bei dieser Affektion um eine leichte Frostschädigung handelt, haben sie zum Teil sicher recht. Hierfür spricht auch der Beginn der ersten Symptome vor Eintritt der eigentlichen Kälteperiode. Weiterhin ist es ja auch eine bekannte Tatsache, daß es im Bereich mancher Frostschäden zu einer Hyperkeratose kommen kann.

Letzten Endes spielen beim Zustandekommen dieser für die Praxis trotz ihrer Banalität nicht gleichgültigen Läsionen wohl auch noch andere, vor allem dispositionelle Faktoren eine Rolle. Personen, welche zu Hyperidrosis und Acrocyanose neigen, sind besonders disponiert. BARTHÉLEMY deutet den Prozeß als forme fruste der Hypothyreoidose. Diese Auffassung stützt er auf die günstigen Erfolge, welche er mit der Verabreichung von Schilddrüsenpräparaten erzielte. In der Tat konnte ich mich mehrfach von der Wirksamkeit kleiner Thyreoidingaben (0,05—0,1 g Thyreoidintabl. Merck) auf diese wenig beachteten, außerordentlich therapieresistenten Keratosen überzeugen.

Die *örtliche* Therapie bezweckt einmal eine Beseitigung der Hyperkeratose und zum anderen eine Verbesserung der lokalen Zirkulationsverhältnisse. Erfolgversprechend ist neben der Anwendung von bereits im Herbst (möglichst vor Eintritt der ersten Symptome) vorgenommenen Wechselbäder die Applikation einer der bekannten Frostsalben. Auf den färbenden Zusatz von Ichthyol kann man meistens zugunsten anderer Medikamente wie Camph. trit., Chlorkalk u. a. verzichten. Bei Auftreten von Rhagaden bewähren sich nach vorheriger Arg.-nitr.-Touchierung (2—5%) Verbände mit Ungt. diachylon.

1b. Clavus.

Synonyma. Cor, Tylosis gompheux (ALIBERT), oeil de perdrix (BROCQ), Hühnerauge, Leichdorn.

Definition. Als Clavi bezeichnet man scharf umschriebene, über Knochenvorsprüngen (insbesondere den Capituli der Zehenphalangen und Metatarsalia) gelegene, ausschließlich an den Füßen lokalisierte Hyperkeratosen mit einem zapfenartig gegen die Knochenprominenz gerichteten Kern. Der Clavus ist eine „höher entwickelte" Schwiele und als solche eine Folge chronisch sich wiederholender, stets dieselbe Stelle treffender Druckschäden.

Über die *Geschichte* des Clavus etwas zu sagen, wäre gleichbedeutend mit einem Abriß über die Entwicklung der Fußbekleidung in den verschiedenen Kulturepochen, deren Einfluß auf die Statik des Fußgerüstes und die Anomalien der Fußstatik als solche. Sicherlich ist die mitunter qualvolle Existenz der Clavi nicht erst eine Errungenschaft der Neuzeit, sondern weitaus älter als man gemeinhin annimmt. Es ist nicht einzusehen, warum nicht schon zu Zeiten, wo vorwiegend sandalenartige Fußbekleidungen getragen wurden, durch Anomalien der Fußstatik sich beispielsweise Clavi über den Plantarflächen der Metatarsalköpfchen hätten bilden können. Dementsprechend findet man bereits bei PLINIUS und LAFOREST (zit. nach ALIBERT [a]) Hinweise auf das Vorkommen von Clavi als ausschließliche Erkrankung der Füße und als Folge des Sandalendruckes. Dieser Auffassung vom Sitz der Hühneraugen ausschließlich an den Füßen wird zum ersten Mal von HEBRA und KAPOSI widersprochen; sie sagen, daß die Clavi nichts weiter als komplizierter gebaute Schwielen seien und, da die Schwielen überall vorkommen können, müsse auch mit dem Vorkommen von Clavi an den Händen gerechnet werden. Die erste Beschreibung eines Falles von Hühneraugen an den Händen stammt von COLLEY (1879) (zit. nach VÖRNER); dieser Arbeit ist auch eine Beschreibung der histologischen Verhältnisse beigegeben. Wahrscheinlich hat es sich aber in diesem Falle nicht um eine durch Druckschädigungen hervorgerufene Keratose gehandelt, vielmehr spricht die Beschreibung des klinischen Bildes eher für ein Keratoma dissipatum oder auch eine As-Keratose. Letzteres nimmt DUBREUILH an, als ihm die amputierte, konservierte Hand dieses Falles demonstriert wurde. Unter dem Eindruck der von KAPOSI und HEBRA vertretenen Auffassung finden sich in der Literatur der folgenden Jahre noch mehrfach Hinweise auf das Vorkommen von Clavi an den Händen (BEHREND, LESSER, KAPOSI, CROCKER, ELLIOT, GAUCHER [zit. nach VÖRNER]). In der Folgezeit jedoch trat ein Umschwung in der Ansicht über das Vorkommen der Hühneraugen an den Händen ein. Der Auffassung von JANOVSKY (1904): „die Lokalisation der Leichdörner an den Fingern und an anderen Körperregionen gehört zu den Seltenheiten und es weist auch diese hier entstandene Epidermisverdickung nicht die Charaktere von Hühneraugen auf", möchten wir hinzufügen: sie mögen unter besonderen Bedingungen (chronisch rezidivierende Druckschädigungen bei Verrichtung bestimmter Handgriffe [Gewerbeschwielen]) und an bestimmten Stellen der Finger (Capituli) vorkommen, doch steht für diese Annahme der anatomische Beweis noch aus. Hinsichtlich der Histopathogenese liegen aus älteren Zeiten sorgfältige Untersuchungen von P. G. UNNA und aus neuerer Zeit von SKLAREK vor. Was die Ätiologie, d. h. ihren Zusammenhang mit Anomalien der Fußstatik und die Beseitigung dieser Plagegeister betrifft, so sind hierüber weniger von dermatologischer Seite als vielmehr von der orthopädischen Disziplin wertvolle Beiträge geliefert worden (GOCHT, ENGEL).

Klinik. Die Clavi sind circumscripte Hyperkeratosen von etwa Linsen- bis Zehnpfennigstückgröße, in deren Zentrum ein gelblicher oder weißer Punkt auffällt. Dieser Umstand im Verein mit einer häufig erkennbaren, konzentrischen Schichtung der unmittelbar angrenzenden Hornlamellen führte zu der Benennung „Hühnerauge". Mitunter gelingt es, den zentralen Teil in toto herauszuheben. Hierbei folgt gewöhnlich ein flach kalottenartig gestalteter Teil der das Zentrum umgebenden Hornlamelle. Das so entfernte Gebilde erinnert in seinem Aussehen an einen Nagel, wobei der gegen die Cutis gerichtete Zapfen dem Nagelstift und die mitfolgende, obere Hornlamelle dem abgeplatteten Nagelkopf entsprechen würde. Der „Dorn" oder das „Auge" unterscheidet sich von der weicheren Randpartie durch seine hornige Konsistenz und größere Transparenz. Hat der Clavus erst eine bestimmte Größe erreicht, so verursacht der geringste Druck durch die Fußbekleidung dem Träger eine wahre Höllenpein. Gelegentlich besteht auch unabhängig von den durch das Schuhwerk ausgelösten Beschwerden

spontane Schmerzhaftigkeit; die Funktion der Clavi als ungebetene Wetter-
propheten ist ja allgemein bekannt. BROCQ ist der Ansicht, daß dieses Phänomen
auf den steigenden Feuchtigkeitsgehalt der Luft zurückzuführen sei.

Die *Lokalisation* ist für die Diagnose und Pathogenese von ausschlaggebender
Bedeutung, insofern als sie die spezielle klinische und anatomische Differenzierung
der Keratose zum Clavus bedingt. *Vorbedingung für das Zustandekommen eines
Clavus ist, abgesehen von der kontinuierlich sich wiederholenden, stets dieselbe Hautstelle treffenden Schädigung das Vorhandensein einer umschriebenen Knochenprominenz dicht unter der Haut.* Dort, wo die Haut über dicht unter ihr gelegene, *flächenhafte* Knochenunterlagen (z. B. Calcaneus) chronischen Pressionen ausgesetzt ist,

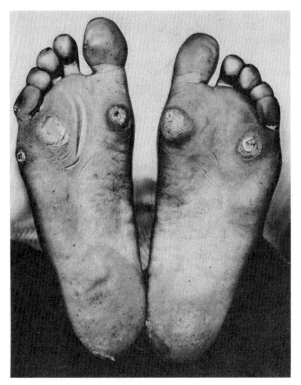

Abb. 46. Plantare Clavi, in Schwielen eingelagert.

kommt es zur *Schwielenbildung* und nicht zu dem anatomisch differenzierteren
Bild des Clavus. Lieblingssitz der Clavi sind die Dorsalfläche der 5., 4., 3. und
auch 2. Zehe über den Capituli der 2. und 3. Endphalange. *Hühneraugen bilden
sich über stärker prominenten, mehr winklig aus dem Fuß- oder Zehenniveau hervortretenden Knochenvorsprüngen, so an den seitlichen Fußrändern und insbesondere
an den dorsalen Zehengelenksvorsprüngen.* Bei einem die Zehen seitlich zusammen-
pressenden und übereinanderschiebenden Schuhwerk sind sie nicht selten auch
interdigital in Höhe der Endphalangenköpfchen zu finden. Die zwischen den
Zehen gelegenen Hühneraugen, denen allein BROCQ die Bezeichnung „oeil de
perdrix" (Hühnerauge) zuerkennt, sind infolge der Schweißmaceration von
weicherer Konsistenz und weisen an Stelle des prominenten „Nagelkopfes" mitunter eine zentrale Impression auf. Während die letztgenannten Lokalisationen
vorwiegend die Folge unzweckmäßigen Schuhwerkes sind, deuten die *plantar*

*über den Capitula der Metatarsalia lokalisierten Hühneraugen auf Anomalien in
der Statik des Fußgewölbes.* Ihrem Aussehen nach gleichen die plantaren Clavi
auf den ersten Blick mehr Schwielen. Der Clavuscharakter wird bei den plantar
lokalisierten Clavi mitunter erst dann offenbar, wenn unter der Einwirkung
von Keratolytica die Hornmassen der in besonders ausgeprägten Fällen die
ganze Vorderfußauftrittsfläche einnehmenden Schwielen zur Peptisation und
Colliquation gebracht worden sind. Dann erst sieht man inmitten des Schwielen-
bezirkes die über einem oder mehreren Metatarsalköpfchen sich zapfenartig in
die Tiefe erstreckende Keratose. Die plantar lokalisierten Clavi können bisweilen gegenüber Schwielen und Warzen differentialdiagnostisch Schwierigkeiten
bereiten. Erstere zeigen jedoch eine flachere Gestaltung und keine deutliche
Grenze zwischen zentralem Conus und Randpartie. Die plantaren Clavi haben
noch insofern ein praktisches Interesse, als sie meist mit der sog. MORTONschen
Krankheit oder Metatarsalgie ver-
gesellschaftet bzw. ein Symptom
derselben sind. Recht unangenehm
für den Träger sind die über dem
1. Metatarsalköpfchen lokalisierten
Clavi bzw. Calli bei Vorhandensein
eines Hallux valgus. Mitunter kompliziert eine Schleimbeutelbildung
oder eine durch unsachgemäße Pflege
(Manipulieren mit unsauberen Instrumenten) hervorgerufene Infektion das Krankheitsbild.

Eine wenig beschriebene, nach
der Ansicht von HELLER jedoch gar
nicht so seltene Lokalisation stellen
die *subungealen Clavi* dar. Sofern
diese *unter dem freien Nagelrand*
lokalisiert sind, macht ihre Diagnose
keinerlei Schwierigkeit; eine Verwechslung ist nur mit bisweilen
gleichfalls dort auftretenden Warzen

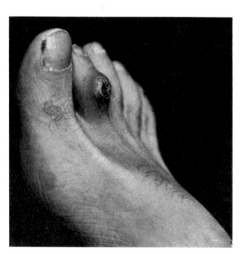

Abb. 47. Clavus bei Hammerzehenstellung.

und gewerblichen, subungealen Keratosen (MULZER) möglich. Anders liegen
aber die Verhältnisse, wenn der Clavus *unter der Nagelplatte verdeckt* liegt und
seinen Ausgang vom Nagelbett nimmt. Bei durchsichtigem Nagel gewähren
alsdann die dort lokalisierten Clavi einen fremdkörperartigen Anblick. Dem
Träger verursachen sie eine wahre Höllenpein, denn die Schmerzen hören auch bei
entkleidetem Fuße nicht auf, ja können sich in der Bettwärme sogar noch steigern.
Mit der Sonde läßt sich eine umschriebene, starke Druckempfindlichkeit feststellen (,,*Durrilon sous-ungéale*" MARTEL, LÉBOUC).

Pathologische Anatomie und Pathogenese. UNNA bezeichnet das Hühnerauge
als ,,*höher entwickelte Schwiele, deren Zentrum in Gestalt eines konischen Zapfens
gegen die Cutis vorspringt*". Die Schweißung, welche bei der Schwiele nur oberflächlich statthat, geht hier in die Tiefe und führt zur Absonderung des zentralen
Teiles vom peripheren. Im zentralen Kern verschmilzt die Hornschicht zu
einer harten, durchscheinenden Masse, ,,*die nagelartige Einsenkung des zentralen
Teiles entspricht der Stelle des stärksten Drucks, also der Geraden zwischen Angriffs-
punkt des Außendruckes und der knöchernen Unterlage* (medialer, lateraler oder
dorsaler Teil des Phalangenköpfchens).

Dieser harte Hornkegel erstreckt sich bis in die untersten Epidermislagen.
Im zentralen Anteil des Hornkegels ist eine Abplattung des Rete und des

Papillarkörpers immer nachweisbar. Im Gegensatz hierzu sind peripherwärts
Acanthose mit Verlängerung der Retezapfen in wechselndem Umfang festzustellen. Sklarek beobachtete hier das Auftreten von Mitosen. Oberhoff
dagegen weist nachdrücklich darauf hin, daß die geringe Zahl der Mitosen
in keinem Verhältnis zu der ,,epithelialen Neubildung'' steht. Die Papillen
selbst sind in den Randpartien lang ausgezogen und von erweiterten, stark
geschlängelten Gefäßen durchzogen (Unna, Sklarek). Die Hornschicht im
Randteil zeigt gleichfalls beträchtliche Hyperkeratose, wenn auch nicht so
exzessiv wie im Zentrum. Die Schweißdrüsenausführungsgänge sind in der
Randzone meist erweitert und stark geschlängelt. Im Zentrum des Clavus
finden sich weniger Schweißdrüsenpori als den zugehörigen Epithelleisten

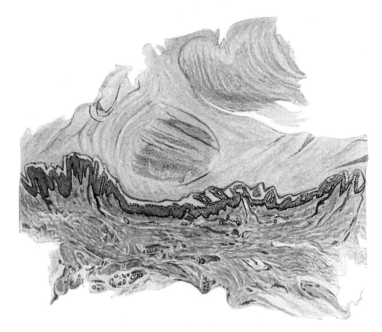

Abb. 48. Clavus. Gewucherter, peripherer, abgeflachter, zentraler Abschnitt der Stachelzellschicht.
Verbreitertes Stratum lucidum. Am Rande geringere, im Zentrum stärkste Hyperkeratose.
Zum Teil Parakeratose und verstrichener Papillarkörper. van Gieson. O. 16:1, R. 16:1.
(Nach O. Gans.)

entspricht; ein Teil durchsetzt den Kern unverändert, die meisten jedoch
werden undeutlich und verzerrt. Am Übergang zwischen zentralem Anteil und
Randpartie weisen die Schweißdrüsenausführungsgänge häufig eine Knickung
nach der Peripherie des Clavus hin auf. *Wichtig für die Differenzierung der
Clavi gegenüber den Calli ist die stets vorhandene, in ihrer Ausdehnung wechselnde
Parakeratose im zentralen Hornkegel der Hühneraugen* (Unna, Sklarek, Gans).
Die Parakeratose findet sich inselförmig, kompakt oder streifenförmig in dem
mittleren und oberen, eleïdinarmen Anteil des Hornkonus, während sie unmittelbar über dem atrophischen oder mitunter ganz fehlenden Stratum granulosum
vermißt wird.

Einen neuartigen Gedanken wirft Oberhoff *in die Debatte: er fand in Serienschnitten, daß die schmalen, tief in das Corium sich erstreckenden Epithelsepten
vielfach die gerade Fortsetzung gestreckt nach oben verlaufender Capillaren darstellen! Der Übergang ist so fließend, daß eine Grenzbestimmung zwischen Endothel-*

*und Epithelzelle unmöglich ist. Diese mit Vorbehalt wiedergegebenen Befunde
sollen nichts weniger besagen als eine mesenchymale Epithelneubildung.*

Das *kollagene Gewebe* ist nach den letztgenannten beiden Autoren unter dem
Conus zusammengedrängt und verdichtet. Das elastische Gewebe ist lediglich

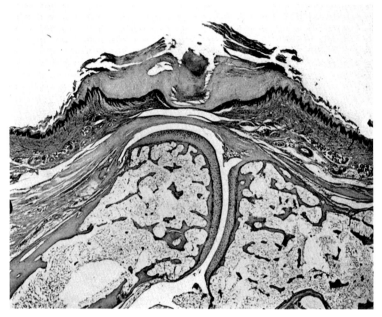

Abb. 49. Clavus. Deutliche Trennung der Hyperkeratose in einen zentralen und peripheren Teil.

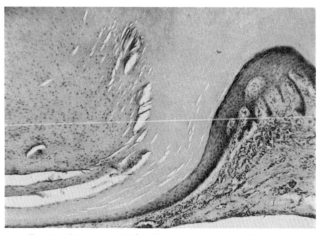

Abb. 50. Clavus. Parakeratose des zentralen Zapfen, auf einige Zellagen verschmälertes Rete,
Papillarkörper verstrichen.

direkt unter der Spitze des zentralen Hornkegels rarefiziert, im übrigen aber
unverändert (SKLAREK).

Hinsichtlich der *Pathogenese* herrscht unter den einzelnen Autoren keineswegs
Übereinstimmung. GANS glaubt den Grund für die Anhäufung der zum klinischen
Bilde der Clavi und Calli führenden Hornsubstanz sowohl im Vorhandensein

einer Stauungskeratose (verminderte Abstoßung durch vermehrten Zusammenhalt der obersten Hornschicht, — Schweißung im Sinne Unnas) als auch in einer stärkeren Anbildung von Zellen (eher auf Grund passiver denn aktiver Hyperämie) sehen zu müssen. Demgegenüber vertritt Oberhoff den Standpunkt einer durch die mechanische Schädigung bewirkten Steigerung des Epithelunterganges und einer gleichzeitig erhöhten, mesenchymalen Epithelneubildung.

Ätiologie. In der Mehrzahl der Fälle wird man die Hühneraugen als Folgen unzweckmäßigen Schuhwerkes anzusehen haben. In einer nicht geringen Zahl der Fälle jedoch deutet das Vorhandensein von Hühneraugen auf eine pathologisch veränderte Statik des Quer- und Längsgewölbes hin. Engel von der Gochtschen Klinik darf das Verdienst für sich beanspruchen, diese Frage als erster ausführlich erörtert zu haben und damit der allgemein pathologischen Bedeutung der Clavi gerecht worden zu sein. Vor ihm hat Hohmann ähnliche Gedanken geäußert, ohne jedoch näher auf den ganzen Fragenkomplex einzugehen.

Bei der Besprechung der Gewerbeschwielen wurde auf die Bedeutung der Lokalisation für die Erkennung der einzelnen Berufsarten hingewiesen. Während dort Arbeitsverrichtung und Werkzeugdruck zuerst callöse Veränderungen setzen und erst nach längerer Zeit Anomalien in der Handstellung bedingen (Tischlerhand Billich), geht bei besonders lokalisierten Clavi, wie z. B. den plantaren Clavi über den Metatarsalköpfchen die Stellungsanomalie des Fußgerüstes der Keratombildung zeitlich voraus oder bildet sich zumindest gleichzeitig aus.

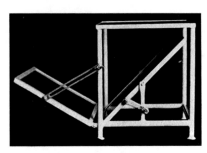

Abb. 51. Fußspiegelapparat.

Damit die Keratose klinisch das Bild eines Clavus annimmt, sind zwei Umstände erforderlich: einmal muß ein chronisch sich wiederholender Druck (Fußbekleidung) von außen ein und dieselbe Stelle treffen und zum anderen muß derselbe auf Hautstellen einwirken, bei denen die Haut in nicht allzu großer Dicke über Knochenvorsprünge zieht. Wie bei der Besprechung der Lokalisation bereits erwähnt wurde, sind die am seitlichen Fußrand, an der Außenseite der kleinen Zehe befindlichen Clavi zumeist Ausdruck zu engen, den Fuß *seitlich* komprimierenden Schuhwerkes; bei den *subungealen* Clavi ist gewöhnlich der *Vertikal*durchmesser des Schuhes zu klein. *Die bei mehr oder weniger ausgesprochener Hammerzehenstellung auf der Dorsalseite der Zehen lokalisierten Hühneraugen* können natürlich ebenfalls Folge zu engen Schuhwerkes sein; viel häufiger jedoch — und das wurde bisher nur wenig beachtet — *sind sie der Ausdruck einer pathologischen Statik des Fußgewölbes.*

Durch vergleichende Untersuchungen verschiedener Altersklassen vom Schulalter bis zum Erwachsenen mittels *Fußspiegelapparates* lassen sich deutlich die durch unsere moderne Schuhbekleidung verursachten oder begünstigten Schädigungen des Fußgewölbes feststellen. Besonders deutlich läßt sich dies bei den Mädchen verfolgen. Bis in die letzten Schuljahre hinein bieten dieselben normale Fußbelastungsbilder. Sowie aber als Folge der erwachenden Eitelkeit enge, spitze Schuhe mit hohen Absätzen getragen werden, tritt eine Schwächung des Fußgerüstes und der Fußmuskulatur ein. Um das 20. Jahr herum zeigen sich gewisse schwielige Verdickungen an der vorderen Fußsohle. Diese vorerst noch schmerzlosen Schwielen sind nach Engel bereits als Zeichen einer pathologisch veränderten Fußstatik zu bewerten. Und zwar sind *die bekannten, derben über dem 2. oder 3. Metatarsalköpfchen (einzeln oder beiden Capitula gemeinsam) gelegenen Calli s. Clavi ein untrügliches Zeichen beginnender Schwäche des vorderen Quergewölbes.* Als eine weitere Folge der unzweckmäßigen Beschuhung unter Hochstellung der Absätze kann sich die schon erwähnte Mortonsche Krankheit einstellen. Die Belastung des Vorderfußes verteilt sich von den seitlichen Stützpunkten auf die ganze Metatarsalköpfchenreihe; ein vollkommener Spreizfußzustand und, was hier besonders interessiert, Calli bzw. Clavi an den stärker prominenten Stellen sind die Folge.

Auch die am Dorsum der Zehen (insbesonders der 2.) lokalisierten Clavi sind häufig auf Anomalien des Fußgerüstes zurückzuführen. Hier wird meist als Folge mehr oder minder ausgeprägter Hammerzehenstellung das Zehenmittelgelenk stärker aus dem sonstigen Zehenniveau herausgehoben und dadurch dem Druck des Schuhwerkes aussetzt.

Diagnose. Bei den am äußeren, seitlichen Fußrand, am lateralen Kleinzehenrand und den dorsal auf den Zehen lokalisierten Clavi bestehen kaum differentialdiagnostische Schwierigkeiten. Die unter dem freien Nagelrand gelegenen Clavi können einesteils mit *Verrucae* und andernteils mit den sehr seltenen *Cornua subungualia* (SÖMMERING) verwechselt werden. Ebenso können die *unter der Nagelplatte lokalisierten Clavi* diagnostisch zunächst Schwierigkeiten bereiten. Der exzessive, auch nach Ablegen des Schuhwerkes nicht sistierende und in der Bettwärme sich sogar noch steigernde Schmerz (HELLER) läßt zunächst an *Unguis incarnatus* oder einen *eitrigen Prozeß unter der Nagelplatte* denken. Erst bei näherer Untersuchung wird sich entweder bei Durchsichtigkeit der Nagelplatte auf Grund des fremdkörperartigen Anblicks und der eng umschriebenen Druckschmerzhaftigkeit bei Sondendruck und des Fehlens akut-endzündlicher Erscheinungen in der Umgebung die Diagnose stellen lassen. Meist sind Leute jüngeren Alters von den subungealen Clavi befallen (LÉBOUC).

Eine Verwechslung mit den in der älteren Literatur beschriebenen *Clavi syphilitici* (COHN, LEVIN) dürfte kaum mehr in Betracht kommen. Die gleichzeitige Lokalisation an Füßen und Händen und zwar an Stellen, wo für gewöhnlich keine Hühneraugen vorkommen, die mehr plane, bisweilen konkave Oberfläche und das Vorhandensein eines feinen Schuppenkranzes an der Peripherie des „Keratoms" lassen schon klinisch unschwer erkennen, daß wir es hier mit einer den psoriasiformen Syphiliden zuzurechnenden, von KAPOSI als Psoriasis cornea bezeichneten, luetischen Manifestation zu tun haben. Auch histologisch (primär entzündliche Erscheinungen in der Cutis) besteht keine Identität mit den echten Clavi (ODSTRČIL, MONCORPS).

Verlauf und *Prognose.* In vielen Fällen sind Hühneraugen nur eine vorübergehende Erscheinung, sofern sie die ausschließliche Folge eines nicht zu langen Tragens von unzweckmäßigem Schuhwerk sind. Manchmal sind sie aber ebenso getreue, wie unangenehme Begleiter durch das ganze Leben. Letzteres dann, wenn für längere Zeit ein der Fußform nicht entsprechendes Schuhwerk getragen wird und dadurch Verbildungen des Fußgerüstes ausgelöst oder begünstigt werden. Die durch die Clavi ausgelösten Beschwerden können in ihrer Intensität verschieden sein. Entweder machen sie nur gelegentlich Beschwerden, so bei stärkerer Beanspruchung der Füße durch längere Fußtouren, bei Witterungswechsel und bei Gebrauch neuen, sich der Fußform noch nicht genügend angepaßten Schuhwerkes; mitunter aber kommt es zu chronisch-rezidivierenden Entzündungen in der unmittelbaren Umgebung des Clavus: große Schmerzhaftigkeit, düsterroter Hof in der unmittelbaren Umgebung des Hühnerauges oder sogar entzündliche Schwellung der ganzen Zehe. Im letzterwähnten Fall sprechen die Erscheinungen für die Mitbeteiligung eines zwischen Clavus und Knochenprominenz befindlichen Schleimbeutels. Dies kann für mehr oder minder lange Zeit völlige Gehunfähigkeit im Straßenschuh zur Folge haben.

Die *Prognose* quoad sanationem hängt im Einzelfall von der Erkenntnis der die Hornansammlung bedingenden Faktoren ab. Liegt eine Anomalie des Fußgerüstes vor, so wird man mit der ausschließlichen Anwendung von Keratolytica keinen Dauererfolg erzielen, wenn nicht zugleich der Konfiguration des Fußgerüstes durch zweckentsprechende, konservative oder in besonders ausgeprägten

Fällen chirurgische Maßnahmen Rechnung getragen wird. Nicht zu vergessen ist, daß man selbst bei einer so banalen und weitverbreiteten Affektion, wie es das Hühnerauge ist, Komplikationen erleben kann, die zu einer prognostischen Stellungnahme quoad vitam zwingen. Es sind dies jene Fälle, wo bei Diabetikern infolge unsauberen Manipulierens mit Messern oder hobelartigen Instrumenten es zu einer Lymphangitis mit anschließender Allgemeininfektion gekommen ist.

Therapie. Die bisherige Therapie der Hühneraugen bestand in der Anwendung von Keratolytica oder chirurgischen Methoden. Schon die pomphafte Laienreklame mit den als wirksamen Bestandteil die bekannten Keratolytica enthaltenden Hühneraugenmitteln zeigt, daß die Heilwirkung nur eine temporäre sein kann; andernfalls würde sie sich nicht bezahlt machen. Die chirurgischen Methoden lassen von der Excision des ganzen Clavus, evtl. mit gleichzeitiger Exstirpation des unterliegenden Schleimbeutels, und nachfolgender Naht bis zum einfachen Abhobeln des prominenten Keratoms einen weiten Spielraum. Bei besonders hartnäckigen und schmerzhaften Clavi, besonders den durch eine Hammerstellung der Zehe bedingten, sind sogar Amputationen der betreffenden Zehe verlangt und ausgeführt worden (Engel). Eine Amputation des End-

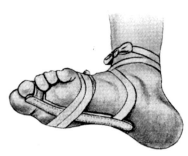

gliedes der 2. Zehe ist jedoch unnötig und in den Fällen sogar falsch, bei denen die Hammerzehenstellung durch einen Hallux valgus bedingt ist. Durch die Amputation würde nur das Gefüge des Vorderfußes gestört und die Ablenkung der großen Zehe nebst Ballenbildung noch mehr gefördert werden. *Eine rationelle Therapie der Clavi wird sich jedoch nicht mit Palliativmaßnahmen begnügen dürfen, sondern nach Beseitigung der primären Ursache trachten. Diese Forderung hat eine genaue und auf Sachkenntnisse über die Fußstatik gestützte Analyse der zur Clavusbildung führenden Faktoren zur unerläßlichen Voraussetzung.*

Abb. 52.
Gochtsche Hammerzehenschiene.

In den Fällen, wo die Ursache lediglich in zu engem Schuhwerk zu suchen ist, wird man zunächst das Tragen einer zweckmäßigen, den anatomischen Verhältnissen des Fußes besser angepaßten Fußbekleidung empfehlen und die Keratose mittels Keratolytica zur Maceration bringen. Der Applikation des keratolytischen Mittels schickt man zweckmäßig ein protrahiertes, heißes Seifenbad voraus. Am besten und schnellsten erweicht die Hornmasse das altbewährte 10—20% Salicylseifenpflaster. Nach Erweichung der Hornmassen wird wiederum ein warmes Seifenbad verabfolgt; dann werden die weichen Hornmassen unter aseptischen Kautelen, am besten vom Arzt selbst und nicht vom Patienten, mit einem Skalpell oder einem den Rasierapparaten nachgebildeten Hühneraugenhobel abgeschabt.

Die Clavusbehandlung nach Pust (Unterspritzung des Clavus mit Alkohol [Clavisan]) ist nicht zu empfehlen. Halla berichtet über üble Zufälle und ebenso sprechen eigene Erfahrungen nicht gerade für eine Empfehlung des Verfahrens.

Liegt der Grund zur Hühneraugenbildung in einer pathologisch veränderten Statik des Fußes, so zeitigen die Keratolytica nur einen sehr kurzen, vorübergehenden Erfolg, ja mitunter sind die subjektiven Beschwerden nach Entfernung des Hühnerauges stärker denn je, so daß der Patient fast völlig gehunfähig wird.

Grobe Veränderungen im Fußbelastungsbild sind auch für den Nicht-Orthopäden leicht erkennbar und mittels einfacher Methoden (Kohlepapier, Glasplattendruck) jederzeit nachweisbar. In diesen Fällen ist das Hühnerauge nur ein untergeordnetes Symptom und *der Kranke gehört nicht in die Hand des Dermatologen, sondern in die des Orthopäden.* Je nach der Schwere der Veränderungen, dem Alter und Allgemeinzustand wird derselbe zu entscheiden haben, ob konservative oder operative Methoden am Platze sind (s. auch Abschnitt *Callus*, S. 408). Von den hier in Frage kommenden *konservativen* Maßnahmen seien nur einige angeführt. Auf die dem Hallux valgus, bzw. dem Knicksenkfuß bei der Entstehung der Hammerzehenstellung zukommende Rolle wurde bereits hingewiesen und deren ursächliche Bedeutung für das Zustandekommen von Clavi, sowohl auf der Dorsalfläche wie im Bereich der Interdigitalflächen klargestellt. Eine rationelle Therapie der hierdurch bedingten Clavi fällt mit der Behebung der Valgität zusammen. Um die große Zehe medialwärts abzuschieben, wurde verschiedentlich die Verwendung von Filzkeilen und sanduhrartigen Gummistücken empfohlen. In der Regel ist aber hiervon nicht sehr viel zu erhoffen, weil die adduzierende Muskulatur des großen Zehe viel stärker ist als die der übrigen vier Zehen zusammen genommen. Man wird von Fall zu Fall ganz verschieden vorzugehen haben. In dem einen Fall wird das Tragen einer Einlegesohle mit einer zwischen 1. und 2. Zehe angebrachten Rippe (zur Abduction der großen Zehe oder das Tragen eines GOCHTschen Hammerzehenschienchens genügen, um die Druckstellen zu entlasten, in anderen Fällen wiederum wird man den LEHRschen Vorderfußverband mit Heftpflaster und Mullbinde oder die BLENCKEsche Vorderfußbandage bevorzugen. Während diese Methoden die normale Konfiguration des Fußgerüstes wieder herzustellen versuchen, finden sich andere Verfahren mit den gegebenen Verhältnissen ab und suchen lediglich die schmerzenden Stellen vor Druck zu schützen. Hierher gehört das Tragen von Filz- oder Gummiringen. Letztere sind weniger zu empfehlen, da sie leicht zu einer Maceration der Haut führen. Besser sind die mit Formalin imprägnierten, öfters zu erneuernden Filzringe.

In den Fällen, wo ein orthopädischer Maßschuh getragen wird, ist darauf zu achten, daß nicht nur die schmerzende Protuberanz durch eine entsprechende Ausbuchtung im Oberleder berücksichtigt wird, sondern daß neben einer Vertiefung im Bereich der Sohle der Schuh der Knick- und Spreizfußstellung entgegenarbeitet.

Die konservativen Methoden wird man in leichten Fällen und bei Patienten höheren Alters, bei Diabetikern und Sklerotikern bevorzugen, während in Fällen hochgradiger Veränderungen und bei im übrigen gesunden und kräftigen Patienten die operativen Methoden am Platze sind. Zu letzteren haben GOCHT, HOHMANN, LUDLOFF, SCHEDE u. a. wertvolle Beiträge geliefert.

2. Keratoma senile.

Synonyma. Crasse de vieillards, Acné sébacée concrète (CAZENAVE), s. transformée en cancroides, Keratosis pigmentosa (NEUMANN), Epithelioma verrucosum abortivum (TOMASOLI), Verruca senilis, Epitheliomatosis multiplex senilis, Keratosis praecancerosa senilis, Keratosis senilis.

Definition. Das Keratoma senile entsteht auf dem Boden einer präsenildystrophischen oder senil-degenerierten Haut und ist *eines* der durch den Alterungsprozeß bedingten Symptome. Sein gehäuftes Vorkommen bei besonders häufig den Witterungsunbilden ausgesetzten Berufsklassen und seine Lokalisation an bestimmten, unbedeckt getragenen Körperstellen (Gesicht, Handrücken, Nacken und Streckseiten der Unterarme) sprechen für eine ursächliche Mitwirkung aktinisch-atmosphärischer Einflüsse. Da in einem nicht unbeträchtlichen Prozentsatz die umschriebenen, warzenähnlichen, gelb bis braun-schwarz verfärbten Keratosen sich in Carcinome umwandeln, reiht man das Keratoma senile in die Gruppe der präcancerösen Dermatosen ein.

Historisches. In vielen älteren, deutsch- und fremdsprachigen Lehr- und Handbüchern der Dermatologie wird das von J. Neumann 1869 zuerst näher beschriebene Keratoma senile entweder überhaupt nicht erwähnt oder nur kurz besprochen. In letztgenanntem Falle identifizierte man es meist mit der Verruca seborrhoica s. senilis oder glaubte wenigstens keine Differenzierung beider Affektionen vornehmen zu können. Weder in den Lehrbüchern von Jarisch (1908) und Lesser (1914) noch in Mračeks Handbuch (1904) findet das Keratoma senile eine eigene Besprechung; auch Rieckes Lehrbuch enthält, abgesehen von einem kurzen Hinweis Tomaczewskis auf den präcancerösen Charakter der Affektion nichts Näheres. Auch die neueste Auflage identifiziert Verruca senilis und Verruca seborrhoica. Dagegen finden wir in den Lehrbüchern und Atlanten von Darier (1901), Brocq (1921), Jacobi-Zieler (1924) und ferner in den Monographien und Publikationen von Jadassohn (1901, 1909) und Dubreuilh (1904) über Klinik, Anatomie und Verlauf des Keratoma senile nähere Angaben. Dieselben nehmen insbesondere zu den zwei praktisch interessierenden Fragen Stellung: 1. Sind Verruca senilis und Keratoma senile miteinander identisch? und 2. wenn nach klinisch-morphologischen und anatomischen Merkmalen eine Trennung beider Affektionen möglich ist, läßt sich auch ein Unterschied hinsichtlich der Neigung zu einer epitheliomatösen Umwandlung feststellen? Die zuletzt zitierten Autoren vertreten den Standpunkt einer Wesensverschiedenheit beider Affektionen und betonen mehr oder weniger bestimmt den präcancerösen Charakter des Keratoma senile. Die eingehendste, den unitaristischen Standpunkt vertretende Bearbeitung dieses Fragenkomplexes stammt von Waelsch (1906). W. Freudenthal (1926) griff in der Erkenntnis, daß eine Trennung des Keratoma senile von der Verruca senilis in dem Moment keine „akademische Frage" (Unna und Delbanco) mehr ist, wo eine Trennung beider möglich ist und sich etwa nur die eine von beiden als ausgesprochen „präcancerös" erweist, das Problem nochmals auf. Das Ergebnis seiner eingehenden, histologischen Studien ließ ihn den einen dualistischen Standpunkt einnehmenden Autoren Recht geben: „die Verruca senilis und das — präcanceröse — Keratoma senile sind auf Grund differenter, charakteristischer, verschiedentlich allgemein-pathologisches Interesse bietender histologischer Bilder voneinander mit Sicherheit zu trennen".

Klinik. Beginn des Leidens. Im allgemeinen ist daran festzuhalten, daß das Keratoma senile eine Affektion des Seniums ist. Nur in wenigen Fällen wird es gelingen, auch schon bei jüngeren Individuen — etwa nach dem 40. Lebensjahr die ersten Symptome des Leidens nachzuweisen. In solchen Fällen handelt es sich fast ausschließlich um Individuen, welche durch ihren Beruf in besonderem Maße Witterungsunbilden ausgesetzt sind; dabei fällt es auf, daß die betreffenden Kranken häufig älter aussehen als der Zahl ihrer Jahre entspricht.

Die *Initialsymptome* sind so wenig auffallend, daß nur der sein besonderes Augenmerk darauf richtende Untersucher dieselben als „Befund" buchen wird. Die ersten klinisch wahrnehmbaren Veränderungen stellen unscharf begrenzte, durch einen etwas röteren Farbton sich von der Umgebung unterscheidende Maculae dar. Bei genauerem Zusehen entdeckt man innerhalb dieser kaum auffallenden Flecke zarte Gefäßneubildungen und dabei eine opake Trübung der Oberfläche mit einem Stich ins Gelb-braun. Irgendwelche subjektive Beschwerden bestehen nicht, und es wird wohl kaum ein Patient dieserhalb den Arzt aufsuchen. Meist werden diese minimen Veränderungen nur dem geschulten Auge des Facharztes auffallen, der von dem betreffenden Kranken wegen irgendeiner anderen Erkrankung aufgesucht wird.

Derartige Initialformen kann man für gewöhnlich auch dann noch beobachten, wenn es bereits a. a. O. zur Entwicklung eines typischen Keratoma senile gekommen ist. Je nach Alter und Intensität des Prozesses wechselt das klinische Bild; zwei Symptome bedingen seine Auffälligkeit: 1. die Farbe und 2. die umschriebene, mehr oder weniger das Hautniveau überragende Keratose.

Zunächst sind hier und da *im Bereich bestimmter, unbedeckt getragener Hautregionen: Gesicht, Handrücken, Nacken* und *Unterarmstreckseiten,* seltener am *Hals,* nur einige gelbgrau bis graubraun verfärbte, fleckförmige Unebenheiten von etwa Linsengröße zu sehen. In ihrer Begrenzung gegen die normale Haut sind sie unregelmäßig, teils scharf, teils unscharf abgesetzt. Die Oberfläche macht einen trockenen Eindruck, während die Verruca seborrhoica s. senilis sich fettig anfühlt. Bei längerem Bestand nehmen die einzelnen Läsionen einen mehr oder weniger ausgesprochen warzenähnlichen Charakter an. Die Oberfläche ist aufgerauht, doch gelingt es dem kratzenden Fingernagel, sofern man diese Prozedur nicht zu derb vornimmt, nicht, mehr als einige winzige, trockene

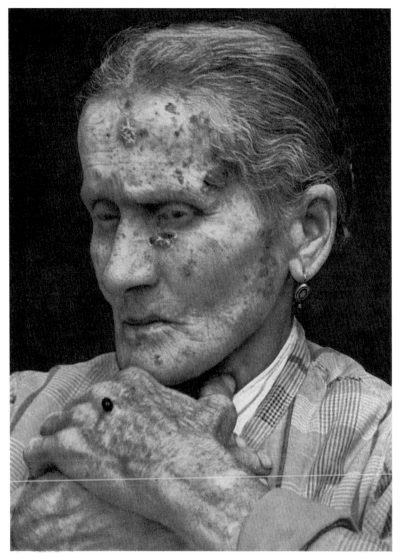

Abb. 53. Keratoma senile, multiple Carcinome im Gesicht, Cornu cutaneum auf dem Handrücken, Witterungshaut mit Teleangiektasien, Pigmentationen, Depigmentationen und Atrophia cutis senilis. (Nach RIEHL-v. ZUMBUSCH.)

Hornbröckel loszulösen; die sich aufrichtenden Schüppchen werden nicht völlig aus dem Verband des Stratum corneum gelöst.

Wesentlich für die Diagnose ist die Beachtung von zwei Eigentümlichkeiten des Keratoma senile: *die Oberfläche ist bei vollausgeprägtem Krankheitsbild stets mehr oder weniger zerklüftet und die Randpartie von der Umgebung häufig durch einen schmalen, roten Saum geschieden.* Letztgenannte Erscheinung gehört nicht zu dem eigentlichen Bild der Keratoma senile, sie findet sich aber öfters in jenen Fällen, wo das Keratoma senile entweder durch Manipulationen von seiten des Kranken oder durch Traumen Irritationen ausgesetzt ist oder im Begriff ist, epitheliomatös zu entarten. Wie schon a. a. O. in diesem Bande, S. 441 besprochen wurde, gibt das Keratoma senile relativ häufig den Boden für die Entstehung von Cornua cutanea ab. Versucht man mit dem Fingernagel die Hornauflagerung von ihrer Unterlage in toto abzulösen, so gelingt dies nur unter Gewaltanwendung; die Unterfläche der festanhaftenden Schuppe weist kleine, konische Zapfen auf, denen ebensolche Einsenkungen in dem eine siebförmige Blutung aufweisenden Rete entsprechen.

Alter, Geschlecht und Beruf. Das Keratoma senile ist eine Erkrankung des Seniums; ausnahmeweise können auch Personen vor dem 50. Lebensjahr Träger eines Keratoma senile sein.

Innerhalb bestimmter Berufsklassen sind die Männer etwas häufiger befallen als die Frauen; dies hat darin seinen Grund, daß einmal die Bevorzugung gewisser Berufsklassen durch die von actinischen und atmosphärischen Einflüssen bedingten Noxen zu erklären sind und daß zum anderen auf Grund ihrer Berufstätigkeit die Männer eben mehr diesen Schädigungen ausgesetzt sind als die Frauen. Das Mehrbefallensein der Männer gilt aber nur innerhalb der unten genannten Berufsklassen. Bei Berücksichtigung einer großen Anzahl von Beobachtungen läßt sich ein Prävalieren des ein oder anderen Geschlechtes nicht mehr feststellen.

Jene Berufsklassen, bei denen ein gehäuftes Auftreten des Keratoma senile zu finden ist, haben miteinander gemeinsam, daß sich die Erwerbstätigkeit mehr oder weniger im Freien abspielt und sie dadurch in besonderem Maße den atmospärischen und actinischen Einflüssen ausgesetzt sind. Wir finden daher das Keratoma senile besonders häufig bei älteren, meist jenseits des 50. Lebensjahrs stehenden Leuten, die in folgenden Berufen tätig sind: Landwirtschaft, Schiffahrt, Fischerei, Straßenbau, Gärtnerei, Kutscher, Chauffeure u. ä.

Verlauf. Die Einzelläsion zeigt im weiteren Verlauf ein verschiedenes Verhalten. Von Zeit zu Zeit lösen sich die Hornschilder ab, um sich wieder zu erneuern. Am häufigsten behält der einzelne Herd seinen Charakter über sehr lange Zeit unverändert bei und am seltensten heilt er unter Hinterlassung einer flachen Narbe vom Zentrum nach der Peripherie zu ab. Dazwischen liegen zahlenmäßig jene Fälle, bei denen es zu einer epitheliomatösen Umwandlung kommt. Die Narbe ist kaum eingesunken, im Zentrum depigmentiert und im Bereich der Peripherie unregelmäßig pigmentiert. Irgendwelche bestimmte, zahlenmäßige Angaben über die Häufigkeit der Umwandlung in Epitheliome lassen sich aus den bisher vorliegenden Literaturangaben nicht gewinnen. *Jedes Keratoma senile, das an Stelle der Hyperkerotose eine leicht ablösbare Kruste aufweist, ist in höchstem Maße der Umwandlung in ein Carcinom verdächtig.* Nach Abheben der Kruste eine flache, scharf begrenzte Ulceration. Erst bei Vernachlässigung dieser Erscheinung kann es im Verlauf einer sehr verschieden langen Zeit zu tiefer greifenden Epitheliomen kommen.

Im allgemeinen hat man die Erfahrung gemacht, daß je älter und hinfälliger das betroffene Individuum ist, desto langsamer das Neoplasma weiterschreitet und dieses dann um so belangloser und benigner für den Träger ist. Mitunter treten entsprechend dem Vorhandensein einer größeren Anzahl von Keratoma senilia die Epitheliome multipel auf *(Epitheliomatosis multiplex senilis)*. Hierbei kann der klinische und anatomische Charakter der einzelnen, mitunter eng benachbarten Epitheliome untereinander verschieden sein (Darier, Brocq). Dementsprechend hat die Angabe von McKay, wonach die aus dem Keratoma senile des Handrückens entstehenden Epitheliome fast ausschließlich verhornende Krebse

seien, nur einen recht bedingten Wert. Da ein an bedeckt getragenen Körperstellen lokalisiertes Keratoma senile histologisch nicht untersucht wurde, dürfte
in dem von Brack mitgeteilten Fall („Keratoma senile auch am Rücken") eine
Verwechslung mit der Verruca senilis vorgelegen haben. Gelegentlich kann es
vorkommen, daß unter mehreren, schon seit längerer Zeit bestehenden Epitheliomen ein Exemplar relativ rasch zu tiefer greifender und unter Umständen
auch metastasierender Krebsbildung neigt. Im allgemeinen gilt aber hinsichtlich
der Malignität der auf dem Boden des Keratoma senile entstehenden Epitheliome
der Ausspruch Dariers: „*l'évolution en épithéliomes est loin d'être fatale*".

Tatsächlich läßt sich an den Insassen von Altersheimen die Beobachtung
machen, daß die auf dem Boden eines Keratoma senile entstandenen Hautkrebse in der Regel eine nur sehr langsame Wachstumstendenz zeigen und
jahrelang die gleiche Gestalt, d. h. Benignität beibehalten. Je länger das Keratoma
senile besteht und je länger es den gleichen Noxen ausgesetzt wird, desto bunter

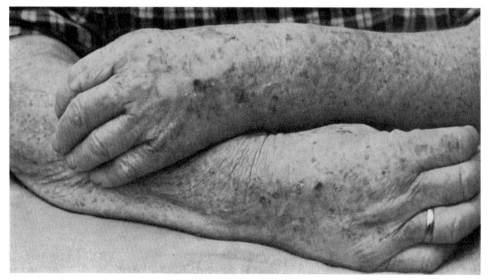

Abb. 54. Witterungshaut mit Keratosis senilis.

wird das klinische Bild: neben typischen, flach erhabenen bis warzenförmigen
Keratomen und einem oder mehreren, durch Krustenbildung oder Exulceration
des Übergangs in ein Epitheliom verdächtigen Läsionen bestehen fleckförmige
Depigmentationen mit zentraler, flacher Narbenatrophie und peripherer Pigmentvermehrung. Weiterhin lassen sich mitunter auch die verschiedenen Entwicklungsstadien des senilen Keratoms von unregelmäßig konfigurierten, häufiger
scharf als unscharf gegen die Umgebung abgesetzten, teleangiektatischen Maculae
bis zur voll ausgebildeten Läsion verfolgen.

Dies klinisch bunte Bild trifft man seltener an als solche Befunde, die lediglich
durch das Vorhandensein einiger warzenartiger Keratosen im Bereich der dem
Licht ausgesetzten Körperstellen charakterisiert sind. Für das polymorphere
Bild, das ein Nebeneinander von Pigmentationen, Depigmentation, fleckförmigen
Narbenatrophien, fleckförmigen Rötungen mit Teleangiektasien, circumscripte
Keratosen von mehr oder minder warzenartigem Charakter und Epitheliomen
zeigt, hat sich allgemein die Bezeichnung *Landmann*- bzw. *Seemannshaut* (Unna)
oder *Witterungshaut* (Kyrle) eingebürgert. Der Unterschied gegenüber dem
Keratoma senile ist nur quantitativer Natur. Wir sind mit Freudenthal darin

einig, daß auch die durch Unna hiervon gegebene Schilderung der histologishen Veränderungen eine Stütze für die Anschauung ist, wonach das Keratoma senile und die Landmannshaut als identische Affektionen aufzufassen sind.

Pathologische Anatomie. Von den hierüber in der älteren Literatur verstreuten Angaben (Neumann, Unna, Poór, Pollitzer, Rohé u. a.) können in Anbetracht der dem Keratoma senile einzuräumenden Sonderstellung nur jene eine Berücksichtigung finden, welche einen Unterschied zwischen Keratoma senile und Verruca seborrhoica s. senilis machen. Von den älteren Arbeiten interessiert besonders eine Veröffentlichung von Dubreuilh (1896), da sich hieraus weitgehende Parallelen zu den neueren Befunden von Freudenthal ergeben.

Von den *Veränderungen der Epidermis* fällt ein jeweils verschieden starkes, jedoch nie fehlendes *Ödem der Basalzellen* auf. Diese am frühesten nachweisbare Veränderung kann so hochgradig sein, daß es zu einer den Eindruck von Blasenbildung erweckenden *Spaltbildung oberhalb der Basalzellenreihe* kommt. Den

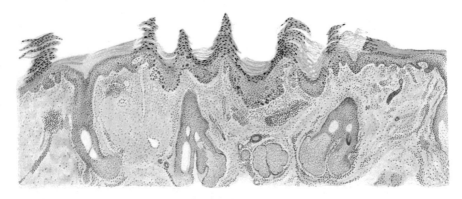

Abb. 55. Keratoma senile. Hohe parakeratotische Säulen wechseln mit niedrigeren kernlosen Hornmassen ab, die sich in die Follikel- und Schweißdrüsenöffnungen einsenken (etwas schräg getroffen). Epidermis: teils breite, unregelmäßige Acanthose, teils Zapfen und Knospen. Massenhaft Klump- und Riesenzellen. [Aus W. Freudenthal: Arch. f. Dermat. 152 (1926).]

„Blaseninhalt" bilden zum Teil feinkörnige oder fädige Gerinnsel, zum Teil aus ihrem Verband losgelöste Epithelzellen. Über diesen Spaltbildungen, die nach Freudenthal wohl nicht als Kunstprodukte anzusprechen sind, zeigt das *Stratum spinosum* ein intercelluläres Ödem.

Die Basalzellenschicht bildet den Ausgangspunkt für eine atypische Epithelwucherung. An der Ansatzstelle etwas eingeschnürte Epithelzapfen dringen in schmäleren oder breiteren Zungen in den Papillarkörper vor. „Knospenförmige Vorsprünge mit Zellen in wirbelartiger Anordnung scheinen ein Vorstadium dieser Zapfen zu sein" (Freudenthal). Gelegentlich findet man das Pigment in der Zylinderzellenschicht vermehrt. Eine deutlichere Pigmentverschiebung läßt sich histologisch, entsprechend dem klinischen Bild, erst dann feststellen, wenn dem Untersucher ein in der Rückbildung begriffenes Keratoma senile vorlag; an der Peripherie des Herdes gehört eine Anhäufung des Pigmentes in den Basalzellen zur Regel, während im Zentrum des Herdes die in ihrem Dickendurchmesser reduzierte Epidermis eine Pigmentverarmung aufweist.

Im Zellverband der Epidermis fallen schon bei schwacher Vergrößerung in wechselnder Zahl vorhandene *Klump- oder Riesenzellen* auf; Freudenthal vermißte sie in keinem Falle völlig. Stellenweise treten sie so massenhaft auf, daß das histologische Bild völlig von ihnen beherrscht wird. Im Vergleich zu den übrigen Epidermiszellen überschreitet deren Kerngröße das Durchschnittsmaß um das 10—12fache.

Die runden oder eingebuchteten Kerne haben ein grobkörniges, dichtes Chromatingerüst und enthalten mehrere, große Kernkörperchen. Sie liegen häufig in einer Vacuole und sind von einem schmalen Protoplasmasaum umgeben. Das Vorhandensein von zwei, drei und auch mehr Kernen spricht FREUDENTHAL als Ausdruck einer unvollendeten, amitotischen Teilung an. Die diesen Klump- oder Riesenzellen benachbarten Zellen zeigen „meist wechselnde Kerngröße und -form, ferner intra-, seltener intercelluläres Ödem bei gelegentlich kolloid-degenerierten, nach v. GIESON gelblich gefärbten Protoplasma und wohlerhaltenen Stachelfortsätzen". In unmittelbarer Nachbarschaft sind Mitosen mit vorwiegend atypischen Teilungsfiguren von FREUDENTHAL beschrieben worden.

Ein weiteres auffälliges, wenn auch nicht konstantes Merkmal stellt die *stärkere Färbbarkeit der Retezellen um die Follikel- und Schweißdrüsenmündungen herum in Form scharf abgegrenzter, mit der Spitze nach unten weisender Kegel dar.*

Das *Stratum granulosum* verhält sich regionär verschieden; unterhalb der parakeratotischen Stellen des Stratum corneum, fehlt es oder ist nur angedeutet, während es an den Stellen, über denen sich in dem unten beschriebenen Wechsel mit den para-keratotischen Stellen echt verhornte Säulen er-heben, beträchtlich verbreitert ist. Das *Stratum corneum* ist meistens ganz erheblich verbreitert, ja die Anbildung der Hornmassen kann so hoch-gradig sein, daß das histologische Bild an jenes beim Cornu cutaneum erinnert.

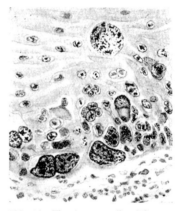

Ihre besondere Charakteristik erhalten die Veränderungen am Stratum corneum dadurch, daß die Verbreiterung der Hornschicht nicht von einer die ganze Läsion gleichmäßig über-ziehenden Hyperkeratose gestellt wird, sondern daß *parakeratotische Säulen in regelmäßiger Folge mit normal verhornten Säulen abwechseln.* Hierbei dringen in die häufig etwas erweiterten Follikel- und Schweißdrüsenmündungen pflock-artig gestaltete, kernlose Hornmassen ein (LEBONTURIER, JACOBI-ZIELER, FREUDENTHAL). Die hyperkeratotischen Säulen erreichen zu-meist nicht die gleiche Höhe wie die normal verhornten Kolumnen.

Abb. 56. Keratoma senile. Klump- und Riesenzellen aus dem vorigen Präparat bei starker Vergrößerung. Kerne von excessiver Größe, rund oder etwas eingebuchtet, häufig in einer Vakuole liegend, mit mehreren großenKernkörperchen,meist dichtem groben Chromatinnetz. Schmaler Protoplasmasaum.MehrkernigeZellen. [Aus W. FREUDENTHAL: Arch. f. Dermat. 152 (1926).]

Von den *Cutisveränderungen* fällt eine mäßige Verbreiterung der Papillen auf. Sowohl in diesen, wie auch in den angrenzenden Cutispartien sind Rundzelleninfiltrate von bisweilen auffälliger Dichte vorhanden. Entweder sind diese Infiltrate perivasculär um die Haarscheiden oder Schweißdrüsengänge angeordnet oder haufenartig in nicht erkennbarer Beziehung zum Gefäßsystem gelagert. Die Dichte und die Zahl der kutanen Zellinfiltrate geht nicht immer dem Grad der atypischen Epithelwucherung parallel. Die Angaben über die qualitative Zusammensetzung dieser Infiltrate lauten verschieden: Die Hauptmenge wird von lymphoiden Zellen gebildet; während die Zahl der Plasmazellen entweder beträchtlich (ZIELER) oder nur mäßig (FREUDENTHAL) sein kann.

Hier und da — bei älteren Herden speziell im Bereich der Peripherie, unterhalb von stärker pigmentführenden Basalzellen — trifft man auf eine Ver-mehrung der Chromatophoren. Eine Abwanderung von Zellen aus den nur spärlich Plasmazellen führenden Infiltraten in die Epidermis läßt sich nicht feststellen.

Die Gefäße weisen im Bereich der Läsion meist ein etwas größeres Lumen als in der Umgebung auf. Zieler beschreibt noch eine kolloide Degeneration des Bindegewebes und der elastischen Fasern (Bildung von Elazin). Ferner berichtet Königstein über eine kolloide Degeneration des Stützgewebes.

Nicht in allen Fällen bietet das Keratoma senile das eben geschilderte, charakteristische Bild. Mitunter nähert sich der histologische Befund mehr oder weniger jenem der *Psorospermosis* Darier. Freudenthal beschreibt diese *Darier-ähnliche Atypie* ausführlich. Eine Erklärung hierfür sucht Freudenthal in der Ähnlichkeit der histologischen Elemente beider Affektionen (starke Hyper- bzw. Parakeratose, atypische Epithelwucherung mit atypischen Epithel- und Hornzellen, Spaltbildung).

Es gelang Freudenthal nicht, die Entwicklung eines Epithelioms aus einem Keratoma senile in seinen histologischen Übergängen zu verfolgen. Entweder fanden sich die für das Keratoma senile charakteristischen Veränderungen oder ein typisches Basal-, Spinalzell- oder gemischtzelliges Epitheliom (Darier). In letzterem Fall erinnerte nichts mehr im histologischen Aufbau an das ursprüngliche Keratoma senile. Für diesen abrupten Übergang vom Keratoma senile zum Epitheliom bringt Freudenthal als Beispiel eigens die

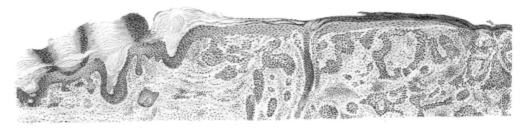

Abb. 57. Keratoma senile mit Epitheliom. Links typisches K. s., rechts unmittelbar angrenzend Basalzellenepitheliom. Im Epitheliombereich ist das Bild des K. s. vollständig verloren gegangen: Keine allmähliche Ausbildung des K. s. zum Epitheliom, sondern scharfe Trennung.
[Aus W. Freudenthal: Arch. f. Dermat. 152 (1926).]

Abb. 57. Sowohl bei deren Betrachtung wie auch an Hand anderer Schnitte möchten wir diesen Übergang doch nicht als so messerscharf bezeichnen: hier wie auch in den Darier-ähnlichen Atypien nimmt doch bei einem für das Keratoma senile noch absolut charakteristischen Gewebsaufbau die atypische Epithelwucherung stellenweise einen bedenklich infiltrativen Charakter an.

Das histologische Bild der Verruca senilis ist ganz anders und von dem des Keratoma senile gut zu unterscheiden. Die Verruca senilis kann auf den ersten Blick gelegentlich ein Epitheliom vortäuschen, wie ein von Kreibich unter dem Titel „Granuloma senile" veröffentlichter Fall vorzüglich illustriert.

Da für die Differentialdiagnose Keratoma senile oder Verruca senilis der histologische Befund mitunter von ausschlaggebender Bedeutung ist, seien die wichtigsten Unterschiede noch einmal in der Freudenthalschen Fassung (siehe umstehende Tabelle) wiedergegeben.

Eller und Ryan erkennen das von Freudenthal beschriebene intercelluläre bzw. intracelluläre Ödem mit Spaltbildung oberhalb der Basalzellenschicht als differentialdiagnostisches Unterscheidungsmerkmal nicht an.

Pathogenese und Ätiologie. Das Zustandekommen des Keratoma senile hat zwei Dinge zur Voraussetzung: 1. actinisch-atmosphärische Einflüsse und 2. die senile Veränderung der Haut. Die Altershaut hat ihre eigene Biologie und leistet vermöge dieser der Entstehung bestimmter Hautveränderung Vorschub.

	Keratoma senile	Verruca senilis
Hornschicht	Verbreitert. Parakeratotische Säulen abwechselnd mit hyperkeratotischen Kegeln, die in die Follikel und Schweißdrüsengänge eingesenkt sind	Verbreitert. Kernlos. Lockere Lamellen aufliegend oder in die Epidermis eingesenkt. Horncysten
Epidermis	Helle Strecken unterhalb der parakeratotischen Bezirke, dunkler gefärbte Trichter unterhalb der hyperkeratotischen Ostien. Klump- und Riesenzellen. Atypische Epithelwucherung in Form von Knospen, Zapfen und Bändern längs der Basalschicht, von dieser oft durch einen Spalt getrennt; Zellmäntel um Haarwurzelscheiden und Schweißdrüsenleisten	Verbreitert. Netzwerk aus schmäleren oder breiteren Zellzügen, eventuell epitheliomähnlich
Cutis	Papillarkörper etwas verbreitert. Mäßiges bis starkes Infiltrat, Lymphocyten, vereinzelte Plasmazellen	Papillarkörper verbreitert, etwas ödematös. Bindegewebsinseln zwischen epidermidalem Netzwerk. Mäßiges Infiltrat, stärker um Haarfollikel Lymphocyten, einige Plasmazellen

Aus der Summe der durch Witterungsunbilden gesetzten Noxe schält sich als unverkennbar wichtig die Lichtwirkung heraus. Ein jüngst von COLQUHOUN mitgeteilte Beobachtung ist geradezu ein experimenteller Beweis für die Richtigkeit dieser Anschauung:

Bei einem 28jährigen Mann traten nach 18 Monate lang fortgesetzter und zweimal wöchentlich fortgesetzter Höhensonnenbestrahlung neben dunklen Pigmentationen Keratosen vom Aussehen der seborrhoischen Warzen (Seemannshaut) auf. Dieselben bildeten sich nach Aussetzen der Quarzlichtbestrahlungen mit der Zeit größtenteils von selber wieder zurück.

Von Interesse ist in gleichem Zusammenhang noch eine Bemerkung von BOSMAN; dieser berichtet, daß in Südafrika das Keratoma senile nicht selten zu beobachten sei und daß vor allem jene älteren Leute davon betroffen würden, die sich in der Jugend besonders stark der Sonne ausgesetzt hatten.

Für das Zustandekommen des Keratoma senile scheinen aber außer den Faktoren, die durch die Summation von seniler Degeneration und actinischatmosphärischen Reizen (Licht, Wind, Temperaturwechsel, Austrocknung) gegeben sind, noch die *individuelle Disposition* eine wichtige Rolle zu spielen. LEBONTURIER und vor ihm DUBREUILH (1896) haben hierauf nachdrücklich hingewiesen und ein *familiär gehäuftes Auftreten des Keratoma senile* finden können. In neuerer Zeit wurde zu dieser Frage keine Stellung genommen. Bekanntlich wird nur ein Teil der in den genannten Berufsklassen Tätigen vom Keratoma senile betroffen und weiterhin weiß man, daß das Senium allein mit seinen durch eine scheinbare Wasserverarmung und Herabsetzung der bioplastischen Energie gegebenen Hautveränderungen allein ebenfalls nicht für das Zustandekommen des Keratoma senile genügt. Für letzteres spricht auch ein von DUBREUILH erhobener Befund: von 250 hospitalisierten Greisen wiesen nur 3 ein Keratoma senile auf.

Wir kennen eine Erkrankung, das Xeroderma pigmentosum, das in Klinik und Verlauf Ähnlichkeiten mit dem Keratoma senile aufweist. Bereits ARNOZAN (zit. LEBONTURIER) wies auf diese Paralelle hin und DUBREUILH griff 1892 diesen Gedankengang erneut auf. In gleicher Richtung bewegen sich auch die Gedanken-

gänge von Lebonturier. Zweifelsohne bestehen zwischen diesen beiden Erkrankungen nur quantitative Unterschiede hinsichtlich des Dispositionsgrades.
Die klinischen Erscheinungen sind prinzipiell die gleichen, nur sind dieselben
beim Keratoma senile viel abgeschwächter. Auch der Ausgang entweder in
narbige, mit Pigmentverschiebungen einhergehende, fleckförmige Atrophie oder
in Epitheliome und Cornua cutanea ist grundsätzlich der gleiche. Lebonturier
drückt diese Wesensverwandtschaft durch folgendes Schema aus:

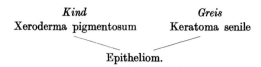

Wir möchten unter Zugrundelegung der Einteilung der Dermatosen in idiotypische, idiodispositionelle und paratypische Dermatosen (Siemens) die
Zusammenstellung der dem Keratoma senile naheverwandten Keratosen noch
erweitern, indem wir mit Zieler die Röntgenatrophie der Haut hinzunehmen.
Da sich keine scharfen Grenzen ziehen lassen und jeweils der Anteil der keimplasmatischen Faktoren gegenüber den Umweltfaktoren für das Zustandekommen
der Dermatose wechselt, bedienen wir uns des „beweglichen" Schemas:

Iditoypisch	Idiodispositionell	Paratypisch
————Xeroderma pigmentosum————		
	——Keratoma senile——	
——Seemannshaut——		
	——Röntgenatrophie——	

Wir haben die *Röntgenatrophie* der Haut mit ihren fleckförmigen und warzen-
artigen Keratosen nur genannt und sind auf sie nicht näher eingegangen, da
sie a. a. O. eingehend besprochen wird. Darier hat den Kreis der mit dem
Keratoma senile verwandtschaftliche Züge aufweisenden Affektionen über die
Röntgenatrophie erweitert und auch noch die Arsenkeratosen mit einbezogen.
Hierin können wir Darier nicht folgen.

Freudenthal sieht das Primäre der zur Bildung der Keratoma senile
führenden Veränderungen in einer Schädigung der Mutterzelle der Epidermis,
der Basalzelle des Stratum cylindricum. Aus der verschieden tiefen und dadurch
der Lichteinwirkung in wechselndem Maß zugänglichen Lagerung der Basalzellen
versucht er den Wechsel zwischen parakeratotischen und keratotischen Säulen
abzuleiten.

Darier reiht das Keratom senile in die Gruppe der *präcancerösen Dystrophien*
ein; sofern damit nicht eine Charakterisierung auf Grund cystologisch-spezifischer
Eigentümlichkeiten gemeint ist, sondern damit lediglich die besondere Neigung
zu einer epitheliomatösen Umwandlung verstanden wird, besteht die Auffassung
des Keratoma senile als präcanceröse Dermatose zu Recht.

Diagnose. Die größten differentialdiagnostischen Schwierigkeiten bereitet
die *Abgrenzung des Keratoma senile von der Verruca seborrhoica s. senilis.* Dies
ist von allen, die sich mit der Frage einer Wesensgleichheit oder -verschiedenheit
beider Affektionen beschäftigenden Autoren einmütig zugestanden worden.

Auch die Verruca seborrhoica s. senilis kann ihren Sitz im Gesicht haben;
hier schützt nur die Beachtung einiger feiner, morphologischer Unterschiede vor
Verwechslungen.

Bei der Verruca seborrhoica s. senilis vermag der Fingernagel fettig-krümelige Massen abzustreifen; dieser Gehalt der oberflächlichen Schichten an fettigen Substanzen läßt sich auch an einem gegen die seborrhoische Warze gedrückten Stück Seidenpapier und dem auf diesem entstehenden Fettfleck demonstrieren. Die Oberfläche der seborrhoischen Warze ist nie so zerklüftet wie die des Keratoma senile, sondern sieht wie mit einer feinen Nadel gestichelt aus. Weiterhin ist dadurch ein Unterschied gegeben, daß die Verruca seborrhoica in ihrem mittleren Teil höher als am Rand ist und daß nach robuster Entfernung der Auflagerung durch den Fingernagel der Grund warzig oder blumenkohlartig gestaltet ist und sich weich anfühlt. Ein Vergleich mit der von dem Keratoma senile gegebenen Beschreibung zeigt, daß das Keratoma senile sich in dieser Beziehung anders verhält wie die Verruca senilis. Auch der erwähnte rote Saum darf nicht unberücksichtigt bleiben; sein Vorhandensein spricht eher für ein Keratoma senile als für eine seborrhoische Alterswarze.

Das Keratoma senile tritt niemals in einer so großen Anzahl auf, wie dies bisweilen bei der seborrhoischen Alterswarze zu beobachten ist (ein bis mehrere Hundert). In Zweifelsfällen wird man daher sich nicht nur mit der Inspektion der offengetragenen Körperstellen begnügen dürfen, sondern auch die Prädilektionsstellen der seborrhoischen Warzen (seitliche Partien des Stammes, Gürtelgegend, Sternum und Interscapularraum) in Augenschein nehmen müssen. Mitunter vermag nur eine histologische Untersuchung den endgültigen Entscheid zu bringen; bei der Prägnanz der für das Keratoma senile charakteristischen, anatomischen Verhältnisse dürfte derselbe keine großen Schwierigkeiten bereiten (FREUDENTHAL, HOOKEY).

Nicht geringe diagnostische Schwierigkeiten macht bisweilen auch die Abgrenzung gegenüber dem *Lupus erythematodes*. Hierauf weist JADASSOHN nachdrücklich hin und sagt: „immerhin habe ich Fälle gesehen, in denen die Ähnlichkeit — speziell an den Handrücken — sehr groß war". Die festhaftende Hornschuppe mit den erwähnten, konischen Hornzapfen an der Unterfläche und sie spontane zentrale Abheilung kann man bei beiden Affektionen beobachten; allerdings ist die Neigung zu einer zentralen Abheilung beim Keratoma senile weitaus weniger ausgesprochen wie beim Lupus erythematodes. JADASSOHN weist darauf hin, daß im Gegensatz zum Lupus erythematodes beim Keratoma senile der erythematöse Randsaum fehle und dadurch ein Fingerzeig gegeben sei. Aber auch dies ist meines Erachtens kein sicheres Unterscheidungsmerkmal; auch das in zentraler Abheilung begriffene Keratoma senile kann unter Umständen diesen Randsaum aufweisen, besonders dann, wenn es durch seine Lokalisation mechanischen Insulten ausgesetzt ist oder sich im Stadium eines abheilenden oder gerade beginnenden Cancroids befindet. In solchen seltenen Zweifelsfällen dürfte es das Richtigste sein, vorerst die Diagnose offen zu lassen, um durch eine sorgfältige Beobachtung des weiteren Verlaufes zu einem klaren Bild zu kommen.

Eine Abgrenzung gegenüber der *Röntgenatrophie* und dem *Xeroderma pigmentosum* ist leicht und bedarf eigentlich kaum eines näheren Hinweises: Anamnese, Alter des Kranken, Lokalisation und der Befund selbst sprechen genügend für die jeweils in Frage kommende Dermatose.

Prognose. Trotz der Neigung des Keratoma senile zur epitheliomatösen Umwandlung ist die Prognose meines Erachtens gut zu nennen, doch dürfte sich immerhin eine gewisse Vorsicht im einzelnen Fall empfehlen. Mitunter kommt es aus nicht erkennbaren Gründen plötzlich zur Umwandlung eines bis dahin gutartigen, kaum progredienten und vielleicht schon jahrelang bestehenden Epithelioms in ein tief greifendes, rasch destruierendes und metastasierendes Carcinom.

Therapie. Eine Behandlung mit Salben, Pasten und Pflastern ist völlig zwecklos, sofern damit eine Heilung des Prozesses und nicht nur ein rein symptomatischer, anderen therapeutischen Eingriffen (Bestrahlung) den Weg ebnender Zweck verfolgt wird.

Die älteren Autoren empfehlen besonders eine galvano-kaustische Curettage unter Lokalanästhesie. Darier rät im Anschluß hieran noch eine Röntgenbestrahlung vorzunehmen; letztere allein führt jedoch nicht zu dem gewünschten Ziel.

Kren sah ausgezeichnete Erfolge nach Kohlensäureschneeanwendung. Die hierbei erforderlichen Zeiten schwanken je nach dem Grad der Keratose zwischen 8 und 40 Sekunden. Da bei dunkelpigmentierten Individuen die behandelte Stelle temporär ihr Pigment verliert und eine scharfrandige Depigmentierung kosmetisch sehr störend wirkt, empfiehlt Kren, die Behandlung nach Möglichkeit in die Wintermonate zu verlegen.

Rost und Keller loben sehr die diathermische Elektrokoagulation und zwar schicken sie der eigentlichen Behandlung eine Röntgenbestrahlung voraus. Erst nach Verlauf einiger Wochen wird bei Verwendung geringer Strommengen, 50—80 MA nicht übersteigend, das Keratom in etwa 1 mm Abstand fulguriert.

Ist es bereits zu tiefer greifenden Epitheliomen gekommen, so entscheidet über die einzuschlagende Methode die Lokalisation, das Alter und der Gesamtzustand des Patienten; je nachdem wird die Entfernung mittels chirurgischer Methoden oder durch Radiumbestrahlung versucht werden müssen.

3. Cornu cutaneum, Hauthorn.

Definition. Cornu cutaneum ist ein Sammelname für jene Gruppe von Hautauswüchsen, die nach Form und Konsistenz einen Vergleich mit den physiologischen Tierhörnern nahelegen. Sie nehmen von der Haut, seltener von den Schleimhäuten, ihren Ursprung, treten häufiger singulär als multipel auf und sitzen als gerade, gebogene oder um die Längsachse gedrehte Gebilde ihrer Basis flach auf oder sind falzartig in dieselbe eingelassen.

Nach Verlauf, Pathogenese und Anatomie müssen verschiedene Gruppen unterschieden werden.

Historisches. Die menschlichen Hauthörner haben schon sehr frühzeitig nicht nur das Interesse der Ärzte gefunden, sondern, wenn es sich um besonders monströse Gebilde handelte, auch die Aufmerksamkeit weiterer Kreise auf sich gezogen. Für letzteres spricht die Tatsache, daß man in früheren Zeiten die Träger von Hauthörnern den Königen von Frankreich vorgestellt hat, Casabaunus, ein Pariser Philologe aus dem 19. Jahrhundert, äußerte gelegentlich der Demonstration eines „gehörnten" Menschen am Königlichen Hofe die Meinung, daß solche merkwürdige Gestalten Vorbilder zu den Satyren und Panen der griechischen Mythologie abgegeben hätten (v. Roll). Nicht nur vom historischen, sondern besonders auch pathologisch-anatomischen Standpunkt verdient ein im Museum des Kgl. Collegiums der Chirurgen von England befindliches Präparat auch heute noch Interesse. Es handelt sich um einen menschlichen Kopf mit zwei Hörnern, die an ihren basalen Teilen einen konischen Knochenkern aufweisen (Lebert). Die erste sichere, medizinische Mitteilung stammt wohl von Lanfrancus, einem Arzt aus der zweiten Hälfte des 13. Jahrhunderts, und wird von Lebert in seiner Monographie (1864) ausführlich zitiert. Weiterhin sind von Autoren der älteren Zeit Bartolini (1654), Morgagni und Benet zu nennen. Morgagni nahm gegen die nicht nur von Laien, sondern auch von Ärzten vertretene Auffassung Stellung, wonach die mit Hauthörnern behafteten Individuen Wiederkäuer wären. Eine der ältesten, wissenschaftlichen Abbildungen von Hauthörnern (Cruvellier bzw. Hutchinson) findet sich bei Blotevogel (1922) wiedergegeben.

Bis zum Jahre 1830 konnte Villeneuve 73 Beobachtungen über Cornu cutaneum literarisch-statistisch bearbeiten. In der Folgezeit mehrte sich die Zahl der Mitteilungen, so daß im Jahre 1864 Lebert bereits ein wissenschaftlich verwertbares Literaturmaterial von 109 Fällen vorlag. 1902 schätzte Marcuse die Zahl der Veröffentlichungen auf über 200. Von 1902—1929 wurde die Cornu cutaneum-Literatur um noch weitere 59 Fälle bereichert. Sicherlich ist aber die Summe der zur Beobachtung gelangenden Hauthörner weitaus höher als die Zahl der publizierten Fälle entspricht. Wir selbst konnten innerhalb von 6 Jahren an der Münchener Klinik 8 neue Fälle beobachten, von denen nur 3 veröffentlicht oder demonstriert wurden (v. Roll, Moncorps [a, b]).

Lange Zeit war man der Ansicht, daß die Cornua cutanea follikulären Ursprungs seien. Rindfleisch (1875) und besonders P. G. Unna (1880) wiesen auf das Irrige einer

Verallgemeinerung dieser an sich auf richtige Befunde gestützten Annahme hin. In der Folge beanspruchte das Hauptinteresse die Frage, ob die Hauthörner ihre Entstehung primär einer Bindegewebs- oder Epithelwucherung verdanken. Die durch v. VERESS (1908), BORST (1925) und vor ihnen durch SPIETSCHKA, BALLABAN, NATANSON u. a. vertretene Ansicht, wonach sowohl das Corium wie das Epithel in wechselndem Maße an der Anbildung der als Hauthorn bezeichneten Gebilde beteiligt ist, dürfte nach unseren heutigen Kenntnissen den Tatsachen am ehesten nahekommen. Auch UNNA, der die überragende Rolle des Epithels an dem Zustandekommen der Cornua cutanea stets betonte, kann sich den v. VERESSschen Argumenten nicht ganz verschließen und gibt zu, daß die „Mitbeteiligung der Cutis wesentlich besser als bisher für eine Reihe von Hauthörnern gesichert ist und daß er (v. VERESS) auch eine sehr frühe Mitbeteiligung der Cutis wahrscheinlich gemacht hat".

Ein wesentliches Ergebnis dieser einen breiten Raum einnehmenden Diskussion ist die Erkenntnis, daß die Bezeichnung Cornu cutaneum lediglich als Sammelname für zwar in ihrer Morphe identische bzw. einander ähnliche, jedoch hinsichtlich Pathogenese und Verlauf verschiedenartige Hornauswüchse aufzufassen ist.

Diese allgemein anerkannte Auffassung findet in verschiedenen Klassifizierungsversuchen der ganz allgemein als Hauthorn bezeichneten Gebilde seinen Niederschlag. MARCUSE (1902) teilte nach vorwiegend ätiologischen Gesichtspunkten ein, während v. VERESS (1908) eine Rubrizierung nach klinischen und pathologisch-anatomischen Merkmalen vorschlug. Manche jüngere Arbeit setzt sich über die von den älteren Autoren mit außerordentlicher Gründlichkeit und scharfer Kritik gegebenen Grundlagen hinweg und so kommt es, daß gerade in neueren Publikationen die aus den Befunden gegebenen Deutungen bisweilen auf recht schwachen Füßen stehen. Von der Bezeichnung Cornu cutaneum wird oft recht weitherzig Gebrauch gemacht: lediglich auf Grund der Tatsache, daß eine circumscripte Excrescenz von horniger Beschaffenheit höher als breit befunden wurde.

Klassifizierung. Trennung in I. solitäre und II. multiple Cornua cutanea. Trotz der Erkenntnis, daß der alte Name Cornu cutaneum für die Bezeichnung von pathologisch-anatomisch heterogenen Gebilden wissenschaftlich eigentlich unzulänglich ist, besteht keine zwingende Veranlassung, diesen alten, eingebürgerten Namen durch neue Bezeichnungen zu ersetzen. Immerhin verpflichtet unter diesen Umständen eine Beibehaltung der alten Bezeichnung Cornu cutaneum, die zur Beobachtung gelangenden Hauthörner jeweils *nach klinischen und pathologisch-anatomischen Gesichtspunkten näher zu charakterisieren.*

Diese Klassifizierung erscheint uns zweckmäßiger als die von MARCUSE getroffene Einteilung nach *ätiologischen* Merkmalen, wonach 1. Hauthörner, die in Beziehung zu eigentlichen Neoplasmen stehen, 2. multiple, juvenile, den Naevi zuzurechnende Cornua cutanea, 3. Hauthörner auf infektiöser Basis und 4. solche auf Grund äußerer, mechanischer oder chemischer Einwirkungen unterschieden werden.

v. VERESS unterscheidet auf Grund *klinischer* und *anatomischer* Merkmale die *echten* Hauthörner von den *falschen* Cornua cutanea.

Unter *echten* Hauthörnern versteht er: a) das Cornu cutaneum senile, welches vereinzelt oder in beschränkter Zahl hauptsächlich an älteren, ausnahmsweise an jüngeren Individuen vorkommt, eine konische oder zylindrische Gestalt, ein unbeschränktes Wachstum aufweist und von papillärem Bau mit Marksubstanz in den suprapapillaren Teilen ist; b) Fibrokeratome, die am Hals, im Gesicht und an den Augenlidern älterer Personen vorkommen, bei fadenförmig-dünner Gestalt keine größere Länge, als etwa 1 cm erreichen und ebenfalls eine papilläre Struktur mit Hornmarkbildung aufweisen.

Diesen echten Hauthörnern werden die *falschen* Cornua cutanea gegenübergestellt: a) *multiple, juvenile Hauthörner*, welche durch massenhaftes Vorkommen an jüngeren (vorzugsweise weiblichen) Individuen, das Fehlen von Hornmarkbildung und eines papillären Baues und eine bisweilen an systematisierte Naevi erinnernde Verteilung charakterisiert sind, b) *hornartige Auswüchse, die irrtümlicherweise als Cornu cutaneum bezeichnet werden,* in Wirklichkeit aber verhornte *Warzen, Calli, Clavi* u. a. sind.

Die weitaus größte Zahl der in der Literatur beschriebenen Cornu cutaneum-Fälle betrifft die vereinzelt oder in nur sehr beschränkter Zahl bei Personen höheren, nur ausnahmsweise jüngeren Alters auftretenden Hauthörner. Man hat daher derartige Cornua cutanea auch als *Cornua cutanea senilia* den weitaus selteneren, multipel auftretenden *Cornua cutanea juvenilia* gegenübergestellt.

Diese Gegenüberstellung auf Grund des Alters der Befallenen ist als nicht sehr glücklich zu bezeichnen. Es können einerseits bereits in sehr jugendlichem

Alter solitäre, echte Cornua cutanea auftreten, und andererseits multiple s. juvenile Cornua cutanea erst in mittleren Lebensjahren manifest werden. *Wir unterscheiden daher besser solitäre und multiple Hauthörner*, wobei erstere in nur wenigen, etwa die Zahl 5 nicht übersteigenden Exemplaren vorhanden sind.

I. Solitäre Hauthörner:

    a) echtes, solitäres Hauthorn (Cornu cutaneum [senile]);

    b) falsche, solitäre Hauthörner;

        1. Verruca vulgaris,

        2. Calli, Clavi,

        3. Fibrome,

        4. Cornu cutaneum-ähnliche Keratome infektiös-toxischer Genese (Lues, Gonorrhöe, As-Intoxikation).

II. Multiple Hauthörner:

    a) Multiple Cornua cutanea als alleinige keratotische Läsion;

        1. Cornua cutanea juvenilia,

        2. Fibrokeratoma Unna;

    b) Multiple Cornua cutanea auf dem Boden regionärer oder generalisierter Keratosen;

        1. Cornu cutaneum bei Ichthyosis und ichthyosiformen Keratosen,

          α) Ichthyosis hystrix,

          β) Erythrokeratodermia verrucosa;

        2. Cornu cutaneum bei Parakeratosis scutularis;

        3. Cornu cutaneum bei essentiellen und symptomatischen Palmo-Plantarkeratosen.

Die nach dem ja zunächst rein äußerlichen Gesichtspunkt ihres zahlenmäßigen Vorkommens getroffene Trennung in solitäre und multiple Hauthörner bewährt sich auch mit Hinblick auf gewisse Verschiedenheiten in Form und Verlauf. Während die *multiplen* Hauthörner entweder in Gestalt der erwähnten filiformen Fibrokeratome stets nur eine Länge von etwa 1 cm erreichen und dann kein weiteres Wachstum zeigen oder als sog. juvenile Cornua cutanea nur in seltenen Fällen die Länge von mehreren Zentimetern übersteigen, haben die *singulären* Hauthörner, abgesehen von den falschen Hauthörnern (Calli, Clavi, Verrucae), ein praktisch unbegrenztes Wachstum und können zu wahrhaft monströsen Gebilden von 30 und mehr Zentimeter Länge heranwachsen. Weiterhin tritt bei den solitären, echten Hauthörnern in einem beträchtlichen Prozentsatz eine maligne Degeneration an der Basis auf, während dies bei den multiplen Cornua cutanea zu den größten Seltenheiten zählt.

I. Solitäre Hauthörner.

a) Echtes, solitäres Cornu cutaneum.

Definition. Sogenannte *echte* Hauthörner, auch als Cornua cutanea senilia bezeichnet, treten einzeln oder in nur wenigen Exemplaren auf, sind von papillärem Bau und zeigen einen charakteristischen Aufbau der Hornschicht.

Klinik. Je nach Wachstumstendenz und Lokalisation können hinsichtlich Form, Farbe und Größe beträchtliche Unterschiede bestehen.

Form, Farbe und Größe. Die kleinen Hauthörner bis zu einer Länge von etwa 1—2 cm sind meist gerade und wenig gekrümmt, regelrecht kegelförmig und bei ovoidem und elliptischem Querschnitt um die Längsachse gedreht. Die größeren Exemplare weisen in der Regel noch eine Krümmung mit Annäherung des freien Endes zur Basis auf. Diese kann schließlich soweit gehen, daß ammonshornartig aufgerollte Ecrescenzen resultieren.

Ist das Horn auch noch um seine Längsachse gedreht, so entstehen widder-
hornartige Gebilde (Kňazovický, Olinder, Laméris, Matsumoto, Kisman).
Mitunter kann es zu wahrhaft monströsen Auswüchsen kommen. In der
älteren Literatur sind eine ganze Reihe derartig grotesker Hauthörner beim
Menschen beschrieben worden (Sutton: von der Stirn über das Gesicht bis zur
Incisura manubrii reichend; Dubrandy: 21 cm lang; Alibert: 24 cm lang;
Dumonceau: 29 cm lang; Home: 30 cm lang); aber auch der jüngsten Literatur
mangelt es nicht an Berichten über derartig mächtige, als Curiosa zu buchende
Hauthörner (Kňazovický: 14 cm Länge bei $3^1/_2$ cm Basisumfang; Crawford:
15,8 cm Länge bei einem Basisumfang von 22,2 cm (1922); Olinder: 34 cm
Länge bei 16 cm Basisumfang [1925]). Im allgemeinen wird man heutzutage
viel seltener und nur bei sehr indolenten Kranken oder in Gegenden mit ungenügend ärztlicher Versorgung derartige Beobachtungen machen können.

Das freie Ende läuft meist in
einer mehr oder weniger abge-
stumpften Spitze aus; mitunter
ist es aber auch wie abgebrochen
(Crawford), oder einfach oder
mehrmals gespalten (Lang, Lewis,
J. Brook). Tritt diese Spaltung
schon an der Basis ein, so wird
der Eindruck erweckt, als wenn
zwei oder mehr Hauthörner eine gemeinsame Basis hätten (Rabello).
Gerade der Beschaffenheit des
freien Endes kommt eine gewisse
differentialdiagnostische Bedeutung
zu. Bei einer Aufspaltung des freien
Endes in mehrere Spitzen muß,
zumal, wenn auch die übrige Oberfläche des hornartigen Gebildes
nicht glatt, sondern zerklüftet und
mit knospenartigen Auswüchsen
besetzt ist, daran gedacht werden,
ob es sich nicht lediglich um eine

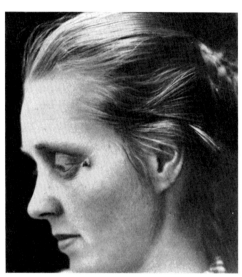

Abb. 58. Cornu cutaneum. (34jährige Frau.)

abnorm gestaltete, verhornte Warze handelt und ob man nicht besser die
Diagnose eines echten, singulären Hauthorns zugunsten der einer abnorm verhornten Warze fallen läßt.

In ähnliche Richtung werden unsere Gedanken dann gelenkt, wenn entgegen
dem üblichen Befund an Stelle des Längenwachstums das Breitenwachstum
überwiegt oder das hornartige Gebilde an Stellen sitzt, die für gewöhnlich der
Lieblingssitz andersartiger Keratosen sind (Calli, Clavi). In solchen Fällen, wie
sie u. a. von Peyri beschrieben wurden, ist der Entscheid, ob ein Hauthorn
im eigentlichen Sinne oder ein abnorm, d. h. hornartig konfigurierte Schwiele
vorliegt, rein klinisch außerordentlich schwer. Erst die histologische Untersuchung vermag hier den wahren Sachverhalt klarzustellen und zu entscheiden,
ob es sich lediglich um eine durch ihre Kegelstumpfform an ein Hauthorn
erinnernde Schwiele oder um ein durch besondere, äußere mechanische Einflüsse
in seiner Form modifiziertes Hauthorn handelt.

Die *Außenfläche* ist entweder glattglänzend, *längs*gestreift, rissig oder entsprechend Perioden stärkeren und schwächeren Wachstums mit einigen, senkrecht zur Längsachse gestellten Einkerbungen versehen. Dem Vorkommen
solcher Einkerbungen als Ausdruck verschieden starker Wachstumsperioden

mag auch die eigentümlich keulenförmige Gestalt des von Bergh beobachteten Hauthornes zuzuschreiben sein. An der Basis ist das Hauthorn stets weicher als am freien Ende und gibt dem Druck des Fingernagels nach. Mitunter gelingt es dem schabenden Fingernagel von der Oberfläche des Hauthornes bröckelige Hornmassen abzulösen und auf parallel zur Längsachse gestellte Rillen zu kommen.

Ebenso wie das Oberflächenrelief des Hauthorns gewissen Variationen unterworfen ist, wechselt auch die *Farbe* desselben von zartem Hellgelb bis zu tiefem Schwarz. Zwischen beiden Farbextremen finden sich alle möglichen, braune, rötliche und grünliche Nuanzierungen. Hierbei spielen außer der durch die Beschaffenheit der Oberfläche und den Wechsel von Hornsäulen und Markräumen bedingten Strukturfarbe naturgemäß auch äußere Faktoren (Verunreinigungen) eine Rolle. Gewöhnlich greift nach der Spitze zu eine etwas tiefere Färbung Platz, um sich direkt am freien Ende wieder etwas aufzuhellen.

Die *Basis des Horns* geht entweder kontinuierlich in die normale Epidermis über oder ist falzartig in dieselbe eingesenkt, wobei die unmittelbar angrenzende Haut sich wallartig um die Hornbasis wulstet. Philip hält letzteres für die Folge des durch Kleidung oder Arbeitsverrichtung ausgeübten Druckes. Ein solcher Zusammenhang ist wohl möglich, andererseits aber kann diese Erscheinung auch ihren Grund in bestimmten, anatomischen Bedingungen des Mutterbodens der Cornua cutanea haben (Cysten, Follikel).

Bei einem — an sich sehr seltenen — Sitz des Hauthorns an der Handinnenfläche (v. Roll) oder an der Fußsohle kann man mitunter eine Eindellung finden, in die sich das Horn unter dem seine Längsachse seitlich treffenden Druck (Arbeitsverrichtung, Schuhwerk usw.) wie in ein Bett umlegen läßt. Diese Beobachtung konnte ich an zwei Kranken machen. In dem einen Fall (plantar an der Ferse lokalisiertes, 3,5 cm langes Hauthorn, von wahrscheinlich luischer Genese) lag das Cornu cutaneum bei beschuhtem Fuß in einer entsprechend großen Mulde der Hautoberfläche flach angedrückt, um sich erst bei entkleidetem Fuß in spitzem Winkel wie ein Sporn abzuspreizen. In dem anderen Fall war die gleiche Beobachtung bei einem an der Vola manus lokalisierten Horn zu machen. Aber nicht immer läßt sich eine so unbequeme Lokalisation des Cornu cutaneum in der eben erwähnten einfachen Weise erträglich gestalten: In einem anderen Fall (M. Joseph), bei dem das Cornu cutaneum am Fuß über dem Malleolus internus lokalisiert war, erkaufte sich dessen Träger ein einigermaßen beschwerdefreies Gehen durch ein entsprechend großes, in seinem Schuhwerk angebrachtes Loch, durch welches das Hauthorn hindurchpraktiziert wurde.

Lokalisation. Am häufigsten sind Kopf und Gesicht befallen. Villeneuve fand von 71 Fällen 35mal (49%) und Lebert von 109 Fällen 54mal (49,5%) Kopf und Gesicht als Sitz von Hauthörnern angegeben. Wir selbst konnten der Literatur der letzten 25 Jahre unter Zugrundelegung von 28 Fällen die auf Grund ausführlicher klinischer und histologischer Daten mit Sicherheit als echte, solitäre Hauthörner anzusprechen sind, 17mal (60,7%) die Angabe über Befallensein von Kopf und Gesicht finden. *In abfallender Reihe sind der Häufigkeit nach befallen: Wange, behaarter Kopf, Lider, Nase, Lippen und Ohr.* Eine Bevorzugung der seborrhoischen Prädilektionsstellen ist hierbei auch bei dem seltenen Sitz am Stamm unverkennbar. Mit den speziell an den Augenadnexen lokalisierten Cornua cutanea beschäftigte sich Mitvalsky; die ältere Literatur bis 1894 findet man dort ziemlich vollständig besprochen.

An zweiter Stelle folgt in bezug auf die Häufigkeit eines Vorkommens von echten, solitären Hauthörnern das *männliche Genitale*. Insbesondere sind Praeputium und Glans penis bevorzugt (Hebra, Pick, Friedrich, Spietschka

[Fall 8 und 9], CHRZASZEZEWSKI, ASMUS, SAWICKA, KISMAN). Weniger oft ist das Scrotum befallen (LANG).

Seltener dagegen findet man sie an Extremitäten und Stamm. Gerade die an Stamm und Extremitäten lokalisierten Cornua cutanea gehören viel seltener der Gruppe der solitären, echten Cornua cutanea zu, als vielmehr der der falschen Hauthörner, d. h. in der Mehrzahl handelt es sich um hornartig gestaltete Verrucae, Calli, Clavi oder um andere, durch ihren abweichenden anatomischen Bau von den echten solitären Hauthörnern sich unterscheidende Gebilde (SPIETSCHKA [Fall 6], v. ROLL, MONCORPS). Das gleiche gilt auch vielfach für die Diagnose der an den Schleimhäuten und deren Übergangsstellen zum äußeren Integument lokalisierten Hauthörner. Die Beobachtungen über das *Vorkommen von Cornua cutanea an den Schleimhäuten* zählen zu den Seltenheiten, während an den Übergangsstellen von Schleimhaut zum äußeren Integument ihr Vorkommen öfters beobachtet wird. An *Lippe, Zunge, Wangenschleimhaut* und *Conjunctiva* beschreiben Hauthörner KONJETZNY, NÉLATON, DIEHL (zit. JOSEPH), v. VERESS, DEMARQUAI (zit. JANOWSKY), SCHÖBL, MITVALSKY, HELLER, KESSLER und WEISS, NAKAMURA.

Alter und Geschlecht. JANOVSKY spricht von einem häufigeren Befallensein des weiblichen Geschlechts. M. JOSEPH, HOTTA und auch *wir* konnten hinsichtlich des Befallenseins mit *echten solitären Hauthörnern keine Präponderanz des einen oder anderen Geschlechts* feststellen. Anders liegen die Verhältnisse *bei den multiplen, naevoiden Hauthörnern*; diese werden beim *weiblichen Geschlecht häufiger* angetroffen.

Die unter den Begriff der echten, solitären Hauthörner fallenden Cornua cutanea finden sich vorwiegend bei Personen höheren Alters, seltener bei in mittleren Jahren stehenden Kranken (ADAM Y ROMERO: 24jährige Frau; KISMANN: 33jähriger Mann; HUDÉLO: 37jährige Frau; HEIDINGSFELD: 32jähriger Mann; PICK: 23jähriger Mann; CHRZASZEZEWSKI: 41jähriger Mann; WAUGH: 30jähriger Mann; v. VERESS: 17jähriger Mann; 2 *eigene* Beobachtungen: 31jährige Frau, 28jähriger Mann) und nur ganz ausnahmsweise auch schon bei Kindern (HEIDINGSFELD: 12jähriges Mädchen; SPIETSCHKA: Fall 1, 17jähriger Mann mit Cornu cutaneum seit dem 3. Lebensjahr; 3 *eigene* Beobachtungen: 3- bzw. 5jähriges Geschwisterpaar mit Xeroderma pigmentosum, 8jähriger Knabe mit multiplen Warzen). Wollte man die Trennung in senile und juvenile Hauthörner beibehalten, so käme man manchmal über die Zugehörigkeit dieses oder jenes Falles zu der einen oder anderen Gruppe in Verlegenheit.

Daß unter den Trägern von echten solitären Hauthörnern die höheren Altersklassen nach dem 50. Lebensjahr überwiegen, findet darin seine Erklärung, daß die Altershaut an und für sich zu keratotischen Veränderungen neigt und in der Mehrzahl der Fälle die solitären Cornua cutanea auf dem Boden solcher präexistenter Affektionen entstehen, die in vorgerückteren Jahren entweder erst entstehen oder bei bereits längerem Bestand im Senium eine Umbildung erfahren (seborrhoische Warzen, Keratoma senile, Naevi, Atherome, Dermoidcysten, Epitheliome u. ä.)

Da sehr häufig auch Narben oder chronische Infekte der Haut (Lupus vulgaris, Tuberculosis cutis verrucosa) den Boden für spätere Cornua cutanea vera abgeben, so nimmt es nicht wunder, daß auch bei Personen in mittlerem Alter oder gelegentlich gar schon bei Kindern echte, solitäre Hauthörner gefunden werden. So konnte ich an der Münchener Klinik ein Geschwisterpaar mit Xeroderma pigmentosum beobachten, von dem jedes Geschwister mehrere 1—3 cm lange, echte Hauthörner im Gesicht aufwies. In diesem Falle handelt es sich trotz des Vorhandensein mehrerer Cornua cutanea und trotz des jugendlichen Alters natürlich nicht um juvenile Hauthörner, sondern um echte, singuläre

Cornua cutanea, mit allen erforderlichen klinischen und histologischen Kriterien eines solchen. Das gleiche gilt für den auf Abb. 59 wiedergegebenen Fall.

Pathologische Anatomie. Über das den *echten, solitären* Hauthörnern zugrunde liegende, anatomische Substrat herrscht unter den einzelnen Autoren keineswegs Einhelligkeit. Besonders in der Beantwortung von zwei Fragen gehen die Meinungen auseinander: 1. ob das primum movens eine Bindegewebs- oder eine Epithelwucherung ist und 2. ob die schon von Simon und Virchow erwähnte und von Unna u. a. als pathognomonisch bezeichnete „Markraumbildung" tatsächlich als unbedingt notwendiger Bestandteil des echten solitären Hauthornes angesehen werden muß oder nicht.

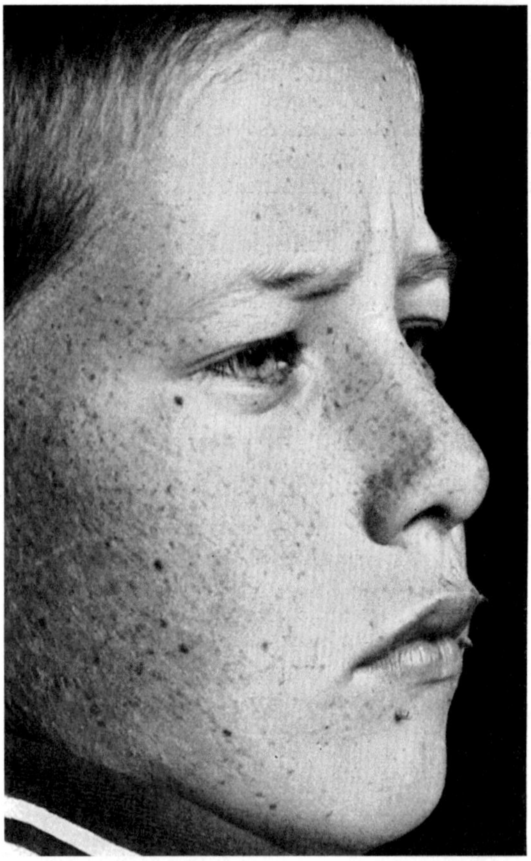

Es ist nicht ganz leicht, eine Definition dessen zu geben, was *anatomisch* unter einem *echten* Hauthorn verstanden wird. Die Gegenüberstellung „papillärer Bau" und „nicht papillärer Bau" kann nicht als grundsätzlich angesehen werden. Ein ursprünglich papillärer Bau kann sich in den Spätstadien beträchtlich verwischen und somit vermag der Verlauf der Corium-Epidermisgrenze allein über die Pathogenese nichts Definitives auszusagen. *Wir haben für den Begriff „falsches und echtes" Hauthorn stets eine Summe klinischer und anatomischer Merkmale gewählt. Hierbei wurden als „falsche" Hauthörner jene Gebilde abgetrennt, die die übergeordneten Bedingungen als solche klinisch und anatomisch erkennen lassen.*

Wir erwähnten bereits kurz, daß das echte, solitäre Cornu cutaneum häufig auf dem Boden präexistenter

Abb. 59. Zwei Cornua cutanea vera und eine hauthornähnliche Warze bei einem 8jährigen Knaben.

Affektionen entsteht und nannten auch einige dieser, ihrem pathologisch-anatomischen Charakter nach ganz verschiedenartigen Gebilde. Daß der Mutterboden für den Bau des Hauthornes von Bedeutung ist und manche Abweichung vom Prototyp zu erklären vermag, erscheint durchaus diskutabel. Allerdings ist dies in der Mehrzahl der Fälle nur eine Annahme geblieben und nur in wenigen Fällen (Konjetzny [Cornu cutaneum der Schleimhaut]) und v. Veress [Cornu cutaneum auf sarkomatöser Basis mit „fast ausschließlich aus Hornmark bestehender Hornzone"]) verifiziert worden. Um die Diskrepanz in den Angaben der verschiedenen Beobachter verstehen zu können, muß man sich vor Augen halten, daß dem einzelnen Untersucher in der Mehrzahl nur Ausschnitte aus dem Entwicklungsgang des Cornu cutaneum vorgelegen haben.

Hier sei an das erinnert, was im allgemeinen Teil über die Beurteilung der durch die anatomische Methode gewonnenen Momentbilder- bzw. Ähnlichkeitsreihen gesagt wurde. Nicht zu vergessen ist, daß das Cornu cutaneum eine Affektion ist, in dessen histologisches Gepräge, abgesehen von den im Mutterboden gegebenen Bedingungen, durch äußere Faktoren Varianten hineingetragen werden, welche bisweilen nicht leicht als solche zu erkennen und zu abstrahieren sind. Es kann für die Beschreibung eines Hauthornes — und noch mehr für die daraus gezogenen pathogenetischen Schlußfolgerungen — nicht gleichgültig sein, ob ein noch frühes Entwicklungsstadium vorliegt, oder ob es sich um ein exzessiv großes, „fertiges" Exemplar handelt. Im letzgenannten Fall erfährt das anatomische Bild durch den vom Cornu cutaneum selbst ausgehenden, mechanischen und formativen Reiz Veränderungen, wie wir sie ja auch von anderen circumscripten Keratosen (z. B. Calli) kennen (Druck, Dehnungen, Zerrungen an der Basis und als deren Folge Blutungen und chronisch entzündliche Vorgänge).

Die über das umgebende Hautniveau sich erhebende Prominenz wird zum größeren Teil von verhorntem Epithel und nur zum geringeren Teil von Cutisgewebe dargestellt. Der Verlauf der Corium-Epithelgrenze kann verschieden sein.

Bei größeren Hauthörnern wird vorwiegend folgender Verlauf der Corium-Epithelgrenze beobachtet: Eine Niveaudifferenz gegenüber der umgebenden Haut ist nicht festzustellen, oder jedenfalls nicht sehr ins Auge springend. Im Zentrum verläuft die Grenze flach wellenförmig, hin und wieder sieht man aber auch hier einen Papillenkopf sich in Richtung der Protuberanz erstrecken. Dabei kann es zu einer tatsächlichen oder nur scheinbaren Abschnürung derselben kommen. Gegen die Peripherie dagegen sehen wir den papillären Charakter deutlich zutage treten: verlängerte, schmale Epithelzapfen, bzw. die von ihnen eingefaßten Papillen scheinen die Excrescenz krebsscherenartig zu umklammern — ein Bild, das wir ja auch bei anderen, circumscripten Keratomen beobachten können (Clavus, Porokeratosis, Keratodermia papul. palm. et plant.). Bei jüngeren Exemplaren tritt der papilläre Bau in der Regel viel deutlicher zutage, wie bei den exzessiv großen und schon lang bestehenden Cornua cutanea. Auf die diesen Befunden zugesprochene pathogenetische Bedeutung werden wir an späterer Stelle zurückkommen.

Ausschlaggebend jedoch für die histologische Differenzierung gegenüber anderen, klinisch ähnlichen Protuberanzen, ist der Befund im verhornten Bezirk. *Es wechseln echt verhornte mit parakeratotischen Schichten in sehr charakteristischer Weise miteinander ab.* Während sich über den Papillenköpfen eine parakeratotische Schicht säulenartig aufbaut, fast bis zur freien Oberfläche reicht und von dieser nur durch einen mehr oder minder dicken, parallel geschichteten Mantel von normal verhornten Hornlamellen getrennt ist, erheben sich echt verhornte, ebenfalls säulenartig angeordnete Streifen über den interpapillären Sulci.

Inmitten des charakteristisch geschichteten Hornkegels findet man häufig abgeschnürte Teile des Papillarkörpers. Je näher dieselben der Corium-Epidermisgrenze liegen, desto distinkter sind die cytologischen Details am Papillarkörper selbst und den ihn konzentrisch umkreisenden Reteschichten und je weiter sie nach der Spitze des Horns gelagert sind, desto unschärfer wird das histologische Bild. Schließlich deuten nur noch Ansammlungen von Erythrocyten oder Blutfarbstoff durch ihre an die Capillarschlingen gemahnende Gestalt auf die nach ihrer Abschnürung zugrunde gegangenen Papillenköpfe (LEBERT, VIRCHOW). Vielfach fehlt auch diesen Blutungsresten, die überdies bei vielen Hauthörnern völlig vermißt werden, jegliche besondere Form. Diese Residuen kleiner Blutungen können, wie GANS annimmt, von der Grenze Epidermis-Papillarkörper, woselbst sie als Folge entzündlicher Vorgänge oder Traumen zustande kamen, *passiv* nach oben gerückt sein.

Über den Papillenköpfen fehlt das Stratum granulosum; die Stachelzellen verhornen nicht vollständig, behalten ihre Kerne und bilden so die erwähnten, parakeratotischen Säulen; diese werden von den über den interpapillären Sulci sich aufbauenden, ebenfalls säulenartig konfigurierten, hyperkeratotischen, kernlosen Schichten eingefaßt.

Im Bereich der parakeratotischen Schichten oder, besser gesagt, zwischen diesen, fällt als besonders charakteristisch die Bildung des sog. *Hornmarks* auf. Die von G. Simon in Anlehnung an die Struktur der Haare gewählte Bezeichnung *Hornmark* ist als nicht recht glücklich zu bezeichnen (Gans). Besser sprechen wir

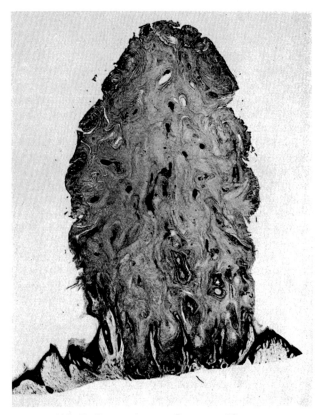

Abb. 60. Cornu cutaneum, Lupenvergrößerung.
Abgeschnürte Papillenköpfe und Capillaren inmitten der Hornmasse.

mit Unna von suprapapillären, *gegitterten Säulen,* die aus einer bzw. meist mehreren, senkrecht gestellten Reihen stark geblähter, teilweise hohler, teilweise granulierter oder homogen glänzender, kernloser Hornzellmassen aufgebaut sind. Wenn wir eine derartige parakeratotische, Hornmark führende Säule in ihrem Verlauf vom Papillenkopf gegen die Hornspitze zu verfolgen, so bietet sich folgendes Bild: Dem Papillenkopf sitzt eine schmale, nur wenige Zellagen ausmachende Schicht kleiner, unscharf gezeichneter Stachelzellen auf. Dieser folgt darüber nicht das Stratum granulosum und lucidum, sondern an dessen Stelle eine Lage vergrößerter, teils kernhaltiger, teils kernloser Zellen ohne Epithelfaserung. Eine zunächst noch erkennbare Granulierung fehlt bereits den Zellen in den nächstfolgend höheren Lagen. Ist auch noch der Kern verloren gegangen, so resultieren nur schwach gefärbte Schollen. Gegen die Hornspitze zu wird der homogene Zellinhalt allmählich resorbiert und durch Luft ersetzt. Dadurch entsteht die charakteristische, von UNNA treffend als *gegitterte Säule* bezeichnete Wabenstruktur im suprapapillären Bezirk. Diese wabenartige oder gegitterte Struktur kommt dadurch zustande, daß bei den ihres Zellinhaltes verlustig gegangenen Zellen der hornige Zellmantel klaffend erhalten bleibt.

Nicht immer spielt sich der Übergang von der Stachelzelle bis zur Markraumbildung in so regelmäßiger Reihenfolge ab, wie es oben geschildert wurde. Erstens weisen nicht alle, sondern nur ein Teil der Papillenköpfe solche sich über ihnen aufbauenden, gegitterten Säulen auf und zweitens können die als schlecht färbbare Schollen bezeichneten, kernlosen Zellen mit homogenem Inhalt in dem direkt suprapapillären Bezirk in unregelmäßiger Weise mit den Hohlzellen abwechseln, so daß sich auch noch in beträchtlicher Entfernung von der schmalen, die Papillenkuppe überziehenden Stachelzellschicht solche homogenen Zellen auffinden lassen.

Mitunter sind auch die in ununterbrochener Folge übereinander getürmten Hohlzellen beiderseits wie spalierbildend von homogenen Schollen flankiert.

Sehr wesentlich, vor allem differentialdiagnostisch gegenüber den sog. falschen Hauthörnern, d. h. hornartig gestalteten Calli und Clavi, ist die *Beachtung der Hornlamellenschichtung.* Die Hornlamellen sind steilwellig geschichtet. Wenn wir den Schichtungsverlauf vom Gipfel einer der eben beschriebenen, gegitterten Säulen nach beiden Richtungen hin verfolgen, so fließen die einzelnen Lamellen steil in die interpapillären Sulci ab,

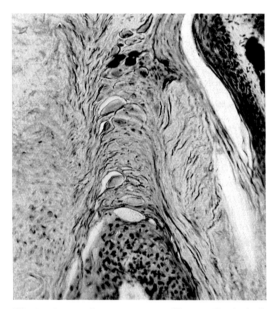

Abb. 61. Cornu cutaneum; suprapapilläre, gegitterte Säule mit teils „hornmark"-führenden, teils „leeren" Zellen.

um sich nach Erreichung des tiefsten Punktes ebenso steil wieder zu den benachbarten Säulen zu erheben. Hierbei weisen die einzelnen Lamellen in unmittelbarer Umgebung der gegitterten Säulen und entsprechend den seitlichen Partien der Papille Parakeratose auf, um erst direkt über den interpapillären Sulci einer echten Hyperkeratose Platz zu machen. Diese trichterförmige Einsenkung vergleicht UNNA (a, b) sehr anschaulich mit „ineinander gesteckten Horntüten".

Wurden im Schnitt die Papillen schräg getroffen, so entsteht erklärlicherweise das Bild einer konzentrischen Schichtung des Epithels und einer Ablenkung der Hornlamellenschichtung. Je nachdem, ob der Papillarkörper noch mit dem Corium einen Zusammenhang hat oder ob es sich um abgeschnürte Papillenreste handelt, wechseln die am Epithel zu beobachtenden Bilder. Diesem Umstand möchten wir auch das Auftreten von *Hornperlen,* die gelegentlich in den oberen kompakten Teilen des Cornu cutaneum durch das Zusammensintern der einzelnen Hornlamellen anzutreffen sind und in ihrem Zentrum auch verkalken können (BURCKHART), zuschreiben. Je älter ein Cornu cutaneum ist, desto weniger prägnant wird man die eben beschriebene Schichtung der Hornlamellen antreffen, zumal in solchen Fällen der papilläre Charakter durch den meist flachwelligen Verlauf der Corium-Epidermisgrenze im Zentrum der Excrescenz weniger zum Ausdruck kommt und nur an den seitlichen Partien erkennbar bleibt.

Nahe der Oberfläche verlaufen die hyperkeratotischen Hornlamellen in paralleler Schichtung von wechselnder Dicke. An der das Cornu cutaneum seitlich begrenzenden Oberfläche sieht man hier und da zwischen den einzelnen, aufgefaserten Lamellen saprophytäre Bakterien und Pilzelemente. Im Bereich der Gipfelpartie wird diese das ganze Horn wie mit einem Mantel umkleidende Parallelschichtung häufiger durchbrochen gefunden. Dieses ja auch dem makroskopischen Befund entsprechende Bild kommt durch den aus der Tiefe hervorbrechenden, unregelmäßigen Wechsel der teils echt verhornten, teils parakeratotischen Pallisaden zustande.

UNNA beschreibt neben der Bildung echter und markartiger Hornzellen noch eine weitere Zellveränderung als *nucleäre Degeneration*. Dabei kommt es unter Verschwinden des Kernes zum Auftreten grober Schollen und Körner. Dieser Befund ist für das Cornu cutaneum nicht charakteristisch, denn man findet die gleichen Veränderungen auch bei anderen Keratosen. Man muß es dahingestellt sein lassen, ob die diesen Befunden gegebene Deutung UNNAs, wonach die Granula- und Schollenbildung aus einer Verbindung des Zellprotoplasmas mit den Nucleinsäuren des Kernes besteht, den tatsächlichen Vorgängen entspricht. Möglicherweise handelt es sich hierbei auch um die Kernreste eingewanderter Leukocyten (GANS).

Je nach dem Entwicklungsstadium des zur Untersuchung vorliegenden Cornu cutaneum ist der Grad der Acanthose gegenüber der Hyperkeratose verschieden. UNNA unterscheidet zwei Entwicklungsperioden: Zunächst beherrschen Hyperkeratose und Acanthose das Bild, während später die Acanthose gegenüber der Hornanbildung zurücktritt. Das Verhalten der *Epidermis* über den Papillenköpfen wurde bereits gestreift und auf das Fehlen der Granulosaschicht daselbst aufmerksam gemacht. In jenen Fällen, wo das Hauthorn von ausgesprochen papillärem Bau zu sein scheint, läßt sich unterhalb des Papillenkopfes ein Wiederauftreten des Stratum granulosum nachweisen. Zunächst ist es nur ein bis zwei Zellagen dick, nimmt aber gegen die interpapillären Sulci an Stärke zu, um schließlich in deren Bereich die Dicke von 5—7 Zellagen zu erreichen. Diesem Verhalten entspricht eine mächtige *Acanthose*, die am ausgeprägtesten im interpapillären Raum ist und sich gegen die Papillenspitze rasch verliert. Dieses wellenartige Auf und Ab in der Ausbildung des Stratum spinosum und granulosum kann man bei größeren Hauthörnern, bei denen im Zentrum die Epithelleisten kurz und breit und dementsprechend die Papillen gegenüber der Norm entweder nur scheinbar oder tatsächlich an Zahl verringert sind, in der Mitte weniger deutlich verfolgen als am Rand, wo stets der papilläre Bau zum Ausdruck kommt. Einige Autoren bezeichnen die Stratum cylindricum-Zellen als auffällig groß und haben an ihnen außerdem zahlreiche Mitosen wahrgenommen (BRÜNAUER).

Die an den Papillen anzutreffenden Veränderungen ergeben sich größtenteils aus dem bisher Gesagten: Teils sind sie langausgezogen, mit einer knopfartigen Endanschwellung, teils laufen sie nadelspitz zu, teils sind sie verbreitert und plump. Bei noch jungen, inmitten der Wachstumsperiode befindlichen Cornua cutanea wird vorwiegend die erstgenannte Form angetroffen. Und zwar findet man hier mitunter neben einer Vergrößerung der Papillenhöhe auch eine ausgesprochene Verbreiterung bei oft enormer, fast die ganze Papille ausfüllender Gefäßerweiterung, perivasculärer Infiltration und Ödem. Bei älteren Exemplaren, die nur noch langsam sich vergrößern und sich in einer Ruheperiode ihres Wachstums befinden, sind solche Veränderungen nur in den Randpartien zu finden und fehlen im Zentrum. Entsprechend des flach-wellenförmigen Verlaufes der Corium-Epidermisgrenze sind in den mittleren Partien älterer Cornua cutanea die Papillarkörper niedrig, breit und ihrer Zahl nach scheinbar, oder tatsächlich reduziert. In diesem Zusammenhang sei auf die Untersuchungen von OBERHOFF (siehe Abschnitt *Callus*) verwiesen; es wäre wünschenswert, diese Befunde über einen fließenden Übergang der Capillarendothelien in die Epidermis an einem größeren Material histologisch nachzuprüfen.

Die Veränderungen der Cutis werden in erster Linie durch den Sitz und die Größe des Hauthornes bestimmt. Nicht zuletzt kommt aber auch der Natur der präexistenten Affektion eine ausschlaggebende Rolle hierbei zu. Die entzündlichen *Erscheinungen* äußern sich in mehr oder minder dichten, perivasculären Zellinfiltraten, sowohl um die tieferen Cutisgefäße, wie auch um die meist erweiterten und geschlängelten Papillarcapillaren; in der Regel fällt hierbei eine unverhältnismäßig große Zahl von Plasmazellen auf. Das *elastische Gewebe* wird von der Mehrzahl der Autoren unverändert gefunden, während die kollagenen Fasern hin und wieder verdickt und gewuchert erscheinen. Lediglich BRÜNAUER erwähnt eine Rarefizierung und Zugveränderung der elastischen Fasern unter den zentralen Abschnitten des Hauthornes. Wenn es sich in diesem Fall auch um kein in die Gruppe der echten, solitären Cornua cutanea gehöriges Exemplar handelt, so muß diese Angabe immerhin für die Untersuchung weiterer Fälle festgehalten werden; wir selbst konnten uns an Hand von 7 Biopsien nicht recht von irgendwelchen auffälligen Veränderungen des elastischen Gewebes überzeugen. In einem nicht unbeträchtlichen Prozentsatz zeigt die Basis eine *maligne Degeneration,* meist in Form von spino-basocellulären Carcinomen. Entweder war hierbei das Carcinom die präexistente Affektion, auf der das Cornu cutaneum zur Entwicklung kam, oder das Cornu cutaneum wandelte sich — als der häufigere Modus — erst sekundär in ein solches.

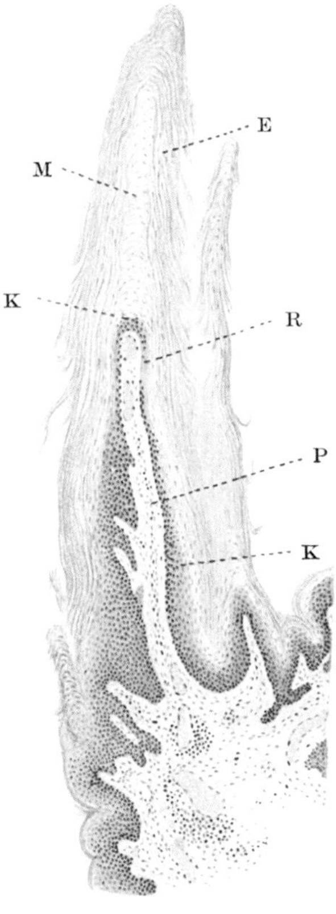

Hat das Hauthorn seinen Sitz in einem talg- oder schweißdrüsenreichen Hautterrain (z. B. Nasenrücken, Handfläche), so sind im Bereich der Keratose auch die Adnexe mehr oder minder verändert. Unterhalb älterer und voluminöser Cornua cutanea sieht man im Gegensatz zu dem Reichtum an Drüsenelementen in der unmittelbaren Umgebung

Abb. 62. Längsschnitt durch ein Hauthorn des Unterlides. P Ödematöses und teilweise mit Rundzellen durchsetztes Papillengewebe; E Parakeratose; K K hyaline Kugeln bzw. hyalin degenerierte Stachelzellen; R Reduktion der Stachelschicht auf 1–2 Lagen; M Marksubstanz. (Aus L. SCHREIBER: GRAEFE-SAEMISCH, 3. Aufl.)

tatsächlich oder auch nur scheinbar durch seitliche Verdrängung (SPIETSCHKA) sehr wenige Drüsen und in seltenen Fällen Erscheinungen, die als Zeichen für ein Zugrundegehen von Drüsenelementen im Bereich der Keratose zu deuten sind. In einem Falle konnten wir selbst bei einem kleinen Exemplar einen die Hornmasse durchsetzenden Schweißdrüsenausführungsgang feststellen und an der dazu gehörigen Drüse keine auffälligen Veränderungen sehen.

Pathogenese und Ätiologie. Auf der einen Seite wird das Hauthorn als primäre Epithelwucherung (AUSPITZ, LEBERT, MITVALSKY, GIESE, JASTREBOW, UNNA,

Dubreuilh u. a.) und auf der anderen Seite als primäre Bindegewebswucherung aufgefaßt (Rindfleisch, Pick, Bergh, Franke, Schöbl, Kutscher, Lagrange, Ballaban, Hessberg, Ribbert, Herxheimer und Hildebrand u. a.). Spietschka, Joseph und insbesondere v. Veress versuchten zwischen den beiden Anschauungen zu vermitteln, ohne aber die bestehenden Gegensätze überbrücken zu können.

Auf die Gründe, die zur Erklärung dieser Unstimmigkeiten in der pathogenetischen Deutung herangezogen werden können, wurde bereits hingewiesen. Gans betont in gleichem Sinne, daß die Frage nach der Pathogenese nicht an Hand nur weniger, überdies nach Alter und Herkunft ganz verschiedener Fälle, sondern erst auf Grund eines *großen*, in jeder Hinsicht genau berücksichtigten Materials entschieden werden kann. Ob es dann möglich sein wird, die Frage *generell* nach der einen oder anderen Seite zu beantworten, oder ob die Entscheidung nur von Fall zu Fall getroffen werden kann, bleibt abzuwarten. Überdies genügt für das Zustandekommen eines Hauthornes nicht das bloße Vorhandensein von Papillomatose und Acanthose, vielmehr ist eine nicht zwangsläufig an letztere gebundene Hyperkeratose und Parakerotose von charakteristischem Aufbau als funktionelles Produkt der Wechselwirkung zwischen bindegewebigem Stroma und Rete unerläßlich.

An Hand unserer eigenen Untersuchungen und auf Grund jener nicht allzu zahlreichen Arbeiten, die in ihren klinischen und histologischen Angaben den zu stellenden Ansprüchen genügen, neigen wir immerhin der Ansicht jener Autoren zu, die *sowohl dem Bindegewebe, als auch dem Epithel beim Zustandekommen eines echten, solitären Hauthornes eine aktive Rolle zusprechen*. Am klarsten sind die Gründe, die für und wieder die eine oder die andere Anschauung sprechen, in der Polemik zwischen v. Veress und P. G. Unna (1908) herausgearbeitet. In einem muß man Unna unbedingt recht geben: *Die Linienführung der Keimblättergrenze allein kann nicht als beweiskräftiges Argument gelten*. Manche Autoren haben es sich mit dem Nachweis eines selbständigen Papillenwachstums recht leicht gemacht und stützen sich in erster Linie auf den einen papillären Charakter nahelegenden Linienverlauf der Corium-Epidermisgrenze. Man sollte bedenken, daß es sich bei dem vorliegenden histologischen Bild jeweils nur um Ausschnitte aus dem pathologischen Geschehen, um Momentaufnahmen handelt. Bei einer Stellungnahme nach der einen oder anderen Richtung sollte man sich dazu verpflichtet fühlen, mit Sorgfalt die für ein selbständiges Wachstum des bindegewebigen oder epithelialen Anteiles sprechenden, cytologischen Details zu rubrizieren und an deren Deutung mit der nötigen Kritik heranzugehen.

Zweifelsohne ist unter der Voraussetzung, daß sowohl Papillarkörper wie Epidermis in jeweils wechselndem Ausmaße an dem Zustandekommen eines Hauthornes beteiligt sind, *die Wachstumsintensität des Bindegewebes und Epithels in den einzelnen Entwicklungsstadien verschieden.*

Bei älteren Hauthörnern wird man in den zentralen Partien kaum direkte Hinweise für ein selbständiges Wachstum des Bindegewebes finden. Lediglich in den seitlichen Teilen sieht man lang ausgezogene Mutterpapillen mit seitlicher Tochtersprossung. Diese Gestaltung allein spricht nicht für ein selbständiges Wachstum des Papillarkörpers und kann auch ebensogut als ein sekundäres Produkt der Acanthose gedeutet werden, sofern nicht gewisse Befunde (konvexe, birnförmige Papillengestalt in ganzer Länge, gleichzeitige Verlängerung und Verbreiterung, Ödem, zellige Infiltration, Schlängelung und Erweiterung der Blutgefäße in den Papillen) nachdrücklich ein aktives Wachstum des Bindegewebes nahelegen.

Als Argument gegen die papillomatöse Genese hat man verschiedene Beobachtungen angeführt, ohne daß sich aber auch nur eine derselben als wirklich stichhaltig erwiesen hat. Am frühesten widerlegt wurde die Ansicht, wonach ein papillomatöser Ursprung deshalb nicht möglich sei, weil Cornua cutanea sich auch auf Narben zu bilden vermögen, bei denen der Papillarkörper zerstört sei. Heute wissen wir, daß in Narben eine weitgehende Regeneration von Papillen vor sich geht, die sehr wohl, unter der Voraussetzung eines bindegewebigen Ursprungs, den Boden für Cornua cutanea abzugeben vermögen. Auch die auf das Vorkommen von echten Cornua cutanea an der Conjunctiva bulbi sich stützende Debatte verlief sich, ohne neue Gesichtspunkte und beweiskräftige Argumente zu bringen, im Sande.

Die steilwellige Konfiguration, der Wechsel zwischen parakeratotischen bzw. Hornmark führenden und echt verhornten Säulen bedarf hinsichtlich ihres Zustandekommens kaum einer näheren Erörterung. Auch das Vorkommen von abgeschnürten Papillen und von die geschlängelte Gestalt der Papillarcapillaren noch deutlich zeigenden Blutungsresten ist ohne weiteres erklärlich. Es sei nur bemerkt, daß ihr Vorhandensein nichts als Beweismittel für oder gegen die eine oder andere Anschauung über die Pathogenese gelten kann. Die Papillenabschnürung kann in gleicher Weise durch die epitheliale, wie auch durch die bindegewebige Theorie erklärt werden. Für eine passive Rolle des Bindegewebes, wonach also die Papillen durch den wachsenden Epitheldruck umgestaltet werden, trat neuerdings erst wieder KONJETZNY ein, ohne daß er aber für seine Stellungnahme neue, gewichtige Argumente erbrachte. Ebenso vermag die Erweiterung und Schlängelung der Papillargefäße, oft nur erkenntlich an der Gestaltung der innerhalb des hornigen Anteils befindlichen Blutungsreste, nicht viel auszusagen, obwohl UNNA diesen Befund, allerdings an der Basis des Hornes, als absolut beweisend für eine derzeitige, aktive Papillenvergrößerung anspricht.

Bei pathogenetischen Deutungsversuchen muß auch der Sitz eines Hauthornes berücksichtigt werden. Die häufig an der Basis anzutreffenden Entzündungserscheinungen und ebenso jene offensichtlich nicht die Reste abgeschnürter Papillen darstellenden, extravasalen „amorphen" Blutungsreste im keratotischen Anteil des Hornes können zu Traumen, denen ein durch seine Lokalisation besonders exponiertes Cornu cutaneum eine günstige Angriffsfläche bietet, in ursächlicher Beziehung stehen. Derartige Befunde unterliegen gern pathogenetischen Mißdeutungen, wenn unter Vernachlässigung des klinischen Befundes diese nicht als zufällige Befunde abstrahiert werden.

Abschließend seien noch zwei Ansichten erwähnt, die aber keinen allgemeinen Anklang gefunden haben: die von DARIER vertretene Auffassung des Cornu cutaneum senile als „épithéliome papillaire corné à hyperkératose exubérante" und jene von ADAM Y ROMERO geäußerte Meinung, wonach die Hauthörner als embryonale Reste im Sinne von KÖLLIKER zu betrachten wären. Die DARIERsche Meinung basiert auf der allerdings sehr häufigen und den von LEBERT mit 12% angegebenen Hundertsatz sicherlich übersteigenden Koinzidenz von Cornu cutaneum und Epitheliom. Insbesondere neigen die auf dem Boden eines Keratoma senile entstandenen Hauthörner in hohem Maße zu einer epitheliomatösen Umwandlung. Andererseits macht aber die Zahl der auf dem Boden der eben genannten Affektionen entstandenen Hauthörner nur einen Teil der Gesamtzahl aus und wissen wir aus zahlreichen Beobachtungen, daß es auch nach 20—40jährigem Bestand und bei sehr großen, die Basis dauernd irritierenden Exemplaren nicht zu einer malignen Degeneration kommt.

Ätiologie. Wenn wir hinsichtlich der Pathogenese uns an Hand von Biopsien und deren retrospektive Deutung eine leidliche Vorstellung über das formalgenetische Zustandekommen des solitären Hauthornes zu machen vermögen, so bewegen wir uns hinsichtlich der Ätiologie auf rein spekulativem Boden. Wir vermögen nach dem heutigen Stand unseres Wissens nicht zu sagen, warum in dem einen Fall das Hauthorn auf anscheinend intakter Haut und im anderen Fall auf dem Boden der verschiedensten Affektionen zustande kommt, und warum bei der Häufigkeit dieser, den Mutterboden abgebenden Gebilde es nur bei einem kleinen Teil der damit behafteten Induiduen zu einem Hauthorn kommt.

Wie so häufig bei ätiologisch ungeklärten Dermatosen griff man auch hier dankbar auf den Begriff der keimplasmatischen Bedingtheit zurück. Man suchte sich mit einer *Hypothese* zu helfen, *wonach dem Zustandekommen eines echten, solitären Hauthornes kryptomere Erbanlagen zugrunde liegen, die durch endo- und exogene Reize phänotypisch werden.* Hierbei wird der Reiz entweder in die präexistente Affektion selbst verlegt oder in den Beziehungen derselben zu Umweltfaktoren gesucht.

In sehr vielen Arbeiten wird das Hauthorn nur als Nebenbefund gewertet oder einseitig vom anatomischen Standpunkt aus betrachtet; man hat hierbei den Eindruck, als wenn die Untersuchung der übrigen Haut sich oft nur auf die gröbsten Veränderungen beschränkte. Vielfach knüpfen sich langatmige Diskussionen über die Pathogenese und Ätiologie sogar an die Untersuchung von Hauthörnern, von denen dem Untersucher nicht einmal die Herkunft oder nur wenige, oberflächliche Daten über Alter, Geschlecht und bestenfalls Lokalisation bekannt waren.

In jenen Fällen, wo die Untersucher von dem Bestreben geleitet wurden, die für das Zustandekommen von solitären Hauthörnern beanspruchte, dyskeratotische Disposition oder Keratophilie durch den Nachweis noch anderer Störungen im Verhornungsprozeß zu stützen, war die Ausbeute an einigermaßen verwertbaren Befunden äußerst gering (z. B. auffälliges Längenwachstum der Nägel, Joseph; Leukokeratosis mucosae oris, Kessler und Weiss; Psoriasis, Pick). Selbst wenn in einer zahlenmäßig größeren Kasuistik ein solcher Nachweis erbracht worden wäre, so wäre dieser keineswegs ein zwingender Beweis für die Richtigkeit der Anschauung, daß die echten, solitären Cornua cutanea idiodispositioneller Natur sind. Vorerst muß die Auffassung von der idioplastischen Bedingtheit der echten solitären Cornua cutanea, wenn wir den Begriff des Idiotypischen bzw. Idiodispositionellen nicht zu einem asylum ignorantiae werden lassen wollen (Siemens), als eine durch ungenügendes Tatsachenmaterial gestützte Hypothese bezeichnet werden. An und für sich ist sie bis zu einem gewissen Grade wahrscheinlich, doch ihr Beweis steht noch aus.

Diagnose. Die Diagnose Cornu cutaneum dürfte bei der klinisch weiten Begriffsfassung wohl kaum Schwierigkeiten bereiten. Anders liegt es aber mit der Feststellung, ob das betreffende Gebilde den echten, singulären Hauthörnern zuzurechnen oder als ein sog. falsches Cornu cutaneum (verhornte Warze, hornähnlich konfigurierter Callus und Clavus) zu bezeichnen ist.

Die abnorm stark verhornten und hornähnlich gestalteten Warzen lassen häufig schon klinisch gewisse Unterschiede gegenüber den echten Hauthörnern erkennen. Ihre Außenfläche ist im Gegensatz zu der des echten Hauthornes viel unebener und von knospenartigen Protuberanzen besetzt. Sie enden meist nicht mit einer oder zwei Spitzen wie das Cornu cutaneum, sondern sind vielgipflig, so daß, wie v. Veress sagt, eine gebirgsähnliche Konfiguration zustande kommt. Histologisch wird, abgesehen von anderen Unterschieden, bei den verhornten Warzen die für das echte Hauthorn so charakteristische Hornmarkbildung entweder völlig vermißt oder nur in ganz unbedeutendem Ausmaße angetroffen. Gegenüber denjenigen Formen von Calli und Clavi, die durch eine größere Höhe als Breite ein hauthornähnliches Aussehen gewinnen, schützt die histologische Untersuchung vor Fehlschlüssen; ihr histologisches Aussehen ist so grundsätzlich von dem des echten Hauthornes verschieden, daß eine Verwechslung vermeidbar ist.

Verlauf und Prognose. Ein Charakteristikum des echten, solitären Hauthornes ist seine praktisch unbegrenzte Wachstumsdauer. Der Wechsel zwischen Perioden stärkeren und schwächeren Wachstums gibt sich oft schon rein äußerlich in dem Vorhandensein von ringförmigen Einschnürungen und Kerben oder in kolbenartigen Endanschwellungen zu erkennen. *Die Schnelligkeit, mit der ein Hauthorn wächst, kann von Fall zu Fall ganz verschieden sein.* Es sind Fälle bekannt, wo sich die Hauthörner nur außerordentlich langsam entwickelten, lange Zeit überhaupt keine Wachstumstendenz zeigten, um dann plötzlich aus unbekannten

Gründen mehr oder minder rasch zu wachsen. Bindende Schlüsse auf das Alter eines echten, solitären Hauthornes aus seiner Größe können nicht gezogen werden. Mitunter erreicht ein Hauthorn selbst bei vieljährigem Bestand nur die Länge weniger Zentimeter, während ein anderes zu grotesker Größe in relativ kurzer Zeit heranwächst. Als Beispiel sollen nur zwei Angaben aus der Literatur gegenübergestellt werden: In dem von PATEL und VERGNORY beobachteten Falle (54jährige Frau, Ausgangsort des Cornu cutaneum Atherom des behaarten Kopfes) brauchte das widderhornähnlich gekrümmte Hauthorn 15 Jahre, um eine Länge von etwa 7—8 cm zu erreichen, während KISMANN ein am Praeputium lokalisiertes, auf dem Boden einer Narbe nach Phimosenoperation entstandenes Hauthorn innerhalb von 6 Monaten die Länge von 5 cm erreichen sah. Verschiedentlich wurde die Beobachtung gemacht, daß die Hauthörner spontan abfielen, jedoch schon nach kurzer Zeit sich wieder erneuerten. Dieser Wechsel zwischen Spontanabfall und Wiederauftreten kann sich in regelmäßigen Perioden oder in größeren, unregelmäßigen Intervallen sehr oft wiederholen. Eine Spontanheilung kann vorkommen (LANDOUZY, DUBRANDY, zit. LELOIR-VIDAL), doch zählt dies zu den größten Ausnahmen.

Daß in einem nicht geringen Prozentsatz die Basis der echten, solitären Hauthörner *Neigung zu maligner Degeneration* zeigt, fiel schon den älteren Autoren auf. LEBERT fand in 12% seines gesamten Materials eine maligne Degeneration. DARIERS Beobachtungen müssen noch höhere Zahlen ergeben haben, da er die echten, solitären Hauthörner (Corne sénile) überhaupt zu der Gruppe der Epitheliome rechnet. DUBREUILHS Standpunkt ist ähnlich, denn er rechnet die Cornua cutanea vera den präcancerösen Dermatosen zu. v. ROLL hält die von LEBERT gefundene Zahl von 12% für zu hoch gegriffen, ohne aber für seine Annahme zahlenmäßige Belege zu erbringen. Letzteres ist auch nicht so einfach, wenn damit die Chance erfaßt werden soll, die ein Cornu cutaneum hinsichtlich seiner späteren, malignen Degeneration bietet. Man kann lediglich feststellen, daß in so und soviel Prozent der beobachteten Fälle es im Zeitpunkt der operativen Entfernung bereits zu einem malignen Neoplasma gekommen war, oder ein Neoplasma den Mutterboden abgegeben hat. Berücksichtigt man nur die wirklich verläßlichen Angaben, so möchten wir im Hinblick auf den Fehler der kleinen Zahl auf eine Angabe des Hundertsatzes verzichten. Immerhin sind wir der Meinung, daß die von LEBERT gefundene Zahl (12%) im Gegensatz zu v. ROLL keineswegs zu hoch, sondern eher zu niedrig gegriffen ist.

Mit dieser Feststellung ist zugleich die *prognostische Beurteilung* des solitären, echten Hauthornes gegeben, und auch der *Therapie* der Weg gezeigt.

Prognose. Im allgemeinen ist die *Prognose* gut, jedoch im Einzelfall von der Feststellung abhängig, ob bereits eine maligne Degeneration vorhanden ist oder nicht. Rein makroskopisch läßt sich diese Frage nicht immer entscheiden. Ist es zu einer Umwandlung der Basis in ein malignes Neoplasma gekommen oder ist das Hauthorn auf dem Boden eines solchen entstanden, so hängt die Prognose von dessen Natur ab. In der Regel handelt es sich um oberflächlich wuchernde, papilläre Formen von baso-spinocellulären Carcinomen. Bei dem Nachweis eines reinen Stachelzellenkrebses muß man sich der Tatsache erinnern, daß dieser im Gegensatz zu Basalzellenkrebsen verhältnismäßig früh und häufig auf die Drüsen übergreift. Nicht zuletzt wird man auch das Alter des Patienten berücksichtigen und dabei gerade den Behafteten der jüngeren Altersklassen eine besondere Aufmerksamkeit zuwenden müssen. Von vornherein dubiös ist die Prognose bei jenen Hauthörnern zu stellen, die auf dem Boden eines Carcinoms in lupo entstanden sind.

Therapie. Am empfehlenswertesten ist die ausgiebige Exstirpation im Gesunden mittels Messer oder, wenn es bereits zu einer malignen Degeneration der

Basis gekommen ist, noch besser mittels Diathermieschlinge. Je nach Größe
und Sitz des Defektes und der angewandten Methode erfolgt primärer Naht-
verschluß, Transplantation eines Thiersch- oder Krause-Lappens, Ausgranu-
lierenlassen und Abwarten der Epithelisierung unter Salbenverbänden. Excochleation mittels scharfen Löffel und ebenso Abtragung durch Scherenschlag
mit nachfolgender Ätzung stellen wenig zweckmäßige Maßnahmen dar, da sich
hernach regelmäßig schon sehr bald ein Rezidiv einstellt. Die von Bartos
empfohlene Verwendung von Kohlensäureschnee eignet sich nur für kleinere
Exemplare und erscheint uns weniger empfehlenswert wie die Zerstörung mittels
Kaustik oder Diathermie. Röntgenbehandlung hat sich als primäre Behandlungsmethode weniger gut bewährt (Dreyer). Im Anschluß an chirurgische Maßnahmen jedoch wird man sich aus prophylaktischen Gründen derselben erinnern.
Die Radiumbestrahlung dagegen scheint sich, soweit man eine kasuistische Mitteilung von Dohi und Kohda verallgemeinern darf, besser zu bewähren.

b) Falsche, solitäre Hauthörner.

*Definition. Als falsche, solitäre Hauthörner werden jene, einzeln oder nur in
sehr beschränkter Zahl auftretenden Hornauswüchse bezeichnet, welche hauthornähnliche Varianten anderer, nosologisch selbständiger Prozesse sind.* Als solche
lassen sie, unbeschadet der hauthornähnlichen Gestalt, stets die übergeordneten
Bedingungen an Hand klinischer und anatomischer Unterschiede gegenüber
dem eben besprochenen, echten Hauthorn erkennen.

Nach dieser Definition fallen unter den Begriff des *falschen* Hauthornes
die Cornu cutaneum-ähnlichen Varianten folgender Affektionen: 1. Verrucae
vulgares, 2. Calli und Clavi, 3. Fibrome, 4. Cornu cutaneum-ähnliche Keratome
infektiös-toxischer Genese.

1. *Verrucae vulgares.* Unna bestreitet sehr entschieden die Möglichkeit
eines Überganges alter, verhornter Warzen zu echten Hauthörnern. Auf die
klinischen Unterschiede wurde bereits bei Besprechung der Differentialdiagnose
des Cornu cutaneum eingegangen. Mit Vorliebe lokalisieren sich die hornähnlichen
Verrucae an den Extremitäten und hier besonders gern an Handrücken und dem
Dorsum der Finger — alles Stellen, an denen sich *echte* Cornua cutanea außerordentlich selten finden. Entsprechend ihrer wahren Natur als Warze können sie
schon bei in kindlichem Alter stehenden Patienten beobachtet werden. Warum
im Einzelfall manche Verrucae besonders stark verhornen und unter Umständen
eine Cornu cutaneum-ähnliche Gestalt annehmen, läßt sich nicht entscheiden,
sondern nur vermuten. Für manche Fälle scheint es erwiesen, daß unsachgemäße
Manipulationen wie Ätzen, Abbinden u. ä. die hornähnlichen Varianten manifest
werden ließen. Mit diesem Erklärungsversuch ist die Frage nach der kausalen
Pathogenese aber nicht restlos erschöpft und wieder greift man zu der Annahme,
daß es eben im Erbgut des betreffenden Individuums gelegene Faktoren sind,
die eine Neigung zur Überproduktion von Hornsubstanz bewerkstelligen.

Anatomisch sind die in ihrer Erscheinungsform als Cornu cutaneum imponierenden Warzen stets als solche zu identifizieren, trotzdem die von Unna für das
Hauthorn als so außerordentlich typisch befundene Hornmarkbildung bisweilen
auch bei den Warzen angetroffen wird (Dubreuilh, Lipschütz [zit. Gans]).
Die markraumähnlichen Bildungen zeigen aber nicht die beim Cornu cutaneum
gewohnte Form der *gegitterten Säulen*, sondern eine fleckförmige Einstreuung.

Wir sind mit Unna darin einig, daß *eine hornähnliche Excrescenz trotz weitgehender, klinischer Ähnlichkeit solange nicht als Cornu cutaneum, sondern als verhornte Warze zu bezeichnen ist, als sie im anatomischen Bau die Charakteristika
einer Warze zeigt und die beim echten Hauthorn gewohnten Befunde vermissen
läßt.* Andererseits müssen wir ihm aber hinsichtlich der Meinung, daß es einen

Übergang der Verrucae vulgares zum echten Hauthorn nicht gibt, auf Grund eigener Beobachtungen widersprechen: Auch von einigen in den Literatur niedergelegten Fällen läßt sich mit mehr oder minder großer Sicherheit sagen, daß es sich um Cornua cutanea handelt, die ihren Ursprung von Verrucae vulgares genommen haben (SPIETSCHKA, Fall 1, WAUGH).

Ein schönes Beispiel hierfür bietet ein von uns untersuchter und in Abb. 59 wiedergegebener Fall. Der 8jährige Knabe leidet seit 1 Jahr an Warzen. Der Handrücken und ebenso die Dorsalflächen der Finger zeigen beiderseits je etwa 20—25 große verhornte und zerklüftete Warzen. Außer den eben genannten Stellen finden sich noch vereinzelte Warzen am Unterarm und im Gesicht. Besonderes Interesse verdienen aber drei kleine, seit etwa 4 Monaten bestehende, echte Hauthörner (s. Abb. 59) von 4—7 mm Höhe. Von diesen drei kleinen Hörnern zeigt das auf der Oberlippe befindliche Exemplar eine (auf der Abbildung nicht sichtbare) Aufsplitterung des freien Endes und einige kleine Stachel, welche an der Basis ihren Ursprung haben. Der Vater des Patienten, der selbst seit einigen Jahren einige Verrucae vulgares am rechten Zeigefinger und rechten Handrücken hat, gibt nun an, daß sich an Stelle der jetzigen Hörner gewöhnliche Warzen befunden hätten, und daß dieselben erst nach seinen mehrfachen Versuchen, die Warzen abzubinden und mit Scheidewasser zu ätzen, eine hörnchenartige Gestalt angenommen hätten. *Während die auf der Oberlippe befindliche Excrescenz als hornhautähnliche Verruca, also als falsches Hauthorn anzusprechen ist, da sie auch anatomisch sämtliche Kriterien einer abnorm verhornten Warze bot, handelt es sich an den übrigen Exemplaren um echte Cornua cutanea, welche auf dem Boden von Verrucae vulgares entstanden sind.* Nicht unerwähnt soll bleiben, daß sich noch zwei weitere Warzen im Bereich der Lippenschlußlinie fanden, die entsprechend ihrer Lokalisation einen mehr kondylomartigen Charakter zeigten.

Sicherlich sind derartige Fälle nicht allzu häufig, denn klinische und anatomische Untersuchungen lehren, daß Cornu cutaneum-ähnliche Warzen im Gegensatz zum echten Hauthorn eine nur außerordentlich geringe Wachstumstendenz zeigen und selten die Höhe von 1—2 cm übersteigen. Sie bewahren demnach klinisch und anatomisch ihre den Warzen eigene Struktur auch bei jahrzehntelanger Dauer und gehen nur ganz ausnahmsweis in echte Hauthörner über. Solange das Letztere nicht erwiesen ist, sollte man nicht von Cornu cutaneum schlechtweg sprechen, sondern die hauthornähnliche Warze entweder als solche kennzeichnen bzw. sie den sog. falschen Hauthörnern zurechnen.

Ganz das gleiche gilt für die den Warzen pathogenetisch sehr nahe stehenden spitzen Kondylome. Je nachdem, ob mehr der Charakter des Kondyloms oder der des echten Cornu cutaneum überwiegt, wird man histologisch teils Gebilde sehen, die besser als abnorm verhornte Kondylome zu bezeichnen und den falschen Hauthörnern zuzurechnen sind und teils echte Cornua cutanea vorfinden. Die spitzen Kondylome können, obwohl als Ausdruck der Terraineigentümlichkeit die Potenz des Epithels zur Hornbildung an sich sehr gering ist, den Mutterboden für *echte* solitäre Cornua cutanea abgeben. Ein großer Teil der am Penis beobachteten Cornua cutanea verdankt seinen Ursprung spitzen Kondylomen. Daß bei der Häufigkeit letzterer Hauthörner so selten auf ihnen entstehen, versucht man, wie wir bereits kritisch besprachen, mit dispositionellen Momenten zu erklären. Im großen und ganzen entspricht der histologische Befund bei den auf dem Boden der Condylomata acuminata entstandenen Hauthörnern dem Bild des *echten* Hauthornes. Gewisse Abweichungen lassen sich damit erklären, daß in diesen Fällen gegenüber dem Epithel das Bindegewebe länger die Führung behält und somit dem Gewebsaufbau seinen Stempel aufdrückt.

2. *Calli und Clavi.* Bei Besprechung der Symptomatik des echten Hauthornes wurde bereits darauf verwiesen, daß gelegentlich auch Calli und Clavi die Gestalt eines Hauthornes annehmen können. Meist fällt schon die für ein Hauthorn ungewöhnliche Lokalisation an Stellen auf, die vorzugsweise der Sitz von Clavi und Calli sind. Besonders deutlich und auffällig wird dies an zwei von MARCUSE beschriebenen Fällen, wo hornähnliche Gebilde auf dem Dorsum der rechten und linken vierten Zehe bzw. auf der Zehenbeere im Bereich der Auftrittsfläche saßen. Des weiteren fanden sich bei der erstbeobachteten Kranken an der Planta pedis beiderseits symmetrisch und zwar in der Gegend des 3. Metatarso-Phalangealgelenkes in der Mitte der hier vorhandenen Schwiele zylinderartige Erhebungen von etwa $3/4$ cm Durchmesser. Die von MARCUSE gegebene histologische Beschreibung zeigt sehr eindrucksvoll, daß die Läsionen anatomisch

nicht dem beim Cornu cutaneum gewohnten Bild entsprechen, sondern daß es sich hier um sog. *falsche* Hauthörner handelt, d. h. Calli und Clavi von hauthornähnlicher Gestalt. Des weiteren wurde von PEYRI ein Fall als Cornu cutaneum beschrieben, bei dem dieses in tafelbergähnlicher Gestalt dem Fußrücken aufsaß. Gerade diese Gegenüberstellung aber zeigt, daß der klinische Eindruck allein hinsichtlich der Beurteilung, ob ein echtes oder falsches Hauthorn vorliegt, irreführen kann. Im ersterwähnten Fall entsprach die Cornu cutaneum-ähnliche Konfiguration nicht dem anatomischen Befund eines echten Cornu cutaneum, sondern dem eines Clavus und im zweiten Falle, wo man eher an eine abnorm gestaltete Schwiele denken konnte, erwies sich die Excrescenz nach der allerdings nur kurzen, histologischen Beschreibung als ein *echtes* Cornu cutaneum. Auf die histologische Differenzierung zwischen Callus-Clavus einerseits und Cornu cutaneum verum andererseits brauchen wir mit Hinblick auf die von uns a. a. O.

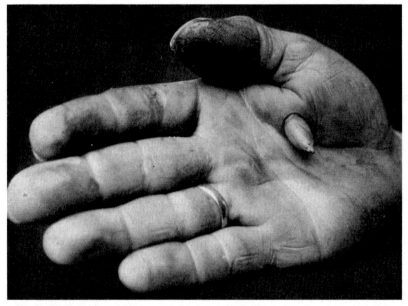

Abb. 63. Projektilartiges Cornu cutaneum spurium des Handtellers mit falzartiger Einsenkung der Basis.

dieses Abschnittes gegebene, ausführliche Schilderung nicht weiter einzugehen und können auf diese verweisen.

   3. *Fibrome.* Den aus Fibromen hervorgegangenen Hauthörnern kommt eine historische Bedeutung zu, weil UNNA seine Theorie über die Pathogenese des echten Hauthornes an Hand des Fibrokeratoms entwickelte und damit den Anstoß zu der hierüber bis in unsere Tage einen weiten Raum einnehmenden Diskussion gab.

   UNNA wählte seiner Zeit die kleinen, mit einer Hornspitze endigenden Fibromknötchen, wie sei bei älteren Frauen an den seitlichen Halspartien und an den Augenlieder zu beobachten sind, als Untersuchungsobjekt für seine sich mit der Pathogenese des Hauthornes beschäftigenden Studien. Diese kleinen filiformen Fibrokeratome erreichen fast nie eine größere Länge als 1 cm und zeigen eine ausgesprochene Neigung an den genannten Stellen *multipel* aufzutreten. Sie werden daher bei Besprechung der multiplen Hauthörner berücksichtigt werden.

   Hier soll von einer anderen Art des Fibrokeratoms die Rede sein, das solitär auftritt, sich in seinem Aussehen in keiner Weise vom echten Hauthorn unterscheiden läßt, jedoch anatomisch von diesem grundverschieden ist.

   Bisher sind unseres Wissens nur zwei Fälle dieser Art eingehender beschrieben worden (v. ROLL, MONCORPS). In beiden Fällen handelt es sich um Hauthörner im Bereich der Extremitäten (Vola manus und Planta pedis). Besser als eine Beschreibung belehrt ein Blick auf Abb. 63 über den klinischen Befund. In dem schon v. ROLL beschriebenen Fall durchbohrt das poliert ausschauende Horn die Haut der Vola manu wie ein Infanteriegeschoß, während das von uns selbst beobachtete Horn der Fersengegend wie ein Hahnensporn aussieht (s. Abb. 64). Der histologische Befund war in beiden Fälle grundsätzlich der gleiche: Der Kern des Hornes wird von einem bindegewebigen, die gleichen Konturen wie der Umriß des Hornes selbst aufweisenden Kegel gebildet. Diesem Zentralkegel sitzt mantelartig das Rete und darüber ein nach der Spitze an Mächtigkeit zunehmender Hornmantel auf. Einen papillomatösen Charakter zeigt die Excrescenz nur in den Randpartien. Dieser Befund entspricht nicht den beim Cornu cutaneum verum gewohnten Bild, sondern stellt etwas von diesem so grundsätzlich Verschiedenes dar, daß die Berechtigung des Begriffes *falsches* Hauthorn hier zur Evidenz gebracht ist.

Während im ersten Falle für das Zustandekommen dieses anatomisch so abweichend gebauten Hauthornes keine anderen kausalpathogenetischen Gründe wie für sonstige Hauthörner erkennbar sind, d. h. keine, könnte man in dem von uns selbst beschriebenen Fall, die Hornbildung mit einer bestehenden Lues in Zusammenhang bringen.

4. *Cornu cutaneum-ähnliche Keratome infektiös-toxischer Genese.* Die Frage nach der Existenz eines Cornu cutaneum syphiliticum wurde, nachdem schon zu MORGANIS Zeiten REGETTHISAI (zit. LEWIN) einen Zusammenhang zwischen Lues und Hauthörnern behauptet hatte, durch LEWIN, LEWIN und HELLER (1892) eingehend erörtert. Leider bezieht sich die Schilderung der histologischen Details in dem LEWIN-HELLER-schen Fall auf das unter der Hg-Therapie abgefallene Hauthorn und ist daher

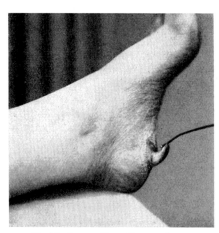

Abb. 64. Spornartiges Cornu cutaneum (syphiliticum?) der Ferse.

kaum verwertbar. Wie vorsichtig man mit der Diagnose Cornu cutaneum syphiliticum sein muß, zeigt eine Beobachtung von F. v. VERESS:

Die bei einem 13 Monate alten syphilitischen Kind mit Paronychia und Daktylitis syphilitica saßen an den Finger- und Zehenspitzen auf entzündlicher Basis 1 cm hohe, konische, gelbe, glatte Auswüchse von harter Konsistenz, die Hauthörnern äußerst ähnlich waren. Auffällig erschien nur, daß an Stelle der üblichen Längsstreifung sich eine zirkuläre Schichtung fand. Die Tatsache, daß nach 24 stündigem Salbenverband diese Auswüchse bei Verbandabnahme abgefallen und an ihrer Stelle eine Ulceration bloßgelegt war, zeigte die wahre Natur dieser Pseudohörner als Anhäufungen von Sekret, Epithelien usw. Schließlich kann auch ein einmal Luetiker ein echtes Hauthorn aufweisen, ohne daß zwangsläufig ein ursächlicher Zusammenhang anzunehmen ist. In diesem Sinne dürfte eine von BILLARD (1897) mitgeteilte Beobachtung zu werten sein; der gleiche Einwand ließe sich auch gegen den von uns selbst veröffentlichten Fall erheben.

Die Möglichkeit eines luischen Cornu cutaneum ist an sich durchaus gegeben, wissen wir doch, daß im Gefolge der Lues morphologisch wohlcharakterisierte Keratosen (Keratodermia mac. s. punctata disseminata) auftreten können (MONCORPS). Mit Hinsicht auf die von LEWIN und HELLER selbst als ungenügend bezeichnete Beschreibung und den Mangel an Vergleichsmaterial zu dem von uns beschriebenen Fall muß vorläufig diese Frage offen bleiben, ob 1. Lues als ätiologischer Faktor beim Zustandekommen von Hauthörnern in Betracht kommt, 2. ob gegebenenfalls dieselben vom Cornu cutaneum verum verschieden sind und 3. ob die von uns beschriebenen Plasmome unterhalb des Rete für das Cornu cutaneum lueticum pathognomonisch sind. Eine Klärung kann nur von der Beobachtung weiterer Fälle abhängen. Vorläufig müssen wir uns damit begnügen, die von uns bei einem Hauthorn von vermutlich luischer Genese erhobenen Befunde zu rubrizieren.

In groben Zügen wurde der *Gewebsaufbau* bereits umrissen. Der bindegewebige Kern enthält neben dem nicht eben sehr zellreichen Bindegewebe Muskelelemente, Lymph- und Blutgefäße in qualitativ und quantitativ nicht auffälliger Beschaffenheit, jedoch keine Drüsenelemente.

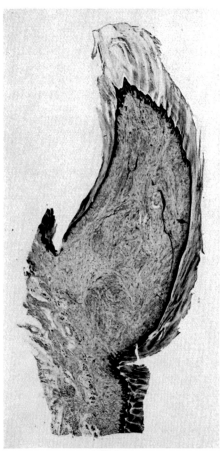

Abb. 65.
Cornu cutaneum (spurium, syphiliticum?).
Lupenaufnahme.

Die Corium-Epidermisgrenze zeigt einen Verlauf, der an die Beschaffenheit eines Laubsägeblattes erinnert. Die Papillarkörper haben im Bereich des Bindegewebskegels die Orientierung zur Längsachse des Hornes behalten und zeigen dabei die Gestalt kurzer, spitz zulaufender Zähnchen, nur an den seitlichen Partien des Hornes und am Gipfel entspricht der Befund dem beim Cornu cutaneum verum gewohnten Bild. Infrapapillär finden sich massive Zellinfiltrate, die in ihrer scharfen Abgrenzung sogar bei makroskopischer Betrachtung des Schnittes als intensiv mit Hämatoxylin sich tingierende Punkte wahrnehmbar sind. Auffällig erscheint, daß diese Zellhaufen vornehmlich Plasmazellen führen, also regelrechte *Plasmome* darstellen. Das Rete zeigt in der interpapillären Sulci Acanthose mit mächtig entwickelter Granulosaschicht und eine Verminderung der Zellagen über den Papillen bei fehlender oder nur angedeuteter Granuloasschicht. Zahlreiche Zellen im Bereich der Stachelschicht zeigen eine Altération cavitaire. Das mächtig verdickte Stratum corneum ist parallel geschichtet, zeigt größtenteils echte Hyperkeratose und nur hier und da parakeratotische Lamellen. Gegen die Spitze zu nimmt die Hornschicht an Mächtigkeit zu und zeigt erst in ihrem obersten, die Spitze des Horns bildenden Teil Hornmarkbildung und die tütenartige Ineinanderstülpung, wie sie für das solitäre, echte Hauthorn so charakteristisch ist.

Die Besprechung der solitären, falschen Hauthörner möchten wir nicht abschließen, ohne kurz auf jene Fälle hingewiesen zu haben, die gelegentlich als Cornua cutanea bezeichnet wurden, obwohl sie weder klinisch noch anatomisch etwas mit Hauthörnern zu tun haben. Gemeint sind hiermit die *unregelmäßig gestalteten, zirkulär geschichteten Hornansammlungen und die aus eingetrocknetem Sekret und abgestoßenen Epithelien bestehenden Excrescenzen,* welche einerseits bei den *blenorrhoischen* und ebenso bei den nach *As-Medikation* auftretenden Keratosen und andererseits *bei entzündlichen, vorwiegend mit Parakeratose einhergehenden Dermatosen* mitunter beobachtet werden können (Vidal, Robert u. a.). Eine nähere Beschreibung dieser Gebilde erübrigt sich durch den Hinweis, daß diese nach 12stündiger Diachylonsalbenanwendung erweichten und

mit dem Verband abfallenden Excrescenzen unmöglich unter die Begriffsfassung eines Cornu cutaneum fallen können.

Die *Therapie* der solitären, falschen Hauthörner besteht für das Gros in
der bereits erwähnten Anwendung chirurgischer Methoden. In jenen Fällen
jedoch, bei welchen für das Zustandekommen des Hauthornes übergeordnete
und therapeutisch angreifbare Bedingungen (Anomalien der Fußstatik, Lues,

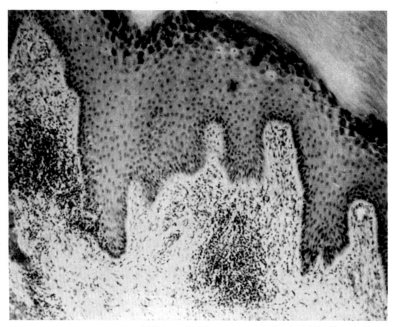

Abb. 66. Cornu cutaneum (syphiliticum?). Plasmome, Acanthose, Altération cavitaire.
Obj. Zeiß A. 8 O. 2 Ok. Periplanat. Vergr. 14fach. Eigene Beobachtung.

As-Intoxikationen) eine Rolle spielen, wird man sich mit der Entfernung des
Cornu cutaneum allein nicht begnügen dürfen, sondern diesen Faktoren Rechnung tragen müssen.

II. Multiple Hauthörner.

In den älteren Arbeiten finden man die Feststellung einer Multiplizität des
Cornu cutaneum stets mit dem Begriff der sog. *juvenilen,* der Naevusgruppe zugehörigen Hauthörner identifiziert. Nach unseren heutigen Kenntnissen müssen
wir jedoch die Gruppe der multiplen Hauthörner erweitern und auf jene, bisher
allerdings in nur wenigen Fällen beschriebenen, multiplen Hauthörner ausdehnen,
die als Begleiterscheinung von regionären und generalisierten Keratosen (Erythrokeratodermia verrucosa, Ichthyosis) beobachtet werden. Wir unterscheiden
bei den *multiplen Hauthörnern*

    a) Multiple Cornua cutanea als alleinige keratotische Läsion:
        1. Cornua cutanea „juvenilia"
        2. Fibrokeratoma UNNA.
    b) Multiple Cornua cutanea auf dem Boden regionärer oder
       generalisierter Keratosen:
        1. Cornu cutaneum bei Ichthyosis und ichthyosiformen Keratosen
           (Ichthyosis hystrix, Erythrokeratodermia verrucosa).
        2. Cornu cutaneum bei Parakeratosis scutularis.
        3. Cornu cutaneum bei Palmo-Plantarkeratosen.

a) Multiple Cornua cutanea als alleinige keratotische Läsion.

1. *Die multiplen, juvenilen Hauthörner* sind eine sehr seltene Affektion, die bisher in nur wenigen Fällen beobachtet wurde. Mehrfach wurden der Ichthyosis hystrix zugehörige Befunde mit den juvenilen, multiplen Hauthörnern identifiziert und zwar zu Unrecht, da hierbei die Hauthörner auf dem Boden einer generalisierten Keratose entstanden und als ein Symptom in deren Rahmen zu werten sind.

Multiple, juvenile Hauthörner im engeren Sinn beobachteten Heschl, Ingrassius, Hildamus, Ash (Fall 97, Fall 98 und 102 bei Lebert), Bätge 1876 und Mansuroff (1890). In den beiden letztgenannten Fällen handelt es sich um Mädchen im Alter von 17 bzw. 18 Jahren. In dem von Bätge beschriebenen Fall wies die Patientin zahlreiche Hauthörner von Stecknadelkopfgröße bis 16 mm Länge auf; dieselben saßen am Bauch, Gesäß und unteren Extremitäten. Mansuroff zählte bei seiner Kranken 133 Hauthörner, welche, im Kindesalter beginnend, sich im Laufe der Jahre an den verschiedensten Körperregionen lokalisierten. In den jüngeren Literatur sind nur äußerst spärlich Fälle von multiplen, juvenilen Cornua cutanea verzeichnet. *Fast ausschließlich sind weibliche Patienten im jugendlichen Alter* betroffen, viel seltener wird ihr Vorkommen bei männlichen Individuen beschrieben.

So demonstrierte Riehl vor wenigen Jahren die Hand (anatomisches Präparat) eines männlichen Kretins, der neben multiplen Cornua cutanea eine Verdickung sämtlicher Nagelplatten aufwies; eine nähere Klassifizierung ist an Hand des sehr kurzen Gesellschaftsberichtes nicht möglich.

Die von Hutchinson zitierten Fälle 1 und 3 und die von Blotevogel gemachten Beobachtungen gehören als Varianten der Ichthyosis hystrix ebensowenig zu der Gruppe der naevoiden, juvenilen Hauthörner wie jene in Begleitung von Palmo-Plantarkeratosen, kongenitalen Dyskeratosen und entzündlichen Erythrokeratodermien zu beobachtenden, stalaktitenartigen Gebilde. Dagegen war die von Bergmann untersuchte Kranke mit multiplen, juvenilen Hauthörnern im eigentlichen Sinne behaftet.

Nach unserer Auffassung gehören in die Gruppe der naevoiden, multiplen Hauthörner nur jene Fälle, wo bei jugendlichen Personen die multiplen Cornua cutanea entweder disseminiert oder systematisiert (symmetrisch, halbseitig, linear) auftreten, ohne daß anderweitige Dermatosen den Mutterboden für sie abgegeben haben. In der neueren Literatur finden sich, abgesehen von einer Arbeit Brünauers, keine verwertbaren Angaben über die Histologie der juvenilen Cornua cutanea. Wir müssen uns daher auf die aus dem Jahre 1876 stammenden Angaben von Bätge berufen. Hiernach bestünden die juvenilen Hauthörner nur aus Hornsubstanz und wären *rein epitheliale Gebilde ohne Mitbeteiligung des Papillarkörpers.* v. Veress bezeichnet sie daher als falsche Hauthörner. Diese Benennung erscheint uns ganz zweckdienlich, wenn wir die Bezeichnung „falsches" Hauthorn nur für jene Fälle reservieren wollen, wo das Hauthorn ein klinisch zwar Cornu cutaneum-ähnlich gestaltetes Gebilde darstellt, in Wirklichkeit aber nur die Variante eines von diesem gänzlich verschiedenen Prozesses ist, welcher als solcher auf Grund der Verlaufsform und pathologischen Anatomie stets erkennbar bleibt (Warze, Callus, Clavus, Fibrom). Brünauer beschreibt das histologische Bild der multiplen, juvenilen Hauthörner ganz analog dem beim echten, solitären Hauthorn gewohnten Befund; allerdings handelte es sich in seinem Falle um Cornua cutanea im Rahmen einer mit noch anderen auffälligen Läsionen (Palmo - Plantarkeratose und andere) einhergehenden, kongenitalen Dyskeratose. Wir müssen vorerst die Frage offen lassen, ob sich die juvenilen Cornua cutanea hinsichtlich ihres anatomischen Baues von den solitären Hauthörnern unterscheiden lassen oder ob sie nicht mit diesen hierin identisch sind.

Die juvenilen, multiplen Hauthörner werden den Naevi zugeordnet (JADASSOHN, PHILIP u. a.). Besonders einleuchtend ist diese Klassifizierung mit Hinsicht auf die systematisierten Fälle (BERGMANN). Dagegen spricht auch nicht die Beobachtung, daß sich zu den schon in der Jugend manifest gewesenen Hauthörnern in späteren Jahren neue Exemplare hinzugesellen. In dem BERGMANNschen Fall kamen bei der Kranken im Anschluß an die Gravidität acht neue Hörner hinzu. Teils traten die juvenilen Cornua cutanea auf unveränderter Haut auf, teils nahmen sie ihren Ursprung von Naevi. Hinsichtlich der ersten Möglichkeit wurde verschiedentlich der Einwand erhoben, daß bei der Kleinheit und Unauffälligkeit die präexistenten Naevi leicht übersehen werden. Insbesondere nehmen die multiplen, juvenilen Cornua cutanea gern ihren Ursprung von Naevi sebacei.

Ihre Wachstumstendenz ist nicht so intensiv wie die der echten, solitären Hauthörner. In der Regel erreichen die juvenilen Hauthörner nur die Länge von wenigen Zentimetern und nur vereinzelte Exemplare vergrößern sich bis zu 8 cm (MANSUROFF) oder noch mehr (BÄTGE, 16 cm).

Eine Umwandlung der juvenilen Hauthörner in maligne Neoplasmen wurde bisher in keinem Falle beobachtet.

2. *Die multiplen Fibrokeratome* UNNAS stehen den multiplen juvenilen Hauthörnern pathogenetisch sehr nahe, insofern es sich bei ihnen wahrscheinlich ebenfalls um naevoide Gebilde mit allerdings später Manifestation (naevi tardivi) handelt.

Sie stellen filiforme, etwa 1 cm lange Horngebilde dar, welche meist nicht von der Haut abstehen, sondern mehr wie Zotten mit der Spitze nach unten zeigen. Sie kommen nur bei älteren Personen, selten vor dem 40., häufiger nach dem 50. Lebensjahr, zur Beobachtung.

Anatomisch zeigen sie papilläre Struktur mit Hornmarkbildung über den Papillen. An ihrer Basis reicht gewöhnlich normale Haut etwas in das Bereich der Protuberanz hinein und erst gegen die Spitze zu nehmen sie eine hornartige Beschaffenheit an. Die Hornmasse ist meist gelblich durchscheinend.

Hinsichtlich der *Lokalisation* bevorzugen sie das Gesicht, und zwar dort besonders die Gegend schlaffer Faltenbildung an den Lidern, Wangen und Hals. Gelegentlich kann man aber auch z. B. an der vorderen Achselfalte ein oder zwei derartige, filiforme Hauthörnchen beobachten.

In ihrem klinischen Verlauf unterscheiden sie sich von dem echten solitären Hauthorn durch das Fehlen jeglicher Wachstumstendenz. Auch wurde bisher noch kein Fall beschrieben, bei dem ein Neoplasma auf der Basis solcher filiformen Cornua cutanea entstanden wäre.

Das Fibrokeratom entwickelt sich stets über einem kleinen Fibromknötchen und kommt dadurch zustande, daß sich die Hornschicht infolge stärkerer Vermehrung und abnorm festen Zusammenhaltes ihrer Zellen (Schweißung) anhäuft. In Form von Kolben und Zapfen dringt das Epithel von oben und von der Seite in das Fibromknötchen ein. Nach der UNNAschen Auffassung verlängert sich also das Bindegewebe *passiv* zu langen Bindegewebsausläufern; die *aktive* Rolle fällt dem *Epithel* zu. v. VERESS wirft die Frage auf, ob man überhaupt von einer primären Epithelwucherung sprechen dürfe, wo doch eine Fibrombildung, d. h. eine Vermehrung des Bindegewebes vorausgegangen ist. Unter Hinweis auf das über die Pathogenese des solitären Hauthornes Gesagte können wir diesen Einwand nicht als stichhaltig ansehen. Die Anwesenheit des sich passiv verhaltenden Fibromknötchens vermag sehr wohl den Wachstumsreiz auf das Epithel auszuüben und dieses dadurch zur Bildung der Keratose anzuregen.

b) Multiple Cornua cutanea auf dem Boden regionärer oder generalisierter Keratosen.

An erster Stelle sind hier die bei der *Ichthyosis hystrix* beschriebenen Cornua cutanea zu nennen. Der Einwand, daß es sich hierbei vielfach gar nicht um eigentliche Hauthörner, sondern um eine excessive Ausbildung von stalaktitenartigen Hornzotten handelt, besteht für eine ganze Reihe von Beobachtungen zu Recht. Das gleiche gilt für die bei einigen Fällen von Palmo-Plantarkeratosen beschriebenen Cornua cutanea. Schon aus der Beschreibung des klinischen Bildes erkennt man unschwer, daß es sich nicht um eigentliche Hauthörner handelt, sondern um eine besonders excessive Ausbildung der bei manchen Palmo-Plantarkeratosen zu beobachtenden, basaltwürfelähnlichen, einen größeren Längen- als Breitendurchmesser aufweisenden Keratosen.

Andererseits aber ist das Vorkommen von regelrechten Hauthörnern hierbei für eine allerdings nur geringe Anzahl von Beobachtungen erwiesen.

1. *Ichthyosis und ichthyosiforme Dermatosen. a) Ichthyosis hystrix:* Über das Vorkommen von Hauthörnern bzw. deren Abgrenzung gegenüber exzessiv vergrößerten Hornzotten bei der Ichthyosis hystrix hat sich erst jüngst Blotevogel in eingehender und kritischer Weise geäußert. Insbesondere muß bei der Seltenheit derartiger Fälle dankbar anerkannt werden, daß er seine kritische Stellungnahme mit der Wiedergabe einiger, der älteren Literatur (Cruveilhier, Radcliffe Crocker und Hutchinson) entnommenen und in der deutschen Literatur bisher unbeachtet gebliebenen Abbildungen belegt.

Hutchinson konnte drei Fälle von kongenitaler Ichthyosis beobachten, auf deren Boden sich echte, regelrechte Hauthörner (nicht etwa die von sehr vielen anderen Autoren damit verwechselten stalaktitenartigen, besonders stark ausgebildeten Zotten) vorfanden. Als Beleg für die Tatsache, daß „kongenitale Ichthyosis in einigen Fällen das Bestreben zeigt, Hörner hervorzubringen", bringt er die Abb. 5 eines von Radcliffe Crocker veröffentlichten Falles, bei dem sich am Handrücken neben weniger deutlich die hornähnliche Konfiguration zeigenden, circumscripten Keratosen zahlreiche typische, bis etwa 2 cm hohe, längsgestreifte Cornua cutanea vorfinden. Demgegenüber scheint es bei den Abb. 122 u. 123 sich nicht um Hauthörner zu handeln, sondern um vorwiegend zirkulär geriefte, excessiv ausgebildete Hornzotten. Letzten Endes ist die Frage, was unter den Begriff des Hauthornes in seiner weiten Begriffsfassung fällt und was als Symptom der Ichthyosis hystrix zu bezeichnen ist, oft nicht leicht zu beantworten; ihre Beantwortung hängt von einer aufmerksamen, klinischen Beobachtung und besonders der histologischen Untersuchung ab.

Über die histologischen Veränderungen sagt Hutchinson lediglich, daß die als Cornu cutaneum zu bezeichnenden Excrescenzen des Crockerschen Falles „den Bau der Epidermis zeigten". Blotevogel beschreibt die hornartigen Auswüchse bei der Ichthyosis hystrix — ohne sie direkt als Cornu cutaneum zu bezeichnen — sehr eingehend und kommt zu dem Ergebnis, daß dieselben hinsichtlich ihres anatomischen Baues den von Unna beschriebenen Hauthörnern weitgehend *ähneln*. Immerhin drückt er sich vorsichtig aus, wenn er von Ähnlichkeit und nicht von Identität spricht. Wir sind heute noch nicht in der Lage, endgültig zu entscheiden, ob die bei der Ichthyosis hystrix vorkommenden Hornzotten trotz der von Blotevogel festgestellten, weitgehenden anatomischen Ähnlichkeit den Hauthörnern zuzurechnen sind.

Wir möchten die Bezeichnung Cornu cutaneum nur für jene Fälle reserviert wissen, auf welche die beim solitären, echten Cornu cutaneum gegebene Symptomatologie zutrifft. Diese Forderung scheint uns weder für die bei Hutchinson abgebildeten Fälle (Abb. 122 u. 123), noch bei den von Blotevogel gemachten Beobachtungen erfüllt zu sein. Dagegen scheint die Bezeichnung Cornu cutaneum für einen anderen, in der Blotevogelschen Arbeit abgebildeten und der Arbeit von HUTCHINSON (Abb. 5) entnommenen Fall angebracht zu sein. (RADCLIFFE CROCKER: Hauthörner an der Hand bei kongenitaler Ichthyosis.)

Eines scheint uns sicher: *Das Vorkommen von regelrechten Hauthörnern bei den verschiedenen Manifestationsformen der Ichthyosis gehört zu den Seltenheiten und vielfach tragen die hierbei zu beobachtenden Excrescenzen die Bezeichnung Cornu cutaneum zu Unrecht, da es sich um Varianten des Grundleidens ohne die für das Hauthorn klinisch und anatomisch charakteristische Differenzierung handelt.*

b) Erythrokeratodermia verrucosa progressiva. Diese bisher nur in wenigen Fällen, hauptsächlich von französischen Autoren (DARIER, MILIAN, MILIAN und LOTTE) beschriebene Dermatose ist hinsichtlich ihrer Ätiologie noch völlig ungeklärt. Der von BRILL als multiloculäre Keratodermie beschriebene Fall scheint m. E. gleichfalls hierher zu gehören. Manche Autoren sind geneigt, sie der Ichthyosis zuzurechnen, während andere sie der Psoriasis als näherstehend betrachten (HUDÉLO, GARNIN, CALLIAU).

Die Erkrankung beginnt, soweit die wenigen Fälle eine solche Verallgemeinerung zulassen, *in der Kindheit und äußert sich zunächst in erythematös-squamösen Herden. Erst später gesellen sich papillomatöse und keratotische Erscheinungen dazu. Im Rahmen letzterer ist das multiple Vorkommen von Hauthörnern eine häufige Erscheinung.* Teils sind sie gerade oder leicht gekrümmt, teils ammons- und widderhornartig gestaltet. Damit ist aber die Liste der bei dieser seltenen Dermatose vorkommenden, und durch ihre Prägnanz auffallenden, keratotischen Veränderungen nicht erschöpft. Eine geradezu monströse Palmo-Plantarkeratodermie, Pachyonychie, Onychogryphose und Leukokeratose erwähnen HUDÉLO, GARNIN und CAILLIAU bei einem Fall, der von ihnen als atypische Psoriasis aufgefaßt, von DARIER dagegen als Erythrokeratodermia verrucosa progressiva bezeichnet wird.

DARIER macht eigens darauf aufmerksam, daß *das Auftreten multipler Hauthörner ein geradezu integrierendes Symptom dieser äußerst seltenen und ätiologisch völlig dunklen Erythrokeratodermie ist.*

Ohne auf die Symptomatologie dieser interessanten und seltenen Dermatose näher einzugehen, sei über die Koinzidenz von Hauthörnern nur soviel gesagt, daß ihr Vorkommen unserer Meinung nach unter dem gleichen Gesichtswinkel zu betrachten ist, wie bei der Ichthyosis hystrix: Teils handelt es sich um eigentliche Hauthörner, teils um circumscripte Keratome, die auf Grund einer klinisch-morphologisch und anatomisch ungenügenden Charakteristik die Bezeichnung Cornu cutaneum nicht verdienen.

2. Wahrscheinlich ist eine weitere, gleich seltene Dermatose, bei der ebenfalls Hauthörner beobachtet wurden, die *Parakeratosis scutularis* UNNAS mit der eben erwähnten Erythrokeratodermia verrucosa progressiva identisch oder ihr mindestens sehr nahestehend. Insbesondere müssen die verwandtschaftlichen Züge beim Studium des von PATZCHKE mitgeteilten Falles von Parakeratosis scutularis UNNA auffallen.

3. *Palmo-Plantarkeratosen.* Wir unterscheiden essentielle und symptomatische Formen der Palmo-Plantarkeratosen. Bei beiden ist über das Vorkommen von Hauthörnern berichtet worden. Eine ganze Reihe dieser Fälle muß von vornherein bei dieser Betrachtung ausscheiden, weil die als Cornu cutaneum bezeichneten, circumscripten Keratome gar keine Hauthörner im eigentlichen Sinne waren, sondern lediglich durch ihre größeren Längendurchmessser auffallende, hinsichtlich der Symptomatik und Anatomie den betreffenden Palmo-Plantarkeratosen zugehörige Keratoma darstellten.

Bei den idiopathischen Formen der Palmo-Plantarkeratosen ohne anderweitige nennenswerte Verhornungsanomalien (Keratoma palm. et plant. heredit. UNNA-THOST, der BUSCHKE-FISCHERschen und BRAUERschen Form der Keratodermia palm. et plant.) ist meines Wissens mit Ausnahme einer einzigen Beobachtung (GRAM) kein Fall mit gleichzeitigem Vorkommen von regelrechten Hauthörnern beschrieben worden. Die von NOBL und GLASSBERG bei einem Fall von Palmo-Plantarkeratose beobachteten juvenilen Hauthörner scheinen uns die Bezeichnung juvenile Cornua cutanea nicht zu verdienen. Hier handelt es sich eben um die bereits erwähnten, circumscripten Keratosen, die in den Rahmen der Grunddermatose gehören und nicht die Kriterien eines veritablen Hauthornes aufweisen.

Anders dagegen verhält es sich mit den atypischen Formen. Bei diesen Formen können bisweilen multiple Cornua cutanea vorkommen. Am ausgeprägtesten war die Hornbildung in einem von Brünauer beschriebenen Fall (s. Abschnitt über Palmo-Plantarkeratosen). Die Hauthörner bildeten nur ein Teilsymptom im Rahmen sehr ausgeprägter Störungen des Keratinisationsprozesses (Keratosis palmo-plantaris, Onychogryphosis und Leukokeratosis oris). Die symmetrische Anordnung und ihre Entstehung bald nach der Geburt verweisen auf ihre Naevusnatur und lassen es zweckdienlich erscheinen, diesen Fall von multiplen Cornua cutanea der Gruppe der als systematisierte Naevi (Jadassohn) aufzufassenden, multiplen juvenilen Hauthörner zuzuteilen.

Vergleichende Pathologie. Die tierärztliche Literatur ist an Beschreibungen über Hauthörner unverhältnismäßig reich. Die Bezeichnung *„falsches"* und *„echtes"* Hauthorn wird hier in anderem Sinne als in der Humanmedizin gebraucht. So werden als „falsche" Hauthörner solche Gebilde bezeichnet, die einem Knorpel- oder Knochenkern aufsitzen, während der Name „echtes Hauthorn" für sämtliche, von der Haut und deren Anhangsgebilde ausgehende Hornbildungen Anwendung findet.

Solche, im Sinne der Veterinärmedizin „falschen" Hauthörner wurden beim Menschen bisher nur einmal beobachtet (Lebert); bei diesem, im Museum des königlichen Collegiums der Chirurgen von England als anatomisches Präparat erhaltenen Fall saßen die beiden am Kopf befindlichen Hauthörner je einem beweglichen, mit dem darunter liegenden Schädelknochen nicht verwachsenen Knochenkern auf.

Die im Tierreich zu beobachtenden Hauthörner weisen einerseits viel Analogien, andererseits aber auch beträchtliche Unterschiede hinsichtlich Verlauf und Anatomie gegenüber den menschlichen Hauthörnern auf.

Am häufigsten trifft man nach Heller Hauthörner bei domestizierten Tieren an. Unter diesen stellen Rinder, Schafe und Pferde zahlenmäßig den größten Anteil, während Schwein und Hund seltener mit Cornu cutaneum behaftet sind. Außer bei den Mammalia trifft man relativ häufig auch bei den Vögeln (insbesondere Papageien, Gänsen, Hühnern, Tauben und Kanarienvögeln) Hauthörner an. Schindelka gibt an, daß die Hauthörner bei Tieren keine seltene Erscheinung seien. Die in der Humanmedizin gemachte Feststellung, daß in der Gesamtsumme sämtlicher Beobachtungen die älteren Jahresklassen überwiegen, trifft nach Savarese für die Tiere nicht zu. Ein Analogon dagegen liegt darin, daß auch bei den Tieren viel häufiger ein solitäres Vorkommen als ein multiples Auftreten der Hauthörner beobachtet wird.

Sitz von solitären Hauthörnern sind genau wie beim Menschen vorzugsweise Kopf und äußere Genitalien (Eichel, Scrotum, Euter). Stamm und Extremitäten sind viel weniger häufig befallen.

Schindelka und Heller geben eine mit Literaturhinweisen versehene Auslese von besonders monströsen und vom vergleichend-anatomischen Standpunkt interessierenden Hauthörnern.

Nicht überboten hinsichtlich Größe und Monstrosität wurde bisher die Beobachtung von James Pearson: ein 3—4 Jahre altes Schaf wies ein über der Kehle lokalisiertes Hauthorn von 26 Pfund Gewicht auf. Am nächsten kommen dieser Beobachtung noch folgende Fälle: Reibek: Cornu cutaneum an der Schulter eines Schafes, 47 cm lang und 67 cm Basisdurchmesser, Labat: Cornu cutaneum an der rechten Flanke eines 4jährigen Widders von 92 cm Umfang. Hinsichtlich des gegenseitigen Größenverhältnisses von Träger und Hautform ist ein von Pölmann bei einem Papagei beobachtetes Hauthorn von 9 cm Länge und 18 cm Basisumfang nicht weniger bemerkenswert.

In Anbetracht des geringen und für die Beantwortung vieler strittiger Fragen wenig ergiebigen Literarmaterials über Hauthörner beim Menschen interessieren noch jene Beobachtungen aus veterinärmedizinischen Kreisen, die über das Vorkommen von multiplen, zum Teil systematisierten Cornua cutanea berichten. Hierbei fragt es sich, ob man die bei englischen Pferden mit langen Köthenhaaren in der Gegend der Fesseln öfters anzutreffenden multiplen Hornbildungen eher zu den naevoiden, juvenilen Hauthörnern beim Menschen in Beziehung setzen oder sie mit den Fibrokeratomen Unnas vergleichen soll. Von Interesse ist auch eine Angabe Schindelkas über das Verhalten von bei einer Kuh am Euter beobachteten, multiplen Hauthörnern gegenüber einer Behandlung mit Natronlauge. Hierbei zerfielen die an sämtlichen Strichen (etwa 6 cm von der Öffnung entfernten) sitzenden Hörner [zum Teil gewunden und am Ende wie abgehackt aussehend, zum Teil gerade und spitz zulaufend, gelbbraun bis braun verfärbt und 0,5—8 cm lang]) in Querscheiben wie die Hauthörner der Vögel. Die Hornmassen saßen hier nicht monströs vergrößerten, sondern kugelig gestalteten Papillen auf. Der gleiche Autor berichtet auch noch über das Vorkommen von systematisierten Hauthörnern bei einem afrikanischen Nackthund.

Als präexistente Affektionen finden sich für die tierischen Hauthörner fast die gleichen Läsionen angegeben wie in der Humanmedizin: Talgdrüsencysten, Actinomycosis, Tuberculosis cutis, Epithelioma contagiosa (bei Vögeln), mechanische Insulte (Fressen von hartem Elefantengras als Ursache multipler Hornbildungen an Wangen, Ober- und Unterlippe bei der westafrikanischen Ziege (ZIEMANN), Narben (Kastration, Brandstempel), Condylome und anderes.

Hinsichtlich des Verlaufes bestehen einige Unterschiede zwischen den menschlichen und tierischen Cornua cutanea: *Bei den Tieren wird viel häufiger ein spontaner Abfall der Horngebilde beobachtet, dagegen kaum ein Übergang in maligne Neoplasmen.*

Die anatomischen Daten sind einmal ihrer Kürze, der vielen Widersprüche oder schweren Zugänglichkeit wegen und zum anderen wegen der in der Verschiedenheit der Tierspezies gelegenen Unterschiede nur recht bedingt für vergleichend-anatomische Deutungsversuche verwertbar. Eine kritische Stellungnahme ist zur Zeit noch nicht möglich, andererseits liegt hier ein weites Feld aussichtsreicher Bearbeitungsmöglichkeiten brach, das mit Ausnahme von HELLER bisher von der wissenschaftlichen Dermatologie kaum bearbeitet worden ist, trotzdem es zu biologisch-experimentellen Fragestellungen geradezu herausfordert.

4. Porokeratosis MIBELLI.

Etymologie. πόρος = Kanal, κέρας = Horn.

Synonyma. Hyperkeratosis excentrica (RESPIGHI), Keratodermia excentrica, Hyperkeratosis figurata centrifuga atrophicans (DUCREY und RESPIGHI), Panokeratosis oder Poropanakeratosis (HUTCHINS), Dermatose ichthyosiforme hystrix et linéaire (MAJOCCHI), *Naevus* kerato-atrophicus (MIBELLI), Hypereleïdosis excentrica atrophicans (PAVLOV, MARTINOTTI).

Definition. Die Porokeratosis MIBELLI wird klinisch und anatomisch durch das Auftreten scharf umschriebener, kerato-atrophischer Krankheitsherde inmitten einer unveränderten Umgebung charakterisiert. In der Mehrzahl der Fälle ist ausschließlich die Haut an bestimmten Prädilektionsstellen befallen, mitunter ist gleichzeitig — oder in seltenen Fällen ausschließlich — die Mucosa ergriffen. Die protrahiert verlaufende und lebenslänglich persistierende Affektion hat zeitlich eine große Manifestationsbreite; sie tritt seltener solitär und häufiger familiär als unregelmäßig dominante Erbkrankheit auf. Das männliche Geschlecht ist mehr als doppelt so häufig befallen wie das weibliche.

Geschichte. Die Vermutung HALLs, daß es sich bei einem von J. NEUMANN im Jahre 1875 beobachteten und als Dermatitis circumscripta herpetiformis bezeichneten Fall um eine Porokeratosis im Sinne MIBELLIs gehandelt hat, muß auf Grund eines Briefwechsels dieserhalb zwischen NEUMANN und MIBELLI als irrig bezeichnet werden. Dagegen wurde die Porokeratosis 1883 von DOMENICO MAJOCCHI als erstem in ihrer Sonderstellung erkannt. Diesen, einen 15jährigen Knaben betreffenden Fall faßte er als eine Varietät der Ichthyosis auf und stellte ihn seinen Schülern in Parma als Dermatose ichthyosiforme hystrix et linéaire vor. Eine ausführliche Beschreibung und die heute allgemein gebräuchliche Benennung Porokeratosis erfolgte erst 1893 durch seinen Nachfolger V. MIBELLI. Gleichzeitig und unabhängig von ihm veröffentlichte E. RESPIGHI seine klinischen und histologischen Beobachtungen über die gleiche, von ihm „Hyperkératose figurée centrifuge atrophiante" benannte Affektion. In den nächsten Jahren folgten Veröffentlichungen auch aus anderen Ländern: *Deutschland:* REISNER (1896), WOLFF (1899), *Amerika:* M. B. HUTCHINS (1896), WENDE (1898), T. C. GILCHRIST (1897, 1899)[1], *Frankreich:* BROCQ und PAUTRIER (1907), *England:* BARCUT (1895), *Ungarn:* BASCH (1898), *Argentinien:* ABERASTURY (1899). Von den in das erste Dezennium nach der Beschreibung der Affektion durch MIBELLI und RESPIGHI fallenden Arbeiten verdienen die Veröffentlichungen von GILCHRIST besonders hervorgehoben zu werden, da diese den erblichen und familiären Charakter ausdrücklich betonen. Insgesamt wurden bisher, abgesehen von zwölf, wohl als Porokeratosis MIBELLI bezeichneten, in der

---

[1] Möglicherweise liegt der von STELWAGON 1896 gegebenen Beschreibung eine Porokeratosis im Sinne MIBELLIs zugrunde.

Diagnose jedoch bezweifelten und ungesicherten Fällen (Apolant, Harttung, Maki, Heller, Matsumoto, du Castel-Langlet, M. Joseph, Oeconomou, Th. Bärm, Schnabl) bis zum Abschluß dieser Zusammenfassung etwa 95 Fälle dieser seltenen Hautaffektion beschrieben.

Klinik. Das voll ausgeprägte Krankheitsbild der Mibellischen Porokeratose ist unbeschadet verschiedener, im einzelnen noch zu besprechenden Variationen auffällig und charakteristisch genug, um vor Verwechslungen mit anderen „Porokeratosen" geschützt zu sein.

Beginn der Erkrankung. Trotz unverkennbarer Bevorzugung der jüngeren Altersklassen (10.—20. Lebensjahr) weist die Porokeratosis eine große Manifestationsbreite auf. Von insgesamt 30 Fällen, bei denen das Alter zu Beginn der Erkrankung mit Sicherheit feststand, begann das Leiden in 12 Fällen vor dem 10. Lebensjahr, in 8 Fällen vor dem 20., in 4 vor dem 30. und in den übrigen 8 nach dem 30. Lebensjahr. Der früheste, bisher zur Beobachtung gelangte Fall (Bruck und Hirsch) betrifft einen 4 Wochen alten Säugling; auf der anderen Seite sind Fälle bekannt, bei denen die Krankheit sehr spät, ausnahmsweise erst im 5. bis 6. Lebensjahrzehnt, manifest wurde (Popper, A. Mibelli, Uchida).

Die Initialstadien werden wegen ihrer Unauffälligkeit und Beschwerdelosigkeit sowohl vom Kranken als auch vom Arzt in der Regel übersehen, erst wenn es bereits zur Anbildung größerer, voll entwickelter kerato-atrophischer Herde gekommen ist, wird der ärztliche Beobachter Gelegenheit haben, neben diesen so außerordentlich auffälligen und charakteristischen Läsionen die Morphe der Primärefflorescenzen zu studieren.

Die *Primärefflorescenzen* sind klein und unauffällig; sie messen an ihrer Basis oft noch nicht 1 mm im Durchmesser. Ohne irgendwelche Zeichen der Entzündung erheben sich inmitten einer unveränderten Umgebung kleine, harte, meist regelrecht konische Hornpapeln. In den allerfrühesten Stadien ist lediglich eine homogene, spitz oder stumpf kegelförmige Hornpapel ohne sonstige morphologische Differenzierung wahrzunehmen. In seltenen Fällen (Ducrey und Respighi) können diese kleinen Gebilde eine Höhe von 3—4 mm erreichen und dabei ein vogelkrallenartig umgebogenes, freies Ende aufweisen. Es entstehen hierbei Bilder, die lebhaft an multiple, kleine Hauthörner erinnern. Auch eine zylinderartige Konfiguration der kleinen Hornpapeln fällt aus dem Rahmen des Typischen heraus. In letzterwähntem Falle ist die obere Fläche meist flach konkav eingedellt.

Es besteht kein Zweifel, daß die kleinsten, spitzen Hornkegelchen ohne sonstigen Veränderungen wie zentrale Einsenkung, kegelstumpfartige Abflachung oder zentrale Hornpropfbildung die Initialform des porokeratotischen Herdes darstellen. Diese Initialform allein zu sehen, wird man selten Gelegenheit haben. Man wird auf sie erst aufmerksam, wenn das Vorhandensein der vollentwickelten, älteren Läsionen eine genaue Inspektion der übrigen Haut veranlaßt. Die Primärefflorescenzen sind morphologisch so wenig differenziert, daß aus ihrem Vorhandensein, selbst unter Berücksichtigung der später genannten Prädilektionsstellen, die Diagnose nicht gestellt werden kann. Weitaus auffälliger, wenn auch in dieser Form für die Porokeratosis noch nicht pathognomonisch, sind jene miliaren Hornkegelchen, deren Kuppe von einem comedoartigen, in die Tiefe reichenden Hornpfropf gebildet wird. Diese Hornpfropfbildung läßt sich an den Primärefflorescenzen mikroskopisch schon zu einer Zeit erkennen, wo makroskopisch die miliaren Hornpapelchen noch eine scheinbar homogene Masse bilden. Je nachdem, ob dieser comedoartige, zentrale Hornpfropf sich bei dem zentrifugalen Wachstum der Primärefflorescenz erhält oder ausfällt, wechselt das Aussehen des Krankheitsherdes. *Fällt der zentrale Hornpfropf spontan oder durch mechanische (beabsichtigte oder unbeabsichtigte) Insulte aus — und dies ist die Regel — so entsteht eine zentrale, kraterförmige Einsenkung.* Die Läsion erinnert jetzt in ihrer

Gestaltung an einen Vesuv en miniature. *Durch Erhaltenbleiben des Pfropfes und Hinzukommen neuer, derartiger Gebilde während des zentrifugalen Wachstums der Läsion gewinnen manche Einzelherde das Aussehen von zerklüfteten, von einem hyperkeratotischen Saum umgebenen Warzen.* Die kleinen Hornzapfen haben in diesen Fällen nicht immer die übliche, kegelförmige Gestalt, sondern bisweilen die Form von 0,5—1 mm Durchmesser aufweisenden, konischen Säulen. Ein Herd von etwa 1 cm Durchmesser zeigt dann etwa 8—10 solcher Hornsäulchen, zwischen denen sich entsprechend ausgefallenen Hornpfröpfen Einsenkungen befinden. Diese Entwicklungsform wird man nicht allzu häufig Gelegenheit haben zu beobachten. Ihre Zugehörigkeit zu dem Bild der Porokeratosis ergibt sich meist zwanglos aus dem gleichzeitigen Vorhandensein vollausgebildeter Krankheitsherde. Bei einem Vergleich wird man nach Abzug der klinisch das Bild beherrschenden, zentral eingelagerten Hornsäulen feststellen können, daß auch die warzenähnlichen Herde all die für die Diagnose einer Porokeratosis MIBELLI erforderlichen Merkmale aufweisen.

Hat die Einzelläsion, abgesehen von den eben erwähnten, als *Varianten* zu deutenden Herden, erst einmal einen Durchmesser von einigen Millimetern erreicht, so bietet sie ein äußerst charakteristisches, mit anderen Affektionen kaum zu verwechselndes Aussehen.

Man unterscheidet eine wallartig aufgeworfene Randpartie und einen von ersterer lückenlos umschlossenen, zentralen Teil, Letzterer ist gegenüber dem Niveau der umgebenden, gesunden Haut in der Regel eingesunken.

Das Charakteristicum des Herdes liegt in der Beschaffenheit der wallartigen Randpartie. Die Konfiguration der um 1—5 mm das umgebende Hautniveau überragenden, nach der Seite der gesunden Umgebung weniger steil als nach dem Zentrum des Herdes abfallenden, wallartigen Randpartie drückt der Affektion ihren eigenartigen Stempel auf. *Auf der Höhe des eine hornige Konsistenz aufweisenden Walles verläuft, wie mit der Spitze einer Schreibfeder gezogen, eine schmale, grabenförmige Einsenkung. Dieser feine Sulcus umzieht in geschlossener Linie den kreisrund, ovalär oder circinär gestalteten Herd; selten ist sein Verlauf hier und da von einzelnen, leicht entfernbaren Hornkegelchen unterbrochen.* Diese Sulcusbildung findet sich gleichermaßen sowohl bei den kleinen Herden von nur wenigen Millimeter Durchmesser, als auch bei den größten, mehr oder minder große Teile einer Extremität einnehmenden Läsionen. Bei den flächenhaften, landkartenartigen Herden werden bisweilen innerhalb der zentralen Zone nochmals regelrechte, sämtliche Charakteristica aufweisende, porokeratotische Läsionen angetroffen. *Der auf der Wallhöhe verlaufende Sulcus ist mit einer feinen, fest haftenden, das Niveau des Walles eben überragenden Hornlamelle ausgefüllt.* Der darüber streichende Finger vermittelt einen Eindruck von deren hornartigen Konsistenz. Bei dem Versuch, diese von MIBELLI ,,cornoïd" genannte Lamelle loszulösen, zeigt sich, daß dieselbe der hinteren, d. h. inneren Wand des Sulcus stärker adhärent ist als der vorderen, d. h. äußeren.

Diese von MIBELLI für die Porokeratose als pathognomonisch bezeichnete Furchen- und Lamellenbildung auf der Höhe des Walles fehlt mitunter scheinbar. Wenn auch bisweilen ihr Nachweis klinisch mißlingt, so ist sie im histologischen Schnitt jedoch stets zu sehen. Das scheinbare Fehlen ist darauf zurückzuführen, daß der Sulcus nur dann in Erscheinung tritt, wenn sich die den Graben ausfüllende, cornoïde Lamelle von dessen äußerer Wand losgelöst hat. Diese Loslösung ist als Folge einer mechanischen Kontinuitätstrennung aufzufassen. Sie erfolgt häufig erst bei größeren Herden, besonders an Stellen, wo die Haut dem Knochen aufliegt oder äußeren Einflüssen weniger ausweichen kann. (DUCREY und RESPIGHI, BRUCK und HIRSCH). Wenn nun die in Farbe, Konsistenz und Höhe sich vom Wall wenig unterscheidende Hornlamelle den

Graben völlig ausfüllt, so entzieht sie sich natürlich der Beobachtung. Aus den gleichen Gründen erklärt sich das scheinbare Fehlen der comedoartigen Hornpfropfbildung bei den initialen Hornconi.

Die derbe Konsistenz des Walles entspricht seinem Aufbau aus verhorntem Epithel. Seine Farbe unterscheidet sich entweder kaum von jener der umgebenden Haut oder sie spielt zwischen gelb, gelbgrau über braun bis zu tiefschwarz. Diese Farbunterschiede beruhen zum Teil auf dem wechselnden Grad der Hyperkeratose, zum Teil auf einer Vermehrung des Pigmentes in den Basalzellen der Epidermis im Bereich der Wallpartie und seiner unmittelbar an ihn grenzenden Partien oder auch auf der Adhäsion und Imprägnation mit exogenen Substanzen. Die wallumrandete, zentrale Partie macht den Eindruck, als wenn sie gegenüber dem Niveau der umgebenden, gesunden Haut etwas eingesunken wäre. Bei den kleinen, nur wenige Millimeter Durchmesser aufweisenden Herden ist der zentrale Bezirk mitunter von festhaftenden Schuppen bedeckt oder aber es finden sich daselbst die schon erwähnten Hornkegelchen. Bei größeren Herden dagegen

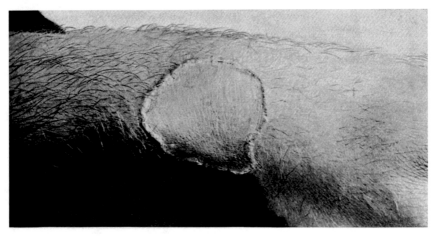

Abb. 67. Porokeratosis Mibelli. (Aus der Königsberger Haut-Klinik [Prof. Dr. Scholtz].)

ist die innerhalb des Hornwalles liegende Zone meist glatt; sie erscheint atrophisch, die Hautfelderung ist, wenn auch nicht völlig verstrichen, so doch in der Regel nur mehr sehr zart angedeutet. Ebenso fehlen größtenteils die Haare. Das Ergebnis eines von Reiser vorgenommenen Pilocarpinversuches könnte dahin gedeutet werden, daß auch die Schweißdrüsen innerhalb dieses Bezirkes entweder fehlen oder zumindest funktionsuntüchtig geworden sind. Das dies aber nicht zutrifft, ergibt sich aus der Besprechung der histologischen Verhältnisse. Was *Größe und Form* der vollausgebildeten Herde betrifft, so können dieselben in weiten Grenzen schwanken. Die vollentwickelten Einzelherde können sehr klein und unscheinbar sein und nur wenige Millimeter oder Zentimeter im Durchmesser aufweisen oder aber in Form landkartenartig konfigurierter Herde mehr oder minder beträchtliche Teile der Körperoberfläche einnehmen (Truffi-Flarer). In ihrer Begrenzung sind sie regelrecht kreisrund, ovalär, circinär oder landkartenartig.

Die *Zahl* der Krankheitsherde schwankte ebenfalls in weiten Grenzen. Es können ebenso gut ein einziger Herd, wie 40—80 und mehr vorhanden sein. Am häufigsten ist das Vorhandensein einer größeren Anzahl von Läsionen an bestimmten Lokalisationsstellen zu beobachten. Dieselben unterscheiden sich trotz Wahrung eines jeweils bestimmten Typus meist in Form, Größe und

Entwicklungsstadium voneinander. Von den wenig differenzierten Initialläsionen wird man Übergänge bis zu den vollentwickelten Porokeratoseherden feststellen können. Nur in jenen Fällen, wo die Affektion schon seit vielen Jahren ohne Schübe besteht und die Einzelläsionen ihre Standardgröße erreicht haben, wird man hinsichtlich Entwicklungsstadium und Konfiguration annähernd gleichwertige Krankheitsherde antreffen.

Irgendwelche Rückschlüsse auf das Alter eines Herdes lediglich aus der Größe und dem Ausgeprägtsein seiner Charakteristica dürfen nicht gezogen werden. Das Tempo der Entwicklung ist zwar langsam, im Einzelfall jedoch ganz verschieden. Kleine Solitärherde können jahrzehntelang stationär bleiben (DUCREY und RESPIGHI, 30 Jahre), während andererseits große, flächenhafte Herde in relativ kurzer, nach Monaten oder wenigen Jahren bemessener Zeit entstanden sein können. Wenn auch eine kontinuierliche, kaum merkliche Progredienz die Regel ist, so werden auch mitunter abwechselnd Schübe und Stillstand beobachtet. Regressive Veränderungen zählen zu den größten Seltenheiten. Nur in vereinzelten Fällen konnte nach sehr langem Bestand eine Rückbildung unter Hinterlassung einer flachen, atrophischen Narbe beobachtet werden.

BASCH vertritt die Auffassung, daß die Einzelläsion nie einen größeren Durchmesser als etwa 2 cm erreicht und daß größere Herde durch Konfluenz mehrerer Einzelherde entstehen. Demgegenüber ist HALL der Ansicht, daß die Größe der einzelnen Herde durch im Patienten selbst gelegene Faktoren bestimmt wird. Wenn die „Standardgröße" für das betreffende Individuum erreicht ist, so vergrößert sich der Einzelherd nicht mehr. Für diese Auffassung spricht die Beobachtung, daß im Einzelfall, wenn erst einmal die Affektion nach mehrjährigem Bestand ein gewisses Entwicklungsstadium erreicht hat, Konfiguration und Größe der Läsionen unabhängig von der Dauer der Erkrankung sich kaum ändern und die Herde ihren individuellen Charakter zeitlebens bewahren. Manche Fälle (HALL, 2. Fall, WRIGTH, MIBELLIs erste Fälle) und die Mehrzahl der von RESPIGHI gemachten Beobachtungen (HOSHINA) zeigten bei langem Bestand der Dermatose runde, maximal 2 cm im Durchmesser aufweisende Herde und behielten dieses Aussehen zeitlebens ohne Neigung zur Konfluenz. Bei anderen hingegen fällt neben der Kleinheit des Einzelherdes eine ausgesprochene Prädilektion an bestimmten Körperstellen auf (Gesicht: HALL, Fall 3, 4 und 6, sämtliche Fälle von GILCHRIST) oder aber bei einer anderen Gruppe ist eine auffällige Neigung der Einzelherde zur Konfluenz festzustellen. Letztgenannter Gruppe wäre noch jene der systematisierten, halbseitig, lokalisierten und lineärbandförmig angeordneten Formen anzureihen (TRUFFI, Fall 1, HALL, Fall 1, HASEGAWA [?], BLOCH, YAMADA, BALASSA). FULDE weist darauf hin, daß die halbseitig lokalisierten und die lineär systematisierten Fälle gerade zu den solitären gehören und daß, wenn sie familiär sind, bei ihnen zwar die Porokeratosis, nicht aber die Systematisierung erblich ist.

Schleimhäute und deren Übergangsstellen zum äußeren Integument. Die Porokeratosis MIBELLI ist keine ausschließliche Erkrankung der äußeren Haut, sondern befällt auch die Mucosa und deren Übergangsstellen. Eine zahlenmäßige, prozentual auf die Gesamtzahl der veröffentlichten Fälle bezogene Angabe erscheint uns ziemlich wertlos; sicherlich wurden die wenig auffälligen, keine Beschwerden verursachenden Schleimhautherde vielfach übersehen, oder es ist gar nicht erst darauf geachtet worden. YAMAMOTO fand bis 1927 15 Fälle von porokeratotischen Schleimhautläsionen beschrieben. Sicherlich ist aber die Mitbeteiligung der Schleimhäute prozentual ziemlich beträchtlich.

Am häufigsten ist die Mundschleimhaut befallen (DUCREY und RESPIGHI, MIBELLI, MC CORMAC und PELLIER, YANAGIHARA und SAKAMOTO, YAMAMOTO,

Yamada, Aljawdin u. a.). Von kasuistischem Interesse ist die Beobachtung über das Befallensein der Conjunctiva (Truffi) und Nasenschleimhaut (Hoshina).

In der Regel sind äußere Haut und Mucosa gleichzeitig befallen, selten finden sich die Läsionen ausschließlich an der Mucosa und deren Übergangsstellen zur äußeren Haut (Lippen, Glans penis, Präputialinnenblatt usw.). Trotz der durch die Terraineigentümlichkeiten bedingten Unterschiede bestehen unverkennbare Ähnlichkeiten. Meist haben die sublentikulären, lentikulären, bis zehnpfennigstückgroßen, kaum palpablen Schleimhautherde eine rundliche oder ovaläre Form. Durch Konfluenz können aber genau, wie an der äußeren Haut, nieren-, biskuitförmige oder circinäre Gebilde entstehen. Die Läsionen lassen den normalen Schleimhautglanz vermissen; mitunter sehen die weißlichen, opaken Plâques fein gekörnt aus. Respighi und Ducrey vergleichen die analog den Hautläsionen auch für die Mucosaherde außerordentlich typische Randpartie mit einem winzig dünnen, weißen Seidenfaden, der um die Läsion herumgelegt ist. Auch die für die Hautläsionen so charakteristische Furchenbildung auf der Höhe dieses seidenfadenartigen Saumes läßt sich bisweilen feststellen. Mit der Möglichkeit regressiver Veränderungen muß in seltenen Fällen gerechnet werden. Wenigstens sprechen hierfür die Beobachtungen von Ducrey und Respighi über das Vorkommen circumscripter, atrophischer Flecke auf der Schleimhaut neben wohlcharakterisierten Plâques.

Besonders erwähnt seien noch einige, die Porokeratoseherde an den Übergangsstellen wie Glans, Praeputium und Labien betreffende Eigentümlichkeiten. Ebenso wie es an der äußeren Haut zur Bildung warzenähnlicher Herde kommen kann, nehmen die an der Glans penis oder den Labien lokalisierten Herde mitunter eine an spitze Kondylome erinnernde Gestaltung an (Fukai, Makai). Anatomisch handelt es sich in diesen Fällen jedoch nicht um Condylomata acuminata, sondern um die gleichen, schon bei den warzenähnlichen Herden der äußeren Haut besprochenen Vorgänge. Weiterhin muß man wissen, daß die porokeratotischen Läsionen auf der Glans penis sich infolge Maceration in einem rötlichen Farbton abheben und somit auf den ersten Blick an eine circinäre, erosive Balanitis denken lassen.

Die Lokalisation ist nicht ohne Einfluß auf das morphologische Gepräge der Einzelläsion. Sowohl Terraineigentümlichkeiten als auch die Beziehung bestimmter Hautbezirke zu den Umweltfaktoren spiegeln sich in gewissen Varianten des klinisch-morphologischen Bildes wieder.

Es können zwar sämtliche Regionen der Haut porokeratotische Efflorescenzen aufweisen, doch sind gewisse Prädilektionsstellen unverkennbar häufiger befallen: Lieblingslokalisationen an der Haut sind die Extremitäten, Gesicht und Genitalien. Nach dem Grad der Häufigkeit sind an den *Extremitäten* in abfallender Reihe ergriffen: die vordere (Streckseite) und seitliche, untere Hälfte der Unterschenkel, Malleolargegend, Planta pedis, insbesondere Calcaneusgegend, Handrücken, Handgelenk und untere Hälfte des Vorderarmes, vorwiegend an der Streckseite, Flachhand, insbesonders im Bereich der Phalangen. Unverkennbar ist die Bevorzugung der Gelenkgegenden. Oberarm und Stamm sind weitaus seltener befallen. Lokalisieren sich die porokeratotischen Läsionen in der Regio periungealis, so werden auch die Nägel in Mitleidenschaft gezogen, indem sie ein brüchiges, rissiges und schmutzigbraun verfärbtes Aussehen annehmen (Ducrey und Respighi.) Im Gesicht sind besonders die Nase, die angrenzenden Wangenpartien, Stirn, Regio präauricularis und Ohrmuschel befallen. Ist auch der behaarte Kopf ergriffen, so weisen die einzelnen, porokeratotischen Herde eine „fettigschuppige Haube" auf. Bei den größeren, landkartenartig konfigurierten Herden im Bereich des behaarten Kopfes fehlen gewöhnlich die Haare fast völlig (Truffi).

Am *Hals* ist vorzugsweise die Nackenpartie befallen.

Bei einem Sitz am *Genitale* finden sich beim Mann die Läsionen besonders gern am Scrotum nebst Regio perianalis, Glans penis, Penisschaft und innerem Präputialblatt. Bei der Frau werden die porokeratotischen Efflorescenzen häufiger an den großen als an den kleinen Labien gefunden.

Bei den *Schleimhautlokalisationen* sind ihrer Häufigkeit nach in abfallender Reihe zu nennen: Buccal- und Gaumenschleimhaut, seitliche und untere Partien der Zunge und Gingiva. Seltene Lokalisation sind Conjunctiva (TRUFFI) und Nasenschleimhaut (HOSHINA). Wie schon erwähnt, ist die *Lokalisation von Einfluß auf das morphologische Gepräge des Krankheitsherdes.* So zeigen zum Beispiel bei Landarbeitern und Seeleuten die am Handrücken sitzenden und daselbst *mechanischen und aktinischen Reizen besonders exponierten Läsionen* im Vergleich zu beim gleichen Individuum anderweitig lokalisierten Herden *eine besonders ausgeprägte Hyperkeratose der wallartigen Rand-, bisweilen auch der zentralen Partie in Form adhärenter Hornschuppen.* Die in der Malleolargegend lokalisierten Porokeratosen weisen als Folge des durch den Stiefeldruck ausgeübten dauernden Reizes ebenfalls einige Modifikationen auf (WRIGHT). Abgesehen von einer gleichfalls stärkeren Hyperkeratose sind daselbst entzündliche Erscheinungen in Form eines rötlichen Saumes um die Wallpartie und einer bräunlichroten Verfärbung der zentralen Region zu beobachten. Diese Tatsache erheischt differentialdiagnostisch eine besondere Berücksichtigung, da sonst *entzündliche Erscheinungen nicht zu dem Bild der Porokeratosis MIBELLI gehören, ja ihm so fremd sind, daß man beim Vorhandensein derselben eher an eine andere Dermatose denken und die Porokeratose ausschließen muß.* Nur in jenen Fällen, wo die entzündlichen Erscheinungen offensichtlich durch äußere Noxen, bzw. durch die Lokalisation der betreffenden Läsionen oder durch unzweckmäßige, therapeutische Versuche erklärlich erscheinen, wird man der Diagnose Porokeratosis MIBELLI näher treten dürfen.

Die porokeratotischen Herde zeigen niemals eine Neigung zu Gruppierung. Wohl aber kann man gelegentlich eine Anordnung der Einzelläsionen innerhalb band- oder streifenförmiger Bezirke feststellen. Hierbei hat man mitunter Gelegenheit, die Konfluenz der Einzelläsionen zu großen, systematisierten, lineären Herden zu beobachten. Auch an der Mucosa kann es bisweilen zu einer lineären Anordnung einzelner Plâques kommen.

Auf einige *besonders markante Typen der systematisierten Formen* sei aufmerksam gemacht. Im Falle TRUFFIS war die Halbseitigkeit nicht absolut, denn es fanden sich auch auf anderen Körperhälfte vereinzelte, typische Herde. Bei diesen Fällen werden meist größere Hautbezirke von den porokeratotischen Läsionen überzogen (seitliche Thoraxwand in landkartenartiger Konfiguration, eine ganze Extremität in streifenartiger Anordnung). Mitunter scheinen die streifenförmigen Herde dem Verlauf bestimmter Nervengebiete zu folgen. (N. ischiadicus: CHATELLIER, PAVLOV, BAUM.) Im Gesicht wurde die lineäre Form sehr selten beobachtet (YAMADA), während an den Extremitäten die bandförmigen Herde häufiger zur Beobachtung gelangten (ARNDT, FUYIWARA, HASEGAWA, BLOCH, NICOLAU u. a.).

Verlauf. Nur sehr selten treten sämtliche Porokeratoseherde zu gleicher Zeit auf, vielmehr werden zunächst nur einige wenige Läsionen beobachtet und erst nach geraumer, nach Jahren zählender Zeit, schieben weitere Krankheitsherde nach.

In der überwältigenden Mehrzahl der Fälle ist die *Wachstumstendenz* der einzelnen Herde sehr gering. Die Beobachtung von DUCREY und RESPIGHI, wonach es innerhalb von Monaten zur Ausbildung typischer, etwa 3 Markstückgroßer Herde gekommen war, muß zu den Ausnahmen gezählt werden.

Mitunter wechseln Perioden des Stillstandes mit solchen deutlicher Ausbreitungs-tendenz ab. Louste, Thibaut und Barbier beobachteten in ihrem typischen Fall von Porokeratosis ein schnelles Wachstum zur Zeit der Pubertät.

Eine *spontane Rückbildung der Krankheitsherde* muß zu den größten Selten-heiten gerechnet werden, doch sind derartige regressive Vorgänge durch die Beobachtungen von Mibelli, Gilchrist, Ducrey-Respighi, Hodara und Schnabl sichergestellt. In diesen Fällen bildeten sich einzelne Läsionen in toto unter Verlust ihrer wallartigen Randpartie zurück, so daß schließlich eine flache, atrophische Narbe zurückblieb. Interessant ist in diesem Zusammen-hang der von Flarer an dem von Truffi 1905 beschriebenen Fall 23 Jahre später erhobene Befund: die hyperkeratotischen Veränderungen war fast dieselben geblieben, dagegen haben die atrophischen Veränderungen erheblich zugenommen und zwar war es gerade dort zu stärkeren Atrophien gekommen, wo die hyperkeratotischen Bildungen geringe Grade zeigten. Diese Inkongruenz zwischen Hyperkeratose und Atrophie deutet Flarer als Hinweis darauf, daß es sich bei der Porokeratose Mibelli nicht um einen primär keratotischen Prozeß handelt, sondern daß es sich um Grunde um eine Affektion handelt, die gleichzeitig die Vorgänge in der Epidermis und in der Cutis beeinflußt. Eine superponierte Lues II macht den Fall deswegen weiterhin bemerkens-wert, weil deren Verlauf die „Keratophilie" des betreffenden Individuums zeigt. Einzig in der Porokeratosisliteratur steht bisher der Verlauf des Wolffschen Falles da. Nach den Angaben des Kranken bildeten sich im Winter die Herde zurück bzw. verschwanden völlig, um im Sommer wieder aufzutreten. Auch an der Schleimhaut kann es offensichtlich in Ausnahmefällen zu einer Rückbildung der Herde kommen.

Subjektive Beschwerden fehlen im allgemeinen. Lediglich dort, wo die Läsionen durch ihre Lage (Malleolus) mechanischen Insulten ausgesetzt sind, kann es zu schmerzhaften Entzündungen kommen.

Die Patienten von Ducrey und Respighi klagten über ein regelmäßig in der Bettwärme sich steigerndes, unangenehmes *Hitzegefühl* in den Unterschenkeln; an den anderweitig lokalisierten Herden fehlte dieses. In manchen Fällen (Basch) kam es auch zu zeitweiligem *Jucken* im Bereich der erkrankten Stellen. Der Angabe Wendes, wonach sich an den ergriffenen Hautstellen *bei Berührung mit warmem Wasser ein flüchtiges, blasses Ödem* einstellte, läßt sich noch eine Beobachtung von Hutchins anfügen. In diesem Fall trat Jucken im Bereich der erkrankten Stellen dann ein, wenn sich der Kranke der Sonne aussetzte. Damit ist aber auch die Kasuistik über die in Gefolgschaft der Porokeratosis auftretenden, subjektiven Beschwerden erschöpft. *Als Regel darf gelten, daß die Porokeratosis Mibelli keinerlei subjektive Beschwerden auslöst.*

Beruf und Geschlecht. Angehörige der arbeitenden, ärmeren Klassen sind besonders häufig befallen, ohne daß aber die eine oder andere Beschäftigungs-art prävalieren würde. Die Erkrankten sind meist kräftige Individuen, bei denen an den inneren Organen oder am Nervensystem kein pathologischer Befund zu erheben ist. Der von Balassa mitgeteilte Befund über eine Poro-keratosis bei einem pluriglandulär insuffizienten und geistig unterentwickelten, 14jährigen Mädchen steht vereinzelt da. Die Angaben Actons über eine häufig mit der Porokeratosis vergesellschaftete Hypothyreoidose scheinen einer Nachprüfung wert. Nach Ducrey und Respighi ist vorzugsweise das männliche Geschlecht befallen, während Pasini bei einer Porokeratose-familie (von 37 Probanden 26 befallen) kein Überwiegen des männlichen Geschlechtes unter den Erkrankten fand. Nach den auf Veranlassung von Siemens durch Fulde vorgenommenen, literarisch-statistischen Untersuchungen ist *das männliche Geschlecht mehr als doppelt so häufig befallen wie das weibliche.*

Hierauf werden wir bei Besprechung des Vererbungsmodus noch zurückzukommen haben.

Geographische Verbreitung. In früheren Jahren war man der Auffassung, daß die Porokeratosis in Italien häufiger vorkäme als in anderen Ländern. Diese Ansicht muß heute als unzutreffend bezeichnet werden. *Die Porokeratosis ist ubiquitär.* So nimmt LAIN (1928) von den bisher beschriebenen, 70 Fällen allein für Amerika 20 in Anspruch. Die übrigen Fälle verteilen sich fast auf alle Kulturländer, in denen wissenschaftlich Dermatologie betrieben wird. Und zwar findet sich die Affektion nicht nur bei Angehörigen der weißen Rasse, sondern ebenso auch bei Japanern und Chinesen. (HALL, ISHIMARU, WATANABE, YANAGIHARA-SAKOMOTO, FUKAI, JANNURA, MATSUMOTO, YAMAMOTO, NAKAGAWA, MURAYAMI). Lediglich über das Vorkommen bei Negern liegen bislang keine Angaben vor.

Pathologische Anatomie und Pathogenese. Entsprechend dem je nach dem Entwicklungsstadium wechselnden, klinischen Bild der Einzelläsion variiert auch jeweils der histologische Befund. Trotzdem läßt sich ein grundsätzlich gleicher Aufbau bei den verschiedenen Entwicklungsstadien feststellen. *So entspricht in seinem pathologisch-anatomischen Prinzip die wallartige Randpartie mit ihrer cornoïden Lamelle bei einem großen, circinären Herd völlig dem Aufbau der Primärefflorescenzen mit ihrem comedoartigen Hornpfropf.* Was in dem einen Fall die in den Sulcus auf der Wallhöhe eingefalzte „cornoïde Lamelle" ist, entspricht im anderen Falle den zum Teil parakeratotischen, zum Teil hyperkeratotischen, zentralen Hornpfropf inmitten der Primärefflorescenz.

Die Schilderung des histologischen Aufbaues des porokeratotischen Herdes weicht bei den einzelnen Autoren nur unwesentlich von einander ab. Lediglich bei der Deutung der Befunde lebt die alte, schon zwischen MIBELLI und DUCREY-RESPIGHI diskutierte Streitfrage nach der den Schweißdrüsenführungsausgängen und Follikeln für die Pathogenese zukommenden Bedeutung immer wieder von neuem auf.

Zuerst seien kurz die in der Cutis anzutreffenden Verhältnisse gestreift, weil sich an die Deutung der dort zu erhebenden Befunde ein Streit darüber anschloß, ob die Porokeratosis entzündlicher oder nicht entzündlicher Genese ist. Es finden sich in der Cutis oft recht beträchtliche, teils aus lymphocytären Elementen, teils aus Mastzellen sich zusammensetzende Zellinfiltrationen. Diese Befunde haben, besonders mit Rücksicht darauf, daß sich diese Zellinfiltrationen mitunter auch schon bei den kaum stecknadelkopfgroßen Läsionen nachweisen lassen, manche Autoren zu der Auffassung von einer entzündlichen Genese der Porokeratosis MIBELLI geführt. MIBELLI, GANS, HALL u. a. halten diese Annahme für unbegründet und irrig. Die die Capillaren im Papillarkörper, die Schweißdrüsenausführungsgänge oder die Drüsenacini umscheidenden Zellinfiltrate sind in der Tat mitunter so beträchtlich, daß auf den ersten Blick das histologische Bild der aus der klinischen Beobachtung gewonnenen Auffassung von einer nichtentzündlichen Natur der Affektion zu widersprechen scheint. Insbesondere mußte hierbei die Tatsache ins Gewicht fallen, daß gerade an den Randpartien d. h. in der die Efflorescenz unmittelbar umgrenzenden und über kurz oder lang in den porokeratotischen Prozeß einbezogenen Zone, sich ebenfalls diese Infiltrate nachweisen lassen (TRUFFI). Andererseits aber fehlt bei den Primärefflorescenzen vielfach jegliche Zellinfiltration und ebenso werden diese Zellansammlungen häufig an Stellen stärkster Veränderungen vermißt. Die Zellinfiltration an den genannten Stellen ist also keineswegs ein integrierender Bestandteil des histologischen Bildes. Man betrachtet daher wohl mit Recht die *cutanen Zellinfiltrate als sekundärer Natur* und als in keinem genetischen Zusammenhang mit der Eruption der Krankheitsherde stehend, zumal ja ähnliche Befunde auch bei anderen, sicher nicht entzündlichen Keratosen angetroffen werden. Nicht zuletzt können zur Erklärung von Fall zu Fall auch exogene Momente herangezogen werden, wie z. B. mechanische und actinische Reize bei Sitz der Efflorescenzen auf dem Dorsum man. oder in der Malleolargegend. Restlos befriedigend ist diese Deutung jedoch nicht.

Bei den Initialherden, die als miliare, derbe Hornpapelchen mit oder ohne zentralem Hornpfropf imponieren, zeigt sich zunächst eine beträchtliche *Acanthose*. Diese ist bei noch jungen, morphologisch wenig differenzierten Herden hervorstechender als die Hyperkeratose. Im Bereich des sich in das Stratum spinosum einsenkenden Hornzapfens sieht man eine ausgesprochene Acanthose des Stratum spinosum, und, sofern die zentrale Hornansammlung nicht allzu tief und mächtig in das Stratum spinosum eingedrungen ist, auch eine Verbreiterung des Stratum granulosum auf 8—10 Zellreihen rings um dieselbe herum. In diesen Frühstadien hat man den Eindruck, als wenn der zentrale Hornconus die Reteleisten vor sich herschieben und weit gegen die Cutis vortreiben würde.

Das *Stratum lucidum* zeigt ein verschiedenes Verhalten: entweder entzieht es sich völlig der Beobachtung oder es ist als schmaler Saum eben angedeutet (FUJIWARA). Demgegenüber spricht PAVLOV der Hyperplasie des Stratum lucidum für die Pathogenese der Porokeratosis MIBELLI eine wichtige Rolle zu und schlägt zur besseren Kennzeichnung die MARTINOTTIsche Bezeichnung „Hypereleïdosis excentrica atrophicans" vor. Mit dieser Auffassung stehen die beiden genannten Autoren so ziemlich allein da. In der Regel läßt sich bei der Zerlegung des Biopsiematerials in Serienschnitte die Beziehung der Hornpfropfbildung zu einem Schweißdrüsenausführungsgang oder auch zu einem Follikel nachweisen. Dieser Modus wurde wenigstens von der überwiegenden Mehrzahl der Beobachter gefunden.

Entweder ist der *Hornconus* pflockartig in den trichter- oder ampullenartig erweiterten Porus eingefügt oder man erkennt an schräg getroffenen Teilen des epidermalen Schweißdrüsenausführungsganges im unteren Bereich der vordringenden Hornmasse deren gegenseitige räumliche Beziehung. Die als runde oder ovale Gebilde imponierenden Schrägschnitte zeigen dann meist einen aus unvollständig verhornten Epidermiszellen bestehenden Inhalt. Bei den Herden, bei denen die Hornflockbildung noch nicht allzu mächtig geworden ist, sieht man eine vorwiegend konzentrische Schichtung der Lamellen mit einem zentralen, parakeratotischen Anteil. Nicht immer zeigt das freie Ende des Hornconus die von MIBELLI beschriebene, die Oberfläche des Stratum corneum überragende federbuschartige Aufsplitterung; vielfach endet er auf gleicher Höhe mit der Hautoberfläche (WRIGHT). Auf Grund seiner Schichtung und seines tinktoriellen Verhaltens hebt sich der zentrale Hornpfropf im histologischen Schnitt deutlich von dem übrigen Stratum corneum ab.

Die Frage, ob die Keratose von dem epidermalen Anteil des Schweißdrüsenausführungsganges ihren Ausgang nimmt oder nicht, läßt sich definitiv schwer entscheiden. Der Forderung, daß zur Basis einer diese alte Streitfrage betreffenden Diskussion das Ergebnis von Serienschnittuntersuchungen an Initialefflorescenzen zu machen ist, wurde nicht immer Rechnung getragen. Immerhin kann an der Tatsache, daß in einer Reihe sorgfältiger Untersuchungen keinerlei Beziehungen der „poralen Keratose" zu dem Schweißdrüsenpori gefunden wurden, nicht vorübergegangen werden. Sowohl diese Tatsache, wie auch das Vorkommen porokeratotischer Läsionen an der Mucosa als einem schweißdrüsenfreien Terrain, veranlassen eine ganze Anzahl von Autoren (RESPIGHI, YANAGIHARA-SAKAMOTO, TAMURA, NAKAGAWA, MATSUMOTO, FUKAI u. a.) die von MIBELLI inaugurierte Auffassung der Affektion als eine primär porale Keratose abzulehnen. *Nach Ansicht dieser Untersucher wäre die Porokeratosis* MIBELLI *als eine von den Schweißdrüsenpori primär unabhängige, kerato-atrophische Affektion von exzentrischer Wachstumstendenz aufzufassen.* Die charakteristischen Merkmale wie zentraler Hornkegel und cornoïde Lamelle wären demnach Ausdruck einer durch die Terraineigentümlichkeiten (Vorhandensein von an und für sich bei keratotischen Veränderungen zur vermehrten Anbildung von Hornsubstanz neigende Follikeltrichter und Schweißdrüsenpori) bedingen Morphogenese. Entsprechend dem klinischen Befund ist das den Hornconus umgreifende Stratum corneum in einer schmalen oder wallartigen Zone verdickt. Unterhalb dieser wandständigen Hyperkeratose ist das Stratum spinosum und Stratum granulosum hyperplastisch. Haben wir es klinisch mit einer etwas älteren Hornpapel zu tun, bei der im Zentrum noch der Hornpfropf enthalten ist, so ist durch dessen Persistenz, bzw. dessen Vordringen gegen die Tiefe, das histologische Bild etwas modifiziert. Im Schnitt sieht man, daß der zentrale Hornkegel an seinem unteren

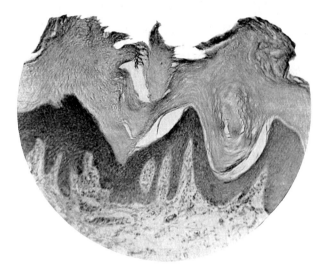

Abb. 68. Porokeratosis MIBELLI; wallartige Randpartie mit cornoider Lamelle.

Ende von der Cutis-Epidermisgrenze nur durch wenige Zellagen getrennt ist. An Stelle der bei beginnender Hornpfropfbildung zu beobachtenden, mächtigen Acanthose des Stratum spinosum sieht man jetzt dasselbe auf wenige Zellagen reduziert. Auch das Stratum granulosum bietet nun ein anderes Bild. Während anfänglich der Hornpfropf durch eine mehrschichtige Granulosis von den tieferen Schichten der Epidermis getrennt war, sieht man bei stärker entwickelter Hornpfropfbildung das Stratum granulosum nur noch an der Umbiegestelle mehrschichtig, d. h. dort, wo der zur Hautoberfläche parallele Verlauf desselben durch den eingestülpten Hornconus nach unten abgedrängt wird. Im mittleren Drittel des Hornzapfens besteht die Granulosis gewöhnlich nur mehr aus ein bis zwei Zellagen, um im unteren Drittel schließlich völlig zu fehlen. Das Stratum cylindricum bleibt hierbei unverändert. Das Vortreiben der Reteleisten bedingt eine Verschmälerung und Ausziehung der Papillarleisten.

Der *Hornconus* selbst erleidet bei seinem Größerwerden ebenfalls Veränderungen. Besonders augenfällig sind diese hinsichtlich seiner Schichtung und seiner Beziehungen zu den ihn umgebenden Stratum corneum. Entsprechend der bei den größeren Exemplaren selten zu vermissenden, federbuschartigen Aufsplitterung des freien Endes zeigen die obersten, keratotischen Lamellen eine mehr parallele und konkav nach oben gestellte Lagerung, einem Satz aufeinandergestellter, tiefer Teller vergleichbar. Das obere Drittel des Hornkegels hat mit dem ihn einfassenden, hypertrophischen Stratum corneum den Zusammenhang verloren. Im senkrechten Schnitt gibt sich dies als schmaler Spalt kund. Etwa im mittleren Drittel des Hornkegels verschmelzen sich wieder die parallelen Züge des Stratum corneum mit den äußeren Lamellen des Hornpfropfes.

In *den tieferen Schichten der Cutis* lassen sich, wenn auch nicht regelmäßig, so doch häufig *Veränderungen an den Ausführungsgängen und Acini der Schweißdrüsen* nachweisen. Bei noch jungen, wenig differenzierten Efflorescenzen sieht man unterhalb des poralen Hornconus den Ausführungsgang erweitert und von einer Zellinfiltration wechselnder Stärke umgeben. Die Drüsenacini selbst erscheinen noch wenig verändert; hier und da glaubte man auf dieser Entwicklungsstufe eine Erweiterung an ihnen feststellen zu können.

Wenn einzelne Autoren wie Truffi u. a. keine Schweißdrüsenausführungsgänge im Bereich der miliaren Primärefflorescenzen fanden, so spricht dies nach Mibellis Ansicht nicht gegen deren Mitbeteiligung an dem pathologischen Verhornungsvorgang, da es offensichtlich schon frühzeitig zu einer Atrophie und Verödung der Drüsenelemente unter dem Druck der zapfenartig vordringenden Hornansammlung kommen kann. In der Tat läßt sich speziell an älteren Herden eine Wucherung, bzw. ein größerer Zellreichtum im Bereich des in der Cutis verlaufenden Drüsenausführungsganges feststellen. Das Epithel der Acini scheint abgeplattet; hier und da lassen sich Acini beobachten, die mehr oder minder der Atrophie verfallen. Ganz analoge Bilder lassen sich auch an den *Haarfollikeln und deren drüsigen Anhangsgebilden* feststellen (Wright). Von manchen Autoren (Yanagihara-Sakumoto u. a.) wird überdies betont, daß die Hyperkeratose der Follikelmündungen jene der Schweißdrüsenpori übertrifft. Ein besonderes Interesse für die Erörterung pathogenetischer Fragen dürfen die jüngst von Hall erhobenen Befunde über Veränderungen an den Schweißdrüsenpori außerhalb der kleinen Efflorescenzen, jedoch in deren unmittelbarsten, makroskopisch intakten Umgebung für sich beanspruchen. Die Schweißdrüsenpori insbesonders, weniger die Follikelmündungen, wurden daselbst in ihrem epidermalen Anteil mit parakeratotischen Zellmassen angeschichtet gefunden. Hall glaubt, hierin die ersten, überhaupt wahrnehmbaren Veränderungen des zu dem Krankheitsbild der Porokeratosis führenden Prozesses vor sich zu haben. In dieser Feststellung liegt zugleich eine Erklärung für die exzentrische und zentrifugale Ausbreitung des Einzelherdes unter Beibehaltung der so überaus charakteristischen Morphe. Auf diesen von Hall besonders hervorgehobenen Befund machte überdies schon Mibelli in einer kurzen, wenig beachteten Mitteilung im Jahre 1899 aufmerksam. Wir selbst konnten die Befunde Halls an Hand einer nochmaligen Durchsicht der histologischen Präparate des von Bruck und Hirsch veröffentlichten Falles bestätigen.

Nach Ausfallen des zentralen Hornconus sieht man den Grund der mehr oder minder tiefen, kraterförmigen Einsenkung mit einer teils para-, teils hyperkeratotischen Schuppe bedeckt. Prinzipiell den gleichen histologischen Aufbau sehen wir auch bei jenen warzenartigen Herden, die als Variante des klinischen Bildes beschrieben wurden.

Bei den *flächenhaften, vollentwickelten Herden,* ganz gleich, ob dieselben landkarten- oder bandförmig größere Hautbezirke befallen haben oder nur wenige Millimeter im Durchmesser aufweisen, entspricht das klinisch so charakteristische Bild einem ebenso prägnanten, histologischen Befund.

Die *auf der Höhe des peripheren Hornwalles eingelassene „cornoïde"* Lamelle umkreist, wie man sich auf Horizontalschnitten überzeugen kann, ebenso wie der Wall selbst, kontinuierlich den ganzen Herd. Nur in Ausnahmefällen findet hier und da eine Unterbrechung durch massive Hornkegelchen statt. Im senkrechten Schnitt zeigt die Hornlamelle, der MIBELLI wegen ihrer atypischen, unvollständigen Verhornung den Beinamen „*cornoïd"* gab, die Gestalt eines von oben nach unten senkrecht in den Hornwall eingelassenen und sich tief in das acanthotische Stratum spinosum einstülpenden, konischen Zapfens (siehe Abb. 68). *Es wiederholt sich in dem konischen Aufbau der Randpartie größerer Herde also grundsätzlich das gleiche Bild, wie es die Primärefflorescenz bot.* MIBELLI selbst kennzeichnet die histologischen Verhältnisse folgendermaßen: „Die Achse des Conus (d. h. Hornwalles) wird von einem breiten Streifen hornähnlicher („cornoïder") Masse durchzogen, welcher sich bis zu der kraterförmigen Öffnung erstreckt, ja bisweilen wie ein Kamm über dieselbe hinausragt. Dieser cornoïde Streifen bleibt stets von dem Horngewebe, welches es durchdrängt, deutlich unterscheidbar". In Schnitten, welche mitten durch die untere Hälfte des Conus gelegt sind, „bemerkt man nun einen Schweißdrüsenausführungsgang, welche in den unteren Pol des Conus einmündet; von diesem Ausführungsgang nun nimmt der cornoïde Streifen seinen Ursprung".

Das *flächenhafte Zentrum* zeigt entweder ähnliche Verhältnisse, wie sie schon bei den warzenähnlichen Herden beschrieben wurden, d. h. vereinzelte Hornzapfen und Hornplatten, oder aber — und dies ist die Regel — als Endstadium des Prozesses atrophische Veränderungen.

Im erstgenannten Fall kann die Acanthose oder die Hyperkeratose überwiegen. Man sieht in die Cutis vorspringende, massive Reteleisten und dementsprechend dünnausgezogene Papillen, darüber ein mehr oder minder hypertrophisches, hier und da Hornzapfen- oder -platten aufweisendes Stratum corneum. Weitaus häufiger wird man jedoch *atrophische* Veränderungen innerhalb des hornwallumfriedeten Bezirkes feststellen können. Die Schweißdrüsenausführungsgänge sind entweder obliteriert oder eben noch als solche erkennbar. Ihre epitheliale Wandauskleidung erscheint abgeplattet. *Zu einem völligen Schwund der Knäueldrüsen kommt es dagegen nur in den seltensten Fällen; ja es darf als Regel gelten, daß sich hier und da völlig normal aussehende Schweißdrüsen und Schweißdrüsenausführungsgänge neben sichtlich die Atrophie anheimfallenden Drüsenelementen nachweisen lassen.* Ganz das gleiche Verhalten zeigen die Haare und ihre drüsigen Anhanggebilde. HALL schloß aus seinen histologischen Untersuchungen, daß die tief liegenden Haarbulbi und Schweißdrüsenacini sich länger als die Lanugohaare mit ihrem Talgdrüsenanhang erhalten. Die ganze wallumrandete Zentralzone erscheint entsprechend dem klinischen Befund eingesunken und tiefer als das Niveau der umgebenden gesunden Haut liegend. Wo das Gegenteil der Fall zu sein scheint, so ist dies auf die besonders ausgeprägte Hyperkeratose zurückzuführen. Meist sind die Reteleisten im Vergleich zu jenen der gesunden Umgebung im Zentrum weniger stark ausgeprägt. Demzufolge verläuft die Epidermis-Cutisgrenze flach wellenförmig. In der Cutis lassen sich an den Schweißdrüsen mitunter mehr oder minder augenfällige Veränderungen wahrnehmen. Die sekretorischen Teile sind mit einem auffällig niedrigem Epithel ausgekleidet und bisweilen cystisch erweitert. Neben den der Atrophie anheimfallenden Anhangsgebilden finden sich im Bereich des atrophischen Zentrums stellenweise völlig intakte Schweißdrüsen und Haarfollikel. *Durch das Erhaltenbleiben von Schweißdrüsen und Haarfollikeln innerhalb der wallartigen Zone sind die anatomischen Vorbedingungen für das Zustandekommen der bei der Beschreibung des klinischen Bildes erwähnten, ringförmigen oder circinären Herde innerhalb der zentralen Fläche der Porokeratoseherde gegeben.*

Auf die an den *Schleimhautherden* zu findenden *histologischen Veränderungen* sei nur soweit eingegangen, als sich durch die Terraineigentümlichkeiten bedingte Unterschiede ergeben.

Ducrey und Respighi fanden eine ausgesprochene Acanthose, die scharf auf den linsengroßen Bezirk des Plâques beschränkt war. Das Stratum granulosum verhielt sich wechselnd; in einem Falle fehlte es völlig, während es in anderen teils auf eine Zellage reduziert, teils auf drei bis vier Zellagen verdickt war. Die obersten Zellschichten vom Stratum granulosum bis zur Oberfläche erschienen leicht granuliert und hoben sich flach polsterförmig über das Niveau der Umgebung. Hinsichtlich des besonders interessierenden Verhaltens der Schleimdrüsen ist die Feststellung bemerkenswert, daß *nirgends eine Obturation oder Obliteration des Ausführungsganges oder sonstige Anzeichen einer Alteration des Drüsenkörpers festzustellen waren.* Nur einmal konnte eine leichte Zellinfiltration im Bereich eines Ausführungsganges beobachtet werden. Yamada beschreibt ganz analog den an Herden der äußeren Haut zu erhebenden Befunden Rundzelleninfiltrate und eine Verdichtung des Bindegewebes in der Cutis.

Pathogenese. Bei der Diskussion pathogenetischer Fragen nimmt die alte Streitfrage, ob die klinisch und anatomisch so prägnante Verhornungsanomalie an die Schweißdrüsenpori gebunden sei oder nicht, noch immer einen breiten Raum ein. Es darf heute als feststehend betrachtet werden, daß die initialen Veränderungen nicht ausschließlich an den Schweißpori, sondern ebenso gut, wenn auch seltener, an den Follikelmündungen festzustellen sind. Ducrey und Respighi lehnen auf Grund der an Mucosaherden erhobenen Befunde die Mibellische Ansicht ab, wonach die Affektion als eine von den Schweißdrüsenpori ausgehende Verhornungsanomalie zu betrachten ist. In gleichem Sinne äußern sich in neuerer Zeit Cormac, Pellier und die Mehrzahl der japanischen Autoren. Wright führt als Argument gegen die Mibellische Ansicht die Beobachtung ins Feld, daß nach oberflächlicher Kurettage, wobei die Schweißdrüsenpori entfernt werden, Rezidive am gleichen Ort auftreten, dagegen bei tiefer Excision ausbleiben. Letzteres ist aber keineswegs immer der Fall; auch nach gründlicher Excision treten in der Narbe, bzw. in deren unmittelbarer Umgebung Rezidive auf (C. Schumacher). Die Wrightsche Beweisführung ist keineswegs zwingend, da man nach den Untersuchungen von Hall mit der Wahrscheinlichkeit zu rechnen hat, daß das Rezidiv von der zwar makroskopisch intakten, mikroskopisch jedoch nachweislich bereits veränderten Umgebung seinen Ausgang nimmt.

Den Ausgangspunkt der pathogenetischen Betrachtungsweise bildet die am frühesten nachweisbare Veränderung und diese ist eine *Acanthose.* Bei der Frage, ob diese primärer Natur ist, wird der häufig zu erhebende Befund über die cutanen Zellinfiltrate in die Debatte geworfen. Allgemein vertritt man heute die Ansicht, daß bei der Rekonstruktion des pathologischen Vorganges aus den einzelnen, jeweils verschiedene Ausschnitte aus dem Entwicklungsgang der Dermatose darstellenden Bildern diesen Zellinfiltrationen keine allzugroße Bedeutung zugemessen werden darf. Einerseits sind sie ein inkonstantes Begleitsymptom der Mibellischen Porokeratose und andererseits finden wir dieselben auch bei Keratosen sicher nicht entzündlicher Genese (Ichthyosis) in oft recht ausgeprägtem Maße.

Das Ergriffensein der Schweißdrüsenausführungsgänge und Follikelmündungen stellen ebenso wie die Bildung von Hornpfröpfen bei einem keratotischen Prozeß kein spezifisch-nosologisches Symptom dar. Es ist bekannt, daß Drüsenausführungsgänge- und Follikeltrichter mit Vorliebe Ausgangspunkt und Sitz von Epithelproliferationen sind (Hallopeau).

Wir vermögen zwar zu verstehen, daß die ursprüngliche Acanthosis nach der Ausbildung des Hornconus und dessen Vordringen gegen die Epidermis-Cutis-grenze von einer Reduktion des Stratum spinosum auf wenige Zellagen abgelöst wird, wir begreifen auch die Bildung der kontinuierlichen, cornoïden Hornlamelle auf Grund der HALLschen Befunde, dagegen müssen wir uns gestehen, daß *auf die Frage nach den die Morphogenese bestimmenden Gesetzen keine auch nur einigermaßen befriedigende Antwort zu geben ist.* Auf Grund der noch zu erörternden, klinisch-anamnestischen Daten dürfen wir die Porokeratosis wohl als eine keim-plasmatisch bedingte Entwicklungsstörung der Epidermis im Gebiet der Ver-hornung auffassen; darüber hinausgehende pathogenetische und ätiologische Erörterungen sind rein spekulativer Natur.

Die Entwicklung vom miliaren Hornkegel bis zur vollausgebildeten, flächen-haften, hornwallumrandeten Läsion stellen sich die Anhänger der von MIBELLI inaugurierten Auffassung folgendermaßen vor: Durch die nach oder gleichzeitig mit der Acanthose einsetzende Hyperkeratose findet eine mechanische Obturation am Porus oder Follikelmündung statt. Als deren Folge ist eine Erweiterung des Drüsenausführungsganges zu beobachten. Der sezernierende Anteil der Drüse ist bestrebt, den durch den eindringenden Hornconus bedingten Verschluß zu überwinden. Die im oberen Teil des Ausführungsganges dicht unterhalb des Hornconus anzutreffenden, unvollständig keratinisierten Epithelzellen werden als Ausdruck teils einer erhöhten Funktion des sezernierenden Drüsenanteils, teils als von der epithelialen Wandauskleidung des Ausführungsganges stammende Proliferationsprodukte aufgefaßt. Schließlich kommt es unter Abplattung ihrer Epithelien zu einer cystischen Erweiterung auch der Acini selbst. Eine gleich-zeitig einsetzende Proliferation und Sklerosierung des peritubulären Binde-gewebes führt schließlich zu einer völligen Atrophie der Drüsen. Diese Vorgänge sind nicht an allen drüsigen Elementen eines Herdes zu beobachten, sondern nur an einem Teil derselben.

Für das Zustandekommen der in geschlossener Linie den Herd umkreisenden cornoïden Lamelle geben die Befunde über die Hornzapfenbildung im Bereich der ,,äußeren Grabenstreiche'' einige Anhaltspunkte. Die zentrifugale Aus-breitungstendenz erklärt sich aus der Tatsache, daß die primäre Läsion zunächst auf *einen* oder zwei Schweißdrüsenpori oder Follikeltrichter beschränkt ist und von einer ringförmigen Hyperkeratose umkreist wird, in deren Bereich sich, ebenfalls in kreisförmiger Anordnung, die gleichen Veränderungen wie an der zentralen Schweißdrüsenöffnung oder Follikeltrichter mikroskopisch bereits zu einer Zeit beobachten lassen, wo makroskopisch noch nichts von einer Hornconusbildung in diesem Bezirk zu sehen ist. Die Hornconi stehen also in einer mehr oder minder ausgesprochen kreisförmigen Anordnung um den zentralen Hornconus angeordnet. *Durch Verschmelzen der Einzelconi kommt es zu der Bildung der cornoïden Lamelle.* Dieses Entstehen der cornoïden Lamelle aus den einzelnen, kreisförmig angeordneten Coni läßt sich sowohl histologisch am senkrechten Schnitt aus dem geweblichen Aufbau der Lamelle, der in allen Einzelheiten dem des Einzelconus entspricht, verfolgen, als auch aus der Tatsache ableiten, daß daß gelegentlich die Verschmelzung der Einzelconi zu der zusammenhängenden Lamelle keine vollkommene ist und in ihrem Verlauf hier und da noch einzelne Hornzapfen erkennbar bleiben. Schließlich widerfährt der cornoïden Lamelle das gleiche Schicksal wie dem zentralen Einzelconus. Durch das peripherische Vorwärtsschreiten der Acanthose und Hyperkeratose parallel zu der ersten cornoïden Lamelle rückt die kammartige Leiste dem Zentrum des Herdes näher, um schließlich völlig in deren Bereich zu fallen. In diesem Entwicklungsgang liegt auch die Erklärung für die Tatsache, daß die äußere Fläche der cornoïden Lamelle sich leichter von der vorderen Grabenwand löst als von der hinteren.

Ätiologie. Die verschiedenen, über die Ätiologie geäußerten Ansichten entbehren *alle einer Begründung* und bedürfen nurmehr aus historischen Gründen einer Erwähnung. Respighi dachte zunächst an eine parasitäre Ursache, während Tommasoli in der Porokeratose den Ausdruck einer Autointoxikation sah. Später gab jedoch Respighi in Anbetracht der völlig negativen Ergebnisse von auf den Nachweis einer parasitären Ätiologie gerichteten Versuchen diese Ansicht auf. Tommasolis Ansicht von einer autotoxischen Genese der Porokeratosis hatte von vornherein wenig Wahrscheinlichkeit für sich. Majocchi faßte die Porokeratosis als eine Abart der Ichthyosis auf, bei welcher zapfenartige Hyperkeratosen in die Schweißdrüsenpori eindringen (s. auch Giovanni). Die Versuche Wendes, wonach von 30 Inokulationen es in einem Falle tatsächlich gelang, nach Einreiben pulverisierter, von einem Porokeratoseherd stammender Hornschicht bei einem behafteten Individuum typische Läsionen zu provozieren, frappierten auf den ersten Blick und schienen für die von Respighi vertretene und dann wieder von ihm verlassene, parasitäre Genese zu sprechen. Dieses an sich interessante Versuchsergebnis ist aber in Wirklichkeit wohl ein schönes *Beispiel des isomorphen Reizeffektes,* nicht aber ein Beweis für die infektiös-parasitäre Genese der Porokeratose. Überdies wurde bisher in keinem Falle eine Übertragung der Porokeratose zwischen Ehegatten beobachtet (Bruck und Hirsch). Als ungeklärt muß auch heute noch die Beobachtung Ducreys gelten, wonach zwei Brüder an Porokeratose erkrankten, in deren Familie sonst keine Porokeratosebehafteten vorkamen und die aber von der gleichen Amme, deren Kinder ebenso wie sie selbst an Porokeratose litten, genährt wurden (Konduktoren?). Auch die Autopsie einer mit Porokeratosis behafteten Patientin (Himmel) ergab keinerlei Anhaltspunkte für die Ätiologie der Porokeratose. Lediglich zwei Tatsachen geben für die Klassifizierung der Porokeratosis Mibelli nach ätiologisch-pathogenetischen Gesichtspunkten einen Fingerzweig. Einmal das bereits kurz erwähnte *familiäre Auftreten* und zum anderen das *Vorkommen von solitären, in Lokalisation und Systematisierung den Naevi gleichenden Fällen.*

Vererbung. Fulde hat in einer die Literatur bis 1923 berücksichtigenden, literarisch-statistischen Studie die Erblichkeitsverhältnisse auf Veranlassung von H. W. Siemens eingehend untersucht. Von den 57 Fällen waren nur 33 für eine Berücksichtigung geeignet, d. h. mit genügender Familienanamnese versehen und in ihrer Diagnose gesichert. Von diesen waren einwandfrei familiär 14 Fälle und solitär 18 Fälle. *Hierbei mußte es auffallen, daß gerade die halbseitigen und linear systematisierten Fälle zu den solitären gehörten, oder daß, wenn sie familiär auftraten, bei ihnen zwar die Porokeratose, nicht aber die Systematisierung erblich ist.* Analoge Verhältnisse liegen, wie Siemens hierzu bemerkt, bei den bisher bekannt gewordenen 8 systematisierten Darier-Fällen und ferner noch bei der Keratosis palm. et plant. (Gassmann) vor. Nicht unerwähnt darf bleiben, daß bisher noch in keinem Fall von Porokeratosis über Consanguinität der Eltern berichtet wird. Konduktoren wurden bisher nur in einem Falle (Fam. Bia. Ducrey und Respighi 1898) beobachtet. Die Fälle, bei denen das Leiden bei Kindern sicher gesunder Eltern auftritt, sind selten (Respighi Fall 4 und 5, Reisner, Scaduto, Kullack).

In den familiären Fällen tritt die Porokeratosis Mibelli als eine dominante Erbkrankheit auf. Die Dominanz ist jedoch offensichtlich unregelmäßig. Das Verhältnis der Kranken zu den Gesunden beträgt 50 : 89. Hieraus folgert Fulde, daß etwa nur bei der Hälfte der idiotypisch Behafteten das Leiden manifest wird. Dieser Satz bedarf einer Einschränkung insofern, als zur Zeit der Beobachtung bei einer Anzahl von Probanden in Anbetracht der großen Manifestationsbreite noch mit dem Auftreten der Porokeratotis gerechnet werden muß.

Das Überwiegen des männlichen Geschlechtes wird unter Zugrundelegung des von Fulde gesichteten Materials durch das Verhältnis 88 : 35 gekennzeichnet. *Sowohl bei den familiären, wie bei den solitären Fällen ist das männliche Geschlecht gegenüber dem weiblichen doppelt so häufig befallen.*

Die halbseitig lokalisierten, streifenförmig systematisierten und uniloculären Fälle treten nur selten familiär auf. In jenen Fällen jedoch, wo mehrere Familienmitglieder mit Porokeratose behaftet waren und sich hierunter auch systematisierte Formen vorfanden, erwies sich nach Fulde wohl die Porokeratose, nicht aber die Systematisierung als erblich. Demgegenüber macht Hall geltend, daß sich innerhalb einer Familie doch eine gewisse Monotonie in der Erscheinungsform der porokeratotischen Läsionen beobachten läßt, also die Fuldesche Annahme von der Nichtvererbbarkeit des Typus wohl nicht ganz zutrifft. So wiesen z. B. die Gilchristschen Fälle alle den gleichen Typus mit vorwiegender Lokalisation im Gesicht auf. Ebenso neigten die Ducreyschen Fälle innerhalb der gleichen Familie zur Typisierung. Yamamota beobachtete bei Vater und Sohn ganz ähnliche Läsionen an Penis und Zunge, ebenso ähnelten sich bei den von Hall beschriebenen zwei Brüdern die Efflorescenzen in Sitz und Form sehr weitgehend.

Der von Hall gegenüber Fulde erhobene Einwand trifft jedoch gar nicht die von letzterem über die Vererbung des systematisierten Typus geäußerten Ansichten. Lediglich die beiden Fälle von Maki (systematisierte Form bei zwei Brüdern) könnten, wenn man hierbei die Diagnose Porokeratosis gelten lassen will, als Argument gegen die Ansicht Fuldes angeführt werden.

Vielfach war man geneigt, die solitären, halbseitig lokalisierten, systematisierten Formen von der eigentliche Porokeratose abzutrennen und sie als Naevi keratodes im engeren Sinne aufzufassen. Zweifelsohne sind einige Fälle ohne zwingenden Grund als Porokeratosis Mibelli bezeichnet worden, die wegen ihrer geringen morphologischen Differenzierung ebensogut als Naevi keratodes hätten bezeichnet werden können. *Gelegentliche Grübchenbildung oder das Vorkommen kleiner Hornconi berechtigen noch nicht, von einer Porokeratosis Mibelli zu sprechen.* Andererseits aber weisen die systematisierten oder streng halbseitig lokalisierten Formen eine so charakteristische Prägung sowohl klinisch-morphologisch, wie auch anatomisch auf, daß keine Veranlassung besteht, sie von der eigentlichen Porokeratose abzutrennen und sie als Naevi keratodes im *engeren* Sinn zu bezeichnen. Die Mehrzahl der Autoren fast heute die Porokeratosis Mibelli als eine naevoide, kerato-atrophische Affektion auf und schließt sich damit der bereits von Mibelli geäußerten Ansicht an.

Prognose, Komplikationen, bzw. Vergesellschaftung mit anderen Erkrankungen. Quoad vitam ist die Porokeratosis für den Träger eine belanglose Affektion. Nur in den seltensten Fällen nimmt die Hyperkeratose solche Grade an, daß sie, ähnlich wie bei der Schwielenbildung, den Behafteten bei der Ausübung seiner beruflichen Obliegenheiten hindert. Die Aussichten quoad sanationem dagegen sind als schlecht zu bezeichnen, solange nicht die jüngst von Acton mitgeteilten, überraschenden Erfolge nach Zufuhr von Thyreoideaextrakt auch von anderer Seite bestätigt werden. Von einer malignen Entartung (Epitheliom auf dem Boden einer porokeratotischen Läsion) wurde mit Ausnahme einer einzigen, überdies in ihrer Diagnose nicht einwandfrei gesicherten Beobachtung Lombardos bisher nichts berichtet. An und für sich wäre ja diese Tatsache nicht sehr erstaunlich. Die Koinzidenz der Porokeratosis mit einer Keratodermia punctata palm. et plant. (Bejarano) stünde vereinzelt da, wenn man nicht wohl zwangloser die Keratodermie auch als Manifestation der Porokeratosis auffassen will, zumal eine Lokalisation letzterer an der Palma und Planta gar nicht zu selten zu beobachten ist. Auf jeden Fall muß man der Ansicht letztgenannten Autors widersprechen, wenn er meint, daß die Vererbbarkeit der Porokeratosis und die Nichtvererbbarkeit der Keratodermie ein Beweis für die Dualität beider Prozesse in dem genannten Fall darstellt. Immerhin könnte diese Beobachtung als eine Stütze für die von ihm und Fulde vertretene Ansicht über die Nichtvererbbarkeit des Manifestationstypus verwertet werden. Sonstige krankhafte Prozesse finden sich nur intercurrent und in keinerlei Beziehung zur Porokeratose. Dies gilt insbesonders, mit Ausnahme der Fälle von Bejarano (pluriglanduläre Insuffizienz) und Acton (Hyperthyreoidismus) für endokrine Störungen, auf deren pathognomonische Bedeutung im Rahmen keimplasmatisch bedingter Dermatosen wir bereits eingangs hinwiesen.

Diagnose. Die Diagnose der Porokeratose Mibelli ist in den typischen Fällen leicht. Sie kann kaum verfehlt werden, wenn man sich an die klassische Schilderung Mibellis hält und derjenige wird sie mit Sicherheit stellen, der je auch nur *einen* typischen Fall gesehen hat.

Manche Autoren halten die Porokeratosis nicht für ein selbständiges Krankheitsbild, sondern für eine Variante des Lichen ruber planus (Du Castel und Lenglet, Wright). Man wird Brocq zustimmen müssen, wenn er behauptet, daß bei einer Anzahl von meist solitären Porokeratosisfällen die Diagnose *Lichen planus anularis s. circinatus* ernstlich in Erwägung zu ziehen ist. Dies trifft besonders für jene seltenen Fälle von Porokeratosis Mibelli zu, bei denen die wallartige Randpartie eine charakteristische Morphe vermissen läßt, also entweder den Herd nicht kontinuierlich umkreist oder durch regressive Vorgänge verändert ist. Das gleichzeitige Vorhandensein von Schleimhautherden erleichtert eher die Diagnose, als daß sie sie erschwert, obwohl bei beiden Dermatosen Veränderungen an der Mucosa vorkommen. Wichtig hierbei ist, die Lokalisation zu beobachten. Am Zungenrücken können sich auch Lichen planus-Herde vorfinden; so gut wie nie jedoch sind daselbst Porokeratoseplâques anzutreffen. Letztere bevorzugen, abgesehen von der gemeinsamen Lokalisation an der Buccalschleimhaut, das Gaumendach und an der Zunge die seitlichen und unteren Flächen. Außerdem haben die Porokeratoseherde auch an der Schleimhaut eine recht charakteristische, anuläre oder circinäre Form mit einem opaken Zentrum und einer wohldifferenzierten Randpartie.

Bei der *Pityriasis rubra pilaris,* als deren Variante Ravolgi-Wright u. a. die Porokeratosis Mibelli ansehen, sind zwar auch die Schweißdrüsenporen und Follikeltrichter in den Krankheitsprozeß mit einbezogen, dies ist aber auch die einzige Ähnlichkeit. Im übrigen sind Symptomatologie und Histopathologie beider Affektionen hinlänglich verschieden, um eine Identifizierung oder Annäherung beider Affektionen indiskutabel erscheinen zu lassen. Auch die Mantouxsche Porokeratosis papillomatosa palm. et plant. weist trotz der klinisch und histologisch nachweisbaren Hornpfropfbildung und der Einbeziehung der Schweißdrüsen in den pathologischen Vorgang genügend prägnante Unterschiede auf, um diese auch von den Initialstadien der Porokeratosis Mibelli unschwer abgrenzen zu können.

Das gleiche gilt für die übrigen, mit poralen Einsenkungen und Hornpfropfbildung einhergehenden *palmaren und plantaren Keratodermien.* Bei den weniger typischen Palmo-Plantarkeratodermien, welche neben streifenförmiger Anordnung mehr oder minder ausgeprägten, mitunter konfluierende Grübchenbildungen aufweisen oder den diffusen, mit zahlreichen Grübchen durchsetzten Palmarkeratosen können allerdings, wie die Diskussion über einen von H. Müller auf dem 14. Deutschen Dermatologen-Kongreß vorgestellten Fall lehrt, erhebliche, diagnostische Unsicherheiten entstehen. Die von Vörner beschriebene *Helodermia annularis* ist, wie schon mehrfach betont, kein selbständiges Krankheitsbild; die Beschreibung der unter diesen Namen zusammengefaßten Keratosen legt besonders für Fall 4 (VÖRNER) den Gedanken nahe, daß es sich hierbei um eine Porokeratosis MIBELLI handelt. In dieser Meinung bestärkt das Fehlen einer differential-diagnostischen Abgrenzung gegenüber der Porokeratosis MIBELLI.

Nicht zuletzt werden manche *lineären, keratotischen Naevi* zu Unrecht mit dem Namen Porokeratosis MIBELLI belegt. Wenn auch die Ansicht von der Naevusnatur der Porokeratosis MIBELLI begründet ist und sich allgemein Geltung verschafft hat, so muß doch andererseits daran festgehalten werden, daß nicht, wie WISE vorschlägt, jeder keratotische, band- oder linienförmig angeordnete und eine zentrale flächenhafte Einsenkung aufweisende Naevus die Bezeichnung Porokeratosis MIBELLI verdient, vielmehr diese nur auf jene Fälle anzuwenden ist, welche in der von MIBELLI beschriebenen Weise differenziert sind.

Therapie. Im allgemeinen gilt die Porokeratosis als eine therapeutisch gar nicht oder nur vorübergehend zu beeinflussende Erkrankung. Röntgen- und Radiumbestrahlungen erwiesen sich ebenso unwirksam wie Kohlensäure-schneeanwendung, Kaustik und Ätzungen. Am ehesten darf man sich von der *Elektrokoagulation* (Kaltkaustik) einen Erfolg versprechen (PESANO und BASAMBRIO).

Von chirurgischen Maßnahmen hat sich eine Curettage als zwecklos erwiesen, da alsbald an den exocochleïerten Stellen erneut Herde auftreten. Ebenso zeitigt, wie die Beobachtung von C. SCHUMACHER lehrt, die Excision weit im Gesunden unsichere Resultate; unmittelbar neben der Narbe können neue Herde auftreten.

Um so überraschender muten die Angaben ACTONs an, welcher bei seinen absolut typischen Porokeratosefällen eine Heilung innerhalb weniger Wochen durch Zufuhr von Thyreoideaextrakt erzielte. In den zwei Fällen von ACTON bestand eine ausgesprochene Erniedrigung des Grundumsatzes (bis — 35%). Es wurde den stationären Kranken bei 4stündlicher Pulskontrolle 2mal täglich 2 g getrocknete Schilddrüse verabreicht. Bei einer Senkung des Grundumsatzes von mehr als — 20% des Soll-Umsatzes wurden 2mal täglich 3 g gegeben. Die Pulsfrequenz soll nicht über 90—100 Schläge pro Minute hinausgehen. Die Dauer einer Kur beträgt etwa 2 Wochen. Der Grundumsatz gleicht sich unter Abheilen der porokeratotischen Läsion zur Norm aus. Die Zukunft wird lehren, ob auch andere Autoren mit der Thyreoideatherapie gleich gute Erfahrungen bei der Porokeratosis haben, oder ob die skeptische Stellungnahme von GASSMANN gegenüber der Thyreoideatherapie bei der Ichthyosis und anderen keratotischen Prozessen sich auch hier als berechtigt erweist.

Literatur.

Allgemeines.

BAUER, JUL.: (a) Vorlesungen über allgemeine Konstitution und Vererbungslehre, 2. Aufl. Berlin: Julius Springer 1923. (b) Konstitutionelle Disposition zu inneren Krankheiten, 2. Aufl. Berlin: Julius Springer. (c) Wandlungen des Konstitutionsproblems. Klin. Wschr. **1929**, Nr 4, 145. — BETTMANN, S.: Die Mißbildungen der Haut in SCHWALBE: Morphologie der Mißbildungen des Menschen und der Tiere. — BROCQ, L.: Traité élementaire de Derm. prat. Paris: Gaston Doin 1907. — BRÜNAUER, ST.: Zur Symptomatologie und Histologie der kongenitalen Dyskeratosen. Dermat. Z. **42**, 6.

DARIER, J.: (a) Précis de Dermatologie. Paris: Masson & Co. 1923. (b) La pratique, Tome 1, 1900. (c) Ann. de Dermat. **1920**. (d) Réunion dermat. Straßbourg, 18. Jan. 1925.

GÜNTHER, H.: (a) Die Grundlagen der biologischen Konstitutionslehre. Leipzig: Jul. Thieme 1922. (b) Generationsrythmen. Z. Konstit.lehre **1922**, 60.

JANOVSKY, V.: Hyperkeratosen. MRAČEKs Handbuch der Hautkrankheiten. Wien: Alfred Hölder 1900. — JARISCH: Die Hautkrankheiten. Wien: Alfred Hölder 1900.

KOGOJ, M. FR.: La Dyskératose. Ann. de Dermat. 8, No 6, 351. — KYRLE, J.: Vorlesungen über die Histobiologie der menschlichen Haut und ihrer Erkrankungen. Berlin: Julius Springer 1925.

LEBERT: Über Keratose oder die durch Bildung von Hornsubstanz erzeugten Krankheiten und ihre Behandlung. Breslau 1894. — LUDFORD, R. I.: Zellorgane während der Verhornung bei normalem und bösartigem Wachstum. Quart. J. microsc. Sci. **69**, Nr 273, 27 (1924).

MASSON: Réunion dermat. Strassbourg, 20. Juli 1924 u. 18. Jan. 1925. — MOULIN, F. DE: Der Verhornungsprozeß der Haut und der Hautderivate. Anat. Anz. **56**, 461 (1923).

OSWALD, A.: Die Beziehungen der Dermatosen zur inneren Sekretion. Klin. Wschr. **1930**, 145.

PATZELT, V.: Bau und Verhornung der menschlichen Epidermis. Wien. med. Wschr. **1928**, Nr 21, 663. — PAUTRIER u. LÉVY: Réunion dermat. Strassbourg, Sitzg. 18. Jan. 1925. — PAUTRIER, LÉVY u. SALMON: Réunion dermat. Strassbourg, 20. Juli 1924. — PINKUS, F.: Die Anatomie der Haut. Handbuch für Haut- und Geschlechtskrankheiten, Bd. 1.

SIEMENS, H. W.: (a) Einführung in die Vererbungs- und Konstitutionspathologie. Berlin: Julius Springer 1928. (b) Die spezielle Vererbungspathologie der Haut. Virchows Arch. **238**, 200. (c) Über Vorkommen und Bedeutung der gehäuften Blutsverwandtschaft der Eltern bei den Dermatosen. Arch. f. Dermat. **132**, 206. (d) Über rezzessiv-geschlechtsgebundene Vererbung bei Hautkrankheiten. Arch. f. Dermat. **138**, 69. (e) Über seltenere und kompliziertere Vererbungsmodi bei Hautkrankheiten. Arch. f. Dermat. **138**, 433 (Kongreßbd.).

UNNA, P. G.: (a) Zur feineren Anatomie der Haut. Berl. klin. Wschr. **1921**, 272, 447. (b) Klinische Vorlesung über Dermatologie. Dermat. Wschr. **72**, Nr 19, 393.

Pityriasis senilis.

BÜRGER, M. u. G. SCHLOMKA: Ergebnis und Bedeutung chemischer Gewebsuntersuchungen für die Altersforschung. Klin. Wschr. **1928**, 1947.

DARIER, J.: Précis de Dermatologie. Paris: Masson & Co. 1923.

GANS, O.: Histopathologie der Hautkrankheiten, Bd. 1, S. 7. Berlin: Julius Springer.

HERRMANN: Diskussionsbemerkung. Verh. 8. internat. Kongr. Kopenhagen, S. 478. Kopenhagen: Engelsen & Schrøder 1931. — HIMMEL: Zur Kenntnis der senilen Degeneration der Haut. Arch. f. Dermat. **64**, 47.

MÖNCKEBERG: in KREHL-MARCHAND: Handbuch der Allgemeinen Pathologie, Bd. 4. Leipzig 1923.

NEUMANN, I.: Über die senilen Veränderungen der Haut. Arch. f. Dermat. **1**, 316.

REIZENSTEIN, A.: Über die Altersveränderungen der elastischen Fasern in der Haut. Mh. Dermat. **18**, 1.

SAALFELD, E.: Zur pathologischen Anatomie der Haut im Alter. Arch. f. Dermat. **132**, 1. — SCHMIDT, M. B.: Über die Alterungsveränderungen der elastischen Fasern. Virchows Arch. **125**, 239.

UNNA, P. G.: Histopathologie der Hautkrankheiten. ORTHs Lehrbuch der speziellen Pathologie. Berlin: August Hirschwald 1894. — URBACH, E.: Zur Chemie der alten und kranken Haut. Arch. f. Dermat. **155**, 183.

Pityriasis cachecticorum.

FLEMMING: Arch. mikrosk. Anat. **7**, 32, 382. Zit. b. ROTHMANN.

GANS, O.: Histopathologie der Hautkrankheiten, Bd. 1, S. 19. Berlin: Julius Springer.

KYRLE, J.: Histo-Biologie der Haut, S. 122. Berlin: Julius Springer 1925.

ROSENOW: Zit. nach GANS. — ROTHMANN, M.: Über Atrophie und Entzündung des subcutanen Fettgewebes. Virchows Arch. **136**, 159.

SCHIDACHI, T.: Atrophie des subcutanen Fettgewebes. Arch. f. Dermat. **90**, 97.

TRAINA: Zit. nach GANS.

UNNA, P. G.: Basophiles Kollagen, Kollagen und Kollastin. Mh. Dermat. **125**, 465.

Kerosis (DARIER).

BROCQ: Traité élementaire de Dermatologie pratique, Tome 2, S. 520. Paris 1907.

DARIER: (a) Le groupe des maladies dites séborrheiques. La Kérose. Ann. de Dermat. **8**, 3—34 (1907). (b) Précis de Dermatologie. Paris: Masson & Co. 1929.

JADASSOHN: (a) Bemerkung des Übersetzers. Deutsche Ausgabe von DARIER. Berlin: Julius Springer 1928. (b) Diskussion zu WIENER, Zbl. Hautkrkh. **22**, 177.

MAYERHOFER, W.: Vernix caseosa persistens in der Form symmetrischer Knieflecke und anderer auffälliger Vernixreste bei jungen Säuglingen. Z. Kinderheilk. **48**, 282—290 (1929). — MUMFORD, F. B.: Xeroderma and abnormalities of skin texture. Arch. of Dermat. **16**, 317.

PULVERMACHER: Vom Konstitutionsbegriff in der Dermatologie. Dermat. Wschr. **88**, 1.

VELASCO PAJARES I.: Der Zustand der Haut des Kindes bei gewissen internen Symptomenbildern. Pediatria españ. **15**, No 164, 125—141 (1926). Ref. Zbl. Hautkrkh. **22**, 56.

WHITFIELD, A.: Discussion on eczema. Brit. med. Assoc., sect. dermat., Nottingham **1926.** Brit. med. J. **1926,** Nr 3424, 332—338. — WIENER: Chloasma periorale virginum (POÓR). Schles. dermat. Ges., **3.** Juni 1926. Zbl. Hautkrkh. **22,** 17.

Keratoma palmare et plantare hereditarium.

ADAMSON: (a) K. p. et pl. mit allgemeiner Ichthyosis (Demonstr.). Arch. f. Dermat. **104,** 114. (b) Kongenitale Hyperkeratose der Hände und Füße. Arch. f. Dermat. **117,** 116. — ADRIAN: (a) K. h. p. (weniger pl.) (Demonstr.). Arch. f. Dermat. **115,** 1022. (b) K. h. p. (Stammbaum). Arch. f. Dermat. **117,** 887. — AJA, S. DE u. I. DE LA PUERTA: Keratodermia symetrica palmo-plant. Actas dermo-sifiliogr. **19,** No 5, 417 (1927). — ALPAR, A.: Ein Fall von Ichthyosis localisata p. et pl. Mh. Dermat. **28,** 412. — ARZT, L. u. H. FUHS: Zur Kenntnis der herdweisen Keratosen an Händen und Füßen. Arch. f. Dermat. **145,** 325. — AUDRY u. LAGUERRE: Acrokératodermie héréditaire et familiale. Ann. de Dermat. **1902.** — AZUA: Ein Fall von kongenital-hereditärer, symmetrischer Keratose. Ref. Mh. Dermat. **15,** 464.

BABIČEK, J.: K. pl. et p. heredit. Rev. Méd. **1909,** H. 1. Ref. Dermat. Zbl. **13,** 210. — BALBAN: (a) K. p. et pl. (Demonstr.). Arch. f. Dermat. **105,** 266. (b) K. p. et pl. (Demonstr.). Zbl. Hautkrkh. **13,** 136. — BALLANTYNE u. ELDER: Tylosis p. et pl.; with the description of 2 cases. Pediatrics **1,** 337. Zit. SIEMENS. — BALASSA, B.: K. p. et pl. h. (Demonstr.). Zbl. Hautkrkh. **22,** 317. — BALZER, F.: Contribution a l'étude de la dermatose dite kératome ou kératoderma ponctiforme ou miliaire, et de la kératodermie diff. p. et pl. avec kératomes miliaires. Ann. de Dermat. **6,** 225. — BALZER u. DESHAYES: Kératodermie p. et pl. familiale. Ann. de Dermat. **1906,** 386. — BASSAGET, L.: K. sym. des extrémités; congénitale et héréditaire. Ann. de Dermat. **1894,** 1356. — BAYET: K. p. et pl., ref. Mh. Dermat. **47,** 368. — BEJARANO, I.: Zum Studium der MIBELLISCHEN Porokeratose und ihre Beziehungen zur palmo-plantaren Keratodermie. Actas dermo-sifiliogr. **18,** 64. Ref. Zbl. Hautkrkh. **20,** 773. — BERGH: Ein Fall von K. p. et pl. heredit. Mh. Dermat. **34,** 1. — BERON: Erythrokeratodermia sym. (BROCQ) und K. p. et pl. (Demonstr.). Dermat. Wschr. **1929,** 2020. — BESNIER, E.: Symmetrische Keratodermie der Hände und Füße. Internationaler Atlas der seltenen Hautkrankheiten 1889. H. 2, S. 5. — BETTMANN, S.: Über Vererbung von Hautanomalien. Verh. natur-histor. med. Ver. Heidelberg **11,** 324. — BIART, C. M. G.: Ein Fall von ererbtem K. der Hohlhände und Fußsohlen. Ref. Mh. Dermat. **5,** 275. — BIDDLE: (a) Palmar and plantar keratoderma (Demonstr.). Arch. of Dermat. **12,** 305. Ref. Zbl. Hautkrkh. **18,** 786. (b) (Demonstr.) Arch. of Dermat. **21,** 505. — BLOEMEN, I.: Keratoma hereditarium p. et pl. Nederl. Tijdschr. Geneesk. **70,** Nr 4, 406. Ref. Zbl. Hautkrkh. **20,** 55. — BOCKHOLT: K. h. p. et pl. (Demonstr.). Ref. Zbl. Hautkrkh. **17,** 497. — BOEGEHOLD: Ein Fall von Ichthyosis cornea. Virchows Arch. **79,** 545. — BOEHM: K. h. p. et pl. Dermat. Zbl. **7,** 162. — BOREEN: K. p. heredit. (Demonstr.). Zbl. Hautkrkh. **25,** 793. — BRAUER: K. h. p. et pl. Zbl. Hautkrkh. **25,** 646. — BRILL, E.: Atypische, multiloculäre, nicht hereditäre Keratodermie auf kongenitaler Grundlage. Dermat. Z. **59,** 77. — BROCQ, L.: Analyse d'un cas de kératodermie palm. Bull. méd. **40,** No 13, 351. Ref. Zbl. Hautkrkh. **20,** 578. — BROCQ u. FAGE: K. p. et pl. h. (Demonstr.). Arch. f. Dermat. **112,** 280. — BRONNER, A.: Über Ichthyosis p. et pl. heredit. Inaug.-Diss. Straßburg 1915. — BROOKE: (a) Bemerkungen über Keratosen der Handteller und Fußsohlen. Ref. Mh. Dermat. **12,** 167, 171. (b) (Demonstr.) Brit. J. Dermat. **1891,** 19. — BRÜNAUER, ST.: (a) K. h. p. et pl. (Demonstr.) (Fall 2). Zbl. Hautkrkh. **7,** 241. (b) Zur Symptomatologie und Histologie der kongenitalen Dyskeratosen. Dermat. Z. **42,** 6. (c) Zur Vererbung des Keratoma hereditarium p. et pl. Acta dermato-vener. (Stockh.) **4,** 489. — BRUHNS: Hyperkeratosis p. et pl. (Demonstr.). Zbl. Hautkrkh. **33,** 300. — BRYTSCHEW: K. h. p. et pl. (Demonstr.). Mh. Dermat. **46,** 90. — BUSCHKE, A.: (a) K. p. h. Arch. f. Dermat. **55,** 289. (b) Hyperkeratose der Handteller und Fußsohlen mit trophischen Nagelstörungen (Demonstr.). Zbl. Hautkrkh. **25,** 514.

CASTEL, DU: Kératose p. et pl. Arch. f. Dermat. **63,** 452. — CHAUTRIOT: Kératodermie et irradition fonctionell du sympathique cutané. Bull. Soc. franç. Dermat. **36,** 1258. Ref. Zbl. Hautkrkh. **34,** 803. — COHN, W.: Über Ichthyosis atypica. Dermat. Zbl. **17,** 229. — CRAWFORD: Keratodermia palm. (Demonstr.) Arch. of Dermat. **6,** 2. Ref. Zbl. Hautkrkh. **6,** 445. — CUMMINS, L. J.: A case for diagnosis (Demonstr.). Arch. of Dermat. **11,** Nr 5, 676.

DAVIS: K. p. et pl. (Demonstr.). Arch. of Dermat. **14,** Nr 5, 618. Ref. Zbl. Hautkrkh. **22,** 851. — DARIER, J.: siehe unter Allgemeines (a). — DATE-HORTON: Hereditäre Ichthyosis. Brit. med. J. **2,** 718 (1887). — DEBRAY, M. u. J. SAINTON: (Demonstr.) Bull. Soc. méd. Hôp. Paris **46,** 226. Ref. Zbl. Hautkrkh. **34,** 181. — DIETZL: K. p. et pl. h. (Demonstr.) Zbl. Hautkrkh. **32,** 41. — DOHI u. MINE: Ein Fall von K. h. p. et pl. behandelt mit Radium und Röntgenstrahlen. Ref. Zbl. Dermat. **16,** 301. — O'DONOVAN, W. I.: Keratodermia gravis ac. Proc. roy. Soc. Med. **22,** 1387. Ref. Zbl. Hautkrkh. **32,** 401. — DORE: Kongenitale Hyperkeratose der Handteller und Fußsohlen (Demonstr.). Arch. f. Dermat. **117,** 912. —

Dubreuilh, W.: Kératodermies symétriques i. Prat. dermat. 2, 927. — Dubreuilh u. Guélain: Acrokératodermie cong. Ann. de Dermat. 1901, 181. — Dunn, J.: Ein Fall von K. h. p. et pl. verbunden mit Alopecie. J. of cutan. Dis. 28, 191. — Dupré u. Mosny: Note sur un cas d'ichthyosis. Ann. de Dermat. 1894, 1361.

Edel, K.: Ein Fall von Erythrodermia ichthyosiformis (Brocq). Acta dermato-vener. (Stockh.) 7, 287. — Ehrmann, S.: (a) K. h. p. et pl. (Demonstr.). Arch. f. Dermat. 79, 119. (b) K. h. p. et pl. (Demonstr.). Mh. Dermat. 48, 547. — Eller: Keratoderma of the palms and soles. Arch. of Dermat. 20, 889. Ref. Zbl. Hautkrkh. 34, 180. — Ernst: De corneis humani corporis excrescentis. Inaug.-Diss. Berlin 1819.

Fessler: K. p. et pl. heredit. (Demonstr.). Zbl. Hautkrkh. 32, 32. — Fischer: Familiär-hereditäres Vorkommen von K. p. et pl., Nagelveränderungen, Haaranomalien und Verdickung der Endglieder der Finger und Zehen in 5 Generationen. Dermat. Z. 32, 114. — Fišer: Hyperkeratosis palm. et pl. (Demonstr.). Zbl. Hautkrkh. 22, 180. — Fokin: K. p. et pl. acquisita. Mh. Dermat. 26, 446. — Fox: (a) Hypertrophie der Nägel und Keratose der Handteller und Füße. Mh. Dermat. 25, 130. (b) Keratosis pl. heredit. in mother and two daughters. Arch. of Dermat. 20, 734. Ref. Zbl. Hautkrkh. 33, 464. (c) K. h. p. et pl. (Demonstr.). Arch. of Dermat. 8, 154. Ref. Zbl. Hautkrkh. 10, 357. — Frei: Kongenitale p. u. pl. Hyperkeratose mit Herden an anderen Hautstellen, kombiniert mit papillomatösen Wucherungen der Blasenschleimhaut. (Demonstr.) Zbl. Hautkrkh. 6, 71. — Frendl, v.: K. h. p. et pl. (Demonstr.) Arch. f. Dermat. 64, 404. — Friedländer: Über K. p. et pl. Med. Klin. 1911, 1382. — Fuellenbaum: s. Insel-streifenförm. P.-Pl. Keratosen. — Fürst: K. p. et pl. h. (Demonstr.) Dermat. Wschr. 1929, 1284. — Fuhs, H.: (a) K. h. p. et pl. (Demonstr.) Zbl. Hautkrkh. 13, 337. (b) Zur Kenntnis der herdweisen Keratosen an Händen und Füßen. Acta dermato-vener. (Stockh.) 5, 11. (c) s. Arzt. (d) Kongenitale Dyskeratose mit Cornealveränderungen (Demonstr.). Ref. Dermat. Wschr. 84, 177 (1927).

Galewsky: s. multiple, kleinherdförmige Palmo-Plant. Keratosen. — Gaucher u. Milian: Kératose p. et pl. sym. congen., néoformations multiples. Ann. de Dermat. 1905, 609 (Fall von Dupré-Mosny). — Giese, E.: (a) Klinik der trophischen Störungen der Haut (russ.). Ref. Zbl. Hautkrkh. 20, 579. (b) Keratodermia symmetrica p. et pl. (Demonstr.). Ref. Zbl Hautkrkh. 21, 697. — Ginglinger: Über abnorme Lokalisation von Ichthyosis Inaug.-Diss. Straßburg 1897. — Giovanni, S.: Über einen Fall von Ichthyosis mit Hypertrophie der Schweißdrüsen. Arch. f. Dermat. 27, 3. — Goj, Y.: A case of keratoma p. et pl. heredit. Jap. J. of Dermat. 27, Nr 6, 18. Ref. Zbl. Hautkrkh. 25, 444. — Gougerot u. E. Peyre: Hyperkératose palm. dite „essentielle" guérie par le bactériophage. Bull. Soc. franç. Dermat. 1928, No 9, 13. Dez. 1928. — Gray, J. G.: Case of symmetr. keratodermie of the extremities. Glasgow. med. J., Mai 1910. Ref. Dermat. Zbl. 14, 270. — Greenbaum: K. p. et pl. (Demonstr.) Arch. of dermat. 10, 229. Ref. Zbl. Hautkrkh. 15, 194. — Guélain: Acrokératodermie héréditaire. Thèse de Bordeaux 1901. — Guhrauer: K. h. p. et pl. h. (Demonstr.). Ref. Zbl. Hautkrkh. 25, 174. — Gutierrez, P. D.: Keratoma p. et pl. infolge von Framboesie. Arch. of Dermat. 8, 382.

Hahn, E.: Über das Keratoma hereditarium p. et pl. mit Berücksichtigung der Vererbungsfrage. Dermat. Z. 18, Erg.-Bd., 138. — Halley, G.: Hereditäre Ichthyosis der Handteller und Fußsohlen. Ref. Mh. Dermat. 37, 364. — Hart-Drant: K. p. et pl. Arch. of Dermat. 11, 554. Ref. Zbl. Hautkrkh. 17, 876. — Heuss: K. p. et pl. h. Mh. Dermat. 22, 405. — Hecht, H.: Erblichkeit bei Hautkrankheiten. II.: Keratosis palmo-plantaris hereditaria. Dermat. Wschr. 1930, Nr 28, 1022. — Herrmann: K. p. et pl. h. (Demonstr.). Dermat. Wschr. 1929, 1284. — Heymann, K. W.: K. p. et pl. h. (Demonstr.) Zbl. Hautkrkh. 22, 612. — Hovorka u. Ehlers: Mal de Melada. Arch. f. Dermat. 40, 251. — Hudélo u. Rabut: Kératodermie p.-pl. avec aplasie ungéale, pilaire et dentaire. Bull. Soc. franç. Dermat. 1928, No 3, 8. März 1928. Ref. Dermat. Wschr. 1928, 1000. — Hudélo, Richon u. Cailliau: Erythro-Kératodermie in nappes symétrique, non congénitale et non feminale. Bull. Soc. franç Dermat. 1122, 349. Ref. Zbl. Hautkrkh. 8, 253. — Hügel: Ein Fall von ichthyosiformer, hereditärer und familiärer Keratodermia p. et pl. Bull. Soc. franç. Dermat. 1921, No 6. Ref. Zbl. Hautkrkh. 3, 459.

Jacob u. Fulton: K. p. et pl. in 5 generations. Brit. med. J. 2, 125 (1905). — Jacobi: Zur Kasuistik der Ichthyosis palm. et plant. Inaug.-Diss. Erlangen 1896. — Jacobs: K. h. p. et pl. (Demonstr.) Zbl. Hautkrkh. 27, 586. — Jadassohn: (a) Dtsch. med. Wschr. 1896, 50. (b) Korresp.bl. Schweiz. Ärzte 40, 1168 (1910). — Jordan, A. P.: Ein Fall von K. h. p. et pl. (russ.). Ref. Arch. f. Dermat. 92, 289.

Kenedy: K. p. et pl. h. (Demonstr.) Ref. Zbl. Hautkrkh. 19, 605. — Kiess, O.: Handbuch für Haut- und Geschlechtskrankheiten, Bd. 14 I, S. 558. — Kissmeyer: K. p. et pl. (Demonstr.) Dermat. Z. 28, 40. — Königstein: Demonstr. Arch. f. Dermat. 104, 107; 125, 340. — Konitzer: Über K. pl. h. Inaug.-Diss. Leipzig 1907. — Konrad: Ichthyosis atyp. palm. durch Buckys Grenzstrahlen gut beeinflußt. (Demonstr.) Ref. Zbl. Hautkrkh. 32, 34. — Krüger: (a) Ein Fall von K. p. et pl. h. Inaug.-Diss. Greifswald 1914. (b) Arch. f. Dermat. 137, 62.

LANE, J. E.: Eryth. palm. heredit. (red palms). Arch. of Dermat. **20**, 445. — LEINER: Demonstr. Arch. f. Dermat. **107**, 456. — LÉREBOULLET et HALLÉ: Kératodermie palmoplantaire. Bull. Soc. Pédiatr. Paris **23**, 265. — LESSER: Ichthyosis p. et pl. Arch. f. Dermat. **24**, Erg.-Bd. 246. — LÉVY-FRANCKEL u. JUSTER: Kongenitale K. p. mit juxta-artikulären Keratomen, Insuffizienz der Schilddrüse und Hoden. Bull. Soc. franç. Dermat. **24**, 375. Ref. Zbl. Hautkrkh. **16**, 419. — LIPSCHÜTZ: Demonstr. Arch. f. Dermat. **101**, 374. — LITTLE: K. p. et pl. sym. congenit. BESNIER. Arch. f. Dermat. **102**, 130. — LITTMAN: K. p. et pl. Arch. of Dermat. **21**, 344. Ref. Zbl. Hautkrkh. **34**, 579. — LÖBLOWITZ: Über Keratoma hereditarium. Prag. med. Wschr. **23**, H. 18, 211. — LÖWENBERG: K. p. et pl. h. (Demonstr.) Zbl. Hautkrkh. **19**, 20. — LÖWENFELD, W. u. O. GLASSBERG: Beitrag zur Pathogenese der Hyperkeratosen. Dermat. Wschr. **79**, 1613. — LOEWENHEIM: Ichthyosis Hyperkeratosis palm. et plant. (Demonstr.) Arch. f. Dermat. **56**, 147. — LOEWY: Ein Fall von K. p. et pl. h. Dermat. Zbl. **5**, 196 (1902). — LOMHOLT: Kongenital-familiäre Keratodermie der Handflächen und Fußsohlen. Dermat. Z. **30**, 303. — LUDWIG: Über Keratoma p. et pl. heredit. Inaug.-Diss. Leipzig 1907. — LUDY, I. B.: K. p. et pl. Arch. of Dermat. **6**, 237. — LUSTGARTEN: Kératodermie erythémateuse sym. BESNIER. (Demonstr.) Arch. f. Dermat. **50**, 104. — LUTZ, W.: K. p. et pl. Schweiz. med. Wschr. **55**, Nr 16, 351.

MARTIN: K. h. p. et pl. (Demonstr.) Ref. Zbl. Hautkrkh. **17**, 49. — MASON, F. R.: Sym. heredit. Keratodermie p. et pl. Arch. of Pediatr. **40**, 541. Ref. Zbl. Hautkrkh. **10**, 435. — MATSUMOTO, S.: Congenital symetrical p. and pl. Keratoderma. Urologic Rev. **22**, 215. — MEIROWSKY: Über Mißbildungen der Haut. Arch. f. Dermat. **127**, 150. — MERGELSBERG: K. p. et pl. (Demonstr.) (s. NASS.) Dermat. Z. **32**, 248. — MIERZECKI: K. p. et pl. h. (Demonstr.) Zbl. Hautkrkh. **21**, 141. — MIESCHER, G.: 3 Fälle von familiärer Keratose der Haut- und Schleimhäute. Arch. f. Dermat. **44**, 189. — MITCHELL: K. p. et pl. (Demonstr.) Zbl. Hautkrkh. **6**, 445. — MÖLLER: K. h. p. et pl. Mh. Dermat. **38**, 18. — MOROSOFF: K. p. et pl. UNNA. (Demonstr.) Mh. Dermat. **48**, 217. — MUKAI, T. u. S. SHIBATA: Über die Keratodermia tylodes palm. progr. Acta dermat. (Kioto) **14**, 653. Ref. Zbl. Hautkrkh. **34**, 519. — MURAKAMI, T.: Noch einmal die Keratodermia tylodes palm. progressiva. Okayama-Igakkai-Zasshi (jap.) **42**, 1493 (deutsche Zusammenfassung). Ref. Zbl. Hautkrkh. **36**, 201.

NADEL: K. p. et pl. Melanosis As. (Demonstr.) Ref. Zbl. Hautkrkh. **27**, 590. — NASS: Ein Fall von K. p. et pl. h. mit zahlreichen Streptokokken in der strichweis vakuolisierten Hornschichte und Sensibilitätsstörungen. Dermat. Z. **33**, 338 (gleicher Fall wie MENGELSBERG). — NEKAM: K. p. et pl. (h. ?). (Demonstr.) Arch. f. Dermat. **99**, 338. — NEUMANN, I.: Über Keratoma hereditarium. Arch. f. Dermat. **42**, 163. — NOBL, G. u. O. GLASSBERG: Zur Frage der Hyperkeratosen. Dermat. Wschr. **79**, 1245. — NOGUCHI, K.: Über eine besondere Art von Hyperkeratose bei Hyperhidrosis. Jap. Z. Dermat. **20**, H. 3. Ref. Dermat. Z. **33**, 375.

OCHS: Über K. p. et pl. heredit. Inaug.-Diss. Bonn 1914. — OHMANN-DUMESNIL: Ein Fall von K. p. et pl. St. Louis med. J. **1901**, Nr 2. Ref. Mh. Dermat. **35**, 462. — OKOSHI, T.: Drei Fälle von K. h. p. et pl. Jap. Z. Dermat. **11**, H. 6/7. Ref. Mh. Dermat. **53**, 552. — OLIVER u. FINNERUD: Keratoderma p. et pl. (Demonstr.) Arch. of Dermat. **8**, 580. Ref. Zbl. Hautkrkh. **11**, 125. — OLMSTEDT, H. C.: Keratodermia p. et pl. congenita. Amer. J. Dis. Childr. **33**, Nr 5, 757. Ref. Zbl. Hautkrkh. **24**, 118.

PAPILLON u. P. LEFÈVRE: Deux cas de kératodermie p. et pl. sym. famil. (mal de Melada) chez le frère et la soeur. Coexistance dans les deux cas d'altération dentaire graves. Bull. Soc. franç. Dermat. **1924**, 82. Ref. Zbl. Hautkrkh. **13**, 56. — PARDO-CASTELLO u. MESTRE: Symmetric p. and pl. Keratoderma and aintrum. Arch. of Dermat. **19**, 151. — PARKHURST: K. p. et pl. (?). (Demonstr.) Ref. Zbl. Hautkrkh. **25**, 793. — PASINI, A.: Klinische und histologische Bemerkungen über das Keratoma p. et pl. heredit. Giorn. ital. Mal. vener. Pelle **1903**, H. 3. Ref. Mh. Dermat. **35**, 328. — PELS: K. p. et pl., hyperhidrosis. (Demonstr.) Arch. of Dermat. **16**, 643. — PENDRED: Hereditäre Keratosis oder Tylosis palmae. Brit. med. J. **1898**, 1132. — PETERSEN, A. D.: Demonstr. Dermat. Z. **39**, 40. — PICARD: K. p. et pl. heredit. (Demonstr.) Zbl. Hautkrkh. **13**, 32. — PICCARDI: Demonstr. Zbl. Hautkrkh. **13**, 449. — PINKUS: K. h. (Demonstr.) Arch. f. Dermat. **76**, 297. — PLOEGER: K. p. et pl. (Demonstr.) Arch. f. Dermat. **119**, 529. — POLÁČEK: Atypische Ichthyosis mit Nagelveränderungen. Zbl. Hautkrkh. **6**, 498. — POSTOWSKY: siehe insel- und streifenförmige P.-Pl.-Keratosen. — PRCHALOWA: K. h. p. et pl. (Demonstr.) Česká Dermat. **5**, 321. Ref. Zbl. Hautkrkh. **14**, 327.

RADAELI: Merkwürdiger Fall von K. p. et pl. Mh. Dermat. **51**, 414. — RAFF: Ein Fall von K. p. et pl. heredit. Stereoskopischer Atlas, herausgeg. von A. NEISSER. Kassel 1896. 14. Lief., Taf. 158. — RAOUL, F.: Arch. of Pediatr. **40**, Nr 8 (1923). Zit. nach NOBL u. GLASSBERG. — REBAUDI, U.: Ein Fall von angeborener Haar- und Nagelatrophie, verbunden mit sym. Hyperkeratose der Handteller und Fußsohlen. Giorn. ital. Dermat. **67**, 719. Ref. Zbl. Hautkrkh. **21**, 75. — RIEHL: (a) 1. K. p. et pl. 2. Ichthyosis der Handteller und Fußsohlen. Arch. f. Dermat. **105**, 567. (b) Ichthyosis mit ungewöhnlicher Lokalisation. (Demonstr.) Zbl. Hautkrkh. **5**, 127. (c) Eigenartiges K. p. et pl. mit Nagelveränderungen. (Demonstr.) Zbl. Hautkrkh. **6**, 335. (d) K. pl. heredit. mit leukoplakieähnlichen Erscheinungen an Mundschleimhaut und Gingiva. (Demonstr.) Zbl. Hautkrkh. **16**, 380. — Riehl, jr.: K. heredit. p. et pl. mit Übergreifen auf die Dorsalflächen. (Demonstr.) Zbl. Hautkrkh. **33**, 543. — Rille: K. p. et pl. h. (Demonstr.) Zbl. Hautkrkh. **1**, 336. — Rolleston: Hered. Tylosis. Brit. J. Childr. Dis. **20**, Nr 229, 16. Ref. Zbl. Hautkrkh. **9**, 108. — Rusch: K. h. p. et pl. (Demonstr.) Arch. f. Dermat. **117**, 101.

Sachs: Naevus p. bilateralis. (Demonstr.) Arch. f. Dermat. **112**, 534. — Šamberger: Zur Pathologie der Hyperkeratosen. Arch. f. Dermat. **77**, 173. — Sandmann: K. h. p. et pl. (Demonstr.) Arch. f. Dermat. **101**, 404. — Savatard: Kongenitale Hyperkeratose der Hände und Füße. Arch. f. Dermat. **115**, 1034. — Schiller u. Schlegelmilch: K. p. et pl. (?) Arch. of Dermat. **21**, 711. Ref. Zbl. Hautkrkh. **34**, 804. — Schindler: K. p. h. (Demonstr.) Dermat. Zbl. **8**, 351 (1905). — Schmidt: K. p. et pl. (Demonstr.) Arch. of Dermat. **13**, 557. — Schmidt-La Baume: K. p. et pl. mit Neigung zur Ekzematisation, Lymphangitis und subpektoralem Absceß. (Demonstr.). Zbl. Hautkrkh. **26**, 664. — Schoenhof: K. p. (Demonstr.) Zbl. Hautkrkh. **8**, 351. — Schueller: Mehrere Fälle von Ichthyosis palm. et plant. Inaug.-Diss. Straßburg 1903. — Schwab: Ein Fall von K. p. et pl. heredit. Arch. f. Dermat. **79**, 467. — Senear: Lichen spinol. und Kerat. palm. Arch. of Dermat. **3**, 837. Ref. Zbl. Hautkrkh. **2**, 440. — Sequeira, I. H.: Kongenitale Hyperkeratose der Hände und Füße. (Demonstr.) Arch. f. Dermat. **117**, 215. — Sherwell: Doppelseitiges K. p. bei Mutter und Kind. (Demonstr.) Mh. Dermat. **29**, 527. — Siemens: (a) Vorübergehendes K. p. et pl. beim Sohn; Keratosis punctata diss. p. beim Vater (Demonstr.). Zbl. Hautkrkh. **21**, 144. (b) Tylotisches Ekzem der Palmae mit Hystrixbildung. (Demonstr.) Zbl. Hautkrkh. **28**, 754. (c) Tylotisches Ekzem, das teils der K. p. striata, teils der K. p. pap. ähnelt. Zbl. Hautkrkh. **28**, 754. (d) Über regelmäßige Dominanz und andere Vererbungsmodi bei K. p. et pl. Sitzgsber. Ges. Morph. u. Physiol. München **34**, 45 (1925). (e) Die spezielle Vererbungspathologie der Haut. Virchows Arch. **238**, 200. (f) Über die Differentialdiagnose der mechanisch bedingten Blasenausschläge. Arch. f. Dermat. **139**, 80. (g) siehe insel- und streifenförmige P.-Pl.-Keratosen. — Sorrentino, G.: K. h. p. et pl. Giorn. ital. Mal. vener. Pelle **55**, 1909. Ref. Arch. f. Dermat. **83**, 274. — Spicca, G.: Su di un caso di cheratoma essenziale p. e. pl. Arch. ital. Dermat. **5**, 127. Ref. Zbl. Hautkrkh. **34**, 180. — Sutejev, G.: Klinik und Pathogenese der familiären symmetrischen Keratodermie der Handflächen und Fußsohlen. Russk. Vestn. Dermat. 5, 158. Ref. Zbl. Hautkrkh. **24**, 798.

Takahashi, K.: K. p. et pl. hered. Jap. J. of Dermat. **27**, 31. — Thost: Über erbliche Ichthyosis palm. et plant. cornea. Inaug.-Diss. Heidelberg 1880. — Tomkinson: Twins and tylosis. Urologic Rev. **31**, 480. Ref. Zbl. Hautkrkh. **25**, 793. — Torres, L. F.: Erbliche Keratose an Hohlhand und Hohlfuß. Ann. brasil. Dermat. **1**, No 2, 43. Ref. Zbl. Hautkrkh. **19**, 742.

Uhlmann: K. h. p. et pl. (Demonstr.) Ref. Zbl. Hautkrkh. **30**, 565. — Ujmanov, N.: K. h. p. et pl. Venerol. (russ.) 5, 1175 und deutsche Zusammenfassung, S. 1177. Ref. Zbl. Hautkrkh. **30**, 610. — Ullmann: K. p. et pl. h. (Demonstr.) Mh. Dermat. **41**, 148. — Unna, P. G.: Über das K. p. et pl. h. Vjschr. Dermat. **15**, 231.

Vilvandré: Ein außergewöhnlich ausgebreiteter Fall von Keratodermia sym. Brit. J. Dermat. **30**, (1918). Ref. Dermat. Z. **29**, 273. — Vörner, H.: (a) Zur Kenntnis des K. h. p. et pl. Arch. f. Dermat. **56**, 3. (b) Weitere Beobachtungen über K. h. p. et pl. Arch. f. Dermat. **88**, 109. — Vohwinkel, K. H.: Keratoma heredit. mutilans. Arch. f. Dermat. **158**, 354.

Wagner, R.: Keratodermia sym. Dermat. Wschr. **74**, 81. — Weidmann: K. p. et pl. acquired. (Demonstr.) Arch. of Dermat. **10**, 229. Ref. Zbl. Hautkrkh. **15**, 195. — Werther: K. h. p. et pl. (Demonstr.) Dermat. Wschr. **1930**, Nr 9, 318. — Wigley, I. E. M.: Case of hyperkeratosis p. et pl. associated with rin like constriktion of the fingers (Demonstr.) Ref. Zbl. Hautkrkh. **28**, 785. — Winkle, Th.: Über K. h. p. et pl. Inaug.-Diss. München 1925. — Wirz: (a) K. h. p. et pl. (Demonstr.) Zbl. Hautkrkh. **14**, 31. (b) Keratoma heredit. mutilans. Arch. f. Dermat. **159**, 311. — Wolf: K. p. et pl. (Demonstr.) Ref. Zbl. Hautkrkh. **26**, 391.

Zumbusch, V.: (a) K. h. p. et pl. (Demonstr.) Mh. Dermat. **43**, 237. (b) K. h. p. et pl. (Demonstr.) Arch. f. Dermat. **115**, 394.

Insel- und streifenförmige Palmo-Plantarkeratosen.

Balban: Demonstr. Zbl. Hautkrkh. **6**, 328. — Biddle: s. diff. P.-Pl. Keratosen. — Bois, du: Naevus kératosique généralisé arec dystrophie congénitale de tous les ongées. Ann. de Dermat. **6**, 602. — Brain, R. J.: Ectodermal defect, tylosis and dystrophie of the nails Proc. roy. Soc. med. **23**, 1482. Ref. Zbl. Hautkrkh. **36**, 204. — Brocq, L.: Analyse d'un cas de kératodermie palm. Bull. méd. **40**, 351. Ref. Zbl. Hautkrkh. **20**, 578. — Brünauer, St.: (a) Zur Symptomatologie und Histologie der kongenitalen Dyskeratosen.

Dermat. Z. **42**, 6. (b) Demonstr. (Fall 1). Zbl. Hautkrkh. **7**, 241. — BRUHNS: Demonstr. Zbl. Hautkrkh. **33**, 300. — BRUUSGAARD: Demonstr. Zbl. Hautkrkh. **30**, 571.

CHEVALLIER, P. u. P. FLANDRIN: Demonstr. Bull. Soc. franç. Dermat. **34**, 743. Ref. Zbl. Hautkrkh. **26**, 391 (gleicher Fall wie MEYER u. THIRAULT). — COVISA: Angeborene ichthyosiforme Erythrodermie mit Hyperepidermotrophie. Actas dermo-sifiliogr. **17**, No 3 136. Ref. Zbl. Hautkrkh. **18**, 785.

DUBREUILH, W.: in BESNIER, BROCQ, JACQUET. Prat. dermat. **2**, 927. — DUBREUILH, BROCQ, NICOLAS, JAMBON, THIBIÈRGE, zit. nach HOUDELO. — DÜHRING, zit. nach FUHS.

EDEL, K.: Ein Fall von Erythrodermia ichthyosiformis BROCQ. Acta dermato-vener. (Stockh.) **7**, 287 (1926).

FREI: Kongenital-symmetrische, interdigitale Hyperkeratosen. (Demonstr.) Zbl. Hautkrkh. **6**, 71. — FRENDL, v.: Demonstr. Arch. f. Dermat. **64**, 404. — FREUND, H.: Demonstr. Dermat. Wschr. **90**, 777. — FUELLENBAUM, L.: Two cases of striped dyskeratosis of the RIEHL type. Urologic Rev. **32**, 277. Ref. Zbl. Hautkrkh. **28**, 278. — FUHS, H.: (a) Zur Kenntnis der herdweisen Keratosen an Händen und Füßen. Acta dermato-vener. (Stockh.) **5**, 11. (b) Demonstr. Zbl. Hautkrkh. **24**, 741. (c) Über das seltene Syndrom von congenitalen Keratosen an Haut und Cornea. Dermat. Z. **53**, 199 (1928).

GASSMANN: (a) Keratosen. Erg. Path. **10**, Erg.-H. 1. (b) Histologie und klinische Untersuchungen über Ichthyosis. Wien u. Leipzig: Braumüller 1904. — GAUVAIN: Demonstr. Arch. of Dermat. **16**, 799. Ref. Zbl. Hautkrkh. **27**, 57. — GIOVANNI: Zit. nach FUHS. — GOUGEROT, J. MEYER u. P. THIROLOIX: Demonstr. Bull. Soc. franç. Dermat. **1928**, No 5, 399. Ref. Hautkrkh. **28**, 278. — GOUGEROT u. E. PEYRE: Demonstr. Bull. Soc. franç. Dermat. **1928**, No 9.

HELLER, J.: (a) Nagelkrankheiten. MRAČEKs Handbuch der Hautkrankheiten, Bd. 4. (In 2. Aufl. erschienen, dieses Handbuch Bd. 8/2, 1927.) (b) Die Krankheiten der Nägel. Handbuch der Haut- und Geschlechtskrankheiten, Bd. 13/2. — HUDÉLO, BOULANGER, PILET u. CAILLAU: Demonstr. Ref. Zbl. Hautkrkh. **6**, 71. — HUTH: Demonstr. Ref. Zbl. Hautkrkh. **22**, 180.

JADASSOHN, J. u. F. LEWANDOWSKY: Pachyonychia congenita.... Ikonogr. dermat. (Kioto) **1906**, H. 1, 29. Urban u. Schwarzenberg. — JEANSELME, E., P. CHEVALLIER, BURNIER u. PERIN: Demonstr. Bull. Soc. franç. Dermat. **1922**, Nr 4, 150.

KRAUPA, Zit. nach FUHS.

LANE: Siehe Diff. P.-Pl.-Keratose. — LEVIN: Naevus verrucosus linearis heredit. Demonstr. Z. Hautkrkh. **21**, 46. — LÉVY-FRENCKEL, JUSTER u. RIMET: siehe Diff. P.-Pl.-Kerautose. — LOMHOLT: Demonstr. Dermat. Z. **30**, 303.

MENDES DA COSTA, S.: Erythro- et kératodermia variabilis in a mother and daughter. Acta dermato-vener. (Stockh.) **6**, 255. Ref. Zbl. Hautkrkh. **18**, 786. — MEYER, J. u. P. THIROLOIX: Demonstr. Bull. Soc. franç. Dermat. **1928**, No 5, 400. (Gleicher Fall wie CHEVALLIER u. FLANDRIN.) — MITCHELL: Demonstr. Arch. of Dermat. **5**, 827. Ref. Zbl. Hautkrkh. **4**, 445.

NEUBER, E. Disseminierte Keratodermien an den Handflächen und Fußsohlen. Arch. f. Dermat. **162**, 197. — NIKURIN: Keratodermia symetrica (BESNIER). Mh. Dermat. **24**, 565 (1897). — NOGUCHI, K.: Über eine besondere Art von Hyperkeratose bei Hyperhidrosis man et ped. Jap. Z. Derm. **20**, 3. Ref. Dermat. Z. **33**, 375.

PARKHURST: Demonstr. Zbl. Hautkrkh. **25**, 793. Ref. Arch. of Dermat. **16**, 247. — PAWLOFF, T. P.: Zur Frage der sog. Psorospermose foll. végétante. Arch. f. Dermat. **25**, Erg.-Bd., 195. — POLAČEK: Demonstr. Zbl. Hautkrkh. **6**, 498. — POLZIN: Demonstr. Zbl. Hautkrkh. **21**, 46. — POSTOWSKY, D.: Ätiologie der hereditären symmetrischen Keratodermie. Acta dermato-vener. (Stockh.) **11**, 303 (Deutsch).

RADAELI: Demonstr. Dermat. Wschr. **51**, 414. — RAMAZOTTI, V.: Ipercheratosi ittiosiformi parziali simmetrica. Giorn. ital. Dermat. **66**, 971. Ref. Zbl. Hautkrkh. **18**, 363. — RIEHL: Demonstr. Zbl. Hautkrkh. **51**, 414.

SACHS: Demonstr. Arch. f. Dermat. **112**, 543. — SCHÄFER, E.: Zur Lehre von den kongenitalen Dyskeratosen. Arch. f. Dermat. **148**, 425. — SCHAMBERG: Arch. of Dermat. **20**, 249. — SCHREUS: Poikilodermieartige Veränderungen mit Hornschwielen bei zwei Geschwistern. Demonstr. Dermat. Wschr. **1930**, 839. — SEEMANN: Demonstr. Ref. Dermat. Wschr. **92**, 955. SELMANOVIČ, A.: Erythrodermie congénitale ichthyosiforme BROCQ. Russk. Vestn. Dermat. **4**, 10 und französische Zusammenfassung, S. 713. Ref. Zbl. Hautkrkh. **22**, 850. — SIEMENS, H. W.: Keratosis palmo-plantaris striata. Arch. f. Dermat. **157**, 392. — SIEMENS, H. W. u. WINKLE: (a) Über regelmäßige Dominanz und andere Vererbungsmodi bei K. p. et pl. Sitzgsber. Ges. Morph. u. Physiol. **1925** (36. Jg), 45. München: J. I. Lehmann. (b) Demonstr. Zbl. Hautkrkh. **28**, 754. (c) Über Keratosis follicularis. Arch. f. Dermat. **139**, 62. — SOWADE: Atrophia cutis c. hyperkeratosis palm. et plant. Ikonogr. dermat. (Kioto) **1906**, 251. — SPANNLANG: Z. Augenheilk. **62**, 21. Zit. nach FUHS. — STOKES: Diskussion zu SCHAMBERG.

WALZER, A.: Keratoderma. Arch. of Dermat. **14**, 206. — WOLFF: Demonstr. Arch. f. Dermat. **117**, 889.

Multipel-kleinherdförmige Palmo-Plantarkeratosen.

Adigesalov, A.: Zur Frage der Keratodermia maculosa diss. sym. p. et pl. Venerol. (russ.) Nr 12, 1546. Deutsche Zusammenfassung, S. 1548. Ref. Zbl. Hautkrkh. **32**, 455. — Aronstam, N. E.: Keratodermia p. et pl. heredit. Urologic Rev. **26**, 550. Ref. Zbl. Hautkrkh. **7**, 89. — Arzt, L. u. H. Fuhs: Zur Kenntnis der herdweisen Keratosen an Händen und Füßen. Arch. f. Dermat. **145**, 325.

Balzer, F.: Contribution à l'étude de la dermatose dite kératome ou Kératoderma ponctiforme ou miliaire, et de la kératodermie diffuse p. et pl. avec kératomes miliaires. Ann. de Dermat. **6**, 225 (1925). — Balzer u. Germain: Kératodermie avec porokeratose en godets épidermiques localisés à l'ostium sudoripare et disseminée à la paume des mains. Ann. de Dermat. **1905**, 633. — Beron, B.: Zwei antochthone Fälle von Mycotoma mit schwarzen Körnern. Dermat. Wschr. **92**, 265. — de Beurmann u. Gougerot: Porokératoses papill. p. et pl. Ann. de Dermat. **1905**, 629. — Biberstein, H.: Keratodermia diss. sym. Buschke-Fischer. Demonstr. Zbl. Hautkrkh. **13**, 239. — Brann, G.: Ein Beitrag zur K. p. et pl.heredit. (Keratoma dissipatum Brauer.) Arch. f. Dermat. **139**, 201. — Brauer, A.: (a) Über eine besondere Form des hereditären Keratoms. (K. diss. heredit. p. et pl.) Arch. f ·Dermat. **114**, 212. (b) Über Keratoma dissipat. naeviforme p. et pl. und Keratoma dissipatum heredit. p. et pl. Arch. f. Dermat. **152**, 404. — Bryčev, A. u. N. Smelov: Zur Frage der Keratodermia mac. diss. p. et pl. Venerol. (russ.) **1926**, 22. Ref. Zbl. Hautkrkh. **20**, 579. — Buschke, A.: Über Keratoma dissipatum naeviforme p. et pl. Arch. f. Dermat. **153**, H. 2. — Buschke, A. u. W. Fischer: Keratodermia macul. disseminata sym. p. et pl. Ikonogr. dermat. (Kioto) **1906**, 183. Wien u. Leipzig: Urban u.· Schwarzenberg. — Buschke: Hyperkeratose der Handteller und Fußsohlen mit troph. Nagelstörungen. (Demonstr.) Ref. Zbl. Hautkrkh. **25**, 514.

Callomon: Keratodermia p. et pl. sym. (Demonstr.) Zbl. Hautkrkh. **5**, 436. — Chalmers u. Kamar: J. trop. Med. **30**, 131 (1917). (Zit. nach Balzer.)

Davis-Colley: Trans. path. Soc. Lond. **30**, 451 (Zit. nach Sweitzer.) — Delbanco: Keratoma dissip. p. et pl. Demonstr. Zbl. Hautkrkh. **19**, 16. — Dubreuilh, W.: Kératodermies symétriques in Besnier, Brocq, Jaquet: Prat. dermat. **2**, 927.

Feldmann, V.: Keratoma periporale Gans. (Demonstr.) Zbl. Hautkrkh. **26**, 36. — Fischer, W.: (a) Hereditäre Keratodermie der Handteller aus der Gruppe der Buschke-Fischerschen Keratodermie papul. diss. Demonstr. Zbl. Hautkrkh. **20**, 641. (b) siehe Diff. P.-Pl.-Keratosen. — Fuhs, H.: (a) Keratoma dissip. hered. p. et pl. (Demonstr.) Zbl. Hautkrkh. **30**, 437. (b) Keratodermia mac. diss. sym. p. et pl. Buschke-Fischer. Zbl. Hautkrkh. **28**, 522. (c) K. diss. heredit. p. et pl. (Demonstr.) Dermat. Wschr. **1929**, 695. (d) Der Erbgang der Keratosis palmo-plant. plant. pap. Siemens. Arch. f.·Dermat. **160**, 52. (e) siehe unter diffuse P.-Pl. Keratosen.

Galewsky: Keratoma dissip. Brauer. Arch. f. Dermat. **138**, 445. — Galloway: Punktförmige Keratose der Hand- und Fußflächen. Brit. J. Dermat. **39**, 123 (1918). — Gans: (a) Keratoma periporale. Arch. f. Dermat. **145**, 324. (b) Periporale Keratodermie nach Poliomyelitis. Dermat. Wschr. **1930**, 63. — Gram, A.: Über Keratodermie mac. diss. sym. p. et pl. Russk. Vestn. Dermat. **5**, Nr 9 (1927). Ref. Zbl. Hautkrkh. **27**, 393.

Hallopeau: Sur une hyperkératose p. et pl. localisée aux orif. sudoripares. (Demonstr.) Ann. de Dermat. **1895**, 480. — Hallopeau u. Gleisse: Demonstr. Bull.Soc. franç. Dermat. **1891**, 117.

Junghans: Kerat. hered. dissip. p. et pl. Brauer (Demonstr.) Zbl. Hautkrkh. **4**, 491.

Kaspar, M.: Über Keratosis maculosa dissem. sym. p. et pl. Inaug.-Diss. München 1927. — Ketron: K. p. et pl. Arch. of Dermat. **16**, Nr 5, 642. Ref.Zbl.Hautkrkh. **26**, 391. — Kren: Keratosis disseminata volae et plantae (Demonstr.) Ref. Zbl. Hautkrkh. **24**, 746.

Lieberthal, D.: Disseminated palmar and plantar keratoderma. Arch. of Dermat. **14**, Nr 6, 655. — Löwenfeld, W. u. O. Glassberg: Beitrag zur Pathogenese der Hyperkeratosen. Dermat. Wschr. **79**, 1613. — Lortat-Jacob u. Legrain: Un cas de kératodermie verruqueuse nodul. Bull. Soc. franç. Dermat. **33**, 81 (1926). Ref. Zbl. Hautkrkh. **21**, 837.

Mamiseff: Keratodermia p. et pl. sym. und Syphilis cornea. (Demonstr.) Zbl. Hautkrkh. **21**, 703. — Mantoux, Ch.: Porokératose papillomateuse. p. et pl. Ann. de Dermat. **1903**, 15. — Maschkileisson, L. N. u. M. I. Per: Ein Fall von Keratoma diss. naeviforme Brauer. Dermat. Wschr. **85**, 1309. — Matsumoto: On an new form of punctiform keratoderma. J. of cutan. Rev. **36**, 280 (1918). — May, J.: Hyperkératose confluente et généralisée. Ann. de Dermat. **1925**, No 1, 55. — Milian: Diskussion zu Lortat-Jacob. — Moncorps, C.: (a) Demonstr. Zbl. Hautkrkh. **24**, 737. (b) Über zwei Fälle wohlcharakterisierter Keratosen (Keratodermia punct. diss. sym., Cornu cut.) in ihrem Zusammenhang mit gleichzeitig bestehender Lues. Dermat. Z. **53**, 417.

Neuber, E.: siehe Inselförmige P.-Pl.-Keratosen. — Nobl, G.: Demonstr. Zbl. Hautkrkh. **13**, 332; **14**, 34. — Nobl, G. u. O. Glassberg: Zur Frage der Hyperkeratosen. Dermat. Wschr. **79**, 1245.

OPPENHEIM: Demonstr. Zbl. Hautkrkh. **6**, 325.
PAUTRIER, L. N. u. J. R. ROEDERER: Demonstr. Bull. Soc. franç. Dermat. **1929**, No 9, 1117.
RINSEMA, P. G.: Sur la kératodermia maculosa diss. sym. p. et pl. BUSCHKE-FISCHER. Acta dermato-vener. (Stockh.) **6**, 299. — RUSCH: Demonstr. Zbl. Hautkrkh. **17**, 131.
SCHMIDT, P. W.: Über eine bisher nicht beschriebene punktförmige Keratose (Parakeratosis vera non perstans). Arch. f. Dermat. **158**, 186. — SCHÜRCH: Demonstr. 8. Kongr. Schweiz. dermat. Ges., 13.—14. Sept. 1924. — SEMON, H.C.: Demonstr. Proc. roy. Soc. Mod. **22**, 349 (1928). — SÉZARY, G. u. R. WORMS: Parakératose pigm. en tâches des regions pl. Bull. Soc. franç. Dermat. **1928**, 367. — SIEMENS: Demonstration. Zbl. Hautkrkh. **21**, 144; **27**, 236. — SKLARZ, E.: Zur Frage der herdweisen Keratosen an Händen und Füßen, gleichzeitig ein Beitrag zur Konstitutionsfrage bei Dermatosen. Acta dermato-vener. (Stockh.) **5**, 471. — SWEITZER: (a) J. of cutan. Dis. **2**, 687 (1923). (b) Demonstr. Arch. of Dermat. **6**, 645. Ref. Zbl. Hautkrkh. **7**, 325. (c) Arch. of Dermat. **8**, 187.
VAJDA, A.: Demonstr. Zbl. Hautkrkh. **26**, 122. — VÖRNER, H.: Helodermia simplex et anularis. Arch. f. Dermat. **108**, 161.
WIRZ: (a) Demonstr. Zbl. Hautkrkh. **28**, 517. (b) Demonstr. Zbl. Hautkrkh. **34**, 667.

Acanthosis nigricans.

ANDUIZA, JAIME DE: Naevi pigmentosi nach Art einer A. n. bei einer Heredosyphilitischen Rev. españ. Urol. **26**, No 303, 121. Ref. Zbl. Hautkrkh. **14**, 376. — ARCHAMBAULT, M. G.: Un cas d'ac. nigr. Bull. Soc. franç. Dermat. **33**, No 2, 115—120 (1926). — ARNDT: A. n. (Demonstr.) Dermat. Z. **20**, 330 (1913). — ARTOM, M.: Contributo allo studio dell'acanth. nigr. Giorn. ital. Dermat. **69**, 184 (1928). Ref. Zbl. Hautkrkh. **27**, 782. — ASAHI, K.: Ein Fall von A. n. Jap. J. of Dermat. **22**, Nr 8, 709. Ref. Zbl. Hautkrkh. **8**, 255. — AZUA, J. DE: (a) A. n. (Demonstr.) Soc. españ. Dermat., Juni **1912**. Ref. Arch. f. Dermat. **117**, 120. (b) Actas dermo-sifiliogr., Juni **1912**, No 5. Ref. Dermat. Wschr. **56**, 694. (Gleicher Fall wie [a]).
BALASSA, B.: A. n. (Demonstr.) Dermat. Abt. Israel. Hospital Budapest, 1. März 1925. Ref. Zbl. Hautkrkh. **20**, 264. — BALICKA, W.: Ein Fall von A. n. Russk. Vestn. Dermat. **4**, Nr 8, 1955 (1926). — BALIZKAJA, V.: Ein Fall von A. n. Russk. Vestn. Dermat. **4**, Nr 8, 729 (1926). Ref. Zbl. Hautkrkh. **22**, 853. — BARENDBLAT, J.: Ein Fall von A. n. Med. biol. Ž. (russ.) **4**, 50 und deutsche Zusammenfassung, S. 56. Ref. Zbl. Hautkrkh. **29**, 800. — BARSKII u. POSPELOW: Wratsch (russ.) **1898**, Nr 37. Zit. MIESCHER. — BECKER: Ein Fall von A. n. Berl. klin. Wschr. **1904**, Nr 3, 69. — BENEDEK, L. u. C. CSÖRSZ: Bei Idiotismus beobachtete A. n. Jb. Psychiatr. **44**, 291. Ref. Zbl. Hautkrkh. **19**, 750. — BERNHARDT, R.: A. n. primaria s. essentialis. Komplikation mit BOWENscher Krankheit. Przegl. dermat. (poln.) **2**, 1 (1926). Ref. Zbl. Hautkrkh. **21**, 600. — BÉRON, B.: (a) Ein Fall von A. n. Mh. Dermat. **49**, 2 (1909). (b) Ein Fall von A. n. Arch. f. Dermat. **59**, 387 (1902). (c) A. n. (Demonstr.) Bulg. dermat. Ges., 11. Dez. 1926. Ref. Dermat. Wschr. **87**, Nr 43, 1684. (d) Ein Fall von A. n. Clin. bulgare **1**, 73 (1928). (e) A. n. juvenile Form. Bulg. dermat. Ges., 3. Mai 1928. Ref. Dermat. Wschr. **88**, Nr 25, 876. Ref. Zbl. Hautkrkh. **30**, 569. — BOECK, C.: A. n. Norsk Mag. Laegevidensk. **1897**, Nr 3. Ref. Arch. f. Dermat. **50**, 411. — BOGGS: A few remarks on ichthyos. J. of cutan. Dis. **1907**, Nr 7, 296. — BOGROW, S. L.: Beitrag zur Kenntnis der Dystr. papill. et pigment (A. n.). Arch. f. Dermat. **94**, 271—298 (1909). — BONNET, L. M.: Ac. nigr. und Syph. J. Méd. Lyon **8**, No 177, 255. Ref. Zbl. Hautkrkh. **24**, 676. — BRANDWEINER: Zit. nach MIESCHER. — BREZOWSKY, E.: Budapesti Orv. Uisag (ung.) **1910**, Nr 30. Ref. Mh. Dermat. **53**, 298. — BRCCQ, M.: Diskussion zu TENNESON u. LEREDDE. Ann. de Dermat. **1896**, 1282. — BRUCK, WALTER: A. n. (Demonstr.) Köln. dermat. Ges., Sitzg 26. Juni 1925. Ref. Zbl. Hautkrkh. **18**, 146. — BRUNETTI, FREUND u. STURLI: Giorn. ital. Mal. vener. Pelle **62**, H. 6, 694 (1921). Ref. Zbl. Hautkrkh. **5**, 229. — BULKLEY: 6. internat. dermat. Kongr. **1908**. Ref. Mh. Dermat. **53**, 298. — BURMEISTER, JOH.: Über einen neuen Fall von A. n. Arch. f. Dermat. **47**, 343.
CAROL: Nederl. Tijdschr. Geneesk. **65** II, Nr 11, 1393 (1921). Ref. Zbl. Hautkrkh. **3**, 164. — CASTEL, DU: Mélanodermie, Maladie d'ADDISON u. a. Ann. de Dermat. **1896**, 1282. — CAUSSADE, A. LÉVY-FRANCKEL u. JUSTER: A. n. Syph. probable. Pathogénie de la pigmentation et de la dystrophie pil. Bull. Soc. méd. Hôp. Paris **38**, No 28, 1363 (1922). Ref. Zbl. Hautkrkh. **7**, 347. — CAVAGNIS: A. n. Giorn. ital. Mal. vener. Pelle **46**, 373 (1912). COLLAN, V.: Finska Läk.sällsk. Hdl. **39**, H. 3 (1897). Ref. Mh. Dermat. **25**, 649. — CONRAD, A. H.: A. n. in a negro. Arch. of Dermat. **22**, 918. Ref. Zbl. Hautkrkh. **37**, 620. — CORSON: A. n. Demonstr. Arch. of Dermat. **13**, Nr 3, 449/450 (1926). (Gleicher Fall wie SIDLICH.) — COUILLAUD, P.: Dystrophie papillaire et pigmentaire. Ses rélations avec la carcinose abdominale. Thèse de Paris **1896**. — CROCKER: (a) Brit. J. Dermat., März **1899**, Nr 3, 116. (b) Diseases of the Skin, 1908, p. 597. (c) Brit. J. Dermat. **19**, 438 (1907).
DARIER: (a) Dystrophie pap. et pigm. Ann. de Dermat. **1893**, 865. (b) Ann. de Dermat. **1895**, 97. (c) Sur un nouveau cas d'A. n. Prat. dermat. **1**, 183. Paris: Masson & Co. 1900. —

DOHI: Jap. J. of Dermat. 5, Nr 4. — DOUTRELEPONT: Verh. niederrhein. Ges., 13. Juli 1903. (s. a. GROUVEN u. FISCHER). Ref. Dtsch. med. Wschr. 1903, 391. — DUBOIS-HAVENITH: Ein Fall von A. n. Policlinique 1913, Nr 24. Ref. Dermat. Wschr. 60, 397 (1915). — DUBREUIL: Ann. de Dermat. 7, No 2, 67 (1918).

EICHHORST: Korresp.bl. Schweiz. Ärzte 1896, 181. — ESSER: Zur Kenntnis der kongenitalen Nebennierenlues. Münch. med. Wschr. 1908, 1170.

FEIT: A. n. (Demonstr.) N. Y. Acad. Med., 1. Mai 1928. Arch. of Dermat. 19, 126. Ref. Zbl. Hautkrkh. 30, 612. — FILSER, H.: Ein Beitrag zur Kasuistik der A. n. Inaug.-Diss. Würzburg 1908. Ref. Mh. Dermat. 47, 112 (1908). — FLASKAMP, W.: Über A. n. Zugleich ein Beitrag zur Klinik der Carcinomkrankheit und zur Lehre von der Pigmentbildung. Z. Krebsforschg 21, H. 5, 369—386 (1924); s. a. Dtsch. med. Wschr. 50, Nr 35, 1180. — FOX, G. H.: A. n. Arch. of Dermat. 4, Nr 1, 125 (1921). — FRANCON: Semaine méd. 1897. Zit. MIESCHER. — FRANCKENSTEIN: Beitrag zur Kenntnis der A. n. Inaug.-Diss. Heidelberg 1904. — FRICK: N. Y. med. J. 102, 232 (1915). (Zit. n. KNOWLES.) — FUSE, S.: A case of a. n. disappearing after the removal of a carcinoma ventriculi. Jap. J. of Dermat. 27, 5. Ref. Zbl. Hautkrkh. 23, 781.

GALLANT: Korresp.bl. Schweiz. Ärzte 1918, 783. — GAUCHER, PHOTINOS u. EVANGELOU: Sur un cas de mélanodermie papillomateuse etc. Ann. de Dermat. 1904, 559. — GEORGE, ST. G. u. G. M. MELVILLE: A. n. (Demonstr.) Brit. med. Assoc., Juli 1909. Ref. Arch. f. Dermat. 101, 415. — GIACOMINI: Zit. nach ZAWADOWSKY. — GILCHRIST: Diskussionsbemerkungen zum Fall von WHITE (s. d.). J. of cutan. Dis. 1912, 179. Ref. Arch. f. Dermat. 112, 903. — GIOVANNI: Zit. nach PETRINI DE GALATZ. Giorn. ital. Mal. vener. Pelle 1912. — GOLDBLADT: Ein Fall von A. n. bei Debilitas mentis. Arch. f. Psychiatr. 70, H. 1, 65. — GRIGORJEW: Ein Fall von A. n. Russk. Wratsch 1915, Nr 37, 869. Ref. Dermat. Wschr. 68, 143 (1919). — GROSZ: Wien. klin. Wschr. 1902, Nr 5, 122. — GROUVEN, C. u. B. FISCHER: Beitrag zu A. n. Arch. f. Dermat. 70, 224 (1904). — GUÉRAULT: L'acanth. nigr. Thèse de Paris 1903.

HALLOPEAU, JEANSELME u. MESLAY: (a) Sur un cas de dystr. pap. et pigm. Ann. de Dermat. 4, 816 (1893). (b) Sur un nouveau cas de mal. de DARIER et ses rapports avec la dystr. papillo-pigment. Ann. de Dermat. 1896, 737. — HAMDI, H. u. H. RESCHAD: Über die Beziehungen der A. n. zu anderweitigen Epithelveränderungen und Teilnahme der Hautdrüsen bei dieser Krankheit. Virchows Arch. 263, 412. — HAXTHAUSEN: A. n. (Demonstr.) Sitzg dän. dermat. Ges. Kopenhagen, 2. Dez. 1925. Ref. Zbl. Hautkrkh. 19, 834. — HEATH, D.: A. n. (Demonstr.) Proc. roy. Soc. Med. 22, Nr 4 (1929), sect. dermat., 20. Dez. 1928. — HERFARTH: A. n. Demonstr. Sitzgsber. Breslau. chir. Ges. Ref. Zbl. Chir. 1922, Nr 15, 528. — HESS, O.: Zwei neue Fälle von A. n. Münch. med. Wschr. 1903, Nr 38, 1625. — HEUSS-EICHHORST: A. n. Korresp.bl. Schweiz. Ärzte 1896, Nr 6. Ref. Mh. Dermat. 24, 55. — HIRANO: Gedenkschr. z. 10jähr. Bestehen der Hautklinik in Fukuoka, 1916. Zit. nach SEKIBA. — HITAKA, M.: A. n. (naevus systematisatus). J. orient. Med. 2, Nr 3, 258. Ref. Zbl. Hautkrkh. 16, 688. — HODARA, M.: Über einen Fall von A. n. nach Mammacarcinom. J. Mal. cutan. 1905, Nr 7, 502. — HODARA, M. u. BEHDJET HOULOUSSI: (a) Ein Fall von A. n. Mh. Dermat. 40, 629 (1905). (b) Ein seltsamer Fall von im Anschluß an fibromatöse Tumoren aufgetretener juveniler Form von A. n. mit histologischer Untersuchung. Dermat. Wschr. 81, Nr 17, 609. — HOLLENDER, A.: Urologic Rev. 25, Nr 3, 131 (1921). — HUE, FR.: (a) Normandie méd. 1893, No 16, 15. Aug. 1893. (b) Méd. moderne 1893, No 95. — HÜGEL: Inaug.-Diss. Straßburg 1898. Bull. Soc. franç. Dermat. 1921, No 6, 38. — HÜGEL u. WOLFF: Ann. de Dermat. 1899, 423.

INTOSH MC: Brit. med. J. 1909. Zit. nach MIESCHER. — ISAAC: Ac. nigricans? Ref. Mh. Dermat. 24, 622 (1896). — ISHIWATARI CH.: Ein Fall von A. n. Jap. J. of Dermat. 30, 6. Ref. Zbl. Hautkrkh. 34, 457. — ISHIZUKA: Jikkon-Iho (Tokyo) 1, Nr 10 (1915). Zit. SEKIBA. — ITAZU: Zit. nach TOYAMA.

JAQUET, L. u. DELOTTE: A. n. chez un sujet indemme de carcinomatose. Ann. de Dermat. 1897, 210. — JACUBSON, A.: Über A. n. Russk. Klin. 8, Nr 44, 781 u. deutsche Zusammenfassung, 1927. S. 792. Ref. Zbl. Hautkrkh. 28, 279. — JADASSOHN, J.: Verh. dtsch. dermat. Ges., 9. Kongr. 1906, 451. — JADASSOHN, W.: Familiäre A. n. kombiniert mit Fettsucht. Arch. f. Dermat. 150, 110. — JAKOVSKI: A. n. Verh. Warsch. dermat. Ges., Jan. 1914. Ref. Arch. Dermat. 119 II, 67. — JAMIESON: A. n. Arch. of. Dermat. 21, 138. — JANOVSKY: (a) A. n. Internationaler Atlas seltener Hautkrankheiten Bd. 11, 1890. (b) A. n. MRAZEKS Handbuch der Hautkrankheiten, Bd. 3, 1904. — JULIUSBERG, FR.: A. n. ohne nachweisbare innere Erkrankung. Verh. dtsch. dermat. Ges., 9. Kongr. 1906, 328. — JUSTUS: 2 Fälle von A. n. (Demonstr.) Israelitisches Hospital Budapest, 22. März 1925. Ref. Zbl. Hautkrkh. 20, 266.

KAPOSI: (a) Verh. Wien. dermat. Ges. Ref. Arch. f. Dermat. 42, 254. (b) Ein Fall von A. n. Allg. Wien. med. Ztg. 1900, Nr 51, 579. — KÉMERI, D.: Familiäres Auftreten einer benignen Form der A. n. (Vater, Sohn und 3 Töchter). Ung. dermat. Ges., 9. Nov. 1928. Ref. Zbl. Hautkrkh. 29, 494. — KLEIN, ALFRED: Ein Fall von A. n. Prag. med. Wschr.

1913, Nr 33. Ref. Dermat. Wschr. **60**, 397 (1915). — KLEMPTNER, M.: Dystrophia pap. u. pigmentosa juv. benigna. Venerol. (russ.) **4**, 133. Ref. Zbl. Hautkrkh. **24**, 366. — KLOTZ, H. G Verh. N. Y. dermat. Ges., Nov. **1911**. Ref. Arch. f. Dermat. **112**, 702. — KLOTZ, H. G. u. RHODENBURG: A. n. J. of cutan. Dis. **31**, 306 (1913). Arch. f. Dermat. **117**, 362. — KOBAYASHI: Zit. nach TOYAMA, 1912. — KÖNIGSTEIN: A. n. (Demonstr.) Verh. Wien. dermat. Ges., Okt. **1911**. Ref. Arch. f. Dermat. **112**, 6 (ohne nähere Angaben). — KNOWLES, F. C.: A. n. Arch. of Dermat. **14**, Nr 5, 618 (1926). Ref. Zbl. Hautkrkh. **22**, 853. (Gleicher Fall wie CORSON u. SIDLICH [b]). — KNOWLES, F. u. D. M. SIDLICK u. J. B. LUDY: A. n. Arch. of Dermat. **19**, Nr 3, 391. — KOHN, A.: Versuch einer Einteilung der Drüsen mit innerer Sekretion. Endokrinol. **5**, 434. — KREIBICH, K.: Demonstr. Ref. Münch. med. Wschr. **1913**, Nr 27, 1523. — KÜTTNER, H.: (a) A. n. Zbl. Chir. **1924**, Nr 16, 824. (b) Die A. n. und ihre Bedeutung für die Diagnose des malignen Tumors. Mitt. Grenzgeb. Med. u. Chir. **39**, H. 2, 276—296 (1926). — KUTZNITZKY, M.: Ein Fall von A. n. Arch. f. Dermat. **35**, 3.

LEEUWEN, TH. M. VAN: Ein Fall von A. n. Nederl. Tijdschr. Geneesk. **69** II, Nr 8, 983 (1925). Ref. Zbl. Hautkrkh. **18**, 787. — LEHNER, E.: Scleroderma adult. BUSCHKE u. A. n. (Demonstr.). Zbl. Hautkrkh. **31**, 783. — LESZCZYNSKI: A. n. (Demonstr.) Sitzgsber. Lemberg. dermat. Ges., 8. Nov. 1923. Ref. Zbl. Hautkrkh. **15**, 149. — LEWANDOWSKY: A. n. Schweiz. med. Wschr. **51**, Nr 5, 113. — LEWIN, G.: Über Morbus Addisonii. Charité-Ann. **17**, 536 (1892). — LIPSKEROV: A. n. (Demonstr.) Moskau. vener.-dermat. Ges., Sitzg 14. Jan. 1926. Ref. Zbl. Hautkrkh. **26**, 34. — LITTLE, GRAHAM: A case of A. n. Brit. J. Dermat. **1901**, Nr 11, 421. — LUDY: A. n. Arch. of Dermat. **14**, Nr 5, 619. Ref. Zbl. Hautkrkh. **22**, 853. — LURIE: Ein Fall von A. n. Demonstr. Kiewer Ges. Hautkrkh., 31. Mai 1925. Ref. Zbl. Hautkrkh. **18**, 652.

MAKINO, S.: Fall von A. n. Jap. J. of Dermat. **30**, 21. Ref. Zbl. Hautkrkh. **34**, 457. — MARKLEY, A. J.: A. n., ein Symptom von malignen Vorgängen. J. amer. med. Assoc., 11. Sept. 1915. Ref. Dermat. Wschr. **62**, 436. — MARKOWITZ: A. n. Demonstr. Arch. of Dermat. **13**, Nr 5, 729—730 (1926). Ref. Zbl. Hautkrkh. **21**, 601. — MATSUURA: Zit. nach TOYAMA. Kioto Igaku-Zasshi 8, Nr 3. — MAYO CLINIC: A. n. (Demonstr.). Arch. of Dermat. **22**, 163. — MEIROWSKY: A. n. im Anfangsstadium. Außerordentl. Kriegstgg rhein.-westfäl. u. südwestdtsch. Dermatver.iggen, 22./23. Sept. 1917. Ref. Dermat. Wschr. **65**, 1071 (ohne nähere Angaben). — MIESCHER, G.: (a) 2 Fälle von kongenitaler A. n., kombiniert mit Diabetes mellitus. Dermat. Z. **32**, 276 (1921). (b) A. n. Demonstr. 9. Kongr. schweiz. dermat. Ges., 4./5. Juli 1925. Ref. Zbl. Hautkrkh. **21**, 44. — MILIAN, SAUPHAR u. MARCERON: (Demonstr.) Bull. Soc. franç. Dermat. **32**, 58 (1925). Ref. Zbl. Hautkrkh. **18**, 365. — MONTANA: Sitzgsber. catalon. Ges. Dermat., Okt. **1925**. Med. ibera **19**, No 420, 493. — MORRIS, M.: Trans. roy. med.-chir. Soc. Lond. **77** (1894, Juni). — MORRIS, M. u. S. E. DORE: Trans. roy. med.-chir. Soc. Lond. **1909**. Ref. Dermat. Wschr. **50**, 125. — MOURA COSTA, H. DE: A. n. Ann. brasil. Dermat. **1**, 47 (1925). Ref. Zbl. Hautkrkh. **18**, 787. — MUKAI, F.: (a) Fall von A. n. Iknogr. dermat. (Kioto) **1927**, H. 4, Taf. 28. Ref. Zbl. Hautkrkh. **27**, 783. (b) A. n. Acta dermat. **14**, 460 (deutsche Zusammenfassung). (c) 1 Fall von kongenitaler A. n. mit (?) FRIEDREICHscher Krankheit. Acta dermat. (Kioto) **15**, H. 4, 359. — MZAREULOW: (a) Arch. ksl. kaukas. med. Ges. **1907**, 60. (b) Russ. Z. Hautkrkh. **14**, 117 (1908).

NAKAMURA, K.: An autopsie of a case of acanthosis nigr. and a contribution to the knowledge of its pathogenesis. Jap. J. of Dermat. **24**, Nr 7, 37. Ref. Zbl. Hautkrkh. **15**, 434. — NARUO: A. n. Jap. J. of Dermat. **15**, Nr 11. Zit. nach SEKIBA. — NEUMANN, I.: Psorospermosis foll. (?). (Demonstr.) Wien. dermat. Ges. Ref. Arch. f. Dermat. **34**, 145 (1896). — NICOLAS, GATÉ u. LEBEUF: Un cas d'A. n. Soc. méd. Hôp. Lyon, 19. Dez. 1922. Lyon méd. **132**, No 5, 209. Ref. Zbl. Hautkrkh. **9**, 200. — NIXON: Trans. roy. Soc. Med. **7**, 108 (1914). Zit. nach MIESCHER. — NÖRR; Demonstr. einiger Fälle von A. n. u. Acariasis beim Hunde Münch. med. Wschr. **1929**, 605.

OGINO, B.: A case of A. n. (Demonstr.) Jap. J. of Dermat. **23**, 9. — ONOZUKA: A case of A. n. Jap. J. of Dermat. **25**, Nr 4, 22. Ref. Zbl. Hautkrkh. **18**, 365. — ORMSBY, O. S. u. MITCHELL: Hyperpigmentation. Arch. of Dermat. **1**, 474. (Diskussionsbemerkungen zu WARTHIN.) — OSTWALD: A. n. Berl. dermat. Ges., 12. Juli 1927. Ref. Zbl. Hautkrkh. **25**, 518. — OTTKHINE, A. T.: Ein Fall von A. n. Russk. Vestn. Dermat. **1924**, Nr 5. Ref. Ann. de Dermat., VI. s. **7**, Nr 11, 650 (1926). —

PARHON: Zit. nach ZAWADOWSKY. — PAUTRIER, L. M.: Un cas d'acanth. nigr. (avec cancer de l'estomac). Bull. Soc. franç. Dermat. **29**, No 4, 50 (1922). Ref. Zbl. Hautkrkh. **6**, 165. — PAUTRIER, L. M. u. HÜGEL: A. n. Bull. Soc. franç. Dermat. **29**, No 6, 81 (1922). — PAUTRIER, L. M. u. G. LÉVY: Maladie pseudo-naevique généralisée à type de dystr. pap. et pigment. (a. n. anormal). Presse méd. **31**, No 65, 715. — PAWLOW: Russ. Ztg Dermat. **1**, Nr 8. Zit. nach BOGROW. — PECHUR, G. u. M. ČERKES: A. n. Russk. Vestn. Dermat. **5**, 478. Ref. Zbl. Hautkrkh. **26**, 392. — PERMAN, B.: Trois cas de a. n. Acta med. scand. (Stockh.) **70**, H. 1, 30 (1929) (franz.). — PERRIN: A. n. Bull. Soc. franç. Dermat. **1919**, 230, 264. — PETRINI DE GALATZ: Contribution à l'étude clinique et histopathologique de la dystr. pap. et pigm. Associé à un cancer pulmonaire. Ann. de Dermat. **1914**, 321. —

Pickelmann: A. n. (Demonstr.) Zbl. Hautkrkh. **33**, 537. — Pitschugina, D.: Ein Fall von papillar-pigmentärer Dystrophie der Haut (A. n.). Astrachan. med. Bote Nr 1/2, 160—168 (russ.). Ref. Zbl. Hautkrkh. **8**, 255. — Polak, H. J.: Ein Fall von A. n. Dermat. Wschr. **87**, 941. — Pollitzer, S.: (a) Internat. Atlas seltener Hautkrankheiten, Bd. 10. 1890. (b) J. amer. med. Assoc. **53**, 1369 (1909). — Pond, F. A. u. L. J. A. Loewenthal: Case of A. n. Brit. J. Dermat. **41**, 332. Ref. Zbl. Hautkrkh. **33**, 466. — Porias: Wien. klin. Rdsch. **38**, 671 (1913). — Pospelow: Russ. Z. Dermat. u. vener. Krkh. **18**, (1909). — Pribram: Dtsch. Arch. klin. Med. 1909, H. 5/6.

Rapp: A. n. (Demonstr.) Arch. f. Dermat. **18**, 323. Ref. Zbl. Hautkrkh. **28**, 786. — Rasch: A. n. Demonstr. Zbl. Hautkrkh. **26**, 126. — Rille: (a) Über A. n. und Dariersche Psorospermosis. Verh. 58. Naturforsch.verslg 1896. Ref. Arch. f. Dermat. **37**, 278. (b) A. n. (Demonstr.) Münch. med. Wschr. 1903, Nr 30, 1317. (c) A. n. und Magenca. (Demonstr.) Med. Ges. Leipzig, Sitzg 11. Juni 1929. Ref. Dermat. Wschr. **89**, 1193. — Roblee: Ichthyosis or A. n. — which? J. of cutan. Dis. 1908, Nr 7, 306.

Schalek, A.: A. n. J. of cutan. Dis. **30**, 660 (1912). Ref. Arch. f. Dermat. **115**, 782. — Schamberg: Case for Diagnosis A. n.? (Demonstr.) Arch. of Dermat. **7**, Nr 1, 119. Ref. Zbl. Hautkrkh. **8**, 255. — Schindelka, H.: Hautkrankheiten bei Haustieren. Wien u. Leipzig: W. Braumüller 1898. S. 415. — Schramek: A. n. (Demonstr.) Verh. Wien. dermat. Ges., Mai 1916. Ref. Arch. f. Dermat. **122**, 811. — Sekiba: Über einen Fall von A. n. bei Ca. ventr. Festschrift von Keizo Dohi. Jap. Z. Dermat., Jan. 1917, Erg.-Bd., Tokyo. — Senear u. Cornbleet: (Demonstr.) Arch. of Dermat. **19**, 511. — Senin, A.: Zur Ätiologie der A. n. Vener. (russ.) **5**, 1177; deutsche Zusammenfassung, S. 1180. Ref. Zbl. Hautkrkh. **30**, 612. — Sézary, A.: Pathogenie et semiologie des mélanodermies du type addisonien. Presse méd. **29**, No 29, 281. — Sidlich (für Knowles): A. n. (Demonstr.) Arch. of Dermat. **14**, 618 (1926). Ref. Zbl. Hautkrkh. **22**, 853. — Sidlich: A. n. (Demonstr.) Philad. dermat. Soc., 8. Febr. 1926. Arch. of Dermat. **14**, 92. Ref. Zbl. Hautkrkh. **21**, 601 (Gleicher Fall wie Corson). — Snell, A. u. L. Rowntree: Addisons Disease with anomalous pigmentation. Endocrinology **5**, 303. — Soetomo: Ein Fall einer seltenen Hautkrankheit (A. n.). Acta dermato-vener., 7, H. 3, 479 (1926). Ref. Zbl. Hautkrkh. **23**, 781. — Spielhagen, R.: Ein Fall von A. n. Inaug.-Diss. Erlangen 1926. — Spietschka, Th.: Über Dystr. pap. et pigm. Arch. f. Dermat. **44**, 247. — Ssutejev, G. u. Talajev: Russk. Vestn. Dermat. **3**, Nr 8, 670. Ref. Zbl. Hautkrkh. **19**, 128. — Stanislawsky: Ein Fall von A. n. Russ. Z. Hautkrkh. **5**, 105 (1903). — Stelwagon: Diseases of the skin, 1908, p. 497. — Stevens: A. n. (psoas abscess). Detroiter dermat. Ges., Demonstr., 20. Febr. 1923. Arch. of Dermat. **8**, Nr 1, 132; Nr 6, 864. Ref. Zbl. Hautkrkh. **12**, 367. — Stokes: (Diskussion zu Markowitz). — Swartz, J. H.: A. n. Metast. sarcoma of the liver. Arch. of Dermat. **13**, Nr 3, 419 (1926). — Swartz, J. H. u. E. C. Miller: A. n. Arch. of Dermat. **18**, Nr 4, 584 (1928). Ref. Zbl. Hautkrkh. **30**, 612. — Symmers, D.: Ein Fall von Hodgkinscher Krankheit mit A. n.-ähnlichen Veränderungen. Amer. J. med. Sci. **167**, Nr 2, 157; Nr 3, 314 (1924).

Takei: A. n. bei einem Kinde. Jap. J. of Dermat. **23**, Nr 5, 456. — Takuwa, M.: Beiträge zur Kenntnis von der A. n. Kioto-Ikadaigiku-Zasshi **1**, 425. Ref. Zbl. Hautkrkh. **25**, 445. — Tenneson u. Leredde: A. n. Ann. de Dermat. 1896, 1276. — Tenneson u. Du Castel: Demonstr. A. n. Ref. Mh. Dermat. **24**, 28. — Tesseraux, H.: Über A. n., besonders über einen Fall mit Beteiligung der Speiseröhre. Virchows Arch. **279**, 244. — Thomson, M. Sidney: A. n. (Demonstr.) Proc. roy. Soc. Med. **21**, Nr 7, 1174. Ref. Zbl. Hautkrkh. **28**, 786. — Tomascewski: (a) Über A. n. Verh. dtsch. dermat. Ges., 7. Kongr. Breslau 1901, 232. (b) Papilläre und pigmentöse Dystrophie, Neissers stereoskopischer Atlas, 15. Lief. 1901. S. 478/479. — Toyama, J.: Beitrag zur Kenntnis der A. n. Dermat. Z. **29**, 785. — Tscheboksarow, M. N. u. S. J. Malkin: Zur Frage der funktionellen Diagnose der Nebennieren. Endokrinol. **5**, 331. — Tschernogouboff: A. n. Bibl. Vratscha, 1895. — Tsutsui: Zit. nach Toyama. Jap. J. of Dermat. **3**, 96 (1902).

Warthin, Al. S., Crane u. Jackson: Pigmentation of the skin (Addisons Disease) associated with Lymphosarcoma involving particulary the retroperitoneal lymph nodes of the solar plexus region. Arch. of Dermat. **10**, Nr 2, 139. — Weiss, A.: Erkrankung des Auges bei A. n. Klin. Mschr. Augenheilk. **78**, 190 (1927). — Welikanow: Ein Fall von A. n. Ref. Russk. Wratsch 1908, Nr 9, 312. — Wende: Diskussion zu Markowitz. — Wertheimer: A. n. (juv. Typ). (Demonstr.) Arch. of Dermat. **19**, 162. Ref. Zbl. Hautkrkh. **30**, 217. — White, Ch. J.: A case of A. n. J. of cutan. Dis. **30**, 179 (1912, April). — Wieder, L. M.: A. n. juvenile type. J. amer. med. Assoc. **87**, Nr 24, 1964. Ref. Zbl. Hautkrkh. **24**, 57. — Wild: Fall von A. n. (Demonstr.) Brit. med. Assoc., Juli 1909. Ref. Arch. f. Dermat. **101**, 415. — Wile: (a) A. n. juvenile type. Arch. of Dermat. **12**, 915 (1925). Ref. Zbl. Hautkrkh. **20**, 58. (b) A case for diagnosis. Arch. of Dermat. **20**, 539. Ref. Zbl. Hautkrkh. **33**, 82. — Wise, F.: A. n. J. of cutan. Dis. **36**, 35 (1918). — Wohlstein, E.: Von einem Fall von A. n. Arch. f. Dermat. **157**, 28. — Wolff: A. n.

Ber. 6. Kongr. dtsch. dermat. Ges. **1899**, 399. — WOLLENBERG: Beitrag zur Kenntnis der A. n. Arch. f. Dermat. **113**, 1215.

YAMADA: Jap. J. of Dermat. **25**, Nr 9, 61 (1925). — YAMASAKI, N. u. K. FURUYAMA: 2 Fälle von A. n. Dermato-urol. Ges. Tokyo, 21. Okt. 1921. — Jap. J. of Dermat. **22**, Nr 3, 271.

ZABOLOTZKY u. BRYTSCHEW: Zit. nach BOGROW. — ZAWADOWSKY, B. A. TITAJEFF u. S. FAIERMARK: Über den Einfluß der Acetylderivate des Thyroxins auf die Mauser und Depigmentierung des Hühnergefieders. Endokrinol. **5**, 416.

Elephantiasis nostra verrucosa.

LESSER, E.: Lehrbuch der Haut- und Geschlechtskrankheiten, 13. Aufl. S. 87. Berlin: Julius Springer 1914.

WESTPHALEN: Demonstr. Ref. Zbl. Hautkrkh. **25**, 171. — WIRZ, F.: Elephantiasis nostra. Handbuch der Haut- und Geschlechtskrankheiten, Bd. 8/2.

Keratosis areolae mammae naeviformis.

OTTO: Hyperkeratose der Brustwarze. Zbl. Gynäk. **1929**, 2739.

Callus, Clavus.

ALIBERT, J. J.: (a) Monographie des dermatoses, 1832. S. 778. (b) Deutsche Ausgabe. Herausgegeb. von DAYNAC. Deutsch bearbeitet von BLOEST. Leipzig 1837. — ANCIAN: Schwielen der Marmor- und anderer Steinarbeiter. J. Mal. cutan., Nov. **1903**, Nr 11, 804. Ref. Dermat. Z. **11**, 791 (1904). — ANDRUSZEWSKI: Hyperkeratosis spezifica (Demonstr.) Zbl. Hautkrkh. **21**, 140.

BANA: Thikening of the skin, or cornification as a sign of abscess-formation in the palm and sole. Practitioner **110**, Nr 3, 263. Ref. Zbl. Hautkrkh. **8**, 254. — BARBIERI: Zit. nach RAMAZZINI, 1910. S. 78. — BARTHÉLEMY, R.: L'hyperkératose des extremités en saison froide. Ann. de Dermat. **9**, No 8, 681 (1928). — BATEMAN, TH.: Pract. synopsis of cut. dis. Dtsch. v. CALMANN. Leipzig 1835. — BECKER, S. W.: Keratoderma (acquired). Arch. of Dermat. **22**, 176. — BEJUL, A.: Zur Kasuistik der Berufsgeschwülste. Nov. Chir. (russ.) **5**, Nr 6, 88 (1927). Ref. Zbl. Hautkrkh. **25**, 563. — BILLICH, H. U.: (a) Die Tischlerhand. Mitt. Grenzgeb. Med. u. Chir. **40**, 638. (b) Sitzgsber. Münch. med. Wschr. **1927**,

CALABRESI, C.: Le stigmata professionali dei violinisti. Med. del lavoro **17**, No 1, 6 (1906). Ref. Zbl. Hautkrkh. **20**, 585. — COHN, E.: Die Syphilis während der Periode ihrer Initial- und Frühformen und deren Behandlung, S. 101. Wien 1875. — COLLEY, D.: Disseminated clavus of the hands and feet. Trans. path. Soc. London **30**, 451 (1879).

ENGEL, H.: Dtsch. med. Wschr. **1924**, 1018. — ERNST, P.: Über die Beziehungen des Keratohyalins zum Hyalin. Virchows Arch. **130**, 279. — ESPAGNE, A.: Observations sur quelques point de l'industrie et de l'hygiène du blanchissage, et spécialement des callosités... Ann. d'Hyg. **22**, 450 (1864).

FERRANINI: Die Arbeit und die Hände der Korbflechter von Marano. Riforma med. **1911**, 1261. Zit. nach OPPENHEIM. — FISCHER, J.: Geschichte der Gewerbedermatosen in ULLMANN-OPPENHEIM-RILLE: Die Schädigungen der Haut durch Beruf und gewerbliche Arbeit. Leipzig: L. Voss 1915. S. 16. (Literatur.) — FREUND: Demonstr. Zbl. Hautkrkh. **13**, 58. — FUHS: Gewerbeschwielen. (Demonstr.) Zbl. Hautkrkh. **13**, 139.

GANS, O.: Histologie der Hautkrkh., Bd. 1, S. 164, 167. Berlin: Julius Springer 1925. — GOCHT: Zit. nach ENGEL.

HALLA, F.: Clavi-Alkoholtherapie. Münch. med. Wschr. **1927**, 1608. — HAUCK: Die Gesundheitsverhältniss der Glasmacher (Schwielen). Concordia (Berl.) **1910**, 350. — HEBRA u. KAPOSI: Lehrbuch der Hautkrankheiten, Bd. 2, S. 27. — HIRSCHFELD: Demonstr. Zbl. Hautkrkh. **17**, 271. — HIRTH, L.: Die Krankheiten der Arbeiter. II. Abt. Die äußeren Krankheiten der Arbeiter 1878. — HOHMANN: Bein-Fuß. München: J. F. Bergmann 1923.

KLEBS: Handbuch der pathologischen Anatomie, Bd. 1, S. 71. Berlin 1868. — KROGH: Zbl. Hautkrkh. **14**, 21. — KÜRSCHNER, V.: Zur Dauerheilung des Hühnerauges durch Injektion. Münch. med. Wschr. **1927**, Nr 20, 875. — KUMER: Demonstr. Ref. Dermat. Wschr. **83**, Nr 38, 1419 (1926). Zbl. Hautkrkh. **14**, 21.

LÉBOUC, L.: Etude clinique et anatomique sur quelques cas de tumeurs sous-ungéales. Thèse de Paris **1889**. — LEWIN, G.: Clavi syph. Arch. f. Dermat. **25**, 3. — LORTAT-JACOB, LEGRAIN u. LEFÈVRE: Hyperkeratose des Daumenballen bei Lähmung des VII. C.-N. Bull. Soc. franç. Dermat. **23**, 157 (1922). —

MARTEL: Corne subungéale. Rev. internat. Sci. méd. Paris **5**, 217 (1888). — MATZENAUER, R. u. A. BRANDWEINER: Keratosis palm arteficialis. Wien. klin. Wschr. **1904**, 446. — MENDELSON, R. W.: Keratoma plant. sulcatum. J. trop. Med. **27**, 39. Ref. Zbl. Hautkrkh. **15**, 195. — MONCORPS: (a) Demonstr. Zbl. Hautkrkh. **24**, 737. (b) Über

Zwei Fälle wohlcharakterisierter Keratosen. Dermat. Z. **53**, 417. — MÜHSAM, R.: Zur
Frage des Hallux valgus. Mschr. Geburtsh. **75**, 65 (1926). — MUSGER: Demonstr. Ref.
Dermat. Wschr. **91**, 1350 (1930). — MUTZER: Demonstr. Zbl. Hautkrkh. **21**, 686.

NATORI, H.: Über Beziehungen zwischen Berufsarten und Handschwielen vom gerichtl.-
mediz. Standpunkt. Acta dermat. **3**, 253 (1924). Ref. Zbl. Hautkrkh. **20**, 586 (Kioto). —
NICOLAS, J., I. LACASSAGNE u. CHEVALLIER: Hyperkératose cornée plant. symétrique chez
un tabétique. Lyon méd. **139**, No 11, 302 (1927).

OBERHOFF, K.: Histologie und Histogenese des Clavus. Arch. f. Dermat. **163**, 283. —
ODSTRČIL, I.: Über den Verlauf und die histologische Untersuchung der luetischen
Hyperkeratosen bei Behandlung mit Salvarsan. Arch. f. Dermat. **109**, 131. — OPPEN-
HEIM, M.: (a) in ULLMANN u. RILLE: Die Schädigungen der Haut durch Beruf und gewerb-
lichen Arbeit, Bd. 1, S. 38. Leipzig: L. Voss 1915. (b) Demonstr, J. ind. Hyg. **6**, Nr 2.
(c) Demonstr. Zbl. Hautkrkh. **7**, 370; **13**, 37.

PFAHL: Die Bedeutung der Schwielen für die Beurteilung der Arbeitsfähigkeit. Ärztl.
Sachverst.ztg **1909**, 151. — PINEIRO, C. M.: Berufsmerkmale bei Zigarrenarbeitern. Ann.
Hyg. publ. et Méd. lég., Aug. **1908**. Ref. Z. Med.beamte **1909**, 197. — PUST: Dauerheilung
des Hühnerauges durch Injektion. Münch. med. Wschr. **1927**, Nr 18, 770.

RAMAZZINI, B.: Die Krankheiten der Künstler und Handwerker und die Mittel, sich
davor zu schützen. Neubearbeitet von PH. PATISSIER. Übersetzt von J. H. G. SCHLEGEL.
Ilmenau 1823. — RAYER, P.: Traité théorique et pratique des maladies de la peau fondée
sur de nouvelles recherches d'anatomie et de physiologie pathologique. Paris 1826. Deutsch
von H. Stannius. Berlin 1873. — REUTER, F.: Papillarlinienmuster der Finger als individuelle Eigentümlichkeit und Bedeutung für Identifizierung nach dem Tode. Dermat.
Wschr. **88**, 14.

SCHINDELKA, H.: Hautkrankheiten bei Haustieren. Wien u. Leipzig: Wilhelm Braumüller 1908. — SKLAREK: Beiträge zur Kenntnis der Schwielen und Hühneraugen. Arch.
f. Dermat. **85**, 121. — SÖMMERING: Arch. gén. Méd., **13**, 260. Zit. nach HELLER. — STEIN, E.:
Gewerbedermatosen bei Glasmachern. Wien. klin. Wschr. **1904**, 447. — STEINER, F.:
Einiges über Hautschädigungen in der Land- und Forstwirtschaft. Ärztl. Sachverst.ztg
35, 219 (1929). — STRACKER, O.: Hallux valgus. Ärztl. Prax. **1929**, 172. Wien u. Berlin:
Julius Springer.

TELEKY, L.: Schwielen bei Hutmachern in TELEKY: Quecksilbervergiftung, S. 168.
Berlin: Seydel 1912. — TÖRÖK, L.: Welche Hautveränderungen können durch mechanische
Reizung der Haut hervorgerufen werden? Arch. f. Dermat. **63**, 27.

UNNA, P. G.: (a) Pariser Briefe. Mh. Dermat. **7**, 614. (b) Histopathologie der Hautkrankheiten, 8. Lief. des Lehrbuches der speziellen Anatomie von ORTH. Berlin: August
Hirschwald 1894.

VEDROV: Demonstr. Zbl. Hautkrkh. **22**, 873. — VERNOIS, M.: De la main des ouvriers.
Ann. Hyg. publ. Méd. lég. et 2. Reihe, **17**, 120, 133 (1862). — VÖRNER, H.: Helodermia
simplex et anularis. Arch. f. Dermat. **108**, 161.

WALKER, H. M.: Disorders of the capillary vessels as a factor in disease. Glasgow
med. J. **105**, Nr 4, 286. Ref. Zbl. Hautkrkh. **21**, 711. — WILLAN, R.: Zit. nach FISCHER.

Keratoma senile.

BOSMAN, H. M.: A critical survey of a thousand consecutive dermat. cases. Afric. med.
Rec. 24, Nr 12, 266. Ref. Zbl. Hautkrkh. **20**, 623. — BRACH: Malign entartete, senile Keratome der Gesichtshaut (Demonstr.). Zbl. Hautkrkh. **22**, 845. — BROCQ: Précis Atlas,
1921, S.115, 8/1, 159. — BROOME: Zit. nach JOSEPH in MRAČEK: Handbuch der Hautkrankheiten.

COLQUHOUN, K. G.: Notes on an case of keratoses and fixed pigmentary deposits following quartz light therapie. Brit. J. Dermat. **39**, 346 (1927).

DARIER, J.: Précis de Dermatologie, S. 241. Paris: Masson & Co. 1923. — DUBREUILH:
Verh. internat. dermat. Kongr. London 1896.

FREUDENTHAL, W.: (a) Verruca senilis und Keratoma senile. Arch. Dermat. **152**, 505.
(b) Nachtrag. Arch. f. Dermat. **153**, 256. (c) Rumpfhautepitheliom (nebst Bemerkungen
über die Verruca senilis und das Keratoma senile. Arch. f. Dermat. **158**, 538. —
FREUND, H.: Darier-ähnliche Atypie eines Keratoma senile mit Blasenbildung. Arch.
f. Dermat. **162**, 733.

GOUGEROT: J. des Pract. **36**, No 46—49 (1922). Ref. Zbl. Hautkrkh. **7**, 390.

JADASSOHN, J.: (a) Lupus erythematodes. MRAČEKs Handbuch der Hautkrankheiten,
Bd. 3, 395. (b) in SCHWALBE: Lehrbuch der Greisenkrankheiten. Stuttgart 1909.

KAY, H. Mc: Studies in malignancy. Canad. med. Assoc. 18, Nr 4, 403 (1928). Ref.
Zbl. Hautkrkh. **29**, 79. — KREIBICH, K.: Granuloma senile. Arch. f. Dermat. **153**, 807. —
KREN, O.: Zur Behandlung circumscripter Hyperkeratosen. Ärztl. Prax. **1927**, Nr 6, 154. —
KÖNIGSTEIN: Senile Hyperkeratosen, präcanceröse Dermatose (Morbus BOWEN) und voll-

entwickeltes Plattencarcinom nebeneinander auf der Gesichtshaut (Demonstr.) Zbl. Hautkrkh. **22**, 314.

LEBONTURIER: Du kératom sénile. Ann. de Dermat. 1898, 1038.

NEUMANN, I.: Über die senilen Veränderungen der Haut. Sitzgsber. Akad. Wiss. Wien, Math.-naturwiss. Kl. **1869**.

POLLITZER, S.: Die seborrhoische Warze. Mh. Dermat. **11**, 145. — POÓR, F.: Beitrag zur Histologie der Verruca senilis. Dermat. Z. **11** (1903, Okt.)

ROHÉ, C. H.: Keratosis senilis und Epitheliom. Trans. med. surg. Fac. Baltimore 1887. Zit. nach WAELSCH. — ROST, G. A. u. PH. KELLER: Unsere Erfahrungen mit diathermischer Elektrokoagulation in der Dermatologie. Dermat. Z. **53**, 768 (1928).

TROSCHKOFF: Keratoma senile, Epithelioma faciei (Demonstr.). Ref Dermat. Wschr. **88**, 412.

UNNA, P. G.: Hautkrankheiten. Lehrbuch der speziellen Pathologie von ORTH, S. 719. Berlin: August Hirschwald 1894. — UNNA u. DELBANCO: In PAYR-ZWEIFEL: Klinik der bösartigen Geschwülste, Bd. 1.

WAELSCH: Über die Verruca senilis und die aus ihr entstehenden Epitheliome. Arch. f. Dermat. **76**, 31.

ZIELER: Lehrbuch und Atlas der Haut- und Geschlechtskrankheiten, S. 143. Wien u. Berlin: Urban & Schwarzenberg 1924.

Cornu cutaneum.

ADAM Y ROMERO M. D.: Ein seltener Fall von C. c. Rev. Med. Sevilla **42**, 12. Dez. Ref. Zbl. Hautkrkh. **17**, 16. — AMBROSOLI, G. A.: C. c. und Epitheliom auf Lupus vulgaris. Giorn. ital. Mal. vener. Pelle **65**, 46. Ref. Zbl. Hautkrkh. **12**, 382. — ARTOM, M.: C. c. und Lupuscarcinom. Gazz. Osp. 48, No 12, 44. Ref. Zbl. Hautkrkh. **24**, 230. — ASMUS, E.: Über das C. c. und besonders dessen Vorkommen an der Glans penis. Inaug.-Diss. Bonn 1888.

BAETGE: Zur Kasuistik multipler Keratome. Dtsch. Z. Chir. **6**, 480 (1876). — BARTHÉLEMY: C. c. der Ferse. Bull. Soc. franç. Dermat. **1924**, No 7, 26. Ref. Zbl. Hautkrkh. **15**, 434. BARTOS, A.: Mittels CO_2-Behandlung geheilter Fall von C. c. (Demonstr.). Dermatol. Abteilung des istraelitischen Hospitals Budapest, 17. Mai 1925. Ref. Zbl. Hautkrkh. **22**, 317. — BAUMANN, E.: Ein Fall von C. c. des Augenlides. Inaug.-Diss. Würzburg 1898. — BERGH: Über Hauthörner. Arch. f. Dermat. **5**, 186. *(Alte Literatur bis 1873.)* — BERGMANN, A.: Zwei Fälle von C. c. in systematisierten Naevi sebacei. Dermat. Wschr. **56**, 427. — BILLARD: Sur un cas de Kératome syph. palm. J. Mal. cutan. **1897**, 413. — BLOTEVOGEL, W.: Ein Beitrag zur Kenntnis der Ichthyosis hystrix. Dermat. Wschr. **74**, 1, 41. — BOUVIER: C. c. der Ohrmuschel. Dtsch. med. Wschr. **1911**, Nr 27. — BRÜNAUER, ST.: Dyskeratosis congenitalis palm. et plant., Onychogryphosis, C. c., Leukokeratosis oris, Schmelzdefekte der Zähne. (Demonstr.) Wien. Dermat. Ges. 8. Nov. 1923. Ref. Zbl. Hautkrkh. **11**, 485.

CHRZASZCZEWSKI: Ein Fall von ungeheurem C. c. des Penis. Przegl. lek. (poln.), 17. Aug. **1901**. Ref. Dermat. Zbl. **5**, 108 (1902). — CRAWFORD, F. R.: Report of a case of C. c. South. med. J. **15**, Nr 10, 843. Ref. Zbl. Hautkrkh. **7**, 492.

DARIER, I.: Erythrokératodermie verruqueuse symétrique. Bull. Soc. franç. Dermat., Juni **1911**. Ref. Dermat. Zbl. **15**, 239. — DELITSCH: Über C. c. der Nase. Bull. Soc. franç. Dermat. **1924**, No 7, 26. — DIGONNET: Un cas de véritable corne de la face. Bull. Soc. Anat. Paris **95**, No 9, 281. Ref. Zbl. Hautkrkh. **22**, 72. — DOHI, K. u. H. KOHDA: Xeroderma pigmentosum c. carcinoma et C. c. Jap. J. of Dermat. **6**, H. 12 (1912). Ref. Dermat Zbl. **16**, 48. — DREYER: C. c. auf einem Gesichtscancroid (Demonstr.). Köln. dermat. Ges., 27. Mai 1927. Ref. Zbl. Hautkrkh. **24**, 578.

EBARA, ICHIRO: A case of C. c. univ. systematicum. Jap. J. of Dermat. **27**, 13. Ref. Zbl. Hautkrkh. **25**, 445. — ELDER, I. M.: Case of cutaneous horn (Demonstr.). Montreal med. J. **1908**, Nr 37, 38. Dermat. **1908**, 241.

FALCAO: 3. internat. dermat. Kongr. **1896**. — FISCHL: Tbc. verrucosa cutis, Atrophie, C. c. (Demonstr.). Wien. dermat. Ges., 23. Febr. 1922. Ref. Zbl. Hautkrkh. **4**, 492. — FRIEDRICH, H.: Über Hornbildung am Penis. Inaug.-Diss. Berlin 1891.

GAUDIG, R.: Ein Fall von C. c. am Vorderarm eines jungen Mädchen. Inaug.-Diss. Leipzig 1924. — GELBJERG-HANSEN, G.: Ein Fall von Naevus sebaceus mit solitärem Hauthorn. Dermat. Z. **46**, 29. — GOULD, E. P.: Sebaceous horn. Proc. roy. Soc. Med. **20**, Nr 4, clin. sect. 18. Ref. Zbl. Hautkrkh. **24**, 230. — GRAM, A.: Über die Keratodermia mac. diss. palm. et plant. Russk. Vestn. Dermat. **5**, 914. Ref. Zbl. Hautkrkh. **27**, 393. —

HEBRA: C. c. (Demonstr.). Wien. dermat. Ges., 25. Febr. 1891. Ref. Arch. f. Dermat. **23**, 819. — HEIDINGSFELD, M. L.: Einige histologische Betrachtungen über Hauthörner. Arch. f. Dermat. **107**, 353. — HELLER, JULIUS: Die Klinik der wichtigsten Tierdermatosen. Handbuch der Haut- und Geschlechtskrankheiten, Bd. 14/1, S. 719. — HORVÁTH, B.: C. c. am Augenlid. Orv. Het. **71**, Nr 14, 372. Ref. Hautkrkh. **24**, 799. — HOTTA, Y.: A case of cutaneous horn of rare magnitude. Acta dermat. **11**, 233 und englische

Zusammenfassung, S. 243. Ref. Zbl. Hautkrkh. **28**, 169. — Hudélo, M., G. Garnier u. Calliau: Psoriasis hyperkératosique avec papillomatose et cornes cutanées; lésions linguales de nature indéterminée. Bull. Soc. franç. Dermat. **34**, No 6, 389. Ref. Zbl. Hautkrkh. **25**, 434. — Hutchinson: Arch. Surg. **6**, 1896, Jan., Abb. 121—123. (Zit. nach Blotevogel.)

Jacubson, A.: Zur Frage der Histogenese des Hauthorns. Venerol. (russ.) **5**, 763. u. deutsche Zusammenfassung, S. 768. Ref. Zbl. Hautkrkh. **29**, 161. — Jacqueau, Arecelin u. Bujadaut: Voluminöses C. c. des oberen Augenlides. Lyon. méd. **125**, 120. — Jadassohn: Schwalbe u. Epstein 1901. — Janovsky: Hyperkeratosen. Handbuch der Hautkrankheiten. Wien: Alfred Hölder 1904. — John: Casus pro diagnosi (Demonstr.). Chemnitzer Hautärzte, 5. Nov. 1926. Ref. Zbl. Hautkrkh. **25**, 520. — Joseph, M.: Das C. c. Arch. f. Dermat. **100**, 543.

Kessler, G. u. A. Weiss: Hauthorn der Oberlippe bei einer Kranken mit Leukoplaquie der Mundschleimhaut mit maligner Entartung. Bull. Soc. franç. Dermat. **32**, 82. Ref. Zbl. Hautkrkh. **18**, 75. — Kisman, M.: Ein Fall von Hauthorn am Penis. Nederl. Tijdschr. Geneesk. **71 I**, Nr 9, 1060. Ref. Hautkrkh. **24**, 714. — Kňazovický, J.: C. c. Bratislav. lek. Listy **7**, Nr 4, 498. Ref. Zbl. Hautkrkh. **26**, 69. — Kren: Keratosis diss. volae et plantae (Demonstr.). Wien. dermat. Ges., 28. April 1927. Ref. Zbl. Hautkrkh. **24**, 746. — Kutscher, K.: Ein Beitrag zur Kenntnis des Wachstums der Hauthörner. Inaug.-Diss. Freiburg 1895.

Laméris, H. J.: C. c. der Nase (Demonstr.). Nederl. Tjidschr. Geneesk. **69**, Nr 7, 806. Ref. Zbl. Hautkrkh. **16**, 781. — Lang, J. F.: Scrotal horn. Brit. med. J. Nr 3380, 649. Ref. Zbl. Hautkrkh. **19**, 182. — Leloir u. Vidal: C. c. Symptomatologie u. Histologie der Hautkrankheiten. Übersetzt v. Schiff. 1892. — Lewin, G.: C. c. syph. Verh. Ver. inn. Med. Berlin, 30. Nov. 1891. Ref. Dtsch. med. Wschr. **1892**, Nr 8, 172. — Lewin, G. u. J. Heller: Cornua cutanea syph. Internat. Atlas der Hautkrankheiten I., Tafel 21. — Lewis u. Brooke: Cutaneous horn of the right upper lid. Med. J. Austral. **2**, Nr 20, 529. Ref. Zbl. Hautkrkh. **16**, 781.

Mamiseff: Keratodermia p. et pl. sym. und Syph. cornea. (Demonstr.) Leningrad. dermat. Ges., 9. Mai 1926. Ref. Zbl. Hautkrkh. **21**, 703. — Mansuroff: Klinische Sammlung für Dermatologie und Syphilis, 3. Lief. C. c. Ref. Mh. Dermat. **10**, 298. — Marcuse, M.: Zur Kenntnis der Hauthörner. Arch. f. Dermat. **60**, 197. — Matsumoto, S.: Ein Fall von C. c. Jap. J. Dermat. **6**, H. 12. Ref. Dermat. Zbl. **16**, 49. — Milian, G.: Hyperkératose géneralisée avec cornes multiples et volumineuses; transformation néoplasique. Rev. franç. Dermat. **2**, 471 (1926). — Milian u. Lotte: Erythrokératodermie diffuse, épitheliomatose secondaire. Bull. Soc. franç. Dermat. **33**, No 5, 376. — Mitvalsky: Ein Beitrag zur Kenntnis der Hauthörner der Augenadnexe. Arch. f. Dermat. **27**, 47. — Moncorps, C.: Über zwei Fälle wohlcharakterisierter Keratosen (Keratodermia punctata disseminata symmetrica, Cornu cutaneum) in ihrem Zusammenhang mit gleichzeitig bestehender Lues. Dermat. Z. **53**, 417 (E. Hoffmann-Festschrift). — Mukai, T. u. S. Morimoto: Eine besondere Form von C. c. glandis penis. Acta dermat. (Kioto) **15**, H. 6. Deutsche Zusammenfassung, S. 525.

Nakamura: C. c. der Mundlippe. Jap. J. Dermat. **22**, Nr 9, 811. — Natanson, A.: Zur Struktur des Hauthorns (C. c. palpebrae). Arch. f. Dermat. **50**, 203. — Nobl, G. u. O. Glasberg: Zur Frage der Hyperkeratosen. Dermat. Wschr. **79**, 1245.

Obtulowicz, F.: Ein Fall von Hauthorn. Arch. f. Dermat. **18**, 625. — Olinder: Ein Fall von C. c. Acta chir. scand. (Stockh.) **59**, 427. Ref. Zbl. Hautkrkh. **19**, 129. — Oulman, L.: Ein Fall von Hauthorn mit epitheliomatöser Degeneration. Festschr. zum 4jähr. Bestehen des Deutschen Hospitals in New York, 1910. Ref. Dermat. Zbl. Hautkrkh. **13**, 238.

Pasini: Sulla istologia e sulla patogenesi del corno cutaneo. Giorn. ital. Mal. vener. Pelle **1902**, H. 2. — Patel u. Vergnory: Entwicklung eines Horngewächses im Bereich der behaarten Haut. Lyon méd. **130**, No 3, 107. Ref. Zbl. Hautkrkh. **1**, 498. — Patzschke, W.: Über einen Fall von Parakeratosis scutularis. Arch. f. Dermat. **131**, 312. — Pecoraro, M.: Beitrag zum Studium des Cornu cutaneum. Ann. Ottalm. **55**, 284. Ref. Zbl. Hautkrkh. **25**, 210. — Péraire, M.: C. c. Bull. Soc. Anat. Paris. Ref. Arch. f. Dermat. **41**, 402. — Peyri, I.: Ein Fall von seltener Morphologie und Lokalisation eines C. c. Arch. f. Dermat. **115**, 289. — Philip, C.: Zur Histologie des Hauthorns. Mh. Dermat. **39**, Nr 11, 623. — Pick, F. I.: Zur Kenntnis der Keratosen. Arch. f. Dermat. **7**, 315.

Rabello, E.: Ein Fall von C. c. Brasil, med. **2**, No 12, 172. Ref. Zbl. Hautkrkh. **25**, 560. — Rásch, C.: Hauthorn. Hosp.tid. (dän.) **67**, Nr 48, 45. — Redaelli, F.: C. c. Giorn. ital. Mal. vener. Pelle **64**, 1135. — Reynard: Zusammentreffen von Prostatahypertrophie und Harnröhrenstriktur; Cornu cutaneum. Lyon méd. **133**, 620. Ref. Zbl. Hautkrkh. **15**, 276. — Rhodenburg, G. L.: Human horns; with a report of two cases. Amer. J. med. Assoc. Chicago **1908**, Nr 51, 1326. Ref. Dermat. Jber. **1908**, 245. — Riehl: C. c. (Demonstr.) Wien. dermat. Ges., 18. Mai 1922. Ref. Zbl. Hautkrkh. **6**, 335. — Rille: 88. Verslg dtsch. Naturforsch. Innsbruck, Sitzg 25. Sept. 1924. — Robert, E.: Contribution à l'étude des troubles trophiques cutanées dans la blennorrhagie (Cornes cutanées). Thèse de Paris 1897. — ROLL, WALTER v.: Zur Frage des C. c. Inaug.-Diss. München 1926. — RUST, E.: Über Hauthörner und ihre Beziehungen zu Epithelcysten. Inaug.-Diss. Bonn 1924. SÁINZ DE AJA: Hauthorn auf epitheliomatöser Basis. Rev. españ. Urol. 28, No 328 u. 329, 240. Ref. Zbl. Hautkrkh. 24, 230. — SAWICKA: C. c. (Demonstr.) Lemberg. dermat. Ges., 2. April 1925. Ref. Zbl. Hautkrkh. 18, 747. — SCHINDELKA, H.: Hautkrankheiten bei Haustieren. Wien: Wilhelm Braumüller 1908. — SCHÖBL, J.: Vorläufige Richtigstellung der gegen meine Arbeit über C. c. gerichteten Angriffe MITVALSKYs. Arch. f. Dermat. 29, 49. — SPIETSCHKA, TH.: Beitrag zur Histologie des C. c. Arch. f. Dermat. 42, 39. — SPITZER, E.: C. c. (Demonstr.) Wien. dermat. Ges., 23. Juni 1927. Ref. Zbl. Hautkrkh. 24, 753.

UNNA, P. G.: (a) Das Fibrokeratom. Dtsch. Z. Chir. 1880. (b) Mh. Dermat. 46, 81.

VERESS, V.: Über die Histologie und Pathogenese der Hauthörner. Mh. Dermat. 46, 1, 61. — VIGNOLO-LUTATI, C.: Zur Histopathogenese des Hauthorns. Giorn. ital. Mal. vener. Pelle 56, 307. Ref. Arch. f. Dermat. 137, 264. — VITÉZ BERDE, K.: C. c. in lupo. Orv. Hetil. (ung.) 70, 137.

WAUGH: C. c. Arch. of Dermat. 12, Nr 4, 566. Ref. Zbl. Hautkrkh. 19, 128. — WESTPHALEN: C. c. (Demonstr.) Nordwestdtsch. dermat. Verigg Hamburg, 26./27. März 1927. Ref. Dermat. Wschr. 85, 1177.

Porokeratosis MIBELLI.

ACTON, HUGH W.: Porokeratosis: Its Causation and Treatment. Indian J. med. Res. 15, Nr 2, 349 (1927). Ref. Zbl. Hautkrkh. 27, 58. — ALJAWDIN: Zur Kasuistik der Porokeratosis MIBELLI. Russk. Vestn. Dermat. 7, Nr 3, Ref. Dermat. Wschr. 89, 1347. — APOLANT: Porokeratosis MIBELLI. Verh. dtsch. dermat. Ges. 1901; Arch. f. Dermat. 57, 263. — ARNDT: Demonstr. Berl. dermat. Ges., Sitzg 20. u. 25. Juli 1922. Ref. Zbl. Hautkrkh. 6, 66, 321.

BÄR, TH.: Porokeratosis. Demonstr. Frankf. dermat. Verigg, Sitzg 4. März 1926. Ref. Zbl. Hautkrkh. 21, 134. — BASCH, E.: Ein Fall von Porokeratosis MIBELLI. Pest. med.-chir. Presse 34, 626 (1898). — BAUER, J.: Über einen Fall von Porokeratosis MIBELLI. Diss. Erlangen 1929. — BAUM: Verh. dtsch. dermat. Ges., Juni 1908. Arch. f. Dermat. 91, 363. — BEJARANO, I.: Zum Studium der MIBELLIschen Porokeratose und ihre Beziehungen zur palm. und plant. Keratodermie. Actas dermo-sifiliogr. 18, No 2, 64 (1926). Ref. Zbl. Hautkrkh. 20, 773. — BLOCH, BR.: Porokeratosis MIBELLI. 9. Kongr. schweiz. dermat. Ges., Zürich, 4.—5. Juli 1925. Ref. Zbl. Hautkrkh. 21, 41. — BROCQ, L.: Dermatologie pratique. Paris: Gaston Doin 1907. — BROCQ, L. u. L. M. PAUTRIER: Cas de Porokératose. Bull. Soc. méd. Hôp. Paris 24, 651 (1907). Ref. Dermat. Wschr. 50, 224. — BRUCK, W. u. H. HIRSCH: Porokeratosis MIBELLI. Dermat. Z. 29, 223 (1920).

CASTEL, DU u. LENGLET: Porokératose. Ann. de Dermat. 1900, 228. — CHATELLIER: Presse méd. 30, No 53, 572. Ref. Zbl. Hautkrkh. 6, 450. — CORMAC, MC u. PELLIER: A case of Porokeratosis. Brit. J. Dermat. 1918, 197.

DUCREY u. RESPIGHI: (a) Ann. de Dermat. 1898, 1, 609. (b) L'hyperkératose figurée centrifuge atrophiante. Ann. de Dermat. 9, 734 (1898).

FINNERUD: Arch. of Dermat. 7, Nr 5, 708. — FLARER, F.: Nota clinica et istilogica su alcune particolari ta di evoluzione in un caso di porocheratosi. Arch. ital. Dermat. 3, H. 6 (1928). — FOERSTER, O. H.: Arch. of Dermat. 5, Nr 6, 796. Ref. Zbl. Hautkrkh. 6, 170. — FUJIWARA, A.: Beitrag zur Histologie der Porokeratosis MIBELLI. Okayama-Igakkai-Zasshi (jap.) 39, 2133; 40, 1974. Ref. Zbl. Hautkrkh. 27, 58. — FUKAI, A.: Ein Fall von sogenannter Porokeratosis MIBELLI an Zunge, Glans und Präputialinnenblatt. Acta dermat. (Kioto) 8, 611. Deutsche Zusammenfassung, S. 619. Ref. Zbl. Hautkrkh. 23, 777. — FULDE, E.: Studien über Vererbung von Hautkrankheiten. IV. Porokeratosis. Arch. f. Dermat. 144, 6 (1923).

GALLOWAY: Case Demonstr. Brit. J. Dermat. 13, 262 (1901). — GASSMANN, A.: Histologische und klinische Untersuchungen über Ichthyosis. Wien. u. Leipzig: Braumüller 1904. — GILCHRIST, T. C.: (a) A case of Porokeratosis MIBELLI. Preliminary notice-JOHN HOPKINS, S. 107. 1897. (b) Eleven cases of porokeratosis in one family. J. of cutan. Dis. 17, 149 (1899). Bull. — GIOVANNI, S.: Arch. f. Dermat. 27, 1. — GREGOR FRANK. W. u. FRANK M. GASTINEAU: Porokeratosis. J. Indiana State med. Assoc. 16, Nr 9, 274 (1923). Ref. Zbl. Hautkrkh. 14, 328.

HALL, G. H. M.: Porokeratosis (MIBELLI). A report of its occurence in six Chinese patients. Arch. of Dermat. 18, 396. — HARTTUNG: (a) Ein Fall von Porokeratosis. Breslau. dermat. Verigg, Nov. 1900. Ref. Arch. f. Dermat. 56, 147. (b) Porokeratosis MIBELLI. Verh. dtsch. dermat. Ges., 7. Kongr. Breslau 1901, 315. — HASEGAWA, S.: A case of porokeratosis. Jap. J. of Dermat. 25, Nr 1. Soc. trans. 1925, 1. Ref. Zbl. Hautkrkh. 17, 877. — HAXTHAUSEN: Porokeratosis MIBELLI. Demonstr. dän. dermat. Ges. Kopenhagen, Sitzg 2. Nov. 1927. Ref. Zbl. Hautkrkh. 25, 769. — HEIDINGSFELD: Porokeratosis MIBELLI.

J. of cutan. Dis. 24, 29 (1905). Ref. Dermat. Wschr. 38, 526. — Heller: Berl. Dermat. Ges. Dez. 1898. Ref. Arch. f. Dermat. 47, 435. — Hidaka: J. of orient. Med. 1924. (Zit. Schmidt, P. W.) — Himmel, J.: Ein Fall von Porokeratosis. Arch. f. Dermat. 84, 279. — Hodara, M.: Dermat. Wschr. 73, Nr 40, 1049; 77, Nr 40, 1167. — Hodara, M. u. Houloussi Behdjet: Dermat. Wschr. 77, Nr 40, 1168. — Hoshina, K.: Ein Fall von sog. Porokeratosis Mibelli. Acta dermat. (Kioto) 5, H. 6, 867. Ref. Zbl. Hautkrkh. 23, 226. — Hutchins, M. B.: (a) A case of Porokeratosis Mibelli. Ref. Dermat. Wschr. 24, 36. (b) J. of cutan. Dis. 14 (1896).

Isaac, R.: Porokeratosis Mibelli. Berl. dermat. Ges., Juli 1913. Ref. Dermat. Wschr. 57, 981. — Ishimaru: Acta dermat. (Kioto) 1, H. 1, 51. Ref. Zbl. Hautkrkh. 10, 435.

Johnston, L.: Med. J. Austral. 2, Nr 14, 360. — Joseph, M.: Über Porokeratosis. Arch. f. Dermat. 39, 334 (1897).

Lain, Everett S.: Porokeratosis. Report of three cases. Urologic Rev. 32, Nr 6, 383. (1928). Ref. Zbl. Hautkrkh. 20, 279. — Leven: Erblichkeitslehre mit besonderer Berücksichtigung der Dermatosen. Erg.-Ber. Zbl. Hautkrkh. 25, 1. — Lombardo: Giorn. ital. Mal. vener. Pelle 6 (1907). Ref. Mh. Dermat. 46, 350. — Louste, Thibaut u. G. Barbier: Bull. Soc. franç. Dermat. 1923, No 5, 252.

Maki, G.: Three interesting cases of Porokeratosis. Jap. J. of Dermat. 14, 225. — Matsumoto, S. J.: (a) The so-called Porokeratosis, with special reference to its histopathologie. J. of cutan. Dis. 36, 379 (1918). (b) A peculiar form of Porokeratosis. J. of cutan. Dis. 34, 489 (1916). — Mibelli, V.: (a) Contributo allo studio della ipercheratosi dei canali sudoriferi. Giorn. ital. Mal. vener. Pelle 1893, 313. Ref. Mh. Dermat. 17, 417 (1893). (b) L'etiologia e la varieta delle cheratosi. Giorn. ital. Mal. vener. Pelle 4/5 (1896). (c) Sulla porocheratosi; a proposita di una critica. Giorn. ital. Mal. vener. Pelle 29, 349 (1894). Übersetzung Mh. Dermat. 20, 309. (d) Ipercheratosi excentrica. Deux mots de response au Dr. Respighi. Giorn. ital. Mal. vener. Pelle 2 (1895). (e) Über einen Fall von Porokeratosis mit Lokalisation im Munde. Arch. f. Dermat. 47, 231. (f) La propos de deux nouveaux cas de Porokeratose. Ann. de Dermat. 1905, 503. (g) A propos de l'article de M. Truffi. Ann. de Dermat. 1905, 595. (h) Arch. f. Dermat. 84, 279 (1907). (i) Porocheratosi. Giorn. ital. Mal. vener. Pelle 64, 725 (1923). Ref. Zbl. Hautkrkh. 14, 328. (k) Non commune reperto in un caso di porocheratosis. Giorn. ital. Dermat. 66, 667. Ref. Zbl. Hautkrkh. 19, 128. — Mukai, J.: Eine besondere Form von sog. Porokeratosis Mibelli. Acta dermat. (Kioto) 15, H. 5, 507. Zusammenfassung, S. 524. — Müller, H.: Porokeratosis Mibelli. Frankf. dermat. Ver. 30. Juni 1927. Ref. Zbl. Hautkrkh. 25, 761.

Neumann, J.: Über eine noch wenig bekannte Hautkrankheit. Vjschr. Dermat. 2, 41. Wien 1875. — Nicolau: Systematisierte und einseitige Porokeratosis Mibelli. Rumän. Ges. f. Dermat. 2. Dez. 1928. Ref. Dermat. Wschr. 89, 1341.

Oeconomou, Ant.: Bull. Soc. franç. Dermat. 31, No 8, 454. Ref. Zbl. Hautkrkh. 16, 900.

Parlow: Zur Frage der Ätiologie der Porokeratosis Mibelli. Russ. Mon. 4, 11/12, (1914). Ref. Dermat. Wschr. 1918, 779. — Pasini, A.: Porokeratosis. Demonstr. 7. internat. dermat. Kongr. Rom 1912. Ref. Dermat. Wschr. 55, 1733. — Pautrier, L. M. u. Revelli: Porokeratosis Mibelli. Bull. Soc. franç. Dermat. 1929, 1155. — Pavlov, P.: Zur Frage der path.-anat. Veränderungen bei der Porokeratosis Mibelli. Russk. Vestn. Dermat. 4, Nr 10, 840 (1926). Ref. Zbl. Hautkrkh. 22, 852. — Pessano, J. u. G. Basombrio: Über einen Fall von Mibellischer Porokeratosis. Semaña méd. 35, No 1, 35 (1928). Ref. Zbl. Hautkrkh. 28, 278. — Popper: Demonstr. Wien. dermat. Ges., 11. Febr. 1926. Ref. Zbl. Hautkrkh. 20, 274.

Reisner, A.: Ein Fall von Porokeratosis. Inaug.-Diss. Straßburg 1896. Ref. Arch. f. Dermat. 48, 268. — Respighi: (a) Di una ipercheratosi non ancora descrita. Giorn. ital. Mal. vener. Pelle 1893, 356. Ref. Mh. Dermat. 18, 70 (1894). (b) Sulla ipercheratosi excentrica. Giorn. ital. Mal. vener. Pelle 1895, 69. Ref. Mh. Dermat. 21, 499. (c) Di una singolare ipercheratosi. Sitzgsber. ital. Ges. dermat. Giorn. ital. Mal. vener. Pelle 2 (1896).

Sakamoto, K.: A case of so-called Porokeratosis. J. orient. Med. 2, 67 (1924). — Schmidt, P. W.: Über eine bisher nicht beschriebene punktförmige Keratose (Porokeratosis vera non perstans). Arch. f. Dermat. 158, 186. — Schnabel, E.: (a) Porokeratosis Mibelli. Demonstr. Dtsch. dermat. Ges. tschechoslov. Republ., 6. Nov. 1927. Ref. Zbl. Hautkrkh. 26, 30. (b) Ein Fall von Porokeratosis Mibelli. Arch. f. Dermat. 157, 207. — Scholl, O. K.: Dermat. Wschr. 72, Nr 1, 1 (1921). — Schumacher, C.: Porokeratosis Mibelli. Demonstr. Nord-Ostdtsch. dermat. Ver., 4. Dez. 1927. Ref. Zbl. Hautkrkh. 27, 242. — Sellei, J.: Ein Fall von Porokeratosis. Dermat. Wschr. 68, 241 (1919). — Sevening: Ein Beitrag zur Frage der Porokeratosis Mibelli. Dermat. Z. 26, 292 (1918). — Simonow: Dermat. Wschr. 74, Nr 17, 403.

Tamura: (a) Acta dermat. (Kioto) 2, H. 2, 161. Ref. Zbl. Hautkrkh. 12, 271. (b) Jap. J. of Dermat. 23, Nr 5, 460. — Tommasoli: Sulla nuova ipercheratosi recentemente studiata del prof. Mibelli e del Dr. Respighi. Comment. clin. Mal. cutan. genito-urin. 1894, No 1. —

TRUFFI, M.: Sur un cas de porokeratose syst. Ann. de Dermat. **6**, 521 (1905). — TSUBOTA: Jap. J. of Dermat. **24**, Nr 3, 12.

UCHIDA, S.: Porokeratosis MIBELLI bei Bruder und Schwester. Jap. J. of Dermat. **27**, Nr 6, 24 (1927). Zbl. Hautkrkh. **25**, 444. — UNICKEL u. FAINGOLD: Porokeratosis Dermat. Wschr. **85**, 1204.

WENDE, G. W.: Porokeratosis. J. of cutan. genito-urin. Dis. **16**, 505 (1989). — WILE: Arch. of Dermat. **8**, Nr 6, 869. Ref. Zbl. Hautkrkh. **11**, 475. — WOLFF: Demonstr. Dtsch. dermat. Ges. Ref. Arch. f. Dermat. **47**, 415 (1899). — WRIGHT, C. S.: (a) Porokeratosis. Arch. f. Dermat. **4**, 468 (1921). (b) Ref. Zbl. Hautkrkh. **3**, 459.

YAMADA, S.: On Porokeratosis of the Mucosa. Jap. J. of Dermat. **24**, Nr 2, 9. Ref. Zbl. Hautkrkh. **14**, 328. — YAMAGIHARA, H. u. K. SAKAMOTO: A case of so-called porokeratosis (MIBELLI) primarily affecting the glans penis at the mucous membran of the mouth. J. orient. Med. **2**, Nr 1, 67 (1924). Ref. Zbl. Hautkrkh. **16**, 420. — YAMAMOTO, T.: Sog. Porokeratosis MIBELLI mit Schleimhauteruptionen. Acta dermat. (Kioto) **10**, 354. Ref. Zbl. Hautkrkh. **27**, 58.

Atrophien.

Von

MORIZ OPPENHEIM-Wien.

Mit 61 Abbildungen.

Allgemeiner Teil.

Geschichtliche Skizze.

Die hier abzuhandelnden Erkrankungsformen sind noch nicht sehr lange bekannt; sie beginnen eigentlich erst in den letzten Jahrzehnten bekannt zu werden. Es ist selbstverständlich, daß man bei einer Krankheitsform, von der HEBRA fast nicht spricht, die KAPOSI und NEUMANN mit wenigen Worten abtuen, in den Schriften des Altertums, Mittelalters und der Neuzeit bis auf die eben zitierten Autoren nichts findet. Im System der Hautkrankheiten von HEBRA finden sich die Atrophiae cutaneae als *VII. Klasse;* eine Unterart dieser ist die Atrophia cutis propria idiopathica, zu welcher nur das Xeroderma, die senile Atrophie der Haut und die Striae atrophicae gehören. Der übrige Inhalt der Klasse wird von den partiellen Atrophien des Pigmentes, der Haare und der Nägel ausgefüllt.

ERASMUS WILSON rechnet zu den atrophischen Hautaffektionen die Dermatoxerosia, die Ichthyosis, die Sauriosis, die Striae atrophicae, die Morphoea und die Scleriasis, also bei ihm sind atrophische und nichtatrophische Affektionen durcheinandergeworfen. In seinem Lehrbuche ,,Diseases of skin" (London 1860) spricht er von einer Morphoea alba atrophicans, deren Beschreibung an unsere Atrophia cutis idiopathica erinnert, die aber doch nach der Bemerkung WILSONs, daß sie mit der Morphoea alba lardacea vorkommt, zu dieser, d. h. zur Sclerodermie zu rechnen sein dürfte.

In der ersten Auflage des NEUMANNschen Lehrbuches erweitert NEUMANN die Gruppe VII HEBRAs durch die nach erschöpfenden Krankheiten, wie nach Typhus auftretenden Hautrunzeln; in der fünften Auflage, die 1880 erschien — die erste Auflage erschien 1869 — behandelt NEUMANN die Druckatrophie, die Schwangerschaftsnarben und die narbenartigen Streifen und Flecken, die nach Typhus entstehen und zitiert hiebei E. WILSON, der derartige atrophische Streifen auch durch Nerveneinfluß entstehen läßt; er nennt die Affektion Atrophia neurotica.

AUSPITZ behandelt in seinem ,,System" der Hautkrankheiten (Wien 1881) die Atrophien als Adesmosen und unterscheidet die universellen und diffusen, von den partiellen. Die ersteren nennt er Lioderma essentiale, zu den letzteren rechnet er die Striae atrophicae. In ZIEMSSENs Handbuch der Hautkrankheiten wird die Atrophie der Haut überhaupt nicht erwähnt. SCHWIMMER bespricht in der 20. und 21. Beobachtung zwei Fälle von Atrophia cutis universalis, deren Analyse zweifellos dartut, daß es sich um Fälle ausgebreiteter Sclerodermie im atrophischen Stadium gehandelt hat.

Die eigentliche Geschichte der diffusen idiopathischen, fortschreitenden Hautatrophien beginnt mit der Publikation BUCHWALDs, ihm folgen dann ähnliche Fälle von TOUTON, POSPELOW, COLOMBINI u. a. NEUMANN beschreibt analoge Fälle als *Erythema paralyticum*, F. J. PICK als *Erythromelie*. Nachdem KAPOSI 1897 zuerst darauf hingewiesen hatte, daß diese Fälle eigentlich richtig als Dermatitis mit Ausgang in Atrophie anzusehen seien, weil es nicht angehe, eine Krankheit nach ihrem Ausgang zu benennen, trennten 1902 HERXHEIMER und HARTMANN auf Grund der Beobachtung von 12 Fällen einen Teil der Krankheitsfälle dieser Art von der Atrophia idiopathica und führten dafür den Namen *Acrodermatitis chronica atrophicans* ein. Von JADASSOHN stammt die Bezeichnung *Pityriasis alba atrophicans*, von der es aber nicht sicher ist, ob sie für derartige Fälle zu gebrauchen ist. Das gleiche gilt von der *Xerodermia* (KAPOSI), die KAPOSI als eine zweite Art des Xeroderma — der Pergamenthaut — vom Xeroderma pigmentosum abzugrenzen glaubt. Was KAPOSI mit dieser Erkrankung gemeint hat, ist nicht klar; der Beschreibung nach hat diese Erkrankung Züge von der Sclerodermie, sie ist aber stationär und besteht von der frühesten Kindheit an, müßte also zu den angeborenen Hauterkrankungen, zu den Naevi gehören.

Der klinische Symptomenkomplex der idiopathischen Hautatrophie erfuhr eine Erweiterung durch die Arbeiten RUSCHs und OPPENHEIMs. (Sclerodermieähnliche Verhärtungen und fibroide Tumorenentwicklung.)

Noch jünger als die Geschichte der diffusen totalen Atrophien ist die der makulösen Formen. Sie beginnt mit PELIZZARIs Fall von Erythema urticatum atrophicans (1884). Was früher als fleckige Atrophie beschrieben wurde, ist zum Lupus erythematosus, zur Sclerodermie und Morphoea, zum Morbus Recklinghausen zu zählen. JADASSOHN führte für diese makulösen Formen die Bezeichnung *Anetodermia erythematosa* ein (siehe auch FINGER-OPPENHEIM).

Mit der Monographie FINGERs und OPPENHEIMs (1910) war das klinische und histologische Bild der Hautatrophie so ziemlich abgeschlossen. Als neu kämen noch Beobachtungen über Knochenneubildungen (JESSNER), bösartige Geschwulstbildungen (KYRLE, KLAAR), Ulcerationen hinzu. 1908 grenzte JACOBI die *Poikilodermia atrophicans vascularis* von den idiopathischen Hautatrophien als selbständiges Krankheitsbild ab.

In den jüngsten Veröffentlichungen geht man mehr den Ursachen der idiopathischen Hautatrophien nach, die man in infektiösen, toxischen, endokrinen Einflüssen sucht. Die meisten Autoren nehmen aber als Grundursache die von OPPENHEIM angenommene angeborene Widerstandsschwäche des Elastins der Cutis an.

Definition.

Es gibt kaum ein Kapitel der Dermatologie, dessen Abgrenzung im System der Hautkrankheiten schwieriger ist als das der Atrophien. Der Grund liegt vor allem darin, daß nicht einmal die pathologischen Anatomen, die die Atrophien in *einfache* und *degenerative* einteilen, je nachdem sich die Veränderung eines Organs, die zur Atrophie führt, so vollzieht, daß die einzelnen Elementarbestandteile keine wesentliche Änderung ihrer Struktur zeigen oder so, daß sie zur Zeit des Eintritts des Schwundes solche zeigen und häufig pathologische Substanzen einschließen, hier eine scharfe Grenze einhalten können. Auch die Einteilung der Atrophie nach der Genese von seiten der pathologischen Anatomen in *aktive* und *passive*, je nachdem die Zellen das ihnen zugeführte Nährmaterial in richtiger Weise verwerten können oder daß den Zellen das Nährmaterial nicht in gehöriger Form, nicht in der nötigen Menge oder mit schädlichen Stoffen, die die Zellen in der Funktion stören, zugeführt wird, hat Mängel, so daß die meisten Lehrbücher der pathologischen Anatomie die Einteilung der Praktiker sich zu eigen gemacht haben, indem sie eine senile Atrophie, eine Atrophie durch gestörte Ernährung, eine Druckatrophie, eine Inaktivitätsatrophie und die neuropathische Atrophie unterscheiden (Ziegler). Als Hauptkriterium, eine Hautveränderung als Atrophie ansprechen zu können, muß unbedingt die pathologisch-anatomische Definition der Atrophie gelten, die darin besteht, *daß ein Schwund der die Haut aufbauenden Elemente nachweisbar sein muß, daß dieser Schwund sich in einer Abnahme der Zahl der Elemente oder in einer Abnahme der Größe oder in einer Kombination beider ausdrückt.* Dabei kann dieser Schwund *alle* Elemente betreffen, dann bezeichnen wir dies als *totale Atrophie,* oder er erstreckt sich nur auf Teile der Haut, dann nennen wir die Atrophie *partiell.* Diese partielle Atrophie umfaßt die des Pigmentes, der Haare und der Nägel. Ferner müssen wir unterscheiden zwischen universeller diffuser Atrophie und solcher von exanthematischem Charakter und circumscripter Atrophie.

Vom klinischen Standpunkte aus sind schon seit langem zwei Gruppen von Atrophien unterschieden worden: die *schlaffe* und die *straffe* Atrophie. Als Paradigma für die erste gilt die sogenannte idiopathische und die senile Atrophie, für die letztere die Sclerodermie.

Die alte Einteilung von Unna in idiopathische und deuteropathische oder die von Heuss in primäre und sekundäre Atrophien ist wohl nicht mehr aufrechtzuerhalten, nachdem es sich gezeigt hat, daß der wichtigste Vertreter der ersten Gruppe — die Dermatitis atrophicans chronica progressiva — wohl auf angeborener Grundlage beruht und durch sekundäre Einflüsse hervorgerufen ist.

Abgrenzung und Einteilung.

Die Schwierigkeit einer Abgrenzung und Einteilung der Hautatrophie ist nicht geringer als die der Definition, denn wir haben es bei der Atrophie nicht mit einer bestimmten Erkrankung zu tun, sondern teils mit einem Zustand der Haut, der vorläufig noch zum Teil durch unbekannte Ursachen in die Erscheinung tritt, teils mit dem Endausgang wohlbekannter Hauterkrankungen. Ich erinnere hier nur an den Ausgang des *Lupus erythematosus, gewisser Fälle von Syphilis,* der *Dermatitis atrophicans leprosa* usw. Wenn wir die verschiedenen Ansichten der maßgebenden Autoren bezüglich des Kapitels Hautatrophie durchgehen, so zeigt sich hier große Verwirrung. Die ältesten diesbezüglichen Anschauungen sind im kurzen historischen Abriß wiedergegeben. Von neueren Zusammenstellungen in Lehr- und Handbüchern unterscheidet Jarisch universelle und partielle Atrophie. Zu den ersteren rechnet er die senile Atrophie, zu den letzteren die Striae distensae, die Maculae atrophicae und die idiopathische Hautatrophie. Grosz im Handbuch von Mraček teilt die Atrophie ein in angeborene, senile, idiopathische Atrophie, in die Striae und Maculae distensae, in die Blepharochalasis und die Kraurosis vulvae. Joseph rechnet zu den regressiven Ernährungsstörungen der Haut als erste die Atrophie, die er in circumscripte und diffuse idiopathische Atrophien vor allem einteilt. Zu den ersteren zählt er die Striae und Maculae distensae, die Atrophie durch Druck und

Zug, die neurotische Atrophie, die nach Typhus auftretende und die Erythromelie (Pick). Den Übergang zu den diffusen Atrophien bildet die senile. Die
diffusen Atrophien zerfallen in die angeborenen diffusen und die erworbenen,
von denen er die Dermatitis atrophicans idiopathica und die Atrophia maculosa
unterscheidet. Finger trennt in seinem Lehrbuch die angeborenen von den
erworbenen, teilt die ersteren in diffuse und circumscripte und die letzteren
in senile, idiopathische, makulöse Atrophien und in die Striae atrophicae. Unna
rechnet die senile Atrophie zu den Degenerationen und unterscheidet nervöse,
Druck- und die idiopathischen Atrophien. Fieber und Hunger rufen nur eine
Atrophie des Fettgewebes hervor. Tomaczewski im Rieckeschen Lehrbuch
(1914) trennt die idiopathischen Atrophien in angeborene und erworbene und
unterscheidet die senile Atrophie, das Xeroderma pigmentosum und die Kraurosis vulvae. Von diesen sind zu sondern zahlreiche Dermatosen, die regelmäßig
zur Atrophie führen, und solche, bei denen sie nur gelegentlich vorkommt. Ebenso
sind die Narben nach Zerstörung der Haut gesondert zu betrachten. In demselben
Lehrbuche (1923) beschreibt Frieboes die diffusen und circumscripten, die
angeborenen und erworbenen Atrophien. Zu den letzteren gehören die Dermatitis atrophicans idiopathica, die Atrophia cutis maculosa, die Striae distensae,
die senile Atrophie, die Seemanns- und Landmannshaut, das Xeroderma pigmentosum und die Kraurosis vulvae. Šamberger versucht eine Teilung nach
ätiologischen Prinzipien; er unterscheidet angeborene, nutritive, nervöse, In-
aktivitäts-, mechanisch bedingte, Entzündungen folgende und idiopathische
Atrophien. Die Atrophia cutis congenita zerfällt in die diffuse und die lokalisierte (Naevi atrophici, Aplasia cutis congenita). Die Atrophia cutis aquisita
umfaßt die Atrophia senilis (nutritive Störung auch atmosphärisch), die Atrophia
neuritica (Hemiatrophia facialis, Trigeminus), die Atrophia mechanica (Druck
und Zug), die Atrophie nach Entzündungen (Tuberkulide, Lupus erythematosus,
Lichen ruber, Pellagra usw.). Die straffe Atrophie rechnet er nicht zu der wirklichen Atrophie. Finger und Oppenheim teilen die Atrophien ein in echte,
progressive, chronische, atrophisierende Dermatitiden, zu denen die Dermatitis
atrophicans progressiva idiopathica chronica diffusa, die Acrodermatitis chronica
atrophicans und die Dermatitis atrophicans maculosa gehören, und die von
diesen zu trennenden Atrophien, das sind die angeborenen Atrophien, die Striae
und Maculae distensea, die nervösen Atrophien, die Atrophien im Anschluß an
chronische Infektionskrankheiten der Haut, die senile und Witterungsatrophie,
das Xeroderma pigmentosum, die Blepharochalasis und die Kraurosis vulvae.
Kyrle in seiner Histobiologie unterscheidet *schlaffe* Atrophien, zu denen die
senile, die marantische, die Witterungsatrophie, die Striae distensae und die
idiopathische Hautatrophie gehören, und in straffe Atrophien, zu denen er die
Sclerodermie, die White spot disease, die Röntgen- und Radiumhaut rechnet,
und zählt auch die Alopecien dazu. Ormsby rechnet hingegen zu den Atrophien
die senile, die diffuse, idiopathische, die makulöse Atrophie. Die Atrophie des
Panniculus adiposus, die Atrophodermia neuritica (Glossy skin), das Malum
perforans pedis, die Fälle Schweninger-Buzzi, die Syringomyelie, die Kraurosis vulvae und das Ainhum. Gans endlich in seiner Histologie versucht ebenfalls, das ätiologische Prinzip zum Einteilungsgrund zu machen. Er teilt ein
in 1. physiologische Atrophien, wozu die senile Atrophie gehört, die in zwei Arten
unterschieden wird, in die einfache und die degenerative und die Alopecia senilis,
in 2. Inanitionsatrophien (Hungeratrophie, Kachexie, Atrophie des Fettgewebes,
entzündliche Atrophie und Welkheit der Haut), 3. Inaktivitätsatrophie,
4. mechanisch bedingte Atrophien (Striae cutis distensae), 5. neurotisch bedingte
und schließlich 6. toxisch bedingte Atrophien, wozu die Dermatrophia chronica
idiopathica progressiva diffusa et maculosa, die Poicilodermia atrophica vascularis,

die Kraurosis vulvae, die Blepharochalasis und die Alopecia areata gehören. Rusch teilt die Atrophien in primäre ohne Entzündungprozesse und in sekundäre mit solchen einhergehende ein; ihm und Gans schließt sich neuerdings T. Scamazzoni an. Man sieht aus dieser keineswegs auf Vollständigkeit Anspruch erhebenden Übersicht, daß die verschiedensten Einteilungsprinzipien bei den verschiedenen Autoren Geltung haben. Alle Autoren zählen die senile Atrophie, die idiopathischen Atrophien und die Striae et Maculae distensae in die Gruppe der Atrophien. Die angeborene Atrophie wird von Gans zu den Mißbildungen gezählt, Kyrle rechnet die Sclerodermie, die Röntgen- und Radiumhaut zu den Atrophien. Das Xeroderma pigmentosum wird von Tomaczewski, Frieboes und von Finger und Oppenheim zu den Atrophien gerechnet. Am meisten Einheit herrscht noch bezüglich der Kraurosis vulvae und Blepharochalasis. Die Alopecien werden von Gans und Kyrle zu den Atrophien gerechnet, dazu kommt noch, daß die Atrophien nach Entzündungen, chronischen Infektionskrankheiten, nach Witterungseinflüssen ganz verschieden beurteilt werden. Wenn wir also ein Schema der Atrophien konstruieren wollen, so hat nach meiner Ansicht vielleicht folgende Einteilung ihre Berechtigung. Natürlich hat auch diese Mängel. So erscheint es vielleicht ein wenig willkürlich, wenn ich zu den angeboren veranlagten Atrophien auch die Kraurosis vulvae und die Blepharochalasis rechne. Bei der Kraurosis vulvae liegt wohl der ätiologische Faktor hauptsächlich in einer Dysfunktion der Drüsen (Blamontier) und wir wissen ja welche Rolle hierbei die Konstitution spielt und bei der Blepharochalasis werden ebenfalls endokrine Einflüsse als Ursache angesehen (Benedict). Ferner ist zum Beispiel die einfache senile Atrophie als reine physiologische Atrophie anzusehen, während die degenerative senile Atrophie durch physiologische und physikalische Einflüsse hervorgerufen wird. Ebenso spielen bei den beruflichen Hautatrophien physikalische, chemische und mechanische Momente eine ursächliche Rolle. Wir unterscheiden zwei große Gruppen von Atrophien, die *angeborenen* und die *erworbenen*.

I. Angeborene Atrophien.

    1. *Bei der Geburt bereits bestehende Atrophien (Mißbildungen, Naevi).*

        a) Aplasia cutis congenita (Alopecia congenita circumscripta).

        b) Streifenförmige angeborene Hautatrophien.

        c) Diffuse universelle Hautatrophien.

    2. *Im Leben sich später allmählich entwickelnde Atrophien.*

        a) Dermatitis atrophicans progressiva chronica.

            α) Acrodermatitis atrophicans.

            β) Dermatitis atrophicans diffusa.

            γ) Dermatitis atrophicans maculosa s. circumscripta.

            δ) Poicilodermia atrophicans vascularis.

        b) Kraurosis vulvae et penis.

        c) Blepharochalasis.

        d) Xeroderma pigmentosum.

II. Erworbene Atrophien.

    1. Physiologische Atrophien (einfache senile Atrophie).

    2. Durch äußere Einwirkungen verursachte Hautatrophien.

        a) Seemanns- und Landmannshaut, degenerative senile Atrophie.

        b) Cutis rhomboidalis nuchae.

        c) Röntgen- und Radiumatrophie.

    d) Berufliche Atrophien.
    e) Striae atrophicae.
    f) Druckatrophie.
3. Ernährungsatrophie (Hunger, Marasmus, Kachexie).
4. Nervöse Hautatrophien.
5. Hautatrophien als Endausgang bestimmter Hautkrankheiten.

Ein anderes Einteilungsprinzip, welches vielleicht noch mehr Berechtigung hat, wäre im Vorhandensein von Entzündungserscheinungen gegeben. Je nachdem Entzündungserscheinungen klinisch und anatomisch deutlich nachweisbar sind, sei es als Einleitung und Beginn einer totalen Hautatrophie oder auch mit ihr vergesellschaftet, oder ob solche Entzündungserscheinungen klinisch und anatomisch fehlen oder gegenüber den atrophischen Veränderungen ganz in den Hintergrund treten, kann man folgendes Schema aufstellen:

I. **Angeborene Atrophien** wie im vorhergehenden Schema. (Bei der Geburt bereits bestehende Atrophien.)

II. **Erworbene Atrophien.**
    1. *Ohne Entzündung:*
        a) Physiologische Atrophien (einfache senile Atrophie).
        b) Durch äußere Einwirkung entstandene Atrophien.
            Degenerative senile Atrophie; Cutis rhomboidalis nuchae, Seemanns- und Landmannshaut.
            Striae atrophicae.
            Druckatrophie.
            Berufliche Atrophie.
        c) Durch innere Einwirkung entstandene Atrophien:
            Ernährungsstörungen (Hunger, Marasmus, Kachexie).
            Nervöse Hautatrophien.

    2. *Mit Entzündung:*
        a) Dermatitis atrophicans progressiva chronica.
            Dermatitis atrophicans diffusa,
            Acrodermatitis atrophicans.
            Dermatitis atrophicans maculosa.
            Poicilodermia atrophicans vascularis.
        b) Kraurosis vulvae et penis.
        c) Blepharochalosis.
        d) Atrophien als Ausgänge bestimmter entzündlicher Hautkrankheiten (Lupus erythematosus, Syphilis, Lepra, Tuberkulose, Pellagra usw.).
        e) Xeroderma pigmentosum.
        f) Röntgen- und Radiumhaut.

Von diesen Atrophien fallen die bei der Geburt bereits bestehenden in die Mißbildungen und Naevigruppe, das Xeroderma pigmentosum wird bei den aktinischen Dermatosen abgehandelt, die Röntgen-Radium- und Berufsatrophien gehören in die betreffenden Kapitel und schließlich sind jene Atrophien, die als Ausgänge bestimmter Hautkrankheiten oder im Verlauf dieser vorkommen z. B. bei Lupus erythematosus, Sclerodermie, Pellagra, Syphilis usw. in den Abhandlungen über diese Krankheiten zu finden. Partielle Atrophien wie die der Haare, der Nägel, des Pigments, der Talg- und Schweißdrüsen, des subcutanen Fettgewebes werden ebenfalls an anderer Stelle dieses Handbuches abgehandelt.

Besonderer Teil.

Erworbene Atrophien.

Die nicht entzündlichen Atrophien.

Die einfache senile Hautatrophie (Atrophia cutis senilis). (Physiologische Atrophie.)

Definition. Bei der senilen Atrophie (s. o.) können wir zwei Formen unterscheiden, die sehr häufig miteinander vorkommen, die sich aber klinisch und
insbesondere histologisch wesentlich voneinander unterscheiden. Bei *der einfachen
Form* haben wir nichts anderes vor uns als den physiologischen Zustand des
Alterns, also eine Abnahme resp. einen Verbrauch der bioplastischen Energie im
Sinne Mönckebergs, wodurch es zum Altern der Elemente kommt, *bei der degenerativen Atrophie* müssen noch Einflüsse dazukommen, die, abgesehen vom physiologischen Altern Veränderungen der Haut herbeiführen, die wir bei der Witterungsatrophie, beim Xeroderma pigmentosum und auch bei der Röntgenatrophie
sowohl klinisch als auch histologisch ausgebildet finden. Dieser Einfluß lag
einerseits in den Schädigungen, die von außen die senile Haut treffen, andererseits aber auch in Störungen, die mit dem Säftestrom in die Haut kommen
und hier Veränderungen im Kollagen und Elastin verursachen. Daher finden
wir die einfache senile Atrophie hauptsächlich an den *bedeckten* Körperstellen,
namentlich am Stamme, während wir die degenerative Atrophie an den *unbedeckten* Stellen, Gesicht und Extremitäten finden. Selbstverständlich kann die
einfache Atrophie auch an den unbedeckten Stellen und die degenerative Atrophie
auch am Stamme vorkommen. Veränderungen der Epidermis bei der einfachen
Altersatrophie fehlen oder sind nur da ausgeprägt, wo Reibungen und andere
äußere Einflüsse eine Rolle spielen, bei der degenerativen hingegen sind die
epithelialen Veränderungen sehr bedeutend und beherrschen oft das klinische
Bild. Während Neumann, M. B. Schmidt, Passarge auf Grund ihrer histologischen Befunde die degenerativen Veränderungen im Bindegewebe und den
elastischen Fasern als zur Senescenz gehörig betrachten, hat schon Reizenstein
auf Grund seiner Befunde bei jungen Menschen dies angezweifelt und die Untersuchungen von Unna und Krysztalowicz führen diese Autoren dazu, diese
Degenerationen als durch Witterungseinflüsse bedingt anzusehen und Unna
trennt bereits in seiner Histopathologie die einfache senile Atrophie von der
degenerativen. Er sagt ausdrücklich: „Der äußere Anblick der dünnen, schlaffen,
faltigen Haut der Greise drängt zur Annahme solcher einfacher atrophischer
Zustände, die lediglich durch die Senescenz bedingt sind; aber welche Teile der
Haut hauptsächlich leiden, in welcher Reihenfolge sie senescieren und wie die
verschiedenen Regionen des Körpers sich hierin unterscheiden; dies alles sind
noch ungelöste Fragen." Kyrle und Gans trennen die einfache senile Atrophie
vollständig von der degenerativen.

Man versteht also unter einfacher seniler Atrophie der Haut jene atrophischen
Zustände, die durch das Altern allein hervorgerufen werden, und wo Degenerationen des Gewebes weder von außen noch von innen hervorgerufen werden.

Symptome und Verlauf. Die einfache Altersatrophie entwickelt sich ganz
allmählich zumeist ohne subjektive Symptome, manchmal aber begleitet von
heftigem und unstillbarem Jucken (Pruritus senilis). Die Erscheinungen der
Hautatrophie sind zuerst im Gesicht, am Handrücken vorhanden, weil sich hier
die Senescenz mit den Witterungseinflüssen summiert. Die reine Atrophie findet
sich gewöhnlich am Stamme entwickelt und bietet folgendes Bild: Die Haut

erscheint fahl bis gelbbraun, bedeckt mit zahlreichen Falten und Runzeln, sie ist trocken und unelastisch, aber glatt, ist abschilfernd (Pityriasis tabescentium, KAPOSI), verdünnt, die subcutanen Venen scheinen durch, das Unterhautfettgewebe ist geschwunden, so daß die Haut leicht von der Unterlage abgehoben werden kann oder in losen Falten herunterhängt. Die Haare fehlen oder sind zu Lanugohärchen umgewandelt. Gewöhnlich ist die Oberfläche nicht rauh, sondern weich, glänzend und durchsetzt von weißen, atrophischen, härteren Flecken und Streifen. Besonders im Gesicht, auf den Armen und Handrücken, aber auch am Stamme zeigen sich oft sehr zahlreiche, linsen- bis fingernagelgroße, schmutziggelbe, warzige, oval oder rund konturierte Auflagerungen von Talg und Epidermisschuppen, die mit dem Fingernagel leicht zerbröckelt und abgekratzt werden können, manchmal aber auch fester haften und mehr schuppigen Charakter haben. Nach dem Abkratzen erscheint entweder eine glatte, nicht blutende Haut oder aber eine leicht blutende, warzige Papillengruppe. Sie können auch aus dem erweiterten Follikel als erweiterter Epidermiszapfen hervortreten und bestehen dann aus einer Anhäufung von fettkörnchenhaltigen Epidermiszellen. Gewöhnlich sind sie unregelmäßig verteilt, manchmal aber auch in Reihen angeordnet. So hat WOLF einen Fall veröffentlicht, wo bei einem Falle hochgradiger seniler Atrophie diese Auflagerungen und Wucherungen in der Kleiderfurche linear angeordnet waren, was er auf die fortgesetzte chronische Reizung zurückführt. Diese Wucherungen werden allgemein als *Verrucae seniles* bezeichnet und bilden nicht selten, besonders im Gesichte den Ausgangspunkt für Epitheliome. Häufig sind auch Teleangieektasien zu sehen, insbesondere auf den Wangen, auf dem Handrücken und längs der Schienbeine. Auch kleine umschriebene Angiokavernome findet man auf der Greisenhaut. Häufig sind Hyperpigmentationen, teils fleckförmig, teils mehr diffus.

Histologie. Die histologische Untersuchung ergibt einen Schwund aller die Haut aufbauenden Elemente, sowohl was deren Zahl als auch was deren Größe betrifft, also echte totale Atrophie. Natürlich sind die Veränderungen verschieden je nach der Hautstelle, die zur Untersuchung gelangt. Mit den histologischen Veränderungen der Greisenhaut haben sich insbesondere NEUMANN, M. B. SCHMIDT, PASSARGE, REIZENSTEIN, UNNA, KRZYSZTALOWICZ, HIMMEL, VIGNOLO-LUTATI, in jüngster Zeit SAALFELD und KYRLE beschäftigt.

Die Epidermis ist bis auf wenige Zellagen verschmälert, ein Stratum granulosum oft nur angedeutet, ein Stratum lucidum fehlt. Stellenweise sind kernhaltige Hornlamellen sichtbar, die Basalzellenreihe ist oft stark pigmentiert. Nach SAALFELD, der hauptsächlich Brusthaut, Fußrückenhaut und Hodensackhaut, Bauch- und Schambeinhaut, insgesamt von zehn Leichen im Alter zwischen 60 und 73 Jahren untersuchte, ist der Befund einer Fußrückenhaut z. B. folgender: Stratum corneum deutlich halb so dick wie die Zellschicht; letztere etwa 8—10 Lagen hoch. Palissadenschicht sehr deutlich überall vorhanden; kein Keratohyalin. Der Befund einer Brusthaut zeigt eine schmale, an einzelnen Stellen deutliche lamelläre Hornschicht, das Rete ist 6—8 Zellagen breit. In den obersten Schichten der Epidermis besteht mehrfach um die Kerne Vakuolisierung; besondere Schichten in der Epidermis sind nicht abgrenzbar; Palissadenschicht nicht vorhanden. Im allgemeinen ist die Grenze zwischen Epidermis und Cutis weniger deutlich als normal, die Papillen sind flach, oft ganz verstrichen. Nach KYRLE sind die Papillen noch dort erhalten, wo sie normalerweise hoch und regelmäßig angelegt sind (Abb. 1).

Die Hauptveränderungen in der Cutis zeigen sich wie immer bei der echten Atrophie im elastischen Gewebe. Die elastischen Fasern sind in den oberen Schichten der Cutis, im Stratum papillare und subpapillare oft vollständig zugrunde gegangen, in den tieferen Schichten sind sie gewöhnlich vorhanden, aber rarefiziert; doch finden sich manchmal zwischen den kollagenen Bündeln reichlich elastische Fasern, wenn auch oft zerrissen und aufgequollen (Kyrle), aber auch das Bindegewebe ist atrophisch, indem es im ganzen verschmälert

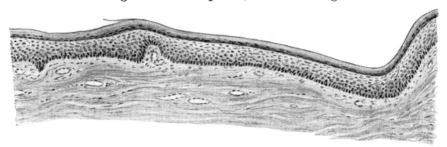

Abb. 1. Senile Atrophie. Schnitt aus der Rückenhaut eines 75jährigen Mannes. Vergrößerung 110. Atrophie der Haut. Epidermis dünn, Fehlen eines Papillarkörpers. In der Cutis einzelne erweiterte Gefäßlumina. (Nach J. Kyrle.)

ist, so daß die Subcutis mit ihren atrophischen Fettläppchen bis nahe an die Oberfläche heranreicht (Abb. 2). Das färberische Verhalten des Kollagens ist dabei vollständig normal. Finden wir einmal bei einer einfachen senilen Atrophie

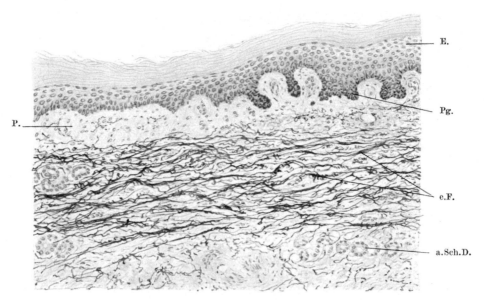

Abb. 2. Senile Atrophie. Schnitt aus der atrophischen Haut vom Handrücken eines 70jährigen Mannes. (Weigert-Elastica-Färbung.) Vergrößerung 110. (Nach J. Kyrle.) (Überall fanden sich in der dünnen, gerunzelten Haut kleinere und größere Pigmentflecke eingesprengt, desgleichen dort und da warzige Excrescenzen.) Bei E. die Epidermis etwas verbreitert, entsprechend einer beginnenden warzigen Verdickung. Die Basalschicht an dieser Stelle pigmentiert (Pg.) — Klinisch: Lentigo-Fleck. Oberster Cutisanteil frei von elastischen Fasern, nur an einer Stelle P. (links im Präparat) einzelne zerrissene Fibrillen, hier auch eine gewisse Homogenisierung des Kollagens. Trotz dieses Mangels eines regulären Fasersystems im Strat. papillare ist die Grenzlinie zwischen Epidermis und Cutis keine Gerade, Rudimente des Papillarkörpers sind erhalten. In den tieferen Bindegewebsschichten reichlich elastisches Gewebe (e.F.). Nirgends Kollagenumbau. a.Sch.D. atrophische Schweißdrüsen.

Umbau des Kollagens, dann ist dies ein Akzidens, das nichts mit der senilen Atrophie zu tun hat. Diese Degeneration des Kollagens, die wir genauer bei der degenerativen senilen Atrophie schildern werden, finden wir auch in allen Fällen von frühzeitiger seniler Atrophie — ein Beweis, daß wir es hier auch mit einem pathologischen und nicht mit einem physiologischen Zustand zu tun haben. „Die senile Atrophie der Haut im strengen Sinne des Wortes ist nichts Krankhaftes, sie ist Teilerscheinung der allgemeinen Organatrophie im Senium als Ausdruck der schwindenden Gewebsenergie" (KYRLE). Was die anderen Elemente der Haut betrifft, so sind die glatten Muskelfasern gewöhnlich gut gefärbt und reichlich vorhanden. Die Gefäße sind gewöhnlich unverändert. SAALFELD hat in vier Fällen von den zehn untersuchten kleine Hautarterien sclerotisch verändert gefunden, namentlich die Gefäße der Fußrückenhaut, was er in Zusammenhang mit der Häufigkeit der arteriosclerotischen Gangrän im Unterschenkel und Fuß bringt. In einem Falle von Arteriosclerose fand SAALFELD die Intimaverdickung an Arterien der Brusthaut stellenweise bis auf das Achtfache vorhanden. Doch sind die arteriosclerotischen Veränderungen der Haut, wenn überhaupt vorhanden, nicht parallel dem Grade der Veränderungen der inneren Organe.

Die Talgdrüsen sind gewöhnlich atrophisch, ihr Fettgehalt geringer, die einzelnen Zellen verkleinert. Oft fehlen auch die Talgdrüsen vollständig. Ebenso können die Haare fehlen. Die Schweißdrüsen sind gewöhnlich normal entwickelt und haben gut färbbare Kerne.

Fassen wir die Ergebnisse der histologischen Untersuchungen kurz zusammen, so haben wir ein verschmälertes Epithel, Verstrichensein der Papillen, wechselnde Pigmentierung der Basalzellen. Die elastischen Fasern ohne wesentliche Degenerationszeichen, im oberen Anteile der Cutis fehlend oder rarefiziert, in den tieferen Schichten erhalten, das Bindegewebe atrophisch, die Blutgefäße, die Schweißdrüsen, die Muskeln unverändert, die Talgdrüsen fehlend oder atrophisch, ebenso die Haare. URBACH hat den Wassergehalt der alten Haut im Vergleich zum Säugling verringert und zu dem des Erwachsenen vermehrt gefunden (Säugling 81—82%, Erwachsener 62—67%, Greis 72—74%).

Die *Prognose* und *Therapie* der einfachen senilen Atrophie ist natürlich quoad sanationem ungünstig, indem nichts die Senescenz aufhalten kann. Sorge für bessere Ernährung der Haut durch Massage, warme Bäder, durch Gebrauch indifferenter Salben können vielleicht die Senescenz ein wenig hinausschieben. In jüngster Zeit soll man von den sogenannten Verjüngungsmethoden (STEINACH, WORONOFF, DOPPLER usw.) auch einen besseren Turgor der Haut, eine bessere Farbe, das Wiederwachsen von Haaren, Zunahme der Talgdrüsensekretion beobachtet haben. Eine besondere Aufmerksamkeit ist den Verrucae seniles zu schenken, weil durch die Irritation dieser Epitheliome der Haut aus ihnen leicht entstehen können.

Durch äußere Einwirkung entstandene nicht entzündliche Atrophien.

Die degenerative senile Atrophie, die Seemannshaut (sailors skin), die Landmannshaut (farmers skin), die Cutis rhomboidalis nuchae.

Definition. Diese vier Hautveränderungen haben das Gemeinsame, daß sie mit durch äußere Einflüsse verursacht werden (zumeist sind es Witterungseinflüsse). Dazu muß aber ein innerer Faktor kommen, der entweder in Disposition besteht oder in anderen durch die Zirkulation in die Haut gelangenden Schädigungen. Bei allen besteht eine Umformung des Kollagens und Elastins, eine starke Hyperpigmentation der Haut, ferner kommen öfters hyperkeratotische Prozesse der Epidermis vor, die Neigung zur malignen Entartung haben.

Die degenerative senile Atrophie. Wir haben bei dieser Erkrankung alle Symptome der einfachen senilen Atrophie, als da sind die fahle Farbe, die Trockenheit, die Fältelung, der Verlust der Elastizität, das Durchscheinen der Blutgefäße, die Abschilferung, die verrukösen Auflagerungen, wohl ausgeprägt vor uns. Zu diesen Erscheinungen kommen Veränderungen, die in erster Linie die Oberhaut betreffen. Man findet die Haut rauh, spröde, viel stärker pigmentiert, bis dunkelbraun, oft scheckig. Manchmal diffuse, flache hyperkeratotische Stellen und die Ausbildung der Verrucae seniles viel reichlicher. Auch die Teleangieektasien sind viel zahlreicher als bei der einfachen Atrophie entwickelt. Die Haare fehlen oft gänzlich. Man erkennt, daß, während bei der einfachen senilen Atrophie hauptsächlich die Cutis verändert ist, bei der degenerativen Form auch die Epidermis stark in Mitleidenschaft gezogen ist. Wichtig ist auch, daß sich diese Form der Atrophie an den unbedeckten Körperstellen, gewöhnlich im Gesicht, am Hals und Nacken, bei Frauen am Blusenausschnitt, an den Handrücken und Vorderarmen und bei bloßfüßig gehenden Leuten an den Fußrücken und Unterschenkeln zeigt.

Seemannshaut (UNNA), *Landmannshaut* (JADASSOHN), *Farmerhaut* (LAWRENCE). Bei diesen Hautveränderungen gibt es gewöhnlich ein entzündliches Vorstadium, welches durch die Sonnenstrahlung hervorgerufen wird, also ein Lichterythem. Dieses Erythem finden wir bei allen Lichtdermatosen als Anfangsstadium, so beim Xeroderma pigmentosum, bei der Pellagra, aber auch bei der Röntgen- und Radiumhaut. Bei diesen Veränderungen tritt es aber akut auf, ist eine aktive Hyperämie, die wieder verschwinden kann und bei Wiederholungen zu den bleibenden Veränderungen dieser Erkrankungsformen führt. Bei der Seemannshaut erscheint die Rötung blaurot, passiv-hyperämisch und bleibt bestehen. UNNA gibt für die Seemannshaut, die er zuerst beschrieb, folgendes Bild an: „Zuerst tritt eine diffuse cyanotische Rötung ähnlich der bei Frost beobachteten an den Ohren, den angrenzenden Partien der Schläfe und Wangen, am Hand- und Fußrücken auf. Alsbald wird die Haut scheckig gefärbt, indem sommersprossenartig pfefferkorn- bis linsengroße, runde oder strahlig geformte, teilweise netzartig konfluierende Pigmentflecke sichtbar werden. Die Hautinseln dazwischen verlieren zum Teil ihr Pigment. Zu gleicher Zeit wird die Haut rauh und hart durch Verdickung der Hornschicht und an einigen Stellen geradezu schwielig. Beim Darüberstreichen wird man vielerorts von kaum sichtbaren Hornhöckerchen und Spitzen aufgehalten." Später folgen auf diese sich durch Jahre hinziehende Periode des Erythems, der Pigmentierung und der Hyperkeratose dann warzenähnliche, Hauthörnern gleichende Geschwülste, Hypertrophien der Talgdrüsen und untermischt mit diesen papilläre und ulcerierende Carcinome (UNNA). JADASSOHN hat dieselbe Affektion als Landmannshaut beschrieben. Von amerikanischen Autoren (LAWRENCE, HAZEN) wurde diese Hautveränderung als Farmerhaut bezeichnet, weil sie hauptsächlich in landwirtschaftlichen Betrieben vorkommt. Die warzigen Bildungen hiebei sind so wie bei der degenerativen und einfachen senilen Atrophie linsen- bis kreuzergroße, flache, feindrusige, schmutzigbraune Auflagerungen, die leicht mit dem Fingernagel abgekratzt werden können und die als Basis einen blutenden, nur wenig gewucherten Papillarkörper haben. (HOWARD beschreibt die Koinzidenz von Ichthyosis und Farmerhaut bei einem 65jährigen Manne, der lange Zeit der Sonne ausgesetzt gewesen war.) (Abb. 3.)

Cutis rhomboidalis nuchae mit kolloider Degeneration (JADASSOHN), *Cutis rhomboidea cervicis hypertrophica* (NIKOLSKY). JADASSOHN und NIKOLSKY haben fast gleichzeitig eine sehr häufige Veränderung der Nackenhaut der Männer im höheren Lebensalter beschrieben, insbesondere bei Leuten, die viel im Freien arbeiten. Die Haut des Nackens zeigt feine bis feinste Furchen, die in großen und kleineren Rhomben angeordnet, voneinander scharf abgegrenzt sind. Durch rhomboidale Furchen von verschiedener Tiefe und Zahl ist die Haut gefeldert. Die Hautfarbe ist bräunlichgrau bis braunrot, gelegentlich violettbraun. Die

Haut fühlt sich grob, uneben, rauh und verdickt an. In die größeren Furchen fällt der palpierende Finger hinein (NIKOLSKY), wobei man das Gefühl wie bei Striae atrophicae oder bei Atrophia maculosa hat. Im Gebiet der Furchen nimmt die Haut eine an die kolloide Degeneration der Gesichtshaut, in manchen Fällen an Pseudoxanthom erinnernde Beschaffenheit an, nämlich eine weiß-gelbliche bis gelblichbräunliche Verfärbung in kleinen Flecken oft der Oberhaut-felderung entsprechend, manchmal durch Hyperämie verdickt und dann erst durch die Anämisierung deutlich werdend (JADASSOHN). Oft finden die Furchen an den seitlichen Halspartien Fortsetzung, sie verlaufen hier von hinten oben nach vorne unten, oft parallel, manchmal sich im spitzen Winkel kreuzend, so daß sehr eng gestreckte Rhombenbildungen entstehen. Im Gesicht starke

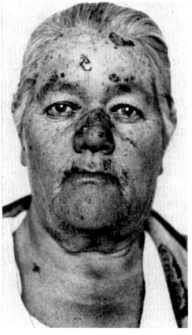
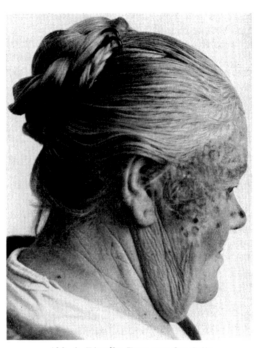

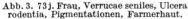

Abb. 3. 73j. Frau, Verrucae seniles, Ulcera rodentia, Pigmentationen, Farmerhaut.

Abb. 4. Dieselbe Frau von der Seite. Cutis rhomboidalis nuchae.

Faltenbildung, besonders an der Stirne und den Augenwinkeln, starke Ausbil-dung der Nasolabialfalte, so daß man bei Männern aus dem Gesichte mit Wahr-scheinlichkeit auf das Vorhandensein der Cutis rhomboidalis schließen kann (PIORKOWSKI). Dieser Autor fand während eines halben Jahres auf der Klinik JADASSOHN 100 Fälle von Cutis rhomboidalis bei Männern und einen Fall bei einer Frau. Bei einer Durchmusterung eines Siechenhauses 17 Fälle bei Männern und zwei bei Frauen. Das perzentuelle Verhältnis an der Klinik in Breslau war $4,9\%$, im Siechenhaus, also unter alten Männern, $18,28\%$; bei den Frauen der Klinik $0,57\%$, im Siechenhaus $2,8\%$ (Abb. 4).

Histologie. Wir können die histologischen Veränderungen dieser vier Arten der Hautatrophie gemeinsam abhandeln, weil wir bei ihnen jenen Umbau des Kollagens und Elastins finden, der von NEUMANN zuerst in der Altershaut gefunden, von M. B. SCHMIDT, REIZENSTEIN, namentlich aber von UNNA und KRZYSZTALOWICZ eingehender studiert, von KYRLE und KREIBICH neu untersucht wurde. Was die Verhältnisse der Epidermis betrifft, so haben wir entweder

dieselben Bilder, wie wir sie bei der einfachen Altersatrophie finden, nämlich
Verdickung der Epidermisschicht, Schwund der Reteleisten und verstrichener
Papillarkörper. Dies findet sich manchmal bei der degenerativen senilen Atrophie,
an einzelnen Stellen auch bei der Seemannshaut, immer aber bei der Cutis
rhomboidalis, oder aber es kommt zu den verschiedensten Wucherungen der
Stachelzellenschicht und Hornschicht, die sich als Hyperkeratose und Akanthose
darstellen. Bei mehr im Vordergrund stehender Hyperkeratose entstehen
Bildungen, die mit Schwielen, Clavi und harten Warzen Ähnlichkeit haben und
als höchsten Grad die histologischen Verhältnisse der Hauthörner wiedergeben.
Ist die Acanthose mehr im Vordergrund und entwickelt sie sich unter hyperkeratotischen Stellen, so findet man mehr unregelmäßige atypische Ausläufer
im Bindegewebe der Cutis, welches deutliche Zeichen der entzündlichen Reaktion
zeigt, namentlich dichte zellige Infiltration. Wenn diese atypische acanthotische
Epithelwucherung die ganze Breite der hyperkeratotischen Stelle einnimmt,
so wird die Oberfläche dieser zerklüftet und in die Höhe gehoben und ist schon
in diesem Stadium ein papillärer Krebs (Unna). Findet die Entwicklung
der Acanthose ohne vorhergehende Hyperkeratose statt, so kommt es ebenfalls
zu unregelmäßigen Ausstülpungen der Stachelzellenschicht, wobei aber die
Wucherung auf die basalen Stachelzellen beschränkt erscheint, welche sich nach
oben von den gesunden Stachelzellen sondert. Dadurch entstehen blasige Hohlräume, in welchen die unveränderten oberen Stachelzellen hineinragen (Unna).
Die Epithelzellen verlieren ihre Faserung und verbinden sich schließlich zu Ballen
und Sprossen. Das Bindegewebe beteiligt sich an diesem Prozeß mit Ödem und
Zellvermehrung. Später wird aus diesem mehr flachen, oberflächlichen, dem
Paget-Carcinom und Ulcus rodens gleichenden Krebs ein tiefgreifender, bösartiger.
Unna trennt auf Grund der histologischen Befunde das Carcinom der Seemannshaut, das er für viel bösartiger erklärt, vom Ulcus rodens. Ähnlich verhält sich
auch das Carcinom der degenerativen senilen Atrophie. Bei der Cutis rhomboidalis nuchae wurden bisher keine hyperkeratotischen, acanthotischen und
carcinomatösen Veränderungen beschrieben.

Während diese Epidermisveränderungen nicht konstant anzutreffen sind,
findet man die degenerativen Veränderungen des Stützgewebes in verschiedenen
Stadien und im verschiedensten Grade stets vorhanden. Diese Veränderungen
sind also das Charakteristische. Nach Kyrle liegt hiebei eine Zustandsänderung
des Gewebes kolloid-chemischer Natur vor, bedingt durch die Anwesenheit von
Substanzen, die als Produkte bestimmter, regelwidriger Stoffwechselvorgänge
das Kollagen zur Quellung bringen. Dies kommt zwar sehr häufig bei der Greisenhaut vor, ist aber nicht immer bei ihr anzutreffen (siehe einfache senile Atrophie)
und kommt auch bei jüngeren Personen (Seemannshaut), ja bei jungen Mädchen
vor, ohne daß klinisch sich überhaupt ein Symptom der Atrophie findet. Kyrle
analogisiert den Umbau des Kollagens mit jenen Umformungen, die es bei der
Cholesterinämie und bei der Xanthomatose erleidet (Abb. 5 u. 6).

Die stärkeren Veränderungen zeigen besonders die elastischen Fasern. Sie
sind nach Unna im oberen Anteil der Cutis und in der Papillarschicht scheinbar
vermehrt, was durch unregelmäßige Verdickung der Fasern bedingt ist. Sie
bilden unter dem subepithelialen Grenzstreifen einen verworrenen Filz von Fasern
und Klumpen, der sich manchmal bis an die untere Grenze des oberen Drittels
der Cutis erstreckt. In diesem dichten Filz von elastischen Fasern ist ein Netz
von Kollagenfasern eingeflochten, welches sich zum Teil schon mit sauren und
neutralen Farben schwer und mit basischen Farben leichter färbt, was seine Erkennung erschwert (basophiles Kollagen). Aber das Elastin hat sich nicht nur
morphologisch sondern auch färberisch geändert; es nimmt weder das Orcein
Unnas noch das Resorcin-Fuchsin Weigerts auf, es ist ebenfalls basophil

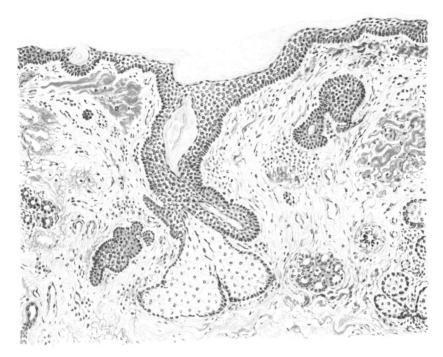

Abb. 5. Senile Atrophie. Schnitt aus der Stirnhaut eines 79jährigen Mannes.
(WEIGERT-Elastica-Färbung.) Vergrößerung 42. (Nach J. KYRLE.)
Klinisch waren Zeichen starken Gewebsschwundes gegeben. Histologisch: Inselförmiger
Kollagenumbau in der bekannten Weise; die elastischen Fasern durchwegs zerstört.

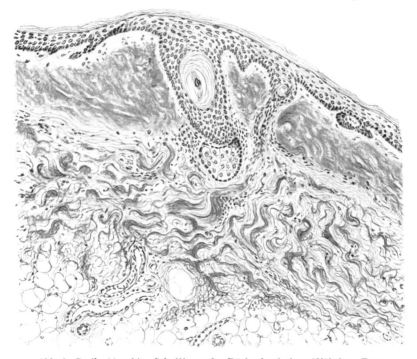

Abb. 6. Senile Atrophie. Schnitt aus der Rückenhaut einer 52jährigen Frau.
(WEIGERT-Elastica-Färbung.) (Nach J. KYRLE.)
(Klinisch keine Zeichen von Gewebsschwund, die Haut hatte nur einen eigenartig fahlen Ton und
ein im ganzen welkes Aussehen.) Histologisch: Weitgehender Kollagenumbau im Bereiche der Cutis
und Subcutis. Wieder erscheint besonders erstere förmlich substituiert von den mit dem WEIGERTschen
Farbstoff sich gleichmäßig blauschwarz färbenden Massen. Papillarkörper nicht völlig verstrichen.

geworden und wird von Unna *Elacin* genannt. Diese Elacinfasern zerfallen gelegentlich in Schollen und Kugeln, die im Kollagen zerstreut liegen und schließlich
ihre Färbbarkeit ganz verlieren. Damit ist der Schwund des elastischen Gewebes
gegeben, wie wir ihn im Bereiche des Papillarkörpers allenthalben finden. Dort,
wo das Elacin mit dem basophilen Kollagen in Kontakt tritt, findet sich eine
neue Substanz, die die Formen des Kollagens mit dem färberischen Verhalten
des Elacins vereint und die Unna *Kollacin* nennt. Aber auch das normale
Elastin, das in den tieferen Schichten der degenerativ-atrophischen Haut noch
vorhanden ist, kann sich mit dem degenerierenden Kollagen verbinden und
dann entsteht das von Unna sogenannte *Kollastin.* Gans hält diese Bezeichnung
für entbehrlich, indem es sich hiebei nicht um eine neue Gewebsart, sondern
nur um Adsorptionsfärbungen und Anlagerung zweier verschiedener Gewebe
handelt. Bei diesen Umformungen erhalten sich die Fasern des Kollagens nicht,
sie zerfallen so wie die elastischen Fasern in Schollen, Klumpen, Bröckel und
Körner, die aber mehr in den mittleren Schichten der Cutis liegen. Als Endprodukte dieser Degenerationen und Umformen treten schließlich Hyalin und
Kolloid auf. Nach Kreibich ist das Hyalin vom Kolloid verschieden, indem es,
nach van Gieson gefärbt, intensiv Säurefuchsin aufnimmt und Doppelbrechung
zeigt. Es ist nach Kreibich dem Kollagen artverwandt, welches im polari-
sierten Licht ebenfalls doppeltbrechend ist, und erscheint als neugebildete
Substanz auf dem Umwege über das basophile Kollagen. Das Kolloid entsteht
aus dem Elastin auf dem Umwege über das Elacin. Dieselbe Meinung haben
M. B. Schmidt und Reizenstein für die senile Haut, während Unna das Kolloid
auch aus dem Kollagen entstehen läßt. Zu diesen Degenerationsformen käme
nach Kreibich noch die *lipoide* Degeneration hinzu, die Elastin, Elacin und
Kolloid ergreifen kann und die die Gelbfärbung der Wetterhaut verursacht
und die mit einer Umwandlung der elastischen Substanz zu breiten, fibrillär
gestreiften Bändern einhergeht und auch zur zentralen lipoiden Degeneration
der Kolloidscholle führt (Abb. 7 u. 8).

Neben diesen für alle Verwitterungsprozesse charakteristischen Veränderungen
des Bindegewebes und der Elastica gibt es auch Entzündungserscheinungen,
die sich in perivasculären Rundzellenanhäufungen in den oberen Schichten der
Cutis äußern. Plasmazellen fehlen. Bindegewebs- und Mastzellen sind in normaler Zahl vorhanden. Ob diese Zellinfiltrationen mit den Bindegewebs-
degenerationen im Zusammenhang stehen, ob sie durch frühere Entzündungen,
die unter dem Einfluß der Schädlichkeit des Wetters zustande gekommen sind,
oder ob sie durch die abnormen Stoffwechselprodukte, wie Kyrle annimmt,
hervorgerufen werden, darüber herrscht noch keine Einigkeit. Nach Himmel
sind sie als Folge lebenslanger Reizungen entzündlicher Natur anzusehen und
durch sie allein ist der senile Degenerationsprozeß bedingt. Ähnliche Zellinfiltrationen, aber viel reichlicher und konstanter, findet man bei allen chronischen progressiven atrophisierenden Dermatitiden, doch sind bei diesen reichlich
Plasmazellen vorhanden, was mit ein Unterschied in den histologischen Bildern,
die sich in mancherlei Beziehung ähneln, ist. Sonst sind die Veränderungen
bei den degenerativen Hautatrophien sehr uncharakteristisch. Die Blutgefäße
der oberflächlichen Cutisschichten sind gewöhnlich verbreitert, insbesondere
die Capillaren. Bezüglich atheromatöser Veränderungen sei auf die von Saalfeld
festgestellten Befunde hingewiesen, die bei der einfachen senilen Hautatrophie
besprochen wurden. Auch die Drüsenveränderungen sind gering. Die Talg-
drüsenausführungsgänge sind oft erweitert, durch Hornpfröpfe verschlossen. Zuweilen sammelt sich über ihnen eine Ablagerung von Hornpfröpfen und trockenen
Talgmassen, die nichts anderes sind als die Ausbreitung eines aus einer
erweiterten Talgdrüsenmündung hervorgetretenen Epidermiszapfens und zur

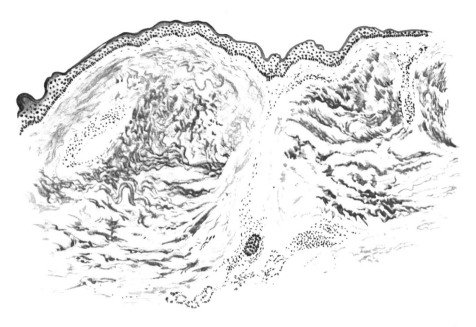

Abb. 7. Senile (degenerative) Atrophie der Haut der Schläfe. 64jährige Landfrau. Atrophie der Epidermis, Reteleisten geschwunden, Papillarkörper verstrichen. Deutlicher „Grenzstreifen". Basophilie der verklumpten elastischen und kollagenen Fasern. Elastische Fasern links längs, rechts quer getroffen (kräftiges Blau), kollagene Fasern (zum Teil plumpe Schollen, mattes Graublau). Links erweitertes Blutgefäß mit sklerosierter Wandung und mäßiger Infiltration des umgebenden Bindegewebes, in der Mitte atrophischer Haarfollikel. Färbung saures Orcein, polychromes Methylenblau. O. 77:1; R. 77:1. (Nach O. Gans.)

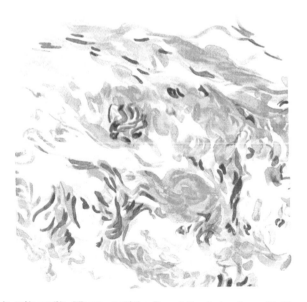

Abb. 8. Atrophia cutis senilis. Wange. ♂ 59jähr. Basophilie, Aufquellung, Verklumpung und Zerfall der elastischen und kollagenen Fasern. Saures Orcein, polychromes Methylenblau. O. 325:1; R. 325:1. (Nach O. Gans.)

Verruca senilis gerechnet werden. Die Haarbälge sind verkürzt. Die Chromatophoren der Haarzwiebel und Wurzel sind vermehrt so wie die unter der Epidermis. Das perifollikuläre Bindegewebe zeigt keine degenerativen Veränderungen
und verhält sich so wie der subepitheliale Grenzstreifen. Charakteristische
Veränderungen hat Vignolo-Lutati für manche glatte Hautmuskeln nachgewiesen. Er findet körnige Degeneration und hyaline Entartung, ferner eigentümliche spiralig gekrümmte Kerne, auch vielfach Chromatolysis.

Die histologischen Bilder der Cutis rhomboidalis nuchae unterscheiden sich
nur wenig von denen der degenerativen Alters- und Wetteratrophie. Nach
Nikolsky kommen bei dieser im allgemeinen keine hypertrophischen Vorgänge
im Epithel vor, das atrophisch ist wie bei der einfachen senilen Atrophie; das
Stratum basale ist sehr pigmentreich, die Basalmembran verdickt, die Papillen
stark abgeflacht. In den Schichten des Coriums Degeneration des Kollagens
und Elastins mit Bildung von Klumpen, die zum Teil noch Faserstruktur zeigen,
das Bindegewebe darunter hyalin degeneriert, von dem einzelne Stränge zur Basalmembran gehen, dorthin, wo eine Einbuchtung des Epithels besteht, welche
durch Zugwirkung des hyalinisierten Bindegewebes hervorgerufen wird und den
Furchen der Haut entspricht. Das elastische Gewebe in den tieferen Schichten
des Coriums und in der Subcutis ist normal, Zellinfiltrationen, Gefäße und Drüsen
wie bei der senilen Atrophie. Nach Piorkowski bestehen diese histologischen
Verhältnisse zu Recht, nur die hyalinisierten zum Epithel ziehenden Stränge
konnte er nicht bestätigen. Sonst findet Piorkowski dieselben Degenerationsprodukte des Elastins und Kollagens wie sie Unna, Rodler, Carol u. a. für
die senile Degeneration der Haut als charakteristisch hingestellt haben. Piorkowski meint, daß alle diese Degenerationsprodukte im späteren Alter morphologisch und tinktoriell sehr ähnlich werden und durch innige Verbindung
ein einheitliches Produkt, das Kolloid, ergeben, welches dem Kolloid der Thyreoidea entspricht. Carol möchte aber doch den Namen Pseudokolloid vorziehen.
Wenn wir nun kurz nochmals diese verwickelten und komplizierten Verhältnisse überblicken, so haben wir in der durch Alter und Witterungseinflüsse
degenerierenden Haut kolloide Stoffe vor uns, die sich vom Elastin und Kollagen,
den ursprünglichen kolloiden Bausteinen der Cutis, über das basophile Kollagen
und Elacin durch das Kollacin und Kollastin hindurch in homogene Substanz
umwandeln, in das Kolloid und Hyalin, die als Endprodukte eines Degenerations-
prozesses aufscheinen. Kreibich fügt diesen noch die lipoide Degeneration
hinzu, die die Gelbfärbung der Witterungshaut verursacht.

Ätiologie. Das Senium allein macht die einfache Atrophie. Gesellen sich dazu
Witterungseinflüsse, so entsteht die degenerative Atrophie, die sich nicht von
der Seemannshaut unterscheidet (Unna, Krzysztalowicz). Da aber nicht
alle an einfacher seniler Atrophie der Haut Leidenden die degenerative Atrophie
zeigen und nicht alle Seeleute und Farmer die Seemanns- und Farmerhaut,
so muß noch ein Etwas hinzukommen. Dieses besteht entweder in einer gewissen
Disposition oder in toxischer Einwirkung. Diese beschuldigt Rodler auf Grund
seiner Befunde an den Gefäßwänden. Auch Kyrle nimmt als Ursache für den
Umbau des Kollagens und Elastins nicht lokale Einflüsse an, sondern Allgemein-
störungen, die nicht an das Alter und nicht an Witterungseinflüsse gebunden
sind (Auftreten dieses Umbaus bei ganz jugendlichen Personen, Fehlen der
Witterungseinflüsse). Nach ihm haben alle diese Substanzen über das Mechanische hinaus wichtige biologische Leistungen zu vollbringen und er pflichtet
Schade bei, der das Bindegewebe als ein Organganzes betrachtet, das 16%
des gesamten Körpergewichts ausmacht und so eine Organfunktion haben muß.
Umformungen in diesem Apparat der Haut können daher nicht allein durch
mechanisch-traumatische Einflüsse bedingt sein, sondern müssen auf chemischer

Grundlage fußen und diese wird durch die „Ungewöhnlichkeit des Stoffwechsels" hervorgerufen. Es sind also diese Prozesse nicht lokale Hautprozesse sondern Teilerscheinungen einer Allgemeinstörung.

Die Veränderungen der Epidermis im Sinne der Hyperkeratose, Acanthose bis zum Carcinom sind wohl in erster Linie durch die Reizwirkung der ultravioletten Sonnenstrahlen verursacht. Nach ULLMANN finden sich unter 197 Fällen von Keratosis senilis und keratotischem Epitheliom 101 Fälle, die nach ihrem Beruf als Bauern, Pflanzer, Straßenarbeiter, Fischer, Gärtner viele Jahre lang unter Sonnenlicht- und freier Lufteinwirkung gestanden waren, 61 dieser vom Keratom betroffenen Individuen hatten dagegen eine sitzende Beschäftigung im Zimmer. Daraus folgt, daß auch eine familiäre individuelle Hautdisposition eine wesentliche unterstützende Rolle spielt. Die bedeckten Partien der Haut bei einem und demselben Individuum werden gewöhnlich von präsenilen Warzen und präkanzerösen Zuständen verschont. Man sieht dies am besten bei Frauen, die sich gewisse Partien des Gesichtes, wie Stirne, Ohren, bedecken.

Für die Veränderungen des Coriums kämen auch arteriosclerotische Einflüsse in Betracht, wofür hauptsächlich RODLER eintritt. SAALFELD ist der Ansicht, daß die Arteriosclerose beim Zustandekommen der senilen Hautveränderungen nur eine geringe Rolle spielt, wofür auch die Beobachtungen KYRLES und die an der Seemannshaut sprechen. Auch GANS ist derselben Meinung, da die Möglichkeit der schnellen und reichlichen Bildung von kollateralen Gefäßverbindungen, wie sie das Capillarsystem der Haut bietet, die Wahrscheinlichkeit einer Atrophie des Hautorgans als eine sehr geringe erscheinen läßt.

Prognose. Diese richtet sich nach dem Vorhandensein von Keratosis senilis und deren leicht möglicher Übergang in präcanzeröse und canzeröse Bildungen. Für sie gilt auch das bei der einfachen senilen Atrophie Gesagte.

Therapie. Bezüglich der bindegewebigen Veränderungen sei auf das bei der einfachen senilen Atrophie Gesagte hingewiesen. Bezüglich der Epithelveränderungen kann man im Anfangsstadium 1—3—5%ige Schwefelsalben oder auch Acid. salicyl.- und weiße Präcipitatsalbe verwenden. Abkratzung der Warzen und Keratome mit dem scharfen Löffel mit nachträglicher Ätzung sind von Vorteil. Ebenso 10%iges Salicylpflaster und Salicylcollodium. Auch Epilationspasten (Rusma Turcorum, Taki, Veet usw.) kann man sehr gut verwenden. Man läßt die Paste eine Viertelstunde auf den Keratomen liegen und wäscht mit lauem Wasser ab. Kohlensäureschnee hat sich ebenfalls bewährt. Ist es zum Carcinom gekommen, dann tritt die chirurgische und Radiotherapie in ihre Rechte.

Striae atrophicae.

Synonyme: Striae distensae, Striae gravidarum, Striae patellares, Maculae distensae, Vergetures.

Definition. Man versteht unter dieser Bezeichnung streifenförmige oder fleckförmige, umschriebene Hautatrophien, die sich zumeist auf der Bauchhaut Schwangerer, über dem Gesäß und Trochanteren, an den Brüsten, über Gelenken und überall dort entwickeln, wo Spannungen der Haut durch die Schwangerschaft, durch Fettansatz, durch Ascites und Ödem, durch Tumoren, durch gesteigertes Knochenwachstum vorhanden sind oder wo Toxine bei erschöpfender Krankheit, wie Typhus, Influenza, Tuberkulose usw. entstehen. Sie unterscheiden sich von den streifenförmigen und fleckförmigen Atrophien, die man bei der Dermatitis atrophicans progressiva findet, gewöhnlich auch durch die Abwesenheit von makroskopisch und mikroskopisch sichtbaren Entzündungserscheinungen.

Symptome und Verlauf. Am längsten bekannt sind die Striae gravidarum, die von ROEDERER im Jahre 1773 zuerst beschrieben wurden. Die an anderen Hautstellen auftretenden Streifen unterscheiden sich in nichts von den bei Schwangeren auftretenden. Sie zeigen sich als mehrere Zentimeter lange bis 5 mm breite, etwas eingesunkene Streifen, welche bei ihrer Entstehung eine rote auch blaurote Färbung zeigen. Diese Färbung wurde von KAPOSI auf Ruptur kleinster Gefäße zurückgeführt, welche durch die plötzliche Dehnung, die zur Striaebildung führt, hervorgerufen sein soll. Diese Meinung KAPOSIS wurde jedoch nicht bestätigt. Nur WIRZ findet Hämorrhagien. Die violette Farbe der frischen *Striae* beruht auf die durch die verdünnte Haut leichter durchscheinenden Gefäße (TROISIER und MÉNÉTRIER). Diese violette Farbe trifft man auch bei der Dermatitis atrophicans progressiva diffusa et maculosa an; sie beruht also nicht, wie WIRZ meint, auf Hämorrhagien, sondern tatsächlich auf das Durchscheinen der Gefäße durch die verdünnte Haut. Die Oberfläche erscheint fein gefältelt. Der tastende Finger fühlt an der Stelle der Streifen eine Lücke in der Haut. Manchmal finden sich hernienartige Vorstülpungen (JARISCH), wie sie von mir auch bei der Atrophia maculosa cutis beschrieben wurden. Wenn die Striae älter werden, dann erscheinen sie weiß, bläulichweiß, auch mattweiß, perlenähnlich gefärbt, oft intensiv glänzend. Während die Breite der Striae gravidarum sich innerhalb gewisser enger Grenzen bewegt, sind die durch andere Ursachen entstandenen Striae oft viel breiter. So beschreibt KOGOJ in seinem Falle von Tuberkulose Striae patellares bis zu 1 cm Breite und am Rücken bis zu 15 cm Länge und 15 cm Breite, BRÜNAUER in seinen Dysenteriefällen Striae am Oberschenkel ebenfalls bis 1 cm breit.

Wir unterscheiden: 1. Striae, die durch Schwangerschaft zustande kommen (e graviditate), 2. die durch Fettansatz Jugendlicher entstehen (ex obesitate adulescentium), 3. die sich bei Ascites, Tumoren usw. entwickeln, 4. die durch Längenwachstum entstehen und 5. die durch toxisch-infektiöse Einflüsse hervorgerufen werden.

Allen echten Striae ist es gemeinsam, daß sie senkrecht auf die Dehnungsrichtung der Haut stehen, daß sie sich dort entwickeln, wo zarte Haut übermäßig gedehnt wird, daß sie anfangs blaurot, auch violett erscheinen, später ein weißes, sehnig-glänzendes und gefälteltes Aussehen bekommen, daß sie fast ausschließlich bei jugendlichen Personen vorkommen, daß sie auch unabhängig von der Gravidität bei Frauen viel häufiger als bei Männern angetroffen werden, daß sie sich ganz ohne subjektive Symptome entwickeln (eine Ausnahme bilden die zwei Fälle von WIRZ, Jucken!) und daß die histologischen Verhältnisse bei den verschiedenen Striae ziemlich identisch sind.

1. Striae gravidarum. Der Sitz der Striae ist hauptsächlich der Bauch, ferner die Hüften und die Seitenteile des Gesäßes, auch dieses selbst und die Mammae. Die letzteren entstehen aber nicht nur dadurch, daß die Haut der Umgebung des Bauches mit zur Entfaltung herangezogen wird, sondern auch durch die Fettzunahme während der Gravidität. Bei der Mamma ist es selbstverständlich auch die wachsende Milchdrüse. Wir folgen im großen und ganzen bei der Beschreibung der Anordnung der Striae der Darstellung von PINKUS im Abschnitt „Anatomie der Haut" in diesem Handbuche. Man findet den Bauch mehr oder weniger dicht bedeckt mit Striae von 2—10 cm Länge. Sie beginnen am Nabel oder umgeben ihn in flachen, nach außen konvexen Bögen und gehen bis zur Falte zwischen Bauch und Schamberg. Sie biegen dann über das Ligamentum Pouparti nach außen ab und verlaufen dann am Oberschenkel wieder konkav nach innen. Die Bauchstriae werden von anderen Striae am Bauch auch senkrecht gekreuzt. Am häufigsten sind die oberen Bauchstriae die unteren Bauchstriae und die des Oberschenkels fehlen oft. Über dem Nabel findet man manchmal Züge kleinerer querer Striae, die sehr dicht aneinander liegen und mehr erhaben und gelblich sind. Diese setzen sich auf die Seitenwände des unteren Thorax, auch auf den Rücken und die obere Gesäßpartie fort und können auf dem Rücken bis in die Höhe des achten Rückenwirbels reichen. Die Hüften und die Seitenteile des Gesäßes sind mit engen Striaezügen bedeckt, die der Richtung der Bauchstriae folgen. Am Gesäß selbst verlaufen die Striae vom Hüftbeinkamm fast gerade zur unteren Umgrenzung des Gesäßes. Die Mamma ist bis zum Warzenhof strahlig, um den Warzenhof als Mittelpunkt von Striae bedeckt, die sich bei herabhängender Mamma nur auf die obere Brusthälfte beschränken können. (Die genaueren Details siehe bei Pinkus, woselbst auch schematische Figuren abgebildet sind, dieses Handbuch Bd. I/1.)

Das Auftreten von Striae ist bei Graviden großen individuellen Schwankungen unterworfen. Von Rosthorn schreibt darüber wörtlich: „Bei manchen Frauen treten dieselben früher, bei anderen später, bei manchen sehr reichlich, bei anderen sehr spärlich auf, zuweilen fehlen dieselben trotz ganz gewaltiger Ausdehnung des Leibes vollkommen, indessen in anderen Fällen sie, ohne daß eine besondere Spannung zu beobachten wäre, nicht nur die ganze Vorderseite des Leibes bedecken, sondern sich auch nach der Seite in die Gesäßgegend und auf die Vorderseite der Oberschenkel erstrecken." Rodecurt macht in einer jüngst erschienenen Arbeit, die sich auf 500 am Ende der Schwangerschaft spontan Gebärenden von normalem Körperbau erstreckt, die Beobachtung, daß $14^0/_0$ überhaupt keine Striae zeigten; die stärkste Striaebildung zeigte sich bei den Schwarzhaarigen, die Häufigkeit der Dammrisse ist direkt proportional der Intensität der Striaebildung. Diese Beobachtung ist sehr interessant, weil sie zeigt, daß die Widerstandsschwäche des elastischen Gewebes gegenüber physiologischen Dehnungen das Maßgebende bei der Striaebildung ist (Oppenheim). Der Turgor, der mit der Elastizität nichts zu tun hat, ist auch unabhängig von der Striaebildung. Eine Parallele zwischen Häufigkeit der Striae und Wehenschwäche besteht nicht. An der Mamma waren in $20,5^0/_0$ aller Fälle, in $1,8^0/_0$ an der Mamma allein, Striae vorhanden. Nach Sellheim ist für die Häufigkeit der Striae gravidarum das Alter der Erstgebärenden maßgebend. Ältere Erstgebärende zeigen oft auffallend wenig Striae, während jugendliche Erstgebärende sie oft sehr reichlich zeigen, ganz junge Erstgebärende hingegen zeigen manchmal eine geringe Ausbildung der Schwangerschaftsnarben. Die Frauenärzte suchen die Häufigkeit der Striaebildung mit dem konstitutionellen Faktor in Verbindung zu bringen und berücksichtigen beim Zustandekommen der Striae gravidarum den Teint. Sellheim findet sie reichlicher bei Blondinen, A. Bauer bei Brünetten und stimmt damit mit Rodecurt überein. Die wichtigste Arbeit, die sich mit den Striae gravidarum in der jüngsten Zeit beschäftigt, ist wohl die von Bettmann, der sie mittels der von mir angegebenen Dermatotypie vor ihrer makroskopischen Sichtbarkeit nachwies. Bettmann gibt diesem meinem Darstellungsverfahren den Namen Dermatographie und dem Produkt den Namen Dermatogramm. Bettmann faßt die Striae gravidarum als Gewebsveränderungen auf, die an der Grenze des Normalen stehen. Sie fallen erst bei gewisser Stärke als Störungsphänomen auf. Pinkus rechnet sie zu den Bildungsfurchen und Sellheim sieht in den Striae gravidarum ein Domestikationszeichen, d. h. das Versagen des Kulturmenschen gegenüber natürlichen Anforderungen. Ich möchte hiebei auf das gleichzeitige Vorkommen der Striae gravidarum mit Dermatitis atrophicans idiopathica progressiva diffusa et circumscripta hinweisen. Das alles zeigt deutlich wo der Kern der Frage nach der Häufigkeit der Striae zu suchen ist. In der Monographie

Finger-Oppenheim über die Hautatrophien sagten wir ausdrücklich: „Daß
tatsächlich die elastischen Fasern eine verschiedene Resistenz bei den einzelnen
Individuen besitzen, lernen wir durch die Entwicklung der Striae in der Gravidität
und bei Zunahme des Panniculus adiposus. Diese verminderte Widerstandskraft der elastischen Fasern drückt sich möglicherweise auch darin aus, daß
wir bei den idiopathischen atrophisierenden Dermatitiden öfter auch Striae
distensae beobachten können. Die elastischen Fasern verlieren ja nicht nur
leichter ihre Färbbarkeit und gehen zugrunde, sondern sie werden auch rascher
an ihrer Elastizitätsgrenze durch Dehnung nachgiebiger und reißen leichter;
sie zeigen sich mechanischen und chemischen Noxen gegenüber von geringerer
Widerstandskraft. Vielleicht ist damit die Lokalisation der Akrodermatitis über
Ellbogen- und Kniestreckseiten zu erklären." Das gleichzeitige Vorkommen
von Striae distensae und idiopathischer Hautatrophie wird vielfach beschrieben,
eine Tatsache, die Bettmann entgangen ist. Auf Grund der Dermatotypien,
von denen Bettmann eine Reihe vorzüglicher Abbildungen gibt, lassen sich bei
Erstschwangeren manche grobe Erfahrungstatsachen, wie die schalenartige
Anordnung der Striae an den Seiten, die Einhaltung einer freien Zone um den
Nabel auch im Bereiche der Linea alba, eine stärkere Anhäufung von Striae
oberhalb des Nabels als unterhalb desselben usw. feststellen. Bettmann hält
es für das wesentlichste, mittels der Dermatotypie die Striae genauer in ihrem
Verhältnis zur Umgebung beurteilen zu können, und zwar am besten durch die
Bauchhautzeichnung aus einem noch striafreien Vorstadium heraus. Er erhält
hierbei den Eindruck, daß die Felderungszeichnung im Verlaufe der Gravidität
im großen und ganzen immer mehr eine Verstärkung oder Wiederherstellung
eines Indifferenzbildes anzunehmen strebt. (Bettmann unterscheidet an der
Bauchhautfelderung das Indifferenzbild vom Richtungsbild. Das erstere kommt
zustande, wenn die kleinsten feststellbaren Einzelelemente der Hautfelderung
nach verschiedenen Richtungen ziemlich gleichmäßig orientiert sind, also Quadrate
oder Sternform haben, das letztere dann, wenn sie eine bestimmte Außenrichtung zeigen, die im wesentlichen den Hauptbewegungslinien, d. i. am Bauch
den bei der Beugung hervortretenden größeren Horizontalfalten entsprechen.)
Die Indifferenzflächen sind nun verschieden groß und sind asymmetrisch angeordnet. Die Außenrichtung erfolgt mit verschiedener Intensität und das
normale Sternbild der Abdominalhaut zeigt grobe Sternfiguren mit stärkerem
Klaffen der Furchen. Je ausgeglichener das Indifferenzbild vom Anfang an war
und je besser es sich im gleichen Sinne erhält und weiter entwickelt hat, um so
mehr treten die Striae zurück. Vom rein mechanischen Standpunkt aus könnte
man sagen, daß eine gleichmäßige Ausweitung und Entfaltung Striae überflüssig
macht. Aber auch beim Richtungsbild kann es sehr spät zum Auftreten von
Striae kommen und ihre Zahl kann sehr spärlich bleiben. Im ersten Falle —
beim Indifferenzbild — ist es eine Anpassung, im letzteren Falle ein Widerstand.
Striae erscheinen daher einmal als eine Folge unvollkommener Anpassung und
ungenügenden Ausgleiches, das andere Mal infolge eines überwundenen Wider-
standes. Im Zusammenhang mit dem Hervortreten der Striae kommt in der
Umgebung eine Anpassung an die geänderte Spannung vor; diese sekundäre
Außenrichtung bedingt eine weitere Umordnung an den Felderungen. Diese
wird aber auch von der primären Modellierarbeit des Gewebes abhängig sein.
Und diese letztere ist wie das Normalbild abgängig vom Alter, Konstitution,
Funktion und Störung. Dies sind nur einige Gedankengänge aus der Arbeit
Bettmanns. Er schließt seine Ausführungen mit der Bemerkung, daß die
Bauchhautveränderungen in der Gravidität in feinster Weise die Fähigkeit
des Organismus widerspiegeln, wunderbare Abstimmungen struktureller
Energien zur Aufrechterhaltung des Betriebes auch unter komplizierenden und

störenden Bedingungen aufrecht zu erhalten. Die Striae und die hinter ihnen stehenden Umordnungen im Gewebe sind Ausdruck einer Bemühung, eine

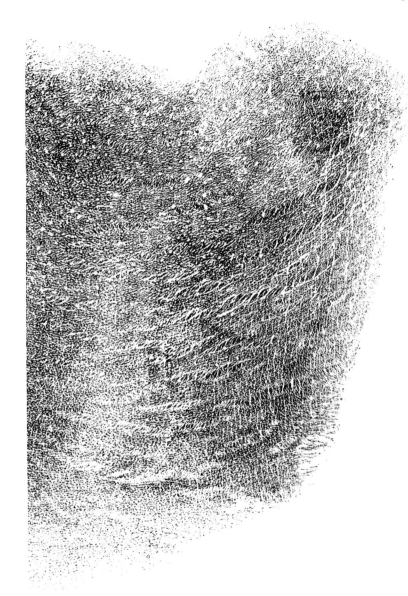

Abb. 9. Striae distensae, Dermatotypie.
Seitliche Bauchwand. Man sieht den bogenförmigen Verlauf, die Faltelung der Haut, das Fehlen der Talgdrüsen im Bereiche der Striae.

Indifferenzlage, die erwünscht und notwendig ist, zu bewahren und wiederherzustellen. Je besser die Anpassungsfähigkeit, desto unnötiger wären demnach die Striae (Abb. 9).

Nach MIZUHARA und FUKUI bestehen bei den japanischen Frauen ganz erhebliche Unterschiede in bezug auf Anzahl und Intensität der Striae bei den verschiedenen Konstitutionstypen. Auch steht im allgemeinen die Zahl der Striae im umgekehrten Verhältnis zur körperlichen Arbeitsleistung der Gravida.

Erwähnt sei hier noch die Ansicht Mayers, daß die Striae die Aufgabe haben, das Capillarnetz der Oberfläche und damit der Lichteinwirkung näher zu bringen, also eine photochemische Aufgabe.

2. *Striae adipositatis.* Auch hier folgen wir der Darstellung Pinkus in diesem Handbuche, Bd. I/1, in seinem Artikel über die normale Anatomie der Haut und verweisen bezüglich Details und Abbildungen auf diesen. Sie sind auffallend gleichgerichtet bei den verschiedenen Menschen. Ihr Verlauf ist folgender: Schulter, Brust, Oberarm zeigen sie im Bogen von der Brust über die Schulter zum Oberarm und dann in der Längsrichtung bis zur Mitte des Vorderarms, volar stärker als dorsal. Die Mamma zeigt die Striae radiär. Bei vollentwickelten Brüsten findet man die Striae nur als Ausstrahlung der Schulterstriae an der oberen Hälfte. Die normal sich entwickelnde Mamma zeigt keine Striae, nur wenn die Mamma bei der Fettzunahme noch nicht sehr groß war, entstehen die radiären Striae. Die Striae des Bauches ähneln in ihrer Verteilung sehr den Striae gravidarum, sehr dicht oberhalb des Nabels, wo sie von der Mitte nach außen konzentrisch um den Nabel ziehen. Seitlich vom Nabel ziehen sie flach nach außen in der Längsrichtung des Bauches, unter dem Nabel schräg nach innen zum Mons veneris; die mittlere Partie des Bauches unterhalb des Nabels ist gewöhnlich striaefrei. An den äußeren Bauchpartien, an den Lenden und der oberen Partie der Nates ziehen die Striae schräg nach außen und abwärts. Die untere Partie der Nates trägt gewöhnlich nur sehr wenig Striae. Diese verlaufen senkrecht oder schräg nach abwärts einwärts. Vom Ligamentum Poupartii verlaufen die Striae nach außen und nach unten radiär fast bis zur Mitte des Oberschenkels. An den anderen Teilen der unteren Extremität findet man selten längsverlaufende Striae.

Bei Frauen sind die Striae gewöhnlich stärker ausgebildet als bei Männern. Man findet bei ihnen, wenn die Striae obesitatis gut entwickelt sind, auch eine besondere Neigung für die Striae gravidarum als Ausdruck der Widerstandsschwäche des elastischen Gewebes gegenüber Dehnungen im allgemeinen. Sie sind nicht immer gleichmäßig ausgebildet, am stärksten findet man sie an den Beinen und fast nie am Rücken.

3. *Striae adolescentium (Striae des Wachstums).* Sie entstehen nur bei jugendlichen Individuen durch rasches Wachstum. Sie finden sich fast nur — wenn nicht besondere Verhältnisse gegeben sind — an den unteren Rückenteilen und an den Oberschenkeln über dem Knie. Sie sind zur Wachstumsrichtung quergerichtet, sind manchmal dicht nebeneinander, manchmal aber auch sehr weit voneinander gestellt. Sie können asymmetrisch einseitig sein, auf der einen Seite mehr als auf der anderen Seite, sie reichen bis in die Höhe des 12. Brustwirbels und nach abwärts bis in die Mitte des Kreuzbeins. Nach Pinkus sind sie je weiter nach unten desto mehr schräg einwärts abwärts gerichtet. Am Oberschenkel liegen sie über dem Knie. Sie umgeben in konzentrischen Streifen die Kniescheibe und erstrecken sich nach außen bis in die Mitte der Seitenfläche des Oberschenkels. Ähnlich angeordneten Striae werden wir bei der Besprechung der Striae nach akuten Infektionskrankheiten wieder begegnen. Deshalb haben manche Autoren die Ansicht, daß auch diese durch starkes Längenwachstum während der Bettlägerigkeit entstehen. Die Einseitigkeit wäre durch die einseitige Lage im Bett zu erklären. Zu diesen Autoren gehört Rolleston. Er beschreibt einen Fall, ein 14jähriges Mädchen betreffend, mit einer typischen Attacke von Typhus. Am 43. Tage der Krankheit zeigten

sich typische Striae über dem oberen Rande der Patella. ROLLESTON nimmt an, daß sie einerseits durch das rasche Wachstum der jungen Menschen entstehen, und da entstehen sie ohne jegliche veranlassende Krankheit, oder sie erscheinen nach Infektionskrankheiten, welche das Wachstum beschleunigen. Sie können aber auch durch die gebeugte Haltung der Knie im Bett hervorgerufen werden, obwohl der zitierte Fall diese Lage nicht hatte. Das Längenwachstum der Knochen erfolgt besonders schnell bei jungen Menschen, welche mit Typhus im Bett gehalten werden. Eine gebeugte Haltung der Knie würde dies noch vermehren. Das einseitige Entstehen von Striae erklärt ROLLESTON mit der Lage des Patienten im Bett während der Krankheit und mit der Anordnung der Kissen.

Asymmetrisch wachsende Striae beobachtete BIRNBAUM, der bei einem 19jähr. Mädchen, das im 6. Monate gravid war, in der Lumbalgegend links eine und rechts mehrere parallele Striae und auf der rechten Gesäßhälfte ebensolche beobachten konnte, wobei noch keine Striae gravidarum bestanden. BIRNBAUM führt diese auf das Wachstum zurück; doch muß man bemerken, daß bei Schwangeren schon aus anderen Gründen, auf die wir später noch zurückkommen werden, eine Neigung besteht, Striae zu entwickeln. Schwangere haben auch an den Hüften und im Gesäß Striae, was von manchen Autoren mit Fettzunahme in Verbindung gebracht wird.

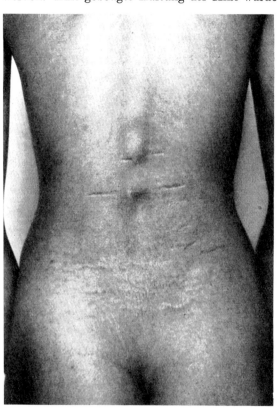

Abb. 10.
19jähr. Student. Wachstumsstriae, weit voneinanderstehend, einen größeren Teil des Rückens bedeckend.

Hier seien zwei Fälle eigener Beobachtung zum Vergleiche von Wachstums- und Infektionskrankheitenstriae angeführt (Abb. 10):

Die Abb. 10 zeigt Striae des Wachstums bei einem meiner Patienten, der selbst angibt, daß er in den letzten Monaten rapide in die Länge gewachsen sei. Es war dies ein 19jähriger Student, bei dem sich die Striae des Rückens vom letzten Brustwirbel bis in die Mitte des Kreuzbeins erstrecken, bis 1 cm breit sind, in der Kreuzgegend fast über die ganze Breite des Rückens gehen und hier einen eigentümlichen welligen Kontur und auch undeutliche Grenzen aufweisen. Auch stehen sie *sehr weit* voneinander im Gegensatz zu den gewöhnlich dicht aneinandergereihten Striae. Diese Striae sind sicher nur durch das Wachstum entstanden.

Der zweite Fall, dessen Abbildung (Abb. 11) hier gebracht wird, zeigt in der Kreuzgegend typisch dicht aneinandergereihte parallele Striae. Bei dem Falle soll sich dies nach einem Typhus gezeigt haben. Der Unterschied in der Anordnung und Beschaffenheit der Striae dieser beiden Fälle ist in die Augen springend. Hier kann der toxische Einfluß der Typhuserkrankung nicht ganz ausgeschlossen werden (Abb. 11).

Eine besondere Lokalisation der Wachstumsstriae hat RIECKE beobachtet, und zwar an den vorderen Achselfalten bei einem 22jährigen Manne, der außerdem an einer Urticaria chronica litt.

Im großen und ganzen scheinen die Wachstumsstriae im Gegensatz zu den Striae adipositatis und Striae gravidarum verhältnismäßig selten zu sein. Wenn man bedenkt, wie viele junge Leute rasch wachsen und wie selten man Wachstumsstriae beobachten kann, so muß man auch hier wieder den Begriff

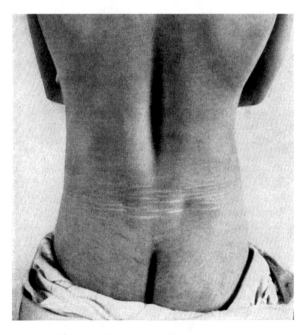

Abb. 11. 22jähr. Mann, angeblich nach Typhus aufgetreten. Die Striae dicht aneinandergereiht, nur in der Kreuzgegend.

der Disposition einführen. Es ist auch auffallend, daß man in den verschiedenen Perioden des Wachstums so selten Striae findet. Nach STRATZ fällt die erste Periode des Wachstums in das 1. Lebensjahr, die zweite Periode bei Knaben und Mädchen gleichsinnig in das 7. Lebensjahr und die dritte Periode in die Pubertätszeit, bei Knaben zwischen 14.—16. und bei Mädchen zwischen 12. bis 14. Lebensjahre. Man sieht aber in diesen Zeiten sehr selten das Auftreten von Wachstumsstriae, am häufigsten treten sie nach meiner Beobachtung um die Zwanzigerjahre herum auf.

Man müßte die Pathogenese der Wachstumsstriae noch genauer erforschen und vor allem diesbezüglich ein statistisches Material sammeln und Rücksicht auf die Heredität nehmen.

4. Striae nach Infektionskrankheiten (Striae infectiosae). Sehr lange sind die Striae nach Infektionskrankheiten bekannt. Sie bilden fast ebenso lang wie die Striae gravidarum den Gegenstand des Studiums. Zwei Arbeiten der jüngsten Zeit versuchen in die dunkle Ätiologie der Striae infectiosae Licht zu bringen. Es sind dies die Arbeit von BRÜNAUER, die sich mit der Pathogenese der Striae bei schwerer Shiga-Kruse-Dysenterie befaßt und die Arbeit KOGOJs, bei einem Falle von hochgradiger Striaebildung bei schwerer Tuberkulose. Was die Infektionskrankheiten betrifft, in deren Verlauf sich Striae und Maculae distensae entwickeln, so kommen sowohl akute als chronische Infektionskrankheiten in Betracht. Am häufigsten sind sie bei Typhus abdominalis und hier auch überhaupt zuerst beschrieben worden (REUSS, ASCHERSON, RÖSER, FOERSTER, TAUBER, SIEVEKIND, KÖBNER, NORTHRUPS, SHEPHERD, NORRIS, DYCE-DUCKWORD, GUBLER, BONCHARD, BUNCH, ADRIAN, SATTLER, KAISER, STRASSER, SCHOTTMÜLLER, HEGLER, SIBLEY, HOFFMANN, v. HANSEMANN, GERBEL u. a.), dann bei verschiedenen anderen Darmerkrankungen, so bei Dysenterie (KIRSTEIN, FÜRST, BRÜNAUER, BRIEL, SCHOTTMÜLLER), bei Para-typhus (FÜRST, GERBEL), bei Kolitis (ANBOYER), bei Perityphlitis (KREIBICH), nach Volvulus (GOLDSCHLAG). Alle diese Fälle zeigen Erkrankungen des Darmes und KIRSTEIN fühlt sich veranlaßt, mit Rücksicht auf einen von ihm selbst beobachteten Falle von Striaeentwicklung nach Appendicitis und einen von SENATOR beobachteten Falle nach Dysenterie der Meinung Ausdruck zu geben, daß mit Ausnahme der Striae gravidarum Striae überhaupt nur im Anschlusse an eine Erkrankung des Darmes auftreten. Dagegen spricht aber das Auftreten von Striae im Anschlusse an andere akute Infektionskrankheiten, so nach Influenza (COCKAYNE), nach Sepsis (E. FREUND), nach Endokarditis und Pleuritis (BUNCH), nach Meningitis cerebrospinalis (REICHE), nach Osteo-myelitis (ZUM BUSCH), nach Varicellen (APPERT). Auch LASCHs Fall von multipler Sklerose, bei dem 8 Wochen nach Verabreichung von Typhusvaccine Striae des Gesäßes auftraten, spricht gegen die Ansicht KIRSTEINs und für die primäre toxische Genese. LAMING beobachtete einen Fall, wo bei einem 19jähr. Soldaten, der wegen Brustschuß ins Spital aufgenommen worden war, plötzlich Fieber und starke Kopfschmerzen auftraten, an die sich nach einigen Tagen Striae an der Brust und in der Lendengegend anschlossen. Also auch hier wird wohl eine akute Infektionskrankheit vorgelegen haben. Aber auch bei chronischen Infektionskrankheiten ist das Auftreten von Striae vielfach beobachtet worden. Da ist in erster Linie als solche die Lungentuberkulose anzuführen (KOGOJ, RIST, HEGLER, COMBY, APERT, ELIASCHEFF, GILBERT, THAON, GIMBERT, TROISIER, WEBER, SCHOTTMÜLLER). Ob die Syphilis ebenfalls Striae veranlassen kann, ist fraglich. Das meiste, was diesbezüglich veröffentlicht wurde und was ich selbst beobachten konnte, sind makulöse Atrophien im Anschlusse an sekundäre oder tertiäre Syphilide. Wir werden auf diese Fälle noch bei Be-sprechung der Dermatitis atrophicans maculosa zurückkommen. Wir müssen hier eine scharfe Trennung machen zwischen jenen Atrophien, die im unmittel-baren Anschlusse an syphilitische Hauterscheinungen auftreten, und jenen, bei denen wir streifenförmige und umschriebene, runde Hautatrophien im Ver-laufe einer Syphilis beobachten. Hier kommen für uns nur die streifen-förmigen Hautatrophien, also die Striae in Betracht. Die Maculae atrophicae, bei denen eine Dehnungsursache wegfällt, sind von ihnen vollständig zu trennen. Bei den Striae muß man immer zumindest als auslösenden Faktor eine Dehnung annehmen. Der Streifen steht senkrecht zur Dehnungsrichtung. Bei den Maculae ist dies unmöglich; diese entsprechen makulösen Haut-atrophien, wo als ätiologischer Faktor auch die Syphilis, Tuberkulose, der Typhus usw. eine Rolle spielen können. Wie FINGER und ich in unserer Monographie ausgeführt haben, kann man auch der Erwägung Raum geben, daß, wenn es bei chronischen Infektionskrankheiten zur Ausbildung von Striae kommt, man auch an Striae obesitatis denken könnte infolge zu rascher Zu- und Abnahme des Fettgewebes, da es sich unter den vielen, im Anschluß an luetische (Balzer, Mibelli u. a.) oder tuberkulöse (Bouchard, Bucquois, Troisier, Adamson u. a.) Erkrankungen der Haut aufgetretene makulöse Atrophien um nichts anderes als um Striae obesitatis handelt. Über das gleichzeitige Auftreten von Striae mit makulösen Atrophien sei auf das Kapitel über die Dermatitis atrophicans maculosa verwiesen.

Über die *Häufigkeit* der Entstehung von Striae bei akuten Infektionskrankheiten sei auf die Statistik Kaisers verwiesen, der bei 1932 Fällen von Bauchtyphus 25mal das Auftreten von Striae beobachten konnte, und zwar bei 22 Männern und 3 Frauen. Diese überwiegende Differenz zugunsten der Männer ist sehr auffallend, weil wir ja sonst alle atrophischen Vorgänge in der Haut viel häufiger bei Frauen als bei Männern beobachten können. Cockayne fand unter 100 Fällen von Influenzapneumonien 3 Fälle bei 18—19jährigen Patienten, bei denen die Krankheit sehr langwierig und schwer verlaufen war.

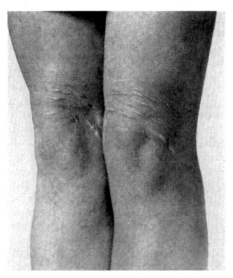

Abb. 12. Striae atrophicae patellares nach Typhus. 35jähr. Mann, Typhuserkrankung im Jahre 1907.

In bezug auf *Lokalisation* ist zu erwähnen, daß am häufigsten im Anschlusse an Infektionskrankheiten die suprapatellare Gegend des Oberschenkels in Betracht kommt, Striae patellares, richtiger suprapatellares genannt, da sie sich nicht entsprechend der Kniescheibe, sondern oberhalb dieser entwickeln. Diese Lokalisation zeigen die Fälle Reiche, Strasser, zum Busch, Kreibich, Bleibtreu, Goldschlag, Fürst, v. Hansemann, H. Hoffmann, Kogoj, Brünauer, Sibley, Bechet u. a. (Abb 12). Der Häufigkeit nach folgt dann der Rücken und hier treten die Striae teils symmetrisch, teils asymmetrisch insbesondere bei den tuberkulösen Prozessen der Lunge und der Pleura auf. Symmetrisch am Rücken lokalisierte Striae beobachteten Kirstein, Stebbings, Eliascheff, Apert, Rist, Fürst, Brünauer, Kogoj u. a. Viel häufiger und gewissermaßen typisch für die Ausbildung eines vikariierenden Emphysems ist die Entwicklung asymmetrischer Striae des Rückens. Gilbert, Thaon und Gimbert sahen bei Lungenaffektionen einseitiger Natur auf der Rückseite des Thorax, und zwar an der gesunden Seite, die Striae entstehen. Im Gegensatz zu diesem Befunde steht der Befund Troisier, der die Striae bei Lungentuberkulose stets auf der rechten Seite des Thorax findet, ohne daß irgendeine Asymmetrie der Krankheit nachweisbar war. Hegler und Weber hingegen finden bei Pleuritis exsudativa die Striae auf der dem Exsudat entgegengesetzten Thoraxseite. Eliascheff (s. oben) findet in seinem Falle von linksseitiger Tuberkulose die Striae wohl symmetrisch, aber auf der linken Seite weniger Striae als auf der rechten gesunden Seite; die Anzahl der Striae auf beiden Seiten verhält sich wie 6 : 9. Nach Apert (s. oben), der einen 29jährigen Mann mit akuter Tuberkulose sah, bei dem Riesenstriae von 5—6 cm Breite beobachtet werden konnten, die eine Vergrößerung des Taillenumfanges von 1,68 auf 1,83 bewirkt hatten, kommen solche Striae nur einseitig, und zwar auf der entgegengesetzten Seite der pleuropulmonalen Erkrankung vor, und sie entwickeln sich nur als Begleiterscheinungen von Lungenaffektionen. Comby findet sie bei einem 15jährigen Knaben au der Basis des linken Hemithorax, während der chronische Lungenprozeß rechts saß. Ähnlich ist der Fall von RIST und JACOB (die Streifen am linken Hemithorax nach rechtem Pneumothorax). Viel seltener sind die Lokalisationen an den Oberarmen (KOGOJ), Oberschenkeln (BLEIBTREU), Gesäß (BLEIBTREU). Daß aber auch ohne Lungenaffektion eine einseitige Ausbildung von Striae am Rücken stattfinden kann, beweist der Fall KIRSTEIN, der in einem Falle schwerster Appendicitis auf der linken Seite des Rückens blaurote Streifen auftreten sah, die nach drei Tagen vollständig den Striae gravidarum glichen.

Was die *Zahl* der Striae betrifft, so variiert diese ungemein. Einzelne, mehrere, viele und sehr zahlreiche werden beschrieben. So beobachtete SENATOR im Verlaufe einer Dysenterie 7—8 Dehnungsstreifen nach abwärts vom ersten Lendenwirbel, BRÜNAUER findet in seinem ersten Falle nach Dysenterie zahlreiche Streifen, KOGOJ findet mehrere, ELIASCHEFF in ihrem Falle von symmetrischen Streifen bei einem Tuberkulösen links 6 und rechts 9, BECHET 3—4 Striae suprapatellares.

Ebenso variiert die *Längen- und Breitenausdehnung* der Striae infectiosae, von kleinsten linearen Streifen bis zu gigantischen Größen. APERTS Striae sind 5—6 cm breit, in STRASSERs Fall 15 cm lang und $^1/_2$—$2^1/_2$ cm breit, bei BECHET sind sie $^1/_4$—$^3/_4$ Zoll breit und 3—4 Zoll lang. In BRÜNAUERs ersten Fall sind die Striae der Rückenhaut teils kleiner, teils bis etwa 3 cm groß, im zweiten Falle oberhalb und unterhalb der Patella 4—5 cm lang, bis 1 cm breit. Die größten, überhaupt beobachteten Striae sind die im Falle KOGOJs beschriebenen. Sie sind an den Oberarmen 2—4 cm lang und 5 mm breit, an den Knien 7 cm lang und bis 1 cm breit, am Bauch 10 cm lang und über 1 cm breit, in der Lendengegend 3 cm lang bis $^1/_2$ cm breit und am Rücken ist der größte Streif 15 cm lang und an seiner breitesten Stelle 15 cm breit. Die an den Extremitäten befindlichen Striae sind in der Regel kürzer und schmäler als die am Stamme vorkommenden. Ein bestimmtes Verhältnis zwischen Länge und Breite besteht nicht. Es gibt kurze Striae, die sehr breit sind und dann den Maculae atrophicae gleichen und es gibt sehr lange Striae, die linear sind.

Die *Farbe* der Striae infectiosae unterscheidet sich nicht von den anderen Dehnungsstreifen. Mehrmals wird ein auffallendes Purpurrot und intensives Rot beschrieben (RIST und JACOB).

Die *Anordnung* der Striae infectiosae ist analog den Wachstumsstriae gewöhnlich senkrecht zur Längsachse des Körpers und der Extremitäten, insbesondere gilt dies für die Striae patellares und für die in der Kreuz- und Lendengegend lokalisierten Striae. In den mittleren Rückenpartien sind sie zumeist senkrecht auf die Wirbelsäulen angeordnet, während sie an den seitlichen Partien gewöhnlich den LANGERschen Spaltrichtungen der Haut entsprechend verlaufen (ADRIAN). Bei KOGOJ verlaufen sie nicht den LANGERschen Linien entsprechend, ja sie kreuzen sie sogar mit ihrer Längsachse. Aber auch bei KOGOJ ist die Majorität der Striae senkrecht auf die Körperachse gerichtet (siehe die Abbildungen des Rückens und Oberarme); wenn auch zugegeben werden muß, daß der Fall nach jeder Richtung eine Sonderstellung verdient.

Histologie. Alle Untersucher stimmen darin überein, daß die Haupt- und charakteristische Veränderung im histologischen Bild der Striae der verschiedensten Herkunft in einer Verminderung und oft in einem völligen Fehlen der elastischen Fasern in Form eines Bandes besteht, das im Verlaufe den Striae entspricht, und daß diese Veränderungen sich nicht scharf mit der Breite der Striae decken, sondern mehr oder weniger weit in die Umgebung hineinreichen. Alle übrigen histologischen Veränderungen gegenüber der Norm werden von den verschiedenen Untersuchern in verschiedener Weise angetroffen. Manche der Unterschiede werden mit der verschiedenen Breite der Striae und mit deren

Alter erklärt. Was die *Epidermis* betrifft, so fanden sie die meisten Autoren *verschmälert*. Gans findet bei den frischen Striae die Epidermis frei, bei den älteren verschmälert, wenig zellreich, ebenso Brünauer, Eliascheff und ebenso Kogoj bei den Striae infolge von Tuberkulose; normale Epidermis fanden Zieler; Kogoj in seinem Falle von Striae gravidarum. Brünauer beschreibt das Epithel auffallend verschmälert bei normaler Entwicklung des Stratum corneum, das Stratum granulosum fehlt stellenweise ganz oder ist auf 2—3 Zellagen reduziert. Die Basalschicht ist allenthalben deutlich vorhanden. Kogoj führt das Fehlen der Verdünnung bei den Striae gravidarum auf ein frühes Stadium der Entstehung zurück. *Pigmentierung* der Basalzellen werden angegeben von Gans, der echtes Melanin im Stratum basale, auch in den unteren Lagen des Stratum spinosum und in den hirschgeweihähnlichen Zellen nachweist. Kogoj findet bei Striae gravidarum die Basalzellenschicht ziemlich stark pigmentiert, auch in den angrenzenden Schichten der Stachelschicht; viel schwächer ist die Pigmentierung bei den Striae tuberculosae. Eine Angabe über Pigmentgehalt fehlt bei Brünauer. Bei Eliascheff fehlt das Pigment im Bereiche der Striae und in der Umgebung der Herde besteht Pigmentanhäufung. Die von Kyrle beschriebenen hypertrophischen Epithelwucherungen fehlen bei den Striae. Keiner der genannten Autoren berichtet über ein derartiges Vorkommnis. Ich selbst konnte einen Fall beobachten, wo dem Verlaufe der Striae folgende warzenartige, senilen Warzen entsprechende Veränderungen zu sehen waren.

In jüngster Zeit haben Benjamowitsch und Maschkilleison neben der verdünnten Epidermis recht bedeutende Wucherungen des Deckepithels teils in Form von langen, schmalen, stellenweise miteinander verbundenen Flächen, teils in Form von unregelmäßigen Bildungen, die in die Tiefe dringen und parallel mit der Deckepidermis hinziehen, beobachtet. Die Autoren erklären diese Wucherungen hypothetisch so, daß das die Elastica zerstörende Agens auch einen Reiz auf die Epidermiszellen ausübt. Mit dem Aufhören dieser Wirkung auf die Elastica hört auch die Beeinflussung des Epithels auf, weshalb man im alten Striae niemals eine Andeutung von Epithelwucherungen findet.

Die *Epidermis-Cutisgrenze* ist bei den meisten Untersuchern gestreckt oder flachwellig, die Reteleisten niedrig und fehlend. In manchen Fällen ist der Papillarkörper völlig verstrichen; dies beobachtete Gans bei älteren Striae; Philippson, Unna bei stark ausgebildeten Striae; ebenso Zieler, Krösing, Troisier und Ménétrier). Ein gefalteter, buckliger und zerklüfteter Papillarkörper wird von Kogoj und Jadassohn beschrieben.

Das *Kollagen* erleidet fast immer eine Umordnung und schließt sich dem Verlaufe der elastischen Fasern an. In frischen Striae ist schon eine Streckung erkennbar (Gans). Bei den älteren Striae ist das Bindegewebe eine zur Oberfläche parallele Platte geworden, die eine Anzahl von Spalten in sich schließt (Gans); diese zur gestreckten Oberfläche parallele Anordnung der Bindegewebsbündel hat schon Langer gesehen, Troisier und Ménétrier haben sie bestätigt. Unna führt sie auf rein mechanische Momente zurück. Bei Brünauer zeigt sich das Stratum reticulare mäßig aufgelockert und die Bindegewebsbündel wellig, parallel zur Hautoberfläche angeordnet. Kogoj findet bei Striae gravidarum die Kollagenbündel nur in der oberen Cutishälfte in Wellenform ziemlich dicht gelagert, in den tieferen Schichten lockerer. Er findet auch bei den Striae tuberculosae das Bindegewebe leicht homogenisiert und gequollen, den Verlauf der Bindegewebsbündel nur andeutungsweise wellig-parallel an dem histologischen Präparat, das dem Rücken entnommen war, dagegen bei dem Hautstückchen, das vom Knie stammte, konnte er ebenfalls die parallele Richtung des Bindegewebes beobachten. Er beschäftigt sich hiebei mit der Frage, ob die

parallele Lagerung der Bindegewebsbündel das Primäre ist, oder ob eine andersartige Schädigung des Stützgewebes besteht, die eine parallele Lagerung, also
eine Anspannung zur Folge hat. Er findet diese Umlagerung auch an Striae,
wo keine Dehnung stattgefunden hat und zieht die idiopathische Hautatrophie
zum Vergleich heran, wo ebenfalls die Kollagenbündel parallel langgestreckt
„gespannt" verlaufen und wo dies durch ganz andere Momente zu erklären
ist als durch mechanische Dehnung. KOGOJ meint hier offenbar das pseudosclerodermatische Stadium der Dermatitis atrophica idiopathica. Hiebei haben
wir es aber nicht mit einer Streckung des Bindegewebes zu tun, sondern mit
einer Hypertrophie und Hyperplasie wie bei der Sclerodermie. Im rein atrophischen Stadium finden wir diese Bindegewebsveränderungen niemals.

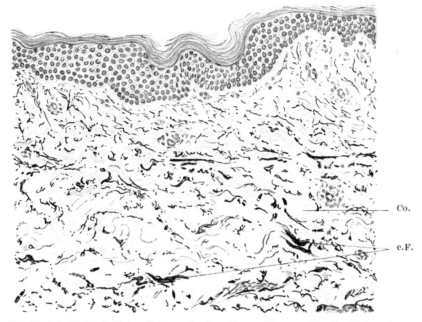

Abb. 13. Schnitt durch Striae distensae der Bauchhaut. (WEIGERT-Elastica-Färbung.)
Unordnung im elastischen Fasersystem, vor allem in den tieferen Cutisschichten vielfach gequollene
und zerrissene Elemente (e.F.). Co. Kollagenbündel. (Nach J. KYRLE.)

Die wichtigsten Veränderungen zeigt das *Elastin*. Es herrscht Übereinstimmung, daß das subpapillare und papillare elastische Fasernetz erhalten ist:
Auch sind hier Kontinuitätstrennungen, strukturelle, morphologische und
chemische Änderungen noch kaum anzutreffen. UNNA findet bei den schwachen
Striae im Papillarkörper kein Abreißen der elastischen Fasern, da der Papillarkörper die Streckung bis zum Ausgeglichensein erlaubt. Bei den stärker ausgebildeten Striae ist der mittlere Teil elastinfrei, und zwar in Form eines Trapezes,
dessen größere Basis nach oben schaut. Da die elastischen Fasern im Papillarkörper im Überschuß angelegt sind, so bleiben sie dort erhalten. Nun sieht
man mit basischen Farbstoffen stark gefärbte, nicht mehr S-förmig geschlungene
Fasern. Es ist wie bei der senilen Atrophie zur regressiven Metamorphose
gekommen, aus dem Elastin ist das unelastische Elacin geworden. Der Vorgang hierbei ist so, daß das Kollagen und die elastischen Fasern in einer Richtung
angespannt werden. Sie ordnen sich parallel zur Zugrichtung wie die anderen
Bestandteile der Haut (Gefäße, Drüsen). Die Spannung nimmt von der

Subcutis zum Papillarkörper zu, nimmt aber bei diesem bedeutend ab, da dieser
die Streckung bis zum Ausgeglichensein erlaubt. Die Bindegewebsfasern weichen
auseinander, die Lymphräume werden infolgedessen weiter, die elastischen
Fasern schnellen an die Seite der Striae zurück. Ein anderer Teil der elastischen
Fasern verträgt die Dehnung, geht aber dabei in Elacin über, während die dicken
pinselartig auseinander fallen. Dieses Auftreten von Elacin wird von Kyrle,
zum Teil auch von Gans, der es nicht in allen Fällen findet, von Brünauer,
von Kogoj in den Striae gravidarum, nicht aber in den Striae bei Tuberkulose
bestätigt. Zieler und Rodler negieren das Vorkommen von Elacin in den
Striae. Jadassohn, der in Dehnungsstreifen Verkalkung nachgewiesen hat,
erklärt dies durch eine vorausgehende Schädigung chemischer Natur in der
Substanz der elastischen Fasern, eine Ansicht, die auch Kerl teilt (Abb. 13).

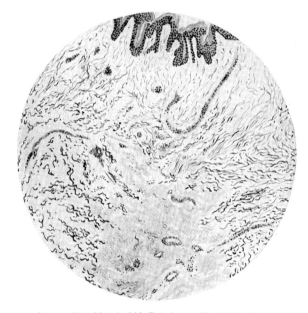

Abb. 14. Striae cutis distensae. Bauchhaut, 24 j. Primipara. Elastische Fasern zerrissen, zusammen-
geschnurrt und verdickt, in der Rißstelle basophil. Kollagene Fasern gestreckt. Papillarkörper und
Epidermis noch unbeteiligt. Färbung saures Orcein-pylochromes Methylenblau. O. 66:1; R. 50:1.
(Nach O. Gans.)

Am Rande der Striae werden die elastischen Fasern von den meisten Autoren
als kurz, dick, wenig gewunden, vermehrt, zusammengeschnurrt, korkzieherartig und knäuelförmig und abgerissen geschildert (Gans, Troisier und Ménétrier, Unna, Brünauer, Köbner, Zieler, Passarge u. a.). Kogoj findet
den Elastindefekt bei Striae gravidarum unregelmäßig gestaltet; plumpe, gequollene und zusammengebackene Fasern neben fein aufgefaserten, ganz wahl-
los durcheinanderliegend (Abb. 14). Brünauer ist der einzige Autor, der auch
Veränderungen der Elastica an den Gefäßen des Papillar- und Subpapillarkörpers findet, die zum Teil fehlen, zum Teil sich mangelhaft färben, was man
auch an tieferen Gefäßen des Stratum reticulare beobachten kann. Nur in der
Subcutis sind die Gefäße wieder vollständig normal. Den Befunden Brünauers
schließt sich auch Wirz an, der das brüske Zerreißen von intakten elastischen
Fasern negiert und Elastinschwund annimmt.

Übereinstimmend wird von den Autoren, die parallel zur Oberfläche gerichtete
Anordnung der Blutgefäße, Talg- und Schweißdrüsen angegeben. (Die letzteren

sind meistens vorhanden, zum geringeren Teile sind sie atrophisch oder fehlen gänzlich.) Diese Dehnung der Gefäße, der Haarfollikel und Talgdrüsen bewirkt deren Verlegung in die Zugrichtung, gewöhnlich parallel zur Oberfläche. Eine dadurch bedingte Zunahme der Längsausdehnung und eine Verschmälerung senkrecht zur Oberfläche (BRÜNAUER, LANGER, ZIELER u. a.). Das Vorhandensein von Hämorrhagien und daraus entstehendem Pigment, das von LESSER, HEBRA und KAPOSI beobachtet wurde und auf das die violette Färbung der frischen Striae von diesen Autoren zurückgeführt wurde, wird von den allermeisten Beobachtern nicht bestätigt. WIRZ findet bei seinem ersten Falle im Corium eine ausgedehnte Hämorrhagie, unterhalb dieses ein Zellstrang von roten und weißen Blutkörperchen bestehend, umgrenzt von desorganisierter Elastica und vereinzelten Endothelzellen. Am Übergang zur Blutung ist die Elastica ganz zerrissen und abgesprengt.

Was nun das Vorhandensein von Entzündungserscheinungen in den Striae betrifft, so werden solche von den meisten Autoren geleugnet. Dies bezieht sich auf die perivasculären Zellinfiltrate. GANS und ZIELER finden sie nicht. Wo sie vorhanden sind, erklärt sie ZIELER als eine von den zirkumvasalen Zellen ausgehende leichte Wucherung, bedingt durch mechanische Dehnung oder Streckung des Papillarkörpers, also durch eine von der Norm abweichende Beanspruchung der Gefäße. Kleine Rundzelleninfiltrate finden HEGLER, BRÜNAUER und namentlich KOGOJ bei den Striae tuberculosae. Der letztere findet um die Gefäße- und Drüsenelemente aller Cutisschichten aus kleinen Rundzellen bestehende, zum Teil ziemlich dichte und umfangreiche Zellanhäufungen. Auch unabhängig von den Gefäßen im ganzen Corium zerstreut eine nicht übergroße Menge von Rundzellen neben vermehrten spindeligen Bindegewebskernen. Auch Mastzellen sind im Falle KOGOJs nachweisbar. Denselben histologischen Befund erhebt auch KOGOJ an der äußerlich nicht veränderten Haut des Rückens, 7 cm entfernt von den Striae. Dadurch sieht sich auch KOGOJ veranlaßt, die leicht entzündliche Infiltration der Haut nicht mit dem Auftreten der Striae in Verbindung zu bringen und sieht sie nicht als kausale Koinzidenz an. Er faßt sie als eine Teilerscheinung der Abwehrtätigkeit des ganzen Organismus auf, der alle seine Kräfte gegen die überhandnehmende tuberkulöse Infektion des Körpers mobilisiert hat. Leider schreibt KOGOJ nichts über das Verhalten der elastischen Fasern in der äußerlich normalen Haut. Es wäre denkbar, daß diese Entzündungserscheinung in Analogie zu setzen wäre mit den Entzündungserscheinungen bei der Dermatitis atrophicans idiopathica maculosa und daß es an den scheinbar normalen Stellen noch nicht zum Verlust der Färbbarkeit der elastischen Fasern gekommen war wie an den Striae. Perivasculäre Infiltrate von verschiedener Intensität, bestehend aus Fibroblasten und Lymphocyten finden BENJAMOWITSCH und MASCHKILLEISON. Eine Sonderstellung in bezug auf den histologischen Befund verdient der eine Fall WIRZ. Es ist der einzige Autor neben KOGOJ, der Zellinfiltrate von eigentümlichem morphologischen Charakter, den Gefäßendothelien ähnlich, findet und sie in Verbindung mit der geschädigten Elastica bringt; er nennt sie nach DÜRCK „Elastinoklasten". Auch klinisch nehmen die zwei Fälle WIRZ eine eigene Stellung ein und es ist fraglich, ob man auf Grund dieser Fälle von einem nur gradmäßig verschiedenen Verhalten der Striae ohne Entzündungserscheinungen, von denen, die mit Entzündungserscheinungen einhergehen, sprechen darf. In dem ersten Falle konnte WIRZ die Entstehung von Striae aus juckenden Papeln direkt beobachten (an den Hüften), daneben bestanden aber bereits typische Striae am Unterbauch und an der Innenseite der Oberschenkel; bei dem zweiten Falle traten die juckenden Papeln nicht nur an den Prädilektionsstellen der Striae, sondern auch an den Armen auf. An den ersteren Stellen wurden aus ihnen echte Striae, an den letzteren nicht. Es ist nicht ganz klar, warum nicht aus den letzteren ebenfalls atrophische Stellen wurden. WIRZ schreibt ausdrücklich, daß sie keine Närbchen hinterließen. Es scheint doch in beiden Fällen die Entwicklung von Striae mit einer Gestationsdermatose zusammengefallen zu sein.

Capillarmikroskopische Untersuchungen der Striae bei den Schwangeren der Bonner Frauenklinik hat HINSELMANN angestellt. Am leichtesten gelingt die Untersuchung oberhalb der Symphyse und in der Lendengegend. Die frischen Striae unterscheiden sich hiebei sehr von der umgebenden, nicht überdehnten Haut. Die Capillaren sind plumper, mit längerem venösem Schenkel, der sich tief in das darunterliegende Gefäßnetz verfolgen läßt. Nicht selten findet man überhaupt keine Capillaren in der Form, daß man sie mit Sicherheit als solche ansprechen könnte. Ferner sieht man zahlreiche verschiedenkalibrige Gefäße, die quer durch das Striagewebe gehen. Diese anastomosieren miteinander. Dies entspricht dem Plexus subpapillaris venosus. Nur einmal konnte HINSELMANN eine kleine Arterie sehen. Aus diesen Gründen sind die frischen Striae rot; dort wo die Capillaren noch als solche kenntlich sind, scheinen sie ein größeres Kaliber zu haben. Dieser Umstand würde auch das rötliche Kolorit der Striae mitbedingen. *In alten Striae* sind Capillaren schon selten zu finden, der Plexus subpapillaris ist auch hier sehr deutlich zu sehen. Man kann daher nicht verstehen, warum die älteren Striae weiß aussehen. Deshalb müssen Untersuchungen weitergeführt werden. Man weiß aus den capillarmikroskopischen Untersuchungen an anderen Stellen nach mechanischer Reizung oder beim WEISSschen Suffizienzversuch, welchen gewaltigen Einfluß auf den Farbenton die Strömungsgeschwindigkeit des Blutes und die Zahl der durchbluteten Venen, auch abgeflachte Capillarschlingen haben. Man wird alle diese Fragen studieren müssen, um endlich einmal zu erklären, warum die alte Stria anders aussieht als die frische. Die Striae sind überhaupt ein geeignetes Objekt zum Studium der Capillarströmung.

Ätiologie. Die meisten Anhänger hat sich die Ansicht erworben, daß die Striae allein durch mechanische Momente, also durch die übermäßige Dehnung zustande kommen. Dafür sprechen die Lokalisation der Striae senkrecht auf die größte Spannung oder Dehnung, wodurch zumeist eine typische Anordnung bedingt ist und der histologische Befund. Vor allem das Reißen der elastischen Fasern, das übereinstimmend von vielen Autoren beschrieben wird (TROISIER und MÉNÉTRIER, PASSARGE und KRÖSING, KÖBNER, UNNA, ZIELER, GANS, HOBBS u. a.). Abgesehen von der Streckung und dem Reißen der elastischen Fasern mit dem Zurückschnellen an den Rand und den histologischen Verhältnissen dort spricht dafür die Streckung des Bindegewebes, das Verstrichensein der Papillen, die der Oberfläche parallele und gedehnte Lagerung der Schweiß- und Talgdrüsen und der Haarfollikel und die parallele Anordnung der Gefäße mit Verschmächtigung des Kalibers. Diese rein mechanische Entstehungstheorie reicht aus für die Fälle der Gravidität, obwohl gerade hiebei bereits andere Entstehungsmöglichkeiten ins Auge gefaßt werden (SELLHEIM, KERMAUNER, BETTMANN, WIRZ u. a.), ferner für die Entstehung der Striae an den Extremitäten durch andauernde Flexionsstellung (FOERSTER, STRASSER, HENOCH, SCHOTTMÜLLER), auch für jene Striae, insbesondere des Rückens, die durch ein Mißverhältnis des Wachstums zwischen Skelet und Haut entstehen (BONCHARD, DUPUYTREN, FEER, FISCHER, HENOCH, JARISCH, SHEPHERD u. a.), und endlich für die Entwicklung der Striae durch die Volumszunahme und allmähliches Wachstum unter der Haut gelegener Tumoren, Flüssigkeitsansammlungen, Fettwucherungen usw. Diese rein mechanische Theorie reicht aber nicht aus zur Erklärung der Entstehung der Striae in der Pubertät, bei Extremitäten, die nie gebeugt gehalten worden waren, oder in Fällen, wo ein rasches Knochenwachstum nicht beobachtet werden konnte, bei akuten Infektionskrankheiten und beim Entstehen von Striae ohne auffindbare Ursache (STRAUSS, WEIDMANN, GEORGE u. a.). Aber auch wo mechanische Momente vorhanden waren, konnte nicht alles durch das mechanische Moment allein erklärt werden, wie z. B. das wechselnde Verhalten der Striae bei Graviden und deshalb wurde nach anderen ätiologischen Faktoren gesucht. So nimmt KIRSTEIN eine besondere Disposition an und schließt sich damit an OPPENHEIM an, der in den Striae den „Ausdruck einer Verminderung der Widerstandskraft des elastischen Gewebes gegenüber Spannungen ansieht", welche konstitutionell bedingt, also angeboren ist. Dieser Meinung sind auch SATKE und WINKLER, die in ihrer Studie über die Striae cutis distensae bei Gelenkerkrankungen, insbesondere bei der Spondylosis deformans auch eine angeborene Disposition zur Striabildung annehmen. Ebenso glauben BENJAMOWITSCH und MASCHKILLEISON an einen verminderten Widerstand des elastischen Gewebes, einerlei, ob derselbe noch während der Vorgeburtsperiode erfolgt oder später durch Toxine oder Störungen des endokrin-sympathischen Systems bedingt wurde; die rein mechanischen Hautdistensionen stehen bezüglich der Ätiologie an zweiter Stelle. BRUUSGAARD denkt ebenfalls an eine angeborene Herabsetzung der Widerstandsfähigkeit. SATTLER sieht in einer trophoneurotischen Störung die Ursache für die Entstehung der Striae. Am meisten für sich hat aber die Annahme eines im Blute kreisenden, das Elastin besonders schädigenden Toxins (*Striatoxin* KOGOJS). Dieses entsteht teils durch Bakteriengifte, teils durch Störungen der inneren Sekretion. Mit als Beweis, daß solche Toxine die Elastica schädigen, wird hauptsächlich die Basophilie und das Fehlen der elastischen Fasern in den Striae angeführt. Gestützt wird diese Annahme durch die Befunde RODLERS, der auch in den Gefäßen Veränderungen der Elastica im Sinne des Elacins feststellte, und durch die BRÜNAUERS, der im Bereiche der Striae sowohl in der Gefäßwand selbst wie auch in der unmittelbaren Umgebung der Gefäßwand basophiles elastisches Gewebe nachweisen konnte. Früher hat schon ASCHOFF darauf hingewiesen, daß bei Infektionskrankheiten auch elastinschädigende Toxine im Blute kreisen. Ich bin aber auch der Ansicht, daß diese Toxine nur dann auf die Elastica wirken können, wenn diese konstitutionell widerstandsschwach, also überempfindlich den Toxinen gegenüber ist.

Bei dem Entstehungsmodus der Striae gravidarum tritt wohl am deutlichsten die individuelle Disposition zutage. Nachdem schon früher SCHULTZE, ROSTHORN, OPPENHEIM u. a. darauf hingewiesen hatten, hat dann SELLHEIM von neuem diesen Gegenstand einer Untersuchung unterzogen. Er sieht in den Striae gravidarum eine aktive Weiterstellung der Bauchhaut, entsprechend dem Rauminhalt und der aktiven Weiterstellung des Uterus durch progressives Wachstum aller Teile. Bei rascher und starker Weiterstellung der Muskelfascienschicht wird die relativ wenig elastische Bauchhaut überraschend und stark belastet und gedehnt, daher entstehen reichliche Dehnungsstreifen. Gibt die Muskelfascienschicht widerwillig nach, dann findet eine geringe Dehnung der Haut statt und es entstehen keine Dehnungsstreifen. Das erstere ist der Fall bei jungen Primiparis, das letztere bei älteren. Das Auftreten von frischen Striae neben den alten bei Mehrgebärenden zeigt die willige Weiterstellung der Muskelfascienschicht an. Wie schon früher erwähnt, ist das Auftreten der Striae ein Zeichen des Versagens der Kulturmenschen genüber den natürlichen Anforderungen. Nach BARFURTH kommen die Striae bei Naturvölkern weniger häufig vor. Dies wurde von STRATZ bestätigt, da beim Kulturmenschen die Elastizität der Bauchhaut durch die Kleidung, die geringe körperliche Bewegung und durch die Verwöhnung verringert ist. Durch die systematische Bewegung in Form der Massage lassen sich auch die Striae gravidarum verhüten. Aber nicht nur davon hängen die Striae gravidarum ab, sondern auch von der angeborenen eigenartigen Hautbeschaffenheit unter sonst gleichen Verhältnissen, was darin seinen Ausdruck findet, daß bei Brünetten die Striae am wenigsten entwickelt sind, bei Blonden mehr und am stärksten bei Rothaarigen. MAYER schließt sich zum Teil dieser Ansicht an und betrachtet die Striae als Schwangerschaftsreaktion der Bauchdecken. Dagegen findet er sie bei brünetten Frauen in stärkerem Grade entwickelt als bei blonden. Auch RODECURT findet die stärksten Striae bei den Schwarzhaarigen, findet aber wenig Unterschiede zwischen blonden und brünetten Frauen im allgemeinen in bezug auf Striaeentwicklung. Vielleicht muß man bei der Beurteilung der Reichhaltigkeit der Striae auch auf andere konstitutionelle Faktoren Rücksicht nehmen. So hat SEYMSCHE an 250 Frauen Beziehungen zu sexueller Konstitution und Striaebildung geprüft. Die Haut reagiert bei den verschiedenen Typen verschieden; das Vollweib hat die „Jugendform" und häufig Striae, die Intersexuelle, die zumeist zu den älteren Primiparis gehört, hat sie viel seltener. Daß die Schwangerschaft an sich eine Disposition zu der Striaebildung schafft, beweist das Auftreten der Striae an Stellen, die nichts mit Dehnung und Zunahme von Fettgewebe zu tun haben, wie z. B. der Fall von GALANT, eine 22jährige Gravide betreffend, die Striae am Oberarm, oberhalb des Musculus biceps bekam, wo kein anderes ätiologisches Moment in Betracht kommen konnte, als daß sie schwere Bücher in einer Bibliothek herunterholen, tragen und wieder auf den Platz stellen mußte. Allerdings führt GALANT als Ursache der Striae auch bei Männern schwere körperliche Arbeit an, die die Kraft des Individuums übersteigt. Es scheint also die Schwangerschaft an sich, sowie die Pubertät (Pubertätsstriae) an sich die Disposition zur Striaebildung zu schaffen. Mit den letzteren beschäftigte sich besonders LOEBEL, der im Anschlusse an eine Arbeit von STAFEMI, der die Striae bei Schwangeren auf das Zusammenwirken von Volumzunahme des Bauchinhaltes und der Milchdrüse mit der Zunahme des Fettgewebes bei gleichzeitigem Druck auf Bauch- und Mammahaut von innen her zurückführt, der Ansicht ist, daß die Striae der Pubertät durch das Zusammenwirken mehrerer Faktoren zustande kommen. Denn weder die Fettablagerung noch das Breitenwachstum des Beckenskelets ist so groß, daß es die Erklärung für die Entstehung der Dehnungsstreifen abgibt. Es ist wahrscheinlich, daß beide Momente die dynamische Kraft bilden, die die zur Zeit der Pubertät vielleicht brüchigeren elastischen Fasern der Cutis zum Bersten bringen.

Einen endokrinen Faktor für die Entstehung der Striae gravidarum führt KERMAUNER ein, der aber sonst auf dem Boden des konstitutionellen Einflusses steht, der ja mit der inneren Sekretion den innigsten Zusammenhang hat. KERMAUNER unterscheidet die Haut in zwei voneinander unabhängig beeinflußbare Organe, in das Unterhautzellgewebe und in die Haut im engeren Sinne, und zwar auf Grund bestimmter Anordnung von Striae gravidarum. Er hat die Striae außerhalb der Schwangerschaft wiederholt bei raschem Wachstum und bei rasch einsetzender Fettsucht gesehen, aber nie bei Geschwülsten und Ascites des Bauches. Für KERMAUNER besteht kein Zweifel, daß die bestimmte Anordnung des Fettgewebes und vielleicht auch eine bestimmte Beschaffenheit desselben eine Grundlage zur Ausbildung der Striae ist. Im Beginn der Schwangerschaft kommt es zu einer Zunahme des Fettgewebes, von J. BAUER als Lipophilie bezeichnet. Diese erinnert an die Dystrophia adiposogenitalis, bei der Unterfunktion der Hypophyse angenommen wird. Auf eine Hyperfunktion der Thyreoidea hingegen deuten wieder die Verhältnisse in der Cutis hin, die vom Fettgewebe zu trennen ist. Bei der Unterfunktion der Thyreoidea, wie beim Myxödem und bei epithelialen Veränderungen (Haarverlust, Mangel an Schweiß und Talg) schwindet die Elastizität, wird die Cutis unnachgiebig.

In der Schwangerschaft müssen wir ausreichende Elastizität annehmen, die bei Dehnung zuerst bei einer gewissen Beanspruchung bis zu einer Art Erstarrung fähig ist. Erst daraus ergibt sich die Unnachgiebigkeit und das Zerreißen. (Nach meiner Meinung konnte man dies ganz gut mit dem Auftreten der Basophilie der Elastica erklären.) Auch der Zustand der gesteigerten Gefäßerregbarkeit (Dermographismus) bei Schwangeren deutet auf die Hyperthyreoidose hin. KERMAUNER schließt damit, daß die endokrinen Apparate gewissermaßen die Träger der Eigenschaften sind, welche wir als Merkmale der Einzelkonstitution zu fassen versuchen. Dehnungsstreifen und Schlotterbauch müssen als Stigmen bestimmter konstitutioneller Typen gelten.

Für einen endokrinen Faktor bei der Entstehung der Striae sprechen mehrere Beobachtungen. Vor allem der Fall HERNSTEIN, bei dem jedes mechanische und entzündliche Moment ausgeschlossen werden konnte. Eine 17jährige Virgo mit einjähriger Menopause zeigt plötzliches Dickerwerden des Gesichtes mit Sehstörungen einhergehend, vor $1^1/_2$ Jahren beginnend. Seit einigen Wochen Kopfschmerzen. Es bestand infantiles Genitale, Mammae und Pubes normal, virile Behaarung der Oberlippe und des Rückens, sklerodermieähnliche Beschaffenheit der Gesichtshaut, erhöhter Blutdruck, Cyanose der Extremitäten. Die Röntgenaufnahme ergab einen Hypophysentumor. Histologisch zeigte die Haut das typische Bild der Striae, Verstrichensein der Papillen und fast völliges Fehlen der Elastica, dessen durchrissene Fasern knäuelförmig an den Rändern liegen. Durch Erkrankung der Neurohypophyse entstehen die dystrophischen adiposen Störungen mit Hypoplasie des Genitales und trophischen Hautaffektionen. HERNSTEIN führt die Degeneration der elastischen Fasern auf Dysfunktion der Hypophyse unter sichtbarer Verschiebung des Gleichgewichtes zwischen Schilddrüse, Ovar und Nebenniere zurück, woraus das elastinschädigende Hormon entsteht. Mechanische Insulte stellen nur das auslösende Moment dar. Leider liegt von HERNSTEIN keine Untersuchung auf Basophilie der elastischen Fasern vor, was zur Klärung von wesentlicher Bedeutung gewesen wäre. An einen Zusammenhang der Striae mit Funktionsstörung der Hypophyse denkt noch WERTHEIM (Fall von Hochwuchs, Adipositas, akromegaloide Züge und Striae), wobei die Fettsucht nur sekundär die Striaebildung bei geschädigtem Elastin veranlaßt hat. PARKES F. WEBER meint, daß die Glandula pinealis mit der Striabildung in Zusammenhang steht, und zwar sei die Unterfunktion des Vorderlappens dieser Drüse die Ursache, denn bei der Überfunktion des Vorderlappens wird die Haut zu weit wie bei der Cutis verticis gyrata, welches ein gegenteiliger Zustand gegenüber den Striae distensae sei. Ähnliche Fälle wurden von CUSHING und von TURNER veröffentlicht. Dysfunktion der Geschlechtsdrüse mit Hautatrophien bringen THIMME, SCHRAMEK, HOLDER in Zusammenhang. Die Tatsache, daß bei jungen Mädchen während der Pubertät Striae cutis puberales entstehen, veranlassen NARDELLI ebenfalls an die Mitwirkung endokriner Drüsen bei ihrer Entstehung und an eine nicht ganz regelmäßige puberale Entwicklung zu denken. Für die Striae pubertatis sehen SATKE und WINKLER das Zusammenwirken verschiedener Faktoren, wie den Umbau der Architektur des ganzen Körpers zur Zeit der Pubertät und die Entwicklung von Wachstumsstriae bei weniger anpassungsfähigem Cutisgewebe an; bei den Striae gravidarum kommen als Ursachen Hormone und mechanische Momente in Betracht, ebenso bei den Striae adipositatis, wo ebenfalls nicht allein das mechanische Moment der Einlagerung des Fettgewebes, sondern auch innersekretorische Momente und die angeborene Disposition der Haut in Betracht kommen. Ebenso sind auch beim Entstehen der toxisch-infektiösen Striae, der Striae bei Lungentuberkulose immer mehrere Faktoren gleichzeitig beteiligt.

Viel früher als hormonale Toxine hat man bakterielle Toxine beschuldigt, die Elastica so weit schädigen zu können, daß sie mit und ohne Dehnung oder Spannung reißt oder schwindet und zur Striaebildung Veranlassung gibt (siehe oben). Ein direkter Beweis hiefür ist noch nicht erbracht worden. Meine Untersuchungen über die Widerstandskraft der elastischen Fasern, auf die ich in einem späteren Kapitel ausführlicher zurückkommen werde, haben gezeigt, daß die elastischen Fasern am ehesten durch mechanische Elemente geschädigt werden können. Weder die Fälle Brünauers noch der Kogojs, um nur die wichtigsten Beobachtungen dieser Art anzuführen, können direkt als Beweis für reine Bakterientoxinschädigung angeführt werden. In beiden Fällen haben wir Entzündungserscheinungen. Bei Brünauer allerdings nur geringe, die sonst bei Striae gewöhnlich fehlen. Im Falle Kogojs kann ich mich der Vermutung nicht verschließen, daß doch eine Dehnung der in ihrem Elastin geschädigten Haut stattgefunden hat. Der Kranke, der an schwerer Tuberkulose litt, hatte einen Ascites ein halbes Jahr vor dem Zeitpunkte der Beobachtung Kogojs. Dieser würde die Striae des Bauches erklären, deren Anordnung einem mit viel Flüssigkeit erfüllten und gedehntem Bauche entsprach. Die Striae am Rücken und am Oberarm verliefen senkrecht zur Längsachse. Sie können bei dem 18jährigen Burschen innerhalb eines halben Jahres durch stärkeres Wachstum im Bette erklärt werden. Die an den unteren Extremitäten könnten durch die Schwellung dieser erklärt werden. Die Schädigung des Elastins muß nicht auf das Tuberkulotoxin direkt bezogen werden, sie kann auch durch die tuberkulöse Erkrankung einer Blutdrüse und dadurch veränderte Hormonbildung erklärt werden. Auch in den Fällen Brünauers sind Dehnungsstreifen nicht ganz auszuschließen, nachdem ebenfalls Ödeme und Ascites vorhanden waren und außerdem schwere fettige und parenchymatöse Degeneration der inneren Organe, die sich natürlich auch auf die Drüsen der inneren Sekretion erstreckt haben konnten, die aber im Sektionsprotokoll nicht angeführt sind. Eine ähnliche Meinung vertritt auch H. Dekker, der bei einem an allergischem Asthma leidenden Knaben am Rücken bis 24 cm lange, parallel verlaufende Striae beobachten konnte, deren Entwicklung nach Ausschaltung des Allergens aufhörte. Durch Toxine oder endogene Gifte wurden die elastischen Fasern alteriert und es hing von dem Grade der Alteration und dem Grade der Fassung ab, wie stark sich Striae ausbildeten. Die Striae der Gravidität und bei Ascites faßt Dekker als durch eine über das physiologische Maß hinausgehende Dehnung der Elastica entstanden auf.

Wenn wir das Resumee bezüglich der Ätiologie ziehen, soweit sie auf Grund eigener Beobachtung und der der Literatur heute möglich erscheint, so kann eigentlich in keinem Falle von Striae die Dehnung ganz ausgeschlossen werden, also sie ist immer vorhanden. Sie wird hervorgerufen durch Wachstum, Fettzunahme, Schwangerschaft, Flüssigkeitsansammlung (Ascites, Hydrops), Tumoren, Lage (gebeugte Knie, gekrümmter Rumpf), Muskelanstrengung usw. Diese Dehnung muß aber ein widerstandsunfähiges oder in seiner Widerstandskraft herabgesetztes Elastin treffen. Und dieses ist durch konstitutionelle Momente geschädigt, sei es von Geburt an oder durch endokrine Störungen, welche ja mit der Einzelkonstitution in inniger Beziehung stehen. Man müßte der Beeinflussung von Striaebildung durch die hormonale Therapie irgendwelcher Art nähertreten und die Gesetze der Heredität bei den Striae näher studieren. Ein für mich sehr auffallendes Moment liegt darin, daß bei den Striae das unelastische Bindegewebe nicht reißt, während die elastischen Fasern zerreißen. Wir müssen alo eine solche Schädigung des Elastins annehemen, daß es elektiv mechanischen Dehnungen gegenüber weniger widerstandsfähig wird wie das unelastische Bindegewebe. Dies gelangt histologisch durch die Basophilie des

Elastins zum Ausdruck. Vielleicht hat C. S. Sternberg recht, der das Elastin nicht als Träger der Elastizität in des Wortes allgemeiner Bedeutung ansieht und für dieses Gewebe wieder den alten Namen „gelbes Bindegewebe" vorschlägt.

Prognose und Therapie. Die Striae sind irreparabel; sind sie einmal ausgebildet, dann bleiben sie in derselben Ausdehnung sowohl der Länge als auch der Breite nach. Sie folgen nur den Volumsveränderungen des Körpers und des Unterhautzellgewebes, indem sie gespannter, dann breiter erscheinen, oder mehr gefältelt, bisweilen auch vorgestülpt und schmäler werden. Dies spricht ebenfalls für die Wichtigkeit des mechanischen Momentes bei der Entstehung der Striae, daß sie einmal ausgebildet weder der Länge noch der Breite nach zunehmen. Wie die Striae im ersten Augenblick beschaffen sind, so bleiben sie bezüglich ihrer Ausdehnung. Nur die Farbe ändert sich von bläulich und violettrot zu weiß.

Druckatrophien.

Die Druckatrophie der Haut entsteht entweder durch *Druck von innen*, z. B. bei langsam wachsenden, in der Cutis oder Subcutis gelegenen Tumoren, bei varikösen Venen oder durch *Druck von außen*, wenn dieser Druck die Haut nach innen ausbuchten kann, also wenn diese nicht über Knochen oder Knorpel zieht. Wenn das letztere der Fall ist, dann entsteht keine Atrophie der Haut, sondern eine *Schwiele*, also das Gegenteil einer Atrophie, sowohl was die Epidermis als auch was das Bindegewebe betrifft.

Nach Unna kommt die Druckatrophie am reinsten über langsam wachsenden hypodermalen oder noch tieferliegenden Tumoren zur Anschauung, indem hier von innen nach außen schichtenweise die Lage der Haut durch radiären Druck und tangentialen Zug teils komprimiert, teils verdünnt wird. Die Wirkung des Drucks geht am wenigsten weit im Fettgewebe. Nur die direkt vom Druck getroffenen Fettläppchen *verlieren ihr Fett* und *ihre Blutcapillaren* und sie wandeln sich zuerst in lockeres, zellreiches, dann in fibröses, zellreiches Bindegewebe zurück und verschmelzen schließlich mit der den Tumor umgebenden bindegewebigen Membran. *Die Elastica* schwindet sodann vollständig durch Atrophie und Riß im Bereiche des Druckes und häuft sich in der Nachbarschaft etwas an. *Das Bindegewebe* wird in eine Richtung gestreckt, wie bei den Striae parallel angeordnet, dann gedehnt und schließlich immer mehr verdünnt. *Der Papillarkörper* wird zu einer homogenen flachen Platte ausgedehnt, die Papillen werden abgeflacht und schwinden schließlich vollständig. Die Capillaren gehen zuerst zugrunde, dann die größeren Blutgefäße. Führt dieser Gefäßschwund nicht zur Nekrose, dann besteht die Haut nur mehr aus einer *dünnen fibrösen Schale*, die von einem nur wenige Zellagen umfassenden Oberflächenepithel bedeckt ist. Die Schweißdrüsen bleiben viel länger erhalten als die Talgdrüsen. Die ersteren können, sofern sie nicht direkt vom Druck getroffen werden, sogar Proliferationserscheinungen zeigen, die letzteren atrophieren gleich im Beginn. Auch die Hautmuskeln fehlen in der atrophischen Haut. Wenn der Druck von sich ausdehnenden Blutgefäßen ausgeht, insbesondere von Varicen, so bildet sich im Umkreis überall neues elastisches Gewebe.

Gelegentlich meiner Publikation: „*Beitrag zur Lokalisation des Lichen ruber planus*", die 1909 in der Wien. med. Wschr. erschienen ist, habe ich mich auch mit der Untersuchung der Haut, die subcutane Venen in den verschiedensten Stadien der Varixbildung bedeckt, befaßt und hiebei finden können, daß man in dieser Haut alle Stadien eines Prozesses findet, der schließlich zu einer *atrophischen, schlaffen, des Elastins entbehrenden Haut* führt. Als erstes Symptom findet man Ödem der Papillen, Erweiterung der Papillarcapillaren, geringe Abflachung der Papillen, Vermehrung der fixen Bindegewebszellen und spärliche

Rundzelleninfiltrate, besonders um die subpapillaren Gefäße. Die Elastica ist noch normal. Über stärkere erweiterte und verdünnte Venen findet man die Papillen bereits fehlend oder abgeflacht, die Epidermis verdünnt mit Vakuolenbildung und interspinalem Ödem, die Papillargefäße erweitert, rundzellig infiltriert, das Bindegewebe rarefiziert und reicher an zelligen Elementen; die Rundzellen begleiten auch die Schweiß- und Talgdrüsen. In der Nähe des Varix zeigen sich *Degenerationserscheinungen an den elastischen Fasern*, die verdünnt, gequollen, klumpig und schollig geworden sind. In den allerhöchsten Graden der Varixbildung und bei längster Dauer zeigt die Haut histologische Veränderungen, die einer Atrophia cutis entsprechen: Verdünnung der Epidermis, Fehlen der Papillen, Verschmälerung des Cutis-Bindegewebes und Lockerung, Fehlen des Fettgewebes, Erweiterung der Blutgefäße, kleinzellige Infiltration um diese und stellenweise völliges Fehlen der Elastica. Dieses Verhalten der Haut erinnert in gewissem Sinne an Striae distensae und diese wieder an die Fälle von Touton und Bettmann, bei denen auf Striae gravidarum Lichen planus-Eruptionen beschrieben worden sind.

Die klinischen Erscheinungen der Druckatrophie sind bekannt. Die Haut erscheint gespannt, durchscheinend, gewöhnlich blaß und unpigmentiert. Die Oberflächenzeichnung ist auseinandergezogen, die Haarfollikel, wenn sie vorhanden sind, stehen viel weiter auseinander. Die subcutanen Venen schimmern durch. Die Talgdrüsenöffnungen sind erweitert. Kommt es zu einer Resorption oder zum Kleinerwerden der Geschwulst, die die Atrophie der Haut verursacht hat, dann entstehen gewöhnlich keine Striae, sondern die Haut runzelt sich in gleichmäßiger Weise. Als Ursache hiefür wäre wohl der gleichmäßige, nach allen Seiten wirkende Druck und Zug anzusehen, so daß keine Dehnung nach einer bestimmten Richtung stattfindet. Außerdem fehlt ja der endokrine resp. konstitutionelle Faktor, der zur Entstehung von Striae notwendig ist.

Entsteht die Druckatrophie durch Druck von außen, z. B. durch die Pelotte des Bruchbandes oder durch den Druck eines Hemdknopfes (Oppenheim), so erscheint die gedrückte Stelle gefältelt, stark verdünnt, der tastende Finger fühlt eine Lücke, wobei in der Regel die Haut stark dunkelbraun, auch fleckig pigmentiert erscheint.

(Ob der Fall Winternitz', einen 74jährigen Mann betreffend, der hinter dem rechten Trochanter seit zwei Jahren bestehende, scharfrandige, rotbraune, mäßig konsistente Herde durch Tragen eines Bruchbandes zeigte, der von Winternitz als chronische Druckdermatitis in akroparetischer Haut gedeutet wird, hierhergehört, ist fraglich.)

Berufliche Hautatrophien.

Die Atrophien, die durch berufliche Tätigkeit und Arbeit hervorgerufen werden, sind verhältnismäßig selten. Am häufigsten beobachtet man sie bei Leuten, die ihren Beruf in der *freien Luft* und bei *jedem Wetter* ausüben. Sie zeigen dieselben klinischen und histologischen Veränderungen, wie wir sie bei der *Seemannshaut* und *Landmannshaut* kennen gelernt haben. Wir finden diese Erscheinungen nicht allzu häufig bei den Gärtnern, Maurern, Dachdeckern, bei den Zimmerleuten, Kutschern, Deichgräbern, Pflasterern, Erdarbeitern usw.; auch bei Arbeitern, die größerer Hitze und grellem Licht ausgesetzt sind, findet man gelegentlich Hautatrophie der unbedeckten Hautstellen (Hochofenarbeitern, Kesselheizer usw.); viel seltener entsteht die Hautatrophie durch den Einfluß von Wasser, Seife und Chemikalien. Nach Prosser White findet man die Atrophie als ein frühes Stadium von konstantem und gelegentlichem Druck und von vielen Reibungsdermatosen. Nach Barettoni wird oft bei den Töpfern die ganze Innenfläche der Hand und der Finger dünn gerieben durch die Reibung der Scheibe. Denselben Zustand beobachtete FARRANNINI bei denjenigen Arbeitern, die den Griff der Eiscrememaschinen drehen, eine Arbeit, die oft durch 15 Stunden im Tag ununterbrochen fortgesetzt wird. Dabei beobachtet man selten Infektionen.

Verhältnismäßig häufig sieht man die Atrophie bei jenen Personen, die konstant mit *Reinigungsmitteln* zu tun haben, vor allem bei *Wäscherinnen* und

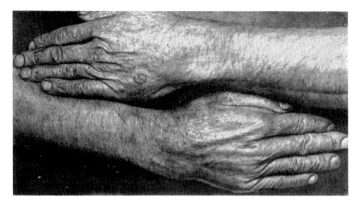

Abb. 15. Eczema artificiale und Atrophia cutis (Galvaniseur, Säureeinwirkung).

Färbern. Bei Wäscherinnen sind es das Wasser, die Seife, die Laugen und Chlorverbindungen, bei Färbern Natriumsulfid, welche insbesondere den Schwund der Epidermis herbeiführen. Dies findet hauptsächlich auf dem Handrücken

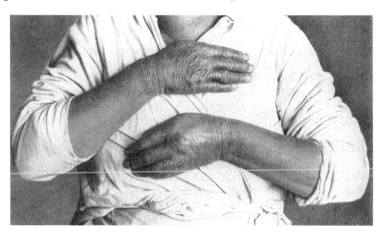

Abb. 16. Hautatrophie der Hände (Wäscherin, 60 Jahre alt).

statt. PROSSER WHITE findet bei *Garnarbeitern* (twine finisher and polisher) die Haut des Ballens der rechten Hand verdünnt dadurch, daß das Garn fortwährend darüber streift. Bei den *Garnwicklern* (twine ballers) wird die Haut der linken Hand atrophisch, über welche das Garn läuft, um den Garnpflock (balling peg) zu erreichen.

Diese Atrophie kann sich *ohne vorausgegangene Dermatitis* entwickeln, wobei zuerst die Epidermis verdünnt und reduziert wird, oder aber sie entwickelt sich *gleichzeitig oder nach einem Berufsekzem.* Der gewöhnliche Ausgang eines

Ekzems oder einer Dermatitis ist niemals Atrophie. Es müssen also besondere Umstände dazu kommen, damit ein Berufsekzem in eine Atrophie ausgeht. Dies kann in äußeren Ursachen gelegen gewesen sein (gleichzeitige Verwitterung) oder durch innere Faktoren veranlaßt worden sein (Senium, gleichzeitiges Bestehen einer idiopathischen Hautatrophie, angeborene Widerstandsschwäche des elastischen Gewebes, endokrine Einflüsse). Natürlich darf diese Hautentzündung, die durch den Beruf hervorgerufen ist, nicht verwechselt werden mit dem Initialstadium der atrophisierenden idiopathischen Dermatitiden, das sich auch wesentlich von der artefiziellen und beruflichen Dermatitis unterscheidet. Bei der ersteren fehlen die subjektiven Symptome, das Jucken und Brennen. Die Farbe ist eine mehr dunkel- und bläulichrote; Bläschenbildung und Krusten fehlen vollständig. Sie haben auch gewöhnlich andere Lokalisationsstellen als die artifizielle Dermatitis. Auch sind die Nägel nicht befallen. Wir haben es bei der Berufsatrophie der Haut, die mit dem Ekzem kompliziert ist oder die auf ein Ekzem folgt, entweder mit einem Ekzem auf einer Atrophie zu tun, obwohl dies ein sehr seltenes Vorkommnis ist, da die atrophische Haut merkwürdigerweise sehr selten an einem Ekzem erkrankt, oder mit zwei verschiedenen Krankheiten, die durch die gleichen Reize entstanden sind.

Die beiden Abbildungen zeigen 1. eine Hautatrophie bei einem *Galvaniseur*, bei dem auch Ekzem bestand (Einfluß von Säure und Cyanverbindungen) — die Nagelveränderungen sind auf das Ekzem zurückzuführen — und 2. die Handrücken einer *Wäscherin*, bei der ebenfalls ein Ekzem noch besteht. Die Finger der linken Hand sind noch verdickt und gebeugt gehalten. An der rechten Hand ist die Hautatrophie sehr deutlich ausgesprochen (Abb. 15 u. 16).

Inanitionsatrophien.

Bei den Inanitionsatrophien, wozu die *Hungeratrophie*, die Atrophie infolge *Kachexie* und *Marasmus* gehören, zeigt sich die Haut anämisch, blaßgelb, auch eigentümlich graugelb gefärbt. Sie ist eigentlich nicht verdünnt, da der bindegewebige Anteil ziemlich unverändert vorhanden ist, daher ist die Haut auch nicht gefältelt, ihre Elastizität hat nicht abgenommen. Die Veränderungen betreffen hauptsächlich die Epidermis, die gesteigerte Hornlamellenabstoßung zeigt, in Form von Abschilferung zutage tretend (Pityriasis tabescentium). Nach Rosanow ist diese Abschilferung weniger auf Inanition als auf Wirkung toxischer, im Blute kreisender Substanzen zurückzuführen. Diese reizen einerseits die tieferen Epidermisschichten, andererseits lassen sie sie früher altern. Die Hauptveränderungen trifft das Fettgewebe, welches atrophisch ist. Nach Flemming tritt die Atrophie des subcutanen Fettgewebes beim Menschen viel langsamer ein als bei Tieren; stark konsumierende Krankheiten können eine gewisse Zeit dauern, ohne daß die Hauptlager des Fettes in Mitleidenschaft gezogen werden. Bei starkem allgemeinen Fettschwund kommt es zur *Wucheratrophie* des Fettgewebes, d. h. zur Entstehung vieler Kerne, sog. Tochterzellen. Zur serösen Atrophie führt langsamer Schwund. Bei allmählicher Verminderung der Nahrung wird die akute Form der Wucherung selten beobachtet. Traina nimmt an, daß die Abmagerung allein durch den Ausfall der normalen Fettzufuhr zum Panniculus hervorgerufen ist. Auch Unna konnte die Wucheratrophie des Fettgewebes, die Flemming bei hungernden Tieren fand, bei akut an fieberhaften Krankheiten Gestorbenen nicht nachweisen, ebensowenig Rothmann bei hochgradiger Tuberkulose und Carcinom. Nach Gans findet sich mikroskopisch einfache Atrophie der Epidermiszellen mit Verschlechterung ihrer Konstitution im Sinne Virchows. Flemming fand auch gleiche histologische Bilder beim Fettschwund, der beim hungernden Tiere entsteht und bei dem der durch künstliche Entzündung hervorgerufen wurde. SCHIDACHI unterscheidet drei Grade der Atrophie des Fettgewebes, die auch GANS anerkennt. Bei dem ersten Grade findet sich eine einfache seröse Atrophie bei keiner oder nur spärlicher Wucherung, bei dem zweiten Grade starke Verkleinerung der Fettzellen, sowie neben der serösen Atrophie eine von der Peripherie des Fettläppchens zum Zentrum fortschreitende Wucheratrophie, bei dem dritten Grade endlich eine spindel-, bis strang- oder streifenförmige Anordnung der mit Kernen dicht besetzten Fettläppchen, die schließlich wirklich bindegewebsähnlich sein können. SCHIDACHI bestätigt eigentlich auch die Befunde FLEMMINGS auf Grund seiner Tierversuche und seiner Leichenhautuntersuchungen.

Etwas anders schildert UNNA die regressive Metamorphose des Fettgewebes bei längerer Dauer eines Hautödems. Bei ihm verkleinern sich die Fetttropfen, bis schließlich einfache endotheliale Platten an ihrer Stelle zurückbleiben, die von großen, unregelmäßigen, zusammengefallenen Lymphspalten getrennt sind. Das ganze Fettläppchen schrumpft auf den halben bis vierten Teil des früheren Volumens ein und gleicht einem zusammengefallenen, grobmaschigen, spongiösen Gewebe, in welches sehr verengte Blutgefäße und hie und da atrophische oder ödematöse Schweißdrüsen eingebettet sind. Nach UNNA haben die Ursachen, die in anderen Geweben Atrophie hervorrufen, z. B. das Hungern, in der Haut nur eine Atrophie des Fettpolsters zur Folge. Sie geschieht durch die alltägliche Tatsache, daß die Fettzellen einen Teil ihres Fettes und damit ihre pralle Form verlieren; das Fett wird hiebei wahrscheinlich rascher verbraucht als es angesetzt wird. Die Möglichkeit ist nicht ausgeschlossen, daß die Abmagerung allein durch den Ausfall der normalen Fettzufuhr zu dem Panniculus von seiten der fettliefernden Drüsen hervorgerufen wird. Nach GANS zeigen die Untersuchungen im allgemeinen, daß die malignen Tumoren einen wesentlich geringeren Einfluß auf die Atrophie des Fettgewebes ausüben als die chronische Tuberkulose. Die *entzündliche Wucheratrophie* des Fettgewebes, wie sie von PFEIFFER, ROTHMAN, KRAUS, W. PICK u. a. studiert wurde, ist von der marantischen Atrophie streng zu trennen.

Neurotisch bedingte Atrophien.

Definition. Das Gemeinsame aller dieser mit Erkrankung von Nerven in Beziehung stehender Atrophie scheint mir darin zu liegen, daß dabei nicht nur die Haut, sondern auch die darunterliegenden Organe, die dem betreffenden Nervenbezirk angehören, wie Knochen und Muskeln, Fascien usw. mit von der Atrophie ergriffen werden. Von den neurotisch bedingten Atrophien müssen wir alle jene Prozesse trennen, wo echte Narben sich entwickeln, die, wenn sie lange bestehen, den Eindruck von atrophisierender makulöser Dermatitis hervorrufen können, ohne jedoch, wie selbstverständlich, Progredienz zu zeigen. Wir können drei Arten von Atrophia neuritica unterscheiden: *Streifenförmige*, *Atrophia striata neuritica*, insbesondere nach Verletzung; dann *Glossy skin and fingers*, wie wir sie bei gewissen Rückenmarkskrankheiten wie bei Tabes, Syringomyelie, auch bei Neuritis und Nervenverletzungen sehen und schließlich die *Hemiatrophia facialis progressiva* und ihr analoge halbseitige Krankheitsbilder.

Die *streifenförmigen Atrophien*. Diesbezüglich verweise ich auf die Darstellung in der Monographie von FINGER-OPPENHEIM. Zu den echten, durch Nervenerkrankungen bedingten Atrophien ist der Fall KOLACSEK zu rechnen, bei dem nach einem Trauma vor 11 Jahren bei dem 20jährigen Mädchen am Kopfe eine auffällige Furche von 19 cm Länge und bis zu 2 cm Breite entstand, in der die Haut die typischen Zeichen der Atrophie zeigte. Diese erstreckte sich nicht nur auf die Haut, sondern auch auf den

darunterliegenden *Knochen*. Auch die Sensibilität war verändert. Strichförmige Hautatrophie im Gebiete des Nervus brachialis und radialis nach
einer vor fünf Jahren erlittenen Verbrennung der Vorderfläche des rechten
Handgelenks mit nachträglicher Anästhesie des Vorderarmes veröffentlicht
Ohmann-Dumesnil; dabei bestand eine meßbare Atrophie der Muskulatur
des betroffenen Armes gegenüber der der gesunden Seite. Vielleicht gehört
in diese Kategorie auch der Fall von Breda, ein 24 Jahre altes Mädchen betreffend, bei dem unter heftigen Kopfschmerzen sich innerhalb drei
Jahren ein glatter, glänzender, deutlich deprimierter Streifen an der straff
gespannten verdünnten Haut, der über der Mitte der Stirne sagittal verlief,
entwickelte. Ob Nielsens Fall hierher zu rechnen ist, eine 22jährige Magd
betreffend, bei der in der rechten Stirngegend eine kirschkerngroße, runde,
scharf begrenzte Einsenkung der Haut von mehr dunkelroter Farbe als die
Umgebung zu beobachten war, ist fraglich. Jacksons Fall, bei dem vom Scheitel
bis zum rechten Augenbrauenbogen ein sclerodermatischer, haarloser Streifen,
im Zentrum atrophisch und gelblichweiß, am Rande teils weißlich-atrophisch,
teils violett, verlief, erinnert sehr an die Fälle kongenitaler Atrophie H. v. Hebras,
Dohrns u. a. in bezug auf die Lokalisation.

Und der Fall Dyce-Duckword muß wohl unter jene Fälle eingereiht werden,
die das Auftreten von Striae atrophicae nach erschöpfenden Infektionskrankheiten zeigen. Es handelte sich um ein 15jähriges Mädchen, bei dem nach
Gastrizismus Hautatrophie in parallelen Streifen auftrat (s. darüber den Abschnitt Striae atrophicae) (soweit Finger-Oppenheim).

Möglicherweise gehört auch der Fall von Graham Little, eine 29jährige Patientin
betreffend, bei der vor mehr als 20 Jahren ein Naevus an der Schulter durch eine Säure,
wahrscheinlich Essigsäure, zerstört worden war, hieher; der Naevus hatte die Größe eines
Kleinfingergliedes. Von diesem Narbenherd aus hat sich seit mehreren Jahren ein atrophischer Herd ausgebildet, welcher jetzt handtellergroß ist. Der Prozeß war bei der
Vorstellung des Falles noch im Fortschreiten.

Keinesfalls dürfen wir aber den Fall Unnas jun. hierher zählen:

Ein 7jähriges Mädchen zeigt an der linken Stirnseite von einem Punkt etwa fingerbreit
oberhalb der linken Augenbraue kopfwärts bis etwa zweifingerbreit oberhalb der Haargrenze eine strichförmige Atrophie, die im Anfange der Behandlung anetodermisch war.
Dabei bestand ein doppelseitiges Ulerythema ophryogenes. Diese Atrophie ist wohl zu den
sekundären Atrophien nach Lupus erythematodes zu zählen.

Die allermeisten streifenförmigen Atrophien gehören entweder zu den angeborenen Atrophien, somit zu den Naevi, oder zur Sklerodermia oder aber zu
den Striae atrophicae.

Glossy skin and fingers (Glanzhaut, Atrophodermia neuritica). Diese Affektion
wurde zuerst von Paget beschrieben und nach ihm beschäftigen sich Mitchell,
Morehouse und Keen mit dieser Affektion nach ihren Erfahrungen, die sie
an Schußverletzungen im amerikanischen Bürgerkrieg gesammelt hatten. Die
Beschreibung Pagets ist folgende: „Glossy fingers sind ein Zeichen einer besonderen ungleichen Ernährung und Zirkulation, bedingt durch Verletzung der
Nerven. Die befallenen Finger sind glatt, haarlos, fast ganz frei von Furchen,
glänzend, blaßrot oder rötlich oder verändert wie durch dauernde Frostbeulen.
Sie sind sehr schmerzhaft, besonders bei Bewegung, der Schmerz geht von ihnen
oft in den Arm. In den meisten Fällen ist diese Hautbeschaffenheit der Finger
von Neuralgien in ihnen und im Arm begleitet. In Verbindung mit diesem
Symptom kommen Bläschen und Blasen, auch Geschwüre auf der Haut vor.
Die Haut ist gewöhnlich trocken, aber in gewissen Fällen kommt auch Hyperidrosis vor. Die Nägel sind in charakteristischer Weise verändert, indem sie
sowohl in der Längsrichtung als auch der Quere nach gekrümmt sind und
manchmal am freien Ende ganz bedeutend verdickt." Die Ursache der
Erkrankung liegt in einer Neuritis, die entweder durch ein Trauma (Schußwunde),

teils durch eine Strangerkrankung, wie Myelitis, Syringomyelie, Tabes oder auch durch die Konstitutionskrankheiten, wie Gicht, Rheumatismus, hervorgerufen ist. Auch Lepra kann die Ursache sein. TURNEY findet hauptsächlich eine Affektion der Vasodilatatoren, welche bewiesen ist durch die hyperämische Beschaffenheit der Haut und das heftige Schwitzen in den befallenen Gebieten. Nach WATSON steht die Affektion der RAYNAUDschen Krankheit sehr nahe.

Nach MITCHELL verschwindet die Krankheit spontan, insbesondere, wenn Hitze und Kälte abgehalten werden.

Nach UNNA liegt hier keine einfache Atrophie vor sondern kompliziertere, zu totaler Atrophie der Haut führende Prozesse.

Die Therapie besteht in der Applikation von Hitze und Kälte je nach dem subjektiven Empfinden der Kranken. Bei heftigen Schmerzen ist öfters vollständige Durchtrennung des Nerven notwendig gewesen.

Hemiatrophia facialis progressiva (Atrophia faciei neurotica). Sie befällt gewöhnlich nicht nur die Weichteile sondern auch die Knochen und Muskeln, entweder die ganze Gesichtshälfte oder nur Teile derselben, kann auch nur auf die Cutis und Subcutis beschränkt bleiben. Die Gesichtshaut erscheint verdünnt, das Unterhautzellgewebe geschwunden, womit, wie gesagt, in den meisten Fällen ein Schwund der Gesichts-, Nasen- und Zungenmuskeln, sowie der Gesichtsknochen verbunden ist. Die erkrankte Gesichtshälfte ist verkleinert, das Auge der befallenen Seite liegt tief, die Wimpern und Augenbrauenhaare sind spärlich, oft depigmentiert. Auch sonst sieht man auf der befallenen Haut abnorm gelbe oder braune Pigmentierungen oder Vitiligoflecken, manchmal auffallende Blässe und Herabsetzung der Talg- und Schweißdrüsensekretion. Schmerzen, Verengerungen der Lidspalte, Lähmung, Neuralgien begleiten das Bild. Manchmal sind auch die Extremitäten der befallenen Seite verkürzt (EMMINGHAUS) oder mit Geschwülsten bedeckt, die aus erweiterten Hautvenen bestehen (WECHSELMANN).

Auch kommen fleck- und streifenförmige Atrophien an Stelle der gleichmäßigen Atrophie vor (BERTHOLD, LESKOVSKI).

Verlauf. Die Erkrankung ist entweder angeboren oder tritt in der frühesten Jugend auf, gewöhnlich im Alter von 10—20 Jahren. Sie kann auch auf die andere Gesichtshälfte übergehen. Die meisten Fälle sind weiblichen Geschlechtes.

Als Ursachen der Erkrankung gelten Traumen, Infektionskrankheit, neuropathische Belastung, allgemeine nervöse Erkrankung. Sie wird als Trophoneurose angesehen, die ihren Ausgangspunkt vom Trigeminus nimmt (v. MICHEL). Die histologische Untersuchung ergab Atrophie der Haut, jedoch ohne Veränderungen der Hautdrüsen.

Die meisten Fälle von Hemiatrophia facialis progressiva, die veröffentlicht werden, zeigen in Wirklichkeit keine Atrophie der Haut, sondern *Sclerodermie.* Da diese vollständig von der Atrophie zu trennen ist, so gehören diese Fälle eigentlich gar nicht hierher. So berichtet ANDREWS über einen Fall von Hemiatrophia facialis mit Sclerodermie an der linken Stirnseite mit Lähmung des linken Augensympathicus. Ebenso LÖWENBERG mit halbseitiger Sclerodermie der Hals- und Gesichtsgegend. E. HOFFMANN demonstrierte einen Fall von Atrophie der rechten Gesichtsseite, des rechten Arms und rechten Beines mit Sclerodermie der zugehörigen Hautdecke. Ebenso zeigte der Fall BENs die Entstehung einiger Sclerodermieherde bei einem achtjährigen Mädchen, das sechs Monate nach einem Unfall, bei dem es mit dem linken Kinn auf eine Fensterbank aufgeschlagen hatte, Hemiatrophia facialis sinistra bekam. BEN folgert, daß das Trauma, das im Druckpunkt des dritten Trigeminusastes einwirkte, die Ursache der Erkrankung war, wobei man aber annehmen muß, daß bereits eine kongenitale Schwäche der trophischen

Trigeminuszentren vorhanden war und daß das Trauma nur das auslösende Moment abgab. Der Fall Boardmans zeigte ebenfalls totale Atrophie der rechten Körperhälfte, einseitiges Schwitzen und Sclerodermie des rechten Oberschenkels und der Wade bei einem 9jährigen Mädchen. — In anderen Fällen betrifft die Atrophie zumeist das Unterhautzellgewebe, ohne die Cutis zu tangieren. So zeigt der Fall Wartenbergs nur ein Lichterwerden der Haare und haarlose Stellen am Kopf und deutlichen Schwund des Unterhautzellgewebes. Der mikroskopische Befund der Haut zeigte keine Veränderungen. Mc Leod berichtet über eine 30jährige Patientin, bei der nach einer Incision in der Mundschleimhaut vor 13 Jahren eine Atrophie der rechten Gesichtshälfte auftrat, die mit dem Schwund des subcutanen Fettgewebes, der Muskeln und der Knochen einherging. Er vermutet, daß durch die Incision sympathische Fasern des Trigeminus verletzt wurden.

Bei manchen Fällen von Hemiatrophia facialis progressiva wird nur die Durchscheinbarkeit der Haut und ihrer Gefäße beschrieben. In diese Gruppe gehört der Fall von Grünmandel. Ein 24jähriges Mädchen, welches seit etwa sechs Jahren in der Gegend vor dem rechten Unterkieferwinkel die Haut unverändert zeigt, aber in der Breite von etwa 3 cm und in der Höhe von 6 cm eingesunken, mit bläulich durchscheinenden Venen aufweist, Die Knochen zeigten hiebei keinen Befund. Am Trigeminus und Sympathicus kein Befund. Öfters ist die Atrophie der Haut bei der Hemiatrophia facialis progressiva streifenförmig. So z. B. zeigte ein Fall von Lauber oberhalb der Augenbraue bis zum Scheitel hinaufreichend einen 2 cm breiten Streifen vom Aussehen einer Narbe; die Haut dünn, glänzend, von oberflächlichen Gefäßen durchzogen, haarlos innerhalb gut behaarter Umgebung. Dies findet sich bei einem 39jährigen Mann, der infolge eines Sturzes auf den Scheitel während seiner Schulzeit eine hochgradige, noch in den letzten Jahren fortgeschrittene Hemiatrophia facialis progressiva zeigte, welche die Weichteile und den Knochen der befallenen Kopfhälfte ergriffen hatte. Die gesamten Weichteile der betroffenen Gesichtshälfte sind dünn und am Knochen enger anliegend. Schrumpfung des Augapfels mit Bewegungseinschränkungen. Ihm schließt sich ein Fall von E. Pick an, der einen 12jährigen Knaben demonstrierte mit einem 4 cm breiten, streifenförmigen Herd pigmentierter, verdünnter Haut auf der linken Stirnhälfte mit durchscheinenden darunterliegenden Venen, aber normaler Oberflächenbeschaffenheit. Ein zweiter Herd in der Fortsetzung des Stirnherdes am Kopfe über dem linken Scheitelbein, woselbst sich Alopecie findet. Die Hautatrophie ist glänzend mit erhaltenen Follikeln. An einem dritten Herd beginnt Haarausfall. Dauer ein Jahr. Kein Trauma vorausgegangen. Mit Rücksicht auf die strenge Halbseitigkeit und streifige Anordnung wird eine Trophoneurose als Ursache angenommen. Poikilodermieähnlich ist der Fall Sézary und During.

Klinisch einwandfreie Fälle von Hautatrophie mit allen Kriterien sind bei der Hemiatrophia facialis progressiva verhältnismäßig selten. Dabei ist gewöhnlich eine straffe Atrophie vorhanden. Die Haut glänzend, verdünnt und durchscheinend, keine Fältelung. Dies zeigt ein Fall von Dohi: Ein 13jähriges Mädchen bekam eine braune Pigmentierung der Wange. Die rechte Gesichtshälfte war kleiner als die linke; die Haut daselbst dünn, atrophisch, glänzend; die Blutgefäße durchschimmernd, stellenweise braune Flecken. Schleimhaut, Knorpel, Muskeln waren atrophisch, so daß die rechte Gesichtshälfte halb so groß erschien als die linke.

Die Erscheinungen der Haut sind die gleichen, ob es sich um symptomatische oder angeborene Hemiatrophia facialis progressiva handelt. So beschreibt Lauerbach zwei ähnliche Fälle, von denen der eine die Erkrankung verursacht zeigt, wahrscheinlich durch die Schädigung des sympathischen Systems, während beim anderen Falle eine zurückbleibende Entwicklung im Keimblatte die Krankheit auslöste. Er bezeichnet die Fälle als Hemihypoplasia faciei mit Asymmetrie des Gesichtes. KIRSCHENBERG veröffentlichte ebenfalls einen Fall mit zentraler Genese der Hemiatrophia facialis progressiva: Bei einer 28jährigen Frau entwickelte sich im Verlaufe etwa eines Jahres eine zunehmende Abmagerung des Gesichtes, Schwund, insbesondere des subcutanen Fettgewebes, weniger der Haut und des Knochens (der Fall gehört mehr zu jenen Fällen, wo der Schwund des subcutanen Fettgewebes im Vordergrunde steht), verbunden mit tonischer Kontraktion der Kaumuskeln, Hemihypästhesie, Hyperidrosis rechts. Verf. glaubt, daß es sich hier um eine sympathische Hemiatrophia facialis handelt, daß die gefundenen vasomotorischen Störungen auf einen zentralen Herd „Mesencephalon oberhalb der Trigeminuskerne" hinweisen, der sehr wahrscheinlich entzündlicher Natur ist und auf eine durchgemachte Grippe bezogen werden konnte. Eine ähnliche Lokalisation der Ursache der Erkrankung der Hemiatrophia totalis nimmt F. POLLAK für seinen Fall an, der den krankhaften Prozeß in das Zwischenhirn verlegt und mit ROMBERG und insbesondere MÖBIUS die Veränderungen am Gefäßsystem, die er capillaroskopisch über beide Körperhälften verteilt beobachten konnte, für das Primäre hält. Der Fall, der das ganze rechte Bein einer 37jährigen Patientin betraf, entwickelte sich im Anschluß an eine Gravidität mit roten juckenden Flecken; die Haut wurde haarlos, gläsern und durchsichtig und dann entstand Schwäche im Bein. Es bestand also in dem Falle eine echte Atrophie.

Manchmal erstreckt sich die Atrophie alternierend auf die ganze Körperseite, wobei deutliche Pigmentverschiebungen vorkommen. Ein Fall BERNSTEINS zeigte dies. Bei dem Kranken sind die ersten Erscheinungen mit dem achten Lebensjahre aufgetreten, ohne daß akute Infektionskrankheiten verausgegangen wären. Rechte Gesichtshälfte gegen links wesentlich atrophisch, desgleichen rechte Zungenpartie, am rechten Augenlid keine Wimpern. Die Innervation, auch rechts, ziemlich gut. Das ganze linke Bein atrophisch, links auch der Fuß atrophisch. An der rechten Seite des Kopfes bis zur Mittellinie Haarausfall. Die Haut zeigt deutliche Zeichen von Atrophie. Die Haut der rechten Halsseite weist recht erhebliche Pigmentverschiebungen auf. Die Haut des Unterschenkels an der kontralateralen Seite ist dünn, glänzend, atrophisch, läßt sich in der Oberhaut in feinste Fältchen legen, ist sonst aber mit dem Fettgewebe und der Muskulatur stark verbacken und macht eher den Eindruck einer *sclerodermieartigen* Veränderung. Alle diese Hauterscheinungen sind keine zufällige Koinzidierung mit der Hemiplegia alternans facialis Typ MILLARD GUBLER, sondern höchstwahrscheinlich in kausalem Zusammenhang mit der zentralen Erkrankung. Es handelt sich vermutlich um eine Trophoneurose. BERNSTEIN verlegt die Erkrankung in den Pons. Die Dermatologen interessiert hauptsächlich bei dem Falle die Atrophie der Haut und der halbseitige Haarausfall, sowie die Hautatrophie an der kontralateralen Seite und die Pigmentanomalien in Gestalt von Pigmentanhäufungen und -verschiebungen, die als eine trophische Störung im Sinne einer Trophopathie zentralen Ursprungs anzusehen sind.

Dieser Fall BERNSTEINs bildet den Übergang zu jenen Fällen, wo Hautatrophie der Extremitäten mit Muskelatrophie beobachtet werden konnten. Dazu gehören die vier Fälle WERNOEs, bei denen zunächst endokrine Störungen vorlagen, die sekundär Sympathicusinnervationsstörungen erzeugten und dann tertiär trophische Störungen der Haut und Muskulatur bedingten und der Fall KÖNIGSTEINs, in welchem bei einer 22 Jahre lang bestehenden Hautaffektion die Haut der linken oberen Extremität die typischen Symptome fortgeschrittener Hautatrophie zeigte. Bemerkenswert ist die Beschränkung derselben auf die Haut einer Extremität, ferner die Atrophie der Muskeln, die vom Ulnaris versorgt werden. Da keine Entartungsreaktion bestand, handelte es sich um eine myogene und keine neurogene Affektion. Vorübergehend werden Anfälle von Erythromelalgie in der ergriffenen Extremität, kombiniert mit einer Hyperglobulie, beobachtet. Auch der Fall Bracks, halbseitige Atrophie der Haut und Muskeln des linken Oberschenkels mit Pigmentierungen, dürfte hierher gehören. Ob die Fälle von Peck und Karthagener und von Lippitz hierher gehören, ist fraglich. Namentlich den letzteren Fall faßt der Verfasser als angeborene Mißbildung von Haut und Muskulatur auf.

Wenn wir die Fälle von Hemiatrophia facialis progressiva überblicken, so zeigen sich zwei Typen: die eine ist bedingt durch das Angeborensein, gehört also zu den naevusähnlichen Krankheiten; die andere wird allgemein als trophoneurotisch, durch Fortfall des trophischen Reizes aufgefaßt. In den 83 Fällen von Hemiatrophie, die Klingmann gesammelt hat, zeigten 57 rein atrophische, 26 vasomotorische und sekretorische Störungen auf. Die meisten Fälle waren weiblichen Geschlechtes und 66 waren jugendliche Individuen bis zum 20. Lebensjahr. Die linke Seite war in der Majorität der Fälle betroffen. Es ist die Frage, ob wir in den meisten Fällen eine primäre Schädigung des Keimblattes annehmen müssen. Es wäre immerhin denkbar, gerade mit Rücksicht auf die Fälle, die typische Hautatrophie mit allen Kriterien zeigen, bei denen auch andere Teile der befallenen Körperseite ergriffen sind (Bernstein, Lauerbach, Pick, Dohi u. a.), Störungen in den intrauterinen Druckverhältnissen verantwortlich zu machen, wie sie Unna für seine Naevi angiomatosi und ich für die Atrophia cutis idiopathica progressiva herangezogen habe. Der Druck der Uteruswände führt nicht nur zum Verlust der elastischen Fasern der Haut mit den daraus hervorgehenden Konsequenzen, sondern auch zum Schwund des Unterhautzellgewebes, der Muskeln und Knochen der befallenen Seite. Die nach Traumen, Nervenverletzungen, zentralen Erkrankungen später auftretenden Fälle von Hemiatrophia facialis progressiva zeigen in der Regel mehr sclerodermieähnliche und nicht typisch atrophische Veränderungen der Haut und haben mehr streifenförmigen Charakter. Natürlich muß man auch bei den endokrin oder anders bedingten Atrophien an die angeborene Widerstandsschwäche der Elastica denken.

Die entzündlichen Atrophien.

Kraurosis vulvae (Breisky).

(Vulvitis atrophicans progressiva cum craurosi.)

Definition. Die Definition, die Breisky 1885 gab, besteht noch immer zu Recht: Eine eigentümliche, allmählich fortschreitende Schrumpfung des äußeren Genitales alter Frauen, gewöhnlich nach dem Klimakterium einsetzend, die schließlich zum teilweisen oder völligen Schwund der kleinen Labien, der Klitoris, der großen Labien und zur Stenosierung des Introitus vaginae führt. (Der Name Kraurosis kommt von $\varkappa\varrho\alpha\nu\varrho\acute{o}\omega$ = schrumpfen.) Die Abgrenzung dieses Schrumpfungsprozesses ist nicht immer leicht. Von verschiedenen Autoren wird Lichen chronicus simplex, Neurodermitis chronica, Leukoplakia, Pruritus vulvaris, Lichen ruber planus, Sclerodermie, chronische Vulvitis mit der Kraurosis vulvae in einen Topf geworfen.

Vor Breisky soll Weir 1875 diese Affektion als Ichthyosis und Tait als vasculäre, serpiginöse Degeneration der Nymphen beschrieben haben (Abb. 17).

Symptome und Verlauf. Die Erkrankung befällt fast nur ältere Frauen im und nach dem Klimakterium, zumeist Pluriparae oder jüngere Frauen, denen entweder der Uterus oder die Ovarien chirurgisch entfernt wurden oder die sonst Störungen der Menstruation zeigen. In den meisten Fällen beginnt das Leiden mit Jucken, doch sind Fälle bekannt, wo das Jucken fehlt (Lilien-

STEIN u. a.). In wenigen Wochen oder Monaten beginnt die Schrumpfung. In unkomplizierten vollentwickelten Fällen ergibt sich folgendes charakteristisches Bild: Die großen Labien sind in ihren hinteren Partien flach, geschrumpft, haarlos, die kleinen Labien sind vollständig oder fast vollständig verschwunden, das Praeputium clitoridis fehlt, die Klitoris selbst geschrumpft, oft kaum sichtbar. Auch der Damm und die hintere Commissur können in den Schrumpfungsprozeß einbezogen werden, so daß in ausgebildeten Fällen der Introitus vaginae mit dem Vorhof einen Trichter bildet, dessen Rand von den atrophischen großen Labien und dessen Grund von der oft hochgradig verengten Scheide gebildet wird. In der oberen Begrenzung dieses Trichters liegt verborgen die Urethralmündung. Die Konsistenz ist hart, unelastisch, die Oberfläche trocken und rissig, die natürlichen Falten fehlen. Gewöhnlich ist die Haut im Bereiche der

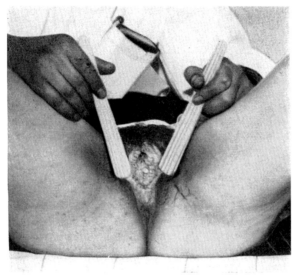

Abb. 17. Kraurosis vulvae. Trichterförmige Einziehung der Urethra und des Vestibulums. Blässe
und Trockenheit der Schleimhaut. 63jährige Frau.

erkrankten Vulvapartien weiß, sehnig-glänzend, nur selten pigmentiert. Manchmal wechseln braune und weiße Flecken ab, so daß eine Scheckung entsteht: leukodermaähnlich (LILIENSTEIN). Siehe auch unten den von mir beobachteten 2. Fall. Die Schleimhaut der Vagina ist gewöhnlich normal rot gefärbt, glänzend und kontrastiert mit der trockenen, weißen Haut der Vulva und des Introitus vaginae. Nicht immer sind alle Teile des äußeren Genitales gleichmäßig befallen; Asymmetrien und Freibleiben gewisser Anteile werden beobachtet. Manchmal kann man die venösen Blutgefäße durch die verdünnte und gescheckte Haut sehen. Zu diesem Krankheitsbild kommen noch sekundäre Veränderungen, die durch das heftige Kratzen bedingt sind. Dadurch entstehen chronische Vulvitis, Rhagadenbildungen, Lichenifikation, Schrumpfung, doch sind sekundäre Infektionen, die auf das Kratzen zurückgeführt werden können, wie Impetigo staphylogenes, Erysipel, Lymphangioitis und -adenitis usw. verhältnismäßig selten zu beobachten. Als erstes Symptom der Erkrankung beobachtete REED das Auftreten von kleinen, roten Flecken um die Vaginalöffnung.

Bei diesem klinischen Bilde haben sich die Autoren zumeist mit der Frage beschäftigt, ob die die Kraurosis vulvae so häufig begleitende Leukoplakia zum Krankheitsbild gehört oder ob sie selbständig auftreten kann und nur eine

Komplikation der Kraurosis vulvae bildet. Labhardt, der die Frage zuerst im Handbuch der Biologie und Pathologie des Weibes, herausgegeben von Halban und Seitz, 1924 behandelt hat, steht auf dem Standpunkte, daß die endokrine Alteration des Ovariums einmal zur Leukoplakie, ein andermal zur Kraurosis vulvae führen kann. Warum in dem einen Falle die eine, warum in dem anderen die andere Erscheinung auftritt, entzieht sich der Beurteilung, doch können sich auch beide Formen kombinieren. Er unterscheidet zwei Formen der Kraurosis vulvae. Die einfache Kraurosis, bei der nur Schrumpfungsprozesse bestehen und die mit Leukoplakie kombinierte, bei der in den epithelialen Schichten progressive, in den subepithelialen regressive Vorgänge sich abspielen. An sich sind beide Affektionen unschuldige Leiden, die aber unter Umständen durch Entwicklung von Carcinom ernste Bedeutung gewinnen können. Dieser Ansicht von Labhardt hat sich jüngst auch Zikmund angeschlossen. Beide Erkrankungen können neben- und ineinander vorkommen, doch muß man die Kraurosis vulvae als Erkrankung der tieferen Schichten von der Leukoplakie trennen. Das Carcinom entwickelt sich eher von der Leukoplakie aus. Noch schärfer trennen Joyle und Bender beide Erkrankungen. Beide sind prinzipiell verschieden; Kraurosis vulvae ist im Derma lokalisiert, Leukoplakie im Epithel, nur selten kombinieren sie sich und dann ist die Bezeichnung Kraurosis leucoplasique am Platze. Es kommt vor, daß die Leukoplakia den klinischen Erscheinungen der Kraurosis vulvae zeitlich folgt, daß beide sich gleichzeitig neben- und übereinander entwickeln, schließlich daß auch Leukoplakie sich sekundär mit Kraurosis vulvae kompliziert. Wichtig ist aber, daß die Kraurosis vulvae, die im Bindegewebe ihren Sitz hat, niemals von Carcinom gefolgt ist, das sich nur auf dem Boden einer Leukoplakie entwickelt.

Terruhn sieht mit Unrecht in der Leukoplakie — er nennt sie Leukodermie — das Eingangsstadium der Kraurosis. Es ist dies ein hypertrophisches depigmentiertes Stadium, das in Atrophie übergeht. Deshalb gibt es keine circumscripte Leukoplakie. In sämtlichen Stadien ist der Boden für die Entwicklung eines Carcinoms gegeben durch die Druckatrophie des Ödems, welche verhindert, daß die Basalzellenschicht eine geschlossene Barriere gegen den Wachstumsimpuls der Keimschichte bilden kann. Eine Kraurosis ohne Leukodermie gibt es nicht, wohl aber eine vitiliginöse Leukoplakie ohne Kraurosis. Wir Dermatologen verstehen unter Leukodermie etwas ganz anderes. Dabei beobachten wir nie Epithelveränderungen im Sinne von Hyperkeratose, wie es bei der Leukoplakie vorkommt, und um diese handelt es sich bei der Kraurosis. Auch Frieboes tritt den Ansichten Terruhns entgegen, obwohl ich Frieboes nicht beipflichten kann, daß die Kraurosis ein Endzustand verschiedener Genitalaffektionen ist. Für mich ist sie ein eigenes klinisches Bild, bei dem verschiedene Zustände des weiblichen Genitales vorhergehen, das von verschiedenen Affektionen begleitet und gefolgt sein kann.

Außerdem treten für den innigen Zusammenhang beider Erkrankungen und für die Identität beider namentlich Veit, Jung, Gördes, Abadie u. a. ein. Gördes z. B. hält es für praktisch zwecklos, die Leukoplakie von der Kraurosis vulvae trennen zu wollen, da beide ineinander übergehen können. Diabetes schafft die günstigsten Bedingungen für die Entstehung beider Erkrankungen. Oft ist die Kraurosis vulvae der Vorläufer eines Carcinoms, das sich auch in den inneren Geschlechtsorganen entwickeln kann. Louste, Thibaut und Bidermann haben die Ansicht, daß die Kraurosis vulvae sich sekundär auf dem Boden einer Leukoplakie entwickelt, vertreten. Auch Pautrier und Glasser stehen auf Grund der Beobachtung eines Falles auf dem Standpunkte, daß Kraurosis vulvae und leukoplakische Veränderung, die sogar verrukös werden kann, zusammengehören und daß die Erkrankung eine Kombination von Atrophie, Sclerose und Keratose darstelle. Daß sich zu einer bestehenden Kraurosis vulvae eine Leukoplakie hinzugesellen kann und umgekehrt, daß diese beiden Krankheiten klinisch, histologisch und ätiologisch zusammengehören, liegt selbstverständlich im Bereich der Möglichkeit. Daß aber, wie BREDA will, die Kraurosis vulvae eine Abart der lokalisierten Sclerodermie sein soll, weil bei einer 70jährigen Frau Kraurosis vulvae mit einer Sclerodermia guttata des Halses und der Brusthaut vorkam, oder wie ORMSBY und MITCHELL annehmen, Kraurosis vulvae und Lichen ruber planus identisch seien, weil bei der 52jährigen Frau mit Kraurosis vulvae am Halse Lichen ruber planus-Herde bestanden, scheint mir doch ein bißchen weitgegangen. Auch ARNING hat zuletzt eine ähnliche Ansicht geäußert. Man sieht da, wie notwendig es ist, sich an die genaue Beschreibung von BREISKY zu halten, wie auch BUCURA fordert, und sie namentlich von Pruritus und chronischer Vulvitis streng zu sondern. Der alte Standpunkt VEITS, dem auch FRANKL beipflichtet, daß das Primäre bei der Kraurosis vulvae die Entzündung, Vulvitis, sei, daß diese zu Pruritus führt und daß aus diesem Pruritus eine selbständige Hautveränderung mit Schrumpfung, die Kraurosis vulvae oder die Leukoplakie entsteht, kann wohl vom dermatologischen Standpunkte aus weder in Hinsicht auf die Klinik noch in bezug auf die Histologie aufrecht erhalten werden, wenn sich auch jüngst wieder REDER dieser Meinung ange- schlossen hat, der das Primäre in einem Pruritus sieht, auf dessen Boden sich eine Leukoplakie entwickelt, aus der die Kraurosis vulvae entsteht. Auf dem Boden der Leukoplakie entwickelt sich dann das Carcinom. Wir folgen wohl vom dermatologischen Standpunkte aus SELIGMANN, der durch histologische Untersuchungen die Selbständigkeit des Krankheitsbildes Kraurosis vulvae beweist, und ebenso BROCQ, der in Anlehnung an JOYLE und THIBIERGE eine spezielle Art von Atrophie der Vulva, die durch die von BREISKY gegebenen klinischen Bilder charakterisiert ist, annimmt. BROCQ erweitert das klinische Bild noch durch das Vorkommen einer speziellen Rigidität, einer eigentümlich düstergelben Verfärbung dieser Partien, wobei auch an der Mucosa vulvae noch kleine dendritische Teleangiektasien auftreten können. Völlig unab- hängig davon kommen Leukoplakien, Lichenifikationen, Lichen ruber planus an der Vulva vor ohne oder mit Atrophie, die mit Kraurosis vulvae nichts zu tun haben. Es sei aber auch möglich, daß sich diese Affektion auf einer Krau- rosis vulvae entwickeln. So sind auch die Einteilungen der Kraurosis vulvae in vier Formen, wie sie z. B. THIBIERGE gibt — eine weiße Form der Krau- rosis, eine rote oder entzündliche Form, eine senile Form und eine postoperative Form — oder, wie sie von DELBET aufgestellt wird, eine Kraurosis vulvae alba mit weißlichem, porzellanähnlichem Aussehen und eine Kraurosis vulvae inflam- matoria oder rubra, an der Oberfläche gerötet, gefäßreich und stellenweise exulceriert, abzulehnen. Es ist überhaupt merkwürdig, daß die Gynäkologen mehr dazu neigen, die Kraurosis vulvae als Endstadium eines Entzündungsprozesses anzusehen, während die Dermatologen die Atrophie von vorneherein in den Vordergrund stellen. Auch sind die ersteren mehr geneigt, die Leukoplakie als zum Krankheitsbild der Kraurosis vulvae gehörig zu betrachten. (GRAGERT 3 Phasen: Kraurosis, Leukoplakie und Epitheliosis, GRAVES und SMITH: Kraurosis vulvae und Leukoplakie sind die Phasen eines einheitlichen Krankheitsprozesses. Eine scharfe Trennung beider Krankheitsformen befürwortet auch CALLOMON.

Histologie. Als wichtigstes Kriterium einer Kraurosis vulvae ist wohl der Verlust der Elastica in der Papillarschicht und in den oberen Schichten der Cutis anzusehen (SELIGMANN). Wenn auch klinisch die schrumpfende und narbige Atrophie allein nicht ausreichen würde, die Kraurosis vulvae zu den Hautatrophien zu rechnen, so beweist histologisch das von fast allen Autoren festgestellte Fehlen der Elastica die pathologisch-anatomische Zugehörigkeit der Kraurosis vulvae zu den Atrophien. Genau so wie bei der idiopathischen progressiven Hautatrophie als erstes Symptom der Verlust der Färbbarkeit der elastischen Fasern auftritt, vielleicht früher als die Zellinfiltrate, ist es auch bei der Kraurosis vulvae unsicher, was das Primäre ist — die Entzündung mit dem Auftreten von Zellinfiltraten oder das Fehlen der Elastica. Bei Durchsicht der Literatur findet man ziemliche Verwirrung, weil ja das Krankheitsbild klinisch ebenfalls nicht genau umschrieben ist. Hält man sich an das klassische klinische Bild von Breisky, so sieht man, daß entzündliche Veränderungen mit hypertrophischen Vorgängen, namentlich im Epithel, mit narbiger Atrophie gleichzeitig vorkommen, wobei man aber immer auch durch das Kratzen bedingte sekundäre Veränderungen im narbig-atrophischen Stadium findet. Wenn

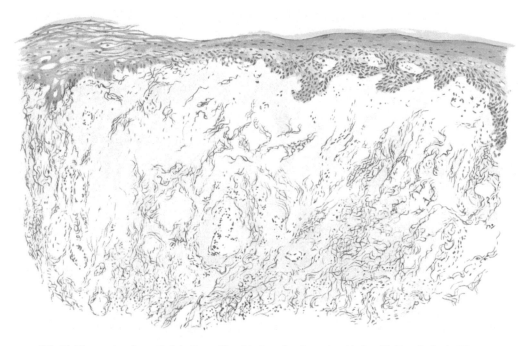

Abb. 18. Kraurosis vulvae. Endstadium. Atrophische neben hypertrophischen Epidermisabschnitten, z. T. parakeratotisch, z. T. hyperkeratotisch. Gefäße stark erweitert, geringe perivasculäre Infiltration. Elastin herdweise geschwunden, Kollagen sclerosiert. Saures Orcein-polychromes Methylenblau. O. 128:1; R. 100:1. (Gans I.)

wir der ausgezeichneten histologischen Schilderung, die Gans gibt, folgen, so ist in den hypertrophischen Hautabschnitten eine Verbreiterung der Epidermis, namentlich der Horn- und Stachelschicht, zu beobachten. Hyperkeratose und Parakeratose wechseln selten in unmittelbarem Zusammenhang. Es besteht Acanthose mit verlängerten und verbreiterten Reteleisten, das Stratum granulosum ist von regelrechter Form und Größe der einzelnen Zellen. Pigmentherde und Leukocytenansammlungen in der Epidermis führt Gans auf sekundäre Einflüsse zurück. Leukoplakien und carcinomatöse Neubildungen treten sekundär zur Acanthose der Epidermis hinzu. Die bindegewebigen Veränderungen bestehen in wechselnder zelliger Infiltration der Papillen und des Stratum subpapillare, die aus Lymphocyten, Mastzellen und umschriebenen Herden von polynucleären Leukocyten bestehen. Plasmazellen fehlen. Das elastische Gewebe fehlt im Bereiche stärkerer Zellanhäufungen. Die Gefäße sind erweitert, von Zellhaufen umsäumt, welche auch die tieferen Cutisanteile durchsetzen. Die Drüsen sind auffallend vermindert. Im atrophischen Anteil findet man Verschmälerung der Epidermis, Fehlen der Papillen. Die Epidermis-Cutisgrenze ist eine gerade Linie geworden. Der Papillarkörper ist in ein flaches Band umgeformt worden, in dessen Bereich die elastischen Fasern fehlen und nur fleckweise als zarte Reiserchen nachweisbar sind. In den Partien, die in der Atrophie am weitesten fortgeschritten sind, ist das Bindegewebe sclerotisch, die elastischen Fasern fehlen und diesen Herden entsprechen auch die stärksten atrophischen Veränderungen der Epidermis. Lymphocytenanhäufungen sind überall zu sehen, die in langen Bändern und Streifen das noch nicht sclerotisch gewordene Gewebe durchziehen. Drüsen und deren Anhangsgebilde, sowie

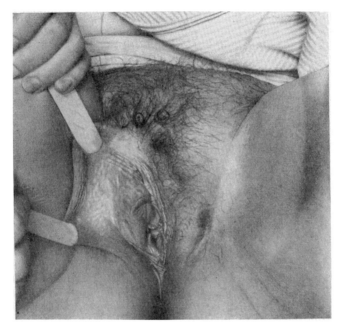

Abb. 19. Die Innenfläche des rechten großen Labiums zeigt schachbrettähnliche Sprenkelung. 45 jährige Frau.

das sonst so reichliche Fettgewebe der großen Labien sind atrophisch oder fehlen vollständig.

Zwei Fälle, die ich selbst histologisch untersucht habe, bestätigen so ziemlich das von GANS gegebene histologische Bild.

Der eine Fall betrifft eine 63jährige Frau mit starker Schrumpfung des äußeren Genitales, zahlreichen Erosionen und starker Pigmentierung der Umgebung mit geringer Leukoplakie und Verdickung der Epidermis der großen Labien. Die Epidermis zeigt Hyperkeratose, Acanthose, Verbreiterung des Stratum granulosum, Hemichromasie und etwas Parakeratose, unmittelbar angrenzend Fehlen des Epithels (Excoriation). Zellige Infiltrate im Papillar- und Subpapillarkörper, erweiterte Gefäße. Das Cutisbindegewebe verdickt, sclerosiert, klaffende Lumina der Gefäße. Zellarmes Bindegewebe. Infiltrate um die Gefäße, deren Wandung öfter verdickt erscheint. Haare und Drüsen fehlen. Die Infiltrate sind hauptsächlich lymphocytär, doch treten eigentümlich große, bis zweikernige Zellen auf, die Epitheloidzellen ähneln. Die Elastica fehlt vollständig in den Papillen im Subpapillarkörper. Reste sind in der Cutis vorhanden. Erst in den tieferen Schichten der Cutis beginnen sie, und zwar in Form eines Rechtecks, scharf abgesetzt. Dort, wo Reste der Elastica vorhanden sind, keine Degenerationszeichen.

Der zweite Fall, bei dem es sich um eine 45jährige Frau handelte, zeigte histologisch fast vollständig das Bild der makulösen Hautatrophie im ersten

Stadium. Der klinische Befund ergab auf der ganzen Innenfläche des rechten
großen Labiums eine schachbrettähnliche Sprenkelung, die aus pigmentierten
und nichtpigmentierten, atrophischen Flecken bestand (Abb. 19).

Die histologische Untersuchung ergab an den Rändern des Präparates eine pigmentierte,
etwas verschmächtigte, aber sonst ziemlich normale Epidermis. In der Mitte des Präparates
ist eine ungemein schmale Epidermis, die in gerader Linie die Cutis bedeckt, auffallend
hier die starke Vakuolisierung der Basalzellen. Sehr starke Erweiterung der Lymphgefäße
und Lymphspalten. Das Bindegewebe der Pripherie lockerer, von Rundzellen reichlich
durchsetzt. In der Mitte das Bindegewebe sclerotisch, fast homogen, zellarm, überall
erweiterte und klaffende Gefäße. Die elastischen Fasern am Rand und in den tieferen Lagen
der Cutis erhalten, völliges Fehlen im Zentrum. Der atrophisierende Prozeß spielt sich im
Papillar- und Subpapillarkörper ab und in den benachbarten Teilen der Cutis, sehr ähnlich
den Verhältnissen der Atrophia maculosa cutis.

Von Abweichungen dieser histologischen Bilder seien besonders erwähnt
die Befunde von Mars, der in einem Falle eine starke Wucherung des Rete
Malpighi beobachtete und Neubildung von glatten *Muskeln* im Corium fand.
Rosenstein, dem wir eine ausführliche histologische Schilderung verdanken,
verzeichnet frischere und ältere *Blutungen*, ferner Fehlen der Talgdrüsen, dagegen
Haare und glatte Muskelfasern vorhanden, auch Schweißdrüsen mit stark
erweiterten Ausführungsgängen. Im Unterhautzellgewebe sah er zahlreiche
Nervenstämme ohne Degenerationszeichen, nur zellig infiltriert. Er schließt
aus seinen Befunden, daß die primären Gewebsveränderungen, mit denen die
Krankheit einsetzt, Entzündung sind, welche gleichmäßig die Cutis und Subcutis durchsetzt und daher auch alle Gebilde, die Gefäße, Drüsen, Nerven
befällt. Dadurch entsteht Stauung, Transsudation, Abflußhindernis für die
Schweißdrüsen (daher Erweiterung dieser), dadurch Ernährungsstörung, infolgedessen Atrophie der Oberhaut mit Neigung zur Verhornung. Das Jucken und
die schmerzhaften Sensationen erklären sich dadurch, daß durch die entzündliche Stauung ein Druck auf die Nerven ausgeübt wird.

Jung bestätigt die Befunde Dargers an den Gefäßen — Verdickung der
Gefäßwände, die ich auch in meinem ersten Falle fand und zellige Infiltration —
und erklärt sie als charakteristisch für die Kraurosis vulvae. Ähnliche Veränderungen findet Seligmann an Nerven und Gefäßen, der ebenfalls die Atrophie der Elastica als charakteristisch für die echte Kraurosis vulvae anführt.
Auch Taussig steht auf dem Standpunkte, daß das Fehlen der subepithelialen
elastischen Fasern die Ursache der Erkrankung ist. Die große Mehrzahl der
Autoren findet im Fehlen der Elastica das Wesentliche des Prozesses, in jüngster
Zeit noch Ulinski und Terruhn. Der erstere findet auch Verdickung der Gefäßwände wie Jung u. a. Größere Differenzen ergeben sich uns bei der Bewertung
des klinischen Bildes in bezug auf die Leukoplakia. Als Hauptvertreter der
Zusammengehörigkeit der Prozesse mit Rücksicht auf das histologische Bild
sei hier Szácz erwähnt, der den Ausgangspunkt der Kraurosis vulvae einerseits
und des Carcinoms andererseits in einer Hyperkeratose, Parakeratose, hochgradiger Acanthose, Erweiterung des Stratum granulosum sieht, dem in der
Cutis ein kollagenreiches, lockeres, verhältnismäßig elastinarmes Gewebe entspricht. Auch bezüglich der Art der Zellinfiltrate besteht nicht Einheitlichkeit;
ein Teil betont die Abwesenheit von Plasmazellen (Gans), das Vorhandensein
von lymphocytären und leukocytären Infiltraten mit Mastzellen, andere heben
das Bestehen eines Granulationsgewebes hervor, das sich in Narbengewebe
umwandelt (Terruhn). Das Vorhandensein von reichlichen Plasmazellen
betont besonders Taussig.

Was die Entwicklung eines Carcinoms auf dem Boden der Kraurosis vulvae
betrifft, so meinen manche, daß es sich unter dem Einfluß des chronischen Entzündungsprozesses unabhängig von Leukoplakie entwickelt (Teuffel, Halkin,

GRAGERT, JUNG, BENDA, ZAGL u. a.); die meisten stehen aber auf dem Standpunkt, daß die Leukoplakie die Vorbedingung für die Entwicklung eines
Krebses ist (GANS, ZIKMUND, JOYLE und BENDER u. a.). Zwei Fälle von
GRAGERT bestätigen aber auch die Entwicklung des Carcinoms aus atypischer
Epithelwucherung, ebenso Beobachtungen von SZÁCZ und BUCURA. Daß
nicht alle Wucherungen auf dem Boden einer Leukoplakie maligne sein
müssen, zeigt ein Fall von ROSELL, eine 48jährige Frau betreffend, die seit
16 Jahren an Pruritus vulvae leidend eine 2 cm große papillomatöse Wucherung
am linken Labium aufwies. Bei Überprüfung der eigenen histologischen Befunde
und der der anderen Autoren kommt man doch zum Schlusse, daß die Kraurosis

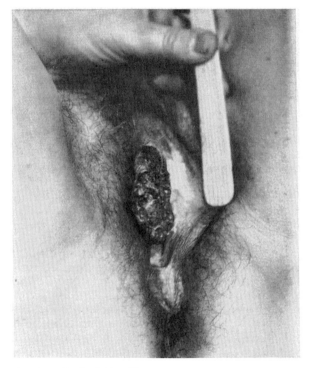

Abb. 20. Kraurosis vulvae, Leukoplakia. Blumenkohlähnliches Carcinom, das sich auf dem Boden
einer Leukoplakie allmählich entwickelte. 70 jährige Frau.

vulvae ein Krankheitsbild sui generis ist, daß sie eine mit Entzündung einhergehende Atrophie der Vulva darstellt, bei der im Vordergrunde Verlust der
Elastica und entzündliche Zellinfiltration in den oberen Cutisschichten mit
Ödem und Erweiterung der Gefäße das Wesentliche sind, daß sekundär Epidermis-
verdickungen und Sclerosierung des Bindegewebes eintritt und daß sie sich in
histologischer Hinsicht der Dermatitis atrophicans idiopathica progressiva
chronica anschließt und daß vielleicht die Bezeichnung *Vulvitis atrophicans
progressiva cum craurosi* das Richtige wäre. Auch bei der Dermatitis atrophicans idiopathica progressiva findet man Sclerose des Bindegewebes (in den
pseudosclerodermatischen Veränderungen am Unterschenkel und Fußrücken),
die sehr stark zur Schrumpfung neigen, so daß es wie bei der Kraurosis vulvae
zu einer bedeutenden Volumsabnahme des Unterschenkels kommt, wobei auch
Risse und Sprünge der Haut das Bild komplizieren. Auch hiebei beobachtet
man die Bildung von Ulcerationen und zuweilen auch maligne Neoplasmen.

Die Entwicklung der Leukoplakia, das Jucken, das wir so oft bei der Kraurosis vulvae finden, ist durch den Ort bedingt. Auch ätiologisch schließt sich die Kraurosis vulvae der Dermatitis atrophicans an, weil bei ihr auch in erster Reihe endokrine Einflüsse die Ursache abzugeben scheinen. Die Bezeichnung Sclerosis atrophicans vulvae, die Taussig anführt, halte ich nicht für geeignet, das klinische Bild zu charakterisieren, weil die Sclerose nur eine sekundäre Erscheinung der Atrophie ist.

Ätiologie. Daß die Kraurosis vulvae nur eine Teilerscheinung einer bestehenden bestimmten Hauterkrankung sei, wurde schon erwähnt. Hinzuzufügen wäre noch, daß Finger sie als Lichen chronicus simplex, Balzer und Landesmann, Montgomery und Culver als Lichen *atrophicans* auffassen. Tihányi beobachtete einen Fall mit Diabetes und Psoriasis vulgaris vergesellschaftet. Diese Anschauungen sind sowohl auf Grund der Klinik als auch insbesondere auf Grund der histologischen Befunde abzulehnen, ebenso die Ansicht jener Autoren, die in rein physikalischen und chemischen Momenten die Ursache der Kraurosis vulvae sehen, daß Masturbation, Fluor, Gonorrhöe usw. Pruritus erzeugen und daß sich auf Grund des Kratzens und Reibens die Kraurosis vulvae auf dem Boden von chronischen Entzündungszuständen entwickelt. Dieser Meinung sind Veit, Jung, Gordes, Frieboes u. a. Wenn dies der Fall wäre, dann müßte die Kraurosis vulvae viel häufiger beobachtet werden, als dies tatsächlich der Fall ist. In jüngster Zeit sind besonders zwei ätiologische Faktoren herangezogen worden, nämlich die angioneurotische und die hormonale Entstehungsursache. Für erstere treten besonders Mathes und Godlund ein. Der erstere führt als Beweis für diese Ansicht die histologischen Befunde, die allgemeine Konstitution der Kranken und namentlich den Erfolg der Behandlung durch einen starken peripheren Reiz, durch streifenförmige Verbrennung der erkrankten Teile an. Der letztere hat an seinen 12 Fällen ein empfindliches vasomotorisches System feststellen können (Blutwallungen, kalter Schweiß, Jucken usw.) und erhöhte Reizbarkeit der äußeren Haut auf äußere und innere Reize hin. Es besteht ein endogener Faktor, der als Neurose zu kennzeichnen ist. Dieser ist der Anlaß, daß schon physiologische Reize, besonders in Perioden herabgesetzter psychischer und physischer Kräfte verschiedene objektive und subjektive Krankheitssymptome hervorrufen, wie Stechen, Jucken, Rötung, Schwellung u. a. Dadurch kommt es zu Reiben und Kratzen, gegen welche mechanische Reize die Haut maximal reagiert. Die Gewebsschädigungen treten unter dem Bilde einer starken Vulvitis mit Ödem auf und dieses führt, da die ursächlichen Momente weiter bestehen bleiben, zu einem chronischen Schrumpfungszustand, zur Kraurosis vulvae. Auch der Erfolg der Behandlung beweist diese nervöse Ätiologie.

Für die endokrine Ätiologie spricht schon die Tatsache, daß die Mehrzahl der Fälle nach der Menopause auftritt und daß man in keinem Falle von Kraurosis vulvae bei jüngeren Frauen Störungen oder völliges Fehlen der Menstruation vermißte. Bei dem Zusammenhang der inneren Sekretion mit dem autonomen Nervensystem paßt die angioneurotische Hypothese auch ganz gut hier hinein. Diesen Standpunkt, der wohl den tatsächlichen Verhältnissen am nächsten kommen dürfte, vertritt Blamoutier, der annimmt, daß durch den Ausfall der Ovarialfunktion in der Menopause das endokrine Gleichgewicht gestört wird, so daß häufig eine Hyperfunktion der Schilddrüse entsteht, die an den weiblichen Genitalien eine anämisierende und sclerosierende Wirkung entfaltet. Blamoutier stützt diese Annahme durch die Beobachtung eines Falles, bei welchem mit der Menopause aus einem harmlosen Kropf Basedow und gleichzeitig Pruritus mit Kraurosis vulvae entstand, welche Erkrankung durch Verabreichung von Eierstockpräparaten sehr günstig beeinflußt wurde. Es führt Poor die Kraurosis vulvae mit Wahrscheinlichkeit auf Funktionsstörungen des weiblichen Genitalsystems zurück. Die Nervenhypothese (Stiller, Schramm, Wagner u. a.) sei wohl nach dem Goltzschen Tierversuch unhaltbar geworden, wodurch die hormonale Hypothese in den Vordergrund gerückt wurde. Sie kann aber nur als allgemeines Prinzip gelten. Ob veränderte Ovarialfunktion, also die Produkte veränderter Hormone und somit in den Kreislauf gelangende gewisse chemische Substanzen in nicht genügend abgebauter Form beteiligt sind oder Dysfunktion anderer Drüsen (z. B. Schilddrüse), demnach polyglanduläre Insuffizienz die eigentliche Rolle in der Erzeugung der Hauterkrankungen spielen, bedarf noch der Aufklärung. Patschke und Sieburg weisen bei dem Zustandekommen dieser Hautläsionen dem *Cholin* eine Hauptrolle zu, da dieses zur Zeit der Menstruation auf das Achtzigfache seiner normalen Menge im Blute anwächst. Dieses sei jedoch nicht selbst die Ursache der Hautveränderungen, sondern bei seiner Gegenwart gewinnen gewisse, sonst inaktive Substanzen aktive, entzündungserregende Eigenschaften. Nach Hochenbichler ist die Kraurosis vulvae an eine dauernde Dysfunktion der Ovarien — gleichgiltig in welchem Lebensalter — gebunden. Unter seinen sechs Fällen waren fünf Frauen prä- bzw. klimakterisch; eine 33jährige war in zehnjähriger Ehe steril. Ebenso urteilt Zikmund. Für die hormonale Ätiologie sprechen auch die therapeutischen Erfolge, die mit der Verabreichung verschiedenster Präparate endokriner Drüsen erzielt wurden (s. u.).

Subjektive Symptome. Als Ergänzung zu den bereits angeführten seien hier noch erwähnt das Gefühl der Spannung, das besonders beim Sitzen sehr unangenehm empfunden wird. Daß wirklich erhöhte Spannung besteht, beweisen jene Fälle, wo es zum Platzen und Reißen der unelastischen Haut gekommen war, weil diese gewissermaßen zu eng geworden war. Die Kohabitation ist schmerzhaft, in den meisten Fällen unmöglich.

Diagnose. Diese ist leicht, wenn man sich an das reine Bild hält. Nach Labhardt ist sie zu stellen gegenüber leukoplakischem Pruritus. Dieser befällt meist nur einzelne Partien der Vulva, die Kraurosis vulvae affiziert das ganze Vulvargebilde. Dies beweist, daß die Kraurosis keine Folge des Pruritus sein kann, auch nicht durch andere Hautkrankheiten, wie Lichen ruber, Sclerodermie bedingt ist. Von narbigen Prozessen, die durch chronische Entzündung und Reizung verursacht wurden, ist die Kraurosis vulvae leicht zu unterscheiden, trotzdem solche Narben weitgehende Atresie veranlassen können. Am schwierigsten ist vielleicht noch die Abgrenzung von der senilen Involution der Vulva; doch schützt vor Verwechslung mit dieser der Schwund der kleinen Labien, der Klitoris, die spezielle Rigidität, der Verlust der Haare, die Atresie der Vagina und die eigentümliche Verfärbung. Auch die histologischen Befunde sind ganz andere.

Prognose. Die Kraurosis vulvae an sich gibt quoad vitam eine günstige Prognose. Subjektiv ist sie ein schweres Leiden durch das unstillbare Jucken; quoad sanationem ist die Prognose in weitaus den meisten Fällen ungünstig, da der Prozeß unaufhaltsam fortschreitet. Große Bedeutung erhält jedoch die Erkrankung durch das drohende Carcinom, das sich, wie schon erwähnt, auch ohne Leukoplakie bei Kraurosis vulvae entwickeln kann, und zwar schon in verhältnismäßig jungen Jahren (41jährige Frau bei Louste, Thibaud und Bidermann, 32jährige Frau bei Gragert). Oft ist die Kraurosis der Vorläufer eines Carcinoms. Nicht selten findet sich bei der Kraurosis vulvae auch carcinomatöse Wucherung der inneren Geschlechtsorgane (Gördes).

Therapie. Gegen die Kraurosis vulvae werden sehr viele Mittel empfohlen. Schon daraus erkennt man die Unwirksamkeit der Therapie. Es kommen Besserungen vor, aber sichere Heilungen werden durch kein Verfahren erzielt.

Am meisten Anhänger von gynäkologischer Seite hat noch die *Totalexstirpation*
der Vulva, die Vulvektomie. Für diese treten ein Gördes, in schweren Fällen
Errera, besonders Seligmann und Lehmann, der besonders der frühzeitigen
Exstirpation der Vulva das Wort redet wegen Gefahr des Carcinoms. Auch
Graves und van Smith fordern die Excision des Kraurosisbezirkes. Sobre-
Casas und Carranza sowie Bársony verlangen nicht nur die Vulvektomie,
sondern auch die Ausräumung der Lymphdrüsen. Gegen die chirurgische
Behandlung wendet sich Langhans, der in drei Fällen keine Dauererfolge sah.
Für partielles chirurgisches Verfahren ist Mathes, der in seinem Falle in Äther-
narkose kreuzweise und streifenförmige Verbrennungen der erkrankten Teile
machte bis an die Grenze der gesunden Haut, wodurch er sofortiges Sistieren
des Juckens erreichte, das nach drei Monaten nicht wiedergekehrt war. Von
Leriche wurde die Sympathektomie der Arteria hypogastrica empfohlen.
In seinem Falle war das Gebiet der Arteria hypogastrica im Bereiche mehrerer
Zentimeter in entzündlich verhärtetes Gewebe eingebettet, das zugleich mit
dem Sympathicusstamm entfernt wurde. Die Beschwerden gingen durch die
Sympathektomie vollständig zurück. Auch Breda empfiehlt dieses Verfahren.
Dagegen wendet sich aber Koppis, der der Meinung ist, daß die Indikationen
für die operativen Maßnahmen am Beckensympathicus verschwimmen, die
Technik unsicher und die Darstellungen unklar sind. Von der Resektion der
Nervi pudendi interni in Lumbalanästhesie haben Bérard und Wertheimer bei
einer schweren Kraurosis vulvae einer 52jährigen Frau prompte Heilung gesehen.
    Für die *hormonale Therapie* mit Eierstockpräparaten treten ein Hochen-
bichler, der nach subcutanen Injektionen von Ovarialpräparaten (20 in sechs
Wochen) in vier Fällen von sechs, Verschwinden des Juckreizes beobachten
konnte, ferner Blamoutier. Bartos empfiehlt Injektionen von Corpus
luetum-Extrakt, um eine Reizung des senil involvierten Ovarialgewebes in die
Wege zu leiten; er konnte in seinem Falle nach der 6. Injektion leichte
Auflockerung der derben geschrumpften Schamlippen und Nachlassen des
Juckens beobachten.
    Die *Röntgentherapie* wird in ihrer Wirkung bezweifelt. Werner hat unter
seinen 51 Fällen von Pruritus vulvaris zehn Fälle von Kraurosis vulvae mit
Röntgenstrahlen behandelt. Bei Beginn des Leidens sind die Erfolge etwas
besser. Auch nach Runge sind die Erfolge zweifelhaft. Lekisch konnte in einem
Falle durch acht Bestrahlungen mit 20—23 mg *Radium* Heilung erzielen.
Gegen die Röntgen- und Radiumbestrahlung wenden sich namentlich Gynä-
kologen, die der radikalen chirurgischen Therapie das Wort reden (Sobre-
Casas u. Carranza, Bársony, Graves und van Smith u. a.).
    Was sonst die lokale Behandlung betrifft, so kommen natürlich die milden,
erweichenden und leicht adstringierenden Salben und Pasten in Betracht (5%iges
Borvaselin, 5% Bor-Unguentum simplex-Salbe, Zinkpaste usw.). Jede Reiz-
wirkung ist zu vermeiden. Graves und van Smith sind dafür nur im Beginne der
Entwicklung mit Beseitigung des Vaginalsekretes. Nicht alle Autoren teilen diesen
Standpunkt. So hat Herxheimer schon im Jahre 1887 Chrysarobin für die
Behandlung der Kraurosis empfohlen. Arning verlangt, daß unbedingt ein Versuch
mit einer intensiven Chrysarobintherapie gemacht wird. Er konnte dadurch
zwei Fälle zur Heilung bringen. Allerdings muß man hervorheben, daß Arning
Lichen planus und Kraurosis vulvae in Zusammenhang bringt. Weber bestätigt
die günstige Wirkung des Chrysarobins. Durch lokale Europhenbehandlung
läßt sich nach Waugh leicht Heilung erzielen. Einen besonderen Standpunkt
nimmt Godlund ein, der auf Grund seiner Hypothese vom neurotischen Ursprung der Kraurosis vulvae die allgemeine Therapie der Neurose mit der
lokalen verbindet (Spitalsaufenthalt, Bettruhe, alle Reizungen vermeiden, bei

konstitutioneller Erkrankung Diät, Arsen, Eisen, lokal auf alle mögliche Weise das Kratzen verhindern). Gegen die Juckanfälle Brom, Schlafmittel. Bekämpfung der Vaginal- und Urethralsekrete, reizlose Salben und Pasten, Burow, bei harten Infiltraten Ex- und Incision. Psychische Behandlung. Diese letztere in Form der Hypnose empfiehlt LANGHANS. Mir haben sich als bestes Verfahren Quarzlicht- und Blaulichtbestrahlung, Arsen, Calcium, intravenöse Brominjektion gegen das Jucken und $2^0/_0$ige wässerige Resorcinumschläge bewährt.

Anhang.
Kraurosis penis (DELBANCO).
(Balanitis atrophicans progressiva cum craurosi.)

Ein analoger Prozeß wie die Kraurosis vulvae wurde für den Penis zuerst von DELBANCO 1908 beschrieben. DELBANCO hat in drei Fällen eine chronische Schrumpfung der Glans penis und des inneren Vorhofblattes beobachtet, welche in zwei Fällen eine operative Behandlung der entstehenden Phimose bedingte. Makroskopisch und mikroskopisch handelte es sich um Veränderungen, welche mit dem atrophischen Stadium der Kraurosis vulvae identisch sind. Nach DELBANCO veröffentlichten KRAUS und insbesondere GALEWSKY einschlägige Fälle. Der letztere fand in sechs Fällen stark leukokeratotische Prozesse am Praeputium und der Glans penis, die zur Atrophie der erkrankten Stelle führten. In vier Fällen war die Atrophie der Haut bis auf das Orificium urethrae übergegangen, in einem Falle war die dadurch bedingte Verengerung so stark, daß nur Sonden von Charrière Nr. 3 passieren konnten. GALEWSKY rechnet diese Fälle in dem ihm zu Gesicht gekommenen Endstadium zur Kraurosis penis. Auch bei diesem Krankheitsbild begegnen wir derselben Streitfrage, ob die die Kraurosis penis so oft begleitende Leukoplakia oder Leukokeratosis mit der Kraurosis penis organisch zusammenhängt oder ob es zwei voneinander unabhängige Krankheitsbilder sind. In Analogie mit den Verhältnissen bei der Kraurosis vulvae muß man wohl beide Zustandsbilder trennen. Für diese scharfe Trennung tritt wieder neuerdings DELBANCO ein. In der Anamnese der Fälle von Kraurosis penis findet man wie bei Kraurosis vulvae Balanitiden, Phimose, wiederholte Gonorrhöen, nur scheint das Jucken weniger oft beobachtet zu werden und weniger intensiv zu sein. BENEDEK konnte drei Fälle von Leukokeratosis der Glans mit durchaus verschiedenem Charakter beobachten. Er unterscheidet Leukokeratosis glandis penis verrucosa, simplex und eine dritte Form, die der Kraurosis penis entspricht, mit dem histologischen Bilde der völligen Atrophie. GALEWSKY, der zu den BENEDEKschen Fällen sprach, hält eine Trennung zwischen den Fällen von Leukokeratosis und den reinen Kraurosisfällen für notwendig, da die reinen Fälle von Kraurosis penis ohne starke Infiltrate oder pachydermischen Erscheinungen auftreten, oft auf die Eichel übergehen und zur Verengung des Orificiums führen. Die LILIENSTEINschen Fälle von Kraurosis penis werden von ARNING mit der Kraurosis vulvae analogisiert. In einem zuletzt beobachteten Falle von KRAUS wird bei dem 52jährigen Kranken auf langdauernde und häufig rezidivierende Balanitiden hingewiesen. Die Oberfläche der Glans penis dieses Falles war von auffallend dünner, glänzender, gefälteter Haut bedeckt, mit ausgeprägtem Pigmentmangel und stellenweise teleangiektatischer Gefäßerweiterung. Der Prozeß hatte auch die untere Hälfte der Begrenzung des Orificiums urethrae ergriffen. KRAUS sieht in der Balanitis die Ursache der Erkrankung. Eine zusammenfassende Darstellung hat PEYRÉ gegeben. Er unterscheidet drei atrophisierende Prozesse unter den präepitheliomatösen, welche sich in der Region der Eichel und Vorhaut abspielen, nämlich die Kraurosis penis oder

Atrophodermia primitiva, die Kraurosis alba oder Leukoplasia und die
Kraurosis rubra oder Erythroplasia. (Diese Einteilung ähnelt den von
Thibierge und Velbet bei der Kraurosis vulvae aufgestellten Typen;
s. daselbst.) Die Kraurosis penis entspricht der Kraurosis vulvae, beginnt
mit Verminderung der Elastizität, Zunahme der Konsistenz, Trockenheit
des Schleimhautblattes der Vorhaut. Dazu kommen Abschürfungen am freien
Rand der Vorhaut. Die Schleimhaut wird blässer, an der Hautoberfläche
bestehen Unregelmäßigkeiten der Pigmentierung, Achromie und Hyper-
chromie wechselnd, die Vorhaut wird steifer, dadurch partielle oder totale
Phimose. Histologisch findet man narbige Dermitis, wobei die Elemente weniger
konsistent sind als beim gewöhnlichen Narbengewebe. Peyré betrachtet die
Kraurosis penis als senile Involution, wahrscheinlich nach physiologischem
oder pathologischem Erlöschen des sexualen Lebens. Die Leukoplasia oder
Kraurosis alba entsteht auf *Narben* nach Lues III oder anderen Geschlechts-
krankheiten. Die weiße Farbe breitet sich in allmähligem Übergang über die
Umgebung aus. An gewissen Stellen zeigt sich die Schleimhaut verdickt, opa-
lescierend wie Emaille, es kann sich Asymmetrie der Eichel und Atresie der
Urethra entwickeln. Vielleicht gehören die von Stühmer mit der Bezeichnung
Balanitis xerotica obliterans (post operationem) beschriebenen Fälle in diese
Gruppe. Histologisch findet man mangelhafte Keratinisierung, Parakeratose und
Hyperkeratose, schließlich Atrophie oder eine epitheliomatöse Degeneration. Die
Kraurosis rubra oder Erythroplasia entwickelt sich nach dem 50. Jahre mit einem
wenig erhabenen roten Fleck, zumeist an der konvexen Seite der Glans, bei Aus-
breitung des Fleckes entstehen Schwierigkeiten in der Freimachung der Glans.
Histologisch besteht eine Parakeratose ohne Hyperkeratose. Nicht zu den Fällen
von Kraurosis gehört wohl ein von Fischer vorgestellter Fall, einen 70jährigen
Patienten betreffend, der an Carcinom operiert wurde. Es entstand ein juckender
Ausschlag mit Knötchen, deren Residuen in Gestalt kleiner Närbchen auftraten.
Fischer läßt die Frage offen, ob die Altershaut wegen der Atrophie entstand oder
ob die Affektion selbst narbig ausheilte, vielleicht Lichen albus. Ein von E. Spitzer
demonstrierter Fall gehört wohl zur Kraurosis alba nach Peyré. Es war dies ein
65jähriger Mann, der einen sclerosierenden Margo praeputii phimotici mit
Erosionen und Wucherungen an der Stelle eines einseitigen paraphimotischen Ein-
schnürungsrings aufwies. Spitzer faßt den Fall als senile Involution auf, die er mit
der Kraurosis penis identifiziert. Von Gammel wurde ein Fall in der Cleveland
dermatologischen Gesellschaft vorgestellt, der am inneren Blatt des Praeputiums
bläuliche Verfärbungen mit Übergreifen auf die Glans aufwies, die einen bläulichen Schimmer und pergamentartige Verdickung zeigte. Cole bemerkte zu
dem Falle, daß er sechs ähnliche Fälle gesehen habe, die mit Kraurosis vulvae
in Parallele zu setzen seien; Netherton weist auf die Ähnlichkeit einer Stelle
mit Epitheliom hin. Dieser Fall gehört wie so viele andere wohl zur Leukoplakie, worauf schon die pergamentartige Verdickung der Eichelhaut hinweist. Ich konnte auch Fälle von rezidivierendem Herpes der Glans penis und
des Orificium urethrae beobachten, bei denen Leukokeratosis der Glans und
Urethralschleimhaut mit hochgradiger Verengerung der Urethralmündung entstand. Diese Fälle sind nicht gar so selten und sind ebenfalls von der Kraurosis penis zu trennen. Fabry hat einen Fall beschrieben, bei dem am Scrotum
gleichzeitig Weißfleckenkrankheit vorhanden war. Beide Erkrankungen bestanden von Jugend auf. Er empfiehlt therapeutisch Degeasalbe.

Im folgenden sei ein Fall meiner eigenen Beobachtung veröffentlicht:

M. J., 69 Jahre alt. Aufgenommen sub. Journ. Nr. 309.429/27.

Die allgemeine Anamnese ohne Belang. Seit 30 Jahren Phimose. Pat. bemerkte vor
sechs Wochen vertrocknetes Blut am Glied und eine Art von Geschwulst, die kleinerbsen-

groß und gestielt war und nach etwa acht Tagen abfiel. Später entfernte der Arzt ein zweites ebensolches Gebilde. Seit Pat. sich mit Alaun wäscht und Zinksalbe bekam, läßt sich die Vorhaut zurückziehen.

Status praesens: Die Vorhaut nur schwer zurückziehbar. Die Glans hat großenteils ihre normale Farbe verloren und ist sehnig-glänzendweiß, welche Färbung mit einem scharfen Rand gegen die Kranzfurche abgegrenzt ist und von dieser durch einen bläulichweißen Streif, der dem aufgekrempelten Rand der Glans entspricht, getrennt ist. Die Innenseite der Vorhaut ist eigentümlich weiß gefärbt mit violetten Tinten. Die weißliche Färbung der Glans ist unterbrochen von hirsekorngroßen bis fingernagelgroßen, rötlichen Stellen und angiomatösen Erhabenheiten; das Orificium urethrae, welches etwa an der Unterseite der Glans gelegen ist, ist starr und zeigt an der Umwallung Erhabenheiten bis zu Hanfkorngröße, welche den Eindruck von Bläschen machen. Das Frenulum fehlt. An seiner Stelle ist eine Fläche, die ein oberflächlich seichtes, etwa linsengroßes Ulcus aufweist, dessen Rand sich ein wenig starr anfühlt und kaum das Niveau der Haut überragt. Wa.R. negativ. Diese untere Partie wurde excidiert.

Histologischer Befund: Die Epidermis verdickt. Die Hornschicht sehr stark verbreitert, zum Teil kernhaltig, zum Teil kleine Höhlen einschließend. Eine Eleidinschichte fehlt. Das Stratum granulosum bis zehnreihig. Das Rete sehr stark gewuchert. Die Interspinalräume erweitert, die Papillen fehlen zum größten Teil. Die Epidermis zieht über die Cutis in einer geraden Linie. Die Lymphräume und Lymphgefäße in den Papillen sehr stark erweitert. Es besteht ziemlich starkes Ödem. Die Bindegewebsbündel breit auseinandergedrängt, verschmächtigt, ihre Färbung normal. Es besteht bedeutende Zellvermehrung, die nur wenig in Haufen liegen. Das subepitheliale Ödem zeigt eine streifenförmige Abhebung der Epidermis von der Cutis. Die Blutgefäße, insbesondere die Arterien, zeigen verdickte Wandungen. Die Elastica fehlt vollständig im Bereiche der Papillar- und Subpapillarkörpers. In der Cutis sind die elastischen Fasern sehr dicht angeordnet, lassen die Stellen der Infiltrationen frei, daselbst fehlen auch die elastischen Fasern der Gefäße, wie im subepithelialen, elastinfreien Streifen. Manche Gefäße der Cutis zeigen eine mächtig entwickelte, dichtest angeordnete Elastica. Die Zellinfiltrate bestehen zum Teil aus lymphocytären Elementen, zum größten Teil aber aus Plasmazellen, welche sich besonders dicht an die verdickten Gefäße anschließen. Die Plasmazellen sind so reichlich angehäuft, daß man von einem Plasmon sprechen könnte.

Mastzellen sind ebenfalls vorhanden. Bezüglich der Plasmazellen stimmt dieser Befund mit DELBANCO-DARGER überein.

Auf Grund der Fälle der Literatur und der eigenen Beobachtungen muß man zum Schlusse kommen, daß es ein von der senilen Involution, von Leukoplakia, von Narbenbildungen der Glans und des Penis zu trennendes Krankheitsbild der Kraurosis penis gibt, daß hiebei dieselben Verhältnisse wie bei der Kraurosis vulvae obwalten, daß sich die Kraurosis penis mit Leukoplakia, mit Erosionen und Rhagaden sekundär komplizieren kann. Es tritt in den späten Mannesjahren auf, im männlichen Klimakterium, führt mit und ohne Entzündungen zur Schrumpfung und Atrophie, wobei es zum Schwinden des Frenulums, des Praeputiums und der Glans penis kommen kann. Sehr oft ist es mit Phimose verbunden, dabei entsteht Pigmentverschiebung und hochgradige Verengung der Harnröhrenmündung fast bis zum völligen Verschluß. Die histologische Untersuchung ergibt Wechsel von hypertrophisch-entzündlichen und atrophisch-schrumpfenden Veränderungen. Im Vordergrunde steht wie bei der Kraurosis vulvae das Fehlen der Elastica im Stratum papillare und subpapillare, Ödem in der Cutis und Verdickung der Gefäßwände, wozu in meinem Falle auffallend reichlich Plasmazellen wie in dem Falle TAUSSIG von Kraurosis vulvae hinzukommen. In Analogie mit der Benennung der Kraurosis vulvae als Vulvitis atrophicans progressiva cum craurosi könnte man auch die Kraurosis penis als *Balanitis atrophicans progressiva cum craurosi* bezeichnen. Da die subjektiv so heftigen Symptome der Kraurosis vulvae bei der Kraurosis penis fehlen, so fallen die chirurgischen Maßnahmen weg, da auch die Carcinombildung viel seltener zu sein scheint als bei der Kraurosis vulvae. Es kämen therapeutisch wohl nur die symptomatische Behandlung und Bestrahlungstherapie in Betracht. Von Wichtigkeit ist es, eine Atresie des Orificium urethrae durch frühzeitige Erweiterung mittels DITTELscher Stifte zu verhindern.

Blepharochalasis (Fuchs).
(Blepharitis atrophicans progressiva cum chalasi.)

Mit diesem Namen hat Fuchs im Jahre 1896 eine Erkrankung der Haut der oberen Augenlider beschrieben, die doppelseitig auftritt und die sich durch eine ungemeine Verdünnung und Fältelung der Haut der oberen Augenlider auszeichnet. Auf der Höhe der Lidwölbung ist die Haut von zahlreichen kleinen Venenstämmchen durchzogen. Zu dieser Atrophie gesellt sich eine Erschlaffung des Unterhautzellgewebes. Seit der klassischen Beschreibung von Fuchs sind zahlreiche Fälle beobachtet worden, so von Fehr, Lodate, Loeser, Scrint, Weidler, Stieren, Jenison, Randolph, Benedict, Accordi u. a.

Die Erkrankung beginnt meist bei jugendlichen Personen gewöhnlich weiblichen Geschlechtes mit Schwellung der oberen Augenlider (Fuchs, Benedict), die nicht fortwährend besteht, sondern in Intervallen auftritt und dann als angioneurotisches Ödem aufzufassen ist oder auch konstant als Ödem bestehen kann (Fall Fuchs — vierjähriger Knabe, angeblich nach Hornhautentzündung) oder auch ganz ohne Entzündung und Schwellung (Accordi) verläuft. An das rezidivierende Ödem schließt sich dann die Zerknitterung der Haut, die dem Zigarettenpapier ähnlich wird und ein greisenhaft welkes Aussehen bekommt. Auch tritt eine eigentümliche Rötung des Lides hinzu. Die geschilderten Veränderungen der Lidhaut sind vor allem ausgeprägt zwischen Augenbraue und Rand des Tarsus und werden um so ausgebreiteter, je mehr man vom inneren zum äußeren Rand des Lides geht. Sie erstrecken sich nicht selten auch auf den äußeren Lidwinkel und darüber hinaus. In diesem Falle ist der äußere Lidwinkel weit, abgerundet und wird durch ein dünnes Häutchen gebildet, das sich zwischen die Lider einschiebt. Die Affektion kann auch auf den untersten Teil der Stirn übergehen (Fuchs). Zu dieser Atrophie der Haut gesellt sich noch eine besondere Erschlaffung des Unterhautzellgewebes, infolgedessen wird die Haut des oberen Lids nicht gehörig hinaufgezogen, sondern hängt in Form eines häßlichen Beutels bis über den Lidrand herab, wodurch eine Ptosis vorgetäuscht werden kann. In keinem Falle ist das Sehen gestört. Das Wesen der Erkrankung besteht nach Fuchs in einer Atrophie der Lidhaut mit Verdünnung und Elastizitätsverlust, die sich auch auf das Unterhautzellgewebe erstreckt.

Benedict findet die Blepharochalasis in zwei Stadien; das erste ist das der Intumescenz oder des Ödems. Die frühen Attacken gleichen einem angioneurotischen Ödem und dauern schmerzlos 2—4 Tage. Mit leichter Rotfärbung und auch mehr Anfälligkeit von Ödemen bleibt die Schwellung entweder konstant mit sackförmiger Änderung des oberen Lides, so daß lose Falten über den Lidrand hängen, Wassersäcken gleichend, wobei die Haut leicht in der Farbe verändert ist und gefältelt wird, oder aber die Schwellung verschwindet total und die Haut wird braunrot und ist in horizontale Falten gelegt, welche braun, zerknittert, zigarettenpapierähnlich erscheinen. Diese letztere Folge kann mit Ptosis einhergehen. Diese Faltung ist das Endstadium des Prozesses. Von der Ptosis atonica chronica unterscheidet sich diese Affektion durch die Anfälle von Ödemen, die vorausgehen. Es ist kein Zweifel, daß in diesem Verlauf eine gewisse Ähnlichkeit mit der Dermatitis atrophicans progressiva idiopathica besteht (Schreiber). Auch dort leiten oft rezidivierende Ödeme die Atrophie ein.

Histologie. Wie bei allen atrophisierenden Dermatitiden ist der Befund je nach dem Stadium, in welchem die Untersuchung erfolgte, verschieden. So fand Michels eine sehr starke Erweiterung der Blutgefäße mit ausgedehnter Wucherung der Perithelien, herdweise, kleinzellige Infiltration, die zusammen

mit dem namentlich in der Subcutis entwickelten Ödem zu einer Auseinanderdrängung der Bindegewebsfasern geführt hatte. Die Elastica ist nicht verändert, an einzelnen Stellen sogar vermehrt, das kollagene Bindegewebe zeigt
stellenweise Neubildung, die Liddrüsen und Schweißdrüsen nur wenig verändert. Nach Fehr führt das Ödem zur Lockerung und Zerreißung des Bindegewebes im Unterhautzellgewebe bis zur Hohlraumbildung mit Blutungen in
diesem. Eine Verminderung des elastischen Gewebes finden Lodato und
Accordi. Durch das Ödem werden die Papillen abgeflacht, die Epithelleisten
sind verschmälert, verkürzt und völlig geschwunden. Die Epidermis ist verschmälert, die Hornschicht leicht hyperkeratotisch, auch bei fehlendem Stratum
granulosum parakeratotisch. Nach Accordi erwies sich das Unterhautzellgewebe hochgradig atrophisch, die Hautdrüsen kleiner und spärlicher. Die
Basalzellen sind degenerativ verändert; er fand auch eigentümliche goldgelbe
Pigmentierung der Zellen in der Nähe der Blutgefäße und Haarbälge. Die
Blutgefäße sind anscheinend nicht krankhaft verändert. Die elastischen Fasern
deutlich vermindert und gesplittert. Nach Gans handelt es sich um eine Atrophie
der Lidhaut mit Elastizitätsverlust infolge einer chronisch proliferierenden
Entzündung der Cutis, die mit einem wechselnd starken Ödem einhergeht und
zu einer Atrophie der Epidermis führt. Dieser histologische Befund entspricht
den bei der Dermatitis atrophicans progressiva idiopathica vorhandenen Verhältnissen. Die Prognose der Blepharochalasis ist ungünstig. Die Therapie
besteht nur in operativem Verfahren, wobei man nach Fuchs die Verkürzung
der im Überschuß vorhandenen Haut, sowie deren besserer Befestigung an der
Unterlagen anstreben muß, indem man einen horizontalen Hautstreifen aus-
schneidet und diesen mit der Hotzschen Ptosisoperation verbindet.

In jüngster Zeit haben Riehl und Fuhs einen Fall von *Dermatochalasis*
beschrieben, bei dem im Anschluß an Flecken und Quaddeln das Gesicht und
die Brusthaut eines 16jährigen Mädchens einen greisenhaften Charakter angenommen hatte. Es kam zur Bildung von Wülsten und lockeren Hautfalten,
die vielfach schlaff herabhingen, wobei die Haut der oberen Augenlider an
Blepharochalasis erinnerten. Allen ähnlichen einschlägigen Fällen ist gemeinsam
starke Ausdehnung und Lockerung der Haut, Bildung schlaffer Falten, bisweilen
mächtiger Wülste, die vielfach sackartig herabhängen und bei Dehnung nicht
mehr die frühere Lage anzunehmen vermögen. Diese letztere Eigenschaft
unterscheidet hauptsächlich diese Fälle von der Cutis laxa. Die histologische
Untersuchung zeigt teils myxomatöse Beschaffenheit des Kollagens, teils Ödem,
erweiterte Capillaren und Zellinfiltration, vermehrtes Elastin und auch das
Gegenteil davon, Hypoplasie und Degeneration der elastischen Fasern. Als
ätiologische Momente sind wahrscheinlich trophoneurotische und vasomotorische
Störungen im Spiel. Die klinischen und histologischen Verhältnisse erinnern
sehr an die *Blepharochalasis*, deshalb seien diese Fälle hier erwähnt.

Ob der Fall von Urbach, eine angeborene Blepharochalasis betreffend, hierher
gehört, ist fraglich. Eine 40jährige Frau zeigt im Bereiche der oberen Augenlider angeblich seit frühester Kindheit eine außerordentlich verdünnte unelastische Lidhaut, die in Falten herabhängt. Die Epidermis darüber ist depigmentiert,
nur an einzelnen Stellen Pigmentflecke, die tieferen Venen scheinen bläulichrot
durch. Abweichend von der Norm ist die Heredität in dem Falle. Die Tante
zeigt dasselbe Bild, das Auftreten in frühester Jugend und das Fehlen von
vorausgehenden transitorischen Ödemen. Der Fall gehört wohl mehr zu den
Mißbildungen.

Bezüglich der Ätiologie kommen wohl funktionelle endokrine Einflüsse
(Beginn im Pubertätsalter, Benedict), angioneurotisch-vasomotorische Störungen (junge Mädchen, Fuchs), vielleicht auch lokale Reizungen in Betracht.

v. Michel identifiziert die Erkrankung mit der Atrophia cutis progressiva. Da der Schwund des elastischen Gewebes bei der Atrophia cutis erst dann eintritt, wenn die entzündliche Infiltration zurückgeht, so vollzieht sich vielleicht die Einschmelzung des elastischen Gewebes bei der Blepharochalasis erst in einem späteren Stadium, da man histologisch eher eine Zunahme als eine Abnahme des elastischen Gewebes findet. Auch für die Fälle von echter Blepharochalasis wäre die Bezeichnung *Blepharitis atrophicans progressiva cum chalasi* vielleicht richtiger, da die Blepharochalasis ja nur das Ende der entzündlichen zur Atrophie führenden Prozesse anzeigt.

Differentialdiagnose. Es kommt eine stark entwickelte Deckfalte, welche mit dem Namen Epiblepharon oder Ptosis atonica s. adiposa bezeichnet wird, in Betracht. Die Haut ist dabei jedoch nicht gefältelt, verdünnt, mit durchscheinenden Gefäßen versehen, sondern vollkommen normal.

Die eigentlichen entzündlichen Hautatrophien.
(Dermatitis atrophicans.)

Diese Gruppe von Atrophien zeigt zum Unterschied von den nicht entzündlichen die Eigentümlichkeit, daß Atrophie der Haut entweder von Entzündung eingeleitet wird oder daß zumindest Entzündung und Atrophie gleichzeitig, wenn auch nicht immer klinisch, so doch histologisch nachgewiesen werden können. Als spezielle Formen der entzündlichen Hautatrophie sind die Formen der *Röntgen- und Radiumhaut,* des *Xeroderma pigmentosum,* der *Kraurosis vulvae et penis* und der *Blepharochalosis* zu nennen. Diese sind an entsprechender Stelle abgehandelt worden. Als durch größtenteils innere Ursachen bedingt muß man die Gruppe der *Dermatitis atrophicans* auffassen, die in mehrere Unterarten zerfällt: In die *Dermatitis atrophicans diffusa progressiva* mit der *Acrodermatitis atrophicans chronica* (Herxheimer - Hartmann), in die *Dermatitis atrophicans maculosa* (Oppenheim) = *Anetodermia erythematosa* (Jadassohn) und in die *Poikilodermia vascularis atrophicans* (Jacobi) = *Poikilodermia* (Fuhs), welch letztere von Petges in die *Poikilodermia* und in die Poikilodermatomyositis (Gottron, Königstein, Oppenheim u. a.) unterschieden wird.

Allen diesen Fällen ist gemeinsam die Entzündung und das Fehlen resp. die Rarefizierung der Elastica und des kollagenen Gewebes. Dies geht gewöhnlich ohne degenerative Erscheinungen einher im Gegensatz zu den Hautatrophien, die ohne Entzündung entstehen. Der Umbau des Elastins und Kollagens ist gewöhnlich nur strukturell, nicht aber kolloidchemisch nachweisbar und es ist jedenfalls merkwürdig, daß wir bei diesen hochgradigsten Atrophien so selten das Elacin und das Kollacin Unnas nachweisen können. Es scheint eben, daß dort, wo stärkere Entzündungserscheinungen vorhanden sind, der Schwund der Elastica und der Zerfall des Kollagens ohne Vorstufe vor sich geht, wie z. B. beim Schwund der Elastica in tuberkulösen Infiltraten.

Einige Worte noch über die Berechtigung, zwischen Dermatitis und Acrodermatitis atrophicans chronica zu unterscheiden. Viele Autoren ziehen zwischen beide Erkrankungsformen keinen Trennungsstrich (Jessner und Löwenstamm, Ehrmann u. a.). Ich möchte aber doch die Trennung in gewissem Sinne aufrecht erhalten, dabei aber bemerken, daß eine scharfe Grenze nicht zu ziehen ist und zahlreiche Übergänge zwischen beiden Erkrankungen bestehen. Zahlreiche klinische Befunde sind bei beiden Erkrankungen dieselben, die histologischen und ätiologischen Verhältnisse die gleichen und doch geht es meiner Ansicht nach nicht an, beide Erkrankungsformen ganz zu identifizieren, denn Unterschiede im klinischen Bilde sind doch vorhanden. Bei der Akrodermatitis haben wir stets den Beginn mit teigig-weichen Infiltraten, ferner das Vorhandensein des sogenannten „Ulnarstreifens", dann die Lokalisation auf den Streckseiten der Extremitäten, speziell Knie, Ellbogen und Fingergelenk. Schließlich kommt es niemals zu einem Befallensein des ganzen Körpers. Das Gesicht, Handteller und Fußsohlen sind wohl beteiligt, der Stamm jedoch fast niemals. Die Akrodermatitis ist wohl nur eine klinische Variante der Dermatitis atrophicans; sie verdient aber aus den eben angegebenen Gründen eine gewisse Sonderstellung, ein Standpunkt, der auch von vielen Autoren geteilt wird. Die Abgrenzung von der Sclerodermie wird gelegentlich der Besprechung der sclerodermieähnlichen Veränderungen der Haut, die man bei der Dermatitis atrophicans recht häufig beobachtet, kurz erörtert werden. Im übrigen benütze ich nun in der folgenden Darstellung die Ergebnisse meiner mit FINGER gemeinsam verfaßten Monographie über die Hautatrophien, deren klinische, histologische und auch ätiologische Resultate im großen und ganzen auch heute noch zu Recht bestehen. Das Beiwort idiopathica lasse ich aus und schließe mich der Ansicht KOGOJs an, der nach HERXHEIMER und SCHMIDT, BECK und POEHLMANN der Ansicht ist, daß wir den nichts erklärenden Begriff idiopathisch bei noch dunkler Ätiologie lieber weglassen sollen. Im folgenden wird die Acrodermatitis atrophicans wohl gemeinsam mit der ihr übergeordneten Dermatitis atrophicans abgehandelt, aber ihr doch eine Sonderstellung eingeräumt.

Dermatitis atrophicans diffusa progressiva.

(Dermatitis atrophicans diffusa progressiva sensu strictiori, Acrodermatitis atrophicans, Erythromelie.)

Definition. Wir verstehen unter dieser Krankheit eine mit mehr oder weniger makroskopisch, immer aber mikroskopisch vorhandenen Entzündungserscheinungen eintretende Hautverdünnung, die sich gewöhnlich in ungemein chronischer Weise symptomlos entwickelt, wobei durch Konfluenz von Flecken größere Hautpartien des Körpers ergriffen werden, wobei die Haut verdünnt, gefältelt blaurot gefärbt ihre Elastizität verliert, die Venen durchscheinen und sich histologisch entzündliche Infiltrate mit Verlust der Elastica und Schwund des Bindegewebes nachweisen lassen. Im Verlauf der Erkrankung kann es zu umschriebener (Fibromatose) oder auch diffuser (Pseudosclerodermie) Bindegewebswucherung und Neubildung von elastischen Fasern kommen, sowie zur Entwicklung von Fettgewebe in höheren Cutisschichten. Der atrophische Zustand der Haut ist gewöhnlich irreparabel.

Klinisches Bild und Verlauf. Die Erkrankung beginnt meist mit Bildung von Flecken, die alle Abstufungen vom hellsten Rot bis zum Dunkelblaurot zeigen können. Im großen und ganzen kann man dabei in bezug auf Nuance zwei Typen unterscheiden. Die Flecken sind entweder hellrot, ziemlich scharf umschrieben, blassen bei Druck vollständig ab und zeigen eine leicht kleienförmige Abschuppung oder sie sind blaurot, von cyanotischem Charakter, unscharf umschrieben, meistens dann ohne Abschuppung. Im ersten Falle machen die Flecken den Eindruck eines leicht entzündlichen Erythems, im zweiten Falle mehr den einer Blutstauung, einer passiven Hyperämie. Diese Flecke vergrößern sich, konfluieren, nachdem sie manchmal vorher ein Netzwerk unregelmäßiger Streifen und Bänder gebildet haben, nehmen so immer größere Hautpartien ein, während in der Nachbarschaft oder an anderen Hautstellen neue Flecken auftreten.

All dies entwickelt sich gewöhnlich symptomlos, doch werden in einigen Fällen subjektive Symptome beobachtet. In einigen meiner Fälle waren Schmerzen vorhergegangen. Manche Patienten klagten vor Beginn des Leidens über empfindliche Haut. MC DONAGH berichtet über Ameisenlaufen und PUSEY spricht von Parästhesien. Bald zeigen sich die ersten Zeichen der schlaffen Haut (Anetodermie), und zwar zeigen sie sich zuerst in den zentraleren Teilen der roten Flecke, ohne daß sich in der Regel eine ausgesprochene Farbenveränderung geltend macht. Es entsteht zuerst eine feine Fältelung der oberflächlichsten Schichte, die scheinbar nur zuerst die Epidermis betrifft, so daß oft ein Zustand eintritt, wie man ihn nach Ablauf akuter Ödeme beobachten kann.

Das vollentwickelte Bild der atrophisierenden, diffusen, progressiven Dermatitis ist ein recht konstantes und einförmiges, wenn auch nach der Örtlichkeit ein wenig verschieden. Die Haut erscheint dunkelrot, blaurot, braunrot, infolge beigemischter Pigmentierung und kleiner pigmentloser Stellen zuweilen recht bunt und scheckig (Übergang zur Poikilodermie). Sie ist am Rumpfe und an den Oberarmen mehr hellrot, an den Vorderarmen, Handrücken und unteren Extremitäten meist dunkler; beim Stehen des Kranken mit herabhängenden Armen wird die Färbung dieser und der Beine cyanotisch (Abb. 21).

Die Haut erscheint deutlich verdünnt und so durchscheinend, daß die darunterliegenden Venen deutlich durchschimmern und vorspringen. Hebt man eine Falte auf, so hat man das Gefühl dünner Seide zwischen den Fingern; Falten lassen sich sehr leicht abheben und viel mehr in die Länge ziehen als bei normaler Haut, wobei die Umgebung der Falte geglättet wird; die Haut ist auch sehr leicht und ausgiebig auf der Unterlage nach allen Richtungen verschiebbar; die aufgehobenen Falten gleichen sich nur sehr langsam und allmählich aus.

Die Haut erscheint gerunzelt und gefältelt. In der Faltung läßt sich gewissermaßen ein System insofern feststellen, als ein von größeren, leistenförmig vorspringenden, rhomboiden Falten gebildetes Maschenwerk feinere und zartere Fältchen einschließt. (Vergleiche damit die Cutis rhomboidalis nuchae, siehe daselbst.) Die Anordnung der Falten und Fältchen, sowie deren Züge entsprechen in ausgedehnteren Fällen dem Verlaufe der Langerschen Spaltlinien. Man kann dies damit erklären, daß die normalen, rhombenförmig angeordneten Bindegewebsbündel der Cutis durch die Atrophie des Kollagens sich verlängert und gleichzeitig verschmälert haben.

Von Pospelow wurde für diese Fältelung der Vergleich mit zerknittertem Zigarettenpapier herangezogen; andere Autoren vergleichen diesen Zustand mit der Haut des gebratenen Apfels.

Die Falten verlaufen am Rücken in Zügen, die, an der Wirbelsäule beginnend und ein wenig divergierend, nach außen und unten ziehen, an der Seitenwand des Thorax bogenförmig nach oben umbiegen und nach vorne auf der vorderen Brustwand konvergierend nach oben verlaufen. Um die Mammagegend sind die Züge mehr zirkulär angeordnet, über den Nates verlaufen sie in flachen, von außen oben nach innen unten ziehenden Bogen und biegen gegen die Crena ani nach aufwärts. Über dem Knie- und Ellbogengelenk ziehen die Falten in Bogen mit immer größer werdendem Halbmesser, je weiter sie vom Gelenk entfernt sind, das Gelenk konzentrisch umgebend. An der Streckseite der Oberschenkel und der Oberarme ist die Faltenrichtung gewöhnlich eine der Längsachse der Extremität parallel gerichtete, über dem Hand- und Fußgelenk den alten Gelenksfalten entsprechend, an der Beugeseite des Oberschenkels horizontal. Es unterscheidet sich also der Verlauf der Faltenrichtung wesentlich von den Zügen der Striae distensae. Diese verlaufen immer senkrecht zur Spannungs- und Dehnungsrichtung der Haut. Am besten merkt man den Unterschied an den Mammis, wo die Striae radiär, die Falten bei der Dermatitis atrophicans zirkulär verlaufen. Ebenso am Rücken, wo die Striae gewöhnlich horizontal, die Falten mehr bogenförmig divergierend nach unten verlaufen.

Wo normalerweise die Haut wegen ihrer Lokalisation locker und leicht faltbar ist wie am Handrücken, an den Knien und Ellbogen, sind die Fältelung

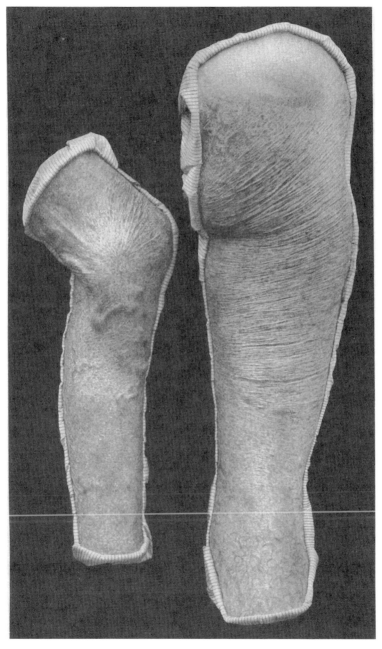

Abb. 21. Typische Dermatitis atrophicans mit pseudosclerodermatischer Umbildung an der Innenseite
des linken Knies. Varicositäten und deutlich sichtbares Venennetz.
(Moulage der Klinik KERL [FINGER].)

und Runzelung ganz besonders ausgesprochen; ferner auch dort, wo reichlicher subcutanes Fettgewebe entwickelt ist wie an den Nates und an den Mammis. Am wenigsten ausgeprägt ist in der Regel die Runzelung dort, wo die Haut unmittelbar über Knochen zieht wie an der Vorderfläche der Tibia und über der Ulna. Dort entwickeln sich auch am häufigsten die sclerosierenden Formen der Atrophie. Auch dort, wo die befallene Haut an die erythematösen Flecke der im Beginn der Atrophie stehenden Haut grenzt, ist sie noch wenig gerunzelt.

Die Oberfläche der Haut ist trocken, fettlos. Die Prüfung des Fettgehaltes der Oberfläche mittels Papier ergibt das vollständige Fehlen von Fett. Ebenso fehlt der Schweiß; bei künstlicher Schweißproduktion schwitzt nur die noch nicht total atrophisch gewordene Haut. Die Haare sind sehr spärlich oder fehlen vollständig. An manchen Stellen findet sich eine kleienförmige, silberglänzende Abschilferung. Die Schüppchen haften fest auf der Unterlage und verleihen manchmal der Haut einen leicht perlmutterglänzenden Schimmer. Prädilektionsstellen für die kleienförmige Abschilferung sind die Streckseiten der Ellbogen- und Kniegelenke. Viel seltener begegnet man einer dünnen lamellösen Abschuppung. Die Gefäße der Haut zeigen sich in zweierlei Form. Die subpapillaren Gefäße bilden ein blaurötliches, feines Netzwerk mit zierlicher Zeichnung, durch die Transparenz der Haut stellenweise sehr deutlich sichtbar. Dies kommt jedoch verhältnismäßig selten vor. Die subcutanen Venen, besonders an den unteren Extremitäten, bilden halbrund vorspringende, geschlängelte, blaue Stränge von verschiedener Dicke, die sich bald sehr stark über die verdünnte Haut vorwölben, bald im leeren und nicht erweiterten und verdickten

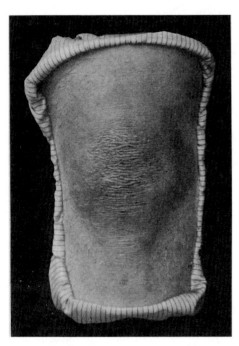

Abb. 22. Akrodermatitis.
(Moulage der Klinik KERL [FINGER].)

Zustande mehr oder weniger breite blaue Streifen bilden. Sie bilden ein Netz, das wie bei einem Injektionspräparat den Verlauf und die Verästelung der subcutanen Venen deutlich illustriert. Es ist nur an den atrophischen Stellen ausgeprägt; an den erythematösen oder gar infiltrierten Stellen verschwindet es vollständig. Soweit die klinische Beschreibung bei FINGER-OPPEN-HEIM. Dies ist das reine, typische, sozusagen klassische klinische Bild der Dermatitis atrophicans diffusa chronica progressiva. Dieses Bild kann sich mit mehr oder weniger regelmäßig wiederkehrenden Hautveränderungen kombinieren, denen wir auch bei der Akrodermatitis wieder begegnen werden (Abb. 22).

Die *Acrodermatitis chronica atrophicans.* Dieser Name wurde von HERX-HEIMER und HARTMANN für eine Anzahl von selbst beobachteten Fällen eingeführt, denen gewisse Symptome gemeinsam mit Fällen waren, die in der Literatur als diffuse idiopathische Hautatrophie beschrieben worden waren, die sich aber durch die eigentümliche Lokalisation, Umschriebenheit der Erkrankung und stark entzündliche Infiltrate von diesen unterschieden. Diese Variante der

Dermatitis atrophicans chronica progressiva diffusa beginnt mit der Setzung *teigig-weicher Infiltrate*, die entweder eine blaurote, zinnoberrote oder mehr blaurote Farbe haben, an die Knoten eines Erythema nodosum erinnern, ohne jedoch so scharf umschrieben zu sein, mehr flächenhaft ausgebreitet sind als diese, deren Ähnlichkeit mit Sclerodermieherden vielfach betont wird und auch zur Verwechslung mit diesen Anlaß gegeben hat. Schon hier sei betont, daß die Verwechslung mit Sclerodermie bei den initialen Infiltraten der Acrodermatitis atrophicans wohl darauf zurückzuführen ist, daß ein späteres Stadium dieser Erkrankung, das in der Tat der Sclerodermie ähnlich sieht, mit dem Anfangsstadium dieser Erkrankung, das mit Sclerodermie sehr wenig Ähnlichkeit hat, verwechselt wurde. Diese teigigweichen, flächenhaften, blaurötlichen Herde sind durch ihre Konsistenz, Farbe, Oberflächenbeschaffenheit toto coelo von der Sclerodermie verschieden. Ich möchte auch hier gleich hervorheben, daß ich die Bezeichnung Akrodermatitis nicht für ganz glücklich halte. Der Name wurde von HERXHEIMER und HARTMANN so gewählt, weil die Krankheit an den Spitzen (Acren) beginnt. Nun sind die Spitzen des Körpers die Finger- und Zehenspitzen, die Nasenspitze, die Ohren, die Fersen, nicht aber Hand- und Fußrücken, resp. die Finger- und Zehengelenke, die Streckseiten der Ellbogen- und Kniegelenke und hier beginnt die Erkrankung, resp. diese Stellen sind bei der Akrodermatitis am stärksten befallen. Die wirklichen Acren (Spitzen) des Körpers sind fast nie oder nur sehr selten von der Krankheit ergriffen. Wenn schon ein eigener Name eingeführt werden muß, so wäre ich für die Bezeichnung *Arthrodermatitis*, weil tatsächlich die Gelenke der Extremitäten insbesondere der Schauplatz sind, wo sich die ersten Erscheinungen dieser Krankheit finden und wo sie am stärksten ausgeprägt ist. Die Knoten der Akrodermatitis sitzen mit Vorliebe also an den Ellbogen- und Kniestreckseiten und dürfen nicht mit den die Dermatitis atrophicans öfter begleitenden Fibromen, die an denselben Stellen sitzen, verwechselt werden. Der Verlauf der akrodermatischen Knoten ist nun der, daß der im Beginn gelbrote oder zinnoberrote Knoten allmählich im langsamen Verlaufe blaurot, cyanotisch wird, allmählich einsinkt und sich dessen Epidermis zu runzeln beginnt. Mit Abnahme des Infiltrates fältelt sich die Haut, sie wird blaurot, transparent, verdünnt, so daß auf runden und streifenförmigen Stellen die Haut ganz jenes Aussehen darbietet, das wir bei der Besprechung der diffusen idiopathischen Hautatrophie kennengelernt haben. Durch Konfluenz entstehen dann größere, analog veränderte Hautpartien.

Im Stadium der Infiltration findet sich eine Erscheinung mit größerer Konstanz; es ist dies der von HERXHEIMER und HARTMANN so benannte *Ulnarstreifen*. Man findet nämlich in der Mehrzahl der Fälle einen vom Ellbogen ulnarwärts gegen das Handgelenk ziehenden, bald schärfer, bald weniger scharf abgegrenzten Streifen von verschiedener Länge und Breite. Die Farbe desselben ist bald hell-, bald lividrot, die Konsistenz eine sulzige, teigigweiche oder derbe. Der Streifen ist bald verschieblich, bald an die Ulna angelötet, einmal von gespannter, ein andermal von gerunzelter Haut bedeckt. Mit der Zeit verschwindet dieser Streifen und an seiner Stelle findet man dann eine Anetodermie, an deren Peripherie noch Infiltrate zu bemerken sind.

Besonders ausgeprägt war dieser Streifen in den Fällen von BRUHNS in sechs Fällen, von HERXHEIMER und HARTMANN, LEHMANN, von BAUM, LEVEN, RUSCH (in zwei Fällen), fast in sämtlichen Fällen von HARTMANN, in den Fällen von FINGER-OPPENHEIM. Schon NEUMANN hat mehrere parallele Streifen an der Streckseite der Vorderarme beobachtet. JESSNER und LÖWENSTAMM fanden sie unter ihren 66 Fällen von Acrodermatitis atrophicans 11mal und beobachteten bei einigen ein spontanes allmähliches Zurückgehen. KOGOJ beobachtete einen typischen Streifen einmal unter seinen drei Fällen. Löhe beobachtete einen roten Streifen längs der Ulna nach Fächerart. Ferner Callomon, Herxheimer, Schmidt, Löwenfeld, Müller in drei Fällen, Piorkowski, Nobl u. a.

Die Ulnarkante ist jedoch nicht die einzige Lokalisationsstelle derartig infiltrierter und in Atrophie ausgehender Streifen, man findet sie in der Umgebung des Kniegelenks, der Strecksehne, von der Patella nach abwärts folgend (Herxheimer und Hartmann, Pick), dem Radius entsprechend verlaufend (Hartmann), am Sprunggelenk die Strecksehnen und Knöchel bedeckend (Baum, Dietz). Am häufigsten findet sich noch die Lokalisation über der Tibia. Unter den 30 Fällen, die ich in den Jahren 1918—1928 auf meiner Abteilung beobachten konnte, fanden sich sechsmal Ulnar- und Tibiastreifen. Die Lokalisation über der Tibia und über dem Fußrücken ist deshalb beachtenswert, weil sie zu Verwechslungen mit der sclerosierenden Dermatitis atrophicans führen kann; es sei hier nochmals betont, daß die glasähnliche sclerosierte, atrophische Haut weiß oder gelblichweiß, transparent und verkürzt erscheint, während die Infiltrationen bei der akrodermatischen Haut gerötet, teigig-weich, oft angelötet sind und Volumszunahme zeigen. Wenn diese Streifen weniger scharf abgegrenzt sind oder sich allmählich in die Umgebung verlieren, dann kommen Bilder zustande, die einer *akuten ödematösen Dermatitis* sehr ähneln. Wir finden dann helle oder düsterrote, teigigweiche Schwellungen, die manchmal direkt erysipelähnlichen Charakter annehmen und auch zur Verwechslung mit Erysipel führen können, doch fehlen dabei immer Fieber und Temperaturerhöhung der geröteten Haut, abgesehen davon, daß diese Schwellung subakut oder chronisch verläuft. Dazu kommt noch, daß an den unteren Extremitäten bei Dermatitis atrophicans, namentlich wenn dort gleichzeitig Ulcerationen vorhanden sind, häufig Erysipele entstehen können. Daß diese nicht der Beginn einer Acrodermatitis atrophicans in diesen Fällen sind, beweist ihr Sitz gewöhnlich in einer sclerodermieähnlichen Haut. Dagegen ist es mir nicht bekannt, daß ein echtes Erysipel in einer atrophisch verdünnten, gefältelten Haut gesehen wurde; es scheint, daß die atrophische Haut keine besondere Neigung hat, an Erysipel zu erkranken. Beer hat in der Wiener dermatologischen Gesellschaft einen Fall demonstriert, der an Stirne, Augenlider- und Wangen hellrote ödematöse Schwellungen gezeigt hat, während an der Streckfläche der Vorderarme, Ellbogen und Hände die Haut herdweise oder striemenartig verdünnt, blaurot, mit dünner, kleinblätterig abschilfernder Epidermis bedeckt erschien.

F. J. Pick beschreibt den Beginn eines seiner Erythrodermiefälle mit Rötung, Schwellung und Brennen an beiden Fußrücken; ebenso sah Grouven Rötung und Schwellung des linken Handrücken unter Jucken auftreten, Ehrmann beschreibt diffuse rote Schwellungen ohne scharfe Grenze von ausgebreitetem dermatitischem Charakter, die er auf Perilymphangiitis zurückführt, Rusch erwähnt Rötung, Schwellung, Jucken, Malinowsky einen Saum entzündlicher Infiltrate, Rona erythematöse diffuse Infiltrate am Handrücken. Arning beobachtete in einem seiner Fälle das Auftreten von pfennigstückgroßen Infiltraten der Haut mit der Schulterlinie abschließend, wobei die Haut zwischen diesen Infiltraten leicht gerötet erschien. Ähnliche Infiltrate von Kronengröße sah Schönhof. Leicht erhabene, runde oder eiförmige, rote oder bläuliche, geschwulstartige Herde, die in Atrophie übergehen, beschreibt Wise. Delbanco beschreibt der Raynaudschen Krankheit ähnlichen Beginn an den Händen und Grünmandl berichtet über eine 54jährige Patientin, die seit einem Vierteljahre auf dem rechten Handrücken und auf dem rechten Ohre und Unterarme gelbe bis bläulichrote Infiltrate in streifen- und bogenförmiger

Anordnung ähnlich tertiärer Lues, auf dem Handrücken ähnlich einem Ery-
sipeloid aufwies, die sich in typische Atrophie umwandelten. GUHRAUER
beschreibt symmetrische streifen-
förmige Infiltrate an beiden Unterarmen, E. HERMANN findet bei seinem
Falle von Kombination mit einem
Rückenmarksneoplasma Cubital-
streifen, die histologisch Riesenzellen
zeigten. Multiple Knötchenbildung
als Beginn der Acrodermatitis
atrophicans progressiva mit entzündlichen Rundzelleninfiltraten erwähnt
TH. BAER, doch hält HERXHEIMER
die Diagnose dieses Falles nicht für
sicher. GOUGEROT und BURNIER
halten Knoten ihres Falles für die
Primäraffekte der Erkrankung.
Schmerzhafte Infiltrate sieht BRUHNS,
knotenförmige pastöse Infiltrate
BRUUSGAARD, elephantiasisähnliche
Veränderung der rechten Hand beschreibt RETZLAFF.

Die folgenden häufigeren klinischen Begleiterscheinungen, Varianten im klinischen Bild und Komplikationen finden wir mehr oder
weniger häufig bei allen Formen der
Dermatitis atrophicans progressiva
diffusa; sie seien daher hier gemeinsam erörtert, um Wiederholungen
zu vermeiden.

*Sclerodermieähnliche Veränderun-
gen* (Abb. 21, 23). Zu den am häufigsten zu beobachtenden Varianten gehört eine Hautveränderung, die man
am Unterschenkel und Fußrücken,
manchmal auch am Vorderarm, in
sehr seltenen Fällen an anderen
Körperstellen in einem Drittel der
Fälle finden kann. Im Gegensatz zu
der roten und blauen, vielfach zer-
knitterten Haut der Nachbarschaft
erscheint die Haut straff gespannt,
schwer faltbar und von auffallend
gelbweißer Farbe. Die Grenzen
gegen die Umgebung sind meistens
unscharf; manchmal findet sich ein
Saum rotbrauner, zerknitterter
Haut, der an die normale Haut

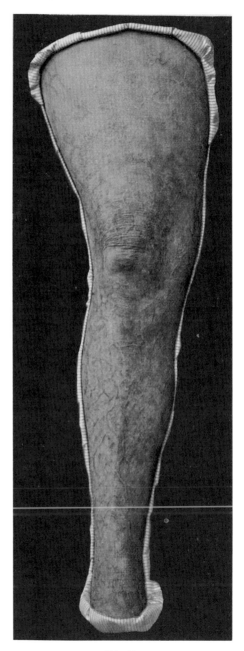

Abb. 23.
Dermatitis atrophicans, sclerodermieähnlich.
(Moulage der Klinik KERL [FINGER].)

stößt. Am Unterschenkel lokalisiert
sich diese Hautveränderung haupt-
sächlich an der Vorderseite des unteren Tibiadrittels, zieht von da über
die Streckseite des Sprunggelenks und verliert sich in die atrophische oder

gesunde Haut des Fußrückens. Dabei erscheint die Haut stark gespannt, verkürzt, wodurch die Strecksehnen am Sprunggelenk und Fußrücken vorspringen; die Haut ist von weißer oder gelbweißer Farbe; die Oberfläche ist glatt von speckigem und wachsartigem Glanz, manchmal durch ephelidenähnliche, braune Pigmentierungen gesprenkelt. Die Venen sind zum Teil ektasiert, sind deutlich sichtbar und prominent, der Umfang des Unterschenkels und Fußes ist vermindert. Die Zehen bei befallenen Fußrücken sind öfters nach aufwärts gekrümmt (Arning).

Diese Veränderungen werden von den meisten Autoren mit Sclerodermie verglichen, von einigen mit dieser Erkrankung identifiziert. Von mir wurden diese Veränderungen als sclerodermaähnlich bezeichnet, Ehrmann nennt sie pseudosclerodermatisch, Jessner sclerodermatisch. Daß diese Hautveränderung mit echter Sclerodermie nichts zu tun hat, ist zuerst von mir, später von Ehrmann und Falkenstein nachgewiesen worden. Diese pseudosclerodermatischen Formen, die, wie gesagt, zumeist am Unterschenkel, Vorderarm und Fußrücken anzutreffen sind, wo sie manchmal zu einer so hochgradigen Schrumpfung der Haut führen, daß die Strecksehnen in Dorsalflexion fixiert sind, so daß die Zehen konstant dorsalflektiert gehalten werden, kommen recht häufig vor. So findet sie Jessner und Löwenstamm unter 42 Fällen, in denen die Erkrankung die unteren Extremitäten ergriffen hatte, 23mal, Ehrmann findet sie häufig unter seinen 50 Fällen, Kogoj unter drei Fällen einmal und ich unter meinen 30 Fällen der letzten zehn Jahre fünfmal. Die ersten Fälle dieser Art wurden von Rusch und *mir* veröffentlicht. Es handelt sich hiebei, wie die später zu besprechende histologische Untersuchung lehrt, um einen sclerosierenden, narbenähnlichen Prozeß, der von der Tiefe, vom Stratum subcutaneum aufsteigt, von den Gefäßen seinen Ausgangspunkt nimmt und zu einer Schwielenbildung des lockeren atrophischen Bindegewebes, sowie zu einer Neubildung von elastischem Gewebe führt. Ich habe diesen Prozeß als einen der Ausgänge der Dermatitis atrophicans hingestellt, weil ich trotz jahrzehntelanger Beobachtungen keine Veränderungen mehr in diesem Krankheitsbild beobachten konnte; ob er einer weiteren Veränderung fähig ist, läßt sich nicht entscheiden; der Anamnese, der klinischen Beobachtung und der Histologie nach folgt er der Anetodermie. Sehr instruktiv ist in dieser Beziehung der in der Iconographia dermatologica von Heuck abgebildete und beschriebene Fall, der Acrodermatitis atrophicans, besonders an den Streckseiten der Knie, die Infiltration, die Atrophie und die Sclerosierung der Haut nebeneinander in einem verhältnismäßig kleinen, die Streckseite des Knies umgebenden Hautbezirk deutlich ausgeprägt zeigt.

Es handelt sich um eine 33jährige Patientin, deren Affektion vor 11 Jahren begonnen hatte. An beiden Knien handbreit oberhalb und handbreit unterhalb der Patella ist die Haut in typischer Weise lividblaurötlich verfärbt, zigarettenpapierähnlich zerknittert, weich, faltbar, verschieblich, verdünnt. An der Peripherie dieser Herde mehr unter dem Niveau der Haut gelegen bis 1,5 cm breite, weißlichgelbe Streifen von glatter, glänzender Beschaffenheit, kartenblattähnlich. Oberhalb des rechten Knies peripher von den vertieften Stellen in fast handbreiter Ausdehnung in der Haut gelegene flache, knotige Infiltrate, die proximalwärts in die gesunde Haut in unregelmäßig scharfer Abgrenzung übergehen. Die Haut über ihnen zeigt eine etwas hellere, rötlichblaue Farbe als die atrophischen Partien und ist mit dieser knotigen Einlagerung verlötet. Analoge Veränderungen zeigt die Haut auf beiden Fußrücken.

Heuck faßt den Fall als eine Acrodermatitis atrophicans auf, die in ihrem Verlaufe sclerodermieartige Stadien aufweist, so daß die atrophische Haut stellenweise direkt aus der Akrodermatitis, teilweise aus ihr durch ein sclerodermieartiges Zwischenstadium hervorgeht. Dies ist selbstverständlich eine irrtümliche Ansicht. Die sclerodermieähnlichen Zwischenstadien gehen aus dem atrophischen Stadium hervor. Ehrmann hatte früher einen ähnlichen

Standpunkt eingenommen. Auch er ließ die Atrophie aus dem sclerodermie-ähnlichen Vorstadium entstehen, aber 1913 schon schloß er sich meiner Ansicht an, die die Pseudosclerodermie als einen der Ausgänge der Dermatitis atrophicans chronica hinstellt und in seiner gemeinsam mit FALKEN-STEIN im Archiv erschienenen Arbeit trennt er sie von den infiltrativen Initialformen, den sog. Primäraffekten (GOUGEROT und BURNIER) ab und faßt sie als ein Entwicklungsstadium der Atrophie auf. Doch gehen diese nie in die typische Form der Hautatrophie über, sondern sie führen entweder zur Einschnürung oder zu einer glatten, nicht gefältelten Haut, die entfärbt ist. Auch KOGOJ schließt sich meiner Meinung an, daß wir es mit einem Reparationsprozeß zu tun haben. Er meint, daß es sich hiebei um einen Versuch des Gewebes handeln könne, wieder normale Verhältnisse herzustellen. Das neu entstehende hypertrophische und hyperplastische Bindegewebe, das aus der Tiefe zu aufsteigt und in seinem Innern normal anmutende elastische Fasern birgt, das Entstehen von jungem Elastin um einige Gefäße, das knapp unter der Epidermis verlaufende Geflecht feinster elastischer Fasern weist deutlich auf Wiederherstellungsversuche hin. KOGOJ bestätigt hier meine histologischen Befunde, als deren Ausfluß ich die sclerodermieähnlichen Veränderungen, als „die Entwicklung eines sclerosierenden Bindegewebes mit Neubildung von Elastica, klinisch als weiße, starre, unfaltbare Haut in die Erscheinung tretend" definiert habe. RUSCH, der kurze Zeit vor mir seine Fälle publizierte (vier Frauen), nimmt ebenfalls den Standpunkt ein, daß die charakteristische Hautverdickung und Starrheit der Atrophie folgt, daß es sich dabei um einen Übergang der atrophischen Haut in ein sclerosiertes Gewebe handelt.

Wenn wir die sehr ausgedehnte Literatur über diese Frage durchstudieren, so stoßen wir auf folgende Fragen:

1. Sind diese sclerodermieähnlichen Veränderungen der Haut zur echten Sclerodermie zu rechnen ?

2. Kommen Kombinationen von Dermatitis atrophicans und echter Sclerodermie vor ?

3. Kann die echte Sclerodermie in eine echte Atrophie = Anetodermie übergehen und schließlich

4. (worüber wir eben gesprochen haben), ist die Sclerosierung der Haut ein zum Bild der Atrophie gehöriges, folgt sie auf die Atrophie, entsteht sie gleichzeitig oder kann diese Hautveränderung ohne echte Sclerodermie zu sein die Atrophie einleiten ?

Den letzteren Punkt haben wir bereits erörtert und unseren Standpunkt präzisiert. RUSCH, EHRMANN, KOGOJ, KAUFMANN, ich u. a. treten für die alleinige Zugehörigkeit zur Atrophie ein. Die Diskussion dreht sich nur um zeitliche Verhältnisse zwischen Atrophie und das Entstehen der sclerodermie-ähnlichen Verhärtungen. Ich würde vorschlagen, daß man die Bezeichnung Pseudosclerodermie, sclerodermieähnlich, sclerodermatisch usw. ganz fallen läßt und dafür, wie auch EHRMANN will, die Benennung *Dermatitis atrophicans mit Sclerosierung des Bindegewebes* einführt.

Was die erste Frage betrifft, so ist wohl mit JESSNER und LÖWENSTAMM zuzugeben, daß das klinische Bild in seltenen Fällen von der echten Sclerodermie nicht zu unterscheiden ist. Ich bin aber im Gegensatz zu JESSNER der Ansicht, daß diese Frage nur auf Grund der histologischen Untersuchung zu beantworten ist und da ergeben sich so wesentliche Differenzen gegenüber der Sclerodermie, daß wohl kein Zweifel darüber besteht, daß es sich um einen anderen Prozeß als bei der echten Sclerodermie handelt. Übrigens ist die Entscheidung außerdem klinisch in den meisten Fällen möglich und ich stehe nicht an zu behaupten, daß in allen Fällen, in denen der sclerosierte Bezirk in organischem Zusammenhang mit den Veränderungen der Dermatitis atrophicans ist, diese nicht als echte Sclerodermie anzusehen ist. Ich verweise diesbezüglich auf die Fälle in der Monographie Finger-Oppenheim, auf die von mir in meiner Arbeit „Über Ausgang der Dermatitis atrophicans" angeführten Fälle, auf die Fälle von Ehrmann-Falkenstein, auf die von Kogoj und schließlich auf eine Reihe von Publikationen und Demonstrationen der jüngsten Zeit, die sich mit diesem Gegenstande befassen (Wise, Löwenfeld, Nobl, Krüger, Kreibich, Kumer, Rabe, Rusch, Frühwald, Werther, Ostrowski u. v. a.). Erwähnenswert erscheint mir hiebei der Fall von E. Heller, eine 40jährige Frau betreffend, die neben Dermatitis atrophicans der linken unteren Extremität und makulöser Atrophie an verschiedenen Stellen auf beiden seitlichen Partien des Unterleibs zwei größere sclerodermatische Hautpartien und auf der Haut des Ober- und Unterschenkels zerstreut eine große Zahl verschiedenartig geformter, auch zwischen atrophischen Herden, zeigte, bei denen es manchmal den Eindruck machte, als wandelten sich die atrophischen Herde in sclerodermatische um. Von Arning wird gelegentlich der Demonstration eines Falles von Dermatitis atrophicans ausdrücklich das absolute Fehlen von Sclerodermie neben der Atrophie hervorgehoben, obwohl er bei der Dermatitis atrophicans und bei der Sclerodermie auf eine gemeinsame Ursache schließt. Daß in manchen Fällen, wie oben erwähnt, die Differentialdiagnose zwischen beiden Erkrankungen schwierig ist, beweisen z. B. Fälle wie der von Werther, eine 73jährige Frau betreffend, die auf dem rechten Oberschenkel typische Anetodermie zeigte, auch einige atrophische Herde in gesunder Haut, während unterhalb des Knies die Haut sclerosiert war. Die Differentialdiagnose war Sclerodermie mit Ausgang in Atrophie oder Dermatitis atrophicans. Werther spricht sich für Atrophia cutis idiopathica aus, eine Diagnose, welcher sich auch Leibkind anschließt. Ein anderer Fall wurde von Hart-Dront mit der Diagnose Acrodermatitis atrophicans chronica associated with Sclerodermia demonstriert. Der Fall zeigt einen diffus atrophischen Zustand der Haut der unteren Extremitäten und über der Schulter und Rücken sclerotische Partien und atrophische Gebiete. Ein sclerotisches Band umgab den linken Oberarm. In der Diskussion bezeichnet Wright den Fall als akutes hypertrophisches und chronisch atrophisches Stadium der Sclerodermie und trotzdem möchte ich, soweit es aus der kurzen klinischen Beschreibung möglich ist, den Fall in toto zur Dermatitis atrophicans rechnen, weil die Sclerodermie im atrophischen Stadium niemals Runzelung und Rötung der Haut zeigt. Also eine Kombination von Dermatitis atrophicans mit echter diffuser Sclerodermie ist wohl von der Hand zu weisen, schon aus dem Grunde, weil die letztere ja nicht eine Hauterkrankung, sondern eine Systemerkrankung ist. Anders steht die Frage bezüglich des Zusammentreffens von Dermatitis atrophicans diffusa mit Sclerodermie en plaques. Für diese Möglichkeit treten vor allem Jessner und Löwenstamm ein, und zwar auf Grund der Beobachtung zweier Fälle, von denen der eine außer sclerodermatischen Veränderungen am Fußgelenk, unterhalb der Patella zwei kleinhandtellergroße Bezirke in die entzündlich infiltrierte livide Haut eingelagert hatte, die ganz analog den Herden der Sclerodermie en plaques waren. In dem anderen Falle bestand außer einem Herd in der Ellenbeuge ein 12 cm langer, 3 cm breiter, mit einer Anzahl stecknadelkopfgroßer Pigmentationen bedeckter, alabasterartiger, brettharter Streifen an dem nur leicht lividbräunlichen linken Oberarm, während beide Unterarme und der rechte Oberschenkel ausgesprochene Acrodermatitis atrophicans zeigten. Jessner und Löwenstamm betonen jedoch selbst, daß sie in ganz reiner Form die Kombination nur einmal gesehen haben: Typische Sclerodermie en plaque am Abdomen neben Akrodermatitis beider Beine. Auch Jadassohn berichtet über eine 26jährige Frau mit einer seit zwei Jahren bestehenden Akrodermatitis beider Oberschenkel:

innerhalb der blaßroten, leicht atrophischen Haut der Glutaealgegend ein handtellergroßer, scharf abgesetzter, leicht hyperkeratotischer, oberflächlich verhärteter, typisch sclerodermatischer Herd von blaßgelber Farbe. Über analoge Fälle berichten KANOKY und SUTTON in der vergleichenden Studie über Acrodermatitis atrophicans, Sclerodermia diffusa, vergesellschaftet mit Morphaea atrophica. Die beiden Fälle von WILLIAMS sind zweifelhaft, der eine Fall zeigte neben makulösen Depressionen auf geröteter Haut Erscheinungen von Sclerodermie der Tibia entlang, und der zweite Fall, ein 12jähriges Mädchen betreffend, als Beginn, Schwellung der Knie und Knöchel, anschließend daran Entwicklung eines Streifens und Atrophien. Gleichzeitig erschien ein braunroter Fleck an der linken Seite ohne primäre Sclerose, wenige Monate später eine Ulceration, die Schwankung in ihrer Heilungstendenz zeigte. Verfasser faßt den Fall als Sclerodermie auf mit einigen Zeichen der Acrodermatitis atrophicans. Ebenso zweifelhaft erscheint mir der Fall von H. HOFFMANN, der bei einer sonst ziemlich typischen Acrodermatitis atrophicans im mittleren Drittel der Streckseite des Oberarms einen zackigen, unregelmäßig begrenzten, 12 cm langen und 3 cm breiten Streifen verhärteter, gelbweißer Haut beobachten konnte, während in der Ellbogengegend die Haut teils derb alabasterartig, stellenweise stark gefältelt und leicht in Falten abhebbar war. Die Lokalisation, die streifenförmige Gestalt, die anetodermischen Veränderungen in der Nähe der sogenannten Sclerodermie en plaques sprechen doch wohl gegen diese Diagnose. Interessant in bezug auf diese Frage ist STEINERS Fall. Ein 39jähriger Dreher mit Atrophien an den Fußrücken, Unterschenkeln und Knien mit sclerodermieähnlichen Veränderungen und Fibromen, zeigt an den Unterschenkeln zahlreiche äußerst stark verhärtete längsverlaufende Stränge, welche als Venen durch ihre Verzweigung erkennbar sind. Hier ist wohl eine Verwechslung mit Sclerodermie en bandes unmöglich. Einen ausgesprochenen „lilac ring" um Sclerodermieherde konnte H. FREUND bei einer 48jährigen Patientin beobachten mit Akrodermatitis seit zwei Jahren am linken Arm bestehend, die sich seit einem Jahr am Oberarm entwickelten. Es ist auffallend, daß derselbe Arm von der Sclerodermie ergriffen wurde. Im Falle LEHNS, Sclerodermie der Brusthaut, Akrodermatitis der Extremitäten, fehlt der histologische Beweis, der Fall RAPPS, der als Kombination beider Erkrankungen vorgestellt wurde, wird von HERXHEIMER wegen des Intaktseins der elastischen Fasern bezweifelt. Eine Aussprache in der Lemberger dermatologischen Gesellschaft über diese Frage, führte zu keiner Einigung: OSTROWSKI war für einheitliche Auffassung, GOLDSCHLAG für scharfe Trennung, LENARTOWITSCH für die Selbständigkeit beider Krankheitstypen. OSTROWSKI findet unter 230 Fällen von Sclerodermie 32 Fälle mit Koexistenz beider Krankheiten und führt eine Reihe von Störungen an, die bei beiden vorkommen. Für beide Krankheiten ist die Fettgewebsatrophie charakteristisch und dieselben Ursachen (Trauma, Hormone, Tuberkulose usw.) werden angegeben. LESZCÝNSKI beantragte folgende Einteilung: 1. Dermatosen, die einen ähnlichen Verlauf zeigen (Stadien der Entzündung, der Sclerose und der Atrophie), wobei das Verhältnis der einzelnen Phasen zueinander bei verschiedenen Dermatosen dieser Gruppe wechseln kann; 2. Dermatosen, die eine verwandte Pathogenese besitzen durch atrophisierende Hautendokrine. Ob im Falle FUHS' das sclerodermieähnliche Band bei einer Acrodermatitis atrophicans progressiva eine echte Sclerodermie en bande ist, wie GALEWSKY meint, ist fraglich. Aus alldem möchte ich meinen Standpunkt dahin präzisieren, daß das Vorkommen echter Sclerodermie bei der Dermatitis atrophicans nicht erwiesen ist, eine Ansicht, der sich auch EHRMANN anschließt und vor allem nicht ohne Bestätigung durch die histologische Untersuchung gemacht werden darf.

Was die dritte Frage betrifft, ob die echte Sclerodermie in eine echte Atrophie, d. h. in eine Anetodermie = Schlaffhaut übergehen kann, so verweise ich diesbezüglich auf das Kapitel Sclerodermie in diesem Handbuche. Die Sclerodermie geht natürlich auch in eine Atrophie über, aber diese Atrophie — gleichgültig ob es sich um eine diffuse oder um eine umschriebene Sclerodermie handelt — ist immer eine straffe Atrophie, d. h. eine feste Verbindung der zu einer fibrösen Masse umgewandelten Kollagenbündel mit der geschrumpften Oberhaut, wobei alle in ihrem Bereiche befindlichen Hautanhänge zugrunde gehen (KYRLE). Übrigens wird die Sclerodermie nur in einer ganz kleinen Zahl von Fällen atrophisch; nach LEWIN und HELLER in 31 von 508 Fällen.

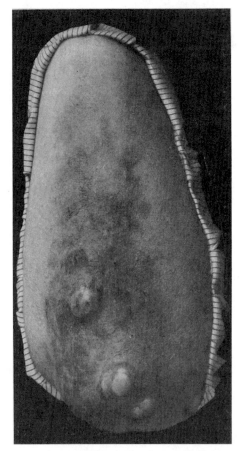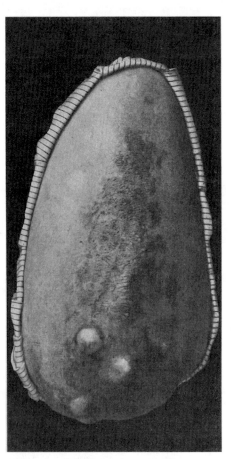

Abb. 24. Fibrombildung bei Atrophie. Akrofibromatose, Pseudofibromatose. (Moulage der Klinik KERL [FINGER].)

Knotenbildungen. Nicht ganz so häufig wie diese mehr diffusen, harten, sclerosierten Platten und Stränge werden bei der Dermatitis atrophicans Knoten beobachtet, welche ebenso wie die sclerosierten Partien mit den initialen derben Infiltrationsstadien nichts zu tun haben. Diese Knoten wurden von HERX-HEIMER 1905 und dann von mir zum erstenmal in der Wiener dermatologischen Gesellschaft und in der Versammlung deutscher Naturforscher und Ärzte in Dresden 1907 mit histologischem Befund demonstriert. Der Fall war folgender: Ein 55jähriger Hilfsarbeiter hatte an den Streckseiten der Ellbogen- und Kniegelenke, sowie am Fußrücken ausgesprochene Erscheinungen einer Acrodermatitis atrophicans. Die Haut daselbst war diffus blaurot ver-färbt, zigarettenpapierähnlich gefältelt, verdünnt, stellenweise kleienförmig

abschilfernd. Den auffallendsten Befund bildeten Knoten an den atrophischen
Hautpartien, die sich als Ausgang der Dermatitis atrophicans darstellten;
an den Streckseiten der Ellbogen- und Kniegelenke finden sich beiderseits
symmetrisch angeordnet, an den Ellbogengelenken je sechs halbkugelig vorspringende, blaurote, sich sehr derb anfühlende Knoten von Hanfkorn- bis über
Erbsengröße. Die Haut über den Knoten war glatt, nicht gefältelt, im Gegensatz zur Umgebung blaurot verfärbt und ließ sich vom Knoten nicht abheben;
Druck auf die Knoten war nicht schmerzhaft. Analoge Efflorescenzen befanden sich an den Streckseiten beider Kniegelenke und je eine an den Außenseiten beider Carpoulnargelenke. Sie waren juxtaartikulär gestellt. Patient
gab an, die Knoten schon seit vielen Jahren zu haben, ohne daß sie ihm aufgefallen wären. Differentialdiagnostisch konnte von vornherein Syphilis,
Lupus, maligne Neoplasmen als ausgeschlossen gelten; ebenso Atherome, da
nach Einstechen nichts auszudrücken war. Von gutartigen Neubildungen
kamen Fibrome und Neurome in Betracht, obwohl gegen letztere die Schmerz-
losigkeit sprach. Auch an Fremdkörpertuberkulose mußte gedacht werden.
Doch konnte mit allen diesen Diagnosen die auffallende Symmetrie und der
ausschließliche Sitz über den Streckseiten der Ellbogen- und Kniegelenke im
Bereiche der atrophischen Haut nicht in Einklang gebracht werden. Die histologische Untersuchung, über die später ausführlich berichtet werden soll, ergab
den Befund eines *Fibroms* mit peripher vergrößerten, erweiterten Venen wie
Varicositäten. (Ich hatte früher die ganze Affektion als Varixbildung mit verdickten Venenwandungen aufgefaßt, obwohl der Mangel der Kompressibilität
dagegen sprach.) Die Ursache der Entstehung der Fibrombildung und der
Venenerweiterung erblickte ich im Schwund des elastischen Gewebes bei der
Acrodermatitis atrophicans. Dadurch, daß das elastische Gewebe in der Umgebung der Venen fehlt, diese also des genügenden Widerstandes entbehren,
kann es leichter zu deren Erweiterung und Schlängelung kommen, wodurch
das varixähnliche Bild entsteht. Daß es auch analog wie bei Varicen zur Ruptur
der Gefäße kommen kann, dafür spricht die reichliche Hämosiderinablagerung
im Gewebe. Die Fibrombildung erklärte ich in Analogie mit den Sclerosierungen
als Bindegewebsneubildung in einem Bindegewebe, das der Elastica als natür-
licher Begrenzung und Beschränkung entbehrt. Bei der Demonstration des
Falles in der Versammlung deutscher Naturforscher und Ärzte in Dresden
schloß ich mit der Bemerkung, daß sich analoge Beobachtungen bei der Atrophia
cutis idiopathica in Zukunft häufiger finden werden. Und in der Tat *heute* ist
die Literatur über diese Knotenbildungen eine beträchtliche geworden. So
berichtet WINTERNITZ über einen ähnlichen Fall, der prominente Knoten,
lokalisiert am oberen Ende eines ausgedehnten Herdes von Acrodermatitis
atrophicans, entsprechend der Patellargegend zeigte. Er hielt diese Knoten
für die starke, vielleicht durch häufige mechanische Irritation bedingte Akzentuierung dünner derber Infiltrate, die am Ende akrodermatitischer Veränderungen
öfter zu konstatieren sind. Ferner demonstrierte RONA am internationalen
medizinischen Kongreß in Budapest 1909 einen Fall von Acrodermatitis atrophicans, bei dem es an einem Ellbogen zu mehreren, fast nußgroßen Tumoren
von derber Konsistenz gekommen war, ganz analog dem von mir beschriebenen
Falle. Endlich demonstrierte NOBL die Moulage eines ähnlichen Falles. Es
folgen dann weitere Beobachtungen von NOBL, der die Affektion als *multiple
Pseudofibromatose* im Bilde der Acrodermatitis atrophicans bezeichnet. Dann
berichten EHRMANN, ZÜRN, WISE (fibrotic tumors), KETRON (fibroid formation),
KERL, BALBAN, LÖWENFELD, UNNA, BLOCH, GUHRAUER, SIEMENS, HERCZEG,
R. L. MAYER, HEYMANN, RIEHL jun., TEMPLE u. a. über solche Knotenbildungen.
JESSNER und LÖWENSTAMM konnten sie achtmal unter ihren 66 Fällen von
Akrodermatitis beobachten, siebenmal an den Ellbogen und einmal unterhalb

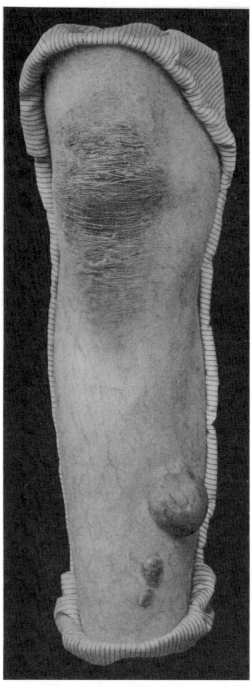

Abb. 25. Acrodermatitis atrophicans
mit außergewöhnlicher, mächtiger Tumorenbildung.
(Moulage der Klinik Kerl [Finger].)

der Patella. Sie beschreiben diese cutanen Knoten als gelbliche bis gelblich-weiße, selten auch livide, gewöhnlich prominente, oft in Gruppen stehende harte Knoten. Histologisch sehr fibromähnlich, meist frei von elastischen Fasern, mehr oder weniger durchsetzt mit runden und zum Teil sehr reichlichen Plasmazelleninfiltraten. Unter meinen 30 Fällen der letzten zehn Jahre konnte ich diese Knotenbildung nicht ein einziges Mal beobachten. Sie sind sicher nicht so häufig als die Sclerosierung des der Elastica beraubten Bindegewebes. Von besonderen Fällen dieser Art seien ferner noch erwähnt ein Fall von Fuhs mit reihenweise längs der Ulna angeordneten Knoten und Jessners Beobachtung bei einer 75jährigen Frau mit einem Knoten am Handrücken, dessen histologische Untersuchung tuberkuloiden Bau mit Riesenzellen ergab, der also nicht hierher gehört. Karstors Fall, knotige Form am linken Ellbogen, einfache Atrophie am linken Handrücken, ist wohl als Initialstadium aufzufassen. Die Knotenbildungen teilen Diss und Woringer in 4 Gruppen ein, sclerodermieähnliche Veränderungen, Pseudexantheme, Fibrome und Histocytome.

Diese knotenförmigen Tumoren können in seltenen Fällen Striemen- oder Strangform annehmen. Dieses Vorkommnis wurde zuerst von Herxheimer und Schmidt festgestellt, später in einem Falle von Delbanco, Lippmann und Unna gleichzeitig mit dem Vorkommen von 55 bindegewebigen Tumoren beschrieben. Herxheimer und Schmidt beschreiben diese strangförmige Neubildung folgendermaßen: Vom Olecranon zieht ulnarwärts in einem nach innen leicht konkaven Bogen ein bleistiftdicker, runder

Wulst, welcher etwa ein Viertel des Unterarmes einnimmt. Die Haut ist darüber fast gar nicht verschieblich, während sich der Wulst über seine Unterlage bewegen läßt. Seine Konsistenz ist derb, etwas weiter unterhalb befindet sich ein haselnußgroßer, derber Knoten. Die histologische Untersuchung dieser „strangförmigen" Neubildung ergab ziemliche Übereinstimmung mit den histologischen Befunden bei den fibrösen Knoten, so daß sie mit denen analogisiert wurde. Ein zweiter Fall, den HERXHEIMER und SCHMIDT hierhin rechnen, ist wohl nicht ganz zweifellos. Es handelt sich um eine 38jährige Fabrikantenfrau, die neben typischen Zeichen von Akrodermatitis der linken oberen Extremität 5 cm unterhalb der Streckseite des linken Ellbogengelenks einen bis zum Ende des Olecranons reichenden, im ganzen 5 cm langen und 1 cm dicken, derben, blauroten, leicht beweglichen, von außen unten nach oben verlaufenden Strang zeigte, der oberhalb des Ellbogens in ein landkartenähnlich konfiguriertes, blaurotes, sehr starres Infiltrat von Mannshandgröße überging. Die Ränder desselben waren in der Ausdehnung eines Zentimeters bräunlich gefärbt. Diese Färbung soll nach Angaben der Patientin durch eine Röntgenbehandlung entstanden sein. An der Außenseite des rechten Unterarms befindet sich ein ebenfalls blaurotes, derbes Infiltrat von unregelmäßigen Konturen etwa in der Größe einer Kinderhand. Es scheint sich nach der kurzen Beschreibung — eine histologische Untersuchung war nicht möglich — hier doch eher um ein Infiltrationsstadium gehandelt zu haben, also um echte Ulnarstreifen nach HERXHEIMER-HARTMANN, wofür der Verlauf, die Farbe und der Übergang in ein flaches, landkartenähnliches Infiltrat spricht. Im Falle von DELBANCO und seiner Mitarbeiter handelt es sich aber in der Tat um dem ersten Falle von HERXHEIMER-SCHMIDT analoge fibroide Stränge, was auch durch die histologische Untersuchung erhärtet wurde. Es war dies ein 47jähriger Mann mit sehr ausgesprochenen Erscheinungen der Dermatitis atrophicans chronica, der auf beiden Fußrücken folgende Veränderung darbot: „Die Haut oberhalb von beiden Füßen ist blaurot, über den Sprunggelenken schon bei gewöhnlicher Außentemperatur beinahe schwarzbraunviolett und mit der Unterlage fest verwachsen. Aus diesem dunklen Hintergrund heben sich die Strecksehnen beider Füße als gelbe Stränge scharf ab und springen seitlich aus der atrophisch eingesunkenen Umgebung vor. Außer den Strecksehnen sieht man aber noch zwei gelbbraune, strangartige Wülste aus der blauvioletten Umgebung sich erheben. Diese lassen sich weder von der Unterlage abheben, noch durch seitliches Rollen verschieben und zeigen eine derbe Konsistenz." Durch die histologische Untersuchung wurde festgestellt, daß diese Stränge striemenartige Bindegewebstumoren waren, die den kugeligen fibroiden Tumoren in ihrem Aufbau entsprechen. Über das Vorkommen von subcutanen Knoten berichtete zuerst JESSNER in vier Fällen. Er beschreibt sie als sehr harte, kleine, subcutane, mit dem Knochen anscheinend ziemlich fest verwachsene Knoten, über denen die Haut frei verschieblich ist und die nicht sehr groß sind (halbkirschkern- bis mandelgroß). Sie sitzen über dem Olecranon in akrodermatitischer Haut und bestehen aus kernarmem, scholligem, zum Teil eigentümlich degeneriertem Bindegewebe, dessen Interstitien mehr oder weniger Infiltrate aufweisen, mit einem stellenweise sehr großen Gehalt an Plasmazellen. JESSNER nimmt für beide Arten von Knoten eine entzündlich-traumatische Genese an, wofür die Lokalisation und die Anamnese bei einem seiner Patienten sprach, der ausdrücklich angab, daß die subcutanen Knoten an beiden Ellbogen im Anschluß an einem Sturz vom Rad entstanden seien. Diese Knoten fanden sich bei drei Frauen und einem Manne. Die ersten zwei Fälle, die der Privatpraxis JADASSOHNs entstammten, wurden nicht histologisch untersucht, während die letzten zwei Fälle auch histologisch untersucht wurden und das Bindegewebe, nicht die Elastica, wie man vermuten hätte können, als Aufbaumaterial ergaben. Über solche subcutane Knotenbildung wurde bisher nur noch von Nobl und zuletzt von Alawdin berichtet. Auch bei dem letzteren sitzen die Knoten über beiden Ellbogen, sind sehr hart, bestehen mikroskopisch aus Bindegewebe ohne Elastica. Röntgenaufnahmen zeigten Rarefizierung der Ulna, der Tibia und des Femurs ähnlich wie in einem Falle Nobls, der einen nußgroßen Knoten unterhalb des Olecranons und einen kleineren über der Ellbogenspitze zeigte. Als Ursache nimmt Alawdin die Arbeit des Patienten an, da sich der Kranke als Druckereiarbeiter mit Ellbogen und Knie auf die Maschine lehnte. Alawdin steht also ebenfalls auf dem Boden der traumatischen Ätiologie. Bei meinem Materiale konnte ich eine derartige Knotenbildung nicht feststellen, weder in der Monographie von Finger-Oppenheim, noch in den 30 Fällen der letzten zehn Jahre. In monographischer Weise hat Markwort aus der Rieckeschen Klinik in einer Inauguraldissertation diese Tumoren behandelt. Die Grundlage der Arbeit bildet eine 43jährige Frau mit typischer Dermatitis atrophicans des rechten Beines mit teilweiser Dermatitis atrophicans maculosa mit einem 6 cm oberhalb der Patella gelegenen kirschkerngroßen ziemlich weichen Knoten, einem erbsengroßen derben Knoten in der Kniekehle und im unteren Drittel der Beugeseite des Oberschenkels. Aus der Anamnese ergibt sich, daß mehrere bohnengroße Knoten am Oberschenkel innerhalb eines Jahres mit entzündlicher Rötung entstanden, ältere Knoten abflachten mit zentraler Dellung und wieder neue entstanden. Die histologische Untersuchung ergab reichliche entzündliche Infiltrate und das Vorhandensein von elastischen Fasern. Markwort hat also nicht Fibrome oder Pseudofibrome vor sich gehabt, die ich, wie ich angeführt habe, zu den Endausgängen der Dermatitis atrophicans zähle. Aus Klinik und Histologie des Falles geht hervor, daß aus den sog. Tumoren Atrophie hervorgeht und nicht wie Markwort annimmt, daß „die Tumoren aus diffus atrophischer Haut herauswachsen". Die fibroiden Wucherungen wie sie von mir und anderen juxtaarticulär beschrieben wurden, sind keiner Rückbildung fähig, enthalten keine elastischen Fasern, sind echte Fibrome, zeigen hier und da noch entzündliche Einlagerungen, die vielleicht durch den exponierten Sitz hervorgerufen sind (Trauma).

Von den Fällen, die Markwort anführt, sind echte Fälle die von Oppenheim, Rona, Nobl, Finger, Bloch, Jessner, Delbanco und Mitarbeiter, Herxheimer und Schmidt und Rusch. Nicht dazu gehören die Fälle Siemens, Masson und Diss, R. L. Mayer. Es ist jede Unklarheit ausgeschlossen, wenn man sich strikte an die Klinik und Histologie hält. Auch Knoten, die als Sarkoid Boeck beschrieben werden (Goldschlag), gehören nicht hierher.

Nun kommt eine Anzahl von tumorähnlichen Neubildungen zur Besprechung, von denen es jedoch nicht ganz feststeht, ob sie organisch zum Krankheitsbilde der Akrodermatitis gehören oder ob sie nur als zufälliger Befund dabei vorkommen. Diese Frage läßt sich nur durch die Häufigkeit einerseits und durch die histologische Untersuchung, die den organischen Zusammenhang dieser Tumoren mit dem histologischen Bilde der Akrodermatitis ergibt, beantworten. Die meisten Autoren, die über diese seltenen Geschwulstbildungen berichten, stehen auf dem Standpunkte des organischen Zusammenhanges.

Zuerst sei erwähnt das Auftreten von *Xanthomen* und *Fibroxanthosarkomen* ohne Cholesterinämie in einem Falle von Jessner:

Es handelt sich hierbei um eine 57jährige Frau mit Akrodermatitis namentlich der unteren Extremitäten mit teilweiser Sclerosierung und Ulcerationen; am rechten und linken Ellbogen Ulnarstreifen. Unterhalb beider Ellbogen innerhalb des entzündlich-infiltrativen Gebietes gelblichweiße, sehr derbe, mit der Haut gut verschiebliche Knoten von Erbsen- bis Kleinpflaumengröße. Ferner an den *normalen* Hautpartien der unteren Extremitäten, besonders reichlich am Anus und an den Glutäen zahlreiche stecknadelkopf- bis erbsengroße, gelbbräunliche cutane Herdchen zum Teil im Hautniveau, zum Teil ein wenig prominent. Auch auf der Haut des Rumpfes vereinzelte xanthomartige Knötchen. Die histologische Untersuchung ergab eine Aussaat von Xanthomen und Fibroxanthosarkomen an den Ellbogen.

JESSNER stellte in einem Falle Beziehungen mit den sclerodermatischen Veränderungen bei der Akrodermatitis auf, die er ja geneigt ist, mit echter Sclerodermie zu identifizieren, und zitiert hiebei PULAY, der Aussaat von Xanthomen bei Sclerodermie beschrieb. Ich glaube nicht, daß hier ein Zusammenhang mit Akrodermatitis besteht, denn die Xanthome befinden sich auf normaler Haut; die Fibroxanthosarkome wären vielleicht als Kombination der fibroiden Tumoren, wie sie gewöhnlich bei der Akrodermatitis beobachtet werden, mit Xanthomzelleneinlagerung bei fraglichem gemischtzelligem Sarkom zu deuten.

Echte *Sarkombildung* bei Acrodermatitis atrophicans wurde zuerst von KYRLE demonstriert und dieser Fall von KLAAR ausführlich publiziert. Der Fall betraf eine 57jährige Frau mit einer Dermatitis atrophicans der Extremitäten bei Freibleiben des Stammes. Die Atrophie zeigte eine Kombination von diffuser und makulöser und wird von KLAAR dem ersten Typus der Kombination beider Formen der Atrophie zugezählt, nämlich wo die makulöse und diffuse Atrophie unabhängig voneinander bestehen, obwohl sie sich gerade im Falle KLAARs nur an den Extremitäten vorfand. Der Fall wird von KLAAR den Fällen von BLASCHKO, TÖRÖK und KAUFMANN angereiht. Über den Streckseiten der Ellbogen und Kniee, deren Haut verdünnt und knittrig ist, finden sich derbe, hirse- bis erbsengroße Knötchen eingelagert. Über dem rechten und linken Malleolus internus springt ein walnußgroßer, links ungefähr ein erbsengroßer Tumor vor, der in den tieferen Schichten der Haut gelegen zu sein scheint; gegen die Unterlage verschieblich, scharf umschrieben, von livider, glänzender, verdickter Haut gedeckt, von derb-elastischer Konsistenz, nicht druckschmerzhaft. Die beiden Tumoren wurden excidiert. Drei Jahre später zeigte die Kranke an der Innenseite des rechten Unterschenkels einen hühnereigroßen, derb exulcerierten Tumor. Es wurde eine Amputation vorgenommen. Einige Wochen danach traten bohnengroße Rezidive in der Narbe auf. Histologisch waren die Tumoren typische kleinzellige Rundzellensarkome, die als primäre angesehen wurden. Sie sind den multiplen Sarkomen der Haut an die Seite zu setzen wegen ihrer Arsen- und Radioempfindlichkeit. KLAAR steht auf dem Standpunkte, daß mit Rücksicht auf die Neigung von röntgenatrophischer Haut, von Xeroderma pigmentosum, von Seemannshaut zur malignen Tumorentwicklung und die Ähnlichkeit der histologischen Bilder dieser Hautatrophien mit der Dermatitis atrophicans, ferner mit Rücksicht auf das häufige Auftreten von Sarkomen im Narbengewebe ein ganz unaufgeklärter Zusammenhang mit beiden Prozessen anzunehmen wäre. Ich glaube doch, daß es sich im Falle KLAARs um einen zufälligen Befund gehandelt hat, denn die bei den genannten Affektionen auftretenden malignen Neubildungen sind immer epithelialer Natur. Auch müßte bei den zahlreichen Fällen von Dermatitis atrophicans, die in den letzten Jahrzehnten beobachtet wurden, dieser Befund ein viel häufigerer sein. Auch die *Carcinome*, auf die wir jetzt zu sprechen kommen, werden bei der Dermatitis atrophicans selten beobachtet. (Erwähnt sei hier noch, daß PIORKOWSKI bei Acrodermatitis atrophicans einer 30jährigen Hausangestellten mit zweijähriger Krankheitsdauer an den Ellbogen sarkoidähnliche Knötchen beobachten konnte, die auf Röntgen gut reagierten. Da eine histologische Untersuchung nicht vorliegt, so ist über die Natur dieser Tumoren nichts auszusagen.) Ebenso bildet der Fall WISE wohl eine zufällige Kombination: eine 46jährige Frau mit Hautatrophie des Unterleibes und der Extremitäten zeigt an der Innenseite des Oberschenkels ein kraterförmiges Geschwür mit schlaffen Granulationen und 15 cm Durchmesser, welches als Spindelzellensarkom erkannt wurde und mit einer Narbe ausheilte. Schon der letztere Umstand läßt Zweifel an der Diagnose zu. Die Narbe hatte die Größe 10 × 1,2 cm.

Das Auftreten von *Carcinomen* im Verlaufe einer Dermatitis atrophicans wurde von Arndt, Trimble, Wise, Rasch, Kressin, Brünauer, zuletzt zwei Fälle von Königstein beschrieben. Der Fall Brünauer, der auf meiner Abteilung lag und den ich auch beobachten konnte (siehe Abb. 26), betraf eine 73jährige Frau mit einer sehr intensiven Acrodermatitis atrophicans der unteren und oberen Extremitäten mit sclerosierten Hautpartien an den unteren Extremitäten. Vorne und unterhalb des rechten äußeren Knöchels bildete sich zuerst ein frisches Ulcus aus, das keine Tendenz zur Heilung zeigte und dessen Ränder nach einiger Zeit auffallend derb verdickt erschienen. Eine Probeexcision ergab ein verhornendes spinocelluläres Carcinom. Es wurde

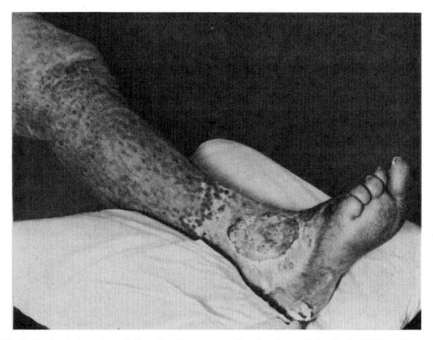

Abb. 26. Exulceriertes spinocelluläres Carcinom auf pseudo-sclerodermatischer Basis. 73 Jahre alte Frau.

die Ablatio pedis dextri vorgenommen. Röntgenbestrahlungen waren auf dem rechten Fuß niemals vorher vorgenommen worden und wurden nur wenige Wochen vor der Operation durchgeführt zu einer Zeit, wo die histologische Diagnose bereits gestellt war. Im Bereiche der anderen Extremität, welche die Erscheinungen der Acrodermatitis atrophicans in gleich hohem Maße aufwies, befand sich ein seit langer Zeit bestehendes trophisches Ulcus, welches am äußeren Fußrand gegen den linken äußeren Knöchel hinzog. Bei diesem Ulcus wurde mit Rücksicht auf den histologischen Befund des Geschwüres am rechten Fuße eine Röntgentherapie eingeleitet, und zwar wurde eine relativ kleine Dosis einmal verabreicht, da eine weitere Behandlung von der Patientin abgelehnt wurde. Etwa $^3/_4$ Jahr, nachdem der rechte Fuß abgetragen wurde, zeigte sich eine analoge Veränderung auch am Geschwür des linken Fußes, indem die Ränder verdickt, derb, plump wurden. Der Prozeß schritt hier rasch fort und führte nach einigen Monaten zum Tod. Der Fall ist deshalb bemerkenswert, weil ein auf dem Boden einer Dermatitis atrophicans entstandenes

Carcinom auch histologisch bestätigt werden konnte und weil dieser Ausgang bei derselben Patientin an beiden Extremitäten festgestellt werden konnte. Auch deshalb ist der Fall wichtig, weil kein Ulcus cruris simplex varicosum der Entwicklung des Carcinoms vorausging.

Der Fall von BOAS, bei dem RASCH die Vermutung aussprach, daß Epitheliome vorliegen, entbehrt der histologischen Untersuchung. Es war eine 57jährige Frau mit diffuser Atrophie und Ulcerationen an den Unterschenkeln mit besonders stark infiltriertem Rand. ARNDT demonstrierte eine 58jährige Patientin mit Pyloruscarcinom, bei der seit 13 Jahren eine an den unteren Extremitäten am stärksten ausgeprägte Hautatrophie und seit zwei Jahren auf der linken Gesäßbacke ein Carcinom bestand. Das histologische Präparat wird von KROMAYER als nicht beweisend angesehen, was ARNDT damit erklärt, daß eine Randpartie des Tumors exstirpiert wurde. In diesem Falle könnte es sich wohl um eine Metastase in der Haut vom Magen aus handeln, unabhängig von dem seit 13 Jahren bestehenden atrophischen Prozeß. KRESSIN veröffentlichte einen Fall unter dem Titel: ,,Carcinoma pedis auf dem Boden einer Acrodermatitis atrophicans.'' Ein 68jähriger Mann mit Acrodermatitis atrophicans beider unteren Extremitäten. In der Anamnese wiederholt Ulcera cruris. Von einem dieser Geschwüre blieb eine Stelle zurück, die nicht heilen wollte. Es entwickelte sich daraus am linken äußeren Knöchel ein handtellergroßer Tumor mit tief kraterförmigem Geschwür; femorale Drüsen induriert, vergrößert. Die histologische Untersuchung (FREI) ergab ein verhornendes Plattenepithelialcarcinom. Das Carcinom hat sich entweder auf der Basis eines Ulcus cruris entwickelt oder aus der Narbe eines solchen als Narbencarcinom. Es steht also in keinem direkten Zusammenhang mit der Dermatitis atrophicans. Von diesen vier Fällen ist wohl nur der Fall BRÜNAUERs einwandfrei als in Zusammenhang mit der Dermatitis atrophicans aufzufassen. Die Seltenheit der Epithelialcarcinome scheint im ersten Augenblick befremdend, da doch bei der degenerativen Form der Hautatrophie wie bei der senilen Atrophie, bei der Witterungsatrophie, bei der Kraurosis vulvae usw. die Carcinombildung gewissermaßen zum klinischen Bilde gehört. Doch hierbei entwickeln sie sich aus einem Vorstadium epithelialer Wucherung, die bei der Dermatitis atrophicans fehlt, ja im Gegenteil, die Epidermis ist atrophisch; auch ist die Dermatitis atrophicans nicht als degenerative Bindegewebsatrophie so ohne weiters anzusehen. Deshalb gehört auch die Carcinombildung bei den so zahlreichen Fällen von Dermatitis atrophicans zu den allergrößten Seltenheiten.

Von anderen knoten- und knötchenförmigen Bildungen sei noch erwähnt die von JESSNER in einem seiner Fälle beschriebene, *,,gelbliche, harte, spontan verschwindende Einlagerung im Anfangsstadium der Acrodermatitis atrophicans''*. Es fanden sich bei einem 53jährigen Manne an infiltrierten Hautstellen des Ober- und Unterarms sechs erbsen- bis kleinbohnengroße, kaum erhabene, verschieden dicke Knötchen von gelbbräunlichem Farbenton, die von einem feinen Venennetz umgeben sind und sich mit der Haut verschieben lassen. Sie fühlen sich ähnlich wie Noduli cutanei an. Die histologische Untersuchung ergab Anhäufung von bröckeligen und scholligen Massen elastischen Gewebes, also ähnliche Verhältnisse wie beim Pseudoxanthoma elasticum. Dieser Umstand und die stärkere Pigmentierung der Basalschicht verleiht den Knötchen die gelbbraune Farbe. Diese Knötchen unterscheiden sich von denen, die BAER beschrieben hat, weil diese undeutlich begrenzt waren und gut erhaltene elastische Fasern enthielten, auch von denen die KAUFMANN beobachtete, der die gelbliche Einlagerung als elastische Platten oder Kartenblätter beschreibt. Sie nehmen auch deshalb eine Sonderstellung ein, weil sie spontan verschwinden. Diese Beobachtung JESSNERs ist bisher vereinzelt geblieben, denn die

Bemerkung Galewskys zu einem von Stierhoff demonstrierten Falle von
Acrodermatitis atrophicans mit flachen papelähnlichen Efflorescenzen von blau-
rötlicher Farbe am Handrücken und über den großen Phalangen des dritten und
vierten Fingers, daß ihm das Bestehen von Knötchen bei einer Atrophie, die seit
vier Jahren besteht, auffallend sei, zeigt, daß es sich nicht um die von Jessner
beschriebenen Knötchen handeln kann, sondern vielleicht um fibroide Bildungen.

Lipome werden häufig beschrieben. Ich kann mich hierbei nicht des Ver-
dachtes erwehren, daß die meisten derartig beschriebenen Lipome nichts anderes
sind als das von mir als Endstadium der makulösen Hautatrophie beschriebene
Auftreten von Fettgewebe in höheren Cutisschichten, oft dicht unter dem
Epithel. Ich werde darauf bei der Dermatitis atrophicans maculosa ausführlich
zurückkomen. Am ausführlichsten hat sich mit diesen Fettumoren in jüngster
Zeit Helmuth Simon beschäftigt. Er beschreibt einen Fall von *multipler Lipombildung bei entzündlicher Hautatrophie*, eine 46jährige Frau betreffend, mit
typischer diffuser idiopathischer Hautatrophie, die, eingestreut in die atrophische
Haut, zahlreiche geschwulstartige Gebilde von Erbsen- bis Zweimarkstück-
größe, teilweise sogar blasenähnlich zeigt. Über ihnen fällt die Atrophie der
Haut besonders auf. Mehrere zeigen schwappende Konsistenz, so daß sich der
Autor nicht vom Gedanken freimachen konnte, daß in den Gebilden Flüssigkeit
vorhanden sein könnte. Sie haben zum Teil eine gelbliche Farbe, zum Teil
zeigen sie die Farbe wie die Umgebung, vereinzelt liegen sie über, bisweilen
auch unter dem Niveau der Haut, gegen die Umgebung scharf abgegrenzt.
Am linken Bein die gleichen Veränderungen. Eine gewisse Symmetrie ist nicht
abzuleugnen, jedoch sind die Veränderungen links weit weniger ausgesprochen
als rechts. Diese Gebilde erscheinen auch, jedoch viel weniger zahlreich, am
rechten Arm. Die histologische Untersuchung ergab gut abgegrenzte, subcutan
gelegene Lipome und darüber den Befund einer Dermatitis atrophicans bereits
im Stadium des bindegewebigen Zerfalls. Simon steht auf Grund dieses Befundes
und anderer Symptome — wie anfallsweise auftretende Schmerzen, Kraftlosigkeit
im linken Arm, die scharf, fast segmentartig abgesetzte Atrophie der Haut mit
stark vasomotorischen Störungen — auf dem Standpunkte, daß es sich um
eine trophoneurotische Störung handelt und daß auch die vorhandene Tuberkulose der Patientin mit der multiplen Lipombildung etwas zu tun hat. Dieser
Ansicht kann ich mich nicht anschließen. Wenn man die farbige Abbildung dieses
Falles betrachtet, so entspricht die blasenförmige, hernienartige Vorwölbung ganz
den von mir beschriebenen Säckchenbildungen, sowohl der Farbe als der Konsistenz nach. Der histologische Befund (siehe Abb. 57 der Arbeit) unterscheidet
sich auch kaum von dem von mir in meiner Arbeit über die Ausgänge der Dermatitis atrophicans gegebenen Beschreibung und Abbildung (siehe übrigens auch
Abb. 58 meiner Arbeit „Zur Kenntnis der Atrophia maculosa cutis"). Ferner
sieht man aus der klinischen Abbildung des Falles, daß dort, wo die Atrophie
stärker ausgebildet ist, also am rechten Bein, die Lipomentwicklung eine viel
stärkere ist als am linken Bein, wo die Atrophie viel schwächer entwickelt ist.
Dieser Umstand allein spricht doch sehr gegen die Annahme einer symmetrischen
Lipombildung, bei der doch im allgemeinen die Zahl der Lipome auf beiden
Seiten des Körpers gleich groß ist. Es ist also keineswegs in diesem Falle bewiesen,
daß die Lipombildung unabhängig von der Atrophie, als durch dieselbe Ursache
bedingte, aber parallel mit der Atrophie auftretende Krankheitserscheinung
zu deuten ist. Die Schwierigkeit der Differentialdiagnose, die der Autor am
Schlusse, gegenüber den Angaben verschiedener Autoren, die hiebei keine Schwierigkeit sahen, hervorhebt, erklärt sich eben daraus, daß in den Fällen keine
multiple Lipombildung vorlag, sondern nur jenes Endstadium der Hautatrophie,
das ich zuerst beschrieben habe. *Fettumoren* werden ferner von Jessner

beschrieben bei einer 56jährigen Frau an den Knien, die wohl auch mit der Atrophie in organischem Zusammenhang stehen dürften, und einen ähnlichen Fall konnte ich unter meinen 30 Fällen der letzten Jahre beobachten:

Eine 57jährige Frau bemerkte seit Winter 1927/28 Verdickung der Haut an beiden unteren Extremitäten. Klinisch bot sie das Bild einer Dermatitis atrophicans diffusa progressiva in typischer Weise an den unteren Extremitäten des linken Ellbogens und rechten Vorderarms und Ellbogens der oberen Extremität. Die Suprapatellargegend springt in dicken Wülsten vor, so daß die Haut in elephantenähnlichen Falten gelegt erscheint. Diese dicken Wülste entsprechen dem Gefühl nach lappigen weichen Tumoren, die sich allmählich in die subcutanen Fettgebilde des Oberschenkels verlieren. Über beiden Patellae zwei längliche, blasse Streifen, die parallel nach abwärts ziehen. Ulnarstreifen links.

Seither konnte ich noch einen zweiten analogen Fall beobachten, der dadurch bemerkenswert war, daß diese supra- und parapatellaren Wülste hellgelb gefärbt waren und sich an der Oberfläche die Gefäßzeichnung sehr schön vom gelben Grunde abhob. Es scheint sich hiebei um eine öfters vorkommende Erscheinung zu handeln und ich würde hiefür die Bezeichnung *prä- und suprapatellare Lypombildung* bei Dermatitis atrophicans vorschlagen.

Ein ähnlicher Fall wurde auch von GALEWSKY auf der Tagung der mitteldeutschen Dermatologen 1920 vorgestellt. Dieser zeigte enorme Fetthernien. Ähnliche Entwicklung von Fetthernien kann man auch bei starker Entwicklung von Striae distensae beobachten (siehe daselbst). Ich habe die Meinung vertreten, daß es sich hiebei um eine Fettbildung ex vacuo handelt. Dieser Meinung schlossen sich KOGOJ und auch JESSNER an.

Das gleichzeitige Vorhandensein von Cutismyomen und Keloidbildung bei Acrodermatitis atrophicans beschreibt SMILOVICI aus der NEISSERschen Klinik: Eine 54jährige Köchin mit typischer Akrodermatitis zeigt in ihrem Bereiche im unteren Drittel des Oberschenkels und oberen Drittel des Unterschenkels mehr um das Kniegelenk mehrere etwa bohnengroße Herde von braungelber Farbe, die über das Hautniveau prominieren und scharf begrenzt sind. Diese zeigen beim Berühren eine weichere Konsistenz als die umgebende atrophische Haut. Die Patientin gibt von ihnen an, daß sie an diesen Stellen das Gefühl knorpeliger Einlagerung habe, und beim Eindrücken klagt die Patientin über Schmerzen. In der Mitte der atrophischen Fußrücken zeigen sich symmetrisch auf beiden Seiten mehrere, ziemlich parallel verlaufende keloidartig aussehende Streifen. Die Dorsalseiten beider Fußgelenke machen den Eindruck, als wenn sie durch eng anliegende Stiefel eingeschnürt wären. Die histologische Untersuchung eines Tumors ergab den Befund von zum Teil kernhaltigen, zum Teil degenerierten *Muskelfasern*. An diesem Befund ist wohl nicht zu zweifeln, und er stellt eine einmalige Beobachtung dar. Denn obwohl HODARA, RUSCH u. a. von einer Hyperplasie resp. Hypertrophie der glatten Muskelelemente sprechen, die auch KOGOJ bestätigt — er führt dies darauf zurück, daß das Gleichgewicht durch den Schwund des Kollagens und Elastins gestört ist —, so beschreibt doch kein Autor diese Wucherung als echten Tumor. Dagegen möchte ich die *Keloide* als solche bezweifeln. Denn die Beschreibung insbesondere die Streifenform macht ganz den Eindruck, als würde es sich auch nur um sclerosiertes, hypertrophisches Bindegewebe handeln wie bei den pseudosclerodermatischen Veränderungen.

Während wir bei den eben beschriebenen klinischen Erscheinungsformen ein Plus an Gewebe bei der Dermatitis atrophicans beobachteten, sind uns zahlreiche Fälle bekannt, bei denen es zu *Ulcerationen* gekommen ist. Wir müssen hier jene Ulcera erwähnen, die als Ulcera varicosa bei den so häufigen Varicenbildungen bei der Dermatitis atrophicans der unteren Extremitäten beobachtet werden, ferner jene, die als zum Krankheitsbild gehörig, wenn auch nicht gerade häufig beobachtet werden. In unserer Monographie konnten wir diese Ulcerationsbildung noch nicht anführen, weil keiner der von Finger und mir als Grundlage dienenden 202 Fälle, die aus der Literatur und aus eigener Beobachtung gesammelt waren, diese Komplikation zeigten. Mit der zunehmenden Häufigkeit der Beobachtung von einschlägigen Fällen wurden auch öfter Ulcerationen beobachtet, die im organischen Zusammenhang mit der Dermatitis atrophicans stehen. Unter den 30 Fällen, die ich in den letzten zehn Jahren beobachten konnte, fanden sich fünfmal Ulcerationen. Diese Ulcera sitzen zumeist an den Unterschenkeln in der Knöchelgegend und am Fußrücken, seltener im Kniegelenk, noch seltener an anderen Stellen. Sie befinden sich hauptsächlich an sclerosierter Haut, fast nie in atrophisch gefälteter Haut. Sie sind scharfrandig, bald rund, bald unregelmäßig begrenzt, erreichen oft bedeutende Größe. Die Ränder sind nicht unterminiert, oft callös verdickt von derselben Konsistenz wie die Pseudofibrose. Die Basis ist gewöhnlich glatt, bald fibrinös, bald schmierig belegt und zeigt nur geringe Heilungstendenz.

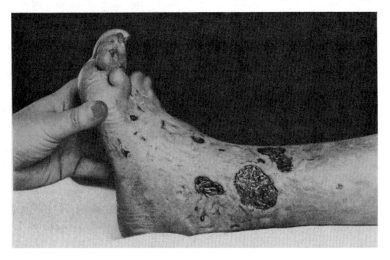

Abb. 27. Ulcerationen — Staphylokokken — Impetigo — Pseudosclerodermie. 59jährige Frau.

Sie unterscheiden sich also klinisch nur sehr wenig von den Ulcera varicosa, und es ist auch im Einzelfalle sehr schwierig, beide Geschwürsarten auseinander zu halten. Als Beispiel sei hier ein von mir in einer Sitzung der Wiener dermatologischen Gesellschaft 1926 vorgestellter Fall angeführt:

59jährige Frau. Die Haut beider unteren Extremitäten fast vollständig typisch atrophisch. Von der Mitte des Unterschenkels abwärts pseudosclerodermatische Veränderung in hohem Maße. Am linken Fußrücken mehrere, bis schillinggroße, scharfrandige, runde oder ovale, glattrandige Ulcerationen, die den Eindruck von gummösen Ulcera machen. Die Ulcera beginnen als dickwandige, wenig entzündete Pusteln, die sich rasch in progrediente Geschwüre umwandeln. Die Kultur aus dem Geschwürsgrund ergibt Staphylococcus pyogenes aureus und einen Diplococcus. Überimpfung auf den Oberschenkel mit Sekret erzeugt eine Pustel. Die Hautatrophie bestand seit 1912 und begann mit dem Klimakterium (siehe Abb. 27).

Es handelt sich vielleicht um ekthymaähnliche Geschwürsformen, die durch den in seiner Ernährung veränderten Boden (pseudosclerodermatische Stellen) dieses eigentümliche Krankheitsbild angenommen haben. Es wäre aber auch trotz negativer Seroreaktion wegen der klinischen Form und wegen der Ausheilung auf versuchte antiluetische Behandlung an gummöse Ulceration auf atrophischer sclerosierter Haut zu denken. Solche Formen habe ich bei der Atrophie nur noch ein einziges Mal gesehen. — Ähnliche Geschwüre wurden von HOLZSCHNEIDER oberhalb des Knies, von LOMHOLT, von NOBL (bis kronengroße, perimalleolare Substanzverluste, welche bis in das subcutane Zellgewebe reichen und keine Überhäutungstendenz zeigen), von SCHAMBERG, MÜNSTERER (zackige Geschwüre am Oorsum pedis), ZUCKERKENDLOWA, FREUDENTHAL, COLE und DRIVER u. a. beschrieben. Mehrfach werden auch syphilitische Ulcerationen beschrieben, die wohl nur als solche diagnostiziert werden, weil die Seroreaktionen und die Anamnese bezüglich Syphilis positiv sind. Hieher gehört ein Fall von KINGSBURY, der bei den symmetrischen Hautatrophien einer 40jährigen sonst gesunden Frau oberflächliche syphilitische Geschwüre an den Unterschenkeln beobachten konnte. Ähnliche Fälle werden auch von anderen Autoren beobachtet. Eigenartig ist ein zweiter Fall von MÜNSTERER, bei dem seit 7 Jahren unter mehrtägigem anhaltendem Fieber Bläschen und Geschwüre über den Tibien auftraten, die abheilten und wieder auftraten unter allmählicher Entwicklung von Atrophie. Dieser Fall scheint wohl mehr als zweifelhaft. Es scheint sich aber hierbei nicht um Ulcerationsbildung auf atrophischer Basis zu handeln, sondern um das Umgekehrte. Narben nach Geschwüren findet auch ROSTENBERG.

Andere, etwas häufigere Abweichungen vom gewöhnlichen klinischen Bilde zeigen sich als *Teleangiektasien, Varicenbildungen, Pigmentierungen, Depigmentierungen, Schuppenbildungen verschiedenster Art, Blasen- und Krustenbildungen.*

Teleangiektasien wurden eigentlich nicht sehr häufig beobachtet. Wir meinen damit nicht die Erweiterung der papillaren Capillaren, die ja die diffuse rote Farbe der Haut bedingt. Auch nicht das Sichtbarsein und deutliche Vortreten der subcutanen Venen, die mehr oder weniger deutlich in jedem Falle von atrophisierender Dermatitis zum klassischen klinischen Bilde als regelmäßiger Befund gehören, sowie das Sichtbarwerden der erweiterten und vermehrten subpapillaren Gefäße in Gestalt feiner Gefäßbäumchen und Verästelungen. Hier und da sieht man bei fast jeder atrophischen Haut ein oder mehrere spärliche Gefäßchen, aber eigentlich vermehrt und als typischer Befund sind sie nicht zu konstatieren. Diese Teleangiektasien führe ich einerseits auf Stauung zurück, die insbesondere an den unteren Extremitäten bei der Dermatitis atrophicans herrscht und auch zur Bildung variköser Venen führt, wie man sie so oft im Bilde der Dermatitis atrophicans der unteren Extremitäten findet, andererseits auf den Wegfall der Elastica sowohl in den Gefäßen als auch im Gewebe, welcher gewiß der Erweiterung und Neubildung der Subpapillaren wegen des fehlenden Widerstandes günstig ist. Das Vorkommen von Teleangiektasien haben FINGER und *ich* bereits in unserer Monographie beschrieben, so z. B. konnten wir im Falle 191 zahlreiche violette Flecke von kleinsten erweiterten Gefäßen beobachten. In der Literatur finden wir sie von JULIUSBERG erwähnt (mehrere bräunlich gefärbte Herde, von Teleangiektasien durchzogen), dann von BLASCHKO, der von einer angedeuteten Gefäßerweiterung spricht; BEER findet bei einer Akrodermatitis in verdickten Flecken und striemenartigen Herden teleangiektatische Gefäße. ANDREWS findet bei einer 22jährigen Frau beide Brüste und die Innenseite der Oberschenkel mit fleckigem Erythem und ausgesprochenen Teleangiektasien bedeckt, dazu zahlreiche atrophische Stellen, FORDYCE beobachtete eine 65jährige Frau mit typischer Akrodermatitis, die ebenfalls auf den Brüsten Teleangiektasien zeigte, SIEMENS einen 48jährigen Hysterischen mit Akroasphyxie und Akrodermatitis am Handrücken und Ellbogen mit zahlreichen Teleangiektasien am Bauch und Oberschenkel usw. Wenn die Teleangiektasien und Pigmentierungen deutlich ausgesprochen sind, so werden die Fälle gewöhnlich zur Poikilodermia vascularis atrophicans gezählt.

Weit häufiger kommt es zu *Pigmentierungen und Depigmentierungen.* Wir können im allgemeinen zwei Typen von Pigmentierungen aufstellen, die eine gebildet durch eine diffuse, gelbbraune bis braune Färbung, die andere durch epheliden- und lentigoähnliche Flecke; zu den letzteren gehören auch die Fälle netzartiger und leistenartiger Pigmentierungen. *Depigmentierungen* sind noch viel regelmäßiger anzutreffen; weiß oder gelblichweiß erscheinen gewöhnlich die sclerosierten Hautpartien des Unterschenkels, ferner sehr oft die verschiedenen fibroiden Tumoren; rötlichweiß jene infiltrierten Stadien, die an verschiedenen Hautstellen als Vorläufer der Atrophie beschrieben werden, dann weißglänzend die narbenähnlichen Atrophien, die in Form kleiner Flecken, Leisten und Äste in Verein mit Hyperpigmentierungen ein xerodermieähnliches Bild bedingen. Im Verein mit Teleangiektasien finden wir sie auch bei der *Poikilodermia atrophicans*, und sie bilden dann den Übergang zu dieser Unterart der atrophisierenden Dermatitiden, so daß es manchmal schwer wird, die Dermatitis atrophicans von letzterer zu unterscheiden. Es bestehen zahlreiche Übergänge und die Anschauung, die auch die meinige ist, hat manches für sich, daß eigentlich mit Ausnahme jener Formen von Poikilodermie, die mit Myositis und Muskelatrophie vergesellschaftet ist, zwischen beiden Erkrankungsformen kein wesentlicher Unterschied weder klinisch noch histologisch besteht. BALBAN hebt das Poikilodermieähnliche besonders hervor. Ebenso BRUHNS. In unserer Monographie konnten wir in drei Fällen zahlreiche Hyperpigmentierungen feststellen, einmal an den Vorderarmen, zahlreiche wie Lentigenes und Epheliden aussehend, in einem zweiten Falle war die weißgelbliche Haut der Unterschenkel und des Fußrückens durch gelbe Streifen und Flecken gesprenkelt, in einem dritten Falle war die Haut beider Handrücken diffus braun pigmentiert. In einem meiner Fälle der letzten zehn Jahre fanden sich Pigmentationen am Halse, fernab vom atrophischen Herde. Bei SCHWIMMER finden wir eine totale braune Pigmentierung der universell atrophisch gewordenen Haut bei einem Falle, der allerdings wahrscheinlich eine Sclerodermie ist. BLOCKS Fall zeigt die Haut durch die normalen und hyperpigmentierten Leisten in zahlreiche quadratische und rhombische Felder gelegt. FRIEDHEIM schilderte diffuse und gefleckte Pigmentierungen am Unterschenkel, bei NEUMANN ist die Haut schmutzigbraun, von glänzend weißen Streifen und Flecken durchsetzt; Ähnliches erwähnt BECHERT von seinem Falle; blaurote Atrophien, die sich zu einem Netz vereinigen, in dem dunkelbraune Pigmentflecke auftreten, schildert HELLER. An anderen Stellen seines Falles entsteht durch Gelbrot und Weiß ein buntes Farbenmuster. Derartige Sprenkelungen sind öfter zu beobachten; sie erinnern an Hautveränderungen, wie sie nach Röntgenbestrahlung auftreten können und auch an das zweite Stadium des Xeroderma pigmentosum. Der Seemannshaut gleicht das Krankheitsbild, das uns KLINGMÜLLER schildert; in seinem Falle fanden sich auf der Haut des Nasenrückens, der Wange und der Handrücken, die ödematös und blaurot verfärbt sind, gelbliche, linsengroße Pigmentflecke. In einem Falle von KRZYSZTALOWICZ war die Haut in der Glutäalgegend von tiefbrauner Farbe, die atrophischen Partien dazwischen pigmentlos. Bei MANN ist die Haut der Sacralgegend und der Nates bräunlich gefärbt. Auch bei KREISSL ist die gesamte Haut diffus braunrot bis dunkelbraun. Diffuse dunkelbraune Tinktion der Unterschenkelhaut beschreibt RUSCH. BRÜNING beschreibt mehr ephelidenartige Pigmentierungen, LESSER rotbraune und netzartige Färbungen. Stark pigmentierte und pigmentlose atrophische Herde am Halse bei Atrophie der oberen und unteren Extremitäten, wie auch des Gesichtes schildert GRZYBOWSKI; blaßrote Herde, teilweise pigmentiert, von atrophischem Aussehen sahen BARIO DI MEDINA und CALVIN in ihrem Falle. *Melanodermie* in Verbindung mit Acrodermatitis atrophicans erwähnen JORDAN und ROMAKOWA (Braunfärbung beider Handrücken des unteren Drittels des Vorderarms und stellenweise der Fußrücken). Der Fall ist auch deshalb interessant, weil die Palmar- und Plantarflächen sowie die Nägel *hellgelb* gefärbt waren. Auch an anderen Hautstellen und am weichen Gaumen zeigten sich gelbe Flecken und Färbungen. Wegen des positiven Ausfalls der Proben auf Sympathikotonie schloß der Verfasser auf Störungen der inneren Sekretion und von seiten des Nervensystems. Eine ähnliche ockergelbe Färbung sieht KRAKAUER in zwei Fällen an den Oberschenkeln und Innenfläche der Knie und führt wegen der positiven Berlinerblau- und Turnbullblaureaktion diese Farbe auf *Hämosiderose* zurück. LORTAT-JACOB, FERNET und BUREAN demonstrieren einen Fall von Atrophie mit Sklerodermie mit starker Melanodermie und Kalkgicht. *Melanose* beschreibt LOMHOLT; *Vitiligoflecke* mit hyperpigmentierter Peripherie wurden von BETTMANN als Einleitung von Atrophie in seinen drei Fällen beschrieben, wobei die Atrophie im Zentrum des vitiliginösen Fleckes begann. Auch ALEXANDER erwähnt solche Flecke, die in der Mitte warzenähnliche naevusartige Erhebungen zeigten. Dieser Fall ist jedoch in seiner Zugehörigkeit zur Dermatitis atrophicans fraglich. In einem Falle RIECKES fanden sich bräunliche Pigmentierungen untermischt mit rötlichen Partien und weißlichen Sprenkelungen im Bereiche des Handrückens, außerdem vielfach follikulär angeordnete, weißliche und rötliche Flecke, dann wieder deutliche unternivellierte glänzende Plättchen, so daß der Fall ein sehr buntes Bild darbietet. FREUND (Berliner Hautklinik) beobachtete braune streifenförmige Herde mit beginnender Atrophie am rechten Bein oberhalb des Knies bei einem 62jährigen Arthritiker, der auch Verschluß der Arteria dorsalis pedis rechts zeigte.

Was die *Schuppungen* betrifft, die beobachtet werden, so gehört eine leicht kleienförmige, silberweiße Abschuppung zum typischen klinischen Bild; Unterschiede finden sich nur in der Größe und Fixierung der Schuppen auf der Unterlage. Sie verleihen der Haut manchmal einen perlmutterähnlichen Schimmer. In den Fällen unserer Monographie bestanden im großen und ganzen feinste, kleienförmige Abschuppung. Von den Autoren wird meistens der Ausdruck leichtschuppend oder schilfernd oder schuppt etwas gebraucht (POSPELOW, COLOMBINI, BRUHNS, DIETZ, RUSCH u. a.); starke Schuppung beschreiben RIEDEL, FRIEDHEIM u. a.; NEUMANN beschreibt festhaftende polygonale Schuppen, BEER kleinblättrige Schuppung, lamellöse Schuppungen BLOCK, PICK, SCHÖNSTEIN u. v. a. Ganz fehlende Schuppung ist wohl sehr selten; von LEDERMANN wird ausdrücklich das Fehlen der Schuppen in seinem Falle hervorgehoben. Schuppen werden hervorgehoben von KUMER, CALLOMON, HOLLÄNDER und GOLDMANN, BERKOWITZ, Krusten mit Schuppen nur von KREISSL, der handtellergroße Herde an der Oberfläche mit Krusten und Schuppen bedeckt am Unterschenkel gesehen hat.

Hyperkeratosen am linken Knie und Ellbogen beschreiben FISCHEL; SOWADE an Handteller und Fußsohlen; ich selbst konnte einige Male an den Fußsohlen hyperkeratotische und schwielige Veränderungen feststellen, *Blasenbildungen* FORDYCE und MALINOWSKY, SACHS, FREUND u. a. und WINTERNITZ beschreibt Knoten und Bläscheneruptionen.

Hämorrhagien gehören zu den größten Seltenheiten. Bei FINGER und OPPENHEIM werden sie nur in einem Falle erwähnt, der unter der weißen, transparenten und gespannten Unterschenkelhaut Blutungen in Form von dunkelroten Punkten und Scheibchen zeigte. Sonst berichtet RIEHL über tiefe Hämorrhagien bei einem älteren Manne mit Dermatitis atrophicans, besonders an den Knien entwickelt; RIEHL schließt daraus auf eine Alteration der tiefen Gefäße. Petechien beobachtete auch LEWANDOWSKY bei einer 57jährigen Frau mit fibroiden Tumoren an den Beinen, wobei eine herabgesetzte Gerinnbarkeit des

Blutes bestand. DUFKE berichtet über Neigung zur Hämorrhagien bei einem 56jährigen Mann mit fast universeller Atrophie.

Was die *Behaarung* betrifft, so ist die atrophische Haut, wie erwähnt, meistens haarlos oder die Haare sind, wenn vorhanden, dünn und spärlich (GROSS, ELLIOT, BRONSON, MALINOWSKI, FINGER und OPPENHEIM, MATRAS u. v. a.). Auch die Talgdrüsen fehlen oder sind zumeist atrophisch, sowie die Musculi arrectores pili. Wir werden darauf noch bei Besprechung der Histologie zurückkommen. So fehlt die Möglichkeit der Gänsehautbildung in den meisten ausgesprochenen Fällen. Läßt man Kälte plötzlich auf die atrophische Haut einwirken, so entsteht bei der ausgesprochen atrophischen Haut keine Cutis anserina; dies ist bedingt durch den Schwund und die Atrophie der Musculi arrectores pilorum, was nicht nur histologisch, sondern auch experimentell durch die Einwirkung des Äthersprays auf die erkrankte Haut und dem nachfolgenden Ausbleiben der Gänsehautbildung nachgewiesen werden kann (COLOMBINI, KRZYSZTALOWICZ, DIETZ u. a.).

Dem Mangel und der Atrophie der Talgdrüsen entsprechend ist die Haut an der Oberfläche, wie erwähnt, ohne Talgschichte, nicht geschmeidig, trocken. Die Fettlosigkeit führt manchmal zur Rissigkeit und Sprödigkeit und zur Bildung von Rhagaden.

Dem Mangel und der Atrophie der Schweißdrüsen entsprechend, zeigt die Haut nicht nur Trockenheit auch bei höherer Umgebungstemperatur, sondern auch gegenüber der Einwirkung von Pilocarpin (RIEDEL, NEUMANN, COLOMBINI, HELLER, PALM, BRONSON, BUCHWALD u. a.). Die Talg- und Schweißdrüsen des Kopfes und Gesichtes, sowie die Haare des Kopfes sind nur dann affiziert, wenn sich die Atrophie höhergradig an dieser Stelle lokalisiert, was verhältnismäßig selten vorkommt.

Die *Nägel* sind in der Regel auch bei starkem Befallensein der Finger und Hände unverändert; so in den Fällen FINGER-OPPENHEIM, wo z. B. trotz hochgradigster Veränderungen der Haut des Fußrückens die Zehennägel normal waren. Unter meinen 30 Fällen der letzten zehn Jahre konnte ich einmal Onychogryphosis mit Furchung der Nägel feststellen. Sonst findet man in seltenen Fällen die Nägel dünn und brüchig (ZINSSER), kanneliert, verdickt, matt, trocken und brüchig (zwei Fälle von BETTMANN); vollständiges Fehlen der Nägel wird wohl nicht beobachtet. In einem Falle ALEXANDERs wurde es beobachtet, doch ist dieser Fall strittig. Deformierte Nägel im allgemeinen beschreibt MARANTE, doch ist der Fall nicht ganz klar, da es sich um Verdünnung der Phalangen in toto handelt, deren Hautatrophie bräunlich pigmentiert und cyanotisch erscheint. Er bezeichnet diesen Zustand als Akrodystrophie. Anders liegt wohl der Fall SIEMENS, der bei einem 30jährigen Schlosser seit einem Vierteljahr Rötung, Glanz und Faltung der Haut der Handrücken und Ellbogen beobachtete, wobei die Nägel seit der Zeit getrübt und gelb gefärbt erscheinen. Sie sind zum Teil vom Nagelbett gelöst und an den Daumen hyperkeratotisch. Die Zeigefingernägel stehen mit ihren distalen Enden mehr radial.

Onycholysis semilunaris beschreibt MARKWORT in dem bereits zitierten Falle. Wegen dieser Affektion suchte die Kranke die Poliklinik auf. Nach der Beschreibung handelt es sich um eine Onycholysis semilunaris, wie ich sie zum ersten Male beschrieben und als berufliches Stigma der Wäscherinnen erkannt habe. Die halbmondförmige Abhebung der Nägel des 3. und 4. Fingers sind sicher charakteristisch; nur die Schmerzhaftigkeit, die MARKWORT beschreibt, fehlt gewöhnlich. Diese Affektion hat mit der Dermatitis atrophicans nichts zu tun, sondern entsteht mechanisch durch das Auswinden der Wäsche und chemisch durch die Lauge, das heiße Wasser, die Seife usw.

Was das *Unterhautzellgewebe* betrifft, so verhält sich dies je nach dem Stadium verschieden. Im infiltrativen Stadium ist es von der Cutis nicht zu trennen,

ist in fester Verbindung mit ihr. Im atrophischen Stadium fehlt es bald vollständig, die atrophische Cutis liegt unmittelbar der Fascie oder dem Periost
auf oder es ist verdünnt oder auch normal, und dann tastet man durch die
verdünnte Cutis die subcutanen Fettläppchen deutlich durch. Im sclerosierten
Stadium ist es ebenfalls mit der Cutis untrennbar verbunden wie bei der Sclerodermie und bewirkt dadurch die Unverschieblichkeit und die Unmöglichkeit,
Falten aufzuheben. Es können dabei auch die tieferen Gewebe in Mitleidenschaft
gezogen werden. So beschreibt KERL einen Fall eines 13jährigen Mädchens,
bei dem die Atrophie der rechten unteren Extremität sich im Laufe von drei
Jahren entwickelte. Der Lokalisation und der Beschaffenheit der Haut nach
ist es ein Fall von Akrodermatitis, bei dem der Umfang des Beines in der Mitte
der Wade rechts 22 cm gegen 26 cm links und im unteren Drittel 17 gegen
20 cm links beträgt. HABERMANN und KUTSCH demonstrierten einen 57jährigen
Mann mit einer Vergrößerung der linken Hand bei atrophischer Haut mit starker
Vermehrung des subcutanen Fettgewebes besonders volar; auch der linke Fuß
ein wenig größer. Röntgenologisch Knochenverdickung der linken Hand.
FRIEBOES hat einen ähnlichen Fall gesehen. Beide Autoren führen diese Veränderung auf hypophysäre Schädigung (Akromegalie) zurück. Ich möchte doch
meinen, daß die Zunahme des Fettgewebes auf Wucherung dieses infolge von
Wegfall des hemmenden Druckes der gesunden Haut und zum Teil auch auf
Wucherung ex vacuo (s. später) zurückzuführen ist. Eine elephantiastisch vergrößerte rechte Hand konnte RETZLAFF beobachten.

Variköse Venen findet man sehr häufig im Krankheitsbild der Dermatitis
atrophicans, insbesondere der der unteren Extremitäten. Unter den 30 Fällen
der letzten zehn Jahre konnte ich sie in der größeren Mehrzahl der Fälle finden.
Sie kommen in allen Stadien der Erkrankung vor, sind aber natürlich im atrophischen Stadium am deutlichsten. Ob für sie die konstitutionelle Anlage im
gleichen Sinne wie für die Atrophie gilt, ob die Atrophie deren Ausbildung
beschleunigt oder überhaupt hervorruft durch Wegfall des elastischen
Druckes der normalen Haut, oder ob sie der Atrophie vorangehen, läßt
sich nicht in jedem Falle entscheiden. Sicher stehen sie in Zusammenhang
mit den häufigen Ulcerationen der Unterschenkel und der Malleolargegend
(s. o.). Daß sie vielleicht mit der Atrophie im Zusammenhang stehen, zeigt
ein Fall von WERTHEIM, bei dem die platten- und strangförmigen Infiltrate
dem Verlaufe der subcutanen Venen folgten. In einem Falle von BRUHNS stellt
das Hervortreten der varikös gewordenen Venen in der verdünnten atrophischen
Haut ein ungewöhnliches Bild dar; ähnlich liegt der Fall STEINER; SCHMIDT-
LABAUME hebt den varikösen Symptomenkomplex hervor. MÜNSTERER sah
als Einleitungssymptom Venenentzündungen. Verschluß der oberflächlichen
Venen sehen HOLLÄNDER und GOLDMANN.

Zu den Veränderungen der tiefer gelegenen Organe, die bei der Dermatitis
atrophicans befallen werden, gehören vor allem die zuerst von JESSNER beobachteten *Knochenatrophien.* JESSNER beobachtete sie zuerst im Jahre 1921
bei einer 49jährigen Patientin, bei der Unterschenkel und Fußrücken beiderseits zum Teil pseudosclerodermatisch verändert waren. Die Zehen selbst waren
geschwollen und schwach blaurötlich verfärbt. Die Röntgenaufnahme ergab,
daß eine so hochgradige Atrophie sämtlicher Zehenknochen vorhanden war,
daß von Knochenstruktur kaum noch etwas zu erkennen war. Er fand diese
Knochenatrophie weiterhin in sechs von acht röntgenologisch untersuchten
Fällen mehr oder weniger stark ausgesprochen. Diese Knochenatrophie findet
sich aber in der Regel nicht dort, wo die sclerodermatisch veränderten Hautpartien zu finden sind, sondern dort, wo die Haut verdünnt und atrophisch
ist. Auch im infiltrativen Stadium findet man die Knochen atrophisch. In

neun weiteren Fällen, die von Jessner und Löwenstamm untersucht wurden,
fand sich diese Atrophie viermal, also nicht so häufig, als Jessner anfänglich
geglaubt hat. Daß es sich bei dieser Atrophie nicht um eine Inaktivitätsatrophie
handelt, geht daraus hervor, daß immer nur einzelne Knochen atrophisch sind
und daß die Extremitäten gebraucht wurden. Jessner schließt aus diesem
Befund, daß die Akrodermatitis nicht eine nur auf die Haut beschränkte Krankheit ist, sondern daß hiebei noch andere allgemeinere Störungen vorliegen
müssen. Rarefikation und Verdünnung der Knochen, also Atrophie wurde
weiter beobachtet von Heyn, von Piorkowski, der neben Knochenatrophie
an den Händen als einziger Autor auch periostitische Verdünnungen der großen
Phalangen findet. Aljavdin schließt sich in seinem Falle den Beobachtungen
Jessners an; er findet Rarefikation der Knochensubstanz des Femurs und der
Tibia. Nobl bestätigt ebenfalls die Befunde Jessners, er fand Atrophie der
Phalangen und Mittelhandknochen, die er den Knochenveränderungen des
Lupus pernio nahestellt. Mit Recht lehnen Jessner und Löwenstamm diese
Meinung ab, da die Befunde hiebei den Knochenaufhellungen der Ostitis cystica
multiplex tuberculosa, wie sie von Jüngling beschrieben wurden, gleichen.
Daß tatsächlich die Atrophie der Knochen nicht so häufig ist, beweisen auch die
30 Fälle der letzten zehn Jahre, die ich beobachten konnte, und bei denen ich
schon das Augenmerk auf die Knochenerkrankung richtete. Ich fand sie nur
ein einziges Mal. Es ist dies derselbe Fall, den ich oben gelegentlich der Geschwürsbildung zitiert habe. Eine 59jährige Frau mit ausgedehnter Akrodermatitis
der unteren und oberen Extremitäten mit sclerosiertem Gewebe der Unterschenkel und mit Geschwüren des Fußrückens. Es wurde dreimal eine Röntgenuntersuchung vorgenommen. Das erstemal lautete der Befund (Prof. Haudek):
Zeichen seniler Knochenatrophie. Drei Monate später ergab der Befund: Geringe
Verdünnung im oberen Schaftende der Tibia, links mehr als rechts, sonst ohne
Befund. Wieder zwei Monate später: Befund wie früher. Große Kalkarmut
des Skelets. Leichte periostitische Verdichtung an den oberen Tibiaschaften.
Dieser Fall zeigt also so wie der Fall von Piorkowski Periostitis, bei dem sie
an den großen Phalangen der Hände saß. Diese Knochenatrophie, die mit
Periostitis einhergeht, spricht doch nicht so ganz für die Meinung Jessners,
der übrigens niemals Periostitis feststellen konnte, daß die Akrodermatitis eine
Allgemeinerkrankung sei. Die meisten Fälle der Knochenatrophie betreffen
ältere Frauen. Piorkowskis und Nobls Fälle sind ältere Männer. Gelegentlich
der Demonstration seines Falles weist Nobl mit Recht darauf hin, daß die
Knochenatrophie an den Phalangen und Mittelhandknochen als ganz uncharak-
teristische Form auftritt, wie man sie bei den verschiedensten chronisch entzündlichen Dermatosen beobachten kann. Er hat sie bei Varicositäten der
Unterschenkel, bei Erfrierungen und auch gelegentlich bei der Akrodermatitis
festgestellt. Daß die Knochenveränderungen keineswegs zum Bilde der Dermatitis atrophicans gehören, beweisen noch verschiedene Beobachtungen der
Literatur, wo deren Fehlen besonders hervorgehoben wird (Löwenfeld).
Knochenverdickungen des Handskeletes erwähnen Habermann und Kutsch
sowie Frieboes, die sie als akromegalisch deuten.

Nach Jessner und Löwenstamm steht auch die Dermatitis atrophicans
mit arthritischen Veränderungen im Sinne der Arthritis deformans in Beziehungen. Sie zitieren Fälle von Meirowsky, Nobl und Birnbaum. Unter
ihren Fällen sahen sie sie bei neun Patienten, von denen zwei erst 37 Jahre
waren. Diese Gelenkveränderungen, die in mehr oder weniger hochgradigen
Verdünnungen und hochgradiger Konfiguration, auch in Ankylose der Gelenke
bestanden, waren fast ausschließlich im Bereiche der Dermatitis atrophicans,
nur in einem Falle war die Haut hiebei sclerosiert. Sie erwähnen eine Phase,
bei der bei Akrodermatitis beider Unterarme eine Arthritis deformans der

rechten Schulter und des linken Handgelenks, bei einer anderen nur des linken Schultergelenks bestand. Wir konnten wirkliche Arthritis deformans weder in unseren früheren Fällen noch in den 30 Fällen der letzten zehn Jahre beobachten. Arthritis deformans beobachteten noch FREUND (Berlin), LIEBNER, der osteoarthropathische Zacken an der Wirbelsäule findet, und ALMKVIST. LORTAT-JACOB, FERNET und BUREAN konnten Kalkgicht feststellen. Erguß im Kniegelenk mit Reiskörnern findet HÖFER.

Hier seien auch noch jene Fälle erwähnt, wo es zum Auftreten von Kalk in der atrophischen Haut gekommen ist. Diese Fälle sind sehr selten. Bei unserem Material konnten wir dieses Vorkommnis nie beobachten. Solche Fälle wurden von JADASSOHN und O'LEARY und GOECKERMAN beschrieben. Die letzteren fanden gleichzeitig Verkalkung der Blutgefäße der unteren Extremitäten, mittels Röntgenaufnahme nachgewiesen.

Beginn. Der Beginn der Erkrankung erfolgt durch Hautentzündung der verschiedensten Art und seitdem man dem Anfangsstadium der Erkrankung mehr Beachtung schenkt, werden auch alle möglichen Abstufungen und Grade der Dermatitis beschrieben. Man findet alle Grade der Dermatitis vom einfachen *Erythem* bis zu den höchsten Graden der entzündlichen Infiltration, wobei die Oberfläche der Haut die verschiedenste Beschaffenheit annehmen kann. Die Oberfläche der Haut kann normal sein, sie kann kleienförmig oder lamellös schuppen, sie kann Knötchen, Quaddeln und knotige Infiltrate zeigen, Bläschen und Blasen bilden, mit Krusten bedeckt sein und diffus nässen. Der Beginn der Dermatitis atrophicans mit hellroten oder blauroten Flecken kommt uns recht selten zu Gesicht, da die Flecken gewöhnlich symptomlos oder unter geringem Jucken verlaufen, dem keine Beachtung geschenkt wird. Erwähnt ist dieser Beginn in den zwei Fällen von POSPELOW (rote Flecke und dunkelrote Flecke an den Handrücken), von BLOCK (blaue, juckende Flecken), von ELLIOT (blaurote Flecken), von BRONSON (rote Flecken), von BRUHNS (Rötung), von NEUMANN (Rötung und Schuppung), von COLOMBINI (rote Flecken), bei HUBER (Cyanose), von KLINGMÜLLER (Rötung), von PISMENY (rote Flecken), von MEYER-HARDT (markstückgroße, rote Flecken mit Parästhesien), ebenso bei PALM (rote Flecken mit Parästhesien), von RIEHL (heller- bis talergroße, konfluierende Erytheme), von JACOBSON (rote Flecken), von METSCHERSKI (erythematöses Stadium), von RILLE (talergroße livide Flecken am linken Ellbogen, Handrücken und Finger, die ganz im Niveau der gesunden Haut liegen), bei FORDYCE (symmetrisch angeordnete Erythemflecke an Ellbogen, Handrücken, Knien und Knöcheln), bei HELLER (dunkelblaue Flecke an Handrücken und Ellbogen), ferner in den Fällen von CHOTZEN, LANG, BRUHNS, HERXHEIMER-HARTMANN, FINGER-OPPENHEIM, JESSNER und LÖWENSTAMM u. v. a. Beginn mit Knötchen und Quaddeln beschreiben BAER (linsengroße, scharf begrenzte, weiche, gelbliche Knötchen und undeutlich begrenzte Plaques von gelber Farbe), J. NEUMANN (schrotkorngroße Knoten von Teleangiektasien durchzogen, später braunrot, anfangs hellrot, dann vitiligoähnlich mit braunrotem Rand), KREISSL (handtellergroße, mit Schuppen und Knoten bedeckte Herde und knötchenförmige Efflorescenzen), MALINOWSKY, juckende Quaddeln, KÉMERI Knötchen. Mehr diffus ausgedehnte Entzündungsherde mit höhergradigem Ödem und starker Infiltration, die sich mehr dem typischen Beginn der Acrodermatitis atrophicans nähern, schildert BLASCHKO, in dessen Fällen ein stabiles Ödem mit cyanotischer Rötung als Anfangsstadium auftrat. RUSCH schildert Rötung und Schwellung, in einem zweiten Falle Rötung, Schuppung, Jucken und Spannung. Rötung, Schwellung, Brennen und Jucken finden wir bei F. J. PICK, GROUVEN, RUSCH, MALINOWSKY, RONA; erysipelähnlich beginnen die Fälle von BEER, GRÜNMANDL, FINGER-OPPENHEIM u. a. RIEHL schildert einen Fall mit Atrophie der unteren Extremitäten, bei dem im Gebiete der atrophischen Haut talergroße, intensiv gerötete Flecken auftraten, die konfluierten, so daß das Bild einer diffusen Dermatitis entstand. Lymphangioitische und perilymphangioitische Vorstadien beschreiben Ehrmann, Weidenfeld u. a. *Nässen* und *Krustenbildung* werden von Krzysztalowicz, Blasenbildung von Alexander und Fordyce beschrieben; doch sind die beiden letzteren Fälle in ihrer Zugehörigkeit zur Dermatitis atrophicans fraglich; der erstere Fall könnte nach der Beschreibung ein Pemphigus vulgaris chronicus oder eine Epidermolysis bullosa hereditaria sein. Im letzteren Falle schwankt der Autor selbst in der Diagnose und denkt an Syphilis. Knoten und Bläscheneruptionen sieht auch Winternitz. Als *Dermatitis ekzematoides atrophicans* wird von Herxheimer und Plass eine Hautaffektion genannt, bei der eine Atrophie der Kopfhaut auf Grund eines nässenden Ekzems eintritt. Es handelt sich hiebei um eine 46jährige Frau, die seit frühester Jugend an einem nässenden und juckenden Ekzem der Kopfhaut gelitten hat, später erkrankten die Axillae und die Pubes. Die Kopfhaut zeigt sich kahl, intensiv gerötet, mehrere nässende Partien und in der Scheitelgegend weißlich aussehend, wie eingesunken. An dieser Stelle kann man die Haut zigarettenpapierähnlich falten, außerdem sind alle normalerweise haareführenden Stellen des Körpers haarlos. Histologisch finden sich starke Epithelveränderungen, Rundzelleninfiltrate, Fehlen der elastischen Fasern in den Papillen und im Stratum subpapillare und Zerstörung der Haare. Im weiteren Verlauf entstand ein nässendes Ekzem der vorderen Brustwand, das bis an die Pubes reichte und ohne Atrophie ausheilte. Herxheimer und Plass denken an ein Ekzem als Vorstadium einer Atrophie. Der Fall erscheint uns zweifelhaft, denn die Lokalisation entspricht dem seborrhoischen Ekzem von Unna. Dieses kann zum Haarverlust führen. Ein Teil des nässenden Ekzems heilt ohne Atrophie ab, und zwar das an der vorderen Brustwand, und die Seborrhöe der Kopfhaut führt zur Atrophie der Kopfhaut, wie die Haut der Glatzen lehrt, nur hat die Atrophie klinisch einen ganz anderen Charakter als bei der Dermatitis atrophicans.

Multiple Infiltrate als Beginn in Form von rötlichen oder bläulichen geschwulstartigen Herden beschreibt Wise; Arning und Schoenhof fanden pfennigstück- resp. markstückgroße Infiltrate. Callomon findet sulzige Schwellungen als Beginn. Grünmandl sieht gelbliche und bläulichrote Infiltrate als Beginn in streifen- und bogenförmiger Anordnung ähnlich eigenartiger tertiärer Lues, siehe übrigens auch die Initialstadien der Acrodermatitis atrophicans.

Lokalisation. Die typische Lokalisation der Dermatitis atrophicans ist die der unteren Extremitäten, dann kommen in bezug auf Häufigkeit die oberen Extremitäten und dann in weitem Abstande der Stamm, das Gesicht, das Genitale, der behaarte Kopf. Ob die Dermatitis atrophicans die Schleimhaut befallen kann, ist fraglich. Eine typische Lokalisation der unteren Extremitäten kehrt immer wieder. Wenn die unteren Extremitäten in größerer Ausdehnung befallen sind, *dann reichen Hautveränderungen vorne bis zur Inguinalbeuge oder 1—2—3 Querfinger unter dieser, verlaufen hier parallel mit dem Poupartschen Bande, ziehen in der Nähe der Genitocruralfurche nach rückwärts und folgen dann ziemlich genau dem Darmbeinkamme. Seltener verläuft die hintere Begrenzungslinie quer über die Glutaei.* Diese Lokalisation finden wir häufig bei der Akrodermatitis, doch auch bei der Dermatitis atrophicans ist sie nicht selten (Fälle von Oppenheim, O. Sachs, Buchwald, Grön, Elliot, Bronson, Krzysztalowicz, Mann, Meyerhardt, Palm, Brüning, Alexander, Rusch, Richter, Arning, Finger-Oppenheim u. v. a.). In der Zusammenstellung von Jessner und Löwenstamm (66 Fälle) haben wir in 20 Fällen beide Beine und beide Arme ergriffen; beide Arme in neun Fällen, beide Beine in 12 Fällen, ein Arm und beide Beine in zwei Fällen, ein Bein und beide Arme in einem Falle, ein Arm in 15 Fällen, ein Bein in sieben Fällen; bei vier Patienten war auch das Gesicht beteiligt, zweimal neben einem Arm, einmal neben einem Bein und zweimal neben beiden Armen. Zweimal war die Schleimhaut der oberen Luftwege mitbetroffen. Unter unseren Fällen der letzten zehn Jahre waren zehnmal beide unteren Extremitäten befallen, und zwar fünf Männer und fünf Frauen; viermal waren alle vier Extremitäten ergriffen, bei zwei Männern und bei zwei Frauen;

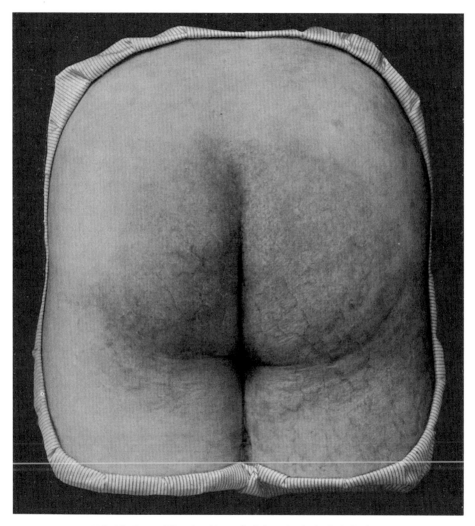

Abb. 28. Dermatitis atrophicans incipiens, typische Lokalisation.
(Moulage der Klinik KERL [FINGER].)

fünfmal saß die Erkrankung auf beiden Armen, vier Männer und eine Frau; zweimal war eine untere Extremität, zweimal eine obere Extremität, einmal eine untere und beide oberen Extremitäten beteiligt. Zweimal war die ganze Haut ergriffen. In zwei Fällen waren Hals und Nates von makulöser Hautatrophie ergriffen. In zwei Fällen war die Lokalisation nicht notiert. Im Vergleiche zur Statistik der Lokalisation von JESSNER und LÖWENSTAMM fällt in unseren Fällen das Überwiegen der unteren Extremitäten (19 Fälle) auf, während bei JESSNER und LÖWENSTAMM die Lokalisation an den oberen

Extremitäten häufiger ist (46 : 41), ferner war in unseren Fällen das Gesicht niemals beteiligt und zweimal war die gesamte Körperhaut ergriffen. Hervorzuheben wäre noch, daß die oberen Extremitäten bei Männern häufiger ergriffen sind als bei Frauen (beide oberen Extremitäten allein bei vier Männern und nur bei einer Frau), und daß die unteren Extremitäten bei Frauen häufiger erkrankt sind (5mal untere Extremitäten bei Männern allein, 11mal bei Frauen). Im ganzen waren 15mal die unteren Extremitäten bei den Frauen und 8mal bei den Männern ergriffen. Diese Eigentümlichkeit hängt wohl damit zusammen, daß bei den Männern die Arme in stärkerem Maße bei der Arbeit in Anspruch genommen werden als bei der Frau und daß bei Frauen die Schädlichkeiten, die die Beine treffen (Stauung infolge Schwangerschaft, Varicenbildung, stärkeres Ausgesetztsein der Witterung durch die Kleidung usw.) heftiger und häufiger sind als bei den Männern. Wichtig erscheint mir auch das häufige Auftreten der Einseitigkeit. In meinen Fällen war die Erkrankung 6mal einseitig. In den Fällen Jessner-Löwenstamm 12mal. Wenn man nicht gerade Anhänger der traumatischen Ätiologie der Dermatitis atrophicans ist, so spricht dieses einseitige Auftreten wohl mehr für die naevusähnliche Natur der Erkrankung, um so mehr, als man bei der oft scharfen Begrenzung, namentlich an den unteren Extremitäten, den Eindruck eines Halbseitennaevus hat. A. Jordan fand unter 288 Fällen aus der Literatur und eigener Beobachtung erkrankt: 26mal beide oberen Extremitäten, 33mal eine obere Extremität, 69mal beide unteren und 40mal eine untere Extremität; beide oberen und unteren Extremitäten waren 55mal befallen, 3mal das Gesicht, 2mal der ganze Körper, 6mal der Rumpf und in 54 Fällen gab es keine Angaben.

Einseitige Lokalisation der Dermatitis atrophicans finden wir noch in den Fällen von Schiller (13jähriger Knabe, Atrophie des linken Beines vom Fußrücken bis zur Crista ossis ilei und Ligamentum Poupartii, Dermographismus und Hyperästhesie des ganzen Körpers; schwächere Schweißsekretion der linken Seite), Boas (32jährige Dauer), Sachs, Howard Fox, Callomon, Balban, Nobl, Lilienstein, Poehlmann, Bruhns, Löwenfeld, Guhrauer, Buchwald, Riedel, Dietz, Krzysztalowicz, Arndt, Langer u. a. Bei Befallensein der Extremitäten kann die Erkrankung ausschließlich auf Hand- oder Fußrücken beschränkt sein; es können auch beide gleichzeitig erkranken. In diese Kategorie gehört ein Fall von Grön (ausschließlich Fußrücken), von Zinsser (Handrücken und Füße), von Klingmüller (beide Fuß- und Handrücken). Diese Lokalisation ist recht selten, meistens sind dabei die Unterschenkel und Vorderarme, die Knie und Ellbogen, Oberarme und Oberschenkel mehr oder weniger mitbeteiligt. Stets sind an den Extremitäten die Streckflächen intensiver befallen, die Ellbogen und Kniebeugen ganz frei. Handteller und Fußsohlen sind in der Regel frei. Die so häufige Erkrankung der Patellar- und Olecrangegend führe ich, wie später noch ausgeführt, auf intrauterinen Druck und auf stärkere Inanspruchnahme der Elastica an diesen Stellen durch Beugung und Druck während des späteren Lebens zurück. Am stärksten wird die Elastica in der normalen Struktur verändert durch mechanische Momente (Oppenheim). Die Handteller allein wurden affiziert gefunden von Touton (rechte Hand), Nikulin (beide Palmae), Rusch u. a. In den Fällen von Touton, Pospelow, Block, Grouven und im vierten Falle von Rusch erscheinen auch die Fußsohlen beteiligt, ferner im Falle Ahrens, bei Herxheimer-Hartmann, Gougerot und Burnier.

Der Stamm ist im großen und ganzen nicht sehr häufig beteiligt. In meinen letzten Fällen 2mal, bei Finger-Oppenheim ebenfalls 2mal (Fall 189 die ganze Körperhaut, Fall 190 Haut des Rückens). Bei Jessner und Löwenstamm war fast in allen Fällen der Stamm frei. Bei Ehrmann-Falkenstein

Fall 7 und 10 unter den Fällen, deren Krankengeschichten im Auszug gegeben werden. Auch BRANDWEINER, KÖNIGSTEIN u. a. veröffentlichen diesbezügliche Beobachtungen. Mit diesen Fällen darf man nicht jene Fälle verwechseln, bei denen es zu einer Kombination zwischen Dermatitis atrophicans diffusa und maculosa gekommen ist; bei der letzteren Form haben wir am Stamme umschriebene atrophische Herde außer jedem Zusammenhang mit der Dermatitis diffusa atrophicans, ohne Neigung zur Konfluenz. Ist der Stamm befallen, so haben wir wohl fleckförmige Atrophien vor uns, die aber konfluieren, nicht die bei der Dermatitis atrophicans maculosa erst zu beschreibenden Charaktere aufweisen und auch nicht im Zusammenhang mit der Acrodermatitis atrophicans stehen. Im großen und ganzen ist die Beteiligung des Stammes bei der Akrodermatitis sehr selten und bei der Dermatitis atrophicans etwas häufiger. Es besteht hier dasselbe Verhältnis wie bei der Sclerodermie, bei der wir ebenfalls Extremitäten und Stamm gleichzeitig beteiligt finden, während eine Kombination von Extremitätensclerodermie mit Sclerodermia circumscripta zu den größten Seltenheiten gehört. Von älteren Fällen finden wir Beteiligung des Stammes bei NEUMANN (Stamm, Nates, Ober- und Unterschenkel), bei COLOMBINI (die ganze Körperhaut), bei HELLER (Stamm und Extremitäten), bei RIEHL (Brust, Ober- und Unterschenkel), bei PISMENY (Brust), METSCHERSKI (Schulterblätter), KREISSL (Bauch), BECHERT (Schulter, Stamm bis zum 12. Brustwirbel), bei BETTMANN und RUSCH.

Noch seltener erkranken die Kopf- und Gesichtshaut. Bei FINGER-OPPENHEIM nur einmal (Fall 190), PISMENY beobachtet sie an der Nase und am behaarten Kopf, BETTMANN an der Stirne und RUSCH an der Wange. Unter den 66 Fällen von JESSNER-LÖWENSTAMM war viermal das Gesicht beteiligt, und zwar regelmäßig im Beginn der Atrophie als entzündlich-infiltratives Stadium. Ferner finden wir eine Beteiligung des Gesichtes bei BEER, KLINGMÜLLER, LEHMANN und EHRMANN. In diesen Fällen war am häufigsten die Wange beteiligt. Von neueren Fällen finden wir Beteiligung des Gesichtes bei WAGNER (symmetrisch über den vertikalen Unterkieferästen), HEUCK (stark livide Rötung und Schwellung der linken Gesichtshälfte), LOMHOLT (Nase und Ohr), ZIELER (Unterlippe), BAER (2 Fälle Nase und Gesicht), ADLER (Schwellung der linken Gesichtshälfte), ROTHMAN (oberflächliches diffuses Ödem der Gesichtshaut), BISCHOF (Stirne, Wange, Ohr), WINTERNITZ (Wangen, Ohrmuschel), EPSTEIN (ödematöser Tumor der Wange; histologischer Befund nicht ganz beweisend) u. a. Bei der Beteiligung der Augen darf man die Atrophie nicht mit Blepharochalasis verwechseln. Dies scheint GUGGENHEIM passiert zu sein, der bei einer 54jährigen Kranken eine Acrodermatitis atrophicans diagnostizierte, die an den Augen die Lidhaut gefältelt zeigte. Die rechte Lidspalte verläuft schräg, links ist eine Hautfalte wie ein Epikanthus vorhanden, wobei Ptosis besteht. Die Bindehaut der Lider und Übergangsfalten zeigen eine diffuse Narbenentwicklung. GUGGENHEIM meint, daß, weil bei der Akrodermatitis Erkrankungen der Schleimhaut vorkommen, so ist die Narbenbildung in der Bindehaut auf dieses Hautleiden zurückzuführen. Nun sind aber Erkrankungen der Schleimhäute bei der Dermatitis atrophicans so selten, daß sie weder von FINGER-OPPENHEIM noch von EHRMANN-FALKENSTEIN, KOGOJ u. a. erwähnt werden. Auch in meinen letzten 30 Fällen konnte ich niemals eine Erkrankung der Schleimhaut finden. Die ersten, die Schleimhäute befallen fanden, waren HOLDERS (1899), der bei einer Frau von 54 Jahren mit diffuser Atrophie der Handrücken und Ellbogen, der ganzen unteren Extremitäten den unteren Anteil der Vagina ergriffen fand, und HLAWSCHE, der eine 19jährige Patientin mit Dermatitis atrophicans der beiden Hand- und Fußrücken, der Unterarme und Unterschenkel neben Atrophie der Zunge demonstrierte (1897). JESSNER fand in einem Falle die Kehlkopf-

schleimhaut befallen. Es handelt sich um eine 55jährige Frau mit Schwellungen
und livider Verfärbung im Gesicht, namentlich Nasenspitze, Kinn und Lippen,
bei der der *Larynx* Schwellung und Ödem besonders der Aryknorpel zeigte,
welche Veränderungen derjenigen der äußeren Haut gleichen. Der histologische
Befund der geschwollenen Kehlkopfschleimhaut ergab fast das völlig gleiche
Bild wie am Kinn, nur daß der Anteil der Plasmazellen im Infiltrat ein größerer
war. Das elastische Gewebe zum größten Teil fehlend, ziemlich viele Riesenzellen und wenig freier Kalk im Gewebe. Ich bin nicht der Ansicht, daß man
den Fall Jessners so ohne weiteres zur Acrodermatitis atrophicans rechnen
kann. Daß sicher eine Akrodermatitis bei dem Falle besteht, ist außer Zweifel;
dies beweist die Haut des linken Armes. Das Gesicht zeigt aber ein außergewöhn-
liches klinisches Bild. Die geschwollenen Partien sind weich, nicht ödematös,
an der rechten Hälfte des Kinns und auf der rechten Wange fühlt man cutan-
subcutane, harte, tiefreichende, bis walnußgroße Knoten. Auffallend ist jedenfalls, daß im Gesichte ein *Erysipel* vorausgegangen war. Das Auftreten von
Knoten im Gesicht ist bisher von keiner Seite beschrieben worden. Noch auffallender ist der histologische Befund mit den reichlichen Riesenzellen und den
Kalkeinlagerungen. Jessner zieht zum Vergleich den Fall Attinger heran.
Auch bei Attinger hat der Herd, der den Befund von Kalk und Riesenzellen
ergab, keinen Zusammenhang mit der Dermatitis atrophicans und ein ganz
anderes klinisches Aussehen, als wir es bei der Dermatitis atrophicans zu sehen
gewohnt sind. Es war dies ein Herd in normaler Haut, unterhalb der Patella
gelegen, von Dreieckform, dessen Spitze sich in einzelne, rundliche, seitlich
abfallende, livide Papeln auflöst. Die Basis war grobhöckerig, stark verrukös,
oberflächlich schuppend, die einzelnen Papeln rauh, mit feinsten, weißen Schuppen
bedeckt. Die kompakte Infiltration wie die einzelnen Papeln sind von einem
mehr oder weniger ausgeprägten, weißen Saum umgeben. Bei dieser klinischen
Beschreibung wird wohl kein Mensch an eine Acrodermatitis atrophicans denken;
nicht ein Symptom dieser Erkrankung, sei es im infiltrativen, sei es im atrophischen, sei es in einem anderen Stadium, spricht dafür. Man würde eher an eine
luetische oder tuberkulöse Erkrankung denken und, da die Frau Lues hatte,
so ist es wohl das Naheliegendste auch mit Rücksicht auf den histologischen
Befund an Lues zu denken. Im Falle von Klaar, bei dem ebenfalls Riesenzellen gefunden wurden und epitheloide Zellen, besteht wohl der dringende
Verdacht auf Tuberkulose. Auch Jessner ist bei seinem Falle nicht ganz außer
Zweifel, und ungezwungen könnte man die Veränderungen an der Kehlkopfschleimhaut als tuberkulöser Natur deuten. Einen zweiten Fall von Schleimhaut-
affektion hat Jessner-Löwenstamm an der Wangenschleimhaut beobachtet.
Beteiligung der Schleimhaut unter dem Titel Atrophie cutaneo-muqueuse diffuse
(variété de la dermatite chronique atrophique) Étude d'un cas avec dysendocrinie, rhinite atrophique ozéneuse et malformation pharyngée haben M. Bloch
und Blamoutier veröffentlicht. Diese Beobachtung betrifft ein 24jähriges Mädchen
mit Hauterscheinungen der Akrodermatitis nebst Atrophie des äußeren Genitales
und Vagina, die kaum für den kleinen Finger durchgängig ist, mit chronischem
Katarrh der Nasenschleimhaut und einem pharyngo-oesophagealen Divertikel.
Die histologischen Untersuchungen ergaben das klassische Bild der Atrophie.
Viermonatliche Behandlung mit polyglandulärer Therapie führt zu wesentlicher Besserung. Die Verfasser halten den Fall nicht für eine angeborene Hautatrophie (Génomorphisme cutanée), sondern er würde zwischen dieser und der
Erythrodermie Pick stehen unter gleichzeitiger Beteiligung der Nasen- und
Genitalschleimhaut. Der Fall ist meiner Meinung nach als angeborene Mißbildung der Haut und Schleimhaut aufzufassen, wofür die Atresie der Vagina,
das Divertikel des Oesophagus und die Jugend der Kranken spricht. Es kann

eben diese Hauterkrankung einmal eine Genodermie und einmal eine Genodermatose sein, was ja zugunsten meiner Theorie der Pathogenese der Dermatitis atrophicans spricht. Dann wäre noch ein Fall von WINTERNITZ zu erwähnen,
bei dem neben der seltenen Lokalisation im Gesicht und an den Mammis einer
Acrodermatitis atrophicans Knoten und *Bläscheneruptionen* (!) an der Schleimhaut der Nasenscheidewand, sowie an den Wangen und Ohrmuscheln sich
zeigten. Ein Fall von ROTHMAN, der typische Akrodermatitis der oberen Extremitäten und diffuses Ödem des Gesichtes zeigte, hatte eine nicht voll entwickelte schwarze Haarzunge. In der Diskussion zu dem Falle meinte HERX-
HEIMER, daß es sich bei den Gesichts- und Zungenveränderungen tatsächlich
um eine Akrodermatitis handle. Nun ist die schwarze Haarzunge nichts weniger
als eine Atrophie; sie ist ja eine Hyperkeratose der Papilli filiformes, die durch
Reizung hervorgerufen ist, wie ich durch meine Untersuchungen mit Tinctura
Ratanhiae experimentell einwandfrei nachgewiesen habe. Der Fall litt an
Durst. Es wäre denkbar, daß hierin die Ursache für die schwarze Haarzunge
zu suchen ist. Mit der Atrophie hat diese Zungenveränderung nichts zu tun;
sie ist nur ein zufälliges Zusammentreffen. Wenn wir gelegentlich alle bisherigen
Schleimhautbeobachtungen überblicken, so ist kaum damit der Beweis erbracht
worden, daß Schleimhautaffektionen bei der Dermatitis atrophicans vorkommen.
Einer genauen Kritik hält wohl keiner der bisher veröffentlichten Fälle stand.

Ebenso selten erkrankt das *Genitale*. WEIDENFELD beschreibt einen Fall
von Atrophie des männlichen Genitales (Penis, Glans, Scrotum). Bei BLOCH
und BLAMOUTIER war das Genitale befallen. In einem unserer Fälle bestand
eine Röntgenatrophie des weiblichen Genitales, was wohl nur für die Disposition
zur Atrophie spricht. Die weiblichen Brüste sind etwas häufiger in den Krankheitsprozeß einbezogen (BOAS, WINTERNITZ u. a.).

Alter und Geschlecht. Die Frage nach dem Alter und Geschlecht läßt sich
nur auf Grund eines größeren Beobachtungsmaterials entscheiden. FINGER-
OPPENHEIM haben in ihrer Monographie, wo sie noch Dermatitis atrophicans von
Acrodermatitis atrophicans scharf trennten, folgende Zahlen erhalten: Die meisten
Erkrankungen von Dermatitis atrophicans fallen in die Zeit von 40—70 Jahren,
und zwar verteilen sich die Fälle ziemlich gleichmäßig auf diese drei Dezennien.
Von 71 Fällen war 9mal das Alter nicht angegeben, von 62 Fällen waren
39 zwischen dem 40. und 70. Lebensjahr, also fast zwei Drittel der Fälle, und
zwar lieferte jedes Dezennium ungefähr gleichviel Fälle (14, 13, 12). Die Erkrankung tritt also am häufigsten im höheren Lebensalter auf.

Tabelle des Alters und Geschlechtes.

Alter	Männlich	Weiblich	Geschlecht nicht angegeben	Summe der Fälle in jedem Dezennium
0—10	—	—	—	—
10—20	1	3	—	4
20—30	4	5	—	9
30—40	4	4	—	8
40—50	6	8	—	14
50—60	6	7	—	13
60—70	3	9	—	12
70—80	—	2	—	2
Alter nicht angegeben	1	4	—	5
Alter und Geschlecht nicht angegeben	—	—	4	4
	25	42	4	71

Man muß die Einschränkung machen, daß die Mehrzahl der Fälle bei dem chronischen Verlauf viel früher beginnt. Jedenfalls liegt der Höhepunkt der Erkrankung im reifen Alter, da doch bei dem geringen Grade der subjektiven Symptome die Kranken erst bei ausgedehnter Erkrankung zur Beobachtung kommen. Finger-Oppenheim konnten im ersten Dezennium keine einwandfreien Fälle beobachten, im zweiten Dezennium wurden vier Fälle beobachtet. Der jüngste Fall, ein 12jähriges Mädchen betreffend, wurde von Zinsser beschrieben, das seit 5—6 Jahren erkrankt gewesen sein soll. Liest man die klinische Beschreibung dieses Falles, so denkt man in erster Linie an eine naevus-artige Affektion. Der zweitjüngste Fall war der von Nikulin, ein 16jähriges Schulmädchen betreffend, bei dem vor sieben Jahren, also mit 11 Jahren, Erscheinungen typischer Atrophie an den Händen, Ellbogen und Knien auftraten. Die Krankheit begann also mit neun Jahren. Hier wird es wohl eine Erfrierungsatrophie sein, wie wir sie zuweilen nach Erfrierung beobachten und im Kriege genügend kennengelernt haben. Über den Beginn von Hlawsches Fall, der 19 Jahre alt war und der gleichzeitig Vaginalatrophie zeigte, ist nichts Näheres bekannt. Der vierte Fall ist der von Heller, der im Alter von 17 Jahren am Handrücken und Ellbogen erkrankte und 20 Jahre alt war. Zwischen dem 20. und 30. Lebensjahr befinden sich neun, zwischen 30. und 40. Lebensjahr acht Patienten. Im höheren Greisenalter wird die Erkrankung aus begreiflichen Gründen verhältnismäßig selten beobachtet. Zwischen dem 70. und 80. Lebensjahr waren zwei Kranke (Brüning und Huber, beides typische Fälle).

Die Akrodermatitis zeigt nach Finger-Oppenheim einen etwas früheren Beginn.

Tabelle des Alters und Geschlechtes.

Alter	Männlich	Weiblich	Geschlecht nicht angegeben	Summe der Fälle in jed. m Dezennium
0—10	—	—	—	—
10—20		3		3
20—30	3	2	—	5
30—40	6	12	—	18
40—50	6	3	—	9
50—60	4	4	—	8
60—70	5	2	—	7
70—80	1	1	—	2
Alter nicht angegeben	3	2	—	5
Alter und Geschlecht nicht angegeben	—	—	4	4
	28	29	4	61

Die meisten Fälle kamen zur Beobachtung zwischen dem 30. und 40. Lebensjahr. Das vorhergehende und das nachfolgende Dezennium zeigt viel weniger Erkrankungen, 5 und 9 Fälle. Von 61 Fällen in toto war 8mal das Alter nicht angegeben; unter 53 Fällen waren 18 im Alter zwischen 30 und 40 Jahren, somit ein Drittel aller Fälle. Bei der Dermatitis atrophicans lag das Maximum der Fälle zwischen dem 40. und 50. Lebensjahr. Die Akrodermatitis tritt also früher auf und wird in den späteren Jahren seltener. Zwischen 40. und 70. Lebensjahr verteilen sich die Fälle auf die drei Dezennien ziemlich gleichmäßig (9, 8, 7 Fälle), um dann im Greisenalter nur sehr spärlich vorzukommen (zwei Fälle vom 70.—80. Lebensjahr). Der frühe Beginn dürfte wohl damit zusammenhängen, daß die Kranken wegen der stärkeren objektiven und subjektiven Symptome früher zum Arzt kommen. Im ersten Dezennium konnte kein Fall beobachtet werden, im zweiten Dezennium standen drei Fälle. Der jüngste Fall (HERXHEIMER-HARTMANN), ein 15jähriges Mädchen, dann ein Fall von NEUMANN (16jähriges Mädchen mit blaßroten, elevierten, sclerodermieähnlichen Infiltraten am rechten Oberarm, Vorderarm, Handgelenk und atrophischem Hoden; Ellbogen, Handrücken und Oberarme), der drittjüngste Fall wurde von HARTMANN beobachtet (20jähriges Dienstmädchen). Der älteste Fall war 76 Jahre alt (ULLMANN) und 74 Jahre (MALINOWSKI). Die Statistik der 30 Fälle, die ich beobachten konnte, ergab, daß weitaus die meisten Fälle zwischen dem 50. und 60. Lebensjahr beobachtet werden konnten (10 Fälle), dann kamen in bezug auf die Häufigkeit die Dezennien 3, 4 und 8 (je 4 Fälle), dann die Dezennien 2 und 7 mit je 3 Fällen und das 5. Dezennium mit 2 Fällen. Diese Altersstatistik entspricht ungefähr der ersten Statistik FINGER-OPPENHEIM, die Dermatitis atrophicans betreffend. Auch aus ihr geht hervor, daß die atrophisierende Dermatitis hauptsächlich um die fünfziger Jahre herum zur Beobachtung gelangt. Doch ist vom 10. Lebensjahre angefangen kein Alter verschont. Auffallend ist die große Zahl der in hohem Alter zwischen 70 und 80 stehenden Kranken. Auch hier sehen wir keine Erkrankung im ersten Dezennium, drei Erkrankungen im zweiten Dezennium. Der jüngste Fall ist 11 Jahre alt und hatte eine makulöse Atrophie ad nates, gehört also eigentlich nicht ganz hierher. Der zweite Fall ist 19jährig mit ausgesprochener, typisch lokalisierter Dermatitis atrophicans und der dritte Fall, 18jährig, mit ebenfalls typischer Akrodermatitis. Die ältesten Fälle waren 73, 74 und 2 Fälle 75 Jahre alt, einer mit Carcinom, einer mit Gelenkrheumatismus, einer mit Ulcus cruris und einer mit Ichthyosis kombiniert.

Die Alterszusammenstellung von JESSNER und LÖWENSTAMM ergibt von 66 Fällen über 70 Jahre 3 Fälle, zwischen 50 und 70 28, zwischen 40 und 50 19, zwischen 30 und 40 Jahren 9, zwischen 20 und 30 Jahren 7. Also auch hier die Mehrzahl der Fälle zwischen 70 und 40 Jahren. Wie bei unserer Statistik kommt auch bei diesen in Betracht, daß der Beginn der Erkrankung weit früher stattfand. Der Beginn fand bei 14 Patienten in einem Alter über 50 Jahren statt, bei 12 in einem Alter von über 40, bei 9 von über 30, bei 7 von 20—30, bei 2 in einem Alter von 18 und bei 1 in einem Alter von 12 Jahren statt. Also auch hier ergibt sich, daß die Dermatitis atrophicans inklusive der Akrodermatitis eine Erkrankung des höheren Lebensalters ist mit teilweise frühzeitigem Beginn. Eine Durchsicht von 112 bunt ausgewählten Fällen der Literatur ergibt 44 Fälle über 50 Jahre, also auch hier erscheint das höhere Alter von der Krankheit befallen. In jüngster Zeit hat A. JORDAN 263 Fälle aus der Literatur von 1909—1929 und 25 eigene Beobachtungen statistisch verwertet. Er findet die Erkrankung am häufigsten zwischen dem 41.—60. Lebensjahr, was auch meinen Ergebnissen entspricht.

Was das *Geschlecht* betrifft, so ist das Überwiegen des *weiblichen Geschlechtes* bemerkenswert. Diese Tatsache wird fast von allen Autoren bestätigt. Nach FINGER-OPPENHEIM waren unter 71 Fällen (siehe die Tabelle) 25 Männer und 42 Frauen, bei 4 war das Geschlecht nicht angegeben. Unter den 61 Fällen von Akrodermatitis (siehe die Tabelle) waren 28 Männer und 29 Frauen, 4mal war das Geschlecht nicht angegeben. Unter den 30 Fällen der letzten zehn Jahre (Dermatitis und Akrodermatitis, sowie zwei Fälle von Dermatitis maculosa) waren 13 Männer und 17 Frauen. Unter 125 Fällen der Literatur fanden sich 35 Männer und 90 Frauen. Unter den 66 Fällen von JESSNER und LÖWENSTAMM waren 21 Männer und 45 Frauen. Eine frühere Statistik JESSNERS zeigt nur 4 Männer unter 21 Frauen. JORDAN fand unter 288 Fällen, bei denen das Geschlecht angegeben war, 174 Frauen und 59 Männer, also ungefähr dasselbe Verhältnis, das wir auch bei den anderen Autoren finden. Bei Herxheimer-Hartmann waren die Männer zahlreicher, bei Rusch und Hertlein waren die beiden Geschlechter in gleicher Zahl beteiligt. Jessner und Löwenstamm schreiben, daß bei Finger-Oppenheim Frauen und Männer in ungefähr gleicher Zahl vorhanden waren. Dies ist ein Irrtum, der daher kommt, daß Jessner und Löwenstamm nur die Statistik der Akrodermatitisfälle berücksichtigen und nicht auch die der Dermatitis atrophicans-Fälle. Nun ist bei Finger-Oppenheim die Akrodermatitis nur eine Unterart der Dermatitis atrophicans. Bei der ersteren ergibt allerdings die Statistik 28 Männer und 29 Frauen. Addiert man aber die Fälle beider Erkrankungen, so ergibt sich unter 132 Fällen 53 Männer und 71 Frauen, bei 8 Fällen ohne Angabe des Geschlechtes, also auch hier das Überwiegen des weiblichen Geschlechtes. Dabei zeigt es sich, daß die Frauen im Durchschnitt älter sind als die Männer. Dies hängt mit der Tatsache zusammen, daß bei Frauen die Krankheit nach dem Klimakterium oder in demselben beginnt, und daß bei Frauen sich endokrine Einflüsse häufig geltend machen. Bei Männern kommt wieder das äußere Trauma als auslösender Faktor öfter in Betracht, daher der frühere Beginn und das häufige Auftreten der Erkrankung während des Krieges im Anschluß an Erfrierungen. Doch davon später.

Berufsarten. Man findet nicht überall die Berufsart angegeben. In Hinkunft müßte man diesem Umstand mehr Rechnung tragen. Vielleicht gelingt es doch, daraus bessere Schlüsse in bezug auf die Ätiologie zu ziehen. Es sind bei der atrophischen Dermatitis alle Berufsarten, Intelligenz- und körperliche Arbeitsberufe vertreten. Unter 71 Fällen der Dermatitis atrophicans (Finger-Oppenheim) war der Beruf 40mal angegeben.

Tabelle der Berufsarten.

Männer		Frauen	
Beamter	2	Köchin	2
Maurer	1	Bäuerin	2
Hausierer	1	Dienstmädchen	2
Steuermann	1	Frau, häuslich tätig	2
Arbeiter	3	Kutschersfrau	1
Schankwirt	1	Schauspielerin	1
Metallwarenanstreicher	1	Fabrikarbeiterin	1
Taglöhner	3	Brauergehilfensgattin	1
Bäcker	1	Schlächtersfrau	1
Landwirt	1	Wäscherin	1
Pfründner	1	Taglöhnerin	2
Brunnenbauer	1	Bahnbedienstetenfrau	1
Kolporteur	1	Pfründnerin	1
Fabrikarbeiter	1		
Zimmermann	1		
Hilfsarbeiter	1		
Friseur	1		
Summe	22	Summe	18

Es ergibt sich aus dieser Übersicht, daß die Dermatitis atrophicans keine Berufskrankheit sein kann, da viele Berufsarten regellos vertreten sind. Daß Frauen häufiger die Erkrankung zeigen als Männer, beweist natürlich nichts für einen Zusammenhang mit dem Beruf, wenn wir auch wissen, daß das Berufsekzem am häufigsten bei Frauen mit Haushaltbeschäftigung in die Erscheinung tritt. Wir haben ja bei der Atrophie der Haut, die durch den Beruf hervorgerufen wird, gesehen, wie selten eigentlich dies der Fall ist, und daß bei den Arbeitern, die der Hitze, Feuchtigkeit, Säure und reizenden Stoffen ausgesetzt sind, wie bei den Färbern, Wäscherinnen, Bäckern usw., nur sehr selten eine echte Atrophie der Haut eintritt, so widerstandsfähig sind die elastischen Fasern, wenn sie normal angelegt sind. Ist dies natürlich nicht der Fall, dann führen alle beruflichen Schädlichkeiten zur Dermatitis atrophicans resp. Acrodermatitis atrophicans, denn hier beginnt die Erkrankung wirklich an den Acren, namentlich an den Händen. Unter den 61 Fällen von Akrodermatitis (FINGER-OPPENHEIM), bei denen 30mal der Beruf angegeben war, zeigten sich folgende Berufe:

Tabelle der Berufsarten.

Männer		Frauen	
Gastwirt	1	Näherin	2
Malergehilfe	1	Böttcherfrau	1
Landwirt	3	Feldarbeiterin	1
Fabriksbeamter	1	Försterswitwe	1
Drogist	1	Dienstmädchen	2
Schlosser	2	Straßenkehrersgattin	1
Arbeiter	1	Lehrersgattin	1
Metallarbeiter	1	Prostituierte	1
Schneidergehilfe	1	Zugführer	1
Geschäftsdiener	1		
Schuhwarenhändler	1		
Tischler	1		
Schriftsetzer	2		
Taglöhner	1		
Bahnbremser	1		
Summe	19	Summe	11

Also auch hier sehen wir, daß sowohl bei Frauen als auch bei Männern die meisten Berufsarten, intelligente und Arbeiterberufe vertreten waren. Am meisten noch scheinen nach dieser Tabelle die Landwirte befallen zu werden, während der Kaufmannstand weniger beteiligt ist. Wir finden unter 30 Berufsangaben nur einen Drogisten, einen Schuhwarenhändler und einen Hausierer; die übrigen Männer und Frauen gehören Berufsklassen an, bei denen mit den Händen mehr oder weniger mechanische Arbeit verrichtet werden muß. Auf diesen Umstand werden wir noch zu sprechen kommen. Unter den 30 Fällen der letzten zehn Jahre, die ich beobachten konnte, waren im Haushalte beschäftigte Frauen 7, Hilfsarbeiter 4, Arbeiter im Freien 4, Schmiede 2, Kind 1, Kassierin, Kriegsinvalide, Eisentrödler, Agent, Etuimacher, Monteur je 1. Hier zeigt sich deutlich das Überwiegen der mit Wasser, Hitze und sonstigen Irritationen zu tun habenden Arbeiter. Bei EHRMANN überwiegen die landwirtschaftlichen Arbeiter und Fischer, bei ZÜRN die Schneider und Telegraphenarbeiter, bei JESSNER-LÖWENSTAMM waren die allerverschiedensten Berufe vertreten, jedoch in der Mehrzahl der Fälle körperlich arbeitende Menschen, darunter auch die Hausfrauen; ein Überwiegen bestimmter Berufe konnten die genannten Autoren nicht finden. Auch die Literaturdurchsicht sonst zeigt hauptsächlich körperlich arbeitende Menschen, doch fehlt kein Beruf. Dies hängt wohl mit dem klinischen Material zusammen. Würden die Fälle der Privatpraxis gesammelt werden — dies ergibt sich auch aus meinen privaten Fällen —, so würde sich ergeben, daß auch Privatiers und Frauen, die sich sehr pflegen, an dieser Erkrankung leiden. Es scheint nicht, daß kümmerliche Verhältnisse, Armut und Mangel an Pflege zu einer Häufung der Erkrankung führen (Finger-Oppenheim).

Dauer, Verlauf, Ausgang. Bei Finger-Oppenheim schwankt die Dauer der Dermatitis atrophicans in sehr weiten Grenzen. Den Angaben der Patienten, bei denen in der Regel im Beginn keine subjektiven Symptome auftreten, ist kein allzu großer Wert beizumessen, insbesondere die Angabe, die Affektion habe seit der Geburt bestanden, muß bezweifelt werden. Unter den 71 Fällen der Dermatitis atrophicans wurde die Angabe viermal gemacht (Richter, Chotzen, Bruhns, Weidenfeld). Wenn wir für diese Fälle das Angeborensein annehmen, dann handelt es sich um einen Naevus, eine Genodermie, wie z. B. im Falle Bruhns, der selbst die Kongenitalität annimmt bei einem 21jährigen Arbeiter mit einer Atrophie der Haut der rechten Glutäalgegend und der Hinterseite des rechten Ober- und Unterschenkels, weil auch das ganze rechte Bein gegenüber der linken Seite eine geringere Entwicklung zeigte. Die folgende Tabelle zeigt die Dauer in den einzelnen Fällen.

Zusammenstellung über die Dauer der einzelnen Fälle.

	Jahre		Jahre		Jahre
Buchwald	16	Bronson	14	Huber	8—10
Touton	35	Baer	15	Heller	3
Pospelow	33	Bruhns	9	Pick	6—7
Pospelow	2	Bruhns	15	Klingmüller	2
Duhring	1½	Nikulin	5	Krzysztalowcz	1
Zinsser	5—6	Neumann	2	Mann	8
Nikulin	7	Neumann	10	Dietz	19
Riedel	7	Colombini	3	Pismeny	30
Elliot	16	Holder	8	Brüning	20
Meyerhardt	11	Palm	12	Blaschko	1
Alexander	5—6	Lesser	2	Jakobson	5
Rusch	12—15	Metscherski	12	Arndt	1½
Rusch	5	Metscherski	2	Malinowski	5
Rusch	8—10	Kreissl	2	Rona	15
Bach	2	Oppenheim	7		
Sachs	8	Bechert	22		

Die Angabe der Kranken lautet gewöhnlich seit Kindheit oder seit mehreren Jahren. Die kürzeste Dauer bis zur Beobachtungszeit und seit dieser war ein Jahr, die längste 35 Jahre. Die meisten Fälle zeigten eine Krankheitsdauer vor dem Zeitpunkte der Beobachtung von 5—15 Jahren; unter 5 und über 15 Jahre Krankheitsdauer ist verhältnismäßig seltener. Ein akuter Beginn scheint überhaupt nicht vorzukommen. Fälle dieser Art mit plötzlich auftretendem Erythem und nachfolgender angeblicher Atrophie gehören zu den akuten und subakuten Erythrodermien.

Die folgende Tabelle (S. 603) zeigt die Fälle der Acrodermatitis atrophicans (Finger-Oppenheim).

Auch hier sehen wir das Schwanken der Krankheitsdauer innerhalb weiter Grenzen. Die kürzeste Dauer waren drei Wochen, die längste 32 Jahre nach Angabe der Patienten. Eine auffallend kurze Zeit wurde nur noch in zwei Fällen angegeben, einmal seit Wochen, einmal 5—6 Wochen, sonst in allen Fällen jahrelange Dauer. Die Angabe, seit der Jugend bestehend, wurde nur einmal gemacht. Die Fälle von kurzer Dauer wurden von Herxheimer-Hartmann veröffentlicht: Der erste Fall betraf eine 56jährige Lehrersfrau, bei der auf beiden Handrücken die Haut blaurot infiltriert war und gerunzelt erschien, der letztere ein 15jähriges Mädchen, deren Haut an der Dorsalfläche der linken

Tabelle. Krankheitsdauer bei Acrodermatitis atrophicans.

	Jahre		Jahre		Jahre
BEER	10	RILLE	4	SCHÜTZ	3½
PICK	14	LANG (linke Seite)	7	BRUHNS	3
PICK	2	LANG (rechte Seite)	1	RUSCH	30
	17	LEHMANN	7	FORDYCE	4
	1½	CHOTZEN	32	ULLMANN	10
HERX- 5—6 Wochen		LEDERMANN . . .	1	MALINOWSKI . . .	3
HEIMER 3 Wochen		BAUM	10	MALINOWSKI . . .	14
und	30	BAUM . . . . . .7—9		MALINOWSKI . . .	8
HART-	1	MEYERHARDT . . .	11	MALINOWSKI . . .	13
MANN	10	LEVEN	11	HERTMANNI	1½
. . . .	2	MOBERG	8	HERTMANNI	3—4
. . . .	4	RONA	½	HERTMANNI	2
. . . .	7	RONA	15	HERTMANNI	1½
HERTMANNI einige Monate				HERTMANNI	10
				HERTMANNI	¾
				Klinik FINGER . .	17
				Klinik FINGER . .	2

Hand und Mittelfinger blaurot, zum Teil verdickt, zum Teil verdünnt und
gefältelt war. Diese Fälle muß man wohl in bezug auf die Dauer bezweifeln,
da doch zum Zustandekommen einer Runzelung und Fältelung eine bedeutend
längere Zeit vonnöten ist. Trotzdem erscheint es nicht ausgeschlossen, daß
bei stärkerer Akzentuation der entzündlichen Erscheinungen und der subjektiven Symptome die Kranken sehr früh zur Beobachtung kommen können,
noch bevor sich die Atrophie entwickelt; die Diagnose dürfte dann größeren
Schwierigkeiten unterliegen, da das wichtigste Kriterium die Anetodermie
fehlt. Immerhin könnte sie aus der Lokalisation und dem torpiden Verlauf
gestellt werden. Die übrigen Fälle unterscheiden sich in ihrer Dauer nicht von
denen der diffusen Form. Auch hier fallen die meisten Beobachtungen zwischen
das 5. und 15. Lebensjahr seit Beginn der Erkrankung. Der am spätesten zur
Beobachtung gekommene Fall (CHOTZEN) war eine Atrophie der Haut beider
Handrücken, sich in Burgunderröte, Fältelung, Verdünnung der Haut und
Transparenz der Venen äußernd und vor 32 Jahren mit grellroten Flecken
beginnend. Diese Angabe über die Chronizität des Prozesses findet sich in den
meisten beobachteten Fällen der Literatur. Es erübrigt sich daher, näher darauf
einzugehen. Nach JESSNER-LÖWENSTAMM scheint die Erkrankung tatsächlich
in ihrer Dauer unbegrenzt zu sein. 18 von den Kranken der genannten Autoren
gaben an, „mindestens 20 Jahre oder seit ich mich erinnern kann". Es geht
also daraus hervor, daß die Dermatitis atrophicans eine eminent chronische
Erkrankung mit ungemein lentiszierendem Verlauf ist, wobei aber das Tempo
im Fortschreiten ein verschiedenes ist und auch Stillstand eintreten kann. Als
Beobachtungen von sehr kurzer Krankheitsdauer seien noch folgende Fälle
erwähnt: FUHS 54jährige Frau, Krankheitsdauer 1 Jahr, FREUND (Berlin) 2 Fälle,
48 Jahre und 62 Jahre alt, beide 2 Jahre krank, RAPP 59jähriger Mann, seit
1¼ Jahren krank, ZEISLER 47jährige Frau mit einer 18 Monate langen Krankheitsdauer. HABERMANN und KUTSCH, sowie LEHN beobachteten Fälle von
3 Jahre lang bestehender Krankheit; der Fall LEHN ist auch deshalb bemerkenswert, weil er einen 22jährigen Mann betraf. Ein Unikum bezüglich Dauer stellt
wohl der Fall FRÖHLICH dar, eine 40jährige Frau betreffend, die im Anschluß
an eine Erfrierung im Verlaufe von 6 Monaten Hand, Unterarm, Ellbogen,
Unterschenkel und Glutäalgegend in typischer Weise atrophisch verändert
zeigt. Dieser Fall ist wohl der einzige, den man als *akute* Dermatitis atrophicans
bezeichnen könnte. Als eines der Fälle mit längster Krankheitsdauer kann

wohl der Fall Alexander gelten mit 40jähriger Krankheitsdauer. Eine
wirkliche Heilung, eine Restitutio ad integrum scheint sehr selten zu sein.
Wiederholte Schwellungen und Rötungen der atrophischen Hautpartien,
Rezidivieren der entzündlichen Erscheinungen sind wiederholt beschrieben
worden (Riehl, Ehrmann u. a.). Besserung der Erscheinungen im Anschluß
an verschiedene Therapie ist wiederholt beobachtet worden; bei Besprechung
der Therapie werden wir darauf zurückkommen. Eine wirkliche Heilung, die
beobachtet werden konnte und nicht auf Angabe der Patientin beruht, berichtet
F. J. Pick:

> 25jährige Schauspielerin. Vor 15 Jahren das Auftreten eines scharfrandigen Fleckes
> in der Gegend des linken Ellbogengelenkes bemerkt. Bei der Untersuchung zeigt sich die
> Haut an der Streckfläche beider oberen und unteren Extremitäten nur über den Fuß-
> knöcheln scharf geradlinig, sonst unscharf begrenzt, wechselnd rotbraun bis livid verfärbt,
> schuppenweise gefeldert, trocken und etwas spröde. Bei einer späteren Beobachtung war
> keine Atrophie zu konstatieren.

Ein Fall von Finger-Oppenheim:

> Bei einem 25jährigen Hilfsarbeiter war die Haut der unteren Extremitäten vom Dorsum
> bis zum Ligamentum Poupartii, rückwärts von der Ferse bis an die obere Grenze des Nates
> stellenweise hellrot, leicht ödematös und schuppend, stellenweise über den Nates vielfach
> gefältelt, grunzelt, lividrot, von größerer Transparenz. In der Mitte des linken Oberschenkels
> an der Beugeseite und unter den Nates rechts finden sich zwei flachhandgroße, gelbweiße
> und sehnig glänzende, straffe Hautpartien, deren Grenzen unscharf waren; die oberen
> Extremitäten waren frei. Nach 1½ Jahren waren die Erscheinungen spurlos verschwunden.

Dieser Fall zeigt also Rötung, Ödem, Atrophie mit pseudosclerodermatischen
Einlagerungen in ausgesprochenem Maße und trotzdem schwanden alle Symptome
vollständig, da nach einer Beobachtungspause von 1½ Jahren keine Spur der
Hautaffektion zu sehen war. Es folgt daraus, daß nicht nur die entzündlichen
Stadien, sondern auch das der Atrophie einer Ausheilung zugänglich sind. Auch
Jadassohn (nach Jessner-Löwenstamm) glaubt in einzelnen Fällen sicherer
frischer Akrodermatitis Veränderungen bis zu vollständiger Heilung mit makroskopisch ganz normaler Haut beobachtet zu haben. Unter den Fällen meiner
Privatpraxis konnte ich zwei Fälle beobachten, bei denen Rückgang und Heilung
von Dermatitis atrophicans beobachtet werden konnte. Der erste Fall betraf ein
junges Mädchen, das die rechte untere Extremität von den typischen Grenzen
der Nates bis zum Sprunggelenk in charakteristischer Weise atrophisch verändert
aufwies. Sie wurde mit hormonalen Präparaten und Massage behandelt, heiratete
und gebar ein Kind. Im Laufe von 2—3 Jahren schwanden die Erscheinungen
vollständig und, als sie sich gelegentlich einer Vaginitis vorstellte, fand sich keine
Spur der Dermatitis atrophicans mehr. Der andere Fall betraf ein 25jähriges
Mädchen mit Dermatitis atrophicans beider Beine von ungleicher Stärke, bei
der nach dreijähriger Behandlung mit Diathermie, Massage, Heißluft, Quarzlampe und hormonaler Therapie ein deutlicher Rückgang zu konstatieren war.
Der erste Fall zeigte also, daß eine Restitutio ad integrum wohl möglich ist,
allerdings scheint sie nur bei jungen Patienten vorzukommen.

Kombinationen der Dermatitis atrophicans mit anderen Atrophien. Derartige
Kombinationen kommen nicht allzu selten vor und sind ein Beweis für die
Zusammengehörigkeit sämtlicher Hautatrophien. Wir sehen hier vom häufigen
Zusammentreffen von Dermatitis atrophicans mit Acrodermatitis atrophicans
ab, weil wir beide Krankheiten nicht scharf voneinander trennen. Aber auch
das Zusammentreffen von Dermatitis atrophicans diffusa mit Dermatitis atrophicans maculosa ist nicht allzu selten. Auch die Kombinationen mit Poikilodermia vascularis atrophicans, wenn man überhaupt auf dem Standpunkt der
Selbständigkeit dieses Krankheitsbildes steht, kommen vor. Es entspricht ganz
meiner Auffassung vom Wesen der Dermatitis atrophicans als einer hauptsächlich keimplasmatisch bedingten, durch angeborene Widerstandsschwäche

des Elastins in die Erscheinung tretenden Erkrankung, daß man die Koinzidenz mit Striae distensae, mit Blepharochalasis, mit seniler Atrophie beobachten kann. Namentlich das Zusammentreffen mit stark entwickelten Striae kann häufig beobachtet werden.

In bezug auf das gleichzeitige Vorkommen von Dermatitis diffusa mit Dermatitis maculosa können wir zweierlei Möglichkeiten unterscheiden. Einmal können die makulösen Atrophien *im Bereiche* der von der Dermatitis atrophicans diffusa befallenen Hautpartien sitzen, und dazu gehören die meisten Fälle, andererseits können sich die makulösen Atrophien *unabhängig* von der diffusen Atrophie entwickeln. Ferner kommt es auch vor, daß durch *Konfluenz* makulöser Atrophie diffuse Atrophie entsteht. Der erste, der einen Kombinationsfall veröffentlichte, war JADASSOHN in seiner Publikation über die Aneto-dermia erythematosa. Es war dies der erste Fall nach PELLIZARRIS Beobachtung seines Eritema orti-cato atrofizzante.

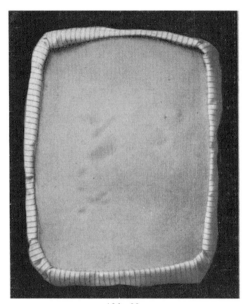

Eine 23jährige Patientin zeigte auf beiden Handrücken typische Atrophie. An der Streckseite beider Arme makulöse Atrophie, an anderen Stellen mehr streifenförmige, an Striae erinnernde Efflorescenzen. Am linken Vorderarm eine papulöse Efflorescenz, die einsank und atrophisch wurde. Auch an den Olecranis waren streifenförmige Atrophien.

Der Fall gehört also zu jenen Fällen, wo die makulöse Atrophie unabhängig von der diffusen auftritt. Ein zweiter Fall dieser Art wurde von mir noch an der Klinik NEUMANN beobachtet.

Er betraf einen 28jährigen Schlossergehilfen mit Dermatitis atrophicans diffusa der rechten unteren Extremität. Vorne am Thorax links neben der Mamilla eine Gruppe von bläulichen Flecken in einem normalen Hautbezirk, die ganz den Eindruck von Maculae

Abb. 29.
Atrophia maculosa cutis.
(Moulage der Klinik KERL [FINGER].)

coerulae machen; sie sind deutlich atrophisch, ebenso vereinzelte analoge Flecke links am Rücken und an der seitlichen Brustwand. Die Flecken sind ohne Follikel (s. auch S. 624).

Auch dieser Fall zeigt die makulösen Atrophien unabhängig von der diffusen. Andere Fälle dieser Art wurden von MOBERG (Akrodermatitis am linken Knie und auf beiden Fußrücken, circumscripte Atrophie am rechten Knie), von BLASCHKO (Dermatitis atrophicans an Armen und Beinen, außerdem an den Beinen zehnpfennigstückgroße atrophische Plaques), von HERXHEIMER und HARTMANN (12. Fall typische Akrodermatitis, außerdem kleine Infiltrate mehr diffuser Art und in Knötchenform in linsengroße, atrophische, unregelmäßig geformte Stellen übergehend), von LEHMANN (makulöse Atrophie im Gesicht mit Akrodermatitis der oberen Extremitäten) beschrieben. In den zwei Fällen, die von BERING beschrieben wurden, zeigen sich typische Veränderungen der Akrodermatitis; im ersten Falle ein großer Herd von makulösem Infiltrat am Oberschenkel, der sich allmählich in Atrophie umwandelte. Im zweiten Fall bestanden neben den disseminierten Atrophien große atrophische Herde auf dem Rücken und an den Glutäen in einer Ausdehnung, wie sie bisher nicht beschrieben worden sind, also diffuse Atrophie. Zu diesen Fällen, wo also die

Dermatitis atrophicans diffusa und die Dermatitis atrophicans maculosa unabhängig voneinander auftraten, wo also die makulösen Atrophien nicht im Bereiche von Infiltrationsstadien der Dermatitis atrophicans diffusa sitzen, auch nicht stärkere Grade der Atrophie umschriebener Natur (z. B. Säckchenbildung) in bereits atrophischen diffusen Hautbezirken darstellen, gehören die Fälle TÖRÖK, KAUFMANN, WISE, EDEN, NOBL, SPIETHOFF, LEHNER, LESZCZYNSKI, LENGYEL u. a. Einen Fall, bei dem die makulöse Atrophie sich unabhängig von der diffusen zeigt, beschreibt z. B. auch SCHÖNSTEIN:

44jährige Patientin. Mit Ausnahme von Rumpf, Gesicht und Hals der ganze Körper befallen. Die Glutäen und Oberschenkel sind von der diffusen Erkrankung frei, daselbst

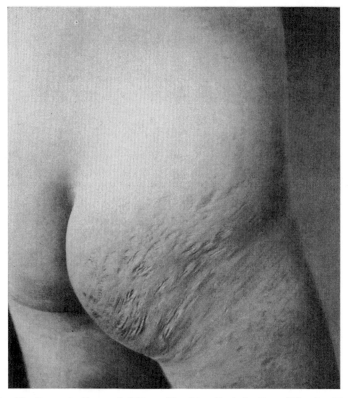

Abb. 30. Kombination makulöser und diffuser Atrophie. Typische Dermatitis atrophicans an den unteren Extremitäten; ad nates rechts die makulösen, stark gefältelten z. T. Säckchenbildung zeigenden Atrophien. 42jähriger Hauptmann, während des Krieges beobachtet.

bis kronengroße, blaßbläuliche, ausgesprochen atrophische Flecke, über denen die Hautlamellen dünn erscheinen.

Zu den Fällen, bei denen beide Erkrankungen miteinander in Beziehung stehen, wo also die makulösen Atrophien im Bereiche der Dermatitis atrophicans diffusa, die sich in den verschiedensten Stadien befinden kann, auftreten, gehört ein Fall von NOBL, ein 17jähriges Mädchen betreffend, das an den Oberschenkeln, Handrücken, Vorderarmen typische Acrodermatitis diffusa zeigte, aber an zahlreichen Stellen eingestreut kreisrunde und ovale, weiße oder blaurote, durchscheinende Flecke, die eine zerknitterte Oberfläche haben, teilweise säckchenartig vorgestülpt sind. Diese Flecke zeigen den terminalen Zustand der Atrophie, während die peripheren Teile der Haut den histologischen Befund der infiltrativen Frühform zeigen. An diese Fälle schließen sich Beobachtungen an von PAUTRIER und DISS (zwei Fälle), von URBACH, von SCHNEEMANN, von JUAN D'AZUA, GROSS u. a. Unter den 30 Fällen, die von mir in den letzten zehn Jahren beobachtet wurden, konnte ich 2mal diese Kombination beobachten. Der eine Fall, eine 56jährige Frau betreffend, wegen Adnextumor 1921 operiert, seit der Zeit keine Menses. Acrodermatitis diffusa der rechten Malleolargegend, makulöse Atrophie auf dem rechten Unterschenkel, umschriebene Teleangiektasien auf dem linken Unterschenkel, reichlicher Panniculus adiposus und reichliche Striae distensae. Der zweite Fall zeigte in schönster Weise die Kombination von Atrophia maculosa mit Dermatitis atrophicans und gleichzeitig makulöse Atrophien am Stamme:

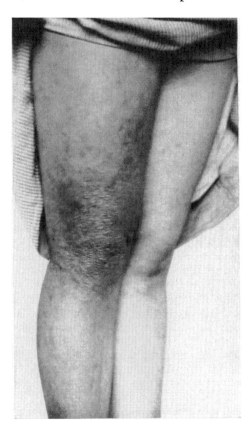

25jährige Kassierin, keine Störungen der Menstruation mit Ausnahme späten Beginns der Menses. Schon mit 13 Jahren bemerkte Pat. zahlreiche weißliche, vertiefte Stellen am rechten Bein. Mit 19 Jahren Beginn der Rötung des rechten Knies und Sprunggelenks. Die weißlichen Flecke von früher werden höher und rot. Die rechte untere Extremität in typischer Weise verändert. Die geringsten Veränderungen an der Innenseite der Oberschenkel handbreit unter dem Genitale. Daselbst lividrote, linsen- bis fingerkuppengroße, scharf begrenzte, sehnig glänzende Einsenkungen. Die stärksten diffusen Veränderungen an der Außenseite des Kniegelenks. Polsterartige Verdickungen der Haut. Die übrige Haut zeigt makulöse Atrophie mit säckchenartigen Vorwölbungen. Auch ad nates, am Unterschenkel fehlen die umschriebenen Lücken in der Cutis. An den Mammis und Hinterseite der oberen Extremitäten leichte Livedo.

Der Fall ist deshalb erwähnenswert, weil er zeigt, daß durch die Konfluenz makulöser Atrophie diffuse atrophische Veränderungen entstehen, daß im Bereiche von mit Acrodermatitis atrophicans behafteten Hautstellen makulöse Atrophie sich ausbilden kann und daß unabhängig von den diffusen Atrophien makulöse Atrophien fernab von den diffus veränderten Hautpartien vorhanden sein können (siehe Abb. 31).

Abb. 31. Makulöse Atrophien typischer Art am Oberschenkel, diffuse Atrophie über dem Knie. 25jähr. Frau.

JESSNER und LÖWENSTAMM sahen bei ihrem Material innerhalb der akrodermatischen Hautpartien bei 12 Patienten Herde von makulöser Atrophie von Linsen- bis Markstückgröße, zum Teil nur vereinzelt, zum Teil sehr zahlreich. Außerhalb der erkrankten Extremitäten in 2 Fällen (am Nacken und Rumpf bzw. an beiden Nates).

Diese Kombinationen sind auch deshalb interessant, weil sie zeigen, daß zwischen Dermatitis atrophicans diffusa und maculosa und Sclerodermia diffusa und circumscripta, die man sonst analogisiert hat — siehe auch bei FINGER-OPPENHEIM —, ein großer Unterschied besteht. Die Sclerodermia circumscripta ist fast nie mit der Sclerodermia diffusa vergesellschaftet, fast nie geht eine makulöse Sclerodermie durch Konfluenz in eine diffuse über, fast nie entwickelt sich im Bereiche einer noch nicht ganz ausgebildeten Sclerodermia diffusa eine makulöse Form der Sclerodermie. Auch das klinische Bild beider Arten von Sclerodermie ist sehr different. Im Gegensatz dazu kommen in manchen Fällen beide Arten der Atrophie gemeinsam vor, gehen ineinander über und unterscheiden sich klinisch nicht voneinander. Die meisten Autoren betrachten auch die Dermatitis atrophicans maculosa nur als eine besondere Form der Dermatitis atrophicans diffussa, während die Sclerodermia circumscripta der Sclerodermia diffusa aus den oben angegebenen Gründen nicht untergeordnet, sondern höchstens an die Seite gestellt werden kann.

Eine weitaus häufigere Kombination ist das Zusammentreffen von *Striae distensae* mit Dermatitis atrophicans. Es ist klar, daß eine Erkrankung, die auf einer angeborenen Widerstandsschwäche des elastischen Gewebes beruht, mit allen jenen Hautveränderungen zusammen vorkommen muß, bei denen das elastische Gewebe auf irgendwelche Schädigungen hin mit Schwund antwortet. Die häufigsten Veränderungen dieser Art sind die Striae graviditatis. Und in der Tat, seit die Aufmerksamkeit darauf gelenkt wurde, mehren sich derartige Beobachtungen. Solche Fälle wurden wiederholt von mir demonstriert. Unter meinen 30 Fällen konnte ich dieses Zusammentreffen wiederholt beobachten. Urbach, Callomon u. v. a. haben derartige Fälle gezeigt.

Weit seltener ist die Koinzidenz mit *einfacher seniler* und mit *degenerativer seniler Atrophie*. Es ist dies erklärlich, da zum Zustandekommen der einfachen senilen Atrophie keine besondere angeborene Veranlagung notwendig ist und beim Zustandekommen der degenerativen senilen Atrophie hauptsächlich Licht- und Witterungseinflüsse in Betracht kommen (siehe daselbst). Beide Formen der senilen Atrophie haben mit Entzündung nichts zu tun. Wenn die Dermatitis atrophicans mit seniler Atrophie gepaart erscheint, so ist dies ein zufälliges Zusammentreffen. Unter meinen 30 Fällen, unter denen 7 Fälle im Alter von 60—80 Jahren standen, konnte ich nur in einem einzigen Falle diese Kombination beobachten. Dies ist auffallend, weil doch sowohl die senile Atrophie als auch die Dermatitis atrophicans Erkrankungen des höheren Lebensalters sind. Es scheint, daß bei den Fällen, bei denen eine Dermatitis atrophicans zustande kommt, der physiologische Altersschwund der Haut später eintreten kann. Foki hat einen derartigen Fall veröffentlicht.

Auch die Kombinationen mit Poikilodermia vascularis atrophicans werden beobachtet, so ein Fall meiner Beobachtung:

29jähriges Mädchen, mit Ausnahme von Gesicht, der Handteller und Fußsohlen die ganze Haut befallen. Sie ist rot, kleinlamellös, abschilfernd, verdünnt, gefältelt, besonders an den Nates, Knie- und Sprunggelenken. Am Hals fleckige Pigmentierungen und Gefäßektasien wie bei der Poikilodermia vascularis atrophicans. Histologischer Befund typisch der einer Dermatitis atrophicans. Typischer Fall von Dermatitis atrophicans. Am Halse allein Veränderungen wie bei der Poikilodermie.

Ich schließe aus dem Falle, daß die Poikilodermie zur Dermatitis atrophicans gehört. Auf dieses Zusammentreffen wird noch gelegentlich der Besprechung der Poikilodermia vascularis atrophicans zurückgekommen werden. Auch ein Fall von Neumann erinnert sehr an Poikilodermia vascularis atrophicans, ebenso Bruhns Fälle. Blepharochalasis mit Acrodermatitis atrophicans wird von Thieme beschrieben. Siehe auch der Fall Guggenheim. 69jähriger Taglöhner mit typischen Veränderungen beider Unter- und Oberschenkel, zentripetal seit 7 Jahren fortschreitend. Ulnarstreifen auf beiden Armen und Blepharochalasis angedeutet. Es ist auffallend, daß Blepharochalasis, aber namentlich Kraurosis vulvae fast nie mit Dermatitis atrophicans kombiniert vorkommen. Bei den zahlreichen Fällen, die ich beobachten konnte, und auch bei Durchsicht der Literatur findet man das weibliche Genitale gewöhnlich von der Atrophie ausgenommen, und, wenn befallen, dann nicht in der Form der Kraurosis vulvae, sondern als typische gefältelte Atrophie.

Andere Kombinationen mit Hautzuständen, die man vielleicht mit den atrophischen Prozessen in Beziehung bringen kann, werden von den verschiedensten Autoren berichtet. Recht häufig findet man bei der Dermatitis atrophicans *Varicen.* Wir haben ihrer schon bei der Besprechung der Ulcerationen gedacht, von denen ein Teil sicher zu den Ulcera varicosa zu rechnen ist. Unter meinen 30 Fällen konnte ich das Vorhandensein von stärker entwickelten Varicositäten viermal beobachten. Dabei ist es interessant, daß manchmal der Beginn der Dermatitis atrophicans als gleichzeitig mit dem Beginn der Varicenbildung angegeben wird. Durch die Atrophie treten hiebei die varikösen Venen ganz besonders deutlich hervor. Varikösen Symptomenkomplex hebt SCHMIDT-LABAUME in seinem Fall hervor. Man kann sich die Ausbildung der Varicositäten so denken, daß entweder bei der Widerstandsschwäche der Elastica der Venenwand diese dem Innendruck leichter nachgibt oder aber, daß das in der atrophischen Haut fehlende Elastin die Entwicklung der Varicositäten besonders begünstigt. Für die erstere Art der Entstehung spricht auch das Vorkommen von Varicositäten bei verhältnismäßig jungen Personen. So zeigt unter meinen Fällen eine 25jährige Patientin mit kombinierter Dermatitis atrophicans diffusa und circumscripta bereits variköse Venen (BRUHNS, WERTHEIM u. a.).

Die Kombination mit *Pigmentschwund* der Haut scheint ebenfalls häufig vorzukommen. Vitiligoflecke mit hyperpigmentierter Peripherie als Einleitung der Atrophie wurde von BETTMANN in seinen 3 Fällen beschrieben; die Atrophie begann im Zentrum des vitiliginösen Fleckes. Auch ALEXANDER erwähnt Vitiligoflecke, die in der Mitte warzenähnliche naevusartige Erhabenheiten zeigten. Der Fall ist allerdings nicht klar in seiner Zugehörigkeit zur Dermatitis atrophicans. Im Gegensatz zu BETTMANN sieht HERTLEIN vitiligoähnliche Hautveränderungen beim Fortschreiten des atrophisierenden Prozesses. Er beschreibt die Hautveränderungen im wesentlichen als hellrote Anschwellungen, die dann livide, bräunlich werden; mit dem Beginne der Atrophie sind wieder mehr hellrote Farbentöne zu sehen und schließlich beim Fortschreiten der Atrophie werden sie vitiligoähnlich.

Von selteneren Kombinationen werden beschrieben Akroasphyxie (BAB, SIEMENS u. a.), Erythrocyanose (GUHRAUER), Dermatitis herpetiformis (NOBL, NEUGEBAUER), Psoriasis vulgaris (NOBL, HEUCK), RAYNAUDsche Krankheit (DELBANCO), Lupus erythematosus (BLOCH), HODGKINsche Krankheit (ANDREWS), Ichthyosis (OPPENHEIM, WIRZ u. a.). Herpes zoster gangraenosus im Bereiche der atrophischen Hautpartien beschreibt BRANDWEINER, das Zusammentreffen der Dermatitis atrophicans mit Lupus erythematodes und zwar mit den Herden von Lupus erythematosus im Bereiche der Hautatrophie schildert KREN. Carcinom der Nase unabhängig von der Dermatitis atrophicans beobachtete SCHOENHOF. Psoriasis arthropathica (SCHALL), Akrodermatitis mit Tuberkulid und Livedo racemosa wird von LÖWENFELD demonstriert. Lichen planus der Mundschleimhaut mit Erythromelie (PICK) veröffentlichen ZIMMERN, GOUGEROT, HUET und MERKLEN. OPPENHEIM demonstrierte einen Fall von Dermatitis atrophicans mit Pemphigus vulgaris chronicus und Leukoplakie der Mundschleimhaut. Gleichzeitig bestehende weiche Fibrome beobachtete SCHERBER. MARKERT beschreibt das Zusammentreffen mit der von mir beschriebenen *Onycholysis partialis semilunasis.* Interessant ist die Kombination mit Dermatochalasis, an der Ulnarseite des Vorderarmes von FUHS demonstriert.

Über das Zusammentreffen von Dermatitis atrophicans mit Tuberkulose und Lues werden wir beim Kapitel Ätiologie sprechen, ebenso mit angeborenen Veränderungen der Haut und anderer Organe. Nur soviel sei hier erwähnt, daß in unseren letzten 30 Fällen nur einmal Syphilis in der Anamnese vorkam, Tuberkulose sehr selten. Jessner und Löwenstamm fanden bei ihren Fällen viermal manifeste Tuberkulose und zweimal Lues. Von inneren Erkrankungen findet man am häufigsten namentlich in der letzten Zeit *Arthritis* verschiedener Arten erwähnt (Jessner-Löwenstamm). Freund findet Arthritis deformans, Lortat-Jacob, Fernet und Bureau sehen Kalkgicht, Almkwist Arthritis deformans, Liebner beobachtete osteoarthropathische Zacken am Rande der unteren Lendenwirbelkörper bei einer 62jährigen Frau, ein Vorkommen, das mit den Befunden von Satke und Winkler, die bei Striae distensae Spondylarthrose feststellen konnten (s. o.) in Beziehung stehen kann. Viel seltener werden mit Ausnahme der endokrin bedingten Nervenstörungen, Nervenerkrankungen erwähnt. Von den neueren Fällen sei Benedeks, Laszlos und Thurzos Beobachtung angeführt, die multiple Sclerose feststellen konnten. Mienicki im Anschlusse an epidemische Encephalitis, Leibkind nach Meningitis epidemica.

Subjektive Symptome. Als subjektive Empfindung werden von den Kranken die verschiedensten Sensationen angegeben. Im großen und ganzen sind diese jedoch gering. In den meisten Fällen besteht das Gefühl des Fröstelns und eine starke Überempfindlichkeit gegenüber Kälte, so daß die Kranken gewöhnlich über Kälte in den befallenen Hautpartien klagen. Ferner besteht das Gefühl der Trockenheit, des Juckens, Kitzelns und Brennens; auch über Taubheitsgefühl, Stechen, dumpfen Schmerz wird geklagt. Parästhesien beschreibt Siemens bei Vorhandensein von Hypästhesie und Analgesie, wobei jedoch kein Unterschied zwischen gesunder und kranker Haut bestand, da die Patientin an Hysterie litt. Riecke erwähnt Hitze und Brennen bei Einwirkung der Sonnenhitze. Als höchste Grade der subjektiven Empfindungen werden Anfälle von brennenden und stechenden Schmerzen, manchmal Schmerzparoxysmen angegeben. So hat Schütz einen Fall mitgeteilt, in dem sich bei einer Patientin mit beginnender Hautatrophie Anfälle von heftigem brennendem Schmerz einstellten, die nachts exacerbierten, auf Ruhe und Kälte sich verschlimmerten, die vom Verfasser als Erythromelalgie angesprochen wurden, obwohl die Hände nicht die Erscheinungen der anfallsweise auftretenden und mit dem Schmerzanfall abklingenden Cyanose darboten, sondern nur das Bild der bleibenden Rötung, der beginnenden Akrodermatitis zeigten. Ein ähnlicher Fall wurde von Nobl demonstriert:

50jährige Frau mit extrem fortgeschrittenem Krankheitsbild. Insbesondere die Fußsohlenhaut zeigt sich hochgradig verdickt und bedeckt von einem äußerst schmerzhaften, sulzig aufgelockerten Unterhautzellgewebe; im Bereiche der Vorderarme intensive Schmerzparoxysmen, die von Nobl als initiale Symptome einer auch die Arme ergreifenden Dermatitis atrophicans aufgefaßt werden.

Die Schmerzen, die bei der sich entwickelnden Hautatrophie in den Gelenken und Knochen empfunden werden, werden meistens als bohrende, reißende, kurz als rheumatoide angegeben. Inwiefern diese mit der Hautatrophie in Zusammenhang stehen, läßt sich nicht entscheiden; sie werden meistens von älteren Personen angegeben. Nach Jessner und Löwenstamm, die arthritische Veränderungen, insbesondere Arthritis deformans mit der Hauterkrankung in Zusammenhang bringen wollen — sie fanden unter ihren 66 Patienten neunmal solche Gelenkveränderungen (s. o.) —, haben ja die rheumatoiden Schmerzen weiter nichts Auffallendes an sich. Bei dem Falle Herxheimers bestanden reißende Schmerzen, im Falle Riedel Ermüdungsgefühl. Unter meinen 30 Fällen der letzten 10 Jahre konnte ich subjektive Symptome in 5 Fällen feststellen, die übrigen Patienten klagten über nichts Besonderes. Diese Empfindungen wurden einmal angegeben als Hitzegefühl und Wärme, einmal Jucken, einmal sehr empfindliche Haut, einmal Beschwerden ohne nähere Charakterisierung und einmal Juckreiz und Kältegefühl. Jucken finden wir noch angegeben bei

ANDREWS, der Fall war allerdings mit HODGKINscher Krankheit kompliziert, bei BISCHOFs Falle finden wir brennenden Schmerz an den geröteten Stellen angegeben, bei HEUCK starke, ziehende Schmerzen in beiden Vorderarmen; ORMSBY und MITCHELL fanden Überempfindlichkeit der befallenen Hautpartien, PUSEY und DONAGH beschreiben Parästhesien und Ameisenlaufen. FISCHEL betont neuritische Beschwerden bei Anschwellung im linken Ellbogen. Hochgradige Schmerzhaftigkeit heben hervor FLESCH-THEBESIUS, schmerzhafte Infiltrate beobachtete BRUHNS. Von subjektiven Symptomen finden wir noch verzeichnet Schmerzen (PASINI, FISCHER, PAUTRIER und MASSON), Reißen (BUSCHKE), Ertaubung und Erstarrungsgefühl (DELBANCO), Parästhesien (LEDERMANN). BOBOVIC und KOPEIKIN finden die Nervenstämme des linken Armes druckempfindlich.

Sensibilitätsstörungen. Die Sensibilität der Haut ist meistens nicht verändert. Die Fälle FINGER-OPPENHEIM und die allermeisten bisher bekannt gewordenen Fälle zeigen normale Schmerz-, Tast- und Temperaturempfindung. Dies wird auch von JESSNER und LÖWENSTAMM bestätigt, die bei ihren Fällen nur dreimal Störungen der Sensibilität nachweisen konnten. Einmal fanden diese Autoren eine Herabsetzung der Tastempfindung, einmal eine Hyperalgesie der erkrankten Hautpartien, in einem dritten Falle eine Druckempfindlichkeit des Plexus brachialis mit Sensibilitätsherabsetzung der Hände. Diesen letzteren Fall fassen sie als Neuritis auf. Sonst finden wir in der Literatur Hyperästhesie angegeben von BEER, FISCHEL, AHRENS, ORMSBY und MITCHELL. Anästhesie finden wir von LEDERMANN, SIEMENS u. a. verzeichnet. Es ist auffallend, daß gesteigerte Empfindlichkeit viel häufiger angegeben wird, insbesondere gegenüber Berührungen als Unterempfindlichkeit. Dies hängt offenbar damit zusammen, daß die Nervenendigungen intakt bleiben und durch die Verdünnung der Epidermis und Cutis bei Berührung stärker erregt werden.

Verhalten des Blutes. Blutuntersuchungen, die bei der Dermatitis atrophicans wiederholt gemacht wurden, haben weder in bezug auf das Verhalten des Hämoglobins, noch in bezug auf die Zahl der roten und weißen Blutkörperchen irgendwelche für die Krankheit typische Veränderungen ergeben. NOBL findet in einem Falle starke *Eosinophilie*, in einem Kombinationsfalle von Dermatitis atrophicans mit Anetodermia maculosa, ein 18jähriges Mädchen betreffend, mit Akrodermatitis der Vorderarme und des Handrückens und eigentümlicher sulziger Beschaffenheit des subcutanen Fettgewebes. WOUGH findet in einem typischen Falle *Polycythämie*. Sonst werden Änderungen im morphologischen Blutbild als nicht charakteristisch für die Erkrankung berichtet. Herabgesetzte Gerinnbarkeit des Blutes beobachteten LEWANDOWSKY, JESSNER u. a., *Cholesterinämie* wiesen DELBANCO, LIPPMANN und UNNA nach. In dem Falle JESSNERs, der mit Aussaat von Xanthomen und Fibroxanthosarkomen einherging, konnte JESSNER keine Cholesterinämie nachweisen. Es wurde bei dem Falle ein Wert von $0{,}167\%$ erhoben, der noch als obere Grenze bei der gut genährten Patientin zu bezeichnen war. Es ist daher nur eine besondere Cholesterinophilie der Zellen anzunehmen. Der Verfasser läßt jedoch die Möglichkeit offen, daß bei dem Falle nur zeitweise Cholesterinämie bestanden hat. Die Werte von Blutzucker und Kalk bewegen sich zumeist innerhalb normaler Grenzen (DELBANCO, BUSCHKE, JESSNER u. a.). Vermehrten Kalk finden LORTAT-JACOB, FERNET und BUREAU; FEIT findet den Blutchemismus bei einer 42jährigen Frau unverändert (Chloride 471, Zucker 121,8, Gallensäuren 6,94, Harnsäure 1,63).

Weit mehr Beachtung als dem Blute hat man den Untersuchungen der Drüsen mit innerer Sekretion geschenkt. Abgesehen von den klinischen Verhältnissen dieser Drüsen dabei (Untersuchungen der Schilddrüse, Vorhandensein eines Kropfes, siehe das Kapitel Ätiologie), versuchte man durch die ABDERHALDENsche Abbaureaktion Änderungen der inneren Sekretion festzustellen.

Am meisten hat sich damit H. HOFMANN beschäftigt. Da die Ergebnisse HOF-
MANNS zu keinem Resultate geführt haben, so ist es gleichgültig, daß HOFMANN
den Standpunkt hat, daß eine Abgrenzung der Akrodermatitis von der Sclerodermie nicht möglich sei. (Er begründet dies mit der Häufigkeit sclerodermatoider Veränderungen. Unter 42 Fällen von JESSNER-LÖWENSTAMM, bei denen
die unteren Extremitäten ergriffen waren, zeigten 23 solche Veränderungen.
Unter seinen Fällen zeigten von 13 vier diese Veränderungen, ferner war das Vorhandensein von klinisch sicherer Sclerodermie en plaques in nicht atrophischen
Bezirken bei der Acrodermatitis atrophicans in 3 Fällen der JESSNERschen
Zusammenstellung erwähnt). Nach JESSNER machten die Abbauergebnisse zuerst endokrine Störungen wahrscheinlich; die weitere Untersuchung hat aber
keine verwertbaren Resultate ergeben. Die Abbauuntersuchungen, die für JESSNER
von HIRSCH mittels der interferometrischen Methode ausgeführt wurden, zeigten
anfänglich in fünf untersuchten Fällen wohl keine einheitlichen Resultate,
aber sie wiesen auf Störungen der Drüsen mit innerer Sekretion hin. Weitere
Untersuchungen zeigten jedoch die Unverwertbarkeit der Methode. Das gleiche
Resultat hatte ich bei meinen 30 Fällen; unter diesen wurden 8 auf Abbau
untersucht. Die folgende Tabelle zeigt unsere Resultate:

Fall	1	2	3	4	5	6	7	8
Thymus	+	—	+	+	—	—	±	—
Thyreoidea	—	—	—	—	—	+	—	—
Ovarien	+	Spur	—	—	—	—	Spur	—
Hypophyse	+	+	—	—	—	—	Spur	+
Muskel	—	—	—	—	—	—	—	—
Nebennieren	—	—	—	Spur	—	—	—	—

Es zeigt sich aus dieser Tabelle, daß am häufigsten Thymus und Hopophyse
abgebaut wurden; 3mal deutlich positiv, 1mal Spur. Thyreoidea wurde 1mal
abgebaut, Ovarium 1mal, 2mal in Spuren. Nebennieren 1mal in Spuren; in
einem Falle wurde Thymus, Hypophyse und Ovarium abgebaut, also auch
hier keine verwertbaren Resultate.

Dasselbe gilt bezüglich der Untersuchung des *autonomen Nervensystems*.
Auch hier hat HOFMANN die zahlreichsten Untersuchungen gemacht und auch hier
konnte kein einheitliches Verhalten beobachtet werden. Die Reaktionen auf
Pilocarpin, Adrenalin und Atropin waren unregelmäßig. Der Pilocarpinversuch
war meistens schwach positiv, die Atropinreaktion war normal. Die Ansprechbarkeit auf Adrenalin hielt sich im allgemeinen in normalen Grenzen mit Ausnahme dreier Fälle, wo gleichzeitig Sclerodermie en plaques bestand. Ebenso
zeigte die Blutzuckerkurve mit Ausnahme dieser 3 Fälle keine Abweichung
von der Norm. HOFFMANN führt ganz richtig dieses Abweichen von der Norm
auf die bestehende Sclerodermie en plaques zurück, sie hat also nichts mit der
Akrodermatitis zu tun. Warum findet er nicht dieselben Verhältnisse bei den
sclerodermatoiden Umwandlungen der Acrodermatitis atrophicans, die er
untersucht hat? Weil eben die echte Sclerodermie mit der Dermatitis atrophicans
nichts zu tun hat und nur sehr selten als zufälliges Zusammentreffen beobachtet
wird. Auch unsere Prüfungen des autonomen Nervensystems bei der Dermatitis
atrophicans haben verwertbare Resultate nicht geliefert. MIENICKI findet
Hypersympathicotonie. In DELBANCOs Fall zeigte der Abbauversuch Nebenniere und Hypophyse positiv; bei der Grundumsatzbestimmung fand DELBANCO
und seine Mitarbeiter einen um 15% erhöhten Grundumsatz gegenüber den
BENEDICTschen Zahlen und einen auffallend niedrigen Ausschlag der spezifisch-
dynamischen Wirkung, die auf die Hypophyse hinweist. PASINI findet in

seinem Falle bei der endokrinen Sympathicusuntersuchung eine Spur von Sympathicotonie. BALASSA hat in einem Falle Grundumsatz, KROGH $+ 40^0/_0$, in einem zweiten Falle $-14^0/_0$; MATRAS Verminderung um $1,4^0/_0$, RIEHL jun. findet normale Werte bei 2 Fällen.

Zunahme der Erkrankungsfälle der Dermatitis atrophicans im allgemeinen und in gewissen Gegenden. Von einigen Autoren wurde über eine Zunahme der Fälle von Dermatitis atrophicans berichtet, und zwar wird dies hauptsächlich damit begründet, daß früher sich keine Veröffentlichungen derartiger Fälle fanden, während jetzt mehr oder viele Fälle zur Demonstration kommen. Über eine territoriale Häufung von Fällen aus der SCHOLTZschen Klinik in Königsberg berichtete z. B. FALK, für Lemberg und Umgebung behaupten dies LESZCZYNSKI und GOLDSCHLAG, wo nicht nur die Struma, sondern auch die Dermatitis atrophicans zugenommen haben, im Gegensatz zu PARIS. Im Anschluß an eine Demonstration von KLEIN bemerkte E. HOFFMANN, daß die Dermatitis atrophicans besonders häufig bei Fällen vorkommt, die aus der Weingegend am Rheine stammen, und PAUTRIER und MASSON betonen das häufige Auftreten von Hautatrophie in Straßburg im Gegensatz zum Lichen planus und Psoriasis vulgaris. Im Anschlusse an eine Demonstration ZEISLERs in der dermatologischen Gesellschaft in Chicago bemerkt JADASSOHN, daß er als Assistent in Breslau die Krankheit selten sah, während sie jetzt relativ häufig ist. Einen Anhaltspunkt für den Grund der örtlichen und zeitlichen Schwankungen im Auftreten der Krankheit kenne er nicht; die Untersuchungen in Breslau in bezug auf endokrine Organe und ABDERHALDENs Fermente waren ergebnislos. SALZBERGER meint, daß die atrophisierende Dermatitis in Zürich selten, in Breslau häufiger sei. PAUTRIER, LANZENBERG und ULLMO meinen gelegentlich der Veröffentlichung von 6 neuen Fällen (im ganzen 17 Fälle aus der Klinik), daß die Erkrankung hauptsächlich in Zentraleuropa vorkomme. Was meine Beobachtungen diesbezüglich betrifft, so haben sich wohl die Beobachtungen über Dermatitis atrophicans vermehrt (siehe nur allein die verschiedenen Demonstrationen in den dermatologischen Gesellschaften), aber eine wirkliche Zunahme dieser Erkrankung ist wohl nicht mit Sicherheit festzustellen. Dies dürfte wohl darin seinen Grund haben, daß die Krankheit viel besser gekannt ist und daß auch ihre Frühsymptome richtig beurteilt werden. Ein Umstand mag wohl zu einer Vermehrung beigetragen haben, und das sind die Durchnässungen, Durchkältungen und Erfrierungen, die im Kriege so häufig vorgekommen sind und die wohl als auslösendes Moment gelten können.

Verhalten der atrophischen Haut gegenüber Resorption. Die Resorptionsfähigkeit der atrophischen Haut bei der Dermatitis atrophicans ist vermindert oder ganz aufgehoben. Dieser Satz scheint anfänglich paradox, da man doch annehmen sollte, daß die seidenpapierdünne atrophische Haut leichter resorbieren müßte als die normale, wenn man annimmt, daß die Resorption von der Haut aus den Gesetzen der Diffusion und Osmose folgt. Im allgemeinen werden ja nur fettlösliche Substanzen von der Haut aufgenommen, wenigstens solche, die im Talg und in den lipoiden Stoffen der Haut löslich sind. Es zeigte sich nun bei einer Versuchsreihe, die ich angestellt hatte, daß die Resorptionsfähigkeit der atrophischen Haut gegenüber der Einpinselung von Jothion eine verminderte war. Es wurde die Resorptionsfähigkeit von normaler, atrophischer und sclerodermatischer Haut miteinander verglichen. Sowohl die sclerodermatische, also auch die atrophische Haut waren höchstgradig verändert. Es zeigte sich nun, daß bei normaler Haut die erste Jodspur — Andeutung einer Rosafärbung — im Harn eine Stunde nach der Einpinselung auftrat, bei der universellen Sclerodermie $2^1/_2$ Stunden nach der Einpinselung und bei der diffusen hochgradigen Hautatrophie 4 Stunden nach der Einpinselung auftrat. Ich führte die verzögerte Resorption in diesem Versuch auf das Fehlen der Talgdrüsen und den Mangel an Fett bei der atrophischen Haut zurück, wodurch das fettlösliche Jothion nicht so leicht von der Haut aufgenommen werden kann. Diese Versuche wurden später von mir öfter wiederholt und auch mit Quecksilbersalbe angestellt; es ergab sich immer wieder dasselbe Resultat. Am beweisendsten diesbezüglich erscheint mir aber der folgende Fall, bei dem ich erst in der letzten Zeit einen Resorptionsversuch mit Jodvasogenvaseline anstellte. Der Fall betraf eine einseitige Dermatitis atrophicans. Befallen war der linke Oberschenkel in seiner ganzen vorderen Ausdehnung, während der rechte vollständig normal war. Der Versuch wurde zweimal gemacht. Eingerieben wurden mit 5 g 10%iger Jodvasogenvaseline gleiche Flächen beider Oberschenkel. Der Urin wurde nach $1/2$, 1, $1^1/_2$, 2 und $2^1/_2$ Stunden nach der Einreibung auf Jod geprüft. Es ergab sich, daß die gesunde Haut nach $1^1/_2$ Stunden deutlich positive Jodreaktion im Urin ergab, die nach zwei Stunden noch deutlicher wurde und nach $2^1/_2$ Stunden nur mehr Spuren von Jod ergab. Die Resorption von der kranken Haut ergab in der ersten Urinprobe Spuren, sonst ein völlig negatives Resultat. Der zweite Versuch ergab von der gesunden Haut aus nach zwei Stunden eine positive Reaktion, während von der kranken Haut aus die Aufnahme des Jods in den Urin negativ blieb. Es erscheint also bewiesen, daß die atrophische Haut bei der Dermatitis atrophicans eine verminderte oder aufgehobene Fähigkeit besitzt, resorbierbare Stoffe aufzunehmen.

Dermoelastometrie. Schmidt-Labaume hat gefunden, daß je nach dem Stadium, dem initialen Ödem oder der später resultierenden Atrophie die Dermatitis atrophicans typische Kurven mit relativ großem Elastizitätsverlust zeigt. Zuweilen gelingt es, klinisch noch nicht palpable latente circumscripte Ödeme elastometrisch festzustellen, die für die Prognose wichtig sind in bezug auf die weitere Ausbreitung der typischen lividen Schwellungen mit der schließlich resultierenden „Zigarettenpapierfältelung". In einem seiner Fälle konnte Schmidt-Labaume durch die Elastometrie einen erhöhten Hautwiderstand feststellen, was er mit dem Schwund des Fettgewebes erklärt.

Differentialdiagnose. Im großen und ganzen ist die Differentialdiagnose der Dermatitis atrophicans leicht. Man muß dabei das Alter, die Lokalisation, die Farbe, die diffuse Beschaffenheit, vor allem aber die Zigarettenpapierfältelung, das Durchscheinen der Venen, das Fehlen der Haare, die blaurote Farbe, die kleienförmige Abschuppung, den Mangel der Elastizität berücksichtigen. Schwieriger kann die Differentialdiagnose im Stadium der Ödeme, Infiltration und Entzündung sein, ferner bei Vorhandensein von sclerosierter Haut, bei der Entwicklung von fibroiden Tumoren und pseudolipomatösen Wucherungen. Bezüglich der drei letzteren klinischen Erscheinungen wurde bereits die Differentialdiagnose erörtert. Im entzündlichen Stadium käme die Abgrenzung von *Erythrodermien* primärer und sekundärer Natur in Betracht. Diese sind viel gleichmäßiger verteilt, sind mehr auf dem Stamm als auf die Extremitäten lokalisiert, haben eine hellere Rötung, zeigen mit Ausnahme der Pityriasis rubra Hebrae keine Atrophie, sind, wenn ödematös, gleichmäßig ödematös, die Venen sind nicht transparent und prominent; die Erythrodermien sind mit Lymphdrüsenschwellung vergesellschaftet. Einen Fall, der hierhergehört, hat W. Pick veröffentlicht: Ein 46jähriger Patient zeigt eine Hauterkrankung, die seit dem ersten Lebensjahr besteht. Die Haut des ganzen Körpers ist trocken, gerötet. Die peripheren Partien sind blaurot, mit reichlichen, kleienförmigen Schuppen bedeckt. Inseln normaler Haut nur an den Gelenksbeugen. Links vom Sternum ein etwa talergroßer, schuppender, gelblich gefärbter Herd, in welchen der Finger einsinkt. Dieses Krankheitsbild gehört trotz der umschriebenen Atrophie nach Pick zur Erythrodermie ichthyosiforme Brocq. Einen Pityriasis rubra Hebrae-ähnlichen Fall hat Strempel veröffentlicht. Zumbusch hat einen Fall demonstriert von höchstgradiger Atrophie der ganzen

Haut bei einem 80jährigen Mann. Das hohe Alter bedingte nur zum kleineren Teile die Atrophie, der eine Erythrodermie vorausgegangen war, wie sie der Dermatitis generalisata exfoliativa JADASSOHN entspricht. Der Gewebsschwund ist so groß, daß das Bild an die Pityriasis rubra Hebrae erinnert.

Auch Verwechslung mit artifizieller Dermatitis kommt vor, wie ein Fall von WILLIAMS beweist. Fälle von *Lupus erythematosus* und *Ulerythema UNNA* sind schon öfter mit der Dermatitis atrophicans identifiziert worden. Dahin gehört ein Fall von BLOCH: Lupus erythematodes mit Atrophia cutis maculosa und Acrodermatitis atrophicans bei einer 44jährigen Patientin, zu dem JADASSOHN bemerkt, daß Akrodermatitis im Gesicht mit Lupus erythematodes verwechselt werden könnte, wobei der starke Gehalt an Plasmazellen im entzündlichen Stadium der Akrodermatitis im Gegensatz zum Lupus erythematodes die Entscheidung bringt. UNNA jr. und DELBANCO besprechen gelegentlich der Veröffentlichung eines Falles, ein 14jähriges Mädchen betreffend, das im Gesicht eine allgemeine Verdünnung der gespannten Haut und nur einen leichten Grad von Atrophie aufweist, an den Extremitäten dichte, schwielige Infiltrate oberhalb der hervortretenden Knochen und verdünnte atrophische Endphalangen der Finger, die Differentialdiagnose in bezug auf Acrodermatitis atrophicans, Lupus erythematosus, Epidermolysis bullosa hereditaria in ihrer dystrophischen Form und die Gruppe der Ulerytheme und kommen auf Grund der histologischen Befunde, die ein entzündliches perivasculäres Infiltrat der Gefäße und Lymphgefäße, Hyperkeratose der Epidermis, sekundäre Atrophie der Papillarschicht und der oberen Cutis zeigten, sowie mit Rücksicht auf den Verlauf, die klinischen Symptome und die Beschaffenheit der narbigen Infiltrate zum Schluß, daß es sich in dem Falle um Ulerytheme im Sinne UNNAS handle.

Bezüglich der Abgrenzung von der Sclerodermie sei hier noch einmal erwähnt, daß EHRMANN von den beiden Formen der Sclerodermie die Dermatitis atrophicans scharf trennt, daß aber noch immer beide Erkrankungen mit einander verwechselt werden, wie z. B. auch ein Fall von FOX HOWARD beweist, der bei der 46jährigen Patientin über den Körper zerstreut diffuse atrophische Herde und gleichzeitig sclerodermatische Plaques und Pigmentierungen findet. Bei dem Falle ist es doch klar, daß es sich um eine Sclerodermia circumscripta handelt mit Ausgang in straffe Atrophie, wofür ja auch die Pigmentierungen sprechen. Auch der Fall von SENEAR, der als fragliche Hautatrophie gezeigt wurde, ist nach WILE eine Sclerodermie.

Daß bei den verschiedenen Formen der atrophischen Haut Verwechslungen mit Dermatitis atrophicans vorkommen, darauf wurde schon hingewiesen. In erster Reihe kommt hier wohl die Poikilodermie in Betracht. Da nach meiner Ansicht eine scharfe Grenze zwischen beiden Krankheiten nicht existiert, sind solche Verwechslungen erklärlich. Dahin gehört wohl ein Fall von KÖNIGSTEIN, der hauptsächlich über den Knien, Ellbogen, am Halse ein Netz braungrauer Streifen und Flecken, zum Teil hyperkeratotisch, zum Teil leicht eingesunken, zeigte, dazwischen zahllose Gefäßerweiterungen in den scharf umschriebenen Einsenkungen der Haut. Das Bild entspricht doch mehr einer Poikilodermie. Auch ein Fall von CHAJES scheint mir mehr zur Poikilodermie zu gehören, bei dem PINKUS die Diagnose bezweifelt, weil eine Summe von Einzelefflorescenzen das Bild charakterisierten und nicht eine diffuse Erkrankung.

Daß *Striae distensae* mit einer Dermatitis atrophicans verwechselt werden können, beweist ein Fall von WEIDMANN, der mit der Diagnose Acrodermatitis atrophicans chronica veröffentlicht wurde, eine 23jährige Frau betreffend, die seit 19 Jahren lineare, von der linken Schulter bis zu den Fingern hinziehende Atrophien der Haut zeigte, ohne Schwellung und Rötung. Die Streifen sind zum Teil pigmentiert, zum Teil depigmentiert. Entweder handelt es sich in dem Falle um Striae distensae oder angeborene Hautatrophien.

Zur *Kraurosis penis* oder zu den so häufigen narbigen Veränderungen der Glans, Balanitis xerotica (Stühmer), gehört wohl der von Corson als Atrophie der Haut beschriebene Fall, der narbige Flecken auf der Glans und am Sulcus coronarius zeigt.

Zu den *neurotisch bedingten Atrophien* zählt wohl der Hellersche Fall, bei dem nach einer Beckenschußverletzung 8 Jahre später eine Atrophie der rechten Handhaut mit Blaßfärbung, Schwäche und Kältegefühl in der rechten oberen Extremität auftrat, die durch eine Leriche-Operation nicht gebessert wurde. Ebenso gehört hierher ein Fall von Perutz-Gerstmann, wo eine Allgemeinerkrankung bestand, bei der nicht nur Atrophie der Haut, sondern auch Atrophie der Muskeln und Aplasie der Thyreoidea zu konstatieren war.

Daß eine Abgrenzung der Erythrodermie pityriasique en plaques von der Dermatitis atrophicans oft Schwierigkeiten machen kann, beweist ein von mir demonstrierter Fall, einen 32jährigen Schlosser betreffend. Die Erkrankung begann vor drei Jahren mit Jucken. An den unteren Extremitäten und ad nates die Haut teils glatter, teils leicht gefältelt oder kleienförmig abschuppend, an einzelnen Stellen diffuse Verfärbung, stellenweise linsengroße, flache Papeln, die zwischen sich normale Haut erkennen lassen. Histologisch stellenweise leichte Parakeratose, Papillen zum Teil fehlend. Im Subpapillarkörper eine nach oben und unten scharf begrenzte Platte von kleinzelligen Rundzellen. Cutis und Subcutis frei. Elastica fehlt im Infiltrat und ist im Papillarkörper rarefiziert. Klinik und Histologie zeigen die Unmöglichkeit, beide Erkrankungen voneinander abzugrenzen; es ist also ein fraglicher Fall. Ebenso zweifelhaft ist ein Fall von Stierhoff, bei dem Galewsky das Bestehen von Knötchen feststellte, obwohl sonst die klinische Beschreibung bei der 39jährigen Frau auf Akrodermatitis hinweist. Daß Beschreibungen von annulären Formen der Dermatitis atrophicans (Björling) und die Mitteilung ausschließlicher Schwellungen und Volumszunahmen der Haut der Streckseiten des Unterarms und des Handrückens wie im Falle Leibkind, wobei keinerlei Atrophie festgestellt werden konnte, Zweifel an der Diagnose hervorrufen, ist selbstverständlich.

Auch daß der Fall Gougerot und dreier Mitarbeiter, der als *Erythromelie Pick* mit lichenoider Leukokeratose der Zungen- und Wangenschleimhaut eher ein Lichen planus atrophicus ist, wurde schon von Pautrier gebührend hervorgehoben. In zweifelhaften Fällen verlangt Pautrier die histologische Untersuchung.

Der Standpunkt Thibierges, der die Existenz der idiopathischen Hautatrophie überhaupt leugnet und immer einen anderen primären lokalen Prozeß vorausgehen läßt, ist ja längst aufgegeben. Noch ein paar Worte über die *Acrodermatitis perstans von* Hallopeau. Es wäre besser, wenn diese Bezeichnung, die nur zu unangenehmen Verwechslungen Anlaß gibt, ausgemerzt würde. Hallopeau hat unter der Bezeichnung „Les Acrodermatites continues" 1890 eine Gruppe von Bläschen, Blasen und Pusteln zeigende Dermatiden septischen Ursprungs an den Extremitäten beschrieben, von der Audry 3 Variationen unterscheidet, nämlich die gewöhnliche, die abortive und die maligne Form. Dore beschreibt einmal fünf Fälle der milden Form, welche die Handteller und Fußsohlen mit vesiculösen und pustulösen Eruptionen von mildem Verlaufe aber sehr hartnäckigem Charakter befallen hat und sich vom Ekzem, Dermatitis, Dysidrosis und Trichophytie unterscheidet und welche den Namen Acrodermatitis perstans oder rezidivierende phlyktänulöse Dermatitis der Extremitäten verdient, welche, da sie mit den schweren Eiterungen und Mutilationen, wie sie von Hallopeau und Audry beschrieben wurden, nicht einhergeht, eine Sonderstellung beansprucht. Diese Fälle haben selbstverständlich mit der Acrodermatitis atrophicans nichts zu tun. Daß da verschiedene vesiculöse und pustulöse Affektionen, wie wir sie oft an Handtellern und Fußsohlen, hauptsächlich als Epidermophytosis beobachten können, in einen Topf geworfen werden, erscheint mir sehr wahrscheinlich. In einer jüngst erschienenen Arbeit betont auch KEINING die Schwierigkeit der Abgrenzung dieses Krankheitsbildes von der Psoriasis vulgaris pustulosa und von der Impetigo.

Dermatitis atrophicans maculosa.

(Atrophia maculosa cutis, Anetodermia erythematosa [JADASSOHN] Atrophodermia erythematosa maculosa, Eritema orticato atrofizzante [PELLIZZARI].)

Im Gegensatz zur relativ großen Zahl der Fälle von Dermatitis atrophicans diffusa, ist die Zahl der reinen Fälle von Dermatitis atrophicans maculosa verhältnismäßig selten. Allerdings werden sehr viele Fälle unter den obigen Diagnosen veröffentlicht, ihre Zahl überschreitet weit die Zahl der diffusen Fälle von Atrophie, aber nur die wenigsten halten einer eingehenden Kritik stand. Denn es ist ja klar, daß Fälle bei denen zahlreiche fleckförmige Atrophien auf der Haut vorhanden sind, bei allen jenen Krankheiten vorkommen, bei denen derartige fleckförmige Atrophien einen Ausgang des ursprünglichen Prozesses darstellen. So gehen unter den obigen Bezeichnungen in der Literatur zahlreiche Fälle, die als Lues, Tuberkulose, Lupus erythematosus, Lichen ruber planus usw. zu bezeichnen sind und bei denen man geneigt wäre, wieder die Bezeichnung sekundäre oder deuteropathische Atrophie, im Gegensatz zur idiopathischen Atrophie einzuführen; diese Fälle haben mit der Dermatitis atrophicans maculosa nichts zu tun. Noch weniger aber haben mit der Dermatitis atrophicans maculosa jene Fälle zu tun, bei denen einfache Narben umschriebener Natur den Autor veranlaßt haben, die Bezeichnung Dermatitis atrophicans maculosa zu wählen. Alle möglichen Narben, insbesondere nach Acne vulgaris, Impetigo simplex, nach Furunkeln und Herpes zoster, nach Ausheilung von Gummen, Scrophuloderma usw. wurden mit der Bezeichnung einer makulösen Hautatrophie belegt. Dadurch ist es gekommen, daß bei der Dermatitis atrophicans diffusa viel mehr Klarheit im klinischen Bilde herrscht als bei der Dermatitis maculosa. Wir können nur solche Fälle unter dieser Definition betrachten, bei denen sich, eingeleitet durch eine mikroskopisch, oder zumindest mikroskopisch nachweisbare Entzündung eine schlaffe fleckförmige Atrophie (Anetodermie) allmählich entwickelt, die teils disseminiert teils isoliert auftritt und bei der jede andere bekannte Hautkrankheit ausgeschlossen ist. Für diese Fälle käme also der alte Name idiopathische makulöse Hautatrophie in Betracht. Wir haben aber schon ausgeführt, warum wir den Ausdruck idiopathisch fallen lassen mußten!

Die ersten, die über eine fleckige idiopathische Hautatrophie berichteten, waren THIBIERGE und JADASSOHN. Der erstere beschrieb unter der Bezeichnung Atrophodermie erythémateuse en plaques à progression excentrique, einen Fall, eine 25jährige Frau betreffend, die in der rechten Wange einen fast kreisrunden, eingesunkenen Plaque in der Größe eines 10 Centimes-Stückes hatte. THIBIERGE sprach sich für einen Lupus erythematodes aus und der weitere Verlauf des Falles, wobei Herde mit Erweiterung der Follikel auch auf der behaarten Kopfhaut auftraten, sprach entschieden für diese Diagnose. Anders der Fall JADASSOHNs. Er sei hier etwas ausführlicher wiedergegeben:

Eine 23jährige Patientin mit Tumor albus des rechten Knies zeigte die Haut des Handrückens, beider oberen Extremitäten matt, dünn, glänzend, die Venen stark durchscheinend, die Affektion unscharf gegen die Umgebung abgesetzt. Ferner an der Streckseite beider Arme in unregelmäßiger Verteilung hellividrote Flecke, bis zu Zehnpfennigstückgröße von gerunzeltem Aussehen. Der tastende Finger fühlt an der Oberfläche der Flecken eine Lücke. An den Olecranis finden sich dunkelbraunrote, unregelmäßig in Streifen ausgehende Efflorescenzen, deren Oberfläche abschilfert und die bei Druck leer erscheinen. An anderer Stelle finden sich streifenförmige, hellrote, unregelmäßig begrenzte Efflorescenzen, an Striae distensae erinnernd und schließlich ganz feine weiße Streifchen. Die Krankheit begann mit roten Flecken an den Ellbogen. Am linken Vorderarm beobachtete JADASSOHN eine linsengroße, flache, leicht erhobene, einer syphilitischen Papel ähnliche Efflorescenz, welche in 2—3 Wochen einsank und atrophisch wurde. In der Nachbarschaft dieser, kleinere, ähnliche Efflorescenzen. Die histologischen Untersuchungen ergaben Fehlen der elastischen Fasern im Zentrum des Fleckes. Der Ausfall der elastischen Fasern beginnt in der Mitte des Schnittes, nicht im Papillarkörper, sondern in der Schicht der eingesunkenen Cutis.

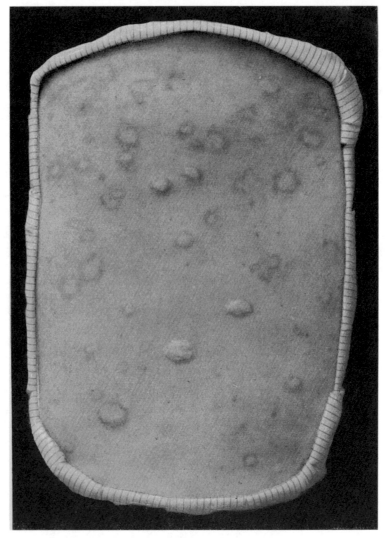

Abb. 32. Dermatitis atrophicans maculosa.
Man sieht die drei Stadien, den erythematösen Fleck, die Fältelung, umgeben vom erythematösem Hof, und die gefältelten Vorwölbungen. (Moulage der Klinik Finger.)

Später wird die Lücke im Elastin eine dreieckige. Da die Infiltration dort auftritt, wo noch elastische Fasern vorhanden sind, so geht dies dem Zugrundegehen des Elastins voraus. Die Zellhaufen sind frei von elastischen Fasern.

Nachträglich erfuhr erst Jadassohn vom Falle Thibierge, den er mit dem seinigen identifiziert und für derartige Fälle den Namen: *Anetodermia erythematosa* vorschlägt.

Definition. Wir verstehen unter der Dermatitis atrophicans maculosa eine chronische, fleckförmig auftretende progressive Hautatrophie, welche nach Oppenheim 3 Stadien zeigt: Das Stadium der erythematösen Flecken, das der

Atrophie der Haut, die sich in schlaffer Atrophie äußert, wobei gewöhnlich Ringformen entstehen, indem ein erythematöser nicht gefälteter Ring das gefältelte Zentrum umgibt, und als Endstadium das der Vorwölbungen (hernienartig oder säckchenähnliche Vorstülpungen), bei denen der rote Umgebungsring bald vorhanden ist, bald fehlt und keine Progredienz mehr beobachtet wird. Dieses letzte dritte Stadium ist gleichzeitig auch das Endstadium des Prozesses, welches keinerlei Änderungen mehr im Sinne einer Progredienz der Atrophie darbietet.

Klinik. Man kann 2 Hauptformen der makulösen Atrophie unterscheiden. Die eine Form, welche immer makulös bleibte, so daß es nie bei ihr zu diffusen Hautveränderungen kommt, wie sie der Acrodermatitis atrophicans entspricht. Dies sind die reinen Formen der Atrophie. Die andere Form zeigt neben mehr oder weniger ausgeprägten diffusen atrophischen Hautveränderungen an den Lokalisationsstellen der Acrodermatitis atrophicans, zerstreute makulöse Hautatrophie. Diese Fälle sind eigentlich Kombinationen von diffuser und makulöser Dermatitis atrophicans (s. daselbst). In die erstere Kategorie gehören noch Fälle, wo die makulöse Atrophie nur als ein einzelner Krankheitsherd auftritt, oder wo nur sehr spärlich umschriebene Atrophien vorhanden sind. Allen Formen der Dermatitis atrophicans maculosa muß aber das Weiterschreiten der Atrophie als Hauptsymptom eignen. Wir haben nicht das Recht, wo dieses Symptom fehlt, von einer Dermatitis atrophicans maculosa zu sprechen. Es wäre auch die Unterscheidung einer atrophischen Narbe und dem Ausgange einer Dermatitis atrophicans nicht zu machen. Bei den umschriebenen Atrophien, die wir hierher rechnen, kommt noch dazu, daß die Unterscheidung von Morphaea oder Sclerodermia circumscripta hiebei besonders schwer ist. Und so sind viele Fälle, die als Dermatitis atrophicans maculosa eines einzelnen Herdes beschrieben sind, nichts anderes als umschriebene Sklerodermie.

Der von uns beobachtete Fall von Dermatitis atrophicans maculosa generalisata, der das Substrat einer ausführlichen Veröffentlichung im Archiv für Dermatologie und Syphilis 1906 war, zeigte folgendes klinisches Bild (siehe Abb. 32).

Krankengeschichte. A. K., 18 Jahre alt, Prostituierte, aufgenommen sub J. Nr. 6513 in das Zimmer Nr. 75 der Klinik für Syphilidologie und Dermatologie am 9. März 1905.

Anamnese. Patientin stammt von gesunden Eltern, hat in frühester Kindheit Masern überstanden und war seither stets gesund. Geschwister und Eltern dieser Patientin litten nie an Hautkrankheiten, den Beginn ihrer Affektion verlegt sie in die Kindheit.

Status praesens. Pat. ist groß, kräftig gebaut, gut genährt, von gesunder Gesichtsfarbe und gut entwickeltem Panniculus adiposus. Die Untersuchung der inneren Organe ergibt nur eine Verkürzung des Schalles über der linken Lungenspitze.

An der Haut des Stammes, namentlich zwischen den Mammis, an den Seitenwänden des Thorax, in den Axillis, an den oberen und unteren Extremitäten finden sich unregelmäßig zerstreut schrotkorn- bis über fingernagelgroße Efflorescenzen von verschiedenem Aussehen, je nach ihrer Größe. Die kleinsten etwa bis linsengroßen Efflorescenzen liegen völlig im Niveau der Haut, sind lividrot gefärbt und scharf begrenzt. Die Oberfläche dieser Flecke zeigt keinerlei Veränderung bis auf einen angedeuteten Seidenglanz. Bei Druck verschwinden sie vollkommen; sie lassen keine Verfärbung zurück. Der tastende Finger fühlt keine Änderung in der Konsistenz der Hautstellen, die den Flecken entsprechen. Die größeren Efflorescenzen, etwa bis zur Hellergröße, liegen ebenfalls noch im Niveau der Haut, zeigen aber deutliche Ringform und feine Fältelung der zentralen Partien. Sie haben das Aussehen einer luetischen Roseola annularis. Eine weiße, sehnig oder seidenglänzende, zigarettenpapierähnlich gefältelte oder auch glatte, sichtbar verdünnte Hautpartie wird umgeben von einem violettroten, 2—3 mm breiten Ring, der vollständig in Farbe und Aussehen den kleinen bis hanfkorngroßen Flecken gleicht. Dieser Ring, der manchmal unregelmäßig zackig in das Zentrum oder in die umgebende Haut vorspringt, grenzt außen scharf an normale Haut. An manchen Stellen (vordere Achselfalte links z. B.) konfluieren 2—3 solcher Ringe zu Biskuit- und Kleeblattformen, oder die lividroten Ringe bilden girlandenähnliche Figuren um die atrophischen, weißen, konfluierten Zentra. Der tastende Finger fühlt an diesen Stellen eine Lücke; man hat den Eindruck, als käme man mit dem Finger in ein Loch der Haut, das nur von einer ganz dünnen Membran bedeckt ist. Hebt man die zentralen Hautpartien ab, so hat man das Gefühl, als hätte man dünne Seide zwischen den

Fingern. Alle diese veränderten Hautpartien liegen im Niveau der Haut. Den auffälligsten Befund, gewissermaßen das Beherrschende im Krankheitsbilde, stellen *Vorwölbungen* dar, welche bis über Haselnußgröße an verschiedenen Hautstellen den Eindruck von Hauttumoren hervorrufen. (Man könnte an den Morbus Recklinghausen denken.) Zwischen den makulösen Efflorescenzen sind nämlich eingestreut ovale Wülste von sehnigweißer Farbe, deren Oberfläche grob gefältelt ist. Diese wechseln sehr in ihrer Größe. Im allgemeinen sind sie bohnengroß, doch findet man auch einerseits solche von Hanfkorn- bis Erbsengröße, andererseits einzelne von Haselnußgröße und darüber. Untersucht man die Konsistenz dieser Pseudotumoren, so findet man, daß sie dem geringsten Fingerdruck nachgeben, sich vollständig eindrücken lassen, ja sogar unter dem Hautniveau liegende Mulden bilden, in die sich die untersuchende Fingerkuppe hineinlegen kann. Sie gleichen ganz leeren Säckchen. Spannt man die umgebende Haut an, so verschwinden die Vorwölbungen vollständig; an ihrer Stelle sieht man eine sehnigglänzende, bläulich durchschimmernde, manchmal auch zigarettenpapierähnlich gefältelte Hautstelle. Hebt man diese Hautwülste

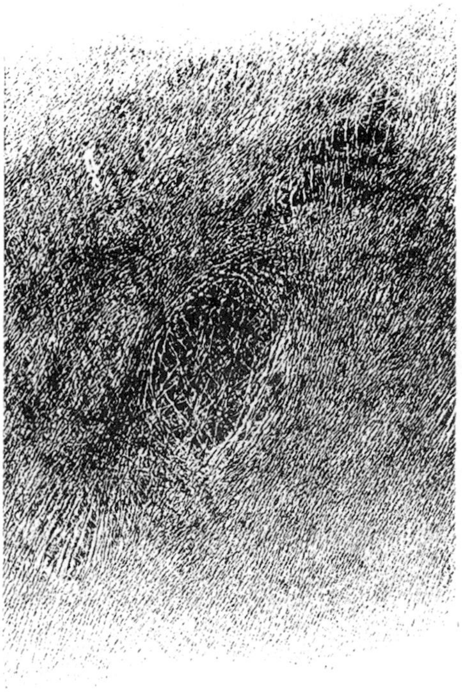

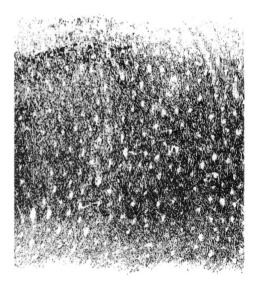

Abb. 33. Abb. 34.

Abb. 33. Dermatotypie einer Dermatitis atrophicans maculosa. Fehlen der Follikelöffnungen und Haare; die makulösen Atrophien mit ihrer feinen Fältelung deutlich sichtbar.
Abb. 34. Dermatotypie, normale Haut; die gleiche Stelle gesunder Haut wie Abb. 33: Follikelöffnungen, Haare, Furchung normal.

in die Höhe, so bekommt man den Eindruck einer leeren oder mit einer flaumigen Substanz gefüllten Hauttasche. Die Haut der Umgebung ist nicht gerötet, überhaupt nicht pathologisch verändert. Manche dieser Vorwölbungen haben eine opake, gelbliche Farbe.

Was die Lokalisation betrifft, so sind am stärksten befallen die Innenseite beider Oberschenkel und die seitlichen Thoraxpartien bis zur Axilla. Ganz frei sind nur das Gesicht, die Handteller und Fußsohlen. Die Anordnung der Flecke und Wülste ist eine ziemlich symmetrische. Beiderseits ad nates, vom Trochanter bis zu den hinteren Partien der Nates verlaufend, finden sich Streifen und netzförmige Zeichnungen, die frisch entstandenen Striae gravidarum gleichen. Sie sind blaurot gefärbt und haben feine parallele Querstreifung. Auch an den Mammis und über den Deltoidei finden sich derartige Striae distensae. Überall konvergieren sie gegen die größte Prominenz, so daß diese (Trochanter, Mamilla usw.) den Mittelpunkt bilden, von dem die Striae ausgehen.

Pigmentierungen fehlen vollständig. Schleimhäute sind frei. Haare und Nägel normal. Im Bereiche der gefältelten Hautpartien fehlen stellenweise die Follikel. Handteller, Fußsohlen und Gesicht sind vollständig frei.

Es ist dies ein absolut reiner und klassischer Fall von Dermatitis atrophicans maculosa. Auf Grund dieses Falles und weiterer Fälle, die nur vereinzelt zur

Beobachtung kamen (das reine Krankheitsbild ist sehr selten) kann man folgende Normen für das Zustandsbild aufstellen (siehe die Darstellung bei FINGER-OPPENHEIM): Die Erkrankung besteht anfänglich aus blaßroten, scharfbegrenzten Flecken, deren Oberfläche keinerlei Veränderung zeigt. Diese Flecken, die symptomlos auftreten, vergrößern sich sehr allmählich (in obigem Falle vergrößerte sich ein hanfkorngroßer Fleck in drei Wochen bis zu Linsengröße) und beginnen dann in den zentralen Partien *abzublassen.* Sowie die Abblassung im Zentrum auftritt, ändert sich auch die bisher normale Oberflächenbeschaffenheit, indem in den rötlich weißen, bläßeren Partien ein *sehniger Glanz* auftritt. Bald wird das Zentrum weiß und dann erscheint auch die Oberfläche leicht gefältelt. Jetzt ist auch die Ringform deutlich ausgeprägt, indem ein schmaler, rötlicher Ring von ungefälteter Haut das weiße gefältelte Zentrum umgibt. Sind in der unmittelbaren Nachbarschaft analoge Effloreszenzen aufgetreten, so können sich diese bei ihrem Wachstum berühren und auf diese Weise Achter- und Kleeblattfiguren bilden. Zu dieser Zeit bereits fühlt der tastende Finger an der Stelle der Fältelung einen geringeren Widerstand; man glaubt in eine runde oder ovale, mit weichen Massen erfüllte, seichte Vertiefung, die die Fingerkuppe umschließt, zu gelangen. Dabei sind die Ränder, die diese nur tastbare, nicht sichtbare Grube umgeben, nicht scharf ausgeprägt, sondern die Delle scheint sich allmählich gegen das Niveau der umgebenden Haut auszugleichen. Dieses Gefühl der verminderten Resistenz in einem kleinen runden oder ovalen Hautbezirk ist für unsere Erkrankung sehr charakteristisch und wird auch von allen Beobachtern hervorgehoben.

Der weitere Verlauf ist nun der, daß entweder die Fältelung und Abblassung weiter fortschreitet, Schillinggröße oder nur weniges darüber erreicht, der erythematöse Ring immer schwächer wird und schließlich ganz verschwindet, so daß nun ein weißer, sehnig glänzender, atrophischer, narbenähnlicher Fleck das Endresultat ist, oder aber es kommt zu einem Prolabieren der atrophischen zentralen Partien, wobei die Haut bald einen mehr lividen bläulichen, bald einen mehr gelblichen Farbenton annimmt. Ist der rötliche Ring verschwunden, so ist damit der atrophisierende Prozeß zum Stillstand gekommen; ein Weiterschreiten des Prozesses findet nicht mehr statt und wir haben dann nur mehr den Ausgang der Erkrankung vor uns. Der einzige Autor, der über Verkalkungen berichtet, ist CAVALLUCCI. Der Fall erscheint eigenartig schon wegen der schweren pluriglandularen Insuffizienz und der wahrscheinlichen tuberkulösen Natur.

Bleiben die atrophischen Hautpartien im Niveau der Haut, so unterscheiden sie sich in nichts von oberflächlichen Narben, die nach Ablauf von anderen circumscript auftretenden Hautkrankheiten zurückbleiben; insbesondere kommen dabei drei Hautaffektionen in Betracht: *Die papulösen Syphilide, der Lichen planus atrophicus* und der *Lupus erythematosus,* bei denen es ohne Ulcerationsprozeß durch Organisierung eines Infiltrates zur atrophischen Narbenbildung kommt. Die Abgrenzung der echten Fälle von makulöser idiopathischer atrophisierender Dermatitis von den Effekten der eben genannten Hautaffektionen hat große Schwierigkeiten, da es sich nicht immer nachweisen läßt, daß an der Stelle der fleckenförmigen Atrophie die betreffende spezielle Hauterkrankungsform gewesen war.

Kommt es zur Vorstülpung der atrophischen Hautpartien, so ähnelt das Krankheitsbild oft dem *Morbus Recklinghausen* und deshalb sind auch in dieser Richtung Verwechslungen vorgekommen. Davon an seinem Orte.

Diese Vorstülpungen stellen entweder ganz leere Säckchen dar, die sich durch Verziehung der Haut so weit ausgleichen lassen, daß keine Niveaudifferenz mehr besteht und dann gleicht die Hautstelle der reinen fleckförmigen Atrophie, oder sie enthalten Fett eingelagert und dann hat man das Gefühl eines flaumartigen Inhaltes im Säckchen. Immer aber hat der tastende Finger das Gefühl der Lücke oder der Substanzverminderung, die manchmal von einem etwas schärferen Rande der umgebenden Haut begrenzt ist, so daß der Vergleich mit einer Bruchpforte, durch die das Fettgewebe hernienartig in den von der lockeren Haut gebildeten Bruchsack vortritt, nicht unberechtigt erscheint. Als erklärende Hypothese für diese Vorstülpung dürfte wohl die von mir gegebene zu Recht stehen. Wenn nämlich in einer gleichmäßig elastischen und mittelmäßig gespannten Membran eine zentralgelegene runde oder ovale Stelle ihre Elastizität verliert, so wird sich dies nur in einer ganz geringen Fältelung dieser Partie äußern. Läßt die Spannung des Bandes nach, so wird die Fältelung der unelastischen Partie immer stärker; ist diese gleichzeitig verdünnt, so wird es auch zu einer Vorwölbung der unelastischen Partie kommen können, da hiebei die Kreislinie gewissermaßen als Insertionslinie der unelastisch gewordenen Partie eine Ellipse mit bald größerem, bald kleinerem kurzem Durchmesser geworden ist. Die Längsachse des durch die Vorwölbung gebildeten Ellipsoids wird senkrecht auf der Richtung der Spannung stehen. Durch Herstellung der früheren Spannung, z. B. durch Zug, wird sich die Vorstülpung leicht ausgleichen lassen. Geht dieser Zug in seiner Stärke über die frühere Spannung hinaus, so wird ebenfalls aus der Kreisfläche der unelastischen Partie eine Ellipse, deren Längsachse der Zugrichtung parallel ist und deren Länge der Stärke des Zuges entspricht. Da dadurch abermals eine Annäherung zweier quer gegenüberliegender Punkte der Kreislinie stattgefunden hat, so muß entsprechend diesem verkürzten Durchmesser der unelastische Teil der elastischen Membran in Form eines in der Zugrichtung liegenden länglichen Wulstes prolabieren.

Ein ähnlicher Vorgang findet in der Haut statt. Wenn die Spannung der Haut sich vor und nach der Ausbildung einer atrophischen, unelastischen umschriebenen Stelle gleich bleibt, so wird diese auch im Niveau der umgebenden Haut verharren; findet jedoch eine Abnahme dieser Spannung, sei es durch Elastizitätsverminderung durch Auftreten zahlreicher anderer atrophischer d. h. unelastischer Stellen, sei es durch Abnahme des Volumens der von der Haut bedeckten Teile, z. B. bei Abmagerung statt, dann werden die atrophischen i. e. unelastischen Partien sich vorstülpen, und zwar mit ihren Längsachsen senkrecht auf die Richtung der Spannungsverminderung oder parallel zur vermehrten Zugrichtung. Im ersteren Falle können diese Vorwölbungen durch Zug in der Richtung der Spannungsverminderung, im letzteren Falle durch Nachlassen der Spannung in der Zugrichtung stets ausgeglichen werden, wie das klinische Bild lehrt.

Durch das Auftreten von Fettgewebe erhalten dann diese runzeligen Vorwölbungen eine festere Konsistenz, so daß sie dann Tumoren gleichen.

Eine Rückbildung der einmal atrophisch gewordenen Hautpartien, also eine Heilung ist bisher nicht beobachtet worden.

Von diesem scharf umrissenen klinischen Bilde kommen zahlreiche Abweichungen vor, ja man kann sagen, daß keiner der bisher veröffentlichten Fälle mit einem zweiten genau übereinstimmt.

Was den *Beginn* betrifft, so ist bereits erwähnt worden, daß wir verschiedene Steigerungen des Entzündungsprozesses der die Atrophie einleitet, vom einfachen Erythemfleck über die Urticariaquaddel und Papel bis zur Blase beobachten können. Die größere Zahl der Fälle beginnt mit Flecken; wir können somit diese Form als Grundtype hinstellen, umsomehr, als dabei etwaige Schädigungen der elastischen Fasern, die ja das hauptsächlichste charakteristische Merkmal der histologischen Befunde ausmachen durch Überdehnung und Zerreißungen, die durch die Volumzunahme der Primärefflorescenzen zustande kommen, auszuschließen sind.

Als Paradigma für den Beginn mit *Quaddelbildung* sei der Fall PELLIZZARIS erwähnt, der unter dem Namen Eritema orticato atrofizante publiziert wurde.

Bei einem 45jährigen Gärtner traten seit 2 Jahren stets im Frühjahre und im Herbste Schübe von *quaddelähnlichen*, nicht juckenden entzündlichen Knoten an der Haut des Stammes auf, die nach einem Monat abblaßten und sich in fein retikulierte, atrophische Stellen von Linsen- bis Zweicentimegröße umwandelten.

ARTOM will das atrophierende Erythema urticatum PELLIZZARIS von der Anetodermia erythematosa JADASSOHNS trennen, da im Anfangsstadium wichtige Unterscheidungsmerkmale bestehen. Die Form PELLIZZARIS ist durch Quaddeln und Juckreiz charakterisiert, die Form JADASSOHNS durch kleinere Papeln; ferner findet bei der ersten Form die Atrophie vom Zentrum zur Peripherie statt, so daß das Zentrum bereits atrophisch ist, während der Rand urticariell erscheint, auch sind neuroendokrine Störungen immer vorhanden; im zweiten Falle entwickelt sich die Atrophie in der ganzen Ausdehnung der Papel und es fehlen die hormonalen und nervösen Störungen.

Ein ähnlicher Fall wie der PELLIZZARIS wurde von TÖRÖK veröffentlicht (Beginn mit ödematösen, blassen, ziemlich prallen Schwellungen von Stecknadelkopf- bis Talergröße).

Hierher gehört auch der Fall FIDANZAS. Eine 28jährige Frau hatte während der Gravidität einen blaßrosa Fleck auf der Stirne bekommen, dem sich nachher zum Teil erhabene Flecke von der Konsistenz des Ödems an den Nasenlöchern, in der Schläfengegend in der Deltoideusregion und am Brustbein hinzugesellten. Andere Flecke erscheinen eingedrückt mit fein gefälteter Oberfläche. Die Farbe ist rosa, blaßrosa und weiß. Die histologische Untersuchung ergibt Verdünnung der Epidermis. Schwund der Papillen, kleine mononucleare Infiltrationsherde. FIDANZA findet in dem Falle Beziehungen zu THIBIERGES und JADASSOHNS Fall und rechnet ihn auf jeden Fall zu den fleckförmigen idiopathischen Atrophien. Leider fehlt bei dem Falle der Befund der elastischen Fasern. Auch GUYS Fall kann man hier einreihen.

Als Beispiel des Beginnes mit Papelbildung diene der bereits zitierte Fall JADASSOHNS. Dieser Fall ist gleichzeitig ein Beispiel für das Vorhandensein von Tuberkulose (Tumor albus), von Striae et Maculae distensae und Acrodermatitis atrophicans. Ein fast gleicher Fall mit Papelbeginn und raschem Ausgang in Atrophie (2—3 Wochen) wurde von GOLDSCHLAG veröffentlicht.

Ein zweiter Fall TÖRÖKS diene als Beispiel für den Beginn der Affektion mit Blasen, obwohl diese nur anamnestisch angegeben wurden, wie überhaupt die Fälle von Atrophia maculosa, die mit Blasenbildung begonnen haben sollen, wie z. B. auch der Fall ALEXANDERS, durchaus nicht als zweifellose zu betrachten sind.

TÖRÖK findet bei einer 48jährigen Köchin an den Streckseiten beider Unterarme dicht gedrängte, hirsekorn- bis kreuzergroße, scharf umschriebene, weiße, unter dem normalen Hautniveau gelegene Flecken. Die Haut an diesen Stellen dünner als normal und über der tieferen Schichte in feine Runzeln faltbar; manche der Flecken von einem roten Hof umgeben. Außer diesen Flecken sind zerstreut einige ähnliche, große, lebhaft rote, etwas ödematöse, über das Hautniveau etwas erhabene, verwaschen begrenzte, weich sich anfühlende Flecke vorhanden. Die atrophischen Flecke der Patientin sollen sich angeblich aus blatternähnlichen Blasen und roten Flecken, die bei psychischen Erregungen auftraten, entwickelt haben.

In dieselbe Kategorie gehören Fälle, wie sie von GREENBAUM als *Atrophoderma pemphigoides* beschrieben wurden (55 jährige Patientin, Blasen auf Armen und Beinen, braun, zuerst gespannt, dann schlaff; nach Absorption des Blaseninhalts, Atrophie des Blasengrundes; der darüber gleitende Finger fühlt eine Lücke). Dazu gehört auch der Fall LESZCZYNSKIS.

Ob der Fall von SIEMENS (Hautatrophie mit scheckiger Pigmentierung an den Wangen und mit Teleangiektasien, dabei Neigung zur traumatischen Blasenbildung sowie zu Hyperkeratosenbildung) hieher gehört, ist sehr fraglich. SIEMENS selbst denkt an Xeroderma pigmentosum. Der Fall betrifft ein 10jähriges Mädchen; muß man hiebei nicht auch an eine Epidermolysis hereditaria denken, wie beim ALEXANDERschen Fall und bei anderen? Ein sicherer Beweis, daß Blaseneruptionen die Dermatitis atrophicans maculosa einleiten können, ist bisher nicht erbracht worden. Der Fall Kogoj und Farkas ist wohl eher als atrophisches pigmentiertes Naevus aufzufassen.

Eine andere Eigentümlichkeit mancher Fälle von makulöser atrophisierender Dermatitis ist die Kombination mit *Acrodermatitis atrophicans* und *Dermatitis atrophicans diffusa*. Es finden sich dann neben mehr oder weniger ausgeprägten diffusen atrophischen Hautveränderungen bald an den Lokalisationsstellen der Akrodermatitis, bald an anderen Hautstellen zerstreute makulöse Hautatrophien, die sich in analoger Weise entwickeln wie bei der reinen, makulösen Form, jedoch meistens ein papulöses Vorstadium haben. In diese Kategorie

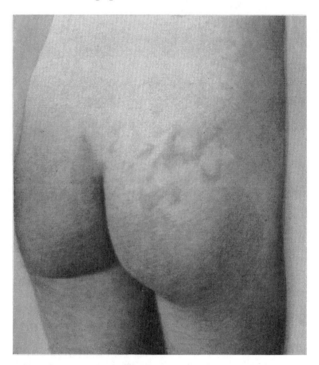

Abb. 35. Auf der rechten Gesäßbacke Flecke von bläulichem und violettem Farbenton; nicht gefältelt; Lücke deutlich fühlbar. 11jähriges Mädchen.

gehört, wie bereits oben erwähnt, Jadassohns Fall; ferner ein Fall den ich noch an Neumanns Klinik zu beobachten Gelegenheit hatte:

28jähriger Patient, groß, kräftig gebaut, mit gut entwickeltem Penniculus adiposus. Kein Zeichen von Tuberkulose. Wegen Ulcera venera sucht der Kranke die Klinik auf. Die Haut der unteren Extremität bis in die Mitte der Nates hinaufreichend und nach abwärts bis in die Malleolargegend ist diffus blaurot gefärbt und von zahlreichen, vorspringenden, geschlängelten Venen durchzogen. Am stärksten ist die Veränderung an der Beugeseite des Oberschenkels und über dem rechten Knie. Dort ist auch die Haut gerunzelt, zigarettenpapierähnlich gefältelt und mit feinen, silberweißen Schuppen bedeckt. Aufgehobene Falten gleichen sich nur langsam aus.

Im Bereich der übrigen blauroten Partien finden sich auch mehr hellrote, leicht erhabene Stellen, die unscharf gegen die Umgebung abgegrenzt sind und sich etwas derber als die Umgebung anfühlen.

Vorn am Thorax, links neben der Mittellinie, handbreit unter der Mamilla, findet sich eine Gruppe von bläulichen Flecken in einem normalen Hautgebiete, die ganz den Eindruck von Maculae coeruleae machen. Die Flecke sind bis hellergroß, bald rund, bald oval, auch unregelmäßig konturiert, deutlich deprimiert und stellenweise von helleren Höfen umgeben, die sich allmählich in die normale Haut der Umgebung verlieren. Sie zeigen keine Fältelung der Oberfläche, keine Schuppung. Der tastende Finger fühlt an den Stellen, wo die bläulichen Flecke sind, eine deutliche Lücke in der Haut, wie als wenn die Haut an diesen Stellen scharf angeschnitten wäre. Analoge vereinzelte Flecke finden sich links am Rücken und an der seitlichen Brustwand.

Im Bereich der Flecke keine Follikel.

Patient wurde in der Wiener Dermatologischen Gesellschaft als Fall von gleichzeitigem Bestand einer Atrophia cutis idiopathica universalis mit einer Atrophia maculosa demonstriert (siehe auch S. 605). Ein ähnlicher Fall wird durch die Abbildung illustriert, ein junges Mädchen von 11 Jahren betreffend, das an den Nates rechts bläuliche Streifen und Flecke zeigte, die dem tastenden Finger als Lücke imponierten. Das Kind litt außerdem an Lichen chronicus simplex. Der histologische Befund bestätigte die Diagnose (siehe Abb. 35).

Andere Fälle mit Kombination anderer Affektionen wurden von MOBERG (Akrodermatitis am linken Knie und auf beiden Fußrücken, circumscripte Atrophien am rechten Knie), von BLASCHKO (idiopathische Atrophie an Armen und Beinen, außerdem an den Beinen zehnpfennigstückgroße atrophische Plaques, welche dem Entzündungsprozeß vorausgeeilt und mit Striae atrophicae vergleichbar sind), von HERXHEIMER und HARTMANN (12. Fall, typische Akrodermatitis, außerdem kleine Infiltrate mehr diffuser Art und in Knötchenform, in linsengroße, atrophische unregelmäßig geformte Stellen übergehend) und von LEHMANN (makulöse Atrophie im Gesicht mit Akrodermatitis der oberen Extremitäten) beschrieben. Auch hiebei finden wir Analogie mit Sclerodermia diffusa und circumscripta und wir werden nicht fehlgehen, wenn wir daraus bei beiden Arten der Hautatrophien auf gleichsinnige ätiologische Momente schließen.

Seit der Veröffentlichung dieser ersten Fälle ist das Vorkommen der Kombination beider Formen der Dermatitis atrophicans öfters beschrieben worden (s. auch bei Dermatitis atrophicans diffusa). So von BERING, SCHRAMEK, LEDERMANN, FISCHL, wiederholt von mir, KAUFMANN, BAŠUJAKOVIC, LENGYEL u. a. Kombinationen mit *Poikilodermia atrophicans vascularis* werden ebenfalls berichtet; doch ist eine scharfe Grenze zwischen beiden Erkrankungen ebensowenig zu ziehen, wie zwischen der Dermatitis atrophicans diffusa und der Poikilodermia. Hieher gehört ein älterer Fall von NEUMANN, der als idiopathische Hautatrophie beschrieben wurde (bis flachhandgroße diffuse Atrophien, schrotkorngroße Knoten von Teleangiektasien durchzogen, später braunrot und atrophisch werdend über den Stamm und die Extremitäten zerstreut; und ein Fall von ANDREWS, der als Atrophie mit Teleangiektasieen veröffentlicht wurde. (22jährige Patientin, seit 5 Jahren fortschreitende Erkrankung; an beiden Brüsten, an der Innenseite der Oberschenkel ein fleckiges Erythem mit Teleangiektasien; innerhalb dieser Herde zahlreiche atrophische Streifen; Hand-Ellbogenrücken waren cyanotisch und teleangiektatisch; an beiden Schienbeinen braune herdweise Pigmentierung; der Kopf diffus erythematös, mit münzenförmigen atrophischen Herden.) Dieser Fall ist vielleicht als fleckförmige Poikilodermie aufzufassen; dabei scheinen Striae distansae — die streifenförmigen Atrophien an den Brüsten und den Innenseiten der Oberschenkel — vorhanden gewesen zu sein.

Kombinationen mit *Striae* und *Maculae distensae* werden ebenfalls häufig beobachtet. Sie fanden sich in einem unserer Fälle, im Falle JADASSOHNS, GALEWSKYS, THIMMS, TEMESVARYS, KAUFMANNS u. a.

Der Fall TEMESVARY ist deshalb interessant, weil die Hautatrophien gleichzeitig mit den Schwangerschaftsnarben, aber unabhängig von diesen auftraten. Der Fall, der auch von TÖRÖK gesehen wurde, betraf eine 23jährige Primipara, bei der ohne subjektive Beschwerden vom dritten Schwangerschaftsmonate angefangen über den ganzen Körper zerstreut bohnen- bis kronenstückgroße, chamoisfarbene Hautveränderungen auftraten, deren Oberfläche fein gerunzelt war, die zum größten Teil sich flach über das Niveau der benachbarten Haut erhoben und aus beinahe myxomatösem Gewebe bestanden. Diese

Gebilde ließen sich auf ihre Unterlage leicht verschieben, hingen stellenweise wie kleine weiche Säckchen herab. Zwei von diesen Flecken waren unter das Niveau der umgebenden, Haut gesunken. Auch die Schwangerschaftsnarben des Bauches waren zum Teil sackartig vorgetrieben und bestanden aus myxomähnlicher Substanz. Török glaubt, daß es sich in dem Falle um eine myxomatoide Umwandlung des normalen, infolge der Schwangerschaft gespannten Cutisgewebes mit Ausgang in Atrophie handelt.

Der Fall ist wohl ein Paradigma für das Vorhandensein einer angeborenen Disposition für Elastin- und Kollagenschwund.

Der Fall Thimms ist deshalb erwähnenswert, weil die Entwicklung der atrophischen Flecke, die sich im Anschluß an urtikarielle und ödematöse Eruptionen schubweise bei einem nicht menstruierten 16jährigen Mädchen, das außerdem Striae an den Brüsten, Oberschenkel und am Rücken hatte, einstellten, mit dem Auftreten der Menstruation aufhörte.

Von anderen seltenen Kombinationen seien erwähnt: Solche mit *Pigmentation*, meistens von amerikanischer Seite (Mc Kee, Fordyce, Montlaur und Carlion, Levin u. a.). Diese Fälle sind zumeist isolierte, makulöse Atrophien. Dahin gehört auch der Fall Bogrow, symmetrisch angeordnete Pigmentationen auf Handrücken, Ellbogen und Knien mit Fältelung; histologisch wurde jedoch keine Atrophie gefunden, so daß der Fall unklar ist. Auch Brindors Fall ist zweifelhaft. Siemens Fall von herdförmigen Gesichtsatrophien mit Hyperpigmentation gehört nach Zumbusch vielleicht zur Pseudopelade. Auch Bruusgards Fall nimmt eine Sonderstellung ein, bei dem braungelbe atrophische Flecke nach Resorption von Knoten an den Schienbeinen auftraten, durch die man verkalkte Venen in der Tiefe fühlen konnte.

Kombinationen mit *Hämorrhagien*; der von Pospelow beschriebene Fall, der außerdem an Raynaudscher Krankheit litt, wodurch es zweifelhaft ist, ob dieser Fall den echten makulösen atrophisierenden Dermatitiden zuzurechnen oder ob er als Atrophie im Anschlusse an Nervenerkrankungen, wie die Fälle Ohmann-Dumesnil, Jackson, Breda usw., aufzufassen ist. Heuss erklärte diesen Fall für eine Purpura atrophicans.

Königstein berichtet über einen Fall, bei dem die Hämorrhagien fast ausschließlich auf die makulösen Herde beschränkt waren. Derselbe Autor beschreibt das Zusammentreffen eines toxischen Erythems mit Dermatitis atrophicans maculosa. Kombination mit *Lichen pilaris* findet Oppenheim, derselbe Autor mit Naevus flammens; mit *Vitiligo* Weber, mit *Pseudoxanthom* Königstein, mit *Hypertrichose* und *Hyperpigmentation* Ketron.

Von Koinzidenz der makulösen Atrophie mit Allgemeinerkrankungen seien jene Fälle hervorgehoben, wo diese bei tuberkulösen Individuen auftritt.

In den ersten Publikationen wurde diesem Umstande, mit Rücksicht auf die Ätiologie, ein großes Gewicht beigelegt; so in den Fällen von Jadassohn (Tumor albus), Heuss (Skrofulose in der Kindheit, trockener Husten, relative Dämpfung über der rechten Lungenspitze), Oppenheim (Spitzeninfiltration); doch fehlten Anzeichen von Tuberkulose in der Mehrzahl der seither beobachteten Fälle.

Von Wichtigkeit, namentlich in bezug auf die Ätiologie scheint mir das Zusammentreffen der makulösen Atrophie mit dem Eddowesschen Symptomenkomplex: Blaue Scleren, hervorgerufen durch das Durchscheinen der Gefäße durch die verdünnte Sclera und abnorme Knochenbrüchigkeit. Bleyvad und Haxthausen erweitern dieses Syndrom durch die Beobachtung eines Falles bei dem außerdem makulöse Hautatrophie im Sinne Jadassohnscher Anetodermie und zirkulärer Linsenkatarakt bestand. Da das Eddowessche Krankheitsbild auf eine angeborene Schwäche des Bindegewebes zurückgeführt wird, so würde zu dieser Annahme auch die atrophische Veränderung der Haut ganz gut passen.

Vielleicht paßt auch ein von Buschke als Akromikrie beschriebener Fall hieher, bei dem eine möglicherweise der Anetodermie anzugliedernde Affektion der Haut mit zahlreichen, röntgenologisch festgestellten Kalkauflösungsherden zu beobachten war.

Wir haben nun jene Fälle zu besprechen, wo Kombination mit anderen Hautkrankheiten vorliegt. Eine große Anzahl von Fällen, die in der Literatur als makulöse Atrophie der Haut oder unter anderen Titeln publiziert sind, sind nicht als solche anzusehen, sondern als bereits bekannte und begrenzte Krankheitsfälle.

Diese Fälle können wir im großen und ganzen als folgende Krankheitstypen benennen:

Lupus erythematodes, Fibroma molluscum, Syphilis, Narben nach den verschiedensten Hautkrankheiten, Sclerodermia circumscripta, Psoriasis vulgaris, Parapsoriasis, Trichophytie.

Was die Zugehörigkeit der Fälle von Dermatitis atrophicans maculosa zum Lupus erythematosus betrifft, so wird dies von einzelnen Autoren nachträglich zugegeben. So zum Beispiel der Fall THIBIERGE, der überhaupt der erste war, der, wie bereits erwähnt, als progressive makulöse Atrophodermie beschrieben wurde.

Zur selben Kategorie wie THIBIERGEs Fall gehören beide Fälle von HEUSS, die ich bereits in unserer Monographie als Lupus erythematosus auffaßte.

Ebenso gehören hierher der Fall NIELSEN, der dem Fall THIBIERGE gleicht. In dieselbe Gruppe gehören auch der Fall DU CASTELs, der als plaque atrophique du front beschrieben wurde. Bereits BROCQ hielt diese Fälle für Lupus erythematosus. Auch gehören hierher die von KAUFMANN, H. MÜLLER, GRAHAM LITTLE, STRAUSS und SIDLECK beschriebenen Fälle.

Eine Sonderstellung nimmt der Fall VOLK ein, bei dem an den Zehen und Fingern Lupus erythematosus-Herde beobachtet werden konnten, die histologisch das Bild eines Angiokeratoms darboten. Daneben bestand eine Atrophia maculosa cutis. Bei dem Fall scheint wirklich ein zufälliges Zusammentreffen von Lupus erythematosus und Dermatitis atrophicans maculosa vorgekommen zu sein.

Sonst werden wir wohl keinen Fehler begehen, wenn wir alle diese Fälle von der echten Dermatitis atrophicans abgrenzen und sie in die Gruppe des chronischen discoiden Lupus erythematosus einreihen, der nur manchmal insofern atypisch verläuft, als starke Infiltration, größere Beteiligung der Follikel, Krusten- und Schuppenbildung fehlen. Ähnlichem werden wir bei der Poikilodermia atrophicans begegnen.

Es sind auch einige Fälle von *Tuberkulid* veröffentlicht worden, deren Ausgänge mit einer makulösen Atrophie große Ähnlichkeit besitzen. Dazu gehört der Fall von DE BEURMANN und GOUGEROT (Dermatite faciale atrophohypertrophique en airs en progression). Ferner der Fall von NICOLAS und FAVRE (Erythème cutané en larges placards extensifs avec atrophodermie à type maculé chez un tuberculeux), ferner Fälle von GOUGEROT und FRANKL, sowie von CHATELIER, welch letzterer dem Falle von NICOLAS und FAVRE gleicht. Auch ADAMSONs Fall scheint mir hierher zu gehören, bei dem neben Striae makulöse Hautatrophien von Lichengruppen ihren Ausgang nehmen.

Eine andere Krankheit, die als makulöse Hautatrophie beschrieben wurde, ist der *Morbus Recklinghausen*. Daß die Ähnlichkeit dieser Erkrankung mit der makulösen Atrophie eine sehr große sein kann, beweist mein erster Fall, bei dem zuerst die Diagnose Fibroma molluscum gestellt worden war. Doch in diesen Fällen kommt es nach Resorption von einzelnen oder zahlreichen Tumoren der Haut zu atrophieähnlichen, fleckigen Hautveränderungen, die histologisch der idiopathischen Hautatrophie ähnliche Veränderungen, namentlich in bezug auf das Verhalten der elastischen Fasern aufweisen. Dies ist jedoch hierbei das Resultat einer Überdehnung und Zerreißung der elastischen Fasern und in Analogie zu setzen mit der Entstehung der Striae und Maculae distensae (siehe daselbst).

Das Gegenteil der Fälle von Fibroma molluscum, bei dem fibröse Tumoren atrophisch werden, berichtet Biberstein: Am Rumpf disseminierte bis daumennagelgroße, hautfarbige Effloreszenzen, die sich derber anfühlen als die Umgebung. Biberstein meint, daß sich auf dem Boden eines Exanthems entstandene Anetodermien bindegewebig organisiert haben. M. Jessner zeigt dazu wirkliche Anetodermie mit Fehlen der Elastica (bei Biberstein fehlt sie nicht) mit teilweiser Keloidbildung.

Der Entstehungsmodus der atrophischen Flecke ist bei den sekundären Atrophien nach *Syphilis*, nach *Lepra-Eruptionen* von stark papulösem Charakter, ja vielleicht auch in den Fällen idiopathischer Hautatrophie mit urtikariellem Vorstadium, wie z. B. bei Pellizzari, vielleicht der gleiche wie beim *Morbus Recklinghausen*. Zu diesen Fällen gehören z. B. auch der Fall Welvert, der Fall Nikolsky, dann die Fälle von Schweningr-Buzzi, Plonski und Pollak, Graham Little u. a. Die letzteren Autoren haben ja selbst auf Grund der histologischen Befunde diese Fälle von der makulösen Atrophie getrennt.

Über jene Fälle, wo makulöse Atrophie im Verlaufe von *Syphilis* auftritt, existiert eine große Literatur. Mit Rücksicht auf diese Fälle leugnet z. B. Pelagatti die Existenzberechtigung von Dermatitis atrophicans maculosa überhaupt.

Wir können die Fälle, wo bei Lues fleckige Hautatrophie auftritt, in 2 Gruppen teilen, nämlich in solche Fälle, bei denen die Atrophie in unmittelbarem Anschlusse an das luetische Exanthem aufgetreten ist und in solche, wo viele Jahre nach der luetischen Erkrankung verflossen sind und eine direkte Abhängigkeit von der luetischen Effloreszenz i. e. eine direkte Umwandlung in Atrophie nicht beobachtet werden konnte. Bei den ersteren Fällen müssen wir unterscheiden, Fälle, wo die makulöse Atrophie im sekundären Stadium der Syphilis auftritt im Anschlusse an luetische Exantheme und in solche, wo sie den Ausgang tertiärer luetischer Bildungen darstellt.

Im Anschlusse an papulöse Exantheme konnten dies Wilson, Nivet, Balzer und Destrazès, Danlos, Wise, Kissmeyer, Kriatkorski, Leszczynski, Adamson, Sidleck und Strauss, Wile, Kerl, Pardo, Castello, Polland, Milian und Perrain, McDonagh u. a. beobachten. (Nach Roseola, Burnier und Eliascheff.)

Ein Fall von Herrscher ist dadurch bemerkenswert, daß nach einem syphilitischen Exanthem gleichzeitig Keloide und Maculae atrophicae auftraten.

Baum hat 2 Fälle beobachtet, ferner auch Grosz, bei denen sich aus luetischen Infiltraten des Sekundärstadiums direkt makulöse Atrophie entwickelten.

Fälle, wo tertiäre Syphilis sich in makulöse Atrophie umwandelten, sind von Pelagatti, Thibaut, Milian und Perrain, Lewin, Krüger, Lortat, und Lagrain, Rusch, Kissmeyer u. a. beschrieben worden.

Diesen Fällen gegenüber stehen solche, wo nur in der Anamnese Syphilis vorhanden ist, oder bei denen makulöse Atrophie bei positiven Blutbefunden erhoben werden konnte. Hierher gehören die Fälle von Balzer und Reblaub, von Mibelli, Du Bois-Havenith, von Reines, Dowling, Lapowsky, Lewin, Volk, Parounagian, Yernoux, Ebert u. a. Diese Fälle sind viel seltener und es erhebt sich die Frage, ob sie als eine besondere Gruppe von Atrophie bei Syphilis anzusehen wären und ob sie durch trophoneurotische Einflüsse (Neurosyphilis Unna, Mibelli) oder als toxische Wirkungen zu erklären wären. Instruktiv ist in dieser Beziehung ein Fall von Leven, der den direkten Zusammenhang der makulösen Atrophie mit dem syphilitischen Eruptionsprodukt sehr wahrscheinlich macht.

Ein direkter Beweis, daß solche Einflüsse ohne vorausgegangene luetische Effloreszenz bei Lues zu Atrophie führen können, ist bis jetzt nicht erbracht.

Wie FINGER und ich bereits im Jahre 1910 gesehen haben, ist wohl die direkte Umwandlung das Wahrscheinliche und die Maculae atrophicae sind gewissermaßen als Narbenbildungen nach der Involution luetischer Produkte aufzufassen. Daß es sich dabei tatsächlich um eine Bindegewebsentwicklung aus dem luetischen Infiltrat handelt, beweisen die oft beobachteten, leicht erhabenen, flaumig weichen, lividroten, mit fein gefälteter Oberfläche versehenen Efflorescenzen, in die sich die luetischen Papeln vor ihrer vollständigen Involution umwandeln. (Fall PELAGATTI, eigene Beobachtung.) Ferner beweisen dies Fälle, bei denen hypertrophische Narben und Keloide nach papulösen luetischen Efflorescenzen auftreten (RENOULT) und die histologischen Befunde, namentlich das vollständige Fehlen der elastischen Fasern, das wir gleichsinnig in Keloid, im Granulationsgewebe, das der Atrophie vorausgeht und in der Macula atrophica finden. Dabei müssen wir für diese Fälle der Atrophia maculosa nach Lues, die ja bereits von FOURNIER mit Rücksicht auf den Pigmentverlust der öfter dabei beobachtet wird, den Namen *Leukatrophie cutanée* bekommen hat, daran festhalten, daß das elastische Gewebe nur in Verbindung mit Zellinfiltrat oder der Entwicklung eines Granulationsgewebes seine Färbbarkeit verliert, während für die idiopathische atrophische Dermatitis das Ausfallen des elastischen Gewebes auch unabhängig vom Zelleninfiltrat vorkommen kann. Ob ein Auftreten circumscripter Atrophie ohne klinisch sichtbar luetische Erscheinungen möglich ist, muß vorläufig eine offene Frage bleiben, die Möglichkeit muß jedoch zugegeben werden mit Rücksicht auf die Pathogenese des Leukoderma und der Alopecia specifica.

Narben nach verschiedenen Hautkrankheiten wurden mit Dermatitis atrophicans maculosa öfters verwechselt. Dazu gehören wohl auch alle Fälle, die als blasenartiges Vorstadium einer makulösen Hautatrophie beschrieben werden (TÖRÖK, ALEXANDER, BRAUER u. a.). Diese Fälle gehören zum Teil zum Pemphigus hystericus, zum Teil zur Epidermolysis bullosa hereditaria; ferner sind Narben nach *Herpes zoster*, *Acne vulgaris* und *Impetigo simplex* als Atrophia maculosa beschrieben worden.

Zu Narbenbildungen möchte ich auch den Fall DORA FUCHS Anetodermia maculosa rechnen, weil dabei weder Progredienz noch Rötung und Weichheit zu beobachten war.

Am häufigsten werden Fälle von *Sclerodermia circumscripta* oder *Morphoea* als Dermatitis atrophicans maculosa veröffentlicht. Die irrtümliche Einreihung dieser Fälle läßt sich leicht daran erkennen. daß das klinische Hauptsymptom, die Anetodermie, fehlt. Wir müssen die Morphoea als circumscripte Sclerodermie auffassen, obwohl gewiß unter dieser Bezeichnung verschiedene Krankheitsbilder nicht nur circumscripte Hautatrophie beschrieben werden. Gemeinsam mit der Dermatitis atrophicans maculosa hat die Morphoea das Auftreten in Form vereinzelter, asymmetrischer, matter, oder violettroter Flecken, welche in dem Maße, als sie sich ausdehnen, in ihrer Mitte abblassen und eine matt- oder gelblichweiße Farbe annehmen. Die Konsistenz ist jedoch vollständig verschieden. Während man bei der Atrophia maculosa im Beginne in den zentralen Partien ein flaumigweiches Anfühlen, später das Gefühl des Defektes, des Substanzfehlens hat, erscheint die zentrale Partie bei der Morphoea hart, trocken, unelastisch und sehr resistent. Die Oberfläche ist dabei glatt, manchmal leicht schilfernd im Gegensatze zur Oberfläche der atrophischen Haut. Beiden Affektionen gemeinsam ist hinwiederum die häufigere Lokalisation im Gesichte und den Extremitäten als am Stamme und die oft asymmetrische Anordnung; verschieden ist jedoch der Ausgang: die Morphoea heilt in der Regel spurlos aus, die echte makulöse Atrophie scheint keiner Ausheilung zugänglich zu sein. Der „lilac ring", der violette oder bläulichrote Saum, der den pigmentlosen, weißen Fleck gegen die normale Haut abgrenzt, kann bei beiden Affektionen vorkommen, ist jedoch häufiger und länger bestehend, also charakteristischer für die Morphoea. Das wichtigste differentialdiagnostische Merkmal ist jedoch, und man kann nicht oft genug darauf hinweisen, genau so wie bei den Ausgängen der diffusen Sclerodermie, klinisch der Ausgang der umschriebenen Sclerodermie in eine *straffe* Atrophie, der der Dermatitis atrophicans maculosa in eine *schlaffe*. Von großer differentialdiagnostischer Bedeutung ist auch der histologische Befund.

Zu den Fällen, die als Atrophien publiziert wurden, nach unserer Meinung aber als circumscripte Sclerodermien zu betrachten sind, gehören folgende Fälle (siehe die Darstellung bei FINGER-OPPENHEIM):

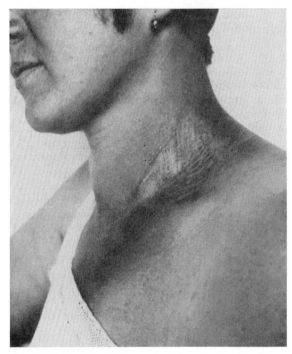

Abb. 36. Morphoeaähnlich; wirkliche makulöse Atrophie.

„LIVEING publiziert unter dem Titel: Maculae atrophicae 1878 einen Fall, bei dem atrophische Flecken entstanden, die mit einer geringen Rötung und gut markierten Infiltration begannen, die zweifellos als Morphoea anzusehen sind.

Noch früher, 1876, hat TAYLOR als „rare case of idiopathic localised or partial atrophy of the skin" Plaques umschriebener Sclerodermie als Hautatrophie beschrieben.

Deutlicher tritt die irrtümliche Diagnose im Fall C. S. SMITH (circumscribed atrophy of the skin) hervor, der münzengroße Flecke im Gesichte und auf den Handrücken beschreibt, die rund oder oval, gelblichfettfarbig, glatt, scharfrandig, deprimiert, mit erythematöser Rötung beginnen und auf Arsenik und Elektrisieren sich bessern.

Beachtenswert ist mit Rücksicht auf das frühe Auftreten der Morphoea der Fall BRONSONs, ein 4 Jahre altes Kind betreffend, bei dem die Erkrankung vor 9 Monaten mit einer geringen Rötung und Schwellung an der Schläfe begann.

Bei der Untersuchung fand sich über und hinter dem linken Ohr ein zehnpfennigstückgroßer, *mattweißer* Fleck, scharf begrenzt, leicht angedrückt, an der Oberfläche undeutlich genetzt, *nicht verschiebbar* und rauh anzufühlen. Unter dem linken Ohr beginnt ein $1/2$ cm breiter Streifen, der unter dem Kinn über die Medianlinie des Halses gegen das rechte Ohr verläuft, in der Mitte *glatt, glänzend,* weiß wie lackiert aussieht. Weitere Flecke an der Schultergegend, dem Kreuz, in der Glutäalgegend. Sämtliche Flecke zeigen eine Differenz im Aussehen von Peripherie und Zentrum. Während das Zentrum weiß glänzend erscheint, haben die peripheren Anteile in Ringform eine rötlichviolette Farbe, die allmählich in die gesunde Umgebung abklingt.

In den bisher zitierten Fällen ist es leicht, die circumscripte Sclerodermie zu erkennen; schwieriger ist dies im Fall DUHRING, der als Morphoea with maculae atrophicae den Fall einer Patientin mitteilt, die neben typischen Sclerodermieplaques erbsengroße Stellen, ähnlich Syphilisnarben, mit *Atrophie* und *Faltbarkeit* der Haut, Flecke von rotbrauner atrophischer Haut mit einen Rand von unregelmäßig papulöser Erhebung zeigt. Letztere Flecke sind frei beweglich, im Zentrum atrophisch, am Rand die Haut etwas verdickt. Der Verfasser betrachtet den Fall als ,,Morphoea", erklärt, es handle sich um einen in Österreich, Deutschland, England kaum gekannten Prozeß, der den Atrophien, nicht den Hypertrophien zuzuzählen sei. PHILIPPs Fall, 20jährige Frau, gehört zur white spot disease nach GOLDMANN.

In neuerer Zeit sind Fälle von Atrophodermien bekannt geworden, welche von den Autoren mehr oder weniger mit der Anetodermie identifiziert werden, aber diese Identifizierung nicht verdienen, weil bei denselben jene *straffe* Atrophie mehr oder weniger deutlich zutage tritt, welche wir eingangs als charakteristisch für den Lupus erythematosus und die Sclerodermie bezeichnet haben. Über die Fälle, die zum Lupus erythematosus zu rechnen sind, haben wir schon berichtet; hier sollen jene ihren Platz finden, die zur Sclerodermie, i. e. Morphaea gehören.

Da erscheint vor allem erwähnenswert HALLOPEAUs Fall, als *morphaea alba plana* veröffentlicht, ein Fall zweifelloser fleck- und bandförmig auftretender Sclerodermie, die zum Teil völlig schwindet, zum Teil zu einer glatten Atrophie der Haut, zum Teil zur Ulceration führte. Ferner a case of localised idiopathic Atrophy of the skin von TAYLOR eine Patientin betreffend, die Plaques einer auffallend weißen, wie Carbolsäureverätzung aussehenden, aber *straff gespannten* Haut mit violettem Hofe zeigt, eine unverkennbare Sclerodermia circumscripta.

Das gleiche gilt von dem Falle HALLOPEAU und BRODIER (sur un nouveau cas de morphée) und vom Falle JULIUSBERGs (circumscripte Atrophie oder Sclerodermie).

Bei einer Reihe von Fällen, die von französischer Seite publiziert wurden, tritt das Bestreben zutage, zwischen Sclerodermie und makulöser Atrophie eine *Zwischen*form aufzustellen, die von Sclerodermie die *Straffheit* und von der Atrophie die *Dünnheit* der Haut zeigen, ohne jedoch das Stadium der Verdichtung der Sclerodermie und das der Runzelung und Vorwölbung der Atrophie zu zeigen. Sie können auch nicht mit der *kartenblattähnlichen* Sclerodermie UNNAs identifiziert werden, weil diese in kleinen, linsen- bis guldengroßen, stets unter das Niveau der umgebenden Haut gesunkenen Flecken auftritt, wobei die vertiefte, bläulichweiße, perlmutterglänzende oder kreideweiße Scheibe den Eindruck eines in die Haut eingefalzten Visitkartenblattes machen. Diese Beschreibung paßt nicht zu derjenigen der jetzt zu erwähnenden Fälle.

So teilt JEANSELME eine Beobachtung bei einem 53jährigen Mann mit, der am Stamme und den Extremitäten zahlreiche, scharf umschriebene Flecke zeigt, die ein grauviolettes, trockenes, runzeliges, leicht eingesunkenes Zentrum und einen elevierten rosaroten Saum zeigen.

Verfasser sieht den Fall als Übergangsfall zwischen Sclerodermie und Hautatrophie an und veröffentlicht ihn unter dem Titel: Sur un fait de passage entre la sclerodermie en plaques et les atrophies cutaneés circonscrites.

Es ist bei der Lektüre des Falles eigentlich nicht recht einzusehen, warum überhaupt an Sclerodermie gedacht wurde, weil die Symptome doch ganz gut zur Anetodermia maculosa passen; für Sclerodermie spräche nur der elevierte rosarote Saum, der jedoch ebensogut bei der Atrophia maculosa anzutreffen ist.

Anders verhält sich der Fall von Brocq und Civatte, eine 50 jährige Frau betreffend, die in den Leisten, den Beugen der großen Gelenke, am Stamme sehr große, runde und streifige Flecke zeigt, die auf den ersten Blick ein wenig an Vitiligo erinnern, aber auch mit Sclerodermie en plaques Ähnlichkeit haben. Das Zentrum der Flecke ist mattweiß, scheint leicht *deprimiert*, aber zart und glatt. An anderen Flecken ist es mehr rosenrot bis blauweiß gefärbt. Der Rand wird von einem ganz sichtbar elivierten, rosenrot gefärbten Ring gebildet. Dieser Fall ist wohl als echte Sclerodermia circumscripta aufzufassen, da die zentralen Hautpartien glatt und weiß, ohne Runzelung befunden wurden. Er erinnert sehr an einen von mir in der Wiener Dermatologischen Gesellschaft demonstrierten Fall einer circumscripten Sclerodermie der seitlichen Halsgegend, der ebenfalls den Eindruck einer Vitiligo machte. Auch ein von Matzenauer daselbst demonstrierter Fall, ein 16jähriges Mädchen betreffend, das an der inneren Fläche der Oberschenkel und am Mons veneris speckig aussehende Flecke vom „lilac ring" umgeben, ohne Derbheit aufwies, würde hierher gehören. In der Diskussion zu diesem Fall sprach sich Neumann gegen die Diagnose Sclerodermie aus mit Rücksicht auf die Weichheit der Affektion, während Ehrmann den Fall als eine oberflächliche Sclerodermie erklärte.

Zwei weitere Fälle von Sclerodermie führt Payot an."

Als Beispiel für eine *post-psoriatische* Atrophie dient der Fall von Zürn. Von Kreibich wurden unter der Bezeichnung *Parapsoriasis atrophicans* 2 Fälle publiziert, von denen der eine mit weißen Pusteln begann, auf welche Parakeratose und Akanthose folgte, während im 2. Falle auf Efflorescenzen mit geringer Exsudation sofort Parakeratose folgte. Beide Fälle gingen schließlich in Cyanose und cyanotische Atrophie über. Dieser Ausgang in Atrophie trennt beide Fälle von echter Psoriasis, bei welcher nach Kreibich niemals Atrophie vorkommt (der Fall Zürn spricht jedoch gegen diese Annahme Kreibichs) und von der idiopathischen Hautatrophie sind beide Fälle durch die vor der Atrophie eingeschaltete Acanthose unterschieden. Eine Atrophia psoriatica hat auch Ostrowski beschrieben. Den Ausgang einer *Trichophytie* in Atrophie beschreibt Prohaska bei einem 62jährigen Bauer, bei dem die Affektion 6 Jahre früher mit Schuppenherden in der Axilla und in der Inguinalgegend begonnen hatte und sich allmählich ausbreitete. An den Oberarmen war die Haut ausgesprochen atrophisch schlaff und leicht faltbar. Auch die histologische Untersuchung ergab für Atrophie charakteristische Verhältnisse. Die Atrophie führt der Autor auf chronische Wirkung von Pilztoxinen zurück, wobei die besondere Disposition durch bestehende Organerkrankung (Herzaffektion, Nephritis) bedingt war. Der Beweis, daß die oberflächliche Trichophytie im ursächlichen Zusammenhange mit der Atrophie gestanden hätte, erscheint mir jedoch bei dem Falle nicht erbracht. Es könnte ja auch die Pilzerkrankung und die Dermatitis atrophicans zufällig bei demselben Patienten bestanden haben.

Bezüglich der *Lokalisation* läßt sich keine typische Prädilektionsstelle feststellen, wir finden wohl etwas häufiger den Oberkörper und die Arme beteiligt, seltener das Gesicht und die unteren Extremitäten, doch gibt dies bei der geringen Zahl der bisher beobachteten Fälle keinen genügenden Grund ab, eine besondere Lokalisation anzunehmen.

Wir finden ausschließlich das *Gesicht* beteiligt in den Fällen Boikow (Kopfhaut erkrankt, an Alopecia areata erinnernd), Lehmann (linke Wange), Kohn (Gesicht mit Erhaltensein der Barthaare), den Kopf und die diesem benachbarten *Partien* in den Fällen C. Beck (Ohr, Nacken, Hals), Fasal (Stirne, Schläfen, Schultern), Thimm (Gesicht, Arme, Schulter), Morris und Fox (Lippen und Brust), Sweitzer (Stirne, Gesicht, Brust), Baer (Kopf mit Haarlosigkeit).

Der *Stamm* ist affiziert in den Fällen von PELLIZZARI (nach den Spalt-richtungen), TEMESVARY, ELLIOT (Oberkörper, Arme, Schulter, Rücken), NEUMANN (Stamm und Extremitäten); die oberen und unteren Extremitäten sind haupt-sächlich ergriffen in den Fällen JADASSOHN (Arme), MORRIS und C. FOX (Rücken, Beine), MUCHA (Oberschenkel, Nates), TÖRÖK (Arme), MOBERG (rechtes Knie), HERXHEIMER und HARTMANN (obere Extremitäten), YERNAUX (Oberschenkel und Fuß), KISSMAYER (rechter Oberarm). Der ganze Körper ist ergriffen im Falle COMBES und FRANK. Auf der Schleimhaut des *harten Gaumens* fand sich nur in einem Falle von Anetodermie ebenfalls Atrophie. Der Fall wurde von HUDELO und WALTER beobachtet: bei einem 21jährigen Mädchen, bei dem die Hautaffektion das Gesicht und die linke obere Thoraxpartie in Form fleckförmiger Atrophien bedeckte, fand sich am harten Gaumen atrophische Schleimhaut. Die histologische Untersuchung (HUDELO et CAILLIAU) ergab partielle Atrophie der Decke mit Hyperplasie des Bindegewebes und der Elastica. Dieser histologische Befund spricht wohl nicht für die Richtigkeit der Diagnose.

Über *subjektive Symptome* wird nur von einem kleineren Teil der Patienten geklagt; sie bestehen in Jucken, Brennen, Schmerzen, rheumatoiden Emp-findungen. So litt der Kranke PELLIZZARIs bei seinen Eruptionen im Herbste und Frühjahr an rheumatoiden Schmerzen, die Kranke ELLIOTs an Schmerzen, die die zosterartig angeordneten Hauteruptionen begleiteten, LEHMANNs Patientin litt an Hitze- und Kältegefühl sowie an Schmerzen. Bei ROSTENBERG beginnt die Atrophia maculosa mit einer juckenden Eruption. Die meisten Kranken geben überhaupt keine Empfindungen an; so war es in den von uns beobachteten Fällen; so ist es in der größten Mehrzahl der Fälle in der Literatur. Auch sehr intensive Quaddel- und Knoteneruptionen können ohne Juckgefühl auftreten.

Was das *Alter* der Kranken betrifft, so kann man die Dermatitis maculosa atrophicans als eine Erkrankung der jüngeren Jahre betrachten im Gegensatz zu den diffusen Formen der atrophisierenden Dermatitiden. Eine Übersicht über das Alter gibt die folgende Tabelle (FINGER-OPPENHEIM):

Alter	Männlich	Weiblich	Geschlecht nicht angegeben	Summe der Fälle in den einzelnen Dezennien
0—10	—	—	—	—
10—20	—	4	—	4
20—30	4	6	—	10
30—40	—	—	—	—
40—50	2	2	—	4
50—60	—	1	—	1
60—70	—	—	—	—
Alter nicht angegeben	—	1	1	2
	6	14	1	21

Zunächst ersehen wir aus dieser Tabelle, daß die Atrophia maculosa eine Krankheit des jugendlichen Alters ist. Die meisten Fälle befanden sich zwischen dem 20. und 30. Lebensjahre (10 von 21, also fast die Hälfte). Dann folgt die Zeit zwischen dem 10. und 20. (4 Fälle) und 40. und 50. Jahre mit ebenfalls 4 Fällen. Der jüngste überhaupt beobachtete Fall war der von MUCHA aus der Klinik FINGER demonstrierte, ein Mädchen betreffend, bei dem ad Nates und an der Innenseite der Oberschenkel bis kronengroße bläulichrote Flecke von feingefältelter Oberfläche auftraten; der älteste der Fälle war 60 Jahre alt und ist von MOBERG demonstriert worden als einer jener Fälle, wo makulöse Atrophie mit Akrodermatitis vergesellschaftet ist.

In bezug auf das *Geschlecht* der Erkrankten ist zu bemerken, daß das weibliche Geschlecht weitaus überwiegt. Wir finden unter 21 Fällen 14 Frauen, 6 Männer und in einem Falle das Geschlecht nicht angegeben. Dieses Überwiegen des weiblichen Geschlechtes, dem wir auch (wenn auch nicht in so hohem Maße) bei der Dermatitis atrophicans begegnen, scheint uns für die Beurteilung der Ätiologie nicht bedeutungslos zu sein. Es sei schon hier hervorgehoben, daß dies vielleicht darauf zurückzuführen ist, daß das weibliche Geschlecht viel leichter zu Veränderungen im elastischen Gewebe der Haut inkliniert als das männliche Geschlecht, wie wir aus dem häufigeren Auftreten von Striae distensae auch bei Frauen, die nie schwanger waren, im Vergleich zu Männern ersehen. Dies steht wieder mit den häufigeren Störungen der inneren Sekretion bei Frauen in Zusammenhang.

Was den *Beruf* betrifft, so finden wir analoge Verhältnisse wie bei den beiden anderen Formen der atrophisierenden Dermatitis; sie sind eben keine ausgesprochenen Berufskrankheiten. Unter den Fällen, in denen der Beruf angegeben ist, finden wir einen Gärtner, einen Schreiber, eine Köchin, eine Prostituierte, einen Schlosser, einen Zugführer und eine Näherin.

Der *Verlauf* der Krankheit ist ein chronischer; aus den verschiedenen Vorstadien entwickeln sich die Atrophien meist sehr allmählich, wenn auch öfter akute Eruptionen die Erkrankung einleiten, und nach mehr oder weniger langen Pausen neue Eruptionen folgen. Manchmal zeigt sich dabei auch eine gewisse Periodizität. So zeigt der Fall PELLIZZARIS das Auftreten der Atrophie vorausgehenden Knoteneruption im Frühjahre und im Herbste (in NIKOLSKYS Fall, dessen Zugehörigkeit zu unseren Fällen sehr fraglich erscheint, erscheinen rote Knötchen unter Muskelschmerzen periodisch und wandeln sich in Atrophie um); in THIMMS Fall zeigten sich Ödeme des Gesichtes und die brettharten, blauroten über flachhandgroßen Geschwülste nach Ablauf eines Jahres abermals und gingen in fleckige oder diffuse Atrophien aus.

Die Zeit, die vom Auftreten des entzündlichen Vorstadiums bis zum Eintritte der Atrophie bei der einzelnen Efflorescenz vergeht, beträgt Wochen bis Monate; in unserem ersten Falle betrug diese Zeit 4—5 Wochen, in JADASSOHNS Falle 3—4 Wochen, im fraglichen ersten Falle HEUSS 5—6 Monate.

Die meisten Fälle, die zur Beobachtung kamen, hatten eine sich durch mehrere Jahre hinziehende Krankheitsentwicklung. Wir finden in PELLIZZARIS Falle eine Krankheitsdauer von drei Jahren, bei JADASSOHN von 5, bei MORRIS von 3, bei LEHMANN von 7, TÖRÖK von 10, ebenso bei ELLIOT, bei MOBERG von 8, bei NEUMANN von 10 und bei HERXHEIMER und HARTMANN von 7 Jahren. Die kürzeste Krankheitsdauer finden wir bei TEMESVARY, der die Affektion vom Beginn der Entwicklung vom dritten Schwangerschaftsmonat an beobachten konnte. Ein sehr akuter Verlauf wird von BURKE beschrieben. Bei 6 jährigem Knaben entstehen erbsengroße rote umschriebene Schwellungen an Hals und Schultern, welche nach Angabe der Mutter jedesmal nach 2—3 Tagen abheilten und atrophische Hautbezirke hinterließen. In der Diskussion zu dem Fall erinnert CRAWFORD an die Anetodermia JADASSOHN. Hier möge auch ein Fall AZUAS seinen Platz finden, bei dem die makulöse Hautatrophie im Anschlusse an einen unbestimmbaren erythematosen entzündlichen Prozeß bei einer 28-jährigen Frau auftrat und bei der im Anschlusse an $\frac{1}{2}$ g Jodkali eine Schwellung des Armes vom Ellbogen bis zur Schulter auftrat. Die atrophischen Stellen wandelten sich in hämorrhagische ödematöse Tumoren um, die von roten ödematösen Höfen umgeben waren. Nach 3 Tagen waren alle Erscheinungen geschwunden; eine erneuerte Jodkaligabe rief nach 14 Tagen dasselbe Bild hervor. Es handelte sich hier offenbar um eine Jodüberempfindlichkeit, insbesondere der erkrankten Stellen. Das Ödem mußte sich natürlich an den atrophischen Stellen stärker auswirken. Auch die Hämorrhagien erklären sich durch das Fehlen der Elastica und durch die Bindegewebsschädigung.

Als *Ausgang* unserer makulösen Form ist die oben geschilderte Säckchenbildung mit eingelagerten Fettgewebe und gerunzelter dünner Hautdecke zu betrachten, die sich an die flächenhaft entwickelte Hautatrophie anschließen kann.

Eine Rückbildung im Sinne einer restitutio ad integrum konnte bisher nicht beobachtet werden.

Poikilodermia vascularis atrophicans (Jacobi).

Die Poikilodermia vascularis atrophicans wurde von Jacobi im Jahre 1908 in der Ikonographia dermatologica beschrieben und hat eine große Zahl von Beobachtungen, die zum Teil unter verschiedenen Namen veröffentlicht wurden, zur Folge gehabt.

Von den verschiedenen Benennungen seien erwähnt: die Poikilodermia reticularis atrophicans, die Atrophodermia erythematosa reticularis (Müller), die Atrophia cutis reticularis cum pigmentatione (Zinsser), die Dermatitis atrophicans reticularis (Glück), die Poikilodermia erythematosa atrophicans (Milian), die Poikilodermia reticularis pigmentosa (Civatte) usw. Für alle diese Formen will Fuhs die Bezeichnung Poikilodermia schlichtweg anführen, ein Vorschlag, der viel für sich hat und nichts präjudiziert.

Definition. Wir verstehen unter Poikilodermia vascularis atrophicans eine chronische, progressive, an keine besondere Lokalisation gebundene, zur Atrophie führende Hauterkrankung zumeist des späteren Lebensalters, deren klinisches Bild sich auf dem Höhepunkte der Erkrankung, aus erythematösen Flecken, netzförmig angeordneten Pigmentationen, Teleangiektasien, capillären Blutungen, follikulär gestellten, rotbraunen Punkten, weißlichen atrophischen Stellen, kleinlamellösen Schuppungen zusammensetzt. Von Jacobi und den meisten Autoren wird hierbei der Vergleich mit der chronischen Röntgenveränderung der Haut gebraucht.

Dieses so beschriebene Krankheitsbild variiert in den einzelnen Beschreibungen ungemein, indem bald das eine, bald das andere Symptom dieser Beschreibung fehlt, oder neue Symptome, wie papulöse Efflorescenzen, Infiltrationen, Ödeme, Tumoren, Geschwülste usw. hinzukommen. Bei der Vielheit und Buntheit der einzelnen Symptome dieses Krankheitsbildes kann man nur dann klar sehen, wenn man sich strikte an das von Jacobi gegebene Bild hält, und alle Fälle, die nicht dieses Symptombild geben, vorläufig als fraglich betrachtet.

Das von Jacobi beschriebene Krankheitsbild zeigt alle Symptome, wie wir sie bei der Dermatitis atrophicans idiopathica finden können. Es ist daher die scharfe Abgrenzung dieser Erkrankung gegenüber unmöglich, wie Finger und ich bereits 1910 betont haben. Das Krankheitsbild erscheint aber oft als Ausgang der verschiedensten Erkrankungen, wie der Sclerodermie, verschiedener Dermatitiden, von Parapsoriasis, Lupus erythematosus, bei Lymphogranulom und Mycosis fungoides; ähnliche Krankheitsbilder können Naevi erzeugen, auch Verwechslungen mit Ichthyosis können passieren. So bunt wie das Krankheitsbild, sind die einzelnen Fälle und die Mehrzahl dieser gleicht weder dem von Jacobi gegebenen Bild, noch sind sie untereinander auch nur ähnlich. Wir wollen uns an das von Jacobi gegebene Bild halten und dann versuchen, die unter demselben Namen veröffentlichten Fälle mit dem ursprünglichen Krankheitsbilde in Beziehung zu bringen.

Klinik. Der Fall, der Jacobi veranlaßt hat, ein eigenes Krankheitsbild aufzustellen und von dem von Petges und Cléjat als Sclérose atrophiante beschriebenen zu trennen, ist folgender:

30jähriger Landwirt. Beginn 1902, vor 6 Jahren, mit Jucken, Ödemen, Gelenkschmerzen, Müdigkeit; an Brust und Rücken atrophische Flecke von dunkel pigmentierter oder livider Färbung eingerahmt, mit deutlichen, als rotbraune Punkte vortretenden Follikeln; an den erkrankten Hautstellen des Rumpfes scheint die verdünnte, pergamentähnliche Haut am knöchernen Thorax direkt aufzuliegen. Die atrophischen Stellen entwickeln sich aus einem weitmaschigen, hellrotgefärbten Netzwerk, das aus Teleangiektasien und capillären Hautblutungen zusammengesetzt ist. Die Kopfhaut zeigt atrophische Stellen, von einem hyperämischen, teilweise auch bräunlichpigmentierten Netzwerk eingerahmt, Röntgenverbrennung ähnlich. Kopfhaut schuppend, zeigt atrophische Stellen von Linsengröße,

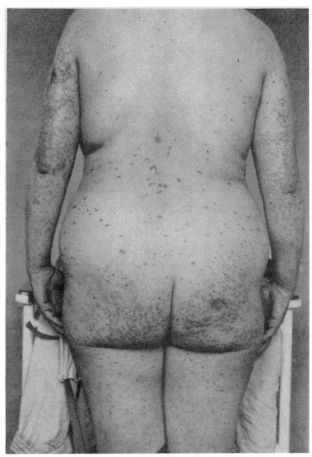

Abb. 37. Initialstadium einer Poikilodermia. Netzförmig angeordnete Flecke, Teleangiektasien, Pigmentationen. Kein Ödem, keine Muskelveränderungen. 34jährige Näherin.

Ohrmuschelhaut atrophisch, straff gespannt, glänzend. Gesichtshaut matt, bläulichrot bis bronzefarben, leicht gedunsen, besonders unter den unteren Augenlidern hin, die stark ödematös sind; die Nasolabialfalten etwas verstrichen; die Haut der Nase erscheint wie gespannt. Am Halse ist die Haut diffus gerötet, mit Teleangiektasien durchsetzt, stellenweise mit spärlichen, festhaftenden Schuppen bedeckt. Nägel unverändert. Am Abdomen, das bis auf die Nabelgegend frei ist, schwindet die Affektion unterhalb des Rippenbogens, am Rücken reicht sie bis zum Kreuzbein. An allen erkrankten Hautstellen des Rumpfes ist die Haut gespannt, verdünnt, überall verschieblich und nirgends deutlich sclerosiert. An den Oberschenkeln ähnliche Veränderungen, nur ist die Pigmentierung weniger dunkel. Die Unterschenkel zeigen fleckenhafte livide Verfärbungen der Haut ohne Atrophien. An den Armen und Händen deutliche atrophische Flecke und hyperämische, cyanotische Stellen. Hypertrichosis der Unterarme.

Die Schleimhaut beider Wangen zeigt weißliches Gitterwerk in der Ausdehnung eines Dreimarkstücks, ähnliche kleinere Stellen an der Lippenschleimhaut.

Jucken heftig, besonders nachts. Im weiteren Verlaufe wird die Haut nach einem Jahr blasser. Das Jucken verschwindet, sonst unverändert.

Histologie. Kleinzellige Infiltration um die vielfach erweiterten Hautgefäße und um die Drüsen herum beträchtliche Atrophie der Haut an den älteren Stellen. Atrophie und Zerfall der Elastica. — Es wechselt Fehlen des Pigments mit fleckweiser Anhäufung.

Im Anschluß daran seien folgende zwei von mir beobachtete Fälle hier kurz beschrieben:

34jährige Näherin. Mit 6 Jahren Scharlach, im Anschlusse daran Auftreten einer Psoriasis vulgaris. Vor 4 Jahren ein starker Schub. Außerdem an den Streckseiten der Oberarme, über den Knien, an der rechten Brust und die ganze Nates bedeckend netzförmig angeordnete Flecken von bläulichroter Farbe, die aus Verzweigungen kleinster Blutgefäße bestehen und sich restlos wegdrücken lassen; stellenweise sind Hautpartien diffus befallen. Durch Reibung verschwinden diese Gefäßchen und an der Stelle entstehen rote Flecken, die sehr lange bestehen bleiben. An einzelnen Stellen finden sich Hämorrhagien und Pigmentationen. Die Haut ist nicht verdünnt, ihre Oberfläche unverändert. Die Affektion erinnert beim ersten Anblick an einen Naevus flammeus und hat sich seit 1¼ Jahren allmählich entwickelt.

Die histologische Untersuchung zeigt Vermehrung und Erweiterung der Capillaren in den Papillen, Entzündungserscheinungen um die Präcapillaren. Es könnte sich in dem Falle um ein Initialstadium einer idiopathischen Hautatrophie oder um eine Poikilodermia atrophicans vascularis handeln (siehe Abb. 37).

Ein 2. Fall, der mir sehr viel für die Auffassung der Poikilodermia atrophicans vascularis sowohl in klinischer, als auch

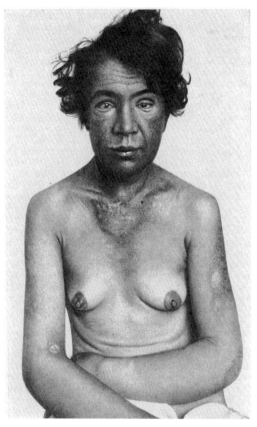

Abb. 38. Vollentwickelte Poikilodermia atrophicans mit Ödem und Muskelatrophie. 41jährige Frau.

in ätiologischer Beziehung zu beweisen scheint, und der meine Ansicht von der nicht genügend bewiesenen Sonderstellung des Krankheitsbildes neuerlich bestätigt, ist ein von mir im Jahre 1928 beobachteter Fall:

41jährige, im Haushalt tätige Frau. Anamnestisch ein Abortus im Jahre 1907, kein Partus. Im Sommer 1926 bemerkte Patientin einen braunroten Fleck in der Größe eines Schillings an der linken Retromandibulargegend, der an der Klinik FINGER mit Höhensonne bestrahlt wurde. Nach 10 Bestrahlungen keine Besserung; im Gegenteil, der Fleck wurde größer und rot. Bis zum Sommer 1927 blieb sie unbehandelt. Sie erhielt dann weiter 5 Bestrahlungen ohne Besserung. Es traten braune Flecke an der Stirne und an den Wangen auf. Im September 1927 war das ganze Gesicht gerötet, geschwollen und brannte heftig. Vom 25. November 1927 lag sie durch vier Wochen an der Klinik ARZT und wurde mit Trockenpinselungen behandelt. Dann erhielt sie privat Calciuminjektionen. Bald darauf traten Schwellungen an den beiden Unterschenkeln auf, rote Flecken an den Fingern, es bestand Hautjucken, das Gesicht blieb geschwollen.

Status praesens: Mittelgroße Patientin, grazil, schlechter Ernährungszustand, brünett. Die Haut des Gesichtes, des Halses, des Nackens und des Kleiderausschnittes ist braun gefärbt.

durch rötliche Partien unterbrochen. In toto sieht das Gesicht braun bis grauschwarz
aus. Die roten Lippen kontrastieren lebhaft mit der braunen Färbung, ebenso die nicht
gefärbten, leicht ödematösen Augenlider und die ödematösen Gegenden unter den Augenlidern. Die Oberfläche der Haut ist rauh, trocken, an zahlreichen Stellen, besonders an
den seitlichen Schläfenanteilen, ferner an den seitlichen Wangen erscheint sie schwarz
follikulär punktiert, leicht reibeisenähnlich. Die Talgdrüsen sind auch an den Wangen,
Nase und Stirne erweitert und schwärzlich gefärbt. Gegen die seitlichen Schläfenpartien
schuppt die Haut kleinlamellös ab. Über dem Nacken, dem Hals und dem Kleideraus-
schnitt entsprechend, ist die Haut zigarettenpapierähnlich gefältelt, doch entspricht die
Fältelung nicht einer eigentlichen Atrophie, sondern einer Zerknitterung der obersten
Epidermislagen. Im Nacken sind intensiv rote Partien unterbrochen von schwarzbraun-
rot gefärbten, und von da zieht sich die Färbung über die Scapula über die Streckseite des
Oberarmes und die Regio deltoidea. Dadurch gewinnt die Haut ein der Poikilodermie
ähnliches Aussehen, indem hellere Stellen mit intensiv roten und braunen abwechseln.
Im Nacken zeigen sich auch zahlreiche, zum Teil konfluierende Gefäßektasien, die sich auf
die Schulter erstrecken. Beide Scapulae sind an ihren Rändern umsäumt von intensiv
roter Haut und an der rechten Scapula findet sich ein großer, sepiabrauner Fleck. Die
Haut ist an vielen Stellen gefältelt und zeigt kleine lamellöse Abschuppung. Dem Gefühl
nach ist die Haut nicht infiltriert und bei Druck auf die erythematösen Stellen bleibt ein
gelbliches Kolorit zurück. Die Ohren zeigen ein ähnliches Verhalten wie die Wangen. Die
Grenze gegen die normale Haut, die etwa handbreit unter den Scapulae beginnt, ist unscharf.
Beide Vorderarme, weniger die Oberarme sind an den Streckseiten mehr violett gefärbt,
besonders über den Ellbogen, wo die Haut ödematös, teigig infiltriert ist; der Fingerdruck
bleibt bestehen und es kontrastiert der verdickte Vorderarm gegen den verdünnten Oberarm.
Auch die Schulterhöhe springt eckig vor. Daselbst besteht eine hochgradige Atrophie der
Musculi deltoidei. An den Fingerrücken, besonders an den Streckseiten der Finger,
scharf umschriebene, etwas erhabene, teils hellrot, teils lividrote, meist erythematöse
Plaques, von Fingernagel- bis über Groschengröße, zum Teil auch konfluierend. Sämtliche Nägel sind rot umsäumt, der Nagelwall leicht geschwollen, die Rötung ziemlich scharf
gegen die Umgebung abgesetzt. Die Nägel selbst unverändert. Die Handteller sind frei,
nur an den Fingerspitzen und -kuppen findet man Rötungen, die zum Teil mit trockenen,
festhaftenden Schuppen bedeckt sind. Rechts bis zur Vorderarm sich erstreckend zeigt
die Haut zigarettenpapierähnliche Fältelung, kleinlamellöse, fest haftende Schuppung.
An der Außenseite des linken Oberarmes findet sich ein scharf abgesetzter, ovalkonturierter,
12 cm langer und 6 cm breiter, schmutzigbraun umsäumter, zigarettenpapierähnlich gefältelter Herd. Auf beiden Nates, fast symmetrisch, links mehr als rechts, nach oben bis in
die Gegend der Crista ossis ilii nach unten bis handbreit unter der Fossa ischiadica zeigt
die Haut eine schmutzig livide Verfärbung, die von braunen und grauen Partien unterbrochen ist. Die Haut ist hier gefältelt, hat zum Teil Seidenglanz, schuppt kleinlamellös.
Das Bild gleicht der Dermatitis atrophicans diffusa progressiva. Über den Streckseiten
der Knie besteht ebenfalls eine lividrote Verfärbung, die nach oben hin nicht scharf abgegrenzt ist. Auch hier ist die Haut leicht gefältelt, hat einen leichten Seidenglanz, fühlt
sich fein an und die Follikel sind undeutlich. Auch die Außenseite der Unterschenkel zeigt
livide Verfärbung und kleinlamellöse Schuppung. Die Drüsen in inguine und die Femoral-
drüsen deutlich vergrößert bis zu Haselnußgröße, die anderen Lymphdrüsen frei. Die
Schleimhaut des Mundes sehr anämisch. An der Innenseite der Mundwinkel, besonders
links, weißliche und gelblichweiße umschriebene Verfärbung des Zahnfleisches und die
Zahnpyramiden etwas geschwollen. Ebenso die Mundschleimhaut. Die Conjunctiven
blaß und nicht verändert. Beim Bewegen der Beine spürt Patientin große Schmerzen.

Wa.R. negativ. RR. 110. Sahli 72, Eosinophile 5%, Lymphocyten 15%.

Augenbefund: Conjunctivitis chronica, Leukoma adhaerens.

Laryngologischer Befund: Glossitis leichten Grades, sonst Befund normal.

Röntgenbefund der Knochen und der Lunge: normal.

Magensaft: normal; Abderhalden: kein Abbau.

Urin frei. Grundumsatz um 12,8% gesteigert. Spez. dyn. Nahrungsmittelwirkung
normal. Sella turcica normal.

Die Patientin wurde 1927 in der Dermatologischen Gesellschaft unter der Diagnose *Lupus
erythematodes* vorgestellt, wozu ich vermutungsweise die Bemerkung machte, daß das Bild
an *Pellagra* erinnere. Patientin blieb bis zu Weihnachten auf meiner Abteilung. Während
dieser Zeit waren die Ödeme des Gesichtes unverändert, öfters traten Zahnfleischblutungen
und Schwellungen auf, die Müdigkeit und Mattigkeit der Patientin nahm zu, ebenso die
Ödeme, während die Atrophie der Muskel, zuerst der oberen und dann der unteren Extremitäten hochgradig zunahm. Bei wiederholten Blutuntersuchungen fiel die Anzahl der
Eosinophilen bis auf 1%. An den unteren Extremitäten verschwanden die Ödeme, an den
Mundwinkeln und an der Wangenschleimhaut traten weißliche Streifchen und hirsekorngroße Fleckchen auf. Die Jodresorption der Haut beim Bestreichen mit Jod war negativ.

Bei der Entlassung der Patientin war kaum eine Hautstelle frei. Sie bot im großen und ganzen das klinische Bild einer Poikilodermia atrophicans vascularis mit hochgradiger Muskeldystrophie, mit fast vollständiger Unmöglichkeit der Bewegung der unteren Extremitäten — die oberen konnten nur mit großer Anstrengung bewegt werden — dabei vollständige Kraftlosigkeit. Patientin wurde mit Schwefelbädern und -salbe, Progynon, Leberdiät, Afenil, Kamillentee und -bädern, Dinutroneinreibungen, Aurophosinjektionen, Vigantol und Solarson ohne Erfolg behandelt.

Histologischer Befund. Nr. 546, eine erythematöse Stelle des Zeigefingers.

Stratum corneum leicht hypertrophisch. Die Zellen des Stratum spinosum zeigen ein perinucleäres Ödem, so daß der Kern teils konzentrisch, von einer nicht gefärbten Höhle umgeben, teils die Wand gedrückt erscheint, ähnlich dem Stratum granulosum. Am auffallendsten die Veränderungen an der Basalzellenschicht, da ist die *Vakuolisierung* so ausgeprägt, daß an manchen Stellen bienenwabenähnliche Bilder entstehen, in denen die Kerne freiliegen. Die Kerne selbst an manchen Stellen wie aufgeblasen, nicht deutlich tingiert, deutlicher die Kernkörperchen. Keine Mitosen. Das Bindegewebe der Papillarschicht zeigt Homogenisierung, starkes Ödem, erweiterte Capillaren, wenig Infiltrat. Die Lymphspalten und Gefäße hochgradig erweitert. Um einzelne Gefäße des Stratum subpapillare ein lockerer Lymphocytenmantel. Sonst sind die Entzündungserscheinungen gering, es besteht eine Vermehrung des Bindegewebes.

Elastica zeigt ein dichtes Fasernetz. Im Str. subpapillare nichts Auffallendes.

Nr. 547. Braungefärbte, leicht atrophische Stelle am Hals.

Leichte Hyperkeratose, lockere Hornlamellen, die ein loses Maschenwerk von Schuppen bilden. Str. granulosum einreihig, deutlich ausgebildet, Zellen des Rete ein- bis zweireihig, flach gedrückt. Die Basalzellenschicht ähnlich dem ersten Präparat, fast alle Zellen zeigen perinucleäres Ödem. Diese Veränderung zeigt nur die Basalzellenschicht. Papillen zum Teil fehlend, zum Teil spärlich und niedrig. Str. subpapillare fast homogen, an einzelnen Stellen Chromatophoren. Gefäße erweitert, auch hier auffallend geringe Entzündungserscheinungen, die sich auf Lymphinfiltrate an den Gefäßen der Cutis beschränken. Das tiefe Gewebe ungemein locker, wie durcheinandergeworfen, atrophisch. *Elastica*. In den Resten der Papillen erhalten, auch in den homogenen Streifen vollständig gut tingibel, auch sonst im Cutisgewebe und in der Subcutis die Elastica erhalten, ohne Zeichen der Degeneration.

Nr. 561. Ödematöse Partie.

Str. corneum etwas aufgelockert, sonst normal, Str. granul. einreihig, Retezellen hauptsächlich horizontal gelagert, verminderte Zahl, drei Zellreihen in der Basalzellenschicht sehr stark vakuolisiert, Körner in dem Ödem an die Wand gedrängt. Wechselnde Pigmentation. Papillen fehlen fast vollständig. Die Papillen der Subpapillarschicht aus feinsten Fibrillen, zum Teil homogen. Streckenweise Pigment (Melanoblasten). Hochgradiges Ödem im Cutisbindegewebe. Blutgefäße und Lymphgefäße stark erweitert. Zellinfiltrate um die Gefäße auch um die Nerven, die keine Entzündungserscheinungen zeigen. Ödem auch in tiefer Lage. Zellinfiltrate um die erweiterten Gefäße, namentlich Venen. Subcutis ebenfalls ödematös, aber weniger als in der Cutis.

Elastica. Elastica ziemlich erhalten. In den homogenen Grenzstreifen deutlich erkennbar, nur in den Papillen fehlen sie. An mehreren Stellen zusammengeballte Klumpen elastischen Gewebes. In der Cutis, Subcutis Elastica normal, nur durch das Ödem stark auseinander gedrängt.

Nr. 564. Normale Haut, Bauch.

Keinerlei Veränderungen. Nur die Basalzellenschicht wechselnd pigmentiert. Elastica normal, auch in den Papillen.

Capillarmikroskopischer Befund. Die Untersuchung der Limbuscapillaren zeigte folgendes Bild: Der Untergrund ist gelb, die Capillaren sind wenig zahlreich, zeigen bizarre Formen und Riesenschlingen, bei den meisten Capillaren sind die venösen und arteriellen Schenkel gleich dick, die Strömung ist langsam und körnig, vereinzelt Blutaustritte aus den Capillaren. Der Fall kam im Frühjahr 1930 ein zweitesmal auf meine Station und wurde im Juni in der Wiener dermatologischen Gesellschaft von mir mit der Diagnose *Poikilodermia vascularis atrophicans mit Muskelatrophie* vorgestellt. Sie bot jetzt ein bedeutend gebessertes Bild. Die Ödeme des Gesichtes und der Vorderarme sind zurückgegangen. Während bei der Entlassung zu Weinachten fast der ganze Körper befallen war, lokalisiert sich jetzt die Piokilodermie auf Gesicht, Schultern, Oberarme, Brust, Rücken, Handrücken und Nates. Die Pigmentierungen und Depigmentierungen sind stärker geworden. Die Folliculitis ist gering. Menstruation jetzt regelmäßig. Die histologische Untersuchung zeigt ähnliche Verhältnisse wie bei der ersten Untersuchung. Stärkere Pigmentierung der Basalzellen, im Str. subpap. Haufen von Chromatophoren; die Elastica fehlt vollständig im Str. pap. et subpap. Keine mucinöse Degeneration wie sie Königstein beschrieben hat. Die atrophische Muskulatur des Deltoideus zeigt keine bedeutenden Degenerationserscheinungen der Muskelfasern; vereinzelt sieht man Vermehrung der Kerne des Perimyodeums und Verdickung der Arterien wie in der Haut. Der Zustand der Patientin hat sich soweit gebessert, daß sie mit Unterstützung gehen und Handarbeiten machen kann, was früher ganz ausgeschlossen war.

Ich habe diesen Fall und den JACOBIschen ersten Fall deshalb ausführlich wiedergegeben, weil sie die zwei Typen der sozusagen echten Poikilodermie, der eine mit, der andere ohne Muskelveränderungen, deutlich wiedergeben. Der letztere Typus wurde 1906 bereits von G. PETGES und CLÉJAT beschrieben unter dem Namen: „Sclérose atrophique de la peau et myosite généralisée", der erstere entspricht dem schon 1906 von JACOBI am 9. Kongreß der deutschen Dermatologischen Gesellschaft in Bern zur Diagnose vorgestellten Falle. A. PETGES gibt seinen Fällen den Namen *Poikilo dermato myosite* in seiner Monographie, GOTTRON faßt diese Art der Poikilodermie als Folgezustand resp. als Mitergriffensein der Haut bei Myositis auf. Trotzdem beim JACOBIschen Falle Gelenkschmerzen, Ermüdungsgefühl und Schwäche der Muskulatur angeführt werden, möchte ich doch als wirkliche Fälle von Poikilodermatomyositis nur diejenigen Fälle ansehen, die Schmerzen und Atrophie der Muskulatur zeigen. Das sind die Fälle GLÜCK, vielleicht BETTMANN, CAPPELLI, WERTHEIM, BOWMAN, NICOLSEN, PETGES, MONGNEAU und LECOULENT, sowie G. PETGES, ROCAZ und A. PETGES, DUBREUILH und G. PETGES; DOHI, ULITZKA u. a.

Das klinische Bild der Fälle, die als Poikilodermia vascularis atrophicans, oder unter anderen Namen, aber mit dieser Erkrankung identifiziert, beschrieben werden, erscheint nach meiner Ansicht in 3 Grundtypen.

Der 1. Typus ist der von JACOBI und PETGES und CLÉJAT zuerst beschriebene, der wie eben gesagt in zwei Untergruppen zerfällt. Ihm schließen sich die Fälle MIERZECKI, GLÜCK, FLEHME, ROTTMANN, 3 Fälle von FUHS, dann die Beobachtungen BETTMANN, CHALIPSKY, KONRAD, TULIPAN, ADRIAN, JAMIESON, FÖLDVARY, BRUCK, VOLK, WAIDHAUS, HOLLÄNDER, SCHMIDT, KLAUDER, 2 Fälle von OPPENHEIM, ITO MINOR, SAMEK, ALEXANDER, BREZOVSKY, DORE, KISSMAYER u. a. an. Eine Untergruppe bilden die Fälle, die hauptsächlich im Gesicht und am Halse lokalisiert sind, wie sie von CIVATTE beschrieben werden. Es sind dies die 2 Fälle CIVATTE und ELIASCHEFF, 1 Fall von CIVATTE, von LOUSTE, THIBAUT, CAILLIAU, LORTAT, JACOB und LEGRAIN, BERON, SAVATARD; der letztere Fall einseitig.

Eine 2. Gruppe wird charakterisiert durch Fälle, wie sie von ZINSSER beschrieben wurden. In diesen Fällen handelt es sich um angeborene, zumeist seit der Geburt bestehende oder in frühester Jugend auftretende, poikilodermieähnliche naevusartige Hautveränderungen. Dazu gehören die 2 Fälle ZINSSER, 3 Fälle JANOVSKY, der Fall JADASSOHN, der Fall LUTZ, 2 Fälle JESSNER, NAEGELI u. a.

Als Prototyp für die 3. Gruppe dient der Fall R. MÜLLER von Atrophodermia erythematosa reticularis. Bei diesen Fällen handelt es sich bei der Poikilodermie um Ausgänge verschiedenster Hautkrankheiten, also eine Gruppe, die streng genommen nicht hierher gehört. Der Fall MÜLLER ist als Lupus erythematosus zu deuten, wie er selbst meint. Zu dieser Gruppe gehören die Fälle: TRAUB: Sclerodermie, der Fall GRAHAM LITTLE, ein Fall LANE: Lymphosarkom oder Mycosis fungoides, LIEBNER: Dermatitis, PINTÉR, GRÜTZ: Salvarsandermatitis, ORMSBY: Lupus erythematosus, MONET: Melanodermie, RIEHL, WEIDENFELD: Sclerodermie, RUSCH: Leukaemia cutis. Viele Fälle gehören nicht in dieses Gebiet, weil bestimmte klinische Symptome der von JACOBI gegebenen Beschreibungen fehlen, so der Fall BRUHNS, der keine Teleangiektasien und keine Verhärtungen zeigt. Dann Fälle, die von vornherein als Dermatitis atrophicans aufgefaßt werden, wie die Fälle SELLEI oder die 3 Fälle GOUGEROT, ELIASCHEFF et LOTTE, die als Parapsoriasis lichenoides oder als Parakeratosis variegata anzusehen sind. Deshalb beschreiben auch diese Autoren als Initialstadium der Erkrankung eine kleine rote Papel.

Der 1. Fall ZINSSER, der die II. Gruppe charakterisiert, bietet folgendes klinisches Bild: 22jähriger Kutscher, Beginn vor 18 Jahren mit Erfrierung der Finger. Die Nägel fehlen, die Unterarme und Hände haben cyanotische Färbung und zeigen netzförmige Pigmentation; bei genauer Untersuchung geringe netzförmige Atrophie, besonders am Hals und im Gesicht.

Das Gesicht sieht aus wie bei einem Menschen, der sich vor kurzem einer Sonnenbestrahlung ausgesetzt hat. Bei Glasdruck wird die Rötung schwächer und ist aus feinen Capillarektasien zusammengesetzt. Bei stärkerem Glasdruck wird die Haut anämisch. Nach unten hin nimmt die netzförmige Pigmentation an Intensität zu, die Haut ist stellenweise ganz fein gefältelt und sieht von weitem wie mit feinen Schuppen bedeckt aus. Hauptsächlich befallen sind die Unterarme, Hals, Gesicht, Ellbogen und Knie; die Nägel fehlen überall. Die Mundschleimhaut zeigt netzförmig angeordnete, perlmuttergraueVerdickungen, auf der Zunge besteht Leukoplakie. Es besteht Empfindlichkeit der Mundschleimhaut, aber kein Jucken.

Histologisch. Ganz geringe Infiltration der etwas erweiterten Gefäße der Cutis, fleckweise Ansammlung von Extra- und intracellulären Pigmentschollen an den starken Pigmentstellen, eine geringe Anschwellung der Epidermis und eine leichte Verringerung der elastischen Fasern.

Im klinischen Bild fehlen nur die Teleangiektasien. Der Bruder dieses ersten Falles mit 33 Jahren zeigt ähnliche Veränderungen. ZINSSER tritt für angeborene Atrophie dieses Falles ein, hält sie für eine primäre Erkrankung der kleinsten Hautgefäße, weil sie zu Gefäßerweiterung, Blutaustritt, Pigmentbildung und schließlich zu oberflächlicher Atrophie der Haut führt; der Zusammenhang mit den Gefäßen kommt durch die netzförmige Anordnung, die ganz dem Verlauf der Gefäße entspricht, zum Ausdruck. Zu dieser Gruppe gehören noch die Fälle CORSON und MENDES DA COSTA.

Als Typus für die 3. Reihe von Fällen sei der oben angeführte Fall R. MÜLLER erwähnt. 25 jährige Wäscherin, Beginn seit langer Zeit. Oberflächliche, in zahlreichen kleinsten,disseminierten, meist netzförmig konfluierten Herden auftretende Dermatitis atrophicans, Beginn mit dicht stehenden Ektasien der Gefäße, braune, unregelmäßige Maculae, netzförmige Flecke, punktförmige unter dem Niveau der Haut liegende Vertiefungen, gelblichbraun gefärbte Plaques, im Nacken ein Netzwerk sehr oberflächlicher Hautgrübchen. Befallen sind die Stirne, Gesicht, Hals, Nacken, weniger die oberen Extremitäten; es bestehen Ödeme der Augenlider und die Tendenz zum Weiterschreiten. Es bestehen auch Teleangiektasien an zahlreichen Stellen, die Wangenschleimhaut ist ebenfalls leukoplakisch verändert. Subjektive Symptome keine. Der histologische Befund ergab Vermehrung der Keratohyalinschicht, Hyperkeratose, Ödeme der oberen Cutisschicht, lymphocytäre Infiltration, Degeneration der Elastica, Anhäufung von Pigmentzellen. MÜLLER tritt für die Verwandtschaft mit Lupus erythematosus ein und will den JACOBIschen Fall als die tiefe, und seinen als die oberflächliche Dermatitis atrophicans vascularis reticularis ansehen. Als ätiologisches Moment führt er die Beschäftigung (Wäscherin) ins Feld; nämlich die abnorme Temperatur, welche zuerst zur lividen Verfärbung der Hände und Unterarme geführt hat (siehe Abb. 39).

Das von JACOBI beschriebene Krankheitsbild ohne deutliche Muskelveränderungen und von G. PETGES und CLÉJAT mit Muskelveränderungen im Sinne der Sclerose und Atrophie muß folgende klinische Merkmale aufweisen: von den meisten Autoren, auch von JACOBI selbst wird die Ähnlichkeit mit der Röntgenveränderung der Haut hervorgehoben. Es muß netzförmige Marmorierung, Hautverdünnung und Fältelung, pigmentierte Flecke, Teleangiektasien, capilläre Hämorrhagien, hellrote und blaurote Verfärbungen, narbenähnliche weiße, glatte und auch gefältelte Stellen, folliküläre rotbraune Punkte und Knötchen, die als besonders charakteristisch von JACOBI und BETTMANN gedeutet werden, und feine Abschilferungen als Symptome aufweisen. Bei den meisten Fällen dieser Art kommt noch hinzu Befallensein der Schleimhaut (JACOBI, GLÜCK, OPPENHEIM, LANE, CAPPELLI, RASCH, BOWMAN, GEISLER, NICOLSEN, G. PETGES, DUBREUILH u. a.), Ödem des Gesichtes und der Augenlider (GLÜCK, JACOBI, OPPENHEIM, NICOLSEN, PETGES, DUBREUILH, u. a.), Befallensein der Nägel (ROTTMANN) Zehennägel hyperkeratotisch usw.). Im Vordergrund der Erkrankung steht aber die Atrophie der Haut, die in allen Fällen dieses Typus vorhanden ist, allerdings mehr oder weniger ausgeprägt, zumeist in Form der schlaffen Atrophie, der zigarettenpapierähnlichen Fältelung. Diese Atrophie der Haut, die in allen Fällen vorhanden ist, haben Finger und Oppenheim seinerzeit veranlaßt, das Krankheitsbild unter die

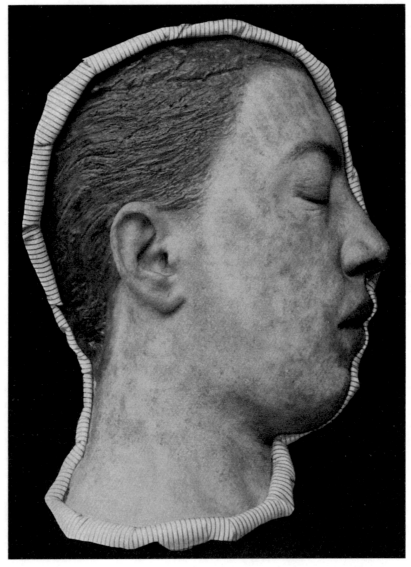

Abb. 39. Dermatitis atrophicans vascularis reticularis (Müller). (Moulage der Klinik Kerl [Finger].)

atrophisierenden Dermatitiden zu reihen, zumal alle übrigen Erscheinungen gelegentlich auch bei den atrophisierenden Dermatitiden vorkommen. (Siehe die betreffenden Kapitel.) Es wurde auch von Finger und mir hervorgehoben, daß wegen der großen Ähnlichkeit mit der Hautatrophie nach Röntgenbestrahlungen auch das 2. Stadium des Xeroderma pigmentosum mit seinen Teleangiektasien, Hämorrhagien, narbigen weißen Atrophien, netzförmigen Pigmentationen, an die Poikilodermie erinnere. Zu obiger Annahme i. e. Varietät der Dermatitis atrophicans veranlaßte uns auch der progressive chronische Verlauf, der histologische Befund und die Erfolglosigkeit der Terapie. Wir werden darauf noch zurückkommen.

Abweichungen von diesem klinischen Bilde werden von einigen Autoren berichtet. Vor allem werden *Geschwürsbildungen* berichtet, wenn auch selten. So von MIERZECKI, der ganz unregelmäßig zerstreut, besonders am Stamme runde oder ovale Geschwüre mit wallartigem Rand von Erbsen- bis Nußgröße beobachten konnte. Auch der Fall von WEIDHAUS zeigt Geschwürsbildung, indem im Nacken im Bereich einer Poikilodermie einige Stellen ulcerierten, die unter Ichthyolsalbe abheilten. Der Fall ist aber nicht ganz klar, weil der Autor von Mycosis fungoides-ähnlichen Hauterscheinungen spricht, die sich im Verlaufe von 8 Jahren zurückbildeten. Die Geschwüre in einem Falle LANE sind wohl auf die Lymphogranulomatosis, bei dem es sich bei dem Falle handelt, zurückzuführen. Hierher gehört noch ein Fall von BOWMAN und CLARK. Ulcerationen wurden auch in den Fällen GATE et P. MICHEL, WHITEHOUSE beschrieben. Im Falle BIZZOZERO wird über allgemeine Lymphdrüsenschwellung berichtet. Die zahlreichen Narben im Falle JACOBI sind wohl auf geheilte Furunkel zurückzuführen. Ein weiterer auffallender klinischer Befund ist *Calcinosis*, die in den Fällen GLÜCK und ROTTMANN auftraten. Auch das Auftreten von Kalk bei der Dermatitis atrophicans erinnert daran, ähnlich den Fällen JESSNER, JADASSOHN, ATTINGER. Was die *Lokalisation* betrifft, so haben die Fälle von Typus I die Neigung, die ganze Körperhaut zu befallen. Die Fälle FLEHME, MIERZECKI (ausgenommen Hand und Fußsohlen), WERTHEIM, ROTTMANN (mit Ausnahme der Nates und 2 Stellen am Rücken), FUHS 2 Fälle mit Ausnahme des Kopfes und Halses, BETTMANN, der 2. Fall OPPENHEIM und JACOBI. Das Gesicht ist sehr häufig befallen. (GLÜCK, ROTTMANN, MIERZECKI, JACOBI, BETTMANN u. a.). Das häufige Befallensein des Gesichtes und des Halses hat ja manche Autoren veranlaßt, bei der Erkrankung an Pellagra zu denken.

Im großen und ganzen läßt sich beim Typus I keine charakteristische Lokalisation feststellen. Die Fälle von LORTAT-JACOB et LEGRAIN, sowie von LOUSTE, THIBAUT und CAILLIAU zeigen Lokalisationen nur im Gesicht, Hals und Nacken. Bei dem letzten Autor am Nacken und Vorderarm. Im 1. Falle meint CIVATTE mit Rücksicht auf die Lokalisation, daß man den Fall mit der RIEHLschen Melanose identifizieren könne. (S. auch oben.) Der erste Fall SZANTÓ, ähnlich lokalisiert mit Pigmentierungen und Teleangiektasien wird vom Autor zur Sclerodermie gerechnet; der zweite Fall mit Lokalisation im Gesicht wird von SELLEI möglicherweise mit einer Hemiatrophie facialis identifiziert.

Alter. Die meisten der Fälle gehören dem höheren Lebensalter an. Doch können auch ganz junge Personen, der 1. Fall FUHS 6 Jahre, SCHRAMEK 6 Jahre, G. PETGES, ROCAZ und A. PETGES 7 Jahre und sehr alte Personen, der 2. Fall FUHS 70 Jahre, Fall WERTHEIM 67 Jahre, Fall LORTAT-JACOB 70 Jahre, Fall FÖLDVARY 78 Jahre als ältester Fall, ergriffen werden. A. PETGES findet die meisten Fälle zwischen 30 und 45 Jahren.

Was das *Geschlecht* betrifft, so scheinen sich Weiber und Männer die Waage zu halten. Unter 18 Fällen des Typus I waren 9 Weiber und 9 Männer. A. PETGES findet unter seinen 40 Fällen 19 Frauen und 21 Männer.

Der *Verlauf* der Krankheit ist äußerst chronisch und nur sehr langsam fortschreitend. Dementsprechend auch die oft lange Krankheitsdauer. WERTHEIM 20 Jahre, MIERZECKI 30 Jahre, ROTTMANN 8 Jahre, FUHS 2. Fall 15 Jahre, CHALIPSKI 20 Jahre, KONRAD 13 Jahre, ADRIAN 7 Jahre, FÖLDVARY 40 Jahre, 25—30 Jahre die Fälle WERTHEIM, WILE, ZEISLER. Dieser frühe Krankheitsbeginn bedingt in vielen Fällen die Entstehung der Krankheit in früher Kindheit, was ja mit der von mir angenommenen angeborenen Veranlagung gut übereinstimmt. Der *Ausgang* der Krankheit entspricht dem bei der Dermatitis atrophicans diffusa. Ein Todesfall ist nur von MIERZECKI berichtet worden, allerdings scheint es sich hier auch noch um eine Sepsis gehandelt zu haben.

In bezug auf *subjektive Symptome* sind in vielen Fällen keine subjektiven Symptome vorhanden. (FUHS, MIERZECKI, WERTHEIM, BRUCK u. a.) Bei vielen Fällen besteht Jucken, das sogar große Heftigkeit annehmen kann. (JACOBI, RASCH, MILIAN, OPPENHEIM, JAMIESON, CAPPELLI, GLÜCK, CIVATTE und ELIASCHEFF,

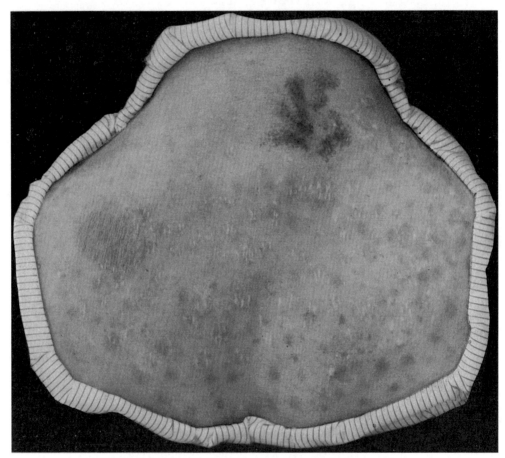

Abb. 40. Poikilodermia atrophicans vascularis, mit Naevus vasculosus.
(Moulage der Klinik KERL [FINGER].)

LANE, LESZCZYNSKI, BOWMAN u. a.) Das Jucken verursacht öfter Schlaflosigkeit (MILLIAN, OPPENHEIM), Fehlen von Juckreiz war beim Falle KLAUDER vorhanden. Über Brennen berichten FLEHME, RASCH, LESZCZYNSKI, WHITEHOUSE u. a., über Hitzegefühl MILLIAN, CIVATTE und ELIASCHEFF, Schmerzen und Taubheit der Finger gibt ROTTMANN an. Allerdings war der Fall ROTTMANN mit RAYNAUD kompliziert.

Der Typus II ZINSSER setzt sich aus denselben klinischen Symptomen zusammen, also wieder röntgenhautähnlich, doch ist die Erkrankung hier vielmehr lokalisiert, zumeist im Gesicht (3 Fälle JANOWSKI, Fall JADASSOHN, LUTZ u. a.) seltener sind auch der Stamm und die Extremitäten befallen (2 Fälle ZINSSER, 2 Fälle JESSNER, BLOCH). Bei diesen Fällen sind zumeist andere angeborene Mißbildungen anzutreffen. So im Fall LUTZ hypothyreoide Physiognomie, spärliche Haare, beiderseitiger Katarakt.

Im Fall JESSNER Schwimmhautbildung, aurikularer Anhang, Papillome am Anus. Im Falle NAEGELI Syndaktylie, Polydaktylie, Mundschleimhaut befallen, Rectusdiastase. Im Falle BLOCH mangelhafte Entwicklung der Schweißdrüsen, der Haare, Augenbrauen, Wimpern, Fortbestehen der Lamugohaare, verdünnte Nägel, kleine schlecht entwickelte Zähne, infantile Ausbildung des Genitale. Im Falle JESSNER ist die Erkrankung den Haarströmen entsprechend. Bei den meisten dieser Fälle beginnt die Erkrankung in der frühesten Jugend oder sie hat seit der Geburt bestanden, oder die Kranken sind selbst sehr jung. Bei beiden Fällen ZINSSER in frühester Jugend mit Erfrierungen beginnend. Der Fall JADASSOHN 11 Jahre alt, JANOWSKYS Fälle 8, 11 und 12 Jahre alt, LUTZs Fall 6jähriges Mädchen, seit der Geburt bestehend, JESSNER 4jähriger Knabe usw. Bezüglich des Geschlechtes scheinen die Mädchen zu überwiegen. Nicht unerwähnt möchte ich lassen, daß die 3 Fälle JANOWSKY nach der Beschreibung große Ähnlichkeit mit der wurmstichähnlichen Hautatrophie zu haben scheinen. (Zahlreiche Einsenkungen von siebartigem und bienenwabenähnlichem Aussehen an beiden Wangen symmetrisch angeordnet.) Häufig ist auch bei den Fällen das Vorkommen bei Geschwistern (die 2 Fälle ZINSSER, die 3 Fälle JANOWSKY).

Was den Verlauf und den Ausgang dieser Erkrankungen betrifft, so scheint in der Mehrzahl der Fälle keine Progredienz der Erkrankung beobachtet zu werden. Alle diese Umstände sprechen dafür, daß wir es in den Fällen des Typus II mit einem wirklichen Naevus, mit einer Genodermie im Sinne BETTMANN zu tun haben. Fleckförmige poikilodermieähnliche Herde mit lividem Rand hat PINTER beobachtet. Vielleicht gehört der Fall zur Dermatitis maculosa atrophicans.

In Hinblick auf den Typus III (R. MÜLLER) finden wir eigentlich die allermeisten Beobachtungen in der Literatur. Dies ist auch selbstverständlich, weil es sich ja eigentlich um Ausgänge verschiedenster Erkrankungen handelt; infolgedessen gehören alle diese Fälle eigentlich nicht hierher. Nach meiner Ansicht gehören auch in diese Gruppe die Fälle von GOUGEROT und ELIASCHEFF und von GOUGEROT und BURNIER, die sowohl klinisch als auch histologisch der *Parapsoriasis* entsprechen. Ebenso der 2. Fall ABRAMOVITS.

Als *differentialdiagnostische* wichtige Hauterkrankungen kämen in Betracht: die *Livedo racemosa* mit Atrophien, wie sie von H. MÜLLER und BERNHARD beschrieben wurden. Der letztere hat 2 Fälle beobachtet und kommt auf Grund des klinischen und histologischen Befundes dazu, die Verwandtschaft der Poikilodermie mit der Livedo racemosa hervorzuheben. Auch RABUT, CAILLIAU et RICHON nehmen einen ähnlichen Standpunkt ein (Livedo der Extremitäten mit atrophischer Tendenz, mögliche Beziehungen mit der Poikilodermie), doch ist dabei zu betonen, daß bei der Livedo racemosa keine Pigmentation, keine Gefäßektasien, keine punktförmigen Blutungen, keine follikulär gestellte rotbraune Knötchen, auch keine Geschwürsbildungen wie im Falle RABUT vorkommen. Auch der histologische Befund ist verschieden. Was die *Pellagra* betrifft, so schützt vor Verwechslungen mit dieser Erkrankung die Lokalisation, die häufige Blasenbildung, das Vorhandensein von Darmsymptomen und psychischen Störungen bei dieser Erkrankung. Eine gewisse Ähnlichkeit mit Pellagroid ist jedoch sicher vorhanden. Daß bei *Syphilitikern* ähnliche Erkrankungen vorkommen können, die wohl mit der Lues im direkten Zusammenhange stehen, beweisen die Fälle von VAN DER VALK, wo ein Leukoderma mit Atrophie vorhanden war (Leucoatrophia syphilitica Fournier) und der Fall von HUDELO et CAILLIAU, der offenbar mit dem von THIBIERGE und HUFNAGEL zu identifizieren ist. Auch der Fall MEIROWSKY über eine mit Schuppung, Pigmentation und Atrophie der Haut einhergehende Dermatose gehört nicht hierher. Ebenso BURNS generalisierte Dermatose bei dem LANE wohl an Poikilodermie denkt, während RAVOGLI eine Purpura MAJOCCHI diagnostiziert und FOERSTER an den JAMIESON Fall erinnert. Auch

Acne rosea scheint mit Poikilodermie verwechselt werden zu können, wie ein
Fall Barbers lehrt, der unter der Diagnose netzförmige Poikilodermie des
Gesichtes und Nackens nach Civatte veröffentlicht wurde, den Whitfield
zur Acne rosacea gerechnet wissen will. Auch Bruhns Fall von Dermatitis
reticularis atrophicans scheint eine Sonderstellung einzunehmen, bei dem gegenüber der idiopathischen Hautatrophie die regelmäßige Netzbildung auffällt,
während gegenüber der Poikilodermie die Teleangiektasien fehlen. Die Differentialdiagnose gegenüber der Purpura Majocchi würde wohl ebenfalls keinen
Schwierigkeiten unterliegen. Interessant sind die zwei Fälle von Kaete Jaffé,
bei denen Sclerodaktylie vorhanden war, die Haut hauptsächlich Teleangiektasien und Pigmentierungen zeigte, bei Zurücktreten der Atrophie. Jaffé
lehnt die Selbständigkeit der Poikilodermia vascularis atrophicans ab und
bezeichnet ihre Fälle als *Sclero-Poikilodermia*.

Histologie. So weit es sich um die Fälle von Typus I und II handelt, ist der
histologische Befund ziemlich eindeutig. Ich war in der Lage in meinem Falle
histologisch 3 verschiedene Stellen zu untersuchen. Eine erythematöse Stelle
des Zeigefingers, eine braungefärbte leicht atrophische Stelle am Hals und eine
ödematöse Hautpartie. (Die histologischen Befunde siehe im Anhang an die
Krankengeschichte.) Zumeist wird die Epidermis nur wenig verändert gefunden.
Entweder ist die Epidermis normal (Fuhs) oder verschmälert (3 Fälle Fuhs).
Der Pigmentgehalt ist verschieden, teils Vermehrung, teils Fehlen desselben
(Jacobi, Oppenheim); häufig wird Vakuolenbildung namentlich der Basalzellen
angegeben. Viel stärker sind die Veränderungen bei Bindegewebsanteilen
der Haut. Zumeist findet man Abflachung der Papillen (Glück, Mierzecki),
bis zum vollständigen Verstreichen (Rottmann, Fuhs) und nach Vakuolenbildung in diesen. Ziemlich einstimmig wird Verminderung und Schwund der
Elastica in den Papillen und Subpapillarkörper angeführt (Jacobi, Glück, Wertheim, Rottmann, Fuhs, Oppenheim, Richter usw.) fast ebenso häufig sind Veränderungen im Kollagen konstatiert (Mierzecki, Glück, Flehme, Oppenheim
u. a.). Verquollenes und homogenes Bindegewebe findet Fuhs in seinem 2. Fall.
Mucinose Degeneration findet Glück; eine besondere Form der Degeneration
des Bindegewebes schildert Flehme; eine glasige Degeneration des Bindegewebes findet Mierzecki. Konrad bemerkt, daß die aufgequollenen Bindegewebsfasern keinen Farbstoff annehmen. Hyaline Blöcke im Bindegewebe finden
Adrian und Diss. Ödem des Bindegewebes wird von den meisten Autoren beobachtet. Ebenso eindeutig ist der Befund an den Gefäßen, die im Papillar- und
Subpapillarkörper erweitert sind; die verschiedensten Zellinfiltrate, die zum Teil
perivascular angeordnet und oft sehr reichlich vorhanden sind, werden beobachtet.
Die Zellinfiltration ist zum Teil lymphocytär (Fuhs, Rottmann, Mierzecki,
Richter, Oppenheim, Flehme), auch leukocytär (Mierzecki), Vermehrung der
fixen Bindegewebszellen und auch Plasmazellen werden beschrieben. Von Riesen-
zellenbefunden wird nichts erwähnt. Einen besonderen Befund an dem Musculi
arrectores pilorum konnten Terebinski und Flehme erheben, welche eine Verdickung dieses Muskels und einen besonderen Kernreichtum beobachten konnten.
Der Fall Flehme ist der einzige, der unter der Epidermis Mastzelltumoren als
besonderen Befund aufweist. Im großen und ganzen unterscheidet sich also
der histologische Befund nicht von den Befunden bei der Dermatitis atrophicans;
auch hier haben wir es mit Entzündungserscheinungen zu tun, bei gleichzeitigem Schwund der elastischen Fasern und Veränderung des Bindegewebes,
wobei es zu Gefäßerweiterungen, besonders in den beiden Schichten der Cutis
und zu Pigmentverschiebung in der Epidermis und Cutis kommt.

Den Bettmannschen Fall hat Gans histologisch untersucht. Im frischen
Stadium besteht im Papillarkörper und in der oberen Cutis mäßig starke
lymphocytäre Infiltration mit deutlicher Rarefikation des elastischen Gewebes

zwischen dünnen und kurzen Faserresten. Im älteren Stadium findet er im Epithel umschriebene Parakeratose, Verschmälerung der Epidermis, ein ödematisiertes Stratum basale, Infiltratsbildungen im Papillarkörper und im obersten Cutisabschnitt, welche von Haufen pigmentierter Bindegewebszellen in bestimmten Abständen durchsetzt sind; erweiterte Lymphspalten und entsprechend den Zellinfiltraten Auflockerungserscheinungen an den Basalzellenschicht. Die Zellinfiltrate sind gelockert aufgebaut im Gegensatz zu den Befunden bei Lupus erythematosus. Die Elastica ist in den Infiltraten fast vollständig geschwunden, sonst durch die ganze Tiefe der Cutis und Subcutis hindurch mit Orcein nur sehr schwach oder gar nicht gefärbt. Auch ist sie sehr rarefiziert. Auch finden sich Elacin und Degenerationen im Bindegewebe.

Die histologischen Befunde der zwei Fälle Geiger-Konrad sind ungefähr die gleichen wie die der anderen Untersucher.

Bezüglich der *Ätiologie* kommen ja nur die Fälle des Typus I in Betracht. Es hat den Anschein, als würden die Berufe, die die Haut namentlich in bezug auf Licht und Temperatur aussetzen, stark vertreten sein. Wir finden unter den Berufen: Landwirt, Tischler, Kutscher, Soldat, Drechsler, Wäscherin, aber auch Agenten und einen Tempeldiener. Am häufigsten findet man als ätiologische Momente endokrine und Sympathicus-Störungen. Der Fall Bruck beginnt nach der Menopause. Cappellis Fall beginnt nach der Gravidität bei bestehendem Basedowoid. Die Hypophyse finden wir krank bei Leszczynsky und Wertheim, Crawfords Fall beginnt nach Entfernung einer erkrankten Schilddrüse. Auch

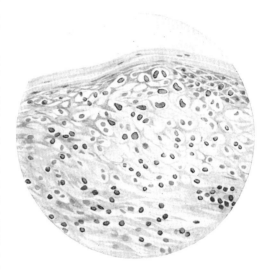

Abb. 41. Poikilodermia atroph. vasc. Älterer, noch fortschreitender Herd. Rumpf. — 29jähr. ♂. Ödem der Epidermis und des Papillarkörpers. Intracelluläres Ödem und Kernschrumpfung in fast allen Schichten der Epidermis. Übergreifen der lymphocytären Infiltrate in die Epidermis. Perivasculäre Infiltration (unten rechts). O. 412:1; R. 309:1. (Nach O. Gans.)

Bloch spricht der hormonalen Ätiologie das Wort. Die Mehrzahl der Autoren hat sich den Standpunkt Finger-Oppenheims von der angeborenen Disposition auch bei der Poikilodermie zu eigen gemacht (Cappelli, Janowsky, Bloch, Naegeli, Jessner, Glück, Bettmann, Zinsser, Gans, Geiger und Konrad usw.). Abderhaldensche Abbauversuche zur Klärung der Ätiologie ergaben keine eindeutigen Resultate. Bei Fuhs ergaben Thymus und Thyroidea positiven Abbau. In meinem Fall ergab die Abbaureaktion kein Resultat.

Was die *Therapie* betrifft, so wird von den meisten Autoren von Röntgenstrahlen gewarnt. Kren empfiehlt Bucky-Strahlen. In den zwei Fällen, die Geiger und Konrad veröffentlichen, war die Grenzstrahlentherapie von bestem Erfolg. Die sonstige Therapie ist die gleiche wie bei der Dermatitis atrophicans. Auch Fuhs und Konrad empfehlen die Grenzstrahlentherapie.

Es ist noch zur Frage Stellung zu nehmen, inwiefern das von Jacobi und G. Petges und Cléjat aufgestellte Krankheitsbild eine Sonderstellung verdient, oder ob es den atrophisierenden Dermatiden einzureihen ist. Diese Frage gilt natürlich nur der von mir als Typus I der Poikilodermia vascularis atrophicans bezeichneten Krankheit, den Typus II gehört zu den Naevi und Typus III zu verschiedenen

anderen Krankheiten. Bezüglich der letzten Fälle ist es ja klar, daß eine Sonderstellung absolut nicht am Platze ist, da sie ja, wie schon Kren und Nobl betont
haben, diese Hautveränderungen das Endprodukt, respektiv Veränderungen im
Rahmen verschiedener Dermatosen darstellen. Die Mehrheit der Autoren räumt
dem Typus Jacobi eine Sonderstellung ein. Phillipsohn schließt sich der Ansicht
Oppenheims an, da er meint, daß die Erscheinungen bei der Poikilodermia
vascularis atrophicans viel zu uncharakteristisch sind. Jadassohn will vorläufig diese Fälle unter einem neuen Namen separat festlegen, um sie evtl. später
nach Sammlung eines größeren einschlägigen Materials einzureihen. Auch Ormsby
beschreibt einen Fall von Acrodermatitis atrophicans, der der Poikilodermie sehr
ähnlich sieht. Fuhs kann sich noch nicht entschließen, die Sonderbenennung Poikilodermie aufzulassen und sie in die Dermatitis atrophicans chronica einzureihen,

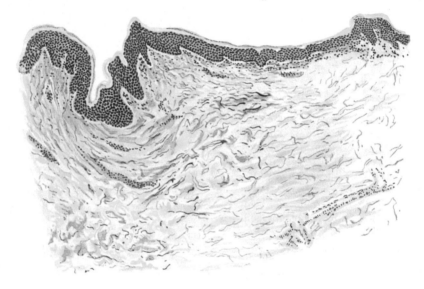

Abb. 42. Poikilodermia atrophicans vascularis. Vorgeschrittener Fall. ♂ 27jähr. Rumpf.
Fleckförmige Basophilie des kollagenen und elastischen Gewebes. Elastinschwund.
Saures Orcein-polychromes Methylenblau. O. 128 : 1; R. 128 : 1. (Nach O. Gans.)

da sich die Poikilodermie durch die größere Mannigfaltigkeit im Wechsel und in
der Zusammenstellung der Hautveränderungen im allgemeinen klinisch einigermaßen deutlich und von den wohlumgrenzten typischen Formen der Dermatitis
atrophicans i. e. der Dermatitis atrophicans diffusa, resp. universalis mit den
Varianten der Akrodermatitis Herxheimer-Hartmann und der Dermatitis atrophicans schlechthin, sowie von der Dermatitis atrophicans maculosa (Anetodermia
erythematosa Jadassohn) abhebt. Er tritt also für eine Sonderstellung unter
dem Namen Poikilodermie ein, und will das „vascularis atrophicans" ganz
fallen lassen, da ja die Atrophie durchaus nicht immer im Vordergrunde stehen
muß; andererseits will er aber der Poikilodermie eine gewisse Zugehörigkeit
zur Dermatitis atrophicans idiopathica im weiteren Sinne des Wortes als einen
etwas abweichenden Typus nicht gänzlich absprechen. Er zitiert hierbei meinen
oben angeführten 1. Fall, der als Naevus flammeus imponierte. Der Fall wurde
aber von mir nur als mögliches Initialstadium einer Poikilodermie demonstriert,
da die Erkrankung erst seit $^{1}/_{4}$ Jahr bestand. Fuhs darf also nicht diesen Fall
heranziehen, um die Poikilodermie von den atrophisierenden Dermatitiden zu
trennen. Auch seinen Fall, wo die atrophischen Veränderungen gegenüber

dem übrigen Symptomenkomplex recht auffällig zurücktreten, durfte er eigentlich zur Stütze seiner Ansicht nicht verwenden, weil wir einerseits wissen, wie ungemein langsam sich die schlaffe Atrophie entwickelt und weil wir viele Fälle von Dermatitis atrophicans kennen, wo die Fältelung der Haut gegenüber den Rötungen und Schwellungen in den Hintergrund tritt. Gegen die Bezeichnung Poikilodermie als solche ist nichts einzuwenden, nur möchte ich diese Fälle auf Grund des klinisch histologischen Befundes, der ätiologischen Faktoren, auf Grund des Verlaufes und Ausganges unter die Dermatitis atrophicans eingereiht wissen. Wichtig scheint mir in bezug auf die Ätiologie das Zusammentreffen von Poliomyositis mit Poikilodermie. In einem Teil der Fälle fehlt ja dies (s. oben); in einem anderen Teil steht dieser Umstand im Vordergrund. Daß die Ursache der Poliomyositis eine atrophisierende Wirkung auf die disponierte Haut ausüben kann, ist weiter nicht verwunderlich. Auffallend ist nur, daß wir bei der Dermatitis atrophicans universalis progressiva keine Muskelerkrankungen finden und dieser Umstand spräche für eine Sonderstellung der Poikilodermie. GOTTRON rechnet die Poikilodermie direkt zu den Symptomen der Polyomyositis und unterscheidet akute Veränderungen im Sinne der Ödeme und chronische in Form von straffen Atrophien, kartenblattähnliche Sclerodermie und schlaffer Atrophien mit Pigmentierungen und Teleangiektasien. Um klar zu sehen, liegt noch viel zu wenig Beobachtungsmaterial vor; vorläufig besteht aber noch kein zwingender Grund, die Poikilodermia vascularis atrophicans von der Dermatitis atrophicans progressiva abzutrennen und als eigenes Krankheitsbild aufzufassen.

Einige seltene Formen von Hautatrophien.

Atrophodermia vermiculata.

(Atrophodermie vermiculée DARIER.)

Von DARIER wurde eine Atrophie beschrieben, bei der es unter Bildung von Comedonen und Erweiterung der Follikel zu einer eigentümlichen, netzartigen Atrophie der Haut des Gesichtes, namentlich der Wangen, kam, bei der die Haut wie ein von Wurmstichen zerfressenes Holz aussah. Ich hatte in letzter Zeit Gelegenheit, einen ähnlichen Fall, jedoch ohne Comedonen, zu beobachten und habe ihn in der Sitzung der Wiener Dermatologischen Gesellschaft vom 14. März 1929 unter der Diagnose: Atrophodermie vermiculaire vorgestellt.

15jähriges Mädchen, beide Wangen symmetrisch von einer eigentümlichen Hautveränderung befallen, wie sie hier noch nicht demonstriert wurde. Die Oberfläche der Haut bildet ein feines Netzwerk von Bälkchen und Streifen von weißer Beschaffenheit, welche zwischen sich Vertiefungen von Stecknadelspitze- bis Stecknadelkopfgröße, teils länglich, teils rundbegrenzt, aufweisen. Dadurch entsteht ein Bild, wie es die Oberfläche von Holz, das von kleinen Würmern zerfressen ist, bietet. Fast die ganze Wangenoberfläche ist beiderseits symmetrisch befallen. Nirgends Entzündungserscheinungen, keine Follikulitiden. Das ganze besitzt einen eigentümlichen, weißlichen Glanz und wird beim Zusammenschieben der Wangenhaut deutlicher. Ein ähnlicher Fall wurde nach DARIER von PAUTRIER und von SPIELMANN beschrieben. Die Affektion darf nicht mit der Acne vermiculata von BROCQ und BESNIER verwechselt werden, da sie mit Follikulitiden und Comedonen nichts zu tun hat. Am schönsten sieht man die Veränderungen, wenn man sie mit der von mir eingeführten Methode der Dermatotypie darstellt.

Die dermatotypische Abbildung der erkrankten Haut im Vergleiche mit der gesunden Wangenhaut eines gleichalterigen Mädchens zeigt sehr schön das Balken- und Netzwerk der erhabenen Stellen, welche die vertieften Grübchen umgrenzten. Die Affektion hat sich im Verlaufe von 4 Jahren allmählich entwickelt und schreitet angeblich noch immer fort. Der Fall von PAUTRIER, der unter der Diagnose Atrophodermie vermiculée des joues sans kératose folliculaire apparente

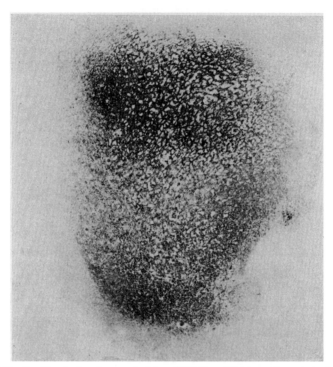

Abb. 43. Atrophodermia vermiculata. 15jähriges Mädchen. Dermatotypie.
Die eigentümlich wie von Würmern zerstochene Haut wird durch die Dermatotypie besser dargestellt
als durch die Fotografie. Darunter zum Vergleiche das Bild der normalen Wangenhaut.

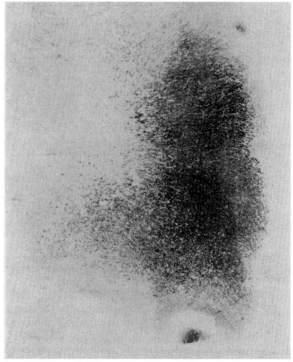

Abb. 44. Normale Wange. 15jähriges Mädchen. Dermatotypie.

et s'accompagnant d'érythème veröffentlicht wurde, unterscheidet sich von dem von mir beobachteten dadurch, daß dabei ein deutliches Erythem vorhanden war.

Es handelt sich um einen 17jährigen Kranken, bei dem sich seit 3 Jahren auf beiden Wangen allmählich, ohne subjektive Symptome die Affektion entwickelte. Die Grenzen der Affektion sind Nasolabialfurchen, unterer Orbitalrand. In diesem Bereiche ist die Haut atrophisch in Form von runden, zumeist jedoch gewundenen, länglichen, 2—3 mm breiten Furchen, umgeben von einem Netzwerk narbiger, sclerodermatöser Haut.

Zum Unterschiede vom DARIERschen Falle zeigt dieser keine Comedonen, keine erweiterten Follikel, auch sonst keine Zeichen von Seborrhöe und Atrophie, dagegen besteht in der Umgebung ein deutliches Erythem. Der Fall unterscheidet sich also von dem von DARIER durch das Fehlen des follikulären Prozesses, den DARIER nicht vom sclerotischen trennen konnte. Dieser Fall gehört nach PAUTRIER ebenfalls auch nicht zur Acne vermoulante von BROCQ-BESNIER, sondern eher zu den makulösen Atrophien. Dieser Fall von PAUTRIER schließt sich einem von SPIELMANN beobachteten Fall an, den er unter dem Titel Atrophodermie vermiculée du menton sans kératoses folliculaires veröffentlicht hat, der eine 19jährige Kranke betrifft, bei der in der Anamnese Nervenkrisen vorkommen. Ferner gehören hierher vielleicht der Fall ABRAMOWITZ, retikuläre Atrophie des Gesichtes bei einem 16jährigen Knaben, bei dem seit 2 Jahren kleine, in Gruppen stehende Depressionen der Wangenhaut ohne andere Veränderungen bestehen, der gelegentlich der Aussprache bei der Demonstration des Falles von einigen Rednern für einen Naevus, von anderen für Folgeerscheinungen eines Ulerythemas ophryogenes oder einer Keratosis follicularis angesehen wurde. Auch der Fall PERNET, Atrophia reticularis faciei kann zu den echten Fällen zugerechnet werden. Dagegen gehört der Fall MACQUI: netzartige Atrophie der Haut nach Comedonen zur DARIERschen Atrophie. Einen zweiten, vielleicht hierher gehörigen Fall unter der Diagnose l'érythrose faciale atrophiante hat PAUTRIER beschrieben.

Der Patient ist 17 Jahre alt und hat seit seiner frühesten Kindheit, und zwar ausschließlich auf dem Gesicht, eine Hautveränderung. In erster Linie fällt dessen lebhafte rote, gesprenkelte Färbung auf. Der Ausschlag macht den Eindruck einer erythematösen Maske. Man könnte zuerst an eine einfache, auf vasomotorische Erscheinungen zurückzuführende Kongestion im Gesicht denken, jedoch spricht die jederzeit gleichmäßige Rötung, sowie die Art der Sprenkelung entschieden dagegen. Es zeigt sich keinerlei Substanzverlust auf der kranken Hautfläche. Bei näherer Untersuchung der Erytheme bemerkt man, speziell im Zentrum der Wangen, eine Reihe von kleinen Narben, die weniger rosa sind als die übrigen Teile der Wangen. An einer Stelle zeigt sich eine größere Narbe in der Form einer großen Erbse, welche aber etwas flacher ist als die anderen Narben. Um die Gegend der Unterlippe am Kinn zeigt sich eine von den Erythemen der Wangen vollkommen verschiedene Läsion, welche auch von den genannten Erythemen durch einen Streifen gesunder Haut getrennt ist. Die ganze Läsion um das Kinn wird durch eine schwache und wenig deutliche Narbe eingenommen. Die ganze Narbenzone zeigt eine stärkere Pigmentierung als die umgebende Haut. Die Haarfollikel sind noch vorhanden. Der Kranke teilt mit, daß der Narbenzone vorher eine Rötung analog dem der Wangen voranging, und daß sich diese erst vor etwa einem Jahr wie beschrieben veränderte. Die Affektion wurde fast gar nicht behandelt. Die übrige Haut ist vollkommen normal. Die Affektion an und für sich ist sehr merkwürdig, um so mehr als sie, wie oben beschrieben, an den Zentren der Wangen und am Kinn zur Atrophie geführt hat.

Das von UNNA beschriebene ophrogene Ulerythem zeigt in gewissen Punkten eine Ähnlichkeit mit diesem Fall, weicht jedoch in anderen Punkten vollständig von ihm ab; es zeigt sich z. B. nur in der Gegend der Ohren und nicht an Wangen und Kinn. UNNA beschreibt hierbei weiters eine diffuse Rötung und unebene Haut, während die Haut dieses Patienten besonders glatt ist. Die zwei Fälle von PAUTRIER nehmen eine Sonderstellung ein. Da wird die wurmstichähnliche Atrophie durch Erytheme eingeleitet, verschieden große Narben teils oberflächlicher, teils tieferer Art entwickeln sich, die Narben sind pigmentiert und sclerodermatisch. Vielleicht gehören die Fälle doch zur Dermatitis atrophicans maculosa. Die Läsionen der Atrophodermie vermiculée fangen entweder mit follikulärer Keratose analog den Comedonen oder ohne solche an.

Echte Fälle sind auch die von Bruck veröffentlichten. 2 Brüder, 19 und 22 Jahre alt, zeigen beide Wangenpartien nahezu symmetrisch befallen, am stärksten über dem Jochbein. Die erkrankte Haut zeigt ein charakteristisches

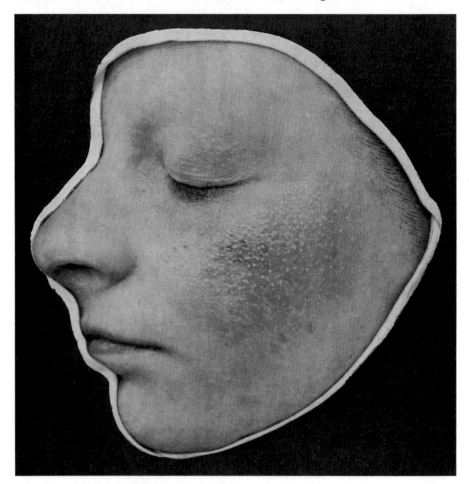

Abb. 45. Atrophodermie vermiculée. (Moulage der Klinik Jadassohn.)

wurmstichähnliches Aussehen. Im histologischen Bilde vollständiges Fehlen der Talgdrüsen, degenerative Veränderung der Haarbildung, die cystenartige Erweiterung der Haarfollikel mit zersplittertem, brüchigem, dünnem Haar; keine Hornbildung wie bei der follikulären Hyperkeratose, Schweißdrüsen spärlich, Elastin dick und klumpig, das perifollikuläre Gewebe ohne elastische Fasern. Bruck spricht sich für die Naevusnatur der Erkrankung aus.

Dagegen gehört der Fall Brünauers nach meiner Ansicht nicht hierher, der eine 60jährige Frau betraf, die symmetrisch beide Wangen rötlich livide verfärbt zeigte und in den mittleren Anteilen dieser Zone das wurmstichähnliche Bild bot; keine Comedonen, keine erweiterten Follikel. Elastinschädigung hauptsächlich in den mittleren Cutisschichten. Bei der Demonstration des Falles habe ich die Zugehörigkeit zur Atrophodermia vermiculata bezweifelt wegen der Entzündungserscheinungen und der ungleichen Größe der Narben.

PHOTINOS und NIKAS haben bei einem 27jährigen Mädchen eine typische, mit dem von mir demonstrierten Falle analoge Atrophie beobachtet.

Zusammenfassend ist zu sagen, daß 4 Formen dieser Erkrankung vorläufig zu unterscheiden sind: die Acne vermonlente von BROCQ-BESNIER, sie gehört wohl zu den Folliculitiden; der Typus DARIER mit Comedonenbildung, der von mir demonstrierte Fall ohne Comedonenbildung, wohin die Fälle BRUCK, PHOTINOS, ZOON u. a. gehören und schließlich die Form PAUTRIER, mit Entzündung einhergehend, zu dem vielleicht der BRÜNAUERsche Fall zu rechnen ist. Das Material, das vorliegt, ist viel zu klein, um Sicheres über Pathogenese und Klinik aussagen zu können. Es scheint sich auch bei dieser Atrophie um eine naevusartige Erkrankung zu handeln.

Atrophia maculosa varioliformis cutis. Alopecia atrophicans. Atrophie en coup de sabre.

HEIDINGSFELD beschrieb einen Fall, bei dem sich auf Wangen und Stirne zahlreiche Narben ohne vorausgegangene entzündliche Veränderungen entwickelten. Diesem Falle schließt sich eine Beobachtung SENEARs an, bei dem eine 18jährige Patientin ebenfalls im Gesicht zahlreiche Narben aufwies, ohne daß entzündliche Veränderungen bestanden; dabei bestand eine mäßige Acne, aber nicht innerhalb der befallenen Partien.

Von DOHI wurden 3 Fälle von *Alopecia atrophicans* beschrieben, von denen der 1. Fall ein 2 Jahre altes Kind betraf, bei dem sich am Hinterkopf ein sich vergrößernder Herd entwickelte, der kahl wurde, wobei die Haut leicht deprimiert, narbig, glatt erschien. Der 2. Fall betraf ein Mädchen, bei dem in den letzten 2 Jahren das Haar zeitweise ausfiel und sich zahlreiche kleine, narbige Depressionen entwickelten. Der 3. Fall betraf eine Frau, die vor einem Jahr eine kahle Stelle mit Krustenbildung hinter dem linken Ohr bekam. Nach Entfernung der Krusten zeigten sich atrophische Hautpartien ohne Entzündungserscheinungen.

Schließlich seien hier noch zu erwähnen die Fälle, die als *Atrophie an coup de sabre* von LOEB, FISCHER, MEIROWSKY, JESSNER, RITTER u. a. veröffentlicht wurden, bei denen es sich aber um Sclerodermie (siehe den Artikel Sclerodermie in diesem Handbuche) handelt. Der Patient LOEBs z. B. wurde vor 2 Jahren sehr nervös und damals begannen die jetzt vorhandenen Narben, indem zuerst ein stärkerer Haarausfall auftrat. In der Mittellinie, an der Nasenwurzel beginnend, ein 2 cm breiter, narbiger Streifen über Stirne und Kopfhaut bis zur Schädelmitte ziehend, rechts ein kleiner ebensolcher.

Histologie.

Im großen und ganzen haben sich die Ergebnisse der histologischen Untersuchung der Dermatitis atrophicans diffusa progressiva, der Dermatitis atrophicans maculosa und der Acrodermatitis atrophicans, wie sie von FINGER und OPPENHEIM in ihrer Monographie vom Jahre 1910 gegeben wurden, nicht verändert. Sie wurden von den späteren Autoren mehr oder weniger bestätigt, geringe Abweichungen von den Befunden kamen vor, aber sie waren bedingt durch die Untersuchungen verschiedener Stadien des Prozesses oder durch nicht ganz richtige Diagnosen. Zusammenfassende Untersuchungen der histologischen Veränderungen nach dieser Monographie wurden gegeben von JESSNER und LÖWENSTAMM, EHRMANN und FALKENSTEIN, KOGOJ, GANS, DELBANCO, LIPPMANN, UNNA, KYRLE u. a.

Die hauptsächlichsten Veränderungen finden sich im *Corium,* und zwar in dessen oberflächlichen Schichten, speziell in der *Papillarschicht*; Epithelveränderungen sind sekundärer Natur.

Die *idiopathische atrophisierende Dermatitis ist eine bald akut bald chronisch einsetzende Entzündung des cutanen Gewebes,* die sich durch eine Erweiterung der Blutgefäße, durch Ödem und Zellansammlung, hauptsächlich aber durch einen sehr frühzeitigen Schwund des elastischen Gewebes charakterisiert. Sie führt zu einer Atrophie aller die Haut konstituierenden Elemente. FINGER und OPPENHEIM geben in ihrer Monographie folgende Darstellung:

„Die histologischen Befunde der diffusen und der Akrodermatitis unterscheiden sich nur graduell voneinander, wir werden sie daher gemeinsam abhandeln; die der Dermatitis maculosa sind ebenfalls im Wesen mit denen der anderen Atrophien identisch, doch treten durch das Umschriebensein des Prozesses Veränderungen auf, die eine gesonderte Beschreibung als geboten erscheinen lassen."

Die erste histologische Untersuchung stammt von BUCHWALD. Dieser Autor findet Fehlen des subcutanen Fettgewebes, Gesamtatrophie aller die Haut konstituierenden Elemente, Fehlen der Papillen und zum größten Teil der Talg- und Schweißdrüsen. Epithel-Bindegewebsgrenze verläuft glatt. Dicke der Cutis 1,5 mm, der Epidermis 0,1 mm. Infiltration um Gefäße, Drüsen, Haarbälge, außerdem in freien Herden.

Ihm folgt POSPELOW, der die Horizontalmuskeln der Haut stark befallen findet, auch die schiefen Hautmuskeln sind Sitz einer Infiltration. Die Hornschicht ist atrophisch und lockerer als normal. Stratum lucidum und granulosum atrophisch, aber deutlich. Basalschicht pigmentreich. Corium auf $^1/_5$ verdünnt. Arterien, Lymphbahnen normal. Venen stark dilatiert, Haarfollikel stark, Talgdrüsen etwas atrophisch. Schweißdrüsen wenig entwickelte Knäuel, Nerven normal.

Bei beiden Befunden fehlt ein Hinweis auf das Verhalten der elastischen Fasern. Erst COLOMBINI findet die elastischen Fasern wesentlich reduziert; die noch vorhandenen geben die Elastinreaktion mit saueren Orcein, haben aber kein normales Aussehen; spärliche Anastomosen und kurze, isolierte Fragmente mit schwach gekrümmtem Verlaufe und sich in verschiedenen Richtungen durchquerend. Atrophie der Haarfollikel, Talg- und Schweißdrüsen, Dilatation der Gefäße und entzündliche Infiltrate.

Von diesem Befund weicht der NEUMANNs wesentlich ab; es sei schon hier hervorgehoben, daß er der einzige ist, der ein reichliches Netzwerk elastischer Fasern konstatieren konnte. NEUMANNs Befund lautet: Epidermis abgehoben, in gleicher Flucht mit dem Cutisgewebe. Dieses besteht in den oberen Lagen aus mehr netzförmig angeordneten Bündeln, die aus schmäleren und weniger intensiv gefärbten Bindegewebsfibrillen zusammengesetzt sind. In den tieferen Lagen breite, massige und stärker tingierte Züge. In den oberen Lagen Rundzellenwucherungen, zum Teil um die Gefäße, zum Teil in Form von Nestern aggregiert. Die tieferen Lagen der Cutis zeigen nur an den Gefäßen Rundzelleninfiltration. Arterien stellenweise mit Wucherungen an der Intima. Panniculus adiposus zum großen Teil geschwunden, Schweißdrüsen, Haarbälge rarefiziert, Talgdrüsen fehlen vollständig. Mißverhältnis zwischen Pigmentgehalt der Epidermis und der Anzahl der Chromatophoren in der Cutis. Die elastischen Fasern bilden ein reichliches, dicht verzweigtes und verfilztes Netzwerk; wo der Papillarkörper verstrichen ist, fehlen die elastischen Fasern; ebenso an den infiltrierten Gewebsstellen. Mastzellen zahlreich.

Den Befund *reichlicher Plasmazellen erhebt* HUBER. Ferner konstatiert er: Haut in toto etwa um die Hälfte verdünnt, Oberfläche derselben glatt, MAL-PIGHIsche Schicht verdünnt, Keratohyalinschichte, wenn auch hier und da in Spuren, vorhanden. Im Corium sind die Blutgefäße vermehrt, ihr Lumen erweitert, um dieselben die oberen erwähnten Plasmazelleninfiltrate, zum geringen Teil von Rundzellen durchsetzt. *Elastische Fasern bedeutend vermehrt,* schwer tingibel, in kleine Detrituskörner zerfallen, sowohl im Stratum papillare als auch im Stratum subpapillare des Coriums. Sie sind dort am spärlichsten, wo Zellinfiltration vorhanden ist. Schweiß- und Talgdrüsen sowie Haarfollikel an Zahl vermindert.

Der histologische Befund HELLERs gibt schon so ziemlich das typische und charakteristische Bild, wie wir es in der Regel fast in allen Fällen voll entwickelt idiopathischer Hautatrophie wieder finden. Bei HELLER ist das subcutane Fettgewebe stark atrophisch. Das kollagene Bindegewebe im Corium gequollen; die Bindegewebsbündel weit auseinander gedrängt, die elastischen Fasern nur scheinbar vermehrt durch den Schwund des kollagenen Gewebes von normaler Reaktion. Keine Plasma- und Mastzellen, glatte Muskelfasern normal. Schweißdrüsen, Talgdrüsen, Haare und Nerven atrophisch, zum Teil gänzlich fehlend. Papillen fehlen; in der obersten Schicht keine elastischen Fasern. Rundzellinfiltration. Pigment sehr vermehrt. Gefäße bedeutend entwickelt, fast angiomatös. Stratum mucosum verschmälert. Stratum granulosum und lucidum fehlen. Stratum corneum aufgelockert, die lose haftenden Hornmassen aufgetürmt.

Der histologische Befund UNNAs unterscheidet sich durch die konstatierten Epithelveränderungen von den anderen Befunden. Er findet die Hornschicht verschieden, im ganzen erheblich verdickt. Basale Schicht gut nachweisbar. Stachelzellenschicht verkleinert. Verstrichensein der Epithelleisten; der Papillarkörper existiert nicht mehr.

Subepitheliale Schicht breit und *homogen* mit spärlichen feinen Elastinfasern. Elastisches Gewebe stark regressiv vermindert, aber unregelmäßig, wenn auch in diffuser Weise. *Keine Degenerationsprodukte des Elastins.*

Zunahme der Muskelbündel. Vergrößerung und Vermehrung der „schrägen Cutisspanner". *Plasmazellenherde* zerstreut durch die ganze Cutis, teils selbständig, teils um die Gefäße, Haarbälge und Drüsen. Venen in ihrer Wandung verdickt, Lumen verengt. Arterien meistens normal.

Das Fehlen entzündlicher Veränderungen konstatiert nur BRUHNS, der eine geringe Abflachung und Verminderung der Papillen, ein Erhaltensein der elastischen Fasern und keine Zellinfiltration findet. Mit Rücksicht auf diesen histologischen Befund und die eigentümlichen klinischen Erscheinungen — 21jähriger Arbeiter, Affektion angeblich seit frühester Jugend bestehend, Atrophie der Haut an der rechten Glutäalgegend und der Hinterseite des rechten Ober- und Unterschenkels — hat BRUHNS selbst die Ansicht geäußert, daß es sich um eine *naevusartige Affektion* handle, der wir uns auch anschließen können.

Eine eingehende mikroskopische Untersuchung liegt von KRZYSZTALOWCZ vor, welcher *drei* Stadien unterscheidet. Das erste Stadium ist charakterisiert durch reiche Zellinfiltration der Cutis und Subcutis, besonders um die Drüsen. Die Infiltrate bestehen hauptsächlich aus Plasmazellen, liegen perivasculär und führen bis zur Obliteration der Gefäße. Die Kollagenbündel sind dünn, stark geschlängelt. In den Infiltraten fehlen die elastischen Fasern, sonst scheinen sie eher vermehrt. Die Papillen sind abgeplattet, die Epidermis verschmälert.

Im zweiten Stadium ist die Infiltration nicht mehr so ausgeprägt. Die Atrophie des Kollagens und der elastischen Fasern ist weiter vorgeschritten. Die Drüsen und Follikel zeigen einen hohen Grad von Atrophie. Die unteren

Epithelschichten enthalten reichlich Pigment. Im dritten Stadium endlich ist das Kollagen atrophisch, die elastischen Fasern zerbrochen und schwach färbbar, doch sind sie weniger atrophisch als die übrigen Gewebe, das Pigment fehlt.

Zwei *Stadien* im histologischen Bilde unterscheiden Herxheimer und Hartmann, das *Infiltrations-* und das *Atrophiestadium*.

Das erstere zeigt außer einer Hyperkeratose keine wesentlichen Änderungen des Epithels, die Papillen gut ausgebildet, in demselben und im Stratum reticulare ein Infiltrat aus spärlichen Leukocyten, reichlich einkernigen Zellen und Mastzellen bestehend. Die elastischen Fasern in den Papillen normal, im Infiltrat des Stratum reticulare wesentlich vermindert. Die Untersuchung des atrophischen Stadiums ergibt Hyperkeratose, Verschmälerung des Rete, Verstrichensein der Papillen, ein Infiltrat von Plasmazellen. Die subepithelialen elastischen Fasernetze erhalten, die des Stratum reticulare wesentlich vermindert.

Die übrigen histologischen Befunde haben nichts wesentlich Neues zur Histologie der idiopathischen Hautatrophie beigetragen. Derartige Befunde liegen noch vor von Bruhns, ein zweiter von Herxheimer und Hartmann, einer von Lehmann, der auffallende Gefäßvermehrung konstatiert, von Dietz (Elastin schichtenweise atrophisch und erhalten), von Riecke und Alexander, von Grouven, von Ehrmann und Nobl. Ausführlicher erwähnt seien die Befunde Ruschs, weil dieser Autor auf Grund seiner histologischen Bilder den Standpunkt vertritt, daß Atrophie und Entzündung parallel gehen, ohne kausalen Zusammenhang, daß man mithin nicht ein entzündliches Vorstadium und ein atrophisches Endstadium unterscheiden dürfe. Bei einem seiner Atrophiefälle, bei dem entzündliche Erscheinungen nicht nachweisbar waren, findet Rusch die größte Verdünnung im subcutanen Bindegewebe; der Papillarkörper fehlt, die Basalzellen mehr kubisch. Pigmentgehalt gering, Bindegewebsfibrillen verdichtet, homogenisiert, keine Degenerationsprodukte des Bindegewebes. Unter dem Epithel ein homogenes Band mit Lücken (subepithelialer Grenzstreifen). Schwund des Elastins findet sich nur in der tieferen Cutisschicht. Die Zellanhäufungen der oberen Cutisschichten oft diffuser Natur, oft in knotigen Herden auftretend; sie bestehen aus Rund- und Plasmazellen.

Die Capillaren sind dilatiert, ebenso die kleineren venösen Gefäße mit Blut strotzend gefüllt; deren Zahl vermehrt; keine Endothelzellenwucherung; Schweißdrüsen vorhanden, Haarfollikel, Talgdrüsen atrophisch. Nach Rusch handelt es sich hierbei um die Entwicklung eines chronisch entzündlichen Granulationsgewebes mit gleichzeitig einsetzender Atrophie der die Haut konstituierenden Elemente.

Der histologische Befund in einem Falle, bei dem die entzündlichen Erscheinungen auch klinisch ausgeprägt waren, ergab ähnliche Verhältnisse, nur entsprechend dem Stadium der Infiltration, verdickte Hornschichte, verschmälerte Keimschichte, Verbreiterung des Papillarkörpers, Ödem und Zellinfiltrationen, leichte endotheliale Wucherungen in Venen und Capillaren.

In einem späteren Stadium ergab die histologische Untersuchung sehr degenerierte, homogene Kollagenbalken und zahlreiche, zumeist bindegewebig verdickte, erweiterte Blutgefäße, die stellenweise den Eindruck angiomatöser Neubildung erwecken. Elastin nur im subepithelialen Netz erhalten. Außerdem findet Rusch an einem anderen Hautstück obliterierende Endarteritis. Wir können Rusch nicht beipflichten, wenn er behauptet, daß die Atrophie und die Entzündung parallel nebeneinander laufen ohne kausalen Zusammenhang und beide Erscheinungen auf die unbekannte bestehende Ursache zurückführt, die einerseits Atrophie, andererseits Entzündung auslöst. Wir sehen sowohl klinisch als auch histologisch in der Regel ein entzündliches Stadium dem atrophischen

vorangehen, doch gelingt es freilich nicht bei der Chronizität des Prozesses
beide Stadien scharf voneinander zu trennen; dies gelingt auch nicht bei anderen
zur straffen Atrophie führenden Hauterkrankungen z. B. beim Lupus erythematosus und bei der Sclerodermie, wo man sowohl anatomisch als auch
klinisch das Stadium der Verdichtung und der Verdünnung nebeneinander
und gleichzeitig beobachtet. Trotzdem zweifelt niemand daran, daß das letztere
Stadium dem ersteren folgt und durch das erstere bedingt ist."

In seiner ersten Mitteilung findet JESSNER im großen und ganzen die in den
allermeisten Fällen bereits beschriebenen Veränderungen, wie starke Infiltra-
tionserweiterungen der Gefäße, Schädigungen der elastischen Fasern. Als neue
Befunde kamen hinzu: *Riesenzellen* und *Kalkeinlagerungen.* Diese Kalkeinlagerungen wurden zum ersten Male von ATTINGER erwähnt. ATTINGER fand in
normaler Haut einen kompakten dreieckigen Herd, dessen Basis unterhalb der
Patella lag, in einem Falle von Akrodermatitis. In diesen Herden befanden sich
neben den im Infiltrationsstadium der Akrodermatitis angegebenen Veränderungen verlängerte Papillen, Hyperkeratose, Riesenzellen (sowohl vom Fremd-
körper- wie LANGERHANSschem Typ) und im Infiltrat reichliche polymorph-
kernige Leukocyten. Außerdem vereinzelte, freiliegende Kalkeinlagerungen. Es
ist dies also ein ganz eigentümlicher Befund. JESSNER fand in seinem Fall eine
knotige, verdickte Stelle in der rechten Kinnhälfte, neben dem typischen
Befund im ganzen Präparat ziemlich reichlich Riesenzellen vom Fremdkörper-
und LANGERHANSschem Typus zwischen den verkalkten und nicht verkalkten
Fasern, freien Kalk im Gewebe; Fettgewebe völlig verschwunden. Auch im
Präparat aus der geschwollenen Kehlkopfschleimhaut findet JESSNER viel
Riesenzellen und freien Kalk im Gewebe und in der atrophischen Haut des
linken Unterarmes mehrere Fettinseln im Bindegewebe, doch nachweisbar in
Verbindung mit dem subcutanen Fett vereinzelte Riesenzellen mit verkalkten
elastischen Fasern; im Protoplasma einer Riesenzelle ein spinnenartiger Ein-
schluß. In einem zweiten Falle konnten ebenfalls Riesenzellen nachgewiesen
werden. Eine Besonderheit ist der Befund JESSNERs, der in der Haut des
Handrückens und Ellbogens sowohl im infiltrativen als auch im atrophischen
Stadium Knötchen von tuberkuloidem Bau mit Riesenzellen findet. Auch
KLAAR findet in seinem Falle Riesenzellen, ebenso HERCZEG. In einer zweiten
Arbeit untersucht JESSNER die fibroiden Knotenbildungen bei Dermatitis
atrophicans und findet in einem Falle, daß es sich um Bindegewebstumoren
handelt, bei dem die zentralen Partien eine degenerative Umwandlung erlitten
haben. Über diese degenerativen Umwandlungen äußert sich JESSNER nicht
definitiv und denkt an eine Art „trübe Schwellung". Dies ist das Resultat der
histologischen Untersuchung eines subcutanen Knotens. Bei cutanen fibrösen
Knoten findet JESSNER elastische Fasern im Bindegewebe und besonders reichlich Plasmazellen, woraus er auf eine entzündliche Genese aller dieser Knoten-
arten schließt.

EHRMANNs und FALKENSTEINs Befunde weichen etwas von JESSNERs ab.
Die Autoren meinen, daß die sog. Fibrome in dieselbe Kategorie von Veränderungen gehören, wie die Platten und Stränge, die oft inmitten infiltrierter oder
atrophischer Hautstellen liegen. Das frühe Infiltrationsstadium ist charakterisiert durch vorwiegendes Befallensein des lockeren Gewebes der Papillar-
und Subpapillarschicht und der Gegend um die Follikel mit Enthaltensein der
Struktur der Bindegewebsbündel. Das klinische Bild und das schwammige
Anfühlen beim Anfassen sind bedingt durch Hyperämie und Erweiterung der
Blut- und Lymphbahnen. Auch EHRMANN findet Riesenzellen wie HODARA,
ATTINGER u. a. Das polsterartige weiche Aussehen kommt nach EHRMANN
durch netzförmige und schmale streifenförmige Anordnung des Infiltrates im

lockeren Bindegewebe, durch die schnelle Entleerungsfähigkeit der erweiterten Venenzustände. Deshalb die Stauung, das livide Aussehen, das weiche und kühle Anfühlen. Die oberflächlichen Streifen, Inseln oder netzartig angeordneten Partien livider Haut, die sich später runzeln und spärlich schuppen, zeigen nicht sehr intensive Veränderungen. An der Peripherie Zeichen der subakuten Entzündung mit Erhaltenbleiben der Papillen, im Zentrum Abflachung des Papillarkörpers; stellenweise erhaltene Papillen bedingen die Felderung; die Hornschicht ist verdickt und aufgelockert und bedingt die feine Schuppung und den Seidenglanz. Die sclerodermieähnlichen Formen sind hervorgerufen durch die Struktur der Cutis propria, die verdickt ist, während die oberflächlichen, noch nicht atrophischen Schichten mechanisch darüber gelagert sind. Die in der Cutis propria verlaufenden Venen verdrängen zum Teil dieses derbe Gewebe. Die Haut wird später wieder geschmeidig, indem die zellige Infiltration resorbiert wird und die Flüssigkeit zwischen den Bindegewebsveränderungen schwindet. Ehrmann unterscheidet scharf diese Veränderungen von der echten Sclerodermie. Das klinische Bild der platten und strangförmigen Verdickungen wird durch die Veränderungen des Bindegewebes bedingt. Das eigentümliche wachsartige Aussehen durch die in und zwischen den Bündeln vorhandenen, mit Plasma gefüllten Räume; die Blutgefäße, die nur wenig gefüllt, aber nicht geschwunden sind, können sich durch mechanische Reize erweitern. Ein wesentlicher Unterschied gegenüber der Sclerodermie (im Falle 10 Ehrmanns) liegt darin, daß die Umordnung des Bindegewebes in Säulenform in der Richtung der Venen erfolgt. Das Infiltrat umscheidet die Venen und die Säulen zwischen den Venen. Es ist auch perivenös um die Vasa vasorum angeordnet. Ehrmann stimmt hier mit mir überein. Die Fibrome sind nach Ehrmann mit dieser Infiltration in Analogie zu setzen. Das Verhalten der elastischen Fasern in ihnen rechtfertigt die Trennung von den wirklichen Fibromen. Die livide Färbung der Knoten ist durch Erweiterung der Venen in der lockeren, oberflächlichen Schicht zurückzuführen, entsprechend dem Befunde von Oppenheim. Ehrmann trennt diese fibromatösen Bildungen von den echten Fibromen auf Grund der Beziehungen des Infiltrates zu den Bindegewebszügen und den elastischen Fasern. Diese beginnen in den zwischen den Bindegewebszügen verlaufenden und in den perivenösen Lymphbahnen. Hier beginnt auch der Schwund der elastischen Fasern, dann schreitet die Infiltration in das innere der Züge vor und nimmt in der Peripherie ab. Hier beginnt die Ausschmelzung von Spalten und Höhlen, die mit vergrößerten Fibroblasten begrenzt sind, dann Schwund der elastischen Fasern, Schwund der Spalten, plattenförmiges Zusammengepreßtsein der Bindegewebsbündel evtl. mit Neubildung feinster elastischer Fasern, die wie in eine Narbe parallel zur Hautoberfläche sind. Allen harten Formen ist gemeinsam die Veränderung des Bindegewebes im Gegensatz zu Oppenheim; Ehrmann meint aber als letztes Stadium nur das der degenerativen Veränderungen, das heißt der vollendeten Atrophie ansehen zu können. Alle übrigen beschriebenen Formen gehen entweder zurück, oder sie sind Vorläufer der Atrophie. Vermehrung der Muskelfasern findet er nur scheinbar. In ganz atrophischen Hautpartien findet er noch Infiltrationsreste. Nicht immer war die „subepitheliale Grenzschicht" ausgebildet und homogenisiert; dies ist also nicht pathognomonisch für die Erkrankung. Amyloide Degeneration wurde nicht beobachtet. Xanthome fand er in einem Falle. Die Haare sind teils verschmächtigt, teils fehlen sie. Talgdrüsen sind regelmäßig geschwunden; dies ist charakteristisch für die histologische Diagnostik. Schweißdrüsen waren überall vorhanden. Im großen und ganzen sind also jeder Erkrankungsstelle 2 Grundformen eigen: das infiltrative Anfangs- und das atrophische Endstadium, die ineinander übergehen.

Ausführliche histologische Untersuchungen stammen von Kogoj. Auf Grund seiner Fälle findet Kogoj, je nach dem Stadium, das Epithel leicht verdünnt, stark hyperkeratotisch, die Epidermocutangrenze papillenlos, einzelne Wanderzellen im Epithel; im großen und ganzen die Epidermis normal oder ihre Veränderungen von sekundärem Charakter; die cutanen Veränderungen stehen im Vordergrunde. Sie betreffen das kollagene und elastische Gewebe, das Gefäßsystem, die Hautmuskulatur, ferner eine Vermehrung normal vorhandener und ein Neuauftreten pathologischer Zellelemente, nicht nur das elastische, sondern auch das kollagene Gewebe; das letztere, wenn auch öfter zu einer späteren Zeit, wird primär geschädigt. Es geht schon ziemlich früh zugrunde mit Bildung von Fettgeweben. Das Auftreten von Inseln von Fettgewebe, wie sie Oppenheim beschrieben hat, kommt in Fällen von Akrodermatitis zu einer Zeit vor, wo die Entzündung sich noch in vollster Blüte befindet und wo die elastischen Fasern teilweise noch weniger gut erhalten sind. Es schädigt also das zur Atrophie führende Agens gleichzeitig sowohl das Kollagen als auch das Elastin. Merkwürdigerweise erklärt Kogoj das Entstehen von Fettinseln, indem an Stelle des geschwundenen Bindegewebes zuerst ein leerer Hohlraum entsteht, in dem bald Septen auftreten, die sich allmählich in regelmäßige Maschen teilen, in denen Fett auftritt. Diese Inseln treten meist um höher gelegene Schweißdrüsen auf, so daß diese halbinsel- oder inselförmig im Fettgewebe liegen. Und dieses kommt dadurch zustande, daß das Bindegewebe, welches um Schweißdrüsen liegt, bei Einwirkung des schädlichen Agens dem eine viel geringere Widerstandsfähigkeit entgegensetzt. Diese Fettansammlungen befinden sich durchwegs an Stellen, wo Fett normal nicht vorkommt, also eine gegenteilige Ansicht, wie sie Jessner hat. Die Gefäßveränderungen und die Zusammensetzung des Infiltrates, wobei hauptsächlich der Befund von Plasmazellen betont wird, sind in Übereinstimmung mit den Befunden anderer Autoren. Dagegen konnte Kogoj wie Pospelow, Hodara, Rusch u. a. Hyperplasie, resp. Hypertrophie der Muskelelemente finden, die er als sekundäre Erscheinung auffaßt. Die Bindegewebshypertrophie in den sclerodermieähnlichen Partien faßt Kogoj als einen Versuch des Gewebes auf, wieder normale Verhältnisse zu schaffen. Bei den fibroiden Bildungen bestätigt er meine histologischen Befunde und faßt sie ebenfalls als Reparationsvorgang auf, aber als ,,Pararestitutio''. Bei der histologischen Untersuchung der Dermatitis atrophicans maculosa findet er vollkommenen Elastinschwund, aber auch übermäßiges Zugrundegehen des kollagenen Gewebes. Die Dermatitis diffusa und maculosa sind wesensgleich, er findet nur die Form des Ausfalles der elastischen Fasern im Bindegewebe nicht als ein Dreieck, sondern als ein Viereck. Degenerationsprodukte des Kollagens und Elastins wurden von ihm nicht gefunden, woraus er schließt, daß eine rasche, toxisch wirkende Noxe die Ursache der Erkrankung ist. Riesenzellen findet er nie. Nach ihm nimmt die Noxe ihren Weg durch die Gefäße und schädigt in gleicher Weise Elastin und Kollagen und nicht wie ich meine, nur das Elastin, während das Kollagen erst sekundär durch den Wegfall des Elastins geschädigt wird.

Nach Kyrle, der sich dem Befunde Finger-Oppenheim anschließt, beginnt die Infiltrationsbildung in den obersten Teilen der Cutis, erythematöses Stadium. Der elastische Faserapparat ist zu dieser Zeit bereits weitgehend geschädigt, bald treten auch Zeichen der Atrophie auf. Durch Atrophie der Epidermis des Papillarkörpers und Schwund der Elastica im Bereich der ganzen Cutis ist auch das Bindegewebe geschädigt, Verschmelzung der Bündel mit Homogenisierung, Gefäßerweiterung, Hautanhänge geschwunden, ähnlich wie bei der senilen Atrophie. Nun kommt es zu sekundären atrophischen Gewebsveränderungen; während aber bei der senilen Atrophie die Epidermis es ist,

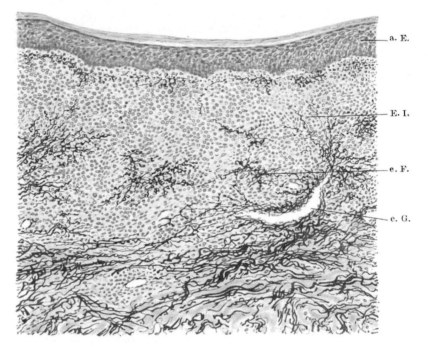

Abb. 46. Initialstadium von idiopathischer Hautatrophie; Schnitt durch einen infiltrierten Herd aus der Streckseite des Vorderarmes. (Klinisch: Typischer Fall einer HERXHEIMERschen Akrodermatitis.) (Orcein-Methylenblau-Färbung.) Vergrößerung 110.

a. E. Epidermis, bereits ein wenig atrophisch. Die obersten Cutispartien von einem dichten Rundzelleninfiltrat durchsetzt (E. I.); bei e. G. erweitertes Gefäß. Im Entzündungsherd die elastischen Fasern (e. F.) vielfach schon fehlend; wo sie noch erhalten sind, erschienen sie zerrissen. (Nach J. KYRLE.)

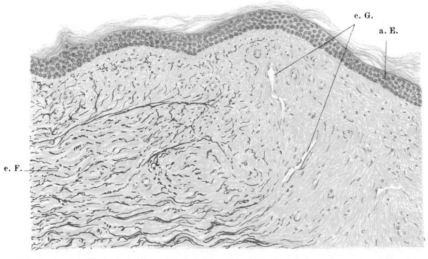

Abb. 47. Endstadium einer idiopathischen Atrophie. Streckseite des Vorderarmes, und zwar Stelle, wo atrophische und klinisch normale Haut aneinander stießen. (WEIGERT-Elastica-Färbung.) Kontrast zwischen linker und rechter Hälfte des Präparates. Links elastische Fasern erhalten (e. F.), wenn auch nicht ganz der Norm entsprechend (im Papillarkörper vielfach nur Bruchstücke von Fibrillen), rechts völliges Fehlen derselben, das Kollagen hier ein wenig verdichtet (vielleicht Beginn von Fibrombildung), in diesem Areale erweiterte Gefäße (e. G.). Die Epidermis atrophisch (a. E.); Grenzlinie zwischen ihr und der Cutis eine Gerade. (Nach J. KYRLE.)

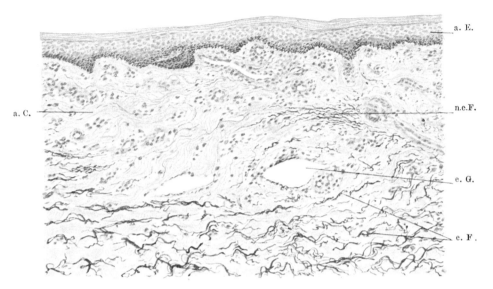

a. E.

n. e. F.

a. C.

e. G.

e. F.

Abb. 48. Schnitt durch eine sclerodermieähnliche Plaque bei idiopathischer Atrophie aus der Streckseite des unteren Drittels des Unterschenkels. (Klinisch sonst typisches Bild des idiopathischen Hautschwundes.) (Weigert-Elastica-Färbung.)

Die Epidermis atrophisch (a. E.), leicht wellig verlaufende Grenzlinie gegenüber der Cutis. Diese homogenisiert, das Kollagen geschrumpft (a. C.), von derb fibrösem Aussehen; bei n. e. F. offenbar neugebildete (elastische?) Fibrillen, sonst fehlen dieselben im Bereiche der umgebauten Cutis; stark erweiterte Gefäße (e. G.) befinden sich dortselbst. Unterhalb dieses Herdes, in den tieferen Schichten der Cutis ist die fibrilläre Struktur der Kollagenbündel erhalten, zwischen ihnen elastische Fasern (e. F.), die wohl als präexistente angesehen werden müssen, und beschädigt sind.
(Nach J. Kyrle.)

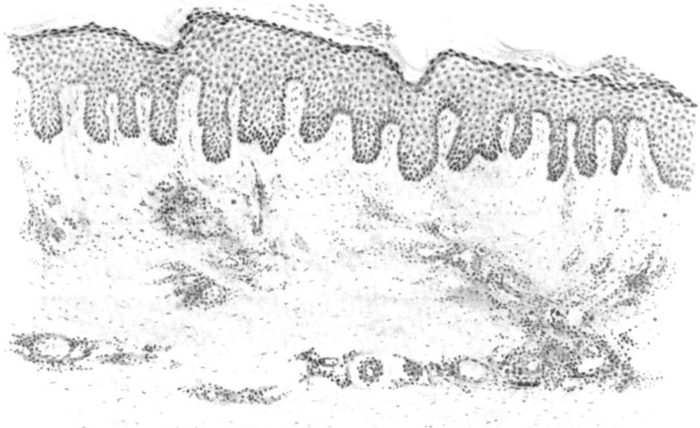

Abb. 49. Dermatrophia chronica idiopathica progressiva. Erythem am fortschreitenden Rande. (Mitte des Oberschenkels, Streckseite; 51j. ♂.) Verdickung und stellenweise Parakeratose der Hornschicht, Ödem und Hypertrophie des Stratum spinosum. Ödem im Papillarkörper, kurze, plumpe Papillen. Perivasculäre Infiltration besonders in der oberen und mittleren Cutis mit Erweiterung der Gefäße, Wandveränderungen und perithelialer Zellproliferation. O. 128 : 1; R. 98 : 1.
(Nach O. Gans.)

welche hypertrophisiert, ist es bei der Dermatitis atrophicans die Cutis, wodurch es zur Entwicklung umschriebener Bindegewebswucherungen, fibromähnlichen Knoten (Oppenheim), gelegentlich sogar zur Bildung von Sarkomen (Klaar) oder zu diffusen, sclerodermieähnlichen Verdichtungen kommt. Es handelt sich dabei um hypertrophische, narbige Gewebsbildungen und Einlagerungen in die Cutis, in denen sich Neubildung elastischer Fasern finden kann.

Gans unterscheidet nach dem histologischen Befunde Erythem und Atrophie mit den Übergangsformen. Im erythematösem Stadium geringe Veränderungen der Epidermis, aber bereits starke Veränderung im Corium; Papillarkörper ödematös, unter der Epidermis diffuse Infiltrationsherde, die neben Lymphocyten zahlreiche Plasmazellen enthalten. An den Gefäßen, an die sich die Infiltration hauptsächlich einschließt, Endarteriitis und Endophlebitis; die elastischen Fasern atrophisch, das Kollagen homogenisiert, hypertrophisch,

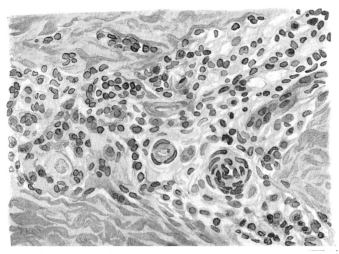

Abb. 50. Dermatrophia diffusa idiopathica progressiva. Erythem. (♂ 51 jähr., Oberschenkel dorsal). Gefäßveränderungen. Wandverdickung, Endarteriitis, Endophlebitis, Thrombose (rechts). Ödem, Wucherung der Perithelien und lymphocytäre Infiltration. O. [560 : 1;] R. 532 : 1. (Nach O. Gans.)

Zellinfiltration der Anhangsgebilde. Bei den Übergangsformen bereits Atrophie, Verschmälerung der Epidermis, Papillarkörper abgeplattet. Die elastischen Fasern außerordentlich dünn und zart, im Bereich der Infiltration die Elastica und das Kollagen völlig geschwunden, die Gefäße jetzt erweitert, im Papillarkörper vermehrt. Im Stadium der Atrophie die Epidermis stark verschmälert, das subcutane Fettgewebe oft nahe an der Epidermis. Talgdrüsen und Haare völlig geschwunden, Gefäße erweitert. In den oberen Abschnitten fehlt das elastische Gewebe vollständig, in den tieferen Lagen reichliche elastische Fasern, das Bindegewebe gequollen, homogenisiert; in den Infiltrationsherden bildet das Bindegewebe eine formlose homogene Masse, so weit es nicht völlig geschwunden ist. Die Anhangsgebilde der Haut spärlich vorhanden, die glatte Muskulatur atrophisch, das subcutane Fettgewebe stark reduziert; der „Ulnarstreifen" zeigt ein ähnliches Bild, die Klinik desselben kann nur erklärt werden durch ein Ödem, welches sich der histologischen Untersuchung entzieht. In bezug auf die sclerodermieähnlichen Herde bestätigt Gans die Befunde Oppenheims. Die Dermatitis atrophicans maculosa ist grundsätzlich nicht von dem eben beschriebenen histologischen Befunde verschieden.

Delbanco, Lippmann und Unna schließen sich weitgehend diesen Befunden an. Als neu betrachten sie nur die Feststellung, daß bei den multiplen Knoten und Strängen nicht nur hypertrophische oder hyperplastische fibröse Prozesse vorhanden sind, sondern daß den Wucherungen regressive Veränderungen folgen, nicht nur im Elastin, sondern auch im kollagenen Gewebe; Verschmelzung der Fasern zu homogenen Netzen, schließlich Schwund des kollagenen Gewebes bei Erhaltung des Reticulums. Der Elastinschwund geht parallel mit dem Schwund der kollagenen Fasern, während Bindegewebszellen und Reticulum erhalten bleiben. Die Gesamtelastica kann verschwunden sein an Stellen, wo die Bindegewebsfibrillen noch relativ gut erhalten sind. SCHÖNSTEIN findet mäßige Hyperkeratose, Vakuolen der Retezellen und Homogenisierung der Elastica wie die genannten Autoren.

Die nun folgenden Ausführungen und Abbildungen sind zum Teil der Monographie FINGER-OPPENHEIM und verschiedenen Veröffentlichungen OPPENHEIMS entnommen.

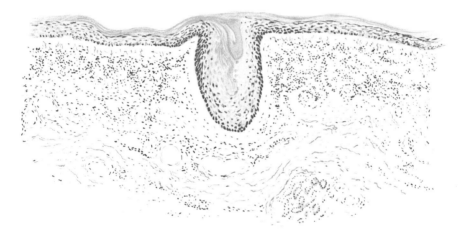

Abb. 51. Dermatrophia chron. idiopath. progress. Atrophie. ,,Ulnarstreifen". 42jähr. ♂. Hyperkeratose, Atrophie der Stachelzellschicht, verstrichener Papillarkörper, deutlicher Grenzstreifen mit zartem Elastin. Bandförmiges Infiltrat in oberer und mittlerer Cutis, vorwiegend um die erweiterten und vermehrten Gefäße. Homogenisiertes Kollagen. Corium verschmälert. Färbung: Saures Orcein-polychrom. Methylenblau. O. 128:1; R. 96:1. (Nach O. GANS.)

Wenn wir die Ergebnisse der histologischen Befunde der Literatur und unserer eigenen Resultate zusammenfassen, so ergibt sich ein histologisches Bild, das sich ungezwungen, wenn auch mit allmählichen Übergängen in *drei Stadien* einteilen läßt; in das Stadium der *Entzündung ohne Atrophie*, in das Stadium der *Atrophie mit noch bestehenden entzündlichen Erscheinungen* und in das dritte Stadium der *sekundären degenerativen und hypertrophischen Veränderungen*.

Das Stadium der Entzündung beginnt im Stratum papillare und subpapillare mit einer Erweiterung der Gefäße, Austritt von Serum aus diesen und Rundzellenansammlungen geringen oder höheren Grades (HERXHEIMER und HARTMANN). Man findet zu dieser Zeit die Papillargefäße erweitert, deren Endothelzellen gequollen, das Bindegewebe der Papillen homogenisiert. Die Hornschichte ist gewöhnlich ein wenig verdickt (RUSCH), die Keimschicht zu dieser Zeit verschmälert. Bald treten Plasmazellenansammlungen auf, die sich auch auf die tieferen Cutisschichten erstrecken und die Gefäße, Talg- und Schweißdrüsenausführungsgänge sowie die Drüsen selbst einhüllen (HUBER, UNNA, KRZYSZTALOWICZ u. a.).

Zu dieser Zeit treten auch schon die Atrophien auf, und zwar äußern sich diese zuerst im Verhalten der elastischen Fasern. Diese fehlen in den Infiltraten schon frühzeitig, d. h. sie haben ihre Färbbarkeit verloren, ohne daß

Degenerationszeichen an ihnen aufgetreten wären. *Sie zeigen hier dasselbe Verhalten, wie in jedem chronisch entzündlichen Granulationsgewebe.* Zum Vergleiche sei hier auch der histologische Befund der Dermatitis atrophicans leprosa im Bilde wiedergegeben, an dem man im spezifischen leprösen Infiltrat dieselben Verhältnisse erkennen kann (siehe Abb. 52).

Am wichtigsten erscheint uns aber der Umstand, daß die elastischen Fasern auch unabhängig von den Zellinfiltraten, an Stellen, die scheinbar völlig normal sind, ihre Färbbarkeit verloren haben. Am frühesten scheint dies im Stratum subpapillare vorzukommen, dann in den Papillen, und später im Stratum reticulare. Dieser Ausfall tritt manchesmal ganz unregelmäßig auf, manchmal mehr schichtweise; sehr selten sieht man elastinfreie Zonen und Zellinfiltrate. Es spricht dieses Verhalten der elastischen Fasern für Ruschs Ansicht, daß der unbekannte ätiologische Faktor gleichzeitig Atrophie und Entzündung erzeugt;

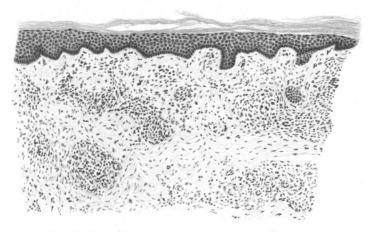

Abb. 52. Dermatitis atrophicans leprosa universalis progressiva.
Papillen klein und flach, die elastischen Fasern vermindert oder fehlend. In der Cutis und Subcutis [reichlichst Zellinfiltrate, allenthalben im Infiltrat sehr zahlreiche Leprabacillen.

trotzdem konnten wir niemals in einer Haut, wo nicht wohl entwickelte Entzündungserscheinungen bereits vorhanden waren, dieses Verhalten der elastischen Fasern beobachten; andererseits ist die Unmöglichkeit, die elastischen Fasern tinktoriell darzustellen, noch immer nicht mit deren Schwund gleichbedeutend (Krösing)

Dabei findet man keine Degenerationsprodukte des Elastins (Unna) weder morphologisch in Form von Schollen, Bröckeln usw. noch tinktoriell als Elacin. Man kann höchstens in den elastinfreien Zonen feine Fäserchen und Ästchen nachweisen.

Die Reduktion der elastischen Fasern, die von fast allen Autoren übereinstimmend angegeben wird, erstreckt sich bereits auf alle Schichten der Cutis. (Nur Neumann findet zahlreiche elastische Fasern, ein Befund, den Matzenauer durch den Wegfall von Kollagen erklärt.) Degenerationen derselben findet Colombini als kurze, isolierte Fragmente mit schwach gekrümmtem Verlaufe. Huber in schwerer Tingibilität und als kleine Detrituskörner. Krzysztalowicz als Fragmentbildung und in schwacher Färbung. Wir konnten auch in späteren Stadien der Atrophie keine Degenerationsformen der elastischen Fasern nachweisen.

Nun tritt auch schon eine stärkere Beeinflussung des Kollagens zutage. Diese äußert sich bald in einer Dünnheit, Trockenheit und stärkeren Schlängelung der Kollagenbündel (KRZYSZTALOWICZ, NEUMANN), bald in einer Quellung und Homogenisierung (HELLER), die speziell das subepitheliale Bindegewebe betrifft (UNNA, RUSCH u. a.).

Färberisch sich dokumentierende Degenerationen des Bindegewebes sind nicht nachweisbar, wohl aber verminderte Färbbarkeit im allgemeinen (NEUMANN).

Im vollentwickelten Stadium der Atrophie sind die Bindegewebsbündel sehr dünn, gestreckt, ihre Kerne vermindert oder fehlend, sehr locker gefügt, stellenweise findet man auch da noch Homogenisierung.

Ein besonderes Befallensein der Hautmuskeln, wie sie POSPELOW, HODARA, JESSNER, KOGOJ beschreibt, konnte von uns nicht nachgewiesen werden.

Was das subcutane Fettgewebe betrifft, so herrscht Übereinstimmung unter den Autoren. Entweder es fehlt gänzlich oder die Fettzellen haben zum großen Teil ihren Fettgehalt verloren, so daß zwischen Kern und Zellmembran nur ein ganz kleiner Spalt sichtbar ist. Ebenso stimmen die Befunde bezüglich der Haare, Talg- und Schweißdrüsen überein; sie fehlen entweder gänzlich, oder sie sind spärlich, klein und atrophisch. Die Zellinfiltrationen bestehen hauptsächlich aus Plasmazellen, weniger häufig sind Rundzelleninfiltrate anzutreffen, Vermehrung der Mastzellen wird häufig beobachtet (HERXHEIMER-HARTMANN). Sie sind in den oberen Schichten mehr diffuser Natur, in den tieferen mehr knotig angeordnet, die Blutgefäße und Drüsenausführungsgänge begleitend. Nach KRZYSZTALOWICZ fehlen die Infiltrate im letzten atrophischen Stadium ganz, ein Befund, der bisher vereinzelt geblieben ist. Allerdings scheinen die Zellinfiltrationen, namentlich die aus Rundzellen bestehenden, in den späteren Stadien spärlicher und weniger dicht zu werden, obwohl auch das umgekehrte Verhalten, ausschließlich Rundzellen, keine Plasmazellen, angegeben wird (HELLER).

Die Blutgefäße, speziell die Venen, sind zumeist erweitert (POSPELOW, COLOMBINI, HUBER, HELLER, RUSCH u. a.). Manchmal ist die Erweiterung der Gefäße so bedeutend, daß angiomatöse Bilder vorgetäuscht werden (HELLER, RUSCH), ein Befund, den wir ebenfalls öfter erheben konnten. Dabei sind meistens die Gefäße strotzend gefüllt. Intimawucherung, obliterierende Endarteritis, bindegewebige Verdickung der Gefäßwände kann ab und zu beobachtet werden, gehört aber nicht zum regelmäßigen Befunde (NEUMANN, UNNA, KRZYSZTALOWICZ, RUSCH u. a.).

Von den Lymphgefäßen ist nicht viel zu sagen. Sie können erweitert sein, zellig infiltriert oder auch normal wie bei anderen chronischen Entzündungen.

Die Nerven der Haut sind entweder normal, oder atrophisch (HELLER) oder von Zellinfiltraten umgeben.

Der Pigmentgehalt des Coriums schwankt ebenso; bald sind zahlreiche Chromatophoren anzutreffen (NEUMANN, HELLER), bald fehlt das Pigment (KRZYSZTALOWICZ). Schleim, wie z. B. KÖNIGSTEIN bei der Poikilodermie nachweisen konnte, konnte von mir und anderen Autoren (GUHRAUER) nie nachgewiesen werden.

Allgemeine Übereinstimmung herrscht in bezug auf das Verhalten der Epithel-Cutisgrenze; diese ist eine gerade Linie resp. ein horizontale Fläche geworden. Eine Andeutung von Papillen findet man nur in früheren Stadien der Atrophie; in den späteren Stadien konstatiert man völliges Fehlen der Papillen. Man kann höchstens noch ganz flache Wellenbildungen der Epithel-Cutisgrenze nachweisen.

Die Epithelveränderungen sind gering. Kubische Beschaffenheit der Basalzellen (RUSCH), gut nachweisbares Vorhandensein (UNNA), normales Verhalten derselben (HERXHEIMER-HARTMANN), Pigmentgehalt derselben bald reichlich (POSPELOW), bald gering (RUSCH).

Das Rete Malpighi ist im allgemeinen sehr verschmälert, bis auf 2 und 3 Zellagen; die Stachelzellen sind mehr abgeplattet, die Lücken zwischen ihnen kleiner, die Stacheln schlecht nachweisbar; Stratum lucidum und granulosum fehlen meistens, können aber auch vorhanden sein (Pospelow). Goodman findet Hyalinisation der Stachelzellenschicht. Die Hornschicht bald verdünnt, bald normal, bald hyperkeratotisch (Herxheimer), meistens dünner als normal. Die Gesamtepidermis ist meistens dünner als die normale (Buchwald 0,1 mm).

Wir sehen aus diesen histologischen Untersuchungen, daß die Bezeichnung Dermatitis atrophicans zu Recht besteht, daß wir es hier mit der Entwicklung einer chronischen Entzündung mit Ausgang in Atrophie aller die Cutis konstituierenden Elemente mit besonderer und sehr frühzeitiger Beteiligung des elastischen Gewebes zu tun haben, wodurch nach unserer Ansicht das histologische Bild des 3. Stadiums, das der *sekundären, degenerativen und hypertrophischen Veränderungen bedingt ist.*

Klinisch drücken sich diese Veränderungen, wie bereits geschildert, als *angiom- und fibromähnliche* und als *sclerodermieähnliche Verdichtungen der Haut* aus.

Die histologische Untersuchung eines derartigen Knotens ergab das Vorhandensein eines aus Bindegewebe bestehenden, nicht sehr scharf gegen die Umgebung abgesetzten Tumors von der Art eines zellreichen Fibroms. An der Peripherie dieses Fibroms fanden sich zum Teil Zellinfiltrate, zum Teil speziell der Oberfläche zugewendet zahlreiche erweiterte Blutgefäße. Die Intima dieser Blutgefäße, die hauptsächlich Capillaren und Präcapillaren sind, ist an vielen Stellen einschichtig und sehr gut erhalten, an anderen Stellen mehrschichtig. Stellenweise sind die Blutgefäße vollständig verschlossen durch zwiebelschalenähnliche Anordnung der gewucherten Intimazellen; man findet aber auch in solide Bindegewebsstränge umgewandelte Gefäße. Während in den tieferen Schichten das Lumen der Gefäße unbedeutend ist oder manchmal ganz fehlt, sind die Blutgefäße dicht unter der Epidermis erweitert, oft die in toto abgeflachte Papille auffüllend.

Die Erweiterung der Blutgefäße betrifft hier vorzugsweise die Venen. Man sieht hier runde, ovale, auch unregelmäßige Hohlräume mit einem ein- bis zweischichtigen Endothel ausgekleidet, stellenweise noch rote Blutkörperchen enthaltend. Die Scheidewand zwischen zwei derartigen Räumen besteht manchmal nur aus einer dünnen Bindegewebslage, welche beiderseits ein einschichtiges Endothel trägt. Meistens sind diese Septa dicker und zellig infiltriert. Auch hier sieht man Gefäße mit verdickter Wandung, zwiebelschalenartig gewucherte Intima bis zum völligen Verschluß.

Riesenzellen sind nirgends nachweisbar; die Schweißdrüsen sind spärlich und unverändert, liegen an den unteren Grenzen des Tumors, der mithin ein cutaner Tumor ist.

Die Infiltrationszellen sind größtenteils Rundzellen; Plasmazellen wenig zahlreich; zwischen den Zellen liegt an vielen Stellen Hämosiderin. Die Epidermis, die über dem Tumor in ungewellter Linie, in der Umgebung desselben mit flachen Wellen verläuft, ist nur wenig verändert; es ist nur eine Reduktion der Zellagen des Stratum mucosum zu konstatieren.

Die elastischen Fasern fehlen in der Papillarschicht, in den tieferen Cutislagen sind sie kurz und plump. Der Tumor selbst ist elastinfrei, in den Zellansammlungen sind sie noch hie und da vorhanden und lassen durch ihre Anordnung Blutgefäße erkennen; oft sind sie an deutlich ausgebildeten, wenn auch mit gewucherten Zellen erfüllten Gefäßen nicht darstellbar.

Wir haben es also mit fibromatösen, umschriebenen Wucherungen zu tun, deren Peripherie Erweiterung, Verdickung und Schlängelung der Venen aufweist, wie wir es bei Varixbildung sehen. Diese könnte man sich wohl durch den Wegfall des hemmenden elastischen Gewebes erklären, wodurch es einerseits zur Wucherung des elastinfreien Bindegewebes kommt (*Fibromentwicklung*), andererseits zur Schlängelung der des Außendruckes der Umgebung beraubten Venen (*Varixbidung, Angiombilldung*).

Wir haben demnach diese Knotenbildung als Fibrom- und Varixbildung, wahrscheinlich bedingt durch den Wegfall des elastischen Gewebes aufzufassen.

Man kann sich vorstellen, daß durch den Wegfall des elastischen Gewebes die Blutgefäße unter einem geringeren Außendruck stehen, wodurch deren Erweiterung, Schlängelung und Vermehrung leichter möglich ist; anderseits kann das Bindegewebe der elastischen Fasern, die meistens den Bindegewebsbündeln parallel verlaufen, sie gewissermaßen einscheiden, beraubt, mithin seines natürlichen Stützgewebes und seiner Begrenzung verlustig, leichter in Wucherung geraten und Fibrome bilden.

In mehr diffuser Weise tritt dieser Prozeß bei der zweiten Form des dritten Stadiums in die Erscheinung; es sind dies die *sclerodermieähnlichen Veränderungen* besonders an den Unterschenkeln, von denen wir im klinischen Teil gesprochen haben. Es kommt dabei zu einer schwielenartigen Bildung, die sich histologisch aus homogenen, dicken, gestreckt parallel angeordneten Bindegewebsbündeln aufgebaut erweist. Das interessanteste dabei ist aber das Wiederauftreten von elastischem Gewebe in den obersten Cutisschichten in Form von Inseln von den zellig infiltrierten Gefäßen ausgehend, und vermutlich auch von deren elastischem Gewebe. Den ausführlichen histologischen Befund findet man in OPPENHEIMs Publikation „Über die Ausgänge der atrophisierenden Dermatitiden", Arch. f. Dermat. 1910.

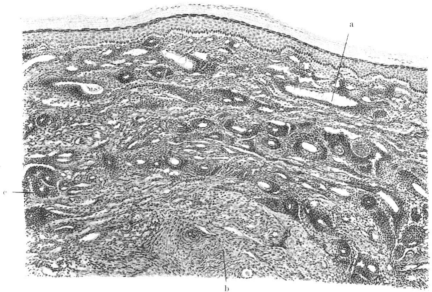

Abb. 53. Schnitt durch einen Knoten in atrophischer Haut des Ellbogens.
Elasticafärbung nach WEIGERT.
a erweiterte, zum Teil zellig infiltrierte, zum Teil mit Intimawucherung erfüllte Blutgefäße. b fibröses Gewebe, ohne elastische Fasern. c Zellinfiltrate an der Grenze des fibromähnlichen Gewebes.
[OPPENHEIM: Ausgänge der Dermatitis atrophicans. Arch. f. Derm. 102 (1910)].

Hier seien nur die histologischen Abbildungen aus dieser Publikation, die die Verhältnisse der elastischen Fasern deutlich wiedergeben, reproduziert (Abb. 54 u. 55).

Die Histologie *der makulösen atrophisierenden Dermatitis* wurde von PELLIZZARI, JADASSOHN, NEUMANN, THIMM, LEHMANN, BECK, BENJAMOWITSCH, MASCHKILLEISEN und OPPENHEIM studiert, wobei sich eine ziemliche Übereinstimmung der Befunde ergibt. Auch hierbei lassen sich *3 Stadien* unterscheiden, die sich den 3 klinisch unterscheidenden Stadien anschließen. Wir können das Stadium der Entzündung, das der Atrophie und der sekundären degenerativen Veränderungen unterscheiden, wobei dasselbe gilt, was von der diffusen atrophisierenden Dermatitis gesagt wurde. Die drei Stadien gehen allmählich ineinander über, so daß im ersten Stadium Atrophie speziell des elastischen Gewebes, im zweiten Stadium Degenerationen des Bindegewebes und Auftreten von Fettgewebe in höheren Cutisschichten nachweisbar sind. Wir lassen jetzt den histologischen Befund des von uns untersuchten Falles ausführlich folgen, weil er sehr gut die Totalität der histologischen Veränderungen wiedergibt.

Epidermis und Cutis von einer der Brusthaut entsprechenden Dicke, Riefenbildung wohl ausgeprägt, primäre und sekundäre Papillen deutlich entwickelt an den normalen

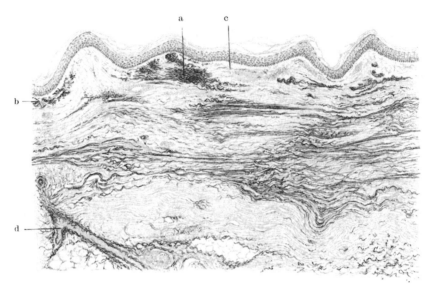

Abb. 54. Sclerodermieähnlich veränderte Unterschenkelhaut. Zentraler Teil.
Elastische Faserfärbung WEIGERT.
a Inseln neugebildeter elastischer Fasern. b Mehr diffus verteiltes elastisches Gewebe. c Reste alter Fasern. d Blutgefäß von elastischen Fasern begleitet.
[OPPENHEIM: Ausgänge der Dermatitis atrophicans. Arch. f. Dermat. 102 (1910).]

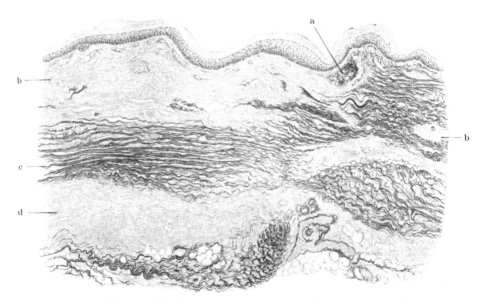

Abb. 55. Sclerodermieähnlich veränderte Unterschenkelhaut. Peripherer Teil.
a Gefäße der Oberfläche mit elastischen Fasern. b Blutgefäß ohne Elastica im Zellmantel.
c Gestreckte elastische Fasern. d Sclerosiertes Bindegewebe.
[OPPENHEIM: Ausgänge der Dermatitis atrophicans. Arch. f. Dermat. 102 (1910).]

Hautpartien; flacher und spärlicher entsprechend dem roten Flecke. Das Stratum corneum rosenrot gefärbt, dicht gefügt, nirgends gelockert und aufgefasert, nirgends kernhaltig, überall der Körnerschicht dicht aufliegend. Körnerschicht schmal, 1—2 Zellreihen breit, nirgends fehlend; kein Stratum lucidum. Stratum Malpighii durchschnittlich 6 Zellagen breit, ohne interspinales Ödem, ohne Vakuolisierung und Leukocyteneinwanderung, also nicht verändert. Basalzellenschicht stellenweise pigmentiert. Keine Chromatophoren, Stratum papillare nur wenig von der Norm abweichend. Es fällt schwer das Stratum papillare der angrenzenden normalen Hautpartien von den pathologisch veränderten zu unterscheiden. Nur eine sehr mäßige zellige Infiltration um die Papillargefäße und hie und da ein erweitertes Gefäßlumen sind sichtbar; kein Ödem. Das Bindegewebe der Papillarschicht erscheint nicht zellreicher als die normale. Die stärksten Veränderungen zeigen die dem Stratum papillare angrenzenden Partien des Stratum reticulare und auch die sind nicht sehr auffallend. Das Bindegewebe ist hier zellreicher, die Bindegewebsbündel lockerer, manchmal ganz kurz, geschrumpft und zu unregelmäßigen Bündeln geballt. Die Gefäße sind von Rundzellinfiltraten umgeben, namentlich die der Oberfläche parallel verlaufenden des Stratum subpapillare. Gegen die Subcutis hin nimmt der Zellreichtum wesentlich ab und beschränkt sich in der Subcutis nur auf eine ganz geringe Rundzellenanhäufung um die Gefäße. Am auffälligsten ist der Wechsel im Zellreichtum des Bindegewebes des Stratum reticulare, der normalen Haut gegenüber den pathologisch veränderten Hautpartien. Während das erstere nur ganz mäßige Zellinfiltrate um die Gefäße zeigte, dagegen fast Zellarmut der übrigen Partien, zeigt sich unmittelbar anstoßend in einer zur Hautoberfläche fast senkrecht stehenden Grenzlinie das Bindegewebe zellreich, und zwar durch Vermehrung der fixen Bindegewebszellen. Auch sind im Bereiche dieser Partien die Bindegewebsbündel locker, kürzer; reichlichere Lücken finden sich zwischen denselben, ohne jedoch deshalb ein geändertes färberisches Verhalten zu zeigen. Auch die Zellinfiltrationen um die Gefäße sind reichlicher als in den klinisch normalen Hautpartien.

Bei starker Vergrößerung zeigen sich in den Hornlamellen keine Veränderungen. Die Zellen des Stratum granulosum des Rete Malpighii sind normal, die Basalzellen stellenweise pigmentiert. Keine Melanoblasten in Cutis und Epidermis. Das Bindegewebe der Papillen ist nur wenig verändert. Hie und da findet sich in den zentralen Partien des Präparates, entsprechend dem Zentrum des roten Fleckes, ein ganz geringgradiges Ödem. Die Papillargefäße sind stellenweise erweitert, sonst nur sehr mäßig zellig infiltriert. Die Bindegewebsbündel der Papillen sind zart, normal gefärbt.

Stärker sind die Veränderungen im Stratum subpapillare. Hier sieht man, daß die Zellinfiltrate um die Gefäße hauptsächlich aus Rundzellen bestehen, die sich recht dicht an die Gefäße halten, auch die fixen Bindegewebszellen haben an Zahl zugenommen; sie sind zum Teil spindelförmig, zum Teil sternförmig. Mastzellen finden sich nur vereinzelt. Die Gefäße in den Infiltraten sind zum Teil verändert, sie sind stellenweise durch Endothelwucherung verschlossen, stellenweise ist ihr Lumen eingeengt. Keine erweiterten Gefäße. Talg- und Schweißdrüsen sind im pathologisch veränderten Gewebe nicht sichtbar.

Die Färbung auf elastische Fasern (WEIGERT und UNNA-TAENZER) ergibt folgendes Verhalten. An den Rändern des Präparates entsprechend der makroskopisch normalen Haut sind die Fasernetze der elastischen Fasern dort unverändert, wo keine Zellinfiltrate sind; an Stellen, wo sich die Zellinfiltrate finden, fehlen elastischen Fasern, im Stratum reticulare, subpapillare und papillare. Je mehr man sich der Stelle im Präparate nähert, die der makroskopisch veränderten Hautpartie des Präparates entspricht, also dem roten Flecke, desto auffallender werden die Änderungen der Menge der elastischen Fasern. Ihre Menge nimmt zuerst ab in einer schmalen Schichte zwischen Stratum papillare und reticulare, so daß Papillen und Reticulum ungefähr noch den normalen Reichtum an elastischen Fasern aufweisen, während das Stratum subpapillare eine wesentliche Verminderung an Elastin aufweist. Dann nimmt auch die Menge des Elastins in den Papillen und im Reticulum ab, so daß den mittleren Partien des roten Fleckes entsprechend Papillen und subpapillare Schicht wohl nicht ganz elastinfrei sind, aber immerhin viel weniger elastische Fasern enthalten als die normalen Hautpartien.

Auch in den tieferen Cutisschichten zeigt sich hier bereits eine Abnahme des elastischen Gewebes.

Die Färbung auf basophiles Kollagen nach UNNA (polychromes Methylenblau-Säurefuchsintannin) zeigt keine wesentlichen Veränderungen des Bindegewebes.

Bei starker Vergrößerung erscheinen die elastischen Fasern der klinisch unveränderten Hautpartien in den Papillen als feines, in diese aufsteigendes Netzwerk ohne irgendwelche Degenerationszeichen, im Stratum reticulare als dicke elastische Platten von verschiedener Länge und Lage. In den klinisch veränderten Partien zeigen sich oft an Stelle der elastischen Fasern kleine Körnchen und Bröckelchen, die zum Teil noch linienartig angeordnet sind. Im Stratum reticulare finden sich dicke, unregelmäßige Elastinschollen.

II. Stadium (roter Ring mit atrophischen, nicht vorgestülpten, leicht fein gefälteltem Zentrum; der Schnitt ist zentral durch den Ring gelegt, so daß die Ränder des Präparates dem roten Streifen entsprechen).

Die Ränder des Präparates entsprechen genau den histologischen Befunden im I. Stadium. Gegen das weiße Zentrum zu werden die Einsenkungen der Epidermis flacher, das

Relief wird ausgeglichen. Die entsprechend dem roten Ring zusammenhängende Horn-schicht wird lockerer, aufgefasert, stellenweise kernhaltig. Das Rete Malpighii wird um 2—5 Zellagen verschmälert und sitzt viel flacheren Papillen auf. Je näher man dem Zentrum des Ringes kommt, desto flacher werden die Papillen; schließlich fehlen sie vollständig. Das Rete Malpighii ist kaum 4 Zellagen dick. Die Papillen sind im allgemeinen zell-ärmer als im roten Ring. Auch das Bindegewebe im Stratum reticulare erscheint zellärmer; die Bindegewebszellen haben öfter eine der Oberfläche parallele Lage. Die Blutgefäße sind ·von Zellinfiltraten umgeben. Ein Unterschied in bezug auf Zellinfiltrate zwischen Peripherie und Zentrum läßt sich kaum nachweisen.

Die Färbung auf elastische Fasern (WEIGERT und UNNA-TAENZER) zeigt eine allmäh-liche Abnahme derselben gegen die zentralen Anteile des Präparates hin. In den peri-phersten Teilen (äußere Grenze des Ringes gegen die normale Haut) fehlen die elastischen Fasern dort, wo die Infiltrate sind, sonst sind sie überall, sowohl in den Papillen als auch im Stratum reticulare ihrer Zahl nach normal. Nähert man sich dem Zentrum, so nehmen zuerst die unmittelbar unter den Papillen befindlichen Fasern an Zahl ab, während papillare und retikulare Fasern noch zahlreich sind. Dann werden auch die Fasern des Reticulums

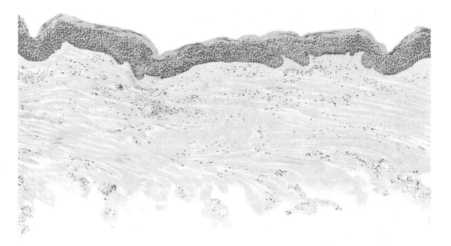

Abb. 56. Atrophia maculosa. II. Stadium. Atrophisches Zentrum, erythematöse Peripherie. Rund-zelleninfiltration um die Gefäße; teilweises Fehlen der Papillen. Fehlen der Elastica im Zentrum.
[OPPENHEIM: Zur Kenntnis der Atrophia maculosa cutis. Arch. f. Dermat. 81 (1906).]

spärlicher und verschwinden hier zuerst gänzlich. Dies entspricht einer Präparatstelle, wo die Papillen bereits flacher sind und die Epidermis verschmälert ist. In den tieferen Schichten des Reti·ulums finden sich noch einige elastische Bröckeln und Schollen. Dann nehmen die elastischen Fasern in den höheren retikularen Schichten an Zahl ab, verschwinden dann vollständig, so daß es Stellen im Präparate gibt, die nur elastische Fasern in den Papillen enthalten. Vollständig fehlte das Elastin nur in den zentralen Partien des Prä-parates, wo auch die Papillen kaum mehr angedeutet sind. Die elastinfreie Zone des histo-logischen Präparates wird also durch ein Dreieck oder Trapez gebildet, dessen Spitze, resp. schmälere parallele S ite der Oberfläche der Epidermis, dessen Basis der Subcutis zugekehrt ist. In den tieferen Schichten des Stratum reticulare ist auch dort noch Elastin anzutreffen, wo in allen übrigen Teilen der Cutis kein Elastin zu sehen ist, allerdings nur in Schollen und Bröckeln.

Bei starker Vergrößerung sieht man in den periphersten Schichten des Präparates nur ganz geringe Degenerationszeichen. In den Papillen sind die elastischen Fasern feinwellig, zart, bilden dann das horizɔntale, grobfaserige Netzwerk der subpapillaren Schichte, welche zuerst Degeneratien erkennen läßt. Während also im Stratum papillare und reticulare das Elastin normal ist, findet man hier die elastischen Fasern bereits im Beginne des Zer-falles. Neben noch gut erhaltenen, gut gefärbten und gewellten langen Fasern sieht man hier an deren Stelle bereits hie und da Bröckel und Körnchen auftreten, die stellenweise auch schlechter gefärbt sind. Je näher man dem Zentrum rückt, desto stärker wird die Degeneration und desto spärlicher das Elastin. Die Degeneration setzt sich in die Tiefe, in das Stratum reticulare fort, wo an Stelle der elastischen Fasern dicke, schwarze Schollen mit wie abgebrochenen Enden anzutreffen sind.

Absolut elastinfrei ist nur eine ganz kleine Zone im Zentrum des Präparates. Sonst erkennt man bei starker Vergrößerung auch dort noch zarte elastische Fasern, wo bei starker Vergrößerung keine mehr zu sehen waren.

Die Färbung auf basophiles Kollagen (Unna) (polychromes Methylenblau-Säurefuchsin-tannin) ergibt im Stratum papillare ein negatives Resultat, dagegen finden sich im Stratum reticulare, besonders reichlich im Stratum subpapillare, blaue, parallel zur Oberfläche ziehende Bänder.

III. Stadium. Vom III. Stadium (lockere, fibromähnl che Wülste) wurden zwei Haut-partien untersucht; eine, bei der die zentrale Hautpartie nur um ganz weniges über das

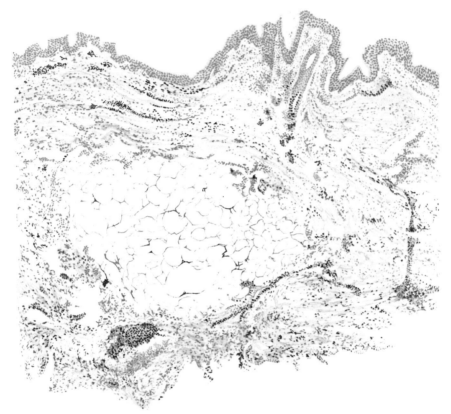

Abb. 57. Dermatitis atrophicans maculosa. Fibromähnlicher Wulst hernienartig. Fettinsel, umgeben von degenerierendem Bindegewebe.
[Oppenheim: Zur Kenntnis der Atrophia maculosa cutis. Arch. f. Dermat. 81 (1906).]

Niveau der Haut hervorragte und eine zweite, ein tumorähnlicher Wulst mit gefältelter Oberfläche, etwa von Bohnengröße.

Die Ränder des ersten Präparates entsprechen in ihrem Verhalten im großen und ganzen dem Stadium I. und II. Nur die Zellvermehrung ist deutlicher ausgesprochen, indem die Rundzellinfiltrate um die Gefäße dichter und größer sind und die fixen Bindegewebszellen an Zahl bedeutend zugenommen haben.

Am auffälligsten ist im Zentrum des Präparates, nahe der Oberfläche der Cutis eine große Lücke, welche rings umgeben ist von dichtem, etwas zellreicherem Bindegewebe des Stratum reticulare. Diese Lücke wird ausgefüllt von einem polygonale oder runde, ungleichgroße Maschen bildenden Netzwerk feiner Fasern, ganz analog dem Fettgewebe. Es hat den Anschein, als ob mitten im Cutisgewebe ein Fettläppchen von dichtem Binde-gewebe umschlossen wäre. An einer Stelle zeigen sich in diesem Maschenwerke die Durch-schnitte von Schweißdrüsenausführungsgängen, hie und da kleine Gefäße längs oder quer getroffen. Die Papillen fehlen entsprechend dieser Fettinsel und die Epidermis ist ver-schmälert. Bei starker Vergrößerung ergeben sich in den peripheren Partien des Präparates dem Stadium I und II analoge Verhältnisse. Im Zentrum gehen die Bindegewebsfibrillen des hier etwas lockeren, gequollenen und zellreichen Bindegewebes unmittelbar in jedes Netzwerk über, welches den zentralen Hohlraum im Präparate ausfüllt. Man erkennt, daß jeder Masche ein flacher, langgestreckter, plattgedrückter Kern entspricht, analog dem Fettgewebe nach Alkoholhärtung. Es unterscheidet sich in nichts vom subcutanen Fettgewebe.

Die elastische Faserfärbung (WEIGERT) zeigt eine allmähliche Abnahme des Elastins gegen das Zentrum zu, in analoger Weise wie im Stadium II. Im Zentrum fehlt das Elastin vollständig, sowohl in den Papillen, als auch fast in allen die Fettinsel umschließenden Teilen; nur gegen die Subcutis zu sind noch dicke, degenerierte, elastische Fasern erhalten. Auch die elastischen Fasern der Talgdrüsen, Gefäße und Schweißdrüsen sind erhalten.

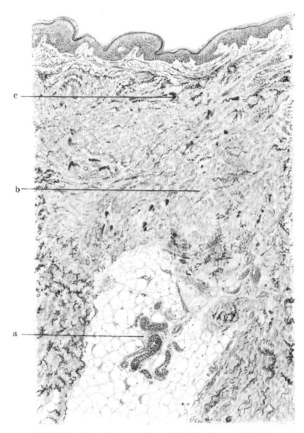

Abb. 58. Atrophia maculosa. III. Stadium. Säckchen.
a Fettinsel, in der Mitte Schweißdrüse. b Degeneriertes Bindegewebe. c Reste elastischer Fasern.
[OPPENHEIM: Ausgänge der Dermatitis atrophicans. Arch. f. Dermat. 102 (1910).]

Die Färbung auf basophiles Kollagen nach UNNA ergibt eine bedeutende Menge dieser Substanz im subpapillaren und retikularen Anteile der Cutis.

Das zweite Präparat, das dem Ausgang des III. Stadiums entspricht, zeigt mit Hämalaun-Eosinfärbung in der Epidermis und den angrenzenden Teilen der Cutis dieselben Verhältnisse wie oben beschrieben. Nur ist die Papillenabflachung etwas ausgesprochen. Dagegen beginnen nahe dem subpapillaren Anteile der Cutis bereits starke, degenerative Veränderungen des Bindegewebes. Das feste Gefüge der Bindegewebsbündel wird immer lockerer, je tiefer man in den zentralen Anteilen des Präparates kommt. An den Randpartien ist das noch nicht so ausgesprochen. Zwischen den Bindegewebsbündeln treten zahlreiche Lücken auf. Die Bindegewebsbündel erscheinen selbst verdünnt, manchmal auch gequollen und schwach rosarot gefärbt. Die Haare, Schweiß- und Talgdrüsen, die Blutgefäße sind von ganz besonders ge ockertem Bindegewebe umgeben, so daß sie stellenweise frei im Gewebe zu liegen scheinen. An mehreren Stellen umschließen diese gelockerten und rarefizierten Bindegewebsbündel Fettgewebsinseln, die ziemlich nahe der Oberfläche liegen. Auch hier enthalten die Haare Talg- und Schweißdrüsen sowie Blutgefäße. Das subcutane Fettgewebe steht an manchen Stellen mit diesen nach oben vorgeschobenen Fettläppchen in direktem Zusammenhang, an anderen Stellen ist es wieder durch Bindegewebszüge geschieden.

Die starke Vergrößerung zeigt das Bindegewebe in Zerfall begriffen. Die in den oberen Cutisschichten noch ziemlich normalen und parallel zur Oberfläche gelagerten Bindegewebsbündel bekommen ein glasiges Aussehen, die Spalten zwischen ihnen werden größer, ihre Färbbarkeit nimmt ab. An den Querschnitten der Bindegewebsbündel treten kleine, helle Lücken auf, manche zeigen keine Körnelung. Viele der längs getroffenen Bündel zerfasern sich; man sieht dann feinste Bindegewebsfibrillen zu sehr lockeren Bündeln vereinigt. Die Interstitien werden immer größer je tiefer man kommt; hie und da trifft man auf körnigen Detritus. Schließlich findet man an Stelle des Bindegewebes Fettläppchen, die mit ihren Maschen sehr lose mit dem rarefizierten Bindegewebe der Umgebung zusammenhängen. Allenthalben stößt man auf zum Teil ganz verschlossene, zum Teil durch Intimawucherung verengte Gefäße. Die Bindegewebszellen nehmen ebenfalls an Zahl ab, ihre Färbbarkeit läßt entsprechend der Degeneration des Bindegewebes nach.

Bei der Färbung nach van Gieson erkennt man ganz besonders schön die lockere, gewissermaßen sulzige Beschaffenheit des Bindegewebes.

Die Färbung auf elastische Fasern ergibt deren Fehlen in den mittleren Partien der oberen Cutisschichten, dort, wo die Papillen fehlen. Dagegen sind sie erhalten um die Fettinseln, wenn auch in den verschiedensten Stadien der Degeneration und in verminderter Zahl. Auch dort sind sie, wenn auch spärlich, anzutreffen, wo die regressiven Veränderungen im Bindegewebe am stärksten ausgeprägt sind.

Zum Teil sind sie sogar hier ganz ohne Zeichen von Degeneration.

Die Elazinfärbung nach Unna (polychromes Methylenblau-Tannin) ergibt ein negatives Resultat, ebenso die auf basophiles Kollagen und auf Kollazin. Mastzellen sind zahlreich vorhanden.

Was die Befunde betrifft, so decken sich diese für unser erstes und zweites Stadium so ziemlich mit denen Jadassohns. Auch wir finden nicht sehr bedeutende, sich dicht an die Gefäße haltende Rundzelleninfiltrationen, besonders entwickelt im Stratum subpapillare, wo die Gefäße parallel zur Oberfläche verlaufen. Die elastischen Fasern fehlen zuerst entsprechend den Infiltraten, dann *auch an den Stellen, wo keine Infiltrate sind,* zuerst wieder im Stratum subpapillare, dann auch im Stratum papillare und reticulare. Die Kegelform des elastischen Gewebsdefektes mit der der Epidermis zugekehrten Basis, wie sie Jadassohn beschreibt, konnten wir nicht beobachten; der Defekt hatte im Gegenteil umgekehrte Form. Doch diese Form mag mehr durch Zufall zustande kommen, indem die Degeneration von der zuerst befallenen subpapillaren Schicht ausgehend, einmal die elastischen Fasern des Stratum papillare, ein andermal die des Stratum reticulare stärker ergreift.

Jedenfalls handelt es sich *um einen von einer geringen Zellinfiltration eingeleiteten Schwund der elastischen Fasern, dessen Intensität sogar in einem gewissen Mißverhältnisse zu den sonstigen Veränderungen steht.*

Dem weißen atrophischen Flecke entsprechen aber nicht nur geringgradige Entzündungserscheinungen und Schwund der elastischen Fasern, sondern auch andere atrophische Prozesse. Die Hornschicht wird gelockert, das Stratum mucosum wird schmäler, die Papillen werden flacher, auch im Bindegewebe der Cutis tritt ein mit Vermehrung der Bindegewebszellen einhergehender degenerativer Prozeß ein, vielleicht mit bedingt durch die stellenweise anzutreffende Veränderung der Intima der Gefäße, die manches Mal bis zum völligen Verschluß dieser führt.

Es ist also im weiteren Verlaufe auch zu einer Atrophie des Epithels und des Bindegewebes gekommen, so daß schließlich *alle die Haut zusammensetzenden Bestandteile atrophisch geworden sind.*

Noch mehr ist dies in unserem sogenannten dritten Stadium der Fall, das durch die sack- oder taschenähnlichen Vorstülpungen charakterisiert wird. Ein solches Stadium beschreibt weder Jadassohn noch die anderen und doch erscheint es in unserem Falle erst als der Endausgang des ganzen Prozesses.

Dieses Stadium ist histologisch gekennzeichnet durch das Auftreten von Fettgewebe in Schichten der Cutis, wo es normalerweise nicht vorkommt. An manchen Stellen trennen es kaum 3—4 Bindegewebsbündel von der Epidermis und darauf mag auch die eigentümliche gelbe Farbe einzelner dieser Hauttaschen zurückzuführen sein. Auch das Gefühl kleiner Läppchen, das man beim Anfassen dieser Säckchen hat, konnte darauf bezogen werden. Neben diesen Fettläppchen, die stellenweise mit den subcutanen Fettgewebe in Verbindung stehen, zeigt sich das Bindegewebe allenthalben in *Zerfall und Rarefizierung* begriffen; an einzelnen Stellen scheint es direkt sich in Fettgewebe umzuwandeln. Dies wäre nichts Auffallendes, da Bindegewebe, wie alle Bindegewebsarten nach Ansicht der pathologischen Anatomen (Ziegler) ohne Vermittlung eines Keimgewebes direkt ineinander und mithin auch in Fettgewebe übergehen können (Kogoj). An der Umwandlung des Bindegewebes in Fettgewebe, das dann noch die Organe führt, die früher im Bindegewebe lagen und die nicht der Degeneration und Umwandlung anheimfielen, wie Talg- und Schweißdrüsen, Haare, Blutgefäße, scheinen hauptsächlich zwei Momente schuld zu sein. Das eine Moment ist bereits von Jadassohn hervorgehoben worden. Er vergleicht nämlich die elastischen Fasern mit den Knochen des tierischen Körpers; die elastischen Fasern bilden das Stützgerüst, gewissermaßen das Skelet für das Bindegewebe. Ist dieses seines Stützgerüstes beraubt, so sinkt es in sich zusammen, es degeneriert. Als *zweites* Moment möchten wir die obliterierenden Prozesse in den Blutgefäßen und Capillaren ansehen, die in den histologischen Präparaten des dritten Stadiums ganz besonders ausgeprägt waren. Fehlendes Stützgerüst und mangelnde Ernährung bewirken also diesen so ausgesprochenen Zerfall des Bindegewebes.

Dabei sind in diesem Stadium die atrophischen Vorgänge im Epithel und im Stratum papillare noch ausgesprochener als im zweiten Stadium.

Die Malpighische Schicht ist an manchen Stellen bis auf 3 Zellagen reduziert, die Papillen vollständig verstrichen, so daß die Grenzlinie zwischen Epithel und Papillarschicht durch eine Gerade gebildet wird. Diese Veränderungen der obersten Cutisschichten sind *vollständig analog den Endstadien der Dermatitis atrophicans idiopathica universalis und der Acrodermatitis atrophicans* (Herxheimer-Hartmann).

In diesem Stadium können wir eigentlich bezüglich der Nomenklatur dieser Erkrankung nicht mehr schwanken.

Jadassohn, dem die Bezeichnung Atrophie eine nicht ganz passende schien, da die Verminderung, resp. das Fehlen des Elastins das Hervorragendste im pathologisch-anatomischen Befunde gegenüber allen übrigen Veränderungen des Gewebes weit überwog, gab der Affektion den Namen *Anetodermia erythematosa*. Wir glauben jedoch berechtigt zu sein, diesen Stadien der Krankheit die Bezeichnung Atrophia maculosa oder besser *Dermatitis atrophicans circumscripta* zu geben, da im Endstadium fast alle die Haut konstituierenden Elemente in bezug auf Zahl und Ausdehnung vermindert sind.

Das histologische Bild der Erkrankung ist nach all dem wohl charakterisiert; dadurch schon unterscheidet es sich vom Lupus erythematosus, für den es nach der Ansicht Jadassohns, Jarischs, Lenglet, Warde eigentlich in histologischen Bilde nichts Typisches gibt, wofür auch die großen Differenzen in den Beschreibungen der histologischen Bilder des Lupus erythematosus sprechen.

Wir können also auch aus diesem Grunde Thibierge, Pelagatti u. a. nicht beipflichten, die die Fälle von Atrophia maculosa als eine eigentliche Krankheit nicht gelten lassen wollen.

In bezug auf die Histologie der Dermatitis atrophicans maculosa wäre noch der Befund Benjamowitsch und Maschkilleison hervorzuheben, die in ihrem Falle von einseitiger Anetodermia erythematosa so geringe Entzündungserscheinungen im Gewebe beobachteten, daß sie die Möglichkeit der Entwicklung der Anetodermie ohne anfängliche Entzündung vermuten. Außerdem finden sie wie ich bedeutende Veränderungen des kollagenen Gewebes, und zwar finden sie ebenfalls basophile Inseln von Bindegewebe, aus dem sich ein narbenartiges kollagenes Gewebe entwickelt; sie meinen daher, daß die Atrophie durch die Degeneration des Bindegewebes entsteht. Sie finden ebenfalls wie ich reichlich Fettzellen in der Cutis; die Veränderungen des kollagenen Gewebes stehen denen des Elastins bei ihnen nicht nach.

Ätiologie.

Die Klinik, aber namentlich die Histologie der verschiedenen Arten der Dermatitis atrophicans zeigt uns, daß im Vordergrunde des Prozesses Entzündungserscheinungen und der Elastizitätsverlust der Haut, der sich histologisch durch das Fehlen der elastischen Fasern auch an nicht mikroskopisch entzündlichen veränderten Stellen darstellt, stehen. Die Kollagenveränderungen, die histologisch von manchen Autoren beobachtet werden (Kogoj, Jessner, Benjamowitsch und Maschkilleisson) scheinen uns insbesondere für die Tälle der Dermatitis atrophicans diffusa weit weniger typisch zu sein, dagegen sind in fast allen Fällen histologisch Gefäßveränderungen und Entzündungserscheinungen um die Gefäße auch in der tieferen Schicht der Cutis nachgewiesen. Auch finden viele Autoren direkt Schädigungen der Elastica der Gefäßwände. Auf Grund dieser Tatsachen müssen wir eine Ursache ausfindig machen, die auf dem Blutwege entzündungserregend und in hervorragender Weise elastinschädigend wirkt. Wir sehen schon jetzt, daß wir mit unseren gewöhnlich entzündungserregenden Faktoren, wie mechanischen, chemischen, thermischen, toxischen, neurotischen und infektiösen, die teils von außen, teils von innen die Haut treffen, nicht weiter kommen, weil diese alle wohl Entzündungen, aber nicht Schwund des elastischen Gewebes und danach rasch eintretende Atrophie hervorrufen können. Wie selten führt eine noch so starke Entzündung der Haut (Erysipel, Dermatitis acuta usw.) zu einer rasch eintretenden Atrophie. Es ist also notwendig, wie immer den Begriff der Disposition einzuführen oder aber eine Noxe ausfindig zu machen, die beides bewirken kann.

In der Literatur finden wir vor allem den Hinweis auf *traumatisch* ursächliche Momente, und zwar spielen sowohl mechanische, als auch thermische Momente dabei eine große Rolle; insbesondere finden wir in der Literatur häufig Hinweise, daß Erfrierungen den Beginn einer Dermatitis atrophicans einleiten und die Angehörigen jener Berufe, die sich starken Temperatureinflüssen aussetzen, sind ja bei der Dermatitis atrophicans ziemlich häufig. Wie aus der Zusammenstellung der Berufe hervorgeht, sind Landwirte, Fischer, Jäger, Wäscherinnen usw. nicht gar so selten unter den mit Dermatitis atrophicans Behafteten anzutreffen. Temperatur- und Witterungseinflüsse verschiedener Art, wie Frost, Kälte, Erfrierung, Durchnässung, strahlende Wärme, finden wir in den Fällen von Colombini, Pospelow, Nicholson, Herxheimer und Hartmann, Berson und Koralkova, Fröhlich, Dufke, Dörffel und bei unseren Fällen vielfach angegeben. Während des Krieges zeigte sich der Beginn einer Akrodermatitis im Anschluß an Erfrierungen, die im Schützengrabendienst zustande kamen (Gennerich, Pearson u. a.). Durch die Tätigkeit in einem Eiskeller erkrankte der Fall Pasini; Chalipskys Fall war im Anschlusse an einen Durchbruch in ein Eisloch entstanden. Erfrierung war die Ursache im Falle Kerl, ein Unfall und Zugluft war angeblich die Ursache im Falle Tiefenbrunner und rheumatische Schädigungen waren die Ursachen

in den drei Fällen Müller. In Lehners Fall war die Ursache stundenlanges
Stehen im Schnee. Bei Fröhlich ist die Ursache ebenfalls Schneeinwirkung.
Einwirkung von höheren Temperaturen verursachte die Erkrankung bei einer
Wäscherin (Zumbusch), eine Verbrennung war die Ursache im 2. Fall von Rosten-
berg und im Falle Nadel und im Anschluß an eine Heißluftbehandlung trat
sie im Falle von Thieme auf; thermische Ursachen gibt Schnabel an.

Aber viel häufiger sind die Fälle, wo im Anschlusse an ein Trauma die Dermatitis atrophicans auftrat. Der erste, der besonders die traumatisch infektiöse
Natur der Dermatitis atrophicans auf Grund der Berufsarten der Kranken
und seiner histologischen Befunde verficht, war Ehrmann. Nach ihm werden
hauptsächlich schwerarbeitende Personen, wie besonders Feldarbeiter, Fischer,
Wäscherinnen, Köchinnen, kurz Personen, die sich leicht Verletzungen zuziehen,
befallen, wobei kleinere oder größere vorausgegangene Läsionen oft direkt
nachweisbar sind; dafür spräche auch der Ausgangspunkt von Hautstellen,
die über Knochensprünge ziehen; und die Perilymphangitis, die Ehrmann in
ganz frischem Stadium histologisch nachweisen konnte, die oft auch mit dem
bloßen Auge zu beobachten ist.

Finger und Oppenheim traten dieser Anschauung Ehrmanns in ihrer Monographie bereits entgegen, da diese Ansicht nur die Entzündung, aber nicht die
Atrophie erklärt und gar nicht für die diffusen und makulösen Formen der Atrophie
gelten kann. Beruflich finden wir ja auch unter den an Akrodermatitis Leidenden
Beamte, Kaufleute und andere Berufe, die sich gewiß keine Läsionen an den vorspringenden Teilen ihres Körpers aussetzen und trotzdem ganz intensiv erkranken.

Auch die Seltenheit der Erkrankung im Gesicht, an den Ohren und der
Nase, die gewiß als Vorsprünge mit häufigen Läsionen und Excoriationen
einer Infektion mit nachträglicher Lymphangioitis und Perilymphangioitis
ausgesetzt sind, sprechen dagegen. Wie ich schon betont habe, scheint mir der
Grund, daß die Streckseiten der Ellbogen-, Knie-, Sprung- und Handgelenke,
die Prädilationsstellen sind, einerseits in den fortwährenden Dehnungen der
Haut dieser Stellen zu liegen, die das elastische Gewebe besonders in Anspruch
nehmen, andererseits sind es jene Stellen, welche fetal am stärksten inter-
uterinem Druck ausgesetzt sind.

Für die diffuse Dermatitis, die an beliebigen Körperstellen beginnt, und
schon für die makulöse Dermatitis, bei der doch nur ein durch die Blutbahn
in die Haut gelangendes Agens in Betracht kommen kann, die aber beide klinisch
und pathologisch-anatomisch von der Akrodermatitis natürlich nicht zu trennen
sind, kommt die Ehrmannsche Hypothese nicht in Betracht.

Daß tatsächlich nicht nur fortgesetzte kleine Traumen und nachfolgende
Infektionen, sondern auch plötzliche Verletzungen den Beginn des atrophisierenden Prozesses abgeben können, beweisen Fälle von Callomon (Auftreten
der Erkrankung nach einer strapaziösen Fußwanderung vor 10 Jahren) und
ein 2. Fall von Callomon, wo 3 Jahre nach einem Streifschuß die Erkrankung
begann. Von Boas wird eine einseitige Dermatitis atrophicans geschildert,
die nach einem vor 8 Jahren erlittenen Trauma auftrat. Der Fall Aljavdin
ist erwähnenswert, wo die Erkrankung durch die Beschäftigung des Kranken
als Druckereiarbeiter, der sich mit Ellbogen und Knie auf die Maschine lehnte,
verursacht wurde. Meirowskys Fall in Kombination mit Arthritis deformans
wird auf einen Unfall zurückgeführt. Habermann berichtet über einen Fall,
wo ein Jäger und Angler eine Acrodermatitis atrophicans aufwies, die sich
nach einer Narkose gelegentlich einer Appendektomie verschlechterte. Bei
Balban begann die Erkrankung durch Sturz auf das Knie, ähnlich einer Poikilodermie auf dieselbe Extremität beschränkt. Bei Murray durch einen Streifschuß örtlich und bei Gavrilova trat vor 6 Jahren eine makulöse Atrophie

nach einer starken Körperverletzung ein. Auch bei KANCZYNSKI ist ein Trauma die Ursache, ebenso bei RAPP.

FEIL und HERXHEIMER meinen, daß die Stelle der Haut, die beruflich am meisten beansprucht wird, am ehesten an Dermatitis atrophicans erkrankt.

Daß also Trauma und sekundäre Infektionen die Erkrankung verursachen können, ist wohl außer Zweifel, aber sie sind wohl nur mit eine der vielen Ursachen, die ein zur Atrophie bereites Gewebe treffen.

Daß akute Infektionskrankheiten das elastische Gewebe der Haut in Mitleidenschaft ziehen, wissen wir aus der Pathogenese der Striae distensae und es sei diesbezüglich darauf verwiesen. In erster Linie kommt wohl hierbei der Typhus als auslösendes Moment in Betracht; daß aber auch die Toxine des Gonokokkus beschuldigt werden, Anetodermia maculosa veranlassen zu können, beweist eine Zusammenstellung von KATO und MAIYAMA, welche 14 makulöse Atrophien unter einer großen Zahl von Tripperkranken finden konnten; eine Beobachtung, die wohl vereinzelt dasteht. Für die infektiöse Ätiologie tritt auch METSCHERSKI ein, der die Intoxikation im Anschlusse an Infektionen entweder als unmittelbar auf die Gefäße wirkend oder durch Störung der Innervation als Ursache ansieht. ROSEN fand in einem Falle erhebliche Mengen Arsen im Blute und Harne; Besserung durch Natriumthiosulfat.

Noch weniger beweisend sind die Ansichten der Autoren, welche die Dermatitis atrophicans als *Trophoneurose* oder *Angioneurose* auffassen. Als erster hat NEUMANN die Krankheit als einen trophoneurotischen lenteszierenden Prozeß angesehen, welcher sich in den oberen Cutislagen abspielt und einerseits zu Schwund und Atrophie des Papillarkörpers, der Talg- und Schweißdrüsen und der Haare, andererseits zu Hypertrophie und Sclerose des Bindegewebes führt.

ZINSSER nimmt einen ähnlichen Standpunkt ein, der seinen Fall als neuritische Atrophie betrachtet, mit Rücksicht auf die symmetrische Anordnung der Atrophie.

Auch HUBER faßt die Fälle als Angioneurosen auf und in einem Falle EHRMANNs bestand eine Neuritis des Nervus brachialis, des von der Krankheit befallenen Armes.'

Seinen 2. Fall faßt BLASCHKO ebenfalls als Angioneurose auf und HELLER findet im histologischen Bilde die Nerven atrophisch.

PULVERMACHER trennt die Fälle von Sclerodermie und idiopathischer Hautatrophie von den Angioneurosen der Haut (Akroparästhesie, Akroasphyxie, Erythromelalgie Morbus Raynaud), da nicht die Gefäßnerven, sondern das extravasale Gewebe der Sitz der auslösenden Noxe sein muß, wobei Störungen des Gefäßlebens sowohl koordiniert als subordiniert sein können. An einen Zusammenhang mit dem Nervensystem konnte man auch bei den Fällen von BENEDEK und LASZLO (multiple Sclerose) und MÜNSTERER (psychische Störung) denken. ČERNI bringt Syringomyelie mit der Atrophie in Zusammenhang.

Eine nervöse Ursache hat vielleicht der Fall FRANK, bei dem nach einem Nervenzusammenbruch ein Jahr später die Erkrankung begann.

Gegen einen nervösen Ursprung der Erkrankung spricht die Abwesenheit von Sensibilitätsstörungen, sei es in bezug auf Qualität oder Quantität. Bei den meisten Fällen von Dermatitis atrophicans ist die Sensibilität auch bei den höchsten Graden der Hautatrophie meist nicht gestört. Veränderungen der größeren Nervenstämme oder der Hautäste, die sich ganz besonders bei der verdünnten Haut ausprägen müßten, konnten wir und die meisten Autoren nicht nachweisen. Atrophien und Lähmungserscheinungen der Muskeln, Veränderungen des Knochensystems sind im allgemeinen sehr selten. Die symmetrische Anordnung, die man oft bei der Akrodermatitis, selten bei den diffusen und makulösen Formen findet, genügt nicht als Basis für eine nervöse Entstehungshypothese. Trophische Störungen der Haare und Nägel sind im allgemeinen selten, doch erkranken diese bei den nervösen Hautkrankheiten oft in erster Linie. Auch Pigmentverschiebungen sind im großen und ganzen selten.

Also die trophoneurotischen und angioneurotische Hypothese scheint sehr wenig gestützt, trotzdem kann auch ein Zusammenhang mit Nervenerkrankungen angenommen werden, es ist ebenso ein auslösendes Moment, wie ein Trauma.

Weit besser gestützt erscheinen die Annahmen eines Zusammenhanges der Atrophie mit *physiologischen* und *pathologischen* Genitalzuständen der Frau, wofür auch schon im allgemeinen das Überwiegen des weiblichen Geschlechtes bei der Dermatitis atrophicans zu sprechen scheint.

Dieser Zusammenhang gibt uns den Übergang überhaupt mit den Störungen der inneren Sekretion und deren ursächliche Bedeutung für das Zustandekommen der Dermatitis atrophicans. Es gibt viele Fälle in der Literatur, bei denen die Krankheit mit der Menopause einsetzt (HOLDER, METSCHERSKI, PICK, LÖB, OPPENHEIM, MALINOWSKI, LÖWENFELD, HEYMANN u. v. a.).

Noch häufiger sind die Fälle, wo im Anschlusse an eine Operation am weiblichen Genitale die ersten Symptome auftreten. Dazu gehören der Fall FUHS (Auftreten im Anschlusse an eine Myomoperation), ein Fall JESSNER (nach Tubenunterbindung), ein anderer Fall nach Ovarialbestrahlung, ein Fall von OPPENHEIM (Totalexstirpation). Ebenso gibt es Fälle, wo die Schwangerschaft die Krankheit einleitet (TEMESVARY, DANBRESSE-MORELLE u. a.), oder im Anschlusse an eine Geburt auftritt (BAUMER, OPPENHEIM, SCHIWY, SCHRAMEK, RUSCH in seinem Falle von Atrophia maculosa u. a.) oder im Anschlusse an einen Abortus (MÜNSTERER).

Von THIMM wird ein Fall von makulöser Atrophie beschrieben, der einen Stillstand des Prozesses mit dem Auftreten der ersten Menstruation im Alter von 16 Jahren zeigt.

Daß eine gewisse Beziehung des Auftretens der Dermatitis atrophicans mit den Funktionen des weiblichen Genitales besteht, zeigt auch hierbei das Auftreten und Verhalten der Striae (siehe daselbst).

Am meisten beschäftigen sich jetzt in der letzten Zeit die Autoren mit dem Zusammenhange der Störungen der inneren Sekretion mit den verschiedenen Formen der atrophisierenden Dermatitis. Der erste, der diesbezüglich genauer berichtet, war SINGER, und zwar beschreibt er drei Fälle, einen Fall von Acrodermatitis atrophicans, eine Atrophia maculosa cutis und eine Atrophia cutis bei einer Luetikerin. Im ersten Falle zeigte sich Beginn einer REYNAUDschen Erkrankung, Dysmenorrhöe, maskuliner Typus der Behaarung, Vergrößerung der Schilddrüse und Katarakt, im zweiten Falle bestand neben der Tuberkulose eine auffallende Unterentwicklung des Genitales und aller sekundären Geschlechtsmerkmale. Im dritten Falle eine seit 4 Jahren bestehende Amenorrhöe bei einer 36jährigen Frau und auffallende Fettentwicklung. Die Amenorrhöe begann zwei Jahre vor dem Auftreten der Atrophie. SINGER betont, daß in der Literatur der Hinweis auf einen Zusammenhang zwischen Atrophie und innerer Sekretion öfter besteht, namentlich in bezug auf das weibliche Genitale. Er schließt daraus, daß dem Zustandekommen irgendeiner Form von Atrophie eine Störung des inneren Gleichgewichtes erforderlich sei. Auch KOGOJ nimmt ätiologisch sowohl für die Sclerodermie, als auch für die Dermatitis atrophicans eine Störung der inneren Sekretion mit Beteiligung des vegetativen Nervensystems an, wobei jedoch beide Noxen die durch die Blutbahn in die Haut gelangen, wesentlich verschieden sind, namentlich im Hinblick auf die Histogenese. Die die Atrophie bewirkende Noxe wirkt rapid toxisch und ruft lebhafte Reaktionserscheinungen hervor; das sclerosierende Agens verdeckt seinen schädigenden Einfluß durch seine anfangs scheinbar nutritive Wirkung.

Leider läßt sich der Zusammenhang mit den Drüsen der Innensekretion nur durch Sektionsbefunde, durch die klinische Beobachtung (Röntgendurchleuch-

tung) und eventuell durch die günstigen Erfolge der hormonalen Therapie auf-
zeigen. Die Abbauversuche nach der ABDERHALDENschen Methode haben
keine verwertbaren Resultate ergeben (E. HOFFMANN, OPPENHEIM u. a.), obwohl
JESSNER anfänglich diesbezüglich optimistischer gedacht hat. Am häufigsten
sieht man einen Zusammenhang mit der Hypophyse (HERNSTEIN, BLATT,
PAZSCHKE, FUHS, WERTHEIM u. a.). Durch Röntgenaufnahmen der Sella turcica
hat man Vergrößerungen der Hypophyse nachgewiesen. Fälle von HABER-
MANN und KUTSCH (Akromegalie), von LENGYEL (in dem Fall auch prompter
Erfolg durch Hypophysenpräparate), von MARKWORT (Erweiterung der Sella
turcica, deren Boden sehr dünne, im Bereich der vorderen Sattellehne ver-
dächtige Schatten, die vielleicht als Verkalkungsherde der Vorderlappen aufzufassen sind), von BRUHNS u. a. Hypoplasie der chromaffinen Substanz findet
GRZYBOWSKI. Herabgesetzte Tätigkeit des Pankreas, bewiesen durch die gleichzeitige leichte Ansprechbarkeit des sympathischen als auch des autonomen
Nervensystems, finden JORDAN und ROMEIKOMA. In demselben Falle spricht
der therapeutische Effekt des Adrenalins für eine Schwäche der Nebennieren.
KERTON findet bei seinem Fall von makulöser Atrophie gleichzeitig Hyperpigmentation und Hypertrichose; MATRAS findet spärliche Genitalbehaarung
und Abbau der Thyroidea und des Ovariums. BLATT findet Vagotomie, ZIMMERN
und GOUGEROT finden Störungen des endokrinen und sympathischen Systems.
FUHS findet Hodenabbau, ANFIMOV und MIRONENKO sprechen von Neuro-
endocrinie gebunden an eine Erkrankung des Sympathicus in ihrem Falle.
Eine größere Rolle spielt in der Literatur der Zusammenhang von Erkrankungen der Schilddrüse mit atrophisierenden Dermatitiden. Auf Grund von
biologischen Proben findet BLATT die Schilddrüse krank. FISCHER sieht im
Anschlusse an eine Strumaoperation eine Akrodermatitis auftreten; LEDER-
MANN betont, daß die Dermatitis atrophicans mit Erkrankung der Schilddrüse
in Zusammenhang gebracht wird; auch PAZSCHKE findet neben Abbau der
Hypophyse auch Abbau der Schilddrüse. Nach PAUTRIER soll die Erkrankung
mit Dystrophie der Schilddrüse im Zusammenhang stehen, was von JADAS-
SOHN bestritten wird, der in Bern, trotzdem dort viele Kropffälle beobachtet
wurden, fast keine atrophisierenden Dermatitiden beobachten konnte; dagegen
beobachtete er relativ sehr viele in Breslau, wo der Kropf selten ist (s. auch
oben S. 613). LIPP findet in seinem ersten Falle Abbau der Thyreoidea und
THYMUS in seinem zweiten Falle Abbau des Ovars, H. FREUND beobachtet Unterfunktion der Schilddrüse, SLUTZKY Hyperthyreoidismus, LEIBKIND Struma.
GROSS findet bei seinem poikilodermieähnlichen Falle Hypertrichose, Struma,
Vergrößerung der Sella turcica und Hypopituitarismus.
Es gibt viele Autoren, die behaupten, daß Syphilis und Tuberkulose die
Ursachen der atrophisierenden Dermatitiden sein können. Dabei denken sie
an ein Befallensein von inneren Organen und daß auf diese Weise und auf
indirektem Wege die Dermatitis atrophicans veranlaßt wird. In erster Linie
werden dabei die Drüsen mit innerer Sekretion, die an Syphilis oder Tuberkulose
erkrankt sind, als Ursachen angesehen. AUDRY ist derjenige, der überhaupt
nur die *Lues* als ätiologischen Faktor der Dermatitis atrophicans betrachtet
und sie als auslösend in bezug auf angioneurotische und endokrine Störungen
betrachtet. Gegen diesen Standpunkt wenden sich vor allem PAUTRIER und
WEILL auf Grund von Fällen, die keine Spuren einer syphilitischen Erkrankung
weder in bezug auf die Anamnese, noch in bezug auf klinische Symptome und
Blutreaktion zeigten. PAUTRIER und SMILOVICI führen als Beweis gegen die
Ansicht AUDRYs an, daß die Krankheit wenn die Syphilis die Ursache wäre,
in Frankreich ebenso häufig sein müßte wie in Deutschland, und dies sei nicht
der Fall, da sie doch in Frankreich viel seltener ist. Ebenso sind gegen diese
Annahme AUDRYs, GLASSER und ULLMO. LESZCZYNSKI nimmt an, daß die Lues

indirekt eine Rolle spielt, durch Schädigung der Drüsen mit innerer Sekretion. Denselben Standpunkt nimmt Brodskaja ein; Nobl sieht die universelle Atrophie bei einem Tabiker. Dagegen gehören die Fälle von Wirz, Wise, Königstein u. a. nicht hierher, weil bei diesen die luetischen Efflorescenzen direkt in die Atrophie übergingen. In einer ausführlichen Arbeit nimmt auch Blatt an, daß die luetische Infektion als einer der Hauptfaktoren anzusehen sei, der auf dem Umweg über die Blutdrüsen jene Hautkrankheiten, die in ihrem Endstadium zur Atrophie führen, verursacht. Seine Untersuchungen erstreckten sich auf den jeweiligen Zustand des endokrinen und neurovegetativen Systems und auf Degenerationszeichen, welche durch Lues congenita verursacht sind, ferner auf äußere Zeichen einer erworbenen Syphilis, auch auf Anomalien im Nervensystem, serologische Befunde, biologische Reaktionen, Blutuntersuchungen, chemischer und cytologischer Natur, Röntgenuntersuchungen der Schädelknochen, Prüfung des vegetativen Nervensystems und auf Symptome endokriner Störungen. Die Hypophyse wurde bei Blatt nach Claude-Baudouion untersucht, die Thyreoidea mittels der Probe von Goetsch, Parisot-Richard und Porak, die Keimdrüsen durch die Probe von Parisot-Richard, die Nebennieren nach Goetz, und schließlich wurden auch noch die Untersuchungen nach Abderhalden angestellt, wobei jedoch nicht die interferometrische Methode, sondern die Ninhydrinprobe nach Luettge-Mertz zur Anwendung gelangte. Untersucht wurden 33 Fälle, von denen $32^0/_0$ jüdischer Abkunft waren. In 16 Atrophodermifällen fand Verfasser 12 Fälle Akrodermatitis, 3 Anetodermia maculosa, 1 Poikiloderma vacsulare atrophicans. Da die Blutdrüsen, insbesondere die Hypophyse einen Hauptanteil in der Pathogenese haben und die luetische Infektion den häufigsten Faktor darstellt, kommt Verfasser zu dem Schlusse, daß die Atrophodermien höchstwahrscheinlich in eine Gruppe zu reihen sind.

Dazu ist zu bemerken, daß diese Arbeit in Widerspruch steht z. B. mit der ausführlichen Arbeit Hoffmanns in bezug auf Abderhaldenproben und Untersuchung des vegetativen Nervensystems. Daß Blatt so viele Juden bei den Erkrankungen sieht, liegt wohl daran, daß die Untersuchungen auf einer Station in Lemberg gemacht wurden, wo die Juden einen großen Prozentsatz der Bevölkerung bilden. Daß die luetische Infektion einen Faktor bilden kann, aber lange nicht den häufigsten, geht wohl aus den vorausgegangenen Darlegungen zur Genüge hervor; übereinstimmen möchte ich schon mit der gemeinsamen Pathogenese, aber dies liegt in der angeborenen Widerstandsschwäche des elastischen Gewebes.

Besser fundiert schien uns eine Zeitlang die *tuberkulöse Ätiologie* der atrophisierenden Dermatitiden, an die wir ebenfalls mit Rücksicht auf die Fälle von Jadassohn, Heuss, Wechselmann, Bettmann (3 Fälle) u. a. und auf eigene Beobachtungen gestützt, geglaubt hatten. An die tuberkulöse Ätiologie glauben noch Pasini, Ducrey, Jaffé u. a.

Wheaton findet bei einer beträchtlichen Anzahl von tuberkulösen Patienten die Haut atrophisch und nicht der Muskelfascie adhärent. Er konnte diese Hautbeschaffenheit schon im frühesten Stadium der Erkrankung feststellen und will sie diagnostisch verwerten. Dabei denken Pasini und Briskin u. a. an eine Beeinflussung des endokrinen Apparates durch die Tuberkulose. Der letzte findet bei einem 21jährigen jungen Manne mit idiopathischer Hautatrophie und Tuberkulose ein Übergewicht des Sympathicus und des Vagus und bedeutende Hypofunktion derjenigen endokrinen Drüsen (Nebenniere, Geschlechtsdrüsen, Schilddrüse), die den Sympathicus reizen. Der Autor stellt sich vor, daß der von Geburt aus schwache endokrine Apparat durch die tuberkulöse Infektion geschädigt wurde, wodurch die Atrophie der Haut entstand. Ähnlich urteilt CAROLLUCCI bei seinem Fall von pluriglandulärer Insuffizienz, wahrscheinlich durch Tuberkulose verursacht.

Von vornherein konnte man eine gewisse elektive Wirkung des Tuberkelbacillus und seiner Toxine auf das elastische Gewebe annehmen. ORTH, FEDERMANN, LUBARSCH u. a. faßten die auffallende Zerstörung der elastischen Fasern gerade bei Tuberkulose als differentialdiagnostisches Moment gegenüber Syphilis hervor. DUMESNIL, LUITHLEN und JORES fanden elastinfreie Zonen um lupöses Gewebe, was jedoch PASSARGEM KRÖSING und GUTTENTAG nicht bestätigen konnten. Die Befunde von WECHSBERG, direkte Schädigung der elastischen Elemente durch die Toxine des Tuberkelbacillus, konnten WATANABE und BAUMGARTNER nicht bestätigen.

Die Majorität der Autoren vindiziert dem tuberkulösen Granulationsgewebe einen spezifisch deletären Einfluß auf das elastische Gewebe, wobei die Frage unentschieden bleibt, ob dieser Einfluß durch rein mechanische Momente entsteht, wie GUTTENTAG, SCHULZ, OBERMILLER behaupten, oder durch chemische Wirkungen, wie sie von MEISSNER, OFFERGELD, HEUSS u. a. angenommen wurden. Daß beide, mechanische und chemische Kräfte bei der Auflösung der elastischen Fasern beteiligt sind, behaupten z. B. FEDERMANN und UNNA. JORES, früher Anhänger der chemischen Hypothese, sieht sich auf Grund der Arbeit seines Schülers MEFFERT, der den Einfluß von Exsudaten und Transsudaten auf elastischem Gewebe experimentell studierte, veranlaßt, einen weniger entscheidenden Standpunkt anzunehmen und betont, daß man den hochgradigsten Schwund der elastischen Elemente, nicht bei exsudativen Prozessen, sondern bei Gewebsneubildungen findet.

Dies trifft für Dermatitis atrophicans natürlich nicht zu, da wir ja, wie bereits betont, völliges Fehlen des elastischen Gewebes ohne exsudativen und proliferierenden Prozeß finden.

Ich habe zur Klärung dieser Frage eine Reihe von Untersuchungen vorgenommen, und zwar in bezug auf das Verhalten der elastischen Fasern bei der Tuberkulose beim Menschen, speziell mit Rücksicht der Hauttuberkulose und der Reaktionen bei dieser. Ferner Experimente, die mit Organen von reichlichem Elastingehalte in vitro angestellt wurden und Tierversuche, bei denen Tuberkelbacillen und deren Toxine in verschiedener Weise verwendet wurden.

Es ergab sich, daß eine elastinfreie Mantelzone bei den verschiedenen Formen der Tuberkulose der Haut nicht beobachtet werden konnte, da nur Zellwucherungen, Vernarbungsprozesse und lang andauernde oder sich oft wiederholende Dehnungen (Tumoren, Gravidität) zu einer Änderung im Verhalten der elastischen Cutisfasern führte.

Aus den Versuchen mit elastischen Geweben ergab sich, daß nur zellenführende Flüssigkeit (Eiter) eine Beeinflussung der elastischen Fasern sogar schon nach verhältnismäßig kurzer Zeit (24 Stunden) hervorrufen können. Eine ähnliche Beeinflussung ist weder durch Hitze, Kälte, Pressung, Dehnung und schon gar nicht durch Tuberkulinsera usw. erzielbar.

Aus allen seinen Versuchen schließt OPPENHEIM, daß eine spezifische, dem Tuberkelbacillus und dessen Toxinen ausschließlich zukommende Wirkung auf das elastische Gewebe nicht nachgewiesen werden kann; ohne Entwicklung von Zellinfiltraten war eine Schädigung der Elastica nie zu beobachten; man kann also die Tuberkulose nicht als Ursache für das Fehlen der Elastica bei den atrophisierenden Dermatitiden, wo die elastischen Fasern unabhängig vom Auftreten der Infiltrate zugrunde gehen, ansehen.

Als positives Resultat dieser Arbeit ist ferner der experimentell erbrachte Beweis für die Auflösung der elastischen Fasern durch die Zellen, die bis jetzt nur aus dem histologischen Bilde erschlossen werden konnte, zu betrachten.

Dieses Ausgelöstsein der elastischen Fasern unabhängig von Exsudats-
erscheinungen wird durch einen Befund BLOCHs beleuchtet, der in einem Falle
von BENCE-JONESscher Albuminurie eine knötchenförmige Hautatrophie
beobachten konnte, bei der der histologische Befund in den tiefen Lagen der
Cutis ohne Zeichen von Entzündung und Zellinfiltrationsherden ein totales
Fehlen der elastischen Fasern nachweist. An Stelle dieser findet er helle, lichtbrechende und farblose Granula, die er als eine eigene granulöse Degeneration
des elastischen Gewebes, durch toxische, in den Säften kreisende Stoffe, vielleicht durch den BENCE-JONESschen Eiweißkörper selbst veranlaßt, auffaßt.

Eine Bestätigung finden die Untersuchungen durch TEREBINSKI, der auf
Grund von Versuchen findet, daß die Leukocyten, welche die Haut bei einem
Entzündungsprozeß infiltrieren, bei ihrem Zerfall die in ihren Leibern eingeschlossenen trypsinähnlichen Gärungsstoffe (nach METSCHNIKOFF) Cytasen
absondern und der Verfasser vermutet, daß der Schwund der elastischen Fasern
durch diese Trypsinwirkung zu erklären sei.

Erwähnt sei hier noch ein Experiment, das ich bei einem Falle von
Dermatitis atrophicans maculosa anstellte, durch das es gelang, mit Serum,
das von der an Dermatitis atrophicans maculosa Erkrankten stammte, am
Oberschenkel eine etwa linsengroße Atrophie zu erzeugen, während eine mit
Kochsalzlösung injizierte Stelle spurlos verschwand.

Schon in der Monographie FINGER-OPPENHEIM finden beide Autoren, daß
die elastischen Fasern bei den einzelnen Individuen eine verschiedene Resistenz
besitzen, was wir schon durch die verschiedene Entwicklung der Striae in der
Gravidität und bei Zunahme des Panniculus adiposus und durch das gleichzeitige Vorkommen von Striae distensae mit idiopathischen atrophisierenden
Dermatitiden beobachten konnten. Die elastischen Fasern verlieren eben nicht
nur leichter ihre Färbbarkeit und gehen zugrunde, sondern sie werden auch
rasch an ihre Elastizitätsgrenze durch Dehnungen gebracht und reißen leichter.
Sie zeigen sich den verschiedenen Noxen gegenüber von geringer Widerstandskraft. FINGER und OPPENHEIM konnten daher auf Grund aller dieser Überlegungen folgende ätiologische Erklärungsversuche für die atrophisierenden
Entzündungen formulieren:

„Eine innere Noxe wirkt auf eine disponierte Cutis ein; dann haben wir Fälle
von Dermatitis atrophicans diffusa vor uns, diese kann so stark sein, daß sie
auch ohne Disposition zur Atrophie führen kann; z. B. sekundäre Atrophien im
Anschlusse an akute und chronische Infektionskrankheiten, der BLOCHsche Fall.

Eine äußere Noxe wirkt auf eine disponierte Cutis ein, wobei mechanische,
chemische, thermische und äußere Noxen in Betracht kommen. Die Disposition
kann dabei angeboren sein, wie bei Xeroderma pigmentosum, sie kann erworben
sein wie bei der Pellagra.

Die äußere Noxe kann durch Intensität und Dauer allein den atrophischen
Zustand herbeiführen, wie bei der Röntgenatrophie und bei der Seemannshaut."

Seit der Formulierung dieses Schlußsatzes, bin ich aber auf Grund der
verschiedenen Krankenbeobachtungen, histologischer Untersuchungen und
Überlegungen dazu gekommen, für alle Arten der Atrophie eine Disposition
anzunehmen, und zwar sehe ich diese Disposition in einer angeborenen Widerstandsschwäche, in einer angeborenen Minderwertigkeit des elastischen Gewebes,
die sich entweder sofort bei der Geburt manifestiert (angeborene Fälle von
Hautatrophie, Mißbildungen, naevusartige Atrophie, Genodermien im Sinne
BETTMANNs), oder erst im späteren Leben auf Grund der verschiedenen Traumen,
chemischen, physikalischen, infektiösen, nervösen und endokrinen Störungen
usw. Diese angeborene Widerstandschwäche der Elastica beweist OPPENHEIM
unter anderem auch durch das Zusammentreffen von Dermatitis atrophicans

der rechten unteren Extremität mit einem Naevus angiomatosus der rechten oberen Extremität. Schon früher wurde von manchen Beobachtern an ein Angeborensein mancher idiopathischer Hautatrophien gedacht (CHOTZEN, BRUHNS). WEIDENFELD hat einen Fall von Dermatitis atrophicans demonstriert, bei dem in der Aszendenz ein analoger Fall vorgekommen war, was auf Heredität hinwies.

Für das Angeborensein als Ursache sprechen auch jene Fälle, bei denen andere angeborene Mißbildungen der Haut mit Atrophia cutis idiopathica zusammentreffen z. B. Aplasia cutis congenita und gleichzeitige Atrophie der Haut des rechten Ellbogens. Oder Atrophia maculosa cutis und ein flachhandgroßes Naevus flammeus am Nacken. Auch RUSCH hat ähnliche Fälle beobachtet. Auch das analoge Verhalten der elastischen Fasern sowie andere histologische Befunde der angiomatösen Naevi und der Dermatitis atrophicans sprechen

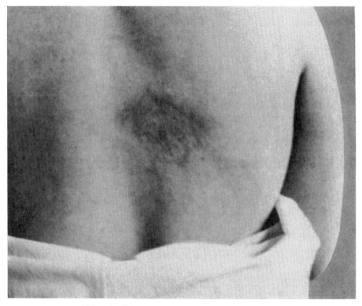

Abb. 59. Circumscripte, naeviforme Atrophie.
Mitte des Rückens wie makulöse Atrophie. Beobachtung 1926.

hierfür. Die Feuermäler sind nämlich histologisch charakterisiert durch Ektasie und Hyperplasie der Venen bis zur oberen Grenze der eigentlichen Cutis, während die Arterien sich normal verhalten; dabei ist die Wand der venösen Capillaren verdickt und geht ohne scharfe Grenze in die Cutis der Umgebung über. In den höheren Schichten im Stratum papillare fehlt die Wand vollständig und es kleidet nur das Endothel die unregelmäßigen Bluträume der Cutis aus. Die Epidermis ist in der Regel verdünnt, der Papillarkörper fehlt oder zeigt eine Abflachung bis zur vollständigen Ebenheit (UNNA). Das Elastin in den Venenwandungen fehlt fast völlig, es fehlt auch konstant im Bereiche des dem Papillarkörper angrenzenden Teiles der Cutis und ist überhaupt in der ganzen Cutis im angiomatösen Bereiche spärlich entwickelt. Um die erweiterten Gefäße ist die Cutis völlig elastinfrei. Aus diesem Mangel an Elastin erklärt sich einerseits die Progredienz von Feuermälern, andererseits auch die Neigung sich zu stielen, Knötchen zu bilden und sich abzuschnüren, weil das Elastin der Umgebung die angiomatösen Partien knopfartig emportreibt. Die Analogie mit der Anatomie der ausgebildeten Hautatrophie ist eklatant. Ein Hauptunterschied besteht darin, daß wir bei der Hautatrophie entzündliche Rund-Zelleninfiltrate Plasmazellenanhäufungen in stärkerer oder schwächerer Entwicklung finden. Eine weitere Analogie mit den Naevi zeigt die Dermatitis atrophicans darin, daß sie sich peripherwärts ausbreitet, ferner, daß es auch bei ihr durch den elastischen Mangel zu Vorwölbungen kommt, und zu varicenähnlichen Bildungen.

Dieses auffällige Zusammentreffen von Naevi und idiopathischer Hautatrophie, sowie die weitgehende Analogie der histologischen Verhältnisse bewogen mich für beide Arten der Erkrankungen nach ein und derselben Ursache zu fahnden und fand sie in Unnas Drucktheorie von der Entstehung der Naevi.

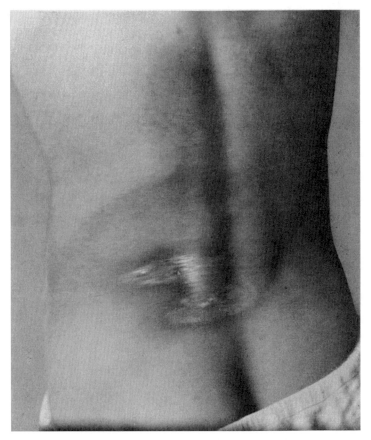

Abb. 60. Umschriebene Hautatrophien an der Lokalisationsstelle des Mongolenfleckes. (20jähriger Soldat. Prot. Nr. 21 188 1917.)

Die Lokalisation der Dermatitis atrophicans spricht für interuterinen Druck, und zwar sind die gedrückten Partien, eine normale Lage des Kindes im Uterus vorausgesetzt, die hervorstehenden Partien des gekrümmten kindlichen Körpers wie Scheitelhöhe, Stirn, Ellbogen, Außenseite der Oberarme, Schenkel, Nates, bis zu einer Linie, die der Christa ossis ilei entspricht. Dabei ist die Haut an diesen Stellen durch die Flexionsstellung der Extremitäten übermäßig gespannt. Es kann also direkt der Druck der Uteruswand sein, der die elastischen Fasern schädigt, wobei Kleinheit des Uterus, geringe Fruchtwassermenge, Druck, ausgeübt von seiten der Beckenknochen der Mutter, einen Einfluß ausüben können. Es ist daher mit der größten Wahrscheinlichkeit anzunehmen, daß sich der größte Teil der atrophisierenden Dermatitiden dann entwickelt, wenn ein durch interuterinen Druck oder Zug bereits geschädigtes Elastin in der Haut vorhanden ist. Dies kann bei zu großem interuterinen Druck bereits bei der Geburt vorhanden sein (angeborene Hautatrophie), oder später durch andere Schädlichkeiten, die allein sonst Elastin nicht vernichten, zum Schwund gebracht werden (erworbene idiopathische Hautatrophie).

Einen zwingenden Beweis für diese meine Annahme von der Schädigung des Elastins durch interuterinen Druck brachte eine Demonstration ABELS in einer Sitzung der Gesellschaft der Ärzte in Wien vom 1. März 1929, der ein Kind mit angeborenen Klumpfüßen demonstrierte, welches an den Fußrücken und den angrenzenden Partien des Fußes die Zeichen einer echten idiopathischen Hautatrophie darbot. Klumpfüße kommen nach allgemeiner Ansicht durch intrauterinen Druck zustande.

Aber nicht nur das Zusammentreffen von Dermatitis atrophicans mit Naevus angiomatosus veranlaßten OPPENHEIM zur Annahme der angeborenen Disposition,

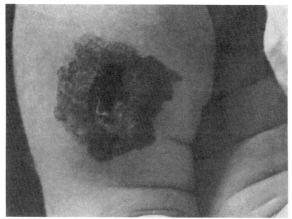

Abb. 61. Zentrale Atrophie bei Angiokavernom. 6 Wochen alter Säugling; Ambulanz Wilhelminenspital. 1916. Prot. Nr. 121.

resp. zur Annahme der Minderwertigkeit des Elastins, sondern auch noch folgende Beobachtungen, die ich an Fällen erleben konnte, die zumeist in den Sitzungen der Wiener Dermatologischen Gesellschaft demonstriert wurden.

Hautatrophie kommt an Stellen vor, wo gewöhnlich Naevi vasculosi zu sitzen pflegen z. B. an der Stelle des Mongolenfleckes. Die makulöse Hautatrophie zeigt in der Umgebung. Hautveränderungen, die angeborener Natur sind z. B. Lichen pilaris umgibt kranzförmige makulöse Atrophie. Hautatrophie kommt mit sonstigen angeborenen Anomalien gepaart vor (Fibrome, Ohrverbildungen, Hyperplasie des Genitales, Ichthyosis (LUTZ, VOLK, BETTMANN u. a.).

Hautatrophie kommt familiär und vererbt vor. Hautatrophie und Naevi vasculosi haben ähnlichen histologischen Bau, Fehlen der Elastica, Verstrichensein der Papillen, Erweiterung der Gefäße. Naevi vasculosi und cavernosi zeigen öfter Veränderungen im Sinne der Atrophie. Bei Neugeborenen zeigen Angiokavernome in den zentralen Anteilen angeborene Cutisdefekte. An den Streckseiten der Ellbogen und Knie finden sich schon frühzeitig degenerative Elastinveränderungen; dort lokalisieren sich mit Vorliebe Hautatrophien. Ausführliches darüber findet man in meinem Bericht vom Kongreß der Deutschen Dermatologischen Gesellschaft, Hamburg 1921.

Die Mehrheit der Autoren neigt jetzt dazu, die Theorie OPPENHEIMS anzuerkennen, so HELLER, der 3 Typen der idiopathischen Hautatrophie unterscheidet, den Typus NEUMANN, ein lenteszierender, atrophischer, neurotischer, degenerativer Prozeß, den Typus HUBER, primär zur Hautatrophie führende Gefäßerkrankungen und den Typus Buchwald-Heller, die naevusartigen angeborenen Hauterkrankungen.

Auch Nobl schließt sich meiner Ansicht an, mit Rücksicht auf die Beobachtung der Erkrankung dreier Geschwister an idiopathischer Hautatrophie. Versari nimmt vermehrten interuterinen Druck als Prädisposition für die Erkrankung an, ebenso Wagner und schließlich Moncorps, der für einen Fall typischer Acrodermatitis atrophicans mit hauptsächlich rechtsseitiger Lokalisation auf Grund röntgenologischer Befunde der Gefäße und auf Grund experimenteller Untersuchungen des Falles mittels Adrenalin, welches eine paradoxe Reaktion auslöste, als Ursache eine konstitutionelle endogene Gefäßanomalie als wahrscheinlich annimmt.

Nimmt man die Theorie Oppenheims von der angeborenen Minderwertigkeit resp. Widerstandsschwäche des Elastins als bewiesen an, so lassen sich die verschiedenen ätiologischen Faktoren, die bei den verschiedenen atrophisierenden Dermatitiden in Betracht kommen, in ungezwungener Weise verstehen.

Prognose.

Die Prognose aller Formen der atrophisierenden Dermatitiden ist quoad restitutio in integrum eine schlechte zu nennen. Der Prozeß schreitet unaufhaltsam vorwärts. Ich bin nicht der Ansicht Kogojs, daß man die fibromatösen Bildungen, sei es in Form der circumscripten Knoten, sei es in Form der diffusen pseudosclerodermatischen Herde als Heilungsversuche auffassen soll. Kogoj denkt an Reparationsversuche aus 2 Gründen. Erstens muß man bei dem sog. Endstadium der Hautatrophie annehmen, daß das Gewebe im Kampfe mit der die Atrophie erzeugenden Noxe die Oberhand gewonnen hat. Zweitens kann eine Kollagenzunahme bei Atrophie nur als Heilungsversuch gedeutet werden. Er schränkt aber diese Annahme selbst ein, daß es sich bei der Sclerosierung um einen „falschen Griff" des Gewebes, um eine Pararestitutio handelt, deren Endergebnis vom normalen Hautzustande weit entfernt ist. Der Grund hierfür sei in der erschöpften normalen Haut des so schwer geschädigten Bindegewebes zu suchen. Dieser Ansicht kann ich mich nicht anschließen. Daß das in erster Linie geschädigte elastische Gewebe die Ursache hierfür ist, daß das Bindegewebe gewissermaßen seiner Umklammerung und Beschränkung beraubt, wuchert, ist klar; denn darüber ist wohl kein Zweifel, daß im Vergleich zur Schädigung des elastischen Gewebes, die Schädigung des Bindegewebes weit in den Hintergrund tritt. Wir sehen ja auch sonst, daß elastisches Gewebe gewissermaßen durch Bindegewebe ersetzt wird, z. B. bei der Atheromatose der Gefäße. Wenn ein erschöpftes Gewebe imstande ist, derartige Tumoren und pseudosclerodermatische Wucherungen zu erzeugen, so ist es eben nicht erschöpft, es könnte ja dann viel leichter neue normale bindegewebige Strukturen erzeugen und nicht hypertrophisches Gewebe.

Auch bei den anderen Atrophien, nicht nur bei der Gruppe der atrophisierenden Dermatitiden sehen wir, daß es eine Restitutio ad integrum nicht gibt, oder daß Besserungen nur sehr selten beobachtet werden. Daß aber wirkliche Heilungen doch äußerst selten vorkommen können, kann ich aus eigenen Beobachtungen an 3 Fällen bestätigen. Allerdings konnte ich das nur im Initialstadium der Krankheit und bei jungen Menschen konstatieren.

Der eine Fall betraf ein 25jähriges Mädchen mit einer beginnenden, klinisch einwandfrei festgestellten Dermatitis atrophicans diffusa des rechten Beines, die mit Arsen, hormonaler Therapie, Massage in der üblichen Weise behandelt wurde. Eine Anetodermie war jedoch in dem Falle noch nicht zu beobachten. Nach ihrer Verheiratung und der Geburt eines Kindes verschwanden die Erscheinungen vollständig und es konnte die Haut des rechten und linken Beines voneinander nicht unterschieden werden. Ich führe diesen Heilungserfolg nicht auf die Mittel, sondern auf die Umwälzung, die in dem Organismus durch Heirat, Schwangerschaft und Geburt stattgefunden hat, zurück.

Zwei andere Fälle betrafen junge Männer; ein Fall wurde von mir in der Wiener Dermatologischen Gesellschaft demonstriert, welche ebenfalls im Initialstadium der Dermatitis atrophicans waren und bei denen die Erkrankung spurlos verschwand.

Wie viele solche Fälle überhaupt beobachtet werden konnten, entzieht sich der Beurteilung, weil die Kranken mit diesem Initial stadium nicht zur Beobachtung kommen.

Es scheint mir, daß nur jugendliche Personen die Möglichkeit einer Heilung bieten; alle meine geheilten Fälle waren junge Leute.

Ein anderer Fall wurde von F. J. Pick beobachtet; er gehört zu den Erythromeliefällen und wurde bereits bei der Beschreibung des Verlaufes der Dermatitis atrophicans erwähnt. (S. daselbst.) Besserungen haben ferner gesehen: Hoffmann, Habermann und Kutsch, Lengyel, Nicolas und Petonrand, Retzlaff, Bruhns u. a.

Das Leben selbst und die Gesundheit werden durch die atrophisierenden Dermatitiden nicht bedroht. Da die subjektiven Symptome meist fehlen, höchstens ein Gefühl des Fröstelns besteht, wird die Nachtruhe der Patienten nicht gestört. Man kann auch nicht behaupten, daß die atrophische Haut häufiger von Eitererregern oder anderen Bakterien befallen wird. Im Gegenteil, es macht mir den Eindruck, als würden Impetigines, Trichophytie und Dermatitiden auf der atrophischen Haut viel seltener zustande kommen als auf der normalen. Auch konnte ich selbst nie einen Fall von Hauttuberkulose, der sich auf atrophischer Haut entwickelt hätte, beobachten. Dagegen besteht eine erhöhte Vulnerabilität der atrophischen Haut, so daß häufig kleine Verletzungen und Einrisse zustande kommen. Die Ekzembereitschaft der atrophischen Haut scheint mir eine sehr verminderte zu sein. Der Heilungstrieb ist anscheinend kein herabgesetzter, indem Wunden und Excisionsstellen ebenso rasch heilen, wie bei normaler Haut. Auffallend ist mir bei den universellen diffusen Haut-Atrophien immer der Umstand gewesen, daß das Allgemeinbefinden, trotzdem in solchen Fällen fast die ganze Körperhaut atrophisch ist, nicht leidet. Wenn wir die Bedeutung des Kollagens für den Körper kennen, so muß es Wunder nehmen, daß in Fällen, wo fast das ganze kolloidale Gewebe der Haut zugrunde gegangen ist, keine Störungen im Gesamtorganismus auftreten. Ich habe dies in einer Diskussionsbemerkung zu einem Vortrage Urbachs über chemische Untersuchungen der Haut hervorgehoben.

Therapie.

Wie schon aus der Prognosenstellung hervorgeht, gibt es eine wirklich wirksame Therapie der atrophisierenden Dermatitiden bis jetzt nicht. Schon die große Zahl der empfohlenen Mittel beweist dies. Besserungen sollen im entzündlichen Stadium namentlich durch physikalische Therapie, die in erster Linie angewendet wird, beobachtet worden sein. Die physikalische Therapie besteht in zweckentsprechender Massage, in warmen Bädern, in Galvanisation, Quarzlampenbestrahlungen, Diathermie, Stauung, Heißluftbehandlung. Ehrmann berichtet einen Erfolg in einem seiner Fälle von Lichtbehandlung, Hertmanni von Trockenwärme. Hermann sieht bei einem 29jährigem Manne Besserung durch Stauung, Diathermie und Wechselbäder. Besserung durch Quarzlampe sieht Bruhns; sehr warm empfiehlt Hertz die Diathermie; bedeutender Erfolg in seinem Falle von Dermatitis atrophicans mit multipler Leprosebildung ähnlich dem Simonschen Falle. Zur Salbenbehandlung werden empfohlen Einreibungen mit 20 % iger Chrysarobinsalbe von Holzschneider, er sah dabei temporäre Besserung. Bab findet subjektiv wesentliche Besserung durch den Gebrauch einer 5 % igen Amylnitritsalbe bei einer Patientin mit Dermatitis atrophicans beider Unterarme, anscheinend auf hereditärer Basis. Pulvermacher hält jedoch den Fall für eine chronische Akroasphyxie, nicht für eine atrophisierende Dermatitis, was den Heilerfolg erklären könnte. Jessner berichtet über den Versuch eines Kollegen der eine Akrodermatitis mit Rhinosalbe behandelt hatte, der darauf starke entzündliche Reaktionen mit Schwellung und Blasenbildung beobachtete, nach deren Abklingen bedeutende Besserung eintrat. Selbstverständlich müssen bei der Trockenheit der atrophischen Haut fleißig Bäder angewendet werden und bei dem absolutem Mangel an Hauttalg sollen fleißig Einfettungen mit indifferenten Salben vorgenommen werden.

Von innerlich gebrauchten Mitteln stehen in erster Reihe die aus den Drüsen mit innerer Sekretion gewonnenen Präparate: Thyreoidea-, Keimdrüsen-, Hypophysen-Pankreas-Thymuspräparate wurden vielfach angewendet, ebenso pluriglanguläre Opotherapie. So sieht Ormsby von Thyreoideatherapie Besserung, Reik erzielt bei einer 32jährigen Weberin mit breiten Ulnarstreifen, die auf Adrenalin starke Reaktion zeigte, nach 4 Injektionen einer $10^0/_0$igen Kochsalzlösung Verfärbung und Abblassung der erkrankten Haut. Lengyel hat prompten Erfolg durch Hypophysenpräparate. Hugo Müller sieht Erfolge von Thyreoidinbehandlung bei einem Fall mit vergrößerter Schilddrüse.

Bloch und Blamoutier heben besonders den therapeutischen Erfolg mit der pluroglandulären Opotherapie (4 Monate Behandlung mit Extrakt der Thyreoidea, des hinteren Lappens der Hypophyse, der Nebenniere) bei einem 24jährigem Mädchen mit Akrodermatitis hervor, wobei gleichzeitig Atrophie des äußeren Genitales und der Vagina bestanden hatte.

Ich konnte mich von einem wirklichem Erfolge der hormonalen Behandlung trotz langdauernder Behandlung mit allen möglichen Präparaten und kombinierter Therapie niemals überzeugen wie Jesser u. a. Von anderen Medikamenten werden empfohlen: Arsenik, Eisen, Roborantia. Hollander will mit Nathiosulfat Versuche machen, Rosen sieht Besserung. Ravogli sah gute Erfolge mit Wismuth und kann hierfür keine Erklärung geben. Callomon sah in seinem Falle durch Massage und Fibrolysininjektionen die Beweglichkeit des Fußgelenkes, die durch die pseudosclerodermatische Atrophie aufgehoben war, wiederkehren. E. Hoffmann sieht Besserung nach periarteriellen Kochsalzinjektionen. Arana Melquiodes behandelt antiluetisch und sieht Heilungen, er tritt für die syphilitische Ätiologie gewisser Hautatrophien ein. Von manchen Autoren wird die *Sympathektomie* nach Lériche-Brüning empfohlen; sie kommt wohl nur für Fälle mit sclerosierender Atrophie in Betracht. In bezug auf die Wirkung der Sympathektomie besteht keine Einheitlichkeit. Besserungen nach Sympathektomie sahen Wirz (49jähriger Patient sclerodermieartige Wülste auf den Handrücken). Die Sympathektomie zeigte auffallende subjektive und objektive Besserung, so daß die Wülste nahezu verschwanden und die Bewegungsfähigkeit der Finger bis zum Handschluß möglich wurde und das Gefühl in den Fingern wiederkehrte. In einem Falle Jessners waren beide Unterschenkel und Fußrücken stark sclerosiert und es wurde beiderseits am Oberschenkel die Sympathektomie gemacht, worauf die Beschwerden an den Füßen schwanden, die Beweglichkeit der Fußgelenke gebessert wurde und die Unterschenkelhaut anscheinend nicht mehr so hart war, doch müsse weiterer Verlauf abgewartet werden, da die Zeit noch zu kurz war.

In einem 2. Falle Jessners wird die Sympathektomie einem Vorschlage Kreibichs folgend an den betreffenden Extremitäten, und zwar von Küttner durchgeführt. Küttner hat dann darüber berichtet, daß die Patientin mit dem Erfolg der Operation zufrieden war, weil ihre Beschwerden noch 6 Monate nach der Operation verschwunden waren und nicht mehr auftraten, obwohl objektiv die Erscheinungen ganz gleich geblieben waren.

Ferner berichtet Jirasek (Fall von Hautatrophie beider Hohlhände) von gutem Erfolg nach beiderseitiger Lériche Operation. Dagegen hatte z. B.

ROSENTHAL in einem Falle bei dem vor 4 Jahren die periarterielle Sympathektomie bei einer 62jährigen Frau gemacht wurde (sclerosierende Atrophie an Händen und Unterschenkeln), keinen Erfolg; die Erscheinungen besserten sich nicht, im Gegenteil auf der operierten Seite entstanden an den Füßen und Unterschenkeln tiefe Geschwüre. Dieser Fall dürfte zur Sclerodermie gehören. E. HERMANN beobachtet ebenfalls Besserung nach Sympathektomie. KARRENBERG spricht sich dagegen aus, ebenso gegen Fibrolysin und reizende Salben, er empfiehlt Blutlichtbogen mit Schwitzen und Olobintin.

Es wäre also bei höchstgradigen Beschwerden bei sclerosierender Dermatitis atrophicans immerhin der Versuch einer Sympathektomie nach LÉRICHE-BRÜNING zu machen, weil wir ja gegen diesen Ausgang der atrophisierenden Dermatitiden vollständig machtlos sind. Auch lokale Röntgentherapie mit tief gefilterten Strahlen wurde im Infiltrationsstadium empfohlen; in einigen Fällen wurde subjektive Besserung erzielt. KREN, KONRAD und GEIGER u. a. empfehlen die BUCKY-Strahlen bei der Poikilodermia. Auch Röntgen- und Radiumbestrahlung von Hypophyse, Thymus, Thyreoidea wurde empfohlen. Man sieht aus dieser kurzen Übersicht, wie wenig wirkungsvoll und sicher die Therapie eigentlich bei den atrophisierenden Dermatitiden ist.

Literatur.
Geschichtliche Skizze und Definition.

AUSPITZ: System der Hautkrankheiten. Wien 1881.

BLAMOUTIER s. BLOCH u. BLAMOUTIER: Étude d'un cas avec disendocrinie rhinite atrophique ozéneuse et malformation pharyngée. Presse méd. 30, No 88, 949—952 (1922). Ref. Zbl. Hautkrkh. 7, 385 (1923). — BENEDICT, W. L.: J. amer. med. Assoc. 1926, 1735. — BUCHWALD: Ein Fall von idiopathischer diffuser Hautatrophie. Arch. f. Dermat. 1883. COLOMBINI: Klinische und histologische Untersuchungen über einen Fall von Atrophia cutis idiopathica. Mschr. Dermat. 1899.

FINGER: Die Hautkrankheiten. — FRIEBOES: Siehe Lehrbuch für Haut- und Geschlechtskrankheiten, RIEKE, 1923.

GANS, OSKAR: Histologie der Hautkrankheiten. 1925. — GROSS: Siehe Handbuch MRAČEK, Bd. 3.

HERXHEIMER u. HARTMANN: Über Acrodermatitis chronica atrophicans. Arch. f. Dermat. 61, 57 (1902).

JACOBI: Poikilodermia atrophicans vascularis. Ikonogr. dermat. (Kioto) 3, 95. — JADASSOHN: Siehe Handbuch der Hautkrankheiten, MRAČEK. Bd. 3, S. 50 u. 290. — JARISCH: Die Hautkrankheiten. 1900. — JESSNER, MAX: Weiterer Beitrag zur Kenntnis der Acrodermatitis chronica atrophicans. Arch. f. Dermat. 139, 294 (1922). — JOSEPH: Lehrbuch der Haut- und Geschlechtskrankheiten. 1910.

KAPOSI: Die Hautkrankheiten. 1899. — KLAAR: Ein Fall von Acrodermatitis chronica atrophicans mit Sarkombildung. Arch. f. Dermat. 134, 160 (1921). — KYRLE: Vorlesungen über Histobilogie der Haut und ihrer Erkrankungen. 1925.

NEUMANN: (a) Lehrbuch der Hautkrankheiten. 1880. (b) Erythema paralyticum, s. Atlas der Hautkrankheiten.

OPPENHEIM: (a) Multiple Ulcerationen bei Dermatitis atrophicans diffusa progressiva. Wien. dermat. Ges., Sitzg 2. Dez. 1926. Ref. Zbl. Hautkrkh. 23, 35 (1927). (b) Die Hautatrophien bei FINGER-OPPENHEIM. — ORMSBY: Diseases of the skin. 1928.

PELLIZZARRI: Eritema orticato atrofizzante. Giorn. ital. Mal. vener. Pelle 1884, 230. — PICK, F. J.: Über Erythromelie. Festschrift zu Ehren KAPOSIs. 1900. — POSPELOW: Siehe Literatur der Histologie.

RUSCH, P.: Siehe Literatur der Histologie.

ŠAMBERGER: Précis de Séméliologie des maladies de la peau. 1925. p. 417. — SCHWENINGER u. BUZZI: Siehe ORMSBY: Diseases of the skin und Internationaler Atlas seltener Hautkrankheiten. 1891. H. 5, Taf. XV.

TENDLAU: Über angeborene und erworbene Atrophia cutis idiopathica. Virchows Arch. 167, (1902). — TOMACZEWSKY: Lehrbuch der Haut- und Geschlechtskrankheiten. Rieke 1914. — TOUTON: Fall von erworbener idiopathischer Atrophie der Haut. Dtsch. med. Wschr. 1886.

UNNA u. HEUSS: MRAČEKS Handbuch der Hautkrankheiten. Bd. 3, S. 277.

WILSON, E.: (a) J. of cut. Med. 1867. (b) Diseases of the skin. London 1860.

ZIEGLER: Pathologie und Anatomie, Bd. 1.

Berufliche und neurotisch bedingte Atrophien.

Andrews: Scleroderma and facial hemiatrophy (Sclerodermia und halbseitige Gesichtsatrophie). Ref. Zbl. Hautkrkh. **20**, 576 (1926). (Manhattan dermat. Soc., 12. Mai 1925.) Arch. of Dermat. **12**, Nr 6, 914 (1925).

Ben, Fritz: Hemiatrophia faciei und Sclerodermie. (Dermat. Praxis Dr. Löwenberg, Düsseldorf.) Dermat. Wschr. **83**, Nr 37 (1926). Ref. Zbl. Hautkrkh. **22**, 216 (1927). — Bernstein: Hemiatrophia alternans facialis progressiva mit trophischen Störungen der Haut. 15. Kongr. dtsch. Dermat. Bonn, Sitzg 4.—8. Sept. 1927. Ref. Zbl. Hautkrkh. **25**, 69 (1927). — Boardman: Total hemiatrophy with scleroderma. Dermat. Soc. 15. Jan. 1926. Arch. of Dermat. **15**, Nr 4 (1927). Ref. Zbl. Hautkrkh. **24**, 263 (1927). — Breda: Contributo all atrofia idiopatica della pelle. Festschrift Kaposi. 1900.

Dohi, S.: A case of hemiatrophia facialis. Kanazawa dermat. urol. Soc., 12. Aug. 1924. Jap. J. of Dermat. **25**, Nr 3, 15 (1925). Ref. Zbl. Hautkrkh. 18, 399 (1926). — Dohrn: Excoriation der Stirnhaut bei einem Neugeborenen. Z. Geburtsh. **1894**. — Dumesnil de Rochemont: Über das Verhalten der elastischen Fasern bei pathologischen Zuständen der Haut. Arch. f. Dermat. **25** (1893). — Dyce-Duckword: A case of lineare atrophy of the skin. Brit. med. J. **1893**. Mschr. Dermat. **29**, 334 (1894).

Farranini: Zit. bei Prosser White. — Flemming s. Unna: Histopathologie der Hautkrankheiten.

Gans: Histologie der Hautkrankheiten. 1925. — Graham-Little: A case of atrophie condition of skin following treatment of naevus. Soc. med. London, 16. Juni 1921. Brit. J. Dermat. **33**, Nr 11, 377 (1921). Ref. Zbl. Hautkrkh. **3**, 458 (1922). — Grünmandl, Selma: Hemiatrophia facialis incompleta. Schles. dermat. Ges., Sitzg 20. Juni 1925. Ref. Zbl. Hautkrkh. 18, 753 (1926).

Hebra, H. v.: Ein Fall von symmetrischem kongenitalem partiellem Deffekt der Cutis. Mitt. embryol. Inst. Wien **2**. — Hebra, F. u. Kaposi: Handbuch der Hautkrankheiten. 2. Aufl. 1874. — Hoffmann: Ein Fall von Atrophie der rechten Gesichtsseite des rechten Armes und rechten Beines mit Sclerodermie der dazugehörigen Hautdecke. Berl. dermat. Ges., Sitzg 14. Febr. 1914. Ref. Arch. f. Dermat. **125**, 328 (1920).

Jackson: (a) A case of atrophy of the skin. J. of cutan. genito-urin. Dis. **1896**, 111. (b) Morphoea. J. of cutan. genito-urin. Dis. **1888**, 67.

Kirschenberg: Zur Frage der Hemiatrophie faciei progressiva mit zentraler Genese. Fol. neuropath. eston. **5**, H. 1, 94—98 (1926). Ref. Zbl. Hautkrkh. **21**, 299 (1927). — Kolaczek: Ein merkwürdiger Fall circumscripter Hautatrophie. Dtsch. med. Wschr. **1876**, Nr 32.

Lauber, H.: Ein Fall von Hemiatrophia facialis progressiva mit Beteiligung des Auges. Z. Augenheilk. **57**, 492—496 (1925). Ref. Zbl. Hautkrkh. **19**, 650 (1926). — Lauerbach: Hemihypoplasia faciei und Asymmetrie des Gesichtes. Dermat. Ges. Hamburg-Altona, Sitzg 2. Nov. 1924. Ref. Zbl. Hautkrkh. **16**, 17 (1925). — Leod, Mac: A case of kolloid degeneration of the skin. Arch. of Dermat. **11**, Nr 5, 709—710 (1925). Ref. Zbl. Hautkrkh. **18**, 690 (1926). — Löwenberg: Hemiatrophia und halbseitige Sclerodermie. Zbl. Hautkrkh. **16**, 19 (1925).

Mitchell: Injuries of the nerves and their consequences. Philadelphia 1872. — Mitchell, Moorhouse and Keen: Gunshot wounds and others injuries of the nerves. p. 77. Philadelphia 1864.

Nielsen: Atrophodermia erythematosa maculosa mit exzentrischer Verbreitung. Dän. dermat. Ges., 1. März 1899. Dermat. Z. **6**, 245 (1899).

Oppenheim: Druckatrophie des Halses nach Kragenknopf-Striae dist. Wien. dermat. Ges., Sitzg 3. Mai 1923. Ref. Zbl. Hautkrkh. **9**, 166 (1924).

Paget: Med. Times and Gazette **1864**, 58. — Prosser White: The Dermatergoses or Occupational Affektions of the skin. 1928. p. 109. — Pick, E.: Hemiatrophia facialis. Dtsch. dermat. Ges. tschechoslov. Rep., Sitzg 19. April 1925. Ref. Zbl. Hautkrkh. **17**, 267 (1925).

Rosenow bei Gans. — Rothmann s. Gans.

Schidachi: Atrophie des subcutanen Fettgewebes. Arch. f. Dermat. **90** (1908).

Touton s. Literatur der Geschichtl. Skizze. — Traina s. Gans. — Turney: Zit. nach: Ormsby.

Unna: Histopathologie der Hautkrankheiten. — Unna, jun.: Streifförmige Atrophie der Haut und Alopecia. Zbl. Hautkrkh. **20**, 12 (1926).

Virchow s. Gans.

Wartenberg: Zur Klinik und Pathogenese der Hemiatrophia faciei progressiva. Ref. Zbl. Hautkrkh. **18**, 690 (1926). — Watson: Lancet London **1890**, 647. — Wernoe: Über nervös bedingte Haut- und Muskelatrophie. Zbl. Hautkrkh. **25**, 683 (1928). — Winternitz: Druckdermatitis. Dtsch. dermat. Ges. tschechoslov. Rep., 3. Febr. 1924. Ref. Zbl. Hautkrkh. **12**, 13 (1924). — Woronow: Hemiatrophie der Haut der rechten Seite des

Körpers und der Extremitäten mit atrophisierender Akrodermatitis der linken Hand. Ref. Zbl. Hautkrkh. **16**, 526 (1925).

Die einfache senile Atrophie (Atrophia cutis senilis), die degenerative senile Atrophie, die Seemannshaut, Landmannshaut, die Cutis rhomboidalis nuchae.

CAROL: Acta dermato-vener. (Stockh.) **3**, 263 (1922).

EISCHER: Narbige Atrophien bei altem Mann. Köln. dermat. Ges., Sitzg 27. März 1925. Ref. Zbl. Hautkrkh. **17**, 413 (1925).

GANS: Histologie der Hautkrankheiten. Bd. I. 1925. — GOOSMAN, C.: Prematurely senile skin, or an old age skin. (Frühzeitig senile Haut.) Lancet-Clinic **114**, 583 (1915).

HAZEN s. ULLMANN, RILLE, OPPENHEIM: Die Schädigungen der Haut. Bd. 2. — HIMMEL: Zur Kenntnis der senilen Degeneration der Haut. Arch. f. Dermat. **64**, 47 (1903). — HOWARD-FOX: Ichthyosis and Farmerskin (Ichtiosis und Landmannshaut). Manhattan dermat. Soc., 11. Mai 1926. Arch. of Dermat. **14**, Nr 4, 477 (1926). Ref. Zbl. Hautkrkh. **22**, 226 (1927).

JADASSOHN: (a) ULLMANN, RILLE, OPPENHEIM: Die Schädigungen der Haut. Bd. 2. (b) Cutis rhomboidalis nuchae mit kolloider Degeneration. Schles. dermat. Ges. Breslau, Sitzg 14. Febr. 1925. Ref. Zbl. Hautkrkh. **17**, 272 (1925).

KREIBICH: Über Bindegewebsdegeneration. Arch. f. Dermat. **130**, 535 (1921). — KRZYSZTALOWICZ: (a) Inwieweit vermögen alle bisher angegebenen Färbungen des Elastins auch Elacin zu färben? Mschr. Dermat. **30**, 265. (b) Ein Beitrag zur Histologie der idiopathischen diffusen Hautatrophie. Mschr. Dermat. **33**, 369 (1901). — KYRLE: Histo-Biologie der menschlichen Haut und ihrer Erkrankungen.

LAWRENCE s. ULLMANN, OPPENHEIM, RILLE: Die Schädigungen der Haut. Bd. 2. — MÖNKEBERG: In KREHL-MARCHAND: Handbuch der allgemeinen Pathologie. Leipzig 1923.

NEUMANN: Lehrbuch der Hautkrankheiten. — NIKOLSKY: Cutis rhomboidea hypertrophica cervicis. Ref. Zbl. Hautkrkh. **17**, 326 (1925).

PASSARGE u. KRÖSING: Dermat. Stud. 1894. — PIORKOWSKY: Cutis rhomboidalis nuchae mit kolloidaler Degeneration. Arch. f. Dermat. **150**, 375.

REIZENSTEIN: Über die Altersveränderungen der elastischen Fasern in der Haut. Mschr. Dermat. **18**, 1. — RODLER: Beitrag zum Studium des Elacins. Arch. f. Dermat. **91**, 35 (1908).

SAALFELD: Zur pathologischen Anatomie der Haut im Alter mit Berücksichtigung der Arterienveränderungen. Arch. f. Dermat. **132**, 1 (1921). — SCHADE: Zit. bei KYRLE. — SCHMIDT, M. B.: Über die Altersveränderungen der elastischen Fasern in der Haut. Virchows Arch. **2**, 239 (1891).

UNNA, Histopathologie der Hautkrankheiten. 1894. — URBACH: Zur Chemie der alten und kranken Haut. Arch. f. Dermat. **155** (1928).

VIGNOLO-LUTATI: Die glatte Muskulatur in der senilen und präsenilen Atrophie der Haut. Arch. f. Dermat. **74**, 213.

WOLF: Senile Atrophie der Haut. Klin. Sitzg amer. dermat. Soc., 23.—25. Mai 1912. Ref. Arch. f. Dermat. **117**, 344 (1914).

Striae.

ADAMSON, H. G.: Atrophodermia striata et maculata with phthisis and Lichen scrofulosorum (Atrophodermia et maculata mit Phthise und Lichen scrofulosorum). Proc. roy. Soc. Med. **4**, dermat. sect., 1 (1910/11). — ADRIAN: Dtsch. med. Wschr. **1907**, 644. — ANBOYER: Zit. nach KIRSTEIN. — APERT: Vegetures thoraciques bilaterales (Striae thoracales bilaterales). Bull. Soc. med. Hôp. Paris **43**, No 22, 973—974 (1927). Ref. Zbl. Hautkrkh. **25**, 441 (1927). — ASCHERSON: Zit. nach KIRSTEIN. — ASCHOFF: Zit. nach RODLER.

BALZER: Prat. dermat. **4**, 789. — BARFORTH: Zit. bei SELLHEIM. — BECHET: (a) Striae atrophicae in a male (Striae atrophicae bei einem Manne). N. Y. Acad. Med., sect. dermat., 4. April 1922. Ref. Arch. f. Dermat. **6**, 233 (1922). (b) Striae atrophicae. N. Y. dermat. Soc., Sitzg 25. Okt. 1921. Ref. Arch. f. Dermat. **5**, 268 (1922). — BETTMANN: (a) Ergebnisse der Dermatographie. 15. Kongr. dtsch. dermat. Ges. Bonn, Sitzg 4.—8. Sept. 1927. Ref. Zbl. Hautkrkh. **25**, 47 (1927). (b) Felderungszeichnung der Bauchhaut und Schwangerschaftsstreifen. Z. Anat. **85**, H. 5/6, 658 (1928). — BIDDLE: A case for diagnosis: Striae atrophicae. Detroit. dermat. Soc., 16. März 1923. Arch. of Dermat. **9**, 140 (1924). Ref. Zbl. Hautkrkh. **13**, 260 (1924). — BIRNBAUM: Striae am Rücken. Schles. dermat. Ges., Sitzg 6. Febr. 1926. Ref. Zbl. Hautkrkh. **20**, 22 (1926). — BLASCHKO: In ULLMANN, OPPENHEIM, RILLE: Die Schädigungen der Haut. — BLEIBTREU: Münch. med. Wschr. **37**, 1767. — BOUCHARD: Zit. nach OHMANN-DUMESNIL. — BRIEL: Ref. Zbl. Hautkrkh **22**, 30 (1927). —

BRÜNAUER: Striae cutis distensae bei schwerer Shiga-Kruse-Dysenterie. Ein Beitrag zur Pathogenese der Hautstriae. — BUNCH: Brit. J. of Dermat. 1905, 1.

COCKAYNE: Akute Striae atrophicae nach Influenzapneumonie folgend. Brit. J. Dermat., April-Juni 1919. Ref. Dermat. Wschr. 71, 796 (1920). — COMBY: Un cas de vergetures thoraciques unilateralis (Fall von Striae cutis distensae unilateralis des Thorax). Bull. Soc. med. Hôp. Paris 43, No 23, 1008—1009 (1927). Ref. Zbl. Hautkrkh. 26, 586 (1928).

DUPUYTREN: Zit. nach KIRSTEIN. — DYCE DUCKWORTH: Brit. J. Dermat. 1893, 357.

ELIASCHEFF: Vegetures lineaires symétriques du dos chez un tuberculeux. Striae lineares auf dem Rücken eines Tuberkulösen. Ann. de Dermat. 5, No 6, 355—356 (1924). Ref. Zbl. Hautkrkh. 14, 451 (1924). — EVANS: Acute Striae atrophicae. Brit. J. Dermat. 27, 281 (1915).

FEER: Lehrbuch der Kinderheilkunde. 1911. S. 610. — FINGER u. OPPENHEIM: Die Hautatrophien. 1910. — FISCHER, B.: Beitr. path. Anat. 27, 494. — FÖRSTER: Schmidts Jb. 117, 102. — FREUND, ERNST: Seltene Lokalisation von Striae distensae nach schwerer Sepsis. Ges. inn. Med. Wien, Sitzg 18. Dez. 1913. Ref. Wien. med. Wschr. 64, 1351 (1914). — FÜRST: (a) Frankf. dermat. Ver.igg, Sitzg 30. Sept. 1926. Ref. Zbl. Hautkrkh. 22, 308 (1927). (b) Striae distensae nach Paratyphus. 50. Verh. Ver.igg südwestdtsch. Dermat. Frankfurt a. M., 10.—11. März 1928. Ref. Zbl. Hautkrkh. 26, 665 (1928).

GALANT, JOHANN SUSMANN: Cutane Streifen am Oberarm einer schwangeren Frau. Zbl. Gynäk. 51, Nr 16, 996—998, (1927). Ref. Zbl. Hautkrkh. 24, 645 (1927). — GANS: Histologie der Haut. 1925. — GEORGE, W. E.: Notes on a case of striae atrophicae (Bemerkungen über einen Fall von Striae atrophicans). Med. J. Austral. 1, Nr 24, 674, 675 (1926). Ref. Zbl. Hautkrkh. 21, 836 (1927). — GILBERT: Zit. nach ADRIAN. — GIMBERT: Zit. nach ADRIAN. — GLAUBERSON, S.: (a) Ätiologie der Striae distensae atrophicae. Russk. Vestnik dermat. 4, Nr 8, 735—736. Ref. Zbl. Hautkrkh. 23, 119 (1927). (b) Contribution à l'étiologie de vergetures lineaires. (Beitrag zur Ätiologie der Striae distensae.) Ann. de Dermat. 8, Nr 12, 732—734 (1927). Ref. Zbl. Hautkrkh. 26, 585 (1928). — GOLDSCHLAG: Striae cutis distensae. Ref. Zbl. Hautkrkh. 26, 474 (1928). — GUBLER: Zit. nach TAUBER.

HAMMER: Striae distensae in the skin of consumptives. (Striae distensae auf der Haut Tuberkulöser.) Tubercle 2, 349 (1921). Ref. Zbl. Hautkrkh. 2, 273 (1921). — v. HANSEMANN: Striae der Haut am Knie auf einem in der Jugend überstandenen Typhus hinweisend. Berl. dermat. Ges., Sitzg 13. Mai 1919. Ref. dermat. Wschr. 69, 434 (1919). — HEBRA: Zit. nach PASSARGE u. KRÖSING. — HEGLER: (a) Über Striae distensae cutis. Dermat. Wschr. 72, 370 (1921). (b) Striae cutis distensae nach linksseitiger Pleuritis über der rechten Rückenseite aufgetreten. Festsitzg norddtsch. Dermat. u. dermat. Ges. Hamburg-Altona, 17. Nov. 1920. Ref. dermat. Wschr. 72, 327 (1921). — HENOCH: Zit. nach KAISER. — HERNSTEIN: (a) Striae bei Hypophysentumor. Schles. dermat. Ges. Breslau, Sitzg 9. Juni 1923. Ref. Zbl. Hautkrkh. 11, 281 (1924). (b) Striae cutanae distensae und Hypophysentumor. Arch. f. Dermat. 146 (1924). Ref. Zbl. Hautkrkh. 13, 269 (1924). — HINSELMANN: Capillarbeobachtungen der Striae e graviditate Zbl. Gynäk. 45, 198. — HOBBS, F. B.: Some observations on striae distensae. (Einige Beobachtungen über Striae distensae.) Lancet 205, 452 (1923). Ref. Zbl. Hautkrkh. 11, 215 (1924). — HOFFMANN, H.: Striae cutis distensae. Schles. dermat. Ges. Breslau, Sitzg 9. Febr. 1923. Ref. Zbl. Hautkrkh. 9, 9 (1923). — HOLDER: Zitiert bei SINGER: Beiträge zur Klinik und Ätiologie der Hautatrophie. Arch. f. Dermat. 136, 198.

JADASSOHN: (a) Arch. f. Dermat. 100, 317. (b) In DARIER-ZWICK: Grundriß der Dermatologie. 1913. — JARISCH: Hautkrankheiten. 1908. S. 891.

KAISER: Med. Klin. 1916, 1206. — KAPOSI: Pathologie und Therapie der Hautkrankheiten. 1899. S. 740. — KERL: Arch. f. Dermat. 126, 207. — KERMAUNER: Dehnungsstreifen der Haut. Mschr. Geburtsh. 64, 125 (1923). — KIRSTEIN: Berl. klin. Wschr. 1893, 989. — KÖBNER: Münch. med. Wschr. 1904, 928. — KOGOJ: Über Atrophodermien und Sclerodermien. Acta dermato-vener. (Stockh.) 7, H. 1 (1926). — KREIBICH: Lehrbuch der Hautkrankheiten. 1904. S. 928. — KRÖSING s. PASSARGE u. KRÖSING. — KYRLE: Histobiologische Untersuchungen der menschlichen Haut.

LAMING, EVANS: Akute Striae atrophicae. Roy. Soc. Med. dermat. sect., Sitzg 17. Juni 1915. Brit. J. Dermat. 1915, Nr 7. Ref. Dermat. Wschr. 61, 1130 (1915). — LANGER: Med. Jb. 1880, 41. — LESSER: Lehrbuch der Hautkrankheiten. 1904. S. 105. — LOEBEL, H.: Entstehung und diagnostischer Wert der cutanen Streifen. Bemerkungen zum Artikel von Prof. SFAMENI in Nr. 18 des Zentralblattes für Gynäkologie. Zbl. Gynäk. 47, 1178.

MAYER, A.: (a) Über Striae gravidarum und ihre photochemische Bedeutung. Münch. med. Wschr. 74, 15 (1927). Ref. Zbl. Hautkrkh. 24, 645 (1927) u. Münch. med. Wschr. 1926. (b) Über Striae gravidarum. Schweiz. med. Wschr. 57, Nr 18, 425—426 (1927). Ref. Zbl. Hautkrkh. 24, 364 (1927). — MIBELLI: Zit. nach FINGER-OPPENHEIM.

NARDELLI, LEONARDO: Il probabile fattore endocrine nella pathogenese delle „striae cutis atrophicae". Ref. Zbl. Hautkrkh. 22, 516 (1927). — NORRIS: Zit. nach TAUBER. — NORTHRUP: Zit. nach TAUBER.

OPPENHEIM: (a) Zur Kenntnis der Atrophia maculosa cutis. Arch. f. Dermat. 81, H. 1 (1906). (b) Dermatotypie. Arch. f. Dermat. 123 (1916). (c) Druckatrophie der Haut des Halses nach Kragenknopf-Striae distensae. Wien. dermat. Ges., Sitzg 3. Mai 1923. Ref. Zbl. Hautkrkh. 9, 166 (1923).
PASSARGE u. KRÖSING: Dermat. Stud. 1894. — PENSA: Ref. Zbl. Hautkrkh. 18, 362 (1926). — PHILIPSOHN: Mh. Dermat. 8, Nr 9. — PINKUS s. Bd. 1 dieses Handbuches.
REICHE: Zbl. klin. Med. 1893, 1093. — REUSS: Arch. physiol. Heilk. 1856, 530. — RIEKE: Wachstumsstriae. Dermatologische Demonstrationen im Militärlazarett Tournai am 1. Febr. 1915. Ref. Dermat. Wschr. 60, 395 (1915). — RIST, E. u. JACOB: Vergetures lineaires de l'hemithorax gauche apparues au cours d'un pneumothorax droit. (Lineare Striae der linken Thoraxhälfte, auftretend nach einem rechtsseitigen Pneumothorax.) Bull. Soc. méd. Hôp. Paris 38, 1646 (1922). Ref. Zbl. Hautkrkh. 8, 32 (1923). — RODE-CURT, M.: Über Striae gravidarum. Arch. f. Frauenkde u. Konstit.forschg 14, H. 3 (1928, Juli). — RODLER: Arch. f. Dermat. 91, 1. — ROEDERER: Zit. nach ROSTHORN. — ROLLE-STON, J. D.: Striae patellaris following typhoid fever. Proc. roy. Soc. Med. 20, Nr 4 (sect. study dis. childr., 26. Nov. 1926), 9—11 (1927). Ref. Zbl. Hautkrkh. 24, 644 (1927). — ROSENTHAL: Striae distensae et keloideae. Ikonogr. dermat. (Kioto) 7 (1914). Ref. Dermat. Z. 22, 118 (1915). — RÖSER: Zit. nach FÖRSTER. — ROSTHORN: WINKELs Handbuch der Geburtshilfe. 1904. S. 409.
SATTLER, MORITZ: (a) Striae cutis distensae bei Typhus abdominalis. Ges. Ärzte Wien, Sitzg 12. Mai 1910. Ref. Wien. med. Wschr. 60, 1470 (1910). (b) Mitt. Ges. int. Med. 9, 106. — SCHOTTMÜLLER: Handbuch der inneren Medizin von MOHR u. STAEHELIN. Bd. 1, S. 417. 1911. — SCHRAMEK: Wien. dermat. Ges., Sitzg 13. Nov. 1912. Ref. Arch. f. Dermat. 115, 409 (1913). — SCHULTZE: Zit. bei OPPENHEIM. — SELLHEIM: Weiterstellung des Bauches. Fasciendehnung und Dehungsstreifen der Haut. Mschr. Geburtsh. 63, 185 (1923). — SENATOR: Zit. nach KIERSTEIN. — SEYMSCHE, KARL: Schwangerschaftsstreifen und Konstitution (Frauenklinik städtische Krankenanstalt Essen). Zbl. Gynäk. 50, Nr 27, 1749—1758 (1926). Ref. Zbl. Hautkrkh. 21, 711 (1927). — SFAMENI, P.: Genesi valore diagnostico delle smagliature cutance in gravidanca. (Genese und diagnostischer Wert der Hautstriae während der Schwangerschaft.) Riv. ital. Ginec. 1, 335 (1923). Ref. Zbl. Hautkrkh. 10, 47 (1924).— SHEPERD: Zit. nach OHMANN-DUMESNIL.— SIBLY, W. KNAWSLEY: Striae atrophicae. Proc. roy. Soc. Med. 17, Nr 6, sect. dermat., 44—45 (1924). Ref. Zbl. Hautkrkh. 14, 204 (1924). — SIEVEKIND: Jber. Hamburg. Krk.anst. 3, 301. — STEBBING: Ref. Arch. f. Dermat. 122, 740. — STRASSER, JOSEF: Ein bemerkenswerter Fall von Striae distensae cutis. Dermat. Wschr. 68, 159 (1919). — STRATZ: Zit. bei SELLHEIM. — STERNBERG s. KOGOJ.
TAUBER: Wien. med. Presse 1905, 1426. — THAON: Zit. nach TAUBER. — THIMM: Über erworbene idiopathische progressive Hautatrophie. Arch. f. Dermat. 81, 47 (1906). — TROISIER u. MÉNÉTIER: Arch. Méd. expér. 1, 131 (1889).
UNNA: Histopathologie der Hautkrankheiten. 1894. S. 993 u. 1013. — ULLMANN: Striae im Inguinalgegend und am Oberarm. Ges. Ärzte Wien, 3. Mai 1912. Ref. Wien. med. Wschr. 62, 1366 (1912). — URBACH: Striae distensae. Wien. dermat. Ges., Sitzg 5. März 1925. Ref. Zbl. Hautkrkh. 17, 416 (1925).
WEBER, F. PARKES: Chronic purpura cutaneus striae and grave endocrine disturbance. Proc. roy. Soc. Med. 18, Nr 12, sect. dermat., 18. Juni 1925, 68—69. Ref. Zbl. 19, 496 (1926). — WEIDMANN: Striae atrophicae over the Lumbar Region. Philad. dermat. Soc., Sitzg 12. Jan. 1923. Ref. Arch. f. Dermat. 7, 692 (1923). — WERTHEIM: Striae cutis distensae. Wien. dermat. Ges., Sitzg 28. Febr. 1924. Ref. Zbl. Hautkrkh. 12, 243 (1924).
ZIELER: Münch. med. Wschr. 1905, 1764. — ZUMBUSCH: Münch. med. Wschr. 1905, 617.

Dermatitis atrophicans.

ABRAHAMS: Idiopathic atrophy of the skin (idiopathische Hautatrophie). Manhattan dermat. Soc., Jan. bis April 1910. Ref. J. of cutan. Dis. incl. Syph. 29, 238 (1911). — ADLER: Idiopathische Hautatrophie. Berl. dermat. Ges., Sitzg 8. Juli 1913. Ref. Arch. f. Dermat. 117, 207 (1914). — AHRENS: Erythema pernio oder entzündliches Vorstadium einer Atrophia cutis. Dermat. Ges. Hamburg-Altona, Sitzg 11. Okt. 1919. Ref. Dermat. Wschr. 70, 204 (1920). — ALEXANDER: Mehrere Fälle von Hautatrophie. Dermat. Z. 11, 338 (1904). — ALJAVDIN: Zur Kasuistik der subcutanen Knotenbildung bei atrophischer Akrodermatitis mit Sclerodermie. Russk. Vestn. Dermat. 4, Nr 8, 726—729 (1926). Ref. Zbl. Hautkrkh. 23, 383 (1927). — ANDREWS: (a) Atrophy with teleangiectasia (Atrophie mit Teleangiektasien). N. Y. Acad. Med., sect. dermat. 2. Jan. 1924 u. Arch. of Dermat. 9, Nr 6, 781 (1924). Ref. Zbl. Hautkrkh. 14, 451 (1924). (b) Acrodermatitis chronica atrophicans and Hodkins disease. N. Y. Acad. Med., sect. dermat., 1. März 1927 u. Arch. of Dermat. 16, Nr 4, 474—475. Ref. Zbl. Hautkrkh. 26, 261 (1927). — ANDRY: Annales 1901, s. IV. II, S. 913. — ANTONY: Akrodermatitis chronica atrophicans. Chicago dermat. Soc., 18. Jan. u. 15. Febr. 1910. Ref. J. of cutan. Dis. incl. Syph. 29, 638 (1911). — ARNDT: Idiopathische Hautatrophie und verhornender Plattenzellkrebs. Berl. dermat. Ges., Sitzg

8. Mai 1923. Ref. Zbl. Hautkrkh. **9**, 369 (1923). — Arning: (a) Acrodermatitis atrophicans. Dermat. Ges. Hamburg-Altona, Sitzg 23. März 1924. Ref. Dermat. Wschr. **78**, 592 (1924). (b) Hautatrophie (seltene Form der entzündlichen Vorstufe). Dermat. Ges. Hamburg, Sitzg 23. März 1924. Ref. Zbl. Hautkrkh. **13**, 24 (1924). (c) Dermatitis atrophicans symmetrica progressiva. Dermat. Ges. Hamburg-Altona, Festsitzg 14. Juni 1925. Ref. Zbl. Hautkrkh. **19**, 195 (1926). — Attinger: Zit. bei Jessner. — Azua, Juan de: Anetodermia erythematosa diffusa und in plaques. Verh. span. Ges. Dermat. Actas dermo-sifiliogr. **1910**. Ref. Mh. Dermat. **51**, 425 (1910).

Bab: Dermatitis atrophicans. Berl. dermat. Ges., Sitzg 10. März 1925. Ref. Zbl. Hautkrkh. **16**, 866 (1925). — Baer: (a) Ein Fall von Atrophie der Haut. 6. Kongr. dtsch. dermat. Ges. Straßburg 1898. Verh. Wien **1899**. (b) Acrodermatitis atrophicans. Frankf. dermat. Ver.igg, Sitzg 10. März 1927. Ref. Zbl. Hautkrkh. **24**, 449 (1927). — Balban: (a) Atrophia cutis idiopathica im Infiltrationsstadium. Wien. dermat. Ges., Sitzg 12. Juni 1924. Ref. Zbl. Hautkrkh. **14**, 166 (1924). (b) Acrodermatitis atrophicans. Wien. dermat. Ges., Sitzg 10. April 1924. Ref. Zbl. Hautkrkh. **13**, 136 (1924). — Barber, H. W.: Case of atrophica dermatitis of the hand and feet? Lupus erythematosus. (Fall einer atrophischen Dermatitis der Hände und Füße? Lupus erythematosus.) Proc. roy. Soc. Med. **1922/23**, 16 sect. dermat., 99. — Bario de Medino u. Nicolas Calvin: Beitrag zum Studium der nicht symptomatischen oder sekundären Hautatrophien. Actas dermo-sifiliogr. 18, Nr 5, 198—214 (1926). Ref. Zbl. Hautkrkh. **23**, 60 (1927). — Baum: Acrodermatitis chronica atrophicans. Breslau. dermat. Ver.igg, 11. Okt. 1902. Arch. f. Dermat. **64**, 446 (1903). — Bechert: Über einen Fall diffuser idiopathischer Hautatrophie. Arch. f. Dermat. **53**, 35 (1900). — Bechet: Early acrodermatitis. Case for diagnosis. (Frühstadium einer Akrodermatitis. Fall zur Diagnose.) N. Y. dermat. Soc., Sitzg 28. Nov. 1922. Ref. Arch. of Dermat. **7**, 677 (1923). — Beck: (a) Siehe Histologie. (b) Beitrag zur Lehre von der idiopathischen Hautatrophie. Arch. f. Dermat. **100**, 117 (1910). — Beer, K. D.: Wien. dermat. Ges., Sitzg 24. Febr. 1892. Arch. f. Dermat. **1892**, 835. — Bering: Über Dermatitis atrophicans chronica idiopathica progressiva diffusa und maculosa. Arch. f. Dermat. **113**, 73 (1912). — Bettmann s. Histologie. — Birnbaum: Zbl. Hautkrkh. **9**, 11. — Bischof, Georg: Ein Fall von Atrophia cutis idiopathica, chronica diffusa progressiva. Univ.-Hautklinik Erlangen. Diss. Erlangen 1922. Ref. Zbl. Hautkrkh. **17**, 166 (1925). — Björling: Annuläre Form von Dermatitis chronica atrophicans. Dermat. Z. **23**, 425 (1916). — Blaschko: (a) Idiopathische Hautatrophie. Berl. dermat. Ges., Sitzg 9. Nov. 1909. Ref. Dermat. Zbl. **13**, 94 (1909/10). (b) Siehe Histologie. — Blegvad, Olaf u. Holger Haxthausen: Blaue Sclerae und Tendenz zu Knochenbruch mit fleckförmiger Hautatrophie und zirkulärem Katarakt. Hosp.tid. (dän.) **64**, 609 (1921). — Bloch: (a) Siehe Histologie. (b) Acrodermatitis atrophicans. Kongr. Schweiz. dermat. Ges. Zürich, Sitzg. 4.—5. Juli 1925. Ref. Zbl. Hautkrkh. **21**, 42 (1927). (c) Lupus erythematodes mit Atrophia maculosa und Acrodermatitis atrophicans. Ref. Zbl. Hautkrkh. **16**, 297 (1925). — Bloch u. Blamoutier: Diffuse Haut- und Schleimhautatrophie. (Abart der Dermatitis chronica atrophicans. Studie über einen Fall mit Störung der inneren Sekretion. Ozeana atrophicans und Mißbildung der Pharynx.) Presse méd. **30**, 949 (1922). Ref. Zbl. Hautkrkh. **7**, 385 (1923). — Block: 3000 Fälle von Hautkrankheiten. 1887. — Boas: (a) Atrophia cutis idiopathica. Kongr. norddtsch. dermat. Ver., 10—12. Juni 1919. Ref. Arch. f. Dermat. **125**, 885 (1920). (b) Atrophia cutis. Dän. dermat. Ges., Sitzg Nov. 1916. Ref. Dermat. Z. **28**, 43 (1919). (c) Idiopathische Hautatrophie. Norddtsch. dermat. Kongr. Kopenhagen. Sitzg 10.—12. Juni 1919. Dermat. Wschr. **73**, 1015 (1921). (d) Einseitige idiopathische Hautatrophie. Verh. dän. dermat. Ges. **1921/22**, 11. Hosp.tid. (dän.) **65** (1922). Ref. Zbl. Hautkrkh. **8**, 32 (1923). — Brandweiner: Atrophia cutis idiopathica. Wien. dermat. Ges., Sitzg 25. Jan. 1917. Ref. Arch. f. Dermat. **125**, 38 (1920). — Bronson: (a) A case of symmetrical cut. atrophy of the extremeties. J. of cutan. Dis. **1895**, 1. (b) A case of atrophia cutis propria. J. of cutan. vener. Dis. **1885**. — Bruhns: (a) Acrodermatitis atrophicans. Berl. dermat. Ges., Sitzg 10. Nov. 1925. Ref. Zbl. Hautkrkh. **18**, 825 (1926). (b) Acrodermatitis atrophicans im Infiltrationsstadium. Berl. dermat. Ges., Sitzg 11. Nov. 1924. Ref. Zbl. Hautkrkh. **15**, 320 (1925). — Brünauer: Canceröse und präcanceröse Dermatosen. Wien. klin. Wschr. **1928**, Nr 34, 1228. — Brüning: Berl. dermat. Ges., 13. Dez. 1904. Dermat. Z. **1905**, 323. — Buchwald s. Histologie. — Burckhard: Zur Pathogenese der idiopathischen Hautatrophie. Dermat. Z. **25**, 177 (1918). — Burke: Macular Atrophy (fleckförmige Atrophie). Arch. of Dermat. **8**, 306 (1923). Ref. Zbl. Hautkrkh. **11**, 215 (1924). — Buschke: Acrodermatitis chronica atrophicans. Berl. dermat. Ges., Sitzg 12. Juli 1927. Ref. Zbl. Hautkrkh. **25**, 513 (1928). — Buy de Wenniger: Atrophia idiopathica progressiva or Lupus erythematosus. Nederl. Tijdschr. Geneesk. **2**, 642 (1920).

Callomon: Fall zur Diagnose. Tagg mitteldtsch. Dermat. Leipzig, 20. März 1921. Ref. Dermat. Wschr. **72**, 375 (1921). — Cantor: Acrodermatitis chronica atrophicans. Brooklin dermat. Soc., 15. Nov. 1926. Ref. Zbl. Hautkrkh. **24**, 643 (1927). — Chajes: Atrophia cutis idiopathica progressiva. Berl. dermat. Ges., Sitzg 11. März 1913. Ref.

Arch. f. Dermat. **117**, 6 (1914). — COLOMBINI S. Histologie. — CORSON: (a) Atrophia cutis. Arch. of Dermat. **3**, 339 (1921). Ref. Zbl. Hautkrkh. **1**, 287 (1921). (b) Reticular atropy. (Netzförmige Atrophie.) Philad. dermat. Soc., 8. Febr. 1926. Ref. Zbl. Hautkrkh. **21**, 835 (1927).

DELBANCO: Acrodermatitis atrophicans mit Sclerodermie. Dermat. Ges. Hamburg-Altona, Sitzg 17. Dez. 1919. Ref. Dermat. Wschr. **70**, 355 (1920). — DELBANCO, LIPPMANN, UNNA: Dermatitis atrophicans chronica mit Bildung von multiplen Knoten und Strängen. Arch. f. Dermat. **153**, H. 3, 706. — DIETZ S. Histologie. — DONAGH MAC: Idiopathische Atrophie. Arch. f. Dermat. **110**, 532 (1911). — DORE: Zbl. Hautkrkh. **26**, 583 (1928).

EDEN: Acrodermatitis atrophicans zusammen mit makulöser Atrophie bei einem Manne. Berl. klin. Wschr. **55**, 362 (1918). — EHRMANN: (a) Dermatitis atrophicans. Arch. f. Dermat. **115**, 1001 (1913). (b) Sclerodermien und idiopathische Hautatrophien. 16. internat. med. Kongr. Budapest **1909**. Ref. Mh. Dermat. **51**, 167 (1910). Weitere: EHRMANN S. Histologie. — EHRMANN u. FALKENSTEIN S. Histologie. — ELLIOT S. Dermatitis atrophicans maculosa.

FALK: 2 Fälle von Acrodermatitis atrophicans. Norddtsch. dermat. Ver.igg Königsberg, Sitzg 17. Mai 1925. Ref. Zbl. Hautkrkh. **18**, 336 (1926). — FINGER-OPPENHEIM: Die Hautatrophien. 1910. — FISCHEL: Idiopathische Hautatrophie. Berl. dermat. Ges., Sitzg 13. März 1923. Ref. Zbl. Hautkrkh. **8**, 376 (1923). — FISCHER: Berl. dermat. Ges., Sitzg 5. Dez. 1926. Hauterkrankungen im Anschlusse an Strumaoperation. Ref. Zbl. Hautkrkh. **22**, 305 (1927). — FOKIN: Atrophia cutis idiopathica progressiva. Moskau. vener.-dermat. Ges., Sitzg 15. April 1912. Ref. Dermat. Wschr. **54**, 648 (1912). — FORDYCE: (a) Acrodermatitis chronica atrophicans. N. Y. dermat. Soc. New-England a. Philad. dermat. Soc., Sitzg 27. Febr. 1923. Ref. Zbl. Hautkrkh. **12**, 165 (1924). (b) A case of symmetrical Atrophy of the skin and syphilis. J. of cutan. genito-urin. Dis. **1900**, 462. (c) Symmetrical atrophy of the skin. J. of cutan. genito-urin. Dis. **1898**, 451. (d) Symmetrical cutaneous atrophy with the coincident of syphilis of the skin and nervous system. J. of cutan. genito-urin. Dis. **1904**, 155. — FOX-HOWARD: (a) Atrophia diffusa unilateralis. N. Y. dermat. Ges., Sitzg 26. Nov. 1912. Ref. Arch. f. Dermat. **117**, 327 (1914). (b) Sclerodermie und diffuse Atrophie. N. Y. dermat. Soc., 7. Nov. 1923. Ref. Zbl. Hautkrkh. **14**, 203 (1924). — FRIEDHEIM: Einige kasuistische Beiträge zur Kenntnis der Sclerodermie. Dtsch. med. Wschr. **1894**, Nr 9. — FRÜHWALD: Eigentümlicher Fall von Hautatrophie. 2. Tagg mitteldtsch. Dermat. Leipzig, Sitzg 20. März 1921. Ref. Zbl. Hautkrkh. **1**, 334 (1921). — FUHS S. Poikilodermie.

GALEWSKY: (a) Dermat. Wschr. **72**, 188 (1921). (b) Siehe STIERHOFF. — GRÖN: Fälle diffuser idiopathischer Hautatrophie. Norsk Mag. Laegevidensk. **1891**, Nr 6. — GROUVEN: Zit. bei FINGER-OPPENHEIM. — GRÜNMANDL: Acrodermatitis chronica atrophicans mit atypischem Beginn. Schles. dermat. Ges. Breslau, Sitzg 8. Mai 1926. Ref. Zbl. Hautkrkh. **20**, 746 (1926). — GRZYBOWSKY MARJAN: Zur Pathogenese der Hautatrophien. Przeglad dermat. (poln.) **18**, 1 (1923). Ref. Zbl. Hautkrkh. **13**, 259 (1924). — GUGGENHEIM: Narben in der Conjunctiva bei Acrodermatitis chronica atrophicans. Klin. Mbl. Augenheilk. **74**. Jan.-Febr.-H., 213—216 (1925). Ref. Zbl. Hautkrkh. **17**, 166 (1925). — GUHRAUER: Acrodermatitis atrophicans. Schles. dermat. Ges. Breslau, Sitzg 19. Febr. 1927. Ref. Zbl. Hautkrkh. **24**, 588 (1927).

HALLOPEAU: Les Acrodermatites continues. Ann. de Dermat. **1894**, 473 u. 1277. — HART-DRAUT: Acrodermatitis chronica atrophicans associated with scleroderma. Philad. dermat. Soc., 10. Dez. 1923, 14. Jan. u. 10. März 1924. Arch. of Dermat. **10**, Nr 2, 236 (1924). Ref. Zbl. Hautkrkh. **15**, 61 (1925). — HELLER: (a) Idiopathische Hautatrophie (Typus Huber, angioneurotische Form). Berl. dermat. Ges., Sitzg 10. März 1925. Ref. Zbl. Hautkrkh. **16**, 868 (1925). (b) Circumscripte und diffuse idiopathische Hautatrophie, kombiniert mit Sclerodermie en plaques und en bandes. Berl. dermat. Ges., Sitzg 11. Mai 1926. Ref. Zbl. Hautkrkh. **20**, 261 (1926). (c) Über idiopathische Hautatrophie. Festschrift Neumann 1900. — HERTLEIN: Beitrag zur Kenntnis der Acrodermatitis chronica atrophicans (HERXHEIMER). Inaug.-Diss. Rostock 1910. Ref. Mh. Dermat. **53**, 582 (1911). HERTMANNI: Beitrag zur Acrodermatitis chronica atrophicans. Verh. dtsch. dermat. Ges., 10. Kongr. Frankfurt **1908**. — HERXHEIMER: Further observations on Acrodermatitis chronica atrophicans. J. of cutan. genito-urin. Dis. **1905**, 241. — HERXHEIMER u. HARTMANN S. Histologie. — HERXHEIMER u. PLASS: Fall von Dermatitis eczematoides atrophicans. 10. Kongr. dtsch. dermat. Ges. Frankfurt **1908**, Verh. 209. — HERXHEIMER u. SCHMIDT: (a) Bemerkungen zu dem Artikel: „Eine vergleichende Studie über Acrodermatitis chronica atrophicans und diffuse Sclerodermie verbunden mit Morphaea atrophicae" von F. R. KANOKY u. R. S. SUTTON. J. of cutan. genito-urin. Dis. incl. Syph., Mai **1911**. Ref. Mh. Dermat. **53**, 23 (1911). (b) Arch. f. Dermat. **105**, 145. — HEUCK: Acrodermatitis atrophicans. Münch. dermat. Ges., Sitzg 9. März 1914. Ref. Arch. f. Dermat. **119**, 50 (1914). HEYN: Acrodermatitis chronica atrophicans mit sclerodermieähnlichen Veränderungen. Berl. dermat. Ges., Sitzg 11. Nov. 1924. Ref. Zbl. Hautkrkh. **15**, 321 (1925). — HIRSCH:

Zit. bei Jessner. — Hlawsche: Vener.-dermat. Ges. Moskau, 24. Okt. 1897. Mschr. Dermat. 26, 41 (1898). — Hodara s. Histologie. — Hoffmann: (a) Kombination von Sclerodermie en plaques und Acrodermatitis chronica atrophicans. Schles. dermat. Ges. Breslau, Sitzg 18. Nov. 1922. Ref. Zbl. Hautkrkh. 7, 308 (1923). (b) Acrodermatitis Herxheimer. Frühjahrstagg rheinisch-westfäl. dermat. Ver. Bonn, 14. Mai 1922. Ref. Dermat. Z. 37, 335 (1922). (c) Siehe Klein. — Holder s. Histologie. — Holzschneider: Zwei Fälle von Acrodermatitis atrophicans chronica Herxheimer. Dermat. Ges. Hamburg-Altona, Sitzg 2. Nov. 1924. Ref. Dermat. Wschr. 79, 1599 (1924). — Hudelo u. Walter: Atrophie cutanée maculeuse (fleckenförmige Hautatrophie). Bull. Soc. franç. Dermat. 1921, 162. Ref. Zbl. Hautkrkh. 2, 273 (1921).

Jacobi s. Poikilodermie. — Jadassohn: (a) Acrodermatitis chronica atrophicans mit Herden von recht typisch ausgebildeter Sclerodermie en plaques. Med. Sekt. schles. Ges. vaterl. Kultur Breslau, Sitzg 20. Okt. 1922. Ref. Klin. Wschr. 2, 187 (1923). (b) Über Kalkmetastasen in der Haut. Arch. f. Dermat. 100, 317. — Jessner: (a) Zur Kenntnis der Acrodermatitis chronica atrophicans. Arch. f. Dermat. 134, 478 (1921). (b) Weiterer Beitrag zur Kenntnis der Acrodermatitis chronica atrophicans. Arch. f. Dermat. 139, H. 2, 294 (1922). (c) Acrodermatitis chronica atrophicans. Schles. dermat. Ges., Sitzg 24. Nov. 1923. Ref. Zbl. Hautkrkh. 11, 402 (1924). — Jessner u. Löwenstamm: Bericht über 66 Fälle von Acrodermatitis chronica atrophicans. Dermat. Wschr. 79, Nr 40, 1169 (1924). — Jordan u. Romeikowa: Über einen Fall von Acrodermatitis chronica atrophicans und Melanodermie. Dermat. Z. 39, 193 (1923). — Juliusberg: Circumscripte Atrophie und Sclerodermie. 7. Kongr. dtsch. dermat. Ges. Breslau 1901, 387. — Jüngling: Zit. bei Jessner u. Löwenstamm.

Kanoky u. Sutton: A comparative study of acrodermatitis atrophicans chronicans and diffuse scleroderma with associated morphaea atrophica. (Eine vergleichende Studie über Acrodermatitis chronica atrophicans und diffuse Sclerodermie, vergesellschaftet mit Morphaea atrophica.) J. of cutan. genito-urin. Dis. 1909. Ref. Dermat. Zbl. 13, 212 (1909 u. 1910). — Kaufmann: (a) Dermat. Wschr. 64, 529. (b) Atrophia cutis circumscripta an Ohrläppchen und Wange eines jungen Mädchens, seit einem halben Jahr bestehend. Berl. dermat. Ges., Sitzg 10. Jan. 1922. Ref. Zbl. Hautkrkh. 4, 247 (1922). — Kerl: Hautatrophie. Wien. dermat. Ges., Sitzg 5. Dez. 1916. Ref. Arch. f. Dermat. 125, 343 (1920). — Ketron: Dermatitis atrophicans with the reports of a case showing a fibroid formation. (Dermatitis atrophican mit Bericht eines Falles, der eine fibroide Bildung zeigt.) Urologic Rev. Techn. Suppl. 1, 286 (1913). — Kingsbury: Symmetrische Hautatrophie und Syphilis. N. Y. Acad. Med. 1913. Ref. Arch. f. Dermat. 117, 412 (1914). — Klaar: Ein Fall von Acrodermatitis chronica atrophicans mit Sarkombildung. Arch. f. Dermat. 134, 160 (1921). Klein: Acrodermatitis atrophicans Herxheimer. Tagg rheinisch-westfäl. Dermat. Bonn, Sitzg 9. Nov. 1924. Ref. Zbl. Hautkrkh. 16, 21 (1925). — Klingmüller: Über Erythromelie. Festschrift Kaposi 1900. — Kogoj s. Histologie. — Königstein: (a) Atrophia maculosa cutis. Wien. dermat. Ges., Sitzg 13. Dez. 1917. Ref. Arch. f. Dermat. 125, 348 (1920). (b) Makulöse idiopathische Hautatrophie, kombiniert mit einem toxischen Erythem. Wien. dermat. Ges., Sitzg 5. Nov. 1913. Ref. Dermat. Z. 21, 76 (1914). (c) Eigenartige Hautatrophie. Wien. dermat. Ges., Sitzg 5. März 1925. Ref. Zbl. Hautkrkh. 17, 416 (1925). Krakauer: Acrodermatitis atrophicans mit Hämosiderose. Schles. dermat. Ges. Breslau, Sitzg 5. Juli 1924. Ref. Zbl. Hautkrkh. 14, 163 (1924). — Kreissl: Hämochromatosis der Haut und Bauchorgane bei idiopathischer Hautatrophie und Erythrodermie. Arch. f. Dermat. 72, 227 (1904). — Kreibich: Acrodermatitis atrophicans. Dtsch. dermat. Ges. tschechoslov. Rep., Sitzg 10. Juni 1923. Ref. Zbl. Hautkrkh. 9, 375 (1923). — Kren: Atrophia cutis idiopathica und Lupus erythematodes discoides. Wien. dermat. Ges., Sitzg 24. Mai 1917. Ref. Wien. med. Wschr. 68, 907 (1918). — Krüger: Atrophia mit sclerodermieähnlichen Veränderungen. Wien. dermat. Ges., Sitzg 1. Dez. 1921. Ref. Zbl. Hautkrkh. 4, 99 (1922). — Kumer: (a) Atrophia cutis idiopathica. Wien. dermat. Ges., Sitzg 9. Nov. 1922. Ref. Zbl. Hautkrkh. 7, 370 (1923). (b) Atrophia cutis idiopathica. Wien. dermat. Ges., Sitzg 23. Febr. 1922. Ref. Zbl. Hautkrkh. 4, 492 (1922). (c) Ein Fall von Atrophia cutis idiopathica in vorgeschrittener Atrophie. Wien. dermat. Ges., Sitzg 29. Jan. 1920. Dermat. Wschr. 70, 246 (1920). — Krzysztalowicz s. Histologie. — Kyrle: Verh. Wien. dermat. Ges. Sitzg 20. Mai 1920. Ref. Arch. f. Dermat. 137, 70 (1921).

Lang: Wien. dermat. Ges., Sitzg 20. Febr. 1901. Arch. f. Dermat. 57, 260 (1901). — Lapowsky: Atrophia cutis progressiva (Acrodermatitis atrophicans). N.-Y. Acad. Med., Sect. dermat., 7. Nov. 1917. Ref. J. cutan. genito-urin. Dis. 37, 136. — O'Leary, Paul A. and Wiliam H. Goukerman: Acrodermatitis atrophicans (Verkalkung der Haut). Sect. dermat. Maxo clin. Rochester. Minnesota dermat. Soc., 10. Juli 1926. Arch. of Dermat. 15, Nr 1, 96 (1927). Ref. Zbl. Hautkrkh. 23, 383 (1927. Ledermann: Erythrodermieartige Hauterkrankung. Berl. dermat. Ges., Sitzg 3. Juni 1902. Dermat. Z. 9, 827 (1902). — Lehmann siehe Histologie. — Lehner: Acrodermatitis chronica atrophicans und Atrophia maculosa cutis. Dermat. Zusammenkünfte Budapest, Sitzg 19. Nov. 1925. Ref. Zbl.

Hautkrkh. **19**, 605 (1926). — LEIBKIND: (a) siehe WERTHER. (b) Beginnende Acrodermatitis atrophicans. Vereinigte Dresdener Dermat. u. Urol., Sitzg 2. Dez. 1925. Ref. Zbl. Hautkrkh. **19**, 204 (1926). — LESSER: Berl. dermat. Ges., Sitzg 14. Juni 1904. Ref. Dermat. Z. **11**, 666 (1904). — LESZCZYNSKI: Acrodermatitis atrophicans. Anetodermia maculosa. Lemberg. dermat. Ges., Sitzg 10. Nov. 1927. Ref. Zbl. Hautkrkh. **26**, 472 (1928). — LEVEN: (a) Beitrag zur Kenntnis der Atrophia maculosa cutis. Mschr. Dermat. **46**, 321 (1908). (b) Acrodermatitis chronica atrophicans. Arch. f. Dermat. **65**, 247 (1903). — LEWANDOWSKY: Acrodermatitis atrophicans Herxheimer. (5. Kongr. Schweiz. dermat. Ges. Basel, Sitzg 9. bis 10. Juli 1921. Schweiz. med. Wschr. **52**, Nr 22, 570 (1922). Ref. Zbl. Hautkrkh. **6**, 262 (1923). — LEWIN und HELLER: Die Sclerodermie, Monographie. Berlin 1895. — LILIEN-STEIN: Acrodermatitis atrophicans. Norddtsch. dermat. Ver. u. dermat. Ges. Hamburg-Altona, 25. März 1923. Ref. Dermat. Wschr. **76**, 511 (1923). — LÖHE: Acrodermatitis atrophicans. Arch. f. Dermat. **115**, 837 (1913). — LOMHOLT: (a) Einseitige Acrodermatitis chronica atrophicans (HERXHEIMER). Verh. dän. dermat. Ges. **1921, 22**, 79. Hosp.tid. (dän.) **65**, Nr 50 (1922). Ref. Zbl. Hautkrkh. **8**, 252 (1923). (b) Ein Fall von Acrodermatitis chronica atrophicans (HERXHEIMER) mit sekundären Infiltrationen und Ulcerationsbildung. Dermat. Z. **24**, 485 (1917). — LÖWENFELD: (a) Acrodermatitis atrophicans und Tuberkulid. Wien. dermat. Ges. Wien, Sitzg 12. Juni 1924. Ref. Zbl. Hautkrkh. **14**, 164 (1924). (b) Acrodermatitis atrophicans. Wien. dermat. Ges., Sitzg 22. Nov. 1923. Ref. Zbl. Hautkrkh. **11**, 464 (1924). (c) Acrodermatitis atrophicans. Wien. dermat. Ges., Sitzg 28. Febr. 1924. Ref. Zbl. Hautkrkh. **12**, 240 (1924). (d) Acrodermatitis atrophicans. Wien. dermat. Ges., Sitzg 23. März 1922. Ref. Zbl. Hautkrkh. **5**, 209 (1922).

MALINOWSKY siehe Histologie. — MANN: Dtsch. dermat. Ges. 7. Kongr. Breslau **1901**, Beil. S. 45. — MEIROWSKY: Dermat. Z. **32**. — MEYERHARDT: Berl. dermat. Ges., 5. Mai 1903. Dermat. Z. **11**, 76 (1904). — METSCHERSKY s. Histologie. — MOBERG s. Dermatitis atrophicans maculosa. — MÜLLER: Acrodermatitis atrophicans. 2. Kriegstagg südwestdtsch. u. rheinisch-westfäl. Dermat., 28. u. 29. Sept. in Frankfurt a. M. Ref. Dermat. Wschr. **67**, 792 (1918).

NEUGEBAUER: Idiopathische Hautatrophie. Wien. dermat. Ges., Sitzg 7. Mai 1914. Ref. Arch. f. Dermat. **119**, 284 (1914). — NEUMANN: (a) Wien. dermat. Ges., Sitzg 19. Febr. 1902. Arch. f. Dermat. **63**, 365. (b) Wien. dermat. Ges., 12. April 1899. Arch. f. Dermat. **49**, 124 (1899). (c) Wien. dermat. Ges., 17. Nov. 1897. Arch. f. Dermat. **42**, 252 (1898). (d) Über eine seltene Form von Atrophie der Haut. Festschrift zu Ehren F. J. PICKS 1898. (e) Lehrbuch der Hautkrankheiten. 5. Aufl., 1880. 1. Aufl. 1869. (f) Wien. dermat. Ges. 17. Nov. 1897. Arch. f. Dermat. **42**, 252 (1898). (g) Arch. f. Dermat. **1869**, 316. Über die senilen Veränderungen der menschlichen Haut. — NIKULIN: Vener.-dermat. Ges. Moskau, 10. Dez. 1897. Mschr. Dermat. **26**, 102 (1898). — NOBL: (a) Acrodermatitis atrophicans mit makulöser Anetodermie. Wien. dermat. Ges., Sitzg 1. März 1923. Ref. Zbl. Hautkrkh. **9**, 161 (1923). (b) Acrodermatitis atrophicans und atypische Psoriasis. Wien. dermat. Ges., Sitzg 8. Mai 1924. Ref. Zbl. Hautkrkh. **13**, 332 (1924). (c) Acrodermatitis atrophicans und Dermatitis herpetiformes (DUHRIHG). Wien. dermat. Ges., Sitzg 5. Febr. 1914. Ref. Arch. f. Dermat. **119**, 22 (1914). (d) Beziehungen der makulösen Anetodermie zur diffusen Acrodermatitis atrophicans. Wien. klin. Wschr. **36**, 673 (1923) u. Zbl. Hautkrkh. **12**, 165 (1924). (e) Idiopathische Atrophie und sclerodermatische Veränderungen. Wien. dermat. Ges., Sitzg 16. Nov. 1916. Ref. Arch. f. Dermat. **125**, 8 (1920). (f) Acrodermatitis atrophicans mit tumorförmigen Einlagerungen und Sudek-KIENBÖCKscher Knochenatrophie. Wien. dermat. Ges., Sitzg 25. Nov. 1923. Ref. Zbl. Hautkrkh. **11**, 288 (1924). (g) Atrophodermie. Wien. dermat. Ges., Sitzg 7. Juni 1923. Ref. Zbl. Hautkrkh. **9**, 371 (1923). (g) Pseudofibromatose bei Acrodermatitis atrophicans. Wien. dermat. Ges., Sitzg 20. März 1924. Ref. Zbl. Hautkrkh. **13**, 37 (1924). (h) Pseudofibromatose und Dermatosclerose, kombiniert mit Acrodermatitis atrophicans. Wien. dermat. Ges., Sitzg 24. Juni 1917. Ref. Arch. f. Dermat. **125**, 183 (1920). (i) Die multiple Pseudofibromatose im Zustandsbild der Acrodermatitis atrophicans. Wien. klin. Wschr. **24**, 1455 (1911). (j) Perimalleoläre Geschwüre im Syndrom der Acrodermatitis atrophicans. Wien. dermat. Ges., Sitzg 14. Dez. 1916. Ref. Wien. med. Wschr. **67**, 1365 (1917). (k) Acrodermatitis atrophicans. Wien. dermat. Ges., Sitzg 10. Dez. 1925. Ref. Zbl. Hautkrkh. **19**, 839 (1926).

OPPENHEIM: (a) Pemphigus mit Leukoplakie der Mundschleimhaut, Nagelveränderungen und Hautatrophie. Wien. dermat. Ges., Sitzg 12. Febr. 1925. Ref. Zbl. Hautkrkh. **17**, 133 (1925). (b) Dermatitis atrophicans idiopathica oder Erythrodermie pytiriasis en plaques. Wien. dermat. Ges., Sitzg 11. Febr. 1926. Ref. Zbl. Hautkrkh. **20**, 274 (1926). (c) Über die Ausgänge der Dermatitis atrophicans (Atrophia cutis idiopathica). Arch. f. Dermat. **102**, 163 (1910). (d) Dermatitis atrophicans universalis leprosa. Diskussion: Wien. dermat. Ges., Sitzg 27. Jan. 1921. Ref. Zbl. Hautkrkh. **1**, 18 (1921). (e) Dermatitis atrophicans. Wien. dermat. Ges., Sitzg 29. Jan. 1913. Ref. Dermat. Z. **20**, 344 (1913). (f) Atrophia cutis circumscripta in capillitro. Wien. dermat. Ges., Sitzg 1. März 1923. Ref. Zbl. Hautkrkh. **9**, 161 (1923). (g) Atrophia cutis congenita maculosa. Wien. dermat. Ges., Sitzg 6. Mai

1926. Ref. Zbl. Hautkrkh. **21**, 49 (1927). (h) Ein Fall von pellagraähnlicher Hautatrophie. Ges. Ärzte Wien, Sitzg 16. Mai 1919. Ref. Wien. med. Wschr. **69**, 1140 (1919). (i) Atrophia cutis idiopathica progressiva universalis. Wien. dermat. Ges., Sitzg 9. Juni 1921. Ref. Zbl. Hautkrkh. **2**, 2 (1921). (j) Multiple Ulcerationen bei Dermatitis atrophicans diffusa progressiva. Wien. dermat. Ges., Sitzg 2. Dez. 1926. Ref. Zbl. Hautkrkh. **23**, 35 (1927). PALM: Berl. dermat. Ges., Sitzg 8. Dez. 1903; Dermat. Ges. **11**, 389 (1904). — PARK-HURST: Idiopathic macular atrophy (Idiopathische fleckförmige Atrophie). Detroit dermat. Soc., 22. Juni 1926. Arch. of Dermat. **14**, Nr 5, 626 (1926). Ref. Zbl. Hautkrkh. **22**, 782 (1927). — PAUTRIER, L. M. et DISS: Dermatite chronique atriphiante des deux membres inférieurs (HERXHEIMER-PICK) et lésion atrophiques circonscrites a type d'anetodermie de JADASSOHN. (Dermatitis chronica atrophicans der unteren Extremitäten und umschriebene Atrophie vom Typus der Anetodermia atrophicans (JADASSOHN). Bull. Soc. franç. Derm. **33**, No 4, 307 (1926). Ref. Zbl. Hautkrkh. **21**, 182 (1927). — PAUTRIER, L. M. et L. MASSON: Dermatite chronique atrophiante (Dermatitis chronica atrophicans). Bull. Soc. franç. Dermatol. **1924**, No 2. Ref. Zbl. Hautkrkh. **15**, 62 (1925). — PELLIZARRI s. Histologie. — PERUTZ, ALFRED u. JOSEF GERSTMANN: Über eine eigenartige chronische Allgemeinerkrankung mit hauptsächlicher Beteiligung der Haut und Muskulatur und Aplasie der Thyreoidea. Ausgang in Atrophie und Stillstand des Leidens. Z. klin. Med. **84**, 256 (1917). — PICK, F. J.: Über Erythromelie. Festschrift zu Ehren KAPOSIs 1900. — PICK, W.: (a) Atrophia cutis idiopathica. 74. Verslg dtsch. Naturforsch. Karlsbad 1902. Arch. f. Dermat. **66**, 161 (1903). (b) Ichthyosis Erythrodermie und Hautatrophie. Dtsch. dermat. Ges. tschechoslov. Rep. Teplitz-Schönau, Sitzg 19. Juni 1927. Ref. Zbl. Hautkrkh. **25**, 163 (1927). — PINKUS s. CHAJES. — PIORKOWSKI: Zwei Fälle von Acrodermatitis chronica atrophicans. Schles. dermat. Ges. Breslau, Sitzg 28. Nov. 1925. Ref. Zbl. Hautkrkh. **19**, 362 (1926). — PISMENY: Ein Fall von Atrophia cutis idiopatica aequisita. Arch. f. Dermat. **66**, 278 (1903). — POEHLMANN: Fall von Acrodermatitis chronica atrophicans. Münch. dermat. Ges., Sitzg 24. März 1922. Ref. Zbl. Hautkrkh. **5**, 215 (1922). — POSPELOW s. Histologie. — PUSEY, W. A.: Idiopathic atrophy of the skin with paraestesia (Idiopathische Hautatrophie mit Parhestäsie). J. of cutan. genito-urin. Dis. incl. Syph. **33**, 388 (1915).

RABE: Idiopathische Hautatrophie. Dermat. Ges. Hamburg-Altona, Sitzg 11. Okt. 1919. Ref. Dermat. Wschr. **70**, 204 (1920). — RASCH: Zit. bei BRÜNAUER. — RICHTER: Über Atrophia cutis idiopathica progressiva. Inaug.-Diss. Würzburg 1907. — RIEDEL: Ein Fall von erworbener idiopathischer progressiver Hautatrophie. Inaug.-Diss. Greifswald 1895. — RIEHL: (a) Atrophia cutis idiopathica. K. K. Ges. Ärzte Wien, 7. April 1905. Wien. klin. Wschr. **1905**, 387. (b) Wien. dermat. Ges., Sitzgsber. **1903**. (c) Arch. f. Dermat. **67**, 124 (1903). (d) Wien. dermat. Ges., 27. Jan. 1904. Arch. f. Dermat. **70**, 135 (1904). — RIECKE: (a) Erythromelie. Med. Ges. Leipzig, 23. Juni 1903. Münch. med. Wschr. **1903**, Nr 34. (b) 2 Fälle von Dermatitis idiopathica atrophicans progressiva diffusa mit sklerosierenden Herden. Nordwestdtsch. dermat. Ver.igg Hannover, Sitzg 26. März 1922. Ref. Zbl. Hautkrkh. **5**, 437 (1922). — RILLE: (a) Hautatrophie. 2. Tagg mitteldtsch. Dermat. Leipzig, Sitzg 20. März 1921. Ref. Zbl. Hautkrkh. **1**, 334 (1921). (b) Hochgradige idiopathische Hautatrophie mit sehr ausgedehnten knotigen und streifenförmigen Indurationen. 87. Verslg dtsch. Naturforsch. Leipzig, 17. bis 24. Sept. 1922. Ref. Dermat. Wschr. **75**, 1203 (1922). (c) VI. Kongr. dtsch. dermat. Ges. Straßburg 1898. (d) Wien. dermat. Ges., Mai 1898. Arch. f. Dermat. **54**, 419 (1898). (e) Verslg dtsch. Naturforsch. Meran 1905. Diskussion OPPENHEIM. — RONA: (a) K. D. 16. internat. med. Kongr. Budapest 1909. (b) Beiträge zur Lehre von den chronischen atrophisierenden Dermatitiden. Verh. dtsch. dermat. Ges. 10. Kongr. Frankfurt 1908, 462. (c) Arch. f. Dermat. **50**, 339 (1899). — ROTHMAN: Acrodermatitis atrophicans mit Ödem der Gesichtshaut und Zungenveränderung. Ref. Zbl. Hautkrkh. **22**, 27 (1927). — RUSCH: (a) Über idiopathische Hautatrophie und Sclerodermie. Dermat. Z. **13**, 749. (b) Beiträge zur Kenntnis der idiopathischen Hautatrophie. Arch. f. Dermat. **81**, 3 (1906). (c) Idiopathische Hautatrophie. Wien. dermat. Ges., Sitzg 24. Mai 1917. Ref. Arch. f. Dermat. **125**, 176 (1920).

SACHS: (a) Atrophia cutis idiopathica. Wien. dermat. Ges., 28. Okt. 1908. Berichte. (b) Atrophia cutis idiopathica. Berl. dermat. Ges., Sitzg 11. März 1913. Ref. Arch. f. Dermat. **117**, 10 (1914). (c) Atrophia cutis idiopathica mit Hyperkeratosis. Wien. dermat. Ges., Sitzg 22. Febr. 1917. Ref. Arch. f. Dermat. **125**, 46 (1920). — SAWADE: Idiopathische Hautatrophie mit Hyperkeratose der Handflächen. 82. Verslg dtsch. Naturforsch. Königsberg 1910. Ref. Mh. Dermat. **51**, 356 (1910). — SCHALL, OTTO KONRAD: Über einen Fall von Psoriasis arthropathica kompliziert durch Acrodermatitis atrophicans. Dermat. Wschr. **81**, Nr 34, 1223 (1925). Ref. Zbl. Hautkrkh. **18**, 777 (1926). — SCHAMBERG: Acrodermatitis chronica atrophicans with Ulceration. (Acrodermatitis chronica atrophicans mit Geschwürsbildung.) Philad. dermat. Soc., Sitzg 13. Febr. 1922. Ref. Arch. Dermat. **5**, 676 (1922). — SCHILLER, EUGEN: Atrophia idiopathica cutis. Mitt. Ges. inn. Med. **20**, Nr 1, 29 (1921). — SCNEE-MANN: Acrodermatitis chronica atrophicans. Schles. dermat. Ges., Sitzg 24. Nov. 1923. Ref. Zbl. Hautkrkh. **11**, 403 (1924). — SCHOENHOF: Ca. nasi mit Metastasen, Acrodermatitis chronica atrophicans. Dtsch. dermat. Ges. tschechoslov. Rep., Sitzg 22. Juni 1924. Ref. Zbl. Hautkrkh. **13**, 330 (1924). — SCHÖNSTEIN: Fall von ausgedehnter Acrodermatitis atrophicans mit fleckenförmiger Anetodermie. Ref. Zbl. Hautkrkh. **26**, 122 (1928). — SCHÜTZ: Erythromelalgie und Hautatrophie. Dermat. Z. **6**, 297 (1899). — SCHWIMMER: Die neuropathischen Dermatosen. Wien und Leipzig 1883. — SENEAR: A case for diagnosis atrophy of the skin (Fall zur Diagnose Hautatrophie). Chicago dermat. Soc., 20. Okt. 1926. Arch. of Dermat. **15**, Nr 3, 369 (1927). Ref. Zbl. Hautkrkh. **24**, 365 (1927). — SIEMENS: Fall zur Diagnose Acrodermatitis atrophicans mit Nagelveränderungen. Münch. dermat. Ges., Sitzg 26. Mai 1922. Ref. Zbl. Hautkrkh. **6**, 68 (1923). — SIMON HELMUTH: Über entzündliche Hautatrophie mit multipler Lipombildung. (I. med. Abt. allg. Krankenhaus Hamburg-Barmbeck). Arch. f. Dermat. **153**, H. 1, 90 (1927). — SMILOVICI: Über Cutis-myome und Keloidbildung im Bereiche einer Acrodermatitis chronica atrophicans. Arch. f. Dermat. **74**, H. 1, 77 (1917). — SPIETHOFF: Acrodermatitis atrophicans zusammen mit makulöser Atrophie. Med. naturwiss. Ges. Jena, Sitzg 13. Febr. 1917. Ref. Berl. klin. Wschr. **55**, 362 (1918). — STIERHOFF: Acrodermatitis atrophicans (idiopathische Haut-atrophie). Ver.igg Dresdener Dermat. u. Urol., Sitzg 3. Febr. 1926. Ref. Zbl. Hautkrkh. **20**, 271 (1926).

THIBIERGE: Die idiopathische Hautatrophie. 16. internat. med. Kongr. Budapest **1909**. Ref. Mh. Dermat. **51**, 165 (1910). — TÖRÖCK: (a) Zit. bei KLAAR. (b) Dermatologische Kasuistik. Pester med. chir. Presse **1898**, Nr 39. — TOUTON: Fall von erworbener idio-pathischer Atrophie der Haut. Dtsch. med. Wschr. **1886**. — TRIMBLE: Acrodermatitis chronica atrophicans and Carcinoma. N. Y. Acad. Med., sect. dermat., 7. Mai 1918. Ref. J. cutan. genito-urin. Dis. incl. Syph. **37**, 340 (1919).

ULLMANN: Wien. dermat. Ges., 12. Juni 1906. Mschr. Dermat. **43**, 235 (1906). — UNNA: (a) Histopathologie der Hautkrankheiten 1894. (b) Acrodermatitis atrophicans mit Bildung von multiplen pseudofibromatösen Knoten und drei fibrösen Strängen. Dermat. Ges. Hamburg, Sitzg 27. Febr. 1927. Ref. Zbl. Hautkrkh. **24**, 592 (1927). — UNNA jr. u. DELBANCO: Acrodermatitis atrophicans Herxheimer oder eine neue Form von Ulerythem. Dermat. Wschr. **82**, Nr 15, 505 (1926). Ref. Zbl. Hautkrkh. **21**, 182 (1927). — URBACH: Erworbene diffuse idiopathische Hautatrophie kombiniert mit makulöser Atrophie. Wien. dermat. Ges., Sitzg 23. Okt. 1924. Ref. Zbl. Hautkrkh. **16**, 384 (1925).

WAUGH: Progressive idiopathic atrophy. (Progressive idiopathische Hautatrophie.) Arch. of Dermat. **7**, 825 (1923). Ref. Zbl. Hautkrkh. **9**, 386 (1923). — WEIDENFELD s. Histologie. — WEIDMANN: Acrodermatitis chronica atrophicans. Arch. of Dermat. **7**, 120 (1923). Ref. Zbl. Hautkrkh. **8**, 252 (1923). — WERTHEIM: Acrodermatitis atrophicans. Wien. dermat. Ges., Sitzg 22. Okt. 1925. Ref. Zbl. Hautkrkh. **19**, 713 (1926). — WERTHER: Atrophia cutis. Ver.igg Dresden. Dermat., 6. Mai 1925. Ref. Zbl. Hautkrkh. **17**, 847 (1925). — WILE: Zit. bei SENEAR. — WILLIAMS: (a) A case for diagnosis. Ein Fall zur Diagnose. Arch. of Dermat. **8**, 289 (1923). Ref. Zbl. Hautkrkh. **10**, 162 (1924). (b) Scleroderma presenting some signs of acrodermatitis chronica atrophicans. (Scleroderma mit einigen Zeichen von Acrodermatitis atrophicans.) Arch. of Dermat. **8**, 583 (1923). Ref. Zbl. Haut-krankheiten **11**, 123 (1924). — (c) Acrodermatitis chronica atrophicans. Arch. of Dermat. **3**, 875 (1921). Ref. Zbl. Hautkrkh. **2**, 273 (1921). — WINTERNITZ: Acrodermatitis chronica atrophicans. Dtsch. dermat. Ges. tschechoslov. Rep., Sitzg 28. Juni 1925. Ref. Zbl. Hautkrkh. **18**, 22 (1926). — WISE: (a) Acrodermatitis chronica atrophicans. Arch. of Dermat. **7**, 670 (1923). Ref. Zbl. Hautkrkh. **9**, 197 (1923). (b) Acrodermatitis chronica atrophicans with fibrotic Tumors. (Acrodermatitis chronica atrophicans mit fibrösen Tumoren.) N. Y. dermat. Soc., Sitzg 26. Okt. 1920. Ref. Arch. of Dermat. **3**, 200 (1921). (c) Acrodermatitis chronica atrophicans and its relations to scleroderma. (Acrodermatitis chronica atrophicans und deren Beziehungen zur Sclerodermie.) N. Y. med. J. a. med. Rec. **118**, 73 (1923). Ref. Zbl. Hautkrkh. **10**, 433 (1924). (d) Acrodermatitis chronica atrophicans. Manhattan dermat. Soc., 13. Mai 1919. Ref. J. cutan. genito-urin. Dis. incl. Syph. **37**, 633 (1919). (e) Acrodermatitis chronica atrophicans. N. Y. Acad. Med. sect. dermat. 7. Jan. 1919. Ref. J. cutan. genito-urin. Dis. incl. Syph. **37**, 413 (1929). (f) Acrodermatitis chronica atrophicans. N. Y. Acad. Med., sect. dermat. 5. Mai 1919. Ref. J. cutan. genito-urin. Dis. incl. Syph. **37**, 621 (1919). (g) Acrodermatitis chronica atrophicans. N. Y. Acad. Med., sect. dermat., 5. Febr. 1918. Ref. J. cutan. genito-urin. Dis. incl. Syph. **37**, 213 (1919). (h) Acrodermatitis chronica atrophicans. N. Y. Acad. Med., sect. dermat., 5. März 1918. Ref. J. cutan. genito-urin. Dis. incl. Syph. **37**, 214 (1919). (i) Acrodermatitis chronica atrophicans with healed cell epithelioma. N. Y. dermat. Soc., 26. Okt. 1926. Arch. of Dermat. **15**, Nr 2 (1927). Ref. Zbl. Hautkrkh. **24**, 643 (1927). — WRIGHT s. HART-DRAUT.

ZIELER: Acrodermatitis chronica atrophicans. Verslg südwestdtsch. Dermat. Würzburg, Sitzg 25. u. 26. Okt. 1924. Ref. Zbl. Hautkrkh. **16**, 166 (1925). — ZIMMERN, GOUGEROT, L. HUET et F. P. MERKLEN: Erythromelie de Pick avec leukératose lichénienne linguale et jugale. (Erytheromelie von PICK mit lichenoider Leukokeratose der Zunge und Wangen). Bull. Soc. franç. Dermat. **34**, No 5, 318—320 (1927). — ZINSSER s. Histologie. — ZÜRN:

(a) Fibrombildung bei Acrodermatitis chronica atrophicans. Charité-Ann. **37**, 497 (1913). Ref. Arch. f. Dermat. **122**, 230 (1918). (b) Acrodermatitis atrophicans. Arch. f. Dermat. **115**, 737 (1913). — Zumbusch: Atrophie der ganzen Haut. Münch. dermat. Ges., Sitzg 1. März 1920. Ref. Arch. f. Dermat. **137**, 118 (1921).

Dermatitis atrophicans maculosa.

Adamson: (a) Atrophia maculosa nach einem sekundären syphilitischen Exanthem. Roy. Soc. Med., Sitzg 18. März 1915. Ref. Arch. f. Dermat. **122**, 732 (1918). (b) Atrophodermia striata et maculata. Arch. f. Dermat. **106**, 363 (1911). — Alexander: Mehrere Fälle von Hautatrophie. Dermat. Z. **11**, 338 (1904). — Alexander, A. u. M. Zenger: Über Atrophia cutis maculosa luetica. Dermat. Z. **23**, 1 (1916). — Andrews: Atrophy with teleangiectasia. N. Y. Acad. Med., sect. dermat., 2. Jan. 1924. Arch. f. Dermat. **9**, (1924). Ref. Zbl. Hautkrkh. **14**, 451 (1924).

Balzer: Vergetures ou macules atrophiques chez un syphilitique. Ann. de Dermat. 1888, 426. — Balzer u. Reblaub: Contribution à l'étude des vergetures arrondies etc. Ann. de Dermat. 1889, 617. — Barber, H. W.: Case of anetodermia maculosa. Proc. roy. Soc. Med. **17**, 6 (1923). Ref. Zbl. Hautkrkh. **12**, 165 (1924). — Beck: Beiträge zur Kenntnis der Atrophodermien. Mh. Dermat. **44**, 545 (1907). — Bering: Zit. bei Dermatitis atrophicans. — Beurmann et Gougerot: Dermite faciale atropho-hypertrophique en aires en progression excentrique. Soc. Dermat. Paris, 9. Nov. 1905. Ann. de Dermat. 1905, 881. — Biberstein, Hans: Fibromatös umgewandelte Anetodermien (?). Ref. Zbl. Hautkrkh. **12**, 132 (1924). — Blaschko: (a) K. D. Berl. dermat. Ges., 19. Nov. 1905. Arch. f. Dermat. **78**, 384 (1906). (b) Berl. dermat. Ges., 14. Nov. 1905. Dermat. Z. 1906, 112. — Blegvad, Olaf and Holger Haxthausen: Blue sclerotics and brittle bones, with macular atrophy of the skin and zonular cataract. Brit. med. J. Nr 3182, 1071—1072. Ref. Zbl. Hautkrkh. **5**, 150 u. 368 (1922). Hosp.tid. (dän.) **64**, Nr. 39, 609—616 (1921). — Bogrow: Atrophia cutis maculosa. Moskau. vener.-dermat. Ges., Sitzg 27. Nov. 1911. Ref. Dermat. Wschr. **54**, 67 (1912). — Bohac, Karl: Über Maculae atrophicae. (Mit besonderer Berücksichtigung zweier Fälle von Maculae atrophicae bei Lues.) Arch. f. Dermat. **103**, 183 (1910). — Boikow: Atrophia maculosa cutis. J. russ. Mal. cutan. **1906**; Arch. f. Dermat. **92**, 267. — Brauer: Anetodermie. 8. Sitzg norddtsch. dermat. Ver. Danzig, Sitzg 19. Sept. 1924. Ref. Zbl. Hautkrkh. **16**, 876 (1925). — Breda: Contributo all atrofia idiopatica della pelle. Festschrift. Kaposi. 1900. — Brocq s. Du Castel. — Brocq u. Civatte: Cas de Morphée. Soc. de Dermat. Paris, 2. April 1902. Ann. de Dermat. 1902, 402. — Bronson: s. bei Dermatitis atrophicans. — Buschke: Akromikrie. Berl. dermat. Ges., Sitzg 12. Juli 1927. Ref. Zbl. Hautkrkh. **25**, 515 (1928).

Chatellier: Atrophie cutanée an placards disseminées d'originie tuberculeuse. (Makulöse disseminierte Hautatrophie nach Tuberkulose.) Ann. de Dermat. **1922**, No 2. Ref. Dermat. Z. **40**, 119 (1924).

Danlos: Ann. de Derm. 1897, 562. — Destrazès: Zit. in der Monographie Finger-Oppenheim. 1910. — McDonagh: Leucoderma syphiliticum mit zentraler Atrophie. Proc. roy. Soc. Med., dermat. sect., Sitzg 15. Nov. 1912. Ref. Dermat. Wschr. **54**, 598 (1912). — Dowling, G. B.: Syphilitic macular atrophy (West London hosp. London). Brit. J. Dermat. **39**, Nr 2, 55—61. Ref. Zbl. Hautkrkh. **23**, 830 (1927). — Dubois-Havenith: Dermatrophie. Bull. Soc. belge Dermat. **1906**. Mh. Dermat. **47** (1908). — Du Castel: Plaque atrophique du front. Soc. franç. Dermat., 15. April 1901. Ann. de Dermat. 1901, 346. — Duhring: Morphaea with maculae atrophicae. Amer. J. med. Sci., Nov. 1892.

Ehrmann: s. bei Literatur der Histologie. — Elliot: A case of idiopathic atrophy of the skin. J. of cutan. genito-urin. Dis. 1895, 152.

Fasal: Fall von Atrophia maculosa cutis. Wien. dermat. Ges. **1** (1910). — Fischl: Atrophia cutis idiopathica diffusa et maculosa. Wien. dermat. Ges., Sitzg 22. Mai 1922. Ref. Dermat. Wschr. **75**, 1246 (1922). — Fordyce: Pigmented and atrophique lesion on the chest. (Pigmentierte und atrophische Läsion auf der Brust.) 34. Ann. Meeting amer. dermat. Assoc. Washington, 3.—5. Mai 1911. Ref. J. of cutan. genito-urin. incl. Syph. **29**, 311 (1911). — Fournier: Traité de la syphilis. Paris 1898. — Fox: Zit. bei Finger-Oppenheim. 1910. — Fuchs, Dora: Anetodermia maculosa. Schles. dermat. Ges. Breslau, Sitzg 19. Febr. 1927. Ref. Zbl. Hautkrkh. **24**, 580 (1927).

Galewsky: Atrophia maculosa cutis. 12. internat. med. Kongr. Moskau 1897. — Gougerot et Levi Frankel: Tuberkulide et atrophie cutanée. Soc. franç. Dermat., Sitzg 2. Juli 1914. Ref. Presse méd. **22**, 532 (1914). — Graham-Little: (a) Case of multiple benigne tumors of Schwenninger and Buzzi. Proc. roy. Soc. med. **17**, Nr 12. Ref. Zbl. Hautkrkh. **16**, 561 (1925). (b) Atrophia cutis maculosa bei gleichzeitig bestehendem Lupus erythematodes. Proc. roy. Soc. dermat. sect., Sitzg 20. Juli 1911. Ref. Dermat. Z. **19**, 281 (1912). — Greenbaum: Atrophoderma pemphigoides. Arch. of Dermat. **3**, 209 (1921). Ref. Zbl. Hautkrkh. **1**, 38 (1921). — Grindon: Atrophia maculosa cutis. Klin. Sitzg amer. Dermat. Assoc. 23.—25. Mai 1912. Ref. Arch. f. Dermat. **117**, 428 (1914).

HALLOPEAU et BRODIER: Sur un nouveau cas de Morphée. Ann. de Dermat. **1894**. — HERRSCHER: Zit. bei FINGER-OPPENHEIM. — HERXHEIMER u. HARTMANN: Über Acrodermatitis chronica atrophicans. Arch. f. Dermat. **61**, 57 (1902). — HEUSS: Beitrag zur Kenntnis der Atrophia maculosa cutis (Anetodermia erythematodes Jadassohn). Mh. Dermat. **32** (1901). — HUDELO et CAILLIAU: Examen histologique d'un cas d'atrophie maculeuse. Bull. Soc. franç. Dermat. **1921**, No 8, 372—375. Ref. Zbl. Hautkrkh. **4**, 33 (1922). — HUDELO u. WALTER: Atrophie cutanée maculeuse (fleckenförmige Hautatrophie). Bull. Soc. franç. Dermat. **1921**, Nr 5, 162—165. Ref. Zbl. Hautkrkh. **2**, 373 (1921).

JACKSON: (a) A case of atrophy of the skin. J. of cutan. genito-urin. Dis. **1896**, 111. (b) Morphea. J. cutan. genito-urin. Dis. **1888**, 67. — JADASSOHN: Arch. f. Dermat. **1892**. — JEANSELME: Sur un fait de passage entre la sclerodermie en plaques et les atrophies cutanées circonscrites. Soc. de Dermat. Paris, 20. April 1903. Ann. de Dermat. **1903**, 350.

KAUFMANN, M.: Atrophia cutis. Berl. dermat. Ges., Sitzg 14. Febr. 1922. Ref. Zbl. Hautkrkh. **4**, 493 (1922). — KEE, MC.: Pigmentation and atrophoderma on the right Tigh. N. Y. Acad. Med., sect. dermat. Regulär Meeting, 2. Dez. 1919. Ref. Arch. of Dermat. **1**, 348 (1920). — KERL: Ein Fall von Atrophia cutis nach Lues. Wien. dermat. Ges., Sitzg 22. März 1917. Ref. Arch. f. Dermat. **125**, 61 (1920). — KISSMEYER: (a) Atrophia cutis maculosa. Verh. dän. dermat. Ges. **1921/22**, 73. Hosp.tid. (dän.) **65** (1922). Ref. Zbl. Hautkrkh. **8**, 251 (1923). (b) Fall von multiplen, postpapulösen syphilitischen Hautatrophien bei einem 20jährigen Mädchen. 166. Sitzg dän. dermat. Ges., 5. April 1922. Ref. Dermat. Z. **40**, 116 (1924). (c) Tertiäre Atrophien. Dän. dermat. Ges. Kopenhagen, Sitzg 7. Mai 1924. Hosp.tid. (dän.) **67**, Nr 48, 46 (1924). Ref. Zbl. Hautkrkh. **16**, 919 (1925). — KÖNIGSTEIN: (a) Makulöse Hautatrophie mit pseudoxanthomartigen Knoten. Wien. dermat. Ges., Sitzg 20. März 1924. Ref. Zbl. Hautkrkh. **13**, 40 (1924). (b) Siehe Dermatitis atrophicans. — KREIBICH: Parapsoriasis atrophicans. Arch. f. Dermat. **144**, 476 (1923). — KRÜGER: Serpiginöse syphilitische Papeln mit zentralem Rezidiv und oberflächlicher Atrophie. Wien. dermat. Ges., Sitzg 3. Nov. 1921. Ref. Zbl. Hautkrkh. **3**, 425 (1922).

LAPOWSKY: Macularatrophy in a syphilitic person. (Atrophia maculosa bei einer syphilitischen Patientin. N. Y. Acad. Med., sect. dermat., 5. Febr. 1924. Arch. of Dermat. **10**, 106 (1924). Ref. Zbl. Hautkrkh. **14**, 451 (1924). — LEHMANN: Über idiopathische Hautatrophie. Inaug.-Diss. Leipzig 1902. — LEVEN: Beitrag zur Kenntnis der Atrophia maculosa cutis. Mh. Dermat. **46**, 321 (1908). — LEVEING: Maculae atrophicae. Brit. med. J. **1878**. — LEVIN: (a) Round atrophy from syphilis (Atrophie nach Syphilis). Arch. of Dermat. **2**, 101 (1920). (b) Macular atrophy in a syphilitis. (Makulöse Atrophie bei einem Luetiker.) Arch. of Dermat. **3**, 474 (1921). Ref. Zbl. Hautkrkh. **9**, 52 (1923). (c) Pigmented Atrophy. N. Y. Med., sect. dermat., 4. April 1922. Ref. Arch. of Dermat. **6**, 233 (1922). — LORTAT-JACOB et P. LEGRAIN: Syphilides tertiaires superficielles avec atrophie cutanée. Ann. de Dermat. **3**, No 12, 615 (1922). Ref. Zbl. Hautkrkh. **8**, 146 (1923).

MATZENAUER: (a) Demonstration. Fall von circumscripter Sclerodermie. Wien. dermat. Ges., Sitzg 19. Febr. 1902. Arch. f. Dermat. **63**, 365 (1902). (b) Wien. dermat. Ges., Sitzg 9. Mai 1900. Arch. f. Dermat. **53**, 366 (1900). (c) Arch. f. Dermat. **52**, 109. Wien. dermat. Ges., Sitzg 6. Dez. 1899. — MIBELLI: Makulöse Atrophie bei einem Syphilitiker. Mh. Dermat. **30**, 410 (1900). — MILIAN et PÉRIN: Syphilides purpuriques atrophiantes. (Hämorrhagische atrophisierende Syphilide.) Bull. Soc. franç. Dermat. **1924**, Nr 8, 464—465 (1924). Ref. Zbl. Hautkrkh. **16**, 432 (1925). — MOBERG: Acrodermatitis chronica atrophicans. Dermat. Ges. Stockholm, 24. Sept. 1903. Mh. Dermat. **38**, 17 (1904). — MONTLAUR et CAILLIAU: Atrophie et Pigmentation, cas pour diagnostic. Bull. Soc. franç. Dermat. **1921**, No 9, 429—434 (1921). Ref. Zbl. Hautkrkh. **5**, 151 (1922). — MORRIS: Zit. bei FINGER-OPPENHEIM. — MUCHA: Wien. dermat. Ges., Sitzg 15. Dez. 1909. — MÜLLER, H.: Lupus erythematosus mit Atrophien. Verslg südwestdtsch. Dermat. Frankfurt a. M., Sitzg 8. bis 9. Okt. 1921. Ref. Zbl. Hautkrkh. **3**, 130 (1922).

NEUMANN: (a) Festschrift zu Ehren PICK. 1898. Arch. f. Dermat. **44**. (b) Lehrbuch der Hautkrankheiten. 1884. — NICOLAS et FAVRE: Erytheme cutanée an larges placards extensivs avec atrophodermie a type maculeux chez un tuberculeux. Ann. de Dermat. **1906**, 625. — NIELSEN: Atrophodermia erythematosa maculosa mit exzentrischer Verbreitung. Dän. dermat. Ges. **6**, 245, 1. März 1899. — NIKOLSKY: Sur la pathogénie de l'atrophie cutanée. C. r. 12. Congr. internat. Moskau **1897**. — NIVET: Macules atrophiques cutanées ayant succedé à la resorption interstitielle d'une syphilide secondaire. Ann. Dermat. **1887**, 641.

OHMANN-DU MESNIL: (a) Ein Fall von Striae und Maculae atrophicae nach Typhus abdominalis. Mh. Dermat. **1891**. (b) Über einen ungewöhnlichen Fall von Atrophie der Haut. Mh. Dermat. **11**, 392 (1890). — OPPENHEIM: (a) Zur Kenntnis der Atrophia maculosa cutis. Arch. f. Dermat. **81** (1906). (b) Über die Ausgänge der Dermatitis atrophicans. Arch. f. Dermat. **102** (1910). (c) Acrodermatitis atrophicans und Dermatitis atrophicans maculosa. Wien. dermat. Ges., Sitzg 11. Febr. 1926. Ref. Zbl. Hautkrkh. **20**, 274 (1926).

(d) Atrophia cutis idiopathica diffusa et maculosa. Wien. dermat. Ges., Sitzg 27. Jan. 1921. Ref. Zbl. Hautkrkh. **1**, 18 (1921). (e) Dermatitis atrophicans maculosa. Wien. dermat. Ges., Sitzg 14 Dez. 1916. Ref. Wien. klin. Wschr. **30**, 768 (1917).

Pardo-Castello: Ein Fall von syphilitischer fleckförmiger Atrophie. Arch. of Dermat. **7**, 465 (1923). Ref. Dermat. Wschr. **77**, 1007 (1923). — Parounagian: Atrophia cutis maculosa. N. Y. Acad. of Med., sect. dermat., 7. Okt. 1924. Arch. of Dermat. **11**, Nr 3, 405—406 (1925). Ref. Zbl. Hautkrkh. **17**, 794 (1925). — Pautrier, L. M. et Diss: Dermatite chronique atrophiante des nembres inférieurs et lésion d'atrophie maculeuse sirconscrite, a type clinique d'anetodermie. Bull. Soc. franç. Dermat. **33**, Nr 7, 530—534 (1926). Ref. Zbl. Hautkrkh. **23**, 60 (1927). — Payot: Zit. bei Finger-Oppenheim. — Pelagatti, M.: Beitrag zum Studium der Maculae atrophicae. Mh. Dermat. 48, Nr 1, 1909. — Pellizzari: Giorn. ital. Mal. **1894**, 230. — Plonski: Berl. dermat. Ges., 4. Mai 1897. Dermat. Z. **1897**, 420. — Pollak: Atrophie bei multipler Neurofibromatose. Arch. f. Dermat. **78**, H. 1 (1906). — Polland: Über Atrophia maculosa cutis luetica. Dermat. Wschr. **60**, 193 (1915). — Pospelow s. Literatur der Histologie. — Prochazka: Un raro caso di tricoficia cutanea superficiale atrofizzante. (Ein seltener Fall von oberflächlicher atrophisierender Trichophytie. Clin. dermo-sifilogr. Roma. Giorn. ital. Dermat. **68**, H. 5, 1433—1439. Ref. Zbl. Hautkrkh. **26**, 821 (1928).

Reines: Atrophia cutis maculosa disseminata. Wien. dermat. Ges., Jan. **1908**. Mh. Dermat. **47** (1908). — Renault: Soc. franç. Dermat., 2. Juli 1908. Mh. Dermat. **47** (1908). — Rostenberg: Macular Atrophy, Atrophia maculosa. N. Y. Acad. Med., sect. dermat., Sitzg 4. Okt. 1923. Arch. of Dermat. **9**, 260 (1924). Ref. Zbl. Hautkrkh. **13**, 259 (1924). — Rusch: (a) Atrophia idiopathica maculosa. Wien. dermat. Ges., Sitzg 16. Nov. 1916. Ref. Arch. f. Dermat. **125**, 23 (1920). (b) Atrophia idiopathica maculosa. Wien. dermat. Ges., Sitzg 14. Dez. 1916. Ref. Wien. klin. Wschr. **30**, 767 (1917). (c) Tubero-squamöses Syphilid. (Ähnliches Bild der idiopathischen Atrophie.) Demonstration Wien. dermat. Ges., Sitzg 27. Jan. 1921. Ref. Zbl. Hautkrkh. **1**, 17 (1921).

Schramek: Idiopathische diffuse Hautatrophie, makulöse Hautatrophie und Anetodermie. Wien. dermat. Ges., Sitzg 17. Jan. 1912. Ref. Dermat. Z. **19**, 273 (1912). — Schwenninger u. Buzzi: Internationaler Atlas seltener Hautkrankheiten. 1891, H. 5, Tafel XV. — Scipal: Atrophia cutis maculosa unter dem Bilde einer Dermographia selecta persistens. Dermat. Z. **24**, 471 (1917). — Sidlick u. Strauss: (a) Syphilitic macular atrophy (Atrophia maculosa syphilitica). Arch. of Dermat. **8**, 448 (1923). Ref. Zbl. Hautkrankh. **11**, 67 (1924). — Siemens: Hautatrophie mit scheckiger Pigmentierung an den Wangen und mit Teleangiektasien. Schles. dermat. Ges., Sitzg 29. Juni 1921. Ref. Zbl. Hautkrkh. **2**, 425 (1921). — Smith, F. Curtis: Circumscribed Atrophy of the skin possibly of hereditary origin. J. of cutan. genito-urin. Dis. 1888, 169. — Sweitzer: Macular atrophy. (Fleckförmige Atrophie.) Minnesota dermat. Soc., 3. Febr. 1926. Arch. of Dermat. **14**, Nr 6, 740 (1926). Ref. Zbl. Hautkrkh. **23**, 61 (1927).

Taylor: (a) A case of localised idiopathic atrophy of the skin. J. of cutan. genito-urin. Dis. **1893**, 125. (b) On a rare cas of idiopathic localised or pratial atrophy of the skin. Amer. Arch. Dermat. **2**, 114 (1876). — Temesvary: Ein Fall fleckiger Atrophie der Haut während der Schwangerschaft. Gyógyászat (ung.) **1895**. — Thibaut, Milian et Perin: Atrophische purpurrote Syphilide. Bull. Soc. franç. Dermat. **1921**, 329 (1921). Ref. Zbl. Hautkrkh. **3**, 388 (1922). — Thibierge s. Literatur der Histologie. — Thimm: Über erworbene idiopathische progressive Hautatrophie. Arch. f. Dermat. **81**, 47 (1906). — Töröck: (a) Atrophia cutis maculosa. Verh. Sekt. Dermat. u. vener. Krkh. 16. internat. med. Kongr. Budapest, Sitzg 31. Aug. 1910. Ref. Arch. f. Dermat. **99**, 429 (1910). (b) Einige Fälle von Atrophia cutis idiopathica. Arch. f. Dermat. **107**, 215 (1911).

Unna s. Literatur der Histologie.

Volk: (a) Atrophia maculosa cutis bei Lupus erythematodes. Wien. dermat. Ges., Sitzg 18. Dez. 1919. Ref. Arch. f. Dermat. **137**, 27 (1921). (b) Atrophie nach Lues und Lepra. Diskussion: Wien. dermat. Ges., Sitzg 27. Jan. 1921. Ref. Zbl. Hautkrkh. **1**, 17 (1921).

Weber: (a) Makulöse Atrophie der Haut. Roy. Soc. Med., Sitzg 19. Juli 1917. Ref. Arch. f. Dermat. **125**, 773 (1920). (b) Macular atrophy of the skin, showing the early raised erythematous stage and associated with ordinary vitiligo. (Makulöse Atrophie der Haut, das früh entstandene erythematöse Stadium zeigend, vereint mit gewöhnlicher Vitiligo. Proc. roy. Soc. Med. **10**, sect. dermat., 173 (1916/17). — Wèlvert: Kasuistischer Beitrag zur Lehre von der Hautatrophie, im speziellen der idiopathischen. Inaug.-Diss. Straßburg 1893. — Wilson s. Literatur Histologie. — Wise: Beginning disseminated macular atrophy of the skin. (Beginnende disseminierte Atrophia maculosa cutis.) Dermat. Soc. New York, 23. Okt. 1923. Arch. of Dermat **9**, 496 (1924). Ref. Zbl. Hautkrkh. **13**, 259 (1924). — Wile: Macular atrophy postsyphilitic. Arch. of Dermat. **8**, 873 (1923). Ref. Zbl. Hautkrkh. **11**, 490 (1924). — Wirz: Acrodermatitis atrophicans cum Anetodermia maculosa. Münch. dermat. Ges., Sitzg 25. Juli 1927. Ref. Zbl. Hautkrkh. **25**, 765 (1927).

YERNAUX: Anétodermie erythémateuse. Soc. belge Dermat. Bruxelles, Sitzg 13. April 1924. Ref. Zbl. Hautkrkh. **14**, 204 (1924).
ZÜRN: Postpsoriatische Atrophie der Haut. Dermat. Z. **21**, 66 (1914).

Poikilodermia vascularis atrophicans (JACOBI) und einige seltene Formen von Hautatrophien.

ABRAMOWITZ: Reticular atrophy of the face. Zbl. Hautkrkh. 8, 252 (1923). — ADRIAN: Un cas de poikilodermie vasculaire atrophiante. Zbl. Hautkrkh. **30**, H. 7/8, 486 (1929).
BARBER: Reticulated pigmentary poikilodermia of the face and neck (CIVATTE). Netzförmige pigmentierte Poikilodermie des Gesichtes und Nackens (CIVALLE). Zbl. Hautkrkh. **22**, 651 (1927). — BERNHARDT, ROBERT: Poikilodermia atrophicans vascularis (JACOBI). Zbl. Hautkrkh. **16**, 210 (1925). — BESNIER s. PAUTRIER. — BETTMANN: Über die Poikilodermia atrophicans vascularis. Arch. f. Dermat. **129**, 101 (1921). — BLOCH: Über Beziehungen zwischen Hautleiden und endokrinen Störungen. Ein Fall von Poikiloderma atrophicans kombiniert mit Mangel der Ovarien, Uterus, juveniler Katarakt und Übererregbarkeit des Parasympathicus. Zbl. Hautkrkh. **21**, 844 (1927). — BOWMANN, KARL M. and ERIC C. CLARK: A case of poikiloderma atrophicans vasculare. Zbl. Hautkrkh. **24**, 643 (1927). — BROCQ: (a) Siehe GOUGEROT. (b) Siehe PAUTRIER. — BRUCK: Poikilodermia vascularis atrophicans. Zbl. Hautkrkh. **13**, 24 (1924). — BRUHNS: Dermatitis reticularis atrophicans. Zbl. Hautkrkh. **26**, 1 (1928). — BURNS: Generalisierte Dermatose. Zbl. Hautkrkh. **3**, 458 (1922).
CAILLIAU s. RABUT. — CAPELLI: Poikilodermia atrophicans vascularis „JACOBI". Zbl. Hautkrkh. **6**, 263 (1923). — CHALIPSKY: Poikilodermia vascularis atrophicans. Zbl. Hautkrankh. **28**, 154 (1928). — CHODROW: Poikilodermie. Zbl. Hautkrkh. **28**, 28 (1928). — CIVATTE: (a) Poikilodermie réticulée pigmentaire du visage et du cou. Zbl. Hautkrkh. **11**, 122 (1924). (b) Siehe: GOUGEROT, (c) LITTLE-GRAHAM, (d) RABUT, CAILLIAU et RICHON, (e) LORTAT JACOB et LEGRAIN, CRAWFORD: Poikiloderma. Zbl. Hautkrkh. **23**, 60 (1927). — CROCKER s. LITTLE-GRAHAM.
DARIER: (a) Atrophodermie vermiculée. Dermat. Wschr. **72**, 569. (b) Siehe PAUTRIER. DOHI: (a) Ein Fall von Poikilodermia atrophicans vascularis. Zbl. Hautkrkh. **14**, 451 (1924). (b) Drei Fälle von Alopecia atrophicans. Zbl. Hautkrkh. **17**, 70 (1925).
FIDANZA, ENRIQUE P.: Idiopathische Atrophodermia maculosa in circumscripten Herden. Zbl. **23**, 382 (1927). — FINGER u. OPPENHEIM: Die Hautatrophien. 1910. — FISCHER: Atrophie en coup de sabre. Zbl. **17**, 413 (1925). — FLEHME: Über einen Fall von Poikiloderma atrophicans vasculare (JACOBI). Arch. f. Dermat. **135**, 156 (1921). — FOERSTER s. BURNS. — FÖLDVÁRY: Poikilodermie. Zbl. Hautkrkh. **30**, 20 (1929). — FORDYCE: Dermatitis lichenoides chronica atrophicans. Zbl. Hautkrkh. **11**, 123 (1924). — FOURNIER s. VAN DER VALK. — FRASER s. LANE u. TRAUB. — FREUND u. OPPENHEIM: Über bleibende Hautveränderungen nach Röntgenbestrahlungen. Wien. klin. Wschr. **1904**. — FUHS, HERBERT: (a) Über Poikilodermie. Dermat. Z. **48**, H. 1/2, 34—43 (1926). Ref. Zbl. Hautkrkh. **22**, 652 (1927). (b) Über Poikilodermia vascularis atrophicans und einschlägige Hautkrankheitsbilder. Zbl. Hautkrkh. **18**, 511 (1926). (c) Fall zur Diagnose Poikilodermie? Zbl. Hautkrkh. **24**, 755 (1927).
GEISLER, HARRY: Zur Frage der Poikilodermia atrophicans vascularis (JACOBI). Dermat. Wschr. **85**, Nr 33, 1133—1138 (1927). — GLÜCK, A.: Dermatitis atrophicans reticularis (Poikilodermia atrophicans vascularis Jakobi) mit mucinöser Degeneration der kollagenen Fasern. Arch. f. Dermat. **118**, 113 (1914). — GOUGEROT, O. ELIASCHEF et LOTTE: Poikilodermie de Petgés Jacobi. Importence de la papule lésion élémentaire. Bull. soc. franç. Dermat. **35**, 806—807 (1928). Zbl. Hautkrkh. **30**, 64 (1929). — GUSSMANN s. bei SELLEI.
HAZEN s. LANE. — HEIDINGSFELD: Atrophia maculosa varioliformis cutis; varioliform macular atrophy of the skin a hitherto unrecognised and undiscribed atrophic affektion of the skin. J. of cutan. Dis. **36**, 286 (1918). — HERXHEIMER s. ULITZKA. — HIGHMANN s. bei LANE u. TRAUB. — HOLLANDER: Poikiloderma atrophicans vasculare. Arch. of Dermat. **10**, Nr 5, 644 (1924). — HOOSE s. BURNS. — HUDELO et CAILIAU: Pigmentierendes Erythem mit atrophischem und sclerodermischem Plaque bei einem Syphilitiker. Zbl. Hautkrkh. **4**, 33 (1922). — HUTCHINSON s. bei LITTLE-GRAHAM.
JACOBI: (a) Poikilodermia atrophicans vascularis. Ikonogr. dermat. (Kioto) **3**, 95. (b) Siehe bei WHITEHOUSE. — JAMIESON: Poikiloderma atrophicans vascularis. Zbl. Hautkrkh. **30**, 486 (1929). — JANOVSKÝ, VIKTOR: Drei Fälle familiärer Hautatrophie (Poikilodermia atrophicans.) Arch. f. Dermat. **130**, 388 (1921). — JESSNER, MAX: Naeviforme, poikilodermieartige Hautveränderungen mit Mißbildungen (Schwimmhautbildung an den Fingern, Papillome am Anus.) Zbl. Hautkrkh. **27**, 468 (1928). — JONATHAN HUTCHINSON s. bei LITTLE-GRAHAM.
KEE, MC.: Netzartige Atrophie der Haut nach Comedonen. Arch. f. Dermat. **124**, 547 (1918). — KENN s. bei JAMIESON. — KLAUDER: Poikiloderma atrophicans vasculare. Arch. of Dermat. **10**, Nr 5, 639—640 (1924). — KONRAD: Poikiloderma atrophicans

vascularis (Jacobi). Zbl. Hautkrkh. **30**, 439 (1929). — Kreibich s. bei Janovsky. — Kren s. bei Konrad.

Lane, John E.: (a) Poikiloderma atrophicans vasculare with report of a case by Oliver S. Ormsby. Arch. of Dermat. **4**, Nr 5, 563—585 (1921). (b) Poikiloderma atrophicans vasculare. Conclusion of previously reportes case. Arch. of Dermat. **8**, 373 (1923). (c) Poikiloderma (?). Zbl. Hautkrkh. **27**, 787 (1928). (d) Siehe Burns. (e) Siehe Traub. — Leszczynski, Roman v.: (a) Zur Pathogenese der Poikilodermia (Jacobi). Dermat. Wschr. **84**, Nr 10, 321—326 (1927). (b) Poikiloderma atrophicans Jacobi mit Hypophyseninsuffizienz. Zbl. **22**, 627 (1927). — Liebner: Poikilodermia atrophicans vascularis. Zbl. Hautkrkh. **27**, 746 (1928). — Little, E. G. Graham: Poikilodermia. Zbl. Hautkrkh. **28**, 450 (1928). — Löb: Atrophie en coup de sabre (Sclerodermie ?). Zbl. Hautkrkh. **19**, 22 (1926). Lortat, Jacob et Legrain: Un cas de poikilodermie atrophiante réticulaire de la face et de coup. Bull. Soc. franç. Dermat. **33**, Nr 7, 470—471 (1926). — Louste, Thibaut et Cailliau: Lésion érathemato-pigmentaire atrophique de type aréolaire sur le visage et le cou, de type maculeux sur la nuque et les avant-bras (poikilodermie). Bull. Soc. franç. Dermat. **32**, No 2, 48—53 (1925). — Lutz: Poikilodermia atrophicans. Zbl. Hautkrkh. **30**, 451 (1929).

Meirowsky, E.: (a) Über eine mit Schuppung, Pigmentierung und Atrophie der Haut einhergehende chronische Dermatose. Arch. f. Dermat. **135**, 301 (1921). (b) Siehe Fischer. Mierzecki, H.: Ein Fall von Poikilodermia atrophicans vascularis (Jacobi) mit tödlichem Ausgang. Arch. f. Dermat. **152**, H. 3, 751—755 (1926). — Milian et Périn: Poikliodermie erythemato-atrophiante (Poikilodermia erythematosa atrophicans). Bull. Soc. franç. Dermat. **32**, No 3, 114—118 (1925). — Mornet, Jean: Sur na type de melanodermie. (Mélanose de Riehl, Poikilodermie réticulaire.) Bull. méd. **42**, No 5, 121—124 (1928). — Müller: (a) Atrophodermia erythematodes reticularis. Arch. f. Dermat. **109**, 501 (1911). (b) Poikilodermie (Atrophodermia erythematodes). Arch. f. Dermat. **107**, 457 (1911). (c) Siehe bei Rasch. Müller, H.: (a) Livedo racemosa mit Atrophien. Zbl. Hautkrkh. **3**, 130 (1922). (b) Fall zur Diagnose (Poikilodermia Jacobi). Wien. klin. Wschr. **25**, 1441 (1912).

Naegeli: (a) Poikiloderma atrophicans vascularis. Zbl. Hautkrkh. **15**, 35 (1925). (b) Demonstrationen. Zbl. Hautkrkh. **23**, 638 (1927).

Oppenheim, M.: (a) Atrophodermie vermiculaire. Wien. klin. Wschr. **1929**, Nr 28, 951. (b) Über Dermatotypie. Dermat. Wschr. **64**, 497 (1917). (c) Angioma-simplex-ähnliche Veränderung der Haut als möglicher Beginn einer Atrophia cutis idiopathica oder einer Poikiloderma atrophicans. Zbl. Hautkrkh. **9**, 443 (1923). (d) Siehe Janovsky. (e) Siehe Müller. — Ormsby: (a) A case for diagnosis (Poikiloderma ?). Arch. of Dermat. **18**, 304—305 (1928). Ref. Zbl. Hautkrkh. **29**, 71 (1929). (b) Siehe Burns. (c) Siehe Lane.

Parkhurst s. Jamieson. — Pautrier: (a) L.-M. Un nouveau type clinique: L'érythrose faciale atrophiante. Bull. Soc. franç. Dermat. **1924**, Nr 7, 80—84 (1924). (b) Siehe Gougerot. (c) Atrophodermie vermiculée des jeues sans kératose folliculaire apparente et s'accompagnant d'érytheme. Bull. Soc. franç. Dermat. **1922**, No 2, 21—25. — Pernet, G.: Atrophodermia reticulata symmetrica faciei. Med. Presse **101**, 487 (1916). — Petjes u. Cléjat: Siehe Jacobi: Ikonographia. — Philipsohn s. Liebner. — Pintér, K.: Poikilodermia atrophicans vascularis. Zbl. Hautkrkh. **29**, 255 (1929). — Pollitzer: (a) Siehe Lane. (b) Siehe Traub. — Pusey s. Lane.

Queyrat s. Rabut.

Rabut, Calliau et Richon: Livedo de membres tendance atrophique (rapports possibles avec la poikilodermie. Bull. Soc. franç. Dermat. **1923**, No 5, 230—234. — Rasch, C.: Poikiloderma atrophicans vasculare. Zbl. Hautkrkh. **19**, 649 (1926). — Ravogli s. Lane u. Burns. — Rottmann, H. G.: Über Poikiloderma atrophicans vascularis (Jacobi) mit bemerkenswerten Nebenbefunden. Arch. f. Dermat. **153**, H. 3, 747—754 (1927).

Schmidt: Poikilodermia atrophicans vascularis. Zbl. Hautkrkh. **17**, 45 (1925). — Sellei, J.: Poikiloderma atrophicans vascularis Jacobi. Zbl. Hautkrkh. **28**, 657 (1928). — Senear: A case for diagnosis. Arch. of Dermat. **7**, 405 (1923). — Spillmann, L.: Atrophodermie vermiculée du menton sans kératoses folliculaires. Bull. Soc. franç. Dermat. **1923**, 10 (1923).

Terebinski: Ein Fall von Poikiloderma atrophicans vascularis Jacobi. Dermat. Wschr. **68**, 172 (1919). — Thibaut s. Gougerot. — Thibierge, G. et Hufnagel: Erythem en plaques atrophiant et sclerodermisant. Bull. Soc. franç. Dermat. **1921**, 328. — Touton s. Whitehouse. — Traub: (a) Poikiloderma. Arch. of Dermat. **15**, Nr 6, 728 (1927). (b) Poikiloderma vasculare atrophicans. Zbl. Hautkrkh. **28**, 450 (1928). — Tulipan: Poikiloderma vascularis atrophicans. Arch. of Dermat. **18**, 924 (1928). Ref. Zbl. Hautkrkh. **30**, 486 (1929).

Ulitzka: Poikilodermia atrophicans vascularis Jacobi. Zbl. Hautkrkh. **26**, 663 (1928). Unna: (a) Histopathologie der Hautkrankheiten. 1894, S. 1104. (b) Siehe bei Pautrier.

Valk, van der I. W.: Über Leukodermie. Zbl. Hautkrkh. **15**, 380 (1925). — Volk: (a) Poikilodermia atrophicans. Zbl. Hautkrkh. **17**, 416 (1925). (b) Poikiloderma atrophicans. Zbl. Hautkrkh. **18**, 160 (1926).

WALLHAUSER s. bei BURNS. — WEBER s. bei LITTLE-GRAHAM. — WERTHEIMER: (a) Poikilodermia vascularis atrophicans. Zbl. Hautkrkh. **6**, 516 (1923). (b) Poikiloderma atrophicans vasculare. Zbl. Hautkrkh. **22**, 782 (1927). — WHITEHOUSE, H. H.: (a) Poikiloderma atrophicans vasculare. Zbl. Hautkrkh. **9**, 386 (1923). (b) Poikiloderma. Zbl. Hautkrkh. **16**, 560. — WHITFIELD s. bei BARBER. — WIENER, KURT: Die Beziehungen der Genitalorgane zu Hautveränderungen. Zbl. **15**, 435 (1925). — WISE: (a) Siehe bei FORDYCE. (b) Siehe bei BURNS. (c) Siehe bei LANE. (d) Siehe bei TRAUB. — WOHLSTEIN, EMANUEL: Poikilodermia reticularis atrophicans. Zbl. Hautkrkh. **26**, 262 (1928).

ZEISSLER: Poikiloderma atrophicans vasculare: Jacobis disease. Zbl. Hautkrkh. **10**, 432 (1924). — ZINSSER: (a) Atrophia cutis reticularis cum pigmentatione dystrophia ungium et leukoplakia oris. Poikilodermia atrophicans vascularis Jacobi.) Ikonogr. dermat. (Kioto) **5**. Ref. Mschr. Dermat. **52**, 429 (1911). (b) Siehe bei JANOWSKY.

Kraurosis vulvae und penis.

ABADIE: Leukoplasie vulvaire avec épithéliome du clitoris, rapport avec le craurosis. Ann. Übde Gynéc. **4** (1907). — ARNING: er gleichzeitiges Bestehen eines schweren Lichen planus und Kraurosis vulvae (BREISKI). 50. Tagg Ver.igg südwestdtsch. Dermat. Frankfurt a. M., 10. bis 11. März 1927, Sitzg 11. März 1927. Ref. Zbl. Hautkrkh. **26**, 667 (1928).

BALZER und LANDESMANN: Kraurosis vulvae. Verh. Soc. franç. Dermat., Sitzg 3. Juli 1913. Ref. Arch. f. Dermat. **117**, 408 (1914). — BENEDEK: Leucokeratosis glandis penis verrucosa. Tagg mitteldtsch. Dermat. Jena, Sitzg 7. Juni 1925. Ref. Zbl. Hautkrkh. **18**, 149 (1926) u. Zbl. Hautkrkh. **18**, 636 (1926). — BÉRARD et WERTHEIMER: Kraurosis vulvae. Névrotomie des nerfs honteux internes Guérison. Soc. de Chir. Lyon, 25. März 1926. Lyon chir. **23**, No 4, 524—525 (1926). Ref. Zbl. Hautkrkh. **22**, 460 (1927). — BLAMOUTIER, P.: Goitre exophtalmique et kraurosis de la vulvae survenant aprés la menopause. Étude pathogénique et therapeutique. Paris méd. **12**, 334 (1922). Ref. Zbl. Hautkrkh. **8**, 256 (1923). — BREDA: Kraurosi vulvare et sclerodemia guttata. Giorn. ital. Dermat. **46**, H. 2, 363—364 (1925). Ref. Zbl. Hautkrkh. **17**, 795 (1925). — BREISKY: Über Kraurosis vulvae, eine wenig beachtete Form von Hautatrophie am Pudendum muliebre. Z. Heilk. **1885**, 69. — BROCQ: Über Kraurosis vulvae. Ann. de Dermat. **1915**. Ref. Arch. f. Dermat. **122**, 749 (1918) u. Dermat. Wschr. **62**, 308 (1916). — BUCURA: Leukoplakie und Ca. der Vulva. Wien. klin. Wschr. **1912**/17, 617.

CALLOMON, FRITZ: Die nichtvenerischen Genitalerkrankungen. Ref. Zbl. Hautkrkh. **15**, 480 (1925). — CHASSAING DE BORRÉDON: Le craurosis vulvae et sa dégénérescence épithéliomateuse. Diss. Paris 1908.

DAVGER: Zit. bei JUNG. — DELBANCO: Kraurosis glandis et praeputii penis. Verh. dtsch. dermat. Ges. 10. Kongr. Frankfurt a. M., 8. bis 10. Juni 1908. Ref. Arch. f. Dermat. **91**, 384. — DELBET: Epithélioma leucoplasie et craurosis de la vulvae. J. de Pract. **38**, Nr 19, 309—312. Ref. Zbl. Hautkrkh. **16**, 337 (1925). — DUBOIS: Ein Fall von Kraurosis vulvae. J. Méd. Bruxelles **1913**, Nr 31. Ref. Arch. f. Dermat. **117**, 798 (1914).

ERRERA: Über 5 neue Fälle von Kraurosis vulvae. Schweiz. Rdsch. Med. **1920**, 481. Ref. Arch. f. Dermat. **137**, 528 (1921).

FINGER: Lehrbuch der Hautkrankheiten. 1907. — FISCHER: Narbige Atrophien bei altem Manne. Köln. dermat. Ges., 27. März 1925. Ref. Zbl. Hautkrkh. **17**, 413 (1925). — FRANKL: Zit. bei VEITH.

GALEWSKY: Über Leucokeratosis (Kraurosis) glandis et praeputii. Arch. f. Dermat. **100**, 262. Ref. Mh. Dermat. **1910**, 468, Nr 50. — GARDLUND: Über Ätiologie und Therapie bei Kraurosis vulvae. Mschr. Geburtsh. **49**, 106 (1919). — GÖRDES: Über Kraurosis vulvae. Ber. 84. Verslg dtsch. Naturforsch. Münster i. W., 15. bis 21. Sept. **1912**. Ref. Zbl. Gynäk. **36**, 1354 (1912). — GUAY: Beitrag zur Kenntnis der Kraurosis vulvae. Diss. Montpellier 1912. Ref. Dermat. Wschr. **56**, 383 (1913).

HALKIN, HENRI: Contribution a l'étude du kraurosis vulvae. (Zur Kenntnis der Kraurosis vulvae.) Ann. de Dermat. **4**, 65 (1923). Ref. Zbl. Hautkrkh. **8**, 252 (1923). — HERXHEIMER: Zit. bei ARNING. — HOCHENBICHLER, ADOLF: Zur Ätiologie und Therapie der Kraurosis. Wien. med. Wschr. **77**, Nr 8, 252—256 (1927). Ref. Zbl. Hautkrkh. **24**, 728.

JUNG, PAUL: (a) Cancroid bei Kraurosis vulvae unter spezieller Berücksichtigung der pathologischen und anatomischen Verhältnisse. Mschr. Geburtsh. **17**, 985 (1903). (b) Die Ätiologie der Kraurosis vulvae. Z. Geburtsh. **2**, 13. Ref. Zbl. Gynäk. **28**, 1051 (1904). — JOYLE und BENDER: Kraurosis et Leukoplasie de la vulve. Rev. de Gynéc. **14**, No 6 (1910). Ref. Zbl. f. Gynäk. **1911**, 94.

KAPPIS, M.: Die Chirurgie des Sympathicus. Erg. inn. Med. **25**, 562—564 (1924). Ref. Zbl. Hautkrkh. **15**, 354 (1925). — KRAUS, A.: Kraurosis der Glans penis. Dtsch. dermat. Ges. tschechoslov. Rep., Sitzg 6. Nov. 1927. Ref. Zbl. Hautkrkh. **26**, 667 (1928). — KUMER: Kraurosis vulvae. Wien. dermat. Ges., Sitzg 29. Jan. 1920. Ref. Arch. f. Dermat. **137**, 34 (1921).

LABHARDT: Die Erkrankungen der äußeren Genitalien und der Vagina in HALBAN-SEITZ: Biologie und Pathologie des Weibes, Bd. 3, S. 1193. Kraurosis vulvae S. 1219. — LANGHANS,

Konstantin: Über Operationserfolge und suggestive Therapie bei Kraurosis vulvae. Diss. Heidelberg 1922. Ref. Zbl. Gynäk. **48**, 516 (1924). — Lehmann: Kraurosis vulvae und Ca. Ges. Geburtsh. u. Gynäk. Berlin, 29. Okt. 1926. Ref. Zbl. Gynäk. **51**, 553 (1927). — Lekisch: Über die Radiotherapie der Leukoplasie. Wien. klin. Wschr. **34**, Nr 38, 462—463 (1921). Ref. Zbl. Hautkrkh. **3**, 154 (1922). — Leriche, R.: Essai de traitement du kraurosis vulvae par la sympathektomie de l'artere hypogastique. (Soc. Chir. Paris, 26. Okt. 1921.) Gynécologie **21**, H. 5, 289—290 (1922). Ref. Zbl. Hautkrkh. **6**, 355 (1923). — Lilienstein: Kraurosis penis. Nordwestdtsch. dermat. Ver.igg Hamburg, Sitzg 26. März 1927. Ref. Zbl. Hautkrkh. **25**, 169 (1927). — Lilienstein, K. D.: Dermat. Ges. Hamburg-Altona, 13. Juni 1926. Ref. Zbl. Hautkrkh. **21**, 561 (1927). — Louste, Thibaut et Biedermann: Leukoplasie et Kraurosis vulvae en dégénérescence neoplasiequ. Bull. Soc. franc. Dermat. **1924**, Nr 6, 308—310. Ref. Zbl. Hautkrkh. **14**, 473 (1924).

Mars, A. v.: Ein Beitrag zur Kraurosis vulvae. Mschr. Geburtsh. **7**, 616 (1898). — Mathes, P.: Zur Heilung der Kraurosis vulvae. Wien. klin. Wschr. **37**, 1009 (1918).

Ormsby and Mitchell: Lichen planus atrophicus ex sclerosis and Kraurosis vulvae. Arch. of Dermat. **5**, 786 (1922). Ref. Zbl. Hautkrkh. **7**, 30 (1923).

Pautrier u. Glasser: Leucoplasie et „Kraurosis vulvae". Bull. Soc. franç. Dermat. **33**, Nr 7, 592—594 (1926). Ref. Zbl. Hautkrkh. **22**, 362. — Peyri Jaime: Die reine weiße und rote Kraurosis der Gegend von Eichel und Praeputium. Rev. franç. Dermat. **11**, Sondernummer, 123—132 (1926). Ref. Zbl. Hautkrkh. **23**, 383 (1927). — Poor v.: Durch Funktionsstörungen des weiblichen Genitalsystems hervorgerufene Hauterkrankungen. Dermat. Wschr. **82**, Nr 9, 293 (1926). Ref. Zbl. Hautkrkh. **20**, 460.

Rappaport, Hyman and Alice M. Chairman: Kraurosis vulvae. Pathol. serv. dep. of gynecol., New York post graduate med. school a. hospital New York. Med. times **53**, Nr 8, 189—191 (1925). Ref. Zbl. Hautkrkh. **23**, 149 (1927). — Reder, F.: Kraurosis vulvae and inguinal adenitis of a malignant nature. (Kraurosis vulvae und Metastasen in den Leistendrüsen.) Surg. etc. **33**, 554 (1921). Ref. Zbl. Hautkrkh. **4**, 312 (1922). — Rosenstein: Über Kraurosis vulvae. Mschr. Geburtsh. **15**, 167 (1902). — Runge: Die Röntgentherapie in der Gynäkologie. Ref. Mschr. Geburtsh. **36**, Erg.-H. Ref. Zbl. Gynäk. **36**, 1668 (1912).

Seligmann: (a) Über Kraurosis und Pruritus vulvae. Geburtsh. Ges. Hamburg, 20. Febr. 1912. Ref. Zbl. Gynäk. **36**, 552 (1912). (b) Arch. f. Dermat. **115**, 341 (1913). — Spitzer, E.: Kraurosis praeputii. Wien. dermat. Ges., Sitzg 23. Juni 1927. K. D. Ref. Zbl. Hautkrkh. **24**, 753 (1927). — Szacz, Hugo: Über leukoplakische Veränderungen der Vulva, ihre Beziehungen zur Kraurosis derselben nebst 2 Fällen von Vulvacarcinom. Mschr. Geburtsh. **17**, 1020 (1903).

Taussig, Fredgi: Controbution to the pathology of vulvae diseases. Amer. J. Gynec. **6**, Nr 4 (1923). Ref. Zbl. Hautkrkh. **12**, 227 (1924). — Terruhn: Demonstration typischer unkomplizierter Fälle von Kraurosis vulvae an Hand von 7 Diapositiven unter Berücksichtigung der normalen Histologie der Vulvae. Arch. Gynäk. **132**, Kongreßber. 1927, 356—357. Ref. Zbl. Hautkrkh. **26**, 876 (1928). — Teuffel, R.: Kraurosis und Canceroid. Zbl. Gynäk. **37**, 998 (1913). — Tourneux, J. P.: Kraurosis vulvae. Bull. Soc. Obstétr. Paris **13**, No 2, 161—162. Ref. Zbl. Hautkrkh. **14**, 204 (1924).

Ulinsky, Henrik: Kraurosis vulvae. Przegl. dermat. (poln.) **22**, Nr 2, 97—105 (1927). Ref. Zbl. Hautkrkh. **24**, 728 (1927).

Veit, Joh.: Handbuch der Gynäkologie., 2. Aufl. Wiesbaden. Die Erkrankungen der Vulvae, Bd. 4, S. 2.

Waugh, W. T.: Über einige Blasenerkrankungen. (Pacif. med. J., Juli **1912**). Ref. Zbl. Gynäk. **36**, 1455 (1912). — Weber: Zit. bei Arning. — Werner, P.: Zur Frage des Pruritus vulvae. Wien. klin. Wschr. **37**, Nr 13, 311—313 (1924). Ref. Zbl. Hautkrkh. **14**, 356 (1924).

Zikmund, Emil: Ein Cancroid auf der Basis einer Leucoplasia und Kraurosis vulvae. Rozhl. Chir. a Gynaek. (tschech.) **5**, H. 4, 151—154 (1927). Ref. Zbl. Hautkrkh. **25**, 261 (1927).

Blepharochalasis.

Accardi: Boll. Ocul. **4**, 369 (1925). Ref. Klin. Mbl. Augenheilk. **2**, 75 (1925).

Benedikt: J. amer. med. Assoc. **87**, 1735 (1926) mit Bildern.

Fehr: Siehe Graefe-Saemischs Handbuch der gesamten Augenheilkunde. 1908. — Fuchs: Über Blepharochalasis (Erschlaffung der Lidhaut). Wien. klin. Wschr. **9**, Nr 7, 109 (1896). K. D. Ges. Ärzte Wien, 6. Dez. 1895. — Fuhs: Über Dermatochalasis. Wien. klin. Wschr. **39**, Nr 46, 1331 (1926). Ref. Zbl. Hautkrkh. **23**, 694 (1927).

Jenison: N. Y. med. J. **102**, 555. — Joseph, Max: Kosmetik, Augenheilkunde 1912.

Lodato s. in Graefe Saemisch. — Loesser: Über Blepharochalasis und ihre Beziehungen zu verwandten Krankheiten nebst Mitteilung eines Falles von Blepharochalasis mit spontaner Luxation der Tränendrüse. Arch. Augenheilk. **61**, 252 (1908).

Michel: Die Krankheiten der Augenlider in Graefe-Saemischs Handbuch der gesamten Augenheilkunde. 1908.

RANDOLPH: Ophthalm. Rec. 25, 616—618 (1926, Dez.). — RIEHL: Dermatochalasis. Ges. Dermat. Wien, 13. Jan. 1921. Ref. Zbl. Hautkrkh. 1, 14 (1921).
SCHREIBER: Zit. bei SUTTON. — SUTTON: Diseases of the skin. 1928. p. 608.
URBACH: Angeborene Blepharochalasis. Wien. dermat. Ges., Sitzg 28. April 1927. Ref. Zbl. Hautkrkh. 24, 743 (1927).
WEIDLER: J. amer. med. Assoc. 1926, 616—618.

Histologie und Ätiologie.

ABEL, H.: Wien. klin. Wschr. 1929, Nr 10, 313, K. D. — ALEXANDER: Mehrere Fälle von Hautatrophie. Dermat. Z. 11, 338 (1904). — ALJAODIN, A.: Zur Kasuistik der subcutanen Knotenbildung bei atrophischer Dermatitis mit Sclerodermie. Russk. Vestn. Dermat. 4, Nr 8, 726—729 (1926). Ref. Zbl. 23, 383 (1927). — ANDRY: s. PAUTRIER und SLOIMOVICI. — ATTINGER: Beitrag zur Histologie der Dermatitis chronica atrophicans. Diss. Basel 1917.
BALBAN: Acrodermatitis atrophicans. Zbl. Hautkrkh. 13, 136 (1924). Wien. dermat. Ges., Sitzg 10. April 1924. — BÄUMER: Berl. dermat. Ges., 9. Juni 1903. Dermat. Z. 11, 98 (1904). — BAUMGARTEN: Über die pathologisch-histologische Wirkung und Wirksamkeit des Tuberkelbacillus. Verh. dtsch. path. Ges. 4. Tagg Hamburg 1901. — BECK: Beiträge zur Kenntnis der Atrophodermien. Mh. Dermat. 44, 545 (1907). — BENJAMOWITSCH, EUGENIE u. L. N. MASCHKILLEISSON: Zur Frage der JADASSOHNschen Anetodermia erythematosa (Atrophia cutis maculosa idiopathica) mit besonderer Berücksichtigung ihrer Histologie. Arch. f. Dermat. 154, 611 (1928). — BERNSTEIN, E.: Acrodermatitis atrophicans Herxheimer. Verslg südwestdtsch. Dermat. Frankfurt a. M., Sitzg 14. u. 15. Okt. 1922. Ref. Zbl. Hautkrkh. 7, 168 (1923). — BETTMANN: (a) Arch. f. Dermat. 55 (1901). (b) Über erworbene idiopathische Hautatrophie. Beitr. path. Anat. VII. Suppl. Festschrift C. ARNOLD 1905. — BLASCHKO: (a) K. D. Berl. dermat. Ges., Sitzg 19. Nov. 1905. Arch. f. Dermat. 78, 384 (1906). (b) Berl. dermat. Ges., 14. Nov. 1905. Dermat. Z. 1906, 112. — BLATT, OSKAR: (a) Acrodermatitis atrophicans. Zbl. Hautkrkh. 20, 536 (1926). (b) Acrodermatitis atrophicans Herxheimer. Lemberg. dermat. Ges., 5. Jan. 1927. Zbl. Hautkrkh. 23, 627 (1927). (c) Lemberg. dermat. Ges., Sitzg 3. Nov. 1926. K. D. Zbl. Hautkrkh. 22, 628 (1927). (d) Klinische Beiträge zur Frage der Atrophodermien. Dermat. Wschr. 1929 I, 190—198. Ref. Zbl. Hautkrkh. 30, 485 (1929). — BLOCH, B.: Über eine bisher nicht beschriebene, mit eigentümlichen Elastinveränderungen einhergehende Dermatose bei BENCE-JONESscher Albuminurie. Arch. f. Dermat. 99 (1909). — BOAS, H.: (a) Unfall als Ursache von Akrodermatitis atrophicans. Dermat. Z. 35, 99 (1921). (b) Ein Fall von einseitiger Hautatrophie (Type HERXHEIMER). Dän. dermat. Ges., Sitzg Dez. 1916. Ref. Dermat. Z. 30, 303 (1920). — BRISKIN, B.: Ein durch Schädigung des endokrinen Apparates hervorgerufener Unfall von idiopathischer Hautatrophie. Venerol. (russ.) 1927, Nr 6, 536—538 und deutsche Zusammenfassung s. S. 538. 1927. Ref. Zbl. Hautkrkh. 25, 682 (1928). — BRODSKAJA: Atrophia cutis idiopathica diffusa. Kiew. Ges. Hautkrkh. Sitzg 4. Nov. 1923. Ref. Zbl. Hautkrkh. 41, 44. — BRUHNS: (a) Über idiopathische Hautatrophie. Charité-Ann. 25 (1901). (b) Berl. dermat. Ges., 13. Nov. 1900. Dermat. Z. 8, 154 (1901). (c) Berl. dermat. Ges., März 1898. Dermat. Z. 1898, 266. — BUCHWALD: Ein Fall von idiopathischer, diffuser Hautatrophie. Arch. f. Dermat. 1883, 558.
CALLOMON: (a) Ein Fall zur Diagnose. Tagg mitteldtsch. Dermat. Leipzig, 20. März 1921. Ref. Dermat. Wschr. 72, 375 (1921). (b) Acrodermatitis atrophicans chronica. 4. Tagg mitteldtsch. Dermat. Chemnitz, Sitzg 29. Juni 1924. Ref. Dermat. Wschr. 79, 1316 (1924). — CHOTZEN: (a) Atrophia cutis idiopathica circumscripta. Breslau. dermat. Ver., 10. Mai 1902. Arch. f. Dermat. 64, 423 (1901). (b) Atrophia circumscripta congenita brachii. Verh. Breslau. dermat. Verigg, 24. Febr. 1900. Arch. f. Dermat. 53, 401 (1900). — COLOMBINI: Klinische und histologische Untersuchungen über einen Fall von Atrophia cutis idiopathica. Mh. Dermat. 1899.
DELBANCO, ERNST, ARTHUR LIPPMANN u. PAUL UNNA jr.: Dermatitis atrophicans chronica mit Bildung von multiplen Knoten und Strängen. Arch. f. Dermat. 153, 706 (1927). — DIETZ: Zwei Fälle von idiopathischer Atrophie der Haut. Inaug.-Diss. Straßburg 1902. — DUCREY, C.: Dermatitis chronica atrophicans, di probabile natura tubercolare. (Contributo clinico, istopatologico e sperimentale allo studio delle cosi dette Atrofie idiopatiche diffuse della pelle. Dermatitis chronica atrophicans, wahrscheinlich tuberkulöser Natur. Klinischer histologischer und experimenteller Beitrag zum Studium der Ursachen der idiopathischen Hautatrophien. Soc. ital. Dermat. Roma, 17. Dez. 1921. Giorn. ital. Mal. vener. Pelle 63, H. 3, 596—617 (1922). Ref. Zbl. 6, 262 (1923). — DUMESNIL DE ROCHEMONT: Über das Verhalten der elastischen Fasern bei pathologischen Zuständen der Haut. Arch. f. Dermat. 25 (1893).
EHRMANN: (a) Wien. dermat. Ges., 19. Febr. 1902. Arch. f. Dermat. 63, 365. (b) Ausgedehnte idiopathische Hautatrophie. K. K. Ges. Ärzte Wien, 17. Dez. 1909. Wien. klin. Wschr. 1909. (c) Wien. dermat. Ges., 21. Febr. 1906. Mh. Dermat. 42, 635 (1906). (d) Wien. dermat. Ges., 28. Nov. 1900. Arch. f. Dermat. 56, 243 (1901). (e) Wien. dermat. Ges.,

7. Nov. 1906. Arch. f. Dermat. 87, 428 (1907). (f) Wien. dermat. Ges., 8. Febr. 1905. Arch.
d. Dermat. 76, 424 (1905). (g) Wien. dermat. Ges., 13. März 1905. Arch. f. Dermat. 77,
119 (1905). (h) K. D. Wien. dermat. Ges., 8. Febr. 1905. Arch. f. Dermat. 76, 424. —
EHRMANN, S. u. FRITZ FALKENSTEIN: Über Dermatitis atrophicans und ihre pseudosclerodermatischen Formen. Arch. f. Dermat. 149, 142 (1925). — ELIASCHEFF, OLGA: Un
cas de dermatiti chronique atrophique. (Ein Fall von chronischer atrophisierender Dermatitis.) Bull. Soc. franç. Dermat. 32, No 4, 66—69 (1925). Ref. Zbl. Hautkrh. 18, 362 (1926).
    FEDERMANN: Tuberkulose und Syphilis des Hodens in bezug auf das Verhalten des
elastischen Gewebes. Virchows Arch. 165 (1901). — FINGER, E.: (a) Lehrbuch der Hautkrankheiten. 1907. (b) Die Atrophien und deren Verhältnis zur Sclerodermie. Referat
erstattet für den XVI. internationalen medizinischen Kongreß in Budapest. 1909. (c) Wien.
med. Wschr. 1910. — FINGER-OPPENHEIM: Die Hautatrophien. 1910. — FISCHER, W.:
Hauterkrankungen im Anschlusse an Strumaoperation. Berl. dermat. Ges., 5. Dez. 1926.
Ref. Zbl. Hautkrkh. 22, 305 (1927). — FRANK: Acrodermatitis chronica atrophicans.
(Brooklyn. dermat. Soc., 20. Dez. 1926. Arch. of Dermat. 15, Nr 6, 745 (1927). Ref. Zbl.
Hautkrkh. 25, 441 (1927). — FUSS: (a) Acrodermatitis chronica atrophicans mit sclero-
dermieähnlicher Hautveränderung. Wien. dermat. Ges., Sitzg 28. Mai 1925. Ref. Zbl.
Hautkrkh. 18, 161 (1926). (b) Atrophia cutis idiopathica progressiva acrodermatitis). Wien.
dermat. Ges., Sitzg 27. Jan. 1927. Ref. Zbl. Hautkrkh. 23, 521 (1927).
    GANS: Histologie der Hautkrankheiten. 1925. — GAVRILOVA: Atrophia cutis maculosa.
Moskau. vener. dermat. Ges., Sitzg 14. Jan. 1926. Ref. Zbl. 26, 34 (1928). — GENNERICH:
Über eine im Schützengrabendienst erworbene, progressive diffuse Hautatrophie an beiden
Beinen. Dermat. Z. 23, 673 (1916). — GLASSER, R. et A. ULLMO: Dermatite chronique
atrophique (PICK, HERXHEIMER). Bull. Soc. franç. Dermat. 34, Nr 5, 260—263 (1927).
Ref. Zbl. 24, 644 (1927). — GRZYBOWSKI MARJAN: Zur Pathogenese der Hautatrophien.
(Dermat. Klin. Univ. Warschau). Przegl. dermat. (poln.) 18, Nr 1, 1—11 (1923). Ref.
Zbl. Hautkrkh. 13, 259 (1924). — GUTTENTAG: Über das Verhalten der elastischen Fasern
in Hautnarben und bei Destruktionsprozessen der Haut. Arch. f. Dermat. 27 (1894).
    HABERMANN: Acrodermatitis atrophicans. Dtsch. Dermat. Ges. tschechoslov. Rep.,
Sitzg 20. Juni 1926. Ref. Zbl. Hautkrkh. 21, 133 (1927). — HELLER: (a) Über idiopathische
Hautatrophie. Festschrift NEUMANN. 1900. (b) Angeborene, bezirksweise auftretende
Hautatrophie. Dermat. Z. 41, H. 6, 361—364 (1924). Ref. Zbl. Hautkrkh. 16, 210 (1925). —
HERXHEIMER und HARTMANN: Über Acrodermatitis chronica atrophicans. Arch. f. Dermat.
61, 57 (1902). — HEUSS: Beitrag zur Atrophia maculosa cutis (Anetodermia erythematodes
JADASSOHN). Mh. Dermat. 32 (1901). — HOFFMANN: (a) Untersuchungen über endokrine
Störungen bei Hautkrankheiten insbesondere Sclerodermie und Akrodermatitis. (Univ.-
Hautklinik Breslau). Klin. Wschr. 20, Nr 4, 978 (1925). Ref. Zbl. Hautkrkh. 18, 204 (1926).
(b) Siehe BERNSTEIN. — HODARA MENAHEM: Histologische Untersuchung eines Falles von
idiopathischer progressiver Hautatrophie. (Dermatitis chronica atrophicans.) Dermat. Wschr.
57, 1307 (1913). — HOLDER: A case of idiopathic cut. Atrophi. N. Y. dermat. Ges., 27.
Sept. 1898. J. cutan. genito-urin., Dis. 1899, 35. — HUBER: Über Atrophia cutis idiopathica
im Gegensatze zur senilen Atrophie der Haut. Arch. f. Dermat. 52, 71 (1900).
    ILJINA, A.: Über eigenartige Veränderungen des elastischen Gewebes der Haut. Venerol.
(russ.) 4, Nr 2, 158—165 (1927). Ref. Zbl. Hautkrkh. 25, 539 (1928).
    JADASSOHN: (a) Stereoskopischer med. Atlas, Bd. 14, T. 157. (b) Atrophia maculosa
cutis. 2. Kongr. dtsch. dermat. Ges. 1891. (c) Siehe Handbuch der Hautkrankheiten;
MRAČEK: Lupus erythematodes S. 298. (d) Siehe ELIASCHEFF. — JAFFÉ: Atrophia maculosa
cutis. Arch. f. Dermat. 115, 738 (1913). — JARISCH: Die Hautkrankheiten. 1900. —
JESSNER, MAX: (a) Zur Kenntnis der Acrodermatitis chronica atrophicans. Arch. f. Dermat.
134, 478 (1921). (b) Weiterer Beitrag zur Kenntnis der Acrodermatitis chronica atrophicans.
Arch. f. Dermat. 139, 294 (1922). (c) Acrodermatitis chronica atrophicans. Schles. dermat.
Ges., Sitzg 29. Juni 1921. Ref. Zbl. Hautkrkh. 2, 423 (1921). (d) Acrodermatitis chronica
atrophicans (nach Röntgenkastration) und Psoriasis. Schles. dermat. Ges., Sitzg 3. Juli 1926.
Ref. Zbl. Hautkrkh. 22, 17 (1927). — JESSNER, MAX u. ARTHUR LÖWENSTAMM: Bericht
über 66 Fälle von Acrodermatitis chronica atrophicans. Dermat. Wschr. 79, Nr 40, 1169
(1924). — JORDAN, A. u. E. ROMEIKOWA: Über einen Fall von Acrodermatitis chronica
atrophicans und Melanodermie. Dermat. Z. 39, H. 4, 193—202 (1923). Ref. Zbl. Hautkrkh.
11, 214 (1924). — JORES: Zur Kenntnis der Regeneration und Neubildung elastischen
Gewebes. Beitr. path. Anat. 27 (1900).
    KATO, J. and MRIYAMA: Three cases of atrophia idiopathica maculosa. Nagasaki
dermato-urol. Soc., 20. Sept. 1924. Jap. J. Dermat. 26, Nr 1, 1 (1926). Ref. Zbl. Hautkrkh.
20, 577 (1926). — KAUFMANN: Ein Fall von Kombination diffuser mit makulöser Atrophie.
Dermat. Wschr. 64, 529 (1917). — KENEDY: Über herdförmige Amyloidentartung bei
einem Falle von Dermatitis atrophicans diffusa. Arch. f. Dermat. 136, 245 (1921). — KERL:
Idiopathische Hautatrophie. Arch. f. Dermat. 115, 397 (1913). — KETRON: Atrophy
(idioapthic). Amer. dermat. Soc., 30. April 1927. Arch. of Dermat. 16, 632 (1927). Ref.
Zbl. Hautkrkh. 26, 261 (1928). — KLAAR, JOSEF: Ein Fall von Acrodermatitis chronica

atrophicans mit Sarkombildung. Arch. f. Dermat. **134**, 160 (1921). — KOGOJ, FR.: (a) Über Atrophodermien und Sclerodermien. Acta dermato-vener. (Stockh.) **2**, H. 1, 63 (1926). Ref. Zbl. Hautkrkh. **16**, 778 (1925). — KÖNIGSTEIN: Diffuse idiopathische Hautatrophie. Wien. dermat. Ges., Sitzg 13. Dez. 1917. Ref. Arch. f. Dermat. **125**, 348 (1920). — KRÖSING s. PASSARGE. — KRZYSZTALOWICZ: (a) Inwieweit vermögen alle bisher angegebenen spezifischen Färbungen des Elastins auch Elacin zu färben. Mh. Dermat. **30**, 265. (b) Ein Beitrag zur Histologie der idiopathischen diffusen Hautatrophie. Mh. Dermat. **33**, 369 (1901). KRUSPE: Akrodermatitis atrophicans. Ver. Dresden. Dermat., Sitzg 6. Okt. 1926. Ref. Zbl. Hautkrkh. **22**, 178 (1927). — KYRLE, J.: Histobiologie der menschlichen Haut. 1925. LEDERMANN: Acrodermatitis atrophicans. Berl. dermat. Ges., Sitzg 9. Mai 1922. Ref. Zbl. Hautkrkh. **5**, 277 (1922). — LEHMANN: Über idiopathische Hautatrophie. Inaug.-Diss. Leipzig 1902. — LENGLET: Prat. dermat. Paris **3** (1902). — LESZCZYNSKI: Acrodermatitis atrophicans, Sclerodermia, Anetodermia. Lemberg. dermat. Ges., Sitzg 19. März 1925. Ref. Zbl. Hautkrkh. **17**, 501 (1925). — LOEB: Acrodermatitis atrophicans HERXHEIMER. Verslg süddtsch. Dermat. Freiburg i. Br., Sitzg 24.—25. April 1926. Ref. Zbl. Hautkrkh. **20**, 546 (1926). — LÖWENFELD: Acrodermatitis atrophicans. Wien. dermat. Ges., Sitzg 20. März 1924. Ref. Zbl. Hautkrkh. **13**, 37 (1924).

MALINOWSKI, O.: Sanoistnym zaniku skòry. Przegl. chorob skor **2**, 348 (1907). — MASSON, P. et A. DISS: Dermatite chronique (HERXHEIMER-PICK) avec tumeurs. Bull. Soc. franç. Dermat. **33**, No 9, 768—770 (1926). Ref. Zbl. Hautkrkh. **23**, 774 (1927). — MEFFERT: Inaug.-Diss. Bonn 1903. — MEIROWSKY: Unfall als Ursache für die Entstehung von Acrodermatitis atrophicans und Arthritis deformans. Dermat. Z. **32**, 346 (1921). — MEISSNER: Über elastische Fasern in gesunder und kranker Haut. Dermat. Z. **3** (1896). METSCHERSKI: (a) Vener. u. dermat. Ges. Moskau, 20. Febr. 1904. Mh. Dermat. **38**, 389 (1904). (b) Vener. u. dermat. Ges. Moskau, 29. März 1902. Mh. Dermat. **34**, 501 (1902). (c) Vener. u. dermat. Ges. Moskau, 22. Nov. 1901. Mh. Dermat. **34**, 18 (1902). (d) Vener. u. dermat. Ges. Moskau, 21. April 1899. Mh. Dermat. **29**, 174 (1899). — MONCORPS, CARL: Beitrag zur Pathogenese der Acrodermatitis atrophicans. Dermat. Z. **48**, H. 5/6, 285—295 (1926). Ref. Zbl. Hautkrkh. **22**, 217 (1927). — MÜLLER: Acrodermatitis atrophicans. 2. Kriegstagg südwestdtsch. u. rheinisch-westfäl. Dermat., 28. u. 29. Sept. Frankfurt a. M. Ref. Dermat. Wschr. **67**, 792 (1918). — MURRAY, MC. W.: Anetoderma erythematosum of Jadassohn. Brit. J. Dermat. **33**, 373 (1921). Ref. Zbl. Hautkrkh. **4**, 430 (1922).

NEUMANN: Lehrbuch der Hautkrankheiten. — NOBL: (a) Universelle Atrophie bei einem Tabiker. Wien. dermat. Ges., Sitzg 6. Febr. 1919. Ref. Arch. f. Dermat. **133**, 53 (1921). (b) Acrodermatitis atrophicans mit tumorförmigen Einlagerungen und SUDEK-KIENBÖCK-scher Knochenatrophie. Wien. dermat. Ges., Sitzg 25. Nov. 1923. Ref. Zbl. Hautkrkh. **11**, 288 (1924). (c) Kongenitale idiopathische Hautatrophie. Wien. dermat. Ges., Sitzg 20. Okt. 1926. Ref. Zbl. Hautkrkh. **22**, 311 (1927).

OFFERGELD: Inaug.-Diss. Bonn 1902. — OPPENHEIM, M.: (a) Beitrag zur Frage der Beeinflussung des elastischen Gewebes durch Tuberkulose. Wien. klin. Wschr. **1910**, Nr 6. (b) Über die Ausgänge der Dermatitis atrophicans (Atrophia cutis idiopathica). Arch. f. Dermat. **1910**. (c) Fall von Sclerodermia circumscripta oder Vitiligo? Wien. dermat. Ges. **1909**. (d) Fall von Atrophia cutis idiopathica. K. k. Ges. Ärzte Wien **12** (1902). (e) Über einen eigentümlichen Fall von Hautatrophie bei Lepra (Dermatitis atrophicans leprosa universalis). Arch. f. Dermat. **68**, H. 1/2 (1904). (f) Endausgänge der Dermatitis atrophicans. 10. Kongr. dtsch. dermat. Ges. Frankfurt **1908**. (g) Zur Kenntnis der Atrophia maculosa cutis. Arch. f. Dermat. **81** (1906). (h) Eigentümlicher Fall von Atrophia cutis idiopathica mit Knotenbildung. Verslg dtsch. Naturforsch. Dresden **1907**. (i) Zur Frage der Hautabsorption. Wien. med. Wschr. **1908**. (j) Beiträge zur Frage der Hautabsorption mit besonderer Berücksichtigung der erkrankten Haut. Arch. f. Dermat. **93** (1908). (k) Verh. 79. Verslg dtsch. Naturforsch. Dresden Sept. **1907**. (l) Über Histologie und Ätiologie der atrophisierenden Dermatitiden. Internat. med. Kongr. Budapest **1909**. Ref. Mh. Dermat. **51**, 167 (1910). (m) Atrophia maculosa cutis mit Naevus flammeus. Wien. dermat. Ges., Sitzg 19. Nov. 1913. Ref. Arch. f. Dermat. **117**, 863 (1914). (n) Zur Ätiologie der idiopathischen Hautatrophie (Dermatitis atrophicans). Wien. klin. Wschr. **16**, 1925 (1913). (o) Atrophia maculosa cutis. Wien. dermat. Ges., Sitzg 16. Nov. 1916. Ref. Arch. f. Dermat. **125**, 27 (1920). (p) Ein Fall von Dermatitis atrophicans maculosa resp. Atrophia maculosa cutis. Wien. dermat. Ges., Sitzg 25. Jan. 1917. Ref. Arch. f. Dermat. **125**, 42 (1920). (q) Über Dermatotypie. Dermat. Wschr. **64**, 497 (1917). (r) Weiterer Beitrag zur Ätiologie der Atrophodermien. Arch. f. Dermat. **138**, 330 (1922). (s) Aplasia cutis congenita mit peripherem Angioma cavernosum. Wien. dermat. Ges., Sitzg 26. Jan. 1922. Ref. Zbl. Hautkrkh. **4**, 418 (1922). (t) Atrophia cutis idiopathica mit Röntgenveränderung des Genitale nach Bestrahlung spitzer Kondylome. Wien. dermat. Ges., Sitzg 22. Juni 1922. Ref. Dermat. Wschr. **75**, 1247 (1922). — ORTH: Welche morphologischen Veränderungen können durch Tuberkulose erzeugt werden? Verh. dtsch. path. Ges., 4. Tagg Hamburg **1901**.

PASINI, A.: (a) Atrophodermia idiopathica progressiva. Giorn. ital. Mal. vener. Pelle **64**, H. 3, 785—809 (1923). Ref. Zbl. Hautkrkh. **11**, 122 (1924). (b) Dermatite distroficoatrofizzante degli arti inferiori da raffredamento. (Mit Dystrophie und Atrophie einher-gehende Hautentzündung infolge Kälteeinwirkung.) Mitt. Soc. lombarda Sci. med. e biol. 18. Juni 1920. Atti Soc. 9, H. 6. Ref. Dermat. Wschr. 73, 1312 (1921). — PASSARGE u. KRÖSING: Dermatologische Studien. 1894. — PATZSCHKE: Acrodermatitis chronica atro-phicans. Dermat. Ges. Hamburg-Altona, Sitzg 21. Mai 1922. Ref. Dermat. Wschr. 76, 286 (1923). — PAUTRIER et A. DISS: Sur la constatation d'une lésion nerveuse profonde avec infiltrat tuberculoide péri-nerveux dans un cas de dermatite atrophiante (HERX-HEIMER-PICK. (Fall von Dermatitis chronica atrophicans mit Konstatierung einer nervösen, tiefen Erkrankung durch ein um die Nerven gelagertes tuberkuloides Infiltrat.) Bull. Soc. franç. Dermat. 34, No 5, 309 (1927). Ref. Zbl. Hautkrkh. 24, 644 (1927). — PAUTRIER et SLOIMOVICI: Deux nouveaux eas de dermatite chronique atroplicante (PICK-HERXHEIMER). Bull. Soc. franç. Dermat. 35, 2, 87—95. Ref. Zbl. Hautkrkh. 27, 631 (1928). — PAUTRIER, L. M. et ALBERT WEILL: Dermatite chronique atrophiante (PICK-HERXHEIMER) au stade de début (á propos de l'étiologie endocrine-syphilitique soulevée par M. le professeur AUDRY). (Der-matitis chronica atrophicans im Initialstadium unter Bezugnahme auf die durch AUDRY angenommene endokrin-syphilitische Ätiologie.) Bull. Soc. franç. Dermat. 34, No 5, 256 bis 260 (1927). Ref. Zbl. Hautkrkh. 24, 643 (1927). — PEARSON, W.: Atrophic dermatitis following „trench feet". (Atrophische Hautentzündung im Gefolge von Schützengraben-fuß.) Roy. Acad. Med. Ireland. Dublin, 23. Mai 1924. Lancet 206, Nr 23, 1158 (1924). Ref. Zbl. Hautkrkh. 16, 560 (1925). — PELLAGATTI, M.: Beitrag zum Studium der Maculae atrophicae. Mh. Dermat. 48, Nr 1 (1909). — PELLIZARRI: Eritema orticato atrofizzante. Giorn. ital. Mal. vener. Pelle 1884, 230. — PICK, E.: Acrodermatitis atrophicans. Dtsch. dermat. Ges. tschechoslov. Rep., Sitzg 28. Juni 1925. Ref. Zbl. Hautkrkh. 18, 24 (1926). POSPELOW: (a) Vener. u. dermat. Ges. Moskau, Sitzg 31. März 1899. Dermat Z. 6, 231 (1899). (b) Zwei Fälle idiopathischer Hautatrophie. Mh. Dermat. 1887. (c) Cas d'une atrophie idiopathique de la peau. Ann. de Dermat. 1866. — PULVERMACHER: Angio- und Trophoneurosen der Haut mit besonderer Beziehung zu den endokrinen Drüsen. Zbl. Haut-krkh. 16, 519 und 867.

REJSEK: Atrophia cutis idiopathica chronica progressiva diffusa. Česká Dermat. 1, 209 (1919/20). Ref. Arch. f. Dermat. 137, 290 (1921). — RIEKE: Lehrbuch der Haut- und Geschlechtskrankheiten, 1923. — ROSTENBERG: Acrodermatitis chronica atrophicans. Arch. of Dermat. 3, 321 (1921). Ref. Zbl. Hautkrkh. 1, 287 (1921). — RUSCH, PAUL: (a) Beiträge zur Kenntnis der idiopathischen Hautatrophie. Arch. f. Dermat. 81, H. 1—3, 1. (b) Über idiopathische Hautatrophie und Sclerodermie. Dermat. Z. 13, H. 11, 749.

SCHERBER: Dermatitis atrophicans bei gleichzeitigem Bestehen zahlreicher weicher Fibrome am Stamm. Wien. dermat. Ges., Sitzg 12. Febr. 1912. Ref. Dermat. Z. 20, 337 (1913). — SCHIWY, HANNA: Zwei Fälle von Acrodermatitis atrophicans. Schles. dermat. Ges., Sitzg 9. Febr. 1927. Ref. Zbl. Hautkrkh. 24, 588 (1927). — SCHNABL, ELLY: Acro-dermatitis chronica atrophicans. Dtsch. dermat. Ges. tschechoslov. Rep., Sitzg 8. Mai 1927. Ref. Zbl. Hautkrkh. 24, 165 (1927). — SCHRAMEK: Arch. f. Dermat. 115, 394 (1913), Klin. Dem. — SCHULZ, FR.: Über das Verhalten der elastischen Fasern in der normalen und pathologisch veränderten Haut. Inaug.-Diss. Bonn 1893. — SINGER, OSKAR: Beiträge zur Klinik und Ätiologie der Hautatrophien. Arch. f. Dermat. Orig. 136, H. 2, 198—206 (1921). Ref. Zbl. Hautkrkh. 4, 32 (1922).

TEMESVARY: Ein Fall fleckiger Atrophie der Haut während der Schwangerschaft. Gyógyászat (ung.) 1895. — TEREBINSKI: Zum Mechanismus der Entwicklung der Aneto-dermia (Atrophia cutis). Russ. Wratsch 1909, Nr 31. Ref. Mh. Dermat. 50, 279 (1910). THIBIERGE: (a) Atrophodermie erythemateuse en plaques a progression excentrique. Soc. de Dermat., 10. Dez. 1891, Ann. de Dermat. 1891, 1004. (b) Le plus erythemateuse a forme d'atrophodermie en plaques. Ann. de Dermat. 1905. — THIEME: Fall von Acrodermatitis chronica atrophicans bei 69jährigem Taglöhner. Münch. dermat. Ges., Sitzg 24. Febr. 1922. Ref. Zbl. Hautkrkh. 5, 214 (1922). — THIMM: Über erworbene idiopathische progressive Hautatrophie. Arch. f. Dermat. 81, 47 (1906). — TIEFENBRUNNER: Acrodermatitis atrophicans mit Erythromelie (nach PICK). Münch. dermat. Ges., Sitzg 24. März 1922. Ref. Zbl. Hautkrkh. 5, 214 (1922).

UNNA: (a) Histopathologie der Hautkrankheiten, 1894. (b) Mh. Dermat. 18, 510. (c) Die spezifische Färbung des Kollagens. Mh. Dermat. 19, Clartin und Elacin, 397. (d) Ein Fall von idiopathischer diffuser, progressiver Hautatrophie. Festschrift Neumann 1900. URBACH: Die biologisch-chemische Forschungsrichtung in der Dermatologie. Vortr. Sitzg Ges. Ärzte, 13. April 1928. Wien. klin. Wschr. 1928, Nr 16.

VERSARY, ATTILIO: Dermatite cronica atrofizzante. Riforma med. 42, No 28, 651 bis 656 (1926). Ref. Zbl. Hautkrkh. 22, 652 (1927).

WAGNER: Atrophia cutis idiopathica. Dtsch. dermat. Ges. tschechoslov. Rep. Ref. Zbl. Hautkrkh. 7, 311 (1923). — WARDE: W. B. Br. d. j. 1902. p. 139, 332, 380, 447 u. 477. — WATANABE: Versuche über die Wirkung in der Trachea eingeführter Tuberkelbacillen auf die Lunge von Kaninchen. Beitr. path. Anat. 31. — WECHSBERG: Beitrag zur Lehre von der primären Einwirkung des Tuberkelbacillus. Beitr. path. Anat. 29. — WEIDEN-

FELD: (a) Anetodermia maculosa. Wien. dermat. Ges., 16. Mai 1906. (b) Atrophia cutis idiopathica. Wien. dermat. Ges., Jan. 1908. Mh. Dermat. 47 (1908). (c) Atrophia cutis idopathica. Wien dermat. Ges., Nov. 1909. (d) Wien. dermat. Ges., 29. April 1909, Disk.-Bemerkung. — WHEATON, CLARENCE L.: Hautatrophie. Ein wichtiges diagnostisches Zeichen im Frühstadium der Lungentuberkulose. J. amer. med. Assoc. 54, Nr 26. Ref. Mh. Dermat. 52, 401 (1911). — WISE, F.: Atrophy of the skin, associated with cutaneous syphilis, with report of a case. (Hautatrophie vereinigt mit Syphilis der Haut und Bericht eines Falles.) N. Y. med. J. 101, 1254 (1915). — WIRZ: Acrodermatitis atrophicans. Münch. dermat. Ges., Sitzg 19. Mai 1924. Ref. Zbl. Hautkrkh. 14, 31 (1924).

ZIMMERN-GOUGEROT: Erythromelie de PICK avec leukokeratose lichénienne linguale et jugale. (Erythromelie von PICK mit lichenoider Leukokeratose der Zunge und Wangen.) Bull. Soc. franç. Dermat. 34, No 5, 318—320 (1927). Ref. Zbl. Hautkrkh. 24, 644 (1927). — ZINSSER: Ein Fall von symmetrischer Atrophie der Haut. Arch. f. Dermat. 28, 345 (1894). — ZUMBUSCH: Acrodermatitis atrophicans. Münch. dermat. Ges., Sitzg 27. April 1914. Ref. Arch. f. Dermat. 119, 305 (1914).

Prognose, Therapie.

BAB: Dermatitis atrophicans. Berl. dermat. Ges., Sitzg 10. März 1925. Zbl. Hautkrkh. 16, 866 (1925). — BLOCH, MAREL et PIERRE BLAMOUTIER: Atrophie cutanéo muqueux diffuse (variété de la dermatite chronique atrophique). Étude d'un cas avec dysendocrinie, rhinite atrophique ozéneuse et malformation pharyngée. (Diffuse Haut- und Schleimhautatrophie. Abart der Dermatitis atrophicans. Studie über einen Fall mit Störung der inneren Sekretion. Ozaena atrophicans und Mißbildung des Pharynx.) Presse méd. 30, No 88, 949—952 (1922). Ref. Zbl. Hautkrkh. 7, 385 (1923).

CALLOMON: Acrodermatitis chronica atrophicans. 4. Tagg mitteldtsch. Dermat. Chemnitz, 29. Juni 1924. Ref. Zbl. Hautkrkh. 15, 411 (1925).

EHRMANN: Siehe Literatur Histologie.

HERRMANN, FR.: Akrodermatitis chronica atrophicans Herxheimer. 50. Tagg südwestdtsch. dermat. Ges. Frankfurt a. M., 10.—11. März 1928, Sitzg 11. März 1927. Ref. Zbl. Hautkrkh. 26, 665 (1928). — HERTMANNI: Beitrag zur Acrodermatitis chronica atrophicans. Verh. dtsch. dermat. Ges., 10. Kongr. Frankfurt 1908. — HOLZSCHNEIDER: Acrodermatitis chronica atrophicans HERXHEIMER. Dermat. Ges. Hamburg-Altona, Sitzg 2. Nov. 1924. Ref. Zbl. Hautkrkh. 16, 18 (1925).

JESSNER, MAX: Acrodermatitis atrophicans nach Sympathektomie. Schles. dermat. Ges. Breslau, Sitzg 5. Juli 1924. Ref. Zbl. Hautkrkh. 14, 161 (1924). — JIRASEK: Sympathektomie bei Hautatrophie beider Hohlhände. Tschechoslov. dermat.-vener. Ges. Prag, Sitzg 6. April 1924. Česká Dermat. 5, 321 (1924). Ref. Zbl. Hautkrkh. 14, 451 (1924).

KOGOJ, FR.: Über Atrophodermien und Sclerodermien. Acta dermato-vener. (Stockh.) 7, H. 1 (1926).

ORMSBY: Scleroderma and idiopathic atrophy. (Sclerodermie und idiopathische Atrophie.) Chicago dermat. Soc., 20. Okt. 1926. Arch. of Dermat. 15, Nr 3, 369 (1927). Ref. Zbl. Hautkrkh. 24, 365 (1927).

PICK, F. J.: Über Erythromelie. Festschrift zu Ehren KAPOSIS. 1900.

RAIK, J.: Acrodermatitis atrophicans. Russ. syphil. u. dermat. Ges. B. TARNOWSKY, Leningrad, Sitzg 7. Okt. 1926. Ref. Zbl. Hautkrkh. 24, 757 (1927). — RAVOGLI, AUGUST: On the treatment of syphilis by bismuth. Urologic. Rev. 30, Nr 11, 656 (1926). Ref. Zbl. Hautkrkh. 23, 444 (1927). — ROSENTHAL, FRANZ: Acrodermatitis atrophicans. Berl. dermat. Ges., Sitzg 14. Febr. 1928. Ref. Zbl. Hautkrkh. 26, 770 (1928).

WIRZ: Sympathektomie bei Acrodermatitis atrophicans. Münch. dermat. Ges., Sitzg 30. Juni 1924. Ref. Zbl. Hautkrkh. 14, 32 (1924).

Nachtrag.

ABRAMOWITZ: Poikilodermia vascularis atrophicans. N. Y. Acad. Med., sect. dermat., 3. Okt. 1928. Arch. of Dermat. 19, 479—480 (1929). Ref. Zbl. Hautkrkh. 31, 197 (1929). — ADRIAN et DISS: Étude histologique d'un cas de poikilodermie. (Histologische Untersuchung eines Falles von Poikilodermie.) Bull. Soc. franç. Dermat. 36, No 6, 490—491 (1929). Ref. Zbl. Hautkrkh. 33, 789 (1930). — ALEXANDER: (a) Poikilodermia vascularis atrophicans Jacobi. (b) Acrodermatitis chronica atrophicans. (a) und (b) Berl. dermat. Ges., Sitzg 14. Mai 1929. Ref. Zbl. Hautkrkh. 31, 282 (1929). — ALMKWIST, JOHN: Arthritis deformans mit Atrophia cutis. Verh. dermat. Ges. Stockholm, Sitzg 8. Jan. 1930. Zbl. Hautkrkh. 35, 60 (1931). — ANFIMAV, V. u. M. MIRONENLAV: Ein Fall von idiopathischer progressiver Akrodermatitis. Russk. Vestn. Dermat. 7, 832—835 (1929). Ref. Zbl. Hautkrkh. 33, 357 (1930. — ARANA, MELQUIADES: Zu den sog. idiopathischen Hautatrophien. (Serv. de piel, asilo maternal, Buenos Aires.) Semana méd. 1928 II, 396—397. Ref. Hautkrkh. 29, 465 (1929). — ARTOM, MARIO: Eritema urticato atrofizzante di

Pellizzari e anetodermia eritematosa di Jadassohn (Contributo allo studio delle atrofie cutanee. sez. dermosifilopat., Osp. Magg., Carita, Novara. Arch. ital. Dermat. **5**, 252 bis 283 (1930). Ref. Zbl. Hautkrkh. **35**, 98 (1930).

Baer, Th.: (a) Acrodermatitis atrophicans incipiens der Ellenbogen. (b) Acrodermatitis atrophicans Herxheimer (Lues latens mit Befallensein des Gesichtes. (a) und (b) 52. Tagg Ver.igg südwestdtsch. Dermat., Sitzg 2.—3. März 1929. Ref. Zbl. Hautkrkh. **30**, 560, 561 (1929). — Balassa: Zwei Fälle von Acrodermatitis atrophicans. Ungar. dermat. Ges., Sitzg 4. Mai 1928. Ref. Zbl. Hautkrkh. **28**, 22 (1929). — Barsony, Jenö: Über Kraurosis vulvae. Gyógyászat (ung.) **1929** II, 789—794. Ref. Zbl. Hautkrkh. **34**, 128 (1930). — Bartos, A.: Kraurosis vulvae. Demonstr. dermat. Abt. israel. Hospital, Sitzg 15. u. 22. Mai 1927. Ref. Zbl. Hautkrkh. **29**, 262 (1929). — Benda: zit. bei Gragert, Benedek, Laszlo u. Jenö Thurzo: Acrodermatitis atrophicans als Neurotrophopathie bei multipler Sclerose. Gyógyászat (ung.) **1928** II, 730—733. Ref. Zbl. Hautkrkh. **30**, 742 (1929). — Benjamowitsch, E. u. L. Maschkilleisson: (a) Beiträge zur Frage der Atrophia cutis striata (Striae cutis atrophicae). Prof. W. M. Bronners staatl. venerol. Inst. Moskau. Acta dermatovener. (Stockh.) **10**, 59—82 (1929). Ref. Zbl. Hautkrkh. **31**, 815 (1929). (b) Zur Klinik und pathologischen Anatomie der Anetodermia erythematosa Jadassohn (Atrophia cutis maculosa idiopathica). Eine eigenartige Kollagengewebeentartung. Venerol. (russ.) **5**, 487—498 und deutsche Zusammenfassung, 1928. S. 498. Ref. Zbl. Hautkrkh. **29**, 71 (1929). — Berkowitz: Acrodermatitis chronica atrophicans. Brooklyn. dermat. Soc., Mai **1927**. Arch. of Dermat. **17**, 121 (1928). Ref. Zbl. Hautkrkh. **27**, 54 (1928). — Bernstein: Hemiatrophia alternans facialis progressiva mit halbseitiger Alopecia, Pigmentverschiebung und Hautatrophie. Ref. Dermat. Wschr. **90**, 235 (1930). — Beron: Poikilodermie pigmentaire réticulée. Civatte. Clin. bulgar. **1**, 591—598 und deutsche Zusammenfassung 1928, S. 598—599. Ref. Zbl. Hautkrkh. **31**, 595 (1929). — Berson, V. u. P. Korolkova: Zur Frage der „Atrophia cutis idiopathica progressiva." Russk. Klin. **10**, 575—583 und deutsche Zusammenfassung, S. 582—583. Ref. Zbl. Hautkrkh. **32**, 349 (1930). — Bizzozero, E.: Sur la „Poikilodermia atrophicans vascularis." Bull. Soc. franç. Dermat. **38**, No 1, 130 bis 131. Ref. Zbl. Hautkrkh. **37**, 756 (1931). — Bloch: Acrodermatitis atrophicans mit Tumoren am linken Ellenbogen. — Kongr. schweiz. dermat. Ges. Zürich, Sitzg 4. Juli 1925. — Bobovič u. Kopeikin: Atrophia cutis idiopathica progressiva. Moskau. dermat. Ges., Sitzg 1. April 1926. Ref. Zbl. Hautkrkh. **28**, 663 (1929). — Bošnjakovič: Acrodermatitis atrophicans kombiniert mit Anetodermia maculosa Jadassohn. Dermatovenerol. Sekt. Zagreb (jugoslav.), Sitzg 26. Sept. 1921. Ref. Zbl. Hautkrkh. **35**, 608 (1930). — Bowman (K.-M.) and Clark: A case of poikilodermia atrophicans vasculare. Arch. of Dermat., 5. Mai **1927**, 583. — Brack, W.: Über einen Fall von hauptsächlich halbseitig angeordneter Atrophie der Haut und der Muskeln und seine therapeutische Beeinflussung durch Cholin („Pacyl"). Ref. Zbl. Hautkrkh. **35**, 49 (1930). — Brezovsky, E.: Poikilodermia atrophicans v. Jacobi. Ungar. dermat. Ges. Budapest, Sitzg 9. Mai 1930. Ref. Zbl. Hautkrkh. **35**, 337 (1930). — Bruck, W.: Atrophoderma vermiculatum bei zwei Brüdern. Arch. f. Dermat. **162**, 108 (1930). — Bruhns: Acrodermatitis atrophicans am linken Arm und an der linken Hand. Berl. dermat. Ges., Sitzg 9. Juli 1929. Ref. Zbl. Hautkrkh. **32**, 402 (1930). — Brünauer: (a) Atrophodermia vermiculée de joues. (b) Acrodermatitis atrophicans. Wien. dermat. Ges., Sitzg 23. Jan. 1930. Ref. Zbl. Hautkrkh. **34**, 23 (1930). — Brunsgaard: (a) Ausgedehnte Striae distensae. 7. Tagg Oslo, Sitzg 29.—31. Mai 1928. Forh. nord. dermat. For. (dän.) **1929**, 125—126. (b) Acrodermatitis atrophicans (Herxheimer). (a) und (b) Ref. Zbl. Hautkrkh. **31**, 594 (1929). — Bucura, zit. bei Gragert, Burnier et Eliascheff: Atrophies maculeuses post-syphilitiques secondaires (Makulöse Atrophie nach sekundärer Syphilis). Bull. Soc. franç. Dermat. **35**, 556—560 (1928). Ref. Zbl. Hautkrkh. **29**, 842 (1929).

Cavallucci, U.: (a) Atrofia cutanea idiopatica da grave insufficienza pluriglandolare a predominanza tiroidea. 24. Riun. Soc. ital. Dermat. Roma, 2.—4. April 1928. Giorn. ital. Dermat. **69**, 813—814 (1928). Ref. Zbl. Hautkrkh. **29**, 313 (1929). (b) Su un singulare caso di atrofia idiopatica maculosa della cute, con concrezioni calcare e sottocutanee simmetriche, da grave insufficienza pluriglandolare a predominanza tiroidea, di probabile natura tuberculare. Riforma med. **1929** I, 287—296. Ref. Zbl. Hautkrkh. **31**, 200 (1929). — Cannon: Acrodermatitis chronica atrophicans. N. Y. Acad. Med., sect. dermat. 1. Nov. 1927. Arch. of Dermat. **17**, Nr 4, 570—571. Ref. Zbl. Hautkrkh. **28**, 154 (1929). — Cerni, L.: Zur Pathogenese der Acrodermatitis atrophicans. Sovrem. Psichonevr. (russ.) **6**, Nr 2, 202—207 (1928). Ref. Zbl. Hautkrkh. **29**, 438 (1929). — Civatte et Eliascheff: Poikilodermie réticulée pigmentaire du visage et du cou. Bull. Soc. franç. Dermat., Juni **1929**, 185. — Cole: zit. bei Gammel, Cole und Driver: Acrodermatitis chronica atrophicans. Arch. of Dermat. **20**, 421 (1912). Ref. Zbl. Hautkrkh. **33**, 357 (1930). — Combes jr., Frank C.: Idiopathic macular atrophy of the skin. (Dep. of Dermat. a. Syphilol., Univ. a. Bellevue Hosp. Med. Coll. New York). Arch. of Dermat. **22**, 1022—1030 (1930).

Daubresse, Morelle: Erythromélie de Pick ou acrodermite chronique atrophiante. Soc. Belge Dermat. Bruxelles, 11. Nov. 1928. Le Scalpel **1928** II, 1470. Ref. Zbl. Hautkrkh.

30, 742 (1929). — DEKKER: Über die Entstehung und pathognomonische Bedeutung der Striae cutis „distensae". Münch. med. Wschr. **1930** I, 677—678. Ref. Zbl. Hautkrkh. **35**, 503 (1930). — DELBANCO, ERNST: Kraurosis glandis et praeputii penis (DELBANCO), zugleich ein Beitrag zur Kraurosis vulvae (BREISKY). Abh. Auslandskde **26**, Reihe D.: Med. u. Vet.med. **2**, 69—78. Ref. Zbl. Hautkrkh. **28**, 221 (1929). — DISS et WORINGER: Les formations tumorales dans la dermatite chronique atrophiante. Clin. dermat. Univ. Strasbourg. Bull. Soc. franç. Dermat. **36**, 783—785 (1929). Ref. Zbl. Hautkrkh. **33**, 565 (1930). — DORE, S. E.: Poikilodermia atrophicans vasculare (JACOBI), Sect. dermat. London, 20. Dez. 1928. Proc. roy. Soc. Med. **22**, 504 (1929). Ref. Zbl. Hautkrkh. **31**, 197 (1929). — DÖRFFEL: (a) Acrodermatitis atrophicans (HERXHEIMER). Sitzg norddtsch. dermat. Ver.igg Königsberg, 18. Nov. 1928. Ref. Zbl. Hautkrkh. **30**, 295 (1929). (b) Norddtsch. dermat. Ver.igg Sitzg 10. Sept. 1930. Ref. Zbl. Hautkrkh. **36**, 545 (1931). — DUBREUILH, W., H. VERGER: et G. PETGES: Cas de poikilodermatomyosite chez une jeune fille en publication dans les Ann. de Dermat. **1930** (en cours d'impression). — DUFKE: Acrodermatitis atrophicans. Dtsch. dermat. Ges. tschechoslov. Republ., Sitzg 21. April 1929. Ref. Zbl. Hautkrkh. **31**, 154 (1929).

EBERT: Macular atrophy. Chicago dermat. Soc., 21. März 1928. Arch. of Dermat. **18**, 792 (1928). Ref. Zbl. Hautkrkh. **29**, 842 (1929). — EPSTEIN, STEPHAN: Drei Fälle von Acrodermatitis chronica atrophicans. Schles. dermat. Ges., Sitzg 25. Febr. 1928. Ref. Zbl. Hautkrkh. **27**, 470 (1928).

FABRY, JOH.: Über einen Fall von Kraurosis penis bei gleichzeitigem Bestehen von Weißflecken am Scrotum. Dermat. Wschr. **86**, 7 (1928). — FEIT: Acrodermatitis chronica atrophicans. N. Y. Acad. Med., sect. dermat., 7. Febr. 1928. Arch. of Dermat. **18**, 613 bis 614 (1928). Ref. Zbl. Hautkrkh. **30**, 65 (1929). — FIDANZA, E. P.: Sur l'étiologie de l'érythromélie de PICK. Clin. Mal. cutan., Univ. Strasbourg. Semana méd. **1930**, 461—467. Ref. Zbl. Hautkrkh. **36**, 309 (1931). — FLEMMING zit. bei GANS. — FLESCH-THEBESIUS: Acrodermatitis atrophicans mit Hautplastik. Verslg südwestdtsch. Dermat. Frankfurt a. M. Ref. Zbl. Hautkrkh. **36**, 533 (1931). — FREI zit. bei KRESSIN. — FREUDENTHAL: Akrodermatitis und sclerodermatoide Veränderungen. Schles. dermat. Ges., Sitzg 7. Juli 1928. Ref. Zbl. Hautkrkh. **29**, 768 (1929). — FREUND, H.: Acrodermatitis chronica atrophicans. Herdförmige Sclerodermie. Berl. dermat. Ges., Sitzg 11. März 1930. Ref. Zbl. Hautkrkh. **34**, 530 (1930). — FREUND (Berlin): Acrodermatitis chronica atrophicans. Verschluß der Art. dorsalis pedis. Berl. dermat. Ges., Sitzg 12. Nov. 1929. Ref. Zbl. Hautkrkh. **32**, 548 (1930). — FRIEBÖS, W.: (a) Kraurosis vulvae. (Univ. Hautklinik Rostock). Dermat. Z. **55**, 345—355. Ref. Zbl. Hautkrkh. **32**, 305 (1930). (b) zit. bei HABERMANN u. KUTSCH. — FRÖHLICH, V.: (a) Dermatitis atrophicans. Ung. dermat. Ges., Sitzg 9. Nov. 1928. Ref. Zbl. Hautkrkh. **29**, 494 (1929). (b) Dermatitis atrophicans. Ung. dermat. Ges., Sitzg 3. Mai 1929. Ref. Zbl. Hautkrkh. **32**, 40 (1930). — FUHS: (a) Atrophia cutis idiopathica unilateralis. Wien. dermat. Ges., Sitzg 23. Mai 1929. Ref. Zbl. Hautkrkh. **32**, 37 (1930). (b) Atrophia cutis idiopathica mit Akrofibromatose. Wien. dermat. Ges., Sitzg 8. Mai 1930. Ref. Zbl. Hautkrkh. **35**, 346 (1930). — FUSS (Ludwigshafen): (a) Acrodermatitis atrophicans (HERXHEIMER). (b) Acrodermatitis atrophicans. 52. Tagg Ver.igg südwestdtsch. Dermat., Sitzg 2.—3. März 1929. Ref. Zbl. Hautkrkh. **30**, (a) 560, (b) 565 (1929).

GALEWSKY, zit. bei FUSS. — GAMMEL: A case for diagnosis. Cleveland dermat. Soc., 17. Okt. 1929. Arch. of Dermat. **21**, 498 (1930). Ref. Zbl. Hautkrkh. **34**, 854 (1930). — GATÉ, J., G. BOSONNET et P. MICHEL: Dermatose érythémato-atrophiante avec pigmentation. Poikilodermie atypique. Dermatosis erythemato-atrophicans mit Pigmentation. Bull. Soc. franç. Dermat. **36**, No 4, 322—327 (1929). Ref. Zbl. Hautkrkh. **31**, 596 (1929). — GEIGER, RICHARD u. JOSEF KONRAD: Über Poikilodermia atrophicans vascularis JACOBI. Arch. f. Dermat. **159**, 1 (1930). — GEISLER, zit. bei PETGES. — GERBEL: Striae distensae (toxischer Natur). Wien. dermat. Ges., Sitzg 14. März 1929. Ref. Zbl. Hautkrkh. **31**, 565 (1929). — GOLDSCHLAG: (a) Zur Kenntnis des Frühstadiums der Anetodermia erythematosa maculosa JADASSOHN. Arch. f. Dermat. **156**, 122 (1928). (b) Acrodermatitis atrophicans mit sog. Pseudofibromen. Sarkoid BOECK. Lemberg. dermat. Ges., Sitzg 26. April 1928. Ref. Zbl. Hautkrkh. **27**, 593 (1928). — GOODMAN: Acrodermatitis chronica atrophicans. N. Y. Acad. Med., sect. dermat., 7. Febr. 1928. Arch. of Dermat. **18**, 613—614. Ref. Zbl. Hautkrkh. **30**, 65 (1929). — GOTTRON, H.: Hautveränderungen bei Dermatomyositis. Internat. Kongr. Kopenhagen **1930**, Kongr.ber. — GOUGEROT et BURNIER: (a) Poikilodermie a début de „parapsoriasis". Bull. Soc. franç. Dermat. **36**, 71—72 (1929). Ref. Zbl. Hautkrkh. **30**, 742 (1929). (b) Deux cas d'acrodermatite chronique atrophiante (de PICK-HERXHEIMER) avec l'ésion nodulaire dermique débutante: lésion élémentaire. Bull. Soc. franç. Dermat. **37**, 1117—1119 (1930). Ref. Zbl. Hautkrkh. **36**, 606 (1931). — GOUGEROT, H. et OLGA ELIASCHEFF: La petite papule rouge, lésion élémentaire et initiale de la pokilodermie réticulée de Petges Jacobi. Contribution à l'étude des dermatoses à petites papules et à tendance atrophique. (I. mem.) Arch. dermato-sifiligr. Hop. St. Louis **1**, 137—146 (1929). Ref. Zbl. Hautkrkh. **34**, 313 (1930). — GRAGERT: Über Kraurosis und Vulvacarcinom. Nordwestdtsch. Ges. Gynäk. Greifswald, Sitzg 12. Mai 1928. Zbl. Gynäk. **1928**, 2556—2558.

Ref. Zbl. Hautkrkh. **31**, 771 (1929). — Graves, William P. and George van S. Smith: Kraurosis vulvae. J. amer. med. Assoc. **92**, 1244—1252 (1929). Ref. Zbl. Hautkrkh. **34**, 127 (1930). — Gross: (a) Zit. bei Abramowitz. (b) Poikiloderma like changes of the skin. N. Y. Acad. Med., sect. dermat., Mai **1929**. Arch. of Dermat. **21**, 480—81. Ref. Zbl. Hautkrkh. **35**, 97 (1930). (c) Arcodermatitis chronica atrophicans. N. Y. Acad. Med., sect. dermat., Mai **1929**. Arch. of Dermat. **21**, 478 (1930). Ref. Zbl. Hautkrkh. **35**, 97 (1930). — Grütz: Poikilodermieartiger Folgezustand nach universeller Salvarsandermatitis. Herbsttagg Ver.igg rhein.-westfäl. Dermat. Elberfeld, Sitzg 12. Okt. 1930. Ref. Zbl. Hautkrkh. **36**, 722 (1930). — Guhrauer: (a) Acrodermatitis atrophicans. Schles. dermat. Ges. Breslau, Sitzg 17. Nov. 1928. Ref. bl. Hautkrkh. **30**, 546 (1929). (b) Acrodermatitis atrophicans. Schles. dermat. Ges., Sitzg 11. Mai 1929. Ref. Zbl. Hautkrkh. **31**, 559 (1929). — Guy, W. H.: Rare atrophic condition of the skin. (Seltene atrophische Erkrankung der Haut.) Centr. States Pediatr. Soc. Oak. Park, 27. Okt. 1928. Amer J. Dis. Childr. **37**, 1340 (1929). Ref. Zbl. Hautkrkh. **32**, 350 (1930).

Habermann u. Kutsch: Acrodermatitis atrophicans Herxheimer, einseitig handschuhförmig angeordnet. Dermat. Ges. Hamburg-Altona, Sitzg 24. Nov. 1929. Ref. Zbl. Hautkrkh. **32**, 561 (1930). — Herczeg: Dermatitis atrophicans und Nodositas juxtaarticularis. Ung. dermat. Ges., Sitzg 4. Mai 1928. Ref. Zbl. Hautkrkh. **28**, 23 (1929). — Herman, E.: Néoplasmevertébral chez une malade atteinte d'acrodermatite chronique progressive atrophiante de type Pick-Herxheimer. Ann. de Dermat. **10**, 246, 258 (1929). Ref. Zbl. Hautkrkh. **31**, 324 (1929). — Hertz, Artur: Zur Frage der Therapie der idiopathischen Hautatrophien. Arch. f. Dermat. **159**, 169 (1930). — Herxheimer: (a) zit. bei Baer. (b) bei Rapp. — Heymann: Acrodermatitis chronica atrophicans. Schles. dermat. Ges., Sitzg 17. Nov. 1928. Ref. Zbl. Hautkrkh. **30**, 550 (1929). — Höfer, K.: Acrodermatitis atrophicans chronica. Berl. dermat. Ges., Sitzg 11. Febr. 1930. Ref. Zbl. Hautkrkh. **34**, 129. — Hollander and Goldman: Acrodermatitis chronica atrophicans and scleroderma. Pittsburgh dermat. Soc., 20. Okt. 1927. Arch. of Dermat. **17**, 441—442 (1928). Ref. Zbl. Hautkrkh. **27**, 390 (1928).

Ito Minor: Ein Fall von Poikilodermia atrophicans vascularis (Jacobi). Dermatourol. Klin. Univ. Tokyo u. Med. Fak. Kanazawa. Jap. J. of Dermat. **30**, 9—11 (1930). Ref. Zbl. Hautkrkh. **35**, 502 (1930).

Jacobi, E.: Fall für Diagnose (Poikilodermia atrophicans vascularis). Verh. dtsch. dermat. Ges. 9. Kongr. Bern, 14. Sept. **1906**, 9—321. Berlin 1907. — Jadassohn, zit. bei Zeisler. — Jaffé Kaete: Zwei Fälle von Sclero-Poikilodermie. Arch. f. Dermat. **159**, 257 (1930). — Jayl, zit. bei Gragert. — Jessner: Zur Histologie der Acrodermatitis chronica atrophicans. Schles. dermat. Ges., Sitzg 17. Nov. 1928. Ref. Zbl. Hautkrkh. **30**, 548 (1929). — Jordan, A.: Über die Ätiologie der idiopathischen progressiven Hautatrophie. (Acrodermatitis chron. atrophicans.) Russk. Klin. **12**, 801—822. Ref. Zbl. Hautkrkh. **34**, 312 (1930). — Jung, zit. bei Gragert.

Karrenberg: Zur Behandlung der Acrodermatitis atrophicans. (Univ.-Hautklinik Bonn.) Dermat. Z. **59**, 166—196 (1930). Ref. Zbl. Hautkrkh. **36**, 757 (1930). — Kasztor: Acrodermatitis atrophicans. Dtsch. dermat. Ges. tschechoslov. Republ., Sitzg 16. Juni 1929. Ref. Zbl. Hautkrkh. **31**, 553 (1929). — Kauczynski: Acrodermatitis atrophicans. Lemberg. dermat. Ges., Sitzg 31. Mai 1929. Ref. Zbl. Hautkrkh. **31**, 299 (1929). — Kémeri, D.: Dermatitis atrophicans. Ung. dermat. Ges., Sitzg 5. Okt. 1928. Ref. Zbl. Hautkrkh. **29**, 255 (1929). Kissmeyer: Poikilodermia. Dän. dermat. Ges., Sitzg 5. März 1930. Ref. Zbl. Hautkrkh. **34**, 283 (1930). — Kogoj, Fr. et K. Farkas: Atrophie de la peau en plaques pigmentaires. Bull. Soc. franç. Dermat. **36**, No 7, 855—863, 877 (1929). Ref. Zbl. Hautkrkh. **33**, 566 (1930). — Königstein: (a) Poikilodermie, kombiniert mit Gelenks- und Muskelaffektion. Wien. dermat. Ges., Sitzg 20. März 1930. Ref. Zbl. Hautkrkh. **35**, 34 (1930). (b) Idiopathische Hautatrophie mit beginnendem Basalzellenepitheliom. (c) Idiopathische Hautatrophie mit Plattenepithelcarcinom. Wien. dermat. Ges., Sitzg 23. Okt. 1930. Ref. Zbl. Hautkrkh. **37**, 34 (1931). — Kressin, Werner: Carcinoma pedis auf dem Boden einer Acrodermatitis atrophicans idiopathica. (Chir. Abt., Städt. Krankenh. Spandau.) Dtsch. med. Wschr. **1930** I, 12. Ref. Zbl. Hautkrkh. **35**, 512 (1930). — Kwiatkowski: Maculae atrophicae. Lemberg. dermat. Ges., Sitzg 27. Sept. 1928. Ref. Zbl. Hautkrkh. **30**, 442 (1929).

Langer, Erich: Acrodermatitis chronica atrophicans. Berl. dermat. Ges., Sitzg 8. Juli 1930. Ref. Zbl. Hautkrkh. **36**, 157 (1930). — Lasch, Fritz: Zur Pathogenese der Striae cutis distensae. Dermat. Wschr. **89**, 978 (1929). — Lehn, Maurus: Ein Fall von Acrodermatitis chronica atrophicans in Koinzidenz mit Sclerodermie. Diss. Erlangen 1929. Ref. Zbl. Hautkrkh. **36**, 606 (1930). — Lehner: Acrodermatitis atrophicans. Ung. dermat. Ges., Sitzg 11. Okt. 1929. Ref. Zbl. Hautkrkh. **32**, 788 (1930). — Leibkind: (a) Acrodermatitis chronica atrophicans Struma. Tagg mitteldtsch. Dermat. Gemeinschaft schles. u. dtschböhm. Dermat., Sitzg 29. Juni 1930. Ref. Zbl. Hautkrkh. **35**, 607 (1930). (b) Atrophie der Haut beider Beine. Ref. Zbl. Hautkrkh. **35**, 606 (1930). — Lenartowitsch, zit. bei Ostrowski u. Goldschlag. — Lengyel, Nicolaus: Über einen Fall von Acrodermatitis chronica atrophicans (BUCHWALD) mit Atrophia cutis maculosa (JADASSOHN) wahrscheinlich hypophysären Ursprunges. (Dermat. Klin. Univ. Cluj.) Dermat. Wschr. **1929** I, 867—869. Ref. Zbl. Hautkrkh. **32**, 713 (1930). — LESZCZYNSKI: (a) zit. bei KWIATKOWSKI. (b) Anetodermia maculosa JADASSOHN. Lemberg. dermat. Ges., Sitzg 3. Febr. 1928. Ref. Zbl. Hautkrkh. **27**, 477 (1928). (c) Zit. bei OSTROWSKI u. GOLDSCHLAG. — LIEBNER: Acrodermatitis atrophicans. Ung. dermat. Ges., Sitzg 5. April 1929. Ref. Zbl. Hautkrkh. **31**, 781 (1930). — LIPP: (a) Atrophia cutis idiopathica mit sclerodermieartigen Veränderungen und trophischen Ulcerationen. (b) Atrophia cutis idiopathica mit sclerodermieartigen Veränderungen. Wien. dermat. Ges., Sitzg 25. April 1929. Ref. Zbl. Hautkrkh. **31**, 687 (1929). — LIPPITZ: Angeborene Muskel- und Hautatrophie. Dermat. Wschr. **89**, 1182 (1929). — LORTAT-JACOB, FERNET et Y. BUREAU: Atrophie cutanée avec sclérodermie, mélanodermie et concrétions calcaires. Bull. Soc. franç. Dermat. **36**, 256—260 (1929). Ref. Zbl. Hautkrkh. **31**, 326 (1929).

MARKWORT, JOHANNES: Über komplikatorische Tumoren bei Dermatitis atrophicans idiopathica diffusa et maculosa. (Klin. f. Haut- u. Geschlechtskranke Univ. Göttingen.) Diss. Göttingen 1930, 27 S. Ref. Zbl. Hautkrkh. **36**, 309 (1931). — MATRAS: (a) Atrophia cutis idiopathica. (b) Atrophia cutis idiopathica diffusa progressiva. Wien. dermat. Ges., Sitzg 22. Nov. 1928. Ref. Zbl. Hautkrkh. **30**, 439 (1929). (c) Atrophia cutis idiopathica mit sclerodermieartigen Veränderungen. Wien. dermat. Ges., Sitzg 24. Okt. 1929. Ref. Zbl. Hautkrkh. **33**, 313 (1930). — MAYER, R. L.: Acrodermatitis chronica atrophicans. Schles. dermat. Ges. Breslau, Sitzg 8. Mai 1926. Ref. Zbl. Hautkrkh. **20**, 747 (1926). — MESCHTSCHERSKY, zit. bei BERSON. — MIENICKI, MARJAN: Atrophia cutis idiopath. progressiva. (Klin. dermat. Univ. Wilno.) Przegl. dermat. (poln.) **23**, 38—48 (1928). Ref. Zbl. Hautkrkh. **27**, 390 (1928). — MIZUHARA, SH. and S. FUKUI: Striae gravidarum of Japanese women. (Gynecol. ist., med. fac., imp. univ. Kioto.) Jap. J. Obstetr. **11**, 281—282 (1928). Ref. Zbl. Hautkrkh. **30**, 742 (1929). — MÖBIUS, zit. bei POLLAK. — MÜLLER, HUGO (Mainz): Acrodermatitis atrophicans kompliziert mit Sclerodermie en bande. 51. Tagg Ver.igg südwestdtsch. Dermat., Sitzg 27.—28. Okt. 1928. Ref. Zbl. Hautkrkh. **29**, 16 (1929). — MÜNSTERER: (a) Acrodermatitis atrophicans, (b) Acrodermatitis atrophicans. Versammlg südwestdtsch. Dermat., 26. April 1930 München. Ref. Zbl. Hautkrkh. **34**, (a) S. 668, (b) S. 670 (1930).

NADEL: Acrodermatitis atrophicans. Lemberg. dermat. Ges., Sitzg 6. März 1930. Ref. Zbl. Hautkrkh. **35**, 59 (1930). — NETHERTON, zit. bei GAMMEL. — NICOLAS, J. et PÉTOURAUD: Un cas de dermatite chronique atrophiante de HERXHEIMER (erythromélie PICK). Bull. Soc. franç. Dermat. **36**, 224—225 (1929). Ref. Zbl. Hautkrkh. **31**, 197 (1929). — NICOLAU, S.: Sur deux cas de poikilodermie. Bull. Soc. franç. Dermat. **36**, 823—838, 848—851 (1929). Ref. Zbl. Hautkrkh. **33**, 789 (1930).

ORMSBY: Acrodermatitis chronica atrophicans (resembling poikiloderma vasculare atrophicans). Chicago dermat. Soc., 16. Jan. 1929. Arch. of Dermat. **20**, 388—390 (1929). Ref. Zbl. Hautkrkh. **33**, 77 (1930). — OSTROWSKI, STANISLAW: (a) Atrophia psoriatica. Lemberg. dermat. Ges., Sitzg 5. Dez. 1929. Ref. Zbl. Hautkrkh. **34**, 139 (1930). (b) Bestehen Grundlagen für die Einreihung der Dermatitis chronica atrophicans und der Sclerodermie in eine Gruppe? Przegl. dermat. (poln.) **24**, 296—314 (1929). Ref. Zbl. Hautkrkh. **33**, 357 (1930). — OSTROWSKI u. GOLDSCHLAG: Die Frage der Zusammengehörigkeit verschiedener in der Gruppe der Atrophodermien untergebrachten Dermatosen, insbesondere aber der Sclerodermie und Dermatitis atrophicans. Lemberg. dermat. Ges., Sitzg 28. Febr. 1929. Ref. Zbl. Hautkrkh. **31**, 163 (1929).

PAUTRIER, L. M.: A propos de la dermatite chronique atrophiante, ou érythromélie. Bull. Soc. franç. Dermat. **35**, No 6, 439—440 (1928). Ref. Zbl. Hautkrkh. **29**, 70 (1929). — PECK, SAMUEL M. u. MANES KARTAGENER: Über einen eigentümlichen, zum Teil segmentär und halbseitig angeordneten Fall von progredienter Atrophie der Haut und der Muskeln mit Pigmentverschiebung. (Dermat. Klin. u. med. Poliklin. Univ. Zürich.) Dermat. Z. **52**, H. 2, 81—94 (1928). Ref. Zbl. Hautkrkh. **28**, 154 (1929). — PETGES, ANDRÉ: Poikilodermie et Poikilodermatomyosite. Travail de la Clinique de la Faculté de Médicine de BORDEAUX, 1930. — PETGES, MOUGNEAU, LECOULANT et DELAS: Poikilodermie et polymyosites. (Clin. Dermat. ,Univ. Bordeaux.) Bull. Soc. franç. Dermat. **36**, 817—823, 848—851 (1929). Ref. Zbl. Hautkrkh. **35**, 254 (1930). — PHILLIPS: Macular Atrophy. Pittsburgh dermat. Soc., 15. März 1928. Arch. of Dermat. **18**, 775 (1928). Ref. Zbl. Hautkrkh. **29**, 659 (1929). — PHOTINOS, PANAGIOTIS et JEAN NIKAS: Atrophie vermiculée des joues chez une adulte. Bull. Soc. franç. Dermat. **37**, No 3, 371—373 (1930). — PINTER, K.: Poikiloderma atrophicans vasculare. Ung. dermat. Ges., Sitzg 1. Febr. 1929. Ref. Zbl. Hautkrkh. **31**, 158 (1929). — POLLAK, FRANZ: Ein eigenartiger Fall von einseitiger Hemiatrophie und seine Beziehungen zum vegetativen Nervensystem. Arch. f. Dermat. **159**, 188 (1930).

RAPP: Acrodermatitis chronica atrophicans mit Sclerodermie. Verslg südwestdtsch. Dermat. Frankfurt a. M., Sitzg 25.—26. Okt. 1930. Ref. Zbl. Hautkrkh. **36**, 539 (1931). — RETZLAFF, K.: Ein Fall von Acrodermatitis chronica atrophicans. Berl. med. Ges., Sitzg 20. März 1929. Med. Klin. **1929** I, 615—616. Ref. Zbl. Hautkrkh. **31**, 197 (1929). —

Richter: Poikiloderma atrophicans vascularis. Berl. dermat. Ges., Sitzg 13. Mai 1930. Ref. Zbl. Hautkrkh. **34**, 771 (1930). — Riehl, jun.: (a) Atrophia cutis mit Acrofibromatose. (b) Atrophia cutis idiopathica im Stadium der Infiltration. Wien. dermat. Ges., Sitzg 12. Dez. 1929. Ref. Zbl. Hautkrkh. **33**, 672 (1930). — Romberg: Klinische Ergebnisse. Berlin 1846. — Rosell: Kraurosis vulvae und leukoplakia. Cuba dermat. Assoc., 12. Juli 1928. Arch. of Dermat. **19**, 160 (1929). Ref. Zbl. Hautkrkh. **30**, 784 (1929). — Rosen: (a) Zit bei Cannon. (b) Acrodermatitis chronica atrophicans and scleroderma. Manhattan dermat. Soc., 11. Okt. 1927. Arch. of Dermat. **17**, Nr 3, 418—419 (1928). Ref. Zbl. Hautkrkh. **27**, 389 (1929). — Rostenberg: Acrodermatitis chronica atrophicans. N. Y. Acad. of Med., sect dermat., 4. Dez. 1928. Ref. Zbl. Hautkrkh. **32**, 452 (1930). — Rusch: Atrophia cutis maculosa. Wien. dermat. Ges., Sitzg 21. Juni 1928. Ref. Zbl. Hautkrkh. **28**, 758 (1929).

Samek: Typische Poikilodermia vascularis. Tagg. mitteldtsch. Dermat. Gemeinschaft schles. u. dtsch.-böhm. Dermat., Sitzg 28.—29. Juni 1920. Ref. Zbl. Hautkrkh. **35**, 607 (1930).—Satke, O. u. W. Winkler: Striae distensae cutis I. Mitt.: Morphologie und Ätiologie der Striae sowie Zustände und Erkrankungen, bei denen Striae bisher beschrieben wurden. (III. Med. Klin. Univ. Wien.) Wien. Arch. inn. Med. **19**, 351—382 (1929). Ref. Zbl. Hautkrkh. **34**, 315 (1930). — Savatard: Poikilodermie (Civatte). North England dermat. Soc. Manchester, 7. Febr. 1930. Brit. J. Dermat. **42**, 191—192 (1930). Ref. Zbl. Hautkrkh. **35**, 255 (1930). — Schidachi zit. bei Gans. — Schmidt-Labaume: Acrodermatitis atrophicans (Herxheimer). 52. Tagg südwestdtsch. Dermat., Sitzg 2.—3. März 1929. Ref. Zbl. Hautkrkh. **30**, 562 (1929). — Schönstein, A.: Atrophia cutis idiopathica. Dermat. Zusammenk. Budapest, Sitzg 15. Okt. 1926. Ref. Zbl. Hautkrkh. **27**, 744 (1929). — Schreus: Poikilodermieartige Veränderungen mit Hornschwielenbildung bei 2 Geschwistern. Gemeinsame Tagg niederländ. Ver.igg Dermat. u. Ver.igg rhein.-westfäl. Dermat. Köln., Sitzg 25. u. 26. Mai 1929. Ref. Zbl. Hautkrkh. **32**, 25 (1930). — Scomazzoni, T.: Contributo alla conoscenza delle atrofie cutanee idiopatiche. 24. Riun. Soc. ital. Dermat. Roma, 2. bis 4. April 1928. Giorn. ital. Dermat. **69**, 815—833 (1928). Ref. Zbl. Hautkrkh. **29**, 658 (1929). — Sézary, A. et A. Duruy: Atrophie pigmentaire cutanée de la region scapulohumérale associée a une atrophie musculaire de la même région. Bull. Soc. franç. Dermat. **36**, 60—63 (1929). Ref. Zbl. Hautkrkh. **31**, 326 (1929). — Siemens: (a) Acrodermatitis atrophicans vom Typus der Erythromelie bei einem Hysterischen. Münch. dermat. Ges., Sitzg 20. Dez. 1928. Ref. Zbl. Hautkrkh. **30**, 16 (1929). (b) Einseitige Acrodermatitis atrophicans (Herxheimer) mit juxtaartikulärer Knotenbildung. Münch. dermat. Ges., Sitzg 24. Juli 1928. Ref. Zbl. Hautkrkh. **28**, 755 (1929). — Slutzkij, L.: Acrodermatitis chronica atrophicans. Kiew. Ges. Hautkrkh. Sitzg 1. u. 28. April 1928. Ref. Zbl. Hautkrkh. **29**, 415 (1929). — Sobre-Casas, C. et Felipe F. Carranza: Leucoplasie et Craurosis vulvaires. Étude anatomo-pathologique. Traitement chirurgical. Préface par J. L. Faure. Paris: Masson & Cie. 1928. Ref. Zbl. Hautkrkh. **32**, 304 (1930). — Steiner: Atrophia cutis idiopathica mit eigentümlichen Veränderungen der subcutanen Venen. Wien. dermat. Ges. Sitzg 26. Juni 1930. Ref. Zbl. Hautkrkh. **36**, 162 (1930). — Strempel: Allgemeine Erythrodermie mit Atrophie der Haut. Gemeinsame Tagg niederl. Ver.igg Dermat. u. Ver.igg rhein.-westfäl. Dermat. Köln, Sitzg 25. u. 26. Mai 1929. Ref. Zbl. Hautkrkh. **32**, 26 (1930). — Stühmer: Balanitis xerotica (post operationem) und ihre Beziehungen zur ,,Kraurosis glandis et praeputii penis". Arch. f. Dermat. **156**, 613 (1928). — Sulzberger zit. bei Zeiler. — Szacz zit. bei Gragert. — Szanto, E.: Atrophia cutis cum pigmentatione (2 Fälle). Ung. dermat. Ges., Sitzg 1. März 1929. Ref. Zbl. Hautkrkh. **31**, 777 (1929).

Temple: Atrophia cutis idiopathica mit Fibromen. Wien. dermat. Ges., Sitzg 5. Juni 1930. Ref. Zbl. Hautkrkh. **35**, 726 (1930). — Tihanyi, G.: Kraurosis vulvae mit Psoriasis und Diabetes. Demonstr. dermat. Abt. israel. Hosp. (Kaszab. Polikl.) Budapest, Sitzg 20. Febr. 1927. Ref. Zbl. Hautkrkh. **29**, 260 (1929). — Terruhn: (a) Demonstration typischer unkomplizierter Fälle von Kraurosis vulvae an Hand von 7 Diapositiven unter Berücksichtigung der normalen Histologie der Vulva. 20. Verslg dtsch. Ges. Gynäkol. Bonn, Sitzg 8.—11. Juni 1927. Arch. Gynäk. **132**, Kongr.ber., 356—357 (1927). Ref. Zbl. Hautkrkh. **26**, 876 (1928). (b) Leukoplakie und Kraurosis vulvae. (Univ.-Frauenklin. Marburg, Lahn.) Arch. Gynäk. **138**, 318—330 (1929). Ref. Zbl. Hautkrkh. **33**, 271 (1930). (c) Kraurosis vulvae. Arch. Gynäk. **134**, 578—602 (1928). Ref. Zbl. Hautkrkh. **29**, 143 (1929).

Wirz: (a) Über Striae atrophicae. Arch. f. Dermat. **159**, 124 (1930). (b) Idiopathische Hautatrophie mit Ichtyosis. Verslg südwestdtsch. Dermat., Sitzg 26. April 1930. Ref. Zbl. Hautkrkh. **34**, 667 (1930). — Wise: Scleroderma associated with atrophy of the skin. N. Y. dermat. Soc., 23. Okt. 1928. Arch. of Dermat. **19**, 515 (1929). Ref. Zbl. Hautkrkh. **31**, 197 (1929).

Zeisler: Acrodermatitis chronica atrophicans. Arch. of Dermat. **21**, 667 (1930). Ref. Zbl. Hautkrkh. **35**, 97 (1930). — Zoon, J. J.: Atrophodermia reticularis symmetrica faciei. Niederl. dermat. Ver.igg Amsterdam, Sitzg 10. März 1929. Nederl. Tijdschr. Geneesk. **1929 II**, 3324. Ref. Zbl. Hautkrkh. **32**, 350 (1930). — Zuckerkandlowa: Acrodermatitis atrophicans. Lemberg. dermat. Ges., Sitzg 3. April 1930. Ref. Zbl. Hautkrkh. **35**, 56 (1930).

Sclerodermie[1].

Von

S. EHRMANN †-Wien.

Bearbeitet von

St. R. BRÜNAUER-Wien.

Mit 55 Abbildungen.

Synonyma. Keloid (ADDISON), Scrofule momifiante, Cacirnus eburneus (ALIBERT), Dermatosclérose (BESNIER), Sclérème (CHAUSSIER), Rheumatische Sclerose des Unterhautzellgewebes (EISENMANN), Sclerostenosis cutanea (FORGET), Cutis tensa chronica (FUCHS), Sclérème simple ou non oedémateux (GILLETTE), Scleroderma(GINTRAC), Trophoneurosis disseminata (HALLOPEAU), Endurcissement du tissu cellulaire, Oedématie concrète (LIONVILLE), Pachydermatous disease (M'DONNEL), Elephantiasis sclerosa (RASMUSSEN), Sclérème des adultes (THIRIAL), Cicatrisierendes Hautsclerem (WERNICKE), Sclerosis telae cellulosae et adiposae (WILSON), Chorionitis, Hidebound disease, Scirrhosarka, Scleriasis, Scleroma textus cellularis duritiens.

Einleitung. Bei Durchsicht der internationalen Literatur sowie auch sonst macht man die Erfahrung, daß Prozesse, offenbar mannigfachster Art, als *Sclerodermie* bezeichnet oder in die Gruppe der Sclerodermie gerechnet werden, sofern sie nur *ein* Symptom, nämlich gesteigerte Konsistenz der Haut (allerdings mit Ausschluß von Kalkeinlagerungen oder Tumoren) aufweisen und in der Regel nicht zu Ulceration führen. Es sollen im Verlaufe der folgenden Ausführungen soweit als möglich auch diese Prozesse besprochen werden, doch muß man sich für die wesentlichsten Kapitel darüber einig sein, was man richtiger und zweckmäßiger Weise als *Sclerodermie* zu bezeichnen hat.

Man wird wohl am besten tun, wenn man die Sclerodermie folgendermaßen definiert: *Jene Prozesse, welche ohne Zellneubildung, ohne wesentliche Zellinfiltration durch Schwellung des Bindegewebes auf der Höhe ihrer Entwicklung die Haut so verändern, daß diese ihre Geschmeidigkeit, Faltbarkeit und Eindrückbarkeit*

---

[1] Als mein unvergeßlicher Lehrer Hofrat Prof. Dr. S. EHRMANN am 24. Oktober 1926 plötzlich sanft verschied, war es ihm nicht mehr beschieden gewesen, das Kapitel „Sclerodermie und verwandte Krankheitsbilder", das seit Jahren zu seinen Lieblingsthemen zählte, zum Abschluß zu bringen.

Es ist mir eine mehr als liebe Pflicht, Schriftleitung und Herausgeberkollegium dieses Handbuches dafür zu danken, daß die zum Teil begonnene Abhandlung umgearbeitet und durch die fehlenden Abschnitte ergänzt nun zu Ende geführt werden konnte, und zwar, wie dies auch im Text ersichtlich erscheint, *entsprechend den Auffassungen und Erfahrungen meines Lehrers.*

Zu besonderem Danke bin ich aber auch den Herren BRUHNS, BUSCHKE, ERICH HOFFMANN, JUSTUS, KREN, LESZCZYNSKI, MARTIN MAYER, O. SACHS, P. WORINGER verpflichtet, die Hofrat EHRMANN und in der Folgezeit auch mich durch gütige Überlassung von einschlägigem Material und Abbildungen in entgegenkommenster Weise unterstützt haben.

Brünauer.

einbüßt, sich derb, lederartig anfühlt, dabei ein weißliches, graugelbes oder pigmentiertes Aussehen bei sonst trockener, nicht nässender Oberhaut bekommt, um schließlich in Atrophie zu übergehen, wären als Sclerodermie im allerweitesten Sinne zu bezeichnen. Für die Betrachtung der hierher gehörenden Prozesse ist es meiner Ansicht nach am richtigsten, wenn wir zur Sclerodermie im eigentlichen Sinne vor allem die zwei Hauptformen, die *umschriebene, die Sclerodermia circumscripta (Morphoea)* und die ganz allgemein als *diffuse Sclerodermie* zu bezeichnende Form rechnen, die letztere auch dann, wenn sie nicht alle Körperteile in gleicher Intensität befällt und einige Zeit, mitunter auch bis ans Lebensende nur an den Extremitätenenden deutlich in Erscheinung tritt — *Sclerodaktylie* (Ball) — sich aber durch bedeutungsvolle Momente von der umschriebenen Form unterscheidet. Neben diesen beiden Hauptformen müssen aber noch weitere, klinisch der umschriebenen Sclerodermie ähnliche, vielleicht verwandte Prozesse wie die *kartenblattförmige Sclerodermie* (Unna), *White spot disease* (Johnston-Sherwell) im Rahmen der nun folgenden Ausführungen Betrachtung finden.

Im Anhange sollen dann einerseits eine als *Ainhum* bezeichnete, in letzter Zeit von manchen Autoren zur umschriebenen Sclerodermie gerechnete Affektion sowie andererseits *sclerodermieähnliche Krankheiten des Säuglingsalters*, schließlich das von Buschke beschriebene Krankheitsbild des *Scleroedema adultorum (Scleremia adultorum)* besprochen werden.

Geschichtliches. Es wäre reizvoll, in den alten medizinischen Büchern der frühen Vergangenheit, der Frage nachzugehen, wie aus der Masse der verschiedensten Verhärtungen der Haut das Krankheitsbild der Sclerodermie allmählich herausgeschält wurde. Man würde da z. B. finden, daß es der aus Portugal vor der Inquisition nach Amsterdam geflüchtete, zu den berühmtesten Praktikern seiner Zeit gezählte Zacuto (Zacutus Lusitanus) gewesen ist, der bereits 1634 eine richtige Beschreibung des Krankheitsbildes der Sclerodermie gab, daß der Neapolitaner Curzio im Jahre 1752 unter dem Titel „Dissertation anatomique et pratique sur une maladie de la peau d'une espèce fort rare et fort singulière" eine Aufsehen erregende Beschreibung eines Sclerodermiefalles veröffentlichte, der dann weitere von Gaetano Strambio, Henke, Bärmann, Fontanetti, Froriep u. a. folgten. Doch glaube ich, daß eine für die Geschichte der menschlichen und speziell der medizinischen Geistesarbeit noch so interessante Darlegung wohl nicht viel zur Klärung der noch heute ungelösten Fragen beitragen kann und daß daß dies auch der Raumersparnis halber lieber einer Spezialgeschichtschreibung der Medizin vorbehalten bleiben sollte, zumal da alles historisch Wissenswerte über die Sclerodermie in ausführlicher Weise von Ball, Boutier, Collin und insbesondere von Wolters zusammengestellt worden ist. Bildet so das Jahr 1634, in welchem, wie erwähnt, Zacutus Lusitanus einen wohl der Sclerodermie zuzurechnenden Fall beschrieben, den einen Markstein, so hebt mit dem Anfange des 19. Jahrhunderts ein weiterer, bedeutungsvoller Abschnitt in der Geschichte der Sclerodermie an. Vor allem wäre da auf Alibert zu verweisen, der, wie Besnier mit Recht hervorhebt, bereits 1817 in seiner Nosologie naturelle das Krankheitsbild dieser Affektion mit allen seinen Einzelheiten eingehend schildert; er unterscheidet schon deutlich la sclérémie des enfants nouveau-nés und la sclérémie des adultes von der sclérémie partielle, scleremia circumscripta, die er wiederum von den Indurationen nach Erysipel, Wunden usw. getrennt wissen will. Nach ihm kam Thirial, der sonst vielfach in der Literatur als erster Beschreiber, als Vater der Sclerodermie bezeichnet wird. Die Bezeichnung „Sclerodermie" rührt von Gintrac (1847) her, doch wurden noch lange Zeit hindurch die verschiedenen Konsistenzvermehrungen der Haut darunter subsummiert, neben der Sclerodermie insbesondere das Scleroedema neonatorum. Selbst bis in die neueste Zeit werden z. B. von den Pädiatern verschiedene Krankheitserscheinungen der jüngsten Lebensperiode als Sclerodermie der Neugeborenen bezeichnet, obwohl sie sicher mit der echten Sclerodermie nichts gemein haben und erst jetzt der Aufklärung zugeführt wurden. Die umschriebene Form der Sclerodermie wurde bald von den englisch-amerikanischen Autoren (Erasmus Wilson, Tilbury-Fox, Addison u. a.) als „Morphoea" bezeichnet und, wie von der Wiener Dermatologenschule, von der diffusen abgegrenzt; doch auch in neuerer Zeit wird von manchen französischen Autoren die Zusammengehörigkeit wieder als begründet angesehen, worüber im einzelnen noch gesprochen werden soll. Die „Sclerodaktylie" wurde zuerst von Ball im Jahre 1871 beschrieben, welcher diesem Krankheitsbilde nicht nur den Namen gab, sondern auch eine so ausgezeichnete Schilderung zuteil werden ließ, daß auch spätere Beschreibungen

(DUFOUR, HALLOPEAU, LAGRANGE, SENATOR, EMMINGHAUS u. a.) nichts Neues hinzuzufügen vermochten. Zu erwähnen wäre auch, wie dies noch weiterhin ausgeführt werden soll, daß zu der Zeit, als die Lehre von den trophischen Nerven entstand — das heißt von Nerven, die auf die Ernährung der Gewebe Einfluß haben sollten und die nicht auf dem Wege der Gefäße und nicht auf dem Wege anderer Erfolgsorgane, als welche jetzt die endokrinen Drüsen angesehen werden, den Auf- und Abbau, Regeneration und Degeneration beherrschen sollten — auch die Sclerodermie zu den Trophoneurosen gezählt wurde, besonders in der ausgedehnten Monographie des HEBRA-Schülers SCHWIMMER und von MOSLER. Außer BESNIER, der die Bezeichnung „Dermatoscléroses" als erster beschränkt wissen wollte auf die Sclerodermie en plaques, die Morphoea von ERASMUS WILSON und TILBURY-FOX, die Sclerodaktylie von BALL und die progressive Sclerodermie mit lokaler Asphyxie der Extremitäten und trophischen Läsionen der Fingerenden, haben sich unter den *älteren* Autoren besonders AUSPITZ, BALL, BROCQ, DINKLER, FAGGE, HALLOPEAU, HARDY, HEBRA, HUTCHINSON, KAPOSI, NEUMANN, RASMUSSEN, RAYMOND und andere noch zu nennende um die Lehre von der Sclerodermie verdient gemacht, von Monographien seien insbesondere jene von CASSIRER, EULENBURG, MOSLER, WERNICKE, wie auch die großen, zusammenfassenden Arbeiten von LUITHLEN, NOTTHAFFT, LEWIN-HELLER, WOLTERS hervorgehoben, welche in ausgezeichneter und eingehender Weise dem vorliegenden Beobachtungs- und Forschungsmaterial Rechnung getragen hatten.

I. Sclerodermia circumscripta (Morphoea).

a) Die klinischen Erscheinungsformen und der Verlauf.

Die umschriebene Sclerodermie ist eine gutartige, häufig spontan abheilende Erkrankung, die niemals zu irgendwelchen schweren Störungen des Organismus führt. Sie stellt häufig, wie schon ihr Name sagt, umschriebene Herde dar, in denen die Haut auf der Höhe des Prozesses eine mehr oder weniger derbe, lederartige, weißliche oder weißlichgelbe, weißlichgrünliche, zuweilen transparente, wachsartige Beschaffenheit darbietet mit verschieden geformten Einlagerungen, Pigmentflecken und Zeichnungen. Meist zeigen die Herde einen hyperämischen, subakut oder chronisch geröteten Rand von verschiedener Breite als Rest eines erythematösen Stadiums. In geeigneten Fällen, die gar nicht selten sind, kann man den Prozeß von den allerersten Stadien an verfolgen. Man sieht dann, daß manchmal unter leichten Prodromalerscheinungen wie Juckreiz, Brennen, (DENGLER, GOUGEROT-PÉRIN-FILLIOL, MULZER, RITTER, SHIBATA, WERTHER) Herde auftreten, welche ursprünglich vereinzelten, gleichmäßig rosenroten, mattroten, bläulich oder violett geröteten Flecken entsprechen. Bald zeigt sich nun an diesen Herden eine wesentliche Veränderung, indem in der Mitte, oft in Form von kleinen Fleckchen innerhalb der Rötung, Erscheinungen von Entfärbung und Verdickung auftreten; diese Fleckchen dehnen sich immer mehr und mehr aus, so daß sie schließlich den ganzen Herd bis auf einen schmalen Hof, den sog. Lilacring einnehmen (Abb. 1). Die *ursprünglichen* Erscheinungen bieten mithin das *Bild eines Erythems.*

Dieses Erythem in den Anfangsstadien wird von einer großen Anzahl Autoren, die Gelegenheit hatten, die Fälle längere Zeit zu beobachten, zuletzt von DENGLER, KRUSEWITZ, LAPOWSKI, OPPENHEIM u. a. immer wieder bestätigt. Die erythematösen Anfangsstadien der Sclerodermia circumscripta zeigen, wie schon ERASMUS WILSON, TILBURY FOX und CROCKER, BARTHÉLEMY und BESNIER wußten, manchmal weiße, rosa und lilafarbige Zonen innerhalb der sclerodermatischen Flächen, die mit dem Erythema iris verglichen werden. *Sie schuppen nie* oder nur in vereinzelten Ausnahmefällen (ROSENTHAL, RULISON) *und gehen unmittelbar in das weißliche sclerodermatische Stadium über* (siehe später Differentialdiagnose gegen Dermatitis atrophicans). Die *Dicke* der weißlichen Hautanteile wechselt von Kartenblattdicke bis zur Verdichtung auch des subcutanen Gewebes, die sich jedoch selbst über die Hautgrenze bis an die Fascien der Muskeln erstrecken, ja sogar die Muskulatur selbst ergreifen kann

(Adrian, Eliascheff, Kren). In einem Falle sah ich an der Innenfläche des Oberschenkels, in die Inguinalgegend hinaufreichend, eine solche umschriebene tiefgreifende Starrheit und Verdichtung des Gewebes. In den meisten Fällen beträgt die Verdickung 1—3 mm. Die *Ausdehnung der Fläche nach* ist recht verschieden: die einzelnen Herde können Kleinmünzen-, aber auch Handtellergröße erreichen, sogar noch größere Herde sind geschildert worden. Mitunter können mit Zwischenschaltung verschieden großer Flächen und Streifen normaler Haut beträchtliche Teile des Rumpfes befallen sein, aber in diesen Fällen

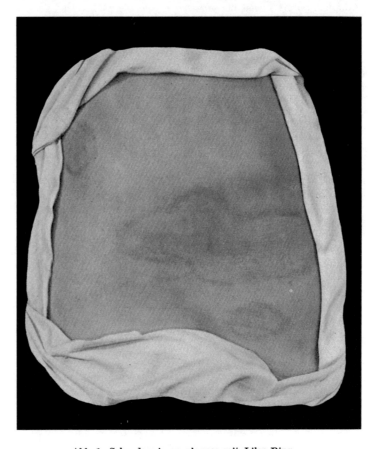

Abb. 1. Sclerodermie en plaques mit Lilac-Ring.
(Aus Finkelstein-Galewsky-Halberstaedter: Hautkrankheiten und Syphilis im Säuglings- und Kindesalter, 2. Aufl., Taf. 21, Abb. 46.)

bleiben die Herde immer deutlich und scharf voneinander abgegrenzt. Es wurden auch Fälle beschrieben und abgebildet, in welchen rund um größere sclerodermatisch veränderte Hautpartien, aber auch in größerer Entfernung von letzteren, linsengroße und noch kleinere Areale sclerosiert erscheinen; solche Fälle, wie beispielsweise die Beobachtungen von Freund, Gougerot-Carteaud-Weil, Hincky-Lanzenberg-Zorn u. a. können dann ein Aussehen gewinnen, das an White spot disease erinnert, während in anderen, selteneren Fällen wiederum das klinische Bild an Poikilodermie gemahnt (Bruhns).

Die *Anordnung und Form* der umschriebenen Sclerodermiemorphen läßt sich, zum Teil wenigstens, in eine Reihe von Gruppen bringen; zunächst gibt

es Stellen, welchen einen Lieblingssitz der circumscripten Sclerodermie darstellen, wobei wiederum manche dieser Prädilektionsstellen deutlich von der
Mitwirkung äußerer mechanischer Reize zu sein scheinen. BERTHOLD BEER
und *ich* beobachteten bei einem Offizier eine Sclerodermie en bandes an der
Stelle des linken Oberschenkels, wo der Säbel einen Hautreiz ausübte. Ich sah
ferner eine symmetrische, von beiden Kieferwinkeln gegen das Brustbein kon-
vergierende, streifenförmige Sclerodermie bei einer Dame, die gewohnt war,
an ihren Trauerkleidern einen mit starrem Spitzenbesatz versehenen Kragen
zu tragen. ULLMANN beobachtete einen 24jährigen Kellner, bei welchem sich

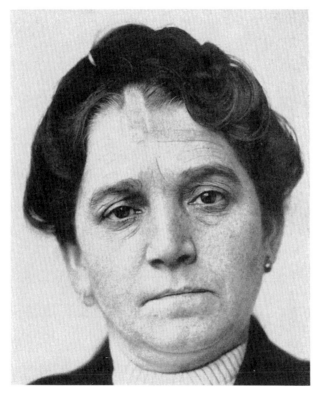

Abb. 2. Sclerodermie en bande der Stirne und der angrenzenden Partien der Kopfhaut.
(Sammlung O. KREN.)

umschriebene sclerodermatische Plaques einerseits über dem Jugulum, dem
Sitze des Kragenknopfes entsprechend, andererseits an der Vorderfläche des
Oberschenkels unterhalb der Spina iliaca etabliert hatten, hier gerade dort,
wo das seit jeher in der Hosentasche getragene Hartgeld auf die Haut einen
Druck ausübte. Sonst ist die Anordnung der umschriebenen Sclerodermieherde
bald eine regellose, bald scheint eine gewisse Regelmäßigkeit platzzugreifen.
Letzteres gilt namentlich für die nicht so selten zu beobachtenden Fälle, in
welchen eine bandförmige Sclerodermie auf der Stirne etabliert ist (BREZOVSKY,
BRIEL, BRÜNAUER, CARLSON, DANEL, DUBREUILH, FISCHEL, E. FREUND, HER-
MANN, HERXHEIMER, HEUCK, LEINER, RICHTER, ROEDERER, SACHS, THIBIERGE,
URBACH, WIRZ usw.) und hier scheinbar genau in der Mittellinie sich absetzt
(Abb. 2 und 2a).

Diese Herde, die auch vielfach als säbelhiebförmige Sclerodermie, Sclerodermie en coup de sabre bezeichnet werden (Jessner, Ritter, Westphalen u. a.), pflegen mitunter nach abwärts auf den Nasenrücken, nach aufwärts auf die behaarte Kopfhaut überzugreifen; ich sah auch mehrere derartige Herde an einem Patienten. Bemerkenswert ist, wie Stühmer in der Aussprache zu

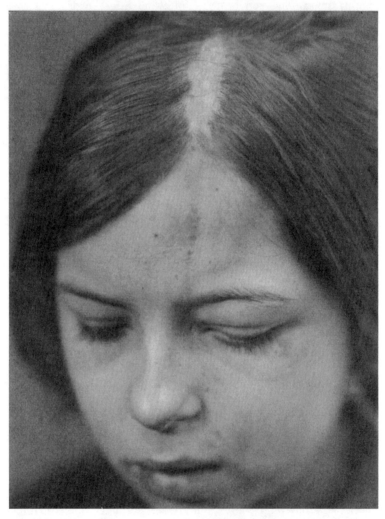

Abb. 2a. Sclerodermie en coup de sabre bei einem 8jährigen Mädchen; ein zarter Streifen von Sclerodermie en bande parallel zur linken Nasolabialfurche angeordnet, ein Herd von Sclerodermie en plaque mit Lilac-Ring vor dem linken Ohre. (Sammlung Ehrmann-Brünauer.)

einem von Vohwinkel vorgestellten Falle hervorhebt, daß diese scheinbar medianen Affektionen der Stirne in Wirklichkeit paramedian verlaufen und häufig einen spornähnlichen Fortsatz nach dem Scheitel hin entsenden, der zuweilen allein vorhanden und unter dem Haupthaar verdickt sein kann. Vielfach hat man bei diesen bandförmigen Stirnsclerodermien den Eindruck, als ob der darunterliegende Knochen in Mitleidenschaft gezogen wäre, eine Art Depression oder Rinne aufweise (Herxheimer, Heuck, Thibierge-Gastinel). Tatsächlich konnte Leiner mit Hilfe der Röntgenstrahlen eine Knochenatrophie

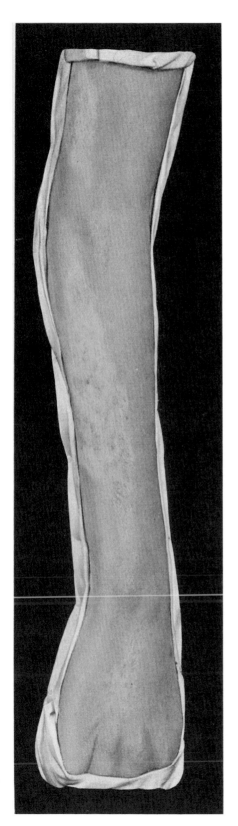

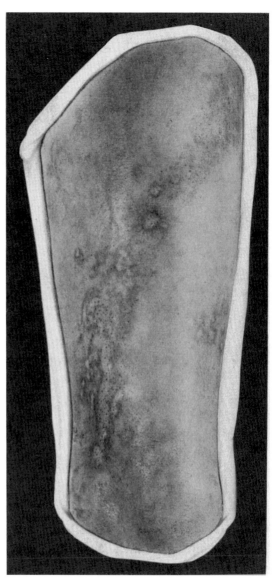

Abb. 4. Bandförmige Sclerodermie am Oberschenkel.
(Sammlung C. BRUHNS.)

Abb. 3. Bandförmige Sclerodermie. (Aus FINKELSTEIN-
GALEWSKY-HALBERSTAEDTER, Hautkrankheiten und Syphilis im Säuglings- und Kindesalter, 2. Aufl., Taf. 21.

feststellen, während Bothe ausdrücklich an der Hand seines ebenfalls röntgenologisch untersuchten Falles betont, daß der Knochen nur scheinbar erkrankt
sei. Umschriebene Sclerodermieherde kommen weiterhin im Gesicht an den
Wangen (Clark, Kauczynski, Kumer, Kuznitzky, Martin, Scheer) vor,
wobei sie mitunter sich bis zur Gingiva erstrecken können (Martin), ferner
an der Stirne, Nase und Nasenspitze (Walzer), seltener auch am Kinn (Fasal,

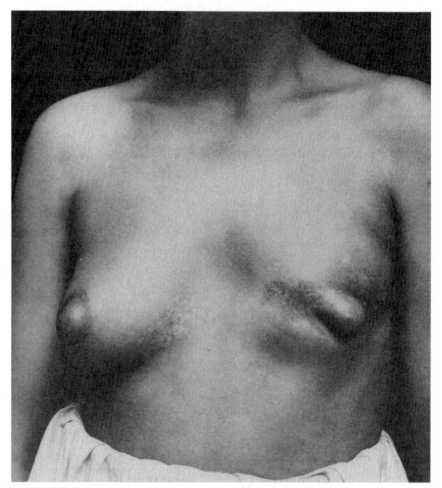

Abb. 5. Bandförmige Sclerodermie der linken Mamma. Freibleiben der Mamilla, welche durch das
sclerosierte Gewebe halbkugelförmig vorgewölbt wurde. An der rechten Mamma Narben nach
Herpes zoster. (Sammlung Ehrmann-Brünauer.)

Rulison), an den Ohrläppchen (Fox) und an den Lippen (Schild, Thibierge),
an welch letzteren manchmal eine, wenn auch nicht immer scharf ausgeprägte,
halbseitige Abgrenzung zu sehen ist. Aber auch an anderen Körperstellen
können Morphoeaplaques beobachtet werden, so am Halse (Fox, Freund) und
Nacken (Mierzecki), an den Mammae (Balassa, Fessler, Ehrmann-Ver-
rotti), am Abdomen (Balban, Lewis, Ritter, Streimer), an der Vulva
(Mulzer), am Rücken, wie beispielsweise eine eigene, in Abb. 9 wiedergegebene
Beobachtung erweist, in der Lumbal-Sakralregion (Fuhs, Walzer) und am
Gesäß (Templeton), schließlich auch an den Extremitäten (Hyde, Mierzecki,

STEVEN-JARRE-HASLEY). Die an der behaarten Kopfhaut auftretenden Herde lassen einen mehr oder minder ausgeprägten Haarverlust erkennen (GOUGEROT-PÉRIN-FILLIOL); die so entstehenden unregelmäßigen Alopecieherde bewirken, daß die Kopfhaut aussieht, „als ob hier Motten gesessen wären" (VOHWINKEL). Bandförmige Sclerodermiemorphen findet man nicht selten auch im Bereiche der Extremitäten (BEN, BLATT, BREIT, CORSON, FISCHER, FUHS, GAGER, GREIF, HOLLANDER, MACKEE-WISE, MALONEY, SCHINDLER, SELLEI, STRANDBERG u. a. m.), sowohl an den oberen (Abb. 3), wie auch an den unteren Gliedmaßen

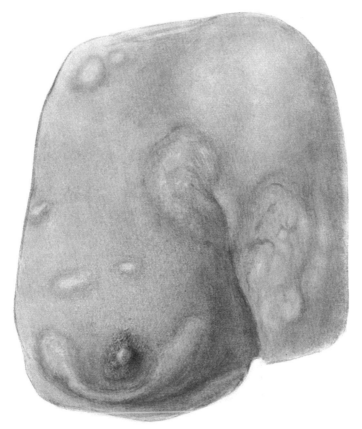

Abb. 6. Umschriebene Sclerodermie; zirkulär oder halbmondförmig die Mamma, bzw. die Mamilla umgreifende Formen. Nach einem Aquarell von weil. Hofrat Professor Dr. S. EHRMANN. (Sammlung EHRMANN-BRÜNAUER.)

(Abb. 4), an Bauch (PICK) und Rücken (BANDLER, THIBIERGE-RABUT), namentlich aber auf der Brusthaut in der Gegend der Mamma (CORSON, DELBANCO, SCHRAMEK). Daß bandförmige Sclerodermieherde nicht so selten im Bereiche der Stirne zur Beobachtung gelangen, wurde bereits erwähnt; bemerkenswert ist indessen, daß in ganz seltenen Fällen bei dieser Affektion auch *Augenveränderungen* festgestellt werden konnten, so Beteiligung der Bindehaut, Enophthalmus mit Schwund der Gewebe um die Orbita, endlich auch Augenhintergrundveränderungen und ovale Form der Pupille. CORDS konnte einen derartigen Fall demonstrieren, bei welchem einerseits eine Sclerodermie en coup de sabre der linken Stirnseite, aber auch Fortschreiten des Prozesses auf das Oberlid, Schwund des Lidknorpels und des Musculus levator palpebrae, sowie Lähmung des Musculus rectus superior festzustellen waren, welche letzteren Erscheinungen

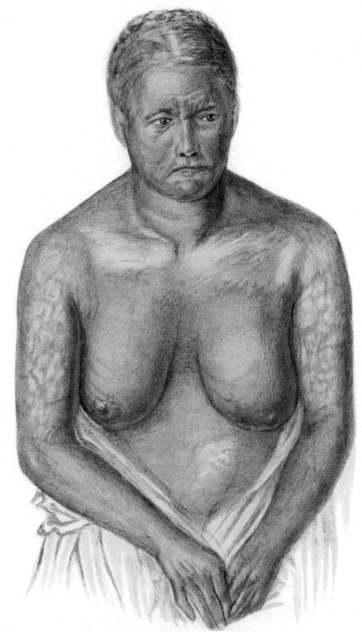

Abb. 7. Umschriebene sclerodermatische Flächen; vgl. Krankengeschichte auf S. 727 und 753. Nach einem Aquarell von weil. Hofrat Professor Dr. S. Ehrmann. (Sammlung Ehrmann-Brünauer.)

zuerst Doppelbilder, später eine vollständige Ptosis bedingten und nur durch mehrfache chirurgische Eingriffe beseitigt werden konnten.

Die umschriebenen Sclerodermieplaques, deren Ränder mitunter „keloid-ähnlich" (JEANSELME-BURNIER-REJSEK) in kleineren und größeren Ausläufern in die Umgebung ausstrahlen, lassen manchmal eine bestimmte Anordnung erkennen, sie erscheinen längs gewisser Muskeln, z. B. längs des Musculus Sartorius, dem Verlaufe von Arterien (RIEHL) oder ektatischen Venen (KREI-BICH) entsprechend, in anderen Fällen halbseitig (HELLMANN, KAPOSI, MÜLLER, NOBL, PACHUR, ROSENTHAL, SCOLARI), symmetrisch (BLATT, CUNNINGHAM, FESSLER, SCHERBER), segmentär (BALZER-LAMARE, BRISSAUD, BRUNS, ELLIOT GLÜCK, HUTCHINSON, LILIENTHAL, VOHWINKEL, WAGNER) oder dem Verlaufe eines Nerven (BLASCHKO, GAUCHER-COYON, GOODHEART, HALLOPEAU, HOL-LÄNDER, PINKUS, SCHINDLER, SCOLARI, SPILLMANN, STROSCHER u. a. m.), bzw. den HEADschen Zonen entsprechend (YERSILD) angeordnet. An der Mamma gibt es aber noch andere, nicht einmal andeutungsweise segmentär angeordnete Formen. Schon die in Abb. 5 abgebildete, die Mamma quer schneidende Form ließ die Mamilla frei, so daß letztere mit ihrer Umgebung durch das starre Gewebe des Bandes in Form einer Halbkugel vorgewölbt wurde und — fast wie eine Hernie durch die Bruchpforte — bei der Untersuchung mit dem pal-pierenden Finger eingedrückt werden konnte. Noch viel deutlicher sieht man dies bei den mehr oder weniger die Mamma zirkulär oder halbmondförmig umgreifenden Formen (Abb. 6). Daß die Haut der Mamillae meist frei von sclerodermatischen Veränderungen bleibt, konnte ARNING auch bei diffuser Sclerodermie beobachten und schließt daraus, daß den Areolae mamillarum Elemente fehlen, welche für die sclerosierende Erkrankung notwendig sind.

Es kommen weiterhin größere Flächen mit eigentümlich flammig gezeichnetem Rande (Abb. 7) in der Claviculargegend wie auch in der Bauchgegend vor, sie erreichen zumeist Kartenblattdicke, sind mitunter auch etwas dicker; den begrenzenden Zackenlinien der sclerosierten Hautfläche folgt mit mehr abge-rundeten Zacken die Rötung. Bei der in Abb. 7 abgebildeten Patientin, deren Krankengeschichte später kurz angeführt werden soll, war auch der Oesophagus etwas unterhalb der Höhe des Kehlkopfes Sitz einer Verdickung, welche ähnlich wie ein Oesophagusdivertikel bei der Patientin krampfhafte Hustenstöße erregte, wodurch sich die im Bilde sichtbare leichtcyanotische Rötung des Gesichtes und der Extremitäten erklärt, so daß auch der Lilacring cyanotisch wurde. Diese Patientin litt auch sonst an Stauungserscheinungen — sie hatte eine Nephritis mit herabgesetzter Harnmenge — und auf dieser cyanotischen Haut traten die sclerodermatischen Flecke in kleineren, konfluierenden Formen auf, so daß die Haut dazwischen ein Netzwerk zu bilden schien; auch auf dem Herde der Bauchhaut herrschte noch das erythematöse Stadium des Sclerodermie-flecks vor.

Bemerkt sei hier auch in Hinblick auf die oben erwähnten Oesophagus-veränderungen, daß, soweit die vorliegende Literatur erkennen läßt, derartige Beobachtungen zu den allergrößten Seltenheiten zählen und nur ganz ver-einzelt in Fällen von circumscripter und diffuser Sclerodermie festgestellt werden konnten (BRÜNAUER), wie dies übrigens noch gelegentlich der Bespre-chung der Schleimhautveränderungen bei Sclerodermia diffusa erörtert werden soll.

Umschriebene sclerodermatische Hautveränderungen wurden fast auf jeder Stelle der Hautdecke beobachtet; besonders häufig erscheinen, wenn man von den bereits erwähnten Lokalisationen absieht, die Extremitäten (APPEL, ARNDT, CUNNINGHAM, FORMANEK, FUHS, HERRMANN, JUSTUS, KERL, KUMER, MALONEY, MEACHEN, OLIVER, ORMSBY, SANDMANN, SCHEER, SCHILLER-SCHLEGELMILCH, STRANDBERG u. a.), der Rücken (BALBAN, BARNEWITZ, KUMER, STRANDBERG), Brust- (SANDMANN, WESTPHALEN) und Bauchhaut (GERSTEIN, MacKEE-WISE,

Schönhof), sowie der Nacken (Haas, Schildkraut) befallen zu sein. Auch die Inguinalgegend ist häufig Sitz circumscripter Sclerodermieherde (Arndt, Corson, Krusewitz, Schönhof, Strandberg); die Sclerosierung kann hier die freie Beweglichkeit im Hüftgelenk, besonders die Streckung und die Rotation nach außen sehr behindern, so daß dabei Einrisse der sclerosierten Fläche mit nachfolgender Ulceration entstehen. Ein derartiger, mit Ulceration einhergehender Fall wurde an der Klinik Erich Hoffmanns beobachtet und von Ruete in der Ikonographie als „Sclerodermia ulcerosa linearis (en bandes)" geschildert und abgebildet; eine weitere hierher gehörige Beobachtung stammt von Leszczynski und ließ, wie die in liebenswürdigster Weise zur Verfügung gestellte Abbildung 8 zeigt, die charakteristischen Veränderungen im Bereiche der linken Glutaealbacke, an der Hinterfläche des linken Oberschenkels und an der linken Wade erkennen. An der Hinterbacke fand sich eine Ulceration mit scharfgeschnittenen, wallartig erhabenen, zum Teil aufgeworfenen Rändern und hartem, unebenem Grunde; von den Rändern laufen radiäre, lividrote, leicht erhabene Streifen gegen die normale Umgebung hin, in welcher sie sich

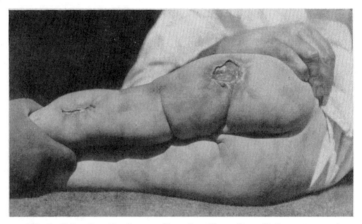

Abb. 8. Sclerodermia ulcerosa linearis. (Sammlung R. Leszczynski.)

allmählich verlieren. In der Kniekehle fand sich nur eine schmale längliche Narbe, welche mit dem Subcutangewebe verlötet war und radiäre Falten und Einschnürungen aufwies. Ein dritter Herd an der Wade läßt die Veränderungen der beiden eben beschriebenen Plaques erkennen. In den meisten derartigen Fällen von umschriebener Sclerodermie mit Ulceration — Ruete zählt eine Reihe solcher Beobachtungen auf, welchen noch jene von Remenovsky, Templeton u. a. anzuschließen wären — ist der Ulcerationsprozeß zum Teil durch die Eigenschaften der sclerodermatisch veränderten Hautpartien selbst bedingt, zum Teil, wie dies auch Darier-Jadassohn-Zwick hervorheben, auf traumatische Einwirkungen auf die besonders vulnerable Haut zurückzuführen, wie beispielsweise an den einer Reibung ausgesetzten Stellen, über Knochenvorsprüngen usw. Luithlen, der in seiner Sclerodermieabhandlung ebenfalls einige Fälle von circumscripter Sclerodermie mit Ulceration aus der älteren Literatur zitiert, fügt hinzu, daß Geschwürsbildungen auch aus Blasen sich entwickeln können, die, wenn auch selten, auf umschriebenen sclerodermatischen Flächen mitunter entstehen (Morrow). Erwähnenswert diesbezüglich ist eine Krankenvorstellung von H. Freund aus den letzten Jahren, der in einem Falle von typischer Sclerodermie en plaque mit deutlich ausgeprägtem Lilacring blasige Abhebung der Epidermis inmitten der verhärteten Sclerodermiefläche beobachten konnte.

PAUTRIER, der in einem durch die große Zahl der über den ganzen Körper zerstreuten Herde bemerkenswerten Falle von umschriebener Sclerodermie ebenfalls Blasenbildung mit nachfolgender Exulceration feststellen konnte, möchte diese Erscheinungen als trophische Störungen ansehen und sie auf Gefäßveränderungen, Arteriitis oder Phlebosklerose, zurückgeführt wissen wollen.

In einzelnen Fällen sind die sclerodermatischen Flächen bei der umschriebenen Sclerodermie ziemlich ausgedehnt und haben zuweilen die Eigentümlichkeit, daß sie gerade die Ostien des Anus und des Genitales bei den Frauen panzerartig umgeben, die Ostien jedoch in ähnlicher Weise wie die Mamilla freilassend. So sah ich bei einer Patientin die untere Bauchgegend mit dem Mons veneris, die innere Schenkelfläche beiderseits und die Umgebung des Anus in eine mehrere Millimeter dicke, gelblich-grünlich-weiße, trocken sich anfühlende, scharf geränderte Platte umgewandelt. Die Oberfläche solcher größerer Platten zeigt gewöhnlich eine mehr oder weniger deutliche Furchung einander kreuzender Leistchen (Abb. 9). Bemerkenswert wäre noch schließlich, daß, wie ARNDT hervorhebt, sclerodermatische Veränderungen der Vulva mitunter das Bild einer Kraurosis vulvae vortäuschen können und daß umschriebene Sclerodermieplaques nicht nur im Bereiche des weiblichen, sondern auch des männlichen Genitales beobachtet wurden, so am Scrotum und am Penis, wobei das Urethralostium sogar verengert werden kann (YERNAUX).

Kleinere Flächen heilen oft spontan, sonst stellt sich der Prozeß klinisch folgendermaßen dar: Es schwindet mit der Zeit der Rest der erythematösen Färbung in der Umgebung des Lilacrings, so daß eine Zeitlang die Sclerosierung auch ohne geröteten Rand fortbesteht, die Starrheit nimmt dann langsam ab und es entsteht eine weiche, narbenartige Fläche, also eine Atrophie, die aber von jener bei der Dermatitis atrophicans sich dadurch unterscheidet, daß sie niemals jene knitterige, zartfältelige Beschaffenheit erhält wie die sogenannte Atrophia cutis idiopathica, die Dermatitis atrophicans.

Wo so größere Flächen nach Sclerodermie atrophisch sind, kann man Falten emporheben, die sich aber sofort ausgleichen, während sie bei der Dermatitis atrophicans infolge Mangels der elastischen Fasern und der Schädigung der glatten Muskulatur sich nur sehr langsam ausgleichen. Auch behalten erstere niemals die eigentümliche livide Färbung der atrophischen Flächen wie bei Dermatitis atrophicans, wenn auch zuweilen größere Venen durchscheinen; auch die eigentümliche Schuppung der Dermatitis atrophicans fehlt im Endstadium der umschriebenen Sclerodermie.

Bei der umschriebenen Sclerodermie kommen gewisse *Pigmentanomalien* vor; außer den gewöhnlich vorhandenen gelblich-grünlichen Tönen der weißen Platten finden sich darin oft eingestreut Pigmentflecke und -netze (HANDFORT, OPPENHEIM, SCHILDKRAUT u. a.). Die Pigmentierungen sind manchmal zentral, manchmal sind sie konzentrisch mit dem Rand angeordnet (C. FOX, FUHS, THIBIERGE-RABUT). Abb. 10, die in liebenswürdigem Entgegenkommen von Prof. ERICH HOFFMANN überlassen wurde, zeigt dies in anschaulicher Weise. War die sclerodermatische Platte dünn, kartenblattförmig, dann ist auch die nachfolgende bleibende Atrophie kaum merkbar; es wird sogar das Hautrelief, die normale Felderung der Hautoberfläche nicht verändert, die früher erythematöse Umgebung ist oft von intensiver Pigmentierung gefolgt, mitunter stellenweise in dieser noch bemerkbar (SÉZARY-DURUY, HINCKY-LANZENBERG-ZORN). Die von dem sclerodermatischen Umänderungsprozeß der Haut freibleibenden, früher erythematösen Inseln und Zwickel werden ebenfalls pigmentiert, so daß das Bild einer Vitiligo mit Pigmentinseln entsteht (GOUGEROT-PÉRIN-FILLIOL, SANDMANN, SHIBATA, PARKES WEBER u. a.), nur mit dem Unterschiede, daß die entfärbte Fläche im Gegensatz zur Vitiligo in ihrer Ausdehnung stabil, nicht progredient ist.

Die Pigmentierung nimmt oft den größten Teil des Rumpfes und der Extremitäten ein wie in Fällen, welche von Jeanselme-Burnier, Oppenheim,

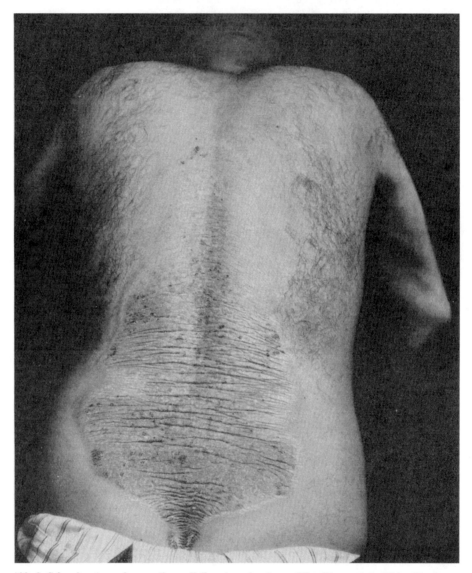

Abb. 9. Sclerodermie en plaque mit zum Teil noch vorhandenem Lilac-Ring und deutlicher Furchung der Oberfläche. (Sammlung Ehrmann-Brünauer.)

Wiener u. a. beobachtet wurden; Eliascheff konnte sogar eine Pigmentation fast der gesamten Hautdecke in einer einschlägigen Krankenbeobachtung feststellen; in seltenen Fällen können auch rasch vorübergehende Plaques Pigmentreste hinterlassen, wie dies von manchen Autoren beobachtet wurde, so u. a. von Lortat-Jacob-Legrain-Baudouin bei einem 21jährigen Mädchen, das seit dem

12. Lebensjahre in der oberen Brustgegend und am Kopfe symmetrische, sclerodermatische Plaques sowie Melanodermie der Brust, des Abdomens, des Rückens und Oberschenkels aufwies; die Pigmentation war vorwiegend gleichmäßig, addisonähnlich, auf dem Unterbauch dagegen mehr netzförmig. In der Nabelgegend wie auch an den oberen inneren Schenkelpartien waren weißliche, indurierte Plaques, in der Sakralgegend Atrophie mit Venenzeichnung nachweisbar, weiterhin an Stellen früherer Sclerodermieherde Pigmentationen ohne Atrophie. Die Melanodermie zeigte dabei deutlich Symmetrie ohne segmentäre Anordnung. Die Beschreibung paßt beinahe genau auf den von mir in meinem diagnostischen Atlas auf Tafel 101 abgebildeten Fall.

In wieder anderen Beobachtungen kann, namentlich in den zentralen Anteilen der sclerodermatischen Flächen, die Pigmentierung follikulär angeordnet sein (MIERZECKI).

Im Anschluß an die oben geschilderten klinischen Erscheinungsformen der umschriebenen Sclerodermien sei noch in aller Kürze einer Variante gedacht, die allerdings sehr selten zur Beobachtung gelangt und welche namentlich von der französischen Schule (BROCQ-CIVATTE, JEANSELME, BROCQ-FERNET, JEANSELME, BURNIER-REJSEK) als *sclerodermie atrophique d'emblée* (TENNESON) oder *variation dyschromique et atrophique de la sclérodermie,* von anderen Autoren als *Morphoea plana atrophica* bezeichnet, hauptsächlich dadurch charakterisiert erscheint, daß hier die außerordentlich oberflächlichen Sclerosierungserscheinungen auffal-

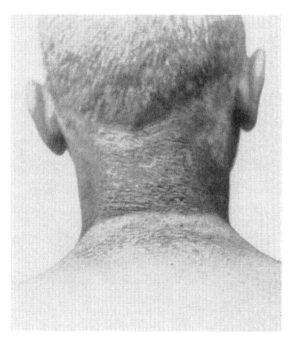

Abb. 10. Abgeheilte Sclerodermie mit heller, kragenförmiger Zone innerhalb einer intensiven Pigmentation. (Sammlung ERICH HOFFMANN.)

lend rasch in das Stadium der Atrophie übergehen. Nach der Ansicht von BROCQ, JEANSELME, THIBIERGE soll diese Form gewissermaßen ein Mittelglied zwischen der Sclerodermie en plaques und der umschriebenen Hautatrophie bilden. PER, der ebenso wie BERTACCINI in den letzten Jahren einen hierhergehörigen Fall eingehend geschildert hat, hebt in klinischer Hinsicht als charakteristisch hervor, daß die veränderten Hautpartien, durch welche zarte Venenstämmchen hindurchschimmern, sich zart und dabei trocken anfühlen, verschieblich und leicht faltbar sind; ihre Oberfläche erscheint glänzend, bräunlich, stellenweise auch fahlrötlich oder weißlich. Die Elastizität ist unverändert, der Haar-Talgdrüsenapparat gut entwickelt, Schuppung oder Teleangiektasien fehlen. Bei der Palpation ist weder eine Infiltration noch eine teigige Schwellung zu fühlen. Ein leicht infiltrierter, einige Millimeter breiter, rötlich-violetter, leicht erhabener Rand (Lilac-Ring) umsäumt die Plaque.

Ferner wäre noch hervorzuheben, daß, wie Jadassohn in einer Diskussionsbemerkung zu einem von Ormsby vorgestellten Falle von Morphoea bemerkt, bei umschriebenen Sclerodermieflächen gelegentlich im Bereiche der ganzen Plaque, bisweilen aber nur auf den Rand beschränkt, follikuläre Hyperkeratosen wahrnehmbar sein können.

Mit wenigen Worten muß endlich hier zweier seltener Erscheinungsformen der umschriebenen Sclerodermie gedacht werden, der keloidähnlichen Sclerodermie (Unna) und der Knotenbildungen bei Sclerodermia circumscripta.

Das von Unna als *keloidähnliche Sclerodermie* beschriebene, äußerst seltene Krankheitsbild tritt in groben, teils parallel verlaufenden, teils sich rhomboidal kreuzenden und verfilzenden, an den Enden in feinere Fasern sich auflösenden Strängen auf, welche überall der Spaltrichtung der Haut entsprechend angeordnet sind. Diese Stränge erscheinen weißgelblich gefärbt, weniger durchscheinend als die normale Haut und dadurch in ihrem Verlaufe sichtbar. „In der Mitte der einzelnen Stränge geht die ganze Cutis in ihnen auf, erhebt sich aber auch hin und wieder, aber nicht immer, in Form von unregelmäßig begrenzten Platten über das Niveau der Umgebung und die Oberfläche erscheint dann gespannt, wachsgelb wie bei manchen Morphoeaflecken" (Unna). Am Rande senken sich die auseinander weichenden und undeutlich werdenden Stränge in die Tiefe der Haut; wegen dieser verästelten Ausläufer hat diese Form eine gewisse Ähnlichkeit mit einem Spontankeloid, sie gleicht einem in die Tiefe der Haut versenkten Keloid, aber niemals tritt bei dieser Affektion eine lilagefärbte Randzone auf, niemals zeigt sich im Verlaufe eine Pigmentierung. Da Unna dies mit allem Nachdruck betont, erscheint es auch zweifelhaft, ob der von O. Sachs geschilderte Fall von keloidförmiger Sclerodermie wirklich zu diesem Krankheitsbilde gerechnet werden darf, zumal er zahlreiche, teils cutansubuctan gelegene Knoten, teils strangartige oder plattenförmige Infiltrate mit fixierter Haut erkennen ließ, welche an den betreffenden Partien am Stamm braun pigmentiert, an der linken oberen Extremität zart gerötet waren. Die Herde der keloidähnlichen Sclerodermie sind stets multipel. Ein von Unna beobachteter Fall mit Strängen symmetrischer Anordnung ging in völlige Heilung über. Offenbar handelt es sich bei dieser Affektion um einen in der Tiefe beginnenden und gegen die Oberfläche aufsteigenden Prozeß.

Was andererseits die *Knotenbildungen bei umschriebener Sclerodermie* betrifft (Etienne, Besnier, Nicolas-Moutot), so sollen diese Fälle gelegentlich der Besprechung der Knotenbildungen bei diffuser Sclerodermie erörtert werden.

Über das Verhalten der *Schweißsekretion* an den befallenen Hautpartien liegen nur verhältnismäßig spärliche Beobachtungen vor, zumal die Angaben der älteren Autoren sich vielfach auch auf Fälle von diffuser Sclerodermie beziehen. Mitunter erscheint die Schweißabsonderung im Gebiete der sclerodermatischen Fläche auffallend vermindert, ja sogar aufgehoben, wie dies beispielsweise Scherber gelegentlich der Demonstration eines Falles von umschriebener Sclerodermie erwähnt.

Hervorzuheben wäre ferner, daß manchmal am Rande, bzw. in der Umgebung umschriebener Sclerodermieflächen auch *Teleangiektasien* beobachtet wurden, so von Corson, Goodman, Hartzell, Hincky-Lanzendorf-Zorn, Honigbaum, Kreibich, Pinkus, Rulison, Sézary-Duruy, Yernaux u. a. m. *Subjektive Beschwerden* fehlen, wenn man von dem Gefühl der Spannung und der Starrheit absieht, in den allermeisten Fällen; nur vereinzelt finden sich Angaben über Jucken und Brennen (Grindon, Polzin, Schiller-Schlegelmilch, Shibata), sowie über Hyperästhesie allgemeiner Natur (Hedge) oder aber gegen thermische und algetische Reize (Freund, Scherber, Shibata).

Mitunter wird auch ein Gefühl der Steifigkeit (ADRIAN, ELIASCHEFF, KREN) verzeichnet, das aber wohl hauptsächlich auf die bei diesem Krankheitsbilde allerdings nicht so häufige Mitbeteiligung der *Muskulatur* zu beziehen ist und Fälle betrifft, in welchen die Erkrankung sich nicht auf die Haut beschränkte, sondern auch auf die Fascien, Sehnen und Muskeln übergreifend in die Tiefe sich erstreckte. Daß manchmal, namentlich bei bandförmigen Sclerodermien, die darunter befindlichen *Knochen* in Mitleidenschaft gezogen und atrophiert scheinen (HERXHEIMER, THIBIERGE-GASTINEL, VOHWINKEL), daß sogar LEINER in einem solchen Falle Atrophie des Knochens im Röntgenbilde nachzuweisen vermochte, wurde bereits hervorgehoben, ebenso aber auch, daß dieser Befund von BOTHE nicht bestätigt werden konnte.

TIBBETTS konnte in einem einschlägigen Falle feststellen, daß das Knochenwachstum im Bereiche der befallenen Körperhälfte sistierte. JUSTUS fand in einem von ihm beobachteten Falle einer Morphoea des rechten Oberschenkels eine retardierte Verknöcherung am Arcus pubis, PERNET wiederum verzeichnet in einem einschlägigen Falle das gleichzeitige Bestehen von Veränderungen an den langen Röhrenknochen und an der Wirbelsäule, die sich bei der röntgenologischen Untersuchung als Ostitis deformans erwiesen. Ob aber in allen diesen angeführten Beobachtungen ein Zusammenhang zwischen den umschriebenen Sclerodermieplaques und den Knochenveränderungen anzunehmen wäre, erscheint mehr als fraglich, da letztere sich an Stellen entwickeln, die zum Teil weitab von den Hautveränderungen in Erscheinung treten. Die *Haare* fehlen bei der Sclerodermia circumscripta auf den befallenen Hautpartien entweder gänzlich (GOUGEROT-PÉRIN-FILLIOL, JESSNER, KRIKORTZ, MITCHELL, VOHWINKEL u. a.), oder aber es kommt in Analogie zu den oben erwähnten vitiliginösen Veränderungen der Haut zu Entfärbungen der Haare auf den sclerodermatischen Plaques der behaarten Körperstellen, und zwar in Form von weißen Haarbüscheln, wie dies zuerst von JAMIESON in einem Falle von anscheinend den Intercostalnerven folgenden Sclerodermieflächen des Stammes beobachtet wurde. Auch TIBBETTS erwähnt in seiner keineswegs sicher als umschriebene Sclerodermie anzusehenden Beobachtung weiße Haare am Vorderkopf und an den Augenbrauen. Circumscripte Formen der Sclerodermie sind auf den *Schleimhäuten* nur selten zu beobachten; vor allem müssen nach OTTO KREN jene Fälle hier ausgeschieden werden, welche bei sonst diffus-sclerodermatischen Veränderungen des ganzen Körpers mehr oder minder scharf umschriebene Plaques an den Schleimhäuten erkennen lassen, welche letzteren so ein Bindeglied zwischen Sclerodermia diffusa und en plaques bilden und vor allem dadurch charakterisiert sind, daß bei ihnen das Stadium der Infiltration und Induration (s. Sclerodermia diffusa) viel prägnanter in Erscheinung tritt als bei der diffusen Erkrankung der Schleimhäute. Diese Erscheinung möchte ich nach meiner Beobachtung so erklären, daß bei der diffusen Form die Erkrankung vom intermuskulären Bindegewebe ausgeht, während sie bei den mehr umschriebenen Formen von der Schleimhaut ausgeht und eventuell auf die Muskeln übergreift. Bei der echten circumscripten Sclerodermie der Schleimhäute handelt es sich zumeist um das Übergreifen einer Sclerodermie en plaque oder en bande auf die Schleimhaut der Lippen und des Zahnfleisches (SCHILD, THIBIERGE) oder auf die Lippen- und Wangenschleimhaut (NOBL). DANLOS beschreibt eine isolierte bandförmige Sclerodermie der Zunge, wobei ein schmaler, glänzender, papillenloser Streifen von erhöhter Konsistenz die rechte Zungenhälfte durchzog. Mitunter kommt es bei den umschriebenen Sclerodermieplaques des Gesichtes, wenn sie auf die Schleimhaut der Mundhöhle oder der Conjunktiven übergreifen, im Stadium atrophicum infolge ihrer Schrumpfung zu Verziehungen der Augenlider, Mundwinkel und Lippen, wodurch nicht bloß

Ektropionierung der Lider, sondern auch andererseits Bloßliegen der Zähne bewirkt werden kann (Tibbetts).

Die von Cords beschriebenen Augenveränderungen im Gefolge von Sclerodermie wurden bereits im Vorhergehenden erwähnt, ebenso auch, daß Yernaux das Übergreifen eines umschriebenen sclerodermatischen Prozesses auf die Urethralschleimhaut beobachten konnte.

Während bei der diffusen Sclerodermie, wenn nicht zumeist, so doch sehr häufig, innere oder allgemeine Erkrankungen beobachtet werden, die mit den äußerlichen, sichtbaren Veränderungen in einem kausalen Zusammenhang zu stehen scheinen, sind die Angaben über *Veränderungen der Innenorgane* in Fällen von umschriebener Sclerodermie äußerst spärlich, zumal da Obduktionsbefunde bei diesem, fast niemals letal ausklingenden Krankheitsbilde so gut wie vollständig fehlen. Wenn dennoch in der Literatur derartige Beobachtungen geschildert werden, so beziehen sich diese Angaben zum Teil auf Fälle, welche neben Erscheinungen anscheinend circumscripter, auch solche einer diffusen Sclerodermie erkennen lassen (Akobdszanjanz, Raik, Schwarz, Waelsch u. a.); in dem einen oder anderen Falle von umschriebener Sclerodermie mögen auch vielleicht von seiten des einen oder anderen inneren Organes Erscheinungen oder Symptome vorliegen, welche auf eine den Hautveränderungen analoge Erkrankung hinzuweisen scheinen, wie etwa in der einen meiner Beobachtungen, welche ich bereits erwähnt habe und die laryngoskopisch eine derbe Schwellung des Oesophagus, sowie Erscheinungen von seiten der Nieren wie Oligurie, Albuminurie und spärliche granulierte Zylinder aufwies, so daß man.eine gleichartige Affektion im Bereiche des Oesophagus, vielleicht auch der Nieren anzunehmen bis zu einem gewissen Grade berechtigt war. Zumeist finden sich jedoch im Schrifttum Angaben, welche sich auf das *Nervensystem* und auf die *endokrinen Drüsen*, bzw. auf das mit diesen in engstem Zusammenhang stehende autonome Nervensystem beziehen. Darüber soll noch gelegentlich der Erörterung der Pathogenese der circumscripten Sclerodermie die Rede sein. Hier sei nur darauf hingewiesen, daß in einer Reihe von einschlägigen Beobachtungen teils klinische Momente, bzw. der Erfolg einer entsprechenden Substitutionstherapie für Störungen im Bereiche der Endokrindrüsen zu sprechen schienen (Alderson, Balassa, Bory, Fessler, Freund, Gerard, Haller, Hudelo-Rabut, Klauder, Leder, Ormsby, Seale, Scheer, Sellei, Stroscher, Weinberger u. a.), teils aber auch der Ausfall der Abderhaldenschen Abbaureaktion für die Annahme einer solchen geltend gemacht wurde (Fessler, Fischl, Heuck, Leder, Leiner, Streimer), obwohl, wie dies bei der Besprechung der diffusen Sclerodermie auseinandergesetzt werden soll, H. Hoffmann gerade diesen letzteren Untersuchungen nicht allzugroße Bedeutung beimessen möchte.

Endlich seien noch in aller Kürze Untersuchungen des *Blutbildes* hervorgehoben, welche in einigen Fällen von umschriebener Sclerodermie vorgenommen wurden und welche in ziemlicher Übereinstimmung annähernd normale cytologische Werte ergaben (Hedge, Lévy, Schiller-Schlegelmilch, Sirota, Wile u. a.).

Die chemische Untersuchung des Blutes ergab in einigen Fällen (Bertaccini, Golšmid, Seale) erhöhte Blutkalkwerte; Drant erwähnt gelegentlich der Diskussion zu einem von Garner vorgestellten Morphoeakranken, daß er in einem Falle erhöhten Blutzucker feststellen konnte, mit dessen Absinken auch die Morphoea schwand, um bei Wiederansteigen des Blutzuckers neuerlich in Erscheinung zu treten.

Bezüglich des gleichzeitigen Auftretens von doppelseitiger Katarakt und circumscripten sclerodermatischen Veränderungen, das, wie Monier-Vinard-

BARBOT hervorheben, von ROTHMUND beobachtet worden sein soll, sei auf die
entsprechenden Ausführungen im Kapitel „Diffuse Sclerodermie" verwiesen,
doch scheinen die von ROTHMUND beobachteten Fälle hinsichtlich ihrer Zugehörigkeit zur Sclerodermie mehr als fraglich.

Die umschriebene Sclerodermie ist vorwiegend eine Erkrankung der Er-
wachsenen, aber doch wird sie auch schon bei Kindern (APPEL, ARTOM, BURGHI,
BUSCHKE, CORSON, DOHI, DRURY, FORNARA, FUCHS, FUNFAK, ISAAK, KWIAT-
KOWSKI, LEINER, LESLIE, LESZCZYNSKI, LOEWENHEIM, MUCHA, MÜLLER, NICO-
LAS-MOUTOT, NOBL, ORMSBY-MITCHELL, OPPENHEIM, PINKUS, SELLEI, SEQUEIRA,
STOWERS, STOYE, VOHWINKEL, WILE, WIRZ, WISE, ZOON), seltener allerdings
im Säuglingsalter beobachtet (HELLER, LESZCZYNSKI, RUETE, PRINGLE, STIRNI-
MANN). Bei dem jüngsten der von mir selbst beobachteten Fälle traten die
sclerodermatischen Veränderungen im vierten Lebensjahre auf und waren von
der unteren Brustgegend bis gegen das POUPARTsche Band in großen, aber
durch normale Zwischenräume deutlich getrennten, flammenartig begrenzten,
von breiten erythematösen Räumen umgebenen Flächen ausgebreitet; vollständige Heilung durch Massage. Bei einer 5 Jahre später erfolgten Nachuntersuchung war das Kind völlig gesund und zeigte keinerlei Erscheinungen von
Endokrinie oder Störungen seitens des Nervensystems.

Was endlich das Vorkommen von *Familiarität* und *Heredität* bei umschriebener
Sclerodermie betrifft, so liegen diesbezüglich nur ganz vereinzelte Berichte
vor; zunächst wäre hier eine Beobachtung von VAN RHEE anzuführen, der
das Vorkommen von Morphoea bei zwei Schwestern feststellen konnte; LOUSTE-
JUSTER-MICHELET konnten das Auftreten von Sclerodermia circumscripta bei
Mutter und Sohn verfolgen, PLANNER endlich demonstrierte umschriebene
Sclerodermieherde in exanthemischer Ausbreitung bei einer 25jährigen Patientin,
deren Tante väterlicherseits Erscheinungen einer hochgradigen Sclerodaktylie
aufzuweisen hatte.

b) Histologie der Sclerodermia circumscripta.

Untersucht man jüngere, erythematöse Flecke oder Grenzanteile solcher
Stellen, die noch einen breiteren erythematösen Hof haben, so findet man
folgende Veränderungen:

Die Epidermis zeigt keine wesentlichen oder nur geringe Abweichungen
von der Norm (GANS, KOGOJ), die Hornschichte ist zuweilen etwas verbreitert.
Der Papillarkörper ist in der hyperämischen Partie größtenteils erhalten, aber
sehr abgeflacht und schwindet allmählich in dem sclerodermatisch veränderten
Teile. Weiterhin zeigt sich eine Erweiterung der Gefäße im Papillarkörper
bis in die Cutis propria hinein, sowie eine mäßige, aus Lymphocyten und vergrößerten Fibroblasten bestehende Zellvermehrung längs der Gefäße. Die
Bindegewebsbündel im Papillarkörper und in der subpapillaren Schichte sind
mehr homogen und werden gegen die sclerosierte Mitte zu immer breiter, so
daß der Papillarkörper der derber gewebten Lederhaut, der Cutis propria, wieder
ähnlicher geworden ist (Abb. 11). Der Gegensatz zwischen beiden Schichten
ist wohl noch erhalten, doch nicht mehr so auffallend wie in der Norm, die Breite
der Bindegewebsbündel ist in der tieferen Cutis noch immer größer als in den
oberen Anteilen derselben. Jedes einzelne Bindegewebsbündel selbst ist breiter
als normal, sein Aussehen ist mehr homogen und die Färbung mit der von mir
angegebenen Modifikation der VAN GIESONschen Methode (Rubinrot an Stelle
des Säurefuchsins) zeigt im sclerosierten Anteil eine intensivere Rotfärbung
als in den Vergleichspräparaten der normalen Haut. Zwischen den einzelnen
Bindegewebsbündeln finden sich keine oder nur eine geringe Anzahl von Infiltrat-

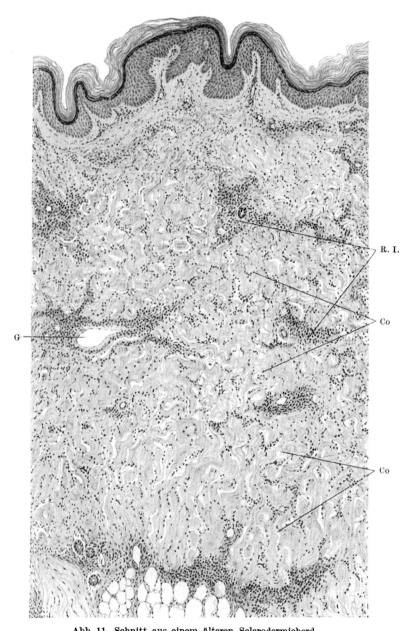

Abb. 11. Schnitt aus einem älteren Sclerodermieherd.
(Klinisch handelte es sich um eine umschriebene Plaque aus der Brusthaut, die noch nicht ins atro-
phische Stadium übergetreten war.) Die Cutis, im ganzen verbreitert, erscheint aus aufgequollenen,
vielfach verlagerten Kollagenbündeln zusammengesetzt (Co). Stellenweise, besonders um erweiterte
Gefäße (G) mäßige Rundzelleninfiltration (R. I.). Die Epidermis zeigt keine Atrophie, Cutispapillen
erhalten.
(Aus J. Kyrle: Vorlesungen über Histo-Biologie der menschlichen Haut und ihrer Erkrankungen,
Bd. 1, S. 138, Abb. 71.)

zellen im erythematösen, fast gar keine im sclerosierten Anteile, auch keine solchen Zwischenräume, wie sie der Dermatitis atrophicans (Abb. 12) als regelmäßiges Attribut nach Schwund des Infiltrates zukommen. Die Fibroblasten (Inocyten) sind ebenso wie ihre Kerne plattgedrückt, nicht vergrößert und nicht wabenförmig wie bei der sclerodermatoiden Form der Dermatitis atrophicans. Im erythematösen Anteile sind sie stellenweise, besonders in der Umgebung der Gefäße, vergrößert. Das elastische Gewebe ist völlig erhalten, das subepitheliale Randnetz befindet

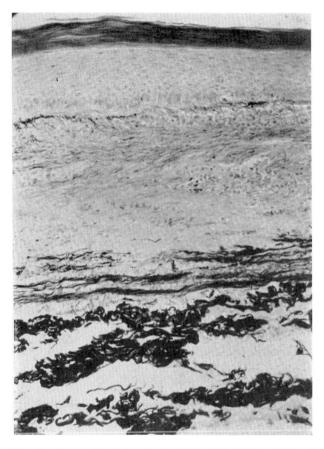

Abb. 12. Dermatitis atrophicans. Flachatrophische Mitte eines Feldes. Epidermis gestreckt, die Cutis besteht schon aus horizontalen, verschmächtigten kollagenen Bündeln; das Infiltrat ist ganz geschwunden, in den Spalten an dessen Stelle spaltförmige Räume. (Aus S. EHRMANN und F. FALKENSTEIN: Arch. f. Dermat. 149, 151, Abb. 4.)

sich stellenweise in Auflösung, vielfach erscheint es gedehnt. Charakteristisch ist das Verhalten der Blut- und Lymphgefäße sowie der Infiltratzüge in der Cutis propria. Im erythematösen Anteile sind die Gefäße vielfach erweitert und von einem in der Regel schwach ausgebildeten, zumeist aus Lymphocyten bestehenden Zellmantel umgeben. In der sclerosierten Partie findet man die Infiltratzüge in relativ größeren Herden nur in den die derbgewebte Schicht nach oben durchsetzenden Zügen lockeren Bindegewebes, welche die größeren Gefäße führen, zum Teil auch noch in die Länge gezogene Fettläppchen enthalten. Das sehr spärliche, um die capillaren und subpapillaren Gefäße der erythematösen Grenzgegend befindliche Infiltrat schwindet, doch nicht so sehr, daß es in der

sclerodermatischen Partie absolut nicht mehr vorhanden wäre, es finden sich
noch immer kleinere Herde mehr oder minder schütterer Zellanhäufungen. Im
allgemeinen kann man sagen: In demselben Maße, als die hyperämische Zone in
den sclerodermatischen Fleck übergeht, um so mehr schwinden die Infiltrate.
Der Charakter der Infiltratzellen entspricht dem lymphocytärer Elemente;
im Gegensatz zur Dermatitis atrophicans und ihren sclerodermatoiden Formen
finden sich hier fast gar keine Plasmazellen, nur hier und da eine vereinzelte
Plasmazellen oder Zellgrüppchen, die man als lymphocytäre Plasmazellen
ansprechen könnte. Von manchen Autoren, wie Hodara, insbesondere aber
von Unna, wird allerdings ein reichlicheres Vorhandensein von Plasmazellen
in den Infiltratresten des sclerosierten Anteils hervorgehoben. Dagegen finden
sich in den Infiltraten im Verhältnis zu der darin enthaltenen Zellenanzahl
relativ viele Mastzellen. Die Fibroblasten sind, wie bereits hervorgehoben
wurde, im erythematösen Anteile stellenweise, namentlich in der Umgebung
der Gefäße vergrößert, sonst lassen sie die geschilderten Verhältnisse erkennen.
Der gedehnte oder geschwundene Papillarkörper wie auch die tieferen Schichten
des erythematösen Teiles zeigen noch verhältnismäßig reichliche dilatierte
Gefäße; diese schwinden im sclerosierten Anteil zum Teil mit dem Papillarkörper, und zwar insbesondere die Gefäßschlingen. Die übrigbleibenden Gefäße,
namentlich jene der subpapillären Schichte, zeigen ein eigentümliches Verhalten:
zum Teil sind sie erweitert — Kogoj fand eine Erweiterung der Gefäße in den
tieferen Lagen — während sie im großen und ganzen komprimiert erscheinen,
das Capillarendothelrohr ist so zusammengepreßt, daß man kaum die beiden
Reihen der Endothelkerne auf den optischen Querschnitten von einander unterscheiden kann; dagegen sind manche der erweiterten Capillaren und Subcapillaren
von den verdickten Bindegewebsbündeln mannigfaltig eingebuchtet, ranken-
förmig verzogen. Die Lymphgefäße des Papillarkörpers, durch ihren einfachen
Korb elastischer Fasern gekennzeichnet, sind ebenfalls, und zwar nicht unwesentlich erweitert. Die von spärlichen, eingestreuten Zellhaufen und Zellmänteln
umgebenen, in den lockeren Bindegewebszügen verlaufenden Blutgefäße zeigen
ein unverändertes Lumen; die Endothelien sind stellenweise geschwollen; eine
wirkliche gewebsbildende Endarteriitis oder Endophlebitis, wie sie von mancher
Seite (Hodara, Kogoj, Kyrle, Artom, Pautrier-Lévy u. a.) hervorgehoben
wird, habe ich in Übereinstimmung mit Gans in den gutgefärbten, dünnen
Serienschnitten meiner 8 durchuntersuchten Fälle nicht finden können. Mit
beginnender Heilung des Prozesses nehmen die im übrigen mehr horizontal
gerichteten Bindegewebsbündel wieder an Breite ab, was man besonders daran
erkennen kann, daß die elastischen Fasern wieder zusammenrücken; auch
treten neue Blutgefäße auf, die ja auch im klinischen Bilde sich als Teleangiektasien bemerkbar machen. Die Bündel, welche früher nach allen Richtungen
auseinander liefen, ordnen sich nun deutlich noch mehr horizontal an. In
leichteren Fällen stellt sich der Papillarkörper zum Teil wieder her wie
bei den vitiliginösen Stellen und der Unterschied gegenüber der umgebenden normalen Haut ist kaum bemerkbar bis auf den Pigmentmangel, der
aber im Bereich der früher erythematös gewesenen Umgebung einem Pig-
mentüberschuß Platz macht. Das Pigment ist hauptsächlich in der Epidermis, und zwar wie dies auch unter anderen von Schoenhof hervorgehoben wird, in der Basalzellenreihe und im Stratum spinosum vorhanden,
dann aber auch in sehr geringer Menge in kleinen Melanophoren in der subepithelialen Bindegewebsschichte um die Gefäße. Dort wo, wie in den erwähnten vitiliginösen Stellen, pigmentierte und pigmentfreie Stellen aneinander-
stoßen, ist der Übergang von pigmentierter zu pigmentloser Epidermis ein
plötzlicher und unvermittelter.

Der Follikularapparat verhält sich etwa folgendermaßen: Die Lanugohaare und ebenso die stärkeren Haare mit ihrer Schichte lockeren Bindegewebes können in jenen Fällen, in welchen die Sclerosierung noch nicht zu dick ist, erhalten sein und erscheinen dann namentlich im Bereiche der sclerosierten Randpartien deutlich verschmächtigt, in der Regel fehlen sie jedoch gänzlich, ebenso die Talgdrüsen, die, wo sie noch vorhanden sind, kleiner geworden zu sein scheinen und größtenteils nur ein Läppchen aufweisen. Die Schweißdrüsenknäuel erscheinen auseinandergetrieben, entrollt und in die Länge gezogen und in ihrem Körper verkleinert; sie sind mitunter auch im sclerosierten Anteile noch derart erhalten, zuweilen fehlen sie aber gänzlich. Bemerkenswert wäre noch, daß LÉVY in einem Falle einer Sclerodermie en bande der behaarten Kopfhaut vollständiges Fehlen der Talgdrüsen, Haare und der Musculi arrectores pilorum verzeichnet, ebenso daß an einem mittleren Nervenstämmchen sich eine sclerosierte Hülle nachweisen ließ und auch das Endoneurium verdichtet war.

Die im Vorangehenden geschilderten Befunde stimmen in den wichtigsten Punkten aber auch im großen und ganzen mit den sehr sorgfältig ausgeführten Untersuchungen von KOGOJ überein; auch er fand weder basophile Degeneration noch Amyloid, noch auch Mucin, dessen Nachweis in einem an umschriebene Sclerodermie außerordentlich erinnernden Falle von JADASSOHN in einer Diskussionsbemerkung gelegentlich hervorgehoben wurde.

Mit einigen Worten sei hier noch der Befunde von PAUTRIER-LÉVY gedacht, welche in einer Arbeit über die pathologisch-anatomischen Veränderungen bei Sclerodermien die außerordentlichen Schwierigkeiten hervorheben, welche das histologische Studium dieser Affektion bereitet; in einem Falle von Sclerodermie en bande, dessen im Vorangehenden bereits kurz gedacht wurde, fanden sie das Epithel unregelmäßig, stellenweise Parakeratose der Hornschichte, an der oberen Grenze des Rete Malpighii, dessen Zellen hin und wieder eine juxtanucleäre Vakuole oder hydropische Kerne erkennen lassen, an einer umschriebenen Stelle multilokuläre Bläschen, welchen im Derma ein Infiltrat entsprach. Die Elastica fanden auch die beiden genannten Autoren unverändert, dagegen erwähnen sie, daß fast alle Gefäße aller Schichten ausgebreitete Veränderungen aufwiesen, Endarteriitis, Phlebosclerose, sowie Wucherungs- und Sclerosierungserscheinungen an den Capillaren erkennen ließen.

Aus dem histologischen Befunde läßt sich manches für die Pathogenese wie für die klinischen Erscheinungen der circumscripten Sclerodermie ableiten: Nach einem erythematösen Stadium mit geringer Zellvermehrung um die Gefäße tritt vor allem eine Veränderung in den kollagenen Bindegewebsbündeln auf; sie nehmen an Umfang zu, werden etwas homogener, rücken dichter zuzusammen, was von den meisten Autoren als Ödematöswerden der Bindegewebsbündel bezeichnet wird. Darauf, wie auf die Gefäßabnahme, ist die Farbe und Konsistenzveränderung zurückzuführen, auf den Schwund des Papillarkörpers die zuweilen relativ glatte Beschaffenheit und der Schwund der normalen Furchung. Wo die kollagenen Bündel im Papillarkörper wenig verändert sind, bleibt die Hautfelderung erhalten. Die übriggebliebenen Gefäße sind komprimiert, nur in dem doch immer etwas lockeren Gefüge des Papillarkörpers zeigen sie sich ausgedehnt, und zwar offenbar durch Abschnürung oder Erschwerung des Rückflusses aus den erweiterten Capillaren in die venösen Stämmchen, bzw. Lymphgefäß-Stämmchen bei Behinderung des Zuflusses von den arteriellen Gefäßen. In den erweiterten venösen Stämmchen der subpapillaren Schichte zeigen sich die Blutkörperchen ausgelaugt und zerfallen. Aus diesem Verhalten lassen sich folgende Erscheinungen erklären: Die Ausdehnung der Lymphcapillaren, zusammengenommen mit der Homogenisierung der Bindegewebsbündel, gibt die wachsartige Beschaffenheit der sclerodermatischen Platte;

die Auslaugung des stagnierenden Inhalts der Venenstämmchen den gelblich-grünlichen Ton. Pigment findet man in den sclerosierten Partien nur an einzelnen Stellen, wo der Papillarkörper noch mehr oder weniger erhalten ist; daher die Pigmentzeichnungen. Die Kompression und der Schwund der Capillaren erklären eine Erscheinung, die für die Differentialdiagnose gegenüber den pseudosclerodermatischen Formen der Dermatitis atrophicans wichtig ist. Bei dieser sind die Capillaren erhalten, ja sogar in den Infiltrationsherden vermehrt, und mechanische Reibung der sclerodermatischen Partie erzeugt Hyperämie, während bei der umschriebenen Sclerodermie auch intensive Massage,

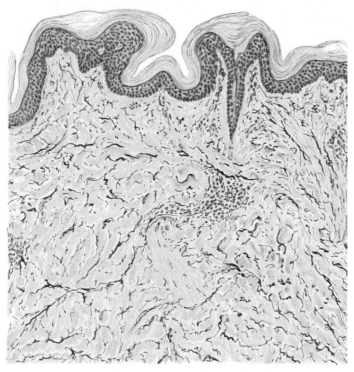

Abb. 13. Schnitt durch eine gleichfalls ältere Sclerodermieplaque. (Weigert-Elastica-Färbung.) Zwischen den verbreiterten Kollagenbündeln überall elastische Fibrillen, allerdings vielfach zerrissen. An einer Stelle ein kleiner Entzündungsherd. Die Cutispapillen nicht verstrichen. (Aus J. Kyrle: Vorlesungen über Histo-Biologie der menschlichen Haut und ihrer Erkrankungen, Bd. 1, S. 139, Abb. 72.)

die ich bei jedem Falle zu therapeutischen Zwecken verwende, auch nicht die Spur einer Rötung in der Sclerodermieplatte hervorruft.

Das Pigment findet sich, wie bereits hervorgehoben wurde, hauptsächlich in der Basalschichte, ferner, namentlich in der Umgebung von vitiliginös erscheinenden Stellen, zum Teil auch in den Chromatophoren der Haut, besonders um die papillären und subpapillären Gefäße.

Wenn ich an dieser Stelle noch mit wenigen Worten auf das Verhalten der elastischen Fasern zurückkommen möchte, so geschieht dies, weil die in der Literatur vorliegenden Angaben über die Elastinfasern zum Teil Widersprüche aufweisen; so erwähnt Zarubin in seiner Arbeit „Zur Histologie der Sclerodermia circumscripta" bei der Schilderung eines von ihm beobachteten und eingehend untersuchten Falles, daß bei der histologischen Untersuchung desselben die elastischen Fasern sich als abgängig erwiesen. In dem genannten Falle handelte es sich indes um eine kartenblattförmige Sclerodermie, bei welcher die elastischen Fasern, wie ich bestätigen kann, tatsächlich fehlen, weshalb ich auch diese letztgenannte Affektion, wie noch in Kapitel „Weißfleckenkrankheit, kartenblattförmige Sclerodermie usw." auseinandergesetzt werden soll, mit KYRLE und anderen Autoren aus dem Rahmen der eigentlichen umschriebenen Sclerodermie ausscheiden und in einer besonderen Gruppe besprechen möchte. Erwähnenswert wäre weiterhin, daß gelegentlich der Diskussion zu einem von HUDELO-RABUT-CIVATTE vorgestellten WHITE-spot-Falle CIVATTE sich dahin äußerte, daß, wenn man in Morphoeafällen die Excisionen der Tiefe wie der Fläche nach genügend ausgedehnt durchführt, in fast jedem Schnitte zerbröckelte Elastinfasern oder sogar das vollständige Fehlen der Elastica festzustellen seien, und zwar insbesondere dort, wo der Prozeß schon ein vorgeschrittenes Stadium erreicht hat und keine perivasculären Infiltrate mehr erkennen läßt, während an anderen Stellen, an welchen solche Infiltrate noch zu sehen sind, Cutis und Subcutis noch ihre elastischen Fasern aufweisen. Auch diese Befunde sollen in dem Abschnitt „Weißfleckenkrankheit usw." noch besprochen werden, hier sei nur hervorgehoben, daß ich bei der Untersuchung von vier verschiedenen eigenen Beobachtungen umschriebener Sclerodermie in den mannigfachsten Stadien und Formen sowie nach Betrachtung von Präparaten anderer Provenienz nur feststellen konnte, daß das elastische Fasersystem immer im großen und ganzen erhalten ist (Abb. 13), lediglich zu einem weitmaschigen Netz auseinandergedrängt erscheint, wie dies mehrfach, unter anderen von UNNA, neuerdings auch von GANS hervorgehoben wird.

In aller Kürze sei auch hier noch des histologischen Bildes der Sclerodermia ulcerosa linearis gedacht, welche von E. HOFFMANN, RUETE, jüngst auch von LESZCZYNSKI eingehend geschildert wurde. Die mikroskopische Untersuchung des Geschwürsrandes zeigte nach der Schilderung des letztgenannten Autors das Fehlen des Epithels, reichlichen Detritus und kleinzellige Infiltration, die stellenweise schwächer gefärbt war. Weiter weg vom Rande sind die Infiltrate wieder normal gefärbt, das Epithel ist vorhanden, es zeigt sich ein junges Granulationsgewebe, welches verschieden alte Fibroblasten in der Pars papillaris und subpapillaris erkennen läßt. Gegen die Subcutis hin werden die Zellen immer spärlicher, die Fibrillen reichlicher, stärker verflochten und verfilzt. Haarfollikel und Knäueldrüsen fehlen an diesen Stellen, die Gefäße sind namentlich in der Pars papillaris vielfach erweitert.

Im Anschluß an die Erörterungen über die histologischen Veränderungen der Sclerodermia circumscripta sei hier noch kurz experimenteller Untersuchungen über die Funktionstüchtigkeit der sclerodermatisch veränderten Haut gedacht, die mehrfach, so von OPPENHEIM, SCHERBER u. a., in letzter Zeit auch von KOGOJ ausgeführt wurden. KOGOJ resumiert zum Schlusse seiner Ausführungen, daß die sclerodermatische Haut schwächer und langsamer, die atrophische dagegen stärker und rascher reagiert als die normale Haut, daß aber dieses verschiedene Verhalten nicht nur dem makroskopischen Aussehen der Haut entspricht, sondern auch ein genaues und fein abgestuftes Spiegelbild der anatomischen Veränderungen liefert, wobei das Verhalten der Gefäße die ausschlaggebende Rolle spielt.

c) Pathogenese und Ätiologie der Sclerodermia circumscripta.

Über die *Pathogenese* der umschriebenen Sclerodermie sind in der Literatur verschiedene Theorien aufgetaucht, deren Erörterung nicht unwichtig erscheint, weil sie nicht nur von allgemein-pathologischem Interesse sind, sondern auch das praktische Handeln des Arztes beeinflussen. Nach übereinstimmenden Befunden des größten Teiles derjenigen Untersucher, die Gelegenheit hatten, die Entwicklung der sclerodermatischen Flächen von Anfang an zu beobachten, beginnt die umschriebene Sclerodermie mit einem der Größe derselben entsprechenden fleckigen Erythem. Auch Thibierge, der sonst das unmittelbare Auftreten der sclerodermatischen Erscheinungen vertritt, konnte in der letzten Zeit bei einem gemeinsam mit Hufnagel beobachteten Falle das Entstehen derselben aus primären, erythematösen Flecken bestätigen; Gottron hebt als charakteristisch für den Beginn der umschriebenen Sclerodermie das Vorhandensein eines subakuten Erythems hervor, Pautrier schildert als erste Erscheinung das Auftreten lilafarbener Flecke und Rusch zeigte — um nur einige Beispiele hier anzuführen — einen Fall besonders ausgedehnter, nahezu generalisierter Sclerodermie, die sich aber dennoch deutlich aus umschriebenen erythematösen, stellenweise bandförmig, segmentartig angeordneten Herden mit lichenartig eingesprengten, alabasterartigen Fleckchen zusammengesetzt erwies. Dieser Beginn der umschriebenen Sclerodermie in der Form von erythematösen Flecken ist, wie die weiteren Ausführungen zeigen werden, für die Pathogenese der in Rede stehenden Formen nicht ohne Bedeutung. Störungen von seiten innerer Organe, welche etwa Anhaltspunkte in dieser Hinsicht bieten könnten, werden, wie schon betont wurde, nur ganz vereinzelt angegeben; in neuerer Zeit finden sich hier und da Angaben über Erscheinungen von seiten des endokrinen Drüsensystems. Die kritische Besprechung dieser Fälle will ich mir für den Schluß dieses Kapitels aufsparen.

Den größten Raum in der Besprechung der Pathogenese nimmt bei fast allen Autoren die Frage nach dem Grunde der band- und streifenförmigen, symmetrisch oder unilateral angeordneten Formen ein, für welche die einen mehr eine *neurogene*, die anderen *mehr eine entwicklungsgeschichtlich begründete Anlage* und die Dritten einen *hämatogenen Ursprung* annehmen zu müssen glauben. Eine neurogene Entstehung der umschriebene Sclerodermie hat man annehmen wollen, weil circumscripte Sclerodermieplaques im Anschluß an psychische Traumen (Aufregung) entstanden zu sein schienen (Per), auf Röntgenbestrahlung des Rückenmarks einen deutlichen Rückgang erkennen ließen (Schoenhof), weil sie ferner, wie dies schon zum Teil erwähnt wurde, anscheinend dem Verlaufe gewisser Nerven entsprachen (Boardman, Gaucher-Coyon, Goodhardt, Hallopeau, Hollander, Pinkus, Schindler, Sequeira, Spillmann, Wile u. a.), symmetrisch (Blatt, Cunningham, Fessler, Pick, Scherber), segmentär (Balzer-Lamare, Glück, Heller, Lilienthal, Rusch, Vohwinkel u. a.), halbseitig (Hellmann, Kaposi, Müller, Nobl, Pachur, Rosenthal, Scolari u. a.) oder zoniform (Elliot, Parkes Weber, Scolari, Stroscher) angeordnet erschienen. Als einer der ersten glaubte wohl Hutchinson, daß die Morphoea zoniform angeordnet ist und der Richtung einzelner Nervenzweige entspricht. Wäre dies richtig, so müßte man z. B. auch die zoniform angeordneten lokalisierten Spätsyphilide (Tubera und Tubercula syphilitica) für neurogen begründet ansehen. Wir wollen uns deshalb zunächst der Besprechung der sogenannten zoniformen Sclerodermieplaques zuwenden.

Ein von mir beobachteter und von meinem Schüler Verrotti publizierter Fall ist in dieser Hinsicht besonders interessant und beweiskräftig:

Ein 17jähriges Mädchen, welches eine bandförmige, quer über die linke Brustseite und über die Mamma hinweg verlaufende Sclerodermie aufwies, hatte in früheren Jahren einen Zoster auf der rechten Seite, knapp unterhalb der Mamma, überstanden (vgl. Abb. 5). Während die Narben des letzteren die charakteristische Anordnung entsprechend dem Gebiete eines Interkostalnerven mit nach unten konvexer Ausbiegung der erkrankten Hautstreifens zeigten, verläuft das sclerodermatische Band links ganz quer und gerade, ohne diese, für das Nervenverteilungsgebiet eines Intercostalnerven charakteristische Ausbiegung nach unten. Auch sonst spricht nichts für eine Nervenaffektion. Die Sensibilität ist größtenteils erhalten, trotz der Veränderungen des kollagenen Gewebes. Schmerz, Juckempfindungen werden selten beobachtet und sind wohl auf die Starrheit und Trockenheit des Gewebes zu beziehen; auch histologisch ist an den peripheren Nerven nichts wahrzunehmen, was auf eine Veränderung derselben hindeuten würde.

BETTMANN hat sich in einer „Bandförmige Sclerodermie und Naevuszeichnung" betitelten Arbeit in interessanter Weise bemüht, eine Analogie zwischen beiden Affektionen herzustellen, und zwar an der Hand eines Falles von einseitiger Sclerodermie des Rumpfes und der oberen Extremitäten sowie bilateraler Sclerodermie der unteren Extremitäten bei gleichzeitigem Vorhandensein eines systematisierten Naevus auf der anderen Rumpfseite. Bei der noch immer strittigen Frage, durch welche erblichen und durch den Wachstumsmechanismus entstandenen Verhältnisse die Verteilung der Naevi bedingt ist, kann für die anscheinend systematisierten Sclerodermieformen keine irgendwie stichhaltige Erklärung der letzeren daraus erschlossen werden. Da es sich hier zweifellos um eine endogene, oft spontan schwindende, meist erst in einem relativ späteren Lebensalter sich entwickelnde Erkrankung handelt, die mit Erythemen beginnt, so muß man vielmehr annehmen, daß die Verteilung den Blutversorgungsgebieten, also den *Gefäßgebieten* folgt, eine Erscheinung, die wir ja auch bei Infektionskrankheiten sehen, besonders in der Anordnung der großmakulösen Syphilide, aber auch in jener der nicht generalisierten, gruppierten, tertiären, oft zoniformen Knötchen und Knotenformen. Diese folgen, allerdings nur stellenweise, der Richtung und Anordnung der Bindegewebsbündel, denen ja auch die Papillenreihen folgen und die sich in den LANGERschen *Spaltrichtungslinien* ausdrücken; gerade sie sind in der Gegend der Mamma teils quer, teils von der Claviculargegend her im Bogen die Mamma umgreifend angeordnet. Das ist aber auch zumeist die Anordnung der bandförmigen Sclerodermie in der Gegend der Mamma; sie ist es auch in dem von BETTMANN geschilderten Falle. Die Spaltlinien, die von der Clavicula her bogenförmig die mediane Seite der Mamma umgreifen und die queren, die von lateralwärts her quer über die Mamma ziehen, geben ja zusammen eine halbmondförmige Figur, die, wie in später noch zu besprechenden Fällen, die Anordnung der Sclerodermie im Falle BETTMANNS vollständig erklärt. Besonders interessant sind in dieser Beziehung die sogenannten säbelhiebförmigen Sclerodermieplaques der Kopfhaut, die oft scheinbar genau median angeordnet oder auch seitwärts liegend, der nahezu parallel bogenförmigen Anordnung der Spaltrichtungen der Kopfhaut folgen. Neben der anscheinend systematisierten Sclerodermie finden sich im Falle BETTMANNS noch zerstreute, kleinere Herde, und zwar mit Vorliebe an jenen Stellen, welche die in diesem Falle zahlreich vorhandenen, weichen, pigmentierten Muttermäler freigelassen hatten. Die Mammabogen gewisser Naevi und der Mammabogen der Sclerodermie entsprechen in gleicher Weise der Richtung der LANGERschen Linien, aber auch an der Mamma kommen ebenso oft quer verlaufende Bänder (s. meinen Fall, Abb. 5) und in vollständigen Bogen die Mamilla umgreifende Formen vor (s. Abb. 6). Die Gefäße laufen ja auf der Mamma konzentrisch gegen die Mamilla hin, ebenso wie einzelne von ihnen quer über die Mamilla verlaufen. In ihren Hauptzügen folgen die Gefäße den Bindegewebsfasern, aber in ihren letzten Verzweigungen weichen sie doch auch in rechtem oder spitzem Winkel davon ab, ein Verhalten, das, wie wir gleich sehen werden, nicht unwichtig zu sein scheint. Die Spaltrichtungen, bzw. Bindegewebsbündel verlaufen an den Extremitäten von oben nach unten, nur an gewissen Gelenken, z. B. auf der Streckfläche des Ellbogengelenks, um das Hand- und Schultergelenk verlaufen sie mehr zirkulär, entsprechend den Anforderungen, welche der Mechanismus der Gelenke an ihre Verschiebbarkeit stellt. Ein Blick auf die Abbildungen 14—15 zeigt, wie auch die Anordnung der Sclerodermieplaques zum größeren Teil der Richtung der Bindegewebsbündel folgt, zum Teil von ihnen abweicht; ein allgemein gültiges Gesetz läßt sich nur in großen Zügen feststellen, da eben Abweichungen der Gefäßverteilung immer vorkommen. Auch der bogenförmige Verlauf der Sclerodermieplaques am Rücken, bzw. der Schultergegend zeigt die Richtung der LANGERschen Linien der Scapularregion. Was die Nervengebiete betrifft, so folgen sie zum Teil den Gefäßgebieten, so daß unter Umständen auch eine Übereinstimmung der Anordnung sclerodermatischer Plaques mit Nervengebieten vorkommen kann; daraus ätiologische Schlüsse zu ziehen, ist kaum möglich. Wo an den Extremitäten strumpf- oder sockenförmige Sclerodermie vorhanden ist, kann wohl von bestimmten Nervengebieten nicht gut die Rede sein, wie es BRISSAUD meiner Ansicht nach ganz willkürlich annimmt, da eine Abgrenzung, wie auch nur eine Andeutung bestimmter Hautnervengebiete hier nicht nachzuweisen ist. Die allergrößte Wahrscheinlichkeit spricht eben für einen *hämatogenen Ursprung* der umschriebenen Sclerodermie, vor allem der Beginn als Erythem.

Einzelne Autoren, wie beispielsweise DROUIN, führen die Anordnung der umschriebenen sclerodermatischen Flächen auf *hypothetische Hautsegmente* zurück, die von BLASCHKO, PETSCHIRKA, BRISSAUD zur Erklärung der Genese der systematisierten Naevi herangezogen wurden und die man Dermatome nannte, nachdem man einsehen gelernt hatte, daß weder die Nervengebiete, noch ihre Grenzen, die VOIGTschen Linien — CALLOMON sowie LION glaubten auch einen Zusammenhang zwischen Sclerodermie en bande und den VOIGTschen Grenzlinien annehmen zu können — noch die Richtung der Haarsträhne, noch die Anordnung der Papillen allein hinreichen, die Verteilung der Efflorescenzen eines jeden systematisierten Naevus zu erklären. Danach sollte die Haut ebenso wie die Nerven, Rippen- und Kiemenbögen und die Hautmuskelplatte metameral angelegt sein, aus den Metameren, den sogenannten Urwirbeln, entstehen. Nun ist es zweifellos, daß die Haut von den Urwirbeln nach abwärts dorsoventral wächst, daß die Bindegewebsbündel bei ihrer Entstehung in dieser Richtung wachsen, in der Medianlinie zusammentreffen und bei dem Längenwachstum sowie bei der Ausstülpung der Extremitäten in ihrer Richtung in ganz gesetzmäßiger Weise verzogen werden, aber nirgendwo ist anatomisch eine Andeutung von solchen Hautsegmenten gegeben, so daß diese Lehre auch derzeit wohl ziemlich verlassen erscheint.

Wenn man die von BLASCHKO in seiner bekannten großen Arbeit benützten Fälle von Sclerodermie genau betrachtet, so findet man dort auf Tafel XX Fälle von band-, strich- und streifenförmiger, sowie von metameraler Sclerodermie besprochen, die von TOUTON, an der NEISSERschen Klinik, von DROUIN-THIBIERGE sowie von ISAAC-PINCUS beobachtet worden waren, ferner auf Tafel XXVI die Abbildungen von halbseitigen Sclerodermien, welche NAPP bzw. ADRIAN verfolgen konnten. Alle diese Fälle lassen sich ungezwungen aus der Richtung der LANGERschen Linien, also der Spaltrichtungen der Haut, denen auch die Gefäße folgen, erklären und entsprechen — wie auch der oben angeführte eigene Fall — nicht Nervengebieten, denn, wenn auch Nerven und Gefäße zum Teil miteinander verlaufen, so ist doch ihre Verteilung in der Haut nicht identisch. Die Nerven, aus den segmental angeordneten Spinalganglien hervorwachsend — bekanntlich wird jetzt allgemein angenommen, daß der Achsenzylinder nicht aus einzelnen Zellen entstanden, sondern durch fortschreitendes Wachstum aus je einer Ganglienzelle bis an die peripheren Enden hervorgegangen ist — stammen also aus einem Neuron, wobei dieses Wachstum seinen eigenen Gesetzen folgt. Die Gefäße aber, aus dem Mesenchym, aus den Bildungszellen der Endothelröhren hervorgegangen, folgen dem Wachstum des Bindegewebes.

Verfolgt man die Krankengeschichten, die in dem Werke von BLASCHKO zitiert erscheinen, so ist vor allem die Krankengeschichte des von ADRIAN beobachteten Falles interessant, in der es heißt, daß der Patient, nachdem ein Trauma verausgegangen war, mehr als 2 Jahre später an dem betreffenden Oberschenkel einen roten, etwa markstückgroßen Fleck bemerkte, der, ohne ihn irgendwie zu belästigen, allmählich an Größe zunahm und innerhalb zweier Monate die Größe eines Handtellers erreichte. Um diese Zeit änderte sich die Farbe des Flecks in eine gelbliche um, zugleich bemerkte Patient, daß diese Fläche sich hart und kalt anfühle. Im Juni 1895 wurden dann auch die linke obere Extremität, Ellbogen, Oberarm, Schulter, Unterarm und anfangs 1896 auch die linke Wangenseite befallen. Die sclerotischen Hautpartien zeigen alle einen blauroten Hof, Übergang in Atrophie; Gelenke und Knochen unverändert. Dieser Fall (Abb. 14) entspricht einem von mir beobachteten, nur mit dem Unterschiede, daß der meine (Abb. 15) symmetrisch und der andere halbseitig ist. Übrigens ist auch im letzteren Falle die Halbseitigkeit nicht vollständig, wie eine in der Sakralgegend querverlaufende, bandförmige, vollkommen der Anordnung der Spaltlinien entsprechende, fast den ganzen Teil der oberen Glutaealgegend einnehmende Spange und weitere, oberhalb des rechten Darmbeinkammes vorhandene Plaques sowie ein auf der rechten Bauchseite länglichquer verlaufender Herd beweisen. In dem von NAPP beobachteten Falle, der noch am ehesten halbseitige Anordnung zu beweisen scheint, zu halbseitigen Pigmentierungen der Haut des Körpers und der Extremitäten führte, starre Plaques auf der Brust zeigte und am Stamm nach den Spaltrichtungen der Haut angeordnete Platten erkennen ließ, waren trotz der Halbseitigkeit keinerlei Störungen der Sensibilität oder irgendwelche Störungen seitens des Nervensystems überhaupt nachzuweisen. Die Halbseitigkeit ist übrigens auch hier unvollständig. Die oben erwähnte, von ADRIAN geschilderte Beobachtung ist auch insofern bemerkenswert, als hier auch Atrophien der Muskulatur, und zwar im Bereiche des linken Unterschenkels und des linken Unterarmes vorhanden waren. Bei derartigen Fällen wie bei den tiefgreifenden Formen der umschriebenen Sclerodermien muß wahrscheinlich ein Muskelschwund ohne nervöse Störungen angenommen werden. Bei den Sclerodermien im Gesicht, besonders bei jenen, die auch mit einer Hemiatrophie einhergehen, ist auch mitunter Knochenatrophie, aber durchaus nicht in allen Fällen vorhanden, übrigens röntgenologisch nur selten nachzuweisen. In manchen Fällen, in welchen auch die Schleimhaut der Zunge sclerodermatische Veränderungen aufweist, ist mitunter eine einseitige Muskelatrophie der Zunge beschrieben worden, die aber wohl den Atrophien der Skeletmuskulatur gleichwertig ist und einer rein histogenen, lokal bedingten Atrophie entspricht, die jener der Haut gleichzustellen ist. Keineswegs ist irgend eine Nervenstörung hierbei nachgewiesen. In einem von PAUL HOFFMANN demonstrierten Falle, bei dem auch gleichzeitig eine tiefgreifende, säbelhiebähnliche Sclerodermie der Kopfhaut vorhanden war, fand sich — laut mündlicher Mitteilung des Autors — an einer Stelle leichte Anästhesie, an den peripheren Partien eine leichte Hyperästhesie; auch dies läßt sich ungezwungen auf lokale Störungen der peripheren Nerven durch die Gewebsveränderungen, insbesondere Kompressionserscheinungen, zurückführen.

Ebenso sind auch die von LÉVY in seinem Falle histologisch nachgewiesenen Verdichtungserscheinungen am Peri- und Endoneurium nur als Teilerscheinung des lokalen Sclerosierungsprozesses aufzufassen.

Überblicken wir die Erscheinungsformen der umschriebenen Sclerodermie, so finden wir solche, die unregelmäßig, fleckförmig zerstreut ohne bestimmte Anordnung in Erscheinung treten, dann finden wir andere, die den Eindruck einer systematisierten Form machen, die von den Autoren auf Nervengebiete

oder Entwicklungssegmente der Haut zurückgeführt werden, aber am ehesten
dem Verlaufe des Bindegewebes, bzw. seiner Gefäßverzweigung folgen. An
einzelnen Stellen ist keines dieser präformierten Gebilde als für die Form maßgebend in Anspruch zu nehmen, es sind vielmehr besonders bei oberflächlich

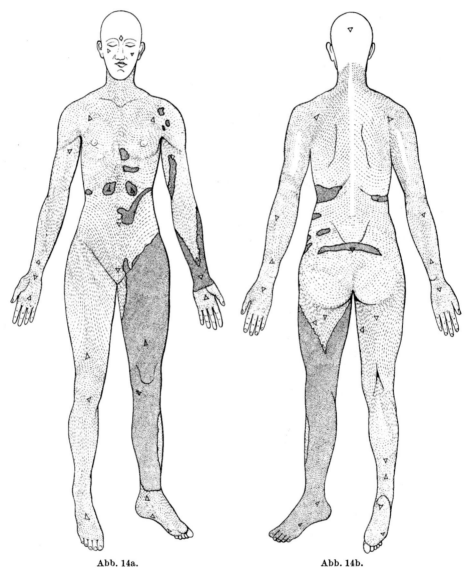

Abb. 14a.   Abb. 14b.
Abb. 14a und b. Halbseitig angeordnete Sclerodermieherde. Fall Adrian.
(Aus A. Blaschko: Beilage zu den Verhandlg. d. Dtsch. Dermat. Ges., VII. Kongreß 1901, Taf. 26.)

liegenden Formen allem Anscheine nach die Linien der Hautpapillen das
Leitende, die ebenso wie deren Bindegewebsverlauf und Entwicklung sich
nicht mit dem der Cutis decken (vgl. diesbezüglich die Anmerkung auf
S. 18 der erwähnten Abhandlung von Blaschko, ferner Krause, Kursus
der normalen Histologie, Hertwig, Handbuch der Entwicklungsgeschichte).
Das Unterhautzellgewebe folgt in seinen Zügen nicht den Langerschen

Spaltlinien und so kommt es, daß besonders die tiefliegenden sclerodermatischen Herde nicht nach dieser Richtung angeordnet sind. Den *Haarlinien* liegen die Linien zugrunde, denen die Haarpapillen von der embryonalen Anlage an folgen. Sie werden aber durch das Wachstum ähnlich wie die

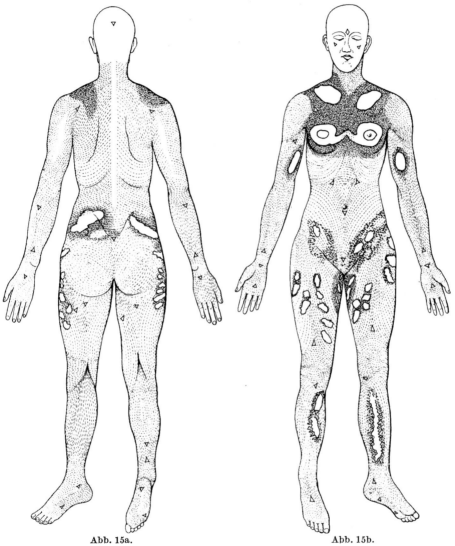

Abb. 15a.   Abb. 15b.

Abb. 15a und b. Symmetrisch angeordnete Sclerodermieherde. Eigene Beobachtung. (Sammlung EHRMANN-BRÜNAUER.)

LANGERschen Linien, jedoch nicht immer in derselben Weise modifiziert. Es können also gelegentlich Naevi, mitunter auch bandförmige Sclerodermien dieser Anordnung der Haarpapillen folgen. Bei den Naevi muß man nach den Untersuchungen von MEIROWSKY u. a. auch das phylogenetische Moment, die Fellzeichnung, in Betracht ziehen, das allerdings bei der bandförmigen Sclerodermie wegfällt.

Von den sonstigen Krankheiten, deren Erscheinungen entsprechend den Spaltrichtungen, bzw. zoniform angeordnet sein können, sind besonders die *Variolen* zu nennen, deren Efflorescenzen bei genügend reicher Eruption immer den Langerschen Linien folgen, dann die *Syphilide*, die unter derselben Bedingung in der rezenten Periode dieselbe Anordnung zeigen; auch später sind spärliche Efflorescenzengruppen und Efflorescenzen mit ihrer Längsachse nach dieser Richtung orientiert und die ganz späten, schon dem Tertiarismus entsprechenden, können vollständig „zoniform", d. h. einseitig, in der ungefähren Richtung eines *Zoster* angeordnet sein. Bei genauerem Zusehen findet man jedoch, daß sie mit dem Gebiete des Zoster in derselben Gegend nicht übereinstimmen, sondern der Spaltrichtung der Haut entsprechen (s. meinen diagnostischen Atlas). Störungen der Sensibilität in allen ihren Qualitäten sind in den meisten Fällen von umschriebener Sclerodermie überhaupt nicht vorhanden; wo geringe Herabsetzung oder leichte Steigerung der Empfindlichkeit vorkommt (Freund, Grindon, Hedge, Polzin, Schiller-Schlegelmilch, Shibata u. a.), ist sie ungezwungen auf die Trockenheit der Epidermis, auf die lokalen Veränderungen im Papillarkörper, auf Kompression durch die Quellung der Bindegewebsfasern zurückzuführen. Im atrophischen Stadium sind auch diese seltenen Abweichungen nicht zu finden. Krusewitz, der, wie die allermeisten Autoren, die Sensibilität gegenüber Reizen jeglicher Qualität normal fand, hebt auch hervor, daß nach Pilocarpin überall, an den normalen Hautstellen wie an den sclerodermatisch veränderten Hautpartien, gleichmäßiger Schweißausbruch erfolgte.

Die ursprüngliche Erscheinung der umschriebenen Sclerodermie ist ein *Erythem*. Wir sind gewohnt, Erytheme als Erscheinungen toxischer, bakteriologischer und anaphylaktischer Vorgänge zu sehen. Für eine bakterielle, bzw. bakteriotoxische Ursache spricht kein bisher vorliegender Krankenbericht mit Sicherheit; in ganz spärlichen Fällen, wie beispielsweise in einer Beobachtung von Morphoea und gleichzeitig bestehenden Erscheinungen von Fokalsepsis (Barker) wurde ein Zusammenhang beider Prozesse wohl angenommen, aber keineswegs auch nur einigermaßen bewiesen. Auch für die Annahme, daß es sich um anaphylaktische Erscheinungen handeln könnte, fehlt nahezu jeder Anhaltspunkt. Eigene, zum Teil von S. Reines durchgeführte Versuche mit Tuberkulininjektionen ergaben negative Resultate. All dies ließ daran denken, daß eine anderweitige, endogene Ursache vorliege. Was jedoch diese Ursache ist, woher sie stammt — diese Fragen sind auch bis heute noch so gut wie unbeantwortet geblieben. Nur darauf darf hingewiesen werden, daß ich in drei Fällen auffallende Störungen im Bereiche des Verdauungskanals beobachtet habe; der eine Patient (Abb. 9), der viele Jahre lang Nachschübe von erythematösen, sclerodermatischen Flächen zeigte, litt an schwerer Darmatonie, deren Bedeutung übrigens auch Lorenzo betont und welche in dem genannten Falle mit Hochstand des Zwerchfells, Atembeschwerden usw. einherging. Ob es bloß ein Zufall ist, daß die Nachschübe auf entsprechende diätetische und mechanotherapeutische Behandlung schwanden, mag dahingestellt sein. Ein weiterer Fall, der ebenso wie der oben erwähnte an anderer Stelle bereits eingehend geschildert worden war, betraf ein 13jähriges Mädchen mit einer in der rechten Regio epigastrica gelegenen typischen Sclerodermie en plaques; die Patientin, welche überdies Anzeichen hochgradiger Hysterie aufwies, hatte seit ihrer Kindheit an einer schweren Obstipation zu leiden, mit deren Bekämpfung auch die sklerodermatischen Flächen sich weitgehend besserten. Die Patientin konnte bis zu ihrem 20. Lebensjahre beobachtet werden, in welchem sie in hysterischer Psychose ein Suicid verübte. Auch ein dritter Fall, ein junges Mädchen mit mehreren über den Körper zerstreuten sclerodermatischen Flecken zeigte dauernde spastische Atonie; auch bei ihr schwand die Sclerodermie mit der Behandlung; über diesen Fall soll übrigens noch gelegentlich der Erörterung der Therapie die Rede sein.

Eine auffallende Ähnlichkeit haben die Anfangsformen der umschriebenen Sclerodermie mit fixen Antipyrinerythemen; auch die Pigmentierung, welche diesen toxischen Erythemen folgt, hat eine gewisse Ähnlichkeit mit der Pigmentierung um manche sclerodermatische Flächen, nur fehlt dabei selbstverständlich die Veränderung des kollagenen Gewebes, welche von der dem sclerosierenden Prozeß zugrunde liegenden Noxe erzeugt wird und die eine besondere Eigentümlichkeit gegenüber allen anderen Erythemformen darstellt.

Als eine *hämatogene* Erkrankung beschränkt sich auch die Sclerodermia circumscripta nicht auf die eigentliche Haut, in der sie allerdings am allerhäufigsten sich kundgibt; sie betrifft in einzelnen Fällen — wie schon erwähnt wurde — außer der Schleimhaut auch das subcutane Zellgewebe, greift von da auf die Muskeln über und kann sogar zu ganz umschriebenen Knochenverdickungen führen (DARIER). In einer darauf sich beziehenden Bemerkung betont JADASSOHN mit Recht die Seltenheit derartiger Befunde.

In der Literatur sind eine Reihe von Fällen (ARONSTAM, BAER, BEN, BURNIER, CARLSON, COHN, DEL VIVO, DUBREUILH, GARFIELD, HÜGEL, KINGERY, KREIBICH, KRIKORTZ, LESLIE, REMENOVSKY, SCHILDKRAUT, THIBIERGE, ULLMANN u. a.) angeführt, die für eine Beziehung *von Trauma und umschriebener Sclerodermie* zu sprechen scheinen. Schon THIBIERGE hebt hervor, daß, wenn man überhaupt dem Trauma eine gewisse auslösende Wirkung, namentlich bei den band- und streifenförmigen Sclerodermien zuerkennen will, doch schon früher pathologische Zustände bestanden haben müssen; er fügt hinzu, daß von den 32 Beobachtungen, die er über den Einfluß von Traumen auf die Entwicklung sclerodermatischer Veränderungen zusammengestellt hat, eine große Anzahl ausscheiden dürfte, da vielfach das Intervall zwischen dem Zeitpunkte der traumatischen Einwirkung und dem Auftreten der Hautveränderungen ein außerordentlich langes ist, daß ferner die letzteren in einer Anzahl von Fällen sich an Körperstellen entwickelten, die fernab von dem Orte lagen, an welchem das Trauma sich geltend gemacht hatte. Dazu kommt noch, daß in manchen Fällen bei näherer Untersuchung Bedenken gegen die ursprüngliche Annahme einer umschriebenen Sclerodermie sich geltend machen, so beispielsweise in einer Beobachtung von CATONE DEL VIVO, welche ein Mädchen von 26 Monaten betraf, das 7 Monate nach einer Fraktur der linken Clavicula die ersten sclerodermatischen Veränderungen am linken Daumen zeigte, welchen dann weitere Herde sowie eine Verhärtung des Musculus biceps und der Muskeln an der Vorderseite des Oberarmes folgten. Es scheint mehr als fraglich, ob es sich tatsächlich um eine Sclerodermie und nicht um eine neuritische Veränderung handelt, um eine trophische Störung, die in den Bereich der „glossy skin" gehört. Zu dieser letzteren ist auch wahrscheinlich eine Reihe weiterer, als Sclerodermia circumscripta aufgefaßter Beobachtungen zu rechnen, so jene von ARONSTAM, KINGERY, SCHILDKRAUT. Auszuscheiden hätte ferner auch ein von HÜGEL beobachteter Fall: Zerquetschung der großen Zehe, Wiederholung desselben Unfalles bald nach erfolgter Heilung; dann zu Kriegsbeginn ein Hufschlag gegen die Wade derselben Seite, wobei eine oberflächliche, rasch heilende Wunde entstand. *6 Jahre später* Anschwellung des ganzen rechten Beines, Schwere und Beklemmung im Knie- und Fußgelenk, durch lokale Behandlung wesentliche Besserung; ein Jahr später wieder Verschlimmerung, sclerodermatischer Zustand des ganzen betreffenden Beines, drei Ulcerationen auf dem Fußrücken, an Schenkel und Wade einzelne, von den Ulcerationen herrührende Narben. Besserung auf Fibrolysin-Injektion, Massage usw. Dieser, sowie manche andere Fälle gleicher Art lassen Zweifel entstehen über die Diagnose „Sclerodermie", bei der Ulcerationen nur im Falle einer Zerrung (s. oben) an bestimmten Stellen entstehen. Ulcerationen am Fußrücken, in der Knöchelgegend, am Oberschenkel kommen aber ungemein häufig bei der sclerodermatischen Form der *Akrodermatitis atrophicans* vor, und ich muß diesbezüglich auf das Kapitel über Differentialdiagnose verweisen. In der Statistik der Dermatitis atrophicans spielen Traumen geringerer und größerer Intensität eine gewichtige Rolle, und es ist kein Zufall, daß diese Erkrankung von den Akren als lokal prädisponierenden Orten für kleinere und größere Traumen ausgeht. Ich nannte die Erscheinungen dort direkt Primäraffekte (s. meine Arbeit mit Falkenstein).

Völlig aus der Zugehörigkeit zur Sclerodermie auszuschalten ist ein als „sclérodermie mutilante" bezeichneter, von Bezançon-Bernard beschriebener Fall; bei einem 66jährigen Elektromonteur mutilierende und „trophoneurotische Prozesse", schmerzhafte, gangränisierende Entzündung, mal perforant; mehrfache Amputationen notwendig. In der Aussprache zweifelt Monier-Vinard an der Diagnose und denkt richtigerweise *an arteriosclerotische Gangrän*.

Aus der Gruppe der Sclerodermie sind auch jene Fälle auszuschließen, bei welchen eine Spina bifida vorgefunden wurde; ein Fall mit Spina bifida an der Grenze von Brust und Lendengegend, sowie mit Verlängerung des Hiatus ossis sacralis, von Queyrat-Léry-Engelhardt beschrieben, wurde auch von den Verfassern nicht als Sclerodermie bezeichnet, sondern als „rappelant la sclérodermie" und wegen ödematöser Anschwellung und Ulcerationen mit meningoradikulären Störungen in Zusammenhang gebracht; auszuschließen wäre ferner ein von Léry und Lamy beschriebener Fall mit halbseitiger, vitiliginöser und sclerodermieähnlicher Veränderung, beiderseitigen sclerodermatischen Zuständen der Unterschenkel mit Atrophie des Beins, Verknöcherung der Wirbelsäule und Spina bifida occulta; die Hauterscheinungen dieses Falles werden von den Autoren auf *spinomedulläre Veränderungen* zurückgeführt, auf deren Vorhandensein die Spina bifida hinweise.

Auch eine aus der letzten Zeit stammende Beobachtung von Gauch-Sohier-de Courrèges, welche im Gefolge eines Traumas entstanden, band- und streifenförmige sclerodermatische Flächen, sowie metameral angeordnete Pigmentierungen erkennen ließ, dürfte eher mit radikulären, meningo-medullären Veränderungen in Zusammenhang zu bringen sein, um so mehr als auch diese Beobachtung durch das Vorhandensein einer Spina bifida charakterisiert erscheint.

Wie bei der diffusen Sclerodermie wollte man auch bei der Sclérodermie en plaques Zeichen eines *Zusammenhanges mit endokrinen Störungen und mit solchen des autonomen Nervensystems gefunden haben*. Dies geschah zum großen Teile auf Grund der Annahme, daß beide Sclerodermieformen identisch wären (Castle, bei welchem jedoch das histologische Material seiner 12 Fälle zu einer diesbezüglichen Stellungnahme nicht ausreichte, Blum, Diskussionsbemerkung zu einem von Hügel vorgestellten Falle, Vescovi, Artom u. v. a.), zugunsten welcher Annahme auch Beobachtungen über sogenannte „Mischfälle" angeführt wurden, in welchen Erscheinungen umschriebener und diffuser Sclerodermie anscheinend nebeneinander vorkommen (Akobdanszanjanz, Brauer, Gaté-Giraud-Linard, Hoffmann, Krukowski-Poncz, Lévy-Zorn, Lortat-Jacob-Fernet-Bureau, MacKee, Mayr, Petges, Poussep, Pusey, Raik, Rosenthal, Schwarz, Vedel-Giraud-Boulet, Waelsch u. a. m.) oder ineinander übergehen (Corlett, Crocker, Hügel, Nicolas-Gaté u. a.); ferner wollte man bei den umschriebenen Sclerodermieformen einen Zusammenhang mit Störungen der innersekretorischen Drüsen auf Grund von Funktionsstörungen oder von äußerlich wahrnehmbaren Veränderungen, die sich auf diese

Organe beziehen, annehmen, zumal ja Obduktionsbefunde bei diesem, fast niemals letal endenden Krankheitsbilde kaum eine Rolle spielen. So wird in Beobachtungen von umschriebenen sclerodermatischen Veränderungen das Bestehen einer Struma (BUSCHKE, FREUND, GOLŠMID, HALLER, PETERS, SCHINDLER, STROSCHER), von Schilddrüseninsuffizienz (COVISA, LÉVY, NOBL) bzw. Morbus BASEDOW erwähnt (JEANSELME-BURNIER-REJSEK, DUBREUILH, ETIENNE); eine vorangegangene Kropfoperation verzeichnen D. FUCHS, STILLIANS; LESZCZYNSKI supponiert in einem seiner Fälle eine luetische Thyreoiditis. Andererseits wurde das Auftreten von Sclerodermia circumscripta in der Menopause (KUMER, LOEWENFELD), bei Dysmenorrhoe (BALASSA, BORY, JEANSELME-BURNIER, FESSLER, SCHINDLER, WINTERNITZ), während der Gravidität (GERARD, SPITZER), nach Exstirpation von Uterustumoren (JESSNER, FORDYCE) oder beider Ovarien beobachtet (SCHILLER-SCHLEGELMILCH). Angaben über Erkrankung der Nebennieren fanden sich in den Beobachtungen von LORTAT-JACOB-LEGRAIN-BAUDOUIN, SIROTA, über Persistenz der Thymus in einem Falle von NOBL. Ferner erwähnt SELLEI herabgesetzte Zuckertoleranz, KLAUDER wiederum beobachtete das Auftreten von Glykosurie, DRANT verweist in der Diskussion zu einem von GARNER vorgestellten Falle auf eine eigene Beobachtung, welche mit erhöhtem Blutzucker einherging. Symptome, welche für Störungen von seiten der Hypophyse zu sprechen scheinen, werden von LEDER gelegentlich der Demonstration einer einschlägigen Beobachtung erwähnt. Endlich wollte man auch Hinweise auf Veränderungen der Endokrindrüsen in opotherapeutischen Erfolgen erblicken (BURGHI, GATÉ-MICHEL, GERALD, HUGEL, KLAUDER, KNOWLES, LUDY, LOUSTE-THIBAUT, MAAS, SCHEER, SELLEI, WINTERNITZ u. a. m.), sowie in dem Ausfall der Grundumsatzbestimmungen wie auch der ABDERHALDENschen Dialysiermethode (vgl. Sclerodermia diffusa S. 811), doch bewegten sich die Resultate der Grundumsatzbestimmungen zum Teil innerhalb der normalen Grenzen (E. FREUND, FUHS, URBACH), teils waren sie leicht vermindert (FORMANEK) oder wieder leicht erhöht (MITCHELL, WILE). Der Ausfall der ABDERHALDENschen Dialysiermethode schien in einer Reihe von Fällen (FESSLER, FISCHL, FUHS, HEUCK, LEDER, LEINER, OPPENHEIM u. a.) auf Funktionsanomalien der endokrinen Drüsen hinzuweisen, H. HOFFMANN mißt jedoch diesen Untersuchungsresultaten nur geringen Wert bei.

Was die pharmakologische Untersuchung des autonomen Nervensystems betrifft, so verzeichnen die einen Autoren (FREUND, SIROTA) das Bestehen einer Sympathicotonie, andere wiederum das einer Vagotonie (OPPENHEIM, SEALE); Angaben über positiven Ausfall der Pilocarpinprobe finden sich bei JESSNER und bei LORTAT-JACOB-LEGRAIN-BAUDOUIN, insbesondere aber in der schönen, sehr dankenswerten Arbeit von H. HOFFMANN, doch ging auch HOFFMANN von der Identität beider Sclerodermien aus und auch von der Annahme, daß sclerodermatoide Formen bei Akrodermatitis atrophicans zuweilen als umschriebene Sclerodermie in Kombination mit Dermatitis atrophicans anzusehen wären. Der am 18. Nov. 1922 von H. HOFFMANN vorgestellte Fall wenigstens hat alle Merkmale einer sclerodermatoiden Akrodermatitis atrophicans und hat viel mehr Symptome der Akrodermatitis atrophicans als einer Sclerodermia circumscripta.

Von den 7 Fällen umschriebener Sclerodermie, die HOFFMANN der pharmakodynamischen Prüfung unterzogen hat, möchte ich die drei Fälle von Kombination umschriebener Sclerodermie mit Akrodermatitis atrophicans ausschließen und nur die vier restlichen Fälle als reine Sclerodermie en plaque ansehen. Aus den Untersuchungen dieses Autors über endokrine Störungen bei Sclerodermie en plaques ergab sich in drei Fällen unter Einfluß von *Pilocarpin* eine wesentlich gesteigerte Schweiß- und Speichelabsonderung, eine mäßige Pulsbeschleunigung bei *Atropin* und eine kaum merkliche Steigerung des Blutdruckes nach *Adrenalin*, ferner eine leichte Pulsbeschleunigung sowie eine Steigerung des Blutzuckergehaltes. In 3 Fällen, in welchen eine Kombination mit *Acrodermatitis atrophicans* angenommen wurde, von denen in einem die Thyreoidea mäßig vergrößert war, wurden ebenfalls geringe Erscheinungen beobachtet, die auf endokrine Störungen hinweisen würden — die einzigen Tatsachen, auf die man die Annahme einer Kombination von Sclerodermia circumscripta und Akrodermatitis aufbauen könnte, doch glaube ich, daß damit das letzte Wort darüber nicht gesprochen ist, daß vielmehr die erwähnten Versuchsresultate doch noch auf andere Umstände zurückgeführt werden könnten, die mit sclerodermatoiden Erscheinungen in diesen Fällen nicht in Zusammenhang stehen, sondern mit ihnen *nur parallel* gehen. Hoffmann selbst sagt wörtlich: „Man kann nicht leugnen, daß hier und da auch ein als normal anzusprechender Mensch, der keinerlei Erscheinungen von Sclerodermie aufaufweist, auf die angewandten Phamaka ebenso reagieren kann wie die von mir untersuchten Sclerodermien. Immerhin ist aber die gefundene Gleichmäßigkeit der Reaktion bei sämtlichen Sclerodermiefällen so auffällig, daß sie wohl nicht ein Zufall sein kann. Besonders hinweisen möchte ich noch auf die *Pilocarpin*-Reaktion, die bei einer Reihe von solchen Fällen zu einem fast bedrohlichen Kollaps geführt hat, was ich bei normalen Menschen bisher niemals beobachtet habe.“

Einen solchen Kollaps auf Pilocarpin habe ich nur bei einer schweren diffusen Sclerodermie beobachtet.

Die schon in früherer Zeit aufgetauchte Meinung, daß die umschriebene Sclerodermie mit *Eiterungsprozessen* irgendwie zusammenhängt, ist in neuerer Zeit in England und Amerika wieder aufgetaucht, so wurde namentlich von Goodman der häufige Beginn des Sclerodermas am Nacken oder im Gesicht mit einer Tonsillaraffektion in Verbindung gebracht. Castle sieht langdauernde Vergiftungen durch Fokalsepsis, Zahn-, Darm- und Tonsillarsepsis als Schädiger endokriner Organe an, eine Ansicht, die von Barber, Lévy, Little, Mitchell geteilt wird. Nach Ansicht mancher Autoren kann aber, ebenso wie durch akute, auch durch chronische infektiöse Prozesse, durch Tuberkulose und insbesondere durch Syphilis, eine Schädigung der innersekretorischen Drüsen erfolgen. Leszczynski und auch Jordan führen so manche umschriebene Sclerodermiefälle auf eine luetische Thyreoiditis zurück. Was vor allem die *Lues* betrifft, so hat man derselben seit langem eine ursächliche Bedeutung für das Auftreten circumscripter Sclerodermiefälle zubilligen wollen und sich dabei auf das gleichzeitige Vorkommen von umschriebenen Sclerodermieflächen und luetischen Veränderungen (Brocq, Diskussionsbemerkung zu dem von Lortat-Jacob-Legrain-Baudouin vorgestellten Falle, Krikortz, Liebner, MacKee-Wise, Matzenauer, Strassberg), auf positiven Ausfall der Wassermannschen Reaktion (Appel, Fornara, Gennerich, Gougerot-Périn-Filliol, Liebner, Ziegel u. a.), auf den sicherlich auffallenden Befund einer Lymphocytose im Lumbalpunktat (Lortat-Jacob-Legrain-Baudouin, Jeanselme-Tourraine), endlich auf die Besserung der indurierten und sclerosierten Hautpartien nach Einleitung einer antiluetischen Behandlung (Appel, Blatt, Eliascheff, Gennerich, Gougerot-Périn-Filliol, Jordan, Nobl, Ziegel u. a.) stützen wollen. Demgegenüber muß jedoch hervorgehoben werden, daß die Komplementreaktion in manchen Fällen von umschriebener Sclerodermie negativ ausfiel (Whitehouse), daß in vielen Fällen die eingeleitete antiluetische Behandlung ohne jede Wirkung auf die sclerodermatischen Veränderungen blieb (Krikortz, Liebner u. a.), daß andererseits Besserungen, wie schon hervorgehoben wurde, bei der Sclerodermia circumscripta auch spontan eintreten können.

Was endlich den Zusammenhang zwischen *Tuberkulose* und umschriebener Sclerodermie anlangt, so hat beispielsweise CEDERKREUTZ in einem Falle von Sclerodermie en plaque kombiniert mit Hemiatrophia facialis bei einem 13jährigen Mädchen in ätiologischer Hinsicht eine tuberkulöse Erkrankung irgendeiner endokrinen Drüse angenommen.

Wenn wir unsere Erfahrungen zusammenfassen, so müssen wir sagen, daß jene Fälle, die als Sclerodermia circumscripta angesehen und, weil sie Symptome einer Rückenmarkserkrankung, Spina bifida, Malum Potti usw. aufwiesen, mit diesen in Zusammenhang gebracht wurden, wohl kaum einer strengen Kritik standhalten dürften, namentlich wenn Ulcerationen vorhanden waren. Es dürfte sich vielmehr in diesen Fällen um Trophoneurosen in weiterem Sinne gehandelt haben. Aber auch die Fälle von endokrinen Störungen bei gleichzeitig vorhandener echter umschriebener Sclerodermie sind wohl kaum für die Annahme eines ätiologischen Zusammenhanges beider Affektionen beweisend, und zu derselben Anschauung kommen auch LEHNER, HELLER, H. HOFFMANN, HUDELO-RABUT u. a. Kürzlich hat auch JADASSOHN gelegentlich der Diskussion zu einem von ORMSBY vorgestellten Falle hervorgehoben, daß seiner Erfahrung nach bei umschriebener Sclerodermie endokrine Störungen nur ganz ausnahmsweise zu beobachten sind.

Das Studium nach der Frage *der Zusammengehörigkeit von diffuser und umschriebener Sclerodermie* kann nur an jene Fälle anknüpfen, bei denen ohne Akroasphyxie, bzw. Sclerodaktylie ausgedehntere Flächen sclerodermatischer Haut auftreten, wie z. B. bei dem von CASTLE erwähnten Falle von GOODMAN, auf den bereits verwiesen wurde; dann wären hier beispielsweise anzuführen etwa der Fall 6 in der Arbeit von KOGOJ aus der Brünner Klinik von TRYB und folgende von meinen Fällen:

Zunächst eine Beobachtung, die bereits im Jahre 1900 publiziert und auch schon im Vorangehenden (vgl. S. 727) erwähnt wurde: Es handelte sich um eine 56jährige Frau, welche, bevor ich sie gesehen hatte, von den bedeutendsten Vertretern unseres Faches mit der Diagnose universelles Erythem und schuppendes Ekzem teils mit Salben, teils mit Umschlägen behandelt worden war und welche, als sie im September 1899 meine Behandlung aufsuchte, folgende Erscheinungen aufwies: Die Haut des Kopfes und Gesichtes tief gerötet, ganz wenig schuppend, stark angeschwollen, so zwar, daß sie im Bereiche der Wangen, Nase und Ohren leicht gespannt, glänzend erschien. Die Rötung erstreckte sich auch auf den Hals und die Oberarme, wobei sich jedoch auf den letztangeführten Stellen eine äußerst merkwürdige Erscheinung zeigte. In der diffus dunkelblau geröteten und angeschwollenen Haut der Deltoideusgegend und der Oberarme waren wachsartige, gelbliche, eingesprengte, zum Teil isolierte, zum großen Teil netzförmig zusammenhängende Stellen sichtbar, in welchen die Hautfelderung ausgeglichen erschien. Die Haut über den Claviculae war starr, gelblich-weiß, von pigmentierten Streifen durchzogen, auf der linken Seite erstreckte sich diese panzerartige Veränderung der Haut bis in die Mitte der Mamma hinein. Vorderarme und Waden waren ödematös, in der Kreuzbeingegend rechts ebenso wie in der linken Bauchgegend je eine kinderflachhandgroße Stelle von typischer Sclerodermia circumscripta; je eine gleiche Stelle auf den beiden Oberschenkeln rückwärts. Die Haut in der Umgebung aller dieser Stellen auf weite Strecken hin stark gerötet, die lokale Temperatur hier erhöht, das Hautgewebe selbst succulenter, deutlich geschwollen. Von besonderer Intensität waren die Allgemeinerscheinungen der Patientin; es war Fieber vorhanden, die 24stündige Harnmenge war wesentlich herabgesetzt und betrug bestenfalls 500 g eines konzentrierten, von reichlichen Uratniederschlägen getrübten, rötlichen Harnes. Deutliche Dyspnoe; bei der Perkussion war keine Dämpfung zu finden, dagegen waren auskultatorisch Rasselgeräusche in den größeren und kleineren Bronchien wahrzunehmen. Ferner bestand ein quälender Husten, der sich besonders dann in heftigen Anfällen äußerte, wenn die Patientin feste Nahrung zu sich nahm, später auch bei flüssiger Ernährung eintrat. Diese Erscheinung, die von Patienten mit Ösophagusdivertikeln wohl bekannt ist, gab Veranlassung, die Speiseröhre einer eingehenden Untersuchung zu unterziehen, wobei sich zeigte, daß im oberen Drittel des Oesophagus eine umschriebene, zum Teil bereits in Atrophie übergehende Fläche vorhanden war, welche jene krampfartigen, kaum stillbaren Hustenanfälle verursachte. Die Uvula und der weiche Gaumen waren verdickt, bläulichrot gefärbt. Endlich bestand noch eine schwere Nephritis mit starker Herabsetzung der Harnmenge. Da bei der Patientin, die bald darauf ad exitum kam, die Autopsie nicht durchgeführt werden konnte, muß dahingestellt bleiben, ob die Veränderungen in der Lunge wie auch die Erscheinungen von seiten der Nieren auf anatomische Veränderungen in diesen Organen zu beziehen waren; nach Analogie mit anderen Fällen ist dies jedoch nicht unwahrscheinlich, zumal da auch derselbe Prozeß wie in der Haut auch im Rachen und im Oesophagus vorhanden war, was die Annahme einer Veränderung anderer innerer Organe zumindest wahrscheinlich macht.

Ein weiterer Fall stammte aus den letzten Jahren und zeigte eine geringe Asymmetrie des Gesichtes, jedoch ohne Atrophie, ferner pigmentierte Flecke an der Clavicula; in diesem Falle bestanden weiterhin umschriebene sclerosierte Flächen in der Claviculargegend bis in die Fossa supra- und infraclavicularis reichend, auf geröteter Umgebung; die Rötung erstreckte sich von der Grenze des medialen Drittels der Clavicula bis in den oberen Teil der Mamma und des Sternums, bis in die Axillarfalte nach oben und bis an den hinteren Rand des Musculus Sterno-cleido-mastoideus nach rückwärts. Der Prozeß beiderseits nahezu gleich und symmetrisch, die Haut daselbst weißlich-grau-grünlich, lederartig, mattglänzend, *die Mamilla freilassend,* die Peripherie der derart veränderten Partien etwa zwei Finger breit gerötet. Die Induration reicht von der einen Mamma zu der anderen, die Intermammarfurche brückenartig überspannend; über der Mamma, links mehr als rechts, bräunlich matte Pigmentierungen eingesprengt. An der Bauchhaut verschiedene, münzengroße Flächen, kartenblattförmig, unregelmäßig begrenzt, zum Teil wie oberhalb des Poupartschen Bandes bereits atrophisch, von anderen Flecken durch pigmentiertes Netzwerk getrennt; die Inguinalgegend selbst bräunlich pigmentiert, mit eingestreuten sclerodermatischen oder schon atrophischen Herden. Dieselbe Beschaffenheit rückwärts oberhalb des Darmbeinrandes; die Härte überall nur in der Haut, nicht in der Subcutis; Anordnungen hier ebenfalls symmetrisch. Die Herde erstrecken sich etwa flachhandbreit bis in die Gegend der Articulatio sacroiliaca und auf die Außenfläche des Oberschenkels, immer symmetrisch in Streifen angeordnet, die anscheinend den Venen folgen. An den Unterschenkeln grünlichweißliche, gelbe Streifen und Bänder von unscharfer Begrenzung in unregelmäßigen Linien von unten nach oben verlaufend, kartenblattartige, ledern aussehende, flachgefelderte, von einem Pigmentsaum umgebene, von Pigmentnetzen durchsetzte Flächen; auch hier Anordnung entsprechend den Venen. An der Oberschenkelinnenfläche bläulich-gerötete, von weißlichen Inseln durchsetzte Herde. Hände leicht livid, schwitzend, kühl, in der kalten Jahreszeit bleiben sie — wie Patientin nicht spontan, erst auf Befragen angibt — in den letzten zwei Phalangen unempfindlich, aber beweglich, der Daumen normal. An den Streckflächen der oberen Extremitäten zahlreiche mattglänzende Streifchen, Livedo marmorata. Beugeflächen der Arme vollständig frei; an der Innenfläche des Oberarms kinderflachhandgroße, weißliche, mattglänzende Stellen von einer matten, kühlen Röte umgebe.

Ich habe diese letztere Krankheitsgeschichte deshalb in etwas umfangreicherem Auszuge gegeben, um daran die erwähnte Frage der Zusammengehörigkeit beider Formen zu erörtern. Der Umstand, daß hier überall die Subcutis, die Muskeln vollständig frei sind, spricht schon mit einiger Wahrscheinlichkeit für die Zugehörigkeit zur umschriebenen Sclerodermie, wenn auch die Herde sehr zahlreich und ausgedehnt sind. Die leiche Asymmetrie des Gesichtes hat mit dem einen Fleck an der Stirnschläfengegend keinen Zusammenhang, sondern ist eine parallel laufende Erscheinung, denn sie beruht nicht auf Atrophie, höchstens auf einer angeborenen Entwicklungshemmung. Die livide Beschaffenheit der Hände ist ebenfalls eine konstitutionelle Erscheinung der Patientin, die sich in der Cutis marmorata der Arme kundgibt und bei zahlreichen anämischen Frauen und solchen mit mehr oder weniger ausgesprochener Aplasie des Gefäßsystems auftritt. Und schließlich spricht entscheidend für die Zugehörigkeit des Krankheitsbildes zur rein umschriebenen Sclerodermie, daß Massage und warme Bäder mit Massage zur völligen Heilung geführt haben, ebenso wie bei einem 5jährigen Kinde, das fast über den ganzen Stamm verbreitete, isolierte und zusammenfließende Sclerodermieflächen mit geflammten Rändern und ausgedehntem Hof aufwies, nur auf diese Weise geheilt wurde und später — 5 Jahre nach der Behandlung — keine neuen sclerodermatischen Flecken mehr zeigte.

In Frage kommen hier noch jene Fälle, bei welchen umschriebene Flächen doch so dick sind, daß sie die Subcutis, die Fascie, vielleicht auch die Muskeln erreichen (Artom, Bériel-Devic, Kren u. a.). Man kommt ja wohl kaum in die Gelegenheit, so tief excidieren zu können, um diesen letzteren Umstand festzustellen, der aber, wie wir sehen werden, wichtig ist für die Frage der Beziehungen der Hemiatrophia facialis zur umschriebenen Sclerodermie.

„Es müssen bei der Sclerodermie zwei Typen viel schärfer voneinander getrennt werden als dies bisher geschehen ist, Typen, die meist nur scheinbar nebeneinander vorkommen, weil man ungewöhnlich große Plaques der circumscripten Sclerodermie unbedenklich der diffusen zugerechnet hat. Sowohl ihr Beginn als ihr Verlauf, als auch der ganz verschiedene Einfluß auf den Gesamtorganismus scheiden die beiden Gruppen der umschriebenen und diffusen Sclerodermie voneinander." Dieser Standpunkt, den ich bereits 1914 in einer in der Österreichischen Ärztezeitung erschienenen, „Sclerodermie und Hautatrophie" betitelten Publikation vertreten habe, wird heute von einer großen Anzahl von Autoren geteilt. So hat GOTTRON erst vor kurzem bei der Demonstration eines bereits zitierten Falles von generalisierter, fleckförmiger Sclerodermie an dieser Auffassung festgehalten.

d) Die umschriebenen Sclerodermie-ähnlichen Affektionen und ihre Differentialdiagnose von echter „Morphoea".

Die Bezeichnung „Morphoea" wurde von manchen Autoren auch für die maculöse Form der *Lepra* verwendet, bei welcher auf Grund flacher, lepröser Infiltration oder auf Grund anderer Einflüsse vielleicht neurogenen Ursprungs sich eine umschriebene Entfärbung und Atrophie entwickeln kann, weshalb KAPOSI zu einer Zeit, als der Leprabacillus noch unbekannt war, in einzelnen Fällen die Lepra als ätiologisches Moment für unsere Krankheit angenommen hat. Immerhin wird man in Lepragegenden manchmal zur Differentialdiagnose entsprechende bakteriologische und histologische Untersuchungen vornehmen müssen, um in zweifelhaften Fällen die Diagnose zu sichern.

Wie die obigen Ausführungen gezeigt haben, wird in manchen Fällen auch die Differentialdiagnose gegenüber der sogenannten *Glossy skin*, welche man nach peripheren Nervenverletzungen mitunter beobachtet, in Erwägung gezogen werden müssen. KALISCHER, der, wie CASSIRER-HIRSCHFELD hervorheben, in ausführlicher Weise auf die Abgrenzung der beiden Krankheitsbilder eingegangen ist, betont, daß bei der Glossy skin meist noch die Zeichen der vorausgegangenen Nervenläsion in Form von umschriebenen Anästhesien und Paresen sich nachweisen lassen und daß die trophische Störung sich hier nur selten so weit in die Tiefe erstreckt wie bei der Sclerodermie en bande, die ja hauptsächlich differentialdiagnostisch in Betracht kommt.

Viel wichtiger ist die Unterscheidung von den pseudo-sclerodermatischen (sclerodermatoiden) Formen der *Dermatitis atrophicans* oder *Acrodermatitis atrophicans* (Atrophia cutis idiopathica). Diese letztere Affektion manifestiert sich in mehrerlei Formen, so als große, panzerförmige Platten, welche beträchtliche Teile der Extremitäten — unter Umständen ein Bein vom Knöchel bis an das Hüftgelenk — einschließen, aber fast immer daneben andere Erscheinungen dieser Krankheit erkennen lassen wie infiltrierende Formen um das Sprung- und Handgelenk, schlappe, relaxierende, akut gerötete, später livide Formen auf dem Ellbogen, Handrücken, in der Kniegegend, der Trochanter- und der Gesäßregion, inselförmige und unregelmäßig netzförmige, schuppende, mehr oder weniger frisch gerötete Stellen, endlich auch die feinfältelige, bratkartoffelschalenähnliche Hautveränderung des letzten Stadiums. Ferner findet man Streifen, bandförmige, größtenteils in der Längsachse der Extremitäten, besonders des Oberarmes verlaufende, in der Haut liegende und mit ihr verschiebliche, riemenförmige Bildungen von rötlichweißer Farbe, schuppender

Beschaffenheit; daneben subcutane Stränge, die mit diesen zusammenhängen und die Extremität, besonders häufig den Oberschenkel in den oberen Anteilen quer, bogenförmig umgreifen. Neben diesen streifen- oder auch inselförmig angeordneten Veränderungen gibt es noch solche, die mehr Netzform erkennen lassen, zumeist von den Herden der frühesten Affektion — welche ich Primärläsionen nenne — ausgehen, oft aber auch über den Stamm und die Extremitäten zerstreut, namentlich in der Bauch-, Glutaeal- und Hüftgelenkgegend vorkommen. Weiterhin beobachtet man knopfförmige Herde, die mitten in die atrophische Haut eingelagert erscheinen oder dicht beisammenstehende, in atrophischer Haut gelegene Gruppen bilden. Dadurch unterscheiden sie sich klinisch von der echten umschriebenen Sclerodermie; sie unterscheiden sich von ihr aber auch dadurch, daß die in der Haut liegenden Stränge auch durch relativ leichtes Reiben und Massieren hyperämisch werden, was bei der Sclerodermie, wie oben schon beschrieben wurde, nicht vorkommt. Gelegentlich kann man auch größere, weiße, härtliche Platten inmitten von bläulich-lividen, bereits schon in Atrophie übergehenden größeren Flächen der Dermatitis atrophicans beobachten. Diese Formen sind es vielfach, welche oft, auch in der Literatur, als umschriebene Sclerodermie kombiniert mit Dermatitis atrophicans bezeichnet werden, wie ich dies oben bereits ausgeführt habe. Ulcerationen kommen bei der schweren Sclerodermia circumscripta selten vor (s. oben), höchstens an Stellen, wo die Haut gespannt erscheint; bei Acrodermatitis atrophicans gehören die Ulcerationen an gewissen Stellen zu den häufigen Erscheinungen, und zwar an den Stellen der dichtesten Infiltration, besonders an den Malleolen, am Fußrücken, wo sie zum Teil durch Druck auf die derb infiltrierte Haut entstehen; derartige Geschwüre sind oft ungemein hartnäckig, können jahrelang dauern und gelegentlich sogar in Carcinom übergehen. Auch ein von Hollander als Scleroderma vorgestellter Fall mit nicht heilendem Geschwür ist zweifellos, wie Scheer in der Diskussion hervorhebt, eine Acrodermatitis atrophicans mit einem in Carcinom übergehenden Geschwür, analog einem unserer Fälle, in welchem aber die maligne Umwandlung auch histologisch festgestellt werden konnte (Brünauer).

Wo solche Befunde mitgeteilt werden, muß an der Zugehörigkeit der Fälle zum Krankheitsbilde der umschriebenen Sclerodermie ein sehr begründeter Zweifel erhoben werden. Lehrreich ist in dieser Beziehung ein von Guy Hollander-Jacob als Scleroderma vorgestellter Fall:

Bei einer 34jährigen Frau entwickelte sich vor 9 Monaten eine Schwellung innerhalb des linken Knies; nach 10 Tagen zeigten sich in der Umgebung desselben dunkle Flecke, welche schuppten, dann atrophisch wurden. Unmittelbar darnach entwickelte sich eine streifenförmige Eruption, welche von der Gegend des Trochanter bis zu den Zehen reichte; am Knöchel befanden sich zwei Geschwüre, am Oberschenkel zahlreiche, rötliche, infiltrierte Flecke, die mit den erwähnten atrophischen Stellen abwechseln.

Es bestand also das typische Bild der Dermatitis atrophicans, wie ich es in der gemeinsam mit Falkenstein abgefaßten Arbeit auf Grund meiner 40jährigen Erfahrungen und der in zahlreichen Fällen vorgenommenen histologischen Untersuchungen dargestellt habe. In den meisten Fällen findet man von den subakut geröteten oder bereits livid gewordenen, primären Herden an den verschiedenen vorspringenden Stellen des Fußgelenkes, des Handgelenkes, des Ellbogens, des Hüftgelenkes, der Glutaealgegend ausgehende Inseln, Streifen und Bänder subakut geröteter, schuppender, allmählich in Atrophie übergehender, nicht sclerodermatoider Dermatitis atrophicans.

Das Wichtigste und Ausschlaggebende bei der Frage, ob ein Fall der umschriebenen Sclerodermie oder der sclerodermatoiden Form der Akrodermatitis zugehört, ist immer der histologische Befund, der aber in den wenigsten der im Schrifttum verzeichneten Fälle vorliegt. In der Frankfurter dermatologischen

Vereinigung wurde von GRIESBACH ein Fall als Sclerodermie vorgestellt, dessen Befund wohl nur auf sclerodermatoide Form der Akrodermatitis hinzuweisen scheint:

45jährige Frau, Beginn vor 4 Jahren an beiden Fußgelenken, fortschreitend bis zu den Knien. Vor 14 Monaten Beginn am rechten Unterarm bis Ellenbeuge. Mikroskopischer Befund: Schwund des Papillarkörpers, schlauchartiges Plasmom um die Gefäße, Rarefikation des Elastins.

Ähnlich liegen nach meiner Ansicht die Verhältnisse im Falle von VEDEL-GIRAUD-BOULET. Der Unterschied zwischen Sclerodermie und pseudo-sclerodermatischen Formen der Hautatrophie liegt darin, daß im Gegensatz zur Sclerodermie das Blutgefäßsystem im klinisch hart erscheinenden Gewebe

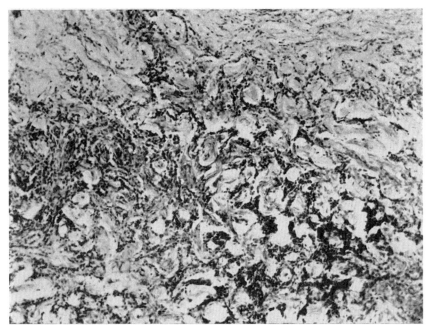

Abb. 16. Dermatitis atrophicans; pralle Infiltration um das Metacarpophalangealgelenk.
Elastica-Methylenblau-Färbung.
(Aus S. EHRMANN und F. FALKENSTEIN: Arch. f. Dermat. 149, 148, Abb. 1.)

keinerlei Verminderung, sondern sogar eine Vermehrung erfahren hat. Die pseudo-sclerodermatische Verdichtung ist hier durch ein die Zwischenräume der Bindegewebsbündel durchsetzendes, dichtes, erst nach Jahren langsam abnehmendes, an Plasmazellen reiches Infiltrat (Plasmom) bedingt (Abb. 16), während bei der Sclerodermie die Infiltration ganz zurücktritt, bloß um die größten Gefäße in spärlichem Maße auftritt und fast immer plasmazellen-frei ist.

Die Volumszunahme bei der sclerodermatischen Form der Atrophie ist ferner auf den Gehalt an Flüssigkeit zwischen den in ihrem Umfang eher kleiner gewordenen Bindegewebsbündeln zu setzen. Im Infiltrat sind die capillaren und subcapillaren Gefäße vermehrt, anstatt wie bei der Sclerodermie komprimiert zu sein. Von besonderer Wichtigkeit aber ist, daß im Infiltrat die elastischen Fasern zugrunde gegangen, bei der Sclerodermia circumscripta aber vollständig erhalten sind, nur in geringerem Maße im Papillarkörper zugrunde gehen, was aber auf die Elastizität der Haut keinen Einfluß hat; deshalb bleibt

die Faltbarkeit der nach Ablauf des Höhenstadiums atrophischen Haut bei
Sclerodermie insofern unverändert, als die Falten sich sofort, nachdem die
hebende Gewalt aufgehört hat, wieder ausgleichen, denn auch die Muskelfasern
mit ihren elastischen Ansätzen sind intakt; dagegen ist das elastische Gewebe
bei der Atrophia cutis idiopathica, auch das der Ansätze, geschwunden und die
erhobene Hautfalte bleibt lange stehen, bevor sie sich ausgleicht. Die pseudosclerodermatischen Partien der Atrophie bekommen erst nach vielen, vielen
Jahren — in einem meiner Fälle nach 20 Jahren — ein dünnes, pergamentartiges
Aussehen. Die spulrunden, im subcutanen Gewebe liegenden Stränge und
selbst die sogenannten fibromähnlichen Knoten der Dermatitis atrophicans,
die zuweilen, wie in einem meiner Fälle, in ganzen Reihen längs der Crista des

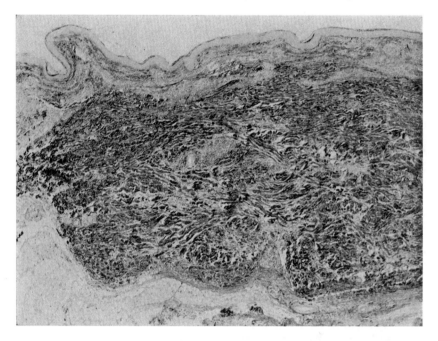

Abb. 17. Dermatitis atrophicans, kleinplattenförmige Verhärtung, Randpartie einer Platte. Binde-
gewebsfärbung nach van Gieson, modifiziert nach S. Ehrmann. In den tieferen Schichten die
Bindegewebsbündel säulenförmig angeordnet.
(Aus S. Ehrmann und F. Falkenstein: Arch. f. Dermat. 149, 160, Abb. 9.)

Ellbogens gelagert sind, bestehen aus einem dichten, an Plasmazellen außerordentlich reichen Infiltrat, welches hauptsächlich um die Venen gelagert ist,
sich aber auch zwischen die Bindegewebsbündel erstreckt, wobei Schwund der
elastischen Fasern eintritt. Besonders ausgesprochen ist aber eine Erscheinung,
welche die sclerodermatoiden Formen der Akrodermatitis von der Sclerodermie
unterscheidet, das ist die von Falkenstein und mir in allen untersuchten Fällen
gefundene säulenförmige Umordnung des Bindegewebes mit Ausschmelzung
der einzelnen Bündel nach Art der Ausschmelzung des Knorpels an der Ver-
knöcherungsgrenze (Abb. 17). Die umschriebene Sclerodermie dagegen stellt
zu Beginn einen leicht entzündlichen Prozeß mit geringer Lymphocytenexsuda-
tion dar, welcher aber hauptsächlich bedingt ist durch eine chemisch-physikali-
sche Veränderung der kollagenen Bündel ohne wesentliches Infiltrat zwischen
ihnen; die elastischen Fasern sind fast vollständig erhalten, sie fehlen nur bei
der später zu besprechenden Weißfleckenkrankheit.

Unter die umschriebene Sclerodermie findet man oft auch jene Fälle eingereiht, bei welchen Erscheinungen der *diffusen Sclerodermie* über die Hand, bzw. die Finger nicht fortgeschritten sind (Sclerodaktylie), sonst aber den bei der diffusen Sclerodermie zu besprechenden Charakter tragen. Diese Auffassung entspricht nicht dem Bilde der klassischen umschriebenen Sclerodermie und Morphoea, solche Beobachtungen sind vielmehr, wie etwa ein von WEIK geschilderter Fall, als unvollständig ausgebildete diffuse Sclerodermie, als eine Art „forme fruste" aufzufassen.

Als umschriebene Sclerodermie imponieren mitunter Fälle von *Skorbut*, bei welchen sich im Anschluß an Blutungen in das Unterhautzellgewebe, bzw. zwischen Haut und Fascie sclerodermieartige Verhärtungen entwickeln können; die veränderten Hautpartien solcher Fälle lassen, da die Hämorrhagie vollständig aufgesaugt ist, nur einen leicht bräunlichen Stich erkennen, der sie von der Umgebung unterscheidet, die Haut ist etwas gespannt, glatt, mattglänzend, derb und läßt sich weder von der Unterlage abheben noch auch in Falten legen. Diese Erscheinungen, auf die ich im Jahre 1894 zuerst hingewiesen habe, sind so charakteristisch, daß man ohneweiters auf den ersten Blick die Diagnose stellen kann, welche dann durch die Anamnese bestätigt wird. Die Härte betrifft die Kniekehlen- und die angrenzende Wadengegend, zum Teil auch die Gegend der Beugefläche des Oberschenkels; die Hautoberfläche zeigt keinen ausgesprochen wachsartigen Glanz und ist nur etwas gespannt. Der Übergang in die normale Umgebung ist ein allmählicher. LIER hat in einer kleinen, aus meiner Abteilung stammenden Publikation die Histologie eines solchen Falles beschrieben; die zurückbleibende Bindegewebsverdichtung ist immer von reichlichen Schollen von Hämosiderin durchsetzt. Das Zustandekommen der Induration muß man sich wohl derart vorstellen, daß die Blutextravasate die Haut von der Fascie abdrängen, aber auch die Bindegewebsfibrillen auseinandertreiben. Wo der Zwischenraum zwischen Cutis und Fascie sehr groß ist, erfolgt die Resorption der Extravasate ohne wesentliche Beeinflussung der Gewebsstruktur; wo dagegen der Zwischenraum nur klein ist, wo die Fascie, wie etwa in der Sprung- und Kniegelenkgegend, der Haut sehr nahe liegt, dort ergibt sich eine mechanische Zerrung und zugleich eine wesentliche Verstärkung des Druckes auf die einzelnen Gewebselemente, wodurch es eben zu jenen reaktiven Veränderungen kommt, „die in der lokalen Sclerosierung des cutanen und subcutanen Gewebes ihren Ausdruck finden" (LIER).

Mitunter können auch *tuberkulöse Hautprozesse* von indurativem oder sarkoidem Charakter das Bild einer Morphoea mehr oder minder vortäuschen. RÜSCHER hat einen derartigen Fall einer circumscripten sclerodermieartigen Hauterkrankung tuberkulöser Ätiologie beschrieben, welchem dann eine weitere Beobachtung von GOLDSMITH folgte; aber auch ähnliche, von GOUGEROT-BURNIER, MICHELSON, KREN beobachtete Fälle dürften wahrscheinlich hier anzuschließen sein.

In dem von RÜSCHER beobachteten Falle handelte es sich um einen jungen Mann, der aus tuberkulös schwer belasteter Familie stammte und selbst Anzeichen einer manifesten Tuberkulose aufwies, wie Schallverkürzung über der rechten Lunge, verlängertes und unreines Exspirium; Pirquet schwach, Intracutanreaktion deutlich positiv, Lymphomata colli. Über dem rechten Schulterblatt eine eigenartige Hautveränderung, die, von RÜCHER als sclerodermieartig bezeichnet, im Bereiche eines etwa kinderhandgroßen Bezirkes derb infiltriert, leicht verdickt, auf der Unterlage verschieblich, gegen die Umgebung scharf abgesetzt, stellenweise durch erweiterte Blutgefäße blaurötlich gefärbt erschien. Die Biopsie ergab reichlich Lymphocyteninfiltration, zahlreiche Riesenzellen, keine Nekrosen.

Der von GOLDSMITH beschriebene Fall, der klinisch unstreitbar als Morphoea imponierte, ließ nach einem Trauma auf dem linken Schienbein zwei Flecke erkennen, die bald miteinander verschmolzen und im Verlaufe von 3 Jahren sich zu einer Plaque entwickelten, in deren Bereich die Haut derb, hart, glatt, glänzend, in Falten nicht abhebbar war. Die peripheren Anteile waren etwas verdickt, erhaben, bräunlich livide, die zentralen Partien leicht eingesunken, gelblich. Bei der zweiten Biopsie ergab sich ein tuberkulöses Granulationsgewebe der tieferen Schichten der Cutis und Subcutis, das Elastin schien zerstört; Kollagenveränderung, wie sie bei Morphoea getroffen wird, fehlte. Kochsche Bacillen wurden nicht gefunden, die Intradermoreaktion war mäßig stark positiv.

Ein von MacCormac beobachteter Fall, den Goldsmith zitiert, zeigte ähnliche, nur leicht schuppende Veränderungen, die als Übergangsform zwischen Lupus erythematosus und Erythema Bazin angesehen wurden.

Michelson demonstrierte als Morphoea eine an der Schienbeinfläche eines 34jährigen Mannes gelegene, gelbweiße Plaque von knorpelähnlicher Konsistenz und tiefbrauner Färbung des Randes; in der Diskussion vertrat Olson die Ansicht, daß die Veränderung, zumal sie als knotiges Erythem begonnen hatte, wohl einem Erythema induratum entspreche.

Unter der Bezeichnung Tuberculose sarcoide sclérodermiforme schildern Gougerot-Burnier eine unscharf begrenzte, infiltrierte, blaßrosa gefärbte Plaque von fast holzartiger Konsistenz; die Haut ist an dieser Stelle des rechten Unterschenkels glatt, gespannt, auf der Unterlage nicht verschieblich. Auf dem linken Unterschenkel eine ähnliche Veränderung, die als Knoten begonnen hatte. Blasende Geräusche über der linken Lungenspitze, welche bei der röntgenologischen Untersuchung sich als verschleiert erwies. Intradermoreaktion stark positiv. Die histologischen Veränderungen entsprachen einem Erythema Bazin, die Intensität der fibrösen Reaktion erklärt den sclerodermieähnlichen klinischen Aspekt.

Bei dem von Kren vorgestellten Falle handelte es sich um eine 52jährige Frau, deren Affektion 7 Jahre vorher mit dem Auftreten von Flecken und Knoten an beiden Unterschenkeln begonnen hatte und allmählich zur Ausbildung gelblicher, atrophischer, leicht eingesunkener, glattgespannter, teils isolierter, teils konfluirender Flecke führte, welche den Eindruck umschriebener Sclerodermieherde erweckten. In der Umgebung blaurote bis braunviolette, cutane und subcutane Knoten. Histologisch waren Rundzelleninfiltrate des Fettgewebes, stellenweise Infiltration der Gefäßwände, ferner zahlreiche kleine, in Auflösung begriffene Riesenzellen bei sonst geringer Reaktion zu erkennen. Beträchtliche Atrophie des Bindegewebes bis in die Subpapillarschichte.

Schließlich sei in diesem Zusammenhange noch einer Beobachtung Milians gedacht, welcher 1903 ein von einer weißlichen Sclerosierung umrandetes Ulcus cruris demonstrierte, bei welchem klinisch und experimentell durch den Meerschweinchenversuch die tuberkulöse Ätiologie bewiesen werden konnte.

Besonderer differentialdiagnostischer Betrachtung bedarf das Stadium atrophicum der circumscripten Sclerodermieherde; da ist es wiederum die *Dermatitis atrophicans,* die am häufigsten zu diagnostischen Zweifeln bzw. Irrtümern führen kann. Die sclerodermatoiden Herde einer Akrodermatitis atrophicans gehen selten, und nur, wenn sie nicht sehr dick sind, in die typische bratkartoffelschalenähnliche Atrophie über — die Ursache dieses Verhaltens wurde in der von Falkenstein und *mir* verfaßten Arbeit auseinandergesetzt — trotzdem sie oft in der unmittelbaren Nachbarschaft oder selbst inmitten dieser bratkartoffelschalenähnlichen Haut sitzen. Diese letztere Form der Atrophie unterscheidet sich schon in ihrem äußeren Aussehen von der Atrophie der umschriebenen Sclerodermie durch die vorhandene Schuppung, die bei der echten sclerodermatischen Atrophie fehlt, weil hier keine oder nur minimale Entzündungserscheinungen vorliegen.

Ein besonders wichtiges differentialdiagnostisches Moment tritt beim Aufheben einer Falte zutage. Die Falte bei der Dermatitis atrophicans ist hart, knitterig, wie die Falten an einem primitiven, alten Holzschnitt, bei der sclerodermatischen Atrophie gerundet, weich; bei der ersteren gleicht sich die Falte nur sehr langsam und zögernd aus und zwar infolge des Schwundes des elastischen Gewebes; bei der sclerodermatischen Atrophie gleicht sich die Falte unmittelbar nach dem Abheben aus, sofern es sich nicht um ein Individuum mit seniler Haut handelt. Die subcutanen Venen können bei beiden Formen gleich durchscheinen infolge der Verdünnung des über ihnen liegenden Gewebes; bei Akrodermatitis-Atrophie ist diese Erscheinung stärker, wiederum wegen des — stärkeren oder geringeren — Schwundes der elastischen Fasern in der Adventitia und Muscularis der Venen.

Ich habe mich bemüht — ebenso wie dies FINGER schon vor zwei Dezennien getan hat — nahezu alle oder die meisten der in der Literatur des letzten Jahrzehnts veröffentlichten und in den ärztlichen Gesellschaften verschiedener Länder vorgestellten Fälle, welche die Möglichkeit einer Kombination von Sclerodermie und Acrodermatitis atrophicans illustrieren sollten (BEESON, BOHINOWNA, BRAUER, BRIEL, CLARK, ELIASCHEFF, H. FOX, GAGER, GOLOMB-FAINGOLD, GRIVEAUD, GUY-HOLLANDER-JACOB, HART-DRANT, HELLER, HÖFT, H. HOFFMANN, HOLLANDER, HOLLANDER-GOLDMANN, JESSNER, ITALINSKI, LANE, MÖLLER, OLIVER, ORMSBY, PÜRCKHAUER, ROSEN, SALOMON, SCHRAMEK, STRANDBERG, TREITZKI, WALZER, WILLIAMS u. a.) objektiv zu beurteilen, soweit dies nicht schon in der mehrfach erwähnten, gemeinsam mit F. FALKENSTEIN abgefaßten Arbeit geschehen ist; in kaum einem einzigen Falle konnte ich die Überzeugung gewinnen, daß wirklich eine Kombination beider Krankheiten besteht. Bei Vorstellung verschiedener Fälle in dermatologischen Gesellschaften sind denn auch von solchen Forschern, die viele Fälle von sclerodermatoider Form von Dermatitis atrophicans gesehen haben, solche Diagnosen richtiggestellt worden.

So erwies sich beispielsweise ein von FISCHL als Kombination von Sclerodermie und Akrodermatitis chronica atrophicans vorgestellter Fall als reine Sclerodermie, wie dies auch OPPENHEIM gelegentlich der Diskussion zu diesem Falle betonte; umgekehrt wurden bei einem von ROSEN als Akrodermatitis chronica atrophicans and scleroderma vorgestellten Falle die als Sclerodermie bezeichneten Veränderungen von WISE als „Pseudosclerodermie" angesprochen.

Auch der von LESZCZYNSKI, einem gewiß ausgezeichneten Beobachter, als Kombination von Akrodermatitis atrophicans, Anetodermia maculosa und Sclerodermie en plaques geschilderte Fall scheint nicht recht beweisend zu sein und könnte auch so aufgefaßt werden, daß die als vermeintliche Sclerodermie en plaques geschilderten Hautveränderungen einem infiltrativen, also frühen Stadium der Atrophia maculosa entsprechen, die in diesem Falle ja auch in der charakteristischen Erscheinungsform der atrophischen, prolapsartig über das Niveau der Umgebung vorquellenden Herde vorhanden war. Es stellen sich eben, wie dies auch PAUTRIER vor kurzem betont hat, der Entscheidung derartiger Fragen oft ganz außerordentliche Schwierigkeiten entgegen, aber gerade dieses Moment. war die Veranlassung dazu, daß den unmittelbar vorhergehenden Erörterungen der Differentialdiagnose beider Formen ein etwas breiterer Raum gewährt war.

Die Atrophie von sclerodermatischen Herden auf der unbehaarten Kopfhaut bietet in differentialdiagnostischer Hinsicht keine besonderen Verhältnisse; im Bereiche der behaarten Kopfhaut dagegen können solche Herde, wie beispielsweise ein vor nicht allzu langer Zeit von ERICH LANGER demonstrierter Fall beweist, Zweifel entstehen lassen, ob eine umschriebene Sclerodermie im Stadium atrophicum oder eine *Atrophie nach Lupus erythematodes* vorliegt. Abgesehen davon, daß man häufig noch typische Herde von Lupus erythematodes am Rande oder an anderen Stellen der atrophischen Herde findet, oft mit ihren charakteristischen Hornpfröpfen und Punktierungen, ist die Hautatrophie nach Lupus erythematodes nie so stark ausgeprägt wie jene nach Sclerodermia circumscripta, da bei letzterer auch der angrenzende Teil der Subcutis atrophiert, während bei Lupus erythematodes die Atrophie mehr oberflächlich ist. Ein wichtiger Unterschied ist ferner, daß die Erythematodes-Atrophie ziemlich lange schuppt; schließlich kommt auch in den meisten Fällen differentialdiagnostisch die Form in Betracht, da die Sclerodermieherde der behaarten Kopfhaut meistens dem Typ der Säbelhiebform entsprechen, demgemäß auch die nachfolgende Atrophie diese charakteristische Form erkennen läßt. In vereinzelten Beobachtungen scheint mitunter eine Schwierigkeit in der Abgrenzung umschriebener Sclerodermieformen von flach infiltrierenden und vernarbenden *Epitheliomen* zu bestehen, so in einem von Mitchell beobachteten Falle, in welchem sogar von chirurgischer Seite in der Annahme, daß ein Epitheliom vorliege, ein Eingriff zur Entfernung der veränderten Hautpartie unternommen worden war; eine allerdings entfernte Ähnlichkeit mit einem Epitheliom bestand in den Fällen von MacCafferty und Lieberthal. Umgekehrt bieten wiederum mitunter Epitheliome der Haut klinisch ein Bild, das einer umschriebenen sclerodermatischen Fläche weitgehend ähnelt; Montgomery-Culver, Gougerot-Eliascheff-Uhry, Pernet, Bertanzi, welcher letztere ein Verzeichnis einschlägiger Publikationen zusammengestellt hat, konnten beispielsweise derartige Fälle beobachten. In einer Beobachtung Bruusgaards handelte es sich um ein lentikuläres Mammacarcinom, welches einer circumscripten Sclerodermie klinisch täuschend ähnelte, aber auch bei der histologischen Untersuchung zunächst nur eine sclerodermieähnliche Veränderung des Bindegewebes erkennen ließ. Erst nach Wiederholung der Biopsie konnte dadurch, daß in den feinen Lymphgefäßen atypische Epithelien gefunden wurden, die Diagnose richtiggestellt werden. Gougerot-Eliascheff-Uhry heben als charakteristisch für die sclerodermieähnlichen Epitheliome hervor, daß die indurierten, elfenbeinfarbenen, einer umschriebenen Sclerodermie vollkommen gleichenden Flächen im Zentrum ein kleines, feines Krüstchen tragen, welches einen rosa gefärbten Fleck deckt. Im histologischen Bilde erweist sich das Bindegewebe auffallend kondensiert, wodurch der eigenartige klinische Aspekt erklärt erscheint.

Mit wenigen Worten muß hier auch jener Fälle gedacht werden, in welchen es nach Angabe der betreffenden Autoren im Verlaufe einer umschriebenen Sclerodermie zur Entwicklung von Epitheliomen kam; ob der von Strobel beobachtete Fall tatsächlich für diese Möglichkeit spricht oder ob es sich um ein unter dem Bilde einer umschriebenen Sclerodermie beginnendes Epitheliom handelt, das erst später als solches erkannt wurde, ist aus dem kurzen Referat nicht recht ersichtlich. Analog könnte auch für die beiden Beobachtungen Sattlers vermutet werden, daß es sich um Mammacarcinome handelt, welche in ihrem Beginn den Aspekt umschriebener sclerodermatischer Flächen boten; in der betreffenden Arbeit erscheint die Annahme des Autors, daß sich die malignen epithelialen Veränderungen auf der Basis einer Sclerodermie entwickelt hätten, im wesentlichen nur aus der Tatsache geschlossen, daß nicht alle ursprünglich verhärteten Stellen sich in Carcinom umwandelten, daß sich an einzelnen Stellen sogar die Verhärtung zurückbildete. Was endlich einen von MacLeod-Wigley beobachteten Fall von Epitheliom auf umschriebener Sclerodermie anlangt, so ließ die an die Demonstration des Falles anschließende Diskussion erkennen, daß es gar nicht erwiesen war, ob das vorhandene Epitheliom von einer lokalisierten Sclerodermie oder von einem Lichen chronicus hypertrophicus seinen Ausgang genommen hatte.

Daß auch mitunter *Röntgenschädigungen* zu sclerodermieähnlichen Hautveränderungen führen können, ist heute so ziemlich allgemein bekannt; Salomon hat schon vor vielen Jahren einen derartigen Fall mitgeteilt und ähnliche Beobachtungen aus der damals vorliegenden Literatur angeführt. Besonders bemerkenswert ist aber ein von E. Hoffmann-Schreus mitgeteilter Fall, welcher das klinische Bild einer echten, umschriebenen Sclerodermie darbot und nach Röntgentiefenbestrahlungen aufgetreten war. Die Autoren nahmen für ihre Beobachtung einerseits Schädigung der Gefäße durch die Röntgenstrahlen an, betonten aber, daß in ihrer Beobachtung auch schon vor der Bestrahlung ein gefäßschädigender Prozeß, nämlich ein Erythema induratum vorangegangen war. Auch Arzt-Fuhs, welche in ihrer „Röntgentherapie" die sclerodermieähnlichen Röntgenschädigungen besprechen, führen diese Erscheinungen auf eine Schädigung der tieferen Gefäße und Gewebe zurück.

Schließlich sei der Vollständigkeit halber vermerkt, daß auch *Verätzungen mit konzentrierter Carbolsäure* (KREN), sogar auch *Narben nach abgelaufener Furunkulose* (NADEL) gelegentlich Bilder aufwiesen, die mehr oder minder an umschriebene sclerodermatische Veränderungen erinnerten.

e) White spot disease (JOHNSTON und SHERWELL).

Lichen sclerosus (HALLOPEAU-DARIER), Lichen morphoeicus (STOWERS), Lichenoid scleroderma (MAC CAFFERTY, WISE), Dermatitis lichenoides chronica atrophicans (CSILLAG), Lichen albus (ZUMBUSCH), Morphoeid Scleroderma (SIBLEY), Morphoea guttata (JAMIESON) und kartenblattähnliche Sclerodermie (UNNA).

Die unter den angeführten Bezeichnungen aufgezählten Formen haben gemeinsam, daß es sich bei ihnen im Gegensatz zur Morphoea um *kleinfleckige,* dem Miniaturbild einer Sclerodermia circumscripta mehr oder weniger ähnliche Veränderungen handelt, welche von den verschiedenen Autoren bald der umschriebenen Sclerodermie, bald dem Bilde des Lichen ruber planus atrophicus et sclerosus zugezählt und darum unter verschiedenen Benennungen geschildert wurden, wobei die Frage der Beziehungen dieser beiden letztangeführten Affektionen wie auch der angeführten einzelnen Beobachtungen untereinander noch vielfach umstritten erscheint.

Im Jahre 1901 beschrieb WESTBERG einen Fall einer mit weißen Flecken einhergehenden, bisher nicht bekannten Dermatose, die indes „mit den von JOHNSTON und SHERWELL, sowie von HAZEN veröffentlichten Fällen von White spot disease viel weniger Ähnlichkeit hat als diese mit der Sclerodermia circumscripta; wenn man von den ihr durch das völlige Erhaltensein der elastischen Fasern vielleicht doch wieder nahestehenden Fällen von RIECKE, WARDE, MONTGOMERY-ORMSBY absieht, steht sie noch völlig vereinzelt da" (GANS). WESTBERG selbst äußerte sich auf dem Frankfurter Kongreß bezüglich des von ihm beobachteten Falles, „daß diesem eigentlich alles fehlt, was für Sclerodermie charakteristisch ist", daß vielmehr die Lymphspalten auf Kosten des ein sozusagen festes Gefüge bildenden, verdickten kollagenen Gewebes verengt waren, daß die Capillaren durch diese Raumbeschränkung verengt erschienen, daß das elastische Gewebe total erhalten war und den nach der Peripherie der Haut hin zustrebenden Papillen folgte. Schließlich fehlte sowohl klinisch (Lilac-Ring bei White spot disease) wie mikroskopisch jedes Infiltrat, bei Färbung mit polychromem Methylenblau fanden sich reichliche Mastzellen.

In der Diskussion zu einem von E. HOFFMANN-JULIUSBERG auf dem Frankfurter Kongreß vorgestellten Falle von White spot disease wie auch gelegentlich der Vorführung einer eigenen Beobachtung betont HERXHEIMER, daß die Bezeichnung White spot disease eigentlich von JOHNSTON-SHERWELL herrührt und auf die Beobachtung von WESTBERG zurückgeht, daß letztere aber ebenso wie ein von IWANOW beschriebener Fall von perifollikulären, narbenähnlichen Atrophien nach Acneprozessen von den White spot-Fällen abzutrennen seien, die wiederum nach HERXHEIMER in der Mehrzahl zur kartenblattähnlichen Sclerodermie UNNAS zugezählt werden müssen. Im selben Jahre schildert E. HOFFMANN einen Fall von Lichen sclerosus HALLOPEAU, welchem Bilde er auch die von ZUMBUSCH veröffentlichte Beobachtung von Lichen albus einreihen will; REITMANN betonte damals in der Diskussion, daß das histologische Bild des von E. HOFFMANN demonstrierten Falles dem eines Lichen ruber planus wegen des Auftretens von sclerosiertem Bindegewebe sowie von geringgradigen, perivasculären Infiltraten, insbesondere aber wegen des fehlenden Elastins absolut

nicht entspricht. Jadassohn verweist auf die Analogien, welche zwischen dem
Lichen albus (Zumbusch) und gewissen Formen von oberflächlicher, karten-
blattähnlicher Sclerodermie zu bestehen scheinen, wie der Vergleich der von
Zumbusch einerseits, von Zarubin andererseits geschilderten Fälle ergibt.
Weiterhin schildert Dreuw einen auch histologisch gut studierten Fall von
White spot disease und möchte diesen sowie die Fälle von E. Hoffmann-
Juliusberg, Riecke, Zarubin, Warde, Montgomery-Ormsby, ferner die
Beobachtungen von MacLeod, Sherwell, Herxheimer unter der Bezeichnung
„Sclerodermia circumscripta Unna" zusammenfassen. W. Fischer findet in
den verschiedenen Fällen, von dem als Lichen sclerosus geschilderten Falle
E. Hoffmanns bis zu den klinisch kaum mehr als lichenähnlich zu bezeichnenden
Beobachtungen, welche von Zumbusch (Lichen albus), Csillag (Dermatitis
lichenoides chronica atrophicans), Milian (Leucodermie atrophique ponctuée)
geschildert wurden, eine weitgehende Übereinstimmung des pathologisch-
anatomischen Bildes, welche sich vor allem durch eine mit Schwund des Elastins
einhergehende, eigenartige Degeneration des Bindegewebes kennzeichnet. In
einer Polemik gegen Fischer hebt Vignolo-Lutati hervor, daß neben der
Morphoea circumscripte superfizielle Sclerodermien (Unnas kartenblattähnliche
Sclerodermie) vorkommen, welche in ihrem Beginn manchmal lichenoid sein
können. Bei diesen Formen findet sich als erstes Stadium eine präsclerotische
Infiltration, die klinisch ihren Ausdruck in papelähnlichen Efflorescenzen findet,
welche mitunter an das Bild der farblosen Varietäten des Lichen planus erinnern.
Das folgende Stadium, die atrophische Sclerose, zeichnet sich klinisch durch
den weißen, mehr oder weniger eingesunkenen Fleck von narbig-atrophischem
Aussehen aus. Kretzmer kam an der Hand zweier einschlägiger Beobachtungen
und einer eingehenden kritischen Betrachtung der übrigens sehr beachtenswerten
Arbeiten von Juliusberg und Dreuw zum Schlusse, daß der von Unna als
kartenblattähnliche Sclerodermie bezeichnete Symptomenkomplex als identisch
mit fast allen Fällen angesehen werden muß, welche unter dem Namen White
spot disease veröffentlicht wurden, welche letztere Bezeichnung aber nur mit
großer Zurückhaltung zu gebrauchen und besser durch Benennungen wie Morphaea guttata, punctata oder maculosa zu ersetzen wäre. Bizzozero, der die
Frage der Beziehungen der Sclerodermia circumscripta zum Lichen sclerosus
einem eingehenden Studium unterzogen hat, unterscheidet bei letzterem zwei
Formen, eine sekundäre und eine primäre Form; diese letztere bildet den Übergang zur kartenblattähnlichen Sclerodermie. Es gibt jedoch seiner Ansicht
nach zwischen diesen typischen Krankheitsbildern Übergänge, einerseits Fälle,
wie sie von Zumbusch, Csillag, Fischer, Vignolo-Lutati beschrieben wurden
und welche gleichzeitig Merkmale des Lichen sclerosus, noch mehr aber solche
der umschriebenen Sclerodermie aufweisen; für diese Bilder eignet sich der
Name lichenoide Sclerodermie. Andererseits gibt es Fälle (E. Hoffmann,
Ormsby, Bizzozero), die zwar der kartenblattähnlichen Sclerodermie nahestehen, die aber nach Bizzozeros Ansicht wegen des Fehlens eines farbigen
Randes und einer wirklich pergamentartigen Beschaffenheit einerseits, wegen
der bestehenden Neigung zur Verschmelzung und wegen des vorhandenen, mehr
oder weniger stark ausgeprägten Juckreizes andererseits gewisse Beziehungen
zum Lichen sclerosus erkennen lassen. In einer auch kasuistisch belegten Arbeit
beschäftigt sich Alexander eingehend mit der von Bizzozero vertretenen
Auffassung, von welcher er insofern abweicht, als er einerseits die von Bizzozero
aufgestellten Übergangsformen, um die Übersicht über die vorhandene Kasuistik
nicht zu erschweren, wie Fischer lieber der Sclerodermie zuzählen möchte,
andererseits mit Nachdruck dagegen Stellung nimmt, das histologische Substrat
des Lichen sclerosus mit dem der circumscripten Sclerodermie zu identifizieren.

Beiträge zu dieser Frage wurden auch vielfach von amerikanischen Autoren geliefert, so insbesondere von Wise, MacKee-Wise, Wise-Rosen, Wise-Shelmire, Nomland. Was zunächst die Arbeit von Wise-Shelmire betrifft, so vertreten diese beiden Autoren die Ansicht, daß die unter verschiedener Bezeichnung geschilderten Veränderungen, die einerseits verwandtschaftliche Beziehungen zur Sclerodermie, andererseits zum Lichen planus aufweisen und welche, auch wenn histologische Untersuchungen vorliegen, oft recht erhebliche differentialdiagnostische Schwierigkeiten bereiten, in drei verschiedene Gruppen geteilt werden sollen: a) Fälle, die Verwandtschaft zur Sclerodermie zeigen, b) Fälle mit verwandtschaftlichen Beziehungen zum Lichen planus, c) Fälle ohne solche Beziehungen zu den erwähnten beiden Affektionen. Die Fälle der dritten Gruppe stellen nach Ansicht von Wise-Shelmire nicht die Umwandlung des einen Krankheitstypus in den anderen dar, sondern gehören einer bestimmten klinischen Krankheitseinheit an, für welche die Autoren die Csillagsche Bezeichnung akzeptieren. Ähnlich vertritt auch Nomland die Anschauung, daß der Lichen sclerosus et atrophicans, ihm angegliedert der Lichen albus (Zumbusch), schließlich auch die Dermatitis lichenoides chronica atrophicans (Csillag) sowohl vom Lichen planus wie von der Sclerodermie abzutrennen seien. Bemerkenswert ist endlich auch der Standpunkt, den Gans in seiner Histologie der Hautkrankheiten zu dieser Frage einnimmt und der deshalb auch hier kurz wiedergegeben sein soll:

„Differentialdiagnostische Schwierigkeiten für eine Abtrennung von der reinen Form der Sclerodermia circumscripta wären daher kaum zu erwarten, wenn es gelänge, den Lichen sclerosus jeweils in jenem frühen Stadium zu untersuchen, wo neben der Sclerose und Atrophie noch ausreichende Anhaltspunkte für ein Erkennen des Lichencharakters der Veränderung vorhanden sind. Diese jedoch sind und waren in den meisten der beobachteten Fälle nicht mehr sichtbar und für diese — und das ist doch bei weitem die Mehrzahl der bisher veröffentlichten — scheint mir eine Abtrennung von der Sclerodermia circumscripta auf Grund histologischer Daten nicht möglich, eher vielleicht auf Grund klinischer. Denn bei der Sclerodermia circumscripta finden wir alle jene Veränderungen in mehr oder weniger großem Ausmaße, die auch das Endstadium des Lichen sclerosus kennzeichnen: Atrophie der Stachelschichte bei Hypertrophie der Hornschichte, Sclerose des Papillarkörpers und der oberen Cutis in der bekannten Uhrglasform, Lückenbildung zwischen Epidermis und Papillarkörper, mäßige Zellinfiltration am Grunde des sclerotisch-atrophischen Bezirkes. Auch die bei der Sclerodermie im Gegensatz zum Lichen sclerosus unzweifelhaft nur ganz vorübergehend vorhandenen entzündlichen Erscheinungen, die schon sehr bald einer „so gut wie primären Kollagensclerose" Platz machen (Alexander), können daher in den wenigsten Fällen helfen. Und endlich finden sich — wie besonders Bizzozero betont hat — auch Fälle, wie die von E. Hoffmann, v. Zumbusch (Lichen albus), Csillag (Dermatitis lichenoides chronica atrophicans), Milian (Leucodermie atrophique ponctuée), Fischer, Vignolo-Lutati, Kreibich u. a., die in der Mitte, bzw. der Sclerodermie näher zu stehen scheinen als dem Lichen sclerosus" (Gans).

Es sind sowohl klinische als namentlich histologische Gründe, die mich mit Unna, Herxheimer u. a. veranlaßt haben, die oben genannten Formen zu einer eigenen Gruppe innerhalb der Sclerodermien zu vereinigen, ein Standpunkt, der in letzter Zeit auch von Grütz und von Kyrle vertreten wird.

Die „White spot disease", deren Bezeichnung, wie schon erwähnt, von Johnston-Sherwell herrührt, ist klinisch charakterisiert durch linsengroße oder etwas größere, bisweilen auch etwas kleinere, kreidigweiße, elfenbeinweiße bis weißlichgraue, alabasterartig, seidenartig oder perlmutterähnlich glänzende

Fleckchen, deren Oberfläche glatt, leicht uneben ist und die ursprüngliche Haut-
zeichnung größtenteils vermissen läßt. Sie sind nur wenig oder gar nicht über
das Niveau der Umgebung erhaben, häufig unter demselben. Mitunter ist ein
roter Rand (Bechet, Grütz, Tronslien) oder ein violetter Saum (Jamieson,
Ormsby) vorhanden, in anderen Fällen ein pigmentierter Hof. Ihre Umgebung
ist meistens noch viel intensiver gerötet und mehr bläulich als bei der eigentlichen Sclerodermia circumscripta. Der erythematöse Hof ist meistens auch über

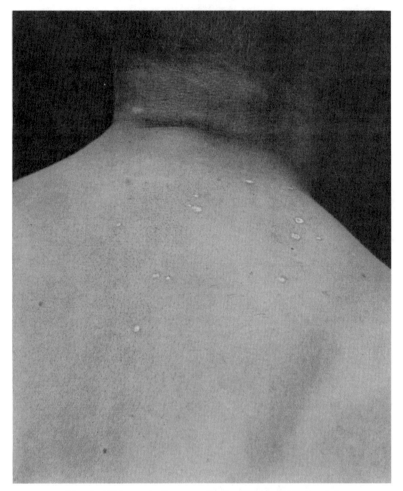

Abb. 18. White spot diesease. (Beobachtung von O. Sachs.)
(Nach einem Photogramm der Sammlung Ehrmann-Brünauer.)

den eigentlichen weißen Fleck erhaben (Grütz) und schwindet erst mit der
folgenden Atrophie (Joseph); seltener ist die atrophische Stelle unter dem Spiegel
der umgebenden Haut (Chargin). Herxheimer erwähnt ausdrücklich die in
seinem Falle perifollikuläre Anordnung der einzelnen Flächen, eine Erscheinung,
die Juliusberg veranlaßt hatte, von einer Morphoea guttata follicularis zu
sprechen. Die Follikelmündung lag im Zentrum der Einzelplaque und war
deutlich eingesunken. Ähnliches konnte auch Heuss beobachten, der auch
ebenso wie Bruusgaard, Chargin, Levin, Mgebrov-Brodskij das Auftreten

von Hornpröpfen verzeichnet. In manchen Fällen besteht auch ein leichter Juckreiz (O. Sachs). Zumeist sind die oberen Anteile des Stammes der Sitz der White spots; Scapular- (Cederkreutz) und Clavicularregion (Grütz, Jamieson), die Schultergegend (Riecke), Sternum (Sterling) und Jugulum (Grütz, Sachs), Hals und Nacken (Hazen, Rothwell, Sachs, Sibley), sowie die oberen Partien der Brust und des Rückens (Bruhns, Brauer, Hudelo-Rabut-Civatte, Sachs, Tronslien) zeigen sich in den meisten Fällen befallen (Abb. 18), aber auch das Abdomen und die Oberschenkel (Jones, E. Pick), Ellenbogen und Kniekehle (Riecke), ja sogar das Genitale, und zwar insbesondere das Scrotum (MacKee-Wise, Sachs) sowie die kleinen Labien (Mgebrov-Brodskij) können die charakteristischen Veränderungen aufweisen.

In einem von Erwin Pick mitgeteilten Falle waren multiple, bis linsengroße, weiße Fleckchen zum Teil metameral, zum Teil in Gruppen auf der rechten

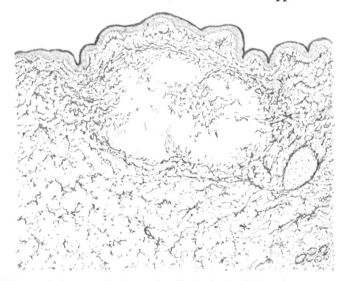

Abb. 19. White spot disease. Fleck aus der Rückenhaut. Lithion-Carmin-Weigert-Elastica-Färbung. Vergr. 30fach. Stelle aus den Randpartien des Herdes, der gegen die normale Umgebung offenbar nicht scharf abgegrenzt ist; daher in der Mitte der Atrophie einzelne elastische Fasern, die als Einstrahlungen von der Peripherie angesehen werden müssen. In der Umgebung des Focus geringgradige entzündliche Reaktion (R).
(Aus J. Kyrle: Vorlesungen über Histo-Biologie der menschlichen Haut und ihrer Erkrankungen, Bd. I, S. 141, Abb. 73.)

und linken unteren Bauchseite, in der Nabelgegend, über der Symphyse, an den Oberschenkeln, rechts vom Kreuzbein sowie an der linken Glutaealfalte angeordnet. O. Sachs wollte indes diesen Fall, der auch histologisch ein anderes Bild darbot, lieber zur Gruppe der Bindegewebsnaevi rechnen. Gelegentlich einer eigenen Beobachtung sah ich Fußrücken und die dorsale Haut der Zehen mit einer Reihe fast linsengroßer Flecke besät, welche livid-hyperämisch überwallte Ränder aufwiesen. In dem von Riecke beobachteten Falle waren die Flecke exanthemartig über das Abdomen zerstreut, Cederkreutz fand sie auf die linke Körperhälfte beschränkt bei gleichzeitigem Bestehen einer Hemiatrophia facialis sinistra. Erwähnenswert ist schließlich das von O. Sachs verzeichnete Befallensein der Schleimhaut des weichen Gaumens, welche beiderseits der Raphe gelegene, weißrötliche, etwas elevierte, bohnengroße, elliptische Plaques erkennen ließ.

Histologische Untersuchungen wurden in einer beträchtlichen Anzahl von Fällen ausgeführt, so von Bruusgaard, Grütz, Goldschlag, Hazen, Heuss,

Hoffmann-Juliusberg, Jones, Mgebrov-Brodskij, Riecke, Sachs, Wise-Rosen u. a.). An zwei von mir der histologischen Untersuchung zugeführten Fällen von White spot disease, in einem eigenen und in einem Falle von O. Sachs zeigt sich (Abb. 19) rings um den Herd und unter demselben eine ziemlich dichte Lymphocyteninfiltration (Umrahmung Riecke), eine ganz geringe um die Gefäße des Herdes selbst. Dieser zeigt, namentlich im Frühstadium des Prozesses, Verhältnisse, die von denen einer circumscripten Sclerodermie wesentlich abweichen: Hier handelt es sich weniger um eine Veränderung der Bindegewebsbündel in dem Sinne, daß diese an Volumen zunehmen und homogenisiert erscheinen, sie erscheinen vielmehr durch Flüssigkeit in ihre feinen Fasern förmlich zerrissen, die Einzelfasern voneinander isoliert, so daß die Bündel aufgelöst erscheinen. Diese auffallenden Veränderungen, die beispielsweise auch Bruusgaard gelegentlich einer Krankendemonstration nachdrücklich hervorgehoben hat, erscheinen dann in einem späteren Stadium, das allem Anschein nach häufiger zur Beobachtung gelangt, durch eine derbe Kollagenplatte ersetzt. Besonders ausgesprochen ist nach Zeugnis fast aller Autoren der Schwund der Elastica, von der in den peripheren Teilen des Herdes unmittelbar unter der Epidermis noch einige Anteile vorhanden sind; an den Stellen der stärksten Intensität des Prozesses, in der Mitte der Efflorescenzen, fehlt sie aber auch unter der Epidermis ganz. Die Epidermis ist gespannt, zumeist verdünnt, der Papillarkörper geschwunden. Von weiteren Details, welche Gans in seiner Histologie der Hautkrankheiten erwähnt, wäre noch hervorzuheben, daß die Epidermis oft auf wenige Zellreihen verringert ist, unter welchen die Hornschichte die anderen Zellagen an Breite übertrifft und in konzentrisch geschichteten Massen in das oberste Drittel der Haarfollikel hinabsteigt. An den Elementen des Stratum spinosum und der Basalreihe zeigen sich vielfach Vakuolisierungserscheinungen, welche manchmal bis zum Zerfall des Protoplasmas und der Zellkerne gesteigert sind, Veränderungen, die Dreuw als charakteristisch ansehen wollte, jedoch wohl kaum mit Recht, da derartige Erscheinungen auch bei anderen Affektionen beobachtet werden. Unterhalb der Epidermis-Cutisgrenze zeigen sich stellenweise subepidermale, mitunter bis in das Epithel hinaufreichende, erweiterte Lymphspalten, namentlich in den Frühstadien des Prozesses, während sie zu einem späteren Zeitpunkt, in welchem der Kontrast zwischen gesundem und krankem Gewebe noch deutlicher hervortritt, fast völlig geschwunden sind, ebenso wie die zum Teil erweiterten Gefäße. Nur in der Randinfiltration, welche zum größten Teile aus Lymphocyten besteht, aber auch spindelige Elemente aufweist und sogar ganz vereinzelte Mast- und Plasmazellen, eventuell schlecht entwickelte Riesenzellen enthalten kann, sind noch spärliche Gefäße nachweisbar.

Das Auffallendste an den oben geschilderten histologischen Befunden ist das Auftreten streng umschriebener, meist kalottenförmiger Herde, innerhalb welcher das Kollagen verändert erscheint und die elastischen Fasern fehlen; Grütz spricht sich eben auf Grund dieser Befunde für die Abtrennung der Weißfleckenkrankheit von der Sclerodermie aus. Riecke verzeichnet in seiner ersten, aus dem Jahre 1909 stammenden Beobachtung Verbreiterung des Stratum corneum, die Keratohyalinschichte war vorhanden, das Rete mucosum verschmächtigt, die Zylinderzellenschichte undeutlich, Vakuolenbildung an der Epithel-Coriumgrenze. Die Papillen waren fast völlig ausgeglichen, die Subpapillarschichte erschien blasser gefärbt und gegen die gesunde Umgebung scharf abgesetzt. Bemerkenswert ein auffallender Mangel an Bindegewebskernen in der Peripherie, auch an der Basis Infiltration; die Bindegewebsbündel auseinandergedrängt, keine Entartungserscheinungen. Dagegen fand Riecke, abweichend von anderen Autoren, das elastische Gewebe unverändert; offenbar hatte Riecke, der seinen Fall nur provisorisch der White spot disease zuteilen wollte, in seiner damaligen Beobachtung ein Anfangsstadium vor sich, in einem späteren Falle konnte er Befunde erheben, welche den oben geschilderten Veränderungen vollauf entsprachen.

Die umstehend zitierten, von Riecke in seiner aus dem Jahre 1909 stammenden Publikationen erwähnten Befunde sind jedoch in einer weiteren Hinsicht nicht uninteressant; gelegentlich der Demonstration eines White spot-Falles durch Hudelo-Rabut-Civatte vertrat Civatte die Ansicht, daß die White spot disease nur ein besonderer Fall der Morphoea sei, eine ganz oberflächliche und auch räumlich nur wenig ausgedehnte Form derselben. Führt man nämlich in Morphoeafällen die Excisionen der Fläche wie auch der Tiefe nach gleich ausgedehnt durch, so findet man, wie Civatte ausführt, in fast jedem Schnitte stellenweise die Bindegewebsbündel verbreitert, die elastischen Fasern fehlend oder zerbröckelt. Diese Stellen weisen in ihrem Zentrum ein Gefäß auf, entsprechen einem vorgeschrittenen Stadium der Affektion und lassen zumeist keine perivasculären Infiltrate erkennen, während an anderen Stellen, wo Cutis und Subcutis noch ihre elastischen Fasern besitzen, solche Infiltrate noch deutlich zu sehen sind. Civatte möchte nun die Morphoeaplaque aus einer großen Zahl von elementären, perivasculären Veränderungen zusammengesetzt ansehen, welche, vielleicht mit einem Infiltrat beginnend, zu einer Schwellung des Kollagens mit Schwund der elastischen Fasern führen, zwischen einander aber Zonen freilassen, in welchen die Cutis nahezu unverändert geblieben ist. Von diesem Gesichtspunkte aus betrachtet würde die White spot disease nach der Ansicht Civattes vielleicht als eine dieser elementären Veränderungen angesehen werden können. Ob diese Auffassung, die immerhin in einigem Widerspruch zu den Meinungen und Befunden anderer Autoren steht, Bestätigung und Anerkennung finden wird, muß vorerst abgewartet werden.

Hervorzuheben wäre noch, daß Herxheimer eine besonders intensive Tinktion der Bindegewebsfasern in der Schilderung des von ihm beobachteten White spot-Falles erwähnt, was seiner Ansicht nach für eine chemische Veränderung des Kollagens sprechen würde.

Die *kartenblattähnliche Sclerodermie*, zuerst von Unna als besondere Form beschrieben, zeigt, wie dies gelegentlich auch die White spots erkennen lassen, einen stark hyperämischen, über das Niveau der kartenblattförmigen Verdickung erhöhten Rand, manchmal mit stärkerer Akzentuierung der Follikelmündung, eine Erscheinung, die von manchen Autoren (Saenz-Argüelles) hervorgehoben wird und auch an dem Lichtbilde des mir von Otto Kren zur Verfügung gestellten Falles zu sehen ist (Abb. 20). Die Hautoberfläche ist hier ebenfalls verändert, so daß die normale Hautfelderung vergröbert, der Follikularapparat, wie dies Nomland und auch Zeisler hervorheben, durch Hornpfröpfchen markiert erscheinen. In einem späteren Stadium des Prozesses kann dieser farbige Rand durch einen mehr oder weniger deutlichen Pigmentsaum ersetzt sein, aber auch dieser kann fehlen, so daß dann lediglich eine kreideweiße Plaque sichtbar ist. Der Sitz der Veränderungen ist bei der kartenblattähnlichen Sclerodermie gewöhnlich derselbe wie bei der Weißfleckenkrankheit; es erscheinen zumeist Hals- und Nackengegend (Zeisler) sowie die oberen Partien des Stammes (Sasamoto, Zarubin) befallen, aber auch das Abdomen (Zarubin), die Glutaealregion (Saenz-Argüelles), die Handgelenke (Arndt) und das Genitale können Sitz der Veränderungen sein wie in den Fällen von Louste-Lévy-Franckel (inneres Präputialblatt, Glans), Honigbaum, Zarubin (Penis), Arndt (Scrotum).

Die *histologischen Veränderungen* zeigen, worauf schon Zarubin in einer Arbeit aus der Klinik Jadassohn hingewiesen hat, einen mehr oder weniger vollständigen Schwund der Elastica. In dem mir von Kren gütigst überlassenen histologischen Material zeigte sich das kollagene Gewebe wie bei der „White spot disease" durch Flüssigkeit in seine Fasern aufgelöst; Flüssigkeit hat sich aber auch noch in größeren Höhlen angesammelt, welche die kollagenen Fasern auseinandertreiben, so zwar, daß wir hier denselben Prozeß wie bei der Weißfleckenkrankheit — diesbezüglich darf auf die oben erwähnten, von Bruusgaard erhobenen Befunde hingewiesen werden —, nur in einem gewaltig gesteigerten Maße, vor uns haben. Zur histologischen Untersuchung lag leider

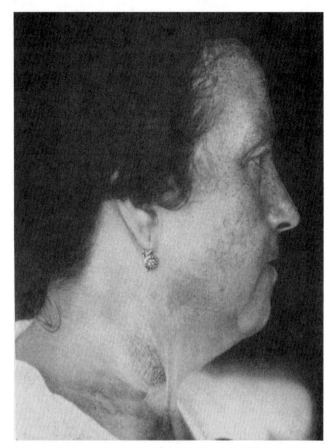

Abb. 20. Kartenblattähnliche Sclerodermie. (Sammlung O. Kren.)

nur ein mehr zentral gelegener Teil des Herdes von Krens Fall vor; an diesem war, abgesehen von den eben erwähnten Veränderungen (Abb. 21) an der Basis eine ziemlich starke Lymphocyteninfiltration um die Gefäße wahrnehmbar, während im Herde selbst, ähnlich wie bei der Weißfleckenkrankheit, nur geringe Infiltration um die im ödematösen Gewebe verlaufenden capillaren und sub-capillaren Gefäße wahrnehmbar war. In einem späteren Stadium, welches im Gegensatz zu dem vorangehenden ödematösen als das der homogenen Binde-gewebssclerose bezeichnet wird, tritt, wie dies Unna schon seinerzeit geschildert hat, an Stelle der auseinandergetriebenen und auseinandergesplitterten Binde-gewebsbündel und Bindegewebsfasern eine derbe, zellarme und fast gefäßlose Kollagenplatte, deren Fasern zum größeren Teil parallel verlaufen. Das Elastin ist zum überwiegenden Anteil geschwunden und nur fleckweise erhalten. Von diesen Veränderungen sind die Anhangsgebilde der Haut nur sekundär in Mitleidenschaft gezogen, Haarfollikel und Talgdrüsen erscheinen verkleinert oder

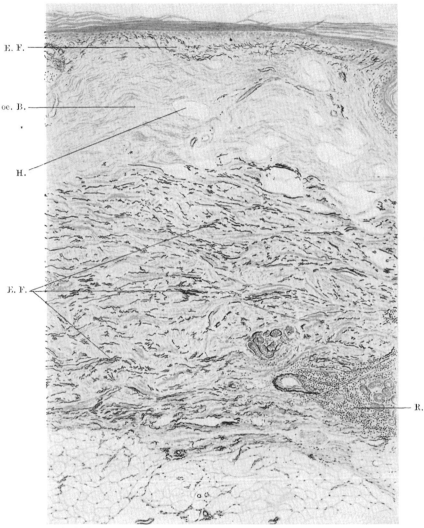

Abb. 21. Kartenblattähnliche Sclerodermie. Elasticafärbung eines Schnittes, welcher von dem in Abb. 20 wiedergegebenen Falle stammt.
Die Bindegewebsbündel der papillären und subpapillären Schichte ödematös (oe. B.), auseinandergedrängt, zum Teil von Hohlräumen (H.) durchsetzt. In diesem Bereiche fehlen die elastischen Fasern (E. F.), in den tieferen Schichten sind sie zum Teil in Form von plumpen Stückchen und Bröckeln vorhanden. Die Schweißdrüsen liegen hier im Bereiche der Randinfiltration (R.).
(Nach einem Präparat der Sammlung O. KREN angefertigte Zeichnung.)

zum Teil auch geschwunden, die Schweißdrüsenausführungsgänge oft zu dünnen Schläuchen komprimiert. Die Schweißdrüsenknäuel erscheinen zum Teil mechanisch alteriert, verzerrt, verengt oder wieder erweitert, zum Teil sind sie, wenn sie sich im Bereiche der Randinfiltration befinden, von Infiltration umgeben.

Wenn wir die Befunde, die andere Autoren und ich bei der Mehrzahl der Fälle umschriebener Sclerodermie gefunden haben, mit diesen Befunden vergleichen, so fällt die anatomische Ähnlichkeit untereinander und die Abweichung von der circumscripten Sclerodermie auf, wie dies ja schon von Unna und später von Zarubin hervorgehoben wurde. Bei der eigentlichen Sclerodermie werden in den ersten Stadien, im sog. ödematösen Stadium, die Bindegewebsbündel breiter, homogener; gewisse Anomalien der Färbbarkeit gegen die Norm sind mir wie auch Kyrle in Präparaten aufgefallen, die, nach van Gieson gefärbt, das sclerodermatische Bindegewebe durch einen eigenartigen braunroten Farbenton gegenüber dem normalen Kollagen hervortreten ließen. Man kann bei der umschriebenen Sclerodermie nicht von einem Ödem sprechen, sondern von einer *Quellung, Homogenisierung* der Bindegewebsbündel im Höhestadium, wodurch die Faserung weniger sichtbar wird. Bei der kartenblattförmigen Sclerodermie und der Weißfleckenkrankheit handelt es sich um *echtes Ödem*, d. h. *um ein Auseinandertreiben der sichtbar und deutlich bleibenden Bindegewebsfasern durch Flüssigkeit.* All dies ist der Grund, warum man den Prozeß bei der Weißfleckenkrankheit und der kartenblattförmigen Sclerodermie anders werten muß als den bei der umschriebenen Sclerodermie.

Die Ätiologie dieser spontan heilenden Krankheitsformen ist vollends unklar. Wir besitzen nicht einmal Anhaltspunkte für eine Hypothese in dieser Beziehung. Cederkreutz möchte in einem von ihm beobachteten Falle von White spot disease, in welchem die Erscheinungen ein halbes Jahr nach erfolgter Exstirpation der Ovarien aufgetreten waren, die Affektion auf den Ausfall der Keimdrüsenfunktion zurückführen. In einem anderen, gleichfalls von Cederkreutz beobachteten Falle von White spot disease, welcher gleichzeitig Erscheinungen von Hemiatrophia facialis erkennen ließ, wollte Cederkreutz die Veränderungen mit endokrinen, vielleicht auf tuberkulöser Ursache beruhenden Störungen in Zusammenhang gebracht wissen, ähnlich übrigens wie Grütz, der eine 47jährige Frau mit Erscheinungen von Sclerodermia guttata follicularis, halbseitiger Gesichts- und Körperatrophie und endokrinen Symptomen wie Nervosität, Reizbarkeit, Schwächegefühl, rascher Ermüdbarkeit einerseits, deutlicher Struma und eigenartiger Fettdystrophie andererseits beobachten konnte. Petges wiederum wollte, allerdings noch mit großer Reserve, die Weißfleckenkrankheit bei der entzündlichen Form der Tuberkulose vom Typus Poncet einreihen. Veiel beobachtete das Auftreten einer fleckförmigen Sclerodermie im Anschluß an eine Verletzung.

Gerade in ätiologischer Hinsicht erwähnenswert ist das von Buschke-Ollendorf 1928 beschriebene Krankheitsbild der *Dermatofibrosis lenticularis disseminata,* eine disseminierte, aus ovalen oder rundlichen, kaum erhabenen Efflorescenzen bestehende Affektion, welche bei einer infantilen und debilen, zur Bildung von Narbenkeloiden neigenden 41jährigen Patientin an symmetrischen Hautstellen, Hände, Füße, Gesicht und Hals ausgenommen, gleichzeitig mit einer durch das Röntgenogramm aufgedeckten Knochenanomalie, der *Osteopathia condensans disseminata,* linsengroßen, epiphysär und in der Spongiosa verteilten, stets in der Längsachse des betreffenden Skeletteiles angeordneten Verdichtungsherden, beobachtet und wie letztere Erscheinung auf eine Konstitutionsanomalie zurückgeführt wurde. Adolf und Lilly Pokorny schilderten 1929 drei weitere Fälle, welche die Mutter und zwei Töchter einer jüdischen Familie betrafen und übereinstimmend symmetrisch an den Beugeseiten der Ober- und Unterarme, in der Glutaealregion, an den Ober- und Unterschenkeln, sowie in der Gegend der Tuberositas tibiae angeordnete Knötchen erkennen ließen, die anfangs von der Umgebung kaum unterscheidbare, kleine, harte Kegelchen darstellen, später breiter, flacher, linsengroß, rund oder oval, blaßrosa oder infolge Pigmentation bräunlichrot, leicht glänzend erscheinen, schließlich mit fortschreitender Rückbildung zu anetodermatischen Stellen sich umwandeln, wobei einzelne Närbchen Pigmentierung erkennen lassen. Histologisch zeigte sich unterhalb der Epidermis ein schmaler Streifen normalen Bindegewebes, darunter liegt eine Platte verdichteten Kollagengewebes, wobei die elastischen Fasern nicht zerstört sind. Bedeutsam ist, daß auch in den von POKORNY beschriebenen Fällen Erscheinungen von Osteopathia disseminata condensans vorhanden waren, daß alle bisher beobachteten Fälle Frauen betrafen, daß bei dreien dieser Kranken Störungen der Ovarialfunktion nachweisbar waren, daß andererseits in einem Falle eine gemischte innersekretorische Störung mit Kleinheit der Schilddrüse, verspätetem Längenwachstum, Neigung zu Fettsucht einerseits, verspäteter Menarche und zeitweiser Amenorrhöe andererseits vorzuliegen schienen. Die Tatsache, daß in der beobachteten Familie Konsanguinität vorhanden war, daß ferner die Dermatose in dieser Familie dominant auftrat, ließ die Verfasser zu dem Schlusse kommen, daß bei der Dermatofibrosis lenticularis disseminata eine keimplasmatische Vererbung einer Affektion vorliegt, die dann durch innersekretorische Störungen manifest wurde, daß ferner ähnliche Verhältnisse vielleicht auch bei der echten circumscripten Sclerodermie vorliegen könnten, zu welcher wegen des histologischen Baues und der innersekretorischen Störungen A. und L. POKORNY diese Affektion, jedoch als eigene Untergruppe, zählen möchten.

f) Hemiatrophia facialis und Sclerodermia circumscripta.

Zu der circumscripten Sclerodermie wird auch vielfach die Hemiatrophie des Gesichtes gerechnet und von manchen Autoren, z. B. von CASSIRER-HIRSCHFELD als eine im Trigeminusausbreitungsgebiet sich lokalisierende Sclerodermie aufgefaßt. Die Besonderheiten, die ihr anhaften, werden von CASSIRER, HUTCHINSON u. a. als nicht so bedeutsam angesehen, daß sie eine Abtrennung dieser Affektion von den sonstigen Sclerodermien gestatten würden, während STIEFLER diese Ansicht nicht teilt. *Die Hemiatrophia facialis progressiva*, auch *Aplasie lamineuse progressive* (BITOT-LANDE), *Trophonévrose faciale* (FRÉMY), *neurotische Gesichtsatrophie* (VIRCHOW), *umschriebener Gesichtsschwund* (MOEBIUS) benannt, wurde, nachdem schon vorher BERGSON, PARRY, STILLING über einschlägige Fälle berichtet hatten, 1848 von ROMBERG sen. eingehend beschrieben. Der Beginn dieses Leidens, das schon von MÉNEAU in seiner Einteilung der Sclerodermien der Morphoea an die Seite gestellt wird und welches durch eine fortschreitende Atrophie der Haut, der Weichteile und des Knochens meist nur *einer* Gesichtshälfte charakterisiert ist, erfolgt in der Mehrzahl der Beobachtungen fast unmerklich; es entsteht eine runde oder streifenförmige mehr oder weniger stark pigmentierte, gelblich oder bräunlich gefärbte Hautstelle, welche aber nicht derb und fest ist wie bei der Sclerodermie — diesen Unterschied geben auch CASSIRER-HIRSCHFELD zu —, sondern im Gegenteil dünn, glänzend, verschieblich erscheint; nur in seltenen Fällen (HÖFELMAYER, LANGE) beginnt die Hemiatrophie mit einer umschriebenen, infiltrativen Verhärtung. Charakteristisch ist ferner für dieses Krankheitsbild, daß Unterhautzellgewebe und Fettgewebe schwinden, manchmal sogar noch, bevor die Hautveränderungen sichtbar werden, daß ferner der Prozeß sich auch auf die Muskulatur, Gesichtsmuskeln, Kau- und Zungenmuskeln, Knorpel und Knochen erstreckt, namentlich Nasen-, Lid- und Ohrknorpel, von den Knochen insbesondere das Jochbein, Ober- und Unterkiefer in Mitleidenschaft zieht (Abb. 22a u. b). Haarausfall in den veränderten Hautpartien der Kopfhaut (BERNSTEIN), Augenbrauen und Wimpern

(Salus), Ergrauen der Haare (Vivado), Anomalien der Talg- und Schweißabsonderung im Bereich der erkrankten Seite begleiten die angeführten Veränderungen, ebenso auch Erscheinungen von seiten des Trigeminus und Sympathicus. Im Bereiche des Quintus zeigen sich, meist schon zu Beginn des
Leidens, Neuralgien, die oft fälschlich als Zahnschmerzen gedeutet werden
und lange Zeit hindurch die Patienten quälen, dann auch Parästhesien, Hyp-
ästhesien und Hyperästhesien; H. Krueger hat über einen derartigen Fall
berichtet, in welchem Anästhesien und Analgesien im Bereiche des Trigeminus
bestanden. Salus, in dessen Beobachtung, wie erwähnt, streifenförmiger
Haarausfall an den Supercilien und Wimpern sowie am Auge der erkrankten
Seite ein umgekehrter Hornerscher Symptomenkomplex bestanden, erwähnt
halbseitige Anfälle von „Kopfschmerzen", welche der Affektion vorangingen. Was
die Sympathicussymptome betrifft, so wurden vor allem okulopupilläre Symptome
in einer größeren Anzahl von Hemiatrophiefällen beschrieben (Lange, Weinberg-

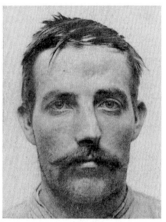

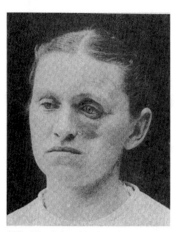

Abb. 22a. Hemiatrophia facialis sinistra. Besondere Beteiligung der Stirn. (Nach Schönborn-Krieger.) [Aus Handbuch der inneren
Medizin, 2. Aufl., Bd. V/2, S. 1484, Abb. 3.
(Curschmann.)]

Abb. 22b. Hemiatrophia facialis sinistra. Vor-
geschrittener Fall. (Nach Schönborn-Krieger.)
[Aus Handbuch der inneren Medizin, 2. Aufl.,
Bd. V/2, S. 1484, Abb. 4. (Curschmann).]

Hirsch), ferner auch Druckschmerzhaftigkeit des Ganglion cervicale supremum
(H. Oppenheim) sowie Veränderungen am Halssympathicus. In der Marburgschen
Monographie wird eine Statistik von Korn erwähnt, der zufolge unter 189 Fällen
10% ausgesprochene Sympathicussymptome aufwiesen. Demgemäß hat man
die Hemiatrophie als eine nervöse Erkrankung aufgefaßt und zu ihrer Erklärung
eine Sympathicus- bzw. Trigeminustheorie aufgestellt, aber auch eine Erkrankung
des Zentralnervensystems angenommen (Brissaud), während andererseits
hereditäre Belastung (Klingmann), Infektionen und zwar sowohl Infektionskrankheiten wie Grippe (Afzelius, Kirschenberg u. a.), Erysipel, als auch pyogene,
von cariösen Zähnen (Ziegenweidt, Osborne u. a.), Mittelohraffektionen (Jendrassik, Schweninger-Buzzi u. a.) ausgehende Infekte, ferner endokrine
Störungen (Verrotti, Cederkreutz, Grütz) und insbesondere Traumen
(Ben, Jendrassik, Kracht, Lauber, Wagner u. a. m.) als ätiologisch bedeutsame Faktoren genannt werden. Lauterbach, der in einer ausführlichen
Publikation das Symptomenbild der Rombergschen Hemiatrophia faciei kritisch
betrachtet und unter eingehender Berücksichtigung der in der Literatur niedergelegten Fälle die verschiedenen zur Erklärung dieser Affektion aufgestellten
Theorien besprochen hat, erwähnt schließlich, daß Jadassohn auch an die

Möglichkeit einer primären Erkrankung der Haut mit ascendierender Neuritis gedacht hat.

Die Hemiatrophie macht nicht immer in der Mittellinie halt, sie greift auch mitunter auf die andere Seite oder auf Hals- und Schultergegend über, ja sie kann sich sogar auf eine ganze Körperhälfte erstrecken, weshalb RAYMOND-SICARD vier Typen unterscheiden wollten, den Typus hemiatrophia-facialis, hemifacio-scapulo-humero-thoracicus, alternans und hemiplegicus. Nach MAR-BURG sind von den an Hemiatrophie leidenden Personen 60% Frauen und 40% Männer; auffallend ist das Überwiegen der linken Seite, das jedoch nach MARBURG viel geringer ist als es früher — z. B. von KLINGMANN — angenommen wurde. Nach STIER hängt dies mit der Rechtshändigkeit zusammen, bei Links-händern kommt die Hemiatrophie auf der rechten Seite vor. Diese Anschauung wird jedoch von MARBURG, STIEFLER u. a. nicht geteilt. Aus dem Nachweis von Symptomen im Bereiche des Sympathicus und Trigeminus hat man ins-besondere in Kombinationsfällen von Hemiatrophie und Sclerodermie unter anderem schließen wollen, daß beide Affektionen identisch wären oder aber daß zumindest beide als Trophoneurosen anzusehen seien (AFZELIUS, BEN, BERNSTEIN, CEDERKREUTZ, NÉKÁM, VERROTTI, VIVADO, WAGNER). Solche Kombinationsformen wurden schon vielfach beschrieben, so von AFZELIUS, BARRS, EULENBURG, GIBNEY, GRÜTZ, KNAPP, MURATOW, L. NEUMANN, NEWMARK, NIXON, PELIZAEUS, ROSENTHAL, STEVEN, VENTURA, weiterhin von ANDREWS, BEN, CEDERKREUTZ, GALLOWAY, GREIF, PAUL HOFMANN, JANI-CHEWSKI, LOEWENBERG, NÉKÁM, OSBORNE, SAVILL, R. WAGNER. Während nun eine Anzahl von Autoren für eine Sonderstellung der Hemiatrophia facialis eintritt, vertreten andere die Identität beider Prozesse. Auffallend ist das häufige Auftreten nach Traumen, was schon gegen die Identität beider Prozesse spricht, ebenso die häufige neuropathische Belastung vieler Fälle; aber auch das Nichtvorhandensein des erythematösen und des sclerotischen Stadiums, das Eintreten der Atrophie ohne vorhergehende Erscheinungen bei der reinen Hemiatrophie sprechen ebenfalls nicht für einen näheren Zusammenhang beider Prozesse. In drei Fällen konnte ich die Kranken Jahrzehnte beobachten; die Atrophie begann in den tieferen Gebilden, die Haut dagegen wurde später ergriffen, zu einer Zeit, als der Schwund des Fetts, der mimischen Muskulatur und der Knochen bereits erkennbar war. Das typische Aussehen einer Sclero-dermie im atrophischen Stadium war in diesen Fällen nicht ausgesprochen. Bei Atrophie nach umschriebener Sclerodermie im Gesicht, besonders an der Stirne, bleibt die Muskulatur (M. frontalis, M. orbicularis oculi) zumeist erhalten, ebenso auch bei Sclerodermie der Lippen; so blieb bei zweien meiner Fälle die Lippenmuskulatur völlig intakt. Auch Knochen und Knorpel von Nase und Ohr werden bei umschriebener Sclerodermie fast niemals, bei Hemiatrophie regelmäßig in den Prozeß einbezogen. Die Miterkrankung der Zungen-, Gaumen-, Larynx- und Kaumuskeln, die bei besonders schweren Fällen der Hemiatrophie beobachtet wird (BEER, BERNSTEIN, HEINEMANN, HÜBLER, KÖNIG, KRAACHT, MARBURG, SCHLESINGER, ZIEGENWEIT), kommt wohl bei diffuser Sclerodermie vor, bei umschriebener Sclerodermie sind nur Ausnahmsfälle von geringer, ganz umschriebener Ausdehnung beschrieben worden, so auf der Zunge (THIBIERGE, KREN) und, im Anfangsstück des Oesophagus, von mir.

Aus der neueren Zeit ist besonders der von RICHARD WAGNER publizierte Fall zu erwähnen:

Auftreten der ersten Erscheinungen nach einem vor 10 Jahren im dritten Lebensjahre erlittenen Trauma; in der Stirn- und Schläfengegend ein sclerodermatischer Streifen von der Nasenwurzel bis drei Querfinger vom Scheitel reichend, 3 cm breit, scharf begrenzt, über der Unterlage unverschieblich, Haarwuchs reduziert. Im Schläfenwickel des Capillitiums ein verschieblicher, münzengroßer Herd, Atrophie des Fettgewebes der Backe. Ein weiterer

Herd in der Sternoclavicularregion, Streifen in der oberen Lippengegend, an der Beugeseite des Vorderarms, am Rücken vom Scapularwinkel nach vorne verlaufend; keine
Nervenerscheinungen, speziell keine im Sympathicussystem.

Trotzdem meint Wagner, den Prozeß als eine Trophoneurose und als
Kombination von umschriebener Sclerodermie und Hemiatrophia facialis ansehen
zu sollen; auch glaubt Wagner an eine Verwandtschaft beider Affektionen.
Die Fälle von Osborne werden ebenfalls als Kombinationsformen beider Krankheiten angesehen und für beide Affektionen dieselbe Pathogenese und die
gleiche Ätiologie angeführt: extreme Temperatureinflüsse, Infektionskrankheiten,
Erysipel, erschöpfende Krankheiten, Kopftraumen.

Wenn wir das vorliegende Material kritisch betrachten, so ist zunächst
Folgendes unzweifelhaft: Es gibt zahlreiche Fälle reiner Hemiatrophie, welche
die charakteristischen Erscheinungen einer Sclerodermie gänzlich, und zwar
während des ganzen Verlaufes vermissen lassen; es gibt andererseits Fälle, bei
welchen eine zweifellose Sclerodermie sich mit lokalen Erscheinungen verbindet,
die nicht den Charakter der echten Sclerodermie zu tragen scheinen, d. h.
ohne vorausgegangene Verhärtung des Gewebes doch Atrophie erkennen lassen.
Jene Fälle, welche — wie z. B. die von Löbl-Wiesel publizierte Beobachtung —
auch bei der anatomischen Untersuchung neuritische Veränderungen im Bereiche
des Trigeminus und zwar vom Ganglion Gasseri bis in die peripheren Verzweigungen zeigen, sind gewiß keine Sclerodermia circumscripta, weil bei
unzweifelhaften Fällen von umschriebener Sclerodermie weder klinisch noch
anatomisch irgendwelche neuritischen Veränderungen mit Sicherheit nachgewiesen wurden; Jadassohn nimmt allerdings, wie oben erwähnt, für einen
von ihm beobachteten Fall von Hemiatrophia facialis mit zerstreuten, sclerodermatischen Herden eine primäre Hautveränderung mit einer aufsteigenden
Neuritis an. Andererseits müssen Beobachtungen wie ein von Paul Hofmann
mir freundlichst zur Verfügung gestellter Fall von rechtsseitiger Gesichtsatrophie mit umschriebener Sclerodermie, Abweichen der Zunge beim Vor-
strecken, hyper- und hypästhetischen Zonen der Kopfhaut, nicht unbedingt
auf eine Nervenaffektion, in diesem Falle auf eine Erkrankung des Trigeminus,
zurückgeführt werden, sie lassen sich vielmehr auch so erklären, daß durch
die Kompression peripherer Nerven seitens des sclerodermatischen Gewebes
die Sensibilitätsstörungen ausgelöst werden. Übrigens neigen auch Cassirer-
Hirschfeld der Annahme zu, daß der von Löbl-Wiesel geschilderte Fall
eher den Fällen von sog. symptomatischer Hemiatrophie zugerechnet werden
muß, wie sie bei Tabes, Paralyse, multipler Sclerose und insbesondere bei
Syringomyelie, dann auch bei Lues, Echinokokken und Tumoren beschrieben
worden sind. Auch andere Fälle von reiner Hemiatrophia facialis, die mit
irgendwelchen nervösen Störungen zusammenhängen, sind pathogenetisch und
klinisch von der Sclerodermie zu trennen. Schwieriger ist die Deutung der
zwei erwähnten Gruppen von Fällen und da möchte ich anschließen an jene
Beobachtungen, die sich etwa wie der bereits erwähnte, von J. Heller demonstrierte Fall verhalten, bei welchem auf der Streckseite des rechten Vorderarmes unter sclerodermatischen Flächen intakte Muskeln, auf der Beugeseite
unter normaler Haut sclerosierte Muskeln zu finden waren. Ich muß ferner
auf jene seltenen Fälle verweisen, wo scheinbar auch das Periost unterhalb
der sclerodermatischen Stellen zur Knochenbildung angeregt ist. Die Sclerodermie manifestiert sich eben auf der Haut und Schleimhaut, aber als hämatogene
Erkrankung können auch — wie bei anderen hämatogenen Erkrankungen —
tiefere Gebilde fallweise in Mitleidenschaft gezogen werden. Eine Kombination
beider Affektionen möchte ich keinesfalls annehmen; ganz abgesehen davon,
daß die Hypothese einer Kombination zweier ätiologisch noch ziemlich dunkler

Leiden, von denen das eine außerdem ungeheuer selten ist, etwas Gezwungenes hat — besonders wenn sie nicht bakteriologisch und klinisch so begründet ist wie die Kombination von Tuberkulose und Lues, zweier so ungeheuer häufiger Erkrankungen — können wir auch ohne eine solche Hypothese auskommen.

Wenn ich meine Meinung in wenigen Worten zusammenfassen soll, so möchte ich vorschlagen, *die Fälle reiner Hemiatrophia facialis als eine Krankheitsentität für sich aufzufassen, die Fälle aber, in welchen bei mehr oder weniger halbseitigem Sitz sclerodermatischer Herde mit nachfolgenden Atrophien auch noch Stellen zu finden sind, an denen vorausgehende sclerodermatische Veränderungen nicht nachzuweisen sind, als besondere klinische Erscheinungsformen der circumscripten Sclerodermie anzusehen, natürlich nur dann, wenn die sclerodermatischen Stellen alle Charaktere der umschriebenen Sclerodermie aufweisen.*

g) Therapie der circumscripten Sclerodermie.

Man hat nicht gar so selten Gelegenheit, Personen zu begegnen, bei denen man als ganz zufälligen Befund ausgeheilte, bzw. in Atrophie übergegangene Flächen von Sclerodermie findet, die ohne jedwede Behandlung geschwunden sind. Man kann ferner bei multiplen Sclerodermieherden einer Person neben frischen auch spontan ausgeheilte finden, und es ist deshalb, wie vielfach so unter anderen auch von Brown-O'Leary-Adson, J. Heller, Herxheimer betont wurde, in der Beurteilung der Wirksamkeit therapeutischer Maßnahmen Vorsicht geboten. Allerdings gilt dies wesentlich für die circumscripte Sclerodermie, denn die diffuse Sclerodermie macht wohl Remissionen und Exacerbationen, eine wirkliche Spontanheilung habe ich jedoch bei letzterer Affektion, wenigstens unter meinen zahlreichen Fällen, im Laufe einer über 40jährigen Krankenhaus- und privatärztlichen Tätigkeit bis in die letzte Zeit nicht gesehen (s. Kapitel über diffuse Sclerodermie).

Was die *kausale* Therapie betrifft, so wird sie naturgemäß von den ätiologischen Anschauungen der einzelnen Beobachter geleitet. Von der Annahme ausgehend, daß es sich bei der umschriebenen Sclerodermie um eine autotoxische, vielleicht vom Darmkanal ausgehende Erkrankung handelt, haben schon ältere Autoren, namentlich Blaschko, zur Desinfektion des Darmes *Salol* gereicht; ob in den günstig verlaufenden Fällen gerade dem Salol der Erfolg zu verdanken ist, läßt sich schwer feststellen, da viele Fälle auch spontan heilen und andererseits Nachschübe, welche trotz spontaner Heilung einzelner Herde hier und da auftreten, ebenfalls mit der Zeit von selbst erlöschen können. Unwahrscheinlich ist die Annahme einer Spontanheilung natürlich dann, wenn die Nachschübe viele Jahre gedauert hatten und der Erfolg der Therapie rasch einsetzt. In einem von mir beobachteten, bereits im Vorangehenden erwähnten Falle, in welchem die Nachschübe 10 Jahre dauerten und bei dem eine ebenso alte Darmatonie mit Flankenmeteorismus, Luftschlucken und nächtlichen Atembeschwerden infolge Hochstandes des Zwerchfelles bestand, wurden neben Salol auch noch Massage, Gymnastik und Diätbehandlung vorgeschrieben. Die volle Heilung trat nach Monaten ein.

Es ist nicht bloß von therapeutischem Interesse, daß in manchen meiner Fälle Herde, die im erythematösen Stadium sich befanden, durch *Alkoholumschläge* nach Schäfer zum Verschwinden gebracht wurden, ohne daß es zur Induration gekommen ist.

Eine besondere Stellung in unserem therapeutischen Vorgehen bei der Behandlung umschriebener sclerodermatischer Flächen nimmt die *Massage* ein, die nahezu in allen meinen Fällen zum Ziele führte, wenn ihr jedesmal eine

Glühlichtbehandlung (Lichtbad) oder ein warmes Bad vorausgeschickt wurde. Die Dauer der *Massage*, welche von Bélot-Nahan, Demetriade — von diesem mit einem Rollapparat ausgeführt —, Greif, Hammacher, Heuck, Marcus, Pernet, Peters, Poehlmann, Polzin, Ritter, Zoon u. a. m. empfohlen wird, richtet sich nach der Ausdehnung der Herde in die Breite und Tiefe; je tiefer die Verhärtung greift, um so länger muß die Massage stattfinden. Bei sehr ausgebreiteten und tiefgreifenden Fällen, wie dem auf S. 729 besprochenen, bei welchem ein großer Teil der Beckengegend, mit Ausnahme der Vulva, von einem Panzer überzogen war, bei welchem an der Innenfläche des Oberschenkels fingerdicke Schwarten vorhanden waren und bei dem ein queres, fast finger-dickes Band über die Mamma mit Aussparung der Warzengegend hinwegzog, dauerte die Behandlung über ein Jahr. Das Massieren muß hier nicht — wie Berthold Beer es bei der diffusen Sclerodermie übte — ein ausdauerndes Streichen sein, sondern mehr ein Kneten zwischen Fingern, bzw. ein Dehnen bei bandförmigen Herden. Poehlmann empfiehlt, die Massage mit Salicyl-vaselin, Whitehouse wiederum, mit 5% Quecksilberoleinat vorzunehmen.

Von manchen, besonders von französischen Autoren (Bélot-Nahan, Louste-Juster-David, Louste-Thibaut, Louste-Michelet usw.) wird die *Ionto-phorese* mit *Jod* empfohlen. Ich habe die Iontophorese bereits im Jahre 1888 bzw. 1889 bei verschiedenen Erkrankungen durchgeführt und habe gefunden, daß die verschiedensten Substanzen wirksam sind, allerdings das Jod mehr als andere (Wiener klinische Wochenschrift, 1889 und die ,,Anwendungs-methoden der Elektrizität in der Dermatologie"). Watrin verwendet eine 5%ige Jodkalilösung durch etwa 25 Minuten bei einer Stromstärke von 25 bis 30 Milliampère; nach 10 Sitzungen Heilung; Neuentstehen von Plaques konnte nicht verhindert werden. Pernet verbindet Massage mit Iontophorese von Zink- und Kochsalzlösung. Louste und Thibaut verwenden wiederum eine 1%ige Jodkalilösung durch 15 Minuten bei einer Stromintensität von 10 bis 15 Milliampère; Heilung nach 69 Sitzungen, von denen wöchentlich 3 absolviert wurden. Darier wie auch Sabouraud rühmen der iontophoretischen Behand-lung umschriebener Sclerodermien ausgezeichnete Erfolge nach; Sabouraud verwendet aber auch Elektrolyse und Hochfrequenzbehandlung. Im Anschluß an die Jod-Iontophoresebehandlung der circumscripten Sclerodermie sei noch in aller Kürze darauf hingewiesen, daß Leszczynski eine andere Form der Jod-behandlung mit anscheinendem Erfolg zur Anwendung brachte und täglich 2 Tropfen Jodtinktur in Milch, sowie Umschläge mit Jodjodnatriumlösung verabreichen ließ.

Der *Elektrolyse* werden gute Erfolge von Bélot-Nahan, Brocq, Lion, Loewenheim, Pautrier, Roederer nachgerühmt, Brocq verwendet sie neben Quecksilberpflaster. Die *Hochfrequenzbehandlung* empfehlen Greif, Herz-feld, Peyri-San Ricart u. a. Von physikalischen Methoden wurden weiter-hin *Röntgenbestrahlungen* in Verwendung gebracht, und zwar von Bélot-Nahan, Hollander, Meckel u. a.; die Dosis betrug nach Bélot-Nahan 3—4 H, welche unter 1—2 mm Aluminiumfilter mit 15tägigen Pausen 2—3mal verab-reicht wurden, doch mußten refraktäre Herde durch Iontophorese und Massage der Heilung zugeführt werden. Massa bemerkt in der Diskussion zu einem von Paganetto vorgestellten Falle, daß er in 35tägigen Abständen mit der Dosis von 5 H unter 2 mm Aluminiumfilter, 25 cm Distanz und bei 110 KV bestrahlte und damit einen ausgezeichneten Erfolg erzielen konnte. Schoenhof hat in einem Falle von metameral beiderseits in der Unterbauchgegend angeordneten circumscripten Sclerodermieplaques durch Röntgenbestrahlung des unteren Brust-Lendenmarks (Kreuzfeuer bei Neigung der Röhre um 45^0 unter 0,5 mm Zink + 1 mm Aluminiumfilter, 4mal in zweimonatlichen Intervallen mit je

$^1/_3$ der Einheitsdosis) Rückgang der Erscheinungen bis auf eine braune Pigmentierung erzielt, welcher Effekt für die Richtigkeit der seinerzeit angenommenen
trophoneurotischen Ätiologie dieses Falles zu sprechen scheint. In ähnlicher
Weise konnte auch SAMEK fast völlige Heilung erzielen.

Erwähnenswert ist schließlich, daß WISE die Anwendung der *Grenzstrahlen*
zur Behandlung sclerodermatischer Hautpartien heranzuziehen versucht hat.

Die *Radiumbehandlung* umschriebener Sclerodermieflächen wird insbesondere
von ZOON, HERCZEG, WERTHER empfohlen; letzterer verwendet hierbei eine
kleine, durchlöcherte Aluminiumrolle, in welcher das Radiumröhrchen unter-
gebracht ist und mit welcher täglich durch einige Stunden das betreffende,
sclerodermatisch veränderte Areale „berollt" wird. JADASSOHN, wie auch
LEBER, MECKEL bringen die Anwendung der Doramadsalbe in Vorschlag,
während GIERLACZEK Thorium-X in 10 intravenösen Injektionen und in der
Gesamtdosis von 5000 elektrostatischen Einheiten zur Anwendung brachte,
ohne allerdings einen dauernden Erfolg zu erzielen.

Quarzlichtbehandlung empfehlen unter anderen BEN, LOUSTE-JUSTER-
MICHELET, SHAPIRO, TIÈCHE, insbesondere aber JANICHEWSKI, von welchen
TIÈCHE Bestrahlungen mit der Kromayerlampe bis zum Auftreten von Blasen-
bildungen in Vorschlag bringt.

Einer *unspezifischen Reizkörpertherapie* entsprechen die von MARCUS gelegentlich einer Diskussion (STRANDBERG) empfohlenen Milchinjektionen, ferner Injektionen von Caseosan (PETERS), endlich auch die von KLINGMÜLLER empfohlenen
Terpentin- bzw. Olobintininjektionen, welch letztere KRUSEWITZ in einer Gesamtdosis von 30 ccm intravenös und 40 ccm intramuskulär mit Einschaltung längerer
Pausen auf einen größeren Zeitraum verteilt verabreicht; von diesen letzteren
sah ich ebenso wie CARLSON in einem Falle einen schönen Erfolg.

Eine Reihe von Autoren hat auch *opotherapeutische Maßnahmen* durchführt; noch viel mehr als bei anderen Methoden muß hier Kritik in der
Beurteilung des Erfolges Platz greifen, einerseits mit Rücksicht auf die so häufigen
Spontanheilungen bei Sclerodermia circumscripta, andererseits, weil bei dieser
Affektion Gründe für die Annahme einer endokrinen Störung wohl kaum vorliegen (LEHNER), zumindest in der überwiegenden Mehrzahl der Beobachtungen
fehlen (JADASSOHN); nur wenn man jene Fälle zur circumscripten Sclerodermie
rechnet, bei welchen diffus-sclerodermatische Erscheinungen nur teilweise
entwickelt (forme fruste) oder nicht über die Extremitätenenden hinaus zu
verfolgen sind (Sclerodaktylie), kann von einem therapeutischen Einfluß der
Opotherapie die Rede sein. Von den Fällen von umschriebener Sclerodermie,
in welchen durch eine solche Behandlung nach Angabe der Autoren Erfolge
erzielt worden seien, wäre zunächst eine Beobachtung von BURGHI hervorzuheben, die bei einem kongenital-luetischen jungen Mädchen bereits nach
zwanzigtägiger Darreichung von Thyreoidea-Hypophysen- und Nebennieren-
extrakten das Verschwinden umschriebener Sclerodermieplaques feststellen
konnte; erwähnenswert ist weiterhin ein von WINTERNITZ beobachteter Fall,
bei welchem eine bedeutende Hüft-, bzw. Gürteladipositas vorhanden war,
Schilddrüse auffallend klein, Menses sehr spärlich, Verringerung der Sauerstoff-
aufnahme seitens der Lunge um 12% gegenüber der Norm. Die anfänglich bei
Verabreichung kleiner Thyreoidindosen nur unbedeutende Besserung der sclerodermatischen Herde trat auffallend rasch und deutlich in Erscheinung, als zu
größeren Gaben übergegangen wurde, allerdings erfolgte gleichzeitig eine Abnahme des Körpergewichtes um 4 kg. Die Anwendung von Schilddrüsenpräparaten zur Behandlung der circumscripten Sclerodermie wird erwähnt von
ALDERSON, AUDRY-THOMEY, GATÉ-MICHEL, LEVIN, MAAS, MORELLE, NICOLAS-

Moutot, Scheer, Wile, Weiss u. a., jene von Hypophysen- bzw. Eierstockpräparaten von Fuhs, bzw. von Jeanselme-Burnier. Hügel tritt nachdrücklichst für die Anwendung der pluriglandulären Therapie bei der Sclerodermia circumscripta ein und Blum bemerkt hierzu in der Diskussion, daß er bei Anwendung von Hypophysin allein oder in Kombination mit Thyreoidin günstige Erfolge beobachten konnte. Während so eine Reihe von Autoren (Audry-Thomey, Gerard, Hügel, Jeanselme-Burnier, Roederer, Scheer, Weiss u. a.) der Opotherapie eine günstige Beeinflussung der Hauterscheinungen zuschreiben möchten, sind andere wie Bruhns, Heller, H. Hoffmann, Jamieson, Lieberthal, Martinotti, Mercklen, Pernet — und diese dürften in der Mehrzahl sein — von dem Erfolge einer opotherapeutischen Behandlung keineswegs überzeugt, die allerdings dann, wenn sie mit lokalen Maßnahmen verbunden wird, Besserung oder Heilung bewirken kann. Doch muß nach meiner und nach der Erfahrung vieler anderer Beobachter der Enderfolg in solchen Fällen vor allem auf diese lokalen therapeutischen Bestrebungen zurückgeführt werden. Mercklen bemerkt denn auch gelegentlich der Aussprache zu einem von Eliascheff vorgestellten Falle von streifen- und herdförmiger Sclerodermie, daß die Ergebnisse der Organtherapie außerordentlich widersprechend seien, bald deutlich wirksam, bald ganz zu versagen scheinen. Erwähnenswert ist schließlich auch, daß Sellei, von seinen Erfahrungen bei der Behandlung des Scleroedema adultorum (Buschke) ausgehend, auch bei 5 Fällen umschriebener Sclerodermie mit der gleichzeitigen Darreichung von Pankreastabletten (8 bis 10 pro die) und Pankreas in Rohform (100—250 g täglich) schöne Erfolge erzielt haben will; es ist zweckmäßig, bei letzterer Anwendungsform, die auf Vorschlag von Nékám gewählt wurde, gleichzeitig auch Pepsin und Salzsäure per os nehmen zu lassen.

Wie bei der diffusen werden auch bei der circumscripten Sclerodermie *Injektionen mit Fibrolysin und Thiosinamin* (Strandberg, Raices, Proskurow in der Diskussion zu einem Falle von Raik u. a.) empfohlen; ihr Zweck, eine lebhaftere Bewegung der Flüssigkeiten in den Lymphwegen anzuregen, wird immerhin einigermaßen erreicht, wo sie trotz ihrer Schmerzhaftigkeit durchgeführt werden können. Dies war auch der Grund, warum man an Stelle von Injektionen vielfach zu Thiosinamin- und Fibrolysinpflastern gegriffen hat (Polzin, Lion, Morelle), die entweder allein oder in Verbindung mit *Pepsindunstumschlägen* in Anwendung gebracht werden (Polzin).

Ferner sei noch erwähnt, daß auch die lokale Verwendung und gleichzeitige Darreichung von Ichthyol (Hammacher) und Jodipin (Demetriade) empfohlen wurden, daß zur Erweichung der sclerodermatischen Plaques Unterspritzungen mit 50% Harnstofflösung (Barnewitz, Stölzner), subcutane und intercutane Injektionen mit physiologischer Kochsalzlösung (Braun, Diskussionsbemerkung zu den Ausführungen von Galewsky über kindliche Sclerodermie), sowie Unterspritzungen mit der Pepsin-Pregllösung nach Payr von Werther zur Anwendung gebracht wurden; Werther verwendet überdies das Pepsin auch in Form einer Borpepsinsalbe, während Unna wiederum Umschläge mit einer Salzsäure-Pepsinlösung vorzieht. Mucha hat seinerzeit für die Behandlung der Sclerodermia circumscripta intravenöse Injektionen mit einer 1%igen Lösung von *Natrium silicicum* empfohlen, eine Methode, die mitunter recht günstige Erfolge zeitigen kann. Auch nach intravenösen Injektionen von hypertonischen Kochsalzlösungen wurde von mancher Seite (Böhm, Blut) über günstige Erfolge berichtet. Von jenen Autoren, welche circumscripte sclerodermatische Veränderungen auf eine Arsenintoxikation zurückgeführt wissen wollen, wurden schließlich auch intravenöse Injektionen mit Natriumthiosulfat angewendet (Feit, Templeton), ein therapeutischer Vorgang, der ebenso wie die von STOKES empfohlene Tonsillektomie lediglich den ätiologischen Ansichten der betreffenden Autoren entspricht.

Endlich sei noch darauf verwiesen, daß vielfach auch bei Sclerodermia circumscripta eine *antiluetische Behandlung* angeraten wurde, einerseits in Fällen, in welchen Anhaltspunkte für eine frühere luetische Infektion gegeben waren, andererseits in der Annahme, daß der Affektion vielleicht eine luetische Thyreoiditis zugrunde liege (JORDAN, LESZCZYNSKI); in manchen Fällen scheint nach Angabe der Autoren der antiluetischen Behandlung auch eine Beeinflussung der Sclerodermieflächen zu folgen (APPEL, BLATT, ELIASCHEFF, GENNERSICH, GOUGEROT-PÉRIN-FILLIOL, JORDAN, NOBL, ZIEGEL usw.), in anderen Beobachtungen konnte ein derartiger Erfolg nicht festgestellt werden (LIEBNER, KRIKORTZ).

h) Aïnhum.

Wenn nun im Folgenden die Schilderung des als „Aïnhum" bezeichneten Krankheitsbildes hier angeschlossen erscheint, so geschieht dies, weil diese ätiologisch noch ziemlich unklare Affektion vielfach und seit langem als durch sclerodermatische Veränderungen bedingt angesehen wird, so in letzter Zeit auch von ACTON.

Nach WEINSTEIN wurden die ersten Fälle von Aïnhum bereits 1821 von MESSUM beobachtet, zumeist wird aber CLARKE die erste Schilderung dieses Krankheitsbildes zugeschrieben, der es 1860 in einem Berichte an die Epidemilogical Society als eine bei den Eingeborenen der Goldküste vorkommende trockene Gangrän der kleinen Zehe bezeichnet, aber, wie ACTON hervorhebt, mit der Framboesie in Verbindung bringen wollte. Unabhängig davon veröffentlichte dann DA SILVA LIMA 1867 eine eingehende, ausgezeichnete Darstellung dieser Erkrankung, wobei er den afrikanischen Namen Aïnhum (spr. A-njum) bevorzugte, der, wie er ausführte, dem Dialekte der Nagos, eines Negerstammes an der Westküste Afrikas, entlehnt ist und etwa „schneiden, sägen", bedeutet. In der

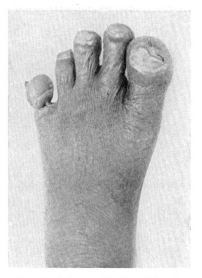

Abb. 23. Aïnhum. Knollige Schwellung der 5. Zehe dorsalwärts vom Schnürring. (Aus H. MAYER: Exotische Krankheiten, 2. Aufl., S. 347, Abb. 242.)

Sprache der verschiedenen Negerstämme der Gold- und Elfenbeinküste, der Staaten von Sierra Leone und Nigeria wird dieses Leiden auch als Guduram (Jliis-Sprache), Senka sen bue oder Dabue bezeichnet, in der Sprache der Sudanvölker als Banko-Kerende, in Brasilien vielfach als Quijila, obwohl letztere Bezeichnung auch für lepröse Veränderungen gebraucht wird und daher mehrfach zu Verwechslungen Anlaß gab (MOREIRA). In Indien wird die Affektion, welche COLLAS als Exérèse spontanée, BEAUREGARD als Dactylolysis spontanea bezeichnete, zumeist Sukhapakla benannt, was nach einem von TILBURY FOX-FARQUHAR erwähnten Berichte von WISE (Dacca) gleichbedeutend ist mit trockener Eiterung. Diese kurze Erörterung über die synonymen Bezeichnungen läßt auch schon Hinweise auf die geographische Verbreitung der Affektion erkennen; das Leiden wurde insbesondere in Südamerika, in Argentinien und Brasilien, und zwar bei der Negerbevölkerung beobachtet, hauptsächlich in

Bahia, das ja früher das Zentrum des Sklavenimportes gewesen ist (Fernandes-Thibau jun). Auch die oben erwähnte erste Beschreibung dieses Krankheits-bildes durch Da Silva Lima wurde in der Gazeta Medica di Bahia veröffent-licht. Einschlägige Fälle wurden dann noch in Nordamerika beobachtet, so von Matas, Ohmann-Dumesnil, Probstein, Pyle u. a., ferner in Afrika (Messum, Clarke, Eyles, Maass), in Indien (Hermans, Wise). Auch Pyle erwähnt das Vorkommen von Aïnhum bei den Indiern, außerdem aber noch bei Arabern, Mongolen, Polynesiern; aus der letzten Zeit stammen Berichte von Erkrankungen in Marokko (Delanoe) und Trinidad (Wright).

Klinisch ist dieses Leiden, das zumeist im mittleren Alter auftritt, aber auch noch bei alten Leuten beobachtet werden kann (Fernandes), durch Bildung einer ausgesprochenen Schnürfurche an den Zehen charakterisiert, die schließ-lich zur Spontanabstoßung des erkrankten Gliedes führen kann. Im Beginn der Affektion zeigt sich eine zunächst nicht vollständig kreisförmige, seichte

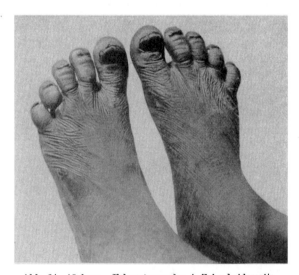

Abb. 24. Aïnhum. Erkrankung der 4. Zehe beiderseits.
(Nach E. Maass. Sammlung des Instituts für Schiffs- und Tropenkrankheiten, Hamburg.)

Einschnürung oder Furche an der Unterfläche der fünften, seltener der vierten Zehe, wobei diese Furchenbildung der Digito-Plantarfalte entspricht. Die Haut ist an dieser Stelle in den Anfangsstadien verdickt, hart, aber kaum schmerz-haft, mitunter besteht hier ein leichtes Jucken; späterhin wird dann die Ab-schnürung vollständig, ringförmig, der Schnürring selbst hart — knorpelähnlich schreibt Sutton —, die Zehe schwillt an und sieht aus, als ob sie mit einem Faden abgebunden wäre (Abb. 23). Auf dem Grunde der Furche besteht mit-unter Borkenbildung, in anderen Fällen wiederum ein Ulcerationsprozeß, der dann intensivere Schmerzen verursachen kann. Die Haut in der Umgebung der Wunde bzw. des Schnürringes wird derb, die Zehe wächst bis zu einem Vielfachen ihrer Größe an, wobei der normale oder höchstens gefurchte Nagel infolge der Drehung der erkrankten Zehe nach außen gewendet erscheint. Schließlich wird der erkrankte Teil abnorm beweglich, wobei aber jede Bewegung außerordentliche Schmerzen verursacht. In diesem Zustande kann das Leiden spontan zum Stillstand kommen, wie dies Maass bei einem Neger, bei dessen Vater, Großvater und Großmutter beobachten konnte. In anderen Fällen wiederum tritt Spontanamputation ein, welcher die Erkrankten wegen der bestehenden heftigen Schmerzen nicht selten dadurch zuvorzukommen trachten, daß sie die erkrankte Zehe mit einem Bindfaden abschnüren oder sogar entfernen lassen. Befallen erscheint zumeist die fünfte, seltener die vierte Zehe (Abb. 24), in Ausnahmefällen auch die zweite und dritte Zehe, die große Zehe bleibt stets frei, nur FERNANDES hat vor einiger Zeit einen Fall beobachten können, bei welchem das Leiden von der großen Zehe ausging. Meistens tritt die Affektion nur an einem Fuß auf, es können aber auch verschiedene Zehen eines oder gar beider Füße hintereinander ergriffen werden, wie dies auch MANSON erwähnt. SUTTON hebt ferner hervor, daß nicht nur die Zehen, sondern auch die Finger bei Aïnhum erkrankt sein können (STELWAGON), doch hat schon seinerzeit MOREIRA darauf verwiesen, daß derartige Fälle zu den allerseltensten Ausnahmen zählen, zumeist aber hinsichtlich der Diagnose zumindest anzweifelbar sein dürften. Mitunter besteht eine Palmar-Plantarkeratose (ACTON, HYDE-MONTGOMERY, PARDO-CASTELLO-MESTRE), in vereinzelten Fällen wieder eine Veränderung der Haut des ganzen Körpers im Sinne einer Pityriasis rubra pilaris (ACTON, STELWAGON). Die röntgenologischen Veränderungen der Knochen wurden vielfach, so von DELAMARE-ACHITOUV, FERNANDES, HERMANS, HUDELLET, LARDY u. a. eingehend studiert und lassen atrophische sowie Resorptionsvorgänge am Knochen erkennen (Abb. 25), ohne daß es dabei zu Aufhellungen im Knochenskiagramm kommen würde, was nach HUDELLET ein bedeutsames Unterscheidungsmerkmal gegenüber den Veränderungen bei Lepra ergibt und seiner Ansicht nach für den Sclerodermiecharakter der Affektion sprechen dürfte.

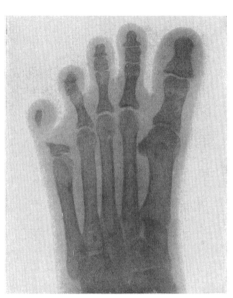

Abb. 25.
Aïnhum. Röntgenbild der Knochenveränderungen bei dieser Krankheit. (Aus M. MAYER, Exotische Krankheiten, 2. Aufl., S. 347, Abb. 243.)

Ätiologie und Pathogenese dieses Krankheitsbildes sind keineswegs geklärt; MANSON und EYLES führen die Krankheitserscheinungen auf Verletzungen und Anwesenheit von Fremdkörpern zurück, andere Autoren denken an Selbstverstümmelung, an kongenital bedingte Spontanamputation (PROUST). ABBE, EYLES, PYLE, WUCHERER sehen das Krankheitsbild als eine Art Trophoneurose an, ACTON glaubt endokrine Störungen annehmen zu dürfen, wofür ihm auch die in drei eigenen Fällen festgestellte Verringerung des Kalkgehaltes im Blute zu sprechen scheint. ZAMBACO PASCHA erklärt es als eine leichte, monosymptomatische Form der Lepra, einige Autoren endlich sehen das Aïnhum als eine durch eine bandförmige Sclerodermie bedingte Affektion an (DA SILVA LIMA, HUDELLET, ACTON). Von einer ausgesprochenen Heredität, der, wie TEIVE hervorhebt, nach DA SILVA LIMA immerhin einige Bedeutung zukommen soll, kann man wohl kaum sprechen, doch tritt das Leiden scheinbar vielfach familiär auf, wie die Beobachtungen von MAASS, DUHRING, SIMON, PARDO-CASTELLO-MESTRE u. a. erweisen. Sicherlich kommt auch dem Trauma bei den zumeist barfüßig arbeitenden Negern eine besondere Bedeutung zu, ebenso den Rissen und Schrunden, welche an der Fußsohle der Neger stets vorhanden und eine chronische lokale Entzündung zu unterhalten imstande sind. Daneben glaubt Maass, eine wahrscheinlich familiäre Disposition zur Bildung contractiler Narben annehmen zu sollen, während Moreira an eine bestimmte Disposition in dem Sinne denkt, daß die afrikanische Rasse zu Plattfußbildung mit konsekutiver Schiefstellung der Flexorensehnen und Zirkulationsstörungen neigt.

Pathologisch-anatomische Befunde verdanken wir vor allem Wucherer, welchen dann weitere Untersuchungen von Wood, Cornil, Schüppel, Guimares, Costa, Wile, Abascal, Teive, Hermans, folgten. Besonderer Erwähnung bedarf aber auch die Arbeit von Moreira, welche in sehr eingehender Weise die histologischen Veränderungen bei Aïnhum schildert. Nach den Untersuchungen des letztgenannten läßt im Bereich der *Zehenbeere* die Oberhaut eine beträchtliche Hypertrophie aller Schichten erkennen, die Cutis propria wird von dicken fibrösen Bündeln gebildet, zwischen welchen ein zartes Netzwerk elastischer Fasern sichtbar ist. Die erweiterten größeren Blutgefäße der Cutis weisen vielfach einen aus Bindegewebszellen, Plasma- und Mastzellen bestehenden Zellmantel auf, die Lymphspalten zeigen keinerlei Erweiterung. Das Fettgewebe ist von groben Bindegewebsbalken durchzogen. Im Bereich der *Schnürfurche* erscheint die Hornschichte unverändert breit, nur zum Teil komprimiert, Stachelschichte und Papillarkörper sind dagegen deutlich reduziert, ebenso auch die zellreiche, gefäßführende Schichte der Cutis, und zwar um so deutlicher, je mehr man sich der eigentlichen Furche nähert. In dieser selbst scheint die verschmälerte Stachelschichte direkt den fibrösen Cutissträngen aufzusitzen. Mit dem lockeren kollagenen Gewebe verschwindet auch das elastische Gewebe fast vollständig, die Infiltrate sind stark abgeplattet und liegen eingeschlossen zwischen den fibrösen Strängen der Lederhaut. Knäueldrüsen, größere Gefäße und Fettgewebe fehlen hier vollständig. Ergänzend sei hier bemerkt, daß Abascal eine Endarteriitis obliterans der kleineren Gefäße verzeichnet und daß auch Hermans von peri- und endarteriitischen Veränderungen spricht.

Die Differentialdiagnose wird hauptsächlich die Abgrenzung gegenüber den aïnhumoiden Formen der *Lepra* und gegenüber *Syringomyelie* zu berücksichtigen haben; das typische Bild der Erscheinungen bei Aïnhum einerseits, die Sensibilitätsstörungen, die Erscheinungen von Muskelatrophie, Ulcerationen, Kontrakturen usw. bei der *Lepra,* Sensibilitätsstörungen zumeist in der Form der dissoziierten Empfindungslähmung, die Erscheinungen von Hypotonie der Extremitäten, Panaritien, Nekrosen usw. bei der *Syringomyelie* andererseits werden die Diagnose unschwer ermöglichen. Bemerkenswert wäre noch, daß Luithlen bei der Besprechung der klinischen Erscheinungsformen der Sclerodermie einen von Dühring als *Sclerodaktylia annularis aïnhumoides* geschilderten Fall erwähnt, welcher mit Symptomen einer rezidivierenden Erythromelalgie begann.

Die Prognose ist bei dem Aïnhum, da es sich um eine rein lokale Affektion handelt, quoad vitam eine absolut günstige; die in späteren Stadien oft quälenden Schmerzen und die dadurch bedingte Bewegungseinschränkung, aber auch der drohende Verlust der Zehen können durch eine rechtzeitig ausgeführte Incision des Schnürringes (Le Dantec, Maass), bzw. durch die Exartikulation (Hudellet, Wright, Da Silva Lima u. a.) leicht vermieden werden. Acton empfiehlt für die Frühstadien der Erkrankung Behandlung mit Schilddrüsenpräparaten und Kalk in Verbindung mit den angeführten chirurgischen Methoden.

II. Sclerodermia diffusa, Sclerodaktylia.

Definition. Was wir, zum Teil mit Unrecht, weil der Prozeß nicht die Haut allein betrifft, oft sogar aus den tieferen Gebilden nach außen steigt, diffuse Sclerodermie nennen, ist ein schweres, langsam sich entwickelndes und durch Jahre und Jahrzehnte sich hinziehendes Leiden, das in einzelnen Fällen einzelne Anteile des Körpers stärker befällt, an anderen — der äußeren Beobachtung nach — schwächer entwickelt ist oder sie gänzlich freiläßt, in der überwiegenden Mehrzahl der Fälle jedoch ganz deutlich Haut, Unterhautzellgewebe und auch die Muskeln und Knochen befällt, ja sogar in den inneren Organen Veränderungen aufweist, die im wesentlichen vom Bindegewebe ausgehen. Man kann daher wohl mit allem Recht sagen, daß es sich bei dieser Affektion um eine Erkrankung des gesamten Bindegewebssystems des Körpers handelt. Dazu kommen noch in den verschiedenen, mit dem vegetativen Nervensystem in engstem Zusammenhange stehenden Blutdrüsen auftretende Veränderungen, welche in vielen Fällen auch anatomisch nachweisbar sind.

Klinisches Bild.

Prodrome. Der *Entwicklung des eigentlichen Krankheitsbildes,* bei welchem man zumeist ein *Stadium oedematosum,* ein *Stadium indurativum* und endlich ein *Stadium atrophicum* unterscheiden kann, gehen manchmal *Prodomalerscheinungen* voraus, die durchaus nicht in allen Fällen vorhanden sein müssen und sich in verschiedenster Weise bemerkbar machen können. In einer geringen Anzahl von Fällen (ABERASTURY, BLATT, BRUUSGAARD, FLETCHER, GORDON, LITTLE, REINER u. a.) bestehen *initiale Temperaturanstiege,* die sich zumeist in mäßigen Grenzen halten (LITTLE), mitunter jedoch bis 38,5 sich erheben (REINER) und unregelmäßig verlaufen (FLETCHER); ABERASTURY erwähnt hohes, intermittierendes Fieber. In anderen Fällen werden *Störungen des Allgemeinbefindens* (CELASCO, CRAIGH, GRUMACH, LITTLE, LOMMEN, RUSSI, ZADEK) hervorgehoben, welche oft schlechtweg als Verschlimmerung des Allgemeinbefindens oder aber als gesteigerte Erregbarkeit (CELASCO, GRUMACH), Arbeitsunlust und Schwächegefühl, Schlaflosigkeit (CELASCO, GORDON, LOMMEN, ZEHRER) charakterisiert werden. CELASCO, ZADEK erwähnen Herzklopfen, LOMMEN auch Bettnässen. Über prodromale Erscheinungen von seiten des Verdauungstraktes berichten CRAIGH (Magenbeschwerden), LOMMEN (Anorexie), RUSSI (Darmstörungen), ZEHRER (Anorexie, Sodbrennen, Diarrhöen) und LITTLE, der das von ihm beobachtete initiale Erbrechen auf eine bestehende Toxämie zurückführt. Weitaus öfter werden dagegen sensible und vasomotorische Störungen als Prodromalerscheinungen angeführt. LUITHLEN hebt hervor, daß etwa in der Hälfte der Fälle das Krankheitsbild durch derartige Störungen eingeleitet wird. Solche Parästhesien gehen mitunter jahrelang dem Ausbruch der Krankheit voraus (BOUTTIER, WOLTERS u. a.) und machen sich in der verschiedensten Weise bemerkbar; zumeist besteht anfangs an den Extremitäten das Gefühl von Taubheit, Eingeschlafensein, Kälte und Schwäche (BABONNEIX-HUTINEL-HILLEMAND, CELASCO, CORBETT, DEVOTO, DONAT, GARFIELD, GOODHART, KAPOSI, OLIVER-FINNERUD, SAENZ-CASTRO PALOMINO, SÉZARY-FAVORY-MAMOU, STEINITZ-CASPER-FÜRSTENHEIM, THIBIERGE-WEISSENBACH) oder es wird über Jucken (AUDRY-BOYREAU, BÉRIEL-DEVIC, CRAIGH, LOUSTE-CAILLIAU-LECLERC, O'LEARY-GOECKERMANN-MONTGOMERY-BRUNSTING, WERTHER, WHITEHOUSE) oder über Kribbeln (GOUGEROT-BURNIER, HUDELO-RABUT, TURETTINI, ZADEK) berichtet, in manchen Fällen werden Parästhesien schlechtweg zu Beginn der Erkrankung hervorgehoben (ARTUSI, BOLTEN, DUFOUR-DEBRAY,

Granzow-Irregang, Kerl, Lhermitte-Trémolières, Valette). Vielfach
bestehen neben diesen prodromalen Parästhesien auch Erscheinungen vasomotorischer Natur; so wird das Auftreten einer diffusen Rötung (Werther,
Tamura) oder erythematöser Flecke (Aberastury) hervorgehoben, wobei sich
mitunter auch die Haut heiß anfühlen kann (Berkovitz). Zumeist bestehen
jedoch neben ausgesprochenem Kältegefühl Erscheinungen von Acrocyanose, der
vielfach solche einer lokalen Synkope vorangehen, Symptome, die im folgenden
bei der Schilderung des eigentlichen Krankheitsbildes noch eingehender erörtert
werden sollen. In den allermeisten Fällen klagen die Patienten auch über
Schmerzen (Aberastury, Bleasdale, Celasco, Groedel-Hubert, Langer,
Lipschütz, Martin-Vachey, Parkes Weber, Plate, Reiner, Samek u. a.),
die zumeist als rheumatische, diffus auftretende Schmerzen beschrieben, oft
auch an den Gelenken lokalisiert werden (Benczur, Bériel-Devic, Blatt,
Buschke, Gordon, Hufschmitt, Paisseau-Laquerrière-Scherrer, Schiller-
Schlegelmilch, Steinitz-Casper-Fürstenheim, Trémolières-Lhermitte-
Tardieu-Carteaud, Whitehouse), als Kältegefühl, verbunden mit einer intensiven Schmerzhaftigkeit (Celasco, Fischl, Parkes Weber, Samek) als reißende,
ziehende und krampfartige, auch als lanzinierende Schmerzen (Aberusty)
beschrieben werden, meist nur anfallsweise, und zwar vielfach gleichzeitig mit
einer lokalen Synkope in Erscheinung treten, aber auch persistieren können.
Mit den Parästhesien gehen ferner mitunter den eigentlichen Krankheitserscheinungen als Prodrome auch *trophische Störungen* voran (Abramovitz, Artusi,
Bolten, Bregman, Forster, Hedvall, Kahlmeter, Scholtz-Doebel), wie
urticarielle Erscheinungen (Bolten), Bläschen- und Blasenbildungen (Abramovitz, Bolten, Bregman, Flarer, Herzog, Hufschmitt, Naegeli, Parkes-
Weber), Verdickungen, Rhagadenbildungen, ja sogar oberflächliche Gangrän
(Lewandowsky) und schließlich Mutilationen (Artusi, Bolten). Scholtz-
Doebel erwähnen erythematöse Schwellung in einem Falle, in welchem auch
gleichzeitig eine auffallende Urticaria factitia bestand, Kahlmeter erwähnt
vorangegangene purpuraähnliche Blutungen. Diese trophischen Veränderungen
möchte Forster auf Reiz-, nicht auf Ausfallserscheinungen des Sympathicus
zurückgeführt wissen.

Verschieden lange Zeit nach dem Auftreten der Prodrome beginnt dann das
eigentliche *Krankheitsbild*, zumeist mit Erscheinungen der Acroasphyxie der
Hände und in sehr vielen Fällen auch der Füße, es muß jedoch hervorgehoben
werden, daß ein derartiger Beginn durchaus nicht in allen Fällen zu beobachten
ist; Brown-O'Leary-Adson unterscheiden bei den mit Vasokonstriktion einhergehenden Sclerodermieformen, ähnlich wie dies schon Cassirer getan hatte,
drei Typen, je nachdem nämlich die vasomotorischen Störungen den sclerodermatischen Hautveränderungen vorangehen, sie begleiten oder ihnen erst
nachfolgen. Der eigentlichen Ausbildung der Acroasphyxie geht in vielen Fällen
nachweisbar das Phänomen des Reilschen toten Fingers voraus (Gefäß-Synkope);
dann entsteht eine „*ödematöse*" *Anschwellung* der Finger mit leichter, mehr oder
weniger bläulicher Rötung, die Finger werden plump, die Gelenkskonturen
undeutlich, die Fingerform fast zylindrisch, walzenförmig; die bläuliche Verfärbung wird stärker (Abb. 26), das ursprüngliche „Ödem" nimmt allmählich
ab; gewöhnlich tritt dabei eine Hyperidrosis der Hände und Füße mit Kältegefühl, Spannung, Parästhesien ein; das Endglied, bzw. die Fingerbeere nimmt
langsam an Volumen ab, wird spitzer, die Nägel krümmen sich kahnförmig,
sowohl seitlich als longitudinal, sind livid, zeigen aber noch keine Einrisse,
höchstens Bildung von Längsriffen; dann nimmt die Haut an Konsistenz zu,
die Beweglichkeit in den Gelenken, besonders in den Interphalangealgelenken,
aber auch in den Metacarpophangealgelenken nimmt ab, die Haut verliert ihre

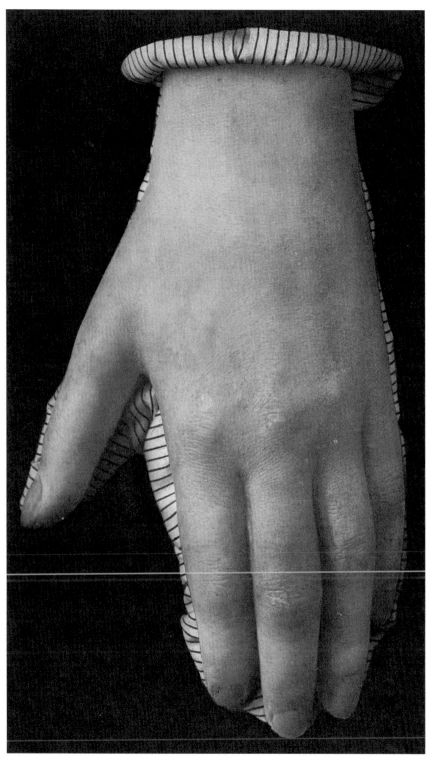

Abb. 26. Sclerodaktylie mit akroasphyktischen Erscheinungen.
(Nach einer Moulage der Sammlung Ehrmann.)

Faltbarkeit, der Prozeß schreitet auf den Handrücken und auf den Unterarm vor; es gibt aber auch Fälle, wo er fast gleichzeitig auf dem Ober- oder Vorderarm begonnen hat. Die Fingerbeeren und die Nägel erscheinen immer mehr und mehr abgenützt, letztere schließlich zu dünnen, kleinen, oberflächlich liegenden Plättchen umgewandelt. Infolge der Gewebsstarrheit entstehen Einrisse auf der Fingerbeere und über den Gelenken, die zu sekundären Eiterungen führen, die Fingernägel werden kürzer, rissig, zuweilen von Eiterungen unterminiert. Die livide Färbung des Handrückens macht einer Pigmentierung mit gleichzeitiger Depigmentierung Platz (s. Abb. 27). Der Prozeß schreitet auf die Oberarme vor, die Haut der Brust wird starr, in analoger Weise kann der Prozeß von den Zehen auf die Unter- und Oberschenkel fortschreiten. Auf den Armen, besonders den Oberarmen, entsteht schon frühzeitig eine eigentümliche Anschwellung, die Haut ist weich, elastisch, angeschwollen, läßt auf Fingerdruck keine Dellenbildung erkennen, sie ist glatt gespannt, aber nicht transparent,

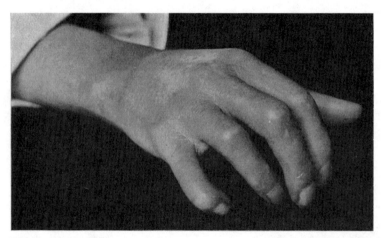

Abb. 27. Diffus-sclerodermatische Veränderungen der Arme und Hände. Die Fingerhaut noch hyperämisch. Pigmentierungen auf der wachsartig gelbweißen Haut des Handrückens. (Aus S. Ehrmann: Vergleichend-Diagnostischer Atlas der Hautkrankheiten und der Syphilide. Jena: G. Fischer 1912.)

gewöhnlich schon etwas dunkler gefärbt; bald oder gleichzeitig tritt dieselbe Erscheinung im Gesicht, besonders auf Stirne, Wangengegend und Kinn auf. In einem Falle von Oppenheim entstanden grobe Falten im Gesicht. Cassirer und Hirschfeld erwähnen solche Fälle im Handbuch von Kraus-Brugsch.

Dauer wie Ausdehnung des *Stadium oedematosum,* das mitunter auch fehlen kann, jedenfalls verhältnismäßig selten dem Arzt zu Gesicht kommt, können ganz verschieden sein; es kann sich auf kleine Stellen beschränken oder fast universelle Verbreitung haben, dabei rasch wechseln oder auch recht stabil sein, selbst Jahre dauern, wie ich in zwei Fällen gesehen habe. Meist beginnt es an den Extremitäten symmetrisch, bleibt längerer Zeit auf diese beschränkt und befällt dann Augenlider, Gesicht, Abdomen; in anderen Fällen geht es von den Extremitäten auf die obere Körperhälfte über oder es verbreitet sich allmählich über den ganzen Körper. In wieder anderen Fällen waren zuerst die Augenlider befallen.

Besonders im Gesichte, aber auch auf dem Halse, verändert sich die Haut im folgenden, eigentlichen sclerodermatischen Stadium, dem *Stadium indurativum*; die Stirnhaut wird auffallend glatt, die Falten der Augenlider gleichen sich aus, ebenso die Naso-Labialfalte; die Haut der Wangen, Nase und Lippen erscheint verdickt, infiltriert, das Öffnen der Mundspalte ist beeinträchtigt, oft sogar vollständig gehindert, die Mundspalte ist mitunter nur mehr schlitz- oder spaltförmig, in extremen Fällen so klein, daß nur verkleinerte oder flüssige Nährung gereicht werden kann, Sprach- und Kaubewegungen in hohem Grade erschwert sind. Die Veränderung in der Haut und auch in der mimischen Mus- kulatur macht das Mienenspiel unmöglich, das Gesicht bekommt einen masken- ähnlichen Ausdruck (facies sclerodermatica, masque sclérodermique) (Abb. 28). Am Halse sind hauptsächlich die Seitenpartien besonders stark infiltriert, wäh- rend die Vorderfläche noch relativ lange verschont bleibt. Am Rumpf läßt

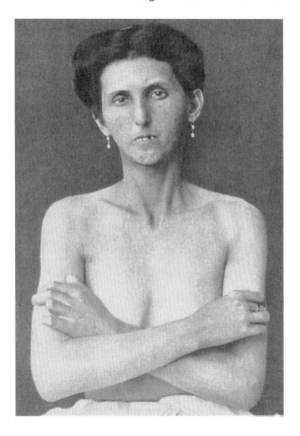

Abb. 28. Sclerodermia diffusa, masque sclérodermique. (Sammlung O. KREN.)

sich die Haut in den Intercostalräumen nur wenig oder gar nicht eindrücken, die Bewegungen in den Thoraxgelenken sind erschwert, die Respirationstätigkeit eingeengt oder schwer beeinträchtigt (RAMAZOTTI, ZEHRER). Die Brüste werden eigentümlich verändert, ihre Form wird eine mehr konische (Statuenbrust), mitunter erscheinen sie eingezogen. Auch die Bauchhaut büßt durch die hier auftretende Infiltration an Beweglichkeit ein, so daß die Bewegungen des Diaphragma erschwert sind. Dieses, nach dem sogenannten ödematösen ein- tretende Stadium indurativum beengt die Kranken durch die harte, unnach- giebige, lederartige Beschaffenheit der Haut, welche ebenso wie die Thorax- bewegungen auch jene im Bereich der Extremitäten behindert und mit der Zeit zu pseudoankylotischen Veränderungen führt, da ja nicht die Haut allein, sondern das ganze Bindegewebssystem des Körpers, also auch Sehnen, Fasern, Knochen, Muskeln, Drüsen das Feld der Erkrankung darstellen. Im folgenden, dritten *atrophischen Stadium* atrophiert die Haut samt den darunterliegenden Weichteilen und legt sich wie ein pergamentartiger Überzug fest an die Knochen an (Abb. 29). Das Gesicht zeigt den charakteristischen unbeweglichen, aber dabei leidenden Ausdruck der Sclerodermien, er erscheint verkleinert, unbeweglich, mumienartig, die Nase verdünnt, spitzig, auch verkürzt, so daß die Nasenlöcher

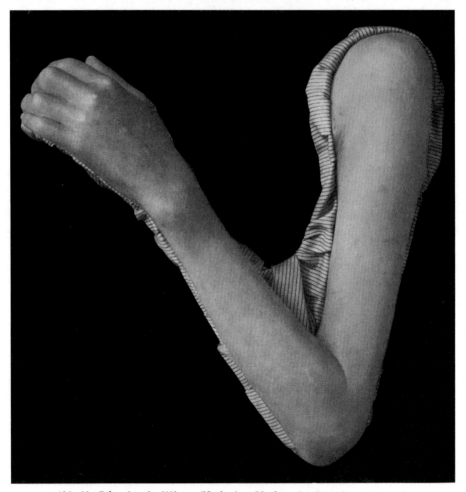

Abb. 29. Sclerodermia diffusa. (Nach einer Moulage der Sammlung Ehrmann.)

sichtbar werden und die Einzelheiten der Nasenknorpel deutlicher hervortreten; die mediane Einkerbung zwischen den beiden Flügelknorpeln an der Nasenspitze ist vertieft und tritt deutlicher in Erscheinung. Die Wangen liegen den Konturen des Gesichtsskelets eng an, meist sind auch die Lippen in Mitleidenschaft gezogen (Engelbrecht, Fox, Freund, Fuhs, Guy-Jacob, Loewenfeld, Meirowsky, Nobl, Parhon-Isanos-Briese, Schramek u. a.), sie wird dünn und schmal, das Lippenrot erscheint verschmälert (Fuhs) oder auch ektropioniert. Das Öffnen der Mundspalte ist noch mehr erschwert, sie ist vielfach nur mehr ein schmaler Spalt, bisweilen schief gestellt. Bei abnormer Zahn-

stellung kann es vorkommen, daß die Lippen über die Zähne nicht mehr zurückgehen und die Zähne dauernd freiliegen (MEIROWSKY, PAISSEAU-SCHAEFFER-
SCHERRER); Kauen, Schlucken, Sprechen, Pfeifen und Lachen sind oft beträchtlich erschwert. Die Haut des Kinns erscheint an den Ansätzen der Kinnmuskeln
eingezogen, mit dem Periost verwachsen, die Ohren sind verdünnt, schmal und
fest an den Schädel gepreßt (PIJL). In ähnlicher Weise, nur weitaus seltener
als die Lippen, erleiden auch die Augenlider Veränderungen (FAIVRE, HEIMANN-
HATRY, LHERMITTE-TRÉMOLIÈRES, MEIROWSKY, PÜRCKHAUER, ROSENTHAL,
SEALE u. a.), die Lider sind verkürzt, so daß der Augapfel hervortritt, sie können
nur unvollständig geschlossen werden (ROSENTHAL, LHERMITTE-TRÉMOLIÈRES),
weshalb zwischen ihnen auch im Schlafe ein Zwischenraum bestehen bleibt,
durch den Tränenflüssigkeit
abtropft; mitunter kommt es
sogar zur Ektropionierung, wie
in den Fällen von HEIMANN-
HATRY, PÜRCKHAUER, FAIVRE,
welcher letztere auch ulceröse
Keratitiden im Gefolge der
Ektropionbildung erwähnt. In
ähnlicher Weise verändert sich
auch die Haut am Halse, im
Bereich der Brust und des
Rückens sowie namentlich der
Extremitäten; die Halsbewe-
gungen sind ebenso wie die
Exkursionen des Thorax erschwert, an letzterem sind
die Zwischenrippenräume vollständig verstrichen (BROOKS,
FOX, ZEHRER u. a.), das Abdomen erscheint eingedrückt,
eingezogen, der ganze Körper
gleichsam wie in einem Panzer
eingeschlossen. Besonders deutlich pflegt die indurative
Atrophie sich an den Extremitäten bemerkbar zu machen;
die Haut umschließt eng die
Knochen, das Spiel der Ge-

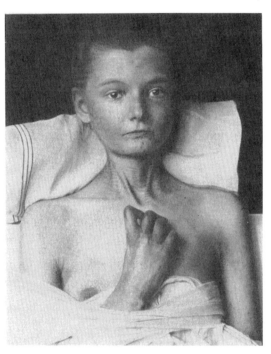

Abb. 30. Sclerodermia diffusa, Stadium atrophicum.
(Sammlung EHRMANN-BRÜNAUER.)

lenke ist schwer beeinträchtigt, die Finger sind in senkrechter Winkel-
stellung in den Metacarpophangealgelenken fixiert, die Haut darüber rissig
und schuppend, zumeist ganz dünn, ihr Aussehen so, daß man glaubt,
die Finger müßten bei Anwendung nur geringer Gewalt wie Glasstäbe ab-
brechen. In hochgradigen Fällen sieht der ganze Körper wie geschrumpft
aus, die Fingerenden wie in rechtwinkeliger Beugestellung eingetrocknete
Mumienhände, der ganze Körper macht den Eindruck einer eingetrockneten
Mumie (Homme momie, Abb. 30). Die im vorangehenden geschilderten drei
Krankheitsstadien der diffusen Sclerodermie sind aber durchaus nicht in der
geschilderten Reihenfolge in jedem einzelnen Falle zu verfolgen; es wurde
schon oben hervorgehoben, daß das ödematöse Stadium oft fehlen kann
und daß es relativ selten zur Beobachtung gelangt. Das indurative und das
atrophische Stadium wiederum gehen vielfach eng nebeneinander einher und
ineinander über, so daß oft während der Entwicklung der Induration und

gleichzeitig mit dieser an anderen Körperstellen bereits Atrophie vorhanden sein
kann. Aber auch sonst können sich Abweichungen von dem eben geschilderten
klinischen Bilde ergeben dadurch, daß einzelne Körperteile stärker, andere
weniger intensiv befallen werden, daß Partien, die bei typischem Verlauf verändert erscheinen, in einzelnen Fällen freibleiben (z. B. Patrick, Kumer:
Freibleiben des Gesichtes; v. Zumbusch: Freibleiben der Hände), daß, während
die meisten Fälle eine gewisse symmetrische Prädilektion (Extremitäten, Stamm,
Kopf) aufweisen, mitunter eine gewisse Verteilung oder eine Beschränkung
auf nur eine Körperhälfte zu beobachten ist, wie etwa in einem Falle von
Heller, daß endlich sogar manchmal die Veränderungen entsprechend dem
Verteilungsgebiete eines oder mehrerer Nerven entsprechend angeordnet er-
scheinen (*radikuläre Sclerodermie*, Moniz).

Relativ häufig scheinen die Unterschenkel in ihrer distalen Hälfte ebenso
wie andererseits die Hände besonders intensiv befallen zu sein, wobei letztere
schwere Kontrakturen und Ankylosen, Raynaud-Symptome, Mutilationen und
Nagelveränderungen aufweisen, während am übrigen Körper der Prozeß noch
wenig vorgeschritten ist, Fälle, welchen man als Sclerodaktylie eine Sonderstellung im Rahmen der diffusen Sclerodermie einräumen wollte. Thibierge
unterscheidet ebenso wie die meisten Autoren der französischen Schule (Besnier-
Doyon, Brocq, Darier, Laennec-Delarue u. a.) bei der diffusen Sclerodermie
generalisierte und progressive Sclerodermiefälle; nach seiner Schilderung zählt
er offenbar zur generalisierten Sclerodermie diejenigen Fälle, bei welchen die
klinisch sichtbaren Erscheinungen nicht von den distalen Enden gegen den
Körper hin fortzuschreiten scheinen, nicht mit Sclerodaktylie beginnen, sondern
an verschiedenen Stellen des Körpers, auch im Gesicht und auf den Extremitäten
gleichzeitig sich manifestieren, schließlich aber dasselbe Bild geben wie die
allermeisten, von den Extremitätenenden zentralwärts fortschreitenden Fälle.
Eingehende histologische wie insbesondere capillaroskopische Untersuchungen
(Mészáros) auch der progressiven Form zeigen indes, daß schon zu einem
Zeitpunkt, in welchem wesentlich die peripheren Enden der Extremitäten
erkrankt zu sein scheinen, auch im Bereich der makroskopisch noch nicht erkennbar veränderten Regionen Gewebsveränderungen bereits eingesetzt haben.

Hautbeschaffenheit. Die Haut der krankhaft veränderten Stellen verhält
sich, wie die obige Schilderung gezeigt hat, verschieden in den einzelnen
Stadien des Sclerosierungsprozesses. In einzelnen Fällen, in welchen die
Haut im Stadium oedematosum mehr teigigen Charakter aufwies, ließ sie
sich sogar noch im Stadium der Infiltration in Falten aufheben, die aber
dann bestehen blieben wie in den obenerwähnten Beobachtungen von Oppenheim, Cassirer-Hirschfeld; zumeist ist jedoch die Haut entsprechend ihrem
Infiltrationsgrade verdickt, nicht faltbar, dann wieder fest gespannt, brett-,
oft sogar steinhart. Die Infiltration ist dabei durchaus nicht immer eine
gleichmäßige, sie durchsetzt einmal die Haut in ihrer ganzen Dicke gleichmäßig, in anderen Fällen fühlt man jedoch mehr umschriebene Knoten
und Stränge, in wieder anderen Fällen ist der sclerodermatische Prozeß
ein ganz oberflächlicher, der mit einer verhältnismäßig geringen Konsistenz-
vermehrung der Haut einhergeht. Die Oberfläche der erkrankten Hautpartien
erscheint zumeist glatt, die Furchung und feine Felderung der Haut ist verschwunden, was besonders bei der vielfach gefältelten und gerunzelten Haut
älterer Menschen deutlich in Erscheinung tritt; allerdings bemerkt man wiederum
umgekehrt kleine Fältchen von den veränderten Hautpartien in die gesunde
Nachbarschaft hineinziehen, eine Erscheinung, die offenbar durch Zugwirkung
des sclerosierten Bindegewebes bedingt ist. In seltenen Fällen ist eine leichte
Desquamation zu verzeichnen wie in der übrigens eigenartigen Beobachtung

von KRUKOWSKY-PONCZ. Die Farbe der Haut ist mitunter die einer einfachen Rötung, dann wieder erscheint die Haut blaurot, livide, mitunter sogar bläulich-weiß verfärbt. Im ödematösen Stadium undurchscheinend, wird sie im sclero-dermatischen Stadium wachsartig und mehr transparent, alabasterartig, bis sie schließlich pigmentiert oder depigmentiert erscheint. Mitunter trifft man sogar in der noch infiltrierten Haut atrophische, leicht eingesunkene Stellen.

Das Verhalten der *Schweißsekretion* ist wechselnd. In den Anfangsstadien findet man oft Hypersekretion eines kühlen Schweißes an der akroasphyktischen und akroparalytischen Haut der Hände und Füße (BENCZUR), mitunter kommt es wohl auch zu allgemeiner Hyperidrosis (KONRAD, PÜRCKHAUER). Später, manchmal ohne das vorhergehende hyperidrotische Stadium, ist die Schweiß-sekretion herabgesetzt (ARADY, FREUND, HUISMANS, ORLOFF, PARHON-ISANOS-BRIESE, PAULUS, PINARD-VERNIERS-CORBILLON, VUL), gelegentlich sogar voll-ständig versiegt (GORDON, STERLING), so daß selbst auf Pilocarpin keine Schweiß-ausscheidung erfolgt (MANKOVSKIJ).

In diesem Zusammenhange darf auch auf eine interessante Beobachtung von G. RIEHL jun. hingewiesen werden, der eine 40jährige Patientin mit Struma, leichter Hyperthyreose, linksseitigem HORNERschen Symptomenkomplex und Erscheinungen von diffuser Sclero-dermie beobachten konnte, bei welcher nach stärkeren körperlichen Anstrengungen, heißen Bädern usw. eine scharf in der Medianlinie abgesetzte, einseitige Rötung und Schwitzen der rechten Gesichtshälfte auftrat, während die linke Gesichtshälfte blaß und trocken blieb. Auf Verabreichung von 0,01 Pilocarpin trat nach kurzer Zeit eine leichte Rötung der *linken* Gesichtshälfte auf, die rechte blieb unverändert. RIEHL jun. sucht diese Er-scheinung so zu erklären, daß wahrscheinlich infolge des von der Struma ausgeübten mechani-schen Drucks auf der linken Seite ein herabgesetzter Sympathicustonus besteht, wofür ja auch der linksseitige HORNERsche Symptomkomplex sprechen würde; das Pilocarpin wirkt als Parasympathicusgift auf dieser Seite besonders kräftig, während auf der rechten Seite, auf welcher der durch die Hyperthyreose bedingte erhöhte Sympathicustonus un-verändert besteht, die Pilocarpinwirkung fehlt.

Von besonderem Interesse sind die *Störungen der Vasomotilität*; diese treten schon relativ früh auf in Form von lokaler Asphyxie (ARNDT, AZUA, CARLUCCI, DAUBRESSE-MORELLE, GAUCH-SOHIER-DE COURRÈGES, GOODHART, GOUGEROT-BURNIER, HUDELO-RABUT, LEDERMANN, LORTAT-JACOB, MILIAN, NAEGELI, NOMLAND, PAISSEAU-LAQUERRIÈRRE-SCHÄFFER, PAUTRIER-WORINGER, QUINN, SACHS, SCHOENHOF, TRÉMOLIÈRES-LHERMITTE-TARDIEU-CARTEAUD, ZEHRER u. a.) allein oder mit Erscheinungen von lokaler Synkope (BIZZOZERO, FRICK, GRANZOW-IRRGANG, HUFSCHMITT, LEWANDOWSKY, LHERMITTE-TRÉMOLIÈRES, ORMSBY-EBERT, PAUTRIER-WORINGER, SCHOLEFIELD-WEBER, SCHOLTZ, SCHRAMEK, SÉZARY-FAVORY-MAMOU, TURETTINI u. a.), seltener wird lokale Hyperämie erwähnt. Namentlich bei der Sclerodaktylie treten diese Erschei-nungen frühzeitig, oft als Prodrome auf, bleiben aber auch mitunter lange im Symptomenkomplex dieses Krankheitsbildes vorherrschend, so daß solche Fälle eine weitgehende Ähnlichkeit mit der RAYNAUDschen Krankheit auf-weisen und von dieser klinisch oft nur mit Mühe oder auch gar nicht unter-schieden werden können. Vasomotorische Störungen können aber nicht nur dem Auftreten der sclerodermatischen Veränderungen vorangehen oder diese begleiten, sie können auch relativ spät im Rahmen des klinischen Bildes hervor-treten, zu einem Zeitpunkt, in welchem die Sclerodermieflächen ihre volle Ent-wicklung bereits erreicht haben (BROWN-O'LEARY-ADSON). Von besonderer Bedeutung hinsichtlich der Störungen der Vasomotilität sind nun die *capillar-mikroskopischen Befunde*, welche eine Anzahl von Autoren bei Sclerodermie-kranken erheben konnten. Die Capillaroskopie, von einer Reihe von Unter-suchern wie BROWN-O'LEARY, BROWN-O'LEARY-ADSON, DUFKE, LEWITH, MÉSZÁROS, O. MÜLLER, NICKAU, ORMSBY-EBERT, PAUTRIER-ULLMO, SAMEK, SAPHIER, WEISS an einschlägigem Material durchgeführt, läßt hier abnorm stark gewundene Schlingen mit sehr engem arteriellen und sehr weitem venösen Schenkel erkennen, dazwischen liegen auch zarte und weniger stark veränderte Schlingen, Befunde, die, wie Cassirer-Hirschfeld hervorheben, „sich auch bei Vasoneurosen finden, ohne daß darum Haut- oder andere Weichteilveränderungen aufzutreten brauchen (O. Müller)". Brown-O'Leary, welche der Capillaroskopie bei Raynaudscher Krankheit und Sclerodermie besondere Aufmerksamkeit geschenkt haben, wollen gewisse Veränderungen im capillaroskopischen Bilde gesehen haben; bei der Sclerodermie läßt die Capillaroskopie nach den Untersuchungen dieser beiden Autoren großfederige, an Zahl reduzierte Capillaren und leicht dilatierte Venenschlingen erkennen, die Flußgeschwindigkeit zeigt leichte Obstruktion; bei dem Raynaudschen Syndrom ist das Capillarmuster erhalten, die Capillaren zeigen Stasen und Permeabilitätsstörungen mit herabgesetztem Tonus, Cyanose und Rötung je nach der Zeit der Untersuchung. Bemerkenswert sind auch, wie schon hervorgehoben, die von Mészáros erhobenen Befunde, welche im Bereiche des *Nagelrandes* Verminderung der Zahl der Capillaren zeigten; die meisten Capillaren ließen Haarnadelform erkennen, bei welcher der arterielle und der venöse Schenkel weiter voneinander entfernt sind als normal, zumeist waren sie auch erweitert, so daß zwischen der Weite des arteriellen und des venösen Schenkels kein Unterschied bestand, die Strömung in ihnen war etwas verlangsamt. Ferner fanden sich Riesencapillaren, 8-Formen, welche letzteren wahrscheinlich auf die Steifheit der Capillaren zurückzuführen sind, endlich geschrumpfte Capillaren und Reste von solchen, in welchen keinerlei Strömung mehr wahrnehmbar war. Das subpapilläre Gefäßnetz schien erweitert und lebhaft durchströmt, wahrscheinlich dadurch, daß die Epidermis verdünnt ist, die Gefäße also näher der Oberfläche zu liegen kommen. Bei der Untersuchung von sclerodermatisch verändertem Gewebe des *Handrückens* konnte Mészáros in Ergänzung der von Saphier erhobenen Befunde feststellen, daß die plumpen Papillen keinen gleichmäßigen Durchmesser aufweisen, daß ein großer Teil von ihnen nicht regelmäßig kreisrund sondern vielfach polygonal geformt erscheint, daß die Spitze der Papillen erweitert ist, daß endlich in vielen Papillen keine Capillaren sichtbar sind, auch nicht bei längerer Beobachtungsdauer. Im Bereiche der pigmentierten Hautfläche waren die Capillaren sehr dünn, die Blutsäule stellenweise unterbrochen. Die Untersuchung eines indurierten, kaum faltbaren, pigmentierten und von erweiterten Gefäßen durchzogenen Streifens der *Brusthaut* ließ spärliche, erweiterte Capillaren erkennen, der subpapilläre Plexus war auch hier deutlich sichtbar, stellenweise erweitert. Wichtig an den von Mészáros ermittelten Befunden ist der Umstand, daß an scheinbar gesunder Haut Sclerodermiekranker Veränderungen der Capillaren vorhanden waren, woraus hervorgeht, daß bei dieser Affektion die Erkrankung der Blutgefäße eine frühzeitige ist, oft vor den anderen Hauterscheinungen nachweisbar sein kann. Pautrier-Ullmo fanden, was für die Differentialdiagnose der Dermatitis chronica atrophicans und der Sclerodermie nicht unwichtig zu sein scheint, bei ersterer Fehlen der Papillenleisten, Verringerung der lang ausgezogenen und eigenartig gekrümmten Capillarschlingen und deutlich sichtbare subpapilläre Plexus, bei letzterer dagegen eine Vergröberung der interpapillären Leisten und Verringerung der Capillarschlingen im capillarmikroskopischen Bilde.

Parallel mit den Veränderungen der Blutfüllung gehen auch jene der *Temperatur der befallenen Anteile*; vielfach wird das subjektive Gefühl der Kälteempfindung angegeben (Grumach), in anderen Fällen wiederum fühlen sich die befallenen Teile heiß an (Berkowitz). In späteren Stadien, namentlich in jenem der Atrophie, ist meist die Temperatur herabgesetzt. In letzterer Zeit hat man sich bemüht, diese Veränderungen der Oberflächentemperatur auch zahlenmäßig zu erfassen; derartige, von BROWN, KEGERREIS, SHEARD, STEWART ausgeführte calorimetrische Studien ließen schließlich zu eigenen Untersuchungsmethoden gelangen, welche ergaben, daß der sogenannte „vasomotorische Index" (vgl. die Publikation von BROWN-O'LEARY-ADSON) bei der Sclerodermie weitaus niedriger ist als bei der RAYNAUDschen Krankheit, wohl deshalb, weil die Störungen der Blutzirkulation bei letzterer hauptsächlich auf Spasmen, bei ersterer dagegen auf Okklusion der kleinen Arterien zurückzuführen sind.

Auffallend sind bei längerdauernden Fällen die *Teleangiektasien*, die zuerst von LEWIN-HELLER, dann von zahlreichen anderen Beobachtern (ALBERT, ARNOLD, DUFOUR-DEBRAY, EHRMANN, FUHS, GOUGEROT-BURNIER, H. HOFFMANN, HOPPE-SEYLER, HUFSCHMITT, KOGOJ, LÖWENFELD, MASKILLEISSON, MESTSCHERSKI, NAEGELI, NOBL, ORMSBY, PARKES WEBER, PAULUS, PERNET, PICK, ROTHWELL, THIBIERGE-WEISSENBACH, TOBIAS, WERTHEIM u. a.) hervorgehoben als *einzelne Reiserchen*, als kleine *erythematöse Fleckchen*, die sich aus diesen einzelnen Reiserchen zusammengesetzt erweisen (DUFOUR-DEBRAY, KOGOJ, ORMSBY, ROTHWELL), endlich in Form von kleinen, linsenförmigen und noch größeren, flachen, polsterartigen, *angiomähnlichen Bildungen*, namentlich des Gesichtes, aber auch anderer unbedeckter Körperstellen (LORTAT-JACOB-BOUTELLIER) zur Beobachtung kommen. Die Teleangiektasien setzen oft frühzeitig, ehe noch deutliche Atrophie vorhanden ist, ja selbst noch vor dem Stadium der eigentlichen Sclerodermie ein und bestehen dann aus roten Fleckchen, die auf Druck verschwinden, später aber persistieren und einzelne Gefäßreiserchen erkennen lassen (DUFOUR-DEBRAY, ROTHWELL). Die Entstehung der Teleangiektasien wird zum Teil auf eine zirkulierende Noxe (KOGOJ), zum Teil auf den von außen wirkenden, konzentrischen Druck des sclerosierenden Bindegewebes zurückgeführt (KOGOJ, H. HOFFMANN). Erwähnenswert wäre auch das Auftreten von Teleangiektasien im Bereiche der Hohlhände (MESTSCHERSKI).

Besondere Erwähnung verdienen die Veränderungen des Halses und der Claviculargegend; es erscheinen schmale, fast wellenförmig sich hinziehende, scharf begrenzte parallele Leistchen, die Hals und Nacken umgreifen und nahezu parallel mit der Clavicula die darüberliegende Haut durchziehen. Zwischen ihnen zeigt sich zuerst ein mit ihnen gleichsinnig laufendes Netz von erweiterten Blutgefäßchen; in einem Falle konnte ich ein merkwürdiges Phänomen beobachten: ich versuchte das Netz durch Elektrolyse zu veröden, aber bei dem Einstechen mit der feinen Nadel zeigte sich das ganze Gefäß von bröckeliger Masse erfüllt (Blut?), nicht der kleinste Tropfen flüssigen Blutes kam hervor. Später tritt an die Stelle dieses Gefäßnetzes eine ebenso angeordnete Pigmentierung (s. Abb. 38), die ganz charakteristisch ist und die ich als *guillochierte Pigmentierung* bezeichnet habe, indem ich sie mit den im Kunstgewerbe beliebten, parallel wellenförmigen Gravierungen verglichen habe, die dort als Guilloche bezeichnet werden.

Die eben geschilderte Veränderung der Schlüsselbeingegend sieht auch klinisch ganz anders aus als die bei der umschriebenen Sclerodermie ebenfalls an dieser Stelle vorkommenden Erscheinungen; denn es fehlt letzteren das guillochierte Aussehen, sie gehen nicht allmählich in die miterkrankte Haut der Umgebung über wie bei der diffusen Sclerodermie; bei dieser wiederum fehlt der geflammte (keloidartige), mit einem erythematösen Hof versehene Rand. Bei Personen, die sich öfter der Sonnenwirkung aussetzen, besonders bei Frauen im Bereiche des Halses und des Brustausschnittes, namentlich bei Blonden, kann man mitunter eine ähnliche Zeichnung beobachten, nur mit dem Unterschiede, daß zwischen den Gefäßlinien gefäßarme, aber nicht sclerosierte Hautlinien erscheinen.

Neben dieser guillochierten Pigmentierung der Hals- und insbesondere der Claviculargegend finden sich auch noch andere Erscheinungen von *Pigmentation* in Form von gelben, braunen und graubraunen Punkten (Hufschmitt, Kleiner), Flecken (Fuhs, Parhon-Caraman u. a.) und Streifen, welche letzteren manchmal eine retikulierte Anordnung zeigen (Kleiner). Mitunter

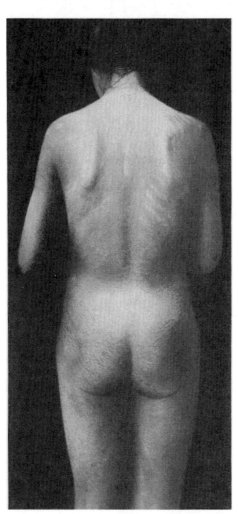

breitet sich die Pigmentation auch diffus aus und befällt sogar Hautstellen, die keinerlei sclerodermatische Veränderungen aufweisen; in diesen letztgenannten Fällen ist diese Erscheinung manchmal der Vorläufer einer an diesen Stellen sich später entwickelnden Sclerodermie. In wieder anderen Fällen gehen Pigmentation und Sclerosierung so Hand in Hand, daß man von einer pigmentierenden Sclerodermie spricht. Die Hautverfärbung ist dabei nicht immer gleichmäßig, oft in demselben Falle, ja sogar innerhalb der veränderten Hautpartie von verschiedener Intensität, so daß innerhalb einer diffusen Dunkelfärbung noch dunklere Flecken auftreten können; in anderen Fällen erscheint die Haut gesprenkelt und getigert; mitunter entsteht so ein Bild, welches durch das Vorhandensein eines Netzwerks von Pigmentierungen und Teleangiektasien weitgehend an die Poikilodermia vascularis atrophicans (Jacobi) erinnert, sich von dieser aber durch das Zurücktreten der Atrophie und durch die gleichzeitig vorhandenen Erscheinungen von Sclerodaktylie unterscheidet. Solche Fälle, für welche Arndt die Bezeichnung *Sclero-Poikilodermie* vorgeschlagen hat, wurden von Jaffé und Rottmann beschrieben. Andererseits findet man neben der Pigmentierung auch Depigmentation (Abb. 31) in Form von punkt- und streifenförmigen, rundlichen oder ovalen, verschieden

Abb. 31. Sclerodermia diffusa; Hyperpigmentation, stellenweise mit Depigmentierung einhergehend. (Sammlung O. Kren.)

großen und verschieden geformten, hellen Bezirken (Kren), die nicht selten einer Vitiligo ähneln, sich jedoch durch ihre Konsistenz von einer solchen unterscheiden lassen (Fox, Paisseau-Schäffer-Scherrer, Parhon-Isanos-Briese u. a.). Bemerkenswert in manchen Fällen ist die Verteilung der Pigmentierung. So schloß in einem von Heller beobachteten Falle die Dunkelfärbung genau in der Medianlinie ab. Andererseits bieten jene Fälle, in welchen die Pigmentation sich oft ganz diffus über den ganzen Körper ausbreitet, Schwierigkeiten in der Abgrenzung gegenüber dem Morbus Addison. Das Fehlen der Schleimhautpigmentierung und der Asthenie, der normale Blutdruck werden in solchen Fällen die Diagnose erleichtern, die schwierig wird, wenn noch andere Addisonsymptome wie Schwäche, Kopfschmerzen, Erbrechen, Schwindel zum Krankheitsbilde der Sclerodermie hinzutreten (KREN). Über weitere Unterschiede soll noch bei der Differentialdiagnose gesprochen werden.

Störungen des *Haarwachstums* sind nicht so selten. Zunächst wären Veränderungen der Haare im Bereich der sclerodermatisch veränderten Hautpartien zu erwähnen; hier sind die Haare wohl infolge der Infiltration der Haut eigenartig, borstenförmig aufgerichtet, wohl auch schütter, die Haare selbst vielfach dünn, trocken, brüchig (LORTAT-JACOB-BOUTELLIER). Auch an den nicht erkrankten Hautflächen zeigen sich Veränderungen des Haarwachstums, wie aus einigen von CASSIRER-HIRSCHFELD zitierten Beobachtungen hervorgeht, in welchen neben Sclerodermie totaler Haarausfall am ganzen Körper bestand, der in zweien der erwähnten Fälle mit einer fortschreitenden Depigmentation Hand in Hand ging. Ganz allgemein sprechen von Haarausfall HUISMANS, MANKOVSKIJ, STUDNICKA, das Zusammentreffen von Alopecia areata und Sclerodermie erwähnen FORDYCE, WERTHER, BERKOWITZ. Zumeist finden sich jedoch, und zwar als Ausdruck einer tiefer liegenden, endokrin bedingten Störung Veränderungen im Behaarungstypus (ARADY), mangelhafte Behaarung des Mons veneris und der Axillae (AKOBDSZANJANZ, BUSCHKE, FOX, KREBS-HARTMANN-THIÉBAUT, LOEWENFELD, LHERMITTE-TRÉMOLIÈRES, MEIROWSKY, PINARD-VERNIER-CORBILLON, STERLIN, STERLING, WERTHER); ORMSBY erwähnt Aplasia pilorum; auffallend starke Behaarung an den Streckseiten der oberen Extremitäten findet sich bei APERT-BRAC-ROUSSEAU sowie bei BABONNEIX-HUTINEL-HILLEMAND, Hypertrichosis des Gesichts bei FOX verzeichnet. Veränderungen der Augenbrauen sind festgestellt in den Beobachtungen von JACOBI, KREBS-HARTMANN-THIÉBAUT, PAISSEAU-SCHÄFFER-SCHERRER, LHERMITTE-TRÉMOLIÈRES sowie von LAIGNEL-LAVASTINE-COULAUD, von welchen ersterer das HERTOGHESche *Symptom* (Schütterwerden der Haare im äußeren Drittel der Augenbrauen), letzterer Schwund der Augenbrauen erwähnen. Schütterwerden der Barthaare konnte ARADY beobachten. In manchen Sclerodermiefällen zeigt sich frühzeitiges Ergrauen der Haare (MORAWIECKA), eine Erscheinung, die CASSIRER auf trophoneurotische Störungen zurückführen möchte (O. SATKE).

Über Wachstumsstörungen der *Nägel* wurde bereits gelegentlich der Schilderung der klinischen Bildes der diffusen Sclerodermie gesprochen. Die Nägel verlieren ihre Farbe (ABRAMOWITZ), sie werden matt, rauh (MASUDA), zeigen Furchung (LIER) und Längsstreifung (ROUSSEAU), werden dann trocken und brüchig (ABRAMOWITZ, MATRAS, PINARD-VERNIER-CORBILLON, SACHS), deformiert, bucklig, hakenförmig verkrümmt (PÜRCKHAUER). Zumeist jedoch sistiert das Nagelwachstum, die Nägel werden immer kleiner, wie abgenützt (Abb. 32), schließlich erscheinen sie zu dünnen, kleinen, oberflächlich liegenden Plättchen umgewandelt (KEINING, LHERMITTE-LÉVY, LOEWENFELD, MASUDA, MATRAS, PÜRCKHAUER, SCHRAMEK), ja sie können schließlich ganz fehlen (ARADY, BERKOWITZ, GUY-JACOB, LIER, LOEWENFELD, NOMLAND, PARKES WEBER, ROSZMANITZ, SACHS, ZEHRER). Onychogryphotische Veränderungen der Nägel erwähnen OULMAN, PARKES WEBER, ROBERTS, ROSENTHAL. Mitunter kommt es zu Eiterungen und Ulcerationen, die entweder nur das Nagelhäutchen betreffen oder aber in die Tiefe greifen, so daß totaler Ausfall des Nagels resultiert.

Zu den *trophischen Störungen*, die sich im Bereich des Hautorgans bei diffuser Sclerodermie abspielen, gehören ferner *Ulcerations*prozesse; LEWIN-HELLER haben bereits auf die Häufigkeit derartiger Geschwürsbildungen hingewiesen und dabei hervorgehoben, daß sie zumeist über Knochenvorsprüngen zu beobachten

sind, an Stellen also, an welchen die Haut schon normalerweise leicht Verletzungen ausgesetzt ist. Bei der diffusen Sclerodermie können nun ulcerative
Prozesse schon relativ früh an Stellen auftreten, welche keinerlei sclerodermatische Veränderungen zeigen, höchstens vasomotorische Phänomene aufweisen.
In diesen Fällen sind die Geschwürsbildungen, wenn man von Trauma und nachfolgender Infektion absieht, vor allem mit den Zirkulationsstörungen in Zusammenhang zu bringen. Andererseits muß man bedenken, daß der das Bindegewebe ergreifende Sclerosierungsprozeß sich nicht immer gleichmäßig abspielt,
daß, wie die nachträgliche histologische Untersuchung oftmals ergab, an Stellen,
die klinisch keinerlei Erscheinungen aufwiesen, bereits Veränderungen, namentlich an den Gefäßen und im Bindegewebe, festzustellen waren. Geschwürszerfall
beobachtet man ferner gar nicht so selten in den späteren, namentlich im atrophischen Stadium, und hier ist ihre Ursache vor allem in traumatisch-infektiösen
Noxen zu suchen, welche sich in dem schwer veränderten Areale naturgemäß

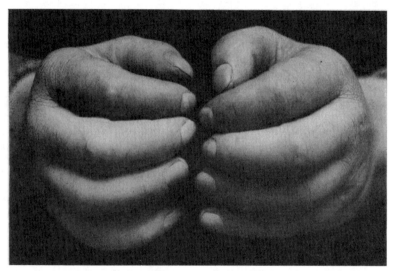

Abb. 32. Sclerodermia diffusa, Veränderungen der Nägel, welche der Länge und Breite nach gekrümmt
sind, verkleinert, wie abgenützt erscheinen. (Sammlung Ehrmann-Brünauer.)

um so leichter geltend machen können. Die Ulcerationen gehen stets mit inten-
siven Schmerzen einher, sind meist symmetrisch gelagert und zeichnen sich
dadurch aus, daß ihre Heilungstendenz vielfach eine geringe ist. In vereinzelten
Fällen kommt es auch zu tiefergreifenden, gangräneszierenden, oft mutilierenden
Zerfallsprozessen (Cohen, Flarer, Frick, Fuhs, Gauch-Sohier-de Courrèges,
Gottesmann, Lhermitte-Lévy, Parkes Weber u. a.).

Sensibilität. Sieht man von den unter den Prodromalsymptomen bereits
besprochenen Sensibilitätsstörungen, Parästhesien und schmerzhaften Sensationen ab, so verlaufen die Fälle in der Mehrzahl ohne subjektive Erscheinungen; bei der Sclerodaktylie sind allerdings häufig Störungen der Sensibilität zu verzeichnen, wie überhaupt solche sich zumeist an den Acren
bemerkbar machen. Nur Kren verzeichnet Hyperästhesien am ganzen Körper.
Vielfach besteht eine Herabsetzung der Sensibilität (Paulus, Roszmanitz,
Stackelberg), in anderen Fällen wieder eine Überempfindlichkeit gegen
gewisse Reize, und zwar gegen solche taktiler Art (Grumach), gegen Kälte-
(Celasco, Donat, Parkes Weber, Stackelberg), aber auch Hitzeeinwirkung
(Pousepp, Parkes Weber). Orloff erwähnt eine gesteigerte Empfindlichkeit

gegenüber Reizen jeglicher Art. Weitaus intensiver sind die Beschwerden in jenen Fällen, welche mit Zirkulationsstörungen, namentlich mit lokaler Synkope, einhergehen und in welchen intensive, oft unerträgliche Schmerzen, mitunter anfallsweise auftreten (CELASCO, GÜNZBURG, TURETTINI u. a.). Daß bei Auftreten von suppurativen und ulcerativen Prozessen oft beträchtliche Schmerzen vorhanden sein können, braucht nicht erst hervorgehoben zu werden. Bemerkenswert ist noch, daß ARTUSI eine bedeutende Ähnlichkeit der Sensibilitätsstörungen mit jenen bei Lepra beobachtet haben will.

Motilitätsstörungen können einerseits durch die sclerodermatisch veränderte, hochgradig verhärtete und gespannte Haut bedingt sein, welche das Spiel der Gelenke beeinträchtigt, ja sogar unmöglich macht, andererseits aber auch durch Veränderungen der Muskulatur, der Gelenke und der Knochen, die bei diffuser Sclerodermie relativ häufig miterkrankt sind.

Was zunächst die *Muskulatur* betrifft, so hat sich zuerst THIBIERGE eingehend mit der Frage beschäftigt, inwieweit und aus welcher Ursache die Muskulatur bei der Sclerodermie manchmal miterkrankt erscheint; seither haben eine größere Reihe von Beobachtungen ergeben, daß tatsächlich bei dieser Affektion die Muskulatur in Mitleidenschaft gezogen werden kann, und zwar einerseits dadurch, daß der Sclerosierungsprozeß von der Haut aus in die Tiefe fortschreiten und auch auf die Muskeln sich erstrecken kann, daß aber auch, wie ich mitunter festzustellen Gelegenheit hatte, und wie dies auch in den von CASSIRER-HIRSCHFELD zitierten Beobachtungen von GOLDSCHMIDT, PELIZAEUS, GUTH und ROSENFELD, WESTPHAL u. a. nachgewiesen werden konnte, bei diffuser Sclerodermie die Muskulatur primär erkrankt sein kann. Auch WEIDENFELD hat ausdrücklich hervorgehoben, daß mitunter die Sclerodermie im intermuskulären Bindegewebe beginnen und dann erst die Haut befallen kann. Bezüglich der Art der Miterkrankung der Muskulatur liegen in der Literatur verschiedene Angaben vor. Vielfach erscheinen die Muskeln derb, hart, kontrahiert (MESTSCHERSKI, ORLOFF, PARKES WEBER), sclerosiert (HELLER, KREN, ZEHRER); über Myositis berichten ROWE-MACCRUDDEN, KLINGMAN, ROSENTHAL-HOFFMANN, MORAWIECKA, von welchen letztere auf ähnliche Beobachtungen von KAPOSI, WULFF, OPPENHEIM verweist, während ROSENTHAL-HOFFMANN in ihrer Arbeit die von LEVY, ADLER-HANFORD, LEVY-DORN beobachteten Fälle besprechen. Atrophie erwähnen ENGELBRECHT, GUTH, LHERMITTE-TRÉMOLIÈRES, NIXON, NOBL, OEHME, PARHON-ISANOS-BRIESE, TEDESCHI. Myasthenie schweren Grades konnte PATRZEK beobachten, Paresen hebt ARTUSI hervor. Dementsprechend lassen sich die verschiedenen bei Sclerodermie vorkommenden Veränderungen der Muskulatur, wie dies auch zuletzt NEUMARK getan hat, einteilen in solche vom Charakter der Myositis, der Myosclerose und der Myatrophie, wobei sich also ein bemerkenswerter Parallelismus zu den Hautveränderungen ergibt. NEUMARK verdanken wir übrigens auch die Mitteilung eines Falles, in welchem Myokymie zu beobachten war.

Hervorzuheben wäre ferner, daß nicht nur die mimische und die Muskulatur des Rumpfes und der Extremitäten sondern auch jene der Zunge miterkrankt sein kann (KREN), woraus dann Erschwerung des Kau- und Schlingaktes, weniger eine solche der Sprache resultiert, daß ferner auch die Kehlkopfmuskeln befallen sein können (ARADY, KREN, SOTTAS), was wiederum zu Sprachbeschwerden sowie zu einer Veränderung der Stimme führen kann. Ich habe ferner beobachten können, daß bei diffuser Sclerodermie nicht nur die Halsmuskeln oft auffallend verdünnt erscheinen und sich bei ihrer Kontraktur weniger vorwölben als normal, was man ja am Musc. sternocleidomastoideus sehr schön beobachten kann, sondern daß auch die den Kehlkopf und die Trachea umgebende, beim Schlingakt mitbeteiligte Muskulatur vielfach verdünnt, dabei aber hart und starr erscheint, daß in solchen Fällen der Schlingakt, wie dies Kren hervorgehoben, mehr oder weniger leidet. So klagten zwei meiner Patientinnen über Beschwerden beim Schlucken; ich habe in diesen Fällen den Schluckakt röntgenologisch beobachtet, und da zeigte sich wohl in einem Falle eine leichte Verlangsamung, im anderen war jedoch keine Veränderung beim Durchfließen des Bariumbreies durch den Oesophagus zu bemerken. Bei näherer Untersuchung fand ich nun, daß in beiden Fällen die Mm. Sternohydeus, Sternothyreoideus und Thyreopharyngeus durch ihr starreres Gefüge von denen normaler Personen sich unterschieden, so daß zweifellos die Spannung und Zerrung, welche diese unnachgiebig gewordenen Muskeln beim Schluckakt erfuhren, die Ursache der abnormen Empfindung waren, das Gefühl des Behindertseins auslösten. In gleicher Weise können auch die Gaumenmuskeln affiziert sein und analoge Beschwerden auslösen (Kren). Daß in jenen Fällen, in welchen die Zungenmuskulatur, also auch der M. Hyoglossus befallen ist, sich diese Empfindung noch steigern muß, ist begreiflich. Betonen möchte ich noch, daß für eine Störung der Innervation beim Schluckakt kein Anhaltspunkt vorhanden war. Ähnlich wird durch fibröse Veränderungen in den Kaumuskeln, besonders in den Masseteren und Pterygoidei, in der Muskulatur des Pharynx und weichen Gaumens der Schlingakt erschwert; so bestand auch in einem von Bériel-Devic mitgeteilten Falle Trismus infolge Übergreifens des Sclerosierungsprozesses auf die Masseteren. Ob aber dieser letztere Fall mit Sicherheit zur diffusen Sclerodermie gerechnet werden kann, ist wohl schwer zu entscheiden.

Endlich sei noch auf eine Beobachtung von Losetschnikow verwiesen, der Unbeweglichkeit des Bulbus infolge Mitbeteiligung der Augenmuskeln feststellen konnte, deren Miterkrankung, wie Luithlen hervorhebt, übrigens schon Kracht erwähnt. Morawiecka erwähnt Insuffizienz des M. rectus internus oculi sinistri.

Ob eine Reihe von Beobachtungen, die als Dermatomyositis bezeichnet wurden, nicht vielleicht zum Krankheitsbild der diffusen Sclerodermie gehören, ist eine noch umstrittene Frage; Friedman und auch Langmead neigen, wie Allan hervorhebt, der Annahme zu, beide Affektionen als einen und denselben Zustand anzusehen, zumal sich, hier wie dort, mannigfache Übereinstimmungen ergeben.

Die Miterkrankung der Muskulatur ist übrigens nicht immer ohne weiteres festzustellen; Schmerzen, Ermüdungsgefühl, mangelhafte Bewegungsfähigkeit weisen oft auf eine solche hin insbesondere zu einem Zeitpunkt, in welchem infolge der sclerodermatisch veränderten Haut palpatorisch die Erkrankung der Muskeln nicht oder nur sehr schwer festgestellt werden kann; bei normaler Haut gelingt dies natürlich weitaus leichter, mitunter kann man sogar, wie dies oben geschildert wurde, die Verschmälerung und die mangelhafte Kontraktilität der Muskeln mit bloßem Auge wahrnehmen. Über Prüfungen der elektrischen Erregbarkeit der Muskulatur liegen verschiedene, jedoch nicht einheitliche und darum kaum verwertbare Befunde vor. Tedeschi konnte in einem einschlägigen Falle eine deutliche Entartungsreaktion feststellen.

Ebenso wie die Muskulatur können auch *Fascien, Sehnen und Sehnenscheiden* in Mitleidenschaft gezogen werden. Schon im ödematösen Stadium, aber noch vielmehr im sclerotischen und vollends im atrophischen kann man beobachten, daß von unten, von der Tiefe aus, sich eine mehr oder weniger starre Verbindung zwischen Haut und Sehnen, bzw. auch Fascien entwickelt. Bei Fällen, die jahrelang unter meiner klinischen Beobachtung standen, konnte deutlich festgestellt werden, daß die Verbindung von innen nach außen hergestellt wurde, also von der Sehnenscheide gegen die Haut zu (s. Histologie). Eine ebensolche

Verbindung tritt zwischen Gelenksbändern und Haut ein. An den Sehnen der Vorderarmmuskeln und an den Gelenksbändern, besonders des Handgelenks, nimmt man zuweilen — wie dies auch in der Krankengeschichte eines von KREN beobachteten Falles hervorgehoben erscheint — bei aktiven Bewegungen und beim Versuch, zu massieren, ein eigentümliches Lederknarren oder Knistern wahr und fühlt eine elastische Masse unter den Fingern. Die Erscheinung wurde in der Literatur zuweilen auf „Tendovaginitis" zurückgeführt, so von SCHOLZ. Bei Besprechung der Histologie werden wir finden, daß es sich um kolloid-chemische Veränderungen des neugebildeten Bindegewebes handelt. Mitunter kommt es auch zu Kalkablagerungen in den Sehnenscheiden, wie beispielsweise in einem Falle MESCHTSCHERSKIS, der Kalkimprägnation der Sehnenscheiden des M. Semimembranosus beobachten konnte.

Der häufige Beginn der diffusen Sclerodermie mit rheumatischen Schmerzen, Steifigkeit in den Gelenken sowohl des Halses wie auch der Extremitäten und der Finger weisen darauf hin, daß bei dieser Affektion auch primär eine Erkrankung der *Gelenke* eintreten kann; gehen derartige Gelenksschmerzen auch noch mit Temperatursteigerungen einher, so kann die Ähnlichkeit mit subakutem oder chronischem Gelenksrheumatismus eine ganz außerordentliche sein, oft so sehr, daß eine sichere Entscheidung darüber, ob die eine oder die andere Affektion vorliegt, gar nicht getroffen werden kann. Andererseits können bei vollentwickeltem Krankheitsbilde durch die übermäßig gespannte Haut, welche die Beweglichkeit der Gelenke so sehr beeinträchtigt, durch Veränderungen der Sehnen, Fascien und Muskeln naturgemäß die Gelenke ebenfalls in Mitleidenschaft gezogen werden (FUHS, NOBL). In eingehender Weise haben sich ADRIAN-ROEDERER, PAISSEAU-SCHAEFFER-SCHERRER, sowie LEONTJEWA mit dem Studium der Gelenksveränderungen bei Sclerodermie beschäftigt; erstere stellen an der Hand des in der vorliegenden Literatur gesammelten Materials folgende 3 Gruppen auf: a) Fälle von einfachen und selbständigen Gelenksaffektionen, die mehr oder weniger lange der Sclerodermie vorangehen; in diese Gruppe gehören wohl die meisten der bei Sclerodermie beobachteten Gelenksveränderungen. b) Weitaus seltener sind jene Fälle, bei welchen die Gelenks- und die Hautaffektion annähernd gleichzeitig in Erscheinung treten. c) Die dritte Gruppe umfaßt jene Fälle, bei welchen die Gelenksveränderungen im Verlaufe der Sclerodermie hinzutreten. Im allgemeinen nehmen ADRIAN-ROEDERER an, daß die Gelenkserkrankungen bei Sclerodermie nicht gar so häufig sind und daß so ziemlich alle Gelenke betroffen werden können. Demgegenüber heben REINER sowie DELHERM-MOREL-KAHN-COUPUT hervor, daß hauptsächlich die kleinen Gelenke, Finger- und Zehen-, seltener Knöchel- und Ellbogengelenke befallen werden. Die letztgenannten Autoren fügen noch hinzu, daß meistens die Grundphalangealgelenke verschont bleiben, schildern aber im Gegensatz hierzu einen Fall, in welchem eine Grundphalangealgelenksankylose zu verzeichnen war. MARENBACH erwähnt Befallensein des Kniegelenks; DERKUM verzeichnet Gelenksveränderungen im Bereich der Wirbelsäule, die mitunter so hochgradig sein können, daß Wirbelsteifigkeit eintritt (CURSCHMANN); es wurden dann auch mehrfach Kyphoskoliosen bei Sclerodermie beobachtet, wie dies CASSIRER-HIRSCHFELD hervorheben und ich selbst an der Hand eines Falles eigener Beobachtung bestätigen kann. Die Gelenksaffektionen haben zumeist einen chronisch-progredienten Verlauf ohne jede Remission; Muskelatrophien, Schleimbeutelerkrankungen, Sehnenverkürzungen können, wie ADRIAN-ROEDERER hervorheben, das Bild komplizieren. Obduktions- und röntgenologische Befunde ergaben Veränderungen am Knorpel und Knochen, Rarefizierung des Knochens bis zur Atrophie wie bei anderen destruktiven Gelenksprozessen, aber, das betonen ADRIAN-ROEDERER nachdrücklichst, keine für Sclerodermie charakteristischen Befunde, insbesondere waren keine Anzeichen einer deformierenden Arthritis festzustellen. Auch Rowe-MacCrudden sprechen nur von einer atrophisierenden Arthritis, während Pernet und auch Buschke ausdrücklich im Gegensatz hiezu eine deformierende Arthritis erwähnen. Paisseau-Schaeffer-Scherrer, welche auch weitere einschlägige Beobachtungen von Apert-Brac-Rousseau, Chenet-Jumentié, Hirtz, Vincent erwähnen, möchten die Frage unentschieden lassen, ob bei Erscheinungen, die jenen des deformierenden Rheumatismus entsprechen, die Deformationen einfach durch das Übergreifen des sclerodermatischen Prozesses bedingt sind oder aber durch einen gleichzeitig neben der Sclerodermie bestehenden chronischen deformierenden Rheumatismus zu erklären wären. Der Ausgangspunkt der Veränderungen ist wahrscheinlich die Synovia. Hervorzuheben wäre noch eine Beobachtung von Weidman, der eine tiefe, periartikulär einsetzende Sclerodermie mit Bewegungseinschränkung schildert.

In einem von Steinitz-Casper-Fürstenheim beobachteten Falle waren auch Anklänge an die sogenannte *Stillsche Krankheit* vorhanden, ein 1897 von Still beschriebenes, mit multiplen Gelenksverdickungen und Gelenksversteifungen, multiplen Drüsenschwellungen, Milztumor, Perikarditis und Fieber einhergehendes Krankheitsbild, das zumeist bei Kindern, selten bei Erwachsenen beobachtet wird. Ein von H. Strauss beschriebener Fall dieser Affektion ließ ebenfalls Andeutungen von Sclerodermie erkennen.

Was nun die *Knochenveränderungen* bei Sclerodermie betrifft, so waren diese seit langem Gegenstand eingehenden Studiums, insbesondere seit wir in den Röntgenstrahlen die Möglichkeit besitzen, solche Veränderungen frühzeitig, sogar noch vor Eintritt der Hauterscheinungen, feststellen zu können (Bier, Dercum, E. und F. Herskovits). Selbstverständlich können die Knochen bei diffuser Sclerodermie sekundär mitbefallen sein, wie dies Fälle zeigen, in welchen es zu Druckusuren (Keining, Walzer), phlegmonösen und ulcerativen Prozessen der Haut kommt, die dann weiter in die Tiefe greifen und Zerstörung des Knochens bedingen (Artusi, Pürckhauer). Vielfach ist jedoch der Knochen primär erkrankt; es kommt, ohne daß eine Geschwürsbildung vorangegangen wäre, zu einer allmählichen Zerstörung und Auffaserung der Knochen, welche dadurch verkürzt und verschmälert erscheinen (Balban, Berkowitz, Delherm-Morel-Kahn-Couput, Fuhs, Herskovits, Kleiner, Lier, Masuda, Matras, Sussmann, Zehrer), deutliche Erscheinungen von Atrophie aufweisen (Buschke, Brunschweiler-Forel, Edeiken, Eriguchi, Fox, Freund, Frick, Hahn, Herskovits, Hufschmitt, Kerl, Kumer, Laignel-Lavastine-Coulaud, Ledermann, Matsui, Maskilleisson, Nobl, Oulman, Paisseau-Laquerrière-Scherrer, Rosenthal, Saenz-Castro Palomino, Stelbing, Turettini, Zadek, Zehrer), so daß schließlich eine Art von Akromikrie resultiert. Dieser atrophisierende Prozeß, der nach Frick eine konzentrische Atrophie, ähnlich jener bei Lepra maculosa darstellt, besteht in einer hauptsächlich die Spongiosa betreffenden Rarefaction, die Struktur der Knochen zeigt eine auffallende Weitmaschigkeit, wodurch auf den Röntgenbildern die Knochenbälkchen überaus scharf und deutlich gezeichnet erscheinen. Eine dabei eintretende Kalkverarmung heben Fuhs, Morawiecka, Paisseau-Schaeffer-Scherrer, Simon, Sterling hervor. E. und F. Herskovits betonen, daß die bei Sclerodaktylie auftretenden Knochenveränderungen absolut typisch seien, insoferne als sich destruktive und atrophische Prozesse hauptsächlich an den Extremitätenacren zeigen, ohne daß dabei eine diffuse Atrophie oder strukturelle Veränderungen im übrigbleibenden Teile der Knochen, beziehungsweise in der Nachbarschaft erkennbar wären. Edeiken wiederum hebt hervor, daß die Kombination von Knochenatrophie und Knochenabsorption sich auch bei anderen Affektionen

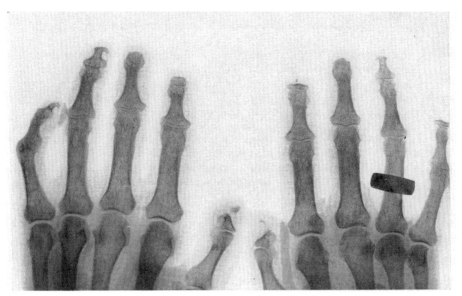

Abb. 33. Sclerodermia diffusa, Röntgenbild der Knochenveränderungen.
Destruktion der Processus unguiculares, Gelenkspalt verschmälert. (Sammlung O. KREN.)

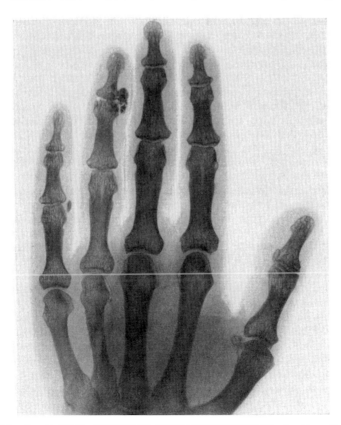

Abb. 34. Sclerodermia diffusa. Röntgenbild der Knochenveränderungen. An der medialen Seite des
Gelenkwinkels zwischen der II. und III. Phalange des 4. Fingers eine strukturlose, mehrkämmerige,
scharf umschriebene, knochendichte Verschattung. (Sammlung O. KREN.)

51*

wie Morbus Raynaud, Lepra, Aïnhum findet, daß aber nur bei Sclerodaktylie im Röntgenogramm das gleichzeitige Vorhandensein von Kalkdepots in den Weichteilen der Finger einerseits und Knochenabsorption der Phalangealenden andererseits erkennbar sei.

Neben atrophischen zeigen sich aber auch gleichzeitig hypertrophische Veränderungen, Rauhigkeit, Verdickung und callöse Auftreibungen an den Knochen; so erwähnen Oulman wie auch Delherm-Morel-Kahn-Couput das Auftreten von kleinen Verdichtungsherden und Knochenstückchen in der Nachbarschaft, Nobl hebt den Befund von stachelförmigen Knochenansätzen hervor, Sachs wie auch Zadek betonen Deformation infolge von Verdickungen und Ablagerungen, Léry-Barthélemy-Linossier beobachteten unregelmäßige Hyperostosen, Osteophyten und periostitische Auflagerungen. Erwähnt werden muß an dieser Stelle auch eine Beobachtung von Pernet, der den Befund einer Periostitis ossificans erheben konnte.

Abb. 33 und 34, die ich der Liebenswürdigkeit des Herrn Kollegen Kren verdanke, zeigen sowohl die eben besprochenen Gelenks- wie auch Knochenveränderungen, auch kleine Verdichtungsherde in der Nähe des Phalangealgelenkes. An den Fingerenden wurde von H. Hoffmann u. a. eine Erscheinung beschrieben, die eine gewisse Verwandtschaft mit den eben erwähnten besitzt. Durch Risse der angeschwollenen Fingerbeere entleert sich in diesen Fällen eine schleimige, mit Kalk-Konkrementen durchsetzte Masse (Mucin mit Kalkniederschlägen). Über die Kalkablagerungen soll noch gelegentlich der Besprechung der Knotenbildungen bei Sclerodermie die Rede sein, über die Rolle des Mucins wiederum bei der Erörterung der histologischen Veränderungen.

Veränderungen der Schleimhäute und der inneren Organe. Die Durchsicht der älteren Literatur zeigt nur ganz spärliche und ungenaue Angaben über Miterkrankung der Schleimhäute bei Sclerodermie, Auspitz leugnet sogar ein solches Vorkommen. Erst Kren hat dann eingehend über Sclerodermie der Mundschleimhaut und der Zunge berichtet, und seither ist die Zahl der Beobachtungen, in welchen das Vorkommen von Schleimhautsclerodermie festgestellt werden konnte, wesentlich angewachsen. Wie bei den Hauterscheinungen der diffusen Sclerodermie kann man auch bei den Schleimhautveränderungen ein ödematöses Stadium mit einer polsterartig weichen Schwellung, ein induratives Stadium, in welchem die befallenen Teile leicht verdickt und gespannt, mattglänzend und leicht gerötet erscheinen, sowie endlich ein atrophisches Stadium unterscheiden, welches letztere am häufigsten zur Beobachtung gelangt. In diesem dritten Stadium ist die Schleimhaut und das darunter liegende submuköse Gewebe verdünnt, glatt und glänzend, blaßrosa, bis weißlichgelb gefärbt, von einzelnen Gefäßektasien durchzogen (Kren, Arzt, Fuhs, G. Riehl jun.). Dieses Stadium ist auch dadurch charakterisiert, daß ausgedehnte Schrumpfungsprozesse auftreten, so daß einerseits die Schleimhaut auch bei extremen Bewegungen keine Faltenbildung aufweist, stets gespannt, glatt bleibt, daß andererseits die ganze Konfiguration der Mundhöhle, denn diese ist ja zumeist betroffen, verändert erscheint; das Frenulum linguae wird wesentlich verkürzt, erscheint sehnig, glänzend (Arzt, Fuhs, Keining), es kann sogar schließlich vollständig verschwinden. Die Gaumenbogen wandeln sich in dünne, sehnige Stränge um (Keining, Kren, Fuhs), die Uvula schrumpft (Fuhs, Keining, Reiner), die Gingiva tritt von den Zahnhälsen zurück (Schlosshauer, Studnička), wodurch nicht selten Zahnausfall bedingt erscheint (Studnička). In selteneren Fällen zeigen sich auch Pigmentationen (Kren, Fuhs) von graubrauner Farbe, die mitunter einen leicht lividen Farbenton aufweist; die Begrenzung dieser zumeist kleinen Pigmentflecke ist zum Unterschied von jenen des Morbus Addison eine unscharfe, fast immer folgen nach kurzem Bestande Depigmentationen. Noch seltener ist das Auftreten von Ulcerationen, die KREN als scharfrandig und leicht grubig vertieft beschreibt, kaum schmerzhaft sind und die eine nur geringe Heilungstendenz aufweisen (Abb. 35 a, b, c). Die Sclerodermie der Schleimhäute tritt zumeist diffus auf, wobei die erkrankten Teile gegen das Gesunde hin keine deutlich wahrnehmbare Grenze erkennen lassen. In anderen Fällen wiederum zeigt sich die Schleimhautveränderung mehr weniger scharf begrenzt, während am übrigen Körper Erscheinungen diffuser Sclerodermie vorhanden sind; diese relativ nicht häufigen Beobachtungen, die auch als Kombinationsformen

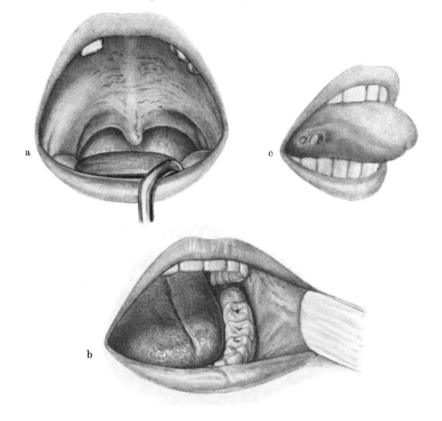

Abb. 35a, b und c. Sclerodermie der Mundschleimhaut und der Zunge. a Über dem rechten vorderen Gaumenbogen atrophische Stelle. Gaumenbogen weiß, kantig; Gefäßektasien; Uvula verkürzt, nach links vorne eingeschlagen. b Atrophie der Wangenschleimhaut, Pigmentierung und Depigmentation des Lippenrotes. Pigmentierung der Wangenschleimhaut mit peripherer Dekoloration. c Ulceration der verdickten Zunge.
(Nach O. KREN: Arch. f. Dermat. 95, 163—222, Taf. VI, Abb. 2, 3, 5.)

von umschriebener und diffuser Sclerodermie beschrieben worden sind, haben insofern eine besondere Bedeutung, als in ihnen die Schleimhautsclerodermie ein Bindeglied zwischen der Sclerodermie diffusa und en plaques darstellt (KREN).

Im Bereiche der Mundhöhle erscheinen zumeist der harte und weiche Gaumen, Gaumenbögen, Uvula, seltener die Wangenschleimhaut (SCHRAMEK) und die Gingiva befallen; eine besondere Bedeutung kommt jedoch der Veränderung des Zungenbändchens und der Zunge selbst zu, weil dadurch die Zungenbewegung, das Sprechen sowie Kauen und Schlingen oft hochgradig gestört erscheinen. Bei einem über 25 Jahre dauernden Falle sah ich die Zunge fest an die Unterlage gezogen, verdünnt, das Sprechen erschwert. Mangelhafte Beweglichkeit der

Zunge erwähnen auch Lortat-Jacob-Legrain-Baudouin, Pürckhauer sowie Schlosshauer, in dessen Falle die Zunge auf der rechten Seite mit dem Mundhöhlenboden fest verwachsen war. In den meisten Fällen von diffuser Sclerodermie, in welchen die Zunge mitbefallen war, handelt es sich um eine symmetrische, diffuse, das Organ in toto verändernde Erkrankung, bei welcher die anfangs geschwollene, verdickte Zunge in späteren Stadien atrophisch, dünn, schmal, substanzarm und hart wird. Derartige Erscheinungen finden sich nicht so selten bei Fällen, die Erscheinungen von Sclerodaktylie und sclerodermischem Maskengesicht aufweisen. Weitaus seltener ist, wie Kren hervorhebt, die halbseitige Zungensclerodermie, bei welcher nur eine Zungenhälfte verändert ist, so daß schon beim ersten Anblick die auffallende Asymmetrie der Zunge hervortritt. Zehrer erwähnt indurative Veränderungen des Mundbodens, Schrumpfung desselben verzeichnen Köhler und Ebstein. Sprechbeschwerden, Erschwerung des Kau- und Schlingaktes resultieren zumeist dadurch, daß die gespannte und geschrumpfte Schleimhaut die Muskelbewegungen erschwert, daß der Sklerosierungsprozeß von der Schleimhaut in die Tiefe und auf die Muskulatur übergreift, es kann aber auch eine Sprachstörung den Schleimhautveränderungen vorangehen (Riehl), was für eine primäre Erkrankung der Muskeln sprechen würde. Erwähnenswert wäre auch die Beobachtung von Schramek, der als Prodromalsymptom Weiß- und Gefühlloswerden der Zunge beschrieb. Veränderungen an der Schleimhaut des Pharynx wurden von Arady, Arzt, Blatt, Ehrmann, Mestscherski, an jener des Larynx von Arady, Bering, Kren, Nielsen, Sottas festgestellt. Machen sich erstere, worauf ja schon oben verwiesen wurde, durch die Erschwerung des Schluckaktes in unangenehmer Weise bemerkbar, so bewirken letztere, namentlich wenn auch gleichzeitig Veränderungen an der Kehlkopfmuskulatur vorhanden sind, oft sehr unangenehme Sprechbeschwerden, die Stimme wird hoch, zeigt Fistelton, nach Aussprache einiger Silben tritt Aphonie ein (Arady). In ganz vereinzelten Fällen wurde auch die Miterkrankung anderer Schleimhäute beschrieben, so der Konjunktiven und der Vagina (Heller, Kren, Hectoän), namentlich aber des Oesophagus. Diesbezüglich wäre hier zunächst des bereits mehrfach erwähnten, von mir beobachteten Falles von umschriebener Sclerodermie zu gedenken, welcher auch Veränderungen der Uvula und des weichen Gaumens, insbesondere aber eine bereits in Atrophie übergehende, sclerosierte Fläche der Speiseröhrenschleimhaut erkennen ließ, welche wie ein Divertikel auch schwere subjektive Beschwerden auslöste. In den von Schwarz, bzw. von Nomland geschilderten Sclerodermiefällen wird von Oesophagitis, bzw. von Oesophaguserweiterung infolge von Kardiospasmen gesprochen, wobei es nicht ausgeschlossen ist, daß hier ebenfalls einschlägige Veränderungen an der Speiseröhrenschleimhaut vorlagen (Brünauer). A. Schmidt stellte in Prag eine Patientin mit Sclerodermie und Erscheinungen von Dysphagie vor; eine röntgenologische Untersuchung des Oesophagus ließ das Klaffen der Speiseröhre erkennen. Diesen Fällen wäre dann aus letzter Zeit ein von Fessler-Pohl beobachteter Fall anzureihen, welcher eine 62 jährige Patientin mit Erscheinungen von universeller Sclerodermie und Sclerodaktylie betraf; Röntgenuntersuchung und Ösophagoskopie, der Patientin, welche seit 4 Jahren über intensive Schluckbeschwerden klagte, ergaben eine Verengerung der Speiseröhre ungefähr in 30 cm Tiefe. Anhaltspunkte für einen Tumor oder für eine Narbenstriktur nach Verätzung bestanden nicht, so daß wohl, soweit dies ohne histologisches Substrat möglich ist, eine den sclerodermatischen Hautveränderungen analoge Erkrankung der Speiseröhrenschleimhaut angenommen werden kann. Endlich schildert Rake eine 30 jährige Frau, welche Erscheinungen von diffuser Sclerodermie aufwies und über Oesophagusspasmen klagte; im Röntgenbilde erwies sich das untere Speiseröhrenende als kontrahiert. Die Autopsie ließ in der Höhe der Cartilago cricoidea eine Erweiterung des Oesophagus erkennen, unterhalb welcher die Speiseröhre verengt war. Bei der histologischen Untersuchung zeigte sich die Submucosa verdickt, stellenweise waren Infiltrate mit Mono- und wenigen Polynucleären vorhanden. Im unteren Drittel des Oesophagus erschien die Submucosa noch deutlicher verdickt und infiltriert, die Mucosa fehlte.

Die obigen Ausführungen haben gezeigt, daß die diffuse Sclerodermie ein Krankheitsbild ist, das keineswegs das Hautorgan allein betrifft, welches vielmehr, worauf ja mehrfach bereits hingewiesen wurde, das ganze Bindegewebssystem auch tiefer liegender Gebilde, wie Fascien, Sehnen, Sehnenscheiden, Muskeln, Gelenke und Knochen mit ergreifen kann. Daß auch *innere Organe* bei dieser Affektion miterkrankt sein können, dafür sprechen vor allem in eindeutiger Weise pathologische Befunde, die bei der Autopsie erhoben werden konnten und von welchen gelegentlich der Erörterung der Obduktionsbefunde noch eingehend gesprochen werden soll, ferner die Ergebnisse einzelner Untersuchungsmethoden, welche sich mit der Physiologie und Pathologie der endokrinen Drüsen beschäftigen, endlich vielleicht auch gewisse Hinweise im klinischen Bilde der diffusen Sclerodermie. Erscheint diese so als Allgemeinerkrankung charakterisiert, so ist es andererseits klinisch nicht immer leicht, oft sogar unmöglich, jene Symptome von seiten der inneren Organe, welche auf einem mit Sclerosierung und Atrophisierung einhergehenden Prozeß an den Innenorganen hinzuweisen scheinen, von jenen zu sondern, die sekundär im klinischen Bilde hinzutreten.

Von seiten des *Zirkulationsapparates* sind vor allem die vasokonstriktorischen Erscheinungen erwähnenswert, auf welche ja bei der Erörterung des klinischen Bildes hingewiesen wurde; Angaben über Kleinheit und Verlangsamung des Radialpulses sind mitunter auf Schwierigkeiten zurückzuführen, welche die verhärtete und gespannte Haut der Palpation bereitet (LEWIN-HELLER, KREN, ROBERTS). Ob spezifische, das heißt sclerotische Veränderungen des Herzmuskels vorkommen, ist nach CURSCHMANN fraglich. HIRSCH-FELD-CASSIRER erwähnen jedoch, daß bei Obduktionen ödematöse Durchtränkung und Bindegewebsproliferation zwischen den Muskeltrabekeln des Herzens nachgewiesen wurden. Myokarditis, bzw. Myodegeneratio verzeichnen SEGURA, WERTHER, Vitien wurden von BALZER-GALLIOT, BAUM, HEYNACHER, PAULUS, SCHUCHT u. a. beobachtet, Dilatation der Aorta bei bestehender arterieller Hypertension von DUPRÉ-KAHN. Mitunter findet sich auch eine mehr oder weniger ausgedehnte Perikarditis festgestellt; LUITHLEN hat aus der älteren Literatur derartige Befunde zusammengestellt, die ich auch in meinen zur Obduktion gelangten Fällen bestätigen konnte. Was den *Respirationstrakt* betrifft, so wurden Bronchitis, Emphysem — diese klinisch wie auch röntgenologisch beispielsweise in 2 Fällen, deren Krankengeschichte mir von Kollegen KREN in liebenswürdigster Weise überlassen worden war —, Pneumonie, Pleuritis, nicht selten auch Tuberkulose festgestellt. BÉNARD-COULAUD wie auch STRUKOV heben das Auftreten einer Pneumonie hervor. DUPRÉ-KAHN und ZEHRER erwähnen das Vorkommen von Pleuritis, ARADY, FREUND, HORNOWSKY, PARHON-ISANOS-BRIESE, PETGES-CLÉJAT das Auftreten von Tuberkulose der Lungen, welche mitunter, wie in den Fällen von ARADY, PETGES-CLÉJAT und in solchen eigener Beobachtung mit der Bildung von Kavernen einherging. In anderen Fällen, wie in jenen von PAISSEAU-SCHAEFFER-SCHERRER war wiederum eine Tuberkulose der Hilus- und peribronchialen Lymphdrüsen vorhanden, wie die im Folgenden angeführten Obduktionsbefunde zeigen. Vielfach entspricht, worauf schon seinerzeit FINLAY hingewiesen hat, der Lungenprozeß den pathologischen Veränderungen im Hautorgan (CASSIRER-

Hirschfeld), indem sich ödematöse Durchtränkung und Proliferation des Bindegewebes zwischen den Lungenalveolen nachweisen lassen. Die häufig bestehende Dyspnoe ist mitunter nicht durch Veränderungen der Lungen und der Pleura bedingt, sondern auf mangelhafte Beweglichkeit des Thorax zurückzuführen, welche letztere wieder durch die gespannte und verhärtete Haut sowie durch Veränderungen in den Gelenken bedingt sein kann. In einem meiner zur Obduktion gelangten Fälle war das Periost der Rippen mit der Pleura verlötet. Von weiteren Befunden, welche Veränderungen innerer Organe bei diffuser Sclerodermie betreffen, seien ferner hervorgehoben die Mitteilungen von Mestscherski, Reiner, Spillmann-Caussade über das Auftreten von Schrumpfniere, von Freund, Mestscherski über Vergrößerung der *Milz* und von Mestscherski, welcher cirrhotische Veränderungen der *Leber* feststellen konnte; auch hier muß wieder daran erinnert werden, daß die Veränderungen innerer Organe bei diffuser Sclerodermie zum Teil zufällige Komplikationen sein können, daß aber, wie die Obduktionsbefunde erkennen lassen, diese Veränderungen zum größten Teile jenen der Haut, Knochen und Muskeln analog sind, mit dem Sclerosierungsprozeß also innig zusammenhängen. Buschke hat auf das Vorkommen von *Achylia gastrica* hingewiesen und in 4 Fällen diffuser Sclerodermie diesen Befund erhoben, den er ebenso wie analoge, von mir und anderen beobachtete Befunde bei Neurodermitis auf Sympathicusstörungen zurückgeführt wissen will. Samek konnte Buschkes Befund nicht bestätigen, es sei indes hier darauf hingewiesen, daß sowohl Roberts wie auch Hahn Befunde von hypacidem Magensaft verzeichnen und daß auch ich selbst, wie aus der Krankengeschichte eines meiner Fälle zu ersehen war, im Jahre 1913 eine wesentliche Verminderung der freien Salzsäure bei einer diffusen Sclerodermie feststellen konnte, ohne allerdings dieses Untersuchungsresultat weiter zu verfolgen. *Stoffwechseluntersuchungen* wurden mehrfach vorgenommen, so von Bloch-Reitmann, Bruusgaard, Feit, Glasser-Lanzenberg, Hufschmitt, O'Leary-Nomland, Robert, Zondek u. a. m., ohne daß charakteristische Befunde erhoben werden konnten. Mehrfach wurde bei diffuser Sclerodermie *Glykosurie* festgestellt, besonders alimentäre Glykosurie, wie aus Fällen eigener Beobachtung sowie aus einer solchen von Heimann-Hatry hervorgeht. Strom erwähnt die Kombination von diffuser Sclerodermie, Diabetes mellitus und Hyperthyreoidismus, Longcope wiederum beobachtete in einem mit tiefdunklen Pigmentierungen einhergehenden Falle nach kurzen Hungerperioden auftretende Delirien und Hypoglykämie-Attaquen, die jenen nach Überdosierung von Insulin ähnelten. Was das *Blutbild* betrifft, so zeigt dieses keine Befunde, die irgendwie als konstant aufzufassen wären (Constantin-Levrat). Am häufigsten scheint noch der Befund einer mehr oder minder ausgesprochenen Eosinophilie in den mitgeteilten Blutformeln wiederzukehren (Lipskerow, Maskilleisson, Orloff, Paulus, Ward-Corning, Zehrer); eine mitunter vorhandene Lymphocytose wird auf Störungen der endokrinen Drüsentätigkeit bzw. des vegetativen Nervensystems bezogen (Keining, Petelin). Peyri-Cardenal neigen der Annahme zu, daß eine bei Sclerodermie mitunter zu beobachtende Monocytose als interne Kompensationsreaktion auf eine funktionelle Schwäche des retikulo-endothelialen Systems aufzufassen sei, welche letztere wiederum endokrin, sympathisch, toxisch oder infektiös bedingt sein kann. Die Senkungsgeschwindigkeit der Erythrocyten fand Paulus stark erhöht.

In einzelnen Fällen wurden auch Untersuchungen über die *chemische Zusammensetzung des Blutes* vorgenommen: Pulay fand eine abnorme Vermehrung des Gesamtkalks, ebenso auch Akobdszanjanz, Hahn, Maire-Woringer, Naegeli, Pautrier-Zorn, Petelin, Strukov. Hingegen fanden

GATÉ-GIRAUD-LINARD, GLASSER-LANZENBERG, KREBS-HARTMANN-THIÉBAUT, PERNET, VALETTE annähernd normale Werte, GITTLOW-STEINER wiederum verringerten Calciumgehalt. Bemerkenswert ist, daß AKOBDSZANJANZ eine Erhöhung des Blutkalkes feststellen konnte, die während der Menses noch weiter anstieg. Was nun die Erscheinungen von seiten des *Nervensystems* betrifft, welchen von einer Reihe von Autoren in pathogenetischer Hinsicht eine gewisse Bedeutung für das Zustandekommen der Hautläsionen beigemessen wird, so finden sich vielfach Nervosität, Neurasthenie und Hysterie, Schlaflosigkeit, Kopfschmerzen, Migräne und neuralgische Beschwerden verzeichnet, welche letzteren sowohl durch den Druck der sclerosierten, verhärteten Hautpartien wie auch durch Veränderungen der Zirkulation und deren Rückwirkung auf die Nerven erklärt werden können. Polyneuritische Beschwerden mit Druck und Spontanschmerzhaftigkeit der Nervenstämme erwähnen beispielsweise TEDESCHI, FISCHL, STACKELBERG. Vereinzelt wurden Störungen von seiten der Hirnnerven, insbesondere Facialisparese beobachtet, so von WESTPHAL, MANKOWSKIJ und in einem Falle von KREN. Die Reflexe sind zumeist normal (KRUSEWITZ), mitunter gesteigert (ORLOFF, STACKELBERG, PARKES WEBER), in anderen Fällen zum Teil abgeschwächt (PAISSEAU-SCHÄFFER-SCHERRER, PARHON-ISANOS-BRIESE), zum Teil zeigten sich, wie in der Beobachtung von ZEHRER, bei der Prüfung der Reflexe an den oberen und unteren Extremitäten, an der rechten und linken Körperhälfte ganz differente Befunde. Erwähnenswert eine Beobachtung von WILLIAMS, welche ein $7^1/_2$jähriges Mädchen mit diffuser Sclerodermie, Darniederliegen der Reflexe der oberen Extremität und auffallender Übereinstimmung der Verteilung der Hautveränderungen mit der Wurzelausbreitung verschiedener Rückenmarkssegmente schildert. Auch psychische Störungen wurden mitunter bei diffuser Sclerodermie beschrieben, zumeist leichterer Art (DUPRÉ-KAHN, ORLOFF); die Kranken erscheinen in diesen seltenen Fällen eigensinnig, störrig, inkonsequent (ARADI, BRUNSCHWEILER-FOREL, GAUCH-SOHIER-DE COURRÈGES, HALLAM, KREBS-HARTMANN-THIÉBAUT), Intellekt, Gedächtnis wie auch Gemütserregbarkeit sind deutlich herabgesetzt (BAU-PRUSSAK, BRUNSCHWEILER-FOREL, ROBERTS, ZEHRER), mitunter besteht eine mehr oder minder schwere Depression (LECHELLE-BARUK-DOUADY), Befunde, die vielleicht auch, wie in dem von LORTAT-JACOB-FERNET-BUREAU beobachteten Falle, mit Funktionsanomalien der Endokrindrüsen in Zusammenhang stehen dürften. Nur in ganz vereinzelten Fällen zeigten sich schwere psychische Störungen vom Charakter der Dementia praecox (READ) oder paranoider Natur (DONAT). Dem gegenüber sind die anatomischen Befunde, die am Zentralnervensystem und an den peripheren Nerven erhoben werden konnten, recht spärlich; an den letzteren konnte E. J. KRAUS in letzter Zeit Veränderungen nachweisen, das Zentralnervensystem erwies sich jedoch in einer Reihe von obduzierten Fällen unverändert. In anderen, ganz vereinzelten Beobachtungen wurden, wie CASSIRER-HIRSCHFELD, FRICK sowie PETELIN hervorhoben, gröbere organische Läsionen nachgewiesen. Darüber, wie auch über Veränderungen des vegetativen Nervensystems soll noch gelegentlich der Erörterung der Pathogenese eingehender die Rede sein.

Sehr häufig begegnet man auch im klinischen Bilde der diffusen Sclerodermie Hinweisen auf die Miterkrankung der *endokrinen Drüsen*; vor allem muß hier der *Schilddrüse* gedacht werden, die man seit langem in Beziehungen zur Sclerodermie brachte, weil in einer großen Anzahl von Sclerodermiefällen Erscheinungen von Morbus BASEDOWII vorhanden waren. DITTISHEIM hebt hervor, daß $47^0/_0$ der von ihm beobachteten Basedowfälle sclerodermatische Veränderungen aufwiesen. Aber auch andere Veränderungen der Schilddrüse wie Struma (ALBERT, O'LEARY-NOMLAND, STACKELBERG u. a.), atrophische Veränderungen der Thyreoidea (Akobdszanjanz, Dupré-Kahn, Engelbrecht, Guhrauer, Heimann-Hatry, Kren, Lhermitte-Trémolières, Loewenfeld, Maskilleisson, Naegeli, Pernet, Rothmann, Sequeira, Paisseau-Schaeffer-Scherrer, Parkes Weber, Roberts u. a. m.) wurden zugleich mit diffuser Sclerodermie beobachtet, ja sogar Myxödem (Touton, Little, Roberts, Vallery-Radot-Pasteur-Hillemand-Chomereau-Lamotte, Werther). Auf Miterkrankung der *Keimdrüsen* weisen Sclerodermiefälle hin, in welchen bei Männern Zurückbleiben in der somatischen Entwicklung und Unterentwicklung der Hoden nachweisbar war (Orsi, Werther, Heimann-Hatry u. a.), welche andererseits, soweit sie Frauen betreffen, nach Zessieren der Menses (Arndt, Celasco, Hedvall, Kren, Rygier-Cekalska), nach Exstirpation der Ovarien (Zinsser), bei Cysten- oder Tumorbildung in denselben wie in den Fällen von Keining, Justus oder nach Röntgenkastration(Schwarz), endlich bei ovariellen Störungen (Laignel-Lavastine-Coulaud-Largeau, Lewith, Lipskerow, Matsui, Naegeli, Singer, Zadek u. a.) entstanden waren. Hier muß auch jener Beobachtungen gedacht werden, in welchen die charakteristischen Hautläsionen während einer Gravidität (Stökl, Sequeira, Kogoj) auftraten, bzw. mit jeder neuen Schwangerschaft eine Exacerbation des Hautprozesses erkennen ließen (Fischer, Stökl, Studnička). Auf Miterkrankung der *Nebennieren* deuten ausgedehnte Pigmentationen (Melanodermie) der Haut wie der Schleimhäute, Trockenheit der Haut, Mattigkeit, Asthenie, Erbrechen insbesondere dann hin, wenn sie mit Erniedrigung des Blutdrucks und Verminderung des Blutzuckers einhergehen (Huismans, Hufschmitt, Kren, Spillmann-Créhange-Weill). Seltener scheint die *Hypophyse* in Mitleidenschaft gezogen zu sein; Abb. 36, die in liebenswürdigster Weise von Herrn Prof. Erich Hoffmann zur Verfügung gestellt wurde, zeigt eine derartige Beobachtung. Röntgenologisch nachweisbare Vertiefung und Erweiterung der Sella turcica, die ich mehrfach beobachten konnte (Armani, Arzt-Fuhs, Büchler, Heimann-Hatry, Jaffé, Kanno, Struntz), Veränderungen der spezifisch-dynamischen Nahrungsmittelwirkung (Libesny, Pulvermacher, Urbach) weisen in diesen Fällen auf Hypophyserände-

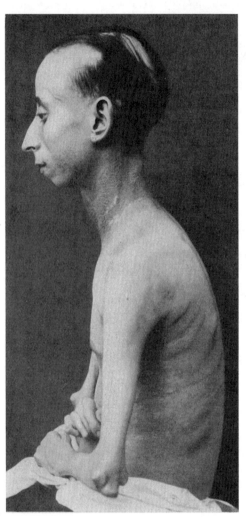

Abb. 36. Sclerodermia diffusa auf hypophysärer Grundlage. (Sammlung Erich Hoffmann.)

rungen hin, vielleicht auch dystrophische Veränderungen der Muskulatur
(HUISMANNS). Mitunter findet man bei Fällen, welche röntgenologisch eine
abnorme Kleinheit der Sella turcica sowie gewisse Wachstumshemmungen
aufweisen, eigenartige Hautveränderungen, so zwar, daß die Hautdecke sclerodermieartig, trocken, aber gut durchblutet und normal pigmentiert erscheint;
der Panniculus adiposus schwindet namentlich an den Fingern fast vollständig,
die Haut liegt den Knochen unverschieblich, eng an; mitunter besteht vollkommener Haarausfall, in anderen Beobachtungen wiederum Ergrauen der
Haare. Derartige Fälle wurden, wie FRÜND hervorhebt, teils als sclerodermatische Dystrophie aufgefaßt und mit Schädigungen der Ganglienzellen in den
Wandungen des dritten Ventrikels und am Boden des Zwischenhirns in Verbindung gebracht (BÖWING), teils als Atrophie der Cutis ohne nachweisbare
Ursache, aber nicht als echte Sclerodermie bezeichnet (Bonner Hautklinik).

Vielfach findet man auch in der Literatur der diffusen Sclerodermie Angaben,
daß nicht eine einzelne, sondern mehrere inkretorische Drüsen erkrankt sind
(pluriglanduläre Insuffizienz), was ja begreiflich erscheint, wenn man sich vor
Augen hält, daß bei den bestehenden engen Wechselbeziehungen der inkretorischen Drüsen untereinander eine Erkrankung einer Drüse Miterkrankung
anderer oder fast aller endokrinen Organe nach sich ziehen kann. TOUCHARD
hat schon 1906 die Ansicht ausgesprochen, daß eine pluriglanduläre Insuffizienz
genüge, um sclerodermatische Hautläsionen auszulösen; seither sind mannigfache Beobachtungen mitgeteilt worden, welche darzutun scheinen, daß bei
diffuser Sclerodermie oft mehrere endokrine Drüsen erkrankt sein können
(AKOBDSZANJANZ, BÉNARD-COULAUD, BLATT, BÜCHLER, CELASCO, COHN, FUHS,
HEIMANN-HATRY, HUDÉLO-RABUT, ISOLA, MASKILLEISSON, SAINTON-MAMOU,
STRUKOV, VUL u. a.), aber auch das von NOORDEN seinerzeit aufgestellte
Krankheitsbild der *Degeneratio genitosclerodermica* wäre hier anzuführen, ein
Syndrom, das BORCHARDT als thyreo-sexuelle Insuffizienz charakterisiert
und welches seither noch wiederholt beobachtet werden konnte (FLESCH,
HUISMANS, LHERMITTE-TRÉMOLIÈRES, STERLING u. a.).

Auf die Miterkrankung der endokrinen Drüsen weist ferner, wie schon
zum Teil erwähnt wurde, eine Reihe von Untersuchungsergebnissen hin,
welche durch das ABDERHALDENsche Abbauverfahren, die *Grundumsatzbestimmung* und die Untersuchung der *spezifisch-dynamischen Nahrungsmittelwirkung*
erzielt wurden.

Das ABDERHALDENsche *Dialysierverfahren* wurde bei Fällen von diffuser
Sclerodermie zur Beantwortung der Frage herangezogen, ob das Serum Sclerodermiekranker die Fähigkeit besitze, im Dialysierversuch das Gewebe inner-
sekretorischer Drüsen abzubauen. Ein positiver Ausfall sollte nach den theoretischen Voraussetzungen der Dialysiermethode anzeigen, daß das geprüfte
Serum spezifische Schutz- oder Abwehrfermente gegen die von ihm abgebauten
Organe enthalte, daß die letzteren somit in enger Beziehung zum Krankheitsprozeß stünden. Befunde, die nun von REINES, dann aber auch von BALBAN,
HEUCK, H. HOFFMANN, FUHS, ISOLA, KIESS, KUMER, RIEHL jun., VIEHWEGER
u. a. erhoben wurden, ließen anscheinend die vorwiegende Erkrankung der einen
und geringeres Mitbefallensein anderer Endokrindrüsen erschließen, CURSCH-
MANN mißt jedoch diesen Untersuchungen geringen Wert bei und auch H. HOFF-
MANN konnte aus ihnen keine diagnostischen Anhaltspunkte gewinnen.

Die *Grundumsatzbestimmung* geht wiederum von experimentellen Untersuchungen aus, welche erwiesen, daß der Grundumsatz, das heißt das Minimum
der Verbrennungsvorgänge im Körper bei absoluter Ruhelage in nüchternem
Zustande, hauptsächlich von den inkretorischen Drüsen und den großen Stoff-
wechselzentren im Zwischenhirn beeinflußt wird. Klinische und Tierversuche

deuten, wie Urbach hervorhebt, in erster Linie auf die Schilddrüse als das wichtigste, den Grundumsatz fördernde Organ hin, Hypophyse, Nebennieren und Keimdrüsen scheinen in geringerem Ausmaße bedeutungsvoll zu sein. Bei diffuser Sclerodermie zeigte sich mitunter der Grundumsatz erhöht (Arady, Bruhns, Flarer, Fox, Harvier-Lichtnitz, Heuck, Hudélo-Rabut, Hufschmitt, Krebs-Hartmann-Thiébaut, Kumer, Lortat-Jacob-FernetBureau, Matras, O'Leary-Nomland, Parhon-Caraman usw.), in anderen Fällen wiederum normal (Bruhns, Gaté-Giraud-Linard, Oliver-Finnerud), in wieder anderen Beobachtungen erniedrigt (Lortat-Jacob-Legrain, PaisseauSchäffer-Scherrer). Urbach fand ihn unter 6 einschlägigen Fällen zweimal vermindert, einmal erhöht. Einen besonderen Wert messen der Grundumsatzbestimmung Bruhns sowie Heuck in jenen Fällen bei, welche einer Schilddrüsenbehandlung zugeführt werden; soll diese in rationeller Weise durchgeführt werden, so entscheidet erst das Untersuchungsergebnis, je nachdem es verminderte oder erhöhte Werte erkennen läßt, darüber, ob Thyreoidin- oder Antithyreoidinpräparate gegeben werden sollen (Bruhns).

Unter *spezifisch-dynamischer Nahrungsmittelwirkung*, von der schon oben die Rede war, versteht man den gesteigerten Sauerstoffverbrauch bzw. die erhöhte Wärmeproduktion nach Nahrungszufuhr, die unabhängig vom Calorienwert der zugeführten Nahrung ist. Diese Methode scheint im Zusammenhalt mit dem klinischen Bilde des jeweiligen Falles Einblick in die Funktion der Hypophyse, der Keimdrüsen und des vegetativen Nervensystems zu gewähren. Liebesny, dann auch Urbach fanden bei diffuser Sclerodermie die spezifischdynamische Nahrungsmittelwirkung wesentlich herabgesetzt.

Endlich lassen sich bei *Obduktionen* der an diffuser Sclerodermie Verstorbenen Befunde erheben, welche in vollkommen eindeutiger Weise zeigen, daß es sich bei diesem Leiden keineswegs um einen auf die Haut beschränkten Prozeß handelt, daß vielmehr das Bindegewebe verschiedener Organe und Organsysteme analoge Veränderungen aufweisen kann, daß Muskeln, Knochen und Gelenke, Sehnen und Fascien, die serösen Häute, die Innenorgane wie auch die Endokrindrüsen und das Nervensystem in Mitleidenschaft gezogen sein können. An den *Muskeln*, über deren Veränderungen schon Mitteilungen in der älteren Literatur vorliegen (Dinkler, Goldschmidt, Leredde-Thomas, Notthafft, Schulz, Thibierge, Wolter u. a.), läßt sich schon makroskopisch Bindegewebsvermehrung erkennen. Mikroskopisch entsprechen die Veränderungen meist dem Bilde der interstitiellen Myositis, das intramuskuläre Bindegewebe ist anfangs lockerer, kernreich, später kernarm, vermehrt. Die Muskelgefäße zeigen schwere Veränderungen (Rake) und lassen an den Arterien Endothelwucherungen mit stellenweiser Obliteration, Wucherungen der Media, endlich Verdickung und Rundzelleninfiltration der Adventitia erkennen; die Capillaren erscheinen oft als solide Zellstränge, die Venen weisen mitunter nur Endothelvermehrung auf. Die Muskelfasern sind oft nur sekundär verändert und zeigen Vakuolisation, zumeist jedoch Erscheinungen von Atrophie. Über Veränderungen an den *Knochen* wurde bereits früher von Lagrange, Wolters berichtet; das Periost ist mit den umgebenden Weichteilen verwachsen, vom Knochen leicht abhebbar oder mit diesem durch ein junges, zellreiches Bindegewebe verbunden. Die Compacta der Knochen ist, wie dies auch Röntgenbilder erkennen lassen, vielfach eingeschmolzen, die Knochenbälkchen der Spongiosa erscheinen durch das vordringende Bindegewebe, bzw. durch die überall massenhaft vorhandenen Osteoclasten wie angenagt; das Knochenmark ist größtenteils durch Bindegewebe und Zellinfiltration ersetzt. Vielfach ist das Knochenmark auch aplastisch, so daß dann hämatopoetisches Gewebe wieder in der *Milz* regeneriert wird, diese vergrößert erscheint (Matsui). Die

Gefäße erweisen sich auch hier schwer geschädigt. Ähnliche Veränderungen wie im Knochen finden sich auch in den *Gelenken.*

Über Veränderungen der *Innenorgane* hat schon seinerzeit RASMUSSEN berichtet, dem sich dann, wie LUITHLEN hervorhebt, Befunde von DINKLER, GOLDSCHMIDT, JOPPICH, LEREDDE-THOMAS, NOTTHAFFT, WESTPHAL, WOLTERS anschlossen. In allen diesen Mitteilungen kehren immer wieder die gleichen Befunde an den Innenorganen wieder: Ödematöse Durchtränkung, Zellinfiltration und Bindegewebsproliferation, welcher letzteren atrophische Erscheinungen am Parenchym folgen, dadurch, daß proliferiertes Bindegewebe durch Kompression oder Abschnürung das Organgewebe schädigt. Auch hier sind überall die Gefäße an dem Krankheitsprozeß beteiligt, Arterien, Venen und Capillaren weisen Veränderungen auf, die oben bereits geschildert wurden.

Zunächst sei hier auf die bei Obduktionen erhobenen Befunde an den inneren Organen in Kürze verwiesen, soweit sie in der *älteren* Literatur verzeichnet und von LUITHLEN in seiner referierenden Zusammenstellung berücksichtigt sind. Von Erkrankungen des *Herzens* finden sich dort Veränderungen am Endokard und an den Klappen, Pericarditis insbesondere aber zellige Infiltrationen und Schwielen am Myokard, interstitielle Myokarditis verzeichnet, worüber NOTTHAFFT, HECTOËN, SCHULZ, GOLDSCHMID, MEYER, HELLER u. a. berichtet hatten. In den *Lungen* ist, abgesehen von tuberkulösen und pneumonischen Veränderungen, vielfach eine Vermehrung des interalveolären Bindegewebes festgestellt worden (NOTTHAFFT), sowie entsprechend schwere Veränderungen an den Gefäßen (GOLDSCHMITT, NOTTHAFFT). Analog war auch inter- wie intraacinöse Bindegewebsvermehrung in der *Leber* (RASMUSSEN, JOPPICH, HELLER, NOTTHAFFT), ferner Zunahme des interstitiellen Bindegewebes in den *Nieren* (MEYER, WOLTERS, NOTTHAFFT, GOLDSCHMIDT, HELLER, JOPPICH) und in der *Milz* (WOLTERS, NOTTHAFFT) nachgewiesen worden, wobei auch die Gefäße vielfach verändert waren. Von Veränderungen am *Lymphgefäßsystem* erwähnt LUITHLEN einmal Verschluß des Ductus thoracicus (HELLER) sowie einmal Knotenbildung längs der Lymphgefäße (RASMUSSEN). Über Veränderungen der *Thyreoidea* finden sich verschiedene Befunde verzeichnet: Atrophie ist von SINGER, SCHÄFFER, HEKTOËN festgestellt worden, in anderen Fällen waren keine Veränderungen vorhanden gewesen. Mikroskopische Befunde von bedeutender Vermehrung des Bindegewebes und stellenweiser schwieliger Verödung der Drüse (SINGER, HEKTOËN) finden sich neben solchen über Rundzelleninfiltration und Reichtum an kernhaltigem Bindegewebe ohne Veränderungen des Drüsenparenchyms (NOTTHAFFT). Schwere Erkrankungen der Gefäße sind auch hier wieder nachgewiesen worden (HEKTOËN, NOTTHAFFT). Das *Nervensystem* wurde, wie LUITHLEN hervorhebt, sowohl peripher wie zentral verändert gefunden; neben peripherer Neuritis (LAGRANGE) und degenerativen Veränderungen (MEYER, SCHULZ, WOLTERS, NOTTHAFFT u. a.) waren auch Bindegewebsvermehrung und Verdickung der Nervenscheiden beobachtet worden (DINKLER, NOTTHAFFT). LUITHLEN verzeichnet ferner pathologische Befunde am Rückenmark (Veränderungen der vorderen Wurzeln, Degeneration der Ganglienzellen, Bildung von corpuscules volumineuses in der weißen und grauen Substanz, Höhlenbildung), sowie am Gehirn, in welchem WESTPHAL multiple knotenförmige Verdickungen nachweisen konnte. Über pathologisch-anatomische Veränderungen im Rückenmark Sclerodermiekranker haben, wie FRICK erwähnt, auch seinerzeit BOECK sowie RASCH berichtet, CASSIRER-HIRSCHFELD wiederum weisen darauf hin, daß RAYMOND-ALQUIER mäßige Sclerosierungserscheinungen und daß JAQUET-DE ST. GERMAIN disseminierte myelitische Herde mit Höhlenbildung im Rückenmark fanden. Bindegewebsvermehrung im Bereiche des Sympathicus und dessen Ganglien verzeichnet DINKLER.

Im Folgenden seien nun einige Obduktionsbefunde aus der *neueren* Literatur angeschlossen, welche ausschließlich Fälle von diffuser Sclerodermie betreffen und welche auch an den inkretorischen Drüsen aber auch sonst bemerkenswerte Befunde aufwiesen.

Bénard-Coulaud beobachteten eine 36jährige Kranke mit Sclerodaktylie, fleckweiser Pigmentierung der Hände, Arme und des Gesichtes, beginnender Sclerodermie der Gesichtshaut, Schwund der Augenbrauen; die Obduktion ergab bemerkenswerte Veränderungen an den Organen mit innerer Sekretion: Vergrößerung der Nebennieren, vor allem histologische Veränderungen der Hypophyse mit starkem Überwiegen der basophilen Zellen. In der Thyreoidea waren Vakuolenbildung und Kolloidverarmung nachweisbar.

Auch Jedlička konnte in 2 Fällen von typischer diffuser Sclerodermie Veränderungen an den endokrinen Organen feststellen. Die Schilddrüse zeigte Vergrößerung und Verhärtung, Vermehrung des Bindegewebes mit hyaliner Degeneration und herdförmigen Infiltraten, am Drüsenparenchym teils Atrophie mit follikulären Cysten, teils begrenzte adenomatöse Wucherung. In der Hypophyse war Wucherung der ungranulierten Zellelemente auf Kosten der chromaffinen Zellen zu erkennen, das interfollikuläre Gewebe war etwas vermehrt. Die Ovarien wiesen Verringerung bis Schwund der Follikel auf, ferner zahlreiche corpora albicantia und starke Bindegewebsvermehrung. Die Thymus zeigte typische senile Involution, das Pankreas mäßige Bindegewebsvermehrung, die Parathyreoidea war normal. Die Nebennieren wiesen in einem Falle Kapselverdickung und Zunahme des interstitiellen Gewebes auf, im 2. Falle dagegen Panarteriitis der Vasa vasorum der Suprarenalvenen mit konsekutiver Gefäßwanderkrankung und fortschreitender Thrombose sowie dadurch bedingter Totalnekrose beider Nebennieren.

Enrico schildert eine schwere diffuse Sclerodermie und Sclerodaktylie bei einer 64jährigen Frau. Die Nekropsie ergab an der Schilddrüse die üblichen Kolloidkropfläsionen, an der Hypophyse zwischen den vorderen und hinteren Anteilen zahlreiche cystische Bildungen erfüllt von Kolloidsubstanz, der Nerventeil nicht verändert.

Herzog berichtet über ein 61 Jahre altes Mädchen mit Erscheinungen einer progressiven Sclerodermie (Darier); bei der Sektion konnten im Bereich der hinteren Wurzeln der Spinalganglien cystische Bildungen von unregelmäßiger Form festgestellt werden, die einen deutlichen Endothelbelag aufwiesen; in der bindegewebigen Wand war eine leichte Lymphocyteninfiltration nachweisbar. Die Frage, ob es sich um Lymphangiektasien oder circumscripte Leptomeningitis serosa handelt, wird offen gelassen.

Hornowski konnte bei der Obduktion einer 35jährigen Frau mit diffuser Sclerodermie folgende Veränderungen feststellen: Tuberculosis pulmonum, Adhaesiones pleurales, Infiltratio adiposa hepatis, Perisplenitis, Atheroma incipiens aortae. Ferner wurde eine Hypoplasie des arteriellen Systems und des Rückenmarks, besonders der vorderen Hörner und Verminderung der Zellmenge in diesen und in den Clarkschen Säulen gefunden. Auch eine beträchtliche Hypertrophie des chromaffinen Systems in den sympathischen Nervenganglien und in den Nebennieren mit Verminderung der acidophilen Zellen wird hervorgehoben, weiterhin fibröse Degeneration der Thyreoidea, Atrophie der Ovarien, Hypertrophie der Marksubstanz der Nebennieren und Mangel der Chromierung der Zellen in dieser Schichte, endlich atrophische Degeneration der Hypophyse.

Matsui berichtet über 6 zur Obduktion gelangte Fälle von diffuser Sclerodermie, in welchen an den kleinen Arterien eine hochgradige Hypertrophie der glatten Muskulatur der Media und beträchtliche Verdickung der Intima festgestellt wurde. In der Hypophyse war Verminderung der chromophilen Zellen, vor allem der basophilen Elemente nachweisbar, an den Ovarien hochgradige Atrophie oder fast totaler Schwund der Eifollikel, an der Thyreoidea Atrophie und Kolloidentartung. Von weiteren anatomischen Befunden seien hervorgehoben die Veränderungen am Knochenmark, das allmählich aplastisch wird, während hämatopoetisches Gewebe wieder in der Milz regeneriert wird, die deshalb meist vergrößert ist. Veränderungen am Nervensystem wurden nicht gefunden. Sclerosierende Prozesse der Lungen, welche vollkommen den Hautveränderungen entsprechen, können in ausgedehntem Ausmaße auftreten und der Tuberkulose die Wege ebnen. Die Herzveränderungen sind vielfach durch Zirkulationsstörungen im kleinen Kreislauf bedingt und als sekundäre anzusehen.

Petges-Cléjat schildern eine 30jährige Patientin mit diffuser Sclerodermie, bei welcher die Autopsie ausgedehnte tuberkulöse Kavernen in den Lungen ergab, ferner Myokarditis und Nephritis. Die Haut ließ die gewöhnlich bei Sclerodermie nachweisbaren Veränderungen erkennen, außerdem fanden die Autoren in verschiedenen Schichten der Cutis zum Teil in Gruppen angeordnete, runde homogene Gebilde mit zentraler Vacuole, die Darier für hyalin degenerierte Plasmazellen hält. An den Muskeln Zeichen der sclerosierenden Myositis.

Segura berichtet über einen seltsamen Ausgang einer Sclerodermie bei einem 29jährigen Manne, der unter heftigen Nasenbluten, Blutbrechen und blutigen Stühlen ad exitum kam. Die Nekropsie ergab subcutane, bzw. submuköse Hämorrhagien in allen Organen, amyloide Degeneration sämtlicher Gefäße und leichte Myodegeneratio cordis.

In einem von Longcope geschilderten Falle einer ausgedehnten Sclerodermie bei einem jungen Manne ergab die Obduktion eine Atrophie der einen Nebenniere und eine interstitielle Orchitis.

Besondere Erwähnung verdienen jedoch die außerordentlich interessanten Befunde, die E. J. Kraus bei einem 32jährigen Mädchen erheben konnte, welches hochgradige Erscheinungen diffuser Sclerodermie besonders im Gesicht und an den Extremitäten aufwies; Muskulatur und Fettpolster atrophisch, gangräneszierende Prozesse an den Endphalangen sämtlicher Finger und Zehen, Ulcerationen am Zahnfleisch, an der Uvula und am weichen Gaumen. Das Obduktionsprotokoll weist allgemeine Osteoporose, besonders der Oberschenkelknochen und Rippen auf mit Bildung von Gallertmark in den langen Röhrenknochen. Emphysem der Lungen, partielle adhäsive Pleuritis sinistra. Ein hanfkorngroßer Kalkherd nach Tuberkulose im linken Oberlappen, einige erbsengroße Kalkherde in den oberen und unteren tracheobronchialen Lymphknoten derselben Seite. Endokarditis der Aortenklappen und der Mitralis, leichte Hypertrophie des rechten Ventrikels, seröse Atrophie des subepikardialen Fettgewebes. Leichte Stauung und partielle Verfettung der Leber, kleiner weicher Milztumor, geringe Degeneration der Nieren. Ekchymosen der Magenschleimhaut, Oedema cerebri. Von weiteren Befunden in diesem Falle, der histologisch eingehend untersucht wurde, seien ferner hervorgehoben die Veränderungen an den peripheren Nerven, welche, insbesondere der N. medianus, bis in die feinsten Verzweigungen schwer alteriert erscheinen und hochgradige degenerative Prozesse an den Markfasern mit Untergang derselben und nachfolgender Bindegewebs- und Fettgewebswucherung im Interstitium erkennen lassen. Nur vereinzelt zeigen die großen peripheren Nervenstämme geringe chronisch-entzündliche Infiltration in dem stark gewucherten Zwischengewebe. Die vorderen und hinteren Wurzeln des Rückenmarks zeigen geringe degenerative und atrophische Veränderungen, das Rückenmark selbst läßt Schrumpfung einzelner Ganglienzellen in den Vorder- und Hinterhörnern und vacuoläre Degeneration ganz vereinzelter Ganglienzellen in den Vorderhörnern erkennen. Neben dem Knochensystem, das atrophische Veränderungen aufweist und vielfach, besonders in den langen Röhrenknochen, ein zellarmes Gallertmark enthält, sind auch die Gelenke, namentlich die Finger- und Zehengelenke verändert in einer Form, die zum Teil der chronisch-adhäsiven Arthritis entspricht. Die Hypophyse zeigt Vermehrung der Hauptzellen auf Kosten der Chromophilen sowie vielfach regressive Veränderungen aller drei Zellformen unter dem Bilde der Atrophie und Kernpyknose. Die Thyreoidea ist atrophisch und weist stellenweise verbreitertes Zwischengewebe auf, hier und da mit Rundzelleninfiltration. Zwei von drei untersuchten Epithelkörperchen sind deutlich vergrößert, zeigen das Bild der chronisch-interstitiellen Parathyreoiditis mit reichlicher Bindegewebs- und Gefäßwucherung und dichter, lymphocytärer und plasmacellulärer Infiltration. Die Hauptzellen aller drei Epithelkörperchen erscheinen meist protoplasmaarm mit verkleinerten, undurchsichtigen Zellkernen. Die Zirbeldrüse ist normal groß, ein Teil der Zirbelzellen zeigt regressive Veränderungen. Das Pankreas läßt deutliche Atrophie der Acini erkennen, ferner geringe Bindegewebswucherung, stellenweise mit spärlicher entzündlicher Infiltration; die Inseln erscheinen verhältnismäßig vermehrt, jene im Kopfteil vielfach hydropisch degeneriert, bzw. atrophisch. Die Nebennieren sind etwas kleiner als normal, weisen aber keine pathologischen Veränderungen auf. Die Ovarien sind stark verkleinert und zeigen einen fast vollständigen Schwund des Follikelapparates. In den Lungen finden sich ferner Veränderungen einer chronischen interstitiellen Pneumonie mit Bindegewebs- und Gefäßneubildung, Rundzelleninfiltration und drüsenähnlicher Wucherung des Alveolarepithels; in einigen dieser Herde zeigen die Gefäße eine stark verdickte Intima. Besonders bemerkenswert sind die Veränderungen an der Schleimhaut des weichen Gaumens und der Uvula, die einen den Hautveränderungen auch histologisch vollkommen analogen Prozeß erkennen lassen, der an mehreren Stellen auch zur Geschwürsbildung geführt hat. Auch die Darmschleimhaut läßt ein verdichtetes und hyalin verändertes submuköses Bindegewebe erkennen. Das subepitheliale Bindegewebe der Harnblase ist ebenfalls etwas sclerotisch, die Muskulatur deutlich atrophisch. Atrophie der Brustdrüsen.

In einem von Gordon beobachteten Falle ergab die Leicheneröffnung makroskopisch ausgesprochene Arteriosclerose mit zahlreichen kleinen Infarkten des Herzmuskels und der Nieren; Vitium cordis mit Hydroperikard, beiderseitigem Hydrothorax und Ascites. Atelektase beider Unterlappen, Stauungsödem der rechten Lungenbasis; ältere und frische Blutungen in der Schleimhaut der Blase und des Rectums. Atrophisierende Arthritis des linken Knies, multiple Decubitalnekrosen. Mikroskopisch zeigte sich im Rückenmark mit Ausnahme eines leichten Ödems und einer geringgradigen Hyperämie keine nennenswerte Veränderung. Fettinfiltration und seröse Atrophie des Herzmuskels, Sclerose der Aorta, jedoch keine luetischen Veränderungen. Hyperämie und Ödem der Lungen, Atelektase und pneumonische Herde. Bronchialdrüsen tief dunkel pigmentiert, keine Tuberkelknoten. Kolloidstruma mit Verdichtung des Stroma. Katarrhalische bzw. Erscheinungen von Hyperämie und Atrophie im Bereiche des Verdauungstraktes. Pankreas atrophisch, leicht hyperämisch. Hyperämie und Atrophie, Fettinfiltration und kavernöses Angiom der Leber.

Leichte Lipoidose der Nebennieren. Infarktbildung und arteriosclerotische Atrophie der Nieren, chronische, parenchymatöse Nephritis. An den Lymphknoten chronisch-hyperplastische Entzündung mit Sinuskatarrh. Leichte Hyperplasie des Knochenmarks in den Wirbeln. Chronische, atrophisierende Arthritis, besonders der Knie- und Ellbogengelenke. Osteoporose, Fehlen des roten Knochenmarks. Deutliche Atrophie der quergestreiften Muskulatur mit interstitieller Fibrose. Chronisch-hypertrophische Cystitis mit fibröser Umwandlung der Submucosa. Chronisch-fibröse Vaginitis, Atrophie des Uterus, Cervixerosion, Fibrose der Tuben. Die Ovarien zeigen deutliche Atrophie und Fibrose, im linken Ovar ein nicht zurückgebildetes Corpus luteum.

Ein von Lhermitte-Trémolières beobachteter Fall, welcher wohl mit jenem von Trémolières-Lhermitte-Tardieu-Carteaud identisch sein dürfte, ließ eine schwach ausgebildete Thyreoidea erkennen, die Nebennieren wogen 9 g, Uterus sehr klein, die Ovarien auf zwei sehr dünne, glänzende, sclerotische Plättchen reduziert, welche eine völlig bindegewebige Struktur erkennen lassen; Follikel fehlen, nur an vereinzelten Stellen finden sich im dichten Bindegewebe noch einige Primordialeier ohne Corona radiata. Die Brustdrüsen ebenfalls hochgradig atrophisch, dabei stark bindegewebig verändert, so daß sie sich kaum schneiden lassen. Pankreas anscheinend normal, neben dem Kopf der Bauchspeicheldrüse ein fast faustgroßes Paket tuberkulöser Lymphdrüsen. Sclerotische Veränderungen wurden auch in der Niere festgestellt, im Myokard fand sich eine umschriebene Sclerose in der Wand des linken Ventrikels.

Vegni, der in einer eingehenden Schilderung zweier Sclerodermiefälle den bei einem derselben erhobenen Sektionsbefund schildert, konnte in diesem Falle schwere Veränderungen in allen endokrinen Drüsen nachweisen.

Strukov verzeichnet unter den bei der Autopsie festgestellten Veränderungen einer 28jährigen Patientin mit diffuser Sclerodermie zunächst eine auffallende Verdickung der Dura mater mit knöcherner Neubildung im Stirnteil; knöcherene Einlagerungen an der linken Lungenoberfläche. Hypophyse etwas vergrößert, Hypertrophie der Schilddrüse, der Epithelkörperchen und der Nebennieren, Atrophie der Ovarien und des Uterus. In den Nieren und Lungen ebenso auch in den Ovarien und im Uterus reichliche Wucherungen des Bindegewebes, Verdickung der Gefäßwandungen. Gestreifte Muskulatur atrophisch und sclerosiert.

Parhon-Isanos-Briese konnten in einem schweren, mit Muskelatrophie und Gelenksveränderungen einhergehenden Falle Thyreoidea, Hypophyse, Nebennieren, Testes, Leber sowie das Rückenmark und den Nucleus lentiformis untersuchen; während an beiden letzteren kaum nennenswerte histologische Befunde erhoben werden konnten, waren die endokrinen Drüsen teils makro-, teils mikroskopisch deutlich verändert. So zeigte die auffallend kleine Schilddrüse strukturelle Veränderungen, die atrophischen Testikel wiesen eine leichte Verdickung der Kapsel der Tubuli seminiferi auf, die Nebennierenkapsel ließ ausgesprochene Sclerosierungserscheinungen erkennen.

Rake, dessen Publikation bereits zitiert wurde, schildert endlich eine 30jährige Patientin mit Erscheinungen einer diffusen Sclerodermie; im Obduktionsprotokoll werden Lobulärpneumonie, chronische Pleuritis, Rheumatismus chronicus mit Perikarditis, Myokarditis und Mitralstenose sowie Veränderungen der Tricuspidalklappe erwähnt, ferner Cystenbildung der Niere, aberrante Gallenblase, Fettzellen in der Milz. Der Oesophagus war in der Höhe der Cartilago cricoidea erweitert, unterhalb dieser Stelle verengt; im Bereiche der unteren drei Fünftel der Speiseröhre fehlt die Mucosa. Die Zona fasciculata der Nebennieren etwas verbreitert, in der Thyreoidea das fibröse Stroma vermehrt, stellenweise Atrophie der Acini. Intimaproliferation verschiedenen Grades an den peripheren Gefäßen, stellenweise, wie an der Art. dorsalis pedis, bis zu vollständigem Verschlusse des Gefäßes führend. Die Ganglienzellen des Ganglion cervicale infer. sinistr. n. sympathici anscheinend verringert, manche vergrößert, blaß, ohne feinere Struktur, manche wiederum klein, geschrumpft; sie färben sich intensiv und enthalten reichliche, braune Lipochromgranula. Die Blutgefäße des Ganglions zeigen leichte Intimaproliferation.

Diesen Obduktionsbefunden möchte ich noch weitere anschließen, die teils von Fällen eigener Beobachtung stammen, teils wiederum von Fällen, die von anderen Kollegen beobachtet, aber mir gütigst überlassen wurden.

Zunächst seien zwei von Kollegen Kren beobachtete Fälle besprochen; der eine betrifft eine 41 Jahre alte Frau mit Sclerodaktylie und sclerodermatischen Veränderungen besonders der Gesichtshaut, der Mundschleimhaut und der Zunge. Im Obduktionsprotokoll finden sich verzeichnet Tuberculosis pulmonum mit Kavernenbildung, Pleuritis adhaesiva, Pericarditis partialis, Hypertrophia et Myodegeneratio cordis, Nephritis parenchymatosa, Oedema cerebri, ferner Fettinfiltration der Leber, Adenomknoten der Thyreoidea, Dekubitalgeschwüre der Zunge und des oberen Oesophagus. Im 2. Falle, der ebenfalls Erscheinungen einer diffusen Sclerodermie aufwies, waren die Mammae verkleinert, die Crines pubis fehlten;

der Obduktionsbefund lautete: Concretio cordis cum pericardio, Endocarditis chronica valvulae mitralis cum hypertrophia et dilatatione cordis totius praecipue dextri; Cicatrices apicum pulmonum e tuberculosi, Pneumonia asthenica lobi inferioris pulmon. dextri. Tuberculosis glandular. lymphat. peribronch. et retroperitoneal. Oedema grave cerebri.

In einem *weiteren*, von anderer Seite mir zur Verfügung gestellten Falle handelte es sich um eine 47jährige Frau, welche Erscheinungen einer diffusen Sclerodermie darbot und mangelhafte Behaarung der Axillae, regio pubica und der Augenbrauen erkennen ließ; die Autopsie ergab chronische Tuberkulose der Lungen mit Bildung von Konglomerattuberkeln und Kavernen; die Bifurkations-, Hilus- und Trachealdrüsen der rechten Seite waren vergrößert, hart, derb, anthrakotisch verändert und wiesen im Inneren Tuberkel auf. Die Lungenlappen waren untereinander und mit dem Zwerchfell wie mit der Thoraxwand verwachsen. Accretio cordis, Traktionsdivertikel im oberen Anteil des Oesophagus. Aorta und Arteria radialis sehr enge, ihre Wandungen rigider als normal. Ferner bestanden Kapselverdickungen der Leber, welche auf dem Querschnitt Veränderungen wie bei einer Muskatnußleber, sowie stellenweise Vermehrung des Bindegewebes erkennen ließ. Perisplenitis; die Milz erscheint dabei atrophisch und bindegewebsreich. An den Nieren embryonale Lappung. Die Nebennieren zeigen eine verschmälerte, lipoidarme Rindensubstanz, das Pankreas ist derb, sein Körper stark verschmälert. Die Thyreoidea erwies sich als atrophisch, ihr Bindegewebe war vermehrt, an der Basis waren einige Adenomknoten vorhanden. Die Ovarien gekerbt, walzenförmig, verkleinert, fibrös.

Endlich seien hier noch zwei Fälle wiedergegeben, die ich im Wiedener Krankenhaus auf meiner Abteilung beobachten konnte, zum Teil gemeinsam mit meinem Nachfolger Primarius Rusch; in der einen dieser beiden Beobachtungen bestand bei einem 30jährigen Mädchen eine diffuse Sclerodermie. Das Obduktionsprotokoll dieses etwa 4 Jahre hindurch beobachteten Falles gab folgende Veränderungen an: Adhäsive Pleuritis, chronische Pneumonie beider Unterlappen. Tyrosis der Hiluslymphdrüsen, Endocarditis obsoleta mit zahlreichen Endocardverdickungen wie Veränderungen der Sehnenfäden der Valvula mitralis. Teilweise Verwachsung der Leber mit dem Zwerchfell, Fettinfiltration der Leber. Perisplenitis, Katarrh im Bereich des Duodenum, Jejunum, Colon descendens; Hydrops anasarca. Im *anderen Falle* handelte es sich um eine 53jährige Frau mit diffuser Sclerodermie und folgenden, bei der Nekropsie erhobenen Veränderungen: Chronische Pneumonie in beiden Lungenspitzen. Endocarditis obsoleta valvulae mitralis, Atherosclerose der Aorta, Nieren und peripheren Arterien. Cystenbildung im rechten Ovarium und im linken Schilddrüsenlappen. Parenchymatöse Degeneration der inneren Organe. Marasmus. In diesem Falle waren auch intra vitam schwere atrophische Veränderungen an der Schleimhaut des Pharynx und Larynx, Otitis media suppurativa, endlich auch Iritis und Iridocyclitis am linken Auge nachweisbar gewesen.

In den beiden letztgenannten Fällen hatte ich Gelegenheit, Ovarium und Thyreoidea mikroskopisch zu untersuchen; im ersten Falle bot das Ovarium schon frühzeitig das histologische Bild eines obsoleten Eierstocks, es fanden sich, obwohl die Patientin erst 30 Jahre alt gewesen war, nur mehr wenig Eichen, die Rindensubstanz war verdünnt, das Stroma faserig verdichtet, dagegen waren noch corpora candicantia vorhanden. Mikroskopische Präparate der Schilddrüse ließen erkennen, daß das Drüsengewebe durch Fettgewebe ersetzt war; darin fanden sich verkleinerte, noch Kolloid enthaltende Follikel zerstreut in einem rundzellenreichen Gewebe. Im zweiten Falle lag ein sogenanntes Ovarium gyratum mit tiefen Einkerbungen und deutlicher, mikroskopisch festgestellter Cystenbildung vor; die Thyreoidea dieses Falles ließ ebenfalls bei der histologischen Untersuchung Cystenbildung erkennen.

In einem weiteren Falle, der eine angesehene Wiener Dame betraf, bei welcher die Sclerodermie über 25 Jahre gedauert hatte und die ich wiederholt mit I. Neumann, Albert Neisser und Josef Breuer gesehen habe, ergab die von Weichselbaum privat durchgeführte Obduktion neben Sclerosierungen einzelner Gehirnwindungen auch — wie mir Erdheim, der als Assistent der Obduktion beigewohnt hatte, mitteilte — eine intensive Durchwachsung der Thyreoidea mit bindegewebigen Massen.

Mit wenigen Worten sei noch hier der bei diffuser Sclerodermie vorkommenden Veränderungen der *Sinnesorgane* gedacht. Was zunächst das *Gehörorgan* anlangt, so wurden die im Stadium infiltrationis und atrophicum vor sich gehenden Veränderungen der Ohrmuschel bereits beschrieben; mitunter findet man

auch Angaben über suppurierende Otitis media (Ehrmann, Zehrer u. a.)
sowie über Affektionen des Innenohres selbst. So bestand in dem einen der von
mir beobachteten Fälle eine Läsion des N. cochlearis. Schwerhörigkeit erwähnt
Meirowsky in einem von ihm demonstrierten Falle.

Was die *Augen* betrifft, so wurden ebenfalls bei der Schilderung des klinischen
Bildes eingehend die Veränderungen der Lider geschildert, die im Stadium
infiltrativum und atrophicum einsetzen, zu Schwellung, Starrheit und mangel-
haftem Lidschluß (Rosenthal, Lhermitte-Trémolières u. a.), späterhin zu
Schrumpfung und Ektropionierung führen (Heimann-Hatry, Pürckhauer,
Faivre). Hin und wieder entstehen auch im Gefolge derartiger Ektropionierungs-
prozesse ulceröse Keratitiden, aber auch Iritiden und Iridocyklitiden, wie ich
in einem meiner Fälle beobachten konnte, den ich oben erwähnte. Mitunter
kann der sclerosierende Prozeß sich auch auf die Augenmuskeln erstrecken,
welche dann Erscheinungen von Sclerosierung und Atrophie aufweisen wie in
den von Losetschnikow, Kracht, Raymond-Guillain beobachteten Fällen.
Besonderer Erwähnung bedarf jedoch das Vorkommen von *beiderseitiger Katarakt bei Sclerodermie*; der auf sclerodermischer Grundlage sich entwickelnde
Star ist immer beiderseitig, tritt isoliert wie in den Fällen von Guillain-Alajouanine-Marquézy, Sainton-Mamou, Sézary-Favory-Mamou, oder auch
familiär (Rothmund [?], Werner, Vossius, Monier-Vinard-Barbot, Krebs-
Hartmann-Thiébaut) auf, meistenteils in der Kindheit oder in der frühen
Jugend, bisweilen neben Zeichen von Infantilismus (Arady, Bau-Prussak,
Guillain-Alajouanine-Marquézy, Sainton-Mamou), Veränderungen der Thyreoidea (Sainton-Mamou, Vossius), auch im Gefolge frühzeitigen Sistierens
der Menses (Werner). In dem von Sézary-Favory-Mamou geschilderten
Falle hatten die sclerodermatischen Veränderungen kurz nach der Menopause
eingesetzt, später trat eine doppelseitige Katarakt hinzu, welche letztere, wie
die Verfasser hervorheben, bei der Beobachtung mit der Spaltlampe durch gewisse
Besonderheiten von dem gewöhnlichen Alterstar unterschieden werden kann
und demgemäß als Spätsymptom der Sclerodermie, als Katarakt auf Grund
endokriner Störungen, bezeichnet wurde. Guillain-Alajouanine-Marquézy
suchen denn auch die gemeinsame Entstehungsursache dieses Symptomenkomplexes in schweren, vom Sympathicus ausgehenden Ernährungsstörungen
bei gleichzeitiger Insuffizienz endokriner Drüsen (Curschmann). Arady glaubt,
daß durch die Dysfunktion des vegetativen Nervensystems die Salzkonzentration
der Körpersäfte leidet, was auf die so empfindlichen ciliaren Zellen schädlich
wirken kann, daß aber auch die Permeabilität der intrakapsulären Epithel-
schichte verändert wird, welcher letzteren die Aufgabe zufällt, das Kammer-
wasser auf eine der Linse entsprechende Konzentration zu bringen. Endlich
wäre noch zu erwähnen, daß Goldschlag, wie er mir gelegentlich brieflich
mitteilte, einen Fall von diffuser Sclerodermie beobachtete, welcher dadurch
besonders interessant war, daß gleichzeitig eine beiderseitige Neuritis optica
bestand, deren Ursache völlig unaufgeklärt blieb.

Bemerkenswert wäre auch, daß in ganz wenigen Fällen diffuser Sclerodermie
das Vorhandensein des sogenannten Hornerschen *Symptomenkomplexes* vermerkt wurde, jenes durch Sympathicuslähmung bedingten Syndroms von
Miosis leichten Grades, Verengerung der Lidspalte infolge Herabsinkens des
Oberlides (Lähmung der glatten Muskelfasern des M. tarsalis superior Müller),
Zurücksinken des Bulbus und Anomalien der Gefäßfüllung und Schweißabsonderung der erkrankten Seite; in der bereits erwähnten Beobachtung von G. Riehl
jun. konnten die Erscheinungen unschwer auf eine durch den Druck der gleichzeitig vorhandenen Struma bedingte Sympathicusschädigung zurückgeführt
werden, in anderen Fällen, in welchen aus ätiologischen Erwägungen Eingriffe

am Sympathicus und dessen Ganglien vorgenommen worden waren, ist das mitunter auf beiden Seiten zu verzeichnende Auftreten dieser Erscheinungen (BROWN-O'LEARY-ADSON) mit dem Eingriff in Zusammenhang zu bringen.

Histologie der diffusen Sclerodermie.

Bei der Besprechung der Histologie der diffusen Sclerodermie wird, insbesondere was die Haut betrifft, von den meisten Autoren die fehlende Übereinstimmung der Befunde beklagt. KOGOJ sagt beispielsweise wörtlich: „Es ist merkwürdig, wie wenig sich bei der diffusen Sclerodermie die Befunde der einzelnen Autoren decken." Diese Tatsache ist auch leicht erklärbar; Befunde, gewonnen durch verschiedene Untersucher an verschiedenen Fällen, in verschiedenen Krankheitsstadien, können eben wegen der Verschiedenheit des Entwicklungsgrades nicht übereinstimmen. Es müssen die Befunde einerseits auf die Entwicklungsstadien und auf die makroskopisch sichtbaren Umstände an der der Untersuchung unterzogenen Stelle bezogen werden, es ist aber auch andererseits wichtig, aus den histologischen Befunden das klinische Bild zu konstruieren. Dazu ist es notwendig, daß die Untersuchungen sich auf viele Fälle und auf viele verschiedene Stadien beziehen, andererseits muß vermieden werden, daß Einzelbefunde verallgemeinert werden. Gerade die Histologie ist ein wichtiger Faktor für die Erkenntnis des ganzen Prozesses. Wenn sie auch — wie ein hervorragender Forscher auf diesem Gebiete mir geschrieben hat — nur die eine Seite darstellt, die klinisch-neurologische Arbeit die andere, so wird auch mit Recht von demselben Forscher hervorgehoben, daß eine allzu intensive Betonung der letzteren Arbeitsrichtung ebenfalls eine einseitige Forschungsarbeit bedeuten würde. Zweifellos sind die Bindegewebssubstanzen das Erfolgsorgan derjenigen biologischen Prozesse, die der diffusen Sclerodermie zugrunde liegen, und ihre Erforschung bildet neben jener der Veränderungen in den Blutdrüsen die absolut notwendige Grundlage für die Lösung des ganzen Fragenkomplexes. Aus diesem Grunde habe ich jahrelang in einer größeren Reihe von Fällen verschiedene Lokalisationen und Entwicklungsstadien studiert, die im einzelnen hier anzuführen zuviel Raum einnehmen würde; nur die wichtigsten Resultate sollen hier beschrieben werden.

Die histologische Untersuchung ergibt zunächst verschiedene Befunde an Stellen, an welchen das normale Hautrelief noch erhalten ist, und an solchen, an denen es infolge Umwandlung der Haut in eine glatte, wachsartige Masse bereits geschwunden ist. Untersucht man Excisionsmaterial von *Stellen, welche klinisch ein noch deutlich vorhandenes Hautrelief und höchstens eine mehr oder weniger ausgesprochene livide Verfärbung aufweisen*, so findet man zunächst relativ geringfügige Veränderungen in der Epidermis; die Hornschichte ist etwas verbreitert, kernlos, mitunter lamellär aufgeblättert, das Stratum granulosum 1—2reihig, das Rete von annähernd normalem Aussehen, die Basalreihe deutlich wahrnehmbar. Auch die Pigmentation entspricht etwa jener der Norm. Die Epidermis-Cutisgrenze läßt zunächst noch kaum eine Abflachung des Papillarkörpers erkennen, aber hier, im Bereiche der Cutis, zeigen sich doch bereits Veränderungen. Vor allem erscheinen die papillären und die obersten Anteile der subpapillären Schichte etwas homogenisiert, gequollen, die untere Hälfte der subpapillären Schichte, die Pars reticularis und auch die Subcutis sind gequollen, und deutlich aufgelockert. Ferner finden sich hier, und zwar insbesondere dort, wo der mehr homogene obere Anteil der subpapillären Schichte an das darunterliegende eher aufgelockerte, gequollene Bindegewebe anstößt, mehr oder minder reichliche, herd- oder strangförmig angeordnete, perivasculäre Infiltrate, die sich vorwiegend aus Lymphocyten und spindeligen fixen Bindegewebszellen

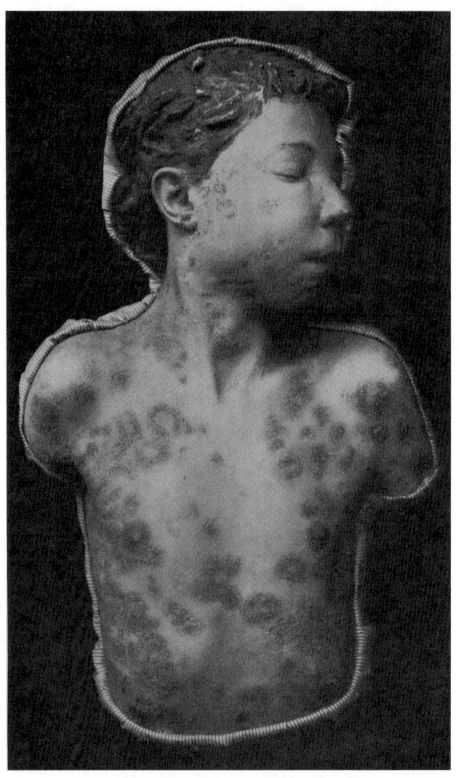

Abb. 37. Lichen scrophulosorum, Scrophuloderm, Lupus vulgaris.
(Nach einer Moulage der Sammlung EHRMANN.)

zusammengesetzt erweisen. Mast-, noch seltener Plasmazellen (GANS, KRSZY-
SZTALOWICZ, SCHOLZ-DOEBEL) sind, wenn überhaupt, dann nur in ganz spärlicher Anzahl vorhanden. Die deutlich perivasculäre Anordnung der Infiltrate
lenkt aber die Aufmerksamkeit bereits auf die Gefäße, welche zum Teil bereits

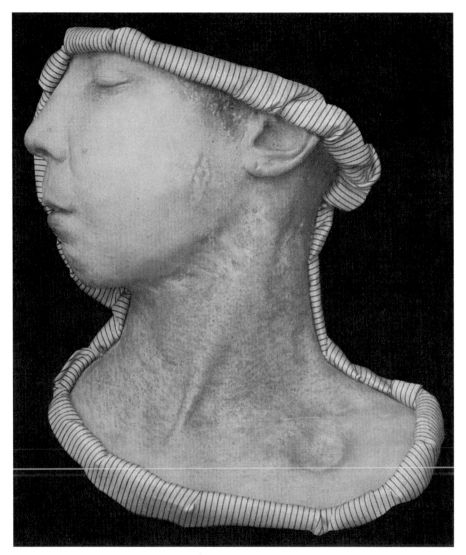

Abb. 38. Derselbe Fall wie in Abb. 37, jedoch mit diffus-sclerodermatischen Veränderungen,
Teleangiektasien und „guillocheartiger" Pigmentierung am Halse.
(Nach einer Moulage der Sammlung EHRMANN.)

Veränderungen aufweisen. Man kann beobachten, wie stellenweise das Infiltrat
in die Adventitia vordringt, während an anderen Stellen die Intima Veränderungen aufweist, so daß das Lumen verengt, spaltförmig, ja sogar ganz verschlossen erscheint. Pigment findet sich in der Cutis hier und da in kleinen
Mengen, das elastische Fasernetz ist wohl erhalten, aber die Randschichte gegen
die Epidermis hin etwas breiter als normal und vielleicht mehr homogen. Die

den Papillarkörper senkrecht durchsetzenden Verbindungsfasern zum Randnetz erscheinen stark angespannt, offenbar wegen der Volumszunahme des gequollenen Bindegewebes. Nach Kogoj erscheinen die elastischen Fasern in der Pars papillaris verringert, nach Scholz-Doebel etwas schlechter tingiert.

Ganz anders sind die Veränderungen an *Stellen, an welchen klinisch die Haut gespannt, wachsartig glänzend erscheint;* bei der oben erwähnten Kranken, bei der nach vorausgegangenem Scrophuloderma ein Lupus vulgaris sowie ein

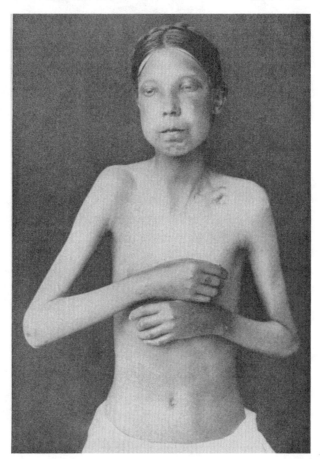

Abb. 39. Derselbe Fall wie in Abb. 38, jedoch 4 Jahre später aufgenommen.
(Sammlung O. Kren.)

Lichen scrophulosorum sich entwickelt hatten, die jahrelang von *mir* und von Kren beobachtet wurde und von der die Abb. 37, 38 und 39 herrühren, entnahm ich von der Beugefläche des Vorderarms, wo die Haut mit einer Sehne in Verbindung stand, eine kleine Stelle, *die klinisch einem Übergang von dem ödematösen ins sclerodermatische Stadium entsprach;* der Befund im großen lautet:

Die Hornschichte entspricht etwa der Norm; das Stratum granulosum ist 1—2reihig, das Rete Malpighii weist annähernd normale Verhältnisse auf, vielleicht ist es etwas verschmälert. Im Stratum germinativum Pigment, das man stellenweise auch im Corium wahrnehmen kann, welches letztere bereits auffallende Veränderungen erkennen läßt. Vor allem erscheint der Papillarkörper bereits abgeflacht, das Bindegewebe eigenartig verändert, namentlich dort, wo der Zusammenhang mit der Sehne deutlicher geworden ist. Man findet da das subcutane Gewebe und den Panniculus adiposus ersetzt durch ein grobbalkiges Bindegewebe, dessen Entstehung man Schritt für Schritt verfolgen kann. Zunächst nehmen die Septa des Fettgewebes an Umfang zu und auch die feinen Bindegewebsfibrillen in den Fettläppchen werden etwas dicker und zahlreicher, während die Fettzellen allmählich verschwinden. Im weiteren Verlaufe, wenn die Fibrillen noch dicker werden, erfolgt eine eigentümliche, tinktorielle und auch optisch wahrnehmbare Veränderung derselben; die Fibroblasten, die im Verlaufe des Prozesses sich vermehrt hatten, nehmen ab, die Bindegewebsbalken

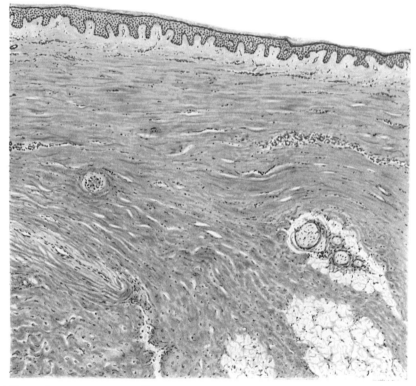

Abb. 40. Sclerodermia diffusa, Übergang vom ödematösen in das sclerodermatische Stadium. Modifizierte VAN GIESON-Färbung. (Nach einem von Hofrat Prof. Dr. S. EHRMANN angefertigten Aquarell der Sammlung EHRMANN-BRÜNAUER.)

selbst werden ganz homogen und dabei auch vielfach krümelig, es zeigen sich in ihnen Lücken, in welchen die Fibroblasten mit eingezogenen oder verlorengegangenen Fortsätzen und einem bläschenförmig gewordenen Kern erkennbar sind (Abb. 40). Schließlich verschwinden sie ganz an einer umschriebenen Stelle, die sich tinktoriell dadurch auszeichnet, daß sie sich mit Eosin, Rubinrot oder Säurefuchsin streifenweise stärker färbt, streifenweise jedoch in diesen Präparaten durch Pikrinsäure gelb gefärbt bleibt. Infiltrate sind im Bereiche des verdichteten Bindegewebes fast gar nicht mehr wahrnehmbar, nur hier und da sind in der Umgebung eines verödeten Gefäßes Reste von perivasculären Rundzelleninfiltraten wahrzunehmen. Auffallend sind endlich die Gefäße selbst verändert, deren Muscularis, wie Abb. 41 zeigt, durch wucherndes Bindegewebe zum Teil verdrängt ist und in deren Innerem sich nicht wie in anderen Formen von Endovasculitis ein lockeres, succulentes, sondern grobbalkiges Bindegewebe befindet, welches das Lumen des Gefäßes verengt, mitunter sogar verschließt; das Endothel ist an manchen Stellen des Schnittes erhalten, an anderen nicht wahrnehmbar. Das elastische Randnetz ist vielfach noch vorhanden, vielfach wiederum fehlend, es wechseln Stellen fast elastinfreien Gewebes mit solchen, an welchen die elastischen Fasern bündelweise zusammengeschoben, dicker, plumper erscheinen, mitunter parallel gelagert verlaufen. Dort, wo bereits eine Verwachsung der Haut mit den darunter liegenden Gebilden (Sehne, Fascie) oder, richtiger gesagt, eine Verschmelzung zu einer fibrösen Masse stattgefunden hat, fehlt die Elastica vollständig.

Überblickt man nun die verschiedenen, in dem eben geschilderten Befunde erhobenen Veränderungen, so fallen vor allem die Erscheinungen im Bereiche

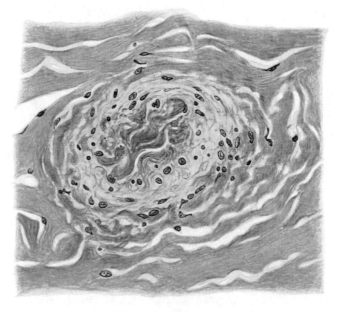

Abb. 41. Sclerodermia diffusa, Übergang vom ödematösen in das sclerodermatische Stadium; Verdrängung der Muscularis durch grobbalkiges Bindegewebe. Modifizierte van Gieson-Färbung. (Nach einem von Hofrat Professor Dr. S. Ehrmann angefertigten Aquarell der Sammlung von Ehrmann-Brünauer.)

des Bindegewebes wie auch in den Gefäßen ins Auge; die Wucherung innerhalb der Gefäße, besonders der Arterien, hat nicht den zarten Charakter einer Endarteriitis, wie man sie bei anderen Prozessen, bei Lues, Tuberkulose usw. wahrnehmen kann, sie zeigt vielmehr eine ausgesprochen *grob*balkige Form. Besonders schön sieht man derartige Gefäßveränderungen in Schnitten, welche von der sclerodermatisch veränderten Vola manus stammen und welche deutlich erkennen lassen, daß nicht nur Intima und Media verändert sind, sondern daß auch das adventitielle Gewebe grobbalkig geworden ist (Abb. 42), ein bemerkenswerter Parallelismus zu den Veränderungen der Cutis und Subcutis, deren Bindegewebe ebenfalls eine homogene grobbalkige Beschaffenheit angenommen hat. Das subcutane Gewebe und die Fettläppchen gehen, wie oben geschildert wurde, in ein parallel angeordnetes, erst dünnbalkiges, dann immer mehr grobbalkiges Bindegewebe über, das in den tieferen Partien homogenisiert erscheint und eigentümliche Lückenbildungen aufweist. Ob diese Lücken präformiert oder erst durch die Präparation entstanden sind, ist schwer zu entscheiden, jedenfalls aber beweisen sie, daß dieser Teil des Bindegewebes physikalisch-chemisch nicht dem entspricht, was sonst Bindegewebe ist. In den Lücken liegen zahlreiche Fibroblasten, deren Fortsätze eingezogen erscheinen, mitunter auch fehlen, deren Kerne ein eigentümliches bläschenförmiges Aussehen besitzen. Schließlich fehlen die Fibroblasten vollständig an einer umschriebenen Stelle, die sich mit Eosin, Rubinrot oder Säurefuchsin streifenweise stärker färbt, streifenweise wiederum durch Pikrinsäure gelb gefärbt bleibt. Auffallend ist das Verhalten dieser Stelle bei Färbung mit polychromem Methylenblau, sie färbt sich damit grünlich, ein Beweis, daß sie sauer reagiert. Mit Kresylechtviolett färbt sich die Stelle gar nicht, wenn auch in der Umgebung die Fibroblasten schon violett gefärbt erscheinen. Färbungen mit Mucicarmin ergeben keine für Schleim charakteristische Reaktion. Es handelt sich hier offenbar nicht um Mucin, womit jedoch durchaus nicht den Angaben von H. HOFFMANN widersprochen

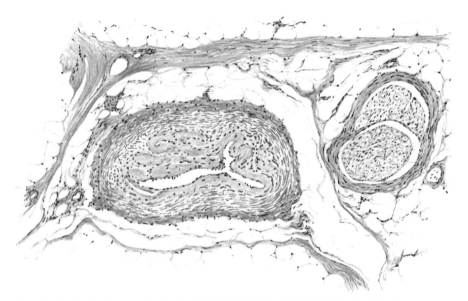

Abb. 42. Sclerodermia diffusa. Schnitt von der sclerodermatisch veränderten Volarhaut eines von O. KREN beobachteten Falles. Hämalaun-Eosin-Färbung. (Nach einem von Hofrat Professor Dr. S. EHRMANN angefertigten Aquarell der Sammlung EHRMANN-BRÜNAUER.)

werden soll, daß an anderen Stellen tatsächlich Mucinreaktion zu finden wäre. Dies kann ja von der örtlichen und zeitlichen Untersuchung abhängen. Auch GUHRAUER gelang der Nachweis von Schleim in seinem Falle nicht, WERTHER meint, daß dies dagegen hauptsächlich in jenen Fällen möglich sei, welche einen Übergang zwischen Sclerodermie und Myxödem darstellen. Bemerkenswert in diesem Zusammenhange wäre auch, daß GALEWSKY gelegentlich der Internationalen Dermatologen-Tagung zu Kopenhagen über einen Kranken berichtete, der unter sclerodermieartigen Erscheinungen erkrankte, aber niemals das Bild einer progressiven Sclerodermie zeigte, im Gegenteil einen Rückgang der Erscheinungen aufwies und mikroskopisch eine bald papulöse, bald flächenhafte, kleinzellige Infiltration mit ödematöser Auflockerung des Kollagengewebes und eingelagerter schleimartiger Substanz erkennen ließ. GALEWSKY will diesen Fall, der auch eine deutliche Erhöhung des Grundumsatzes aufwies, wie eine weitere ähnliche Beobachtung vorläufig als „sclerodermieartige Hauterkrankung mit Schleimanhäufung bei Hyperthyreose" bezeichnen.

Die eben geschilderte tinktorielle wie auch physikalisch-chemische Veränderung des Bindegewebes kann sich auch in klinischer Hinsicht manifestieren; offenbar hängt das in gewissen Fällen (Beobachtungen von Kren, Scholz) über den Sehnen und Gelenksbändern beobachtete Knarren und Knistern, das dann zumeist als Tendovaginitis angesprochen wird, mit einer stärkeren Anhäufung dieses chemisch veränderten Kollagens zusammen.

Die histologischen Veränderungen beginnen, wie auch der oben geschilderte Befund gezeigt hat, an den Septen des Panniculus adiposus, diese erscheinen verbreitert, das Bindegewebe mehr oder weniger homogenisiert; relativ frühzeitig kann man darin auch *Verkalkung* wahrnehmen, wobei das Bindegewebe eine

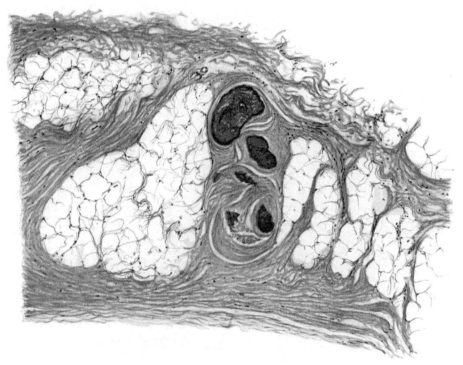

Abb. 43. Sclerodermia diffusa. Verbreiterung der Septen des Panniculus adiposus; Verkalkungen; spiralige Anordnung des Bindegewebes. Hämalaun-Eosin-Färbung. (Nach einem von Hofrat Professor Dr. S. Ehrmann angefertigten Aquarell der Sammlung Ehrmann-Brünauer.)

eigentümliche spiralige Anordnung zeigt (Abb. 43). So wies einer meiner obenerwähnten Fälle, der auch zur Obduktion gelangte, schwere sclerodermatische Veränderungen im Gesicht, sowie Erscheinungen von Sclerodaktylie auf, die von den Fingern bis zur Mitte des Vorderarmes sich erstreckten; die Haut der Kniegegend war klinisch noch wenig verändert, doch fand ich im subcutanen Gewebe die typischen histologischen Veränderungen und verkalkte Herde. Hat man Gelegenheit, den pathologischen Prozeß bei der diffusen Sclerodermie *in noch späteren Phasen* seiner Entwicklung mikroskopisch zu verfolgen, so zeigt sich, wie dies Gans hervorhebt, das Fettgewebe in den erkrankten Partien zum größten Teil geschwunden und durch verdichtetes Bindegewebe ersetzt, so daß oft nur eine schmale Schichte subcutanen Fettgewebes erhalten ist; aber auch die Cutis erweckt vielfach den Eindruck, daß sie dünner ist als normal, der Prozeß ist eben bereits in das *atrophische Stadium* eingetreten. In diesem zeigt sich die Hornschichte oft stellenweise verbreitert, kernlos, mitunter lamellös aufgeblättert, das Stratum granulosum ist 1—2reihig, das Rete oft etwas verschmälert. Die Basalzellenreihe zeigt stellenweise reichliches Pigment, das an anderen Stellen wieder fehlen kann, mitunter auch in den oberen Cutisschichten sichtbar ist. Der Papillarkörper ist in diesem Stadium fast vollständig geschwunden, die Epidermis-Cutisgrenze verläuft oft auf größere Strecken als Wellenlinie, hin und wieder sieht man angedeutete oder kleine Papillen. Das Kollagengewebe aller Schichten ist sclerosiert, homogenisiert und erscheint in dichten, ziemlich parallel gelagerten Bündeln angeordnet. Die Haarfollikel sind vielfach schmäler und kürzer, die von sclerosiertem Bindegewebe umgebenen Knäueldrüsen erscheinen zum Teil erhalten, zum Teil wieder atrophiert und aus ihrer normalen Lage gebracht, atrophiert oder sogar fehlend (LHERMITTE-TRÉMOLIÈRES), hin und wieder von Infiltraten umgeben. Derartige Infiltrationsherde findet man, wenn sie überhaupt nachweisbar sind, in der Umgebung der Schweißdrüsenknäuel, der Haarbalgfollikel, eventuell auch noch um die schwer veränderten Gefäße, welche die oben geschilderten Erscheinungen an Intima, Media und Adventitia aufweisen, zumeist aber nur sehr spärlich vorhanden sind. Mitunter sind jedoch, wie KOGOJ hervorhebt, namentlich in der papillären und subpapillären Schichte reichlich mit Endothel ausgekleidete, stark erweiterte und strotzend mit roten Blutkörperchen gefüllte Gefäße vorhanden, die sich inmitten des am stärksten sclerosierten und homogenisierten Bindegewebes finden, keinerlei perivasculäre Infiltration aufweisen und den im klinischen Bilde so deutlich hervortretenden Teleangiektasien entsprechen. Die Lymphgefäße sind kaum verändert, erscheinen höchstens vermindert. Das elastische Gewebe ist zum Teil noch erhalten, teilweise fehlt es, insbesondere dort, wo die Sclerosierung weit fortgeschritten ist und das elastische Gewebe mit dem hyalin umgewandelten Kollagengewebe der Atrophie verfällt. Die Musculi arrectores pilorum sind kaum nennenswert verändert, mitunter erscheinen sie verdickt (KANNO, PETGES-CLÉJAT, ROSSBACH).

Im Vorhergehenden wurde der Versuch unternommen, den Ablauf der krankhaften Veränderungen bei der diffusen Sclerodermie, soweit es sich um das histologische Bild handelt, zu skizzieren; im Folgenden seien noch einige Einzelheiten angeschlossen, welche teils in allgemeiner pathologischer Hinsicht, teils aber auch insofern von Bedeutung sind, als sie vielleicht dazu dienen, einerseits die Verschiedenheit der von verschiedenen Forschern in verschiedenen Stadien der Erkrankung bei verschiedenen Kranken erhobenen Befunde zu erklären, andererseits gewisse Details im klinischen Bilde verständlich zu machen. Zunächst wird vielfach angegeben, daß die Epidermis als solche bis hinein in das letzte, atrophische Stadium keine schwereren Veränderungen erkennen lasse; eine mäßige Hyperkeratose (KOGOJ, LOUSTE-CAILLAU-LECLERC), sowie eine leichte Verdünnung des Rete im atrophischen Stadium, endlich eine hier und da vorkommende Überpigmentierung der Basalschichte bilden die einzigen, von der Norm abweichenden Befunde (KOGOJ). Dazu möchte ich bemerken, daß man tatsächlich in allen Fällen, in welchen der Papillarkörper nicht mehr erhalten ist, eine Verdickung der Hornschichte nachweisen kann, die sich auch in die noch erhaltenen Follikelmündungen hinein erstreckt. Diese Veränderung der Hornschichte, welche zumeist in groben Lamellen angeordnet erscheint, ist wohl eine Folge der Ernährungsstörungen, die wiederum ihrerseits durch die im Papillarkörper erfolgten Veränderungen bedingt sind. Es handelt sich aber hier nicht um eine Hyperkeratose, denn das Stratum granulosum ist ein- bis höchstens zweireihig, die Hornzellen selbst sind kernlos. Offenbar zeigt dieser Befund, daß nicht eine vermehrte Produktion von Hornzellen erfolgt, sondern mehr eine Anhäufung derselben

infolge ihres innigen Zusammenhanges untereinander. Was die *Pigmentation*
betrifft, so fand ich ebenso wie Barkman die Epidermis, besonders das
Stratum germinativum, mitunter reich pigmentiert; man kann darin deutliche
Melanoblasten wahrnehmen, man findet diese aber auch um das Blutgefäßnetz
der Cutis, mitunter in größerer Anzahl, deutlich vergrößert und von Pigment
erfüllt, ein Befund, den auch E. J. Kraus erheben konnte. Bekanntlich stellt
Bloch die Lehre auf, daß das Pigment nur in der Epidermis gebildet und von
der Epidermis durch Aufnahme in Fibroblasten in die Cutis verschleppt wird.
Ich habe auf Grund von Arbeiten an Amphibien und Säugetieren vor 40 Jahren
die Anschauung vertreten, daß Pigment nur in den Melanoblasten der Cutis
gebildet und durch sie in die Epidermis befördert werde. Es hat sich nun herausgestellt, daß das Ektoderm sicher Pigment bilden kann; die Frage ist aber, ob
es die einzige Quelle für die Pigmentbildung darstellt. Ich möchte auch heute
noch die selbständige Bildung des Pigments in den Zellen der Cutis vertreten,
die übrigens auch von Bloch für gewisse Stellen zugegeben wird. Die von mir
nachgewiesene Verbindung von Melanoblasten der Cutis mit jenen der Epidermis,
die eine Zeitlang geleugnet wurde, ist durch neuere Arbeiten doch wieder festgestellt worden; übrigens habe ich in den ersten Arbeiten den autochthonen
Charakter der Epidermis-Melanoblasten (Langerhansschen Zellen) angenommen.
Die Pigmentierung bietet auch einige bemerkenswerte Beziehungen zum Follikularapparat; auf den depigmentierten, vitiliginösen Stellen sieht man bei
diffuser Sclerodermie oft gerade die Umgebung der Follikelmündungen noch
pigmentiert, sogar hyperpigmentiert. An anderen Stellen jedoch sieht man
gerade die Umgebung der Follikularostien pigmentfrei. Die Erklärung liegt
wohl darin, daß die flächenhafte Hyperpigmentierung bei vorhandenem Papillarkörper erfolgt, dessen Bindegewebe nur leicht homogenisiert erscheint. So
entwickelt sich das perifollikuläre Pigment in einem Stadium, da das den
Follikelapparat umgebende lockere Bindegewebe noch erhalten ist, während
es sich andererseits bei den oben beschriebenen guillochierten Zeichnungen
am Hals und in der Claviculargegend um fortgeschrittene Sclerosierung von
Hautfeldern handelt, die eine Follikelmündung einschließen. Man findet bisweilen, wie oben erwähnt, auch bei gesunden Menschen, insbesondere bei blonden
Frauen, eine guillochierte Zeichnung des Halses, in welcher Wellenlinien lichter
Haut und mit leichten Gefäßektasien versehene Linien wellenförmig dicht übereinander verlaufend, zum Teil ineinander fließend vorkommen; die guillochierte
Pigment- und Gefäßzeichnung der Hals- und Clavicularregion bei den Sclero-
dermien stellt also nur eine pathologische Übertreibung der morphologischen
Verhältnisse durch den Umwandlungsprozeß dar.

Auffallende Meinungsverschiedenheiten bestehen unter den Autoren hinsichtlich des Verhaltens des elastischen Gewebes bei der Sclerodermie; die einen
berichten über Zerfall und Schwund, andere über Vermehrung (Joseph, Kaposi,
Kogoj) des elastischen Gewebes, Wolters glaubt, daß eine nur scheinbare Vermehrung des elastischen Fasersystems vorliege, dessen Elemente bei der
Schrumpfung des kollagenen Gewebes einander näherrücken. Und doch läßt sich
zwischen diesen so differenten Befunden eine Brücke schlagen, wie dies Kogoj
in seiner schönen und interessanten Arbeit versucht. Die in früheren Stadien
erhobenen Befunde von Verminderung des Elastins entsprechen keiner wirklichen, sondern nur einer scheinbaren Verringerung der elastischen Fasern, die
durch das gequollene Kollagen überlagert werden. Andererseits kommt es bei
der diffusen Sclerodermie im Gegensatz zur circumscripten Sclerodermie, bei
welcher das elastische Gewebe, wie dort ausgeführt wurde, nicht wesentlich
verändert erscheint, stellenweise zum Schwund der elastischen Fasern, namentlich dort, wo die Sclerosierung perfekt ist, weshalb man in späteren Stadien

diffus-sclerodermatischer Hautveränderungen Stellen fast völlig elastinfreien Gewebes abwechseln sieht mit solchen, an welchen die elastischen Fasern bündelweise zusammengeschoben, auch verdickt erscheinen. Daß gelegentlich sogar eine herdweise Neubildung zarter, meist flach gewellter elastischer Fasern (Abb. 44) nachweisbar sein kann (GANS, LIER), hat seinen Grund darin, daß das elastische Gewebe weitaus widerstandsfähiger ist als das kollagene Gewebe, daß sich der Einfluß der schädigenden Noxe im elastischen Fasersystem erst später und auch im geringeren Maße geltend macht als im Kollagen. Bemerkenswert wären noch die Befunde von *Kollacin, Kollastin* und *Elacin* die KRZYSZTALOWICZ, zum Teil auch BRUUSGAARD sowie LOEWENBERG, ersterer namentlich in der Umgebung der Gefäße, erheben konnten.

Seit langem bekannt sind die Veränderungen an den Gefäßen; seit DINKLER als Erster auf sie verwiesen, wurden sie vielfach zur Erklärung der Pathogenese,

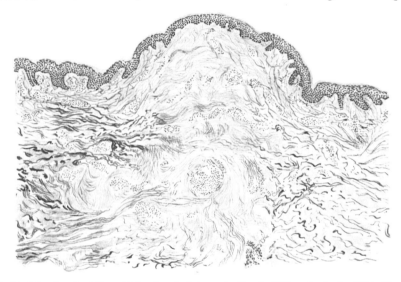

Abb. 44. Sclerodermia diffusa (Sclerodermia tuberosa). Brust, 42jähr. ♀. In der Mitte Neubildung des elastischen Gewebes. Homogenisierung des Kollagens (rechts und links in Cutis und Subcutis). Zerfall des Elastins. Links unten Basophilie des Kollagens. Fleckförmige, zum Teil perivasculäre Infiltrate. Saures Orcein, polychromes Methylenblau.
(Aus O. GANS: Histologie der Hautkrankheiten Bd. 1, S. 102, Abb. 32.)

weniger der Symptomatologie, der diffusen Sclerodermie herangezogen. Die Veränderungen sind allenthalben in den sclerodermatischen Veränderungen zu finden, am auffallendsten jedoch an den Extremitätenenden, besonders an den Händen. Das lockere, dünnfaserige, zellreiche Bindegewebe ist umgewandelt zu einem mehr grobbalkigen; insbesondere hat aber die Wucherung innerhalb der Gefäße, hauptsächlich der Arterien, nicht den zarten Charakter einer Endarteriitis, wie sie bei anderen Prozessen (Lues, Tuberkulose usw.) vorkommt, sondern zeigt eine mehr grobbalkige Form. Die Veränderungen sind nicht nur an den Gefäßen des subcutanen Gewebes wahrnehmbar — BARKMAN hebt sogar die Veränderungen an den intramuskulären Arterien hervor — auch in der Cutis propria ist die Muskelschichte der Gefäße auseinandergedrängt, das Gefäßlumen von grobbalkigem Bindegewebe bis zum Verschwinden erfüllt; das Endothel ist eine Zeitlang erhalten, später dann schwindet es, so daß an Stelle des Lumens ein bindegewebiger Strang zu sehen ist. Im sogenannten atrophischen Stadium der diffusen Sclerodermie verschmächtigen sich auch die vorher aufgequollenen, verdickten Bündel der Adventitia so wie das umgebende Gewebe, so daß die Adventitia dabei untergeht, die Muscularis der gleichmäßig veränderten Umgebung unmittelbar anliegt. Andererseits liegen in sehr frühen Stadien die veränderten Gefäße in einer scheinbar noch nicht sclerosierten Umgebung; besonders an den Scheidewänden des Panniculus adiposus kann man dies mitunter beobachten. Bei genauerer Betrachtung sieht man jedoch auch schon an diesen Scheidewänden eine Veränderung, die in einer Verbreiterung und Homogenisierung ihrer Bindegewebsbündel besteht. Man muß sich eben immer vor Augen halten, daß es gewiß eine Phase gibt, in welcher sich die chemischen Änderungen noch nicht histologisch nachweisen lassen (Pautrier-Lévy). Es kommt ja auch vor, daß mitten in einem scheinbar noch unveränderten Subcutangewebe, in einem etwas verbreiterten und leicht homogenisierten Septum des Fettgewebes Verkalkungsherde zu finden sind, wie dies ja im Vorhergehenden geschildert wurde. Die Gefäßveränderungen sind eben, wie schon Touchard betont hat, als ein Teil des Gesamtprozesses anzusehen, als eine Teilerscheinung im Gesamtbilde der Gewebsveränderungen insofern, als sich das Überwuchern des grobbalkigen über das feinfaserige lockere Bindegewebe auch an den Gefäßen geltend macht. Die Verlegung größerer Gefäße manifestiert sich aber auch im klinischen Bilde, und zwar dort, wo kollaterale Wege noch möglich sind, in Form von Teleangiektasien, während an jenen Stellen, wo die Kollateralen nicht ausreichen, Stase und Ischämie, also kühle, livide Verfärbung, schließlich auch Nekrosen entstehen. Erwähnenswert hinsichtlich der Veränderungen an den Gefäßen wäre auch eine Arbeit über Teleangiostenose und Elastofibrose, welche vor kurzem von Stefan Krompecher veröffentlicht wurde; als Teleangiostenose bezeichnet der Verfasser an den kleinen Blutgefäßen auftretende, stenosierende Intimabildungen, welche aus Elastoblasten und den an ihrer Oberfläche gebildeten elastischen Membranen bestehen. Mit der Bezeichnung Elastofibrose wird dagegen die außerhalb der Gefäßintima im Bindegewebe auftretende allgemeine Vermehrung der elastischen Elemente gemeint. Bei Untersuchung eines Sclerodermiefalles fand nun Krompecher, daß beide Erscheinungen, Teleangiostenose wie auch Elastofibrose, nachweisbar waren.

Daß im Verlaufe einer diffusen Sclerodermie nicht selten auch die Schleimhäute miterkranken, wurde schon in einem früheren Abschnitte hervorgehoben, histologische Untersuchungen über derartige *Schleimhautveränderungen* liegen allerdings nur vereinzelt vor. So konnte E. J. Kraus in einem von ihm durchuntersuchten, im Vorangehenden eingehend besprochenen Falle insbesondere an der Uvula und an dem weichen Gaumen eine deutliche Sclerose und hyaline Degeneration der subepithelialen Bindegewebslager mit Schwund des lymphatischen Gewebes feststellen; das Epithel war, wenn man von einer Ulceration absieht, nicht wesentlich verändert, ebensowenig die capillaren Gefäße, dagegen zeigten sich an den kleinen Arterien Erscheinungen von proliferierender Endarteriitis. Die elastischen Fasern des subepithelialen Bindegewebes waren dicht zusammengedrängt und, wie Vergleichspräparate erwiesen, offenbar auch vermehrt. Die Muskulatur des weichen Gaumens zeigte Verschmälerung der Muskelfasern, jedoch ohne destruktive Veränderungen. Die Darmschleimhaut wies eine leicht verdickte Serosa auf, die Muscularis war atrophisch, das submuköse Bindegewebe verdichtet und hyalinisiert; die Schleimhaut war kaum wesentlich verändert, auch an den Gefäßen keinerlei nennenswerte pathologische Veränderung nachweisbar. Die Harnblasenschleimhaut ließ ein kaum verändertes Epithel erkennen, das subepitheliale Bindegewebe war etwas sclerotisch, die Muskulatur deutlich atrophisch; Gefäßveränderungen konnten auch hier nicht nachgewiesen werden. Die von Rake festgestellten Veränderungen der Ösophagusschleimhaut wurden bereits erwähnt.

Knotige Formen bei diffuser Sclerodermie.

Die von verschiedenen Autoren (z. B. von BESNIER, NICOLAS-MOUTOT u. a.) bei Sclerodermie beobachteten knotenförmigen Herde betreffen zum Teil Fälle von Morphoea und sind nichts anderes als stärker entwickelte Herde umschriebener Sclerodermie, bei denen die Volumszunahme der kollagenen Bündel und etwa auch noch die dort beschriebenen geringen Infiltrationsherde einen etwas höheren Grad erreicht haben. In diesen Beobachtungen handelt es sich um Fälle, bei welchen die sclerodermatischen Partien über das Niveau der Umgebung prominieren und dabei eine unebene, höckerige Oberfläche aufweisen. Anders jedoch verhält es sich mit den von BRUHNS und von LIPSCHÜTZ beobachteten Fällen, welche wohl knotige Veränderungen bei Sclerodermien betreffen, wobei jedoch die Knoten an ihrer Oberfläche, klinisch wenigstens, eine anscheinend normale Beschaffenheit erkennen lassen.

Der von BRUHNS beschriebene Fall, auf den hier etwas näher eingegangen werden soll, betraf einen 13jährigen Knaben, bei welchem sich innerhalb von 5 Jahren in der linken Unterbauchgegend gegen den Rücken hin in einer über handtellergroßen Gruppe zahlreiche kleinere und größere Hauterhebungen entwickelt hatten, die etwa 1—2 mm über das Hautniveau vorragten, hanfkorn- bis pfenniggroß, rundlich waren, zum Teil konfluierten, eine bräunliche Farbe aufwiesen und bei längerem Stehen hyperämisch und bläulich wurden. Weitere Knotengruppen waren unterhalb der linken Axilla, am linken Unterschenkel, hier in der Nähe einer Sclerodermie en bandes, an der Außenseite der linken Wade, an der Scapula, den Nates und am rechten Oberschenkel sichtbar, vereinzelte Knoten fanden sich vielfach in der Umgebung der größeren Herde.

Auffallend in diesem Falle war, daß die Fingerspitzen öfters, mitunter sogar mehrmals täglich auffallend weiß wurden, also Erscheinungen von doigt mort aufwiesen und daß die oben beschriebenen Knoten in der Haut bei längerem Stehen hyperämisch und bläulich wurden, was eigentlich nicht eine Eigenschaft der umschriebenen Sclerodermie ist. BRUHNS hebt hervor, daß ein Teil der beschriebenen Knoten nicht sehr über die Haut hervorragt, sondern eine mehr fühl- als sichtbare Verhärtung in der Haut bildet, ohne daß aber die Hautoberfläche hier verändert erscheint. Die Beschreibung von BRUHNS sowie die Abb. 45 sprechen sehr deutlich für oben ausgesprochene Auffassung, und in den histologischen Präparaten, die BRUHNS so freundlich war, mir zur Verfügung zu stellen, fand ich denselben Befund wie an Präparaten von diffuser Sclerodermie, wo diese tief einsetzte und mit Pigmentierung der Haut ohne sonstige Oberflächenveränderung einherging. Papillarkörper und Epidermis in ihrer Form unverändert, nur die Bindegewebsfasern etwas homogenisiert („ödematös"), das elastische Randnetz vollständig erhalten, die Verbindungsfasern mit der tieferen Elastica etwas gespannt und die Verhältnisse des Pigments genau so, wie ich es oben beschrieben habe, reichliches Pigment, besonders in den Basalzellen, Melanoblasten an der Epidermisgrenze, vergrößerte Chromatophoren um das Gefäßsystem; die Bindegewebsbündel der Cutis propria homogenisiert, breiter (Abb. 46), die elastischen Fasern vorderhand unverändert. Dies alles bezeugt, daß hier in der Tiefe der Haut schon als erste Erscheinung der diffusen Sclerodermie, für die eben der RAILsche Finger von vornherein spricht, ein diffuser Prozeß im Entstehen begriffen ist, der an einzelnen Stellen frühzeitig die Oberfläche erreicht. An den ausgezeichneten Präparaten von BRUHNS, die er mir freundlich zur Durchsicht übersendet hat, konnte ich noch nach 7 Jahren — so wohl erhalten waren sie — die Charaktere der diffusen Sclerodermie wahrnehmen: Mangel jeglicher Infiltration zwischen den einzelnen Bindegewebsbündeln, dagegen deutliche, wenn auch schwach ausgeprägte Infiltrationsherde an den die Haut senkrecht durchsetzenden, die Gefäße leitenden lockeren Bindegewebszügen, ferner um die Gefäße der subpapillaren Schichte und teilweise auch um die noch erhaltenen, aber leicht atrophischen Haarfollikel; in den größeren Herden noch deutlich sichtbare Mastzellen, keine Plasmazellen. Auffallend der große Reichtum an Pigment in der Epidermis und im Papillarkörper, der vollständig erhalten, dessen Bindegewebsbündelstruktur aber mehr verschwommen war; die elastischen Fasern der Cutis, sowie des Papillarkörpers

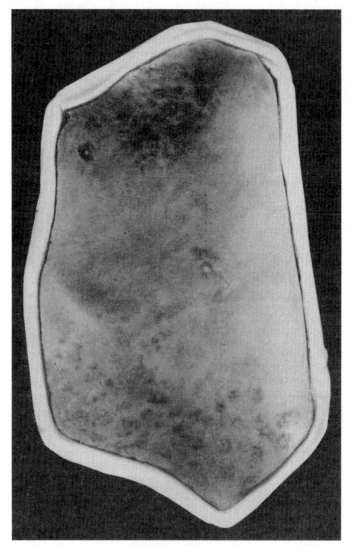

Abb. 45. Sclerodermie mit Knotenbildungen. (Sammlung C. Bruhns.)

völlig erhalten. Solche umschriebene Partialflächen bei der diffusen Sclerodermie wurden auch von Kaposi in einem sehr ausgedehnten Falle, bei welchem die Kranke in toto wie in einem Panzer eingeschlossen war, beobachtet: „Diese sind meist ohne alle anatomische Gesetzmäßigkeit lokalisiert, streichen über die Medianlinie des Körpers hinweg und die Längsachse des Körpers wie die Hauptrichtung der Nerven und Spaltungslinien der Haut in verschiedener Richtung kreuzend" (Kaposi). Sie sind eben in den gleichmäßigen Panzer unregelmäßig eingestreute Herde stärkerer Gewebsveränderung.

Ein weiterer, hierher gehöriger Fall wurde von LIPSCHÜTZ beschrieben:

Diese Beobachtung betraf ein 24jähriges Mädchen mit einer typischen Sclerodaktylie, bei welcher sich auffallende, mehr oder weniger scharf umschriebene, ziemlich derbe, in den mittleren und tiefen Coriumteilen sitzende, knotige Verdickungen an der Volarfläche der Grundphalangen des 2. bis 5. rechten und des 1., 4. und 5. linken Fingers, sowie an der

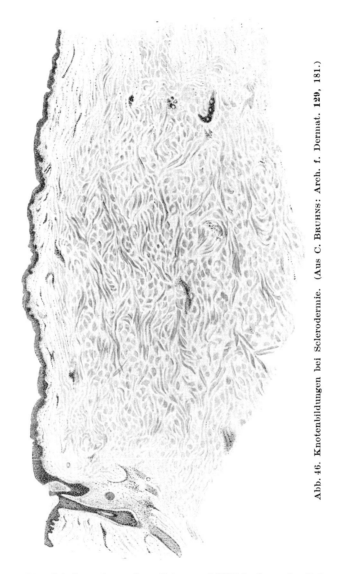

Abb. 46. Knotenbildungen bei Sclerodermie. (Aus C. BRUHNS: Arch. f. Dermat. 129, 181.)

Streckseite der Mittelphalanx des rechten Zeige- und Mittel-, bzw. des linken Mittel- und Ringfingers nachweisen ließen. Diese Knoten waren kaum empfindlich, linsen- bis hellergroß, leicht prominent, ihrer Oberfläche glatt und gespannt. Histologisch entsprachen sie dem im Falle BRUHNS erhobenen Befunde, wiesen aber außerdem Gefäßveränderungen in Form von Endothelwucherungen der Intima und von adventitiellen Zelleinscheidungen auf.

Knötchenförmige Verdickungen der Haut in Fällen von diffuser Sclerodermie erwähnen ferner BECHET, FISCHL, FLETSCHER, GRAY, GROEDEL-HUBERT, TEDESCHI, jedoch nur bei der Beobachtung von GROEDEL-HUBERT handelt es sich um Veränderungen, welche den oben geschilderten entsprechen. Auch der von Fischl als Kombination von Sclerodermie und Akrodermatitis atrophicans aufgefaßte Fall, der sich jedoch als reine Sclerodermie mit sclerodaktylischen Veränderungen erwies, zeigte in der Gegend des Os coccygis bohnengroße, derbe Knoten und könnte demnach etwa der Beobachtung von Lipschütz an die Seite gestellt werden. In dem Falle Tedeschis war es zweifelhaft, ob eine umschriebene oder eine diffuse Sclerodermie vorliegt, in den von Gray sowie von Fletcher geschilderten Beobachtungen waren Knotenbildungen teils über Periost, Sehnenscheiden und Gelenkskapseln, teils in der Haut und im Unterhaut-zellgewebe gruppiert am Bauch, an den Schultern, Knien und Hüften vorhanden. Parkes-Weber erklärt diese Veränderungen als fibröse Metamorphose des Gewebes, wobei er an die von Radcliffe Crocker beschriebenen subcutanen Knötchenbildungen rheumatoiden Charakters erinnert: ob es sich hierbei nicht zum Teil um jene Veränderungen über den Sehnen und Gelenksbändern handelte, auf welche sowohl im klinischen Teil als auch gelegentlich der Erörterung der histologischen Befunde hingewiesen wurde, ist wohl schwer zu entscheiden. In dem Falle Bechet wiederum handelte es sich, ähnlich wie bei der Beobachtung von Rachmanow, um cystische Bildungen, die eine gelatinöse, mucinhaltige Masse entleerten, was vielleicht erwähnenswert ist im Hinblick auf eine Beob-achtung von H. Hoffmann, von der gelegentlich der Besprechung der Ver-kalkungen die Rede sein soll.

Erwähnenswert wäre auch, daß Vohwinkel einen interessanten Fall von meta-meral angeordneter, *circumscripter* Sclerodermie beobachten konnte, bei welchem sich innerhalb einer Sclerodermie en bande, die seitlich vorne am rechten Ober- und Unterschenkel bis zum Dorsum pedis verlief und am Oberschenkel teilweise einen Lilac-Ring erkennen ließ, dicht oberhalb des rechten äußeren Knöchels etwa zehnpfennigstückgroße, knotenartige Verdickungen befanden. Vohwinkel, der von diesen knotenartigen Verdickungen nur sagt, daß die Haut über ihnen normal erschien, daß sie sich weich anfühlten und über der Unterlage verschieb-lich waren, möchte diese Veränderungen, ohne in eine weitere klinische oder histologische Beschreibung der von ihm beobachteten Knotenbildungen ein-zugehen, mit den von Bruhns beschriebenen Knotenbildungen bei Sclerodermie identifizieren. Diesbezüglich darf hier auf die Auffassung hingewiesen werden, die betreffs der von Bruhns geschilderten, knotigen Veränderungen im Vorher-gehenden geäußert wurde.

Ob endlich eine von Dubreuilh als „Fibromes miliaires folliculaires, scléro-dermie consécutive" benannte Beobachtung hierher gehört, muß dahingestellt bleiben; in diesem Falle bestanden bei einer 44jährigen Patientin zahlreiche, kleinste, mattweiß bis gelblich gefärbte, harte, prominente Knoten mit glatter Oberfläche am Halse, an den Schultern und Extremitäten. Die knötchenförmigen Verdickungen konfluieren vielfach, so daß die Haut das Aussehen einer Sclero-dermie bekommt, aber Dubreuilh selbst hebt hervor, daß die Inseln normaler Haut, die sich innerhalb dieser Partien finden, vor einer Verwechslung schützen. Auch der histologische Befund ist wohl kaum eine Stütze für die Annahme, daß dieses Krankheitsbild der diffusen Sclerodermie angehört; bei der mikro-skopischen Untersuchung ergab sich nämlich das Vorhandensein eines schlecht abgrenzbaren, perifolliculären Fibroms, dessen Fasern zarter waren als die des umgebenden Bindegewebes und zwischen sich ein gut erhaltenes elastisches Fasersystem erkennen ließen.

In einer weiteren Gruppe von Sclerodermiefällen bestehen ebenfalls knotige Vor-wölbungen, die wie die oben geschilderten Beobachtungen (Bruhns, Lipschütz) an ihrer Oberfläche eine anscheinend *normale* Hautbeschaffenheit erkennen lassen, sich jedoch als Ablagerungen von Kalksalzen erweisen. *Kalkablagerungen* bei

Sclerodermie sind keineswegs häufige, aber doch wiederholt beobachtete Erscheinungen wie dies aus den mannigfachen Beobachtungen und Darstellungen von AKOBDSZANJANZ, BRUNSCHWEILER-FOREL, BRUUSGAARD, DELHERM-MORE-KAHN-COUPUT, DURHAM, EDEIKEN,L. EHRMANN, FOX, GRANZOW-IRRGANG, GUHRAUER, HARE, H. HOFFMANN, HUNTER, LORTAT-JACOB-FERNET-BUREAU, MERKLEN-WOLF-VALETTE, NAEGELI, NOMLAND, OEHME, PAISSEAU-SCHAEFFER-SCHERRER, PERNET, SANNICANDRO, SCHOLEFIELD-WEBER, SNETHLAGE, STELBING, STRUKOV, THIBIERGE-WEISSENBACH, WERTHER u. a. hervorgeht. Diese Kalkdepots können dabei an den verschiedensten Stellen auftreten, so im Bereiche des Gesichts (BRUUSGAARD, LORTAT-JACOB-FERNET-BUREAU, PERNET, THIBIERGE-WEISSENbach), an den Schultern (SCHOLEFIELD-WEBER), in den Axillen (THIBIERGE-SPILLMANN-WEISSENBACH), an den Knien (GRANZOW-IRRGANG), bzw. in den Weichteilen derselben (PAISSEAU-SCHAEFFER-SCHERRER). In manchen Fällen wurden auch Verkalkungen der Lungen festgestellt, so von SANNICANDRO und PAISSEAU-SCHAEFFER-SCHERRER, welche letzteren auch hierher gehörige Beobachtungen von RENDU und HUTINEL zitieren. BRUNSCHWEILER-FOREL konnten Kalkdepots beiderseits der Halswirbelsäule, FOX entlang der Fibulae, der Tibia und über dem Ansatz der Achillessehne nachweisen. Zumeist finden sich jedoch Kalkablagerungen im Bereiche der Finger und Zehen (BRUUSGAARD, DELHERM-MOREL-KAHN-COUPUT, EDEIKEN, GRANZOW-IRRGANG, GUHRAUER, H. HOFFMANN, LORTAT-JACOB-FERNET-BUREAU, NAEGELI, NOMLAND, ORMSBY-EBERT, SNETHLAGE, THIBIERGE-WEISSENBACH), bzw. der Metakarpo- und Metatarsophalangealgelenke (WERTHER). Diese Knoten und Knötchen, die zumeist symmetrisch auftreten, erreichen eine Größe, welche von jener eines Schrotkornes bis zur Walnußgröße wechselt, entwickeln sich zumeist langsam und schleichend und bestehen aus kohlensaurem oder phosphorsaurem Kalk; sie sind auch im Röntgenbilde deutlich erkennbar (PARKES WEBER) und lassen im histologischen Bilde eine hyaline Degeneration des umgebenden Bindegewebes (AKOBDSZANJANZ, OEHME, THIBIERGE-WEISSENBACH), oft auch eine Verbindung mit dem Periost in Form feiner Kalkäderchen erkennen (VALETTE). Mitunter kommt es zur Ulceration derartiger Knoten, wobei dann — JADASSOHN hat die Seltenheit dieses Vorkommens betont — Kalkkonkremente in Form kleiner Steinchen oder einer weißen, cremeartigen Masse (SNETHLAGE, THIBIERGE-WEISSENBACH), manchmal auch mit Mucin gemischt (H. HOFFMANN) entleert werden. Diese Kombination von Sclerodermie mit Schleim- und Kalkablagerung verdient, wie JADASSOHN in der Diskussion zu dem von H. HOFFMANN vorgestellten Falle ausführt, wohl einige Beachtung, weil einerseits Mucin auch bei Myxödem, andererseits Schleim- und Kalkablagerung auch bei Akrodermatitis atrophicans nachweisbar sein können, aus welchen Befunden sich vielleicht Beziehungen einerseits zwischen diesen, klinisch differenten Krankheitsbildern, andererseits zu den endokrinen Drüsen ergeben könnten.

Die Pathogenese dieser Kalkablagerungen ist derzeit noch völlig unklar (DURHAM); zunächst hat man sie mit dem in manchen Fällen erhöhten Blutkalkspiegel (GRANZOW-IRRGANG, LORTAT, FERNET-BUREAU, STRUKOV u. a.) in Zusammenhang bringen wollen, doch steht dieser Annahme entgegen, daß in einer großen Anzahl von Beobachtungen der Kalkgehalt des Blutes ein normaler war, wie dies BLUM gelegentlich der Diskussion zu einem von PAUTRIER vorgestellten Falle bemerkt und auch DURHAM nachdrücklich hervorhebt; ein weiteres Gegenargument wäre auch, daß die langen Röhrenknochen nicht rarefiziert erscheinen (DURHAM). Andere Autoren wollten die innerhalb der sclerodermatischen Herde entstehenden Kalkausfällungen auf chemische Zustandsänderungen, auf eine Alkalisierung des Gewebes infolge verringerter Schweißabsonderung oder Änderung des p_H-Gehaltes der Zellen zurückführen. Einer

53*

solchen Annahme würde jedoch widersprechen, daß dann die außerhalb der Sclerodermieflächen auftretenden Verkalkungen ohne Erklärung blieben. Auch physikalisch-chemische Störungen hat man für das Entstehen der Kalkknoten verantwortlich machen wollen, zumal ja Störungen der Blutzirkulation, die für das Zustandekommen der Kalkablagerungen anerkanntermaßen von Bedeutung sind, durch die Capillaroskopie nachgewiesen werden konnten. Vielfach neigt man jedoch der Annahme zu, die im Gefolge einer Sclerodermie auftretenden Verkalkungen als thyreo-parathyreoid bedingt anzusehen (Lortat-Jacob-Fernet-Bureau, Naegeli, Werther u. a) obwohl, wie Durham hervorhebt, die Befunde bei experimentell, durch Injektion von Parathyreoidalhormon erzeugter Verkalkung keineswegs jenen der Kalkablagerungen bei Sclerodermie entsprechen; bei ersterer liegen die Kalksalze interglandulär, bei der Sclerodermie diffus im Bindegewebe. Außerdem erwiesen sich in einem zur Obduktion gelangten Falle Durhams die Epithelkörperchen bei der histologischen Untersuchung normal.

Abb. 34 gibt das Röntgenbild eines in der Nähe eines Phalangealgelenkes elegenen Verkalkungsherdes wieder.

Ätiologie und Pathogenese der diffusen Sclerodermie.

In der Frage nach den Ursachen und der Entstehung der diffusen Sclerodermie tappen wir wohl heute nicht mehr so im Finstern wie noch vor einigen Jahrzehnten, aber wir müssen doch sagen, daß es nur vereinzelte Lichtstreifen sind, die in das Dunkel unserer Kenntnisse fallen. Es wurden im Laufe der Zeit nacheinander und nebeneinander die verschiedensten Organe und Systeme des menschlichen Organismus in einen ursächlichen Zusammenhang mit der Sclerodermia diffusa gebracht; so wurde bald das Nervensystem, besonders das autonome Nervensystem, das Blutgefäßsystem und in den letzten Jahren auf Grund anatomischer und biologischer Beobachtungen das System der endokrinen Drüsen beschuldigt, das Bild der diffusen Sclerodermie auslösen zu können, es hat aber auch nicht an Stimmen gefehlt, welche eine infektiöse oder toxische Ursache für diese Affektion annehmen, ja sogar gewissen Beschäftigungen wollte man eine ursächliche Bedeutung beim Zustandekommen der in Rede stehenden Veränderungen einräumen (Steinmetzarbeiten: Bramwell, Rouvière). Andererseits wurde wiederum eine kongenitale Disposition angenommen, wieder andere behaupteten, daß die diffuse Sclerodermie überhaupt keine einheitliche Entstehungsweise besitze (Gaucher, Barthélemy, Dubreuilh u. a.).

a) Was zunächst die *Gefäßtheorie* anlangt, die Anschauung jener, welche wie Arnozan, Dinkler, Hornowski, Joppich, Kaposi, E. J. Kraus, Krszysztalowicz, Neumann, O'Leary-Nomland, Sternthal, Vidal, Wolters u. a. annehmen, daß es sich bei der diffusen Sclerodermie um eine Gefäßerkrankung handelt, so stützt sich diese Annahme auf Veränderungen am Herzen und an den Gefäßen, auf histologisch nachweisbare Befunde, welche eine Erkrankung an Arterien, Venen und Capillaren ersichtlich machen konnten, auf das Vorkommen von Teleangiektasien, endlich auf Erscheinungen der Vasomotilität. Von den Veränderungen am Endokard, am Herzmuskel und Perikard war schon oben mehrfach die Rede, ebenso von den Teleangiektasien, deren Entstehung auf den von außen wirkenden Druck des sclerosierenden Bindegewebes zurückgeführt werden muß (Kogoj, H. Hoffmann). Besonderer Erwähnung bedürfen jedoch die im klinischen Bilde besonders auffallenden Erscheinungen der Vasomotilität, die oft, namentlich bei Sclerodaktylie, bereits frühzeitig in Erscheinung treten und sich bald als lokale Asphyxie, bald als lokale Synkope, in anderen Fällen wiederum als Hyperämie mit ödematöser Anschwellung manifestieren. Die Fälle, bei

welchen das „Ödem" nur wenig ausgebildet ist und bei denen die vasomotorischen Erscheinungen vorwiegen, bedingen eine Ähnlichkeit mit dem Morbus
RAYNAUD, die oft, namentlich im Beginn, ganz außerordentlich sein kann,
oft so sehr, daß es schwer wird, zu entscheiden, welche der beiden Affektionen
vorliegt, wenn nicht — was meistens der Fall ist — gleichzeitig an anderen Stellen
auftretende prallödematöse Erscheinungen, Pigmentation, Teleangiektasien
vorhanden sind und die Diagnose erleichtern. Die Beziehungen der Sclerodermia
diffusa und des Morbus RAYNAUD werden von den verschiedenen Autoren nicht in
einheitlicher Weise gedeutet. CHAUFFARD bringt beide Affektionen in engste
Beziehungen zu einander und möchte sie eigentlich als eine und dieselbe Krankheit aufgefaßt wissen; er meint, daß in einzelnen Fällen die Krankheit als Sclerodermie auftrete, in anderen als lokale RAYNAUDsche Gangrän, in wiederum anderen
Fällen bei demselben Individuum teils als Asphyxie und Gangrän, teils als Sclerodermie sich manifestieren könne. Zu einer ähnlichen Anschauung kommt auch
in letzter Zeit FRICK, andererseits tritt aber DAHMEN für eine klare Unterscheidung zwischen RAYNAUDschem Symptomenkomplex und diffuser Sclerodermie ein, wobei er insbesondere darauf hinweist, daß das Krankheitsbild der
letzteren im Gegensatz zu jenem des Morbus RAYNAUD Pigmentationen aufweist.
J. HELLER führt als differential-diagnostisches Merkmal die stets gut erhaltene
Beweglichkeit der Fingergelenke bei RAYNAUDscher Krankheit an. Auf einen
weiteren Unterschied im klinischen Bilde sei hier noch kurz verwiesen. Die Ulcerationen, welche bei diffuser Sclerodermie insbesondere an den Fingern in Erscheinung treten, haben verschiedene Quellen; neben den nutritiven Störungen, die in
letzter Linie von den Gefäßen ausgehen, die aber selten so intensiv sind wie bei
dem RAYNAUDschen Syndrom, sind es bei der diffusen Sclerodermie vor allem die
Starrheit des Gewebes und die dadurch bedingte Unbeweglichkeit in den Finger-
gelenken, welche beim Gebrauch der Hände zu Einrissen und traumatischen
Läsionen führen; diese können wiederum Eingangspforten für Eitererreger bilden
und so kleine Ulcerationen, Paronychien an den Fingerenden und über den Gelenks-
knöcheln verursachen, die zusammen mit der eigentlichen Ernährungsstörung
der Knochen, von welcher schon vorher die Rede war, mit dazu beitragen, daß die
Finger verkürzt werden, die anfangs durch die Atrophie der Fingerbeere und der
Nagelglieder spitzig erschienen, nun stumpf, wie abgenützt aussehen. Eine
totale Gangrän der Fingerenden in allen ihren Gewebsteilen kommt bei der
Sclerodermie wohl nur höchst selten vor (COHEN, FRICK, FUCHS, GOTTESMANN,
LEWANDOWSKY, PARKES WEBER), und das ist wohl, wie ich glaube, ein
differential-diagnostisch wichtiges Merkmal. Erklären ließe sich dieser Unterschied dadurch, daß bei der diffusen Sclerodermie in letzter Linie und am
wesentlichsten die Gefäßveränderungen das Krankheitsbild bedingen, während
es bei dem Morbus RAYNAUD anfallsweise auftretende, intensiv schmerzende
Kontraktionen der Gefäße sein sollen. Bei jenen Sclerodermiefällen, bei welchen
zu den wahrscheinlich vorhandenen krankhaften Veränderungen der Gefäße
noch anfallsweise auftretende Vasomotorenstörungen hinzutreten, kann es dann
mitunter — diese Fälle sind, wie schon betont, relativ selten — zu einer tiefergreifenden Gangrän kommen. Diese Fälle bilden auch einen wirklichen Übergang
zur RAYNAUDschen Krankheit und weisen im capillaroskopischen Bilde, das bereits
bei der Erörterung der klinischen Symptome der diffusen Sclerodermie besprochen
wurde, eine weitgehende Ähnlichkeit mit jenem des RAYNAUDschen Syndroms
auf (DUFKE, LEVITH, SAMEK u. a.).

Der Hypothese, daß es sich bei der diffusen Sclerodermie um eine Gefäßerkrankung handelt, stehen nun mannigfache Einwände gegenüber, so vor allem,
daß, wie CASSIRER-HIRSCHFELD hervorheben, eigentlich niemals ein exakter
Beweis geführt werden konnte, daß Gefäß- und Hautveränderungen in ihrer

Ex- und Intensität parallel gehen; es fehlt auch der Nachweis, daß die Gefäßveränderungen immer den übrigen Gewebsveränderungen vorausgehen, wenn sie
auch bisweilen sicher sehr frühzeitig vorhanden sind (Brown-O'Leary-Adson,
Mészáros u. a. m.). Endlich wurde niemals ernstlich nachzuweisen versucht,
wieso gerade die Gefäßveränderungen die sclerodermatischen Erscheinungen
hervorbringen sollten; gibt es doch auch sonst noch bei anderen pathologischen
Prozessen ganz ähnliche, ausgebreitete Gefäßveränderungen, ohne daß bei diesen
Affektionen sclerodermatische Veränderungen bestünden (Cassirer-Hirschfeld).

Mit wenigen Worten muß auch darauf verwiesen werden, daß nicht selten
Kälte, Feuchtigkeit, jäher Temperaturwechsel, insbesondere *plötzliche Abkühlung*
des ganzen Körpers oder einzelner Partien desselben als ursächliches Moment
für die Entstehung der Sclerodermie angegeben wurden, wie ja zumeist bei
Erkrankungen, bei welchen passive, gefäßparetische, chronische Hyperämie
auftritt; unterstützt erscheinen diese, meist anamnestisch erhobenen Angaben
auch durch die Tatsache, daß die Kranken, besonders in den ersten Jahren,
sich im Sommer weitaus wohler fühlen als in der kalten Jahreszeit und daß
Wärmezufuhr fast in jeder Form eine deutliche, wenn auch vorübergehende
Besserung der Symptome erzielt (Brown-O'Leary-Adson u. a.). Wenn sich nun
auch in der Literatur eine große Anzahl von Angaben findet, welche anscheinend
einen Zusammenhang zwischen Kältewirkung und Auftreten sclerodermatischer
Veränderungen klar erweisen — Luithlen verzeichnet derartige Beobachtungen —
so muß andererseits hervorgehoben werden, daß bei Leuten, welche berufsmäßig
den Einflüssen der Kälte und Witterung sowie jähem Temperaturwechsel ausgesetzt sind, diffuse Sclerodermie durchaus nicht gehäuft auftritt. Der Kältewirkung kommt vielleicht nur insofern gewisse Bedeutung zu, als sie die Empfindlichkeit der hinsichtlich der Vasomotilität ohnehin nicht mehr normalen, vielleicht
auch schon anatomische Veränderungen aufweisenden Gefäße noch mehr
steigert.

b) Vielfach und zwar schon seit längerer Zeit wurde auch die Ansicht vertreten, daß die diffuse Sclerodermie mit einer *Affektion des Nervensystems*
in Zusammenhang zu bringen sei; E. J. Kraus, der selbst auf Grund der von
ihm erhobenen, oben erwähnten Befunde von Panarteriitis obliterans bei diffuser
Sclerodermie in der letzteren das Symptom einer Gefäßerkrankung sieht, nennt
als Anhänger der nervösen Theorie unter anderen Afzelius, Brisseaud, Eulenburg, Goering, Hallopeau, Krieger, Mosler, Pelizaeus, welchen dann noch
Betge, Bruhns, Carlucci, Crosti, Grumach, Heller, Kölle, Mankowskj,
Moniz, Parhon-Caraman, Salkan, Schwarz, Tommasi, Waldorp-Basombrio,
Williams u. a. m. anzuschließen wären. Die Annahme einer Alteration des
Nervensystems als Ursache der sclerodermatischen Veränderungen stützt sich
dabei auf die häufige nervöse Belastung, auf die so zahlreichen allgemeinen
nervösen Erscheinungen, die man bei Sclerodermatikern beobachten kann,
ferner auf Fälle, welche sich an ein psychisches Trauma oder eine vorangehende
Psychose anschließen, auf Beobachtungen über Nervenerkrankungen bei Sclerodermie, schließlich auch auf pathologisch-anatomische Befunde, die man bei
Sclerodermiefällen erhoben und mit dem Sclerosierungsprozeß in einen ätiologischen Zusammenhang gebracht hat. So verweisen, um nur einige Beispiele anzuführen, Frick, Stackelberg und auch Schwarz auf die schwer
nervöse Belastung der von ihnen beobachteten Sclerodermiekranken; Grumach
hebt in seinem Falle einen ausgesprochenen Status neurasthenicus hervor,
ebenso auch Cassirer, nach dessen Angaben die Mehrzahl der an diffuser
Sclerodermie Leidenden über mehr oder minder deutlich hervortretende
nervöse Erscheinungen zu klagen pflegt. Auch schwere psychische Erregungen scheinen in der Anamnese eine gewisse Rolle zu spielen; derartige

Angaben verzeichnen BENEDEK, BARTHÉLEMY, GATÉ-GIRAUD-LINARD, PETELIN, VUL, aber auch unter den von mir seit 40 Jahren beobachteten Fällen von Sclerodermia diffusa war wohl mancher, bei welchem angegeben wurde, es hätte sich die Sclerodermie an ein psychisches Trauma angeschlossen. So habe ich eine Patientin beobachtet, bei welcher sich in zeitlich ziemlich nahem Zusammenhang mit dem Tode ihres Mannes eine Sclerodaktylie anschloß. Aber kaum in einem einzigen unter allen diesen Fällen, unter welchen sich vorzugsweise mehr oder weniger neurotisch veranlagte Frauen befanden, hatte ich die sichere Überzeugung von der wirklich nervösen Grundlage des Leidens gewinnen können. Eine dem Ausbruch der diffusen Sclerodermie vorangehende psychische Depression erwähnt MESTSCHERSKY. Es wurden ferner verschiedene Beobachtungen von Erkrankungen des Nervensystems bei Sclerodermie erhoben, so von Epilepsie (JOSEPHOWITSCH), Chorea (LOUSTE-CAILLIAU-LECLERC), Paralysis agitans; in dem von JOSEPHOWITSCH beschriebenen Falle handelte es sich um ein 9jähriges Mädchen mit einer rechtsseitigen JACKSONSchen Epilepsie, zu welcher sich dann allmählich eine rechtsseitige Gonitis, sclerodermatische Veränderungen an der rechten unteren und oberen Extremität, an der rechten Seite des Stammes, an der rechten Kopfhälfte und im Bereiche des linken Schulterblattes, schließlich auch noch Hemiatrophie der Zunge hinzugesellten. Wie man sieht, ist dies keineswegs ein typischer Fall von diffuser Sclerodermie, aber auch als umschriebene Sclerodermie erscheint der Fall nicht eindeutig. COCKAYNE erwähnt einen 1jährigen Knaben mit kongenitalem Hydrocephalus, Deformitäten beider Ohren, Kontrakturen der Finger und Zehen und Verhärtungen der Gesichtshaut um Mund und Nase; später wurde auch die Haut über beiden Hüften und am Bauche hart, derb, ohne die Farbe zu ändern. Da die diffuse Sclerodermie bei Neugeborenen zu den größten Seltenheiten gehört, muß auch dieser Fall mit kritischem Auge betrachtet werden, immerhin wird er von vielen Autoren, namentlich von Pädiatern (R. FISCHL, LEMEZ u. a.) als echte Sclerodermie eines Neugeborenen anerkannt. CASSIRER-HIRSCHFELD heben hervor, daß in der Mehrzahl der Fälle von diffuser Sclerodermie Symptome von seiten des Nervensystems fehlen und daß die Kombination von organischen Nervenkrankheiten bei Sclerodermie ein recht seltenes Vorkommen sei; so wurden sclerodermatische Veränderungen bei Myelitis (SCHULZ), bei progressiver Bulbärparalyse, Gliosis spinalis, Tumor cerebri (H. OPPENHEIM) beobachtet. Von den wenigen pathologisch-anatomischen Befunden, die bei diffuser Sclerodermie erhoben werden konnten, sei jener von WESTPHAL verzeichnet, der an verschiedenen Stellen der Gehirnoberfläche knötchenartige Verdickung und Verhärtung der Windungen, sowie analoge Veränderungen auch in der Marksubstanz nachweisen konnte und sie als extradermale Lokalisation des Sclerosierungsprozesses ansah. Auch in dem einen meiner Fälle, den ich bereits vorher erwähnte, bestand eine derbere Konsistenz einzelner Gehirnanteile. Sclerotische Veränderungen leichten Grades im Rückenmark wiesen RAYMOND-ALQUIER nach, Befunde über disseminierte myelitische Herde mit Höhlenbildung stammen von JACQUET-DE ST. GERMAIN; CHALVET-LUYS fanden, wie NOTTHAFFT erwähnt, Sclerosierungserscheinungen an den Kernen der Medulla oblongata und an den Vorderhörnern des Rückenmarks. HERZOG wiederum konnte, wie RAKE in seiner bereits mehrfach genannten Arbeit hervorhebt, cystische Degeneration der hinteren Wurzeln und der Spinalganglien in einem Falle von progressiver Sclerodermie feststellen, endlich erinnert FRICK wie bereits erwähnt wurde, daran, daß schon seinerzeit BOECK wie auch RASCH über pathologisch-anatomische Veränderungen des Rückenmarkes Sclerodermiekranker berichtet hatten. Veränderungen an den peripheren Nerven beobachteten MEYER, SCHULZ, sowie in letzter Zeit E. J. KRAUS, der aber allen diesen Veränderungen am peripheren wie am zentralen Nervensystem nur eine sekundäre

Bedeutung zuerkennen möchte, sofern nicht irgendwelche selbständige pathologische Prozesse, wie etwa eine Syringomyelie, vorhanden waren, denen sich
erst später eine Sclerodermie hinzugesellte. Auch die vielfach angegebenen
Sensibilitätsstörungen wurden zur Stütze der nervösen Theorie herangezogen;
nun hat es sich aber gezeigt, daß derartige Störungen, wie Ameisenlaufen,
Brennen, Jucken, Gefühl von Taubsein oft angegeben wurden und zwar in Fällen,
bei welchen objektiv gar keine Sensibilitätsstörungen nachweisbar waren, so
daß diese Angaben wohl auf die Gewebsveränderungen sowie insbesondere auf die
Störungen der Zirkulation zurückzuführen sein dürften. Dasselbe gilt auch von
der Überempfindlichkeit gegen Kälte und von den Schmerzen, die wie Cassirer
hervorhebt, nicht auf die Nervengebiete beschränkt sind. Objektiv nachweisbare
Störungen der Sensibilität sind nach Ansicht dieses Autors selten, in einem seiner
Fälle waren sie mit lokaler Synkope, Ulcerationen und gangräneszierenden
Prozessen sowie mit intensiven Schmerzen verbunden.

Die Befunde von seiten des animalen Nervensystems sind, worauf, wie schon
hervorgehoben, E. J. Kraus hinweist, viel zu mannigfaltig und inkonstant,
als daß ihnen eine besondere Bedeutung für die Pathogenese der diffusen Sclerodermie zugebilligt werden könnte, und auch hinsichtlich der klinischen Symptome
von seiten dieses Systems ist ein zwingender Beweis in dieser Hinsicht wohl
kaum erbracht. Größere Bedeutung kommt dagegen vielleicht dem *autonomen*
Nervensystem zu, auf dessen Rolle beim Zustandekommen der sclerodermati-
tischen Veränderungen schon Brisseaud seinerzeit verwiesen hat und welches
heute in den Vordergrund der pathogenetischen Betrachtungen gerückt erscheint
(Dora Goehring). Auch im Bereich des autonomen Nervensystems wurden
anatomische Veränderungen gefunden, so von Lichtwitz, der regressive Erscheinungen in den Ganglienzellen, Untergang derselben und starke Bindegewebswucherung in den Semilunarganglien nachweisen konnte, sowie von Aoyagi,
der Vakuolisierung in den Ganglienzellen, Lockerung der Neurofibrillen und
Bindegewebsvermehrung feststellte; Bindegewebsvermehrung im Bereiche des
Sympathicus und dessen Ganglien erwähnen Dinkler und auch Harley,
der Einbettung des Sympathicus in schwielige Massen verzeichnet, während
Rake eigenartige Veränderungen in den Zellen des Ganglion cervicale schildert.
E. J. Kraus, der die beiden erstgenannten Befunde zitiert, weist aber darauf
hin, daß derartige Veränderungen mit und ohne Bindegewebswucherung in den
sympathischen Ganglien auch bei verschiedenen anderen Affektionen erhoben
wurden, so daß ihnen wohl kaum ein besonderer Wert zuzumessen wäre. Die
Tatsache jedoch, daß sich bei diffuser Sclerodermie Anhaltspunkte für endokrine
Störungen ergeben haben, daß andererseits innere Sekretion und autonomes
Nervensystem in engstem Zusammenhang miteinander stehen, endlich die
Ergebnisse pharmakodynamischer Untersuchungen scheinen auf die Bedeutung
des autonomen Nervensystems hinsichtlich der Pathogenese der diffusen Sclerodermie hinzuweisen, wie noch gelegentlich der Erörterung der Theorie von der
innersekretorischen Ätiologie der Sclerodermie auseinandergesetzt werden soll.

c) Die *Schilddrüsentheorie*, der zufolge von einer Reihe von Autoren Erkrankungen der Schilddrüse als Ursache der Sclerodermie angesehen werden, entstand
auf Grund einer Anzahl von Beobachtungen, in welchen zu einem bereits bestehenden Morbus Basedowii allmählich sclerodermatische Erscheinungen hinzutreten.
Leube hat zuerst dieses Vorkommen festgestellt, nach ihm wurden vielfach ähnliche Fälle beobachtet, wie ausführliche Zusammenstellungen von Sattler sowie
von H. Hoffmann erweisen; Dittisheim hebt ausdrücklich hervor, daß in etwa
47% der von ihm beobachteten Basedowfälle Sclerodermie bestand. Ein Überblick über die neue Literatur ergibt nun, daß Erscheinungen von diffuser Sclerodermie nicht nur zu dem Bilde eines Morbus Basedowii hinzutreten können, wie

beispielsweise in den Fällen von BONNET, BÜCHLER, GRUMACH, HUFSCHMITT, LORTAT-JACOB-FERNET-BUREAU, MORAWIECKA, PARHON-CARAMAN, STOKES, SUSSMANN, sondern auch, daß sie bei vorhandener Struma (ALBERT, HERINGA, H. HOFFMANN, LAIGNEL-LAVASTINE-COULAUD, LEWIN, STACKELBERG), sowie in Fällen sich entwickeln können, in welchen die Schilddrüse auffallend klein (DUPRÉ-KAHN, GUHRAUER, HEIMANN-HATRY. LOEWENFELD, MASKILLEIS-SON), atrophisch (AKOBDSZANJANZ, ENGELBRECHT, MEIROWSKY, NAEGELI, PAISSEAU-SCHÄFFER-SCHERRER, PARKES WEBER-MYERS) oder überhaupt nicht tastbar war (KREN, NAEGELI, LHERMITTE-TRÉMOLIÈRES, PERNET, ROTHMAN, ROBERTS, SEQEIRA). Hypothyreoidismus und sclerodermatische Veränderungen werden von DARIER, HANNAY, HEUCK, LORTAT-JACOB-LEGRAIN, STOKES in eine Verbindung gebracht, von einer Insuffizienz der Schilddrüse bei der diffusen Sclerodermie sprechen BOLTEN, GUILLAIN-ALAJOUANINE-MARQUÈZY, SINGER, TOMMASI, VESCOVI. CASTLE zitiert 12 Sclerodermiefälle eigener Beobachtung und glaubt, daß in ätiologischer Hinsicht insbesondere der Thyreoidea eine beson-dere Aufmerksamkeit gewidmet werden muß. JEANSELME erwähnt 3 von ihm beobachtete Fälle mit Störungen der Schilddrüsenfunktion, ebenso wie MARTIN-VACHEY ganz allgemein in einem Falle von Sclerodaktylie diese mit Störungen der Endokrindrüsen, namentlich der Thyreoidea in Zusammenhang bringen wollen. LORTAT-JACOB-LEGRAIN-BAUDOUIN und auch JORDAN nehmen in ihren Fällen von diffuser Sclerodermie eine syphilitische Erkrankung der Schilddrüse an, während LAIGNEL-LAVASTINE-COULAUD in einem Falle eine Schädigung der Schilddrüse durch Streptokokkeninfektion für die Hauterscheinungen verantwortlich machen. In anderen Beobachtungen wird wiederum ein Hyperthyreoidismus mit der Entwicklung sclerodermatischer Veränderungen in Zusammenhang gebracht (GRUMACH, STOKES, STROM); das Auftreten von Erscheinungen von diffuser Sclerodermie erwähnen ferner PASTEUR-VALERY-RADOT-HILLEMAND-CHO-MEREAU-LAMOTTE sowie LITTLE, welche letzteren die allmähliche Entwicklung der Hautveränderungen in Fällen beobachten konnten, welche zuerst Erschei-nungen von Morbus BASEDOWII, dann von Myxödem auswiesen.

Diese Übersicht zeigt, daß bei diffuser Sclerodermie Veränderungen der Thyreoidea klinisch nicht so selten nachweisbar sind; die pathologisch-anatomisch erhobenen Befunde wurden ja bereits erwähnt. Andererseits muß der Schilddrüsentheorie, welche die Entwicklung der sclerodermatischen, Erscheinungen auf Veränderungen der Schilddrüse basieren will, entgegen-gehalten werden, daß, wie CASSIRER-HIRSCHFELD betonen, die in vielen dieser Fälle als Basedowsymptome angesehenen Erscheinungen wie Abmagerung, Pigmentanomalien, Veränderungen der Schilddrüse, gesteigerte Erregbarkeit des Herzens auch dem Krankheitsbilde der diffusen Sclerodermie selbst zukommen; wirklichen Exophthalmus habe ich allerdings bei Sclerodermie kaum jemals beobachten können. Ferner spricht gegen die Schilddrüsen-theorie, daß in einer großen Anzahl von Fällen Erscheinungen von seiten der Thyreoidea fehlen, daß endlich in Gegenden, in welchen Strumen häufig sind, doch kein gehäuftes Auftreten von Sclerodermie nachweisbar war. JADASSOHN hebt dies ausdrücklich hervor und fügt noch hinzu, daß ja auch die Möglichkeit besteht, daß die Schilddrüsenveränderungen sclero-dermatischer Natur sein und nur eine Teilerscheinung im gesamten Krank-heitsbilde darstellen können. Die mikroskopische Untersuchung der Schild-drüse in einem meiner oben erwähnten Fälle scheint dies zu bestätigen. Auch die oft hervorgehobene Wirksamkeit des Thyreoidins ist kein Beweis dafür, daß Erkrankungen der Schilddrüse sclerodermatische Veränderungen auslösen können, da ja der mitunter zu erzielende Effekt auch auf anderem Wege erklärt werden kann.

Mit der Zunahme unserer Kenntnisse der „inneren Sekretion" wurden nun auch andere endokrine Drüsen mit der Sclerodermie in einen ätiologischen Zusammenhang gebracht, aus der Schilddrüsentheorie entwickelte sich allmählich die umfassendere *Theorie von der innersekretorischen Grundlage der Sclerodermie.* Noch weniger sicher als die Bedeutung der Schilddrüse ist jene der *Nebennieren* für die Pathogenese der diffusen Sclerodermie; zu der Annahme, daß letztere mit einer Erkrankung der Nebennieren in einem ursächlichen Verhältnis stünde, führten einerseits gewisse Ähnlichkeiten zwischen Sclerodermia diffusa und dem Krankheitsbilde des Morbus Addison, dann aber auch Fälle, in welchen das gleichzeitige Vorhandensein beider Affektionen geschildert wurde. Cassirer-Hirschfeld zitiert eine ganze Reihe derartiger Beobachtungen (Brisseaud, Chauvet-Carle, Goodheart, Lichtwitz, Mendel, Naunyn, Nothnagel, Rossbach, Schulz, Tsuchida, Willrich u. a. m.), welchen noch Fälle von Gerson, Roesch, Thalman, Scholtz anzuschließen wären, in welchen Erscheinungen von diffuser Sclerodermie und Addison vorlagen, ferner Beobachtungen von Bolten, Celasco, H. Hoffmann, Patrzek, Sequeira, Spillmann-Créhange-Weill, welche neben sclerodermatischen Veränderungen Symptome aufwiesen, die auf eine Schwäche der Nebennieren hindeuten, während in den Fällen von Huismans, Spillmann-Drouet-Téréol hauptsächlich die Pigmentation den Gedanken an eine Erkrankung der Nebennieren erweckte. Nun kommen, worauf Cassirer-Hirschfeld mit vollster Berechtigung verweisen, viele Erscheinungen des Morbus Addison auch dem Krankheitsbilde der diffusen Sclerodermie zu und zwar nicht nur die Pigmentation, die manchmal an jene der der Addisonschen Krankheit nur erinnert (Leloir), auch die Asthenie und die Kachexie. Andererseits werden auch die anatomischen Veränderungen, die an den Nebennieren, Sympathicus und Plexus solaris beschrieben wurden, hinsichtlich ihrer Bedeutung für die Pathogenese der Sclerodermie von Cassirer-Hirschfeld bezweifelt, obzwar die doch ziemlich charakteristischen Erscheinungen von Sclerodaktylie mit radiologisch nachgewiesener Atrophie der Fingerphalangen, weiterhin von sclerodermatischen Veränderungen des Gesichtes, Pigmentation von Gesicht und Händen in dem von Brooks beschriebenen Falle mit nekroskopisch nachgewiesener Zerstörung der Nebennieren durch ein Hypernephrom mir doch ziemlich eindeutig für den Zusammenhang der Nebennierenläsion mit den sclerodermatischen Veränderungen zu sprechen scheinen.

Der Befund von Roux, der Veränderungen der *Hypophyse* nachweisen konnte, gab die Veranlassung, auch dieses endokrine Organ in den Kreis der pathogenetischen Betrachtungen zu ziehen, doch erscheint das in der Literatur niedergelegte Material über Hypophysenveränderungen recht spärlich. Ich habe in einigen meiner Fälle röntgenologisch nachweisbare Veränderungen der Sella turcica erheben können, wie solche auch von Arady, Armani, Arzt-Fuhs, Büchler, Heimann-Hatry, Izar, Kanno, H. Müller, Rake u. a. nachgewiesen wurden. Von weiteren Beobachtungen, in welchen sich neben sclerodermatischen Veränderungen noch Erscheinungen fanden, die auf die Hypophyse bezogen werden konnten, erwähnt H. Hoffmann in seiner Arbeit auch noch den von Meirowsky als „Sclerodermie in Abhängigkeit von Zwergwuchs" bezeichneten Fall mit völliger Atrichie der Scham- und Achselhaare, Retraktion der Haut, so daß die Zähne stark hervortreten, Verkrümmung und Verkümmerung der Hände, Exophthalmus und Schwerhörigkeit; im Röntgenbilde keine Veränderungen der Hypophyse, Schilddrüse nicht tastbar. Bemerkenswert auch die interessante Beobachtung von Arady, der einen 42jährigen körperlich wie geistig zurückgebliebenen Patienten mit Erscheinungen einer universellen Sclerodermie, femininem Behaarungstypus, Veränderung der Sprache, doppelseitiger Katarakt, Akromikrie und Verkleinerung der Sella turcica beobachten konnte; wegen des Zurückbleibens im Wachstum, des abnorm verbreiterten Beckens, der ungewöhnlichen Fettverteilung, Schmalheit der Sella turcica bei gut erhaltenen und gut funktionierenden Testikeln und normaler Schilddrüse, endlich wegen der Verminderung der spezifisch-dynamischen Eiweißwirkung möchte ARADY in diesem Falle eine Hypofunktion des Hypophysen-Vorderlappens annehmen, wie dies auch STRUNZ bei einer eigenen Beobachtung tat. Hier sei auch noch auf Untersuchungsergebnisse von KIESS hingewiesen, der in 11 Sclerodermiefällen, welche nach dem ABDERHALDENschen Dialysierverfahren untersucht worden waren, 10mal Abbau der Hypophyse erzielte, während andere Drüsen nicht so regelmäßig abgebaut wurden. Doch wurde schon oben erwähnt, daß REINES in 3 Fällen von diffuser Sclerodermie 3mal Abbau der Thyreoidea und von Mesenterialdrüsengewebe verzeichnen konnte, während Nebennieren nur 2mal, Hypophyse und Pankreas gar nicht abgebaut wurden. VIEHWEGERs Untersuchungen ergaben 1mal Abbau von Schilddrüsengewebe, sonst zumeist von Hypophysensubstanz, und FUHS erzielte 2mal starken Abbau von Hypophyse und Thyreoidea. Daß die spezifisch-dynamische Eiweißwirkung von vielen Autoren als Funktion der Hypophyse angesehen wird, wurde bereits hervorgehoben; ergänzend sei hier darauf hingewiesen, daß LIEBESNY gerade bei Sclerodermiefällen mitunter Abnahme der spezifisch-dynamischen Wirkung beobachen konnte, ohne daß Anhaltspunkte für eine Unterfunktion der Hypophyse vorhanden waren; für solche Fälle nimmt LIEBESNY eine Beeinflussung der spezifisch-dynamischen Wirkung durch das vegetative Nervensystem an.

Bei dem innigen Zusammenhang zwischen Hypophyse und *Keimdrüsen* wurde auch daran gedacht, zwischen Störungen, bzw. Veränderungen der Ovarien und dem Auftreten sclerodermatischer Veränderungen einen Zusammenhang anzunehmen; so hat schon THIRIAL darauf hingewiesen, daß sclerodermatische Veränderungen im Gefolge von menstruellen Störungen auftreten können. Auf Miterkrankung der Keimdrüsen weisen Sclerodermiefälle hin, in welchen bei Männern Zurückbleiben der körperlichen Entwicklung und Hypoplasie der Hoden nachweisbar waren (ORSI, HEIMANN-HATRY, WERTHER u. a.), welche andererseits, soweit sie Frauen betreffen, Entwicklung der sclerodermatischen Veränderungen mit oder nach Zessieren der Menses (ARNDT, CELASCO, HEDVALL, H. HOFFMANN, KREN, RYGIER-CEKALSKA) sowie bei ovariellen Störungen (LAIGNEL-LAVASTINE-COULAUD-LARGEAU, LEWITH, LIPSKEROW, MATSUI, NAEGELI, SINGER, ZADEK u. a) erkennen ließen, oder aber während einer Gravidität begannen (STÖCKL, SEQUEIRA, KOGOJ) und mit jeder neuen Schwangerschaft eine Exacerbation der Hauterscheinungen aufwiesen (FISCHER, STÖCKL, STUDNIČKA). Pathologisch-anatomische Befunde, die unter anderen auch ich an Ovarien festzustellen vermochte, können einerseits als Involutionsprozeß im Zusammenhang mit der Kachexie angesehen werden (E. J. KRAUS), vielleicht aber auch als lokale Teilerscheinung des Sclerosierungsprozesses.

Was endlich die ätiologische Beziehung der *Thymus* zur Sclerodermie betrifft, so glaubte HAMMER die nach einer Röntgenbestrahlung der Thymus wahrnehmbare Besserung der sclerodermatischen Hautveränderungen auf eine durch Thymusreizung bewirkte endokrine Stoffwechselbalance beziehen zu können, was indes DONATH mit der Begründung ablehnt, daß der von HAMMER erzielte Erfolg wohl eher auf eine unbeabsichtigte Mitbestrahlung der Schilddrüse zurückzuführen sei. Auch konnte HAMMER in einem weiteren Falle nicht den gleichen Effekt erzielen. Erwähnt sei noch, daß KUMER in einem Falle von diffuser Sclerodermie bei Anwendung des ABDERHALDENschen Dialysierverfahrens deutlich stärkeren Abbau der Thymus erwähnt, während Thyreoideasubstanz in weitaus geringerem Ausmaße abgebaut wurde.

Die Wechselwirkung, die zwischen den einzelnen endokrinen Organen besteht, derart, daß bei fortbestehender Erkrankung einer Drüse allmählich auch die anderen inkretorischen Drüsen erkranken, mußte schließlich dazu führen, daß auch die *pluriglanduläre Insuffizienz* in einen ätiologischen Zusammenhang mit der diffusen Sclerodermie gebracht wurde; Touchard hatte schon seinerzeit die Ansicht ausgesprochen, daß eine pluriglanduläre Insuffizienz imstande sei, sclerodermatische Veränderungen auszulösen; seitdem hat man vielfach derartige Hautveränderungen mit einer Erkrankung mehrerer endokriner Organe in Zusammenhang bringen wollen (Akobdszanjanz, Bénard-Coulaud, Blatt, Büchler, Celasco, Cohn, Fuhs, Heimann-Hatry, Hudelo-Rabut, Isola, Maskilleisson, Sainton-Mamou, Strukov, Vul u. a.). Deutlicher scheint noch das von Noorden aufgestellte Krankheitsbild der *Degeneratio genito-sclerodermica* auf eine pluriglanduläre Schädigung hinzuweisen, welche von Borchardt als thyreosexuelle Insuffizienz charakterisiert, seither noch mehrfach beobachtet wurde, so von Flesch, Huismans, Lhermitte-Tré- molières, Sterling, der auch die hierher gehörigen Fälle zusammengestellt hat. Erwähnenswert an dieser Stelle wäre auch ein von Longcope beschriebener Fall von generalisierter, mit intensiver Pigmentation und Hypoglykämie ein- hergehender Sclerodermie, welcher bei der Obduktion Atrophie der einen Neben- niere sowie eine interstitielle Orchitis erkennen ließ. Andererseits weist H. Hoff- mann darauf hin, daß nach seinen eigenen Untersuchungsergebnissen eine krank- hafte Veränderung *einer* Endokrindrüse nur vereinzelt, eine solche *mehrerer* in- kretorischer Drüsen bei Sclerodermie überhaupt nicht festgestellt werden konnte, dagegen erwies sich ihm das sympathische Nervensystem in seinen Sclerodermie- fällen untererregbar, das parasympathische dagegen übererregbar. „Überblickt man das vorliegende Material, so reicht dieses nicht aus, eine *direkte* Abhängigkeit der sclerodermatischen Veränderungen von einer Erkrankung der endokrinen Drüsen plausibel zu machen" (Cassirer-Hirschfeld), ein Schluß, zu welchem auch Falta und Zondek sowie H. Hoffmann kommen. *Dennoch deuten die so vielfach erhobenen Symptome und Befunde an den Endokrinen auf Beziehungen der diffusen Sclerodermie zu Erkrankungen dieser Drüsen hin.* Das gemeinsame Band, das nun alle diese Affektionen umschließt, scheint nun, wie Cassirer- Hirschfeld weiter ausführen, darin zu liegen, daß sie alle auf Erkrankungen des *autonomen Nervensystems* zurückzuführen sind. Mit dem fortschreitenden Ausbau der Funktionsprüfungen des vegetativen Nervensystems, und zwar sowohl der physikalischen (respiratorische Arhythmie Hering, Czermakscher Druckversuch, Erbenscher Versuch, Aschnersches Bulbusphänomen), wie auch der pharmakologischen Untersuchungsmethoden (Atropin und Pilocarpin, andererseits Adrenalin, Loewisches Symptom, Blutzuckerkurve, Puls- und Blut- druckschwankungen, Ehrmann-Melzerscher Froschaugenversuch) wurden nun immer mehr Fälle von diffuser Sclerodermie diesen Untersuchungen unterzogen, wobei vielfach, namentlich bei Anwendung der pharmakodynamischen Unter- suchungen, deutliche Hinweise auf eine Erkrankung des autonomen Nerven- systems ermittelt werden konnten (Blatt, Bruhns, Dahmen, Grumach, H. Hoff- mann, Kanno, Petelin, Rothman, Salkan, Wassiljewa u. a.). Dabei zeigte sich zumeist das sympathische Nervensystem unter-, das parasympathische über- erregbar (H. Hoffmann, Bruhns, Grumach, Hahn, Kanno, Kogoj, Salkan, Scala, Petelin), Hypersympathikotonie verzeichnen nur Blatt, Heimann- Hatry, Flarer, Ostrowski sowie Reines, der einmal eine mydriatische, im Patientenserum enthaltene Substanz durch den Froschaugenversuch fest- stellen konnte. Leriche und Forster halten sogar die sclerodermatischen Hautveränderungen nicht durch Ausfalls-, sondern durch Reizerscheinungen des Sympathicus bedingt und haben aus diesem Grunde die periarterielle

Sympathektomie als Behandlungsmethode auch für die diffuse Sclerodermie herangezogen. H. HOFFMANN möchte diese Differenzen so erklären, daß vor Auftreten
der sclerodermatischen Erscheinungen eine Hypertonie des sympathischen
Systems bestünde, die bei völliger Entwicklung des Krankheitsbildes einer
Hypotonie wiche. Im allgemeinen neigt man heute dazu, den Gegensatz Sym-
pathicus-Parasympathicus nicht mehr so zu betonen (GRUMACH) und auch
SALKAN sowie PETELIN schlagen vor, eher eine topische Diagnose der Läsion
des autonomen Nervensystems zu versuchen, wie sie es in den von ihnen beobachteten Sclerodermiefällen taten.

Wenn so die Mehrzahl der Autoren (CURSCHMANN, BRUUSGAARD, ENRICO,
GERSON, GOERING, GRANZOW-IRRGANG, HARVIER-LICHTNITZ, HORNOWSKI,
LAIGNEL-LAVASTINE, MESTSCHERSKI, PETELIN, RAMAZOTTI, SALKAN, SAVILL,
SCALA, TOMMASI, VEGNI, VUL, WALDORP-BASOMBRIO, WOLFF, ZEHRER u. v. a. m.)
geneigt ist, die diffuse Sclerodermie mit Veränderungen des autonomen Nervensystems in Verbindung zu bringen, *die Frage, ob die Erkrankung primär ihren Sitz
im autonomen Nervensystem hat oder ob dieses erst durch eine Störung der innersekretorischen Drüsen sekundär erkrankt, ist wegen des innigen Zusammenhanges
beider Systeme nicht mit Sicherheit zu entscheiden* (H. HOFFMANN). CURSCHMANN
hält es einerseits für möglich, daß uni- und pluriglanduläre Störungen für die Pathogenese der diffusen Sclerodermie in Betracht kommen, andererseits besteht
aber nach seiner Anschauung auch die Möglichkeit, daß das autonome Nervensystem, das sowohl Innervator wie Innervationsobjekt des endokrinen Systems
ist, primär gestört oder erkrankt sein kann; die ursprünglichen Veränderungen
würden dann seiner Annahme nach vielleicht in den autonomen Zentren des
Zwischenhirns zu suchen sein.

d) Die *Infektionstheorie* hat das Entstehen der sclerodermatischen Hautveränderungen mit vorangegangenen akuten oder chronischen Infektionskrankheiten in Verbindung bringen, bzw. wegen des vielfach mit Temperatur-
anstiegen, allgemeinen und insbesondere rheumatischen Beschwerden einhergehenden Beginnes der diffusen Sclerodermie dieser selbst eine infektiöse Grundlage zubilligen wollen. LUITHLEN wie auch NOTTHAFFT, der als den Begründer
der Infektionstheorie HOPPE-SEYLER nennt, haben ein umfangreiches Verzeichnis jener Autoren zusammengestellt, welche sich zu dieser Theorie bekennen
und einen Zusammenhang zwischen Sclerodermie und vorangegangenem Erysipel, infektiöser Tonsillitis, Scarlatina, Masern, Diphtherie, Grippe, Pneumonie,
Malaria, Typhus und verschiedenen Darminfektionen annehmen. Aus der
neueren Literatur seien hier noch angeschlossen die Beobachtungen von BEIN-
HAUER, COLLIER, HALLE, KÖNIG, KRAUS, LOEWENFELD, O'LEARY-NOMLAND
u. a. welche die Entwicklung der sclerodermatischen Hautveränderungen nach
einer Grippe verzeichnen; in anderen Fällen waren Encephalitis (TOMMASI),
Masern (WILLIAMS), Variola (MARTINEZ) oder Mumps (KOHLMANN) vorangegangen. Vielfach wird auch die Ansicht vertreten, daß eine vorhergehende
milde Streptokokkeninfektion in ätiologischer Hinsicht bei dem Entstehen einer
diffusen Sclerodermie eine Rolle spielen könnte, etwa durch eine Infektion
der Thyreoidea (LAIGNEL-LAVASTINE-COULEAUD-LAGGEAU); hier wären vielleicht auch die Beobachtungen von MENDES DA COSTA, DAVIS, GRAHAM LITTLE
anzuführen, von welchen der erstere den von ihm beobachteten Fall mit einer
chronischen Pyodermie in Zusammenhang brachte; allerdings ist aus der Beschreibung des Falles nicht klar zu ersehen, daß tatsächlich eine diffuse Sclerodermie
vorlag. DAVIS führt in seiner Beobachtung das Entstehen der sclerodermatischen
Veränderungen auf einen septischen, durch ein zu lange getragenes Pessar
bedingten Prozeß zurück und GRAHAM LITTLE hat mehrmals auf einen Fall verwiesen, bei welchem Implantation von Schilddrüsengewebe in das Knochenmark

nur vorübergehende Besserung bewirkte und erst die Entfernung sämtlicher cariöser Zähne zur Heilung führte. Vorangegangene eiterige Prozesse an den Zähnen, bzw. an den Tonsillen verzeichnen Castle, Blatt, Roberts und auch Zadek. Zehrer erwähnt in seinem Falle nicht nur Zahndefekte, sondern auch eine bestehende Otitis media suppurativa chronica. Ferner wären noch die Beobachtungen von Audry-Boyreau sowie von Mestscherski zu nennen, welche Veränderungen der diffusen Sclerodermie mit einer vorangegangenen Malaria in Zusammenhang bringen wollen. Pardo Castello konnte das Auftreten der sclerodermatischen Erscheinungen im Anschluß an einen akuten Darmkatarrh, Nicolas-Gaté wiederum im Gefolge einer Typhusimpfung beobachten. Endlich hat man auch der Tuberkulose und der Syphilis vielfach eine Rolle in der Ätiologie der diffusen Sclerodermie zugeschrieben.

Was zunächst die *Tuberkulose* betrifft, so hat bereits Besnier derselben einen weitgehenden Einfluß auf das Zustandekommen der sclerodermatischen Veränderungen zuerkennen wollen. In vielen Fällen wird ein deutlich positiver Ausfall der Piquetreaktion verzeichnet (Fuhs, Keining, Kerl, Kren, Lhermitte-Trémolières, Matsuda, Tateishi, Zehrer u. a.), in anderen Beobachtungen wurden wiederum klinisch und auch röntgenologisch teils frischere, teils ältere Affektionen der Lungenspitzen (Armani, Flarer, Freund, Fuhs, Heringa, Keining, Kren, Lier, Leontjewa, Sussmann u. a.), der Pleuren (Gaté-Giraud-Linard, Dupré-Kahn), Vergrößerung und Verdichtung der Bronchial- und Hilusdrüsen (Poussep, Kren) festgestellt. Nicolas erwähnt in der Diskussion zu einem Falle von Pautrier, daß er bei einem jungen Mädchen eine generalisierte Sclerodermie einer tuberkulösen Peritonitis folgen sah, Pernet sowie Trémolières-Lhermitte-Tardieu-Carteaud verzeichnen tuberkulöse Lymphome, Hollander und ebenso Ledermann verweisen auf die Kombination mit Skrophuloderm. Unter meinen Beobachtungen ist besonders ein Fall hervorzuheben, bei welchem Lupus vulgaris, colliquative Tuberkulose und Lichen scrophulosorum gleichzeitig vorhanden waren; die Patientin, die viele Jahre von mir und Kollegen Kren beobachtet wurde, zeigte einen nicht einmal langsamen Übergang in typische diffuse Sclerodermie (Abb. 37, 38 und 39) mit Erscheinungen von Akroasphyxie sowie sclerodermatischen Veränderungen der Extremitäten, des Gesichtes und Halses. Bemerkenswert ist auch, daß Reines bei einem weiteren meiner Fälle, einer 50jährigen Frau, die eine positive Tuberkulinreaktion und alle Entwicklungsstadien einer diffusen Sclerodermie aufwies, mit Excisionsmaterial, das aus einer ödematös-infiltrierten Hautpartie stammte, einen positiven Tierversuch erzielen konnte. Das Meerschweinchen wurde 8 Wochen, nachdem das exzidierte Stück in die Bauchhöhle versenkt worden war, getötet; die Obduktion ergab eine Aussaat miliarer Knötchen in Milz und Leber, während die anderen Organe frei waren. Histologisch erwiesen sich diese Knötchen als typische Tuberkelknötchen. Ferner fanden sich bei jenen Fällen von diffuser Sclerodermie, die zur Obduktion gelangten, häufiger als man angenommen hat, tuberkulose Veränderungen, wie dies die Berichte von Bleasdale, Laignel-Lavastine, MacLeod, Parhon-Isanos-Briese, Petges-Cléjat, Raymond-Alquier, aber auch jene Fälle erwiesen, die teils meiner eigenen Beobachtung, teils der anderer Kollegen entstammen und welche gelegentlich der Schilderung der Veränderungen an den Innenorganen eingehend erörtert wurden. *Wenn ich somit der Tuberkulose eine ätiologische Rolle bei der diffusen Sclerodermie einräumen möchte, so meine ich damit nicht, daß Sclerodermie Tuberkulose ist, sondern daß durch die Tuberkulose als häufige Ursache eine Schädigung der innersekretorischen Organe und des mit diesen in engstem Zusammenhange stehenden autonomen Nervensystems bewirkt wird.*

Wie der Tuberkulose hat man auch der *Lues* eine ursächliche Bedeutung für die Entwicklung diffus-sclerodermatischer Veränderungen zubilligen wollen und zwar auf Grund von Beobachtungen, in welchen entweder syphilitische, zumeist, wie BERTIN hervorhebt, spätluetische Manifestationen entweder der Entwicklung der Sclerodermie vorangegangen (LÉRY-BARTHÉLEMY, LORTAT-JACOB-LEGRAIN-BAUDOUIN) oder gleichzeitig mit den Erscheinungen derselben festzustellen waren (LUKASIEWICZ, VAYDA) oder in welchen die serologische Untersuchung ein positives Resultat ergeben hatte (AUDRY-CHATELLIER, ISOLA, LECHELLE-BARUK-DOUADY, ROSZMANITZ, TAMURA, TATEISHI, WHITEHOUSE), oder welche schließlich auf antiluetische Behandlung eine deutliche Besserung der sclerodermatischen Veränderungen erkennen ließen (BERTIN, BROCQ-FERNET-MAUREL, HILAIRET, JUSTUS, LÉRY-BARTHÉLEMY, PINARD-VERNIER-CORBILLON, VAJDA, WILLIAMS). EXCHAGUET hebt hierbei hervor, daß in letzter Hinsicht das therapeutische Experiment besonders in einem Falle von Sclerodaktylie beweisend erschien, da gerade Sclerodaktyliefälle zumeist sich doch gegenüber jeder Therapie ausgesprochen refraktär verhalten und auch spontan so gut wie niemals eine Besserung aufweisen. In wieder anderen Fällen hatten sich sclerodermatische Veränderungen bei kongenital Luetischen entwickelt, wie in den Beobachtungen von BRUNSCHWEILER-FOREL, ISOLA, JEANSELME-TOURRAINE, EXCHAGUET, VADJA, WALDORP-BASOMBRIO, von welchen namentlich die 2 Fälle von Isola eine besondere Erwähnung verdienen, da in beiden Zeichen eines geistigen und körperlichen Infantilismus bestanden und in dem einen Falle durch die ABDERHALDENsche Dialysiermethode Schilddrüse und Hypophyse, in dem anderen Thyreoidea, Hypophyse und Hoden sich als geschädigt erwiesen. Relativ selten ist, wie JADASSOHN einmal hervorgehoben, das Zusammentreffen von Sclerodermie und Tabes; CHANTALOUBE-CHABER, GUILLAIN-CÉLICE, KLEINER, sowie LÉRY-BARTHÉLEMY-LINOSSIER erwähnen solche Fälle. Hervorgehoben seien auch die Veränderungen der Cerebrospinalflüssigkeit, die bei diffuser Sclerodermie ermittelt werden konnten und einen Hinweis auf eine vorangegangene luetische Infektion boten; GUILLAIN-CÉLICE fanden 2mal Eiweißvermehrung im Liquor, AUDRY-CHATELLIER, JEANSELME-TOURRAINE sowie LÉRY-BARTHÉLEMY-LINOSSIER wiederum eine Vermehrung der Lymphocyten. Das Zusammentreffen von Lues und Veränderungen einer diffusen Sclerodermie ist also, wie die Zusammenstellungen von MURRAY-WILL, BOARDMAN, LORTAT-JACOB-LEGRAIN u. a. erweisen, keineswegs vereinzelt, ein Zusammenhang zwischen beiden Affektionen wäre derart denkbar, daß die Lues zu einer Schädigung oder Erkrankung der endokrinen Drüsen führt (KANNO, JORDAN, NAEGELI), eine bestehende, latente endokrino-sympathische Alteration manifest macht (CASTELLINO).

Von weiteren Hypothesen über die Ätiologie und Pathogenese der diffusen Sclerodermie sei kurz jene erwähnt, welcher dieser Affektion eine *Lymphstauung* zugrunde legt und welche sich auf Veränderungen am Ductus thoracicus und an den Lymphgefäßen stützt (A. HELLER, RASMUSSEN); diese Befunde wurden nicht mehr erhoben, dagegen nahmen andere Autoren die Idee einer allgemeinen Lymphstauung zur Erklärung des pathologischen Geschehens bei der diffusen Sclerodermie auf. Diese Theorie darf wohl heute als endgültig abgetan betrachtet werden, ebenso jene, welche die diffuse Sclerodermie als eine Abart der *Lepra* ansieht (ZAMBACCO). In vereinzelten Sclerodermiefällen (AYRES, FEIT, THRONE, STOKES) wude *Arsen* im Harn nachgewiesen und ein Zusammenhang zwischen Arsen und Entstehung der sklerodermatischen Hautveränderung angenommen (AYRES), zumal ja durch eine Arsenschädigung das endokrine oder autonome System in Mitleidenschaft gezogen werden und zur Entstehung einer Sclerodermie führen könnte (IRVINE-TURNACLIFFE).

Eine Nachprüfung dieser Harnbefunde durch H. Hoffmann hatte indessen ein negatives Resultat.

Was nun die Frage der *Heredität und Familiarität* bei diffuser Sclerodermie betrifft, so liegen diesbezüglich überhaupt so wenige Anhaltspunkte vor, daß diesen beiden Momenten wohl kaum eine Bedeutung zuzubilligen wäre; H. Müller demonstrierte Abbildungen von familiärer Sclerodermie, Toen berichtet über sclerodermatische Veränderungen bei 2 Brüdern und bei deren Mutter. Monier-Vinard-Barbot reihen den in der Literatur vorliegenden Angaben über die teils isoliert, teils familiär auftretende Kombination von Sclerodermie und Katarakt zwei eigene Beobachtungen an und zwar 2 Schwestern mit Erscheinungen von diffuser Sclerodermie, Sprachstörungen, Veränderungen der Haare und Nägel und beiderseitiger Linsentrübung. Endlich konnten Krebs-Hartmann-Thiébaut in einer Familie durch zwei Generationen hindurch das Zusammentreffen von Katarakt und sclerodermatischen Veränderungen, neuro-vegetativen Störungen, Veränderungen des Grundumsatzes und der chemischen Zusammensetzung des Blutes verfolgen. An dieser Stelle darf auch auf Siemens hingewiesen werden, der in seinem Handbuchkapitel das mitunter festzustellende familiäre Auftreten der Sclerodaktylie hervorhebt und als Beispiele die von J. Bauer und von Aberastury beobachteten Fälle anführt.

Wie schließlich *Traumen* zur Auslösung von Veränderungen der diffusen Sclerodermie führen sollen, ist schwer denkbar (Laennec-Delarue); gleichwohl werden des öfteren Traumen als ätiologisches Moment angeführt. Luithlen hat eine ganze Reihe derartiger Beobachtungen zusammengestellt, die sich indessen vielfach auf circumscripte Sclerodermie beziehen. Von jenen Beobachtungen der neueren Literatur, welche ein vorangegangenes Trauma für die Entstehung sclerodermatischer Hautveränderungen verantwortlich machen wollen, seien jene von Groedel-Hubert, Lhermitte-Lévy, Lieberthal, Lortat-Jacob-Legrain-Baudouin, Rosenthal und von Whitehouse hier angeführt, von welchen indessen der Fall Lieberthals hinsichtlich der Diagnose unsicher ist, während im Falle von Lortat-Jacob-Legrain-Baudouin nicht nur ein Unfall, sondern auch gummöse Veränderungen den sclerodermatischen Erscheinungen vorangegangen waren, der Fall also, wenn man überhaupt dem Trauma bei der Entstehung der Hautläsionen der diffusen Sclerodermie eine Bedeutung zuerkennen will, in ätiologischer Hinsicht nicht eindeutig erscheint.

Diagnose, Häufigkeit, Verlauf und Prognose der diffusen Sclerodermie.

In der überwiegenden Mehrzahl der Fälle kann die Diagnose der diffusen Sclerodermie aus ihren positiven Merkmalen gestellt werden: die charakteristischen Veränderungen an den Extremitätenenden, an der oberen Brustapertur, welche am Hals, Nacken und in der Schlüsselbeingegend die schon erwähnte guillochierte Pigment-Gefäßzeichnung aufweist, die Veränderungen an den Sehnen, Muskeln, Knochen und Gelenken, Pigmentationen, Haarausfall, Nagelveränderungen, Erscheinungen von Aphyxie und lokaler Synkope, alle diese Erscheinungen vervollständigen das Bild derart, daß eine Diagnose zumeist rasch und mühelos möglich sein wird. Zu diesen eben angeführten positiven Kennzeichen kommen als negative noch das Fehlen von scharf umschriebenen motorischen oder sensiblen Ausfallserscheinungen hinzu, auch die so oft angegebenen Schmerzen sind durch ihre diffuse, unscharfe Ausbreitung charakterisiert. Dennoch werden sich in gewissen Fällen Ähnlichkeiten mit anderen Krankheitsbildern ergeben, so vor allem mit der *Syringomyelie*, wie in einem Falle von EBERT oder mit der *Lepra*, wie in einer Beobachtung von ABERASTURY; das Fehlen von Schmerzen, das *rasche* Eintreten von individualisierten, degenerativen, atrophischen Lähmungen (CASSIRER-HIRSCHFELD), spastische Erscheinungen an den Beinen, Miktionsbeschwerden, insbesondere aber dissoziierte thermo-algetische Anästhesie werden die Entscheidung zugunsten einer *Syringomyelie* fallen lassen, während andererseits die Herkunft der Kranken aus Lepragegenden, das Vorhandensein von Nervenverdickungen und knotigen Hautveränderungen, der gelungene Nachweis von Bacillen die Diagnose der *Lepra* ermöglichen werden. Mitunter ergibt sich auch die Frage, ob neben einer bestehenden diffusen Sclerodermie nicht auch gleichzeitig ein *Morbus BASEDOWII* bzw. ein *Morbus ADDISON* bestehe; in einem früheren Abschnitt wurde bereits darauf hingewiesen, daß die Annahme einer Kombination von diffus-sclerodermatischen Veränderungen mit einer der beiden erwähnten Krankheiten nur mit der größten Vorsicht beurteilt werden darf, weil eine Anzahl von Symptomen dieser beiden Affektionen auch dem Krankheitsbilde der diffusen Sclerodermie eigen ist. Mitunter ergeben sich auch Schwierigkeiten in der Abgrenzung der letztangeführten Erkrankung gegenüber dem *Myxödem*, doch dürften der typische Geisteszustand, die eigenartige Hautbeschaffenheit, welche insbesondere die für die diffuse Sclerodermie so charakteristischen verschiedenen Stadien der Hautveränderungen vermissen läßt, vielleicht auch die genitalen Störungen für die Diagnose Myxödem bestimmend sein. Das *angioneurotische Ödem* ist durch seine Flüchtigkeit sowie das bei längerer Beobachtung festzustellende Fehlen von Induration und Atrophie gekennzeichnet, bezüglich der Ähnlichkeit der Erscheinungen der diffusen Sclerodermie und jener des *Sclerödems*, bzw. der *pseudosclerodermatischen Veränderungen der Dermatitis atrophicans* sei auf das in den Abschnitten Sclerödem, bzw. Sclerodermia circumscripta Gesagte hingewiesen; auch die Differentialdiagnose zwischen diffuser Sclerodermie und *RAYNAUDschem Symptomenkomplex* wurde bereits eingehend erörtert, es muß aber hier insbesondere an die Arbeit von EDEIKEN erinnert werden, welcher hervorhebt, daß Erscheinungen von Absorption und Atrophie der Knochen sowohl bei der Sclerodaktylie als auch beim Morbus RAYNAUD vorkommen, daß aber nur bei ersterer sich im Röntgenbild die Kombination von Kalkdepots der Finger einerseits und Knochenabsorption der Phalangealenden andererseits findet. Die schweren und auffallenden Veränderungen der Hände und Füße im Verlaufe eines *chronischen deformierenden Gelenksprozesses* können ebenfalls zur Verwechslung mit den Erscheinungen der Sclerodaktylie Anlaß geben, doch ist im ersten Falle die Deformation nicht durch die Veränderung der Haut bedingt, welche wohl verdünnt, aber doch auf der Unterlage verschiebbar erscheint; immerhin wird mitunter, namentlich dann, wenn bei arthritischen Affektionen Veränderungen im periartikulären Gewebe vorliegen, die Entscheidung keineswegs leicht sein. Ähnliche Schwierigkeiten kann manchmal auch die Differentialdiagnose zwischen diffuser Sclerodermie und *Polymyositis subacuta* bereiten; nur die Beobachtung des weiteren Verlaufes wird in solchen zweifelhaften Fällen die Entscheidung bringen, zumal, wie CASSIRER-HIRSCHFELD betonen, das Bestehen einer auffallenden Schmerzhaftigkeit der Muskulatur, worauf vielfach differentialdiagnostisch ein besonderer Wert gelegt wurde, bei beiden Prozessen vorkommt. Andererseits muß darauf hingewiesen werden, daß, wie bereits erwähnt, eine Reihe von Autoren der Annahme zuneigt, die Dermatomyositis und die diffuse Sclerodermie als einen und denselben Zustand anzusehen (FRIEDMAN, LANGMEAD). In manchen Fällen wird auch die Abgrenzung der diffusen Sclerodermie von ähnlichen Bildern, die gelegentlich bei *varikösem Symptomenkomplex* (WERTHER), *chronischer Lymphangitis* (LIEBERTHAL), *Poikilodermie* (ORMSBY, SUCHWANTCZENKO) *und Photosensibilisierung (sclerodermie-*

ähnliche Lichtdermatose von Kreibich, Rotnes) als späte *Folgeerscheinung
nach Röntgentiefenbestrahlung* (Salomon, Arzt-Fuhs), *nach Carbolsäureverätzung* (Kren), *Intoxikationen* mit Arsen, Neosalvarsan (Meirowsky), ja sogar
bei *Mycosis fungoides* (Ravaut-Wallich) beobachtet wurden, auf Schwierigkeiten stoßen. Mitunter wird es in ganz vereinzelten Fällen vielleicht sogar
unmöglich sein, sklerosierende, bzw. sklerös-atrophische Hautveränderungen
in einem bestimmten Falle in den Rahmen eines Krankheitsbildes einzufügen;
diesbezüglich darf beispielsweise auf eine Beobachtung von Heine verwiesen
werden, der über ein eigenartiges Krankheitsbild von diffuser Sclerosis der Haut
und der inneren Organe berichtet, weiterhin auf eine Publikation von Reitmann,
welcher eine eigenartige, der Sklerodermie nahestehende Affektion schildert
und sich dabei auf eine ähnliche Beobachtung von Dubreuilh stützt. Galewsky
endlich konnte in letzter Zeit zwei Fälle eines eigenartigen Krankheitsbildes
beobachten, welches er einstweilen mit Rücksicht auf die Besonderheiten des
klinischen Bildes, der histologischen Veränderungen und auch des Verlaufes
als „sklerodermieartige Hauterkrankung mit Schleimanhäufung bei Hyperthyreoidose" bezeichnet.

Über die *Häufigkeit* der diffusen Sklerodermie kann man sich nur schwer
ein Urteil bilden, da vielfach die statistisch angegebenen Zahlen sich auf das
Vorkommen von circumscripter *und* diffuser Sklerodermie beziehen; Lewin-
Heller berechnen auf Grund der Charité-Annalen, daß auf etwa 1800 Haut-
kranke 1 Sklerodermiefall kommt, Justus wiederum sah während eines Jahres
unter 5—6000 Kranken 10—15 Sklerodermien, Nékám erwähnt, daß unter
278 055 ambulanten Patienten seiner Klinik in einem Zeitraume von 30 Jahren
79 Frauen und 27 Männer waren, welche an Sklerodermie litten. Naegeli
berechnet die Zahl der an der Berner Klinik beobachteten Sklerodermiefälle
mit etwa 1—1,5% des gesamten Krankenmaterials. In bezug auf das *Alter*
der Erkrankten ist im allgemeinen festzustellen, daß die meisten Sklerodermiefälle zwischen dem 20. und 40. Lebensjahre vorkommen, es wurden aber auch
Fälle jenseits des 70. Lebensjahres (Böhm, Kahlmeter, Naegeli, Pernet,
Werther u. a.) beobachtet; im Kindes- und noch mehr im Säuglingsalter
ist die Sklerodermie nicht häufig, worüber noch gelegentlich der Besprechung
des Sklerödems und Sklerems ausführlicher die Rede sein soll. Das *weibliche
Geschlecht* weist entschieden häufiger, etwa 3—4mal so oft als das männliche,
sklerodermatische Veränderungen auf, doch ist auch hier das Verhältnis zwischen
diffuser und circumscripter Sklerodermie nicht berücksichtigt; dagegen steht
fest, wie Kren hervorhebt, daß Sklerodaktylie bei Männern nur selten zur Beobachtung gelangt.

Der *Verlauf* der Krankheit ist in der überwiegenden Mehrzahl der Fälle ein
chronischer, auf viele Jahre und Jahrzehnte sich erstreckender; die längste von
mir beobachtete Krankheitsdauer war 28 Jahre. Nach einem Stadium von
Unbehagen, schmerzhaften Sensationen, unbestimmten nervösen Störungen,
treten dann an den Extremitätenenden, zumeist an den oberen, die bei der
Symptomatologie beschriebenen subjektiven Beschwerden, Gefäßerscheinungen
und Gewebs- und Funktionsstörungen ein. In diesem Stadium kann der Prozeß
lange Zeit verharren und auch stehen bleiben — in einer Beobachtung von
Paulus bestand das Stadium indurativum durch 13 Jahre —, während zumeist
der Prozeß an anderen Stellen proximalwärts weiterschreitet. Immer muß man
aber beachten, daß kleinere Veränderungen in verschiedenen Gewebsteilen auch
dann vorhanden sind, wenn der Prozeß scheinbar an den Extremitäten noch nicht
weit fortgeschritten ist, und daß ferner das sog. ödematöse Stadium und das
indurative Stadium an verschiedenen Stellen nicht gleichmäßig auftreten,
dementsprechend auch nicht das Stadium der Schrumpfung, der Atrophie.

In den intensivsten Fällen — und diese gehören meiner Erfahrung nach zur Majorität — tritt das indurative Stadium allmählich generalisiert auf, der Körper wird wie in einem Panzer eingeschlossen, die Atembewegungen werden erschwert, der Kauakt oft fast ganz unmöglich, so daß die Kranken auf flüssige oder halbflüssige Nahrung beschränkt sind. Die Unbeweglichkeit nimmt zu, an Druckstellen können Ulcerationen, ja sogar Gangrän auftreten, der Kranke ist auf eine bestimmte Lage oder Stellung angewiesen; es treten Bronchialkatarrhe und Pneumonie ein, Störungen von seiten des Herzens, was vielleicht auf Veränderungen im Bereiche des Herzmuskels hinweist, die jenen an der Haut entsprechen. Schließlich gehen die Patienten an interkurrenten Krankheiten zugrunde, wobei die Tuberkulose, wie aus meinen und anderen Krankengeschichten hervorgeht, eine ominöse Rolle spielt.

Während die circumscripte Sclerodermie fast immer, sei es spontan, sei es unter Zuhilfenahme therapeutischer Maßnahmen, ausheilt (BROWN-O'LEARY-ADSON, HELLER, HERXHEIMER, NICOLAS-GATÉ, O'LEARY-NOMLAND u. a. m.) — selbst in ausgedehnten Fällen wie etwa in einer meiner eigenen Beobachtungen konnte ich nach mehr als einjähriger Behandlung ein derart günstiges Resultat verzeichnen —, kann man bei der diffusen Sclerodermie nur auf Stillstand, seltener auf Besserung rechnen, die selbst dort, wo sie beobachtet werden kann, fast niemals eine vollkommene ist. Besonders dann, wenn der Prozeß bloß die Hände ergriffen hat und an anderen Körperteilen geringe Veränderungen entstanden sind, können die Gefäßerscheinungen zurückgehen. Selten aber werden die Finger so gebrauchsfähig, wie sie ursprünglich waren. Die Nagelglieder sind gewöhnlich verkürzt, plump, zeigen nur geringe Reste von Nagelsubstanz, die Beweglichkeit der Phalangealgelenke und der Metacarpophalangealgelenke ist immerhin stark behindert, wie in einem meiner Fälle; mit dem stellenweisen Nachlassen der Induration sieht man hier und da in den Achselhöhlen die Haare wieder erscheinen, auch die Pigmentierung kann geringer werden. Der Rückgang der Gewebsveränderungen in der Haut scheint mitunter die Funktion der Schweißdrüsen wieder zu ermöglichen, denn es tritt in solchen Fällen die Schweißsekretion wieder auf. Je akuter ein Fall auftritt, desto größer ist — relativ genommen — seine Besserungsfähigkeit; aber auch die akuten Fälle brauchen monatelang zu ihrer Entwicklung, wie Beobachtungen von BÉNARD-COULAUD, LOUSTE-CAILLIAU-LECLERC u. a. beweisen. Ob manche, als akut verlaufende Sclerodermie bezeichnete Beobachtungen wie jene von LEWANDOWSKY, SIEVERT-SEN u. a. hierher gehören, ist noch umstritten; vielfach werden sie unter das Krankheitsbild des Scleroedema adultorum (BUSCHKE) eingereiht. Umgekehrt gibt es wiederum seltene Fälle, die außerordentlich stürmisch verlaufen und in kurzer Zeit zum letalen Ende führen (MAC CALLUM).

In dem Verlaufe der Sclerodermie zeigen sich akute Exacerbationen und wieder Remissionen, die natürlich der Kranke und seine Umgebung auf irgendwelche äußere Einflüsse, also wiederum auf Erkältung, wie z. B. EBSTEIN, zurückführen. Eine Statistik der Heilungen ist ebenso wie eine Statistik der Morbidität schwer aufzustellen, weil einerseits ja nicht alle Fälle registriert werden wie etwa bei Infektionskrankheiten oder zwangsweise in Heilanstalten behandelten Krankheiten, weil andererseits die Autoren circumscripte und diffuse Sclerodermie vielfach nicht voneinander trennen und die circumscripte Sclerodermie mit ihrem, auch spontan zur Heilung neigenden Verlauf, wie mir scheint, die Statistik viel günstiger erscheinen läßt, als dies wirklich der Fall ist; wenigstens spricht meine etwa 40jährige, immerhin auf ein großes Material gestützte Beobachtung in diesem Sinne. Dennoch glaube ich nach meinen letzten Erfahrungen, daß unsere modernen therapeutischen Maßnahmen uns in die Lage versetzen werden, in einer Reihe von Fällen die Prognose günstiger gestalten zu können.

Therapie der diffusen Sclerodermie.

Gelegentlich der Erörterungen über die Ätiologie und Pathogenese der diffusen Sclerodermie wurde auseinandergesetzt, wie vielfach umstritten und dunkel die Frage der Entstehung dieses eigenartigen Leidens noch ist; demgemäß kann auch heute von einer spezifischen Behandlung dieser Affektion noch nicht die Rede sein, ein Standpunkt, den schon seinerzeit Lewin-Heller, Luithlen u. a. eingenommen haben und der auch dadurch seine Berechtigung nicht verliert, daß von einer Reihe von Autoren — hier seien beispielsweise Bussolai, Foster, Grön, Pachur, Ramazotti, Rothacker unter vielen anderen herausgegriffen — therapeutische Erfolge, auch solche im Sinne einer Heilung berichtet werden. Man darf eben nicht übersehen, daß es bei der diffusen Sclerodermie spontane Besserungen gibt (Herxheimer) und daß diese mitunter vielleicht sogar in einem weitgehenden Ausmaße mit oder ohne eine bestimmte Behandlung eintreten können oder auch nicht (Sternthal, Heller). Wenn nun die im Folgenden aufgezählten, so mannigfachen therapeutischen Möglichkeiten bei der Behandlung der diffusen Sclerodermie in ätiologische und symptomatische unterschieden werden, so will dies nur besagen, daß wir mit einer Reihe von Behandlungsmaßnahmen eine Besserung der klinischen Symptome erzielen, mit anderen dagegen entsprechend den verschiedenen Theorien über Pathogenese und Ätiologie der diffusen Sclerodermie dem oder jenem, ätiologisch möglicherweise in Betracht kommenden Faktor entgegenarbeiten wollen. Auch Curschmann, dessen bereits in den vorhergehenden Abschnitten mehrfach gedacht wurde, empfiehlt so, in jedem Einzelfalle zunächst die mono- oder pluriglandulären Störungen der Sclerodermie zu ermitteln und zu behandeln und gleichzeitig eine symptomatische Therapie einzuleiten, die in solchen Fällen, in welchen die genannten Störungen fehlen oder nicht zu ermitteln sind, auch sofort durchgeführt werden kann.

Es wurde schon früher der überwiegende Anteil der Frauen unter den an diffuser Sclerodermie Erkrankten genannt; eine große Anzahl der Fälle zeigte nun auch Ausfallserscheinungen von seiten der Ovarien, in anderen Beobachtungen waren gleichzeitig oder auch unabhängig davon Störungen seitens der Schilddrüse nachweisbar, in wieder anderen Fällen waren Gründe für die Annahme einer Störung der Nebennieren vorhanden. Manche Autoren glaubten wiederum, eine Störung auch im Gebiete der anderen Zentren des chromaffinen Systems, wie des Plexus solaris usw., der Erkrankung zugrunde legen zu können. Daraus ergab sich nun die perorale oder parenterale Verabreichung von Ovarial- (Harvier-Lichtnitz, Hufschmitt, Kogoj, Reiner, Patrzek, Strukov, Zinsser u. a.), Testis- (Russi) und Schilddrüsenpräparaten (Afzelius, Audry-Chatellier, Bruhns, Dahmen, Hannay, Hare, Heuck, Ménétrier-Bloch, O'Leary - Goeckermann - Montgomery - Brunsting, Orloff, Ormsby - Mitchell, Pautrier-Woringer, Pardo Castello, Roberts, Roques, Scherber, Sequeira, Stewart, Studnička, Parkes Weber- Myers, Zuccola u. a.) von Coeliacin (Schwerdt, Kölle) und Adrenalin, welches letztere H. Hoffmann durch $2^1/_2$ Monate 4mal täglich in Dosen von 0,25 ccm intramuskulär mit Erfolg verwendete. Die Darreichung von Coeliacin, einem Mesenterialdrüsenextrakt, begründete Kölle auch noch damit, daß im Blute kreisende intestinale Autotoxine vorhanden seien. Die Schilddrüsenmedikation empfiehlt Curschmann nur dort anzuwenden, wo die Grundumsatzbestimmung eine Verminderung von mindestens 8—10% des Normalen erweist; in Fällen, in welchen eine solche Untersuchung nicht durchführbar erscheint, aber auch ganz allgemein, soll die Thyreoidindarreichung nur mit kleinen Dosen (in den ersten 2 Wochen nicht mehr als 2mal täglich 0,05 Thyreoidin Merck), also einschleichend begonnen und erst dann langsam auf 3—4mal täglich 0,05 Thyreoidin gesteigert werden (CURSCH-MANN). Die mitunter bei Schilddrüsenbehandlung wahrnehmbaren Übelkeiten können, wie WINKLER in einer Diskussionsbemerkung hervorhebt, durch gleichzeitige Arsendarreichung vermieden werden; treten sie auf, so sind sie jedenfalls ein Zeichen, die Behandlung abzubrechen (PAUTRIER-WORINGER, WHITEHOUSE). BRUHNS empfiehlt gleich HEUCK und CURSCHMANN, in jedem Falle eine Grundumsatzbestimmung durchzuführen und dann, je nachdem man eine Herabsetzung oder Erhöhung feststellen kann, Thyreoidin- oder Antithyreoidinpräparate zu verabreichen. Die Anwendung von Antithyreoidinserum zur Behandlung von Sclerodermiekranken mit Erscheinungen von Hyperthyreoidismus wurde bereits mehrfach in Vorschlag gebracht, so von BRUHNS, ORMSBY-MITCHELL, OSTROWSKI, PEYRI, von welchen letzterer auch über Erfolge dieser Behandlungsmethode berichtet. Seitens der Hypophyse angenommene Störungen führten manche Autoren (ORSI, LEREBOULLET, RACINOWSKI, ROTHACKER u. a.) zur Anwendung des Hypophysins in den von ihnen beobachteten Fällen.

Vielfach wurden mit diesen verschiedenen Präparaten Erfolge, aber auch Mißerfolge erzielt; in manchen der von mir beobachteten Fälle, namentlich in solchen mit Erscheinungen früher Sclerodermiestadien, konnte eine günstige Einwirkung von einer Kombination mehrerer Organpräparate beobachtet werden; eine solche pluriglanduläre Therapie wurde vielfach in Fällen von diffuser Sclerodermie zur Anwendung gebracht, so von CARRERRAS, CASTELLINO, HÜGEL, LEREBOULLET, MARENBACH, OSTROWSKI, O'LEARY - GOECKERMANN - MONTGOMERY-BRUNSTING, PATRZEK, RAMAZOTTI, SCHAMBERG, SINGER, SPILLMANN-CAUSSADE, WHITEHOUSE u. a., mitunter von günstigem Erfolge begleitet, dann wieder ohne jeden Effekt (BOLTEN, DU BOIS, H. HOFFMANN). Man muß bei der Beurteilung derartiger, günstiger oder ungünstiger Behandlungsresultate immer bedenken, daß es einerseits zeitweise spontane Remissionen gibt, namentlich in der warmen Jahreszeit, daß wir andererseits, wenn wir auch glauben, Störungen und Veränderungen des endokrinen Systems mit gutem Grunde annehmen zu können, doch von den uns zur Verfügung stehenden Präparaten niemals wissen, ob sie gerade jene Substanzen enthalten, welche intra vitam durch ihr Vorhandensein im Blute jenes Gleichgewicht zwischen dem normalen, derben und dem feinfaserigen, lockeren Bindegewebe aufrechterhalten, auf den Chemismus der kollagenen Substanz von maßgebendem Einfluß sind. CURSCHMANN empfiehlt wohl bei der pluriglandulären Therapie die Anwendung von fertigen Kombinationspräparaten, er zieht es aber vor, in jedem einzelnen Falle individualisierend vorzugehen und solche Kombinationen selbst zusammenzustellen und zu dosieren, wobei man bei der Anwendung der Hypophysen- und Keimdrüsenpräparate keineswegs so vorsichtig zu sein braucht wie bei der Darreichung des Thyreoidins. Die Frage nach dem Verabfolgungsmodus der Opotherapie beantwortet LEREBOULLET in dem Sinne, daß er die gleichzeitige Verabreichung verschiedener Extrakte mit dazwischengeschalteten Pausen (Opothérapie simultanée) für wirksamer hält als die ununterbrochene Darreichung der Extrakte hintereinander (Opothérapie successive). CASSIRER empfiehlt, die Organotherapie mit parenteraler Eiweißbehandlung zu kombinieren.

Der Vollständigkeit halber sei noch hervorgehoben, daß auch Implantierungsversuche mit dem Gewebe endokriner Drüsen angestellt wurden, so mit Schilddrüsengewebe von LITTLE, mit Nebennierensubstanz von SEQUEIRA. Erwähnt sei schließlich, daß BRUNSCHWEILER-FOREL auch Thymuspräparate zur Anwendung brachten und daß von mancher Seite (HARVIER-LICHTNITZ), MICHAELIS) auch die Insulinbehandlung für Fälle von diffuser Sclerodermie empfohlen wurde. Hinsichtlich der Erklärung der Insulinerfolge lehnt MICHAELIS eine Proteinwirkung ab und möchte in der Beeinflussung der Sclerodermie durch Insulindarreichung weniger eine Substitutionstherapie als vielmehr eine Einwirkung auf den Tonus des Parasympathicus sehen. Daß Verfütterung von Pankreas, in Form von Tabletten wie auch in rohem Zustande, zur Behandlung umschriebener und diffuser sclerodermatischer Veränderungen von Sellei vorgeschlagen worden ist, wurde bereits bei der Besprechung der umschriebenen Sclerodermie erwähnt.

Die Absicht einer kausalen Behandlung — wenn man die Sclerodermie als eine Erkrankung oder wenigstens Miterkrankung des sympathischen Nervensystems auffaßt — liegt auch der Methode der *periarteriellen Sympathektomie* zugrunde, die, von Higier vor mehr als 2 Dezennien für gewisse vasomotorisch-trophische Neurosen empfohlen, neuerlich von Leriche wie auch von Brüning bei diesen Affektionen in Anwendung gebracht worden ist. Von der Erwägung ausgehend, daß die trophischen Veränderungen des Morbus Raynaud wie auch der Sclerodermie nicht durch Ausfalls- sondern Reizerscheinungen des Symphathicus bedingt seien, haben Forster und Brüning einen Sclerodermiefall nach dieser Methode behandelt; ein Jahr später konnte Brüning bei der Nachuntersuchung feststellen, daß die früheren, schmerzhaften Anfälle von Gefäßspasmen nicht mehr wiedergekehrt, Hände und Finger bedeutend schlanker geworden waren und daß ihre Gebrauchsfähigkeit sich auffallend gebessert hatte. Die Berichte, welche über die Erfahrungen mit der Sympathektomie bei Sclerodermia diffusa vorliegen, sind indes durchaus nicht eindeutig; während eine Anzahl von Autoren, wie Bernstein, Bregman, Lewith, Müller, Pick, Pijl, Rajka, Schubert, Whitehouse über mehr oder minder weitgehende Besserung objektiver und subjektiver Natur, ja sogar über Heilungen berichtet, werden von anderen wiederum Mißerfolge gemeldet, so von Bogdanovic, Schoenhof, Šutowa, Ormsby, Bruhns, Bering, von welchen wiederum die letzteren nach 9 Monaten, sogar nach 1 Jahr keine nennenswerte Besserung verzeichnen konnten. Saalfeld warnt daher vor überspannter Erwartungen, die man etwa an diese Methode knüpfen könnte. Lévy empfiehlt, die Sympathektomie erst dann vorzunehmen, wenn andere vasodilatierende Mittel wie Acetylcholin, über dessen Anwendung von manchen Autoren (Gauch-Sohier-de Courrèges, Petges) berichtet wird, keine nennenswerten Erfolge auszulösen vermögen.

Auf der Klinik Kreibichs wurde eine Reihe von Sclerodermiefällen der genannten Behandlung unterzogen; wie ich einer mündlichen Mitteilung Kreibichs entnahm, war nur in einem Falle von Sclerodaktylie bei einer jungen Pflegeschwester eine wesentliche Besserung zu beobachten. Auch Fuhs konnte unter 3 operierten Fällen einen gebesserten verzeichnen. Nach dem in den früheren Kapiteln Auseinandergesetzten ist der Prozeß bei der diffusen Sclerodermie, wie schon der Name sagt, ein diffuser oder aber ein plurizentrischer. Die Ablösung der Adventitia einer Arterie kann aber nur einen Einfluß auf das von dieser Arterie versorgte Gebiet ausüben. Wenn also ein Zentrum der stärksten Intensität auf den Händen, bzw. den Vorderarmen gelegen ist, dann kann die Leriche-Operation an der Brachialis einen Erfolg auf die Sclerodaktylie, bzw. auf das sclerotische Ödem des Vorderarmes ausüben, nicht aber auf entfernte, weitabliegende Veränderungen im Bereich des Gesichtes, auf der Brust oder am Stamme. Leriche-Wolf-Fontaine haben dann weiterhin die periarterielle Sympathektomie noch kombiniert mit cervicaler oder lumbaler, bilateraler Ramisektion des Sympathicusstranges (Leriche-Fontaine) und Resektion des Ganglion cervicale superius (Leriche-Fontaine-Wolf). Diese Eingriffe an den Ganglien und dem Grenzstrange des Sympathicus, die übrigens auch von Brown-O'Leary-Adson für die vasomotorischen Formen der diffusen Sclerodermie empfohlen werden, sind auch theoretisch von Interesse, zumal ja Staemmler in den sympathischen Halsganglien Veränderungen bei

Sclerodermie nachweisen konnte. Nach BRÜNING bestehen zwischen periarterieller Sympathektomie und Eingriffen in den Grenzstrang des Sympathicus nur quantitative Unterschiede.

Erwähnt sei in diesem Zusammenhange auch, daß bei einem von mir beobachteten Falle, einem jungen Mädchen mit schweren Erscheinungen von diffuser Sclerodermie und Sclerodaktylie (vgl. Abb. 32) von DOPPLER die von ihm angegebene *Sympathicodiaphtherese* versucht wurde; ein nennenswerter Erfolg war mit dieser Methode, bei welcher die Sympathicusfasern nicht mechanisch entfernt sondern chemisch zerstört werden, in dem angeführten Falle, soweit er verfolgt werden konnte, nicht zu beobachten.

Eine gewissermaßen ätiotrope Therapie betreiben auch jene, welche für Fälle von diffuser Sclerodermie *Röntgenbestrahlungen der endokrinen Drüsen,* insbesondere der Schilddrüse, Thymus und Hypophyse empfehlen, wie NOGUER-MORÉ, HAMMER, RAMAZZOTTI, ROTHACKER; auch HEINISMANN-CZERNY haben dieses Verfahren in Anwendung gebracht und $1/3$ HED unter Vorschaltung von 0,5 mm Kupfer und 1 mm Aluminium verabreicht. In analogem Sinne haben dann NOBL-GLASBERG *Diathermiebehandlung* der Thyreoidea unter genauer Kontrolle des Grundumsatzes in Vorschlag gebracht.

Hervorzuheben wäre ferner, daß SCHOENHOF *Röntgenbestrahlungen der Wirbelsäulengegend* in Fällen von diffuser Sclerodermie angewendet und damit anscheinend gute Erfolge erzielt hat (SAMEK), welche auch capillaroskopisch sich bestimmen ließen; am besten bewährte sich ihm dabei eine Technik, bei welcher Kreuzfeuerbestrahlung des Hals-, Brust- oder Brust-Lendenmarks in je 2 Feldern von 6×20 cm zu beiden Seiten der Wirbelsäule unter Neigung der Röntgenröhre in einem Winkel von 45^0 vorgenommen wurde. Verabfolgt wurde in einer Sitzung $1/3$ HED einer harten Strahlung unter Vorschaltung von 0,5 mm Zinkfilter, nach je 8 Wochen wurde diese Behandlung 1—2mal wiederholt. In einem Falle war allerdings die Behandlung von einer Röntgenatrophie mit Teleangiektasien gefolgt, was SCHOENHOFF darauf zurückführt, daß der ohnehin zu Atrophie und Gefäßdilatation neigende Prozeß durch die Einwirkung der gleichsinnig wirkenden Noxe eine lokale Steigerung erfahren hatte.

Endlich wären noch jene Fälle von diffuser Sclerodermie zu erwähnen, in denen Gründe für die Annahme einer *luetischen* Ätiologie der Affektion zu sprechen schienen und in welchen die durchgeführte antiluetische (BROCQ-FERNET-MAUREL, FLARER, HILAIRET, JUSTUS, LORTAT-JACOB-LEGRAIN-BAUDOIN u. a.) Behandlung vielleicht auf dem Wege der Beeinflussung einer endokrinen Drüse auch eine Besserung der Hauterscheinungen bewirkte. Bei *tuberkulösen* Sclerodermiekranken will FLARER durch eine entsprechend durchgeführte Goldbehandlung eine bedeutende Besserung der sclerodermatischen Veränderungen erzielt haben. Endlich wurde in der Annahme eines Zusammenhanges zwischen *Arsenschädigungen* und dem Auftreten von Sclerodermiesymptomen (AYRES, FEIT, IRVINE-TURNACLIFF, STOKES, THRONE) die Verabreichung von Natriumthiosulfat in Form intravenöser Injektionen empfohlen, so von THRONE-VAN DYCK-MARPLES-MYERS, FEIT, BERKOWITZ; von beiden letzteren wurde eine günstige Wirkung dieses Präparates beobachtet und zwar in Fällen, die im Urin auffallend hohe Arsenwerte erkennen ließen.

Was die *symptomatische* Behandlung der diffusen Sclerodermie betrifft, so entspricht sie im allgemeinen jenen therapeutischen Maßnahmen, die bereits bei der umschriebenen Sclerodermie besprochen wurden. Vor allem muß hier das *Fibrolysin,* bzw. *Thiosinamin* genannt werden, das, seit langem wegen seiner narbenerweichenden Wirkung bekannt, auch zur Behandlung der sklerodermatischen Hautveränderungen herangezogen wurde und, in Form von Injektionen oder als Thiosinaminguttaplast angewendet, vielfach gute Dienste leistet (Bramwell, Brauer, du Bois, Griesbach, Grön, Hügel, Lewandowsky, Mescht-scherski, Pachur, Perls, Racinowski, Reiner, Scholz-Doebel), mitunter auch versagt (Loewenfeld). Curschmann, der ebenso wie Cassirer empfiehlt, jeden 2. Tag 0,3—0,5 ccm einer 15%igen alkoholischen Lösung subcutan zu verabreichen, möchte auf Grund eigener Beobachtungen die Wirksamkeit des Präparates nicht bestreiten, allerdings glaubt er, daß auch hier der Effekt im Sinne einer parenteralen Eiweißwirkung zu werten ist, die ja wiederum auf inkretorische Funktionen und auf das viscerale Nervensystem einen umstimmenden, günstigen Einfluß entfalten kann. Daß Fibrolysin-, bzw. Thiosisinamininjektionen in ganz vereinzelten Fällen von bedrohlichen Erscheinungen gefolgt sein können (Segura), kann ich bestätigen. Von weiteren Behandlungsmethoden wären anzuführen *intravenöse Injektionen von hypertonischer, 10%iger Kochsalzlösung,* welche, in Dosen von 10 ccm jeden zweiten Tag verabreicht und 7—10mal wiederholt, mitunter gute Erfolge zeitigten (Böhm, Devoto, Herzog, Istok, Engelbrecht, Günzburg, Sannicandro); die Resultate dieser Behandlungsmethode, bei welcher mitunter nach relativ kurzer Zeit das Wiedereinsetzen der bereits versiegten Schweißabsonderung beobachtet werden konnte, sind namentlich in jenen Fällen, in welchen die Opotherapie versagt, durchaus ermutigend (Devoto). Von Klingmüller wurde die Behandlung sclerodermatischer Hautveränderungen mit *Terpentin,* bzw. *Olobintin* inauguriert, und zwar wurden von letzterem Einzelgaben von 1—5 ccm subcutan oder ½—1 ccm intravenös durch lange Zeit hindurch fortgesetzt, in einem Falle wurden beispielsweise im Verlaufe von 3 Jahren insgesamt 30 ccm Olobintin intravenös und 40 ccm intraglutäal mit Einschaltung längerer Pausen verabreicht. Über günstige Erfolge mit Terpentin berichten Albert, Brauer, Erichsen, Rothacker, mit Olobintin Bueler, Grütz sowie Stühmer. Die Terpentinbehandlung entspricht einer unspezifischen Reizkörpertherapie, die Behandlung mit hypertonischen Kochsalzlösungen dagegen geht von der Idee aus, daß durch derartige intravenöse Injektionen die Säftezirkulation der erkrankten Gewebe gesteigert und so ihre Ernährung gebessert wird. *Arsendarreichung* wurde bei diffuser Sclerodermie von Bussolai, du Bois, Kuznitzky, Lereboullet empfohlen, von Chargin jedoch abgelehnt und zwar mit der Begründung, daß Arsen selbst sclerodermatische Veränderungen auslösen könne (Ayres). Carnevali konnte nach Atoxilinjektionen Besserungen verzeichnen; einen Versuch mit Phosphorbehandlung empfehlen Roederer sowie Lereboullet.

Endlich sei noch darauf verwiesen, daß vielfach auch die von Mucha für die Behandlung der circumscripten Sclerodermie empfohlene intravenöse Verabfolgung von 1% *Natrium silicicum* auch bei diffus-sclerodermatischen Veränderungen in Anwendung gebracht wurde, so von Fuhs, Sussmann u. a., wobei Injektionen von 1 ccm einer 1%igen Lösung oftmals wiederholt wurden, zunächst in Abständen von 3—4, späterhin in 6—8 Tagen; ich selbst konnte mich kaum jemals von einem sicheren Erfolg dieser Behandlungsmethode bei diffuser Sclerodermie überzeugen. Der Vollständigkeit halber sei weiterhin erwähnt, daß für Fälle, in welchen der Erkrankung ein mild verlaufender septischer Prozeß zugrunde gelegt wurde, die Verabreichung einer *Autovaccine* empfohlen wurde (Hare), daß ferner Hare, Little, *für die Extraktion cariöser Zähne* eintreten, während Zinsser wiederum hervorhebt, daß die Behandlung der Zahncaries von keinerlei Erfolg hinsichtlich der sclerodermatischen Veränderungen begleitet ist. Werther rät zur Anwendung einer *Pepsin-Pregllösung* zur Erweichung verhärteter Hautpartien, Balen empfiehlt die Verabreichung von *Lebertran,* Bulkley jene von *Nitroglycerin;* Randak rät bei Sclerodermiefällen mit Raynaud-Symptomen *Akineton,* ein peripher angreifendes, ungiftiges Mittel, zu versuchen, das, intravenös gegeben, die Cyanose wie die Schmerzen wenigstens zeitweise behebt und auch die Sensibilität wieder herstellt. PRCHALOVA befürwortet intern Ichthyol, lokal dagegen eine 10%ige Salolsalbe in Anwendung zu bringen. Für Sclerodermiefälle mit Verkalkungen bringt SNETHLAGE die orale Darreichung von Salmiak in Vorschlag, während KENNEDY zu Behandlungsversuchen mit der von FRÖHLICH erfolgreich bei Myositis ossificans angewanden Kohlehydratdiät zur Erzeugung einer artefiziellen Acidose ermuntert.

In der mannigfachsten Weise wurde auch die *Elektrotherapie* zur Behandlung der sclerodermatischen Hautveränderungen herangezogen; so empfehlen ARMANI, ČERKES, JANISCHEWSKY, LOEWENBERG, O'LEARY-GOECKERMANN-MONTGOMMERY-BRUNSTING, SCHÖNSTEIN, TIÈCHE Bestrahlungen mit der Quarzlampe, wobei vielfach betont wird, daß die Bestrahlungen eine günstige Wirkung entfalten, wenn sie konsequent und lange Zeit hindurch fortgesetzt werden. LOEWENFELD allerdings sah nach Höhensonnenbestrahlung keine Erfolge, wohl aber bei Anwendung der *Diathermie*, die auch von BABONNEIX-HUTINEL-HILLEMAND, BUSSOLAI, HARE, HERINGA, OSTROWSKI, PEYRI-CARDENAL befürwortet wird. Auch *Faradisation* (BRUNSCHWEILER-FOREL, ECSEDY) und *Elektrolyse* (BROCQ, GUTH) wurden in Vorschlag gebracht, ganz besonders jedoch wird die von JEANSELME-BOURGUIGNON - LUCAS empfohlene *Ionisationsbehandlnng* sclerodermatisch veränderter Hautpartien gerühmt; bei dieser Methode wird der mit Watte umhüllte und in eine 1% Jodkalilösung eingetauchte negative Pol auf die zu behandelnde Hautpartie aufgelegt, der positive Pol in nächster Nähe plaziert; die Stromstärke betrug 10 Milliampere, die Dauer jeder einzelnen Sitzung bis zu 30 Min. Wenn auch diese Methode hauptsächlich bei circumscripter Sclerodermie günstige Resultate zeigte, so erwies sie sich doch andererseits auch bei diffuser Sclerodermie als recht wirksam (JEANSELME, SPILLMANN-CRÉHANGE-WEILL), Ulcerationen heilten, Gefäßkrisen schwanden, die Gebrauchsfähigkeit der Hände und Finger nahm wieder zu, die Haut wurde weicher. Daß auch *Röntgen-* und *Radiumbestrahlungen* der sclerodermatisch veränderten Hautpartien vielfach empfohlen wurden, braucht nicht erst hervorgehoben zu werden, erstere von RAMAZZOTTI, VIGANO, SCHOLZ-DOEBEL u. a., letztere beispielsweise von DE GRADO. GRIESSBACH brachte *Thorium X Degea* nicht ohne Erfolg zur Anwendung. Erwähnenswert wäre endlich, daß G. RIEHL jun. in einem einschlägigen Falle Allgemeinbestrahlungen mit *BUCKY - Grenzstrahlen* versuchsweise durchgeführt hat.

Von besonderer Wichtigkeit ist natürlich bei der diffusen Sclerodermie die lokale Behandlung mittels *Massage*, die zur Hebung der Zirkulation beiträgt, aber auch gegen die Inaktivitätsatrophie der Muskeln ankämpft, endlich auch die Haut selbst zu dehnen, weicher und geschmeidiger zu machen sucht. PRCHALOVA empfiehlt Massage mit einer 10%igen Salolsalbe, ferner wurden vielfach Salicylsalben zu diesem Zwecke verwendet; es dürfte aber gleichgültig sein, womit man massiert, weniger dagegen, wie massiert wird; diesbezüglich sei auf das bei der umschriebenen Sclerodermie Gesagte verwiesen. Kontraindiziert ist dagegen die Massage bei Entzündungs- und Eiterungsprozessen, bei Panaritien und Pyodermien. Außerordentlich günstig ist es, die Massage mit elektrischen Bädern (HARE, STEWART), mit Wechselbädern (DAHMEN) oder mit warmen Bädern zu kombinieren, wie überhaupt Zufuhr von Wärme von günstigem Einfluß auf die Beschaffenheit der sclerodermatischen Hautpartien ist (ABRAMOWITZ, DAHMEN, DUFOUR-DEBRAY, ECSEDI, LEWANDOWSKY, SIMON u. v. a. m.). DUFOUR-DEBRAY schlagen vor, die veränderten Hautpartien in Watte und Kautschuk einzuschlagen, BUSSOLAI empfiehlt sogar Anwendung von Heißluft. Auch warme *Moor- und Schwefelschlammpackungen* sind vielfach angeraten worden und mitunter von guter Wirkung begleitet (WOHLSTEIN).

Schließlich sei noch darauf hingewiesen, daß auch *Radiumemanation* und zwar sowohl in Form von Bädern (Fuhs, Betke), wie auch von Trink- und Inhalationskuren (Curschmann, Studnička) in Fällen von diffuser Sclerodermie zur Anwendung gebracht werden kann; Vanýsek möchte hierbei der Emanation eine sympathikotrope Wirkung zuerkennen.

Anhang.

I. Sclerodermieähnliche Krankheitsbilder des Neugeborenen- und Säuglingsalters.

Im Vorhergehenden wurde mehrmals darauf hingewiesen, daß die Sclerodermie eine Affektion ist, die vorwiegend bei Erwachsenen zur Beobachtung gelangt; wenn sich nun in der Literatur immer wieder Angaben finden, daß auch im Kindesalter, ja sogar bei Säuglingen sclerodermatische Veränderungen keineswegs als abnorme Seltenheiten zu bezeichnen sind (Luithlen, Lewin-Heller u. a.), so hat dies seinen Grund darin, daß einerseits, wie Luithlen selbst in seiner Monographie über die Zellgewebsverhärtungen der Neugeborenen hervorgehoben hat, vielfach als Sclerodermie bezeichnete Fälle richtiger als Sclerem aufzufassen wären, daß andererseits Beobachtungen, die früher als Sclerodermie gebucht wurden, heute der subcutanen Fettgewebsnekrose, bzw. dem Sclerödem (Buschke) zugezählt werden müßten, zu Krankheitsbildern also, die erst in neuerer Zeit erkannt wurden und wohl mit Rücksicht auf die bei ihnen klinisch zutage tretende Verhärtung der Haut früher einfach als Sclerodermie bezeichnet worden waren. Gleichwohl kommt echte Sclerodermie auch in der frühesten Jugend vor, namentlich Fälle von *umschriebener Sclerodermie* sind im Kindesalter (Appel, Artom, Burghi, Buschke, Corson, Dohi, Drury, Fornara, Fuchs, Funfack, Isaak, Kwiatkowski, Leiner, Leslie, Loewenheim, Mucha, Müller, Nicolas-Moutot, Nobl, Ormsby-Mitchell, Oppenheim, Pinkus, Sellei, Sequeira, Stowers, Stoye, Vohwinkel, Wile, Wirz, Wise, Zoon), seltener allerdings bei Säuglingen beobachtet worden (Heller, Lesczynski, Pringle, Ruete, Stirnimann). Bei der *diffusen Sclerodermie* ist jedoch das Auftreten im Kindes-, bzw. Säuglingsalter, wie schon hervorgehoben wurde, eine wirkliche Seltenheit; Kneschke, der aus der Literatur 25 Fälle von sog. Säuglingssclerodermie zusammengestellt hat, verzeichnet unter diesen einige, welche seiner Ansicht nach zur diffusen Sclerodermie zuzurechnen waren, Loewenberg, dessen bereits früher gedacht wurde, schildert einen weiteren Fall einer angeborenen diffusen Sclerodermie. Aber auch die bei den letzterwähnten Autoren angeführten Fälle werden heute, da man die Klassifizierung der Krankheitsfälle nach anderen Gesichtspunkten vornimmt, zum Teil ausscheiden müssen, so daß nur wenige Beobachtungen als Belegfälle für das Vorkommen von diffuser Sclerodermie im Säuglings- und Kindesalter anzusehen wären, so jene von Barkman, Cockayne, Kneschke-Galewsky, bzw. Strunz, Kraus, Loewenberg, vielleicht auch noch die von Demmet, Ebstein, Eriguchi, Stackelberg, Weidman, Wulf geschilderten Beobachtungen. Diss-Fr. Woringer lassen als Fälle von echter Sclerodermie des Neugeborenen nur die Beobachtungen von Cockayne, Kneschke-Galewsky, Loewenberg gelten; dem von Weidman beobachteten Fälle räumen die genannten Autoren eine Sonderstellung ein, da es sich hier um eine allgemeine Fibrose handelte, die auch an den Innenorganen wie Leber, Pankreas usw. in Erscheinung trat und wahrscheinlich auf luetischer Grundlage entstanden war. Lemež möchte diesen Fällen auch noch die von Cavanenghi als Sclerema congenitale bezeichnete Beobachtung anreihen. Über die ältere Literatur kann nur schwer ein Urteil abgegeben werden, da einerseits nur zum geringen Teile ausführliche Krankengeschichten und histologische Befunde vorliegen, andererseits erstere nur in der Minderzahl derart geführt erscheinen, daß eine Abgrenzung gegen die oben erwähnten, in jüngster Zeit aufgestellten, neuen Krankheitsbilder vorgenommen werden kann.

1. Adiponecrosis subcutanea neonatorum.

Subcutane Fettgewebsnekrose beim Neugeborenen (BERNHEIM-KARRER), circumscripte symmetrische Fettsklerose im Säuglingsalter (KEILMANN), Induration cutanée curable du nouveau-né (MARFAN-HALLEZ-DEBRAY), Indurimento cutaneo curabile del neonato (GIRONCOLI), Sclérème hypertrophique à évolution favorable (MORQUIO), Sclérème adipeux en plaques (TRIBOULET-RIBADEAU-DUMAS-DEBRÉ), sogenannte Sclerodermie der Neugeborenen (MAYERHOFER), subcutane Pseudoxanthomatosis der Neugeborenen (SYSAK-WILFAND), Cystostéatonécrose du tissu souscutané chez le nouveau-né (P. WORINGER-WEINER), Granulome lipophagique obstétrical (DISS-FR. WORINGER).

Das klinische Bild dieser Affektion ist eigentlich schon seit langem bekannt, es wurde aber von verschiedenen Autoren je nach der Interpretation der hervorstechendsten klinischen Merkmale mit verschiedenen Bezeichnungen versehen, bald als sclérème hypertrophique à évolution favorable (MORQUIO), bald als sclérème adipeux en plaques (TRIBOULET-RIBADEAU-DUMAS-DEBRÉ), zumeist jedoch, namentlich von den älteren Autoren, als Säuglingssclerodermie der Sclerodermie der Erwachsenen an die Seite gestellt (NEUMANN, CRUSE), eine Ansicht, an welcher auch bis in die letzten Jahre noch vielfach festgehalten wurde (MEYER, POLLITZER, KNESCHKF). MAYERHOFER, der auch als erster die hierher gehörigen Fälle zusammengestellt hatte, fiel insbesondere der Gegensatz zwischen den oft imposanten Krankheitserscheinungen und der ausgesprochenen Gutartigkeit des Krankheitsbildes auf, das er nicht als Säuglingssclerodermie schlechtweg, sondern als „sogenannte" Sclerodermie der Säuglinge bezeichnen und hinsichtlich seiner Eigenartigkeit charakterisieren will. In neuerer Zeit wurden diese Beobachtungen von BERNHEIM-KARRER eingehend studiert und unter der Bezeichnung circumscripte Fettsclerose oder Fettnekrose der Neugeborenen zusammengefaßt, und zwar auf Grund von histologischen Untersuchungen, deren Ergebnis die Abgrenzung dieser Affektion gegenüber Sclerem und echter Sclerodermie zu ermöglichen scheint. Während aber MARFAN und seine Mitarbeiter HALLEZ und DEBRÉ noch die Bezeichnung „induration cutanée curable du nouveau-né" für die in Rede stehende Erkrankung gewählt hatten, traten CAROL-VAN DER ZANDE, insbesondere aber WORINGER-WEINER und auch LEMEŻ dafür ein, an Stelle dieser Benennung das Krankheitsbild als „subcutane Fettgewebsnekrose der Neugeborenen" zu bezeichnen, weil — wie insbesondere WORINGER-WEINER in einer 1928 erschienenen, ganz ausgezeichneten Arbeit betonen — damit nicht nur der pathologische Prozeß charakterisiert, sondern auch ein gewisser Parallelismus zu gleichen, bei Erwachsenen vorkommenden Prozessen betont erscheint.

Befallen erscheinen nahezu immer reife, ja sogar übergewichtige Kinder — nur DOLINŠEK-ERMENC erwähnen einen Fall mit Untergewicht —, welche eine langdauernde, schwere Geburt, zumeist eine Zangengeburt, zu bestehen hatten, asphyktisch zur Welt kamen und bei welchen — nach SCHULTZE — Schwingungen, Abreibungen, Schläge und Klopfen auf den Körper zur Beseitigung der Asphyxie in Anwendung gebracht werden mußten. DISS-FR. WORINGER halten es dementsprechend für angezeigt, der von ihnen gewählten Benennung dieses Krankheitsbildes „Granulome lipophagique" noch die Bezeichnung „obstétrical" hinzuzufügen. Die ersten Erscheinungen zeigen sich in den ersten Tagen nach der Geburt und zwar in Form von Verhärtungen, die, selten mit einem Male, zumeist allmählich, innerhalb einiger Wochen sich entwickeln, eine mehr rundliche Form aufweisen und im Subcutangewebe gelegen sind oder aber in Form von ausgebreiteten, mit der darüberliegenden Haut verlöteten Plaques zur Beobachtung kommen. Ausnahmsweise, wie in dem von DE BRUIN beobachteten Falle, ist ein solitärer Herd vorhanden, zumeist sind aber die Knoten multilokulär, mitunter auch symmetrisch angeordnet. Ihre Größe ist verschieden, von der Größe einer Erbse oder einer Haselnuß bis zu Plaques von Flachhandgröße schwanken die Dimensionen, manchmal kann sogar ein größerer Teil des Körpers befallen sein. Die Knoten prominieren leicht über die Oberfläche; im Beginn hellrot oder livide gefärbt, nehmen sie bald den Farbenton der normalen Haut an (GELBJERG-HANSEN), zeigen aber niemals den Elfenbeinton der echten Sclerodermie (KEIL-MANN). Die verhärteten Partien haben im allgemeinen eine glatte Oberfläche, mitunter erscheint jedoch letztere uneben („orangenschalenähnliche Haut", ZUBIZARRETA). Die Konsistenz ist derb, hart, gummi- oder wachsartig (LEMEŽ), auf Fingerdruck bleibt keine Dellenbildung zurück, es ist aber auch nicht möglich, die veränderten Partien in Falten zu legen. Vielfach sind die Plaques mit den darunterliegenden Gebilden verwachsen, in anderen Fällen wiederum mobil. Zumeist erscheinen die Wangen, das Kinn, Thorax, Rücken, Schultern, Arme, Glutaealregion und Außenseiten der Oberschenkel befallen, es ist aber charakteristisch, wie KEILMANN betont, daß die peripheren Anteile der Extremitäten stets verschont bleiben. Nachdem die geschilderten Veränderungen durch eine Zeit, einige Wochen, aber auch einige Monate, unverändert geblieben, beginnt die Rückbildung, die nur langsam und allmählich erfolgt, ohne irgendwelche Veränderungen zu hinterlassen; nur in einem Falle von DE BRUIN sowie in einer älteren Beobachtung von CRUSE, die zweifellos hierher gehört, war eine leichte Atrophie zu beobachten. In einzelnen Fällen, wie in jenem von TRIBOULET-RIBADEAU-DUMAS-DEBRÉ, sowie in einem weiteren, von HARRISON beobachteten Falle trat Fluktuation der verhärteten Partien auf, die aber, wie WORINGER-WEINER betonen, ebenfalls ohne erkennbare Veränderungen abheilte. Charakteristisch für den Verlauf dieser Affektion ist, daß das Allgemeinbefinden der kleinen Patienten ein glänzendes ist; Temperatur wie auch Appetit sind normal, auch die Gewichtszunahme erfolgt regelmäßig und ungestört.

Die ersten histologischen Untersuchungen dieses Krankheitsbildes stammen eigentlich von TRIBOULET-RIBADEAU-DUMAS-DEBRÉ, welche indes den von ihnen beschriebenen Fall irrigerweise als Sclerem auffaßten; 10 Jahre später dann hat BERNHEIMER-KARRER auf Grund seiner histologischen Befunde das wohlumschriebene Bild der subcutanen Fettgewebsnekrose beim Neugeborenen aufgestellt und von anderen, ähnlichen Affektionen abzugrenzen versucht. Seither sind nun diese Befunde wiederholt bestätigt und erweitert worden, so von CAROL-VAN DER ZANDE, GELBJERG-HANSEN, BRINCKMANN, R. FISCHL, KOGOJ, KRASNOVA-EHRLICH, MORONE, SCHULTZ-VOIGT, VAN DER VALK, P. WORINGER-WEINER, DISS-FR.WORINGER, ZUBIZARRETA u. a. Während Epidermis und Corium bei der mikroskopischen Untersuchung im allgemeinen normale Verhältnisse aufweisen, letzteres evtl. hier und da kleine perivasculäre Rundzelleninfiltrate erkennen läßt, ist das subcutane Fettgewebe ganz auffallend verändert. Die Fettläppchen zeigen, wie CAROL-VAN DER ZANDE hervorheben, namentlich an ihren Rändern ein Infiltrat, welches aus Lymphocyten, Fibroblasten, Riesenzellen vom Charakter der Fremdkörper-Riesenzellen und ganz spärlichen Eosinophilen besteht und welches sich auch mitunter in das Innere der Fettläppchen fortsetzt. Nach DISS-FR.WORINGER besteht das Infiltrat aus histiocytären Elementen und Riesenzellen vom Charakter der Makrophagen, wobei DISS hervorhebt, daß die Histiocyten vom reticulo-endothelialen System stammen und sich von gewöhnlichen Fibroblasten dadurch unterscheiden, daß sie die zur Vitalfärbung verwendbaren Farbstoffe sowie, unter gewissen Umständen, Fett in geradezu elektiver Weise zu fixieren vermögen. Die Fettläppchen selbst weisen stellenweise Kernarmut, schlechte Färbbarkeit der Fettzellen und Fettzellenkerne, sowie körnigen Detritus auf. Die Septen zwischen den Fettzellenhaufen sind vielfach ödematös geschwollen, verbreitert; im Bereich der erwähnten Infiltrate fehlt das elastische Gewebe. In den Fettzellen, welche einen oder mehrere Kerne aufweisen und deren Protoplasma vermehrt erscheint, zeigen sich vielfach Bröckel, sowie insbesondere längliche, spitze Krystallnadeln, die meist in Form von Rosetten, Büschel und Garben angeordnet erscheinen und zum Teil Erscheinungen von Anisotropie erkennen lassen (CAROL-VAN DER ZANDE). Chemische Untersuchungen des Fettgewebes wurden von SCHULTZ, GRAY wie auch von CAROL-VAN DER ZANDE ausgeführt, von welchen ersterer die Krystalle als ein Gemisch von Palmitin und Stearin auffaßte, während CAROL-VAN DER ZANDE auf Grund von chemischen und Farbreaktionen (Sudan III, Nilblausulfatreaktion) anfänglich der Annahme zuneigten, daß die Krystalle aus Tripalmitin und Tristearin bestünden und auch freie Fettsäure enthielten. Die Bestimmung des Schmelzpunktes der Krystalle ergab jedoch einen solchen von 45°, was wieder nach Ansicht von CAROL-VAN DER ZANDE mehr für Cholesterinester sprechen würde. Diese auffallende Erhöhung des Schmelzpunktes geht parallel mit einer um so rascheren Erstarrung des Fettes bei Temperaturen, die niedriger sind als der Schmelzpunkt. Das rasch erstarrende Fett, ferner ein auffallender Gehalt an Phosphaten, der sich auch im Röntgenbild als Verschleierung erkennen läßt, endlich das erwähnte Infiltrat des Granulome lipophagique, diese drei Faktoren zusammen erklären die bretthart Konsistenz des Subcutangewebes bei der in Rede stehenden Affektion (DISS-FR. WORINGER). In einer neueren Arbeit vertritt DE BRUIN die Ansicht, die in den Fettzellen beobachteten Krystalle entstünden dadurch, daß unter dem Einfluß der Nekrose die Mischung der einzelnen Fette aufgehoben würde und die Komponenten, das Tripalmitin, vielleicht auch das Tristearin und Mischkrystalle auskrystallisieren; sie bestehen also nach der Ansicht von DE BRUIN nicht aus Cholesterinestern, freien Fettsäuren oder Seifen. In manchen Beobachtungen tritt die Nekrose nicht so deutlich in Erscheinung, während die Veränderungen an den Fettgewebssepten besonders augenfällig werden; KEILMANN fand letztere in einem von ihm als circumscripte symmetrische Fettsclerose im Säuglingsalter bezeichneten Falle verbreitert, ödematös gequollen und aus einem aus Fettzellen, Fibroblasten und kleinen Rundzellen bestehenden Gewebe aufgebaut; auch Riesenzellen und nadelförmige Krystalle waren zu erkennen. Trotz der Verschiedenheiten glaubt jedoch KEILMANN, daß es sich in seinem und BERNHEIM-KARRERs Falle „um prinzipiell denselben Befund handelt“.

Erwähnenswert wäre noch, daß in einer Beobachtung BRINCKMANNs, die als Sclerem bezeichnet worden war, aber sicher als hierher gehörig aufzufassen ist, eine ausgedehnte Verkalkung im Bereich des subcutanen Fettgewebes bestand — eine Beobachtung, die bisher nur von dem Prager Pädiater R. FISCHL bestätigt werden konnte —, daß ferner in einem von SYSAK-WILFAND geschilderten Falle bei der histologischen Untersuchung subcutane Nester von lipoidhaltigen Pseudoxanthomzellen verschiedener Größe, Riesenzellen, große Fettzellen, manchmal mit Zerfall und mit Bildung von Kalkseifen sich fanden, weshalb die Verfasser das Krankheitsbild, zumal sich am 80. Lebenstage des von ihnen beobachteten Falles eine auffallende Hypercholesterinämie nachweisen ließ, als subcutane Pseuxanthomatose der Neugeborenen bezeichnen möchten. Die Abbildungen 47 und 48, welche der ausgezeichneten Arbeit von F. WORINGER-WEINER entstammen, illustrieren in anschaulicher Weise das pathologische Geschehen bei der Adiponecrosis subcutanaea neonatorum; während zu Beginn der Erscheinungen sich nur eine Verdickung des Protoplasmasaumes der Fettzellen zeigt und krystalloide Veränderungen in letzteren auftreten, sind in einem späteren Stadium die

Fettzellen als solche nicht mehr zu erkennen, sie erscheinen als unregelmäßig begrenzte Protoplasmamassen, welche zahlreiche Kerne und hier und da Lacunen mit Krystallen aufweisen. Diese Veränderungen an den Fettzellen lösen dann solche des interstitiellen Gewebes aus, polynucleäre Infiltrate, Vermehrung der Makrophagen und Fibroblasten (Abb. 47). Unter dem Einfluß dieser reaktiven Gewebsveränderungen schwindet nun auch das veränderte Fettgewebe allmählich und wird durch ein ödematöses Bindegewebe mit verdickten Fasern ersetzt, in welchem da und dort einige mehrkernige Fettzellen und spärliche Fettbläschen zu erkennen sind (Abb. 48).

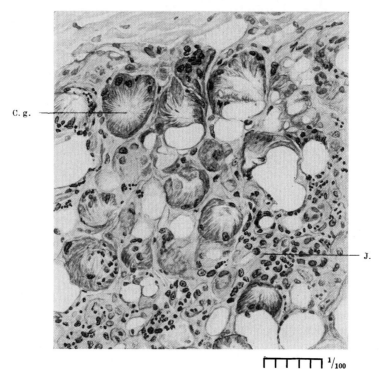

Abb. 47. Adiponecrosis subcutanea neonatorum. Prozeß in voller Entwicklung. C. g. Fettzellen mit verändertem, krystalloidem Inhalt und multiplen Kernen. J. entzündliche Infiltrationen. (Polynucleäre, Makrophagen, Fibroblasten.)
[Nach Woringer-Weiner: Rev. franç. Pédiatr. 4, No 1, 67 (1928), Abb. 1.]

Ätiologie und *Pathogenese*. Für die Entstehung der subcutanen Fettgewebsnekrose der Neugeborenen wurden schon von Cruse *traumatische* und *Kälteeinwirkungen* verantwortlich gemacht; auch späterhin hat man diese Affektion vielfach auf eine langdauernde Geburt zurückgeführt, auf Traumen, die durch den Geburtsakt selbst oder durch Anlegen der Zange, Schultze-Schwingungen, Klopfen und Schlagen auf den kindlichen Körper zur Behebung der Asphyxie bedingt waren (Bernheim-Karrer, Bettinotti, Carol-van der Zande, Diss-Woringer, Dolinšek-Ermenc, Georgesco-Herscovici, Gironcoli, Marfan-Debray, Marfan-Hallez, Mayerhofer, Stowers, van der Valk usw.). Dongen hatte sogar angenommen, daß die mehr umschriebenen Formen dieses Krankheitsbildes auf Zangendruck, die ausgebreiteten, diffusen dagegen auf den Druck der Uteruswand (alte Primipara, große Frucht, frühzeitiger Abgang des Fruchtwassers) zurückzuführen seien. Einen entsprechenden Beweis für die traumatische Genese des Krankheitsbildes sieht LEMEŽ insbesondere in einer Zusammenstellung von HEIDLER, welcher einen Zusammenhang von Zangendruck und „sclerodermischen" Wangeninfiltraten an 19 Neugeborenen beweisen konnte, aus seinen Beobachtungen die traumatische Genese dieser Verhärtungen im Unterhautzellgewebe folgert, aber auch, auf diese Befunde gestützt, das Trauma für die Entstehung der subcutanen Fettgewebsnekrose der Neugeborenen verantwortlich machen möchte. In zweiter Linie wird dann eine intensive Abkühlung der Haut als Ursache für die Cytosteatonecrosis subcutanea neonatorum angegeben; so konnte CRUSE einen Fall von „Säuglingssclerodermie" bei einem neugeborenen

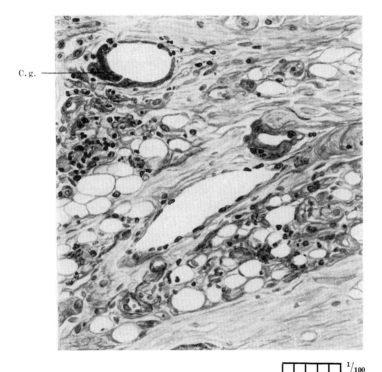

C. g.

$^1/_{100}$

Abb. 48. Adiponecrosis subcutanea neonatorum. Vorgeschrittenes Stadium; das Fettgewebe ist durch Bindegewebe ersetzt, in welchem vielkernige Fettzellen (C. g.) und spärliche normale Fettzellen persistieren. [Nach WORINGER-WEINER: Rev. franç. Pédiatr. 4, No 1, 68 (1928), Abb. 2.]

Kinde beobachten, welches einer Kälte von — 25⁰ C ausgesetzt war und MAYER-HOFER führt gerade im Hinblick auf diese Beobachtung die Kälteeinwirkung, die ja bei asphyktischen Kindern in Form von Wechselbädern ebenso wie die SCHULTZE-Schwingungen zur Anwendung gelangt, neben dem Trauma als unterstützendes Moment für die Entstehung der Cytosteatonekrose an. Von den schönen Versuchen von LEMEŽ, welche die von MAYERHOFER schon seit langem vertretene Ansicht zu stützen scheinen, soll noch späterhin die Rede sein. L. F. MEYER nimmt für die sog. Säuglingssclerodermie angiotrophische Einflüsse, aber auch eine Dysfunktion der endokrinen Drüsen an, CAROL-VAN DER ZANDE und ebenso auch GELBJERG-HANSEN denken eher an einen pankreatogenen Ursprung der subcutanen Fettgewebsnekrose der Neugeborenen. GIRONCOLI möchte wiederum die Verhärtungen als traumatisch durch den Sympathicus verursacht, durch die Asphyxie bedingt ansehen, GIOJA nimmt in ätiologischer Hinsicht eine Reihe von Gelegenheitsursachen sowie endokrine Störungen

unbekannter Art in Anspruch und Morone glaubt, daß die Störungen im Fett-
stoffwechsel durch Dysfunktion im hormonalen System bedingt sind, daß
eine Ischämie im peripheren Kreislauf, vielleicht auch Gefäßveränderungen
sekundär als auslösendes Moment hinzutreten. R. Fischl endlich möchte in
seinem Falle eine schwere Störung im Betriebe des Gesamtorganismus annehmen, deren Wesen nicht klar ist und uns auffordert, in Hinkunft solche
Affektionen von einem weiteren Gesichtspunkt aus zu betrachten; eine Stütze
dieser Auffassung sieht R. Fischl darin, daß von einer Reihe von Autoren
bei der in Rede stehenden Erkrankung abnorme Blutbefunde erhoben werden
konnten, Befunde, in welchen die Verschiebung der Leukocytenformel, insbesondere das Zurücktreten der Lymphocyten (Keilmann, Lemež, Marfan-
Hallez u. a.) auffallend sind und auf eine allgemeine Störung hinweisen,
während die wiederholt festgestellte Polyglobulie immerhin noch in den Bereich
der physiologischen Verhältnisse innerhalb der ersten Lebenswochen fallen kann.

Auch bei der Erörterung der *Pathogenese* dieses Krankheitsbildes wird vielfach dem Trauma eine besondere Rolle zugeschrieben; Keilmann glaubt allerdings aus den histologischen Befunden erschließen zu können, daß es bei diesem
Prozeß primär zu einer Zersetzung des Fettes, zur Entstehung von Fettsäuren
in den Fettzellen kommen dürfte, Carol-van der Zande und ebenso auch
Gelbjerg-Hansen möchten, wie schon erwähnt, für die Entstehung des Krankheitsbildes eine Spaltung des Fettes verantwortlich machen, welche jedoch eher
mit dem Pankreas in ursächlichen Zusammenhang zu bringen wäre. Bernheim-
Karrer konnte jedoch nachweisen, daß bei dem Geburtstrauma das subcutane
Gewebe besonders stark geschädigt wird und Sudanfärbbarkeit wie Doppel-
brechung des Fettes verloren gehen; in dem durch das Trauma veränderten
Fett soll eine Lipase zu abnormaler Spaltung desselben führen. Auch Sysak-
Wilfand führen die Entstehung der Fettgewebsnekrose auf eine durch das
Geburtstrauma bedingte Reizwirkung zurück, welche eine Anhäufung von
Cholesterinverbindungen in den Makrophagen der Subcutis auslöst. Die mehrfach
bereits erwähnte Arbeit von F. Woringer-Weiner ist nun auch insoferne nicht
ohne Interesse, als sie vielleicht geeignet erscheint, die Pathogenese der Cyto-
steatonecrosis subcutanea neonatorum unserem Verständnis näher zu bringen.
Zunächst verweisen die genannten Autoren auf bemerkenswerte Analogien
einerseits mit der *hämorrhagischen Pankreatitis,* welche biologisch die gleichen
Veränderungen aufweist, nur daß es hier infolge der Kürze des meist letal verlaufenden Krankheitsprozesses — von wenigen Ausnahmen (Küttner, Lecène-
Moulonguet) abgesehen — nicht zur Ausbildung von Infiltraten kommt.
Die Fettgewebsnekrose der hämorrhagischen Pankreatitis ist, wie die experimentellen Untersuchungen ergeben haben, durch die dem Pankreassekret
beigemengte Lipase bedingt, welche die chemische Umwandlung des Fettes verursacht. Andererseits gibt es auch, wie Woringer-Weiner hervorheben, eine
subcutane Cytosteatonekrose der Erwachsenen (Lanz, Berner, Küttner u. a.);
diese Affektion tritt zumeist bei jungen Frauen auf, welche Fettleibigkeit und
starke Entwicklung der Brüste aufweisen und bei welchen es an diesen (granulome
lipophagique traumatique du sein) oder anderen Körperstellen nach einem
Trauma zur Entwicklung von Knoten und Verhärtungen kommt. Diese Indurationen sind meist schlecht abgrenzbar, mit der darüber liegenden Haut verwachsen, mitunter weisen sie in der Tiefe eine Fluktuation auf oder erscheinen
exulceriert; die darüberliegenden Hautpartien sind manchmal bräunlich verfärbt, zuweilen von Ekchymosen durchsetzt. Diese Knoten, deren Unterscheidung gegenüber einem Mammacarcinom oft erhebliche Schwierigkeiten
bereitet, bilden sich ebenfalls nur langsam und allmählich zurück und auch
histologisch zeigte sich eine weitgehende Übereinstimmung mit den Gewebs-

veränderungen bei der subcutanen Fettgewebsnekrose der Säuglinge: anfangs bestehen Erscheinungen von Saponifikation und Umwandlung der Neutralfette in Fettsäurenadeln, welche letzteren in Form von Büschel und Garben angeordnet erscheinen; die Fettgewebssepten zeigen Verbreiterung und Leukocyteninfiltration; schließlich wird auch hier das veränderte Fettgewebe durch Bindegewebe ersetzt, so daß mitunter nur eine subcutane Narbe den Sitz der ursprünglichen Veränderungen anzeigt. Auch bei diesem Prozeß wird dem Trauma eine ursächliche Bedeutung zugeschrieben, die erwähnten Ekchymosen deuten vielleicht auf ein vorangegangenes Trauma hin, das auch in den anamnestischen Angaben der Kranken immer wieder hervorgehoben wird; LANZ spricht überhaupt von einer nécrose graisseuse traumatique. Auf welche Weise allerdings das Trauma bei der subcutanen Fettgewebsnekrose der Säuglinge wie der Erwachsenen die Saponifikation bewerkstelligen soll, ist noch nicht sichergestellt; LECÈNE-MOULONGUET nehmen an, daß es sich wie bei der hämorrhagischen Pankreatitis um eine Lipase handelt, welche im Blute, bzw. in den Mononucleären vorhanden ist und durch den Austritt des Blutes frei würde. Tatsächlich konnte in einer Anzahl von Beobachtungen das Vorhandensein von Blutextravasaten festgestellt werden; für die Fälle, in welchen ein solcher Nachweis nicht möglich war (BERNHEIM-KARRER, WORRINGER-WEINER usw.), müßte man dann mit LECÈNE-MOULONGUET annehmen, daß eine vorhandene Ischämie mit konsekutiven Ernährungsstörungen der Grund der Cystotatonekrose wäre, eine Annahme, welche auch experimentell gestützt werden konnte. So erzielten BERNER, HYDE, FARR im Tierversuch durch Quetschen des Fettgewebes einige Tage später typische Veränderungen, während andererseits COHEN über das Auftreten einer subcutanen Fettgewebsnekrose im Bereiche der Mamma nach Applikation von Eis berichtet. Bemerkenswert in diesem Zusammenhange wäre auch, daß es, wie bereits erwähnt, LEMEŽ gelungen ist, durch Kälteeinwirkung (Kelen, Auflegen von Eisstücken) bei jungen Säuglingen Veränderungen hervorzurufen, welche histologisch und klinisch der Säuglingssclerodermie entsprachen.

Bei der *Diagnosestellung* muß immer berücksichtigt werden, daß die Adiponecrosis subcutana neonatorum fast ausschließlich bei gesunden, zumeist übergewichtigen Neugeborenen auftritt, die eine schwere, vielfach eine Zangengeburt durchzumachen hatten, die in der Mehrzahl der Fälle asphyktisch zur Welt kamen und bei welchen erst durch SCHULTZE-Schwingungen, künstliche Atmungsbewegungen, Klopfen, Schlagen usw. eine normale Respirationstätigkeit erzwungen werden mußte; aber auch das eigenartige klinische Bild mit den charakteristischen, gefelderten Infiltraten von Gummikonsistenz, der Hyperämie der Haut, der normalen Körpertemperatur und dem guten Allgemeinbefinden wird die Diagnose unschwer ermöglichen. Im Beginne der Affektion können *pyogene Prozesse* wie Abszedierung, phlegmonöse Infiltrationen und namentlich Erysipel mitunter differentialdiagnostisch in Betracht kommen, aber bei entsprechender Berücksichtigung der Temperaturverhältnisse, des Allgemeinbefindens und der lokalen Veränderungen doch unterschieden werden. Beim *Sclerema adiposum* ist die Haut meistens leichenblaß, fühlt sich kalt an, die Temperatur ist dagegen meist erhöht, das Allgemeinbefinden schwer beeinträchtigt (FINKELSTEIN), beim *Sclerema oedematosum* wiederum bleibt der Fingerdruck bestehen, die ödematöse Induration läßt sich wegmassieren, vielfach besteht auch Hypothermie. Das Auftreten von Hautverhärtungen, welche dann oft durch viele Monate hindurch unverändert bestehen bleiben, muß immer den Verdacht erwecken, daß im betreffenden Falle eine „echte" *Sclerodermie* vorliegen könnte. Immer ist bei der Diagnosestellung der Verlauf zu berücksichtigen, der mit dem stets günstigen Allgemeinbefinden, mit der normalen Körpertemperatur und Gewichts-

zunahme und der schließlich nach einigen Wochen einsetzenden Rückbildung
der Erscheinungen für die subcutane Fettgewebsnekrose charakteristisch ist,
bei welcher, wie Lemež hervorhebt, bisher nur in spärlichen Beobachtungen
ein letaler Ausgang beschrieben wurde, der indes zumeist auf interkurrente
Affektionen zurückgeführt werden konnte, so in dem Falle von Carol-van der
Zande auf eine Lobulärpneumonie, in jenem von Keilmann auf eine Osteo-
myelitis.

In *therapeutischer Hinsicht* kommen bei diesem Krankheitsbilde, das, wie
ja hervorgehoben wurde, vielfach auch spontan, ohne jede Behandlung zurückgeht, hauptsächlich Wärme, Watteverbände (Lemez), Bäder und Massage
(Dolinšek-Ermenc) in Betracht.

2. Sclerema neonatorum.

Sclérémia (Alibert), Sclérème (Chaussier), Scleroma, Sclerysma (Hennig), Cutis
rigor, Zellgewebsverhärtung, Induratio telae cellulosae (Henke, Baumgarten), Induration
du tissu cellulaire.

Unter dem Begriffe des Sclerema neonatorum werden zweierlei verschiedene
Hautveränderungen zusammengefaßt, welche bei Neugeborenen und Kindern
der ersten Lebenszeit auftreten und welche bei typischer Ausbildung unschwer
unterschieden werden können, das *Sclerema adiposum*, auch *Fettsclerem* oder
Sclerem im engeren Sinne genannt, und das *Sclerema oedematosum* oder *Sclerödem* (Soltmann). Wenn auch diese beiden Affektionen ziemlich gut charakterisierte, differente Zustände darstellen, so gibt es doch Fälle, in welchen die
Entscheidung, welches der beiden Krankheitsbilder vorliegt, schwierig sein mag,
in welchen andererseits beide Formen vereint vorkommen (Esch, Luithlen),
oder welche erkennen lassen, daß ein Sclerödem mitunter in ein Fettsclerem
übergehen kann (Geiser). Das mag denn auch der Grund gewesen sein, daß
diese Affektionen, die schon im 18. Jahrhundert namentlich von englischen
und französischen Autoren beschrieben worden waren, vielfach unter einem
Namen als Sclérème oder Endurcissement du tissu cellulaire zusammengefaßt
wurden; erst Denis unterschied 1824 zwischen einer serösen und einer adipösen
Verhärtung der Haut und wenn auch nach ihm eine Reihe von Autoren, wie Billard, Meissner, Valleix für eine Trennung der beiden Formen eintrat, so
konnte erst durch die Arbeiten von Clementowsky und von Parrot diese Ansicht allgemeine Geltung erlangen, so zwar, daß die beiden Formen von einander
geschieden und als differente Krankheitsbilder betrachtet werden. Nichtsdestoweniger wird auch heute noch von einigen wenigen Autoren (Ylppö, Geiser)
die Ansicht vertreten, daß diese beiden Krankheitszustände nur verschiedene
Grade eines indurativen Prozesses darstellen, von welchen das Sclerema oedematosum eine mehr pastöse, das Sclerema adiposum eine mehr brettartige Härte
aufweise.

a) Sclerema oedematosum.

Synonyma. Oedématie concrète (Souville), Oedème compacte (Léger), Oedème
algide (Roger), Algidité progressive (Hervieux), Asphyxie lente (Valleix), Sclérème
oedemateux (Bouchet), Sclerödem (Soltmann).

Das Sclerema oedematosum tritt nur selten angeboren auf, wie Fälle aus der
älteren Literatur sowie eine neue Beobachtung von Johannesen erweisen, zumeist
gelangt es zwischen dem 2. und 4. Lebenstage, selten später zur Beobachtung; in
ganz vereinzelten Fällen begann die Erkrankung am 8. bis 10. Tage, in der 2.
oder am Beginn der 3. Lebenswoche (Semet). Es bevorzugt frühgeborene
(Leonard E. Benjamin, Johannesen), schwächliche, zumeist untergewichtige

Kinder, Zwillinge oder Drillinge, durch hereditäre Lues in Mitleidenschaft gezogene (FOSTER-GIUSTINIAN) oder irgendwie in ihrer Entwicklung geschädigte und zurückgebliebene Kinder (LUITHLEN). Erwähnenswert in diesem Zusammenhange wäre die Beobachtung von JOHANNESEN: von zwei, um 4 Wochen zu früh geborenen Zwillingen war der Erstgeborene maceriert (Hydramnion), das andere Kind zeigte bei Geburt ein ödematöses Sclerem und Temperatur unter 35⁰.

Die Affektion tritt entweder im Gefolge einer nachweisbaren Grundkrankheit oder auch ohne eine solche auf; es zeigen sich, oft ohne daß irgendwelche Prodrome (Unruhe, Nahrungsverweigerung, Nachlassen der Zirkulations- und Respirationstätigkeit) vorangegangen wären, ödematöse Schwellungen der Füße, namentlich des Fußrückens, der Waden, Oberschenkel, des Mons veneris, aber auch der oberen Extremitäten und der Augenlider. Dabei kommt es insbesondere in jenen Partien, welche ein lockeres Zellgewebe besitzen, zu einer bedeutenden Volumszunahme und Formveränderung, woraus mitunter eine beträchtliche Einschränkung der Beweglichkeit resultiert, namentlich dann, wenn der Prozeß sich allgemein ausbreitet. In anderen Fällen sind wiederum nur die Prädilektionsstellen, namentlich die Füße befallen, aber niemals kommt es hier zur Bildung zerstreuter, scharf umschriebener Herde. Die veränderten Hautpartien zeigen, wenn das Sclerema oedematosum sich während der Periode des Erythema neonatorum entwickelt hat, eine rote Färbung, bisweilen erscheinen sie auch livide oder marmoriert, später tritt mit dem Zunehmen der ödematösen Schwellung eine blässere Färbung hervor. Fast immer besteht jedoch dabei ein leichter, gelblicher Farbenton, welcher durch den meist gleichzeitig bestehenden Icterus neonatorum bedingt ist. Hin und wieder wurden auch Ekchymosen beobachtet, welche mit Störungen der Zirkulation in Zusammenhang gebracht werden müssen. Die sclerödematöse Haut zeigt auf Fingerdruck eine deutliche Delle, die sich nur langsam ausgleicht, bei höheren Graden ist die Haut prall elastisch gespannt. Die Körpertemperatur ist eine niedrige, wenngleich so niedrige Temperaturgrade wie bei Fettsclerem fast niemals festgestellt werden; zuweilen ist jedoch die Temperatur normal oder sogar erhöht, wie in einem Falle von LITTLE, doch werden Fiebertemperaturen, wie LUITHLEN betont, nur dann beobachtet, wenn das Sclerödem im Verlaufe einer fieberhaften Erkrankung sich entwickelt.

Das Krankheitsbild des Sclerema oedematosum ist ein schweres; die Kinder sind apathisch, verweigern die Nahrungsaufnahme, Respirations- und Zirkulationstätigkeit sind schwer alteriert; unter stetem Schwächerwerden der Atmung, Nachlassen der Herztätigkeit und Sinken der Körpertemperatur kann bisweilen, nachdem mitunter nervöse Erscheinungen, Zuckungen, Konvulsionen vorangegangen waren, das Bild letal ausklingen. Der Verlauf der Affektion ist manchmal ein sehr rapider, zumeist beträgt er 4—5 Tage, er kann sich aber auch über einen längeren Zeitraum erstrecken. Andererseits sind aber auch Remissionen und in leichteren Fällen sogar Rückbildung der Erscheinungen beobachtet worden. A. BAUER schildert sogar einen Fall mit universeller Ausbreitung, in welchem es gelang, das schon sehr verfallene Kind zu retten; auch in der oben erwähnten Beobachtung von JOHANNESEN konnte sich der eine Zwilling, der bei Geburt ein typisches Sclerödem aufgewiesen hatte, im Verlaufe von 27 Tagen durch Darreichung von Muttermilch, Campher und warmen Ölpackungen vollständig erholen. Bei der Rückbildung sclerödematöser Veränderungen, die vielfach unter enormer Wasserabgabe erfolgt (JOHANNESEN), wird die Haut wieder schlaff und runzelig, es bleibt aber doch, namentlich in den tieferen Schichten eine ödematöse Resistenz vorhanden, die sich zum Unterschied vom Fettsclerem, welchem das Krankheitsbild in solchen Stadien oft sehr ähnelt, meist wegdrücken läßt. Die *Prognose* des Sclerödems ist gewöhnlich ernst, wenn auch nicht so absolut

ungünstig, wie früher angenommen wurde; namentlich in jenen Fällen, in welchen
keine Grundkrankheit besteht, kann die Therapie Erfolge erringen; dort, wo
jedoch die Affektion sich im Gefolge einer anderen Erkrankung entwickelt, ist
die Prognose nicht nur von der letzteren abhängig, sondern auch an und für sich
ungünstig, da sie auf das Eintreten eines schweren Kräfteverfalls hindeutet.

Was nun die *Obduktionsbefunde* anlangt, so zeigt sich, daß die ödematösen
Partien, deren Schwellung an der Leiche meist etwas zurückgegangen ist, beim Anschneiden ebenso wie intra vitam eine seröse, mitunter etwas blutig tingierte Flüssigkeit entleeren; in zwei von Finkelstein beobachteten Fällen war sie nicht hell und
eiweißarm, sondern mehr bernsteingelb gefärbt und gelatinisierte bei Erwärmung.
Das Ödem beschränkt sich aber keineswegs auf die Haut und das Subcutangewebe,
sondern es läßt sich auch in den tieferen Schichten, namentlich in der Muskulatur
nachweisen, welche ödematös durchtränkt erscheint und bei der histologischen
Untersuchung, die normale Querstreifung vermissen läßt (Finckelstein).
Die pathologisch-anatomischen Veränderungen der Innenorgane sind im allgemeinen nicht charakteristisch; in jenen Fällen, in welchen sich das ödematöse
Sclerem auf dem Boden einer Grundkrankheit entwickelt hatte, wurden angeborene Vitien, Lungenatelektasen, Bronchitiden und Pneumonien, hämorrhagische
und septische Prozesse nachgewiesen, manchmal finden sich auch seröse Ergüsse
in die Brust- und Bauchhöhle, in den Herzbeutel, die Gehirnhäute und Kam-
mern; relativ häufig sind auch Blutungen in die Lungen und in den Pleuraraum
beobachtet worden (Esser). Zuweilen ist jedoch der Obduktionsbefund beim
Sclerema oedematosum vollständig negativ (Leonard E. Benjamin, Kimura),
weshalb Luithlen der Ansicht zuneigt, daß es sich hier nicht um ein Krankheitsbild sui generis handelt, sondern daß das klinische Bild der Affektion durch die
verschiedenartigsten Ursachen und Krankheiten ausgelöst werden kann, welche zu
einer Störung im Kreislauf oder zu einer Schädigung der Gefäßwände und in der
Folge zu einem serösen Erguß in das Zellgewebe führen. Seiner Ansicht nach
ist das ödematöse Sclerem ein ganz gewöhnliches Ödem der Haut, des subcutanen
Gewebes und der tieferen Partien, das durch die eigentümliche Beschaffenheit
der Haut ein besonderes, wohl charakterisiertes Bild bietet. Die Haut entspricht,
wie Luithlen in seiner Monographie über die Zellgewebsverhärtungen der Neugeborenen hervorhebt, in den autochthonen, d. h. nicht im Gefolge einer Grundkrankheit sich entwickelnden Fällen von Sclerödem, nicht jener eines normal
entwickelten Neonaten, sondern einem früheren Entwicklungsstadium, meist
der Haut von Feten des 6.—8. Monates; die Gefäße lassen eine stärkere Füllung
und Ausdehnung erkennen, der Panniculus adiposus ist noch nicht voll entwickelt, so daß die Haut in ihren verschiedenen Schichten eigentlich nur gegen
die Muskulatur hin deutlicher abgegrenzt erscheint. Sonst aber fand Luithlen
bei den symptomatischen wie bei den autochthonen Formen histologisch nichts,
was eine Unterscheidung von anderen Ödemen ermöglichen würde. Mensi, der
sich zuletzt eingehend mit dem Studium der *histologischen Veränderungen* bei
Sclerema oedematosum und adiposum beschäftigte, fand bei ersterem eine Atrophie
der Epidermis, zumeist mit mangelndem Stratum granulosum, im Corium eine
dichte Anhäufung von Zellen und Fasern sowie stark gefüllte Gefäße, in der Subcutis endlich eine blutige Durchtränkung des im übrigen gut erhaltenen Fettgewebes. Cesaris Demel konnte ein Zwillingskind beobachten, das im achten
Schwangerschaftsmonat zur Welt kam, am 9. Tage post partum starb und welches
eine ikterische Verfärbung sowie eine teigige Schwellung der Haut und der darunter liegenden Weichteile erkennen ließ; intra vitam bestand Hypothermie. Bei
der Obduktion ergaben sich hämorrhagische Veränderungen am Endokard, Hyperämie der unteren Lungenlappen und der Nieren, in deren Marksubstanz einige
Harnsäureinfarkte gefunden wurden. Bemerkenswert sind die histologischen

Veränderungen, die sich in den endokrinen Organen (Thyreoidea, Parathyreoidea, Thymus, Nebennieren und Hypophyse) nachweisen ließen. Sollte sich die Zugehörigkeit dieses Falles, den der Verfasser auf eine Infektion mit einem unbekannten Virus zurückführt und als Polymyositis anspricht, zu dem Bilde des Sclerema oedematosum erweisen, so würde er insoferne eine Bestätigung der Befunde von MENSI bilden, als sich neben ödematöser Imbibition der Cutis und Subcutis und fibrillärer Auflockerung des Bindegewebes deutliche Entzündungsherde fanden und zwar um die erweiterten Gefäße, um die Anhangsgebilde der Haut und in den Maschen des Bindegewebes. Dieselben Entzündungsherde fanden sich weiterhin auch in den Muskeln und zwar nicht nur in jenen, welche unterhalb der erkrankten Hautpartien lagen, sondern auch in der Muskulatur weitab liegender Körperteile.

In *pathogenetischer Hinsicht* wurden die verschiedensten Theorien aufgestellt, Beziehungen zur Syphilis, zum Icterus neonatorum, zum Erysipel angenommen, eine nervöse und auch eine infektiöse Ätiologie des ödematösen Sclerems behauptet. LUITHLEN unterscheidet auch bei der Erörterung der Pathogenese dieser Affektion idiopathische und symptomatische Formen, „stets aber ist der letzte Grund in der Beschaffenheit des kindlichen Organismus, in dem Schwächezustande, in der mangelhaften Entwicklung desselben, der eigentümlichen Beschaffenheit der Haut und der Gefäße gelegen". Als ätiologisch bedeutsames, auslösendes Moment kommt bei den scheinbar autochthon in Erscheinung tretenden Fällen hauptsächlich die Kältewirkung in Betracht, welche zu einer Verlangsamung der Respiration, Störungen der Zirkulationstätigkeit und zu Stauungen führt. Dieselbe Wirkung resultiert aber auch durch Krankheitszustände, bei welchen Herz und Lunge den an sie gestellten Mehrforderungen nicht genügen können, was bei dem Schwächezustande der Kinder und bei der in den ersten Tagen noch nicht vollkommenen Entfaltung der Lungen leicht eintreten kann. Diese Stauungen führen dann bei der unvollkommenen, noch nicht abgeschlossenen Entwicklung des Gewebes, dem jugendlichen Zustande der Gefäße, welcher eine Transsudation aus den letzteren erleichtert, endlich bei der leichten Imbibitionsfähigkeit des Gewebes zum Bilde des ödematösen Sclerems (LUITHLEN).

Hinsichtlich der *Differentialdiagnose* kommen Erysipel, Fettsclerem, die subcutane Fettgewebsnekrose der Neugeborenen, endlich das Ödem vom Typus der Phlegmasia alba dolens hier in Betracht. Lokalisation, symmetrisches Auftreten, die zumeist vorhandene Untertemperatur, endlich das Fehlen eines scharfen Randes werden vor Verwechslungen mit dem *Erysipel* schützen; beim *Sclerema adiposum* sieht das Gewebe nicht ödematös geschwollen, sondern im Gegenteil geschrumpft aus, die Haut fühlt sich bretthart an, ist weiß und zeigt auf Fingerdruck keine Dellenbildung. Die *Adiponecrosis subcutanea neonatorum* tritt bei gesunden, vollgewichtigen Kindern auf und zwar in Form zerstreuter, ziemlich scharf abgegrenzter, fester Herde, die sich vergrößern und eventuell zusammenfließen können; das Allgemeinbefinden der kleinen Patienten ist aber ein ausgezeichnetes, Zirkulations- und Respirationstätigkeit, aber auch die Körpertemperatur sind vollkommen normal. Das *Ödem vom Typus der Phlegmasia alba dolens* entspricht einer Thrombophlebitis der Schenkelvenen, ist zumeist einseitig und breitet sich natürlich nie über den ganzen Körper aus; meist ist auch der thrombosierte, sehr schmerzhafte Knoten unschwer nachzuweisen.

Die *Therapie* des ödematösen Sclerems hat vor allem die Kinder vor Kälte zu schützen und warm zu halten, was durch Wattepackungen, prolongierte heiße Bäder oder noch vorteilhafter durch Couveusen bewerkstelligt werden kann; bei mangelhafter Herztätigkeit empfiehlt es sich, Alkohol oder schwarzen Kaffee, letzteren eventuell sogar im Klysma zu verabreichen, auch Coffein (per os oder intramuskulär in Dosen von 0,25—0,5 ccm einer $10^0/_0$- Lösung), sogar Campher können gegeben werden. Zur Unterstützung der Respiration kommen künstliche Atmung und Sauerstoffdarreichung in Betracht; ganz außerordentlich bewährt hat sich, dreimal täglich etwa 1—1¹/₂ Liter Sauerstoff direkt in die Couveuse einfließen zu lassen. Zur Vermeidung von Schluckpneumonien empfiehlt A. Bauer die Nahrungsaufnahme niemals zu erzwingen, evtl. sogar zur Schlundsonde zu greifen und folgende Mischung zu verabreichen: 1 Teil Milch, 2 Teile Wasser, 4% Milchzucker, etwas Kochsalz, 4—6 g Kognak (pro Tag). Die Lokalbehandlung des Sclerma oedematosum besteht in systematischer Massage der ödematösen Stellen, wobei diese von der Peripherie aus in zentripetaler Richtung zu erfolgen hat. Bei den im Gefolge einer Grundkrankheit auftretenden Fällen muß natürlich auch diese in entsprechender Weise behandelt werden.

b) Sclerema adiposum.

Induratio adiposa, Fettverhärtung, Endurcissement adipeux, Endurcissement adipeux cadaverique (Bouchet), Indurcissement athrepsique des nouveau-nés (Parrot), Scléème simple, Sclerem.

Die ersten genauen Beschreibungen dieser Affektion stammen von Denmann und Underwood, wahrscheinlich gehört hierher aber auch ein unter dem Titel „De foetu rigido et frigido" mitgeteilter Fall, welcher von dem Ulmer Arzt Dr. Johann Andreas Usenbez 1718 beobachtet wurde. In der Folgezeit wurden aber trotz der ausgezeichneten Beschreibungen, welche Denmann und Underwood von diesem eigenartigen Krankheitsbilde gegeben hatten, ödematöse und adipöse Scleme namentlich von den französischen Autoren identifiziert, bis erst, wie schon hervorgehoben, durch die Arbeiten von Clementowsky, Ritter, Parrot und Barduzzi diese beiden Affektionen von einander getrennt und als selbständige Krankheiten angesehen wurden, obgleich auch späterhin nicht selten die Unterscheidung beider Formen wieder vernachlässigt wurde (Somma, Ballantyne, Pavone u. a.).

Das Sclerema adiposum, welches überhaupt eine seltene Erkrankung darstellt, kommt bei Kindern der ersten Lebenszeit vor und zwar ausnahmsweise angeboren; zumeist beginnt es am 3. oder 4. Lebenstage oder in den ersten Lebenswochen. In diesen Fällen tritt es anscheinend autochthon, ohne jede nachweisbare andere innere Erkrankung bei schwächlichen, frühgeborenen, untergewichtigen und in der Entwicklung zurückgebliebenen Kindern auf. Das Fettsclerem kann aber auch gelegentlich *späterhin* bei *schwer atrophischen oder an akutem Brechdurchfall leidenden Kindern bis zum Alter von 6 Monaten* beobachtet werden; Finkelstein erwähnt sogar einen Fall, in welchem es bei einem einjährigen Kinde aufgetreten war. Die Affektion kann alle Körperteile befallen, welche ein deutliches Fettpolster besitzen, *ausgenommen sind zumeist die Palmae und Plantae*, welche einen hohen Ölsäuregehalt des Fettgewebes aufweisen, sowie das *Scrotum*, das wegen seiner Fettgewebsarmut verschont bleibt. Die Erscheinungen des adipösen Sclerems bestehen in einer diffusen Verhärtung der Haut, welche zu Beginn der Erkrankung insbesondere an den Waden sowie unterhalb des Jochbogens in Erscheinung tritt und sich in schweren Fällen bald über die unteren Extremitäten, Glutäalregion, Thorax und die oberen Extremitäten ausbreitet. Die Haut wird glatt, straff gespannt, sieht aber nicht ödematös geschwollen, sondern eher geschrumpft aus, sie liegt den unter ihr befindlichen Weichteilen maskenartig gespannt an und scheint mit ihnen fest verlötet, so daß sie nicht in Falten abgehoben werden kann und der Fingerdruck keine Delle hinterläßt. Die Hautfarbe ist meist gelbweiß, wachsfarben, mitunter auch livid-cyanotisch; in jenen Fällen, in welchen gleichzeitig ein Icterus neonatorum besteht, weist sie einen subikterischen, leicht gelblich- bis schmutzig-braunen Farbenton auf (Wright-Myers).

Mitunter zeigen sich kleine punktförmige Ekchymosen. Die veränderten Körperteile sehen gleichsam atrophisch aus, die Extremitäten erscheinen verdünnt, von einem harten, dem Knochen eng anliegenden Hautmantel umgeben, aber auch das Gesicht macht einen greisenhaften, unbeweglich starren Eindruck. Aktive, wie passive Bewegungen sind wesentlich eingeschränkt, beim Versuch, die Glieder passiv zu bewegen, fühlt man einen ähnlichen Widerstand wie etwa bei der Leichenstarre und in hochgradigen Fällen kann man die Kinder wie eine leblose Puppe an den Füßen horizontal vor sich hinhalten, ohne daß der kindliche Körper seine Lage ändern würde. Die Körpertemperatur ist fast stets eine abnormal niedrige, Temperaturen von 30⁰, selbst 22⁰ C wurden beobachtet, andererseits gibt es aber auch Fälle, in welchen Hyperthermie zu verzeichnen ist (FINKELSTEIN), die erst später mitunter von Untertemperaturen gefolgt sein kann. Sub finem steigt auch in Fällen mit subnormaler Körperwärme diese gelegentlich an (ROGER). Zumeist liegen die Kinder apathisch und unbeweglich da, nur von Zeit zu Zeit stoßen sie charakteristischerweise gellende Schreie aus (cri de détresse); die Respiration und Zirkulation sind verlangsamt, die Nahrungsaufnahme ist erschwert, oft nur mit Zuhilfenahme der Schlundsonde möglich, der Urin konzentriert und in seiner Menge stark verringert. Während in leichten Fällen die Erkrankung nur auf einzelne Körperteile beschränkt bleibt und eine Besserung eintreten kann, kommt es bei schweren, namentlich bei den universellen Fällen unter fortwährendem Sinken der Körperwärme, Verlangsamung der Atmung und Herzaktion bei vollständiger Bewußtlosigkeit allmählich zum Erlöschen (ADDENBROKE, CONDON, HUBERT, PRETER - LAMORAL, SEDGWICK, WATERHOUSE, WRIGHT-MYERS). Die Dauer des Krankheitsprozesses ist verschieden, der Verlauf namentlich in jenen Fällen sehr rasch, in welchen die ersten Erscheinungen bald nach der Geburt auftreten. Zumeist dauert das Fettsclerem 2—8 Tage, in leichteren Fällen auch länger. Die Prognose ist im allgemeinen ungünstig, nur jene Fälle, in welchen bloß einzelne Körperteile befallen sind und hochgradige Untertemperaturen fehlen, können weniger infaust beurteilt werden, da es sich dann zumeist um Kinder handelt, bei welchen sich das Sclerem nicht erst gegen Ende einer bestehenden Grundkrankheit, sondern *ohne* eine solche, lediglich als immerhin ominöses Zeichen einer hochgradigen Schwäche, entwickelt hat.

Die pathologisch-anatomischen Befunde lassen als Ursache der Verhärtung der Haut und der darunterliegenden Partien eine eigentümliche, stearinähnliche (WATERHOUSE), harte, feste Beschaffenheit des Fettgewebes sowie eine hochgradige Austrocknung der Haut und des Subcutangewebes erkennen; beim Anschneiden derselben fließt dementsprechend zum Unterschiede vom ödematösen Sclerem keine oder fast keine Flüssigkeit ab.

Von Erkrankungen der inneren Organe zeigen die *Sektionsbefunde* in den autochthonen Fällen zumeist nur jene Veränderungen, die man auch sonst bei lebensschwachen und frühgeborenen Kindern findet, insbesondere Lungenatelektasen fehlen fast nie; auch Veränderungen des Darmes und der Lungen, sowie seröse Ergüsse in die Körperhöhlen wurden nachgewiesen, evtl. auch die einer vorhandenen Grundkrankheit entsprechenden Veränderungen. Der *histologische Befund der Haut* ergibt nach den Untersuchungen von LUITHLEN normale Verhältnisse im Rete, Zusammenrücken der Bindegewebsfasern im Corium und reichliche Fettsäurekrystalle im Fettgewebe. MENSI, dessen Untersuchungen schon früher erwähnt wurden, fand eine normale oder atrophische Epidermis mit Fehlen des Stratum granulosum, Verdichtung der Bindegewebsfasern ohne sicher nachweisbare Vermehrung derselben; die Zellinfiltration im Corium war gering, auch die Vascularisation nicht vermehrt. Das Fettgewebe der Subcutis erwies sich als erheblich verringert und ließ zahlreiche Fettkrystalle erkennen. Löffler dagegen, welcher als wesentlichen Befund eine Verbreiterung der Septen des Fettgewebes und des Coriums, ferner eine auffallende Hyperämie und Erweiterung der Capillaren verzeichnet, schließt aus seinen Untersuchungen, daß es sich beim Sclerem um eine akute und verhältnismäßig starke Zunahme des Bindegewebes und der kollagenen Fasern handelt, daß demnach das Sclerem eine Art akuter Sclerodermie darstellt.

Viel umstritten ist noch die Frage der *Pathogenese* des Fettsclerems; man hat dieses auf eine infektiöse (Schmidt, Underwood) und eine nervöse (Musmeci d'Agata) Grundlage zurückführen wollen, von anderen Autoren wurde wiederum in Hinblick auf die Härte des ganzen Körpers, die einem Starrkrampf ähnelt, Zellgewebskrampf (Stütz) oder Rigidität der Muskulatur angenommen. Alle diese Theorien sind nur mangelhaft basiert ebenso wie jene, welche einen Zusammenhang zwischen Sclerema adiposum und Störungen der endokrinen Drüsen behaupten. Zumeist werden jedoch in der Literatur 3 Faktoren für das Entstehen des adipösen Sclerems verantwortlich gemacht, stark erniedrigte Körpertemperatur, eine besondere Beschaffenheit des Fettes der Neugeborenen und der jungen Säuglinge, endlich akute Flüssigkeitsverluste und konsekutiv auftretende Austrocknungszustände. Untersuchungen von Knoepfelmacher und Langer hatten ergeben, daß das Fettgewebe einer Frühgeburt oder eines Neugeborenen besonders arm an Ölsäure ist und nur $43,3\%$ bei Neugeborenen gegenüber 65% bei älteren Kindern und Erwachsenen beträgt, während umgekehrt der Gehalt an Palmitin- und Stearinsäure bei jungen Säuglingen viel größer ist als bei älteren Menschen, etwa $30:10$ im Verhältnis beträgt. Diese abweichende Zusammensetzung des kindlichen Fettgewebes, die sich langsam und allmählich ändert, bis sie etwa im 12. Lebensmonat jener der Erwachsenen entspricht, würde vielleicht erklären, warum das Fettgewebe bei Neugeborenen und jungen Säuglingen bei einer Temperatur von $35-30^0$ C erstarren könne.

Dieser Befund Knoepfelmachers wurde vielfach bestritten, namentlich in bezug auf den Gehalt des Säuglingsfettes an Ölsäure. Neuere Untersuchungen (Channon-Harrison, Kohnstamm-Herbert u. a.) haben jedoch ergeben, daß der Schmelzpunkt des subcutanen Fettgewebes bei adipösem Sclerem erhöht ist, was auf eine Vermehrung der Glyceride höherer Fettsäuren einerseits und auf eine Verminderung des Ölsäuregehaltes andererseits hinweisen würde; andere Untersucher (Dorlencourt-Paychère-Banu, Heymann) wiederum konnten feststellen, daß zwischen den Schmelzpunkten normalen und sclerematösen Fettes kein wesentlicher Unterschied besteht. Es müssen also noch andere, uns derzeit noch nicht ganz klare Bedingungen vorliegen, durch welche die Verhärtung beim Fettsclerem zustande kommt, da ja nur bei einem verhältnismäßig kleinen Teile der Kinder mit Untertemperatur Erscheinungen von Fettsclerem sich zeigen, andererseits post mortem das Fettgewebe nicht nach Art des adipösen Sclerems erstarrt, weil ja sonst jede neugeborene Leiche sclerematöse Erscheinungen aufweisen müßte. Wahrscheinlich spielen Flüssigkeitsverluste bei der Entstehung dieser Affektion eine besondere Rolle, wie dies auch Widerhofer, Soltmann, Luithlen, Finkelstein u. a. betont haben; die Befunde von Dorlencourt-Paychère-Banu, welche nachweisen konnten, daß das sclerotische Gewebe weniger Wasser, aber weitaus mehr mineralische Bestandteile — Kochsalz ausgenommen — enthält, würden vielleicht für diese Annahme sprechen. Hervorzuheben wäre auch die Stellungnahme von Finkelstein-Sommerfeld, welche die Bindung des Sclerems an akute Austrocknungszustände wohl bestätigen, den Untertemperaturen wie der besonderen Beschaffenheit des Fettgewebes in den ersten Lebenswochen jedoch keinerlei Bedeutung für das Zustandekommen scleradipöser Veränderungen zuerkennen wollen, da sie typisches Sclerem auch bei hohen Temperaturen, einmal sogar bei einer solchen von $39,6^0$, auftreten sahen, andererseits auch bei mehreren Fällen im zweiten Lebenshalbjahre, ja bei einem einjährigen Kinde beobachten konnten, zu einer Zeit also, wo die Zusammensetzung des kindlichen Fettes schon dem der Erwachsenen gleicht. Die letzgenannten Autoren nahmen vielmehr in Anlehnung an CZERNY-KELLER, welche Gerinnungsvorgänge des Eiweißes vermuten, an, daß eine pathologische Zustandsänderung der Gewebskolloide beim Fettsclerem eintritt. „Dabei könnte es sich sowohl um eine Schrumpfung des Bindegewebes im Corium und in der Subcutis handeln als auch vielleicht um ein scheinbares Engerwerden infolge Volumszunahme des umschlossenen Inhaltes durch gesteigerte Quellung" (FINKELSTEIN-SOMMERFELD). Die Frage nach dem Bestehen abnormer Quellungsverhältnisse im Hautbindegewebe führte HEYMANN zu bemerkenswerten Untersuchungsergebnissen, aus welchen hervorgeht, daß das Bindegewebe sclerematöser Cutis und Subcutis sich nicht mehr so stark mit Wasser imbibieren kann wie normale Kontrollen und daß es hinsichtlich des Grades seiner Wasseraufnahme wesentlich unabhängiger von der Konzentration der umgebenden Salzlösung ist als normale Haut. Aus diesen Befunden folgert nun HEYMANN, daß beim Sclerem die Veränderungen nicht im Fettgewebe, sondern in der Stützsubstanz zu suchen sind, daß bei dieser Affektion wahrscheinlich eine Störung im kolloidchemischen Haushalt des Gewebswassers des Bindegewebes vorliegt, vielleicht in dem Sinne, daß beim sclerematösen Bindegewebe das Verhältnis Quellungswasser zu Lösungswasser zugunsten des ersteren verschoben ist.

In *therapeutischer* Hinsicht kommen auch hier wieder gleichmäßige Wärme, gute Ernährung, Kräftigung der Respirations- und Zirkulationstätigkeit in Betracht; vielfach empfohlen wurde auch Zufuhr von Wasser, RINGERscher oder physiologischer Kochsalzlösung per os oder subcutan. LUITHLEN gab mit gutem Erfolge dreimal täglich je 10 oder mehr Gramm einer Flüssigkeit folgender Zusammensetzung subcutan an der Dorsalfläche des Oberschenkels oder intramuskulär ad nates:

Natr. chlorat. 4,0
Natr. bicarb. 3,0
Aquae dest. . . . . . . ad 1000,0

Lokal werden vorteilhaft heiße Bäder, warme Ölpackungen und Einreibungen mit warmem Öl oder Ol. camphoratum, sowie methodische Massage angewendet. Erwähnenswert wäre auch eine Beobachtung von ABRAMOVITZ-SKEER, welche bei einem irrtümlicherweise als Myositis ossificans angesehenen Falle von Sclerema adiposum Röntgenstrahlen applizierten. Als darauf unvermuteterweise eine Besserung sich zeigte, wurde die Bestrahlung wiederholt. Ob der schließlich festgestellte, mit Körpergewichtszunahme einhergehende, günstige Behandlungseffekt wirklich auf die Röntgentherapie zu beziehen ist, bleibt indes fraglich. Selbstverständlich muß in jenen Fällen von Sclerema adiposum, in welchen eine Grundkrankheit nachweisbar war, diese einer Behandlung unterworfen werden.

c) Genitalödeme und seltenere Ödemformen.

Vielfach werden als Genitalödeme bei Kindern der ersten Lebenstage Erscheinungen beschrieben, die jedoch klinisch und ätiologisch differente Zustände umfassen. Sehr häufig findet man zunächst bei beiden Geschlechtern während der ersten Tage nach der Geburt eine an das Sclerema oedematosum erinnernde Schwellung des Mons veneris, ferner eine ebensolche Schwellung sowie mitunter auch eine leichte Rötung der großen Labien, bzw. des Scrotums und des Penis. Diese Erscheinungen gehen aber innerhalb weniger Tage zurück und werden von den einen (FINKELSTEIN) auf den während der Geburt oder im fetalen Leben erfolgten Druck der Schenkel zurückgeführt, von anderen als Wirkung placentarer Stoffe im Sinne Halbans erklärt (Zappert).

Die als *chronisches idiopathisches Genitalödem* zuerst von Friedjung eingehend geschilderte Affektion befällt ausschließlich Knaben, zumeist solche, die zu früh auf die Welt gekommen waren. Das klinische Bild läßt eine ödematöse Schwellung des Mons veneris und der Genitalien, mitunter auch der angrenzenden Oberschenkelpartien erkennen, die Haut ist dabei blaß, die Temperatur normal. Dieses Ödem tritt gewöhnlich erst 1—3 Wochen nach der Geburt auf und bleibt oft längere Zeit hindurch unverändert bestehen, um schließlich allmählich zu verschwinden. Friedjung glaubte einen Zusammenhang mit einer vom Nabel ausgehenden Infektion leichtester Art, die zu einem torpiden Ödem führt, annehmen zu können und zwar mit Rücksicht auf einen Befund Finkelsteins, der in einem an Sclerema oedematosum erinnernden Falle von Genitalödem Streptokokken nachwies. Ylppö dagegen verwirft diese Annahme und will die ödematösen Erscheinungen mit dem mechanischen Druck auf die Lymphgefäße in der Gegend des Ligamentum inguinale erklären. Neurath wiederum möchte lokale Reizzustände im Bereiche des Genitale (Phimose, Eichelsteine usw.) zur Erklärung heranziehen. Derartige Fälle sind nur äußerst selten beobachtet worden, so von d'Astros, Knoepfelmacher, Lehndorf, Hochsinger, in neuerer Zeit auch von Ylppö, Comby, Woringer, Brdlik-Švejcar, Manicatide-Rusesco; in letzterem Falle bestand, was hinsichtlich der von Friedjung angenommenen Pathogenese des chronischen idiopathischen Genitalödems nicht uninteressant sein dürfte, eine Nabeleiterung; auch Brdlik-Švejcar erwähnen, daß in allen sechs, von ihnen beobachteten, einschlägigen Fällen die Kinder Träger von Infektionen (Nabelinfektion oder Pemphigus neonatorum) waren und septische Symptome aufwiesen, daß zwei Kinder überdies Zeichen einer kongenitalen Lues erkennen ließen.

Von weiteren selteneren Ödemformen sei ferner auf ein Krankheitsbild hingewiesen, das Finkelstein als „sclerödemartige Zustände infolge unmittelbarer Einwirkung von Entzündungserregern" beschrieben und welches er den nicht selten zu beobachtenden posterysipelatösen Schwellungen an die Seite gestellt hat; dieser Fall betraf ein drei Wochen altes Kind, bei welchem es im Anschlusse an eine wahrscheinlich vom Munde ausgehende, letal verlaufende Streptokokkeninfektion zum Auftreten von multiplen Herden kam, welche in wenigen Tagen zu einer diffusen, an ein ödematöses Sclerem erinnernden Hautveränderung führten.

Schließlich wäre, wenn man von dem *Hydrops foetus universalis*, welcher auf Störungen von seiten des Zirkulationsapparates, seltener der Nieren, sowie auf toxische Einwirkungen unbekannter mütterlicher Stoffwechselprodukte zurückzuführen ist, ferner von Fällen von *allgemeinem idiopathischem Ödem* absieht, welches bei kranken, dekomponierten Säuglingen besonders nach Verabfolgung einer salz- und wasserreichen Nahrung auftritt und eine in das Pathologische gesteigerte Neigung zur Wasserretention darstellt, noch des *Oedema lymphangiectaticum* zu gedenken, welches von Fromme, Finkelstein u. a. beobachtet wurde. Als charakteristisch für dieses Krankheitsbild, das bei den Lymphangiomen besprochen werden soll, wird hervorgehoben, daß die teigig weiche Haut allenthalben, besonders aber an Brust, Rücken und Nacken viel zu weit erscheint, so daß man die Kinder wie junge Tiere an einer großen Hautfalte emporzuheben vermag, ferner, daß diese Ödeme wegmassiert und durch entsprechende Lageveränderung beeinflußt werden können.

II. Scleroedema adultorum (BUSCHKE).

Synonyma. Scleremia adultorum (BUSCHKE), Sclerofascie (BLASCHKO), Staitinodermie (BAGINGSKY), benignes Sclerödem der Erwachsenen (NOBL), Induratio progressiva benigna sub cute (SELLEI), Sclérème aponévrotique bénin (AUDRY-GADRAT).

Wenn im Anschluß an die Erörterungen über die verschiedenen Formen der circumscripten und diffusen Sclerodermie der Erwachsenen und des Kindesalters sowie jener Affektionen, die im Vorangehenden als sclerodermieähnliche Krankheitsbilder des Neugeborenen und der ersten Lebenszeit geschildert wurden, noch der von BUSCHKE aufgestellte Krankheitsbegriff des Scleroedema adultorum besprochen werden soll, so geschieht dies, weil gewisse Ähnlichkeiten im klinischen Bilde einerseits mit den verhältnismäßig akut verlaufenden Fällen echter Sclerodermie, andererseits aber auch mit gewissen Krankheitsformen der ersten Lebensperioden bestehen, namentlich mit dem Sclerema neonatorum oedematosum und jenen Beobachtungen, die früher vielfach als „sogenannte Sclerodermie der Neugeborenen und Säuglinge" bezeichnet wurden.

Im Jahre 1900 wurde der erste hierhergehörige Fall von BUSCHKE als Scleroedema adultorum demonstriert, bei welcher Gelegenheit BLASCHKO mitteilte, daß er zwei analoge Fälle beobachten konnte, die er aber nicht von der Sclerodermie abgetrennt wissen wollte und als Sclerohypodermie oder Sclerofascie bezeichnete. PINKUS, BAGINSKY, RISSOM und insbesondere NOBL konnten dann in der Folgezeit weitere einschlägige Beobachtungen mitteilen, von welchen allerdings der eine von PINKUS geschilderte Fall, der auf Fingerdruck Dellenbildung sowie außerdem Erscheinungen von Atrophie aufwies, hinsichtlich seiner Zugehörigkeit zum Scleroedema adultorum von mancher Seite angezweifelt wurde (BUSCHKE, NOBL). In einer aus dem Jahre 1920 stammenden Zusammenfassung erwähnt BUSCHKE diese sowie weitere eigene Beobachtungen, die Fälle von ROSCHER, BETTMANN finden sich jedoch dort nicht erwähnt. Mit der fortschreitenden Kenntnis dieses Krankheitsbildes mehrten sich nun die Beschreibungen derartiger Fälle; RUMMERT konnte in einer aus dem Jahre 1929 stammenden Publikation bereits 35 einschlägige Beobachtungen aus der Literatur zusammenstellen, eine Zahl, die seither noch eine weitere Vermehrung erfahren hat, so daß, wie dies auch BUSCHKE hervorhebt, das Scleroedema adultorum doch nicht so außerordentlich selten aufzutreten scheint, daß vielmehr, wie er an Beispielen aus der älteren Literatur zeigt, eine Anzahl als Sclerodermia acuta bezeichneter Fälle in Wirklichkeit wahrscheinlich dem Sclerödem der Erwachsenen angehören dürfte.

Bei typischer Ausbildung erscheint die Affektion charakterisiert durch eine Verhärtung, welche sich auf die tieferen Cutisschichten und die Subcutis, mitunter auch auf die Fascien und die Muskulatur (BUSCHKE, BECK, SELLEI) erstreckt, zumeist am Nacken und am Hals beginnt und von da aus in rapidem Verlauf sich kontinuierlich auf Gesicht, Schultern, Arme, Rücken, Brust- und Bauchgegend ausbreitet, während die Hände und Füße zumeist freibleiben (AUDRY-GADRAT, KUMER, LEHNER, LESNÉ-DREYFUS-SÉE-LAUNAY, SELLEI u. a.) MAYR erwähnt auch noch einen weiteren Lokalisationstypus der Erscheinungen, bei welchem die Veränderungen vom Gesäß zu den Ober- und Unterschenkeln unter Freibleiben der Füße und Hände weiterschreiten (BECK, SELLEI), aber auch Mischformen dieser beiden Ausbreitungstypen wurden beobachtet, bei welchen nach Ergriffensein der oberen Körperhälfte auch Teile der unteren in den Prozeß miteinbezogen wurden (MAYR). Diese Verhärtung ist vollkommen schmerzlos, verursacht aber andererseits nicht nur das Gefühl von Spannung und Rigidität, sondern bewirkt auch eine oft wesentliche Einschränkung der Beweglichkeit: die Kopfbewegungen erscheinen beeinträchtigt (RUMMERT), das

Gesicht wird starr, maskenartig, Kauen und Sprechen sind oft erschwert, ebenso auch die Bewegungen der Extremitäten und die Atembewegungen des Thorax, die Patienten haben oft das Gefühl, in einem starren Panzer eingeschlossen zu sein (Nobl). Die Haut ist dabei hart, wächsern, wie mit Paraffin durchtränkt (Rissom), blaß, mitunter weist sie einen leicht lividen Farbenton auf. Überaus charakteristisch ist, daß bei dem Versuch der Faltenabhebung dies nur in Form von breiten Duplikaturen gelingt, die den Fingern schnell wie elastische Schwarten

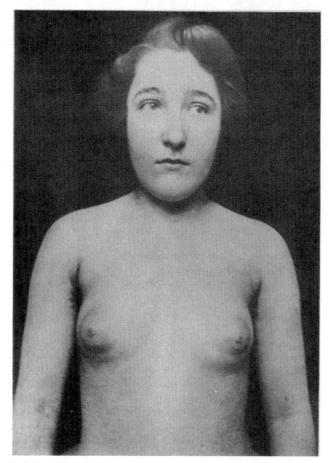

Abb. 49. Scleroedema adultorum Buschke. 18jähr. ♀. (Sammlung C. Bruhns.)

entgleiten (Nobl), daß aber die oberflächlichsten Hautpartien sich in Form feinster Fältchen zusammenschieben lassen; dies weist darauf hin, daß die Induration in den tieferen Partien liegt und außerordentlich fest ist, wie denn auch bei Fingerdruck keine Delle entsteht und die Haut sich bretthart oder knorpelhart anfühlt. Bei Scarification oder Stichelung entleert sich keine Flüssigkeit (Nobl), an den Excisionsstellen erscheint das Gewebe hart und kompakt (Pinkus), und nur Darier-Ferrand-Mircouche berichten, daß in dem von ihnen beobachteten Falle an der Excisionsstelle starkes Nässen auftrat. Die Hautversteifung bei dem Scleroedema adultorum ist naturgemäß im Bilde schwer wiederzugeben, Abb. 49 und 50, die von den von Bruhns bzw. von Erich Hoffmann beobachteten Fällen stammen und in liebenswürdigster Weise zur

Verfügung gestellt wurden, lassen immerhin diese Eigenschaften, insbesondere die starre Konfiguration der Mammae, zum Teil auch der Brust- und Bauchhaut hervortreten. Nennenswerte Störungen der Sensibilität, der Talg- und Schweiß-absonderung sind zumeist kaum nachweisbar (BUSCHKE); im Gegensatz hierzu wird von FREUND, E. HOFFMANN und von MAYR hervorgehoben, daß vielfach die Schweißabsonderung sehr lebhaft ist; PINKUS zeigte in seinem ersten Falle, daß die verhärtete Haut nach Pilocarpininjektion weniger schwitzte als die gesunden Partien, DUBREUILH wiederum betont, daß die Schweißsekretion normal ist, aber auch fehlen

kann. Die Haut fühlt sich im Bereiche der Veränderun-gen zumeist kühl an, mitunter zeigen sich auch, worauf FREUND neuerlich hinge-wiesen hat, flüchtige, rosa-farbene, mitunter annuläre Erytheme (BLASCHKO, BETT-MANN, FREUND, E. HOFF-MANN), welche auf die histo-logisch mehrfach nachge-wiesene, starke Füllung der gelegentlich erweiterten Ge-fäße in den Papillen zu be-ziehen sein dürften. FREUND erwähnt auch schließlich, daß in einem seiner Fälle ebenso wie in der Beobachtung von DARIER-FERRAND-MIR-COUCHE die Excisionswunden mit Hinterlassung von Ke-loiden abheilten. Von weiteren Veränderungen wäre insbe-sondere die Mitbeteiligung der Muskulatur zu erwähnen, die vielfach, besonders aber in den von BUSCHKE, BUSCHKE-OLLENDORF, BECK und SELLEI geschilderten Fällen stark hervortritt. Ferner konnte ERICH HOFFMANN eine beson-dere Druck- und Zugschmerz-haftigkeit der Unterlippe, in

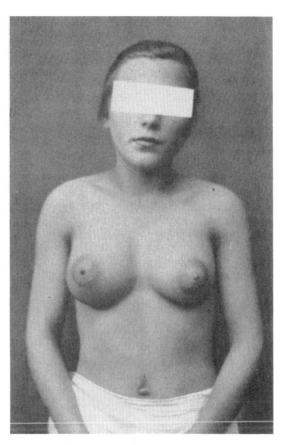

Abb. 50. Scleroedema adultorum BUSCHKE nach Grippe. 20jähr. ♀. (Sammlung ERICH HOFFMANN.)

leichterem Grade auch der Zunge beobachten, ein Symptom, das von EDM. HOFMANN bestätigt und als charakteristische Früherscheinung angesehen wird. BAGINSKY erwähnt auch mangelhafte Ausbildung der Papillen und vermehrte Konsistenz der Zunge. In dem von ERICH HOFFMANN beschrie-benen Falle bestanden außerdem eine vorübergehende Albuminurie, ein passagerer Milztumor und eine leichte *Lymphocytose* (46%); erhöhte Lymphocyten-werte erwähnen ferner FREUND (35%), RUMMERT (35%), sowie MAYR (43%). Auch EDM. HOFMANN verzeichnet ein Ansteigen der Lymphocyten auf 43% und möchte, da die Lymphocytenwerte mit dem Rückgang der Hauterschei-nungen wieder abfielen, diesen Blutbefund nicht mit einer vorangegangenen Grippe, sondern mit dem Leiden selbst in Zusammenhang bringen. Eine vor kurzem veröffentlichte Arbeit von Freund hat nun neuerdings die Aufmerksamkeit auf das Verhalten der *innersekretorischen Drüsen* bei dieser Affektion gelenkt, nachdem schon vorher von Erich Hoffmann erhobene Befunde für einen Zusammenhang mit dem vegetativen Nervensystem zu sprechen schienen, welches letztere, wie schon in den Abschnitten über diffuse Sclerodermie mehrfach hervorgehoben wurde, mit den endokrinen Drüsen in engstem Zusammenhange steht. Was zunächst die *Thyreoidea* betrifft, so ist diese fast nie tastbar, wohl hauptsächlich deshalb, weil die Induration in der Halsgegend meist besonders intensiv auftritt; mit dem Rückgang der Verhärtung ist aber mitunter eine gleichmäßige Vergrößerung der etwas derben Schilddrüse festzustellen (Freund); Blaschko fand eine beträchtliche Hyperplasie der Thyreoidea, Lehner konnte durch interne Untersuchungen Anzeichen eines Hyperthyreoidismus feststellen, während Lesné-Dreyfus-Sée-Launay Hypofunktion dieses Organs verzeichnen. Bemerkenswert wäre auch, daß Nobl in einer Diskussionsbemerkung erwähnt, unter den von ihm beobachteten Fällen von Scleroedema adultorum einmal das Entstehen eines solchen in der Symptomenfolge eines Morbus Basedow verfolgt zu haben. Auch Buschke spricht sich für die Annahme einer Schilddrüsenstörung bei dieser Affektion aus, ebenso wie Pulvermacher, der diesen Standpunkt gelegentlich der Vorstellung des Bruhnsschen Falles vertritt. Schließlich wurden auch Erfolge mit Schilddrüsentherapie beobachtet, so von Buschke, Buschke-Ollendorf, Graevenitz, Lesné-Dreyfus-Sée-Launay, Mayr, Schouwen u. a. Wenn nun auch eine Besserung, die mitunter nach Einsetzen einer Endokrintherapie zu beobachten ist, kaum als beweisend angesehen werden kann, da ein Rückgang der Veränderungen auch nach bloßer Salbenapplikation oder Anwendung von Massage erzielt werden konnte, mitunter auch spontan eintritt (Buschke), so scheint doch Darier dieser Behandlungsmethode einige Bedeutung beizumessen, wenn er sagt: „J'insiste sur l'efficacité de la médication thyroidienne dans ce cas de sclérémie et il me paraît logique, de rapprocher cette maladie du myxoedème." Auf Störungen von seiten des *Ovariums* scheinen die von Nobl und von Delbanco beobachteten Fälle hinzuweisen, in welchen eine Amenorrhöe bestand; bei der von Delbanco erwähnten Patientin, einem jungen Mädchen, das niemals menstruiert hatte und Erscheinungen von Scleroedema adultorum aufwies, trat mit dem Einsetzen der Menses eine auffallende Besserung ein, welche mit dem Aufhören der Periode wieder einer Verschlimmerung Platz machte. In dem einen der von Mayr beobachteten Fälle bestand eine Persistenz der *Thymus*. Ein Befund, welcher in einem der von Freund geschilderten Fälle erhoben werden konnte und einen mit völliger Zerstörung der Sella turcica einhergehenden Tumor der Hypophysengegend im Röntgenbilde erkennen ließ, erscheint nun um so bedeutungsvoller als ja wiederholt bei Sclerödem nach etwaigen Veränderungen der *Hypophyse* gefahndet worden war (Erich Hoffmann, Buschke-Ollendorf, Rummert). In diesem Zusammenhange darf auch vielleicht daran erinnert werden, daß einige Sclerödemfälle im Anschluß an eine Encephalitis beobachtet wurden (Graevenitz, Kutter) und daß wiederholt an trophoneurotische Störungen gedacht wurde (Erich Hoffmann), als deren mutmaßlicher Sitz das Zwischenhirn anzusehen wäre, deren Entstehung durch Veränderungen der Sella turcica begünstigt werden könnte (Freund). Erwähnenswert wäre endlich, daß in dem Falle Erich Hoffmanns am 2. Tage nach einer Adrenalininjektion Zucker in geringen Mengen im Urin nachgewiesen werden konnte, daß endlich in der von Buschke-Ollendorf geschilderten Beobachtung Erhöhung der Calcium- und Verminderung der Kaliumwerte im Serum auf eine Vagotonie hinzudeuten schienen.

Der *Verlauf* des Scleroedema adultorum, das mitunter akut in wenigen
Wochen sich entwickelt, in anderen Fällen Monate braucht, bis die Induration
zum Abschluß gelangt ist und nicht mehr fortschreitet, ist ein durchaus gut-
artiger; das Leiden dauert Monate oder auch Jahre — in einem von MAYR
beobachteten Falle 7, in dem von ADLER demonstrierten Falle sogar 14 Jahre —
aber allmählich geht es restlos oder bis auf geringe Reste zurück, ohne
daß Pigmentverschiebungen oder Erscheinungen von Atrophie zurückbleiben;

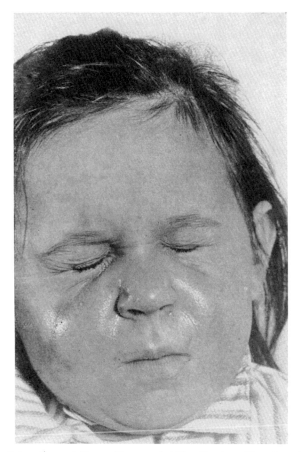

Abb. 51. Scleroedema adultorum BUSCHKE bei Keuchhusten. (Sammlung BUSCHKE.)

mitunter kommt es allerdings zu Rückfällen, wie in den von EDM. HOFMANN
und BETTMANN beobachteten Fällen.

Was nun das *Alter* und das *Geschlecht* der Befallenen betrifft, so scheint
das Scleroedema adultorum das weibliche Geschlecht zu bevorzugen; unter
16 aus der Literatur bekannten Fällen waren nach EDM. HOFMANN 11 Frauen.
In einer kleinen Anzahl von Beobachtungen zeigen sich aber auch Kinder
befallen (BAGINSKY, BAMBERGER, BECK, BUSCHKE, DUBREUILH, GRAEVENITZ,
GRÜNMANDEL, ERICH HOFMANN, KUTTER, LESNÉ-DREYFUS-SÉE-LAUNAY,
SELLEI); ein echtes Sclerödem BUSCHKE bei einem Säugling beschreibt FINKEL-
STEIN. Abb. 51, welche der Sammlung BUSCHKEs entstammt und in dankens-
werter Weise überlassen wurde, zeigt ein derartiges Krankheitsbild bei einem

Kinde, bei welchem die Erscheinungen während eines Keuchhustens entstanden waren. Zumeist tritt das Sclerödem im Anschluß an akute Infektionskrankheiten auf; so erwähnt Erich Hoffmann, daß unter 14 Fällen 8—9mal Grippe vorangegangen war und daß in einem Falle mit dem Gripperezidiv auch eine Verschlimmerung der Hauterscheinungen beobachtet wurde (Bettmann). Aber auch nach Scharlach (Adler-Blaschko) bzw. Scharlachnephritis (Grünmandel), Parotitis epidemica (Nobl), nach grippeverdächtigen Anginen, Bronchitiden (Nobl) und Pneumonien (Schubert, Pinkus, Nobl) wurde die in Rede stehende Affektion festgestellt, ferner nach influenzaartigen Erkrankungen (Bamberger, E. Hoffmann, Halle, Lehner, Rissom), nach Encephalitis (Graevenitz, Kutter), ja sogar nach Pyodermien (Naegeli, Graevenitz) und bei perniziöser Anämie (Wiener). Dabei darf auch nicht übersehen werden, daß, wenn auch

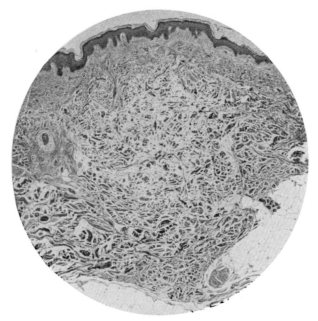

Abb. 52. Scleroedema adultorum Buschke. Ödemartige Auflockerung der tieferen Teile der Cutis. van Gieson-Färbung. (Nach H. Freund: Arch. f. Dermat. 161, 95, Abb. 2.)

vielfach die Diagnose einer Grippe nicht gestellt wird, ohne genügend basiert zu sein, doch auch andererseits grippöse Erscheinungen als solche nicht erkannt und nur zu oft als rheumatoide Prodrome des Sclerödems angesehen werden (Erich Hoffmann). Bezüglich des Intervalls zwischen Grippe und dem ersten Auftreten der Erscheinungen ist wohl kaum eine Gesetzmäßigkeit zu erkennen, in dem Falle Erich Hoffmanns war beispielsweise ein Zwischenraum von etwa 2 Wochen, in jenem von Edm. Hofmann ein solcher von etwa $^1/_4$ Jahr vorhanden.

    Was nun die *histologischen Veränderungen* der erkrankten Hautpartien betrifft, so sind sie, wenn man sich an die früher erhobenen Befunde von Buschke, Bruhns, Erich Hoffmann, Edm. Hofmann, Sellei u. a. hält, relativ geringfügig. Die Epidermis läßt zumeist wohl erhaltene Retezapfen und eine mäßig starke Pigmentierung der Basalzellen erkennen, mitunter erscheint sie etwas abgeflacht (Freund). Auch die Papillarschichte weist noch ziemlich normale Verhältnisse auf, während die tieferen Schichten der Cutis und die Subcutis eine auffallende Auflockerung, Zersplitterung und Quellung der Kollagenbündel sowie Auftreten von Lückenbildung erkennen lassen (Abb. 52).

Schon PINKUS konnte seinerzeit die Bildung von Lücken und Hohlräumen um die Gefäße und um die epithelialen Anhangsgebilde beobachten, ROSCHER fand in den mittleren und tiefen Anteilen der Cutis die Bindegewebsbündel durch weite Spalträume auseinander gedrängt, die Lücken waren vorwiegend leer, stellenweise aber von einer kaum färbbaren Masse erfüllt. DARIER-FERRAND-MIRCOUCHE konnten helle, ödematöse Räume um die Gefäße, um die Drüsen und Haarfollikel feststellen, C. A. HOFFMANN beobachtete, wie dies FREUND hervorhebt, Follikel, welche von freien, ödematösen Räumen umgeben waren, LEHNER endlich erwähnt, daß in dem von ihm beobachteten Falle eine homogene Masse

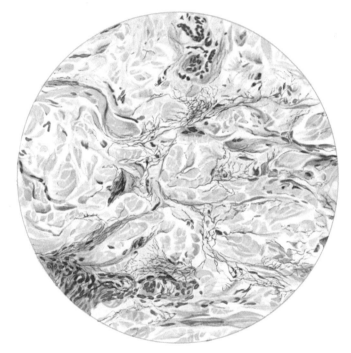

Abb. 53. Scleroedema adultorum BUSCHKE. Schleimartige Substanz zwischen den kollagenen Fasern in der Cutis. Kresylechtviolett-Färbung.
(Nach H. FREUND: Arch. f. Dermat. **161**, 96, Abb. 3.)

in das Gewebe der Kollagenfasern eingedrungen war und daß die Spalten zwischen den Fasern infolge des interfibrillären Ödems erweitert waren. Auch NOBL erwähnt hinsichtlich des Kollagengerüstes, daß in einem seiner Fälle eine gequollene, verbreiterte, die Saftspalten verdrängende, starre Auftreibung des Bindegewebes bestand, daß in einem anderen Falle in der Höhe der retikulierten Substanz die kollagenen Maschenzüge eine beträchtliche Verbreiterung ihrer zellarmen Branchen erkennen ließen. Analog fand auch ERICH HOFFMANN das Bindegewebe besonders der tiefen Cutisschichten und der Subcutis gequollen, in letzterer auch hyperplastisch. Ebenso verzeichnet EDM. HOFFMANN eine geringgradige Quellung der Bindegewebsfasern in der Subcutis. In anderen Fällen (HALLE, RISSOM, RUMMERT, SELLEI) bestanden weder Lückenbildung noch Quellungserscheinungen.

Von besonderer Bedeutung sind nun die Befunde, welche FREUND in einschlägigen Beobachtungen erheben konnte und welche erkennen ließen, daß

es beim Scleroedema adultorum mit oder ohne Lückenbildung zur Einlagerung
einer schleimähnlichen, auch als Ödem oder Exsudat beschriebenen Masse in
die Bindegewebsspalten der Cutis propria kommt. In der Ablagerung dieser
schleimartigen Masse, welche sich mit Mucicarmin kaum, mit Kresylechtviolett
dagegen schön darstellen läßt (Abb. 53) glaubt Freund einen wesentlichen,
vielleicht primären Vorgang in der Pathogenese des Sclerödems erblicken zu
dürfen; dabei braucht seiner Annahme nach das Bindegewebsgefüge gar nicht
verändert zu sein. Ist die Ablagerung hochgradiger, so kann eine ödematöse
Auflockerung der Cutis hinzutreten, die Kollagenbündel können quellen, einen
Teil des Exsudates aufnehmen, unter Umständen dieses auch mehr oder weniger
vollständig aufsaugen (Nobl).

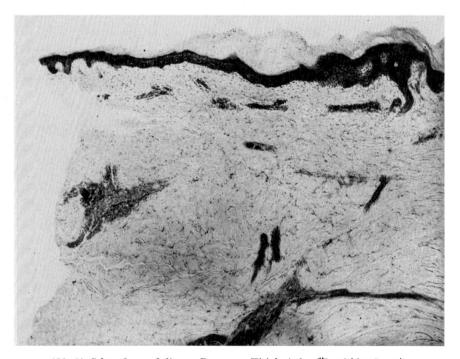

Abb. 54. Scleroedema adultorum Buschke. Histologisches Übersichtspräparat.
(Sammlung Erich Hoffmann).

Das elastische Fasersystem erweist sich im allgemeinen normal, in den
hochgradig ödematösen Herden ist es mitunter kurz und zergliedert, gleichsam
zerrissen (Freund).

In den Papillen wie auch in der Cutis und Subcutis findet man mitunter
eine leichte diffuse Vermehrung der Bindegewebszellen (Darier-Ferrand-
Mircouche, Freund, Erich Hoffmann, Edm. Hofmann, Rummert), hin und
wieder erscheinen auch die Gefäße und deren Umgebung verändert, allerdings
nicht in besonders auffallender oder charakteristischer Weise. So wird von
manchen Autoren (Erich Hoffmann, Edm. Hofmann, C. A. Hoffmann, Freund
Lehner, Nobl, Pinkus, Roscher, Rummert) das Vorkommen von schütteren
perivaskulären Zellanhäufungen verzeichnet, die zumeist aus Lymphocyten
bestehen, gelegentlich auch eine Vermehrung der Perithelien, bzw. der peri-
vaskulär angeordneten Bindegewebszellen (Lehner, C. A. Hoffmann), der

Pigmentzellen, Plasmazellen (C. A. Hoffmann), und verhältnismäßig deutlicher, der Mastzellen (Nobl, Pinkus, Rummert) erkennen lassen.

Die Gefäße erscheinen, zumal in den oberen Cutisschichten, stärker mit Blut gefüllt, so daß man in der Papillarschicht fast den Eindruck einer leichten Stase hat (Erich Hoffmann). Erscheinungen von Erweiterung, Klaffen und stärkerer Füllung der Gefäße sind auch sonst mehrfach beschrieben worden (Darier-Ferrand-Mircouche, Edm. Hofmann, Freund, Lehner, Nobl, Rummert), Gefäßwandverdickungen dagegen verzeichnen nur Erich Hoffmann und Lehner; ersterer beobachtete an den Gefäßen der tiefen Cutispartien und der Subcutis eine deutliche Verdickung der Gefäßwand, letzterer eine solche der Capillarwandungen. Stellenweise erscheint auch das Endothel leicht verdickt, geschwollen, aufgebläht (Erich Hoffmann, Lehner, Rummert), Freund

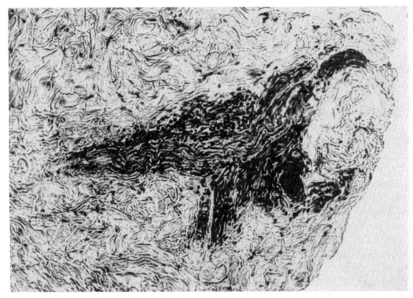

Abb. 55. Scleroedema adultorum Buschke. Dasselbe Präparat wie in Abb. 54, nur bei stärkerer Vergrößerung. Perineurale Infiltration in der Cutis an einer Teilungsstelle eines gequollenen Nerven. (Sammlung Erich Hoffmann). (Aus Gans: Histologie der Hautkrankheiten, Bd. 1, S. 105, Abb. 33.)

konnte sogar eine Endothelwucherung nach Art einer unvollständigen End-arteriitis obliterans feststellen.

Die Lymphgefäße sind mitunter etwas erweitert (Freund), eine Feststellung, die nicht uninteressant ist in Hinblick darauf, daß seinerzeit Senator eine Erkrankung der Lymphgefäße der Haut zur Erklärung des Sclerödems heranziehen wollte und daß auch Nobl von einem durch Störungen der Lymphabfuhr bedingten Ansaugungszustand des profunden Bindegewebslagers spricht.

Die glatte Muskulatur erweist sich gelegentlich mehr oder minder hyperplastisch. An dieser Stelle sei auch noch der Vollständigkeit halber vermerkt, daß in dem von Buschke-Ollendorf beobachteten Falle die Muskelfasern eines excidierten Muskelstückchens durch eine amorphe Substanz auseinandergedrängt waren, also einen gewissen Parallelismus zu den oben erwähnten Veränderungen im cutanen Bindegewebe erkennen ließen.

Besondere Erwähnung verdient auch ein von Erich Hoffmann erhobener Befund, welcher Veränderungen an den *Hautnerven* erkennen ließ (Abb. 54 und 55); diese erscheinen auffallend stark gewellt, aufgequollen, zum Teil auch verdickt und kernreicher; in ihrer Umgebung, besonders aber an den Verzweigungsstellen sind auffallend reichliche einkernige Rundzellen vorhanden. Die präcapillaren Gefäße der Umgebung sind strotzend mit Blut gefüllt und sackartig erweitert.

Diesem Befunde Erich Hoffmanns, der zwar in der Folge nicht bestätigt wurde (Bruhns), kommt nun insoferne eine besondere Bedeutung zu, als zum ersten Male bei Scleroedema adultorum Veränderungen an den cutanen Nerven festgestellt werden konnten, wobei nicht nur das Nebeneinander von erweiterten Gefäßen und Auflockerung der Nerven, sondern insbesondere die perineurale Infiltration, namentlich an den Verzweigungsstellen oberflächlich gelegener cutaner Nerven, einen Einblick in die Pathogenese des Krankheitsbildes zu eröffnen scheinen, indem sie dazu anregen, „einen Zusammenhang, also eine ursprüngliche Alteration der die Gefäßwandungen und die Ernährung des kollagenen Gewebes beeinflussenden vegetativen Nerven anzunehmen" (Erich Hoffmann). Andererseits dürfte durch die oben erwähnten Befunde von Freund, durch den Nachweis einer schleimartigen Substanz, die mit oder ohne Lückenbildung in den Bindegewebsspalten der Cutis propria beim Sclerödem (Buschke) nachgewiesen werden konnte und welche sich mit Mucin nicht (oder vielleicht vorläufig noch nicht) identifizieren läßt, eine Brücke zum histologischen Bilde des Myxödems geschlagen sein; Freund meint, daß man aus diesen Befunden einstweilen nur mit größter Vorsicht auf etwaige verwandtschaftliche Beziehungen zwischen beiden Affektionen schließen dürfe, daß aber durch diese Untersuchungsergebnisse die Aufmerksamkeit der Kliniker erneut auf die Schilddrüse gelenkt würde. Jedenfalls scheinen alle diese Befunde auf trophoneurotische Störungen hinzuweisen, bei welchen die Noxe etwa im Gefolge einer vorangehenden Infektionskrankheit das vegetative Nervensystem, bzw. die mit diesem in engstem Zusammenhange stehenden innersekretorischen Drüsen trifft.

In *differentialdiagnostischer Hinsicht* muß das Scleroedema adultorum vor allem gegen die *diffuse Sclerodermie* abgegrenzt werden; ein mitunter plötzlicher Beginn nach einer vorangegangenen akuten Infektionskrankheit kann wohl gelegentlich auch bei der Sclerodermie beobachtet werden, aber das Fehlen des für letztere so charakteristischen Elfenbeintones der Haut, die Besserung oder endgültige Heilung, die allerdings manchmal erst nach längerer Zeit, schließlich aber in den meisten Fällen doch in Erscheinung tritt, das Fehlen von Pigmentverschiebungen und von Erscheinungen von Atrophie sprechen zugunsten des Scleroedema adultorum, welches man in letzterer Zeit mit Rücksicht darauf, daß ja klinisch eigentlich kein Ödem vorliegt und eine Eindrückbarkeit der Haut, wie sie bei dem echten Ödem nachgewiesen werden kann, gar nicht vorhanden ist, eher als *Scleremia adultorum* bezeichnet.

Das *Sclerema neonatorum oedematosum* beginnt zumeist an den Unterschenkeln und breitet sich von hier aus über den ganzen Körper aus, dabei bestehen Untertemperatur sowie Anzeichen von Lebensschwäche; die Kinder gehen zumeist in tiefer Somnolenz zugrunde. In der Cutis und Subcutis, aber auch in der Muskulatur ist reichliche, eiweißhaltige Ödemflüssigkeit nachweisbar. Das *Fettsclerem* wird wohl kaum mit dem vorliegenden Krankheitsbilde verwechselt werden können. Schwieriger ist jedoch oft die Unterscheidung von jenen Krankheitsformen, die früher vielfach als „*sogenannte*" *Säuglingssclerodermie*" bezeichnet wurden und welche, wie hervorgehoben, meist eine günstige Prognose aufweisen. Da es sich hier zumeist um vollgewichtige, reife Kinder handelt, welche nach einer schweren, oft nur mit Zuhilfenahme des Forceps ermöglichten Geburt asphyktisch zur Welt kommen, durch Schultze-Schwingungen, Klopfen und Schlagen vielfach erst zu einer regelmäßigen Atmungstätigkeit gezwungen werden müssen und zumeist an den Stellen der traumatischen Einwirkung umschriebene Knotenbildungen aufweisen, die allerdings mitunter später konfluieren können, wird hier die Unterscheidung derartiger Krankheitsbilder von dem echten Buschkeschen Sclerödem möglich sein, zumal die histologische Untersuchung jedenfalls geeignet ist, beide Affektionen streng voneinander zu scheiden.

In jenen Fällen von Sclerödem, welche mit vorwiegender Erkrankung der Muskulatur einhergehen, werden auch noch die *Trichinosis* und die *Dermatomyositis* in die differentialdiagnostischen Erwägungen einbezogen werden müssen; Temperaturanstiege, oft bis zu 39°, vorübergehende Schwellungen des Gesichtes und der Augenlider, insbesondere aber die auffallenden ödematösen, überaus schmerzhaften Schwellungen *einzelner* Muskelgruppen, die eigenartige Haltung der Patienten mit Kontrakturstellung in den großen Gelenken, Atmungsbeschwerden, eventuell auch Erscheinungen von seiten der Zungen-, Schlund-, Kehlkopf- und Augenmuskeln werden, zumal bei Bestehen einer Epidemie, den Verdacht auf *Trichinenerkrankung* lenken. Die *Dermatomyositis* erscheint dadurch charakterisiert, daß es sich um einen febrilen, spontan wie auch auf Druck außerordentlich schmerzhaften Prozeß handelt, bei welchem oft eine begleitende Hautverhärtung, jedoch nur in der Flucht der ergriffenen Muskelgruppen zutage tritt.

Die *Adipositas dolorosa* wird in typischen Fällen wohl unschwer von dem Scleroedema adultorum abzugrenzen sein, in manchen Fällen allerdings besteht eine weitgehende Ähnlichkeit dieses letzteren Krankheitsbildes mit der Derkumschen Krankheit (Pinkus). Die Schmerzhaftigkeit sowie das Hervortreten größerer Fettkomplexe beim Versuch, die Haut zu falten, werden für die Annahme einer Adipositas dolorosa sprechen und vor Irrtümern in der Diagnosenstellung bewahren.

Weiterhin kann auch das *Myxödem*, das bei charakteristischer Entwicklung ein eigenartiges und leicht zu erkennendes Bild bietet, gelegentlich Hautveränderungen auslösen, welche dann dem Bilde der von Buschke beschriebenen Affektion sehr ähneln, wie ein von Königstein vorgestellter Fall beweist, bei welchem die Diagnose zwischen Myxödem, Sclerodermia diffusa und Scleroedema adultorum schwankte und welchen Nobl letzterem zuzählen wollte, zumal er, wie schon hervorgehoben wurde, auch unter seinen Fällen die Erscheinungen des benignen Sclerödems der Erwachsenen in der Symptomenfolge eines Morbus Basedow auftreten sah.

Endlich muß mit wenigen Worten auch der Abgrenzung gegen das als *Trophoedème* (Meige) *oder Pseudoelephantiasis neuroarthritique* (Mathieu) bezeichnete Krankheitsbild gedacht werden, welches als chronische, der Elephantiasis ähnliche Affektion namentlich bei jungen Mädchen und Frauen zumeist an den unteren, nur selten an den oberen Extremitäten oder im Bereiche des Gesichtes auftritt; die Haut ist bei dieser Erkrankung glatt, geschwollen, hart, in Falten nicht abhebbar, jedoch stets über den tieferliegenden Geweben verschieblich, ihre Farbe entspricht annähernd jener der normalen Hautdecke. Subjektive Beschwerden wie Spannungsgefühl, Steifigkeit, Parästhesien, Schmerzen werden vielfach angegeben. Mitunter wurde bei dieser Affektion, die wahrscheinlich auf Störungen im Bereich des sympathischen Nervensystems zurückzuführen ist, auch eine Spina bifida occulta beobachtet. In den allermeisten Fällen ist schon bei oberflächlicher Betrachtung die Unterscheidung des Buschkeschen Krankheitsbildes vom Trophoedème ohne weiteres möglich, doch kommen, wenn auch selten, beim Scleroedema adultorum Formen mit elephantiastischer Verdickung als Residuen vor, welche dann differentialdiagnostisch Schwierigkeiten bereiten können.

Was schließlich die *Therapie* des Scleroedema adultorum anlangt, so werden Darreichung von Salicylpräparaten, Bettruhe, Wärme und Radiogenbäder (Schmied), Wärmezufuhr und Massage mit 1—2% Salicylvaselin empfohlen; auch Fibrolysin (Bamberger, Bruhns, Halle, Nobl, Rissom, Roscher), sowie Endokrintherapie (Baginsky, Buschke-Ollendorf, Schmied: Thyreoidin; Erich Hoffmann: Ovaraden; Rummert: Hypophysin) wurden zur Anwendung gebracht. Sellei hat nach Olobintininjektionen gute Erfolge beobachtet und empfiehlt diese wie auch eventuell 10% Chlornatriuminjektionen, die ja auch bei der diffusen Sclerodermie verabreicht wurden, für schwerere, mit starker Induration einhergehende Fälle. Sellei war es auch, der bei diesem Krankheitsbilde seinerzeit die Behandlung mit Pankreastabletten inauguriert hatte, die späterhin auch bei der circumscripten und diffusen Sclerodermie Anwendung finden sollte.

Literatur.

1. Sclerodermia circumscripta.

Im Text angeführte, hier aber nicht verzeichnete Literaturangaben finden sich ebenso wie solche aus der älteren Literatur verzeichnet in den Arbeiten von Cassirer-Hirschfeld, Curschmann, H. Hoffmann, Kogoj, Kren, Lewin-Heller, Luithlen, Notthafft.

Abramowitz: Scleroderma of neck with enlargement of right clavicle. N. Y. Acad. Med., sect. on dermat., 7. Febr. 1922. Arch. of Dermat. **5**, Nr 6, 819—820 (1922). — Adrian, C.: (a) Ein Fall von ausgedehnter halbseitiger Sclerodermie. Verh. dtsch. dermat. Ges., 7. Kongr. **1901**, Beil. 47, Taf. 26. (b) Straßburg. dermat. Ges., 10. Mai 1914. Ref. Arch. f. Dermat. **122**, 820. — Akobdszanjanz: Ein Fall von Sclerodermie mit fleckweiser Atrophie und Kalkablagerungen in der Haut. Vestn. dermat. (russ.) **3**, Nr 1, 2—8. — Alderson: A case of morphea. San Francisco dermat. Soc., 17. Febr. 1928. Arch. of Dermat. **18**, 917 (1928). — Appel: Scleroderma due to central nervous system lesion from congenital syphilis. Atlantic dermat. Conf. New York, New England, Philadelphia, a. Baltimore-Washington dermat. Soc. Boston, 5. Nov. 1926. Arch. of Dermat. **15**, Nr 4, 503 (1927). — Arndt: (a) Sclerodermie an beiden Füßen. Berl. dermat. Ges., 30. Okt. 1926. Ref. Zbl. Hautkrkh. **21**, 554. (b) Sclerodermie und Morphöa der Inguinalgegend. Berl. dermat. Ges., Festsitzg 30. Okt. 1926. Ref. Zbl. Hautkrkh. **21**, 555. — Aronstam: (a) Scleroderma — with report of a case following trauma. Urologic Rev. **26**, Nr 2, 77—78. (b) Sclerodermia following trauma with complete recovery. Report of a case. Urologic Rev. **33**, 812—814 (1929). — Artom e Fornara: Particulari aspetti della sclerodermia localizzata nell' infanzia. (Sclerodermia in chiazze e sclerodermia „en bande" a forma atrofica). Arch. ital. Dermat. **3**, H. 1, 25—40 (1927). — Arzt: Sclérodermie en plaque. Wien. dermat. Ges., 4. Mai 1922. Ref. Zbl. Hautkrkh. **6**, 331. — Audry et Tonney: Soc. franç. Dermat., 27. Jan. 1909. Ref. Arch. de Dermat. **97**, 110.

Baer: Sclerodermie en plaques. 30jährige Jubiläumsverslg südwestdtsch. Dermat. Frankfurt a. M., 7.—8. März 1925. Ref. Zbl. Hautkrkh. **17**, 47. — Balassa: Morphoea. Ung. dermat. Ges., Sitzg 5. Okt. 1928. Ref. Zbl. Hautkrkh. **29**, 254. — Balban: (a) Sclerodermie en plaques. Wien. dermat. Ges., 6. Mai 1926. Ref. Zbl. Hautkrkh. **21**, 51. (b) Sclerodermie en plaque. Wien. dermat. Ges., Sitzg 24. Jan. 1929. Ref. Zbl. Hautkrkh. **31**, 27. — Balzer u. Lamare: Soc. fran . Dermat., 7. Nov. 1912. Ref. Arch. f. Dermat. **115**, 637. — Bandler: (a) Morphoea. Dtsch. dermat. Ges. tschechoslov. Republ., 18. Nov. 1923. Ref. Zbl. Hautkrkh. **11**, 11. (b) Sclerodermie en bande. Dtsch. dermat. Ges. tschechoslov. Republ., Sitzg 21. April 1929. Ref. Zbl. Hautkrkh. **31**, 153. — Barber, H. W.: (a) Case of morphoea associated with vitiligo. Proc. roy. Soc. Med. **16**, Nr 12, sect. dermat., 106—107. (b) Morphoea with root distribution. Sect. of Dermat., 17. Mai 1928. Proc. roy. Soc. Med. **21**, 1707 (1928). — Barnewitz: Sclerodermie en plaques. Frühjahrstagg Ver. rhein.-westfäl. Dermat. Essen, 16. Mai 1926. Ref. Zbl. Hautkrkh. **21**, 48. — Basch: Sclérodermie en bandes und en plaques bei einem jungen Mädchen. Schles. dermat. Ges. Breslau, 18. Nov. 1922. Ref. Zbl. Hautkrkh. **7**, 304. — Bechet: Scleroderma and fibroma. Atlantic dermat. Conf. New York, New England and Philadelphia dermat. Soc. 16. Dez. 1925. Arch. of Dermat. **13**, 706. — Belot, J. et L. Nahan: L'électro-radiothérapie des sclérodermies. Assoc. franç. pour Avanc. Sci. Montpellier, 24.—29. Juli 1922. J. Radiol. et Électrol. **6**, No 11, 515—551. — Ben: Sclerodermie en bande. Ver.igg rhein.-westfäl. Dermat. Düsseldorf, 8. Nov. 1925. Ref. Zbl. Hautkrkh. **19**, 18. — Bériel et Devic: Un cas de sclérodermie associée à une myopathie. Un cas de sclérodermie cervicofaciale guérie. (Projections.) Soc. méd. Hôp. Lyon, 15. Nov. 1927. Lyon méd. **141**, No 4, 105—109 (1928). — Bertaccini: Sclerodermie und Atrophie en plaques bei einem unterentwickeltem Individuum mit interessantem histologischem Befund. Dermosifilogr. **5**, 229—244 (1930). — BERTANZI: Epithelioma basocellulare con sindrome clinica simulante una sclerodermia. 25. riun. Soc. ital. Dermat. Milano, 9.—11. Mai 1929. — BETTMANN, S.: Bandförmige Sclerodermie und Naevuszeichnung. Arch. f. Dermat. **142**, H. 2, 235—251. — BEZANÇON et BERNARD: Sclérodermie mutilante. Bull. Soc. méd. Hôp. Paris **39**, No 37, 1762—1768. — BLASCHKO: (a) Die Nervenverteilung in der Haut in ihrer Beziehung zu den Erkrankungen der Haut. Verh. dtsch. dermat. Ges. 7. Kongr. **1901**, Beil. (b) Diskussionsbemerkung zu dem von LILIENTHAL vorgestellten Falle. Arch. f. Dermat. **95**, 137. — BLATT: (a) Sclerodermie en plaques. Lemberg. dermat. Ges., 4. Juni 1925. Ref. Zbl. Hautkrkh. **18**, 749. (b) Lues congenita, Psoriasis vulgaris. Beginnende Sclerodermie. Lemberg. dermat. Ges., 3. Nov. 1926. Ref. Zbl. Hautkrkh. **22**, 628. (c) Sclerodermia circumscripta. Lemberg. dermat. Ges., Sitzg 24. Jan. 1929. Ref. Zbl. Hautkrkh. **31**, 162. — BLOCH: Fall von Sclerodermie. Med. Ges. Basel, 16. Juni 1910. Ref. Korresp.bl. Schweiz. Ärzte **1910**, Nr 24. — BOARDMAN: Scleroderma. With special reference to its etiology and treatment. Arch. of Dermat. **19**, 901—916 (1929). — BÖHM: Scleroderma. Ung. dermat. Ges., Sitzg 6. Dez. 1929. Ref. Zbl. Hautkrkh. **34**, 22. — BOHNSTEDT: Sclerodermie. Verslg südwestdtsch. Dermat., Sitzg 6. April 1930. Ref. Zbl. Hautkrkh. **34**, 668. — BORY: Un cas de morphée cervicale associée à une maladie de RAYNAUD. Bull. Soc. franç. Dermat. **36**, No 7, 952—953, 1007 bis 1015 (1929). — BOTHE: Sclérodermie en bande. Schles. dermat. Ges. Breslau, 28. Mai 1924. Ref. Zbl. Hautkrkh. **13**, 237. — BRAGG: Circumscribed scleroderma. New England dermat. Soc., 10. April 1929. Arch. of Dermat. **20**, 907—908 (1929). — BRAUER: Nordostdtsch. dermat. Ver., 17. Okt. 1920. Ref. Arch. f. Dermat. **137**, 151. — BREIT: Circumscripte, streifenförmige Sclerodermie der Daumenbeugeseite. Dermat. Ges. Hamburg-Altona, Festsitzg 14. Juni 1925. Ref. Zbl. Hautkrkh. **19**, 196. — BREZOVSKY: Sclerodermie en bandes. Ung. dermat. Ges., Sitzg 4. Mai 1928. Ref. Zbl. Hautkrkh. **28**, 22. — BRIEL: Sclerodermie en bandes auf der Stirn. Frankf. dermat. Ver.igg., Sitzg 16. Mai 1929. Ref. Zbl. Hautkrkh. **32**, 174. — BRISSAUD: Pathogénie du processus sclérodermique. Presse méd. **1897**, No 51. Ref. Münch. med. Wschr. **1897**, 867. — BROCQ: Traitement des sclérodermies en plaques et en bandes par l'électrolyse. Ann. de Dermat. **9**, No 2, 113 (1898, Febr.). — BROCQ et CIVATTE: Cas de morphée. Bull. Soc. franç. Dermat. **1902**, 210. — BROCQ et FERNET: Sclérodermie en plaques superficielles sans infiltration à foyers multiples, fait de passage vers les atrophies cutannées. Ann. de Dermat. **1909**, 189. — BROCQ, FERNET et MAUREL: Sclérodermie diffuse à développement rapide dans le cours de la syphilis secondaire. Bull. Soc. franç. Dermat. 3. Juli **1913**, 347, 351. — BROWN: Morphoea. Atlantic dermat. Conf., scient. sess., Philad. 2. Dez. 1927. Arch. of Dermat. **17**, Nr 5, 739 (1928). — BRÜNAUER: Sclerodermie en bandes und en plaques. Wien. dermat. Ges., Sitzg 23. Jan. 1930. Ref. Zbl. Hautkrkh. **34**, 23. — BRUHNS: (a) Berl. dermat. Ges., 13. Jan. 1920. Ref. Arch. f. Dermat. **137**, 6. (b) Sclerodermie. Berl. dermat. Ges., Sitzg 13. März 1928. Ref. Zbl. Hautkrkh. **27**, 464. — BRUUSGAARD: Ein Fall von Carcinoma mammae duplex unter einem sclerodermieähnlichen Bilde verlaufend, und erst als Sclerodermie demonstriert. 7. Tagg Oslo, Sitzg 29.—31. Mai 1928. Forh. nord. dermat. For. (dän.) **132** (1929). — BURGHI: (a) Streifenförmige Sclerodermie bei einem 7jährigen Mädchen. Soc. Pediatr. Montevideo, 14. Dez. 1922. Arch. lat.-amer. Pediatr. **17**, No 1, 66—67. (b) Sclerodermie „en bandes" bei einem 7jährigen Mädchen. Arch. lat.-amer. Pediatr. **17**, No 4, 270—281. — BURNIER: Soc. franç. Dermat., 13. Nov. 1919. Ref. Arch. f. Dermat. **125**, 880. — BUSCHKE: (a) Sclerodermie. Berl. dermat. Ges., 13. Mai 1924. Ref. Zbl. Hautkrkh. **13**, 126. (b) Sclerodermie mit fehlender Salzsäure. Berl. dermat. Ges., 10. Mai 1927. Ref. Zbl. Hautkrkh. **24**, 324.

CALLOMON: Systematisierter Naevus mit strichförmigem Verlaufe in der Medianlinie. Sclérodermie en bandes und lichenoides Ekzem in einer VOIGTschen Grenzlinie. Arch. f. Dermat. **101**, 221. — CANNON: Morphea. N. Y. Acad. Med., 1. Nov. 1926. Arch. of Dermat. **15**, 496 (1927). — CARLSON: (a) Vitiligo. Sclerodermie en bandes. Verigg rhein.-westfäl. Dermat. Münster i. W., 26. u. 27. Okt. 1929. Ref. Zbl. Hautkrkh. **33**, 325. (b) Sclerodermie en bandes. Ver.igg rhein.-westfäl. Dermat. Münster i. W., Sitzg 26. u. 27. Okt. 1929. Ref. Zbl. Hautkrkh. **33**, 326. (c) Sclerodermie. Ver.igg rhein-westfäl. Dermat. Münster i. W., Sitzg 26. u. 27. Okt. 1929. Ref. Zbl. Hautkrkh. **33**, 326. (d) Atrophia cutis mit Sclerodermie (traumatisch). Ver.igg rhein.-westfäl. Dermat. Münster i. W., Sitzg 26. u. 27. Okt. 1929. Ref. Zbl. Hautkrkh. **33**, 326. — CASSIRER-HIRSCHFELD: Die Sclerodermie in KRAUS-BRUGSCH, Spezielle Pathologie und Therapie innerer Krankheiten, Bd. 10, III. Teil, S. 622. — CASTLE: The endocrine causation of scleroderma, including morphoea. Brit. J. Dermat. **35**, Nr 7, 255—278; Nr 8/9, 303—323. — CLARK: A case for diagnosis (lesion on cheek). N. Y. Acad. Med., sect. on Dermat., 8. Mai 1922. Arch. of Dermat. **6**, Nr 3, 379. — COHN, ALFRED: Lokalisierte Sclerodermie. Berl. dermat. Ges., Sitzg 12. Nov. 1929. Ref. Zbl. Hautkrkh. **32**, 550. — CORDS: Strichförmige Gesichtsatrophie und Auge. 47. Verslg Heidelberg, Sitzg 6.—8. Aug. 1928. Ber. dtsch. ophthalm. Ges. **1929**, 53—59. — CORSON: (a) Morphea. Philad. dermat. Soc., Mai **1924**. Arch. of Dermat. **10**, Nr 6, 776. (b) Scleroderma. Philad. dermat. Soc., 2. Nov. 1928. Arch. of Dermat. **19**, 522—523 (1929). — Covisa, J. S., J. Bejarano u. J. Gay Prieto: Zum Studium der Sclerodermie. (Actas dermo-sifiliogr. **19**, 121—126 (1927). — Cunningham: Sclerodermia inusitatum. N. Y. med. J. **97**, Nr 10. Ref. Arch. f. Dermat. **119 II**, 183. — Curschmann: Vasomotorische und trophische Erkrankungen. In Mohr-Staehelin, Handbuch der inneren Medizin, 2. Aufl. Herausgeg. von Bergmann-Staehelin, Bd. 5, S. 1459.

Danel: Ann. de Dermat. **1913**, No 1, 30. — Danlos: Ann. de Dermat. **1903**, 583. — Dekeyser: Sclérodermie en bandes. Soc. belge Dermat., 21. Nov. 1926. Le Scalpel **80**, 60 (1927). — Delbanco: Ärztl. Verslg Hamburg, 24. Okt. 1911. Ref. Arch. f. Dermat. **112**, 909. — Del Vivo, Catone: Sopra un caso di sclerodermia a placche posttraumatica. Riforma med. **40**, No 1, 5—6. — Demetriade: 9. Kongr. dtsch. dermat. Ges. Bern **1907**, 405. — Dengler: Morphea. Philad. dermat. Soc., 13. März 1922. Arch. of Dermat. **6**, Nr 1, 103. — Doctor: Sclerodermie en plaques. Frankf. dermat. Verigg, 27. Jan. 1927. Ref. Zbl. Hautkrkh. **23**, 620. — Dohi: A case of scleroderma circumscripta with an ulcer. Dermato-urol. Soc. Kanzawa, 12. Dez. 1924. Jap. J. of Dermat. **25**, Nr 5, 32. — Drouin: Quelques cas de sclérodermie localisée à distribution métamerique. Thèse de Paris 1898. Vgl. Blaschko, S. 23, Tab. 20. — Drury: Scleroderma in a child. Irish J. med. Sci., V. s., Nr 18, 193—195. — Dubreuilh: (a) Atrophische Sclerodermie in Streifenform an der Stirn. Ann. de Dermat. **1909**, H. 4, 255. (b) Streifenförmige Sclerodermie der Stirne. Ann. de Dermat. IV. s. **10**, 255 (1907). — Dubreuilh, W.: Sclérodermie circonscrite et goître exophthalmique. Bull. Soc. franç. Dermat. **1921**, No 6, 221—222.

Edel, P. L.: Über Sclerodermie. Inaug.-Diss. München 1898. — Ehrmann: (a) Über die Sclerodermie und ihre Beziehung zu den autotoxischen Erythemen. 74. Verh. dtsch. Naturforsch. **1902**. Ref. Arch. f. Dermat. **66**, 158. (b) Über die Beziehung der Sclerodermie zu den autotoxischen Erythemen. Wien. med. Wschr. **1903**, Nr 23/24. (c) Sclerodermie en plaques. Wien. dermat. Ges., 12. Juni 1924. Ref. Zbl. Hautkrkh. **14**, 165. (d) Über Sclerodermie. Dermat. Z. **53**, 164—172 (1928). — Ehrmann, S.: Über Sclerodermie. Dermat. Z. **53**, 164—172 (1928). — Eliascheff: Sclérodermie en bandes et en plaques avec atrophies musculaires. Bull. Soc. franç. Dermat. **1924**, No 2, 9—14. — Elliot: Ein Fall von multipler circumscripter Sclerodermie bei einer mit progressiver Muskelatrophie behafteten Frau. J. of cutan. a. genito-urin. Dis., Mai **1897**. — Etienne: Sclérodermie atypique. Hyperthyroidie. Réunion dermat. Nancy, 24. Febr. 1923. Bull. Soc. franç. Dermat. **1923**, No 3, 7—8; Rev. méd. Est. **51**, No 9, 315.

Fasal: Wien. dermat. Ges., 25. Nov. 1908. Ref. Arch. f. Dermat. **96**, 99. — Feit: Scleroderma treated with sodium thiosulphate. N. Y. Acad. Med., sect. dermat., März **1929**. Arch. of Dermat. **20**, 739—740 (1929). — Fessler: Scleroderma circumscriptum (2 Fälle). Wien. dermat. Ges., Sitzg 26. Jan. 1928. Ref. Zbl. Hautkrkh. **27**, 349. — Fischel: Strichförmige Hauterkrankungen. Dermat. Z. **1906**, Nr 5, 352. — Fischer, Klara: Sclerodermie en bandes. Dtsch. dermat. Ges. tschechoslov. Republ., Sitzg 21. April 1929. Ref. Zbl. Hautkrkh. **31**, 155. — Fischl: Sclerodermie. Wien. dermat. Ges., Sitzg 23. Jan. 1930. Ref. Zbl. Hautkrkh. **34**, 25. — Fordyce: Scleroderma. N. Y. dermat. Soc. New England a. Philadelphia dermat. Soc., 27. Febr. 1923. Arch. of Dermat. 8, Nr 1, 155. — Formánek: 3 Fälle von circumscripter Sclerodermie. Tschechoslov. wiss. dermato-vener. Ges. Brünn, 22. Mai 1926. Ref. Zbl. Hautkrkh. **22**, 181. — Fornara: Sclerodermia en bande in bambina di sei anni. 1. convegno dermat. interregion. d. soc. di coltura med. n-varese e soc. ital. di dermat. e sif. sez. Piemont, 1. Mai 1927. Giorn. ital. Dermat. **68**, H. 3, 1064 (1927). — Fox, Howard: Morphea. N. Y. dermat. Soc., 26. Nov. 1929. Arch. of Dermat. **21**, 885 (1930). — Freund: Sclerodermia circumscripta. Wien. dermat. Ges., 10. April 1924. Ref. Zbl. Hautkrkh. **13**, 138. (b) Sclerodermia en plaque. Wien. dermat. Ges., 26. März 1925. Ref. Zbl. Hautkrkh. **17**, 851. — Freund, E.: Su un caso di sclerodermia „en bandes". Giorn. ital. Dermat. **4**, 8 (1930). — Freund, H.: Herdförmige Sclerodermie. Übergang in Morphoea guttata. Berl. Dermat. Ges., Sitzg 29. Nov. 1929. Ref. Zbl. Hautkrkh. **33**, 16. — Fuchs, Dora: Breslau. dermat. Ver., 15. April 1920. Ref. Arch. f. Dermat. **133**, 45 — Fuhs: (a) Morphaea. Wien. dermat. Ges., 7. Juni 1923. Ref. Zbl. Hautkrkh. **9**, 374. (b) Sclerodermie en bandes. Wien. dermat. Ges., 8. Mai 1924. Ref. Zbl. Hautkrkh. **13**, 334. (c) Bandförmige Sclerodermie der Wange. Wien. dermat. Ges., 4. März 1926. Ref. Zbl. Hautkrkh. **20**, 279. (d) Sclerodermia circumscripta. Wien. dermat. Ges., 20. Okt. 1926. Ref. Zbl. Hautkrkh. **22**, 316. (e) Sclerodermia circumscripta (Morphoea). Wien. dermat. Ges., Sitzg 25. Okt. 1928. Ref. Zbl. Hautkrkh. **30**, 308. (f) Sclerodermie en bande. Wien. dermat. Ges., Sitzg 22. Nov. 1928. Ref. Zbl. Hautkrkh. **30**, 437. (g) Sclerodermia circumscripta mit White spot disease-ähnlichen Fleckchen. Wien. dermat. Ges., Sitzg 13. Dez. 1928. Ref. Zbl. Hautkrkh. **30**, 557. — Funfack: Circumscripte Sclerodermie im atrophischen Stadium (en coup de sabre). Verigg Dresden. Dermat., 5. Nov. 1924. Ref. Zbl. Hautkrkh. **16**, 22.

Gager: Scleroderma circumscripta. Minnesota dermat. Soc. Minneapolis, 5. Dez. 1928. Arch. of Dermat. **19**, 852 (1929). — Garfield: Scleroderma. New England dermat.

Soc., 14. April 1926. Arch. of Dermat. **14**, 343 (1926). — GARNER: Morphoea. K. D. Philad. dermat. Soc., 4. April 1930. Arch. of Dermat. **22**, 946—947 (1930). — GATÉ, GIRAUD et LINARD: Association d'une sclérodermie progressive très lentement évolutive de la face et des extrémités et d'une sclérodermie en plaques discrète du thorax. Bull. Soc. franç. Dermat. **37**, No 4, 438—441 (1930). — GATÉ et MICHEL: Un cas de sclérodermie superficielle en plaques. Bull. Soc. franç. Dermat. **37**, No 2, 162—164 (1930). — GAUCH, SOHIER et DE COURRÈGES: Deux cas de sclérodermie dont l'un avec maladie de RAYNAUD. Action comparée de la pilocarpine et de l'acetylcholine. Bull. Soc. franç. Dermat. **36**, 78—83 (1929). — GAUCHER et COYON: Petites plaques de morphée ou de sclérodermie. Soc. méd. Hôp. Gaz. Hôp. 1901, No 61. — GENNERICH: Ein Fall von circumscripter Sclerodermie und Bemerkungen über seine Ätiologie. Dermat. Wschr. **44**, Nr 15, 355. — GERARD: Fall von Sclerodermie en bandes bei 30 jähriger Frau im Gefolge einer Schwangerschaft und vergesellschaftet mit ovariellen Störungen. Soc. belge Dermat. Brux., 16. Juni 1929. Le Scalpel **1929** II, 815. — GERSTEIN: Fall von Sclerodermie en plaques bei einem 35jährigen Frau. Essen. dermat. Ges., 7. Febr. 1925. Ref. Zbl. Hautkrkh. **16**, 641. — GIERLACZEK: Breslau. dermat. Ver., 15. Febr. 1920. Ref. Arch. f. Dermat. **133**, 44. — GLÜCK: Breslau. dermat. Ver., 10. Febr. 1912. Ref. Arch. f. Dermat. **112**, 420. — GOEDHART: 34. niederl. dermat. Verslg, 7. Juli 1912. Ref. Arch. f. Dermat. **115**, 765. — GOLŠMID, K: Über die Ätiologie der Sclerodermie. Venerol. (russ.) **1927**, Nr 8, 708—713 und französische Zusammenfassung, 1927, S. 713—714. — GOLDSMITH, W. N.: (a) Morphoea or tuberculosis cutis. Sect. of Dermat., 21. Juni 1928. Proc. roy. Soc. Med. **21**, 1768—1769 (1928). (b) A case of clinical morphoea with tuberculous histology. Brit. Dermat. **41**, 226—230 (1929). — GOTTRON: Generalisierte, fleckförmige Sclerodermie. Berl. dermat. Ges., Sitzg 11. März 1930. Ref. Zbl. Hautkrkh. **34**, 529. — GOUGEROT: Sclérodermie en plaques du cou et du cuir chevelu avec pigmentation maculeuse. Arch. dermato-syphiligr. Hôp. St. Louis **1**, 627—629 (1929). — GOUGEROT et J. BESANÇON: Sclérodermie en bandes horizontales. Bull. Soc. franç. Dermat. **38**, No 1, 51—52 (1931). — GOUGEROT et BURNIER: Tuberculose sarcoide sclérodermiforme. Bull. Soc. franç. Dermat. **35**, 802—803 (1928). — GOUGEROT, CARTEAUD et J. WEIL: Sclérodermie en plaquard, en gouttes, en gouttelettes (ou pointillée). Forme de transition vers le lichen. Bull. Soc. franç. Dermat. **37**, No 2, 267—268 (1930). — GOUGEROT, ELIASCHEFF et UHRY: Sclerodermeähnliches Epitheliom im Beginn. Arch. dermato-syphiligr. Hôp. St. Louis **1**, 635—640 (1929). — GOUGEROT, L. PÉRIN et FILLIOL: Sclérodermie et pigmentation. Bull. Soc. franç. Dermat. **35**, 907 (1930). — GOUGEROT et PAUL VIGNE: Atrophies cutanées de types multiples chez un même malade: Sclérodermie, morphée en gouttes, dermite atrophiante diffuse avec atrophie musculaire correspondant atrophies maculeuses cyaniques (anétodermie?). Arch. dermato-syphiligr. Hôp. St. Louis **1**, 630 bis 634 (1929). — GREIF: Sclerodermie en bandes. 50. Tagg Verigg südwestdtsch. Dermat. Frankfurt a. M., 11. März 1927. Ref. Zbl. Hautkrkh. **26**, 662. — GRIESBACH: Sclerodermie. Frankfurt. dermat. Ver.igg, 15. Okt. 1925. Ref. Zbl. Hautkrkh. **19**, 200. — GRINDON: (a) Morphea. St. Louis dermat. Soc., 9. April 1924. Arch. of Dermat. **10**, Nr 5, 635—636. (b) A case for diagnosis. St. Louis dermat. Soc., 15. Okt. 1924. Arch. of Dermat. **11**, Nr 4, 567. — GUY, HOLLANDER u. JAKOB: Scleroderma. Pittsburgh. dermat. Soc., 30. Juni 1921. Arch. of Dermat. **4**, Nr 3, 411.

HAAS: Sclerodermie en plaques. Frühjahrstagg Ver.igg rhein-westfäl. Dermat. Essen, 16. Mai 1926. Ref. Zbl. Hautkrkh. **21**, 45. — HALLER: Scleroderma en coup de sabre. Ung. dermat. Ges. Budapest, Sitzg 5. April 1929. Ref. Zbl. Hautkrkh. **31**, 781. — HALLOPEAU: Cas de Morphea alba plana. Bull. Soc. franç. Dermat. **1893**, 45. — HAMMACHER: Sclerodermie. Frankf. dermat. Verigg, 30. Juni 1927. Zbl. Hautkrkh. **25**, 761. — HARTZELL: Philad. dermat. Ges., 11. Nov. 1911. Ref. Arch. f. Dermat. **117**, 335. — HEDGE: Scleroderma. Chicago dermat. Soc., 21. März 1928. Arch. of Dermat. **18**, 791 (1928). — HELLER: (a) Berl. dermat. Ges., 22. Okt. 1920. Ref. Arch. f. Dermat. **137**, 11. (b) Bemerkenswerter Sclerodermiefall. Berl. dermat. Ges., 22. Juni 1926. Ref. Zbl. Hautkrkh. **21**, 641. (c) Sclerodermie en plaques-ähnliche Herde an der Wange eines Säuglings. Berl. Dermat. Ges., Festsitzg 30. Okt. 1926. Ref. Zbl. Hautkrkh. **21**, 557. (d) Circumscripte Sclerodermie. Berl. dermat. Ges., Sitzg 4. Mai 1928. Ref. Zbl. Hautkrkh. **28**, 413. — HELLMANN: Sclerodermia circumscripta. Wien. dermat. Ges., 22. Juni 1922. Zbl. Hautkrkh. **6**, 499. — HERCZEG: Sclerodermie en bande. Ung. dermat. Ges., Sitzg 4. Mai 1928. Ref. Zbl. Hautkrkh. **28**, 23. — HERMANN: Ein Fall von streifenförmiger Sclerodermie an Stirn und Nase. Verh. dtsch. dermat. Ges. **7**, 254 (1901). — HERRMANN: Sclerodermia circumscripta. 50. Tagg südwestdtsch. Dermat. Frankfurt a. M., 11. März 1928. Ref. Zbl. Hautkrkh. **26**, 665. — HERXHEIMER: (a) Fall von strichförmiger Sclerodermie. K. D. 10. Kongr. dtsch. dermat. Ges. **1908**, Kongr.ber. 316. (b) Sclerodermie en bandes (linear) mit Knochenatrophie. 50. Tagg Verigg südwestdtsch. Dermat. Frankfurt a. M., 11. März 1927. Ref. Zbl. Hautkrkh. **26**, 663. — HERZFELD: Ein mit OUDINschem Strom geheilter Fall von Scleroderma circumscriptum. Dermat. Zbl. **1910**, Nr 5, 130. — HEUCK: (a) Münch. dermat. Ges., 9. März **1914**. Ref. Arch. f. Dermat. **119** II, 49. — (b) Sclerodermie en bandes und en plaques. Verslg südwestdtsch. dermat., Sitzg 26. April 1930. Ref. Zbl. Hautkrkh. **34**, 666. — Heyn: Morphoea. Berl. dermat. Ges., 11. Nov. 1924. Ref. Zbl. Hautkrkh. **15**, 321. — Hincky, Lanzenberg et Zorn: Sclérodermie en plaques multiples pigmentées. Bull. Soc. franç. Dermat. **37**, No 7, 786—789 (1930). — Hodara: Histologische Untersuchung eines Falles von circumscripter Sclerodermie en plaques und en bande. Dermat. Wschr. **84**, 224—228 (1927). — Hoffmann, E.: Bandförmige ulcerierte Sclerodermie. Dtsch. med. Wschr. **1912**, Nr 14, 682. — Hoffmann, H.: Untersuchungen über endokrine Störungen bei Hautkrankheiten, insbesondere Sclerodermie und Acrodermatitis. Acta dermato-vener. (Stockh.) **6**, H. 4 423—476. — Hollander: (a) Scleroderma. Dermat. Soc. Pittsburgh, 16. Okt. 1924. Arch. of Dermat. **11**, Nr 3, 416. (b) Scleroderma (circumscribed). Pittsburgh dermat. Soc., 15. Okt. 1925. Arch. of Dermat. **13**, Nr 1, 129—130 (1926). — Honigbaum: Sclerodermia circumscriptum? Schles. dermat. Ges. Breslau, 22. Nov. 1924. Ref. Zbl. Hautkrkh. **16**, 884. — Horn, Willy: Über periarterielle Sympathektomie bei Sclerodermie. (Städt. Krankenhaus Essen.) Zbl. Chir. **50**, Nr 21. 831—833. — Hudelo et Courtin: Sclérodermie en bande frontale. Bull. Soc. franç. Dermat. **1923**, No 9, 456—457. — Hudelo et Rabut: A propos des sclérodermies partielles. Bull. Soc. franç. Dermat. **36**, Nr 7, 938—939, 1007—1015 (1929). — Hudelo, Rabut et Civatte: Un cas de White spot disease. (Morphée en gouttes). Soc. Bull. franç. Dermat. **37**, No 8, 1173—1178 (1930). — Hugel: (a) Un cas de sclérodermie partielle. Réunion dermat. Strasbourg, 8. Jan. 1922. Bull. Soc. franç. Dermat. **1922**, No 2, 15—17. (b) Sclérodermie partielle traitée avec succès par l'opothérapie associée. 1. Congr. Dermat. et Syph, de Langue franç. Paris, 6.—8. April 1922. Presse méd. **30**, No 52, 561. — Hutchinson: (a) On Morphoea and allied Conditions. Arch. Surg. **6**, 350 (1895). (b) Morphoea herpetiformis. Smaller Atlas of clinical illustrations, Taf. CXXXV und CXXXVI. — Hyde: Morphea. Detroit Dermat. Soc., 1. Mai 1929. Arch. of Dermat. **21**, 138 (1930).

Isaak, H.: Berl. dermat. Ges., 12. März 1912. Ref. Arch. f. Dermat. **112**, 669.

Jamieson: Morphea. Detroit dermat. Soc., 15. Nov. 1927. Arch. of Dermat. **17**, Nr 4, 573—574 (1928). — Janischewsky: Erfolgreiche Behandlung der Sclerodermie mit Quarzlampe. Med. spissanie **9**, 1—7 (1925). — Jeanselme: Sur un fait de passage entre la sclérodermie en plaques et les atrophies cutanées circonscrites. Bull. Soc. franç. Dermat. **1903**, 189. — Jeanselme et Burnier: Sclérodermie en plaques avec dyschromie pigmentaire symmétrique. Bull. Soc. franç. Dermat. **33**, 704—706 (1926). — Jeanselme, Burnier et Rejsek: (a) Sclérodermie en plaque de la région thoracique. Bull. Soc. franç. Dermat. **1922**, No 8, 390—392. (b) 2 cas de sclérodermie en plaques à forme dyschromique et atrophique d'emblée. Bull Soc. franç. Dermat. **1923**, No 2, 84—88. (c) Deux cas de sclérodermie en plaques à forme dyschromique et atrophique d'emblée. Bull. Soc. franç. Dermat. **1923**, No 2, 84. — Jersild: Sclerodermia. Dän. dermat. Ges., Sitzg 2. Mai 1928. Ref. Zbl. Hautkrkh. **28**, 121. — Jessner: (a) Bandförmige Sclerodermie (en coup de sabre). Schles. dermat. Ges. Breslau, 5. Juli 1924. Ref. Zbl. Hautkrkh. **14**, 161. (b) Sclerodermie en plaques nach Uterusexstirpation. Schles. dermat. Ges., 3. Juli 1926. Ref. Zbl. Hautkrkh. **22**, 18. — Jordan: Sclerodermie und Syphilis. Dermat. Z. **53**, 327—330 (1928). — Justus, J.: (a) Scleroderma circumscriptum profundum. Ung. dermat. Ges. **1928**, 30. Ref. Zbl. Hautkrkh. **26**, 653. (b) Scleroderma circumscriptum (Morphea). Ung. dermat. Ges., 11. März 1928. Ref. Zbl. Hautkrkh. **26**, 653.

Kamm: Akute Mastoiditis, kompliziert durch Sclerodermie. Z. Ohrenheilk. **37**, H. 1. — Kaposi: Scleroderma circumscriptum dispersum. Wien. dermat. Ges., 9. Mai 1900. Ref. Arch. f. Dermat. **53**, 371. — Kauczynski: Sclerodermia circumscripta. Lemberg. dermat. Ges., Sitzg 16. Mai 1929. Ref. Zbl. Hautkrkh. **31**, 298. — Kerl: Wien. dermat. Ges., 24. Mai 1917. Ref. Arch. f. Dermat. **125**, 171. — Kingery: Scleroderma following nerve in jury. Report of a case. (Dep. of derm. a. syph. univ. Michigan, Ann Arbor.) Arch. of Dermat. **5**, Nr 5, 579—583. — Klauder: Scleroderma. Philad. dermat. Soc., 7. Okt. 1927. Arch. of Dermat. **1**, Nr 2, 280—281 (1928). — Knowles u. Ludy: Scleroderma with diabetes mellitus controlled by insulin. Amer. dermat. Assoc., 27. Mai 1926. Arch. of Dermat. **14**, 613—614 (1926). — Kogoj: Über Atrophodermien und Sclerodermien. Acta dermatovener. (Stockh.) **7**, 63—142. — Kogutawa: Sclerodermia circumscripta. Lemberg. dermat. Ges., Sitzg 7. März 1929. Ref. Zbl. Hautkrkh. **31**, 164. — Konrad: Sclerodermie en plaques. Wien. dermat. Ges., Sitzg 14. März 1929. Ref. Zbl. Hautkrkh. **31**, 562. — Krayn: Sclerodermia circumscripta. Köln. dermat. Ges., 3. Nov. 1927. Zbl. Hautkrkh. **25**, 763 (1928). — Kreibich: (a) Wien. dermat. Ges., 20. Febr. 1901. Ref. Arch. f. Dermat. **57**, 261. (b) Sclerodermie über varicösen Venen. Dtsch. dermat. Ges. tschechoslov. Republ., 19. Dez. 1926. Ref. Zbl. Hautkrkh. **22**, 844. — Kren: (a) Wien. dermat. Ges., 23. Febr. 1910. Ref. Arch. f. Dermat. **103**, 366. (b) Wien. dermat. Ges., 20. April 1910. Ref. Arch. f. Dermat. **103**, 369. (c) Über Sclerodermie der Zunge und Mundschleimhaut. Arch. f. Dermat. **95**, 163. (d) Sclerodermieähnliche Veränderungen nach Schädigung mit Carbolsäure etc. K. D. Wied. Dermat. Ges., Sitzg 7. Febr. 1912. Ref. Arch. f. Dermat. **112**, 403. (e) Fall zur Diagnose. K. D. Wien. dermat. Ges., 14. März 1929. Ref. Zbl. Hautkrkh. **31**, 562. —

KRIKORTZ: (a) Stockh. dermat. Ges., 20. Dez. 1912. Ref. Arch. f. Dermat. 117, 348. (b) Sclerodermie en plaques et en bandes. Verh. dermat. Ges. Stockholm, 8. Dez. 1926. Ref. Zbl. Hautkrkh. 23, 168. — KRUSEWITZ: 3 Fälle von Sclerodermie. Nordwestdtsch. Dermat.verigg Kiel, 18. April 1926. Ref. Zbl. Hautkrkh. 20, 412. — KUMER: (a) Morphoea. Wien. dermat. Ges., 22. Juni 1922. Ref. Zbl. Hautkrkh. 6, 502. (b) Morphoea. Wien. dermat. Ges., 8. Nov. 1923. Ref. Zbl. Hautkrkh. 11, 406. (c) Sclerodermie en plaques. Wien. dermat. Ges., 12. Juni 1924. Ref. Zbl. Hautkrkh. 14, 166. — KUZNITZKY: Sclerodermie. Schles. dermat. Ges. Breslau, Sitzg 17. Nov. 1928. Ref. Zbl. Hautkrkh. 30, 546. — KWIATKOWSKI: Sclerodermia circumscripta. Lemberg. dermat. Ges., 22. Febr. 1928. Ref. Zbl. Hautkrkh. 27, 481.

LANE: Scleroderma (or keloids?). Dermat. Soc. New York, 23. Okt. 1923. Arch. of Dermat. 9, Nr 4, 494. — LANGER: Strichförmige Hautatrophie auf dem Kopfe mit Beteiligung des Knochens (Lupus erythematodes? Sclerodermie?). Berl. dermat. Ges., Sitzg 10. Dez. 1929. Ref. Zbl. Hautkrkh. 33, 301. — LAPOWSKI: Scleroderma. N. Y. Acad. Med., sect. on dermat. Arch. of Dermat. 10, Nr 1, 97. — LEDER: Sclerodermie. Schles. dermat. Ges., Sitzg 11. Mai 1929. Ref. Zbl. Hautkrkh. 31, 554. — LEHNER: (a) Sclerodermie en plaques. Dermat. Zusammenk. Budapest, 19. Nov. 1925. Börgyógy. Szemle (ung.) 3, Nr 11, 288. Ref. Zbl. Hautkrkh. 19, 605. (b) Sclerodermie en bandes. Dermat. Zusammenk. Budapest, 20. Mai 1926. Ref. Zbl. Hautkrkh. 21, 404. — LEINER: Bandförmige Sclerodermie im atrophischen Stadium. Ges. inn. Med., pädiatr. Sekt. Wien, 26. Mai 1926. Wien. med. Wschr. 76, 889 (1926). — LENZ: Sclerodermie. Münch. dermat. Ges., 16. Mai 1927. Ref. Zbl. Hautkrkh. 24, 738. — LEREBOULLET et LELONG: Concrétions calcaires multiples de la peau avec sclérodermie localisée chez la mère et la fille. Bull. Soc. Pédiatr. Paris 28, 53—58 (1930). — LÉRI: Sur un cas de sclérodermie en bande et de vitiligo avec anomalies vertébrales. Bull. Soc. franç. Dermat. 1923, Nr 4, 164—165. — LÉRI, ANDRÉ et LOUIS LAMY: Vitiligo zoniforme du flanc droit; sclérodermie en bande avec atrophie en masse du membre inférieur gauche. Anomalies vertébrales. Sacralisation, spina bifida occulta. Bull. Soc. franç, Dermat. 1923, Nr 3, 127—130. — LESLIE: Sclerodermia following injury in a child and resulting in contraction of the right index finger. Brit. J. Dermat. 1900. Ref. Arch. f. Dermat. 56, 294. — LESSER: Berl. dermat. Ges., 5. Mai 1903. Ref. Arch. f. Dermat. 67, 127. — LESZCZYNSKI: (a) Acrodermatitis atrophicans, Sclerodermia, Anetodermia. Lemberg. dermat. Ges., 19. März 1925. Ref. Zbl. Hautkrkh. 17, 501. (b) Sclerodermie en plaques. Lemberg. dermat. Ges., 19. Mai 1927. Zbl. Hautkrkh. 25, 280. (c) Bericht zum Protokoll. Lemberg. dermat. Ges., 23. Juni 1927. Ref. Zbl. Hautkrkh. 25, 282. (d) Sclerodermia ulcerosa linearis infantilis. Dermat. Wschr. 86, Nr 4, 138—141 (1928). — (e) Sclerodermia circumscripta bei einem 3jährigen Kinde. Lemberg. dermat. Ges., Sitzg 21. März 1929. Ref. Zbl. Hautkrkh. 31, 294. — LEVIN: RECKLINGHAUSENS disease und scleroderma. Acad. of Med., sect. dermat. New York, 1. Nov. 1922. Arch. of Dermat. 7, Nr 2, 261. — LÉVY, GEORGES: Sclérodermie en bande du cuir chevelu. Bull. Soc. franç. Dermat. 34, 297—300 (1927). — LEWIN-HELLER: Die Sclerodermie. Berlin: August Hirschwald 1895. — LEWIS: Scleroderma. N. Y. Acad. Med., sect. dermat., 6. März 1928. Arch. of Dermat. 18, 771—772 (1928). — LIEBERTHAL: A case of scleroderma. Chicago dermat. Soc., 17. Okt. 1923. Arch. of Dermat. 9, Nr 2, 267—268. — LIEBNER: (a) Syphilis und Sclerodermie en plaques. Dermat. Zusammenk. Budapest, 12. Mai 1925. Börgyógy. Szemle (ung.) 3, Nr 5, 140. Ref. Zbl. Hautkrkh. 19, 602. (b) Gemeinsames Vorkommen von Sclerodermie en plaques und Syphilis. Gyogyászat (ung.) 65, Nr 50, 1119—1120 (1925). Ref. Zbl. Hautkrkh. 19, 869. (c) Ein Fall von Sclerodermie mit Syphilis. Dermat. Wschr. 85, 1195—1199 (1926). Vgl. dies. Zbl. 19, 869. — LIER: (a) K. D. Wien. dermat. Ges., 27. Sept. 1912. Ref. Arch. f. Dermat. 115, 634. (b) Sclerodermieartige Hautveränderungen nach Skorbut. Dermat. Wschr. 56, H. 6, 157. (c) Wien. dermat. Ges., 28 Mai 1914. Ref. Arch. f. Dermat. 119 II, 298. — LILIENTHAL: Berl. dermat. Ges., 8. Dez. 1908. Ref. Arch. f. Dermat. 95, 137. — LION: (a) Breslau. dermat. Ver., 5. Febr. 1900. Ref. Arch. f. Dermat. 53, 392. (b) Breslau. dermat. Ver., 16. Juni 1906. Ref. Arch. f. Dermat. 54, 366. — LIPPITZ: Sclerodermie. Nordostdtsch. dermat. Ver., 4. Dez. 1927. Ref. Zbl. Hautkrkh. 27, 242. — LITTLE: Case of morphoea guttata et areata. Proc. roy. Soc. Med. 14, Nr 6, sect. dermat. 60. — LÖWENFELD: Circumscripte Sclerodermie. Wien. dermat. Ges., 19. Nov. 1925. Ref. Zbl. Hautkrkh. 19, 714. — LÖWENHEIM: (a) Breslau. dermat. Ver., 5. Febr. 1900. Ref. Arch. f. Dermat. 53, 393. (b) Sclerodermie en lame de sabre. Schles. dermat. Ges., 8. Juli 1922. Ref. Zbl. Hautkrkh. 6, 225. — LORENZO: Sclerodermie in Streifen, Kalkinfiltration, Knochengewebe vortäuschend. Rev. Soc. méd. argent. 39, No 251/252, 617—629 (1926). — LORTAT, LEGRAIN et BAUDOUIN: Sclérodermie en plaques avec mélanodermie diffuse symétrique et lymphocytose céphalorachidienne. Bull. Soc. franç. Dermat. 1922, No 6, 258—262. — LOUSTE, JUSTER et DAVID: Sclérodermie en plaques, très améliorée par un traitement combiné de rayons ultra-violets et d'ionisation iodurée. Bull. Soc. franç. Dermat. 34, No 5, 322—323 (1927). — LOUSTE, JUSTER et MICHELET: Sclérodermie familiale. Bull. Soc. franç. Dermat.

36, Nr 5, 440—441 (1929). — Louste et Thibaut: Un cas de sclérodermie en plaques traité par l'ionisation à l'iodure de potassium. Bull. Soc. franç. Dermat. **1923,** Nr 7, 338—340. — Luithlen: Sclerodermie in Mraček, Handbuch der Hautkrankheiten, Bd. 3, S. 128.

Maas: Sclerodermie en plaques. Niederl. dermat. Ver.igg Rotterdam, Sitzg 1. Dez. 1929. Nederl. Tijdschr. Geneesk. **1930** I, 1939—1940. — McCafferty: A case for diagnosis (Sclerodermie?). N. Y. Acad. Med., sect. dermat. 1. März 1927. Arch. of dermat. **16,** Nr 4, 478—479. — MacKee: N. Y. dermat. Ges., 20. April 1915. Ref. Arch. f. Dermat. **122,** 826. — MacKee and Wise: Scleroderma en bande: Tertiary syphilis. N. Y. dermat. Soc. 23. März 1926. Arch. of Dermat. **14,** 233—234 (1926). — MacLeod and Wigley: Case of epithelioma on sclerodermia. Proc. roy. Soc. of Med. **20,** Nr 4, sect. dermat., 18. Nov. **1926,** 36—38 (1927). — Maier: Demonstration eines Falles von Sclerodermie. Freiburg. med. Ges., 24. Nov. 1925. Klin. Wschr. **5,** Nr 9, 386 (1926). — Maloney: Scleroderma. N. Y. dermat. Soc., 15. Febr. 1927. Arch. of Dermat. **16,** Nr 3, 357—358 (1927). — Marcus: Diskussionsbemerkung zu Strandberg. — Martin: Sclerodermie. 30jährige Jubiläumsverslg südwestdtsch. Dermat. Frankfurt a. M., 7.—8. März 1925. Ref. Zbl. Hautkrkh. **17, 49.** — Martinotti: Wirkung des Thyreoidins bei Sclerodermie. Soc. med.-chir. Modena 1913. Ref. Arch. f. Dermat. **119** II, 483. — Matzenauer: Wien. dermat. Ges., 28. Okt. 1903. Ref. Arch. f. Dermat. **68,** 439. — Mayr: Sclerodermie und Sclerodaktylie bei einem 21jährigen Mädchen. Münch. dermat. Ges., 28. Juli 1922. Zbl. Hautkrkh. **6,** 324. — Meachen: Roy. Soc. Med., 13. März 1913. Ref. Arch. f. Dermat. **115,** 1033. — Meckel: Sclerodermia circumscripta. Ver.igg rhein.-westfäl. Dermat. Dortmund, 10. Mai 1925. Ref. Zbl. Hautkrkh. **17,** 497. — Meirowsky: (a) Sclerodermia disseminata. Köln. dermat. Ges., 24. Jan. 1924. Ref. Zbl. Hautkrkh. **16,** 371. (b) Sclerodermie. Köln. dermat. Ges., 27. März 1925. Ref. Zbl. Hautkrkh. **17,** 412. (c) Sclerodermiea circumscripta. Köln. dermat. Ges., Sitzg 30. Nov. 1928. Ref. Zbl. Hautkrkh. **29,** 602. (d) Sclerodermia circumscripta. Köln. dermat. Ges., Sitzg 25. Okt. 1929. Ref. Zbl. Hautkrkh. **32,** 786. — Mestscherski: Moskau. dermat.-vener. Ges., 9.—22. April 1910. Ref. Arch. f. Dermat. **103,** 380. — Michelson: (a) Morphea guttata (nodular type). Minnesota dermat. Soc. Minneapolis, 3. Dez. 1924. Arch. of Dermat. **12,** Nr 1, 113. (b) Morphea. Minnesota dermat. Soc. Minneapolis, 3. Okt. 1928. Arch. of Dermat. **19,** 327—328 (1929). — Mierzecki: (a) Sclerodermia circumscripta. Lemberg. dermat. Ges., Sitzg 16. Mai 1929. Ref. Zbl. Hautkrkh. **31,** 297. (b) Sclerodermia circumscripta. Lemberg. dermat. Ges., Sitzg 26. Sept. 1929. Ref. Zbl. Hautkrkh. **32,** 794. (c) Sclerodermia en plaques. Lemberg. dermat. Ges., Sitzg 7. Nov. 1929. Ref. Zbl. Hautkrkh. **33,** 151. (d) Sclerodermia circumscripta. Lemberg. Dermat. Ges., Sitzg 13. Febr. 1930. Ref. Zbl. Hautkrkh. **34,** 143. — Milian et Delarue: „Morphaea atrophica" Son origine lépreuse possible. Bull. Soc. franç. Dermat. **1927,** Nr 4, 206. — Mitchell: (a) Scleroderma of the scalp. Chicago dermat. Soc., 20. April 1927. Arch. of Dermat. **17,** Nr 2, 253 (1928). (b) Scleroderma on abdomen. Chicago dermat. Soc., 19. Okt. 1927. Arch. of Dermat. **17,** Nr 3, 432 (1928). — Montgomery and Culver: Sclerodermie-like epithelioma. Arch. of Dermat. **18,** 281—283 (1928). — Morelle: Un cas de morphée ou sclérodermie circonscrite. Soc. belge Dermato-syph. Brux., 8. Febr. 1925. Le Scalpel **8,** Nr 15, 350. — Mucha: Wien. dermat. Ges., 25. Okt. 1911. Ref. Arch. f. Dermat. **112,** 113. — Muchin: Moskau. vener.-dermat. Ges., 9. April (27. März) 1911. Ref. Arch. f. Dermat. **108,** 547. — Müller: Sclerodermie en bande und Vitiligo. Frühjahrstagg Ver.igg rhein.-westfäl. Dermat. Essen, 16. Mai 1926. Ref. Zbl. Hautkrkh. **21,** 45. — Müller, R.: Wien. dermat. Ges., 28. April 1909. Ref. Arch. f. Dermat. **97,** 115. — Mulzer: Sclerodermie en plaques, bzw. en bandes mit ausgesprochener Bevorzugung von Druck- bzw. intertriginösen Stellen und starkem Juckreiz. Dermat. Ges. Hamburg-Altona und Nordwestdtsch. Dermat.-Ver.igg, Sitzg 23. Nov. 1929. Ref. Zbl. Hautkrkh. **32,** 561.

Nadel: Sclerodermieähnliche Narben nach Furunkeln. Lemberg. dermat. Ges., 8. März 1928. Ref. Zbl. Hautkrkh. **27,** 590. — Naegeli: A propos des sclérodermies. Bull. Soc. franç. Dermat. **36,** Nr 7, 883—888, 1007—1015 (1929). — Napp: Ein Fall von halbseitiger Sclerodermie. Verh. dtsch. dermat. Ges., 7. Kongr. **1901,** Beil. 50, Taf. 26, Fig. 1. — Neisser: Strichförmige Sclerodermie. Blaschko S. 23, Tab. XX, Fig. 4. — Neumann: Wien. dermat. Ges., 20. April 1910. Ref. Arch. f. Dermat. **103,** 367. — Nicolas et Gaté: Vaccination antitypique et sclérodermie généralisée. Bull. méd. **36,** Nr 43, 843—844. — Nicolas et Moutot: Sclérodermie en plaques in gemischter Form: speckartig und tuberös; Heilung durch Thyrojodin. Ann. de Dermat. **1912,** No 6, 344. — Nobl: (a) Wien. dermat. Ges., 4. Mai 1910. Ref. Arch. f. Dermat. **103,** 370. (b) Wien. dermat. Ges., 12. Febr. 1912. Ref. Arch. f. Dermat. **115,** 849. (c) Wien. dermat. Ges., 13. März 1917. Ref. Arch. f. Dermat. **125,** 344. (d) Wien. dermat. Ges., 13. Dez. 1917. Ref Arch. f. Dermat. **125,** 345. (e) Wien. dermat. Ges., 6. März 1919. Ref. Arch. f. Dermat. **133,** 70. (f) Systemisierte Sclerodermie mit ausschließlicher Lokalisation im Bereiche des Kopfes und Halses. Wien. dermat. Ges., 21. Juni 1923. Ref. Zbl. Hautkrkh. **9,** 441. (g) Ausgebreitete Sclerodermiescheiben mit Ausheilung im Stadium der Verhärtung. Wien. dermat. Ges., 25. Okt. 1923. Ref. Zbl.

Hautkrkh. **11**, 288. — NOTTHAFFT: Neuere Arbeiten und Ansichten über Sclerodermie. Zbl. Path. **9**, 870 (1898).

O'DONOVAN: Facial Morphea. Brit. J. Dermat. **27**, 377 (1915). — O'LEARY and NOM-LAND: A clinical study of one hundred and three cases of scleroderma. Amer. J. med. Sci. **180**, 95—112 (1930). — OLIVER: (a) Morphea. Chicago dermat. Soc., 19. April 1921. Arch. of Dermat. **4**, Nr 1, 117. (b) Scleroderma. Chicago dermat. Soc., 21. Okt. 1925. Arch. of Dermat. **13**, Nr 4, 553 (1926). — OLIVER, W. JENKINS: Case for Diagnosis. Proc. roy. Soc. Med. **16**, Nr 4, sect. dermat. 47. — OPPENHEIM: (a) Wien. dermat. Ges., 10. März 1909. Ref. Arch. f. Dermat. **97**, 114. (b) Wien. dermat. Ges., 25. Jan. 1917. Ref. Arch. f. Dermat. **125**, 40. (c) Sclerodermia circumscripta. Wien. dermat. Ges., 9. Juni 1921. Zbl. Hautkrkh. **2**, 2. (d) Sclerodermia circumscripta mit ausgedehnten Pigment-verschiebungen. Wien. dermat. Ges., 27. Okt. 1927. Ref. Zbl. Hautkrkh. **26**, 115. — ORMSBY: Hyperpigmentation, hypertrichosis, and morphea. Chicago dermat. Soc., 21. Juni 1929. Arch. of Dermat. **21**, 662 (1930). — ORMSBY and MITCHELL: (a) Morphea. Dermat. Soc. Chicago, 16. Febr. 1921. Arch. of Dermat. **3**, Nr 6, 836. (b) Hyperpigmentations, hypertrichosis and morphea. Chicago dermat. Soc., 19. Nov. 1924. Arch. of Dermat. **11**, Nr 6, 845. — OSTROWSKI: Sclérodermie en plaques. Lemberg. dermat. Ges., 17. Dez. 1925. Ref. Zbl. Hautkrkh. **19**, 612. — OSTROWSKI u. GOLDSCHLAG: Die Frage der Zusammen-gehörigkeit verschiedener, in der Gruppe der Atrophodermien untergebrachter Dermatosen, insbesondere aber der Sclerodermie und der Dermatitis atrophicans. Lemberg. dermat. Ges., 28. Febr. 1929. Ref. Zbl. Hautkrkh. **31**, 163.

PACHUR: Circumscripte Sclerodermie. Nordostdtsch. dermat. Verigg, Sitzg 8. Dez. 1929, Königsberg i. Pr. Ref. Zbl. Hautkrkh. **34**, 19. — PAGANETTO: Ein Fall von Sclerodermie en plaque und Erythema pernio. Argent. Ges. Dermat. Buenos Aires, Sitzg 1. Juli 1929. Prensa méd. argent. **16**, 845—846 (1929). — PAUTRIER: Sclérodermie à évolution rapide, en plaques multiples. Importance des lésions vasculaires initiales et tardives dans l'étude de la sclérodermie. Bull. Soc. franç. Dermat. **36**, No 7, 928—938 (1929). — PAUTRIER et LÉVY: L'anatomie pathologique des sclérodermies. Bull. Soc. franç. Dermat. **36**, No 7, 978—982, 1007—1015 (1929). — PAUTRIER et ULLMO: Note sur la capillaroscopie de la dermatite chronique atrophiante et de la sclérodermie. Bull. Soc. franç. Dermat. **36**, No 7, 776—780, 809—815 (1929). — PER: (a) Oberflächliche, circumscripte Sclerodermie. (Mor-phea plana atrophica.) Moskau. vener.-dermat. Ges., 8. Okt. 1925. Ref. Zbl. Hautkrkh. **21**, 405. (b) Ein Fall von Sclerodermia superficilis circumscripta en plaques. Venerol. (russ.) **1926**, Nr 4, 578—583 und französische Zusammenfassung **1926**, S. 583. (c) Scléro-dermie en plaques. Vener.-dermat. Ges. Moskau, Sitzg 13. Mai 1926. Ref. Zbl. Hautkrkh. **28**, 664. (d) Note relative à uncas de sclérodermie superficielle circonscrite en plaques (variété dyschromique et atrophique d'emblée) où l'attention est tout particulièrement portée sur la clinique et l'étiologie. Acta dermato-vener. (Stockh.) **9**, 155—168 (1928). — PERNET: (a) Roy. Soc. Med., 19. Juli 1917. Ref. Arch. f. Dermat. **125**, 775. (b) Morphoea-Sclerodermie der Schienbeine mit Osteitis deformans. Brit. J. Dermat., April-Juni **1917**, 110. (c) Band sclerodermia of leg in a young women (showing result of treatment). Proc. roy. Soc. Med. **15**, Nr 2, sect. dermat. 3. (d) Case of unilateral morphoeosclerodermia faciei. Proc. roy. Soc. Med. **15**, Nr 11, sect. dermat. 48. — PERNET, G.: Ulcus rodens morphoe-iforme. Unusual rodent ulcer. (Neoplastic yellow plaque case of H. RADCLIFFE CROCKER; Morphoeiform rodent ulcer of PERNET.) Ikonogr. dermat. **6**, 243, Tab. 48, Fig. 58. — PERNET and CROCKER: Ulcus rodens morphoeiforme. Unusual rodent ulcer. (Neoplastic yellow plaque case of H. RADCLIFFE-CROCKER; Morphoeiform rodent ulcer of PERNET. Ikonogr. dermat. **6**, 243—244, Tab. XLVIII. — PETERS: Fall von Sclerodermie en plaques bei einem 13jährigen Mädchen. 3. Tagg mitteldtsch. Dermat. Halle a. S., 22. Jan. 1922. Zbl. Hautkrkh. **5**, 434. — PETGES: Un cas d'hémisclérodermie alterne de la face, du tronc et des membres, chez un hérédo-syphilitique. Bull. Soc. franç. Dermat. **36**, No 7, 880—883, 1007—1015 (1929). — PEYRI, J. et R. SAN RICART: Behandlung der Sclerodermie mittels Hochfrequenz. Ann. Electrobiol. et Radiol. **1911**, No 10. — PICK, E.: Sclerodermie. Dtsch. dermat. Ges. tschechoslov. Republ., 13. Dez. 1925. Ref. Zbl. Hautkrkh. **19**, 198. — PIJL: Ein Fall von Sclerodermia circumscripta. (66. Generalverslg niederl. Dermat.ver., 17. Juni 1923. Ref. Zbl. Hautkrkh. **11**, 317. — PINCUS-ISAAK: Metamerale Sclerodermie. Vgl. BLASCHKO S. 23, Tab. 20, Fig. 6. — PINKUS: (a) Berl. dermat. Ges., 7. Mai 1901. Ref. Arch. f. Dermat. **57**, 452. (b) Berl. dermat. Ges., 19. Nov. 1905. Ref. Arch. f. Dermat. **78**, 386. — PLANNER: (a) Streifenförmige Sclerodermie des behaarten Kopfes. Wien. dermat. Ges., 1. Dez. 1927. Ref. Zbl. Hautkrkh. **26**, 468. (b) Circumscripte Sclerodermieherde in exanthematischer Ausbreitung. Wien. dermat. Ges., Sitzg 21. Juni 1928. Ref. Zbl. Hautkrkh. **28**, 757. — POHLMANN: Flächenförmige Sclerodermie. Frankf. dermat. Verigg, 15. Okt. 1925. Ref. Zbl. Hautkrkh. **19**, 200. — POLZIN: Sclerodermia circumscripta. Früh-jahrstagg Verigg rhein.-westfäl. Dermat. Essen, 16. Mai 1926. Ref. Zbl. Hautkrkh. **21**, 46.

QUEYRAT, LÉRI et ENGELHARD: Lésion cutanée rappelant la sclérodermie en bandes et spina bifida occulta. Bull. Soc. méd. Hôp. Paris **37**, Nr 10. 437—441.

Raices, A. José: Behandlung mit Fibrolysin. Rev. dermat. Soc. dermat. argent. 4, No 4 (1912). Ref. Arch. f. Dermat. 115, 522. — Raik: Sclérodermie en plaques. Leningrad. dermat. Ges., 5. Dez. 1925. Ref. Zbl. Hautkrkh. 21, 699. — Reiner: Sclérodermie en plaques. Wien. dermat. Ges., 2. Dez. 1926. Ref. Zbl. Hautkrkh. 23, 35. — Remenovsky: Multiple disseminierte Sclerodermie. Wien. dermat. Ges., Sitzg 23. Mai 1929. Ref. Zbl. Hautkrkh. 32, 32. — Rhee, van: Morphea in sisters. Detroit dermat. Soc., 16. Nov. 1926. Arch. of Dermat. 15, 609 (1927). — Richter: Sclerodermie. Berl. dermat. Ges., Sitzg 11. März 1930. Ref. Zbl. Hautkrkh. 34, 532. — Riecke: Sclerodermia diffusa et circumscripta. Med. Ges. Göttingen, 25. Jan. 1923. Münch. med. Wschr. 70, Nr 12, 379. — Ritter: (a) Sclérodermie en bande. Dermat. Ges. Hamburg-Altona, 2. Nov. 1924. Ref. Zbl. Hautkrkh. 16, 17. (b) Sclerodermie. Dermat. Ges. Hamburg-Altona, Sitzg 23.–24. Febr. 1929. Ref. Zbl. Hautkrkh. 30, 168. — Roederer: (a) Sclérodermie en plaques améliorée par l'opothéraie pluriglandulaire. Bull. Soc. franç. Dermat. 33, Nr 4, 231 (1926). (b) Sclérodermie en bande du front. Bull. Soc. franç. Dermat. 34, 284—285 (1927). — Rosenthal: Berl. dermat. Ges., 3. März 1903. Ref. Arch. f. Dermat. 66, 220. — Rosenthal, S.: Sclerodermia. Demonstr. dermat. Abt. israelit. Hospital Budapest, 7. Febr. 1926. Ref. Zbl. Hautkrkh. 26, 122. — Roudinesco et Vallery-Radot: Sclérodermie mutilante progressive. Bull. Soc. franç. Dermat., März 1923, No 3, 151—154. — Ruete: Sclerodermia ulcerosa linearis en bandes. Ikonogr. dermat. 7, 297. — Rulison: Scleroderma. N.Y. Acad. Med., 1. Nov. 1926. Arch. of Dermat. 15, 494 (1927). — Rüscher: Ein Fall von circumscripter sclerodermieartiger Hauterkrankung tuberkulöser Ätiologie. Tuberkulose 5, Sonderheft 17—18. — Rusch: (a) Wien. dermat. Ges., 9. Febr. 1910. Ref. Arch. f. Dermat. 102, 127. (b) Wien. dermat. Ges., 25. Nov. 1920. Ref. Arch. f. Dermat. 137, 106. (c) Circumscripte Sclerodermie. Wien. dermat. Ges., 7. Dez. 1922. Ref. Zbl. Hautkrkh. 8, 11. (d) Circumscripte Sclerodermie. K. D. Wien. dermat. Ges., Sitzg 20. März 1930. Ref. Wien. klin. Wschr. 1930, 637.

Sachs: (a) Wien. dermat. Ges., 24. Juni 1920. Ref. Arch. f. Dermat. 137, 77. (b) Sclerodermie en bande. Wien. dermat. Ges., 11. Nov. 1926. Ref. Zbl. Hautkrkh. 22, 615. (c) Zur Frage der circumscripten Hautveränderungen. Arch. f. Dermat. 152, H. 2, 273—282 (1926). — Sachs, O.: Zur Frage der circumscripten bindegewebigen Hautveränderungen. Arch. f. Dermat. 152, 273—282. — Sachs, Theodor: Morphea des Rückens. Frankf. dermat. Verigg, Sitzg 7. Juni 1928. Ref. Zbl. Hautkrkh. 28, 514. — Sainz de Aja: Soc. españ. Dermat. Dez. 1918 u. Jan. 1919. Ref. Arch. f. Dermat. 137, 173. — Salomon: Über sclerodermieartige Hautveränderungen nach Röntgenbestrahlung. Arch. f. Dermat. 60, 263. — Samek: Sclerodermie en plaques der rechten Kinngegend. Dtsch. dermat. Ges. tschechoslov. Republ., Sitzg 10. Nov. 1929. Ref. Zbl. Hautkrkh. 32, 675. — Sandman: Sclerodermie. Verh. dermat. Ges. Stockholm, 11. Mai 1927. Ref. Zbl. Hautkrkh. 26, 127. — Sattler: Eine seltene Form des Mammacarcinoms. (2 Fälle mit Sclerodermie kombinierten Carcinoms.) Dtsch. Z. Chir. 193, H. 1/2, 98—106 (1925). — Scheer: Scleroderma. N. Y. Acad. Dermat., 6. Okt. 1925. Arch. of Dermat. 13, 279—280 (1926). — Scherber: Wien. dermat. Ges., 26. Okt. 1904. Ref. Arch. f. Dermat. 74, 82. — Schild: Berl. dermat. Ges., 6. Jan. 1903. Ref. Arch. f. Dermat. 65, 109. — Schildkraut: (a) Localized Scleroderma. Philad. dermat. Soc., 7. Mai 1926. (b) Scleroderma Philad. dermat. Soc., 7. Mai 1926. Arch. of Dermat. 14, Nr 4, 481 (1926). — Schiller u. Schlegelmilch: Circumscribed Scleroderma. Detroit Dermat. Soc., 18. Okt. 1927. Arch. of Dermat. 17, Nr 3, 423 (1928). (b) Diffuse symmetrical scleroderma. Detroit Dermat. Soc., 18. Okt. 1927. Arch. of Dermat. 17, Nr 3, 423 (1928). (c) Scleroderma. Detroit Dermat. Soc., 1. Mai 1929. Arch. of Dermat. 21, 138 (1930). — Schindler: Sclerodermie en bande. Dtsch. dermat. Ges. tschechoslov. Republ., 30. Jan. 1927. Ref. Zbl. Hautkrkh. 23, 24. — Schmidt: Fall von Sclerodermie mit Dysphagie. Wissenschaftl. Ges. dtsch. Ärzte Böhmen. Ref. Wien. klin. Wschr. 1916, 932. — Schoenhof: (a) Herdförmige Sclerodermie. Dtsch. dermat. Ges. tschechoslov. Republ., 2. März 1924. Ref. Zbl. Hautkrkh. 12, 127. (b) Sclerodermie en plaques. Beeinflussung durch Röntgenbestrahlung des entsprechenden Rückenmarksegmentes. Dtsch. dermat. Ges. tschechoslov. Republ., 14. Nov. 1926. Ref. Zbl. Hautkrkh. 22, 597. (c) Sclerodermie en plaques. Dtsch. dermat. Ges. tschechoslov. Republ., 19. Dez. 1926. Ref. Zbl. Hautkrkh. 22, 845. (d) Streifenförmige Sclerodermie des Unterschenkels mit torpiden Ulcerationen geheilt nach Röntgenbestrahlung der Wirbelsäulengegend. Dtsch. dermat. Ges. tschechoslov. Republ., Sitzg 15. Dez. 1929. Ref. Zbl. Hautkrkh. 33, 21. (e) Sclerodermie en bandes. Dtsch. dermat. Ges. tschechoslov. Republ., Sitzg 15. Dez. 1929. Ref. Zbl. Hautkrkh. 33, 21. — Schramek: (a) Wien. dermat. Ges., 15. Mai 1912. Ref. Arch. f. Dermat. 112, 1011. (b) Wien. dermat. Ges., 18. Juni 1914. Ref. Arch. f. Dermat. 119 II, 523. — Schwarz, Paul: Sclerodermie und Röntgenkastration. Schweiz. med. Wschr. 56, Nr 11, 246—248 (1926). — Schwarzschild: Sclerodermieartige Veränderung auf Glans penis. Frankf. dermat. Verigg, 10. März 1927. Ref. Zbl. Hautkrkh. 24, 449. — Schwerdt: Ein Fall von circumscripter Sclerodermie behandelt mit Mesenterialdrüse. Münch. med. Wschr. 52, Nr 11. — Scolari: Interessante caso de sclerodermia circonscritta sistemizzata. 1. Riun. Soc. ital. Dermat., sez. lombardo-ligure Milano, 2. Febr. 1930. Giorn. ital. Dermat. **71**, 238—239 (1930). — SEALE: Endocrin aspects of scleroderma: Report of a case with glandular dysfunction. South med. J. **22**, 885—893 (1929). — SELLEI: (a) Sclerodermie en bandes. Ung. dermat. Ges., Sitzg 4. Mai 1928. Ref. Zbl. Hautkrkh. **28**, 23. (b) Versuche mit Pankreaspräparaten bei Sclerodermie. Ung. dermat. Ges. Budapest, Sitzg 6. Dez. 1929. Ref. Zbl. Hautkrkh. **34**, 22. (c) Ein weiterer Fall mit Pankreasfermenten geheilter Sclerodermie. Ung. dermat. Ges. Budapest, Sitzg 14. Febr. 1930. Ref. Zbl. Hautkrkh. **34**, 545. (d) Die Behandlung der Sclerodermie mit Pankreasfermenten. Med. Klin. **1930**, Nr 50. (e) Fermenttherapie der Sclerodermie. Münch. med. Wschr. **1930**, Nr 52, 2220. — SEQUEIRA: 2 Fälle von frontonasaler Sclerodermie nebst einigen Bemerkungen. Brit. J. Dermat. **1911**, 40. — SHAPIRO: Scleroderma en plaque. Minnesota dermat. Soc., 5. Nov. 1924. Arch. of Dermat. **11**, Nr 5, 687—688. — SHIBATA: Psoriasisähnliche Ausschläge mit vitiliginösen und sclerodermieähnlichen Veränderungen. Dermat. Ges. Kioto, 10. Juli 1926. Acta dermat. **8**, H. 6, 868—869 (1926). — SIEMENS: Schles. dermat. Ges., 8. Jan. 1921. Ref. Arch. f. Dermat. **137**, 135. — SIROTA: Über zwei klinisch beobachtete Sclerodermiefälle. (Abt. f. Haut- u. Geschl.krankh. I. Arbeiterpoliklin. Schitomir [Ukraine]). Dermat. Wschr. **81**, Nr 34, 1228—1232. — SPARMANN: Sclerodermie en plaques. Schles. dermat. Ges. Breslau, 28. Nov. 1925. Ref. Zbl. Hautkrkh. **19**, 356. — SPITZER, RUD.: Sclerodermie und Psoriasis bei Gravidität und Menstruation. Schles. dermat. Ges. Breslau, 14. Febr. 1925. Ref. Zbl. Hautkrkh. **17**, 270. — SPRINZ: Fleckförmige Sclerodermie. Berl. dermat. Ges., 12. Mai 1925. Ref. Zbl. Hautkrkh. **17**, 622. — STEINBERG: Sclérodermie en bandes. Ges. Hautkrkh. Kiew, 7. Okt. 1923. Dermat. Z. **41**, H. 1/2, 43. — STEVENS, JARRE and HASLEY: Morphea. Detroit Dermat. Soc., 1. Mai 1929. Arch. of Dermat. **21**, 138—139 (1930). — STIRNIMANN: Ein Fall von Sclerodermie beim Säugling. Soc. Suisse Pédiatr. Berne, 25. Juni 1922. Ref. méd. Suisse rom. **42**, No 11, 767. — STOWERS: Roy. Soc. Med., 18. Okt. 1916. Ref. Arch. f. Dermat. **125**, 85. — STOYE: Ein Beitrag zur Ätiologie der STILLschen Krankheit und der herdförmigen Sclerodermie. Z. Kinderheilk. **41**, 538—545 (1926). — STRANDBERG: (a) Stockholm. dermat. Ges., 13. Febr. 1913. Ref. Arch. f. Dermat. **117**, 351. (b) Sclerodermie. Verh. dermat. Ges. Stockholm im Jahre 1924, 12. März 1924. Ref. Zbl. Hautkrkh. **21**, 407. (c) 2 Fälle von Sclerodermie. Verh. dermat. Ges. Stockholm, 11. Febr. 1925. Ref. Zbl. Hautkrkh. **22**, 321. (d) Sclerodermie. Verh. dermat. Ges. Stockholm, 21. Okt. 1925. Ref. Zbl. Hautkrkh. **22**, 325. (e) Sclerodermie. Verh. dermat. Ges. Stockholm, 14. Sept. 1927. Ref. Zbl. Hautkrkh. **26**, 129. (f) Sclerodermie. Dermat. Ges. Stockholm, 8. Febr. 1928. Ref. Zbl. Hautkrkh. **26**, 777—778. — STRASSBERG: Sclerodermie en plaques mit sekundärer Lues. Wien. dermat. Ges., 23. März 1922. Zbl. Hautkrkh. **5**, 214. — STREIMER: Sclerodermia circumscripta. Wien. dermat. Ges., Sitzg 20. Febr. 1930. Ref. Zbl. Hautkrkh. **34**, 410. — STROBEL: Sclerodermatous epithelioma. Amer. dermat. Assoc., 30. April 1927. Arch. of Dermat. **16**, Nr 5, 655 (1927). — STROSCHER: Sclerodermia zosteriformis. Ver. Dresden. Dermat., Sitzg 8. Mai 1929. Ref. Zbl. Hautkrkh. **31**, 293. — SZYMAŃSKI: Scleroderma. Poln. dermat. Ges., 3. Nov. 1927. Ref. Zbl. Hautkrkh. **27**, 40.

TEMPLETON: Morphea. San Francisco dermat. Soc., 17. Febr. 1928. Arch. of Dermat. **18**, 920—921 (1928). — THIBIERGE: (a) Contribution à l'heure des léssons musculaires dans la sclérodermie. Rev. Méd. **1890**, 291. Zit. bei BLASCHKO, S. 23, Tab. 20. (b) Sclérodermie systématisée de la face. Ann. de Dermat. **1906**, 969. (c) Trauma und Sclerodermie. Ann. de Dermat. **1915**, No 12, 645. — THIBIERGE u. GASTINEL: Soc. franç. Dermat., 19. Juli 1919. Ref. Arch. f. Dermat. **125**, 876. — THIBIERGE et HUFNAGEL: Erythème en plaques atrophiant et sclérodermisant. Bull. Soc. franç. Dermat. **1921**, No 7, 328—329. — THIBIERGE et RABUT: Sclérodermie en bandes avec taches pigmentaires multiples. Bull. Soc. franç. Dermat. **1921**, No 5, 174—176. — THOMS: Berl. dermat. Ges., 17. Juni 1919. Ref. Arch. f. Dermat. **137**, 2. — TIÈCHE: Sclérodermie en plaque. Kongr. schweiz. dermat. Ges., 4.—5. Juli 1925. Ref. Zbl. Hautkrkh. **21**, 39. — TIBBETTS, A. W.: A case of scleroderma. Brit. med. J. **1927**, Nr 3481, 549. — TOUTON: Bandförmige Sclerodermie. Vgl. BLASCHKO, S. 39, Tab. 20, Fig. 3a, b. — TURNACLIFF: Morphea. Arch. of Dermat. **5**, Nr 5, 682.

ULLMANN: Wien. dermat. Ges., 15. März 1905. Ref. Arch. f. Dermat. **77**, 117. — URBACH: Sclerodermia circumscripta. Wien. dermat. Ges., 8. Mai 1924. Ref. Zbl. Hautkrkh. **13**, 334.

VALADE: Scleroderma. Detroit Dermat. Soc., 18. Dez. 1929. Arch. of Dermat. **20**, 240 (1929). — VEDEL, GIRAUD et BOULET: Sclérodermie en plaques et en bandes. Bull. Soc. franç. Dermat. **1922**, No 4, 188—192. — VERROTTI: Über einen Fall von bandförmiger Sclerodermie und Zosternarben. Dermat. Wschr. **79**, Nr 42, 1250—1251. — VESCOVI: La sclerodermia. Sonderdruck aus: Liguria med. **1925**, Nr 3. — VOHWINKEL: (a) Sclerodermie en bandes et en plaques. Verigg rhein.-westfäl. Dermat. Essen. 13. Mai 1928. Ref. Zbl. Hautkrkh. **27**, 586. (b) Sclerodermie en bandes. K. D. Verigg rhein.-westfäl. Dermat. Düsseldorf, 20. Jan. 1929. Ref. Zbl. Hautkrkh. **30**, 296. (c) Zur Pathogenese der Sclerodermie. Arch. f. Dermat. **158**, 28—34 (1929). — VOLK: Kleinfleckige Sclerodermie. Wien. dermat. Ges., Sitzg 20. Juni 1929. Ref. Zbl. Hautkrkh. **32**, 176.

Waelsch: Sclerodermie en plaques mit Acrocyanose. Dtsch. dermat. Ges. tschecho-slov. Republ., 15. April 1923. Ref. Zbl. Hautkrkh. 9, 86. — Walzer: Morphea. Brooklyn. dermat. Soc., 21. Jan. 1929. Arch. of Dermat. 20, 116 (1929). — Watrin: Sclérodermie en plaques traitée et guérie par l'ionisation d'iodurede potassium. Réunion dermat. Nancy, 24. Febr. 1923. Bull. Soc. franç. Dermat. 1923, No 3, 8—10; Rev. méd. Est 51, No 9, 316. — Weber: Sclerodermie der rechten unteren Extremität. Roy. Soc. Med., 2. Mai 1913. Brit. med. J., 10. Mai 1913, 994. — Weinberger: Sclerodermie und Alopecie. Dtsch. dermat. Ges. tschechoslov. Republ., Sitzg 10. Nov. 1929. Ref. Zbl. Hautkrkh. 32, 676. — Werther: (a) Sclerodermie und Ulcus trophicum cruris utriusque. Ver. Dresden. Dermat., Sitzg 6. Febr. 1929. Ref. Zbl. Hautkrkh. 30, 433. (b) Behandlungserfolg bei Sclerodermie mit Radium. Ver. Dresden. Dermat., Sitzg 6. März 1929. Ref. Zbl. Hautkrkh. 31, 27. (c) Regionäre Sclerodermie von der Hüfte abwärts mit Prurigo. K. D. Ver. Dresden. Dermat., Sitzg 2. Okt. 1929. Ref. Zbl. Hautkrkh. 32, 678. — Westphalen: (a) Sclerodermia circum-scripta der rechten Mamma bei 36jähriger Frau. Dermat. Ges. Hamburg-Altona, 13. Juni 1926. Ref. Zbl. Hautkrkh. 21, 561. (b) Strichförmige Sclerodermie (Coup de sabre). Nord-westdtsch. dermat. Verigg Hamburg, 26. März 1927. Zbl. Hautkrkh. 25, 170. — Wiener: (a) Fall zur Diagnose. Schles. dermat. Ges., 2. Febr. 1924. Ref. Zbl. Hautkrkh. 12, 130. (b) Sclerodermie? Schles. dermat. Ges. Breslau, 28. Mai 1927. Ref. Zbl. Hautkrkh. 25, 173. — Wile: Morphea with involvement of the mucosa of the lip. Detroit Dermat. Ges., 15. Febr. 1927. Arch. of Dermat. 16, Nr 2, 240—241. — Winkler: Morphaea. Schweiz. dermat. Ges. Zürioh, 10.—11. Juli 1920. Schweiz. med. Wschr. 51, Nr 6, 137. — Winternitz: (a) Sclerodermie en plaques bei ovarieller und thyreoidaler Hypofunktion. Gute Wirkung von Schilddrüsentherapie. Dtsch. dermat. Ges. tschechoslov. Republ., 22. Juni 1924. Ref. Zbl. Hautkrkh. 13, 327. (b) Sclerodermie. Dtsch. dermat. Ges. tschechoslov. Republ., 29. April 1928. Ref. Zbl. Hautkrkh. 27, 577. — Wirz: (a) Sclero-dermie en bande. Münch. dermat. Ges., 19. Juni 1925. Ref. Zbl. Hautkrkh. 18, 28. (b) Sclerodermie der Stirne in der Form eines Coup de sabre. Münch. dermat. Ges., Sitzg 15. Nov. 1928. Ref. Zbl. Hautkrkh. 30, 13. — Wise: (a) Scleroderma en plaque. Dermat. Soc. New York, 23. Okt. 1923. Arch. of Dermat. 9, Nr 4, 494—495. (b) Sclero-derma associated with atrophy of the skin. N. Y. dermat. Soc., 23. Okt. 1928. Arch. of Dermat. 19, 515 (1929). (c) Scleroderma associated with atrophy of the skin. N. Y. dermat. Soc., 23. Okt. 1928. Arch. of Dermat. 19, 518 (1929).

Yernaux: Dermato-sclérose idiopathique balano-urétrale. Le Scalpel 75, Nr 6, 130—131.

Ziegel: Ein Fall von Graves Krankheit mit Sclerodermie und positiver Wa.R.; Be-handlung mit Salvarsan. Med. Rec., 21. Juni 1913, 1124. Ref. Arch. f. Dermat. 117, 753. — Zinsser: Sclerodermie. Köln. dermat. Ges., 29. Okt. 1926. Ref. Zbl. Hautkrkh. 22, 598. — Zoon: Circumscripte Sclerodermie der Bauchhaut. Niederl. dermat. Ver. Utrecht, 13. Nov. 1927. Nederl. Tijdschr. Geneesk. 72 I, Nr 5, 612—613 (1928).

2. Sclerodermie und pseudosclerodermatische Formen der Dermatitis atrophicans.

Beesen: Acrodermatitis chronica atrophicans with scleroderma. Chicago dermat. Soc., 25. Nov. 1925. Arch. of Dermat. 13, 690—691 (1926). — Bohinówna: Acrodermatitis atrophicans cum clerodermia. Lemberg. dermat. Ges., 14. Mai 1925. Ref. Zbl. Hautkrkh. 18, 748. — Brauer: Sclerodermie. Nordostdtsch. dermat. Ver.igg, Sitzg 9. Mai 1929. Ref. Zbl. Hautkrkh. 32, 319. — Briel: Akrodermatitis und Sclerodermie. Frankf. dermat. Ver.igg, 30. Juni 1927. Ref. Zbl. Hautkrkh. 25, 761.

Clark: Scleroderma with atrophy, simulating acrodermatitis chronica atrophicans. Atlantic dermat. conf. New York, New England and Philadelphia dermat. Soc., 16. Dez. 1925. Arch. of Dermat. 13, 706—707 (1926). — Clark, Schuyler: Scleroderma of the edematous variety, followed by atrophy. Dermat. Soc. New York, 24. Jan. 1922. Arch. of Dermat. 5, Nr 5, 669—670.

Ehrmann, S.: Sclerodermie und Hautatrophie. Österr. Ärzteztg 11, Nr 8 (1914). — Ehrmann, S. u. Fritz Falkenstein: Über Dermatitis atrophicans und ihre pseudosclero-dermatischen Formen. Arch. f. Dermat. 149, H. 1, 142—175 (1925). — Eliascheff: Lésions sclérodermiques au début avec érythème du membre inférieur gauche. Bull. Soc. franç. Dermat. 1924, No 2, 7—8.

Fischl: Kombination von Sclerodermie (Sclerodaktylie) mit infiltrativem Stadium der Acrodermatitis chronica atrophicans. Wien. dermat. Ges., Sitzg 20. Juni 1929. Ref. Zbl. Hautkrkh. 32, 175. — Fox: Scleroderma and diffuse atrophy. N. Y. dermat. Soc., 7. Nov. 1923. Arch. of Dermat. 9, Nr 5, 639. — Freudenthal: Akrodermatitis und sclerodermatoide Veränderungen. Schles. dermat. Ges., Sitzg 7. Juli 1928. Ref. Zbl. Haut-krkh. 29, 768. — Freund, H.: Acrodermatitis chronica atrophicans. Berl. dermat. Ges., Sitzg 11. März 1930. Ref. Zbl. Hautkrkh. 34, 530. — Fuhs: (a) Acrodermatitis chronica atrophicans mit sclerodermieähnlicher Hautveränderung. Wien. dermat. Ges., 22. März 1925. Ref. Zbl. Hautkrkh. 18, 161. (b) Atrophia cutis idiopathica mit sclerodermieartigen Ver-änderungen. Wien. dermat. Ges., 27. Jan. 1927. Ref. Zbl. Hautkrkh. 23, 524.

GAGER: Scleroderma with atrophy. Minnesota dermat. Soc. Minneapolis, 5. Dez. 1928. Arch. of Dermat. **19**, 852—853 (1929). — GOLOMB u. FAJNGOLD: Zur Frage der zwischen Atrophia cutis idiopathica und Sclerodermie bestehenden Beziehungen. Ein Fall von Acrodermatitis chron. symmetr. in Kombination mit Anetodermie und Sclerodermie. Vestn. Dermat. (russ.) **7**, 736—740 und deutsche Zusammenfassung, 1929, S. 40. — GRIVEAUD: Erythromélie de Pick et sclérodermie. Bull. Soc. franç. Dermat. **37**, Nr 1, 24—26 (1930). — GUY, HOLLANDER u. JACOB: Scleroderma. Pittsburgh dermat. Soc., 30. Juni 1921. Arch. of Dermat. **4**, Nr 3, 411.

HART-DRANT: Acrodermatitis chronica atrophicans associated with scleroderma. Philad. dermat. Soc., 10. Dez. 1923, 14. Jan. u. 10. März 1924. Arch. of Dermat. **10**, Nr 2, 236—237. HELLER: (a) Berl. dermat. Ges., Nov. **1911**; 14. Mai 1912. Ref. Arch. f. Dermat. **112**, 383. (b) Circumscripte und diffuse idiopathische Hautatrophie. kombiniert mit Sclerodermie en plaques und en bande. K. D. Berl. dermat. Ges., 11. Mai 1926. Ref. Zbl. Hautkrkh. **20**, 261. — HERCZEG: Dermatitis atrophicans und Sclerodermie. Ung. dermat. Ges., Sitzg 4. Mai 1928. Ref. Zbl. Hautkrkh. **28**, 23. — HÖFT: Akrodermatitis und Sclerodermie. Dermat. Ges. Hamburg, 27. Febr. 1927. Ref. Zbl. Hautkrkh. **24**, 593. — HOFFMANN: Berl. dermat. Ges., 3. Febr. 1903. Ref. Arch. f. Dermat. **65**, 266. — HOFFMANN, H.: (a) Kombination von Sclerodermie en plaques und Acrodermatitis chronica atrophicans. Schles. dermat. Ges. Breslau, 18. Nov. 1922. Zbl. Hautkrkh. **7**, 308. (b) Sclerodermie en plaques und Acrodermatitis chronica atrophicans. Schles. dermat. Ges. Breslau, 22. Nov. 1924. Ref. Zbl. Hautkrkh. **16**, 882. — HOLLANDER: Scleroderma with ulceration. Dermat. Soc. Pittsburgh, 19. April 1923. Arch. of Dermat. **8**, Nr 2, 306. — HOLLANDER u. GOLD-MANN: Acrodermatitis chronica atrophicans and scleroderma. Pittsburgh dermat. Soc. 20. Okt. 1927. Arch. of Dermat. **17**, Nr 3, 441—442 (1928).

ITALINSKI: Sclerodermie. Russ. Z. Hautkrkh., Juli-Aug. **1913**. Ref. Arch. f. Dermat. **117**, 727.

JACOBSOHN: Berl. dermat. Ges., 13. Nov. 1906. Ref. Arch. f. Dermat. **83**, 257. — JESSNER: Sclérodermie en plaques neben Acrodermatitis chronica atrophicans. Schles. dermat. Ges. Breslau, 28. Jan. 1922. Zbl. Hautkrkh. **4**, 326.

KRÜGER: Atrophia mit sclerodermieähnlichen Veränderungen. Wien. dermat. Ges., 1. Dez. 1921. Zbl. Hautkrkh. **4**, 99.

LANE: Sclerodermie und diffuse idiopathische Hautatrophie. Mississippi Valley dermat. Soc., 19. Nov. 1927. Arch. of Dermat. **449**—450 (1928). — LIPP: (a) Atrophia cutis idiopathica mit sclerodermieartigen Veränderungen und trophischen Ulcerationen. Wien. dermat. Ges., Sitzg 25. April 1929. Ref. Zbl. Hautkrkh. **31**, 687. (b) Atrophia cutis idiopathica mit sclerodermieartigen Veränderungen. Wien. dermat. Ges., Sitzg 25. April 1929. Ref. Zbl. Hautkrkh. **31**, 687.

MÖLLER: Stockh. dermat. Ges., 28. Sept. 1911. Ref. Arch. f. Dermat. **112**, 26.

NOBL: Wien. dermat. Ges., 16. Nov. 1916. Ref. Arch. f. Dermat. **125**, 8.

OLIVER: Acrodermatitis chronica atrophicans; scleroderma. Chicago dermat. Soc., 16. April 1924. Arch. of Dermat. **10**, Nr 3, 396. — OPPENHEIM: Wien. dermat. Ges., 14. Okt. 1920. Ref. Arch. f. Dermat. **137**, 88. — ORMSBY: Scleroderma and idiopathica atrophy. Chicago dermat. Soc., 20. Okt. 1926. Arch. of Dermat. **15**, Nr 3, 369 (1927). — OSTROWSKI: Bestehen Grundlagen für die Einreihung der Dermatitis chronica atrophicans und der Sclerodermie in eine Gruppe? Przegl. dermat. (poln.) **24**, 296—314 (1929). — OSTROWSKI u. GOLDSCHLAG: Die Frage der Zusammengehörigkeit verschiedener in der Gruppe der Atrophodermien untergebrachten Dermatosen, insbesondere aber der Sclerodermie und Dermatitis atrophicans. Lemberg. dermat. Ges., Sitzg 28. Febr. 1929. Ref. Zbl. Hautkrkh. **31**, 163.

PÜRCKHAUER: Lokalisierte Sclerodermie. Ver.igg Dresden. Dermat. 7. Mai 1924. Ref. Zbl. Hautkrkh. **14**, 303.

ROSEN: Acrodermatitis chronica atrophicans and scleroderma. Manhattan dermat. Soc., 11. Okt. 1927. Arch. of Dermat. **17**, Nr 3, 418—419 (1928). — RUSCH: Über idiopathische Hautatrophie und Sclerodermie. Dermat. Z. **13**, 749.

SALOMON: Atrophia cutis plus Sclerodermie. Ber. Verslg südwestdtsch. Dermat. Frankfurt a. M., 13. u. 14. Nov. **1926**. Ref. Zbl. Hautkrkh. **22**, 29. — SCHOLTZ: Nordostdtsch. dermat. Ver., 19. Okt. 1913. Ref. Arch. f. Dermat. u. Syph. **117**, 877. — SCHRAMEK: (a) Wien. dermat. Ges., 1. Juni 1912. Ref. Arch. f. Dermat. **112**, 1020. (b) Wien. dermat. Ges., 13. Nov. 1912. Ref. Arch. f. Dermat. **115**, 409. — STRANDBERG: Sclerodermie. Dermat. Ges. Stockholm, 8. Febr. 1928.

TROITZKI: Moskau. vener.-dermat. Ges., 17.—30. Nov. 1913. Ref. Arch. f. Dermat. **117**, 921.

UHLMANN: Acrodermatitis chronica atrophicans (HERXHEIMER) und Sclerodermie. 51. Tagg Ver.igg südwestdtsch. Dermat., Sitzg 27.—28. Okt. 1928. Ref. Zbl. Hautkrkh. **29**, 13.

Walzer: Scleroderma. Brooklyn dermat. Soc., 15. Febr. 1926. Arch. of Dermat. **14,** 208 (1926). — Werther: Regionäre Sclerodermie von der Hüfte abwärts mit Prurigo. K. D. Ver. Dresden. Dermat. Sitzg 2. Okt. 1929. Ref. Zbl. Hautkrkh. **32,** 678. — Williams: Scleroderma presenting some signs of acrodermatitis chronica atrophicans. Dermat. Soc. New York, 22. Mai 1923. Arch. of Dermat. 8, Nr 4, 583—584. — Wise: Acrodermatitis chronica atrophicans and its relation to scleroderma. N. Y. med. J. a. med. Rec. **118,** Nr 2, 73—80 (1923). — Winkler: Dermatosclerose der Unterschenkel. 8. Kongr. schweiz. dermat. Ges. Luzern, 13.—14. Sept. 1924. Ref. Zbl. Hautkrkh. **16,** 298.

3. White spot disease, Kartenblattsclerodermie usw.

Abramowitz: Dermatitis lichenoides chronica atrophicans. N. Y. Acad. Med., sect. dermat., 1. Mai 1923. Arch. of Dermat. 8, Nr 4, 562 (1923). — Alexander: Der Lichen sclerosus. Arch. f. Dermat. **121,** 925. — Arndt: Demonstrationen von Patienten und Diapositiven. Berl. dermat. Ges., 9. Febr. 1926. Kartenblattähnliche Sclerodermie. Ref. Zbl. Hautkrkh. **19,** 600.

Bechet: Morphea guttata. N. Y. Acad. Med., sect. dermat., 1. Nov. 1921. Arch. of Dermat. **5,** Nr 3, 404—405. — Bizzozero: Über die Sclerodermia circumscripta und ihre Beziehungen zum Lichen sclerosus. Dermat. Z. **21,** H. 9, 517. — Boardman: Morphea guttata. Dermat. Soc. New England, 11. April 1923. Arch. of Dermat. 8, Nr 4, 450. — Brauer: Sclerodermie. 8. Sitzg nordostdtsch. dermat. Ver.igg Danzig, 19. Sept. 1924. Ref. Zbl. Hautkrkh. **16,** 877. — Breda: Kraurosi vulvare e sclerodermia guttata. Soc. ital. Dermat. Padova, 20. Dez. 1924. Giorn. ital. Dermat. **66,** H. 2, 363—364. — Bruhns: Weißfleckenkrankheit. Berl. dermat. Ges., 23. Nov. 1926. Ref. Zbl. Hautkrkh. **22,** 176. Bruusgaard: White spot disease. 7. Tagg Oslo, Sitzg 29.—31. Mai 1928. Forh. nord. dermat. For. (dän.) **1929,** 123—124.

Cedercreutz: (a) Fall von „white spot disease" mit linksseitiger Lokalisation bei einem 13jährigen Mädchen mit linksseitiger Hemiatrophia facialis. 5. Kongr. nord. dermat. Ver. Stockh., 6.—8. Juni 1922. Zbl. Hautkrkh. **6,** 144. (b) Un cas de „white spot disease" de la région scapulaire droite accompagnée de rosacée erythémateuse de la face, causées par insuffisance ovarienne. 6. Congr. Helsingfors, 26.—28. Aug. 1924. Förh. nord. dermat. För. (schwed.) **1925,** 142. — Chargin: (a) Morphea guttata. N. Y. Acad. Med., sect. dermat. **12,** Nr 3, 446—448. (b) Morphea guttata. N. Y. Acad. Med., sect. dermat., 11. Nov. 1924. Arch. of Dermat. **11,** Nr 5, 703—705. (c) Morphea. N. Y. Acad. Med., sect. dermat., 6. Jan. 1925. Arch. of Dermat. **12,** Nr 2, 289—290. — Czillag: Dermatitis lichenoides chronica atrophicans. (Lichen albus von Zumbusch.) Ikonogr. dermat. **4,** 147 (1909). Tab. XXX.

Danilewskaja, E. D. u. G. I. Markov: Ein Fall von einseitiger punktförmiger Sclerodermie mit Hautödem derselben Körperhälfte. Med. Myssl. (russ.) **3,** H. 2, 52—56. — Delbanco: Kartenblattförmige Sclerodermie. Dermat. Ges. Hamburg-Altona, 21. Mai 1922. Dermat. Wschr. **76,** Nr 13, 285. — Dreuw: White spot disease oder Sclerodermia circumscripta. Unnas dermat. Studien. Unna-Festschrift, Bd. 2, S. 21—214. — Dreyer: Lichen ruber planus und Lichen albus Zumbusch. Köln. dermat. Ges., Sitzg 25. Okt. 1929. Ref. Zbl. Hautkrkh. **32,** 786. — Duhring: Morphaea with maculae atrophicae. Amer. J. Med. Sci. **104,** 151 (1862).

Eichhorn: Fall zur Diagnose. Demonstrationsabende Chemnitzer Hautärzte, Sitzg 2. März 1928. Ref. Zbl. Hautkrkh. **29,** 24.

Feit: Lichen atrophicus. N. Y. Acad. Med., sect. dermat., 4. Dez. 1928. Arch. of Dermat. **19,** 841—842 (1929). — Fischer: Über eine dem Lichen sclerosus (Hallopeau) angenäherte Form der circumscripten Sclerodermie. Arch. f. Dermat. **110,** 159. — Fordyce: Dermatitis lichenoides chronica atrophicans. Dermat. Soc. New York, 24. April 1923. Arch. of Dermat. 8, Nr 3, 436—437 (1923). — Fox, Wilfried: Case of morphoea guttata. Proc. roy. Soc. Med., **15,** Nr 4, sect. dermat. 14. — Freund: Morphoea guttata. Berl. dermat. Ges., Sitzg 13. Nov. **1928.** Ref. Zbl. Hautkrkh. **29,** 148.

Garzón: Lichen ruber planus atrophicans oder Lichen albus Zumbusch. Rev. Circ. méd. Córdoba **16,** 329—350 (1928). — Goldschlag: (a) White spot disease. Lemberg. dermat. Ges., 19. März 1925. Ref. Zbl. Hautkrkh. **17,** 501. (b) Lichen sclerosus. Lemberg. Dermat. Ges., Sitzg 24. Jan. 1929. Ref. Zbl. Hautkrkh. **31,** 163. — Grütz: (a) White spot disease (Weißfleckenkrankheit). Nordwestdtsch. dermat. Ver. Kiel, 18. April 1926. Ref. Zbl. Hautkrkh. **20,** 412. (b) Sclerodermia guttata follicularis mit halbseitiger Gesichts- und Körperatrophie und endokrinen Krankheitssymptomen. Dermat. Z. **53,** 227—234 (1928).

Halkin: Un cas de lichen albus atrophicus. Soc. Belge Dermato-Syphiligr., 13. Nov. 1927. Le Scalpel **1928** I, 44. — Halperin: Morphea guttata. N. Y. Acad. Med., sect. dermat., 4. Jan. 1921. Arch. of Dermat. **3,** 1. Teil, Nr 4, 474—475. — Hart-Drant, Patricia: White spot disease. Philad. dermat. Soc., 12. Febr. 1923. Arch. of Dermat. **7,** Nr 6, 850—851. — Hazen: Ein ungewöhnlicher Fall von White spot disease. J. amer.

med. Assoc., 9. Aug. **1913**, 393. — HERXHEIMER: Vorstellung eines Falles von „White spot disease" und Demonstrationen zweier weiterer Fälle und eines Falles von multipler Morphaea. 10. Kongr. dtsch. dermat. Ges. Frankfurt **1908**, 397. — HEUSS: 9. Kongr. dtsch. dermat. Ges. Bern, **1907**, 404. — HIGAKI: Über einen Fall von Lichen atrophicus. Okayama-Igakkai-Zasshi (jap.) **41**, 603—610 (1929). — HOFFMANN, E.: (a) Fall von Lichen sclerosus (Hallopeau). Verh. dtsch. dermat. Ges. 10. Kongr. Frankfurt **1908**, 118. Disk. REITMANN, EHRMANN, HERXHEIMER, ARNING, JADASSOHN, HOFFMANN. (b) Über einen mehrere Jahre hindurch beobachteten Fall von Lichen sclerosus. Ikonogr. dermat. **4**, 153 (1909). — HOFFMANN, E. u. F. JULIUSBERG: Zur Kenntnis der White spot disease und circumscripten Sclerodermie. 10. Kongr. dtsch. dermat. Ges. Frankfurt **1908**, 390. HONIGBAUM: Sclerodermia circumscripta (Kartenblattsclerodermie). Schles. dermat. Ges. Breslau, 28. Mai 1924. Ref. Zbl. Hautkrkh. **13**, 237. — HUDELO, RABUT et CIVATTE: Un cas de White spot disease. (Morphée en gouttes.) Bull. Soc. franç. Dermat. **37**, No 8, 1173—1178 (1930).

IRVINE and TURNACLIFF: (a) Morphea. Minnesota dermat. Soc., 6. Febr. 1924. Arch. of Dermat. **10**, Nr 1, 124. (b) Scleroderma. Amer. dermat. Assoc., 6. Juni 1924. Arch. of Dermat. **11**, Nr 1, 134. — IWANOW: Über weiße atrophische und narbenähnliche perifollikuläre Flecke der Rumpfhaut. Arch. f. Dermat. **64**, 369 (1903).

JADASSOHN: Ein Fall von multiplen Keloiden mit narbenähnlichen Atrophien. NEISSERs stereoskop. med. Atlas, Lief. 14, Tafel 47. — JAMIESON: Morphoea guttata von Scleroderma. Ikonogr. dermat. **5**, Tab. 39. — JOHNSTON u. SHERWELL: White spot disease. J. of cutan. Dis. **21**, 302 (1903). — JONES: Sclerodermia guttata. Brit. J. Dermat., Dez. **1915**, 450. — JULIUSBERG: Über die White spot disease. Dermat. Z. **15**, H. 12, 747 (1908).

KREIBICH: Lichen sclerosus. Arch. f. Dermat. **124**, 589. — KRETZMER: Zwei Fälle von multipler, kleinfleckiger Sclerodermia circumscripta (White spot disease?). Arch. f. Dermat. **118**, 148.

LANE: White spot disease. N. Y. dermat. Soc., 26. April 1927. Arch. of Dermat. **16**, Nr 6, 801—802 (1927). — LAPOWSKI: Morphea guttata (?), Lichen atrophicus (?). N. Y. Acad. Med., sect. dermat., 1. Dez. 1925. Arch. of Dermat. **13**, 567—569 (1926). — LESZCZYNSKI: (a) White spot disease. Lemberg. dermat. Ges., 5. März 1925. Ref. Zbl. Hautkrkh. **17**, 501. (b) White spot disease. Lemberg. dermat. Ges., 2. Juni 1927. Zbl. Hautkrkh. **25**, 282 (1927). — LEVIN: Lichen morphoeicus. Acad. of Med., sect. dermat. New York, 3. April 1923. Arch. of Dermat. **8**, Nr 2, 290—292. — LIEBERTHAL: Morphea. Chicago dermat. Soc., 21. Dez. 1921. Arch. of Dermat. **5**, Nr 4, 537—538. — LITTLE, E. G. GRAHAM: Morphoea guttata with arthritis. Proc. roy. Soc. Med. **14**, Nr 6, sect. dermat., 42—43. — LOUSTE et LÉVY-FRANCKEL: Sclérodermie de la verge. Bull. Soc. franç. Dermat. **32**, No 4, 181—182.

MCCAFFERTY: Lichenoid scleroderma. N. Y. dermat. Soc., 26. April 1921. Arch. of Dermat. **4**, Nr 1, 131—132. — MACKEE: Amer. dermat. Ver. Chicago, 14.—16. Mai 1914. Ref. Arch. f. Dermat. **122**, 535. — MACKEE and WISE: White spot disease. J. amer. med. Assoc., 29. Aug. **1914**, 734. — MACLEOD: Dem. White spot disease. Brit. J. Dermat. **16**, 124 (1904). — MGEBROV u. BRODSKIJ: Zur Frage der Sclerodermia alba guttata superficialis (White spot sclerodermia). Trudy odessk. dermato-venerol. Inst. **1**, Festschrift 1917—1927, S. 159—187 und deutsche Zusammenfassung, 1927, S. 188. — MICHELSON: Morphea guttata. Minnesota dermat. Soc., 5. Dez. 1923. Arch. of Dermat. **9**, Nr 4, 531. MILIAN: Lichen plan atrophique ou mieux leucodermie atrophiante ponctuée. Bull. Soc. franç. Dermat. **1909**, No 7. — MONTGOMERY u. ORMSBY: White spot disease. (Morphea guttata and Lichen planus scler. et atroph.) J. of cutan. Dis. **25** (1907). — MÜLLER, HUGO: Lichen albus ZUMBUSCH mit Atrophie am Halse. 51. Tagg Ver. südwestdtsch. Dermat. Mainz, Sitzg 27.—28. Okt. 1928. Ref. Zbl. Hautkrkh. **29**, 16.

NÄGELI: Multiple hypertrophische Narben im der Sacralgegend, an white spot disease erinnernd. Kongr. schweiz. dermat. Ges. Zürich, 4.—5. Juli 1925. Ref. Zbl. Hautkrkh. **21**, 37. — NIELSEN: Sclerodermie. (White spot disease.) Verh. dän. dermat. Ges., **1922/23**, 46—47; Hosp.tid. (dän.) **66**, Nr 32. — NOMLAND: Lichen sclerosus et atrophicus (Hallopeau) und verwandte Hautatrophien. Arch. of Dermat. **21**, 575—594 (1930).

ORMSBY: Amer. dermat. Ver. Chicago, 14.—16. Mai 1914. Ref. Arch. f. Dermat. **122**, 533.

PAYENNEVILLE et CAILLIAU: Un cas de sclérodermie en bande avec „white spot disease". Bull. Soc. franç. Dermat. **36**, No 7, 939—941, 1007—1015 (1929). — PETGES: (a) Zur Frage der Sclerodermie „en gouttes". Ann. Dermat. **1913**, Nr 8/9, 449. (b) Die Morphaea guttata und die White spot disease. Ann. de Dermat. **1916**, Nr 7, 415. — PICK, E.: (a) Multiple kleinfleckige Sclerodermie. Dtsch. dermat. Ges. tschechoslov. Republ., 3. Dez. 1922. Zbl. Hautkrkh. **7**, 312. (b) Beitrag zur Kenntnis der multiplen kleinfleckigen Sclerodermie. Dtsch. dermat. Klin. Prag. Dermat. Wschr. **75**, Nr 52, 1253—1256.

RIECKE: (a) Lichen ruber. MRAČEKs Handbuch der Hautkrankheiten, Bd. 2, S. 595. 1904. (b) Weißfleckenkrankheit bei einer 68jährigen Dame. Med. Ges. Göttingen, 3. Nov. 1927. Münch. med. Wschr. **74**, Nr 51, 2203 (1927). (c) Weißfleckenkrankheit bei einem

2jährigen Mädchen. Med. Ges. Göttingen, 3. Nov. 1927. Münch. med. Wschr. 74, Nr 51, 2203 (1927). (d) Zur Kenntnis der Weißfleckenkrankheit (White spot disease). Arch. f. Dermat. 99, 181. — Riehl: (a) Wien. dermat. Ges., 4. Mai 1910. Ref. Arch. f. Dermat. 103, 370. (b) Wien. dermat. Ges., 6. Mai 1920 u. 24. Juni 1920. Ref. Arch. f. Dermat. 137, 64, 77. — Rothwell: White spot disease (Weißfleckenkrankheit). N. Y. Acad. Med., sect. dermat., 7. Febr. 1928. Arch. of Dermat. 18, 604—605 (1928).

Sachs, O.: (a) Wien. dermat. Ges., 22. Febr. 1917. Ref. Arch. f. Dermat. 125, 46. (b) Zur Frage der circumscripten bindegewebigen Hautveränderungen. Arch. f. Dermat. 152, 273—282. — Sáenz u. Argüelles: Oberflächliche Sclerodermie in Visitenkartenform (Unna). Cuban. Ges. Dermat. La Habana, Sitzg Juni 1929. Bol. Soc. cuban. Dermat. 1, 270—272 (1929). — Sasamoto: Über einen der Leucodermie atrophique ponctuée (Milian) ähnlichen Fall und seine Beziehung zum Scleroderma circumscriptum und dem Lichen sclerosus. (Dermato-urol. Univ.-Klin. Tokyo.) Jap. Z. Dermat. 21, Nr 10, 58—60. — Savatard: (a) A case sclerodermia guttata. Brit. J. Dermat. 33, Nr 7, 266—267. (b) Guttata morphoea. Manchester a. Salford dermat. Soc., 5. Okt. 1923. Brit. J. Dermat. 36, Nr 1, 35. Schoenhof: White spot disease. Dtsch. dermat. Ges. tschechoslov. Republ., 6. Nov. 1927. Ref. Zbl. Hautkrkh. 26, 30. — Schramek: Wien. dermat. Ges., 23. April 1913. Ref. Arch. f. Dermat. 117, 17. — Seale: Endocrin aspects of scleroderma: Report of a case with glandular dysfunction. South. med. J. 22, 885—893. — Sherwell: A case of white spot disease. J. of cutan. Dis. 22, 180 (1904). — Sibley: Morphoeid Scleroderma. Roy. Soc. Med., 18. Febr. 1915. Ref. Arch. f. Dermat. 122, 729. — Sterling: Sclerodermia. Warschau. dermat. Ges., 8. Nov. 1923. Ref. Zbl. Hautkrkh. 13, 244. — Stillians: Guttata morphea (?). Chicago dermat. Soc., 16. Dez. 1925. Arch. of Dermat. 14, 71 (1926). — Streimer: Lichen albus (Zumbusch). Wien. dermat. Ges., Sitzg 20. Febr. 1930. Ref. Zbl. Hautkrkh. 34, 409.

Tronslien: White spot disease. Norw. dermat. Ver. Oslo, Sitzg 6. Dez. 1928. Ref. Zbl. Hautkrkh. 30, 570.

Unna: Die Histopathologie der Hautkrankheiten, 1894, S. 1119.

Veiel: Fleckförmige Sclerodermie auf der Brust im Anschluß an eine Verletzung. Frühjahrszusammenk. südwestdtsch. Dermat. Stuttgart, 27.—28. Mai 1922. Zbl. Hautkrkh. 7, 164. — Vignolo-Lutati: (a) Beitrag zum Studium der Sclerodermia circumscripta. Dermat. Z. 1912, H. 7, 592. (b) Internat. dermat. Kongr. Rom, 12. April 1912, 1156.

Warde: Ein Fall von multipler circumscripter Sclerodermie. Mh. Dermat. 35, 419 (1902). — Werther: Weißfleckenkrankheit. Ver. Dresden. Dermat., Sitzg 3. Okt. 1928. Ref. Zbl. Hautkrkh. 29, 153. — Westberg: (a) Ein Fall von mit weißen Flecken einhergehender, bisher nicht bekannter Dermatose. Mh. Dermat. 33, 355 (1901). (b) Diskussionsbemerkung. Verh. dtsch. dermat. Ges. 10. Kongr. 1908, 317. — Wile: Multiple lesions of morphea. Amer. dermat. Assoc. Chicago, 8. Juni 1923. Arch. of Dermat. 8, 868—869. Wise: Lichenoid scleroderma guttata. (Lichenoides scleroderma guttat.) N. Y. dermat. Soc., 28. März 1922. Arch. of Dermat. 6, 115. — Wise, F. and I. Rosen: Further observations on so called white spot disease or sclerodermia circumscripta. J. of cutan. Dis. 35, 66—89. — Wise and Shelmire: Dermatitis lichenoides chronica atrophicans (Csillag) sog. Lichen albus Zumbusch. Arch. of Dermat. 18, 179—199 (1928). — With: Three cases of white spot disease. Forh. nord. dermat. For. (dän.) 4. Sitzg Kopenhagen, 10.—12. Juni 1919, 134—137.

Zarubin: Zur Histologie der Sclerodermia circumscripta. Arch. f. Dermat. 55, 48 (1901); J. russ. Mal. cutan. 1901, 459. — Zeisler: Unnas cardlike scleroderma. Dermat. Soc. Chicago, 20. Dez. 1922. Arch. of Dermat. 7, Nr 3, 404—405. — v. Zumbusch: Über Lichen albus, eine bisher unbeschriebene Erkrankung. Arch. f. Dermat. 82, 339 (1906).

3a. Dermatofibrosis lenticularis.

Buschke, A.: Fall zur Diagnose. K. D. Berl. dermat. Ges., 10. Mai 1927. Ref. Zbl. Hautkrkh. 24, 324. — Buschke, A. u. H. Ollendorff: Ein Fall von Dermatofibrosis lenticularis disseminata und Osteopathia condensans disseminata. Dermat. Wschr. 86, 257—262 (1928).

Pokorny, Adolf u. Lilly Pokorny: Zur Kenntnis der Dermatofibrosis lenticularis disseminata. (Hautabt., Bezirkskrankenhaus Komotau.) Dermat. Wschr. 1919 I, 157—161.

4. Hemiatrophia facialis progressiva.

Im Text zitierte, hier nicht angeführte Literaturangaben sind ebenso wie ältere Arbeiten in den umfassenden Darstellungen von Cassirer-Hirschfeld, Curschmann, Lauterbach, Marburg enthalten.

Afzelius: (a) Sclerodermie mit Hemiatrophia facialis. Arch. f. Dermat. 106, 3. (b) Erster nord. dermat. Kongr. Kopenhagen, 17.—19. Mai 1910, 8. — de Amicis: Internat. dermat. Kongr. Rom, 9. April 1912. Ref. Arch. f. Dermat. 112, 800. — Andrews: Scleroderma und facial hemiatrophy. Manhattan dermat. Soc., 12. Mai 1925. Arch. of Dermat. 12, Nr 6, 914—915 (1925).

BEN: Hemiatrophia faciei und Sclerodermie. (Derm. Praxis d. Dr. LÖWENBERG, Düsseldorf.) Dermat. Wschr. 83, 1366—1371 (1926). — BERNSTEIN (Frankfurt a. M.): Hemiatrophia alternans facialis progressiva mit trophischen Störungen der Haut. 15. Kongr. dtsch. dermat. Ges. Bonn. Ref. Zbl. Hautkrkh. 25, 68. — BERNSTEIN, EUGEN: Hemiatrophia alternans facialis progressiva mit halbseitiger Alopecia, Pigmentverschiebung und Hautatrophie. Dermat. Wschr. 1930, 235—237. — BOARDMAN: Total hemiatrophy with scleroderma. Atlantic dermat. Conf. New York, New England, Philadelphia, a. Baltimore-Washington dermat. Soc. Boston, 5. Nov. 1926. Arch. of Dermat. 15, 504—505 (1927).

CEDERCREUTZ: Un cas de „white spot disease" localisé au côté gauche du cou chez une fillette de 13 ans, et accompagné d'hémiatrophie faciale gauche. V. réun. Soc. dermat. du Nord Stockholm, 6.—8. April 1922. Acta dermato-vener. 3, H. 3/4, 619—628.

ELLER: Scleroderma and facial hemiatrophy. N. Y. Acad. Med., 6. März 1928. Arch. of Dermat. 18, 766 (1928). — EULENBURG (KRABLER): Über progressive Gesichtsatrophie und Sclerodermie. Z. klin. Med. 5, 485 (1882).

GALIMBERTI: (a) Hemiatrophia facialis und Hemiatrophia dorsalis der gegenüberliegenden Seite. Ref. Arch. f. Dermat. 117, 512. (b) Hemiatrophia facialis dextra gleichzeitig mit Hemiatrophia dorsalis der entgegengesetzten Seite. Giorn. ital. Mal. vener. Pelle, 31. Mai 1914, H. 2. Ref. Arch. f. Dermat. 119 II, 325. — GALLOWAY: Dermat. Soc. London, 9. Dez. 1903. Brit. J. Dermat., 16, 20—21 (1904). — GIBNEY: On Histology and Pathology of Morphaea. Arch. of Dermat. 1879. Real-Encyclopädie der gesamten Heilkunde, Bd. 9. GRÜTZ, O.: Sclerodermia guttata follicularis mit halbseitiger Gesichts- und Körperatrophie und endokrinen Krankheitssymptomen. Dermat. Z. 53, 227—234 (1928).

HIROOKA: Hemiatrophia facialis progressiva. Japan. Z. f. Dermat. 12, H. 7 (1912, Juli). Ref. Arch. f. Dermat. 115, 201. — HOFFMANN, C. A.: Berl. dermat. Ges., 14. Juli 1914. Ref. Arch. f. Dermat. 125, 328. — HOFMANN, P.: (a) Sclerodermie en plaques des Gesichtes. Dtsch. dermat. Ges. tschechoslov. Republ. Teplitz-Schönau, 19. Juni 1927. Zbl. Hautkrkh. 25, 166. (b) Sclerodermie en plaque der rechten Kinngegend. Dtsch. dermat. Ges. tschechoslov. Republ. Prag, Sitzg 16. Juni 1929. Ref. Zbl. Hautkrkh. 31, 550.

JANICHEWSKI: Traitement de la sclérodermie par les rayons ultra-violets. Presse méd. 33, Nr 51, 863—865.

KIRSCHENBERG: Zur Frage der Hemiatrophia faciei progressiva mit zentraler Genese. Folia neuropath. eston. 5, 94—98 (1926). Ref. Zbl. Hautkrkh. 21, 299. — KLEINER: Sclerodermie. Schles. dermat. Ges. Breslau, 19. Febr. 1927. Ref. Zbl. Hautkrkh. 24, 581. KNAPP: Case of Hemiatr. and Sclerodermie. Boston med. J. 164, 671 (1911).

LAUBER: Ein Fall von Hemiatrophia facialis progressiva mit Beteiligung des Auges. Z. Augenheilk. 57, 492—496 (1925). — LAUERBACH, F.: Ein Fall von Hemi-Hypoplasie des Gesichtes und der Zunge, mit kritischen Bemerkungen zum Symptomenbild der ROMBERGschen Hemiatrophia faciei. Arch. f. Dermat. 144, 285. — LEBET: Atrophie cutanée (préédemment sclérodermie) et sous-cutanée combinée à une hémiatrophie faciale et à des crises d'épilepsie. 9. Kongr. dtsch. dermat. Ges. 1907, 329. — LÖWENBERG: Hemiatrophia faciei und halbseitige Sclerodermie (Hals und Gesichtsgegend). Tagg rhein.-westfäl. Dermat. Bonn, Sitzg 9. Nov. 1924. Ref. bl. Hautkrkh. 16, 19.

MARBURG: Die Hemiatrophia facialis progressiva. Spezielle Pathologie und Therapie, herausgeg. von H. NOTHNAGEL. Wien u. Leipzig: Alfred Hölder 1912. — MENZEL: Sarkoid Darier-Roussy des Gesichtes mit Hemiatrophia facialis der linken Seite. Wien. laryngorhinol. Ges., Sitzg 7. Mai 1929. Mschr. Ohrenheilk. 63, 1218—1219 (1929). — MURATOW: Hemiatrophia facialis verbunden mit Sclerodermie. Ges. Neuropath. u. Irrenärzte Moskau, 12. März 1891. Neur. Zbl. 10, 741 (1891).

NÉKÁM: Verh. 16. internat. med. Kongr. Budapest 1909. Ref. Arch. f. Dermat. 99, 429. — NEUMANN: Ein Fall von Sclerodermia mit Hemiatrophie der Gesichtsmuskeln. Amer. J. med. Sci., Sept. 1892. Real-Encyclopädie der gesamten Heilkunde, Bd. 9. — NEWMARK: A case of scleroderma with unitateral facial muscular atrophy. Neur. Zbl. 11, 720 (1892). — NIXON: Scleroderma, Hemiatrophia faciei, vorgestellt in Sitzg Ges. Ärzte Wien, 9. Jan. 1891. Wien. klin. Wschr. 3, 50 (1891).

ORMSBY: Morphoea and facial hemiatr. Clin. dermat. Soc., 22. Febr. 1907. J. nerv. Dis. 8, 365 (1907). — OSBORNE, EARL D.: Morphea associated with hemiatrophy of the face. Arch. of Dermat. 6, Nr 1, 27—34.

PELIZAEUS: Über einen ungewöhnlichen Fall von progressiver Hemiatrophie, Sclerodermie, Atrophie der Knochen und Gelenke. Neur. Zbl. 16, 530 (1897). — POLLAK, FRANZ: Ein eigenartiger Fall von einseitiger Hemiatrophie und seine Beziehungen zum vegetativen Nervensystem. Arch. f. Dermat. 159, 188—193 (1930).

ROSENTHAL: Über einen Fall von partieller Sclerodermie mit Übergang in halbseitige Gesichtsatrophie, kombiniert mit Alopecia areata. Berl. klin. Wschr. 34, 755 (1889).

SALUS, F.: Beginnende Hemiatrophia facialis progressiva. Dtsch. dermat. Ges. tschechoslov. Republ. Sitzg 26. Febr. 1930. Ref. Zbl. Hautkrkh. 33, 777. — SAVILL: Dermat. Soc. Great. Britain a. Irland, 28. Jan. 1903. Brit. J. Dermat. 15, 106—107 (1903). — SÉZARY, A.

et A. Duruy: Atrophie pigmentaire cutanée de la région scapulo-humérale associée à une atrophie musculaire de la même région. Bull. Soc. franç. Dermat. **36**, 60—63 (1929). — Steven: Case of scleroderma with pronounced hemiatr. of the face, body and extremities. Death from ovarian tumour... Glasgow med. J., Dez. **1899**; Neur. Zbl. 18, 178 (1899). — Tobias, Norman: Congenital hemiatrophy associated with linear nevus. Report of a case. Arch. of Pediatr. **45**, 673—680 (1928). — Trepte, Gertrud: Hemiatrophia totalis mit Sclerodermie und Sympathicusoperation. Z. Neur. **124**, 809—819 (1930). — Ventura: Illustrazione di un caso clinico di sclerodermia. Gazz. med. lombarda **1875**, No 42. Real-Encyclopädie der gesamten Heilkunde, Bd. 9. — Verrotti: Über einen Fall von sclerotischer Hemiatrophie der linken Gesichtshälfte, ausgedehnt über das Gebiet des dritten Astes des N. trigeniums mit beginnender Ausdehnung über das Gebiet des ersten und zweiten Astes. Giorn. ital. Mal. vener. Pelle **56**, 419 (1915). Ref. Arch. f. Dermat. **137**, 265. — Vivado, A.: Über einen Fall von Hemiatrophie sympathischer Herkunft. Rev. med. Chile **56**, 1066—1071 (1928). — Vohwinkel: Sclerodermie en bandes. K. D. Ver. rhein.-westfäl. Dermat. Düsseldorf, 20. Jan. 1929. Ref. Zbl. Hautkrkh. **30**, 296. — Wagner: (a) Halbseitige Sclerodermie und Hemiatrophia faciei. Ver. dtsch. Ärzte Prag, 3. Juni 1921. Med. Klin. **17**, Nr 39, 1192. (b) Hemiatrophia faciei und Sclerodermie. Dtsch. dermat. Klin. Prag. Dermat. Wschr. **73**, Nr 33, 877—879. — Wechselmann: Ein Fall von Elephantiasis teleangiectodes der rechten unteren Extremität und Scrotalhälfte mit hemiatrophischer Hypopläsie der rechten Gesichtshälfte. Arch. f. Dermat. **77**, 399.

5. Ainhum.

Im Text angeführte, hier aber nicht verzeichnete, zum Teil nicht zugängliche Literatur-angaben finden sich bei Acton, Moreira, Sutton.

Abascal, Horacio: Über Ainhum. Ecos españ. Dermat. **3**, No 26, 83—86 (1927). — Abbe: Zwei Fälle von Ainhum. Med. Rec., 18. März **1911**, 478. — Acton: Ainhum, a band scleroderma. Indian J. med. Res. **15**, Nr 4, 1085—1090 (1928). — Alexander, M. and Donaldson: A case of Ainhum. Lancet, 29. Sept. **1906**, 858.

Barrat Hine: A well-marked case of Ainhum. Lancet, 26. Jan. **1895**. — Beaure-gard, C.: Des déformités des doigts. Paris 1875. — Brun, H. de: (a) Contribution nouvelle s l'étude de la question de l'Ainhum. Ann. de Dermat. **10**, No 4, 325 (1889, April). (b) Ainhum. La pratique dermatologique par Besnier-Brocq-Jasquet. Tome 1, p. 293. Paris: Masson & Cie. 1900. — Butler: Ainhum (Dactylolyses spontanea). Med. Clin. N. Amer. **9**, Nr 4, 1181—1185 (1926).

Clarke: Trans. epidemiol. Soc. **1**, 105. — Collas: Arch. Méd. nav., Nov. **1867**, 357. Zit. nach Moreira.

Da Silva Lima: Der Ainhum, eine der äthiopischen Rasse eigentümliche Krankheit der kleinen Fußzehen. Arch. f. Dermat. **2**, 289. — Da Silva Lima u. Collas: Über eine unter dem Namen „Ainhum" beschriebene neue Hautkrankheit. Arch. méd. nav., Aug., Sept., Nov. **1867**. Ref. Arch. f. Dermat. **1**, 94. — Delamare: Gelure, lépre nerveuse et ainhum. Rev. prat. Mal. Pays chauds. **1923**, No 6, 240—259. — Delamare, G. et Achitouv: Note sur l'histopathologie de l'ainhum paralépreux. Bull. Soc. méd. Hôp. Paris **39**, No 5, 218. — Delanoë: (a) Sur un cas d'ainhum chez une femme marocaine. Bull. Soc. Path. exot. Paris **17**, No 6, 482—484. (b) Sur un cas de maladie d'Ainhum ayant intéressé la jambe droite. Bull. Soc. Path. exot. Paris **18**, Nr 6, 470—474. — Duhring: A case of ainhum. Amer. J. med. Sci. **87**, 150 (1884).

Eyles: Lancet **1886**, Nr 11, 576. Zit. nach Moreira.

Facio, A. A.: A review of ainhum with radiography; demonstration of its bone pathology. Internat. Conf. Health Probl. trop. Amer. **1924**, 535. — Fernandes: Ein Fall von Ainhum-Krankheit. Med. u. chir. Ges. Rio de Janeiro, 30. Juni 1925. Brazil. med. **2**, No 2, 27—28 (1925). — Fernandes u. Thibau jun.: Fälle von Ainhum. Ges. Med. u. Chir. Rio de Janeiro, 30. Juni 1925. Ann. brasil. Dermat. **1**, No 4, 33—34. — Fox Tilbury and Farquhar: On certain endemic skin and other diseases. London 1876.

Hermans, E. H.: (a) Ein Fall von Ainhum. Klin. Ver.igg Rotterdam, Sitzg 11. Okt. 1929. Nederl. Tijdschr. Geneesk. **1930** I, 689—690. (b) Ein Fall von Ainhum. (Dermat. Afd., Ziekenh. v. Scheeps-en Trop. Ziekten, Rotterdam.) Nederl. Tijdschr. Geneesk. **1930** I, 1886—1891. — Hudellet: (a) Lésions osseuses dans l'ainhum. Bull. Soc. Path. exot. Paris **15**, No 5, 350—352. (b) Lésions osseuses dans l'ainhum. Arch. Electr. méd. **30**, No 481, 292—299. — Hyde and Montgomery: Diseases of the skin, 7. Aufl., p. 609.

Lardy: Radiographie de lèpre ainhoide. Soc. méd. Suisse rom. **1901**, 3. Ref. Arch. f. Dermat. **62**, 128.

Maass, Edgar: Beobachtungen über Ainhum. Arch. Schiffs- u. Tropenhyg. **30**, H. 1, 32—34 (1926). — Manson: Zit. nach Maass. — Matas: New Orleans med. J. **1889**, Nr 89, 607. Zit. nach Moreira. — Messum: A case of ainhum. Lancet **1891** I, 932. — Moreira: Ein neuer pathologisch-anatomischer und klinischer Beitrag zur Kenntnis des Ainhums. Mh. Dermat. **30**, 361.

OHMANN-DUMESNIL: Ainhum. Medicine, Detroit, Michigan, Juli **1895**. Ref. Arch. f. Dermat. **34**, 297.

PARDO, CASTELLO, V., u. JUAN JOSÉ MESTRE: Ainhum, ein Fall mit Lepra, ein zweiter mit hereditärem palmo-plantaren Keratoderm. Bol. Soc. cuban. Dermat. **1**, 193—197 und englische Zusammenfassung, 1929, 196. — PROBSTEIN, JACOB G.: Ainhum. Ann. Surg. **88**, 885—889 (1928). — PYLE: Ainhum. Med. News, **56**, 4, 26. Jan. 1895. Ref. Arch. f. Dermat. **34**, 297.

SIMON KEITH, M. B.: Ainhum a family disease. J. amer. med. Assoc. **76**, 590 (1921). SNIDER: Ainhum. St. Louis dermat. Soc., 9. Jan. 1929. Arch. of Dermat. **20**, 139 (1929). STELWAGON: Diseases of the skin. Zit. nach SUTTON. — SUTTON: Diseases of the skin, 6. Aufl. London 1926.

TEIVE, VIKTOR DE: (a) Beitrag zur Kenntnis des Ainhum. Ann. brasil. Dermat. **2**, No 4, 1—11 (1926). (b) Beitrag zum Studium des Ainhum. Buenos Aires, 8.—18. Juli 1926. Actas y trab. 3. Congr. nac. Med. **4**, 388—398 (1927).

WEINSTEIN: (a) Proceedings of the Panama Canal Med. Assoc. Mt. Hosp. I C Z., Vol. 4, p. 110. Zit. nach ACTON. (b) South. med. J., Okt. **1913**, 651. — WRIGHT: Ainhum. Report of a case occurring in a man with syphilis. Urologic. Rev. **28**, Nr 3, 135—139. — WUCHERER: Über Ainhum, eine der afrikanischen Race eigentümliche Krankheitsform. Virchows Arch. **56**, 374 (1872). Ref. Arch. f. Dermat. **5**, 581.

ZAMBACO-PASCHA: Ainhum et Lèpre. Acad. Méd., Sitzg 21. Juli. Gaz. Méd. et Chir. **1896**, No 61. Ref. Arch. f. Dermat. **40**, 394.

6. Sclerodermia diffusa.

Im Text angeführte, hier aber nicht verzeichnete Literaturangaben, finden sich ebenso wie solche aus der älteren Literatur verzeichnet in den Arbeiten von CASSIRER-HIRSCHFELD, CURSCHMANN, H. HOFFMANN, KOGOJ, KREN, LEWIN-HELLER, LUITHLEN, NOTTHAFT.

ABERASTURY, MAXIM.: Syndrom von Sclerodermie mit Sclerodaktylie infolge von lepröser Polyneuritis. (Hosp. Ramos Mejia, Buenos Aires.) Rev. dermat. argent. **10**, 17—19 (1923). — ABRAMOWITZ: Sclerodaktylia (Sclerodaktylie). Brooklyn dermat. Soc., 20. Sept. 1926. Arch. of Dermat. **15**, 353 (1927). — ACUNA, M. u. J. M. MACERA: Allgemeine progressive Sclerodermie. Arch. lat.-amer. Pediatr. **18**, Nr 8, 446—447; Semana méd. **31**, No 37, 610. — ADRIAN u. ROEDERER: Les arthropathies au cours de la sclérodermie. Ann. de Dermat. VI. s. **1920**, H. 6, 299. — AFZELIUS: Stockh. dermat. Ges., 29. Febr. 1912. Ref. Arch. f. Dermat. **112**, 880. — AKOBDSZANJANZ, A.: Ein Fall von Sclerodermie mit fleckweiser Atrophie und Kalkablagerungen in der Haut. Russk. Vestn. Dermat. **3**, Nr 1, 2—8. — ALBERT: Sclerodermie und Sclerodaktylie. Verslg südwestdtsch. Dermat. Freiburg i. Br., Sitzg 24.—25. April 1926. Ref. Zbl. Hautkrkh. **20**, 545, 546. — ALLAN, WILLIAM: Dermatomyositis or scleroderma? Report of a case. Arch. of Dermat. **19**, 265—269 (1930). — ALQUIER, L.: Sur la nature de la sclérodermie. Gaz. Hóp. **1904**, 1029. — ALQUIER, L. and P. TOUCHARD: Lésions des glandes vasculaires sanguines dans deux cas de sclérodermie généralisée. Arch. Méd. expér. et Anat. path. **19**, 688 (1907). — ANDREWS GEORGE: RAYNAUDS disease or scleroderma. Manhattan dermat. Soc. 11. Okt. 1927. Arch. of Dermat. **17**, Nr 3, 420—421 (1928). — ANDRUSZEWSKI: Sclerodermia diffusa. Lemberg. dermat. Ges., Sitzg 4. Juni 1924. Ref. Zbl. Hautkrkh. **16**, 523. — ANSKE, FRITZ: Mundveränderungen bei der Sclerodermie. Diss. Leipzig 1922. — APERT, BRAC et ROUSSEAU: Sclérodermie avec arthropathies ankylosantes et atrophie musculaire chez un enfant de 12 ans. K. D. Soc. franç. Dermat. 2. Juli 1908. Ref. Arch. f. Dermat. **92**, 473. — ARADY KALMAN: (a) Über einige seltenere Symptome der Sclerodermie. Orv. Hetil. (ung.) **70**, Nr 21, 533—535; Nr 22, 564—567 (1926). (b) Über einige seltenere Symptome der Sclerodermie. (IV. med. Univ.-Klinik Budapest.) Z. klin. Med. **106**, H. 3/4, 406—419 (1927). — ARMANI LODOVICO: (a) Alcuni aspetti radiologici della sclerodermia. Arch. di Radiol. **3**, H. 3, 576—590 (1927). (b) Note terapeutiche sulla sclerodermia. Giorn. di Clin. med. 8, 220—231 (1927). — ARNDT: (a) Diffuse Sclerodermie. Berl. dermat. Ges., Sitzg 14. Juni 1921. Zbl. Hautkrkh. **2**, 155. (b) Diffuse Sclerodermie. Berl. dermat. Ges., Festsitzg 30. Okt. 1926. Ref. Zbl. Hautkrkh. **21**, 555. (c) Generalisierte Sclerodermie. Berl. dermat. Ges., Festsitzg 30. Okt. 1926. Ref. Zbl. Hautkrkh. **21**, 555. (d) Diffuse Sclerodermie. Berl. dermat. Ges., Sitzg 12. Juni 1928. Ref. Zbl. Hautkrkh. **28**, 413. — ARTUSI, G.: Sclerodermia simulante la lebbra. Policlinico, sez. prat., **32**, H. 6, 218. — ARZT: (a) Sclerodermie und Sclerodaktylie mit suspekten Veränderungen an der Mundschleimhaut. Wien. dermat. Ges., Sitzg 26. Jan. 1922. Zbl. Hautkrkh. **4**, 421. (b) Scleroderma und Sclerodaktylie. Wien. dermat. Ges., Sitzg 7. Dez. 1922. Ref. Zbl. Hautkrkh. **8**, 12. — ARZT, L. und H. FUHS: Diskussionsbemerkung zu KRÜGER, Sclerodermia universalis und Sclerodaktylie. Wien. dermat. Ges., 3. Nov. 1921. Zbl. Hautkrkh. **3**, 426. — AUDRY et BOYREAU: Sclérodermie de l'adulte avec pigmentation de la muqueuse buccale. Ann. de Dermat. **1906**, 972. — AUDRY et L. Chatellier: Sclérème des adultes et syphilis. (Contribution à l'étude des endo-crinides angio-neuro-trophiques d'origine syphilitique.) Ann. de Dermat. 4, No 1, 1—8. — Ayres jr., Samuel: A fifth case of scleroderma with arsenic in the urine. Arch. of Dermat. 3, Nr 3, 245—247. — Azúa, J. de: (a) Soc. españ. Dermat. Okt.-Nov. 1911. Ref. Arch. f. Dermat. 112, 888. (b) Soc. españ. Dermat., Dez. 1911. bis Jan. 1912. Ref. Arch. f. Dermat. 112, 1034.

Babonneix, Jean Hutinel et Pierre Hillemand: Sclérodermie progressive. Amélio-ration par la diathermie. Bull. Soc. Pédiatr. Paris 25, 25—26 (1927). — Bacher: Schles. dermat. Ges., 8. Jan. 1921. Ref. Arch. f. Dermat. 137, 136. Ref. Arch. f. Dermat. 137, 136. — Balban: Sclerodermie und Sclerodaktylie. Wien. dermat. Ges., Sitzg 24. Okt. 1929. Ref. Zbl. Hautkrkh. 33, 314. — Balen, G. A. M. von: Ein Fall von Sclerodermie. Nederl. Tijdschr. Geneesk. 66 I, Nr 20, 1978. — Balzer u. Galliot: Soc. franç. Dermat., 2. Juli 1914. Ref. Arch. f. Dermat. 122, 745. — Bardach: Sclerodermia totalis. Tagg d. Ver.igg rhein.-westfäl. Dermat. Düsseldorf, Sitzg 20. Jan. 1929. Ref. Zbl. Hautkrkh. 30, 296. — Barkman: Parmi les theories pathogéniques les plus en vogue à l'heure actuelle, en est-il une qui explique avec précision l'origine de la sclérodermie? (Réflexions à propos d'un cas de sclérodermie congenitale et diffuse). Uppsala Läk.för. Förh. 31, 463—492 (1926). — Barthélemy, M.: (a) A l'occasion du procès verbal à propos de la communication de Jean-selme, Bourguignon et Lucas sur le traitement de la sclérodermie par l'ionisation à l'iodure de potassium. Bull. Soc. franç. Dermat. 1922, Nr 7, 301—302. (b) Sclérodermie généralisée et traumatisme. Arch. dermato-syphiligr. Hôp. St. Louis 1, 617—626 (1929). — Baum: Berl. dermat. Ges., 10. Jan. 1911. Ref. Arch. f. Dermat. 107, 431. — Bau-Prus-sak, S.: La dégénérescence génitosclerodermique. Serv. des maladies nerv. hôp. czyste Varsovie. Revue neur. 33, No 3, 316—322 (1926). — Bechet: Scleroderma with tume-faction. Manhattan dermat. Soc., 9. Nov. 1926. Arch. of Dermat. 15, 508—509 (1927). — Beinhauer: Sclerodaktylie. Dermat. Soc. Pittsburgh, 2. Nov. 1922. Arch. of Dermat. 7, Nr 1, 116 (1923). — Bénard, R. et Coulaud: Sclérodermie et hypophyse. Bull. Soc. méd. Hôp. Paris 38, No 32, 1518—1524. — Benczur, Jul. v.: Über einen nach Gebrauch einer Radiumemanationskur wesentlich gebesserten Fall von Sclerodermie. Dtsch. med. Wschr. 1911, Nr 22. — Benedek: Auftreten von Sclerodermie im Anschluß an psychogene funktionelle Störungen. Dtsch. Z. Nervenheilk. 72, H. 5/6, 288—293. — Berger: (a) Sclero-dermie. Köln. dermat. Ges., Sitzg 28. Jan. 1927. Ref. Zbl. Hautkrkh. 23, 33. (b) Sclero-dermie. Köln. dermat. Ges., Sitzg 27. Juli 1928. Ref. Zbl. Hautkrkh. 28, 753. — Bériel et A. Devic: Un cas de sclérodermie associée à une myopathie. Un cas de sclérodermie cervico-faciale guérie (Projections). Soc. méd. Hôp. Lyon, 15. Nov. 1927. Lyon méd. 141, No 4, 105—109 (1928). — Bering: Ausgedehnte Sclerodermie. Essen. dermat. Ges., Sitzg 10. Mai 1924. Ref. Zbl. Hautkrkh. 13, 330. — Berkowitz: Scleroderma and sclerodactylia. Brooklyn dermat. Soc., 15. Febr. 1926. Arch. of Dermat. 14, 204—205 (1926). — Bertin: Les rapports de la syphilis et de la sclerodermie. Ann. de Dermat. 7, Nr 3, 175—185 (1926). — Betke, R.: Ein Fall von Scleroderma diffusum. Dtsch. med. Wschr. 1911, Nr 42. — de Beurmann et Vernes: Soc. franç. Dermat., 4. Nov. 1909. Ref. Arch. f. Dermat. 103, 142. — Birkner: (a) Sclerodermie. Köln. dermat. Ges., Sitzg 22. Mai 1925. Ref. Zbl. Hautkrkh. 18, 145. (b) Sclerodermie. Köln. dermat. Ges., Sitzg 27. Juli 1928. Ref. Zbl. Hautkrkh. 28, 754. — Birnbaum: Umschriebene Sclerodermie. Diffuse Sclerodermie. Verslg südwestdtsch. Dermat. Würzburg, Sitzg 25. u. 26. Okt. 1924. Ref. Zbl. Hautkrkh. 16, 167. — Bizzozero: Sclerodaktylie mit Raynaudscher Krankheit. Soc. Dermat. Piemont, 1. Juli 1922. Minerva med. Nr 13, 4. — Blatt: (a) Sclerodermia universalis. Lemberg. dermat. Ges., Sitzg 4. Juni 1926. Ref. Zbl. Hautkrkh. 21, 141. (b) Sclerodermia diffusa. Lemberg. dermat. Ges., Sitzg 5. Jan. 1927. Ref. Zbl. Hautkrkh. 23, 627. (c) Sclerodermia diffusa. Lemberg. dermat. Ges., Sitzg 31. Mai 1929. Ref. Zbl. Hautkrkh. 31, 299. (d) Klinische Beiträge zur Frage der Atrophodermien. Dermat. Wschr. 1929 I, 190—198. — Bleasdale: A case of diffuse Sclerodermie. Med. J., 16. März 1901. Ref. Arch. f. Dermat. 66, 264. — Bloch u. Reitmann: Untersuchungen über den Stoffwechsel bei Sclerodermie. Wien. klin. Wschr. 1906, Nr 21. — Boardman, William P.: Scleroderma. With special reference to its etiology and treatment. Arch. of Dermat. 19, 901—916 (1929). — Böhm: Sclerodermie. Schles. dermat. Ges. Breslau, Sitzg 9. Juni 1923. Ref. Zbl. Hautkrkh. 11, 284. — Böhm, A.: Fälle von Sclerodermie, Demonstration dreier typischer Fälle. Ung. dermat. Ges. Budapest, Sitzg 14. Febr. 1930. Ref. Zbl. Hautkrkh. 34, 547. — Bogdanovic: Sclerodermia progressiva. Kiew. Ges. Hautkrkh., Sitzg 5. Jan. 1926. Ref. Zbl. Hautkrkh. 22, 846. — Bolten: (a) Sclerodermie. Südholl. neur. Ver.igg Haag, 19. März 1922. Nederl. Tijdschr. Geneesk. 66 II, Nr 26, 2986—2987. (b) Ein Fall von Sclerodermie. Zuidholl. neur. Ver.igg sGravenhage, 1. März 1925. Nederl. Tijdschr. Geneesk. 69 II, Nr 10, 1189 bis 1190 (1925). — Bonnet: Soc. franç. Dermat., 7. Mai 1914. Ref. Arch. f. Dermat. 119 II, 533. — Bramwell: (a) Edinburgh med.-chir. Soc., 14. Febr. 1914. Ref. Arch. f. Dermat. 122, 225. (b) Diffuse Sclerodermie. Edinburgh med. J., Mai 1914. Ref. Arch. f. Dermat. 122, 381. — Brandweiner: Wien. dermat. Ges., 4. Juni 1913. Ref. Arch. f. Dermat. 117,

395. — BRAUER (Danzig): Oberflächliche Sclerodermie. Nordostdtsch. dermat. Ver.igg, Sitzg 9. Mai 1929. Danzig. Ref. Zbl. Hautkrkh. **32**, 319. — BREGMANN: Operation von Leriche bei Sclerodermie mit Morbus RAYNAUD. Warszaw. Szas. lek. **1**, Nr 7, 267—269. — BRINITZER: Diffuse Sclerodermie. Dermat. Ges. Hamburg-Altona, Sitzg 21. Mai 1922. Dermat. Wschr. **76**, Nr 13, 285. — BROCQ, FERNET u. MAUREL: Soc. franç. Dermat., 3. Juli 1913. Ref. Arch. f. Dermat. **117**, 405. — BRODSKAJA: Sclerodermie mit Lues kompliziert. Ges. Hautkrkh. Kiew, Sitzg 13. Mai 1923. Dermat. Z. **40**, H. 4, 241. — BROOKS: Ein Hypernephrom mit lange dauernden Anzeichen von Nebennierenstörung, mit Sclerodermie und Sclerodaktylie. J. of cutan. Dis. **32**, 191. — BROWN, W. HERBERT: The aetiology of alopecia areata and its relationship to vitiligo and possibly sclerodermia. Brit. J. Dermat. **41**, 299—323 (1929). — BROWN, GEORGE E., and PAUL A. O'LEARY: Skin capillaries in scleroderma. Arch. int. Med. **36**, Nr 1, 73—88. — BROWN, GEORGE E., PAUL A. O'LEARY and ALFRED ADSON: Diagnostic and physiologic Studies in certain forms of scleroderma. Ann. int. Med. **4**, 531—554 (1930). — BRÜNAUER: Diskussionsbemerkung zu dem von FESSLER-POHL demonstrierten Fall. Sitzg Ges. Ärzte Wien, 29. Mai 1931. Ref. Wien. klin. Wschr. **44**, Nr 23. — BRUHNS: Sclerodermie. Berl. dermat. Ges., Sitzg 12. Mai 1925. Ref. Zbl. Hautkrkh. **17**, 618. — BRUHNS, C.: Über Knotenbildungen bei Sclerodermie. Arch. f. Dermat. **129**, 178—185. — BRUNS, L.: Über einen Fall von diffuser Sclerodermie der Beine mit scharfer spinal-segmentärer Abgrenzung nach oben. Dtsch. med. Wschr. **1899**, Nr 30. — BRUNSCHWEILER, H. et O.-L. FOREL: Bemerkungen zu einem Falle von Sclerodermie. 30. Assemblée Soc. Suisse Neur. Neuchâtel, 19.—20. Nov. 1927. Schweiz. Arch. Neur. **22**, 313—315 (1928). — BRUUSGAARD: (a) Universelle Sclerodermie. Norw. demat. Ver.igg Christiania, Sitzg 17. März 1921. Norsk. Mag. Laegevidensk. **83**, Nr 2, 130—131. (b) Über Hautkrankheiten bei Stoffwechselstörungen und endokrinen Leiden mit besonderer Berücksichtigung der Pathogenese der Sclerodermie. Med. Rev. (norw.) **65**, Nr 10/11, 618—648 (1927). (c) I. Ein Fall von universeller Sclerodermie mit ausgebreiteten Kalkablagerungen in dem cutanen Gewebe. II. Ein Fall von Sarcomatosis cutis bei einem 18jährigen Mädchen von einem Ovarialsarkom ausgehend. Dermat. Z. **53**, 80—91 (1928). — BÜCHLER: Fall von RAYNAUDscher Krankheit und Sclerodermie, kompliziert mit polyglandulärer Erkrankung. Orv. Hetil. (ung.) **68**, Nr 51, 906—908. — BÜELER: (a) Terpentinbehandlung der Sclerodermie. Med. Ges. Kiel, Sitzg 12. Mai 1921. Dtsch. med. Wschr. **47**, Nr 36, 1079. (b) Sclerodermia diffusa. Med. Ges. Kiel, Sitzg 12. Mai 1921. Berl. klin. Wschr. **58**, Nr 35, 1052. — BUNCH: Roy. Soc. Med., 16. März 1916. Ref. Arch. f. Dermat. **122**, 886. — BUSCHKE: (a) Sclerodermie mit Alopecie (2 Fälle). Berl. dermat. Ges., Sitzg 11. Mai 1926. Ref. Zbl. Hautkrkh. **20**, 257. (b) Das Fehlen freier Salzsäure bei Sclerodermie. Berl. dermat. Ges., Sitzg 5. Dez. 1926. Ref. Zbl. Hautkrkh. **22**, 305. (c) Sclerodermie mit fehlender Salzsäure. Berl. dermat. Ges., Sitzg 10. Mai 1927. Ref. Zbl. Hautkrkh. **24**, 324. (d) Verringerung bzw. Mangel an freier Salzsäure bei Sclerodermie. Dermat. Wschr. **85**, Nr 31, 1077—1080 (1927). (e) Sclerodermie mit Knochen- und Gelenkstörungen. Berl. dermat. Ges., Sitzg 11. Febr. 1930. Ref. Zbl. Hautkrkh. **34**, 129. — BUSSOLAI: Über einen Fall von allgemeiner geheilter Sclerodermie. Giorn. ital. Mal. vener. Pelle **60**, 479 (1919).

CANTALOUBE et CHABER: Sclérodermie avec signes tabétiques. Soc. Neur. Paris, 5. Febr. 1925. Revue neur. **32**, Nr 2, 209—211. — CARLSON: Sclerodermia diffusa, Sclerodaktylie, RAYNAUD. Ver.igg rhein.-westfäl. Dermat. Münster i. W., Sitzg 26. u. 27. Okt. 1929. Ref. Zbl. Hautkrkh. **33**, 326. — CARLUCCI: Contributo allo studio della sclerodermia. Fol. med. (Napoli) **10**, No 2, 49—63. — CARNEVALI: Ein mit Atoxyl behandelter Fall von Sclerodermie. Policlinico sez. prat. 15. Aug. **1909**, No 33. — CASSIRER-HIRSCHFELD: Die Sclerodermie in KRAUS-BRUGSCH, Spezielle Pathologie und Therapie innerer Krankheiten, Bd. 10, III. Teil, S. 622. — CASTELLINO: Contributo clinico alla patogenesi e alla terapia della sclerodermia. Riforma med. **40**, No 13, 289—292. — CASTLE: The endocrine causation of scleroderma, including morphoea. Brit. J. Dermat. **35**, Nr 7, 255—278; Nr 8/9, 303—323. — CAVANENGHI, G.: Un caso di sclerema congenito. Stidi sassaresi **3**, H. 6, 582—586 (1925). — CELASCO: Zu einem Fall von Sclerodermie mit Sclerodaktylie. Semana méd. **32**, No 51, 1522—1527 (1925). — CERKES: Pathogenese und Therapie der Sclerodermie. Sovrem. Psichonevr. (russ.) **3**, 183—185 (1926). — CHEATLE: The points of incidence compared in cancer, leucoderma and scleroderma. Brit. med. J. **1905**, 926. — CHENET et JUMENTIÉ: Sclérodermie avec dystrophie du membre inférieur gauche. Revue neur., Nov. **1909**. — COCKAYNE: (a) Sclerodermie mit kongenitalen Kontrakturen und anderen Defekten bei einem männlichen Kind. Roy. Soc. of Med. Sekt. Kinderheilk., 26. März 1915. Lancet **1915**, 754. Ref. Arch. f. Dermat. **125**, 409. (b) Roy. Soc. of Med., 17. Juni 1916. Ref. Arch. f. Dermat. **122**, 740. — COHEN: Scleroderma with gangrene of fingers. Report of two cases. Ann. Surg. **78**, Nr 6, 814—815. — COLLIER: Case of scleroderma. Proc. roy. Soc. Med. **16**, Nr 5, sect. neur., 30—31. — CONSTANTIN et LEVRAT: Observations sur l'état du sang dans la sclérodermie. Ann. de Dermat. **1907**, 130. — CORBETT: Roy. Soc. of Med., 15. Juli 1915. Ref. Arch. f. Dermat. **122**, 743. — CORSON: Scleroderma (?).

Philad. dermat. Soc., 6. Jan. 1928. Arch. of Dermat. 18, 163 (1928). — Covisa, Bejarano u. Gay: Beitrag zum Studium der Sclerodermie. Span. Akad. Dermat., Sitzg 14. Jan. 1927. Actas dermo-sifiliogr. 19, No 2, 142 (1927). — Craig: A case of diffuse scleroderma. Dublin J. med. Sci., IV. s. Nr 20, 453. — Crosti: (a) Herpes zoster in sclerodermia generalizzata. Osservazioni su di un caso clinico. Giorn. ital. Dermat. 68, H. 1, 37—47 (1927). (b) A proposito di un caso di sclerodermia generalizzata progressiva. Osservazioni cliniche, anatomo-patologiche ed ezio- patogenetiche. Giorn. ital. Dermat. 68, H. 4, 1097—1150 (1927). — Csillag, J.: Sclerodermie. Besserung nach Behandlung mit Natrium salicyl. Ung. dermat. Ges., Sitzg 1. Juni 1928. Ref. Zbl. Hautkrkh. 28, 657. — Curschmann: (a) Vasomotorische und trophische Erkrankungen. In Mohr-Staehelin, Handbuch der inneren Medizin, 2. Aufl. Herausgeg. von Bergmann-Staehelin, Bd. 5, S. 1459. (b) Über sclerodermische Dystrophien. Med. Klin. 17, Nr 41, 1223—1225. (c) Zur Behandlung der Sclerodermie. Ther. Gegenw. 67, 249—252 (1926). — Čumakova: Ein Fall von Sclerodermie mit histologischen Untersuchungen. Russk. Vestn. Dermat. 5, 226—233 und deutsche Zusammenfassung, 1927, S. 233.

Dahmen: (a) Raynaudsche Krankheit mit sclerodermieeartigen Veränderungen. Dermat. Ges. Hamburg-Altona, Sitzg 6. Dez. 1925. Ref. Zbl. Hautkrkh. 20, 14. (b) Über Akroasphyxie, Raynaudsche Krankheit und Sclerodermie. Dermat. Wschr. 82, Nr 22, 737 bis 742 (1926). — Daubresse-Morelle: Sclerodaktylie. Soc. Belge Dermato-Syphiligr. Brux., 11. Nov. 1928. Le Scalpel 1928 II, 1470. — Davis, Haldin: Case of sclerodermia. Proc. roy. Soc. Med. 16, Nr 3, sect. dermat. 29. — de Grado: Soc. españ. Dermat., Dez. 1918 u. Jan. 1919. Ref. Arch. f. Dermat. 137, 172. — Delherm, Morel-Kahn et Couput: Sclérodermie et lésions osseuses. Bull. Soc. Radiol. méd. France 13, Nr 118, 110. — Dennut: Sclerodermie bei einem Kinde. N. Y. Acad. Med., 9. Mai 1912. Med. Rec. 1912, 317. Ref. Arch. f. Dermat. 115, 710. — Devoto: (a) Sopra un caso di sclerodattilia. Giorn. ital. Dermat. 66, H. 3, 1071—1084. (b) Über die Behandlung der Sclerodermie mit intravenösen Injektionen hypertonischer Kochsalzlösung. 24. Riun. Soc. Dermat. Roma, 2.—4. April 1928. Giorn. ital. Dermat. 69, 1070—1085 (1928). — Doleschall: Sclerodaktylie. Ung. dermat. Ges., Sitzg 4. Mai 1928. Ref. Zbl. Hautkrkh. 28, 22. — Donath: (a) Zur Röntgenbehandlung der Sclerodermie. (Bemerkung zu G. Hammers gleichnamigen Aufsatz.) Münch. med. Wschr. 68, Nr 41, 1326—1327. (b) Beiträge zur Sclerodermie. Dtsch. Z. Nervenheilk. 44, H. 4. — Du Bois: Un cas de sclérodermie. 6. Congr. Soc. Suisse Dermat. Genève, 5. u. 6. Juli 1922. Schweiz. med. Wschr. 53, Nr 26, 631. — Dubreuilh: (a) Fibromes miliaires folliculaires; sclérodermie consécutive. Ann. de Dermat. 1906, 569. (b) Sclérodermie circonscrite et goître exophtalmique. Bull. Soc. franç. Dermat. 1921, No 6, 221—222. (c) A propos de la sclérodermie. Bull. Soc. franç. Dermat. 36, Nr 7, 891—892, 1007—1015 (1929). — Du Castel: La sclérodermie. Gaz. Hôp. 1902, No 57. — Dufke: (a) Progrediente Sclerodermie und Sclerodaktylie mit chronischem Raynaud. Dtsch. dermat. Ges. tschechoslov. Republ., Sitzg 30. Jan. 1927. Ref. Zbl. Hautkrkh. 23, 26. (b) Sclerodermie, Sclerodaktylie. Dtsch. dermat. Ges. tschechoslov. Republ., Sitzg 9. März 1930. Ref. Zbl. Hautkrkh. 34, 402. — Dufour, H. et Debray: Sclérodermie généralisée. Influence du froid. Amélioration par le rechauffement continu. Bull. Soc. méd. Hôp. Paris 37, No 3, 58—60. — Dupre et Kahn: Sclerodermie und Raynaudsche Krankheit. Bull. Soc. méd. Hôp. Paris 1909, No 21, 1230. — Durham: A case of scleroderma with extensive subcutaneous, periarticular and vascular calcification. Ann. of Clin. med. 5, 679—691 (1927). — Durham, Robert H.: Scleroderma und Calcinosis. Arch. int. Med. 42, 467—490 (1928).

Ebert: A case for diagnosis. Chicago dermat. Soc., 17. Juni 1925. Arch. of Dermat. 13, Nr 2, 254 (1926). — Ebstein: Zit. nach Kren. — Ebstein, Wilhelm: Zur Pathologie und Therapie der Sclerodermie im Kindesalter. Dtsch. med. Wschr. 1903, Nr 1/2. — Edeiken, Louis: Scleroderma with sclerodaktylia. Report of three cases with Roentgen findings. Amer. J. Reontgenol. 22, 42—44 (1929). — Ehlers: La sclérodermie-sclérodactylie serait-elle une manifestation de la tuberculose? Soc. franç. Dermat., 8. Dez. 1900. Ref. Arch. f. Dermat. 63, 457. — Ehrmann, L.: Zit. nach Bruhns. — Ehrmann, S.: (a) Über die Beziehung der Sclerodermie zu den autotoxischen Erythemen. Wien. med. Wschr. 1903, Nr 23/24. (b) Wien. dermat. Ges., 28. Okt. 1908. Ref. Arch. f. Dermat. 96, 94. (c) Demonstration von Präparaten von diffuser Sclerodermie. 14. Kongr. dtsch. dermat. Ges. Dresden 1925. Arch. f. Dermat. 151, 428. (d) Über Sclerodermie. Dermat. Z. 53, 164—172 (1928). (e) Was hat man als Sclerodermie zu bezeichnen? Nebst Bemerkungen über die Ätiologie dieser Erkrankung. Dermatologia (Budapest) 1, H. 5, 133—136 (1928). — Engelbrecht: Ausgedehnte Sclerodermie des Gesichtes und der Hände. (Tagg Nordostdtsch. Dermat. Ver.igg, 6. April 1926. Ref. Zbl. Hautkrkh. 21, 795. — Enrico: Contributo alla patogenesi della sclerodermia. Policlinico, sez. prat., 33, 1493—1497 (1926). — Erichson: Disseminierte Sclerodermie. Nordwestdtsch. dermat. Ver.igg Kiel, Sitzg 27. Nov. 1921. Ref. Zbl. Hautkrkh. 4, 430. — Eriguchi, H.: Sclerodaktylie eines Knaben. Jap. dermato-urol. Tochterges. Osaka, Sitzg 6. März 1927. Jap. J. of Dermat. 29, Nr 1 (1929). — Exchaguet: Zit. nach Murray-Will.

FAIVRE: Sclérodermie diffuse. Soc. de Dermat. 10. Febr. 1898. Ref. Arch. Dermat. **56**, 294. — FASAL: Sclerodermie des Gesichtes und Sclerodaktylie. Wien. dermat. Ges., 28. April 1909. Arch. f. Dermat. **97**, 115. — FEIT: (a) Generalized scleroderma. N. Y. Acad. Med., sect. dermat., 1. Mai 1928. Arch. of Dermat. **19**, 28—129 (1929). (b) Scleroderma treated with sodium thiosulphate. N. Y. Acad. Med., sect. dermat., 6. Nov. 1929. Arch. of Dermat. **21**, 872 (1930). — FESSLER u. POHL: Universelle Sclerodermie mit Erscheinungen von Sclerodaktylie und Dysphagie; Oesophagusstenose. K. D. Ges. Ärzte Wien, Sitzg 29. Mai 1931. Ref. Wien. klin. Wschr. **44**, Nr 23. — FISCHER, M.: (a) Sclerodermie, entstanden bzw. exacerbiert während der Gravidität. Schles. dermat. Ges. Breslau, Sitzg 20. Juni 1925. Ref. Zbl. Hautkrkh. **18**, 752. (b) Sclerodaktylie. Schles. dermat. Ges. Breslau, Sitzg 25. Juli 1925. Ref. Zbl. Hautkrkh. **18**, 757. — FLARER: Ätiopathogenetische und therapeutische Betrachtungen über 5 Fälle von Sclerodermie. 25. Riun. Soc. Dermat. Milano, 9.—11. Mai 1929. Giorn. ital. Dermat. **70**, 1107—1110 (1929). — FLETSCHER, H. MORLEY: Case of sclerodermia and sclerodactylia. Proc. roy. Soc. Med. **14**, Nr 6, sect. study dis. childr. 40—41. — FORSTER: Eine neue Behandlung der Sclerodermie. Med. Ges. Berlin, Sitzg 29. März 1922. Med. Klinik **18**, Nr 16, 516. — FOX, HOWARD: (a) N. Y. dermat. Ges., 22. Okt. 1912. Ref. Arch. f. Dermat. **117**, 28. (b) Scleroderma (sclerodactylia type). N. Y. dermat. Soc., 18. Dez. 1929. Arch. of Dermat. **19**, 1018 (1929). (c) Scleroderma of generalized progressive type. N. Y. dermat. Soc., 22. Jan. u. 26. Febr. 1929. Arch. of Dermat. **20**, 399—400 (1929). (d) Scleroderma with ulcer and calcareous deposits. N. Y. dermat. Soc., 28. Mai 1929. Arch. of Dermat. **21**, 153—154 (1930). — FRICK: (a) Beitrag zur Klinik der Angioneurosen. Ein Fall von Akroparästhesie, symmetrischer Gangrän (RAYNAUD), Sclerodaktylie und diffuser Sclerodermie. Med. Rev. (norw.) **38**, Nr 6—7, 241—251. (b) Beitrag zur Klinik der Angioneurosen. Ein Fall von Akroparästhesie, symmetrischer Gangrän (RAYNAUD),' Sclerodaktylie und Sclerodermie diffusum. Acta dermatovener. (Stockh.) **5**, H. 3, 449—465. — FREUND, F.: Sclerodermia diffusa. Wien. dermat. Ges., Sitzg 26. März 1925. Ref. Zbl. Hautkrkh. **17**, 851. — FREUND, R.: Über den Zusammenhang von Sclerodermie mit Morbus Basedowii. Wien. klin. Rdsch. **1906**, Nr 35. — FRIEDMAN, E. D.: Dermatomyositis. Med. J. a. Rec. **123**, 382, 17. März 1926. — FROMENT, J., VINCENT et EXALTIER: Sclérodermie et tests endocriniens. Soc. méd. Hôp. Lyon, 9. Dez. 1924. Lyon méd. **135**, No 16 497—499. — FRÜND, H.: Klinische und röntgenologische Befunde bei Hypoplasie der Hypophysis cerebri. Bruns' Beitr. **141**, H. 3/4, 543 bis 560 (1927). — FUHS: (a) Sclerodermie und Sclerodaktylie. Wien. dermat. Ges., Sitzg 17. Nov. 1921. Zbl. Hautkrkh. **4**, 98. (b) Sclerodermie und Sclerodaktylie mit gangränöser Fingerendphalange. Wien. dermat. Ges., Sitzg 1. Dez. 1921. Zbl. Hautkrkh. **4**, 102. (c) Diffuse Sclerodermie mit Sclerodaktylie. Wien. dermat. Ges., Sitzg 21. Juni 1923. Ref. Zbl. Hautkrkh. **9**, 444. (d) Sclerodermie und Sclerodaktylie. Wien. dermat. Ges., Sitzg 22. Nov. 1923. Ref. Zbl. Hautkrkh. (e) **11**, 465. Diffuse Sclerodermie und Sclerodaktylie. Wien. dermat. Ges., Sitzg 18. Juni 1925. Ref. Zbl. Hautkrkh. **18**, 339. (f) Sclerodermia diffusa und Sclerodaktylie. Wien. dermat. Ges., Sitzg 6. Mai 1926. Ref. Zbl. Hautkrkh. **21**, 53. (g) Sclerodermia diffusa und Sclerodaktylie. Wien. dermat. Ges., Sitzg 31. März 1927. Ref. Zbl. Hautkrkh. **24**, 167. (h) Sclerodermia diffusa und Sclerodaktylie. Wien. dermat. Ges., Sitzg 28. April 1927. Ref. Zbl. Hautkrkh. **24**, 745. (i) Sclerodermia diffusa und Sclerodaktylie. Wien. dermat. Ges., Sitzg 25. Okt. 1928. Ref. Zbl. Hautkrkh. **30**, 308. GALEWSKY: (a) Über kindliche Sclerodermie. 4. Tagg mitteldtsch. Dermat. Chemnitz, Sitzg 29. Juni 1924. Ref. Zbl. Hautkrkh. **15**, 413. (b) Säuglingssclerodermie. 14. Kongr. dtsch. dermat. Ges. Dresden 1925. Arch. f. Dermat. **151**, 368. (c) Ödematöse Sclerodermie. Ver. Dresden. Dermat. Sitzg 5. Febr. 1930. Ref. Zbl. Hautkrkh. **34**, 137. (d) Sclerodermieartige Hauterkrankung bei Hyperthyreose. 8. Internat. Kongr. Dermat. Kopenhagen **1930**, Kongr.ber., 690. Ref. Zbl. Hautkrkh. **37**, 696. — GARFIELD: Scleroderma with pigmentation and vasomotor disturbance. New England dermat. Soc., 14. Dez. 1927. Arch. of Dermat. **17**, Nr 6, 873—874 (1928). — GATÉ, J., GIRAUD et LINARD: Association de sclérodactylie et de sclérodermie en petites plaques non évolutive du thorax. Hypercalcémie. Soc. méd. Hôp. Lyon, 18. Febr. 1930. Lyon méd. **1930 I**, 412—424. — GAUCH, SOHIER et DE COURRÈGES: Deux cas de sclérodermie dont l'un avec maladie de RAYNAUD. Action comparée de la pilocarpine et de l'acetylcholine. Bull. Soc. franç. Dermat. **36**, 78—83 (1929). — GERSON: Zur Ätiologie der ADDISONschen Krankheit und der Sclerodermie. Berl. klin. Wschr. **1918**, Nr 51, 1211. — GITLOW, SAMUEL u. SYDNEY STEINER: Scleroderma with special reference to the blood chemistry. Arch. of Dermat. **9**, Nr 5, 549—553. GLASSER et LANZENBERG: Sclerodermie der oberen Gliedmaßen, des Nackens und Gesichtes bei einem jungen Mädchen. Bull. Soc. franç. Dermat. **36**, Nr 7, 900—902, 1007—1015 (1929). — GOERING: Die Sclerodermie, eine Erkrankung des vegetativen Nervensystems. Dtsch. Z. Nervenheilk. **75**, H. 1/3, 53—63. — GOODHART: Sclerodermie mit Kontrakturen. N. Y. neur. Soc., 10. Nov. 1914. Med. Rec. 6. Febr. **1915**, 218. Ref. Arch. f. Dermat. **125**, 728. — GOODMAN, H.: A case of Scleroderma Diffusa in a Girl Nine Years of Age. J. cutan. Dis. **36**, 210 (1918). — GORDON, HAROLD: diffuse scleroderma, with case report and autopsy findings. Ann. int. Med. **2**, 1309—1322 (1929). — Gottesman: Gangrene of finger due to scleroderma. J. amer. med. Assoc. **83**, Nr 15, 1162—1163. — Gougerot et Burnier: (a) Maladie de Raynaud: Etat sclérodermiforme de la face, lipomatose des membres, téleangiectasies etc. Bull. Soc. franç. Dermat. **35**, 803—804 (1928). (b) Raynaudsche Krankheit, sclerodermieähnlicher Zustand des Gesichts, Lipomatose der Arme. Arch. dermatosyphiligr. Hôp. St. Louis **1**, 180—181 (1929). — Granzow-Irrgang, Dorothea: Sclerodermie + Calcinose. Schles. dermat. Ges., Sitzg 19. Mai 1928. Ref. Zbl. Hautkrkh. **29**, 608. — Gray: Generalized sclerodermia with subcutaneous nodules. Proc. roy. Soc. Med. **16**, Nr 12, sect. dermat. 107—108. — Griesbach: Sclerodermie. Frankf. dermat. Ver.igg, Sitzg 15. Okt. 1925. Ref. Zbl. Hautkrkh. **18**, 782. — Groedel u. Georg Hubert: Ein Fall von Sclerodermie nach Unfall. Wien. klin. Wschr. **38**, Nr 15, 409—410. — Grön: 3. Kongr. nord. dermat. Ver. Kristiania, 13.—15. Juni 1916. Ref. Arch. f. Dermat. **122**, 882. — Grumach: Sclerodermie. Nordostdtsch. dermat. Ges. Königsberg, Sitzg 25. Nov. 1923. Ref. Zbl. Hautkrkh. **13**, 135. — Günzburg: Sclerodermia diffusa. Russ. syphilidol. u. dermat. Ges. B. Tarnovski Leningrad, Sitzg 15. Mai 1926. Ref. Zbl. Hautkrkh. **24**, 757. Guequierre: Generalized scleroderma. Philad. dermat. Soc., 5. Okt. 1928. Arch. of Dermat. **19**, 333—334 (1929). — Guhrauer: (a) Kalktumoren. K. D. Schles. dermat. Ges., 28. Mai 1924. Ref. Zbl. Hautkrkh. **13**, 238. (b) Universelle Sclerodermie. Schles. dermat. Ges., Sitzg 7. Juli 1928. Ref. Zbl. Hautkrkh. **29**, 771. — Guillain, Alajouanine et Marquézy: Sclérodermie progressive avec cataracte double précoce chez un infantile. Bull. Soc. méd. Hôp. Paris **39**, No 32, 1489—1496. — Guillain et Celice: Sur un cas de tabes avec sclérodermie. Bull. Soc. méd. Hôp. Paris **40**, No 35, 1661—1663. — Guth: 74. Verslg dtsch. Naturforsch. Ref. Arch. Dermat. **64**, 164. — Guy and Jacob: Raynauds disease followed by scleroderma. Pittsburgh dermat. Soc., 2. Mai 1925. Arch. of Dermat. **12**, Nr 5, 764 (1925).

Hahn, Carl-Friedrich: Diffuse Sclerodermie. Dermat. Ges. Hamburg-Altona, Sitzg 27. April 1928. Ref. Zbl. Hautkrkh. **31**, 24. — Hallam: A case of scleroderma. North of England dermat. Soc. Sheffield, 14. März 1930. Brit. J. Dermat. **42**, 291—292 (1930). — Hammer: (a) Zur Röntgenbehandlung der Sclerodermie. Münch. med. Wschr. **68**, Nr 48, 1109—1110. (b) Zur Röntgenbehandlung der Sclerodermie. (Bemerkung zur gleichnamigen Arbeit in Nr. 35 und zu den Bemerkungen Donaths in Nr. 41 dieser Wochenschrift.) Münch. med. Wschr. **68**, Nr 48, 1559—1560. — Hannay: Case of sclerodermia. Proc. roy. Soc. Med. **16**, Nr 5, sect. dermat., 60. — Hare: (a) A case of arthritis with multiple subcutaneous nodules and sclerodactylia. Proc. roy. Soc. Med. clin. sect., 11. Dez. 1925, 36 (1926). (b) Two cases of scleroderma. Proc. roy. Soc. Med. **20**, Nr 7, clin. sect., 11. März 1927, 56—57 (1927). — Harvier, P. et A. Lichtnitz: Traitement par la folliculine d'un cas de sclérodermie. Paris méd. **1928 II**, 483—485. — Haxthausen: Sclerodermie. Dän. dermat. Ges., Sitzg 5. März 1930. — Hedvall: Sclerodermie mit Diazoreaktion. Schwed. Ver. inn. Med. Stockholm, Sitzg 16. Mai 1925. Sv. Läkartidn. **23**, 491—494 (1926). — Heimann-Hatry: Zur Ätiologie der Sclerodermie. Universelle Sclerodermie bei hypophysärem Zwergwuchs. Med. Klin. **21**, Nr 29, 1082—1085. — Heine: Über ein eigenartiges Krankheitsbild von diffuser Sclerosis der Haut und innerer Organe. Virchows Arch. **262**, 351—382 (1926). — Heinismann u. L. I. Czerny: (a) Zur Frage der Röntgentherapie bei Sclerodermie. Dtsch. med. Wschr. **53**, 358—360 (1927). (b) Anwendung der Röntgenstrahlen bei Sclerodermie. Sovrem. Psichonevr. (russ.) **2**, 212—217 (1928). — Hektoen, L.: Diffuse scleroderma associated with chronic fibrous changes in the thyroid and great diminution in the amount of thyroidin; increase in the chromophile cells and of the colloid in the hypophysis. J. amer. med. Assoc. **28**, 1240 (1897). — Heller: (a) Zit. nach Kren. (b) Bemerkenswerter Sclerodermiefall. Berl. dermat. Ges., Sitzg 22. Juni 1926. Ref. Zbl. Hautkrkh. **20**, 641. — Heringa: Ein Fall von Sclerodermie. 63. Verslg niederl. Dermat. Utrecht. Ref. Zbl. Hautkrkh. **6**, 515. — Herskovits, Eugen et Francisc. Herskovits: La diagnostic radiologique d'un cas de sclérodactylie incipiente. J. Radiol. et Electr. **12**, No 3, 140—141 (1928). — Herzog, Ferenc: (a) Über die Therapie der Sclerodermie mit Einspritzungen von Kochsalzlösung. Orv. Hetil. (ung.) **70**, Nr 1, 16—18 (1926). (b) Über die Behandlung der Sclerodermie mit intravenöser Injektion von Kochsalzlösung. Med. Klin. **22**, 1178—1179. — Herzog, M.: Über cystische Degeneration der Spinalganglien und der hinteren Wurzeln bei progressiver Sclerodermie. Schweiz. med. Wschr. **1920**, Nr 31, 667. — Heuck: (a) Universelle Sclerodermie. 13. Kongr. dtsch. dermat. Ges. München **1923**. Arch. f. Dermat. **145**, 284. (b) Sclerodermie. Münch. dermat. Ges., Sitzg 30. Jan. 1925. Ref. Zbl. Hautkrkh. **16**, 874. (c) Ausgedehnte Sclerodermie und Sclerodaktylie. Münch. dermat. Ges., Sitzg 23. Jan. 1929. Ref. Zbl. Hautkrkh. **30**, 689. (d) Sclerodermie und Sclerodaktylie. Verslg südwestdtsch. Dermat., Sitzg 26. April 1930. Ref. Zbl. Hautkrkh. **34**, 660. — Heynacher: Ein kasuistischer Beitrag zur Ätiologie der diffusen Sclerodermie. Dtsch. med. Wschr. **1903**, Nr 15. — Hillairet: Zit. nach Murray-Will. — Hirtz: Sclérodermie diffuse avec périarthrite coxo-fémorale. Bull. Soc. méd. Hôp., Juli **1901**. — Hoffmann, Heinrich: (a) Sclerodermia diffusa. Schles. dermat. Ges. Breslau, Sitzg

28. Jan. 1922. Zbl. Hautkrkh. **4**, 322. (b) Sclerodermia diffusa und Sclerodermie en plaques. Schles. dermat. Ges. Breslau, Sitzg 9. Juni 1923. Ref. Zbl. Hautkrkh. **11**, 282. (c) Über circumscriptes, planes Myxöden mit Bemerkungen über Schleim und Kalk bei Poikilodermie und Sclerodermie. Arch. f. Dermat. **146**, H. 1, 89—104. (d) Zwei Fälle von Sclerodermia diffusa mit zahlreichen Teleangiektasien. Schles. dermat. Ges. Breslau, Sitzg 28. Mai 1924. Ref. Zbl. Hautkrkh. **13**, 239. (e) Untersuchungen über endokrine Störungen bei Hautkrankheiten, insbesondere Sclerodermie und Acrodermatitis atrophicans. Klin. Wschr. **4**, Nr 20, 978. (f) Untersuchungen über endokrine Störungen bei Hautkrankheiten, insbesondere Sclerodermie und Akrodermatitis. Acta dermato-vener. (Stockh.) **6**, H. 4, 423 bis 476 (1926). — HOLLANDER: Skrofuloderma. Scleroderma. Pittsburgh dermat. Soc., 15. März 1923. Arch. of Dermat. **8**, Nr 1, 120. — HOLMES à COURT: Diffuse scleroderma: with a clinical account of the cases. Med. J. Austral. **1**, Nr 14, 329—331. — HORNOVSKI: Ein Beitrag zur Pathogenese der Sclerodermie. Przegl. lek. (poln.) **1917**, Nr 13/14. Ref. Arch. f. Dermat. **125**, 955. — HUDELO et RABUT: Deux cas de sclerodermie progressives. (Diagnostic differentiel avec de lepre.) Bull. Soc. franç. Dermat. **36**, No 7, 899—900, 1007 bis 1015 (1929). — HÜGEL: (a) Un cas de sclérodermie. Bull. Soc. franç. Dermat. **1923**, No 4, 47—50. (b) Le traitement de la sclérodermie. 2. Congr. Dermat. et Vénér. Langue franç. Strasbourg, 25.—27. Juli 1923. Presse méd. **31**, No 67, 728. — HUFSCHMITT: (a) Quatre cas de sclérodermie. Bull. Soc. franç. Dermat. **36**, No 7, 893—899, 1007—1015 (1929). (b) Un cas de sclérodermie avec télangiectasies et mutilation des doigts. Bull. Soc. franç. Dermat. **37**, No 2, 191—195 (1930). — HUISMANS, L.: Über die Beziehungen von Infektion, Gefäß- und Blutdrüsenerkrankung zur Sclerodermie. Münch. med. Wschr. **52**, Nr 10. — HUNTER: Zit. nach BRUHNS.

IRVINE und TURNACLIFF: Scleroderma. Minnesota dermat. Soc. Minneapolis, 4. April 1923. Arch. of Dermat. **8**, Nr 2, 263. — ISOLA: (a) Distrofia generalizzata, sclerodermia in adolescente affetto da gravi fenomeni patologici di ordine endocrino. Note Psichiatr. **13**, No 3, 397—414 (1925). (b) Distrofia generalizzata, sclerodermia in adolescente affetto da gravi fenomeni di ordine endocrino. Arch. di Biol. **3**, H. 1/3, 57—73 (1926). — ISTÓK, J.: Sclerodaktylie. Ung. dermat. Ges., Sitzg 10. Jan. 1930. Ref. Zbl. Hautkrkh. **34**, 540. — IZAR, G.: Ipofisi e sclerodermia. Reforma med. **36**, No 21, 482—486.

JACOBI: 2 Fälle von Sclerodermie. Berl. dermat. Ges., Sitzg 23. Nov. 1926. Ref. Zbl. Hautkrkh. **22**, 173. — JAFFÉ, KAETE: Zwei Fälle von Sclero-Poikilodermie. Arch. f. Dermat. **159**, 257—268 (1930). — JANOVSKY: 17. internat. med. Kongr. London, Aug. **1913**. Ref. Arch. f. Dermat. **117**, 318. — JAQUET et DE ST. GERMAIN: Lésions de la moelle dans la sclérodermie. Ann. de Dermat. **1892**, 508. — JEANSELME, GEORGES BOURGUIGNON et JEAN LUCAS: Traitement des sclérodermies par l'ionisation d'iodure de potassium. Bull. Soc. franç. Dermat. **1922**, No 6, 247—258. — JEANSELME et TOURAINE: Soc. franç. Dermat., 3. Juli 1913. Ref. Arch. f. Dermat. **117**, 405. — JEDLIČKA: Sclerodermie und innere Sekretion. Česká Dermat. **8**, Nr 3, 57—80; Nr 4, 92—99 (1927). — JORDAN: Sclerodermie und Syphilis. Dermat. Z. **53**, 327—330 (1928).

KAHLMETER: Purpura mit Übergang in Sclerodermie. Hygiea (Stockh.) **84**, H. 3, 103. KANNO: Über Sclerodermie. Jap. J. of Dermat. **25**, Nr 11, 903—949 und deutsche Zusammenfassung, 1925, S. 111—113. — KARRENBERG: Sclerodaktylie nach abgeheilter Sclerodermie. Dermat. Ges. Hamburg-Altona, Sitzg 26. Nov. 1927. Ref. Zbl. Hautkrkh. **27**, 341. — KEINING: Diffuse Sclerodermie. Berl. dermat. Ges., Sitzg 22. Jan. 1926. Ref. Zbl. Hautkrkh. **19**, 347. — KENNEDY, R. L. J.: Calcinosis and scleroderma in a child treated by ketogenic diet. Med. Clin. N. Amer. **12**, 1655—1659 (1929). — KERL: (a) Wien. dermat. Ges., 16. Nov. 1916. Ref. Arch. f. Dermat. **125**, 18. (b) Wien. dermat. Ges., 2. Mai 1918. Ref. Arch. f. Dermat. **125**, 602. — KIESS: Über das ABDERHALDENsche Dialysierverfahren bei Sclerodermie. Dermat. Wschr. **75**, Nr 36, 863—869. — KLEIN: Ausgedehnte Sclerodermie. Tagg rhein.-westfäl. Dermat., Sitzg 9. Nov. 1924. Ref. Zbl. Hautkrkh. **16**, 21. KLEINER: Sclerodermie. Schles. dermat. Ges. Breslau, Sitzg 28. Mai 1927. Ref. Zbl. Hautkrkh. **25**, 173. — KLINGMAN, WALTER O.: Dermatoneuromyositis resulting in scleroderma. Arch. of Neur. **24**, 1187—1198 (1930). — KLINGMÜLLER: Erfahrungen über Olobintin bei Sclerodermie. Nordwestdtsch. dermat. Ver. Kiel, Sitzg 18. April 1926. Ref. Zbl. Hautkrkh. **20**, 423. — KLOTZ: N. Y. dermat. Ges. 276. Sitzg. Ref. Arch. f. Dermat. **54**, 153. — KNESCHKE: (a) Sclerodermie im Säuglingsalter. Arch. f. Dermat. **146**, H. 1, 105—110. (b) Demonstration eines Falles von Sclerodermie bei einem Säugling von 6 Monaten. Ges. Natur- u. Heilk. Dresden, Sitzg 27. Nov. 1922. Münch. med. Wschr. **70**, Nr 5, 160. — KÖHLER: Zit. nach KREN. — KÖLLE: (a) Kasuistisches und Therapeutisches zur Sclerodermie. Münch. med. Wschr. **1912**, Nr 16. (b) Weiteres zur Behandlung der Sclerodermie mit Coeliacin. Münch. med. Wschr. **1913**, Nr 1. — KÖNIG, W.: Fall von diffusen sclerosierenden und atrophierenden Prozessen der Haut, Gelenke, Muskeln, Knochen. Ges. inn. Med. Wien, Sitzg 9. März 1922. Wien. med. Wschr. **72**, Nr 13, 579—580. KOFFERATH: Sclerodermie und Sclerodaktylie bei einer 42jährigen Frau. Münch. dermat. Ges., Sitzg 8. Nov. 1926. Ref. Zbl. Hautkrkh. **22**, 600. — KOGOJ: (a) Über Atrophodermien und Sclerodermien. Česká Dermat. **6**, H. 5, 169—170. (b) Über Atrophodermien und Sclerodermien. (Klin. Hautkrkh. Univ. Brünn.) Acta dermato-vener. (Stockh.) **7**, 63—142 (1926). (c) Sclerodermia. Dermato-vener. Sekt. Zagreb, Sitzg 18. April 1929. Ref. Zbl. Hautkrkh. **31**, 569. — Konrad: Diffuse Sclerodermie und Sclerodaktylie. Wien. dermat. Ges., Sitzg 14. März 1929. Ref. Zbl. Hautkrkh. **31**, 564. — Kraus, A.: (a) Fall von Hautverhärtung. Dtsch. dermat. Ges. tschechoslov. Republ., Sitzg 3. Dez. 1922. Zbl. Hautkrkh. **7**, 311. (b) Beitrag zur Klinik und Anatomie der Sclerodermie im Kindesalter. Med. Klin. **21**, Nr 25, 935—938. — Kraus, Erik Johannes: Zur Pathogenese der diffusen Sclerodermie. Zugleich ein Beitrag zur Pathologie der Epithelkörperchen. Virchows Arch. **253**, H. 3, 710—734. — Krebs, E., E. Hartmann et F. Thiébaut: Un cas familial de syndrome de sclérodermie avec cataracte, troubles endocriniens et neuro-végétatifs associés. Soc. Neur. Paris, 9. April 1930. Revue neur. **37 I**, 606—618 (1930). — Kreibich: (a) Wien. dermat. Ges., 23. Okt. 1901. Ref. Arch. f. Dermat. **59**, 263. (b) Sclerodaktylie. Dtsch. dermat. Ges. tschechoslov. Republ., Sitzg 19. April 1925. Ref. Zbl. Hautkrkh. **17**, 266. Kreibich, C.: Sclerodermieartige Lichtdermatose. Arch. f. Dermat. **144**, 454. — Kren: (a) Über Sclerodermie der Zunge und Mundschleimhaut. Arch. f. Dermat. **95**, 163. (b) Wien. dermat. Ges., 27. Jan. 1909. Ref. Arch. f. Dermat. **96**, 343. (c) Wien. dermat. Ges., 23. Febr. 1910. Ref. Arch. f. Dermat. **103**, 366. (d) Wien. dermat. Ges., 20. April 1910. Ref. Arch. f. Dermat. **103**, 369. (e) Wien. dermat. Ges., 3. Febr. 1911. Ref. Arch. f. Dermat. **107**, 456. (f) Wien. dermat. Ges., 3. Mai 1911. Ref. Arch. f. Dermat. **109**, 228. (g) Wien. dermat. Ges., 19. Mai 1916. Ref. Arch. f. Dermat. **122**, 805. (h) Wien. dermat. Ges., 28. Juni 1917. Ref. Arch. f. Dermat. **125**, 181. — Krueger, Albert: Über Sclerodaktylie. Inaug.-Diss. Königsberg 1898. — Krüger, H.: Sclerodermia universalis und Sclerodaktylie. Wien. dermat. Ges., 3. Nov. 1921. Zbl. Hautkrkh. **3**, 426. — Krukowski, G. u. K. Poncz: Eine seltsame Form der Sclerodermie. Warszaw. Czas. lek. **2**, Nr 8, 342—344. Krzystalowicz: Ein Beitrag zur Histologie der diffusen Sclerodermie. Mh. Dermat. **42**, 143. — Kuttner: Eine Frau, welche eine universelle progrediente, mit Raynaudschen Symptomen — Sclerodaktylie — verknüpfte Sclerodermie aufweist. Med. Ges. Kiel, Sitzg 3. Juni 1921. Berl. klin. Wschr. **58**, Nr 35, 1055. — Kumer: (a) Wien. dermat. Ges., 18. Dez. 1919. Ref. Arch. f. Dermat. **137**, 30. (b) Wien. dermat. Ges., 20. April 1920. Ref. Arch. f. Dermat. **137**, 61. (c) Sclerodermie und Sclerodaktylie. Wien. dermat. Ges., 23. Jan. 1924. Ref. Zbl. Hautkrkh. **16**, 382. (d) Universelle Sclerodermie. Wien. dermat. Ges., 17. Febr. 1927. Ref. Zbl. Hautkrkh. **23**, 523.

Laennec et Delarue: Les sclérodermies. Gaz. Hôp. mil. **100**, 109—113, 141—146 (1927). — Laignel-Lavastine: Sclérodermie. J. des Prat. **37**, No 49, 807—808. — Laignel-Lavastine, E. Coulaud et Largeau: (a) Atrophie des phalangettes chez une goîtreuse rhumatisante et sclérodermique, morte tuberculeuse. Bull. Soc. méd. Hôp. Paris **38**, Nr 32, 1526—1530 (1922). (b) Sclérodermie aigue. Bull. Soc. méd. Hôp. Paris **38**, No 34, 1586—1590. — Langer: Sclerodermie. Berl. dermat. Ges., 9. Juni 1925. Ref. Zbl. Hautkrkh. **17**, 851. — Langmead, F. S.: Relationship between certain rare diseases: Generalized scleroderma, Calcinosis, Dermatomyositis, Myositis, Fibrosis. Arch. of Pediatr. **40**, 112 (1923, Febr.). — Lechelle, P., H. Baruk et D. Douady: Association de sclérodermie et de maladie de Dupuytren chez un spécifique. Bull. Soc. méd. Hôp. Paris **43**, No 16, 622—692 (1927). — Ledermann: (a) Berl. dermat. Ges., 3. Febr. 1903. Ref. Arch. f. Dermat. **65**, 270. (b) Sclerodermie, Sclerodaktylie. Berl. dermat. Ges., Sitzg 10. Juli 1928. Ref. Zbl. Hautkrkh. **29**, 146. — Leontjewa: Über Veränderungen der Knochen und Gelenke bei Sclerodermie. Arch. klin. Chir. **128**, H. 1/2, 293—301. — Lereboullet: Sclérodermie et opothérapie associée. Bull. Soc. méd. Hôp. Paris **37**, Nr 26, 1200—1204. — Léri, André et R. Barthélemy: Sclérodermie progressive chez un syphilitique. Bons effets du traitement bismuthique. Bull. Soc. franç. Dermat. **1924**, No 4, 186—188. — Léri, André, R. Barthélemy et Alice Linossier: Sclérodermie et syphilis. (Un cas de sclérodermie avec ostéites syphilitiques multiples et tabes fruste.) Bull. Soc. méd. Hôp. Paris **41**, No 9, 324—328. — Leriche, R. et R. Fontaine: Résultats un peu éloignés des interventions sur le sympathique dans la sclérodermie et dans la dermatite chronique atrophiante. Rev. de Chir. **65**, No 4, 285—318 (1927). — Leriche, R., M. Wolf et R. Fontaine: Résultats d'interventions sur le sympathique dans la sclérodermie. Bull. Soc. franç. Dermat. **32**, No 6, 153—156. — Leszczynski: Sclerodermie. Lemberg. dermat. Ges., Sitzg 28. Okt. 1923. Ref. Zbl. Hautkrkh. **15**, 149. — Lévy, Georges et Zorn: Sclerodactylie „sans atteinte des mains". Bull. Soc. franç. Dermat. **36**, No 7, 888—891, 1007 bis 1015 (1929). — Lewandowsky: Akute Sclerodermie. 5. Kongr. schweiz. dermat. Ges. Basel, Sitzg 9.—10. Juli 1921. Schweiz. med. Wschr. **52**, Nr 22, 570. — Lewin-Heller: Die Sclerodermie. Berlin: August Hirschwald 1895. — Lewith, R.: Morbus Raynaud, kombiniert mit Sclerodermie und Sclerodaktylie. Dtsch. dermat. Ges. tschechoslov. Republ., 20. Juni 1926. Ref. Zbl. Hautkrkh. **21**, 133. — Lhermitte, Jean et Gabrielle Lévy: Sclérodactylie mutilante amyotrophie, troubles vasomoteurs trophiques et sensitifs du membre supérieurs consécutif à un traumatisme direct de la main datant de 30 ans. Soc.

Neur. Paris, 3. April 1930. Revue neur. 37 I (1930). — LHERMITTE, J. et F. TRÉMOLIÈRES: Sclérodermie atrophique généralisée avec syndrome ovaromammaire d'origine tuberculeuse (Syndrome génito-sclérodermique de Sterling). Rev. Méd. 47, 202—220 (1930). — LIEBERTHAL: Scleroderma. K. D. Chicago dermat. Soc., 25. Nov. 1925. Arch. of Dermat. 13, 692 (1926). — LIER: (a) Wien. dermat. Ges., 26. Jan. 1910. Ref. Arch. f. Dermat. 102, 126. (b) Wien. dermat. Ges., 27. Nov. 1912. Ref. Arch. f. Dermat. 115, 634. (b) Sclerodermieartige Hautveränderungen nach Skorbut. Dermat. Wschr. 56, H. 6, 157. — LIPPITZ: Sclerodermie. Nordostdtsch. dermat. Ver., 4. Dez. 1927. Ref. Zbl. Hautkrkh. 27, 242. LIPSCHÜTZ: Knotenförmige Hautverdickungen bei Sclerodaktylie. Dermat. Wschr. 56, Nr 29, 851. — LIPSKEROV: Sclerodermie. Moskau. vener.-dermat. Ges., 3. Dez. 1925. Ref. Zbl. Hautkrkh. 23, 168. — LITTLE: (a) Roy. Soc. Med., 20. Jan. 1910. Ref. Arch. Dermat. 103, 375. (b) Sclerodermie mit BASEDOWscher Krankheit und späterem Myxödem, deutlich gebessert durch Implantation von menschlicher Schilddrüse in das Knochenmark. Roy. Soc. of Med., 17. Febr. 1916. Ref. Arch. f. Dermat. 122, 883. — LOEB: Sclerodermia diffusa. Köln. dermat. Ges., Sitzg 26. Juni 1925. Ref. Zbl. Hautkrkh. 18, 147. — LÖWENBERG: Zur angeborenen diffusen Sclerodermie. Dermat. Wschr. 9, Nr 31, 893—897. — LÖWENFELD: Sclerodermia diffusa. Wien. dermat. Ges., 6. Mai 1926. Ref. Zbl. Hautkrkh. 21, 52. LOMHOLT: Sclerodactylia. Verh. dän. dermat. Ges. 1922/23, 1—2; Hosp.tid. (dän.) 66, Nr 30. — LOMMEN: Ein Fall von diffuser Sclerodermie. 72. Generalverslg niederl. dermat. Ver. Arnhem, 21. Juni 1925. Nederl. Tijdschr. Geneesk. 69 II, Nr 24, 2758. — LONGCOPE, WARFIELD T.: Hypoglycemia in scleroderma. The metabolism in 8 cases with reference to the function of glands of internal secretion. J. amer. med. Assoc. 90, Nr 1, 1—7 (1928). LORTAT-JACOB et BOUTELIER: (a) Angiomes multiples d'apparition tardive chez une malade présentant un syndrome de Raynaud et une sclérodermie fruste. Bull. Soc. franç. Dermat. 32, No 2, 46—48. (b) Sclérodermie et syphilis. Progrès méd. 52, No 6, 79—81. — LORTAT-JACOB, FERNET et Y. BUREAU: (a) Atrophie cutanée avec sclérodermie, mélanodermie et concrétions calcaires. Bull. Soc. franç. Dermat. 36, 256—260 (1929). (b) Hautatrophie mit Sclerodermie, Melanodermie und Verkalkungen (Erhöhung des Kalkspiegels und Steigerung des Grundumsatzes). Bull. Soc. franç. Dermat. 36, No 7, 902—906, 1007—1015 (1929). (c) Sclérodermie avec goître et augmentation du métabolisme basal. Bull. Soc. franç. Dermat. 36, No 7, 906—909, 1007—1015 (1929). — LORTAT-JACOB, P. LEGRAIN et E. BAUDOUIN: Sclérodermie généralisée d'origine syphilitique. Bull. Soc. franç. Dermat. 1923, No 8, 398—403. — LOSETSCHNIKOW: Ein neues Symptom der diffusen Sclerodermie. Med. Obozr. Nižn. Povolzja (russ.) 1903, Nr 23. Ref. Arch. f. Dermat. 76, 301. — LOUSTE, CAILLIAU et LECLERC: Un cas de sclérodermie subaigue survenu dans la convalescence d'une chorée. Bull. Soc. franç. dermat. 32, No 6, 273—275. — LUITHLEN: Sclerodermie in MRAČEKs Handbuch der Hautkrankheiten, Bd. 3, S. 128. — LUKASIEWICZ: Sclerodermie mit Gummen. Lemberg. dermat. Ges., 26. April 1923. Ref. Zbl. Hautkrkh. 15, 148.

MacCALLUM: Acute diffuse scleroderma. 41. Sess. Atlantic City, 4.—5. Mai 1926. Trans. Assoc. amer. Physicians 41, 190—202 (1926). — MacCORMAC, H.: Case for diagnosis. K. D. Proc. roy. Soc. Med. 15, Nr 3, sect. dermat., 1922, 7—8. Ref. Zbl. Hautkrkh. 5, 242. — MacKAY: Scleroderma and its treatment by radium. A prelim. report. Winnipeg Canad. med. Assoc. J. 16, 142—144 (1926). — MacKEE: N. Y. dermat. Ges., 24. Nov. 1914. Ref. Arch. f. Dermat. 122, 543. — MacKEE and WISE: Scleroderma of the buttock a. left upper arm resembling nodules seen in myositis ossificans. Atlantic dermat. Conf. New York. New England and Philadelphia dermat. Soc., 16. Dez. 1925. Arch. of Dermat. 13, Nr 5, 707 (1926). — MacLEOD: (a) Roy. Soc. of Med., 16. Nov. 1916. Ref. Arch. f. Dermat. 125, 765. (b) Case of early sclerodermia. Proc. roy. Soc. Med. 14, Nr 5, sect. dermat., 40. — MAIRE et FR. WORINGER: Association d'une dermatite chronique atrophiante au début avec une sclérodermie généralisée aux 4 membres. Bull. Soc. franç. Dermat. 36, No 7, 780—783, 809—815 (1929). — MANKOVSKIJ: Über die neurotische Entstehung der Sclerodermie. Sovrem. Psichonevr. (russ.) 4, 255—261 (1927). — MARENBACH: Sclerodermie bei 12jährigem Knaben. Verslg südwestdtsch. Dermat. Frankfurt a. M., 23. März 1924. Ref. Zbl. Hautkrkh. 13, 33. — MARTIN: Case of sclerodermia. Soc. of Med., sect. neur. London, 9. Nov. 1922. Brain 45 III/IV, 484—485. — MARTIN, JOSEPH F. et A. VACHEY: Sclérodactylie progressive à étiologie complèxe. Soc. nat. Méd. et Sci. méd. Lyon, 28. Juni 1922. Lyon. méd. 132, No 1, 7—10. — MARTINEZ: 4 klinisch beobachtete Sclerodermiefälle. Rev. Círc. méd. Córdoba 10, No 1/4, 35—62. — MARTY: Sclérodermie diffuse, accidents érythèmateux et phlegmoneux intercurrents. Ann. de Dermat. 9, No 12, 1102 (1898, Dez.). — MAŠKILEISSON: Zur Kasuistik der diffusen symmetrischen Sclerodermie mit Sclerodaktylie. Venerol. (russ.) 1926, Nr 6, 917—921. — MASUDA: A case of sclerodactylie. Sendai dermato-urol. Soc., 10. Okt. 1925. Jap. J. Dermat. 26, 17 (1926). — MATRAS: Sclerodermia circumscripta faciei et Sclerodactylia gravis. Wien. dermat. Ges., Sitzg 24. Okt. 1929. Ref. Zbl. Hautkrkh. 33, 313. — MATSUI: Über die Pathologie und Pathogenese von Sclerodermia universalis. Mitt. med. Fak. Tokio 31, H. 1, 55—116. — MEIROWSKY: (a) Sclerodermie in Abhängigkeit von Zwergwuchs. Köln. dermat. Ges.,

Sitzg 6. Juli 1923. Ref. Zbl. Hautkrkh. **11**, 395. (b) Sclerodermia diffusa et circumscripta. Ikonogr. dermat **7**, 291. (c) Sclerodermieähnliche Salvarsanschädigung. Köln. dermat. Ges., Sitzg 25. Febr. 1927. Ref. Zbl. Hautkrkh. **24**, 577. — Mendes da Costa: Sclerodermie mit trophischen Störungen. 64. Sitzg niederl. dermat. Ver., 3. Dez. 1922. Ref. Zbl. Hautkrkh. **9**, 26. — Merklen, Pr., M. Wolf et A. Valette: Sclérodermie avec concrétions calcaires. Bull. Soc. franç. Dermat. **1924**, Nr 7, 120—126. — Mészáros, Károly: (a) Capillarmikroskopische Beobachtungen bei Sclerodermie. Orv. Hetil. (ung.) **1929 I**, 60—63. (b) Capillarmikroskopische Beobachtungen bei Sclerodermie. Acta med. scand. (Stockh.) **72**, 241—250 (1929). — Meschtscherskii: (a) Ein Fall von diffuser Sclerodermie. J. russ. Mal. cutan. **6** (1903). Ref. Arch. f. Dermat. **76**, 301. (b) Ein Fall von diffusem Sklerom mit mutilierender Sclerodaktylie. J. russ. Mal. cutan. **1909**. Ref. Arch. of Dermat. **103**, 396. — Michaelis, O.: Influence spécialement remarquable de l'insuline dans un cas de sclérodermie totale. Acta dermato-vener. (Stockh.) **10**, 491—502 (1929). — Mierzecki: Sclerodermia diffusa. Lemberg. dermat. Ges., Sitzg 20. Juni 1929. Ref. Zbl. Hautkrkh. **32**, 792. — Möbius: Beiträge zur Kenntnis der Sclerodermie. Diss. Berlin 1922. — Monier-Vinard et Barbot: Sclérodermie et cataracte. Syndrome familial. Bull. Soc. méd. Hôp. Paris **44**, No 15, 708—712 (1928). — Moniz: Sur la sclérodermie de forme radiculaire. Revue neur. **30**, No 5, 488—491. — Morawiecka: (a) Ein Fall von Basedowscher Krankheit mit Sclerodermie und Osteomalacie. Neur. polska **10**, H. 2, 111—130 (1927). (b) Un cas de maladie de Basedow associée à la sclérodermie et à l'ostéomalacie. Revue neur. **35**, Nr 2, 217—227 (1928). — Moré, Noguer: Über den endokrinen Ursprung der generalisierten Sclerodermie. Catalon. Ges. Dermat., Okt. **1925**. Med. ibera **19**, No 420, 492 (1925). Mosenthin, H.: Ein Fall von Sclerodermie, seine Beziehungen zur inneren Sekretion und Bemerkungen über die Ätiologie dieser Erkrankung. Arch. f. Dermat. **118**, 613. — Müller, G. P.: Periarterial sympathectomy for sclerodermia. Philad. Acad. Surg. **79**, Nr 4, 611. — Müller, Hugo: (a) Zwei durch Photographien demonstrierte Fälle: 1. ein Fall von allgemeinem Pruritus, 2. familiäre Sclerodermie. Verslg südwestdtsch. Dermat. Frankfurt a. M., Sitzg 8.—9. Okt. 1921. Zbl. Hautkrkh. **3**, 130. (b) Fall von Akromegalie und Sclerodermie bei Hypophysentumor und fehlender Thyreoidea. Frühjahrszusammenk. südwestdtsch. Dermat. Stuttgart, 27.—28. Mai 1922. Zbl. Hautkrkh. **7**, 165. (c) Ein Fall von Akrogemalie mit sclerodermieartiger Atrophie an Ohren, Händen und Füßen bei einem 15jährigen Knaben. Verslg südwestdtsch. Dermat. Frankfurt a. M., 14.—15. Okt. 1922. Zbl. Hautkrkh. **7**, 167. (d) Sclerodermieartige Hautveränderungen und Ichthyosis. Frühjahrstagg Ver.igg rhein.-westfäl. Dermat. Essen, 26. Mai 1926. Ref. Zbl. Hautkrkh. **21**, 46. Müller, R.: Wien. dermat. Ges., 26. Febr. 1913. Ref. Arch. Dermat. **115**, 1007. — Murray-Will, Ewan: Scleroderma and syphilis. Brit. J. Dermat. **39**, Nr 5, 201—209 (1927). — Musger: Sclerodermia diffusa. Wien. dermat. Ges., Sitzg 23. Jan. 1930. Ref. Zbl. Hautkrkh. **34**, 28.

Naegeli, O.: (a) Lupus erythematodes, Sclerodermie, Kalkablagerungen. 12. Kongr. schweiz. dermat. Ges. Basel, Sitzg 2. u. 3. Juni 1928. Ref. Zbl. Hautkrkh. **30**, 450. (b) A propos des sclérodermies. Bull. Soc. franç. Dermat. **36**, No 7, 883—888, 1007—1015 (1929). — Nagata: A case of scleroderma associated with sclerodactylia. Kanazawa dermato-urol. Soc., 12. Dez. 1925. Jap. J. of Dermat. **26**, 87 (1926). — Neisser, A. u. J. Jadassohn: Krankheiten der Haut. Handbuch der praktischen Medizin, herausgeg. von W. Ebstein u. J. Schwalbe, Bd. 3, II. Teil. Stuttgart: Ferdinand Enke 1901. — Németh: Scleroderma diffusum. Ung. dermat. Ges., Sitzg 30. März 1928. Ref. Zbl. Hautkrkh. **26**, 656. — Neumark: Über Myokymie und Muskelveränderungen bei Sclerodermie. Schweiz. Arch. Neur. **1920**, Nr 6, 125. — Nielsen: Zit. nach Kren. — Nixon: Sclerodermia and Myositis. Lancet, 12. Jan. **1907**, 79. — Nobl: (a) Wien. dermat. Ges., 26. Febr. 1913. Ref. Arch. f. Dermat. **115**, 1003. (b) Wien. dermat. Ges., 19. Febr. 1914. Ref. Arch. f. Dermat. **119 II**, 29. — Nobl u. Glassberg: Neuere Anzeigen der Gewebsdurchwärmung und Elektrokoagulation. Wien. klin. Wschr. **40**, Nr 7, 220—222 (1927). — Nomland, Ruben: Sclerodactylia with calcification. Chicago dermat. Soc., 15. Mai 1929. Arch. of Dermat. **21**, 322—323 (1930). — Notthafft: Neuere Arbeiten und Ansichten über Sclerodermie. Zbl. Path. **9**, 870 (1898).

Oehme: Über diffuse Sclerose der Haut und Muskeln mit Kalkablagerung. Dtsch. Arch. klin. Med. **106**, H. 3. — O'Leary, Goeckermann, Montgomery and Brunsting: Scleroderma diffuse and circumscribed traumatic ulcer. Minnesota dermat. Assoc. Minneapolis, 22. Juni 1929. Arch. of Dermat. **21**, 338 (1930). — O'Leary, P. A. and Nomland Ruben: A clinical study of one hundred and three cases of scleroderma. Amer. J. med. Sci. **180**, 95—112 (1930). — Oliver: Scleroderma. Chicago dermat. Soc., 20. Febr. 1924. Arch. of Dermat. **10**, Nr 1, 116. — Oliver and Finnerud: Scleroderma. Chicago dermat. Soc., 15. Mai 1929. Arch. of Dermat. **21**, 325 (1930). — Orlof: Sclerodermia diffusa. Russk. Vestn. Dermat. **3**, Nr 7, 608—612. — Ormsby and Ebert: Raynauds syndrome (Sclerodactylia, calcinosis and changes). Chicago dermat. Soc., 21. Jan. 1925. Arch. of Dermat. **12**, Nr 3, 409—410. — Ormsby and Mitchell: Scleroderma. Chicago dermat. Soc., 19. Dez.

1923. Arch. of Dermat. **9**, Nr 5, 665—666. — ORSI: Su un caso di sclerodermia. Giorn. Clin. med. **3**, H. 17, 641, 649. — OSLER, WILLIAM: On diffuse scleroderma; with special reference to diagnosis and to the use of the thyroid-gland extract. J. cutan. Dis. **16**, 49—67 (Febr.), 127—134 (1898, März). — OSTROWSKI: (a) Sclerodermia diffusa. Lemberg. dermat. Ges., Sitzg 20. Jan. 1927. Ref. Zbl. Hautkrkh. **23**, 629. (b) Sclerodermia diffusa. Lemberg. dermat. Ges., Sitzg 19. Jan. 1928. Ref. Zbl. Hautkrkh. **27**, 476. — OSTROWSKI u. GOLD-SCHLAG: Die Frage der Zusammengehörigkeit verschiedener, in der Gruppe der Atropho-dermien untergebrachter Dermatosen, insbesondere aber der Sclerodermie und der Derma-titis atrophicans. Lemberg. dermat. Ges., 28. Febr. 1929. Ref. Zbl. Hautkrkh. **31**, 163. OULMAN: N. Y. Acad. Med., 2. Jan. 1912. Ref. Arch. f. Dermat. **117**, 323.

PACHUR: Universelle Sclerodermie. Nordostdtsch. dermat. Ver.igg, Sitzg 8. Dez. 1929 Königsberg i. P. Ref. Zbl. Hautkrkh. **34**, 19. — PAISSEAU, LAQUERRIÈRE et SCHERRER: Röntgenbilder eines einige Besonderheiten bietenden Falles von Sclerodermie. Bull. Soc. Radiol. méd. France. **17**, 278—279 (1929). — PAISSEAU, G., H. SCHAEFFER et SCHERRER: Sclérodermie généralisée avec lésions osseuses et arthropathies. Arch. Méd. Enf. **33**, 407 bis 415 (1930). — PARDO-CASTELLO: (a) Scleroderma. Cuba dermat. Assoc. La Habana, 6. Sept. 1928. Arch. of Dermat. **19**, 686 (1929). (b) Sclerodermie. K. D. Cuban. Ges. Dermat. La Habana, Sitzg Mai 1929. Bol. Soc. cub. Dermat. **1**, 182 (1929). — PARHON, C. J. et CARAMAN: Association de la sclérodermie au syndrome de Basedow. Arch. gen. di Neur. **8**, H. 2, 69—76 (1927). — PARHON, C. J., M. JSANOS et MARIE BRIESE: Note anatomo-clinique sur un cas de sclérodermie. Bull. Soc. roum. Neur. etc. **4**, No 4, 1—11 (1930). — PATRICK: A case of scleroderma. Chicago neur. Soc., 28. Okt. 1926. Arch. of Neur. **17**, 560—561 (1927). — PATRZEK: Eine typische Form der Myasthenia gravis pseudoparalytica, kombiniert mit Sclerodermie und Schwäche des Adrenalsystems. Z. Neur. Orig. **63**, 155 bis 162. — PATZSCHKE: Sclerodermie. Nordwestdtsch. Dermat.ver., Sitzg 14. Dez. 1924. Ref. Zbl. Hautkrkh. **19**, 16. — PAULUS: Ausgedehnte Sclerodermie, trotz 13jährigen Bestehens ohne bis jetzt nachweisbare Atrophie, im Stadium des Ödems und der Indura-tion verharrend. Frühjahrstagg Ver.igg rhein.-westfäl. Dermat. Köln, 6. März 1927. Ref. Zbl. Hautkrkh. **23**, 336. — PAUTRIER, L. M.: Sclérodermie à évolution rapide, en plaques multiples. Importance des lésions vasculaires initiales et tardives dans l'étude de la sclé-rodermie. Bull. Soc. franç. Dermat. **36**, Nr 7, 928—938 (1929). — PAUTRIER, L. M. et GEORGES LÉVY: L'anatomie pathologique des sclérodermies. Bull. Soc. franç. Dermat. **36**, Nr 7, 978—982, 1007—1015 (1929). — PAUTRIER, L. M. et A. ULLMO: Note sur la capillaroscopie de la dermatite chronique atrophiante et de la sclérodermie. Bull. Soc. franç. Dermat. **36**, Nr 7, 776—780, 809—815 (1929). — PAUTRIER, L. M. et F. WORINGER: Sclérodactylie et maladie de RAYNAUD. Bull. Soc. franç. Dermat. **35**, 849—853 (1928). — PAUTRIER, L. M. et ZORN: La calcémie dans les atrophies cutanées et dans les sclérodermies. Bull. Soc. franç. Dermat. **36**, Nr 7, 991—993, 1007—1015 (1929). — PEDRAZZINI: Sclerodermie und Athyreoidismus. Gazz. Osp. 1. Aug. 1909, 91. — PERLS: Breslau. dermat. Ver., 3. Febr. 1906. Ref. Arch. f. Dermat. **82**, 420. — PERNET, G.: (a) Case of disseminated lupus erythematosus associated with RAYNAUD symptoms and early sclerodactylia. Proc. roy. Soc. Med. **16**, Nr 10, sect. dermat. 91. (b) An unusual case of unilateral sclerodactylia and lupus erythe-matosus, with RAYNAUD phenomena, in a syphilitic women. Proc. roy. Soc. Med. **17**, Nr 8, sect. dermat., 65—66. — PERNET, J.: (a) Über einen Fall von Sclerodermie und Haut-verkalkung. Arch. f. Dermat. **152**, 337—343 (1926). (b) Ein Fall von Sclerodermie mit Calcinosis. Kongr. schweiz. dermat. Ges. Bern, Sitzg 10. April 1926. Ref. Zbl. Hautkrkh. **23**, 637. — PERUTZ: Wien. dermat. Ges., 6. Febr. 1919. Ref. Arch. Dermat. **133**, 57. — PETELIN: Sclerodermie und ihre Pathogenese. Fortschr. Med. **46**, Nr 32, 789—791 (1928). PETGES: Un cas d'hémisclérodermie alterne de la face, du tronc et des membres, chez un hérédo-syphilitique. Bull. Soc. franç. Dermat. **36**, No 7, 880—883, 1007—1015 (1929). PETGES et CLÉJAT: Sclérose atrophique de la peau et myosite généralisée. Ann. de Dermat. **1906**, 550. — PETGES, LECOULANT et DELAS: RAYNAUDsches Syndrom mit Sclerodermie. Besserung durch abwechselnde endokrine und Acetylcholinbehandlung. Bull. Soc. franç. Dermat. **36**, No 7, 877—880, 1007—1015 (1929). — PEYRI, JACQUES et M. CHARLES CAR-DENAL: Sur la „monocytose" et les „botryomycomes" apparus dans un cas de sclérodac-tylie. Bull. Soc. franç. Dermat. **36**, No 7, 953—960, 1007—1015 (1929). — PICK, E.: (a) Sclerodermie. Dtsch. dermat. Ges. tschechoslov. Republ., 25. Okt. 1925. Ref. Zbl. Hautkrkh. **19**, 466. (b) Sclerodermie und Sclerodaktylie. Dtsch. dermat. Ges. tschechoslov. Republ., 7. März 1926. Ref. Zbl. Hautkrkh. **20**, 16. — PIJL: Ein Fall von Sclerodaktylie. 66. Generalverslg niederl. Dermat.ver., Sitzg 17. Juni 1923. Ref. Zbl. Hautkrkh. **11**, 317. PINARD, VERNIER et CORBILLON: Sclérodermie traitée par le novarsénobenzol et l'opo-thérapie. Erythrodermie arsenicale. Amélioration. Bull. Soc. franç. Dermat. **34**, Nr 7, 459—462 (1927). — PLATE: Demonstration Krankenhaus St. Georg Hamburg, 15. Okt. 1910. Ref. Arch. f. Dermat. **112**, 407. — POGANY: Sclerodermie. Dermat. Zusammenk. Budapest, 15. Okt. 1925. Börgyógy. Szemle (ung.) **3**, Nr 10, 262. Ref. Zbl. Hautkrkh. **19**, 604. — POHLMANN: (a) Sclerodermie der Hände, der Brust und des Rückens. Frankf. dermat.

Ver.igg, 5. Febr. 1925. Ref. Zbl. Hautkrkh. **18**, 25. (b) Ausgedehnte Sclerodermie. Frankf. dermat. Ver.igg, 5. Febr. 1925. Ref. Zbl. Hautkrkh. **18**, 26. — Poussepp, Louis et I. Rives: Un cas de sclérodactylie accompagné de sclérodermie, en bande. Ann. Méd. **19**, 19—27 (1926). — Prchalová: Sclerodermie. Tschechoslov. dermat.-vener. Ges. Prag, 14. Okt. 1923. Ref. Zbl. Hautkrkh. **11**, 124. — Pürkhauer: Diffuse Sclerodermie und Sclerodaktylie. Ver.igg Dresden. Dermat., 7. Mai 1924. Ref. Zbl. Hautkrkh. **14**, 304. — Pusey: Lupus erythematosus, diffuse scleroderma. Chicago dermat. Soc., 17. März 1926. Arch. of Dermat. **14**, Nr 4, 465 (1926).

Quinn: Amer. dermat. Ver. Chicago, 14.—16. Mai 1914. Ref. Arch. f. Dermat. **112**, 534.

Rachmanov: Sclerodermie. Moskau. venerol.-dermat. Ges., 8. Okt. 1925. Ref. Zbl. Hautkrkh. **21**, 405. — Racinowski: Sclerodermia und Sclerodaktylia. Warschau. dermat. Ges., 20. Dez. 1923. Ref. Zbl. Hautkrkh. **13**, 245. — Rake, G.: On the pathology and pathogenesis of scleroderma. Bull. Hopkins Hosp. **48**, 212—227 (1931). — Ramazzotti: Patogenesi e terapia della sclerodermia. (A proposito di un caso di sclerodermia generalizzata.) Giorn. ital. Mal. vener. Pelle **64**, H. 1, 51—60. — Randak: Raynaudscher Symptomenkomplex bei Sclerodermie und Akineton. Wien. dermat. Ges., 9. Nov. 1922. Zbl. Hautkrkh. **7**, 372. — Rasch: Sclerodermie mit Affektion der Mundschleimhaut und Basedow-Addison-Symptomen; Bemerkungen über die Ätiologie dieser Krankheit. Dermat. Z. **1912**, H. 3/6, 245. — Rauzier: Un cas de sclérodermie. Gaz. Hôp. **1911**, 365. — Ravaut et Wallich: Plaques dermiques et intermédiaires entre le mycosis fungoide et les leucémides cutanées avec symptomes de sclérodermie. Bull. Soc. franç. Dermat. **33**, No 8, 627—630 (1926). — Raymond et Alquier: Deux cas de sclérodermie avec examen histologique. Gaz. Hôp. **1904**, No 61. — Read: Diffuse Scleroderma with concurrent psychosis. J. nerv. Dis. **56**, Nr 4, 313—321. — Reiner: Fall von Sclerodermia extensa. Demonstr. dermat. Abt. israel. Hospital Budapest, 8. Sitzg 15. Nov. 1925. Ref. Zbl. Hautkrkh. **22**, 623. — Reines: (a) Über die Beziehungen der Sclerodermie zur Tuberkulose. Wien. klin. Wschr. **1909**, Nr 32. (b) Versuche mit dem Abderhaldenschen Dialysierverfahren. Wien. klin. Wschr. **1914**, Nr 10. — Reitmann: Über eine eigenartige, der Sclerodermie nahestehende Affektion. Arch. f. Dermat. **92**, 417. — Riehl: Wien. dermat. Ges., 14. Jan. 1903. Ref. Arch. f. Dermat. **65**, 426. — Riehl jun.: (a) Sclerodermia et Sclerodactylia diffusa. Wien. dermat. Ges., Sitzg 14. März 1929. Ref. Zbl. Hautkrkh. **31**, 566. (b) Sclerodermia diffusa und Sclerodaktylie. Wien. dermat. Ges., Sitzg 23. Mai 1929. Ref. Zbl. Hautkrkh. **32**, 36. (c) Halbseitiges Schwitzen. K. D. Wien. dermat. Ges., 19. Febr. 1931. Ref. Wien. klin. Wschr. **44**, 658 (1931). — Roberts, Stewart R.: Scleroderma associated with symptoms of erythromelalgia and myxedema. Med. Clin. N. Amer. **12**, 1429—1433 (1929). — Roederer: Straßburg. dermat. Ges., 10. Mai 1914. Ref. Arch. f. Dermat. **122**, 823. — Roesch: Über die Beziehungen der Sclerodermie zu den Erkrankungen innerer Drüsen. Dtsch. med. Wschr. **1919**, Nr 48. — Roques: Die Organotherapie der Sclerodermie. Ann. de Dermat. **1910**, No 7, 383. — Rosenthal: Berl. dermat. Ges., 13. Dez. 1904. Ref. Arch. f. Dermat. **74**, 321. — Rosenthal, Kurt u. Heinrich Hoffmann: Über gewisse seltene muskuläre Affektionen und ihre Beziehungen zur Sclerodermie. Mitteilung eines Falles von Dermatoneuromyositis mit Ausgang in Sclerodermie. Dtsch. Z. Nervenheilk. **80**, H. 1/2, 1—27. Rossbach, J. M.: Addisonsche Krankheit und Sclerodermie. Virchows Arch. **50**, 566; **51**, 100 (1870). — Roszmanitz: Scleroderma diffusum. Ung. dermat. Ges., Sitzg 4. Mai 1928. Ref. Zbl. Hautkrkh. **28**, 23. — Rothacker: Behandlung der Sclerodermie. Münch. med. Wschr. **71**, Nr 6, 159—160. — Rothman: Über endokrine Störungen bei Sclerodermie. Bemerkungen zu der Mitteilung von H. Hoffmann in 4, Nr 20, 978 dieser Wochenschrift. Klin. Wschr. **4**, Nr 35, 1691. — Rothwell: Scleroderma. N. Y. Acad. Med., sect. dermat. 5. Febr. 1924. Arch. of Dermat. **10**, Nr 1, 96—97. — Rotnes, P.: Ein Fall von Melanodermie mit sclerodermatischen und atrophischen Veränderungen. K. D. Forh. nord. dermat. For. (dän.) **1929**, 116—119. Ref. Zbl. Hautkrkh. **31**, 611. — Rouvière: Sclerodermie der Erwachsenen mit Beteiligung des behaarten Kopfes, aber Intaktheit der Haare. Ann. de Dermat. **1909**, H. 7, 462. — Rowe and McCrudden: Metabolism observations in scleroderma. Boston med. J. **190**, Nr 4, 121—123. — Rusch: Wien. dermat. Ges., 1. Dez. 1909. Ref. Arch. f. Dermat. **101**, 377. — Russi: Contributo clinico allo studio della sclerodermia. Gazz. Osp. **46**, No 10, 221—223 (1925). — Rygier-Cekalska: Sclerodermie. Poln. dermat. Ges., 7. April 1927. Ref. Zbl. Hautkrkh. **27**, 39.

Sachs: Sclerodermie und Sclerodaktylie. Wien. dermat. Ges., 20. Okt. 1921. Zbl. Hautkrkh. **3**, 337. — Saenz, B. u. Castro Palomino: Sclerodaktylie. Cuban. Ges. Dermat. La Habana, Sitzg Juni 1929. Bol. Soc. cub. Dermat. **1**, 267 (1929). — Sainton, Paul et Henry Mamou: Hyperthyreoidismus durch synthetisches Thyroxin, provoziert bei einem Kranken mit einer pluriglandulären Insuffizienz mit Sclerodermie und Katarakt. Bull. Soc. méd. Hôp. Paris **43**, No 37, 1685—1690 (1927). — Salkan: Pathogenese der Sclerodermie. Vrač. Delo (russ.) **9**, 407—410 (1926). — Salomon, Oskar: Über sclerodermieartige Hautveränderungen nach Röntgenbestrahlung. Arch. f. Dermat. **60**, 263. — Salpeter: Sclerodermia incipiens. Lemberg. dermat. Ges., 22. Mai 1924. Ref. Zbl. Hautkrkh. **16**, 523. — SAMEK: (a) Diffuse Sclerodermie und Sclerodaktylie mit Morbus Raynaud. Dtsch. dermat. Ges. tschechoslov. Republ., 30. Jan. 1927. Ref. Zbl. Hautkrkh. **23**, 27. (b) Sclerodermie mit Morbus Raynaud. Dtsch. dermat. Ges. tschechoslov. Republ., 6. Dez. 1927. Ref. Zbl. Hautkrkh. **26**, 30. — SANNICANDRO, G.: Beitrag zur Kenntnis der Sclerodermie mit spezieller Berücksichtigung ihrer Beziehungen zum Kalkstoffwechsel. Arch. ital. Dermat. **4**, 427—450 (1929). — SAVILL: Verh. roy. Soc. Med., 16. Dez. **1909**. Ref. Arch. f. Dermat. **102**, 130. — SCALA, GUGLIELMO: La patogenesi della sclerodermia (contributo clinico alla patologia delle malattie sistematiche). Fol. med. (Napoli) **14**, No 1, 7—44 (1928). — SCHERBER: Wien. dermat. Ges., 18. Okt. 1905. Ref. Arch. f. Dermat. **78**, 374. — SCHILLER u. SCHLEGELMILCH: Diffuse symmetrische Sclerodermie. Detroit Dermat. Soc., 1. Mai 1929. Arch. of Dermat. **21**, 138 (1930). — SCHLOSSHAUER: Über sclerodermatische Veränderungen der Mundschleimhaut. Korresp.bl. Zahnärzte **1903**, H. 1. — SCHLUCHT: Breslau. dermat. Ver., 3. Febr. 1906. Ref. Arch. f. Dermat. **82**, 419. — SCHMIDT, A.: Fall von Sclerodermie mit Dysphagie. Wiss. Ges. dtsch. Ärzte Böhmen. Ref. Wien. klin. Wschr. **1916**, 932. — SCHOENHOF: (a) Symmetrische Sclerodermie, kombiniert mit trophoneurotischen Symptomen. Dtsch. dermat. Ges. tschechoslov. Republ., 7. Dez. 1924. Ref. Zbl. Hautkrkh. **16**, 162. (b) Universelle Sclerodermie. Weitgehende Besserung nach Rückenmarkbestrahlung. Dtsch. dermat. Ges. tschechoslov. Republ., 13. März 1927. Ref. Zbl. Hautkrkh. **23**, 612. (c) Universelle Sclerodermie. Weitgehende Besserung nach Bestrahlung. Dtsch. dermat. Ges. tschechoslov. Republ., 29. April 1928. Ref. Zbl. Hautkrkh. **27**, 579. — SCHOLEFIELDT and WEBER PARKES: (a) Ein Fall von Sclerodaktylie mit subcutanen Kalkkonkrementen. Brit. J. Dermat. **1911**, 276. (b) Roy. Soc. of Med., 18. April 1912. Ref. Arch. f. Dermat. **112**, 868. — SCHOLTZ, MOSES: Endocrinotherapy in skin diseases. N. Y. med. J. **114**, Nr 1, 68—72 (1921). — SCHOLTZ u. DOEBEL: Bericht über das Arbeitsjahr 1906 bis 1907. Arch. f. Dermat. **92**, 403. — SCHOLZ, KURT: Kombination von Sclerodermie mit ADDISONscher Erkrankung. Kombination von Sclerodermie mit RAYNAUDscher Krankheit und Tendovaginitis crepitans. Klin. Wschr. **1**, Nr 3, 1948—1949. — SCHRAMEK: (a) Wien. dermat. Ges., 5. März 1914. Ref. Arch. f. Dermat. **119 II**, 43. (b) Wien. dermat. Ges., 18. Mai 1916. Ref. Arch. f. Dermat. **122**, 811, 812. — SCHUBERT: (a) Sclerodermie, Sclerodaktylie und Morbus Raynaud. Dtsch. dermat. Ges. tschechoslov. Republ., 11. Mai 1924. Ref. Zbl. Hautkrkh. **13**, 27. (b) Morbus Raynaud kombiniert mit Sclerodaktylie und Sclerodermia circumscripta. Dtsch. dermat. Ges. tschechoslov. Republ., 24. Mai 1925. Ref. Zbl. Hautkrkh. **17**, 624. — SCHUBIGER: Über Sclerodaktylie. Mh. Dermat. **24**, 379 (1897). — SEALE: Scleroderma. St. Louis dermat. Soc., April 1927. Arch. of Dermat. **16**, Nr 5, 664—665 (1927). — SEGURA: Seltener Ausgang der Sclerodermie. Semana méd. **30**, No 1, 20—24. — SELLEI: (a) Fermenttherapie der Sclerodermie. Münch. med. Wschr. **1930**, Nr 52, 2220. (b) Die Behandlung der Sclerodermie mit Pankreasfermenten. Med. Klin. **1930**, Nr 50. — SEQUEIRA: (a) Roy. Soc. of Med., 18. Okt. 1917. Ref. Arch. f. Dermat. **125**, 776. (b) Case of sclerodactyly. Proc. roy. Soc. Med. **14**, Nr 9, sect. dermat., 75—76. (c) Case of sclerodermia (Sclerodactyly type), with adrenal insufficiency. Brit. J. Dermat. **34**, Nr 4, 124—128. (d) Case od sclerodermia (sclerodactyly type). Proc. roy. Soc. Med. **15**, Nr 5, sect. dermat., 17—18. — SÉZARY, A., FAVORY et H. MAMOU: Syndrome tardif de sclérodermie avec cataracte, associé à des troubles endocriniens. Bull. Soc. méd. Hôp. Paris **46**, 358—363 (1930). — SIMON, P. et P. MICHON: Sclérodermie symétrique á tendence extensive des extrémités supérieures. Bull. Soc. franç. Dermat. **34**, 38 (1927). — SINGER, GUSTAV: Ein Fall von diffuser Sclerodermie mit Schilddrüsenextrakt und Ovarialsubstanz erfolgreich behandelt. 35. Kongr. Wien, 9.—12. April 1923. Verh. dtsch. Ges. inn. Med. **1923**, 122. — SIVERTSEN: Ein Fall von akuter diffuser Sclerodermie. Med. Rev. (norw.) **38**, Nr 10, 468—472. — SNETHLAGE: Sclerodaktylie mit subcutanen Kalkablagerungen. Niederl. dermat. Ver. Rotterdam, 22. Mai 1927. Nederl. Tijdschr. Geneesk. **71 II**, Nr 10, 1075—1076 (1927). — SOCHANSKI: Sclerodermie. Polska Gaz. lek. **1**, Nr 1, 17. — SOTTAS: (a) Zit. nach KREN. (b) Sclérodermie diffuse progressive symétrique. Soc. Dermat. et Syph. franç., 5. Juli 1900. Ref. Arch. de Dermat. **63**, 457. — SPILLMANN, L. et L. CAUSSADE: Sclérodactylie bilatérale avec sclérodermie progressive, Opothérapie pluriglandulaire. Bull. Soc. franç. Dermat. **31**, Nr 1, 39—41. — SPILLMANN, L. et CRÉHANGE et WEILL: Sclérodactylie et sclérodermie progressive avec troubles endocriniens. Bull. Soc. franç. Dermat. **34**, No 2, 41—43 (1927). — SPILLMANN, L. et L. DROUET: Sclérodermie progressive avec sclérodactylie et mélanodermie généralisée. Réunion dermat. Nancy, 24. Febr. 1923. Bull. Soc. franç. Dermat. **1923**, No 3, 6—7; Rev. méd. Est **51**, No 9, 315. — SPILLMANN, L. et J. WATRIN: Un cas de sclérodermie des membres. Bull. Soc. franç. Dermat. **37**, No 6, 636 bis 639 (1930). — STAKELBERG: Ein Fall von diffuser Sclerodermie im Kindesalter mit Hemiatrophie der Zunge. Russk. Wratsch. **1909**, Nr 41. Ref. Arch. f. Dermat. **103**, 396. STEINITZ, HERMANN u. ANNELIESE CASPER-FÜRSTENHEIM: Abortivform von STILLscher Krankheit mit Sclerodermie. Med. Klin. **1930 I**, 700—702. — STELBING: Roy. Soc. of Med., 15. Juli 1915. Ref. Arch. f. Dermat. **122**, 742. — STERLIN: „Degeneratio genito-sclerodermica" als besondere Abart der plurglandulären Insuffizienz. Dtsch. Z. Nervenheilk.

61, 192 (1918). — Sterling, Wladyslaw: Der lipodystrophische und der osteomalacische Typus der genito-sclerodermischen Degeneration. Polska Gaz. lek. **7**, No 6, 99—103 (1928). Stewart, T. Grainger: Case of sclerodermia. Proc. roy. Soc. Med. **16**, Nr 5, sect. neur., 31—32. — Stillians: (a) Chicago dermat. Ges., Sitzgen des Jahres 1912. Ref. Arch. f. Dermat. **117**, 332. (b) A case for diagnosis. Chicago dermat. Soc., 16. Febr. 1927. Arch. of Dermat. **16**, Nr 3, 363—364 (1927). — Stöckl: Sclerodaktylie und Gravidität. Ginek. polska **6**, H. 7/9, 1035—1042 (1927). — Strandberg: Sclerodermie. 5. Verslg nord. dermat. Ges. Stockholm, 6.—8. Juni 1922. Acta dermato-vener. (Stockh.) **3**, H. 3/4, 437. — Strom, Axel: Sclerodermie und Diabetes. Norsk Mag. Laegevidensk. **89**, 671—682 und englische Zusammenfassung, 1928, 681—682. — Strukov: Zur Frage der pathologischen Anatomie und Pathogenese der diffusen Sclerodermie. Vrač. Delo (russ.) **12**, 880—882 (1929). — Strunz, Friedrich: Ein Fall von Progeria, beginnend mit ausgedehnter Sclerodermie. Z. Kinderheilk. **47**, 401—416 (1929). — Studnička: Diffuse Sclerodermie behandelt mit Thyroidin und Radium-Emanation. Rev. Neur. (tschech.) **23**, 330—334 (1926). — Stühmer: Ausgedehnte Sclerodermie mit Depigmentierung. Frühjahrszusammenk. südwestdtsch. Dermat. Stuttgart, 27.—28. Mai 1922. Zbl. Hautkrkh. **7**, 164. — Susaki: A case of sclerodermia diffusa. Dermato-urol. soc. Kanazawa, 12. Febr. 1923. Jap. J. Dermat. **24**, Nr 1, 4. — Sussmann: (a) Sclerodermie. Wien. dermat. Ges., 22. Nov. 1923. Ref. Zbl. Hautkrkh. **11**, 465. (b) Sclerodermia diffusa. Wien. dermat. Ges., 28. Febr. 1924. Ref. Zbl. Hautkrkh. **12**, 243. — Šutova: Zur Frage der Sclerodermie. Z. Nevropat. (russ.) **20**, Nr 5, 491—499 und deutsche Zusammenfassung, 1927, S. 499—500.

Tamura: A case of scleroderma diffusa. Dermato-urol. Soc. Tokyo, 14. Nov. 1924. Jap. J. of Dermat. **25**, Nr 9, 62 (1925). — Tateishi: A case of scleroderma universalis. Nagasaki dermato-urol. Soc., 28. Sept. 1922. Jap. J. of Dermat. **22**, Nr 5, 18. — Tedeschi: Una forma non comune di sclerodermia. Gazz. Osp., 29. Juni **1902**. — Thibierge, Spillmann et Weissenbach: (a) Sclérodermie et granulations calcaires sous-cutanées. Bull. Soc. franç. Dermat. **32**, No 7, 58—63 (1925). (b) Sclérodermie et granulations calcaires sous-cutanées. Rev. méd. Est **54**, 1—5 (1926). — Thibierge et Weissenbach: (a) Verkalkungen im Unterhautzellgewebe und Sclerodermie. Ann. de Dermat. **1911**, 129. (b) Concrétions calcaires sous-cutanées, sclérodermie et métabolisme du calcium. Paris méd. **16**, No 4, 85—89 (1926). — Throne, van Dyk, Marples and Myers: Arsenic findings in dermatological conditions. N. Y. Skin a. Canc. Hosp. New York. N. Y. State J. med. **27**, Nr 14, 757—763 (1927). — Tièche: Sclerodermie und Sclerodaktylie. Kongr. schweiz. dermat. Ges. Zürich, 4.—5. Juli 1925. Ref. Zbl. Hautkrkh. **21**, 39. — Tobias: A case of diffuse scleroderma (sclerodactylia type). St. Louis dermat. Soc., 14. Febr. 1923. Arch. of Dermat. **7**, Nr 6, 865—866. — Toen: A case of scleroderma. Nagasaki dermato-urol. Soc., 30. Jan. 1925. Jap. J. Dermat. **26**, Nr 1, 2 (1926). — Tommasi: Sclerodermia generalizzata e distiroidismo postencefalitico. 23. Riun. Soc. Dermat. Roma, 16.—18. Dez. 1926. Giorn. ital. Dermat. **68**, H. 2, 282—288 u. 290—295 (1927). — Trémolières, F., J. Lhermitte, A. Tardieu et A. Carteaud: Generalisierte Sclerodermie und Atrophie der Ovarien und Brustdrüsen auf tuberkulöser Grundlage. Bull. Soc. méd. Hôp. Paris **45**, 938—945 (1929). Trimble: N. Y. Acad. Med.; Ref. Arch. f. Dermat. **117**, 416, 418. — Turrettini: Sclerodermie und symmetrische Asphyxie der Extremitäten. Rev. méd. Suisse rom. **1910**, 340.

Urbach: Untersuchungen über den Energiestoffwechsel bei Hautkranken. I. Die Bestimmung des respiratorischen Gaswechsels als klinische Untersuchungsmethode in der Dermatologie. Arch. f. Dermat. **152**, H. 2, 302—328 (1926).

Vajda: (a) Sclerodermia profunda. Demonstr. dermat. Abt. israel. Hosp. Budapest, 7. Febr. 1925. Ref. Zbl. Hautkrkh. **19**, 351. (b) Sclerodermie und Lues. Demonstr. dermat. Abt. israel. Hosp. Budapest, 22. März 1925. Ref. Zbl. Hautkrkh. **20**, 266. — Vallery-Radot, Pasteur, P. Hillemand et B. Chomereau-Lamotte: Maladie de Basedow, myxoedème, puis sclérodermie généralisée, avec état sclérodermique du voile du palais. Bull. Soc. Hôp. Paris **42**, Nr 23, 1149—1154 (1926). — Vallette, Albert: Sclérodermie et pièrres de la peau (Essai physiopathologique). Strasbourg méd. **85**, No 14, 209—228 (1927). — Vegni, Remo: Beitrag zum Studium der universellen Sclerodermie. (Klin. u. patholog.-anatomische Beobachtungen.) Atti Accad. Fisiocritici Siena **4**, 559—604 (1929). — Versilova, M.: Zur Frage der Ätiologie der Dermatitis atrophicans, Maladie Raynaud und Sclerodaktylie. Venerol. (russ.) **5**, 634—637 (1928). — Vescovi: La sclerodermia. Sonderdruck aus: Liguria med. **1925**, Nr 3. — Viehweger: Sclerodermie. 2. Tagg mitteldtsch. Dermat. Leipzig, 20. März 1921. Ref. Zbl. Hautkrkh. **1**, 344. — Vigano: Sclerodermie und Radiotherapie. Soc. ital. Dermat., 18.—20. Dez. 1919. Ref. Arch. f. Dermat. **137**, 189. — Vignolo-Lutati: Beitrag zum Studium der Sclerodermie der Zunge und der Mundschleimhaut. Dermat. Z. **20**, H. 8, 682. — Vincent, H.: Atrophie thyroidienne et sclérodermie consécutives à un rhumatisme. Bull. Soc. méd. Hôp. Paris, März 1907. — Vul, I.: Über Pathogenese der Sclerodermie. Sovrem. Psichonevr. (russ.) **7**, 169—171 (1928).

Waelsch: Sclerodermie en plaques mit Akrocyanese. Dtsch. dermat. Ges. tschechoslov. Republ., 15. April 1923. Ref. Zbl. Hautkrkh. **9**, 86. — Waldorp, Carlos P., and G. Basombrio: (a) Endokrinosympathische Studien bei Sclerodermie und Ichthyosis.

Semana méd. 33, No 46, 1351—1361. (b) Forschungen über das Verhalten der innersekretorischen Drüsen und des Sympathicus bei der Sclerodermie und der Ichthyosis. Buenos Aires, Sitzg 8.—18. Juli 1926. Actas y trab. 3. Congr. nac. Med. 4, 366—382 (1927). — WALZER: (a) Scleroderma and sclerodactvlia. Brooklyn dermat. Soc., 16. Nov. 1925. Arch. of dermat. 13, Nr 3, 451—452 (1926). (b) Scleroderma and sclerodactylia. Brooklyn dermat. Soc., Jan. 1926. Arch. of Dermat. 13, 836 (1926). (c) Scleroderma. Brooklyn dermat. Soc., 16. Jan. 1928. Arch. of Dermat. 18, 149 (1928). — WARD, S. and E. CORNING: Ein Fall von Sclerodermie mit Untersuchung über Eosinophilie. N. Y. State J. Med. Juni 1909. 245. Ref. Arch. f. Dermat. 98, 417. — WEBER, PARKES F.: (a) Trophic disorder of the feet: an anomalous and assymetrical case of sclerodermia with RAYNAUDS phenomens. Brit. J. Dermat. 1901. Ref. Arch. of Dermat. 63, 458. (b) Two cases of sclerodactylia. Brit. J. Dermat. 27, Nr 4, 113. — WEBER, F. PARKES and BERNARD MYERS: Case of sclerodactylia of the hands with multiple teleangiectases of the skin and mucous membranes. Proc. roy. Soc. Med. 14, Nr 5, clin. sect., 52—55. — WEIDMAN: (a) Scleroderma and sclerodactylia. Philad. dermat. Soc., 11. Febr. 1924. Arch. of Dermat. 10, Nr 1, 128—129. — (b) Autoptische Befunde bei einem Fall von angeborener Sclerodermie und Sclerodaktylie. Zbl. Kinderheilk. 9, 303. — WEIDMAN, F. D., and L. W. SCHAFFER: Calcification of the Skin, including the Epiderm, in Connection with extensive Bone Resorption. Arch. of Dermat. 14, 503 (1926). — WEIK: Verh. Breslau. dermat. Ver. 1903—05. Ref. Arch. f. Dermat. 79, 464. — WEISS: Sclerodermia diffusa. Wien. dermat. Ges., 13. Juni 1900. Ref. Arch. f. Dermat. 53, 376. — WEISSENBACH, VIGNAL et GUILLAUMIN: Concrétions calcaires sous-cutanées des doigts. Bull. Soc. franç. Dermat., 26. Mai 1929. — WERTHEIM: Sclerodermia diffusa. Wien. dermat. Ges., 28. April 1927. Ref. Zbl. Hautkrkh. 24, 743. — WERTHER: (a) Fall zur Diagnose. Ver.igg Dresden. Dermat., 3. Febr. 1926. Ref. Zbl. Hautkrkh. 20, 271. (b) 2 Fälle von Sclerodermie. Ver.igg Dresden. Dermat., 7. Dez. 1927. Ref. Zbl. Hautkrkh. 26, 557. (c) Beginnende Sclerodermie mit periartikulären Kalkeinlagerungen Ver. Dresden. Dermat., Sitzg 3. Okt. 1928. Ref. Zbl. Hautkrkh. 29, 152. (d) Ausgedehnte diffuse Sclerodermie mit Carcinom am rechten Unterschenkel. Ver. Dresden. Dermat., Sitzg 6. März 1929. Ref. Zbl. Hautkrkh. 31, 27. (e) Allgemeine Sclerodermie mit ödematösem Charakter am Oberkörper und sclerosiert an den Unterschenkeln. Ver. Dresden. Dermat. Sitzg 2. Okt. 1929. Ref. Zbl. Hautkrkh. 32, 678. (f) Regionäre Sclerodermie von der Hüfte abwärts mit Prurigo. Ver. Dresden. Dermat., Sitzg 2. Okt. 1929. Ref. Zbl. Hautkrkh. 32, 678. — WESTPHAL: Zwei Fälle von Sclerodermie. Charité-Ann. 1878, 341. — WHITEHOUSE: (a) Generalized Scleroderma. N. Y. dermat. Soc., 20. Dez. 1927. Arch. of Dermat. 17, Nr 6, 880 (1928). (b) Einige Beobachtungen über Wassermannreaktionen bei Scleroderma. J. of cutan. Dis. 27, Nr 12. Ref. Arch. of Dermat. 104, 367. — WILD, R. B.: Manchester dermat. Soc., 23. Febr. 1912. Ref. Arch. f. Dermat. 112, 701. — WILLIAMS, W.: Roy. Soc. of Med., 20. Okt. 1910. Ref. Arch. of Dermat. 106, 366. — WILLIAMS, CHARLES MALLORY: A case of diffuse sclerodermia presenting unusual features. Arch. of Dermat. 9, Nr 2, 187—207. — WOHLSTEIN: Über die Wirksamkeit des natürlichheißen (vulkanischen) Schlammes bei infausten dermatologischen Fällen. Dermat. Wschr. 82, Nr 3, 93. — WOLF, MAURICE et ALBERT VALLETTE: Goutte calcaire et sclérodermie dans leurs rapports avec le métobolisme du calcium. Rev. Méd. 43, No 9, 1121—1155 (1926). — WOLFF: Straßburg. dermat. Des., 29. Juni 1923. Ref. Arch. f. Dermat. 117, 883. — WULFF: Sclerodermie. Freie Ver.igg Chir. Berlin, 12. März 1901. Dtsch. Med.ztg 1901, Nr 23. ZADEK: Ein Fall von Sclerodermie mit typischem Röntgenbefund. (Sclerodaktylie.) Berl. klin. Wschr. 1917, Nr 2, 8. — ZEHRER, HANS: Ein Fall von symmetrischer universeller Sclerodermie. Arch. f. Psychiatr. 88, 455—461 (1929). — ZIELER, K.: Hauttuberkulose und Tuberkulide. (Sclerodermie s. S. 425 f.) Wiesbaden: J. F. Bergmann. — ZINSSER: (a) Universelle Sclerodermie. Köln. dermat. Ges., 26. Okt. 1923. Ref. Zbl. Hautkrkh. 11, 398. (b) Sclerodermie. Köln. dermat. Ges., 28. März 1924. Ref. Zbl. Hautkrkh. 16, 374. — ZINNY, MARIE u. JUAN CARLOS VIVALDO: Über einen Fall von Hemisclerodermie. Prensa méd. argent. 10, No 2, 37—44. — ZITOWSKAJA: Sclerodaktylie. Kiew. Ges. Hautkrkh., 29. Okt. 1922. Dermat. Z. 38, H. 6, 358. — ZONDEK: Die Krankheiten der endokrinen Drüsen. Berlin: Julius Springer 1924. — ZUCCOLA: Contributo all'opoterapia dello scleroderma. Policlinico, sez. prat. 30, H. 30, 966—970. — ZUMBUSCH: (a) Wien. dermat. Ges., 27. Mai 1903. Ref. Arch. f. Dermat. 67, 296. (b) Wien. dermat. Ges., 12. Juni 1912. Ref. Arch. f. Dermat. 115, 11.

7. Subcutane Fettgewebsnekrose der Neugeborenen.
(Sogenannte Sclerodermie der Säuglinge.)

Im Text angeführte, hier nicht weiter verzeichnete Literatur findet sich ebenso wie ältere Literaturangaben verzeichnet in den Publikationen von CAROL VAN DER ZANDE, LEMEŽ, MAYERHOFER, KNESCHKE und WORINGER-WEINER.

ABELS: Sclerodermatitis neonatorum. Ges. Kinderheilk. Wien, 28. Nov. 1927. Wien. med. Wschr. 77, Nr 44, 1498 (1927). — ACUNA, MAMERTO u. PERLINA WINOCUR: Heilbare Hautinduration des Neugeborenen. Semana méd. 35, No 1, 19—22 (1928).

918 S. EHRMANN und ST. R. BRÜNAUER: Sclerodermie.

BERNHEIM-KARRER: (a) Über subcutane Fettgewebsnekrosen beim Neugeborenen. 2. Mitt. Z. Kinderheilk. 42, 658—667 (1926). (b) Über subcutane Fettgewebsnekrosen beim Neugeborenen (sog. Sclerodermie der Neugeborenen). Schweiz. med. Wschr. 52, Nr 1, 12—15. — BETTINOTTI: Umschriebene Fettgewebssclerose des Neugeborenen. Argent. med. Ges. Niprol., Sekt. Buenos Aires, 29. Sept. 1927. Rev. Especial. méd. 2, No 4, 864 bis 866 (1927). — BRINCKMANN: (a) Sclerema neonatorum. Norsk. Mag. Laegevidensk. 83, Nr 4, 269—275. (b) Sclerema neonatorum. Norsk. Mag. Laegevidensk., April 1922. Ref. Brit. J. Dermat. 34, 327. — BRUIN: Sclerodermia neonatorum. Nederl. Tijdsch. Geneesk. 65 I, Nr 23, 3174—3177. — BRUIN, M. DE: Einzelne Beobachtungen über Adiponecrosis subcutanea neonatorum. Nederl. Tijdschr. Geneesk. 1929 I, 1221—1229.

CAROL: Adiponecrosis subcutanea neonatorum. 71. Alg. vergad., nederl. dermat. Ver.igg. Amsterdam, 29. März 1925. Nederl. Tijdschr. Geneesk. 69 II, Nr 8, 985. — CAROL, W. L. L. u. F. VAN DER ZANDE: (a) Adiponecrosis subcutanea neonatorum. (Z. G. Sclerodermie). Path.-anat. Labor. u. Kinderklin., Univ. Amsterdam. Nederl. Tijdschr. Geneesk. 69 II, Nr 12, 1317—1328. (b) Adiponecrosis subcutanea neonatorum (sog. Sclerodermie). Path.-anat. Labor. u. Kinderklin., Univ. Amsterdam. Acta dermato-vener. (Stockh.) 7, 180—200 (1926). — CORSDRESS: Circumscripte symmetrische Fettsclerose der Säuglinge (sog. Sclerodermie). Jb. Kinderheilk. 124, 342—346 (1929). — CRUSE: (a) Ein Fall von Sclerodermie (sog. Sclerodermia adulterum) bei einem Säugling. Petersburg. med. Z. N. F. 5, 306 (1875); Nr 20 (1876). (b) Jb. Kinderheilk., N. F. 13, 35 (1879).

DISS et WORINGER: Les fausses sclérodermiés du nourrisson. Bull. Soc. franç. Dermat. 36, Nr 7, 960—972, 1007—1015 (1929). — DOLINŠEK, RAFAEL u. JOSEF ERMENC: Über die sog. Sclerodermie des Neugeborenen. Wien. klin. Wschr. 38, Nr 35, 957—958. — DONGEN, J. A. VAN: Zur Frage der Adiponecrosis subcutanea neonatorum (die sog. Sclerodermie der eben Geborenen), besonders über die Ätiologie im Anschluß an eine eigene Beobachtung. Nederl. Mschr. Geneesk. 14, 88—98 (1927).

EGGERT: Ein Fall von angeborener Sclerodermie. Demonstr. Ges. inn. Med. Wien, 20. Nov. 1913. Z. Kinderheilk. Ref. 8, 99. — ELIZALDE: Necrosis del tejido grasso subcutaneo en el nino de pecho. Semana méd. 1913, No 22.

FISCHL, R.: Zur Sclerodermiefrage. Arch. Kinderheilk. 92, 237—248 (1931).

GAZIA: Ein Fall von Sclerodermie des Neugeborenen. Arch. lat.-amer. Pediatr. 20, 720—724 (1926). — GELBJERG-HANSEN: (a) Fettnekrose oder sogenannte Sclerodermie der Neugeborenen. Hosp.tid. (dän.) 69, 357—364 (1926). (b) Necrosis adiposa neonatorum oder die sog. Sclerodermia neonatorum. Arch. f. Dermat. 152, 91—96 (1926). — GEORGESCO, MARIUS et P. HERSCOVICI: Un cas d'induration cutanée curable du nouveau-né par traumatisme obstétrical. Bull. Soc. Chir. Obstétr.-Gynéc. Réun. 1926, No 1, 18—20 (1926). — GIOJA, EDOARDO: Über einige Fälle einer besonderen Veränderung des Unterhautfettgewebes; sog. Fettgewebsnekrose). Boll. Soc. med.-Chir., Pavia, 42, H. 1, 77—96 (1928). — GIRONCOLI: Un caso di indurimento cutaneo curabile del neonate (cosidetta sclerodermia del neonato). Riv. Clin. pediatr 26, H. 3, 165—171 (1928). — GISMONDO, A.: La pseudosclerodermia dei neonati. Prat. pediatr. 6, 3—8 (1928). — GRAY: Sclerema neonatorum. Arch. of Dermat. 14, 635 (1926).

HARRISON: zit. bei GRAY. — HART-DRANT: Scleroderma neonatorum. Philad. dermat. Soc., 10. Dez. 1923. 14. Jan. u. 10. März 1924. Arch. of Dermat. 10, Nr 2, 234. — HEIDLER: Ein Fall von sog. Sclerodermie der Neugeborenen. Ges. inn. Med. Wien, 20. Jan. 1921. Wien. med. Wschr. 71, Nr. 25, 1126—1127. — HEIDLER, H.: Wangeninfiltrate der Haut Neugeborener — eine typische Zangendruckfolge. Wien. klin. Wschr. 1925, 614.

KEILMANN: (a) Sclerodermie im Säuglingsalter. Bemerkung zur Arbeit von Dr. WALTER KNESCHKE in dieser Zeitschr. Bd. 146, H. 1). Arch. f. Dermat. 148, H. 1, 1. (b) Circumscripte, symmetrische Fettsclerose im Säuglingsalter (die sog. Sclerodermie). Z. Kinderheilk. 33, H. 5/6, 298—307. — KNESCHKE: Sclerodermie im Säuglingsalter. Arch. f. Dermat. 146, H. 1, 105—110. — KOGOJ: Demonstration histologischer Präparate von Adiponecrosis subcutanea neonatorum. Dermato-vener. Sekt. Zagreb, Sitzg 26. April 1928. Ref. Zbl. Hautkrkh. 29, 611. — KRASNOVA, P. u. L. EHRLICH: Zur Kasuistik der sogenannten Sclerodermie des Säuglings. Klin. det. Bol. (russ.) 2, Nr 3/4, 86—90 (1927).

LECÈNE et MOULONGUET: La cytostéatonécrose ou saponification intracellulaire du tissu cellulo-adipeux sous-cutané. Ann. d'Anat. path. 2, 193—214 (1925). — LEMEŽ: Beitrag zur Pathogenese der subcutanen Fettgewebsnekrose Neugeborener (sog. Sclerodermia neonatorum) an der Hand einer Kältereaktion des subcutanen Fettgewebes bei Neugeborenen und jungen Säuglingen. II. Mitt. Z. Kinderheilk. 46, H. 3, 323—369 (1928). — LYNN, KATHLEEN: Scleroderma. Roy. Acad. Med. Ireland, sect. med., 23. April 1926. Lancet 210, 978—979 (1928).

MARFAN, A. B. et JACQUES DEBRAY: Induration cutanée curable des nouveau-nés (sclérodermie des nouveau-nés de certains auteurs). Bull. Soc. Pediatr. Paris 24, 60—64 (1926). — MARFAN et DEBRAY: Induration cutanée des nouveau-nés. (Sclerodermie der

Neugeborenen mancher Autoren). Bull. Soc. Pédiatr. Paris **24**, 60—64 (1926). — MARFAN et HALLEZ: (a) Induration cutanée curable du nouveau-né par nécrose traumatique du tissu celluloadipeux. (Pseudo-sclérodermie du nouveau-né.) Bull. Soc. Pédiatr. Paris **24**, 56—60 (1926). (b) Induration cutanée curable du nouveau-né par traumatisme obstétrical. Nourrisson **14**, 226—243 (1926). (c) Appendice au mémoire sur l'induration cutanée curable des nouveau-nés. Nourrisson **14**, 381—382 (1926). (d) Note additionnelle concernant l'historique de l'induration cutanée curable du nouveau-né. Nourrisson **15**, 32—33 (1927). — MAYERHOFER: (a) 2 Fälle von sogenannter Sclerodermie der Neugeborenen. Ges. inn. Med., 6. Nov. 1913. Ref. Arch. f. Dermat. **122**, 224. (b) Zur Klinik der sogenannten Sclerodermie der Neugeborenen. Jb. Kinderheilk. **81**, 348. — MEYER, L. F.: Über Sclerodermie beim Säugling. Dtsch. med. Wschr. **1919**, Nr 31. — MORONE, GIOVANNI: Sulla liponecrosi sottocutanea multipla. Atti Accad. Fisiocritici Siena **3**, 9—72 (1928). — MORQUIO: Scléréme hypertrophique à évolution favorable. Arch. lat.-amer. Pediatria, Mai-Juni **1915**.

NAKAGAWA: On adiposcleronecrosis subcutanea neonatorum. Jap. J. Dermat. **27**, 310—328 und englische Zusammenfassung, 1927, S. 19—25. — NASH, W. GIFFORD: A case of sclerema neonatorum. Brit. med. J. 1924 I, Nr 3306, 820. — NEUMANN, H.: Ein Fall von Scleroderma. Arch. f. Kinderheilk. **24**, 24 (1897).

OLIVER: Scleroderma. Chicago dermat. Soc., 16. April 1924. Arch. of Dermat. **10**, Nr 3, 395.

POLLITZER: Su un caso di sclerodermia in un neonato. Riv. Clin. pediatr. **19**, H. 7, 435—440.

SCHULTZ: Über die sogenannte Säuglingssclerodermie. 88. Verslg dtsch. Naturforsch. Abt. Path. Innsbruck, 21.—27. Sept. 1924. Zbl. Path. **35**, Nr 8/9, 243. — SIMONETTI, R.: Contributo allo studio dell'indurimento cutaneo curabile del neonato del Marfan. Ref. Zbl. Hautkrkh. **29**, 658. — SKEER: Sclerema neonatorum. K. D. Brooklyn dermat. Soc., 20. Sept. 1926. Ref. Arch. of Dermat. **15**, 351 (1927). — STOWERS: (a) Roy. Soc. of Med., 16. Nov. 1916. Ref. Arch. f. Dermat. **125**, 766. (b) Sclerema neonatorum. K. D. Roy. Soc. of Med. Nov. **1916**. Ref. Brit. J. Dermat. **29**, 50 (1917). — SYSAK, NIKOLAUS u. ROSA WILFAND: Zur Frage über sogenannte ,,subcutane Fettgewebsnekrose beim Neugeborenen". Med. Klin. **23**, Nr 38, 1452—1454 (1927).

TRIBOULET, RIBADEAU-DUMAS et DEBRÉ: Scléréme adipeux en plaques. Bull. Soc. Pédiatr. Paris **14**, 199—208 (1912).

VALK, VAN DER: Adiponecrosis subcutanea neonatorum. 75. Verslg niederl. dermat. Ver.igg, 4. Juli 1926. Nederl. Tijdschr. Geneesk. **70**, 2305 (1926). — VOIGT u. SCHULTZ: Über sogenannte Säuglingssclerodermie. Med. Ges. Kiel, 8. Mai 1924. Dtsch. med. Wschr. **50**, Nr 27, 935.

WEIDMAN: Necropsy findings in a case of congenital scleroderma and sclerodactylia. Arch. of Dermat. **38**, Nr 4, 375—395 (1920). Zbl. Kinderheilk. Ref. **9**, 303. — WESTERGAARD: (a) Ein Fall von Sclerodermie beim Neugeborenen. Med. Rev. **39**, Nr 3/4, 176—180. (b) Case of sclerodermia neonatorum. Med. Rev. (norw.), März-April **1922**. Ref. Brit. J. Dermat. **34**, 326 (1922). — WORINGER, P. et G. WEINER: La cystostéatonécrose du tissu sous-cutané chez le nouveau-né. Rev. franç. Pédiatr. **4**, No 1, 57—76 (1928). — WYLLIE, D. A. HARRISON and HUGH THURSFIELD: Case of sclerema. Proc. roy. Soc. Med. **17**, Nr 10. sect. study dis. childr., 51—54.

ZUBIZARRETA: Heilbare Hautindurationen des Neugeborenen. Semana méd. **1928** II, 259—266.

8. Sclerema neonatorum oedematosum et adiposum.

Die im Text erwähnten und hier nicht weiter verzeichneten Literaturangaben sind ebenso wie ältere Arbeiten in Veröffentlichungen von LUITHLEN: ,,Die Zellgewebsverhärtungen der Neugeborenen" und REUSS: ,,Die Krankheiten des Neugeborenen" enthalten.

ABRAMOWITZ u. SKEER: Sclerema neonatorum. Brooklyn dermat. Soc., 15. Nov. 1926. Arch. of Dermat. **15**, 515—516 (1927). — ADDENBROKE: A note on 2 cases of sclerema neonatorum occuring in twins. Lancet 4. Aug. **1906**, 296.

BALLANTYNE: Remarks on sclerema and oedema neonatorum. Brit. J. 21. Febr. **1890**. Ref. Virchow-Hirschs Jber. **1892** II, 725. — BAUER, A.: Sclerem eines Neugeborenen mit Ausgang in Heilung. Dtsch. med. Wschr. **1908**, Nr 10. — BENJAMIN, E. LEONARD: Scleroderma neonatorum. Arch. of Pediatr. **41**, Nr 3, 209—211. — BOUCHUT: Handbuch der Kinderkrankheiten. Deutsch von BISCHOFF, Würzburg 1862. — BOURNE: A case of scleroderma neonatorum. Lancet **202**, Nr 8, 368.

CARPENTER, G. A. NEAVE: Microcospical and chemical observations on a case of sclerema neonatorum. Lancet, 21. Juli **1906**, 158. — CESARIS DEMEL, VENCESLAO: Di un caso di sclerema dei neonati a forma polimiositica. Arch. ital. Dermat. **4**, 81—105 (1928). — CHANNON and G. A. HARRISON: The chemical nature of the subcutaneous fat in the normal and sclerematous infant. Biochemic. J. **20**, 84—92 (1926). — CLEMENTOWSKY: Die Zellgewebsverhärtung beim Neugeborenen. Österr. Jb. Pädiatr. 1873, 1. — Cole and Driver: Sclerema neonatorum. Cleveland dermat. Soc., 5. April 1928. Arch. of Dermat. 18, 949 (1928). — Condon, E.: A case of sclerema neonatorum. Brit. med. J. 1930, Nr 3609, 443.

Dorlencourt, H. G. Banu et A. Paychère: Récherche sur la pathogénie du sclérème du nourrisson. Bull. Soc. Pédiatr. Paris 1922, No 4, 111—119.

Ehrmann: Sclerema neonatorum (Scleroderm) in Lubarsch-Ostertag: Ergebnisse der speziellen pathologischen Physiologie der Sinnesorgane, S. 471. Wiesbaden 1896. — Esch: Zur Klinik des Sclerema neonatorum. Zbl. Gynäk. 1908, 1003. — Esser: Sclerema neonatorum oedematosum im Zusammenhange mit ausgedehnter Lungenblutung. Münch. med. Wschr. 1900, 352.

Finkelstein, H. u. P. Sommerfeld: Zur Pathogenese des Säuglingssclerems. Mschr. Kinderheilk. 25, H. 1/6, 105—109. — Foster u. Giustinian: (a) Scleroedema congenito. Ikterus. Heredolues. Soc. pediatr. argent. Buenos Aires, 13. Aug. 1925. Arch. lat.-amer. Pediatr. 19, No 9, 1102 (1925). (b) Ein Fall von angeborenem allgemeinen Sclerödem (Ikterus, Heredolues, Polydaktylie). Semana méd. 32, No 40, 821, 824. — Fox, Howard: Sclerema neonatorum. N. Y. dermat. Soc., 23. Okt. 1928. Arch. of Dermat. 19, 513 (1929).

Geiser, E.: Beitrag zum Scleroderma neonatorum. Mschr. Geburtsh. 35, 76. — Goldie, W.: Sclerema neonatorum. Brit. med. J. 1930, Nr 3621, 1000—1001. — Gray: Sclerema neonatorum. Arch. of Dermat. 14, 635 (1926). — Grimaldi, Antonio Buscemi: 2 casi di sclerema dei neonati con ipertrofia del timo. Ricerche istologiche. Arch. Farmacol. sper. 34, H. 6, 94—96; H. 7, 97—107; H. 8, 113—117.

Harrison, G. A. and J. W. McNee: An investigation of sclerema neonatorum; with special reference to the chemistry of the subcutaneous tissues (Pt. II.) Arch. Dis. Childh. 1, 123—140 (1926). — Hennig, C.: (a) Die Verhärtung des Zellgewebes beim Neugeborenen. Arch. Heilk. 2, 513 (1861). (b) Verhärtung des Zellgewebes. Gerhardts Handbuch der Kinderkrankheiten, Bd. 2. Tübingen 1877. — Heymann, W.: Zur Pathogenese des Säuglingssclerems. I. Quellungsverhältnisse. Z. Kinderheilk. 48, 238—245 (1929). — Hubert, W. A.: 2 cases of sclerema neonatorum. Lancet 1906, Nr 3, 1215.

Johannessen: (a) Sclerödem der Neugeborenen. Norsk. Mag. Laegevidensk. 84, Nr 6, 560—564. (b) Scleroderma neonatorum. Norsk. Mag. Laegevidensk. 84, Nr 9, 830.

Kimura: Über Scleroedema neonatorum cutis. Acta dermat. (Kioto) 9, 89—99 und deutsche Zusammenfassung, S. 99—100. 1927. — Knoepfelmacher: Untersuchungen über das Fett im Säuglingsalter und über das Fettsclerem. Wien. klin. Wschr. 1897, 228. — Kohnstamm, G. L. S. and Freda K. Herbert: Sclerema neonatorum and its relation to fat necrosis. Arch. Dis. Childh. 2, Nr 12, 349—357 (1927).

Langer: Beitrag zur Kenntnis des Sclerema neonatorum. Wien. med. Presse 1881, Nr 44/45. — Lieberthal: Sclerema neonatorum and scleroderma. J. of cutan. Dis., Jan. 1918, 29. — Little: Roy. Soc. of Med., 16. Juli 1914. Ref. Arch. of Dermat. 122, 526. — Loeffler, L.: Zur Pathogenese des Säuglingssclerems. II. Pathologisch-anatomische Bemerkungen. Z. Kinderheilk. 48, 245—247 (1929). — Luithlen: Die Zellgewebsverhärtungen der Neugeborenen. Wien: Alfred Hölder 1902.

Mensi: Über die Hautalterationen des Sclerems. Histopath. Beitrag (mit Mikrophotogr.). Giorn. ital. Mal. vener. Pelle. 1912, H. 2, 209. — Musmeci d'Agata: Alcune considerazioni cliniche sulle sclerema dei neonati. Gazz. Osp. 1887, No 25—26.

Namias: Über einige Fälle von Sclerema neonatorum. Referat von Levi, Sperimentale 2, 338 (1884).

Parrot: De l'athrepsie. Progrès méd. 1875, 1. — Pilcher: Wheal formation in infants and in children. I. In edema, cretinism, scleredema, sclerema, nephritis, cardiac disease, severe prostration a. tuberculinpositive subjects. Amer. J. Dis. Childr. 31, 77—95 (1926). — Preter, Y. de u. Lamoral: Über Sclerema neonatorom. Vlaamsch geneesk. Tijdschr. 10, 2—4 (1929).

Reuss, A.: Die Krankheiten der Neugeborenen. Berlin: Julius Springer 1914.

Sedgwick, R. E.: Über einen Fall von Sclerema neonatorum. Lancet, 4. Febr. 1911, 301. — Skeer, Jakob: Sclerema neonatorum. Report of a cure by X-ray therapy. Arch. of Dermat. 19, 732—736 (1929). — Soltmann: (a) Sclerema neonatorum (Scleroedem Soltmann). Zbl. Kinderheilk. 5 (1899). (b) Sclerema neonatorum. Eulenburg: Realencyklopädie der gesamten Heilkunde, Bd. 18, S. 341. — Somma: Lo Sclerema dei neonati. Napoli 1892. — Stütz: J. prakt. Arzneikde u. Wundarzneikunst 14, H. 2, 32.

Walzer: Sclerema neonatorum. Brooklyn dermat. Soc., 21. Nov. 1927. Arch. of Dermat. 18, 601 (1928). — Waterhouse, R.: A case of sclerema neonatorum. Lancet 1906, Nr 10, 1282. — Wiederhofer: Das Sclerem. Gerhardts Handbuch der Kinderkrankheiten, Bd. 4, H. 2, S. 557. 1880. — Wright Myers: Ein milder Fall von Sclerema neonatorum. J. of cutan. Dis. 27, 2.

9. Suprapubisches Genitalödem des Neugeborenen.

D'Astros: Les oedèmes chez le nouveau-né et les nourrissons. Zit. nach Ylppö.

Brdlik, Jiři u. Josef Švejcar: Chronisches Genitalödem der Neugeborenen. Čas. lék. česk. **1929** II, 1717—1721 und französische Zusammenfassung 1721.

Comby: Zit. nach Marfan-Debray.

Finkelstein: (a) Zur Kenntnis seltener Erkrankungen der Neugeborenen. Berl. klin. Wschr. **1895**, 496. (b) Zit. nach Reuss. — Friedjung: (a) Bemerkung zu der Arbeit von Arvo Ylppö: Vorübergehende, eventuell chronische Genitalödeme bei Frühgeborenen auf Grund lokaler mechanischer Stauung im Heft 3 des 14. Bandes dieser Zeitschrift. Z. Kinderheilk. **15**, H. 1/2, 46. (b) Das chronische idiopathische Genitalödem junger Säuglinge. Wien. klin. Wschr. **1906**, Nr 24.

Hochsinger: Wien. dermat. Ges., 23. Okt. 1901. Ref. Arch. f. Dermat. **59**, 264.

Knoepfelmacher: Demonstration eines Neugeborenen mit Ödem der Regio pubica. Ges. inn. Med. Wien, 31. Mai 1906. Zit. nach Ylppö.

Lehndorff: Demonstration eines 16 Monate alten Knaben mit Elephantiasis des Präputiums. Ges. inn. Med. Wien, 10. Mai 1906. Zit. nach Ylppö.

Manicatide et Rusesco: Un cas de „scléroedème génito-suspubien des nouveau-nés". Bull. Soc. méd. Hôp. Bucarest **9**, 1—5 (1927).

Woringer: (a) Le scléroedème génito-suspubien du nouveau-né. Réun. pédiatr. Strasbourg, 14. Nov. 1925. Strasbourg méd. **2**, 142—143. (b) Scléroedème génito-suspubien. Réun. pédiatr. Strasbourg, 14. Nov. 1925. Méd. Alsace et Lorraine **5**, 112 (1926).

Ylppö: Vorübergehende, eventuell chronische Genitalödeme bei Frühgeborenen auf Grund lokaler mechanischer Stauung. Z. Kinderheilk. **14**, H. 3, 243.

10. Scleroedema adultorum (Buschke).

Adler: Sclerödem vor 30 Jahren. K. D. Berl. dermat. Ges., 11. Mai 1926. Ref. Zbl. Hautkrkh. **20**, 259. — Audry, Ch. et J. Gadrat: Sur la sclérème aponévrotique bénin (scléroedème de Buschke). Ann. de Dermat. **1**, 161—167 (1930).

Baginsky: Krankendemonstration. Berl. med. Ges., 25. März 1903. Ref. Berl. klin. Wschr. **1903**, Nr 19. — Bamberger: Das Sclerödem und seine Beziehungen zu den Sclerodermien. Diss. Heidelberg 1910. — Beck, J.: Scleroedema adultorum (Buschke). Dermat. Zusammenk. Budapest, 17. Nov. 1927. Börgyógy. Szemle 5, Nr 12, 307. Ref. Zbl. Hautkrkh. **27**, 751. — Bettmann: Diskussionsbemerkung. 10. Kongr. dtsch. dermat. Ges. **1908**, Kongr.ber., 127. — Blaschko: Disk.bem. Verh. dtsch. dermat. Ges. 10. Kongr. **1908**, 127. — Bruhns: (a) Sclerödem. Berl. dermat. Ges., 12. Febr. 1924. Ref. Zbl. Hautkrkh. **12**, 123. (b) Sclerödem. Berl. dermat. Ges., 12. Febr. 1925. Ref. Zbl. Hautkrkh. **16**, 518. — Bruusgaard, E.: Über Hautkrankheiten bei Stoffwechselstörungen und endokrinen Leiden mit besonderer Berücksichtigung der Pathogenese der Sclerodermie. Med. Rev. (norw.) **65**, Nr 10/11, 618—648 (1927). Ref. Zbl. Hautkrkh. **27**, 149. — Buschke: (a) Über Sclerödem. Berl. klin. Wschr. **29**, Nr 41. (b) Berl. dermat. Ges., 1. Mai 1900. Ref. Arch. f. Dermat. **53**, 383. (c) Berl. dermat. Ges., 2. Juli 1901. Ref. Arch. f. Dermat. **58**, 286. (d) Muskuläre Lokalisation des Scleroedema adultorum. Berl. dermat. Ges., 12. Juli 1927. Zbl. Hautkrkh. **25**, H. 9/10, 513 (1928). — Buschke u. Ollendorff: Scleroedema adultorum mit muskulärer Lokalisation. Med. Klin. **23**, Nr 37, 1406—1408 (1927).

Darier, Ferrand u. Mircouche: Scleremie oder ödematöse Sclerodermie Hardy. K. D. Soc. franç. Dermat., 12. Juni 1919. Ref. Arch. de Dermat. **125**, 873. — Delbanco: Diskussionsbemerkung. Arch. f. Dermat. **145**, 310. — Dientz: Ein Beitrag zur Kenntnis des „Sclerödems der Erwachsenen" (Buschke). Diss. Bonn 1924. — Dubreuilh: Sclérodermie diffuse aigüe des enfants. Bull. méd. **34**, No 62, 1163—1164. Ref. Zbl. Kinderheilk. **10**, 379.

Freund: (a) Scleroedema adultorum (Buschke). Berl. dermat. Ges., Sitzg 12. Nov. 1929. Ref. Zbl. Hautkrkh. **32**, 547. (b) Histologische Befunde bei Sclerödem (Buschke). Berl. dermat. Ges., Sitzg 10. Dez. 1929. Ref. Zbl. Hautkrkh. **33**, 303. — Freund, H.: Über Sclerödem (Buschke). Unter besonderer Berücksichtigung der Histologie. Arch. f. Dermat. **161**, 92—113 (1930).

Graevenitz: Über 3 Fälle von Scleroedema adultorum Buschke. Mschr. Kinderheilk. **39**, H. 3/4, 257—263 (1928). — Grünmandel: Sclerödem Buschke. Schles. dermat. Ges. Breslau, 14. Febr. 1925. Ref. Zbl. Hautkrkh. **17**, 270.

Halle: Sclerödem. K. D. 10. Kongr. dtsch. dermat. Ges. **1908**, Kongr.ber. 123. — Hofmann, Edmund: Das Krankheitsbild des Scleroedema (Scleremia) adultorum (Buschke). (Ein neuer Fall nach Grippe.) Med. Klin. **23**, 392—393 (1927). — Hoffmann, E.: (a) Über Scleroedema (Scleremia) adultorum nach Grippe mit Veränderungen an den cutanen Nerven. 13. Kongr. dtsch. dermat. Ges. München **1923**. Arch. f. Dermat. **145**, 310. (b) Über Scleroedema (Scleremia) adultorum nach Grippe mit Gewebsveränderungen an den cutanen Nerven. Klin. Wschr. 2, Nr 21, 963—965. (c) Scleroedema adultorum (Scleremia). Arch. f. Dermat. **155**, 319 (1927).

Karrenberg: Casus pro diagnosi. Dermat. Ges. Hamburg-Altona, 26. Nov. 1927. Ref. Zbl. Hautkrkh. 27, 341. — Königstein: Wien. dermat. Ges., 28. Mai 1914. Ref. Arch. f. Dermat. 119 II, 299. — Kumer, L.: Sclerödem der Erwachsenen. Wiss. Ärzteges. Innsbruck, 31. Mai 1929. Ref. Wien. klin. Wschr. 1929, 1369. — Kutter: Scleremartige Hauterkrankung im Verlaufe einer encephalitischen Erkrankung bei einem Säugling. Z. Kinderheilk. 36, H. 4/5, 291—294.

Lehner: (a) E. Scleroderma adultorum Buschke. Ung. dermat. Ges. Budapest, Sitzg 1. März 1929. Ref. Zbl. Hautkrkh. 31, 778. (b) Scleroedema adultorum Buschke und Acanthosis nigricans. Ung. dermat. Ges., Sitzg 5. April 1929. Ref. Zbl. Hautkrkh. 31, 783. — Lesné, E., G. Dreyfus, Sée et Cl. Launay: Allgemeines Sclerödem nach subakuter Nephritis bei einem 4jährigen Kinde. Bull. Soc. Pédiatr. Paris 27, 518—524 (1929).

Mayr, J.: Das Krankheitsbild des Scleroedema adultorum Buschke. 16. Kongr. dtsch. dermat. Ges. Königsberg i. Pr. 1929. Ref. Zbl. Hautkrkh. 31, 428.

Naegeli: Sclerödem. Kongr. schweiz. dermat. Ges., Ber. 10. April 1926. Ref. Zbl. Hautkrkh. 23, 638. — Nobl: (a) Über das benigne Sclerödem Erwachsener. Wien. med. Wschr. 1909, Nr 38. (b) Wien. dermat. Ges., 18. Jan. 1911. Ref. Arch. f. Dermat. 107, 440.

Pinkus: 2 Fälle von Sclerödem. Dermat. Z. 1907, 425. — Pintér: Scleroderma acutum. Ung. dermat. Ges., Sitzg 9. Nov. 1928. Ref. Zbl. Hautkrkh. 29, 496. — Pulvermacher: Disk.bem. Zbl. Hautkrkh. 12, 123.

Rissom: Beitrag zur Kenntnis des Sclerödems der Erwachsenen. Arch. f. Dermat. 94, 39. — Roscher: Beitrag zur Kenntnis des Sclerödems Erwachsener. Arch. f. Dermat. 113, 875—880. — Rummert, O.: Ein Beitrag zur Kenntnis des Scleroedema adultorum. Dermat. Wschr. 89, 1563—1583 (1929).

Schmidt, Karl: Scleroedema Buschke. Frankf. dermat. Ver.igg, 7. Mai 1925. Ref. Zbl. Hautkrkh. 18, 28. — Schouwen, M.: Scleroedema adultorum. Niederl. Ver.igg dermat. Rotterdam, Sitzg 1. Dez. 1929. Nederl. Tijdschr. Geneesk. 1930, 1946—1949. — Schubert: Fall zur Diagnose. Dtsch. dermat. Ges. tschechoslov. Republ., 15. Juli 1923. Ref. Zbl. Hautkrkh. 10, 14. — Sellei: (a) Scleroedema adultorum (Buschke) (Induratio progressiva benigne subcute). Dermat. Z. 54, 161—168 (1928). (b) Scleroedema adultorum Buschke. Ung. dermat. Ges., 30. März 1928. Ref. Zbl. Hautkrkh. 26, 653. — Sellei, J.: Die Behandlung der Sclerodermie mit Pankreasfermenten. Med. Klin. 1930, Nr 50.

Torrey: Acute scleroderma. San Francisco dermat. Soc., 15. Febr. 1929. Arch. of Dermat. 20, 410 (1929).

Voronov, D.: Zur Histologie der Atrophodermie. (Ein Fall von Hemiatrophia totalis und ein Fall von Scleroedema Buschke.) Venerol. (russ.) 1927, Nr 3, 226—231 u. deutsche Zusammenfassung 1927, S. 232.

Wiener: Sclerödem und Zungenveränderungen im Verlaufe eines Falles von perniziöser Anämie. Schles. dermat. Ges. Breslau, 14. Febr. 1925. Ref. Zbl. Hautkrkh. 17, 269.

11. Im Text zitierte Lehrbücher und Arbeiten, die sich nicht ausschließlich auf Sclerodermie beziehen.

Adson, A. W. and G. E. Brown: (a) Thoracic and Lumbar Sympathetic Ganglionectomy in Peripheral Vascular Diseases: Therapeutic Value. J. amer. med. Assoc. In Druck. Zit. bei O'Leary-Nomland. (b) The treatment of Raynauds disease by resection of the upper thoracic and lumbar sympathetic ganglia and trunks. Surg. etc. 48, 577—603 (1929, Mai). — Albertoni: Alterazioni termiche e lesioni trofiche nei processi morbosi. Policlinico, sez. med., 28, H. 2, 457—467 (1921).

Brown, G. E.: (a) Calorimetric studies of the extremities following lumbar sympathetic ramisection and ganglionectomy. Amer. J. med. Soc. 170, 232—240 (1925, Aug.). (b) Treatment of peripheral vascular disturbances of extremities. J. amer. med. Assoc. 87, 379—383, 7. Aug. 1926. (c) Calorimetric studies of the extremities. III. Clinical data on normal and pathologic subjects with localized vascular disease. J. clin. Invest. 3, 358—390, 20. Dez. 1926. — Brünauer: Canceröse und präcanceröse Dermatosen. Wien. klin. Wschr. 1928, Nr 34/36.

Carrera: Die Lues in Beziehung auf Endokrinologie und Sympathicopathien. Prensa méd. argent. 12, 810—816 (1926). — Cassirer, Richard: Die vasomotorisch-trophischen Neurosen, S. 364—461. Berlin: S. Karger 1901.

Ehrmann: (a) Die Anwendung der Elektrizität in der Dermatologie. Wien-Leipzig: Jos. Šafár 1908. (b) Vergleichend diagnostischer Atlas der Hautkrankheiten und der Syphilide. Jena: Gustav Fischer 1912. — Ehrmann, S.: Das melanotische Pigment und die pigmentbildenden Zellen des Menschen und der Wirbeltiere in ihrer Entwicklung nebst Bemerkungen über Blutbildung und Haarwechsel. Bibl. med., Abt. D. II, H. 6. Cassel: Th. G. Fisher & Co. 1896.

Finger: Die Hautatrophien (Atrophia diffusa, Anetodermia, Atrophia maculosa) und deren Verhältnis zur Sclerodermie. 16. Internat. med. Kongr. Budapest, Aug.-Sept. 1909, Sect. 13, 89. — Finger u. Oppenheim: Die Hautatrophien. Wien-Leipzig: Franz Deuticke

1910. — FOERSTER, O. H.: The relations of internal secretions to cutaneous diseases. J. cutan. Dis. **34**, 1 (1916). — FUNFACK: Salben- oder Maskengesicht nach Erkrankungen des Hirns bzw. seiner Häute. Ver.igg Dresden. Dermat., 5. Nov. 1924. Ref. Zbl. Hautkrkh. **16**, 23.

GANS, O.: (a) Über die Beziehungen von Hautveränderungen zu den Störungen der endokrinen Drüsen. Zbl. Hautkrkh. **12**, 1—12. (b) Histologie der Hautkrankheiten. Berlin: Julius Springer. — GOLAY, J.: Sur le rôle du système sympathique dans la pathogénie d'un grand nombre de dermatoses. Ann. de Dermat. **3**, 567 (1922). — GUHRAUER: Kalktumoren. Schles. dermat. Ges. Breslau, 28. Mai 1924. Ref. Zbl. Hautkrkh. **13**, 238.

HELLER: Nagelveränderungen bei RAYNAUDscher Krankheit. Berl. dermat. Ges., 10. März 1925. Ref. Zbl. Hautkrkh. **18**, 868. — HOFFMANN, H.: (a) Kalk, Mucin, Myxödem, Sclerodermie, Calcinose. 13. Kongr. dtsch. dermat. Ges. München, **1923**. Arch. f. Dermat. **145**, 311. (b) Bemerkung zu meiner Arbeit: Über circumscriptes, planes Myxödem mit Bemerkungen über Schleim und Kalk bei Poikilodermie und Sclerodermie. Arch. f. Dermat. **146**, H. 1, 89—104 (1923). Arch. f. Dermat. **147**, H. 2, 358. — HYDE, J. N. and McEWEN, E. L.: The dermatoses occurring in Exophthalmic Goiter. Amer. J. med. Sci. **125**, 1000 (1903).

KEGERREIS, ROY: Calorimetric studies of extremities. II. Experimental apparatus and procedures. J. clin. Invest. **3**, 357—367, 20. Dez. 1926. — KOHLMANN: Neurodystrophische Veränderungen des Knochensystems bei Sclerodermie, Syringomyelie sowie bei spinaler und cerebraler Kinderlähmung. 15. Kongr. dtsch. Röntgenges. Berlin, 27. bis 29. April 1924. Fortschr. Röntgenstr. **32**, Kongr.-H. 1, 47—48. — KREIBICH: Eruption oder Reaktion. Dermat. Wschr. **91**, Nr 47, 1715—1720 (1930). — KROMPECHER, STEFAN: Teleangiostenose, die morphologische Grundlage der „juvenilen" oder „spontanen" Gangränen (Endarteritis obliterans, Arteriitis obliterans, Thromboangiitis obliterans). Arteriolosclerosis renum und Scleroderma. Beitr. path. Anat. **85**, 647—682 (1930). — KYRLE: Vorlesungen über Histobiologie der menschlichen Haut und ihrer Erkrankungen. Wien-Berlin: Julius Springer.

LEINER: Sammelreferat über Hautkrankheiten und Infektionen des Kindesalters (Literatur 1920—1923). Zbl. Hautkrkh. **14**, 1—20.

MEIROWSKY: Über die Entstehung der sogenannten kongenitalen Mißbildungen der Haut. Arch. f. Dermat. **127**, 1—192 (1919). — MÜLLER, O.: Die Capillaren der menschlichen Körperoberfläche, 1922.

NIEKAU: Anatomische und klinische Beobachtungen mit dem Hautmikroskop. Dtsch. Arch. klin. Med. **132** (1920).

OPPENHEIM: Beitrag zur Frage der Hautabsorption mit besonderer Berücksichtigung der erkrankten Haut. Arch. f. Dermat. **93**, 1—22 (1908).

PULAY: Stoffwechsel und Haut. Wien: Urban u. Schwarzenberg 1923.

REDISCH: Capillaroskopische Untersuchungen bei Vasoneurosen. Klin. Wschr. **3**, Nr 24, 1070—1072. — ROTTMANN, H. G.: Über Poikilodermia atrophicans vascularis (JAKOBI) mit bemerkenswerten Nebenbefunden. Arch. f. Dermat. **153**, 747.

SAPHIER, J.: (a) Die Dermatoskopie. I. Mitt. Arch. f. Dermat. **128**, 1. (b) Die Dermatoskopie. II Mitt. Arch. f. Dermat. **132**, 69. (c) Die Dermatoskopie. III. Mitt. Arch. f. Dermat. **134**, 314. (d) Die Dermatoskopie. IV. Mitt. Arch. f. Dermat. **136**, 149. — SATKE, O.: Über das Ergrauen der menschlichen Körperbehaarung. Z. Konstit.lehre **15**, 646—650 (1930). — SHEARD, CHARLES: Calorimetric studies of extremities. I. Theory and practise of methods applicable to such investigations. J. clin. Invest. **3**, 327—355, 20. Dez. 1926. STEWART, G. N.: Studies on the circulation in man. I. The measurement of the blood-flow in the hands. Heart **3**, 33—88 (1911, Okt.). — STRAUSS, H.: (a) STILLsche oder MIKULICZsche Krankheit? Med. Klin. **1915 I**, Nr 21, 590. (b) Über STILLsche Krankheit. Med. Klin. **1926 II**, Nr 33, 1229. (c) Pathogenese. Diagnose und interne Therapie der chronischen Gelenkserkrankungen. Med. Klin. **1927 II**, Nr 34, 1245.

UNNA, P. G.: Hautkrankheiten. (In JOHANNES ORT: Lehrbuch der speziellen pathologischen Anatomie, VIII. Lief.) Berlin: August Hirschwald 1894. — URBACH: Untersuchungen über den Energiestoffwechsel bei Hautkranken. I. Die Bestimmung des respiratorischen Gaswechsels als klinische Untersuchungsmethode in der Dermatologie. Arch. f. Dermat. **152**, H. 2, 302.

ZONDEK: Die Krankheiten der endokrinen Drüsen. Berlin: Julius Springer 1924.

Elephantiasis.

Von

Franz G. M. Wirz - München.

Mit 9 Abbildungen.

Einleitung. Der Name „*Elephantiasis*" ist eine rein *klinische Bezeichnung*. Als solcher charakterisiert er allerdings, so laienhaft er auch zunächst anmuten mag, trefflich die äußere Form der Krankheit, die in diesem Kapitel erörtert werden soll. Insbesondere entspricht der Name ganz der sinnfälligen Erscheinung ausgeprägter Fälle (siehe Abb. 1 u. 2.). Aber er ist eben deshalb nicht mehr als ein Bild! Er stammt aus einer Zeit, in der man sich mit der formalen Betrachtung und Beschreibung der Krankheiten begnügen mußte. Jahrhunderte alter Brauch verhinderte es, diesen Namen wie andere derart entstandene Krankheitsbezeichnungen anzutasten, neue Namen zu prägen und andere Einteilungen zu treffen. Aber man war sich längst darüber klar geworden, daß sich unter dem einen Krankheitsnamen genau so wie unter der gleichen äußeren Form *ätiologisch verschiedene Krankheiten* versteckt hielten.

So ist es bis zu einem gewissen Grade Überlieferung wie Übereinkunft, welche krankhaften Zustände man zur Elephantiasis rechnet. Daher ist es auch nicht verwunderlich, daß sich die klinische Bezeichnung Elephantiasis nicht in allen Ländern, sogar oft nicht einmal in ein und demselben Lande innerhalb der verschiedenen medizinischen Disziplinen deckt. Die Bestrebungen der letzten Jahrzehnte, das ätiologische Moment bei der Namensgebung mehr als früher zu berücksichtigen oder ihm dabei gar den Vorrang zu geben, haben zweifellos auf der einen Seite zur schärferen Umgrenzung des Krankheitsbegriffes der Elephantiasis und zu einer Abtrennung verwandter Zustände geführt. Andererseits drohte aber damit die Gefahr, daß ein *Krankheitstyp, dessen unbedingte Einheitlichkeit* — von klinischen Gleichheiten abgesehen — *auch in der pathogenetischen Entwicklung und durch die grundsätzlich fast stets gleichen pathologisch-anatomischen Befunde gegeben ist*, doktrinärer Gründe halber zerstört wurde. Das Gemeinschaftliche bei allen Fällen von Elephantiasis liegt eben nicht auf ätiologischem Gebiete! Wollte man danach trennen und einteilen, so würde bei der ungeheuren ätiologischen Mannigfaltigkeit fast jeder fünfte oder sechste Fall von Elephantiasis einen eigenen Namen benötigen. Damit wäre niemandem gedient!

Was begrifflich das Ekzem nach der letzten internationalen Aussprache auf dem Kopenhagener Kongreß (1930) für die oberste Hautschicht darstellt, nämlich eine Reaktionsform der Haut auf die verschiedensten Reize hin, das bedeutet die *Elephantiasis* — bis zu einem gewissen Grade des Vergleichs — für die Cutis und Subcutis, nämlich *eine pathologisch-anatomisch wohl charakterisierte Reaktionsform des Gewebes, vor allem des lymphatischen,* auf verschiedene Schädigungen der Cutis und Subcutis hin. Diese, je nach den Stadien natürlich verschiedene, im Wesen jedoch stets gleiche Reaktionsform des Gewebes bedingt auch das sich immer wiederholende äußere Bild der Krankheit, eben die elephantiastischen Formänderungen eines Körperteils oder mehrerer; die *Ätiologie des Einzelfalls spielt hierbei eine ziemlich untergeordnete Rolle.* So dürfte es auch heute noch das Zweckmäßigste sein, den klinischen Begriff der Elephantiasis im alten Sinne aufrecht zu erhalten. *Die Elephantiasis ist eine eigene Krankheit, auch wenn sie ätiologisch uneinheitlich ist.*

Den Vorschlag, den ZAVALA SÁENZ kürzlich machte, statt Elephantiasis „Pachydermiasis" zu sagen, weil kein Recht bestünde, in der medizinischen Nosologie an dem Namen „Elephantiasis" festzuhalten, halte ich nicht für glücklich. Schon oft sind andere Namen für die

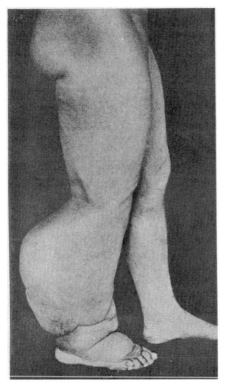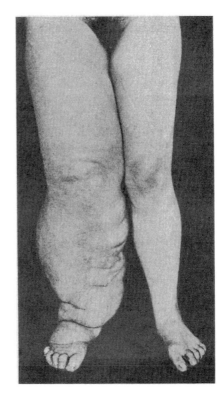

Abb. 1 und 2. Elephantiasis bei 28jährigem Mädchen. (Nach ZAHRADNICKY.)

Elephantiasis vorgeschlagen und ebenso oft wieder vergessen worden. In der Medizin gibt es zahlreiche Namen, die nicht nach dem ätiologischen Agens oder einem pathologisch-anatomischen Substrat geprägt sind, sondern die irgendwelchen Vergleichen oder Volksbezeichnungen zufälliger Art ihren Ursprung danken. Oft aber sind sie, wie der Name Syphilis, überhaupt nicht mit Sicherheit zu deuten, aber die Überlieferung hält mit Recht an ihnen fest. Dabei bedeutet der Name Elephantiasis, wie dargelegt, immerhin noch eine überaus charakteristische klinische Bezeichnung und ist damit allein schon genügend gerechtfertigt.

Krankheitsbegriff. *Elephantiasis nennt man eine chronische, mehr oder weniger entzündliche Hautkrankheit, die durch Zirkulationsstörungen, und zwar insbesondere Lymphstauungen, im Verein mit Gewebswucherungen ausgezeichnet ist. Sie führt zu gewaltigen unförmigen Verdickungen der Haut und verleiht damit den befallenen Körperteilen, vornehmlich den Beinen, ein plumpes, unmenschliches, „elephantiastisches" Aussehen. Die Krankheit stellt eine besondere Reaktionsform* *der Lymphgefäße und des zugehörigen Bindegewebes der Haut auf mechanische, neoplastische, bakterielle oder parasitäre Schädigungen dar.*

Einfache, durch Zirkulationsstörungen irgendwelcher Art verursachte Ödeme *ohne* Gewebswucherungen gehören somit nicht zur Elephantiasis, auch wenn sie eine Form aufweisen, die rein äußerlich elephantiastischen Gebilden entspricht. Andererseits scheiden alle Krankheiten aus, welche durch Gewebsveränderungen spezifischer Art ähnliche Formen erzeugen. Schließlich sind hier alle angeborenen oder erworbenen Tumoren abzutrennen, gleichgültig, von welchem Gewebe sie ihren Ausgang nehmen.

Geschichte. Es ist natürlich, daß eine Krankheit mit den auffallenden Erscheinungen der Elephantiasis und ihren, von Zeit und Ort ziemlich unabhängigen Entstehungsbedingungen im Altertum schon bekannt war. Es wurden indes zu verschiedenen Zeiten und in einzelnen Ländern auch andere Namen gebraucht, wie z. B. *Elephantia, Elephantopus, Satyriasis, Leontiasis, Pes febricitans, Pachydermie, Hernia carnosa, Sarcoma mucosum* usw. oder besonders später für die sogenannte tropische Elephantiasis, *Mal de Cayenne, Barbadosbein, Roosbeen von Surinam, Spargosis fibro-areolaris, Phlegmasia malabarica, Cochinbein usw.* Schließlich verwechselten im Laufe der Jahrhunderte, wenn neue Völker alte Kulturen übernahmen, diese die Namen und die Krankheiten der anderen, wie z. B. jene Araber, die ihre medizinischen Kenntnisse aus griechischen Werken schöpften oder wie jene abendländischen Forscher, die zu Salern arabische Medizin in Latein umprägten. So ist die Geschichte der Elephantiasis reich an Irrungen und Wirrungen.

Es ist das unauslöschliche Verdienst des großen Chirurgen Esmarch und seines Mitarbeiters Kuhlenkampff, die Geschichte der Elephantiasis ebenso wie die Krankheit selbst endlich und gründlich geklärt zu haben. Da ist es erstaunlich zu lesen, daß noch in der Mitte des vorigen Jahrhunderts ausgeprägte Fälle von Lepra anaesthetica als eine Varietät der Elephantiasis Arabum (alte Bezeichnung für die echte hier beschriebene Elephantiasis im Gegensatz zur Elephantiasis graecorum, womit die Lepra elephantiastica bezeichnet wurde) beschrieben wurden. Daneben hat es freilich nicht an Forschern gefehlt, die über das eigentliche Wesen der Elephantiasis Ansichten hegten, denen wir heute noch ganz und gar beipflichten können. Nicht nur über die Vielfältigkeit der Ätiologie, sondern auch über die pathogenetischen Eigentümlichkeiten sind schon vor dieser Zeit höchst beachtenswerte Arbeiten veröffentlicht worden. 1776 wies Hillary auf Grund seiner Studien auf Barbados nach, daß der Aussatz (E. graecorum) mit der eigentlichen Elephantiasis überhaupt nichts zu tun habe. Er ging somit noch weiter als vor ihm der westindische Arzt Town, der beide Leiden wenigstens noch für untereinander verwandt gehalten hatte. Hillary erkannte auch als erster klar, daß die Fieberanfälle und die lymphangoitischen Erscheinungen die Ursache der schubweise sich verstärkenden Schwellungen seien. Hillarys Verdienste können keinen Abbruch erleiden durch seine irrige Annahme, die Elephantiasis sei eine Art Wechselfieber (weshalb er die Kranken auch mit Chinarinde behandelte). Hendy stellte diesen Irrtum 10 Jahre später richtig. Wertvoller noch als diese Berichtigung waren aber die pathologisch-anatomischen Studien Hendys über die Elephantiasis. Sogar im Experiment versuchte er, der Pathogenese auf die Spur zu kommen; das ist für die damalige Zeit eine höchst bemerkenswerte Methode. Er injizierte Quecksilber in die erweiterten Lymphgefäße und beobachtete dessen Verbleiben. Die tiefer liegenden Gefäße hielten dicht, die oberflächlichen dehnten sich, ließen das flüssige Metall durch die Wände sickern oder zerrissen. Hendy untersuchte auch die ausgesickerte Flüssigkeit von Elephantiasisbeinen. Er erkannte sie richtig als Lymphe. Das, sowie zahlreiche Studien über die Drüsen solcher Elephantiasisbeine veranlaßten ihn zu erklären, daß die Elephantiasis durch Stauung infolge von Drüsenkrankheit oder Drüsenverschluß zustande käme. In einen gewissen Gegensatz zu ihm trat ROLLO. Dieser zeigte, daß Elephantiasis auch bei durchgängigen Drüsen vorkäme, somit noch andere Ursachen die Lymphstauung im Gewebe hervorrufen müßten. Wie befruchtend wirkte auch diese Gegnerschaft auf die wissenschaftliche Forschung! ESMARCH schrieb 1885, ,,daß eine ganze Reihe von Problemen und Fragen, welche bis auf den heutigen Tag einer endgültigen Lösung harren und die Gemüter der Forscher beschäftigt haben, in einem dem Buche HENDYS beigegebenen zweiten Teile von dem Wundarzt ROLLO aufgeworfen und beleuchtet wurden".... ,,Drüsenobstruktion, Verlegung der Venen, passive Erweiterungen der offenen Lymphgefäße mit Verdünnung ihrer Wände, chronisch entzündliche Prozesse der Gewebe selbst mit Veränderungen an den Gefäßwänden...... Alles das findet sich vertreten." Heute nun sind diese Probleme und Fragen zum größten Teile in befriedigender Weise gelöst. Wie so oft in der Geschichte der Medizin hat sich auch hier gezeigt, daß ein jeder der sich befehdenden Forscher ein gut Stück im Recht war. Das Entweder-Oder von damals hat heute dem Sowohl-Als-Auch Platz machen müssen.

Unsere Kenntnisse über die Klinik der Elephantiasis wurden nach den Arbeiten der eben erwähnten Autoren, durch diese deutlich beeinflußt, am meisten von englischen und französischen Tropenärzten gefördert. Die pathologische Anatomie jedoch wurde erst später, in den 50er Jahren, durch ROKITANSKY, SINZ, SIMON, TEICHMANN, ganz besonders aber durch VIRCHOW, geklärt. Ihren Untersuchungen verdanken wir somit die eigentlichen Grundlagen unseres heutigen Wissens über das Wesen der Elephantiasis. Auf diesen ließ sich leicht aufbauen. VIRCHOWs klare Erkenntnis schuf den architektonischen Plan. ESMARCH und KULENKAMPFF waren die ersten Bauherren. Aus VIRCHOWs Ausführungen geht hervor, daß schon er die Elephantiasisfälle, die in unserem Klima vorkommen, hinsichtlich der Ätiologie für etwas anderes hielt als die tropischen Fälle. Aber erst bei ESMARCH und KULENKAMPFF findet sich dieser Gedanke klar herausgearbeitet. ,,Neben der einen wesentlichsten Entstehungsursache der Elephantiasis, welche wir vorderhand als die endemische bezeichnen wollen, gibt es nun noch eine Reihe von anderen, welche das sporadische Vorkommen der Krankheit auf der ganzen Erde verständlich machen." Diesen einleitenden Worten folgt dann bei ESMARCH und KULENKAMPFF eine Aufzählung aller Ursachenmöglichkeiten für die Elephantiasis, so lückenlos, daß man dieses Kapitel (S. 20, 21) heute noch in jedes Lehrbuch übernehmen könnte. Was nun die ,,endemische" Entstehungsursache angeht, so ist die Zurückhaltung, mit der die Verfasser diese Frage besprechen, sehr bemerkenswert. Viele Zeilen werden einer Lehre von der Verwandtschaft der Elephantiasis mit der Malaria gewidmet, bis man dann überrascht auf den Schlußsatz dieses Kapitels stößt: ,,Erst durch die Entdeckung der Filaria sanguinis hominis durch LEWIS ist, wenigstens für manche Formen der Elephantiasis,. neues Licht in dieses Dunkel gebracht worden." Doch nur im Kapitel der Elephantiasis scroti et penis findet sich bei der Wiedergabe von Beobachtungen eine ausführliche Darlegung über die Rolle dieser Filarien. Eine grundsätzliche Würdigung hinsichtlich ihrer ätiologischen Bedeutung fehlt aber auch hier. Allerdings war es noch nicht lange her, daß LEWIS die Nematode, die er früher schon im chylösen Urin gefunden, auch im Sekret eines Lymphscrotums entdeckte (1871). Da er sie aber nicht bei der Elephantiasis der anderen Körperteile fand, glaubte er, die Filarien seien nur die Ursache des Lymphscrotums, und die übrigen Fälle von Elephantiasis in den Tropen seien ihrem Wesen nach etwas anderes. 1877 entdeckte BANKROFT in Australien das Muttertier der Filarien in einem Lymphabsceß eines Kranken am Arm. Sehr bald wurden die Befunde an verschiedenen Orten bestätigt. BANKROFTs Entdeckung kann man eigentlich auch die Geburtsstunde der Elephantiasis „nostras" nennen. Der endemische Teil der Elephantiasis schien nun wohl charakterisiert als der filariöse, der pandemische blieb als Torso zurück. So mußte er selbständig werden. Nur ein Name fehlte noch.

1894 erschien UNNAs klassische Histopathologie der Haut. In diesem Werk trägt nun die pandemische Elephantiasis erstmalig einen eigenen Namen, und zwar den Namen „Elephantiasis *nostras*". Dieser Name sollte den Unterschied zur tropischen, gewissermaßen geographisch, dartun, und diesen Zweck erfüllte er auch; der Leser wußte nunmehr sofort, um was es sich handelte. Der Name selbst „habe damals in der Luft gelegen", schreibt UNNA a. O.

So schien um die Jahrhundertwende auch auf dem ätiologischen Gebiete der Elephantiasis das Wesentlichste geklärt und gesichert zu sein. Vor allem glaubte man eben, über das Verhältnis der in unseren Breiten vorkommenden Elephantiasis zu der tropischen Art im klaren zu sein. Die Elephantiasis „nostras" sei eine Folge der verschiedenartigsten mechanischen und bakteriellen Schädigungen der Lymphgefäße und Drüsen; die Elephantiasis „filariosa" aber folge zwangsläufig der Filariasis, jener weitverbreiteten tropischen Parasitenkrankheit.

Die gründlichen Forschungen, die im letzten Jahrzehnt (1920—1930) durch einzelne Tropenärzte aller Länder angestellt wurden, vor allem aber die ausgedehnten und systematischen Untersuchungen der englischen Filarienkommission haben nun überraschenderweise Ergebnisse gezeigt, angesichts derer jene dualistische Auffassung von der absoluten Unterschiedlichkeit der Elephantiasis nostras und tropica nicht mehr aufrechterhalten werden kann. Es würde hier zu weit führen, alle Entdeckungen datengemäß aufzuzählen. Das ist Sache der Tropenhandbücher. Im Abschnitt über die Ätiologie der Elephantiasis wird ohnedies ausführlich auf manches eingegangen werden müssen. Hier genüge folgende Feststellung: es ist der Beweis dafür erbracht worden, daß auch *die sogenannte Elephantiasis filariosa*, von ganz geringen Ausnahmen abgesehen, *eine bakterielle, und zwar zumeist eine streptogene Krankheit* ist, bei der die Filarien nur eine prädisponierende Rolle spielen, wie in Europa zum Beispiel Syphilis oder Tuberkulose.

Außerdem hat sich herausgestellt, daß die Zahl der Elephantiasisfälle in den Tropen, die überhaupt ganz ohne Filariasis einhergeht und die füglich mit der in unseren Breiten anzutreffenden Elephantiasis völlig, das heißt auch ätiologisch, identisch ist, wesentlich größer ist, als früher angenommen wurde! So sah, um nur ein Beispiel zu nennen, JUAREZ auf Porto Rico 60 Fälle von Elephantiasis, die sämtlich Strepto- und Staphylokokken im Gewebe hatten, aber von Filarien frei waren!

So rechtfertigt auch die jüngste Geschichte der Elephantiasis das Festhalten an dem nachweislich zwei Jahrtausende alten Krankheitsbegriff der Elephantiasis, wie es auch in der Einleitung gefordert wurde. *Der Name Elephantiasis „nostras"* hat damit wieder vollends *seine Berechtigung verloren* und sollte nirgends mehr verwendet werden!

Vorkommen. Seit der von LUITHLEN im alten MRAČEKschen Handbuch erwähnten Studie von HIRSCH, die sich mit der geographischen Verbreitung der Elephantiasis befaßte, ist keine zusammenfassende Arbeit mehr über die Verteilung der Elephantiasis auf dem ganzen Erdball erschienen. Was an Einzelstatistiken vorliegt, ist aus verschiedenen Gründen schlecht verwertbar und nicht miteinander zu vergleichen. Der eine Autor zählt nur schwere Elephantiasisfälle, der andere auch die leichtesten. Geringe Zeiträume zwischen zwei

Untersuchungen in der gleichen Gegend genügen oft, um erstaunliche Unterschiede in den Zahlenwerten aufkommen zu lassen. (Beispiele bei FÜLLEBORN.) Dann ist auch die Methode der Zahlengewinnung keineswegs verläßlich, vor allem in den Tropen nicht. Da werden der Berechnung oft nur die Fälle zahlenmäßig zugrunde gelegt, die eine ärztliche Station aufsuchen. Eine systematische Erhebung, beispielsweise nach der Art der Geschlechtskrankenzählung in Deutschland, ist dort natürlich meist unmöglich. Das Gesagte gilt auch für die Angaben über das Verhältnis der Zahl der männlichen zu der der weiblichen Kranken, wechselnd und unzuverlässig! Mit Absicht wird daher hier auf eine Wiedergabe solcher Zahlensammlungen verzichtet. Aber ein Beispiel sei angeführt, nur um eine Vorstellung von der zuweilen anzutreffenden Durchseuchung eines Volkes mit Elephantiasis zu geben. Auf der Komoreninsel Mayotte sah ROUFFIANDIS bei $59^0/_0$ der erwachsenen Männer Elephantiasis des Scrotums, außerdem bei $12^0/_0$ Lymphscrotum mit einseitiger Beinelephantiasis und bei $3^0/_0$ Elephantiasis eines oder beider Beine ohne Scrotumbeteiligung.

Wichtiger als die zahlenmäßigen Daten über das Vorkommen der Elephantiasis dürfte eine Darlegung der Umstände sein, an die das Vorkommen der Elephantiasis mehr oder weniger zwangsläufig gebunden ist. Da spielt zunächst das Klima eine Hauptrolle. *Tropisches Klima begünstigt an sich das Auftreten von Elephantiasis.* Innerhalb der Tropen sind es aber die *feuchten Gegenden*, die am meisten heimgesucht werden. So kann die Zahl der Elephantiasisfälle auf einer kleinen Insel in den Niederungen der Küste ungeheuer groß, in ihren bergigen Teilen fast gleich Null sein. Eine ebenso wichtige Rolle für das Vorkommen der Elephantiasis wie das Klima an sich spielt indes das *Vorhandensein der sogenannten prädisponierenden Ursachen*. Das sind, wie in späteren Kapiteln dargelegt werden wird, Krankheiten verschiedenster Art, vor allem aber *in den Tropen die Filariasis*. Die dritte Bedingung für das Vorkommen der Elephantiasis ist die *Häufung streptogener Infektionen*. Diese ist naturgemäß an die allgemeinen hygienischen Verhältnisse geknüpft. Unzivilisierte Völker stellen daher das Hauptkontingent der Elephantiasiskranken. Schließlich spielt auch der Rassenunterschied eine Rolle. Nach allem Gesagten ist es verständlich, daß die *Elephantiasis am meisten in feuchten Tropengegenden* vorkommt, in denen die *Filariasis zu Hause* ist und wo infolge unhygienischer Lebensbedingungen *streptogene Infektionen Alltäglichkeiten* sind. Umgekehrt ist die *Elephantiasis am seltensten in den Ländern mit trockenem, kaltem oder gemäßigtem Klima* anzutreffen, in denen die *Filariasis fehlt, Tuberkulose und Syphilis usw. nicht zu häufig* sind, und in denen eine hochstehende Zivilisation *einwandfreie hygienische Verhältnisse* in allen Bevölkerungsschichten und somit *Schutz vor gehäuften streptogenen Infektionen* verbürgt. Zwischen diesen beiden Extremen gibt es natürlich Schattierungen aller Art.

Das Vorkommen der Elephantiasis ist, wie wir sahen, an das Zusammentreffen einer größeren Zahl Faktoren gebunden. Es ist demgemäß schon rechnerisch verständlich, warum z. B. in vielen tropischen Gegenden die Zahl der Elephantiasiskranken keineswegs mit der der Filariaträger parallel geht (FÜLLEBORN).

Von den europäischen Ländern scheint Deutschland am wenigsten Elephantiasiskranke aufzuweisen, wenn man das aus der Zahl der Veröffentlichungen schließen darf.

Ätiologie. Die Ätiologie der Elephantiasis ist außerordentlich mannigfaltig. In der Hauptsache können wir *zwei Gruppen von Ursachen* unterscheiden. Allerdings wird sich manchmal zeigen, daß im Einzelfalle die schematische Einteilung nicht aufrecht erhalten werden kann. Auch vergesellschaften sich oft in allen Stadien der Krankheit zahlreiche Einzelursachen und steigern dann

durch ihr gemeinsames und wechselseitiges Wirken die Wucherungen ins Un-
gemessene. Diesen hier angedeuteten, im Kapitel der Pathogenese eingehender
zu besprechenden tatsächlichen Verhältnissen soll kein Zwang angetan werden;
die Einteilung in zwei Hauptgruppen möge man daher nur auf die sogenannten
primären Ursachen beziehen.

Da sind einerseits *mechanische Hindernisse*, welche anfänglich eine Stauung
der Lymphe verursachen und dann zu einer vermehrten Durchtränkung, endlich zu einer Wucherung des Gewebes führen können. Andererseits sind es
erstlich *infektiös entzündliche Vorgänge* oder *parasitär bedingte Schädigungen*
besonderer Art in der Haut und vor allem am Lymphgefäßsystem, welche
Ödem und Gewebsverdickung hervorrufen.

Betrachten wir zunächst die Gruppe der *mechanischen* Ursachen. Im natürlichen Ablauf der Lebensvorgänge verhindern Herzkraft sowie Blutkreislauf
und Lymphströmung einerseits, Gewebsspannung, Nierenfunktion, nervöse
Regulation und Stoffwechsel andererseits eine übermäßige und schädliche
Ansammlung von Flüssigkeit in irgendeinem Organ oder Gewebe. Ist eine
der genannten Triebkräfte irgendwo gestört, so sind lokale oder allgemeine
Ödeme die Folge. Bleibt die Organ- oder Systemstörung bestehen, so werden
auch die Ödeme chronisch, wenn nicht sonst ein Ausgleich geschaffen werden
kann. Diese bilden aber, wie die Erfahrung zeigt, oft den Übergang zu einer
echten Elephantiasis. *Der reinen Transsudation in das Gewebe kann* eben,
muß es aber nicht — das sei hier schon ausdrücklich bemerkt und später genauer
erläutert — *eine Gewebswucherung folgen.*

Schon diese kurze Betrachtung macht offenbar, daß die Art der mechanischen
Ursachen sehr verschieden sein kann; alle lokalen oder allgemeinen Störungen
im Organismus, welche chronische Ödeme verursachen, können zu einer Elephantiasis führen. Dabei ist es gleichgültig, ob diese Schädigungen wieder erst
die Frucht irgendwelcher anderer innerer Krankheiten, eine Folge von Tumoren
oder dergleichen sind, oder ob sie schließlich durch grobe äußere Eingriffe zustande kommen. HASTINGS sah eine Elephantiasis der Beine nach Herzleiden
und wiederholten Schwangerschaftsödemen auftreten. SYMES beobachtete eine
Elephantiasis an beiden Beinen und den Hüften nach Scharlachnephritis.
FOSTER beschrieb eine Elephantiasis der rechten unteren Extremität, die
sich nach Masern und folgender halbseitiger Lähmung entwickelt hatte.
WESTPHAL verdanken wir die Kenntnis von zwei Fällen von Elephantiasis bei
Dementia praecox-Kranken; bei diesen sollen chronische Ödeme überhaupt
nicht selten sein.

Häufiger greift die ursächliche mechanische Störung lokal an den Lymphbahnen oder ihren Knotenpunkten an. SHATTUCK veröffentlichte einen Fall
von Elephantiasis der Beine, welcher im Anschluß an ein Rundzellensarkom
der Inguinaldrüsen entstanden war. Sehr bemerkenswert ist der autoptische
Befund, den SIEBNER bei einem Elephantiasiskranken erheben konnte, dessen
untere Körperhälfte vornehmlich befallen war; riesige retroperitoneale Drüsen-
pakete, Metastasen eines Magencarcinoms, hatten den Abfluß der Lymphe
verlegt. So kann auch nach MANSON ein Verschluß der Lymphbahnen durch
verknäuelte lebende oder abgestorbene Bankroftifilarien oder durch verkalkte
Würmer rein mechanisch zustande kommen. MAYER beschrieb eine Elephantiasis
des rechten Armes nach periostalem Humerusgumma in der Achsel, MORAWETZ
eine Elephantiasis des rechten Unterschenkels als Folge lokaler Gummen.
Sehr häufig bilden Vereiterungen der Inguinaldrüsen, Verödungen oder Ver-
narbungen, auch durch Röntgenbestrahlungen (CADENAT), sowie ihre chirurgische Ausräumung bei Genital- oder Beckenleiden irgendwelcher Art die
Ursache der Elephantiasis an den unteren Extremitäten, am Genitale oder

an diesen Körperteilen gemeinsam. Hierher gehören die Fälle, die von FÖNNS, POURNEUX, NEGRONI-ZAPPI, SHATTUCK, NICOLETTI, MÜLLERN-ASPEGREN, KERL, MAKANO, LOUSTE-THIBAUT-CAILLAU et COHEN, LAURENTIER veröffentlicht worden sind. Ebenso kann nach einer Ausräumung der Achseldrüsen, z. B. bei der Operation eines Mammacarcinoms, eine Elephantiasis der oberen Extremität entstehen (ALVAREZ). Auch Selbstverstümmelung durch Abschnüren eines Beines hat schon zur Elephantiasis geführt (KERL). In der älteren Literatur finden sich noch viele Beispiele für Elephantiasis, die infolge einer spangen- oder ringförmigen Brand- oder Lupusnarbe an den Extremitäten entstanden waren (LUITHLEN). Die neuere Literatur läßt solche Angaben vermissen, vielleicht, weil sich die chirurgische Therapie jener Krankheiten in den letzten Jahren verbessert und durch rechtzeitige Plastik derartige Abschnürungen zu verhindern gelernt hat. In dieses Kapitel sind auch die Fälle von kongenitaler Elephantiasis zu zählen, die durch amniotische Abschnürungen zustande kommen (LERICHE und JUNG, KEROPIJAN).

Besondere Aufmerksamkeit verdient die Elephantiasis bei Patienten mit dem sogenannten varikösen Symptomenkomplex. Zum Teil scheint die Elephantiasis hier rein mechanisch bedingt zu sein. BRANDT glaubt, daß die gleiche konstitutionelle, dynamische Minderwertigkeit des Gewebes, welche zur Varizenbildung führt, auf die gesamte Gewebsspannung einen schlechten Einfluß ausübe und somit Ödeme und Elephantiasis verursache.

Ungleich häufiger als diese eben besprochenen Krankheitsfälle sind die der zweiten Gruppe unserer Einteilung, Fälle, die irgendwelchen *infektiös-entzündlichen* Vorgängen oder *parasitären Schädigungen* am Lymphgefäßsystem ihre Entstehung verdanken. Diese gibt es wiederum in mannigfacher Art und in allen Stärkegraden. Oft kann weder im histologischen Präparat, noch durch ein Kulturverfahren irgendein Erreger gefunden werden, der klinische Verlauf der Krankheit mit seinen klassischen Entzündungssymptomen läßt jedoch den Schluß gerechtfertigt erscheinen, daß es sich auch in solchen Fällen um eine Bakterieninvasion handelt.

Die *bei weitem größte ätiologische Bedeutung* kommt in diesem Sinne dem *Erysipel* zu. Gut in der Hälfte aller Fälle der Literatur und der eigenen Beobachtung finden sich in den Angaben und den Befunden der Elephantiasiskranken Hinweise, die diese Feststellung ermöglichen. Plötzliche Fieberanfälle mit starker Rötung und Schwellung der betroffenen Gliedmassen, mehr oder weniger ausgeprägte Allgemeinbeschwerden, Kopfschmerzen, Mattigkeit u. dgl., Symptome, wie sie fast jede schwere Infektion begleiten, werden erwähnt. Man hat in früheren Zeiten sogar von einem *Elephantiasisfieber* gesprochen, das die Krankheit verursachen oder auslösen sollte. Aber heute wissen wir, daß es sich hierbei zumeist um echtes Erysipelfieber handelt, um eine Infektion mit dem Streptococcus FEHLEISEN, wenn auch im Einzelfalle die lokalen Symptome des Erysipels manchmal nicht sehr ausgeprägt sind (LEQUEIRA, EISENREICH, BALZER und LAMARE, HUNTER, RILLE, OELZE, URBACH, MONZE, TISCHLER, HAMMESFAHR, SCHOLTZ, GOTTHEIL, MAKANO). Zählen wir demnach das Erysipel unter die Hauptursachen der Elephantiasis, so müssen wir uns darüber klar sein, daß der Rotlauf zwar eine Krankheit eigener Art, oft aber erst wieder eine Folgeerscheinung anderer ist; diese schaffen erst den Boden dafür. Es würde zu weit führen, hier auf alle Bedingungen einzugehen, welche beim Zustandekommen des Erysipels eine Rolle spielen[1]. Es sollen nur einige besondere Krankheiten genannt sein, die in der Tat gemäß der vorliegenden Literatur erst zu einem Erysipel und dann zu einer Elephantiasis geführt haben: Poliomyelitis

---

[1] DELBANCO und CALLOMON erörtern diesen Gegenstand in Bd. IX/1 dieses Handbuches (S. 1—85) ausführlichst.

anterior (EISENREICH), Lupus vulgaris (SCHOLTZ), Ekzem (BALZER und LAMARE), Erfrierung (WIRZ).

Fälle dieser Art zeigen, daß das Erysipel eine Entwicklungsstufe auf dem Wege zur Elephantiasis darstellt. Andererseits ist erwiesen, daß die gleichen Schädigungen, die in diesem oder jenem Falle über den Weg des Erysipels zu einer Elephantiasis führen, auch unmittelbar diese Krankheit verursachen können. Das Erysipel stellt vielleicht nur einen Gradmesser für die Heftigkeit der akuten infektiösen Hautentzündung dar. Aber bei der Entwicklung einer Elephantiasis kommt es weniger auf die Heftigkeit als auf die Stetigkeit eines Prozesses an. So können chronische Entzündungsvorgänge aller Art, seien sie erysipelatöser oder lymphangoitischer, phlegmonöser oder periostitischer Natur, eine Elephantiasis hervorrufen. Wie diese hierbei zustande kommt, sei im Kapitel der Pathogenese eingehender besprochen. Kleine Verletzungen der Haut, Rhagaden der Lippe (BEINHAUER), Geschwüre, Hundebisse und dergleichen genügen, um mit kleinen, sich öfters wiederholenden, akuten oder subakuten Entzündungsschüben, den Zeichen einer schleichenden Infektion, eine Elephantiasis entstehen zu lassen. Manchmal läßt der Krankheitsprozeß keinerlei entzündliche Erscheinungen zutage treten. Vorgeschichte und Verlauf lassen aber unzweifelhaft darauf schließen, daß auch in diesem Falle eine Infektion die Ursache der Elephantiasis darstellt. Wenn sich z. B. plötzlich eine Elephantiasis des Penis bildet, nachdem schon 20 Jahre oder noch länger eine Phimose bestanden hatte, so ist die Annahme berechtigt, daß nicht die Phimose, sondern eine frische Infektion versteckter Art die eigentliche Ursache war.

Nicht nur banale Infektionserreger, wie Strepto- oder Staphylokokken, spielen eine ursächliche Rolle bei der Elephantiasis, sondern auch höher differenzierte Keime wie Tuberkel- und Leprabacillen, Gonokokken und Luesspirochäten. TAFURI glaubt übrigens, daß eine besondere Art von Spirochäten die Elephantiasis verursache. Er habe oftmals im Epithel der kondylomatösen elephantiastischen Wucherungen solche Spirochäten gefunden. — Alle Formen und Stadien der durch die zuvor genannten Erreger bedingten Hautkrankheiten können Anlaß zu einer Elephantiasis geben. In einigen Fällen dieser Art hat der Erfolg einer kausalen Therapie mit ziemlicher Gewißheit dargetan, daß die spezifische Infektion allein imstande war, eine Elephantiasis zu erzeugen. Aus dem Verlauf anderer Fälle, dem Bestehenbleiben und Fortschreiten der elephantiastischen Wucherungen auch nach Heilung der Tuberkulose oder der Lues, dürfte der Schluß zu ziehen sein, daß sich zu der Tuberkulose oder der Lues noch etwas zweites Ursächliches gesellt hat. Schon diese Fälle sind hinsichtlich der Frage nach ihrer letzten Ursache schwierig zu beurteilen. Jeder schematische Einteilungsversuch versagt indes bei den vielen Elephantiasisfällen, in denen mehrere ursächliche Schädigungen nachzuweisen sind, und zwar solche, von denen wir wissen, daß jede einzelne unter Umständen genügen würde, eine Elephantiasis zu erzeugen [1]. Zur Veranschaulichung des Gesagten mögen einige Beispiele dieser Art aufgeführt sein: Elephantiasis des Penis nach Lues bei Phimose (BRÖNNUM), Elephantiasis des Penis und Scrotums nach Lues und Paraphimose (RAVOGLI), Elephantiasis der Vulva nach Grippe mit lokaler Staphylokokkeninfektion (QUEYRAT, LOUIS, DEGUIGNARD), Elephantiasis anorectalis nach luetischer Skleradenitis inguinalis und Ulcera mollia (JERSILD), Elephantiasis des Penis bei Alkoholiker mit Nephritis (JAQUET und BERNET), Elephantiasis mit Mitralinsuffizienz und lokaler Strepto- und Staphylokokkeninfektion (DEFINE), Elephantiasis vulvae infolge chronischer Sykosis bei einer Luikerin (KLOCKMANN). Ganz besonders lehrreich ist der Fall, den MILLIAN und DELARUE vor kurzem in der Pariser dermatologischen Gesellschaft

---

[1] Siehe Abb. 3 u. 4, S. 933.

vorstellen konnten: kokosnußgroße, mit Geschwüren und Narben bedeckte Verdickung einer Schamlippe, elephantiastische Wucherungen bis zum Anus. Die Ursache der Elephantiasis glaubten die Vortragenden hier in der Exstirpation eines Inguinalbubonen erblicken zu müssen. Nebenher bestand aber auch eine Lues. Auf eine Diskussionsbemerkung von JEANSELME hin wurde ein Tierversuch angestellt. Ergebnis: Tuberkulose! So wird man sich der Meinung von CLÉMENT SIMON nicht verschließen dürfen, daß die Ätiologie solcher Fälle weder histologisch noch ex juvantibus unitaristisch zu klären sei, sondern daß eine Vielheit von Ursachen vorliege. Nach den Ergebnissen der jüngsten Forschungen über die Lymphogranulomatosis inguinalis (FREI, KLEEBERG) erscheint es übrigens wahrscheinlich, daß eine Anzahl Fälle von Elephantiasis ani et vulvae auf Lymphogranulomatosis inguinalis zurückzuführen sind.

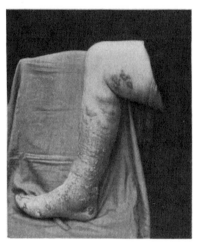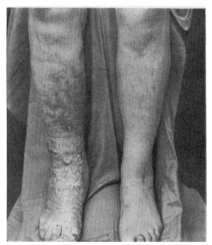

Abb. 3 und 4. Elephantiasis des rechten Unterschenkels mit varikösem Symptomenkomplex, chronisch rezidivierendem Erysipel und tuberogummösen Syphiliden. (Eigene Beobachtung.)

Bei den erstgenannten Fällen haben wir es nicht nur mit gemischter Infektion zu tun, sondern auch mit zum Teil mechanischen, zum anderen Teil infektiösen Ursachen. Außerdem sehen wir Krankheitsfälle, wie den von DEFINE, bei dem eine lokale Schädigung zusammen mit einer allgemeinen Störung im Organismus die Krankheit bedingt.

Eine *kombinierte Ätiologie* weisen auch zumeist die Fälle von Elephantiasis auf, bei denen *Filariasis* angetroffen wird. Es war schon darauf hingewiesen worden, daß nach der Ansicht MANSONs Filarien rein mechanisch eine Lymphstauung und ihre elephantiastischen Folgen bewirken können. Nun hat aber die englische Filarienkommission bei Sektionen niemals völligen Verschluß des Lymphkanals durch Wurmknäuel gefunden. FÜLLEBORN meint, daß die Würmer zu Reizungen und starken Schädigungen der sie beherbergenden Lymphgefäße Anlaß geben. Es kommt zu Hämorrhagien oder *Gefäßwandentzündungen und Stenosierung des Lumens*[1]. Hierbei sei aber eine *sekundäre Bakterieninfektion* zum mindesten häufig im Spiele. Nach dem Urteil der englischen Filarienkommission ist die

---

[1] Genaueste histopathologische Beobachtungen über die Filarialymphangitis verdanken wir WATANABE. Er schreibt darüber: „Im erweiterten Lumen des Lymphgefäßes sieht man Filaria Bankrofti, in verschiedenen Schnittrichtungen getroffen und um sie herum eine Anhäufung von Kerntrümmern und amorpher Masse, die wahrscheinlich durch Degeneration der ausgewanderten Zellen aus dem perivasculären Gewebe entstanden ist. Diese Detritusmasse ist wiederum von eosinophilen Zellen und epitheloiden Zellen umgeben, die letzteren

sekundäre bakterielle Infektion der parasitär geschädigten Lymphbahnen sogar *das Ausschlaggebende* bei der Ätiologie der tropischen Elephantiasiskranken. Hier muß noch auf eines hingewiesen werden. Findet man bei einem Elephantiasiskranken in unseren Breiten eine latente Lues oder Tuberkulose, so wird es kaum jemandem einfallen, ohne weiteres die Ätiologie der Elephantiasis in diesem Falle nun auf die Lues oder Tuberkulose zurückzuführen. Dieser Fehler wird aber dauernd in den Tropen begangen und hat viel zu der ungerechtfertigten scharfen Abtrennung der Elephantiasis filariosa beigetragen. Die englische Filarienkommission schreibt wörtlich in ihrer Zusammenfassung: „*Infektion mit Filaria Bankrofti verursacht an und für sich keine Symptome; alle mit Filariasis verbundenen pathologischen Erscheinungen beruhen auf Sekundärinfektion mit Eiterorganismen*". Auch Fülleborn schreibt, daß bei weitem die Mehrzahl der Leute, in deren Blut Mikrofilaria Bankrofti nachgewiesen werden können, trotzdem offenbar vollständig gesunde Leute sind. Dabei ist der Prozentsatz der Filarienträger in vielen tropischen Gegenden ganz ungeheuer. Nach Fülleborn ist oft die Mehrzahl der Einwohner, nicht selten fast die ganze Eingeborenenbevölkerung, mit Bankrofti, Loa oder Perstans, oder auch mit mehreren Arten gleichzeitig infiziert. Fülleborn hält es auch für möglich, daß eine *lokale Verschiedenheit der Kokkenflora* die Unterschiede im Auftreten der Elephantiasis bei Bankroftiinfektion bedingt. Bedenkt man weiter, daß — worauf Anderson besonders hingewiesen hat — in einem Bankroftigebiet die in den Tropen so häufigen Fußverletzungen und die anderen banalen Ursachen für Leistendrüsenschwellungen ebenso wenig fehlen wie in einer bankroftifreien Gegend, so daß nicht jede Drüsenvergrößerung bei einem Mikrofilarienträger eine „Bankroftidrüse" zu sein braucht, so ist der Fehler offensichtlich, bei jedem Elephantiasiskranken in den Tropen, der Mikrofilarien im Blute beherbergt, diese nun als ätiologisches Agens anzusehen. Da handelt es sich oft eben nur um ein *Nebeneinander zweier Krankheiten*, wie in dem oben angeführten Beispiel von Elephantiasis mit Lues latens oder Tuberkulose.

Der ätiologische Zusammenhang zwischen Filariasis und Elephantiasis ist also nicht so zwangsläufig, wie um die Jahrhundertwende angenommen wurde. Keineswegs rechtfertigt er heutzutage mehr die Abtrennung einer Elephantiasis filariosa. *Die ätiologische Rolle der Filariasis beschränkt sich somit bei der Elephantiasis auf die Schaffung einer Prädisposition, wenn es sich überhaupt nicht nur um ein zufälliges Nebeneinander von Filariasis und Elephantiasis handelt.* Da es in den Tropen, wie wir sahen, enorm viel Filariasis gibt, und andererseits die Umweltsbedingungen häufigen Streptokokkeninfektionen außerordentlich günstig sind, ist solch eine Kombination durchaus natürlich, sogar rechnerisch in einem viel höheren Prozentsatz zu erwarten, als in Europa die Vergesellschaftung einer Lues oder Tuberkulose mit einer Elephantiasis.

Zum Schluß dieses Kapitels sei noch erwähnt, daß manchmal auch Traumen angeschuldigt worden sind, eine Elephantiasis verursacht zu haben. Nun gibt es aber wohl kaum eine Krankheit, für welche der Laie nicht nachträglich ein Trauma verantwortlich machen möchte — er genügt damit dem allen

---

durch Hyperplasie der Endothelzellen des Lymphgefäßes entstanden. Die in dieser Weise verdickte Gefäßwand ist zuerst von einem serösen Exsudat, dann von der Auswanderung der zelligen Infiltration völlig imbibiert. In der Umgebung des Lymphgefäßes befindet sich eine mehr oder weniger ausgeprägte Infiltration. Sie besteht hauptsächlich aus reichlichen eosinophilen Leukocyten, Epitheloidzellen und spärlichen Fibroblasten, Mast- und Plasmazellen. In diesen Herden trifft man sehr oft mehrere neugebildete Blutgefäße, die von spärlichen Lymphocyten mantelartig umhüllt sind..... Daher ist die pathologische Veränderung der Lymphangitis exsudative, degenerative, proliferative, infiltrierende und obliterierende Entzündung, welche das elastische Gefäßrohr zu einem harten Narbenrohr umändert......"

Menschen eigenen Kausalitätsbedürfnis. Andererseits aber darf nicht grundsätzlich die Möglichkeit von der Hand gewiesen werden, daß ein Trauma
eine Elephantiasis zur Folge haben kann. Ein plötzlicher heftiger Stoß oder
ein Schlag auf einen ungeschützten Körperteil kann ebenso wie ein langdauernder starker Druck eine tiefe Gewebsquetschung mit Zerreißung der
Blut- und Lymphgefäße zur Folge haben. Ich selbst sah eine Gesichtselephantiasis bei einem Boxer, die im Anschluß an einen Schlag auf die Nasenwurzel entstanden war. Bei schlechter Heilung entsteht auf diese Weise eine
chronische Lymphorrhöe in das Gewebe. Unter Umständen verheilt auch die
Quetschung narbig und kann dann wie eine äußere Narbe eine Lymphstauung
mit all ihren Folgen nach sich ziehen. Gequetschtes Gewebe ist des weiteren
ein günstiger Siedlungsboden für Bakterien aller Art. So gibt schließlich ein
Trauma die Grundlage zu der infektiösen Entstehung einer Elephantiasis ab.
Der Weg, auf dem ein Trauma zu einer Elephantiasis führt, ist aber manchmal
noch eigenartiger. So erwähnt LUITHLEN einen Fall von STILLING, bei welchem
das Trauma erst eine Nervenverletzung, diese später eine Elephantiasis zur
Folge hatte. Wie das möglich ist, und unter welchen Bedingungen überhaupt
alle die hier besprochenen Ursachen eine Elephantiasis erzeugen können, sei
im nächsten Kapitel dargelegt.

Pathogenese. Schon früher war gesagt worden, daß eine mechanische Verlegung der Lymphbahnen oder eine Gewebsinfektion irgendwelcher Art sowie
vieles andere eine Elephantiasis zur Folge haben *kann*, aber *nicht* zwangsläufig haben *muß*. Die im vorigen Kapitel aufgezählten, von außen an den
Organismus gelangenden Schädigungen sind also nicht immer und oft nur bis
zu einem gewissen Grade entscheidend für die Entwicklung der Krankheit.
Eine nicht unwesentliche Rolle, ja, man kann sagen, die Hauptrolle spielt hierbei
der Organismus selbst. Hier ist nicht nur der Organismus im ganzen gemeint
mit Schwächen irgendwelcher Art, die durch Konstitution oder Disposition
bedingt sind, sondern hier handelt es sich vor allem um die örtliche Reaktion
des Gewebes auf die Störung. Von der Art der Abwehr, mit welcher das Gewebe
an Ort und Stelle der Schädigung begegnet, hängt die Entwicklung der Krankheit, die etwaige Entstehung einer Elephantiasis ab. Bedenkt man, daß es
im Tierexperiment[1] nicht gelingt, auf welchem Wege und mit welchen Mitteln
es auch sei, eine Elephantiasis mit Sicherheit zu erzeugen, so geht daraus
allein schon die ausschlaggebende Bedeutung der lokalen Gewebsreaktion für
das Zustandekommen dieser Krankheit hervor. Ungeklärt noch ist die Frage,
ob und inwieweit nervöse Einflüsse bei der Bildung elephantiastischer Gewebs-
verdickungen eine Rolle spielen. RANVIER konnte im Tierexperiment zeigen,
daß die Unterbindung der Vena femoralis nur dann von einem „Trophödem"
gefolgt war, wenn gleichzeitig der Nervus ischiadicus durchschnitten wurde[2].

Wir haben es nur selten in der Hand, die geweblichen Schutz- und Abwehr-
vorgänge in bestimmte Bahnen zu lenken, und so können wir im Einzelfalle
auch niemals voraussagen, welche Folgen dieser oder jener der im vorigen
Kapitel genannten ursächlichen Faktoren nach sich ziehen wird.

Einige Beispiele mögen das Gesagte erläutern. Unter den mechanischen
Ursachen der Elephantiasis haben wir die Lymphdrüsenausräumung und
ihre Verödung aufgezählt. Einer solchen Schädigung folgt zuweilen eine

---

[1] KUNTZEN versuchte u. a. vergeblich, durch Stauung und gleichzeitige chemische
Schädigung oder Diathermieverkohlung beim Hunde Elephantiasis zu erzeugen. REICHERT
impfte wiederholt Streptokokken in ein experimentell erzeugtes Stauungsödem; nie entstand Elephantiasis, sondern es kam zu Abszeßbildung oder Lymphangitiden.

[2] JANTZEN berichtete über einen Fall von Elephantiasis, der 3 Jahre nach einer halbseitigen Kinderlähmung an der gelähmten Extremität aufgetreten war und sich zu einer
gigantischen Form entwickelt hatte.

Lymphstauung im zugehörigen Hautgebiete; diese Lymphstauung kann ihrerseits zu einer Elephantiasis führen. Wie das im einzelnen vor sich geht, werden wir später sehen. Hier sei vorerst nur die Frage untersucht, ob eine Unterbrechung des Lymphstromes an seinen wichtigen Knotenpunkten nicht auch zu anderen Folgen als den erwähnten führen kann, und ob überhaupt ein dauernder krankhafter Zustand dieser einmaligen Schädigung folgen muß. Darauf kommt es letzten Endes an! Die Lymphknoten gehören nicht zu jenen hochentwickelten Drüsen, die unersetzlich sind. Nach Entfernung der vorhandenen können sich neue bilden, und zwar wahrscheinlich aus kleinen Herden vorgebildeter lymphadenoider Substanz, vielleicht auch durch Umbau des Bindefettgewebes. Außerdem kann sich der übriggebliebene Rest einer Lymphdrüse durch Hypertrophie vergrößern. Schließlich kommt es bei Krankheiten der Lymphdrüsen auch zu Sprossungen der Rindensubstanz, sogar zu Teilungen der neugebildeten Drüsenmassen in mehrere selbständige Stücke durch bindegewebige, vom Hilus ausgehende Septen (BORST). Solche Neubildungsvorgänge dürfen bei kräftigen und nicht zu alten Individuen in der Regel erwartet werden. Senile und irgendwie schwerkranke Menschen bringen diesen Ersatz zumeist nicht mehr auf. Wir verstehen somit, daß die Ausräumung der Achseldrüsen wegen eines Mammacarcinoms bei einer sonst gesunden und noch rüstigen Frau nur selten eine Elephantiasis des Armes verursacht. Bei der Mehrzahl der Mammaamputierten richtet sich ein neuer Lymphabfluß ein.

Die Frage des Ersatzes der Lymphdrüsen ist also in diesen Fällen von entscheidender Bedeutung für die Entstehung einer Elephantiasis. Zumeist aber kommen noch andere Umstände dazu, welche das Schicksal des in seinem Lymphabfluß behinderten Körperteils bestimmen. Der Lymphabfluß hat z. B. in den oberen Extremitäten geringere dynamische Widerstände zu überwinden als in den unteren. Eine an sich gleiche Erschwerung des Abflusses, wie sie durch Sperrung zahlreicher Bahnen bei der Drüsenblockade gegeben ist, zieht demnach an den Beinen größere Folgen nach sich als an den Armen. Es ist daher verständlich, daß sich die Lymphe an den Beinen nach einer Ausschaltung der Inguinaldrüsen viel öfter staut als an den Armen nach Sperrung der Achseldrüsen. In diesem Unterschied sehen wir unzweifelhaft einen der Gründe, weshalb die Elephantiasis häufiger an den unteren Extremitäten als an den oberen angetroffen wird. Des weiteren ist für die Entstehung einer Elephantiasis der Umstand bedeutsam, ob alle Drüsen einer Region plötzlich, durch Operation z. B., ausgeschaltet werden oder ob durch eine schleichende Krankheit, eine Tuberkulose vielleicht, langsam eine Drüse nach der anderen zerstört wird. Denn in diesem Falle können sich gleichzeitig neue bilden, welche die Funktionen der alten übernehmen, ohne daß es je zu einer gefährlichen Lymphstauung zu kommen braucht. Auch bildet sich nach Angabe mancher Autoren mit der Zeit ein Kollateralkreislauf aus.

Der Drüsenverlust allein ist also nicht bestimmend, sondern die näheren Umstände sind es, unter denen er erfolgt. Das gleiche gilt für die übrigen mechanischen Schädigungen, die wir im vorigen Kapitel als Ursache einer Elephantiasis aufzählten. Nicht nur der Umfang und der Sitz einer die Lymphbahnen beengenden Hautnarbe, eines Tumors, eines Geschwürs oder einer sonstigen Störung ist maßgeblich, sondern auch die Schnelligkeit, mit der die Funktionsbehinderung einsetzt[1]. Eine plötzlich entstehende Narbe, etwa durch Verbrennung

---

[1] Kürzlich sah ich eine 36jährige Frau mit einer Elephantiasis des rechten Armes. Die Frau litt seit etwa 2 Jahren an einem doppelseitigen Mammacarcinom. Eine plötzliche Aussaat von münzenförmigen Ca-Metastasen aller Größen in die Haut der rechten Thoraxhälfte sowie strangförmige Infarcierungen der oberflächlichen Lymphgefäße bis zur Mitte des Oberarmes hatten hier eine Lymphstauung verursacht. Dabei waren die Achseldrüsen als solche klinisch frei, das heißt nicht verdickt und nicht verhärtet.

verursacht, führt leicht zu einer Lymphstauung und damit zu einer Elephantiasis; eine durch Jahre sich entwickelnde Lupusnarbe verursacht dies viel seltener, denn deren Störungen werden zumeist nach und nach, so wie sie sich im Kleinen geltend machen, vom Organismus wieder ausgeglichen.

Unübersichtlicher als die bisher geschilderten ursächlichen Zusammenhänge sind die Entstehungsbedingungen einer Elephantiasis in den Krankheitsfällen, denen als greifbarstes eine Infektion zugrunde liegt. Die Mehrzahl aller gewöhnlichen Alltagsverletzungen, Schnittwunden, Rhagaden, Kratz- und Bißwunden usw. heilen glatt [1]. Nur einige von ihnen verursachen eine banale Infektion, eine Lymphangoitis, eine Phlegmone, ganz wenige ein Erysipel, und nur die allerwenigsten eine Elephantiasis. So kann ein scharfkantiger Zahn genügen — um nur eines der zahlreichen Beispiele anzuführen —, eine Elephantiasis entstehen zu lassen (EHRMANN). Unsere Kenntnisse über die allgemeinen Entzündungsvorgänge können uns das Verständnis für die Pathogenese der Elephantiasis infektiöser Herkunft am besten erschließen.

Es ist sicher nicht richtig und auch nicht notwendig, die entzündlichen Vorgänge schlechthin vom Standpunkte der Zweckmäßigkeit aus zu betrachten. Aber die Äußerung dürfte wohl unwidersprochen bleiben, daß, rückschauend betrachtet, weitaus die meisten Entzündungen tatsächlich zu einer Heilung führen. Dabei ist es für unsere Erwägungen gleichgültig, ob in dem einen Falle eine einfache Hyperämie genügt, ob im anderen eine Vereiterung oder Wucherung erfolgt, oder ob im dritten das Gewebe nekrotisiert, bis der Organismus der Entzündung und der ihr zugrunde liegenden Störung Herr wird. Auf Grund mangelhafter wie übermäßiger oder sonstwie fehlgehender örtlicher Abwehr-Vorgänge kommen, ebenso wie bei allgemeinen Kreislauf- und Organismusschwächen, *scheinbare Heilungen* zustande. Die klassischen Symptome der Entzündung verschwinden, die Infektion ist aber in Wirklichkeit nicht beseitigt worden. Sie hält sich nur versteckt in den Lymphspalten und Lymphgefäßen und ruht vorübergehend. Dieser Zustand kann Tage, Wochen und Monate lang dauern, bis plötzlich wieder eine mehr oder weniger heftige Entzündung auftritt. Der Organismus wird mit der Infektion nicht fertig, sei es, daß seine Abwehr ungenügend ist oder die Infektion sich als zu widerstandsfähig erweist. So kann die Heilung versagen und aus der kleinsten harmlosen infektiösen Verletzung eine chronisch-entzündliche Krankheit werden. Diese bildet dann die Grundlage für eine Elephantiasis, aber nicht zwangsläufig. —

Wir haben die Bedingungen erläutert, welche bei ein und derselben Ursache in dem einen Falle zu einer Elephantiasis führen, in dem anderen nicht, und können nun der Pathogenese der Elephantiasis im engeren Sinne nachgehen. Es ist zu untersuchen, wie in diesen so bedingten Fällen hier eine einfache mechanische Verlegung des Lymphstromes, dort eine banale Infektion oder eine sonstige Schädigung Elephantiasis erzeugt.

Bei der mechanischen Verlegung des Lymphabflusses entsteht zunächst ein Ödem innerhalb des betroffenen Lymphgebietes. Dieses behindert durch Druck auf das Gewebe und die Blutgefäße, durch seine Schwere und durch die Beeinträchtigung der Muskelfunktion — ein geschwollener Arm wird ruhiger gehalten, ein ödematöses Bein im Gehen geschont — erst recht wieder die Zirkulation. Das Ödem steigert sich selbst. Auch reizt nach der Annahme mancher Autoren (ŠAMBERGER, HESSE) eine Lymphstauung die Gefäßendothelien zur Sekretion von quantitativ und qualitativ veränderter Lymphe. Die Lymphe wird zell-

---

[1] Wenigstens gilt das Gesagte für hygienisch einwandfrei sich pflegende Menschen, insbesondere für die der gemäßigten Zonen. Die hygienische Verwahrlosung vieler Tropenvölker bedingt aber meist eine Heilungserschwerung und oft Komplikationen; daher deren besondere Disposition zur Elephantiasis.

und eiweißreicher. Von allen Forschern der pathologischen Anatomie wird die Tatsache anerkannt, daß Ödeme eine Gewebsneubildung anregen. Das Ödem wirkt irritativ (Virchow). Vor allem soll es zu einer Vermehrung des interstitiellen Bindegewebes beitragen (Dietrich). Wie das im einzelnen vor sich geht, darüber gehen die Meinungen allerdings auseinander. Früher nahm man an, daß die Lymphzellen Bindegewebe bilden. Nach den neuesten Anschauungen, wie sie z. B. Maximow vertritt, gewinnt diese Auffassung wieder an Boden. Jetzt glauben die meisten Autoren, daß die Lymphstauung das Gewebe übermäßig ernähre und somit dessen Wucherung herbeiführe. Andere nehmen an, daß die Lymphstauung einen unmittelbaren Wachstumsreiz ausübe. Wieder andere neigen zu der Ansicht, daß die Änderung der Spannungsverhältnisse innerhalb des Gewebes für dessen Wachstum bedeutsam sei. Die einleuchtendste Erklärung gibt wohl Borst. Er sagt, daß Lymph- (wie Blut-) stauung auf dem Umwege der Funktionssteigerung wirke. Nutritive und formative Tätigkeit der Zelle sei aufs innigste an deren Funktion gebunden, und man müsse in erster Linie an eine Steigerung der funktionellen Reize als wachstumsauslösendes Moment denken. Wie dem auch sei, es ist erwiesen, daß eine mechanisch bedingte Lymphstauung allein genügt, um in vielen Fällen das betroffene Gewebe zu Wucherungen anzuregen. Diese Wucherungen haben nach allem Gesagten, streng genommen, entzündlichen Charakter. Bleibt die Stauung bestehen, so steigert sich der funktionelle Gewebereiz. Die neuen Wucherungen behindern ihrerseits wieder den Kreislauf, die Stauung wird noch größer, und so treibt eines das andere, bis Ödeme und Gewebswucherungen einen Umfang annehmen, der den Namen Elephantiasis rechtfertigt.

Es ist viel darüber gestritten worden, ob im Beginn der Elephantiasis eine Blutstauung in den Venen auftritt und ob dieser Erscheinung nicht der bedeutendste Anteil an der Entstehung der Krankheit beizumessen sei (Unna gegen Virchow). Zweifellos kann man des öfteren im histologischen Präparate einer Elephantiasis — wovon später noch ausführlich die Rede sein wird — Venendilatationen und Stauungserscheinungen wahrnehmen. Aber dieser Befund darf meines Erachtens nach in seiner Bedeutung nicht überschätzt werden. Wir wissen, daß eine Stauung im Lymphkreislauf allein genügt, um elephantiastische Wucherungen zu erzeugen. Tritt eine örtliche Stauung im Blutkreislauf dazu, vielleicht infolge der veränderten dynamischen Verhältnisse oder etwaiger chemischer Änderungen im Flüssigkeitsstoffwechsel, so steigert eine solche naturgemäß wieder das Ödem und die Gewebswucherungen. Andererseits ist zu bedenken, daß ein akuter Venenverschluß keine Gewebswucherung verursacht. Die Elephantiasis nach einer Thrombophlebitis entsteht auf einer entzündlichen Basis, also auf einem Umwege. Natürlich kann aber auch ein irgendwie zustande gekommener primärer Venenverschluß die Ursache eines Ödems und damit das Anfangsglied in der Entwicklung einer Elephantiasis werden.

Zu der anfänglich rein mechanischen Störung des Lymphabflusses gesellt sich oft noch eine zweite. Die ödematöse Durchtränkung des Gewebes vermindert nämlich dessen Widerstand gegen bakterielle Infektionen (Dietrich). Schwammiges Gewebe fällt leichter Entzündungen anheim als straffes. Dazu kommt, daß die ebenfalls von Ödem durchsetzte Epidermis weicher und verletzlicher wird; sie kann ihre Aufgabe als mechanische Schutzhülle nicht mehr in hinreichender Weise erfüllen. So öffnet das Ödem der Infektion Tür und Tor [1].

---

[1] Ein interessantes Beispiel für das Zustandekommen einer Elephantiasis auf diesem Wege veröffentlichte kürzlich Wallgreen. Einer Frau schwoll bei der Schwangerschaft das rechte Bein an, um nach der Geburt wieder seine frühere Form anzunehmen. Der Vorgang wiederholte sich bei der zweiten und dritten Schwangerschaft. Bei dieser aber trat ein Erysipel hinzu, und von da ab entwickelte sich unaufhaltsam eine Elephantiasis mit gigantischen Formen.

Wie diese hier wirkt, werden wir ohne weiteres verstehen, wenn wir uns mit der Entstehung der Elephantiasis aus einer anfänglichen Infektion beschäftigt haben.

Es wurde schon darauf hingewiesen, daß kleine Alltagsinfektionen der Haut in weitaus der Mehrzahl aller Fälle schnell und ohne Folgen ausheilen, daß aber manchmal eine chronische oder immer wiederkehrende Entzündung bleibt. Die Haut bildet in diesem Verhalten keine Ausnahme unter den übrigen Organen des Körpers. Überall im Organismus können sich solche Versager einstellen. Entzündungsvorgänge sind Reaktionen des Körpers, die unter intensiver Steigerung gewisser normaler Zell- und Gewebefunktionen verlaufen, sagt BORST. Sie erhöhen also die funktionelle Tätigkeit über das normale Maß hinaus, und wir verstehen, daß das hierbei auftretende entzündliche Wachstum ebenfalls funktionell bedingt ist. So verursachen bakterielle Reize genau wie mechanische eine entzündliche Gewebshypertrophie. Es würde zu weit ab in das Gebiet der Entzündungspathologie führen, wenn wir hier alle Bedingungen aufzählen und alle Vorgänge untersuchen würden, welche zu einer chronischen Entzündung führen können. Unter Hinweis auf die im Kapitel der Ätiologie aufgezählten Dinge genügt es, in Anlehnung an BORST zusammenfassend zu sagen, daß eine Entzündung chronisch wird, wenn die entzündungserregende Schädlichkeit nicht auf den ersten Anhieb entfernt wird oder wenn die gleiche Schädlichkeit dauernd einwirkt. Schließlich erweisen sich auch die normalen Stoffwechselvorgänge in einem durch Entzündung stetig alterierten Gewebe als pathologische Reize (LUBARSCH) und verschlimmern den Zustand noch mehr. Exsudation, Ödembildung, Alteration der Lymphgefäße, Proliferation des Stützgewebes sowie der Capillar- und Lymphendothelien, daneben Schwund des elastischen Gewebes, das sind die Folgen. Damit beginnt das Verhängnis, damit setzt eigentlich erst die unaufhaltsame Entwicklung der Elephantiasis ein. Im vorigen Abschnitt sahen wir, daß ein chronisches Ödem gewebliche Wucherungen auslösen kann. Wir erwähnten aber eben, daß ödematöses Gewebe bakteriellen Infekionen widerstandsloser gegenübersteht als gesundes. Ganze Pfropfen von Bakterienhaufen bilden sich im Gewebe, in den Lymphspalten, und verstopfen diese. Das neue, zum Teil minderwertig und unorganisch gebaute Gewebe behindert ebenfalls die Zirkulation. So treibt ein Keil den anderen; die Infektion gewinnt an Boden, das Gewebe wuchert mehr und mehr, aus der einfachen Schwellung der Haut wird eine Verdickung, der Prozeß schreitet voran, und die Veränderungen der Haut nehmen elephantiastische Formen an. —

So haben wir im großen und ganzen trotz der Vielgestaltigkeit der Ursachen ein ziemlich eintöniges Bild von der Pathogenese der Elephantiasis vor uns. Aber die Unzahl der ätiologischen Momente zeitigt mannigfaltige Entwicklungen. Vor allem sind es die Vereinigungen mehrerer ursächlicher Faktoren, welche die Entstehung der Elephantiasis hinsichtlich Art und Ausdehnung sowie in der Zeit beeinflussen. In vielen Fällen ist es daher schwierig, einem in höchster Vollendung dastehenden Krankheitsbild die Pathogenese anzusehen, auch wenn gleich auf den ersten Blick alle ursächlichen Faktoren erkannt werden können[1]. So ist bei vielen Fällen zweifellos luischer, tuberkulöser oder sonstiger spezifischer Natur nicht immer zu sagen,

---

[1] Ein besonders eindrucksvolles Beispiel hierfür konnte ich selbst beobachten. Da handelte es sich um eine Elephantiasis des Gesichtes bei einem älteren Offizier. Diesem war erst ein Schädelbasisbruch, dann eine Gasvergiftung zugestoßen. Letzte hatte insbesondere eine Schädigung der Nasenschleimhaut zur Folge gehabt. Im gleichen Zeitabschnitt war sein Gesicht wiederholten Erfrierungen ausgesetzt gewesen. Im Anschluß daran trat ein chronisch recidivierendes Erysipel auf, das im Laufe einiger Jahre eine leontiasisartige Elephantiasis verursachte. Es dürfte unmöglich sein, sich hier die Pathogenese im einzelnen wirklichkeitsgetreu vorzustellen.

ob die spezifischen Neubildungen als mechanisches Hindernis, als Gewebsreiz chronischer Art oder überhaupt erst auf mittelbarem Wege, etwa durch Begünstigung einer banalen Zweitinfektion[1] gewirkt und die elephantiastischen Veränderungen zustande gebracht haben. Bronnum teilte einen Fall mit, bei welchem Elephantiasis des Penis auftrat, nachdem sich als Folge einer schweren Gonorrhöe Urinfisteln gebildet hatten. Man wird diesen Fisteln mit ihren banalen Infektionen des Gewebes mehr Bedeutung für die Pathogenese der Elephantiasis zubilligen müssen, als der der ganzen Erkrankung ursprünglich zugrunde liegenden Gonorrhöe. Daß aber spezifische Erreger unmittelbar, beispielsweise durch Lymphgefäßreizung und Verschluß eine Elephantiasis zustande bringen können, zeigt der Tuberkulosefall von White und auch der von Pringle. In diesem Zusammenhang ist weiter der Befund erwähnenswert, den Temesvary erheben konnte. Die Lymphspalten eines elephantiastischen Labiums waren mit Krebszellen infarziert. Auch eine Sporotrichose hat auf ähnliche Weise schon eine Elephantiasis verursacht (de Beurmann).

Zu Beginn des letzten Abschnittes wurde festgestellt, daß die örtliche Reaktion des Gewebes und der Lymphgefäße für das Zustandekommen einer Elephantiasis von ausschlaggebender Bedeutung und zumeist sogar wichtiger als die eigentliche von außen kommende Ursache sei. Es muß noch ein Wort über den Einfluß einer etwaigen von der Elephantiasis unabhängigen allgemeinen Krankheitsbereitschaft gesagt werden. Hinsichtlich der Wirkung einer Kreislaufstörung oder einer schweren Infektionskrankheit liegen die Dinge klar und wurden bereits besprochen. Schwieriger aber sind die Zustände zu beurteilen, welche man gern unter den Begriffen der Konstitution und Disposition zusammenfaßt. Die Frage, ob z. B. sog. lymphatische Individuen eine Neigung zu Elephantiasis aufweisen, kann an Hand des vorliegenden Materials nicht entschieden werden. Rosser glaubt, bei den Negern eine fibroplastische Diathese für ein gehäuftes Auftreten von Elephantiasis, Keloiden und Fibromen verantwortlich machen zu müssen. Eine größere Möglichkeit, an Elephantiasis zu erkranken, haben sicherlich die Menschen, welche eine Neigung zu jenen Leiden haben, von denen wir sahen, daß sie als Ursache der Elephantiasis bewertet werden müssen. Da kommen vor allem Ekzem, Intertrigo, Faulecken[2], Erysipel, Varicen, Unterschenkelgeschwüre usw. in Betracht. Desgleichen können Nervenlähmungen mit Gefühlsstörungen der Haut, welche ihrerseits wieder Verletzungen und Infektionen begünstigen, zu Elephantiasis disponieren.

Symptomatologie. Die früher besprochene Mannigfaltigkeit der Ursachen bedingt es, daß Beginn und Verlauf einer Elephantiasis sehr verschieden sein können. Die äußeren Symptome der Elephantiasis weisen dementsprechend zahlreiche Charaktere auf. Haben wir es ursächlich mit einer *mechanischen Verlegung* des Lymphabflusses zu tun, so ist das erste sichtbare Zeichen der Erkrankung eine teigige Schwellung der Haut, welche langsam aber stetig zunimmt. Die Schwellung läßt sich anfänglich leicht mit dem Finger eindrücken und erweist sich somit als rein ödematös. Später fühlt man einen mehr oder weniger ausgeprägten derben Widerstand, eine Verdickung der Haut.

---

[1] Das gilt insbesondere für die Elephantiasis bei primärer Eilariosis, wie im Kapitel über die Ätiologie der Elephantiasis ausführlich dargelegt wurde. (S. 10).

[2] Mit der Diagnose „idiopathische Elephantiasis" stellte Rienzner 1928 in der Wiener laryngologischen Gesellschaft ein 21jähriges Mädchen mit Schwellungen im Mundbereich vor, die seit 4 Monaten bestanden. In den Mundwinkeln fanden sich Rhagaden, die umgebende Haut schuppte, die Wangen und die Lippen waren pastös und bläulichrot. Die Mundschleimhaut war entzündlich ödematös. Histologisch fanden sich hier neben Ödem und Capillarerweiterung Rundzelleninfiltrate. Es ist wohl richtiger, diesen Fall als gewöhnliche Elephantiasis nach Angulus infectiosus anzusehen.

Schwellung und Verdickung machen fast unmerklich Fortschritte, ohne sonst von irgendwelchen Krankheitszeichen begleitet zu sein. Es vergehen Wochen, Monate, zuweilen sogar ein Jahr oder zwei, bis die Störung zu einer in die Augen springenden groben Formveränderung führt. Eine Gesichtshälfte hängt herab, eine Hand zeigt ein Rückenpolster, ein Bein quillt über den Schuhrand, das ist oft alles, was der Kranke merkt. Selten wird einmal über Jucken, über pelziges Gefühl oder Empfindungsstörungen anderer Art geklagt.

In diesen Anfängen der Entwicklung ist an der Hautoberfläche auch nichts weiter zu sehen als manchmal ein auffallender Glanz, der von übermäßiger Spannung herrührt. Oft aber macht die Haut einen fahlen und stumpfen Eindruck, was sichtlich von der serösen Durchtränkung zeugt. In einigen Fällen stellt sich eine leicht livide Verfärbung ein; sie entspricht einer geringen Blutstauung, ist oft der Ausdruck entzündlicher Vorgänge. Wir sahen im vorigen Kapitel, daß diese auch zur mechanischen Stauung gehören. Erst später, wenn Schwellung und Verdickung der Haut schon jahrelang bestehen und Riesenformen angenommen haben, stellen sich gröbere Oberflächenveränderungen ein. Das braucht aber nicht in allen Fällen zu sein. Wie jene beschaffen sind, sei weiter unten gemeinsam mit den Oberflächenveränderungen der entzündlich bedingten Elephantiasis besprochen. Beide tragen nämlich gleichen Charakter.

Die Entwicklung einer mechanisch bedingten Elephantiasis ist nach alledem ebenso eintönig wie stetig. Sie bietet keinerlei plötzliche und aufregende Krankheitszeichen. Demgegenüber zeigt sich die ausgesprochen *entzündlich* bedingte Elephantiasis in ihrem Werdegang ganz anders. Sie ist launischer, wenn sie auch schließlich genau so endet. Da bleibt einmal nach irgendeiner banalen Entzündung, deren Rötung und Schmerzhaftigkeit bereits verschwunden, deren ursächliche Verletzung in Form einer Rhagade, eines Schnittes oder sonst einer Alltagswunde wieder verheilt ist, eine geringfügige Schwellung zurück. Diese ist nicht weg zu bringen. Plötzlich, nach Tagen oder Wochen, gar Monaten, flammt eine neue Rötung an ihrer Stelle auf, hält sich ein paar Tage oder länger, läßt die Schwellung schmerzhaft und größer werden, ebbt wieder ab. Aber die Geschwulst der Haut ist ein gut Stück umfangreicher geworden und bleibt so. Lymphangoitiden von wechselnder Stärke und Dauer, ebenso Lymphdrüsenschwellungen können sich einstellen. In Schüben kann sich das Spiel der Entzündung wiederholen, unberechenbar in der Zeit, schwankend in seiner Heftigkeit. Das Gesagte gilt nicht nur für den Unterschied zwischen einzelnen Krankheitsfällen, sondern auch für die Entwicklung der Symptome bei ein und demselben Patienten. Der erste Anfall mag in allen seinen Krankheitszeichen sehr ausgeprägt sein, spätere sind es weniger; es kann aber auch umgekehrt gehen. Selbst wenn der erste Angriff ein echtes Erysipel darstellt, kommt es unter Umständen bei den späteren Schüben nur mehr zu einer ganz schwächlichen Entzündung. Es ist ein Fall bekannt geworden, der mit einem schweren Erysipel einsetzte und zu einer ausgedehnten Elephantiasis führte, ohne je wieder deutlich entzündliche Nachschübe gezeigt zu haben (Monze). Auch regionär können Unterschiede auftreten. Einzelne Teile der Geschwulst erscheinen entzündet, andere nicht. Dementsprechend findet man auch umgrenzte derbe Verdickungen inmitten weicher Schwellungen.

Von der verschiedenen Art und dem Grad der Heftigkeit der örtlichen Entzündung hängt naturgemäß das Allgemeinbefinden ab. Drüsenschwellungen, Fieber, Kopfschmerzen, Mattigkeit, Schwere in allen Gliedern usw., können die einzelnen Anfälle begleiten und den Krankheitsverlauf sehr ernsthaft gestalten. All das kann aber auch ebensogut fehlen wie die örtlichen Reaktionen. Erneute Insulte äußerer Art können, ebenso wie hinzutretende und den Organismus schwächende innere Krankheiten, neue Schübe auslösen. Elephantiastische

Körperteile sind auch mehr als gesunde äußeren Schädigungen ausgesetzt. Es fehlen ihnen als Warner die Nerven in dem Maße, wie sie die gesunde Haut aufweist. Der Verlust der Elastica macht die Haut leichter verletzbar.

Die je nach Art und Ausdehnung der Krankheit verschieden gestalteten Oberflächenveränderungen sind oft wieder der Anlaß zu weiteren Infektionen. Diese führen dann zu neuen und heftigeren Schüben, zu plötzlicher Verschlimmerung.

Der Verlauf einer Elephantiasis kann aber auch langsam oder plötzlich eine Besserung zeigen. Manchmal ruht der Prozeß sogar jahrelang. An sich ist das elephantiastische Wachstum unbegrenzt. Phantastische Ausmaße sind beobachtet worden. Ein Fall von ROBERTS zeigte einen Penis von 41 cm Umfang, der Fall von GIORDONO maß 1,20 m Oberschenkelumfang. PASQUAL mußte einer Beriberi-Kranken einen elephantiastischen Mammatumor abtragen, welcher 42 Pfund wog. Nach dem Bericht von VERA operierten Missionare einen 34 Jahre alten Mann mit einem zu Boden hängenden Scrotaltumor. Excidiert wog dieser 64 kg, der Mann ohne den Tumor nur 57 kg. Weitere Beispiele erübrigen sich[1]. Die örtlich verschiedenartige Ausdehnung des Prozesses, der sich auch durchaus nicht mit der gleichen Intensität an allen Stellen entwickelt, hier noch ein Ödem, dort mehr eine Wucherung des Gewebes zeitigt, der Schwund des elastischen Fasernetzes, der ebenfalls nicht überall gleichmäßig voranschreitet, sowie schließlich die Unterschiede in der Anheftung der Haut, je nach ihrer Unterlage und Topographie, bringen es mit sich, daß die Wucherungen dem betroffenen Körperteil in der Form nicht ähnlich bleiben. Sie bilden Einschnürungen, Furchen, Wülste, überhängende Lappen und Fleischklumpen. Unter diesen verschwindet oft der Körperteil, von dem die Elephantiasis ihren Ausgang genommen hat, ganz. So kann ein Scrotaltumor den Penis vergraben, nur eine Fistelöffnung bildet die Fortsetzung der Harnröhre an die Oberfläche.

Die Elephantiasis wächst aber nicht nur nach außen, sondern sie beengt auch manchmal die unter der Haut gelegenen Gebilde und verdrängt sie schließlich wie ein echter Tumor. So werden Muskeln schwartig durchsetzt und gehen zugrunde (GOTTHEIL). Das Periost wird mit ergriffen (v. FRISCH), sogar Knochenatrophien (aber auch Hypertrophien) sind beobachtet worden (KUZNITZKI).

Ist die Hautdecke am Anfang der Erkrankung zumeist glatt, was sie auch bei manchen Krankheitsfällen während der ganzen Dauer bleibt (*E. glabra*), so kommt es später in der Mehrzahl der Fälle zu mehr oder weniger weitgehenden Veränderungen. Diese sind zum Teil äußerlich, zum Teil durch örtliche Stoffwechsel- und Ernährungsstörungen bedingt. Anomalien der verschiedensten Gebilde der Oberhaut werden angetroffen: Pigmentvermehrungen, welche die Haut bräunlich oder gar schwarz färben (*E. fusca* und *nigricans*), starke Verhornungen, welche zu Abschuppungen oder zu ganzen Hornpanzern führen. (Siehe Abb. 5.) Wuchert die Papillarschicht mit, so treten Höcker auf (*E. tuberosa*) oder Knoten (*E. nodosa*). Daneben kommt es zu warzenartigen, kondylomatösen und blumenkohlartigen Bildungen. Man spricht dann von einer *E. verrucosa*, *condylomatosa* oder *papillomatosa*. Meist aber zeigen sich Mischformen dieser Arten. Andere Veränderungen der Oberhaut sind mehr sekundärer Natur, Excoriationen, Rhagaden, Fissuren, Krusten und Borken, Ekzeme, Pyodermien, Ulcerationen oberflächlicher und tiefer Art.

Die Lymphstauung im Hautgewebe kann so beträchtlich werden, daß sich große Lacunen unter der Epidermis bilden. Diese sprengen dann oft die widerstandslos gewordene Oberhaut, so daß die Lymphe ausfließt. Aber auch ohne

---

[1] Die gewaltigsten Formen werden naturgemäß bei den Völkern niederster Kulturstufe angetroffen.

eigentliche Lymphstauung können Lymphektasien, Varizen und Cysten entstehen. In solchen Fällen hat der Prozeß mit einer pathologischen Vermehrung
und Sprossung der Lymphgefäße allein begonnen. Diese wuchern nicht nur
in die Papillen, sondern stülpen das Epithel säckchenförmig nach außen vor.
Schon KAPOSI hat einen solchen Fall beschrieben, der zuerst Lymphcysten,
dann später erst eine Pachydermie bildete. So können in jedem Stadium der

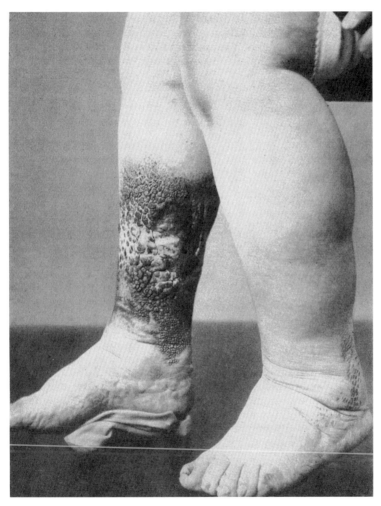

Abb. 5. Elephantiasis beider Unterschenkel mit warzenartigen Verhornungsanomalien.
(Eigene Beobachtung.)

Elephantiasis stecknadelkopf- bis erbsengroße Lymphcystchen von wasserklarer
bis tiefgelber Farbe entstehen (siehe Abb. 6). Diese platzen leicht und zeigen
dann eine stete Lymphorrhagie. Ist die Oberhaut ungleichmäßig geschädigt,
so kommt es hier und da zum Platzen, zum Durchsickern in Tropfenform oder
zu tiefen Fistelbildungen mit chylösem Sekret. Entleerungen von mehreren
Litern Flüssigkeit pro die sind beobachtet worden. Die Lymphe verjaucht
manchmal an der Oberfläche und verbreitet dann einen sehr üblen Geruch. —
Wie wohl alle Hautkrankheiten, so kann sich auch die Elephantiasis mit

anderen vergesellschaften. In der neueren Literatur fällt auf, daß zweimal allein ein Zusammentreffen mit Lichen ruber planus beschrieben wurde (KERL, ROBINSON). Bemerkenswert ist noch eine von MILIAN und HORWITZ mitgeteilte Kombination von Elephantiasis mit DUHRINGscher Krankheit.

Was die *Lokalisation* der Elephantiasis angeht, so ergibt sich aus den vielen Beschreibungen, daß kein Körperteil verschont bleibt; auch von den Schleimhäuten des Mundes kann sie ihren Ausgang nehmen, wie ein Fall von SALISTSCHEFF bewiesen hat. Ein weiterer stammt von LÄWEN, ,,Elephantiasis der Gingiva". Allerdings ist nicht ganz klar, ob es sich hier um einen rein fibromatösen Tumor oder um eine echte, entzündlich bedingte Elephantiasis gehandelt hat, wenn auch das letztere wahrscheinlich ist. Ich selbst habe 4 Fälle von Elephantiasis der Mundschleimhaut und der Lippen gesehen, welche ihren Ausgang von Zahnfleisch- und Zahnwurzelinfektionen genommen hatten. (Reine fibromatöse Tumoren beschrieb kürzlich ARLOTTA als Fehlbildungen bei der Dentition unter dem irreführenden Namen ,,Elephantiasis"). Die unteren Extremitäten und die Genitalien werden bevorzugt. Diese besonders beim Mann. Hier findet man gewöhnlich die stärksten Oberflächenveränderungen und die gewaltigsten Formen. Die

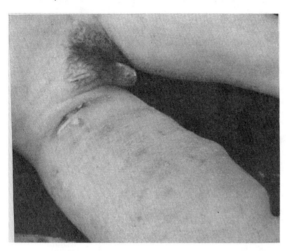

Abb. 6. Elephantiasis des rechten Labium und des rechten Beines nach Drüsentuberkulose. (Eigene Beobachtung.)

gleichen dynamischen Verhältnisse, welche zur Varizenbildung führen, lassen auch eine Elephantiasis leichter an den unteren Extremitäten entstehen als an anderen Körperstellen. Daß das Genitale oft befallen wird, hat vor allem seinen Grund in dem außerordentlichen Saftreichtum dieses Organs und seiner Neigung zu ödematösen Schwellungen. Zu diesen ungünstigen Zirkulationsverhältnissen treten die häufigen Infektionsmöglichkeiten wie die Geburtsschäden bei der Frau, beim Manne hingegen die oft vorkommenden echten und entzündlichen Phimosen. Augenlidelephantiasis ist auch öfters beobachtet worden. Äußerst selten beginnen elephantiastische Schwartenbildungen am Stamm.

Die *Dauer der Elephantiasis* ist unbeschränkt. SANDMANN hat einen Fall beschrieben, bei welchem die Erkrankung im vierten Lebensjahr begann und bis zum Tode im 75. Lebensjahr bestehen blieb. Die echte Elephantiasis kann auch kongenitaler Natur sein, und zwar durch amniotische Abschnürungen bedingt, wie schon erwähnt wurde.

Die *Prognose* ist für die Mehrzahl aller Fälle *hinsichtlich der Heilung der Krankheit selbst* durchaus ungünstig. Es gibt zwar Fälle, die sich in mäßigen Grenzen halten oder solche, bei denen ein gewisser Dauerzustand erreicht wird, aber es gibt keine spontanen Rückbildungen. Günstiger sind die Aussichten *für die übrige Gesundheit.* So entstellend und behindernd die Elephantiasis zumeist ist, so wenig greift sie im allgemeinen den Organismus an. Es liegt im schwächlichen und schleichenden Wesen der Entzündung begründet, daß sie keine allzu großen Anforderungen an die Lebenskraft stellt. Gefährlicher für das Leben sind die Fälle, welche mit wiederholten schweren Erysipelschüben einhergehen. Auch stärkere Oberflächenveränderungen geben eine schlechtere Prognose. Sie ermöglichen schwerere Infektionen, Phlegmonen und Nekrosen. Auf solchem Wege kann eine Elephantiasis schließlich zu einer Sepsis, zu allgemeinem Marasmus und zum Tode führen.

Die ungünstigste Allgemeinprognose stellen die Fälle mit starker chylöser Lymphorrhöe. Diese verursachen oft in kürzester Zeit Marasmus. Die meisten Elephantiasiskranken sterben aber an anderen Ursachen, und zwar an solchen, die nichts oder nur sehr wenig mit der Elephantiasis zu tun haben.

Pathologische Anatomie. In den allerersten Stadien der Krankheit, etwa in ihren ersten Wochen, ist im histologischen Präparate nicht viel mehr als ein uncharakteristisches Ödem der Cutis zu sehen. Nur die Lymphgefäße sind leicht verändert. Abgesehen von Erweiterungen, die man auch beim einfachen Ödem antrifft, finden sich Wandverdickungen geringer Art, Wucherungen der Endothelien sowie Neubildungen. Zuweilen sieht man schon in diesem Stadium an Stelle des feinröhrigen geschlossenen Lymphgefäßsystems riesige, unregelmäßig gestaltete Lymphräume. Diese stehen mit kurzen Kanalstücken untereinander in Verbindung. Die großen Lymphlacunen sind alle von dünnem Endothel ausgekleidet. Erst in Präparaten von Krankheitsherden mit mehrwöchigem Alter oder solchen von einigen Monaten stößt man auf die für den Elephantiasisbeginn charakteristischen geweblichen Vorgänge: Wucherungen des Bindegewebes zwischen den Lymphräumen mit jungen schlanken Zellen, mit Fortsätzen und alledem, was zur Proliferation gehört. In diesem Alter der Elephantiasis zeigen sich auch schon vereinzelte ausgesprochen entzündliche Erscheinungen, wie kleine Rundzelleninfiltrate um die Blutgefäße, daneben Venenerweiterungen und Verdickungen. Wieder ein Stadium weiter sieht man die Umwandlung des neugebildeten, bis dahin zellreichen lockeren Bindegewebes in derbe Fasern. Etwas später bilden sich inmitten sehniger glänzender Faserbalken Nester von gequollenem sulzigen Bindegewebe, eine Beobachtung, die schon KAPOSI gemacht hat. Es handelt sich hierbei um eine Hyperplasie des kollagenen Bindegewebes (UNNA), während das elastische Fasermaterial zugrunde geht. Infolgedessen trifft man in diesem Stadium neben wenigen erhaltenen elastischen Fasern solche, die schollig zerfallen, klumpig, aufgelöst, geknickt und abgebrochen sind; sie haben auch die Färbung nicht mehr recht angenommen.

Hyperplasie des kollagenen Gewebes und Homogenisierung des Kollagens, das sind von diesem Stadium an die Hauptmerkmale eines jeden histologischen Bildes der Elephantiasis und bleiben es auch, während die Lymphstauung nur noch in den fortschreitenden Randpartien und unter dem Epithel zu erkennen ist. Zunächst sind die gewucherten kollagenen Gewebsmassen noch mit Ödem durchsetzt, aber dieses verschwindet mehr und mehr zugunsten der Gewebswucherungen. Das Ödem wird organisiert (VIRCHOW) (s. Abb. 7, KYRLE; sie zeigt ein weit fortgeschrittenes Stadium).

In den Anfängen der Krankheit sind die Wucherungs- und Umwandlungsprozesse nur in der Cutis, und zwar zuerst im Corium zu sehen. Später treten die gleichen Erscheinungen auch in der Subcutis und ganz zuletzt erst im Papillarkörper auf. Bei Bildern dieser Art sind dann auch noch andere Veränderungen festzustellen, vor allem am Blutgefäßapparat. Außer den schon erwähnten Rundzelleninfiltraten sieht man eine Vermehrung der Gefäße, an den Arterien Wucherungen der Intima und Adventitia, totale Degeneration der Muskeln und elastischen Fasern der Media (BOLOGNA), Obliterationen, Verwachsungen mit dem elephantiastischen Gewebe; man sieht Thromben, sowohl in den Venen, deren sämtliche Schichten gewuchert sind, als auch in den Arterien. Starke Gefäßerweiterungen finden sich vor allem in den tieferen Schichten der kranken Stellen.

In den Stadien, in denen das ganze Derma homogenisiert ist, und die Verbreiterung ein vielfaches beträgt, weist nur noch der Papillarkörper akut entzündliche Veränderungen auf. Lymphektasien, Lymphcysten[1], Blutgefäßvermehrungen, Rundzelleninfiltrate, Polynukleäre, zahlreiche Mastzellen, vereinzelt auch Plasmazellen, selten Riesenzellen, dies alles wird gesichtet. BABES glaubt ebenso wie ALBERCA eine besondere Art von Riesenzellen bei der Elephantiasis gefunden zu haben.

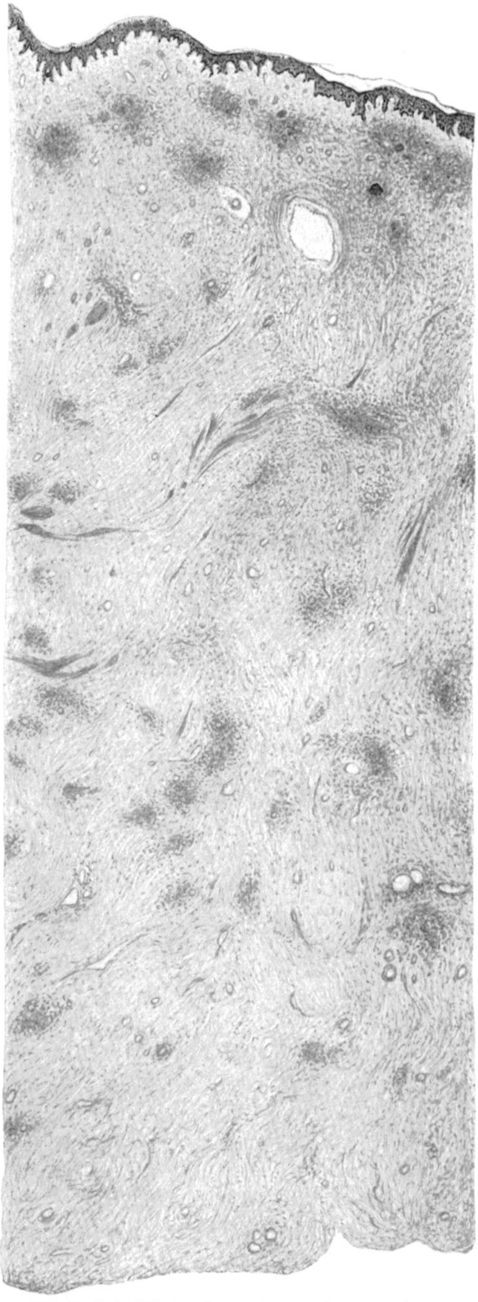

Talg- und Schweißdrüsen, Haare, glatte Muskelfasern, Nerven, Fettgewebe werden je nach dem Stadium der Erkrankung mehr oder weniger verändert angetroffen. Die Wucherung des kollagenen Gewebes und die Homogenisierung verdrängt schließlich alles und bringt jene Gebilde völlig zum Schwinden. Der Druck macht sie atrophisch.

So findet man in den Endstadien der Krankheit vom Epithel bis zum Knochen nichts als eine gleichmäßig derbe, fast scirrhöse Masse aus homogenisiertem Kollagen. —

Die hier gegebene Beschreibung der Histopathologie der Elephantiasis ist bis zu einem gewissen Grade schematisch. Im Einzelfall sieht man je nach der Ursache, welche die Elephantiasis hervorgerufen hat, Bilder, die durch diese bedingt sind. Sie vereinen sich mit den rein elephantiastischen Veränderungen zu einem besonderen Ganzen. Ob Streptokokken oder Tumormassen oder Filarien die Lymphgefäße infarzieren, ob ein Gumma oder eine Thrombophlebitis Anlaß gibt, ob eine tuberkulöse Lymphangoitis oder seltene tiefe Granulome (GOHRBRANDT) die erste Stauung brachten, das alles wird sich natürlich auch im histologischen Bilde ausprägen, besonders in

Abb. 7. Schnitt durch elephantiastisch verdickte Scrotalhaut. Vergr. 30. Verbreiterung des Ödems auf ein Mehrfaches gegenüber der Norm. Stellenweise Homogenisierung des Kollagens. (Aus J. KYRLE: Histo-Biologie, Bd. 1. Berlin: Julius Springer 1925.)

[1] Ausnahmsweise können diese auch, wie oben dargelegt, von Anfang an das Bild beherrschen.

den Anfangsstadien der Krankheit. Man muß daher bei der Beurteilung der histologischen Bilder im Einzelfalle sehr vorsichtig sein und die Befunde ihrer Herkunft nach zu trennen suchen. Es finden sich stellenweise geweblich reine Veränderungen, welche unmittelbar die Manifestationen jener ursächlichen Krankheiten sind und auch ohne Elephantiasis vorkommen. Sie sind aber zumeist untermischt mit Gewebsprozessen, welche für jede Elephantiasis, gleich welcher Ursache sie sei, charakteristisch sind. Nur diese wurden hier näher berücksichtigt.

Auch die sekundären Oberflächenveränderungen, die bis zu tiefen Geschwüren gehen können, beeinflussen das histologische Bild. Hierauf im einzelnen einzugehen, würde zu weit führen, denn von diesem Gesichtspunkte aus stellt nahezu jedes histologische Präparat einer Elephantiasis eine Eigenart dar und müßte als solche erwähnt werden. Daher ist es auch verständlich, daß fast jede Veröffentlichung über einen Fall von Elephantiasis — vor allem, wenn sie sich auf histologische Befunde stützen kann — mit der wohlberechtigten Behauptung endet, der Fall sei einzigartig.

Differentialdiagnose. Flüchtige und stetige Ödeme jeder Art und Herkunft weisen gelegentlich derartige Formen auf, daß sie beim ersten Anblick mit einer Elephantiasis verwechselt werden können. Auch die Palpation sichert nicht immer gleich die Diagnose, wie viele Autoren meinen; können doch, wie wir sahen, auch echte elephantiastische Schwellungen lange Zeit teigig und weich bleiben. Am leichtesten jedoch sind derlei einfache Ödeme durch die Art ihres klinischen Verlaufs von der Elephantiasis zu unterscheiden. Das gilt besonders für die zahlreichen *flüchtigen* Ödeme, ob sie nun allergisch, endokrin oder angioneurotisch bedingt sind. So verschwinden beispielsweise die Augenlidschwellungen nach einem QUINCKEschen Anfall wieder völlig, die Augenlider nehmen — von ganz seltenen Ausnahmen abgesehen — ihre alte Form wieder an, so oft sich auch die Anfälle wiederholen mögen. Bei der Elephantiasis bleibt jedoch nach jedem Schub eine Volumzunahme der betroffenen Hautpartie bestehen, und diese wird nach jedem Anfall oder aber auch in der anfallsfreien Zwischenzeit größer. Was für das QUINCKEsche Ödem gilt, trifft auch für jene seltenen Ödeme zu, die im Verlauf von Menstruationsstörungen oder im Klimakterium beobachtet zu werden pflegen (OPEL).

Schwieriger schon sind irgendwie lokal bedingte und länger anhaltende *entzündliche* Ödeme von echter elephantiastischer Gewebshypertrophie zu unterscheiden. Oft sind nun derartige Ödeme, wie wir im Kapitel der Pathogenese sahen, tatsächlich die Vorstufen einer echten Elephantiasis. Der Zustand des reinen Ödems kann unmerklich in den der anfänglich auch weichen Gewebshypertrophie übergehen. Die sicheren Zeichen einer Gewebshypertrophie, gleichmäßig verbreitete oder wohl umschriebene Härten in Strang- oder Knotenform, sind auch manchmal deshalb nicht tastbar, weil sie von reinen ödematösen Schwellungen in beträchtlicher Dicke überlagert werden. Da hat nun REICHERT eine sehr empfehlenswerte Methode angegeben, derart klinisch gleiche Formen diagnostisch voneinander zu unterscheiden. Mittels Weichteilröntgenogrammen bringt er bei echten elephantiastischen Zuständen die fibrösen Trabekeln deutlich zur Darstellung. Diese Unterscheidungsmöglichkeit ist natürlich prognostisch von großer Bedeutung.

Stetige Ödeme, wie zum Beispiel das *Myxödem*, können manchmal in der Form sowie in der Konsistenz und der Lokalisation eine Elephantiasis vortäuschen; der gesamte übrige Symptomenkomplex gewährleistet jedoch eine richtige Diagnose.

Schließlich gibt es aber noch eine Krankheit oder gar eine bisher ungeordnete Gruppe von Krankheiten, bei denen ebenfalls lokalisierte Gewebshypertrophien und Ödeme das klinische Bild bedingen. Diese sehen unter Umständen der hier erörterten Elephantiasis völlig gleich, stellen aber wahrscheinlich im Wesen doch etwas anderes dar. Da haben wir zunächst die sogenannte Milroysche *Krankheit.*

Im Jahre 1892 beschrieb Milroy eine stattliche Anzahl von Krankheitsfällen, die rein äußerlich samt und sonders eine Elephantiasis darstellten. Diese Fälle unterschieden sich aber von der bis dahin bekannten Elephantiasis in wesentlichen Dingen. Zunächst wurden sie in einigen wenigen Familien außerordentlich gehäuft angetroffen. Dann konnte festgestellt werden, daß die elephantiastischen Schwellungen meist schon gleich mit der Geburt begonnen hatten. Schließlich zeigten sie alle die Eigentümlichkeit, stetig und gleichmäßig zuzunehmen, niemals in Schüben, und ganz ohne entzündliche Erscheinungen, also auch ohne Fieber, zu verlaufen. 1928 hat Milroy eine Fortsetzung dieser seiner ersten Beobachtungen gebracht. Er hat nach allen schon damals im Jahre 1892 kranken Individuen und ihren späteren Familien, den neuen Generationen, geforscht und dabei Befunde erhoben, welche jenen ersten und ihrer Deutung völlig entsprachen. Danach handelt es sich bei der Milroyschen Krankheit um ein dominant vererbtes Leiden, das bereits bei der Geburt oder kurz nach derselben in Erscheinung tritt (unter Milroys letzten 22 Fällen 21mal!) und das hauptsächlich die Extremitäten, und zwar meist symmetrisch befällt, während Gesicht und Genitale frei bleiben. Milroy, der auch heute noch über das bei weitem größte Material aller Beobachter verfügt, nennt die Krankheit *„chronisch hereditäres Ödem"* und ist der Meinung, daß es sich hierbei um lokale Fehlbildungen vasomotorischer Art handelt. *Eine nervöse oder endokrine Ätiologie lehnt er auch heute noch bestimmt ab* — wenigstens für seine eigenen Fälle!

7 Jahre nach der ersten Veröffentlichung Milroys gab Meige eine Reihe klinisch ähnlicher Fälle bekannt, die er „chronisch hereditäres *Trophödem"* nannte. Meige und später Mathieu sowie Nonne und andere erweiterten jedoch die Klinik dieses neuen Krankheitsbildes, reihten eigene Fälle ein und gaben ätiologische Deutungsversuche, die in manchen Fällen vielleicht zutreffend sein mochten, die aber dem ganzen neuen Krankheitskomplex ein anderes Gepräge gegeben haben. So sprach Mathieu zum Beispiel von einer *Pseudoelephantiasis neuroarthritischen Ursprungs,* während Meige selbst an eine *familiäre Dystrophie nervöser Herkunft* glaubte. Hope und French veröffentlichten schließlich Fälle unter der neuen Flagge, welche jedoch erst im späteren Alter aufgetreten waren und Fieberschübe, also Symptome einer gewöhnlichen Elephantiasis, aufwiesen. Milroy entdeckte seine Fälle in Amerika, Meige in Frankreich. In Deutschland veröffentlichte als erster Memmesheimer 1929 eine eigene einschlägige Beobachtung als Trophödem Meige, aber seiner Meinung nach *endokrinen Ursprungs.* Einen ähnlichen Fall zeigte Stühmer im gleichen Jahr in Münster. Die wahre Natur dieser beiden Fälle scheint indes nicht restlos geklärt und ihre Klassifizierung daher verfrüht zu sein.

Will man nach alledem in einem ätiologisch strittigem Falle von klinisch eindeutiger Elephantiasis die Diagnose „Milroysche Krankheit" gegenüber der Elephantiasis stellen, so ist erstens der Nachweis der dominanten Vererbung, zweitens der Nachweis des Bestehens der Affektion seit Geburt und drittens der Nachweis des Fehlens lokaler und allgemeiner entzündlicher Erscheinungen zu erbringen! Das Milroysche Krankheitsbild ist somit wohl umschrieben und eng umgrenzt und nimmt sicher eine berechtigte Sonderstellung ein. Nun identifizieren jedoch merkwürdigerweise viele Autoren die Milroysche Krankheit mit der von Meige. Prüft man aber alle Fälle von sogenanntem Morbus Meige — was hier im einzelnen zu weit führen würde — so unterliegt es keinem Zweifel, daß die wenigsten etwas mit der Milroyschen Krankheit zu tun haben,

ja daß für viele nicht einmal die Deutung als Morbus MEIGE berechtigt sein
dürfte. Selbst die eigenen ersten Fälle von MEIGE erfüllen nicht restlos die
oben genannten Bedingungen, füglich derer man sie den Beobachtungen von
MILROY gleichsetzen könnte. Das, was unter Trophödem MEIGE beschrieben
wird, sind also zum Teil echte MILROYs, zum anderen Teil nicht vererbte, im
späteren Lebensalter aufgetretene Fälle unklarer Ätiologie, schließlich aber
auch zweifellose Fälle von echter Elephantiasis mit Fieber, örtlichen Entzündungen usw.

Die Differentialdiagnose zwischen Elephantiasis und echter MILROYscher
Krankheit dürfte nach alledem ziemlich leicht zu stellen sein. Die Unterscheidung von einem Trophödem MEIGE ist deswegen eben schwieriger, weil die
Stellung des Trophödems innerhalb der ganzen Krankheitsgruppe selbst noch
nicht genügend geklärt ist. Genaue Beobachtungen, ausführliche Beschreibungen
aller einschlägigen Krankheitsfälle und nach Möglichkeit die Aufdeckung ätiologischer Momente müssen zunächst einmal Ordnung innerhalb der Gruppe des
MEIGEschen Trophödems schaffen. Möglicherweise handelt es sich bei einem
Teil der Fälle, der Auffassung MEMMESHEIMERs entsprechend, um eine endokrin
bedingte Dystrophie.

Bei der zuletzt in Erwägung gezogenen Gruppe von Krankheitsfällen hat es
sich um solche gehandelt, deren pathologisch-anatomisches Substrat auch aus
Ödem und Bindegewebshypertrophie gebildet wird. Es bleiben differentialdiagnostisch noch jene elephantiastischen Gebilde zu erwähnen, deren Wucherungen nicht Bindegewebe sondern spezifische formändernde Krankheitsprozesse zugrunde liegen. Der hypertrophische Lupus, die Lepra sowie die
Lues können mit ihren spezifischen Produkten elephantiastische Wucherungen
bilden. Es gibt jedoch auch Fälle, wie jene mit anorektaler Elephantiasis, deren
Wucherungen teils durch fibröses teils durch spezifisches Gewebe bedingt sind.
In allen Fällen dieser Art kann, wenn überhaupt, nur die histologische Untersuchung Klarheit bringen.

Leichter sind die elephantiastischen Gebilde abzugrenzen, die durch Tumoren
spezifischer Art bedingt sind. So gibt es riesenhaft entwickelte Angiome
und Lymphangiome, Fibrome und Neurofibrome sowie Lipome. Alle diese
Gebilde können, da sie auch überall am Körper anzutreffen sind, rein äußerlich eine Elephantiasis vortäuschen. Sie sind indes oft angeboren, machen
nie entzündliche Erscheinungen, zeigen auch zumeist kaum schnelleres Wachstum als der Körper selbst, vor allem aber sind sie pathologisch-anatomisch
leicht von der Elephantiasis zu unterscheiden, was nach allem im vorigen
Kapitel Gesagtem nicht näher dargelegt zu werden braucht. Dementsprechend
weisen sie auch klinische Unterscheidungsmerkmale auf; insbesondere besitzen sie eine gleichmäßig weiche oder derbe Konsistenz. Zu unnötigen Verwechslungen geben nur unrichtige Namensbildungen Anlaß, wie z. B. die
Bezeichnung „Elephantiasis lymphangiektatica" für einen Fall von angeborenem
elephantiastischem Lymphangiom. Obige Bezeichnung sollte nur für echte
Elephantiasisfälle mit Lymphektasien Verwendung finden, den anderen Fall
nenne man Lymphangioma elephantiastica congenita. Damit ist der Tumor-
charakter eindeutig festgelegt. Die schon früher erwähnte, durch amniotische
Abschnürungen verursachte kongenitale Elephantiasis gehört natürlich nicht
in diese Gruppe, sondern stellt eine angeborene echte Elephantiasis dar.

Akromegalie, Dystrophia adiposo-genitalis, DERCUMsche Krankheit, Scler-
ödeme usw. bereiten dem halbwegs Kundigen keine differentialdiagnostischen
Schwierigkeiten.

Therapie. Die Therapie der Elephantiasis richtet sich nicht nur nach den
Ursachen, die dem Leiden im Einzelfalle zugrunde liegen, sondern sie wird

auch durch das Stadium, in dem sich die Krankheit jeweils befindet, und zum
Teil sogar durch deren Sitz bestimmt. So ist es verständlich, daß die Behand-
lung der Elephantiasis fast von Fall zu Fall anders gehandhabt wird, und eine
Standardbehandlung nur für eine Gruppe ähnlicher Fälle möglich ist.

Der *Prophylaxe* fällt die größte, aber auch die dankbarste Aufgabe zu.
In den Kapiteln über die Ätiologie und über die Pathogenese wurde dargelegt,
daß mechanische Hindernisse im Lymphstrom einerseits, Entzündungen irgendwelcher Herkunft andererseits, die nicht zu einer völligen Gewebsheilung führen,
von Elephantiasis gefolgt sein können. Bei der chirurgischen Ausräumung
von Drüsen, wie bei der Vornahme chirurgischer Oberflächenoperationen,
welche die Lymphbahnen einengen oder teilweise zerstören, wird man also sehr
vorsichtig zu Werke gehen müssen. Durch Hochlagerung, Bettruhe, Bandagen,
Massage usw. läßt sich meistens eine Stauung vermeiden, bis neue Lymphbahnen
den Abfluß wieder bewerkstelligen können. Die gleiche Vorsicht ist bei allen
Krankheiten zu üben, welche die Drüsen schädigen oder ganz zerstören. Ebenso
wird man bei Einschnürungen peripherwärts der Drüsen durch Narben, Tumoren
oder sonstige Schäden rechtzeitig eingreifen müssen, um eine Lymphstauung
bedrohlicher Art hintanzuhalten [1].

Ebenso wichtig ist es, Hautinfektionen zu vermeiden und nach Möglichkeit
für eine glatte Heilung aller banalen Gewebsverletzungen zu sorgen. Wird der
Organismus mit irgendeiner Schädigung nicht fertig, so ist er durch geeignete
Maßnahmen zu unterstützen. Die Art des Einzelfalles entscheidet über den
Heilplan. Hyperämiebehandlung, sei es als BIERsche Stauung oder in Form
einer technisch irgendwie gearteten Wärmebehandlung, kommt in Frage.
In letzter Zeit haben sich mir hierbei Rotlichtbestrahlungen besonders gut
bewährt. Man kann durch Reizkörpertherapie, Terpentin- oder Milchinjektionen,
Eigenblutinjektionen, mit Höhensonne und Vaccinebehandlung nachhelfen,
letzten Endes mit chirurgischen Methoden vorgehen. Die größte Sorgfalt ist
auf die Heilung eines Erysipels zu verwenden, vor allem, wenn es sich um
ein chronisch rezidivierendes handelt.

In ähnlicher Weise kann bei spezifischen Krankheiten durch rechtzeitige
und gründliche Behandlung einer Elephantiasis vorgebeugt werden; das gilt
besonders für Gummen im Bereich der Lippen, für die rectale Syphilis, für
Gesichtslupus, für die Filariosis usw.

Die Anfangsstadien der Elephantiasis werden nach den gleichen Gesichtspunkten behandelt wie sie für die Prophylaxe maßgebend sind. Mechanisch
bedingte Stauungen und beginnende Pachydermien werden im allgemeinen mit
den vorhin erwähnten Mitteln angegangen. Systematische Wicklungen und
Hochlagerungen leisten nach der Ansicht aller, die damit gearbeitet haben,
besonders gutes. Sie scheinen auch in der Nachbehandlung vieler chirurgischer
Eingriffe bei Elephantiasis für den endgültigen Erfolg ausschlaggebend zu sein.
Ein Beispiel für die erstaunliche Wirkung einfacher Hochlagerung der elephantiastischen Beine konnte Küttner bringen. Der günstigere Zirkulationsmecha-
nismus bewirkte in seinem Falle (25jähriger Mann) eine Polyurie bis zu 7,5 Liter
am Tag und eine Gesamtgewichtsabnahme um 70 von 234 Pfund. Der Unter-
schenkelumfang minderte sich um 30 cm. Der Erfolg war jedoch nicht von Dauer.

Wie erfolgreich die erwähnte individualisierende, kombinierte Behandlung
zeitlich mittlerer Stadien sein kann, habe ich mich selbst an einer großen Zahl
Fälle überzeugen können. Auf S. 939, Fußnote, berichtete ich über die Gesichts-

---

[1] Leriche und Jung konnten bei einem 2 Tage alten Kind durch Lösung von Amnion-
resten, die schon kongenital ein schweres Beinödem verursacht hatten, eine Elephantiasis
hintanhalten.

elephantiasis eines älteren Offiziers. Mittels Reizkörpertherapie und Lokalbehandlung konnte völlig rezidivfreie Heilung erzielt werden (s. Abb. 8, 9).

Bei den entzündlich bedingten Krankheitsfällen späterer Stadien spielt die Reizkörpertherapie im engeren und im weitesten Sinne des Wortes eine große Rolle. Sie ist recht dankbar. Ödeme lassen sich meist ganz beseitigen, die fibromatösen Schwarten erheblich zum Schrumpfen bringen. Man hat schon sehr drastische Mittel mit gutem Erfolg dabei angewandt. So heilten VIGNE und BOUYALO einen Fall mit Bienenstichen, von denen sie einige Zeit hindurch täglich 30—40 setzten. SCHMIDT-HERMANN empfiehlt Senfmehlpackungen.

In den weiter fortgeschrittenen Fällen der Krankheit hat man mit den bisher genannten Behandlungsmethoden weniger gute Erfolge erzielt. Da handelt es sich nicht mehr darum, die Ursachen zu beseitigen, Neubildungen hintanzuhalten, sondern die Folgezustände zu bekämpfen. Mit Fibrolysin oder Thyosinamin, Injektionen von PREGL-Lösungen usw. ist nicht viel erreicht worden, mehr noch mit Quecksilberbehandlung, entweder als Schmierkur oder mittels Kalomelinjektionen (POSPELOW, TIPSEW, WINTER).

Galvanische Behandlung, Kohlenbogenlichtbäder, Diathermie usw. haben nur geringe Erfolge gezeigt. Eine außerordentlich schöne und ganz vereinzelt dastehende Heilung mit *Röntgenstrahlen* konnte ROST auf der Tagung der südwestdeutschen Dermatologen im Mai 1926 vorzeigen.

Eine besondere Besprechung der *Behandlung der Oberflächenveränderungen* erübrigt sich, sie richtet sich nach deren Art. Sie ist natürlich oft notwendig, um Verschlimmerungen der Elephantiasis fern zu halten.

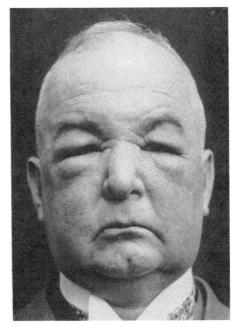

Abb. 8. Gesichtselephantiasis nach Schädelbasisbruch, Kampfgasschädigung der Nasenschleimhaut, Erfrierung und chronisch rezidivierendem Erysipel. (Eigene Beobachtung.)

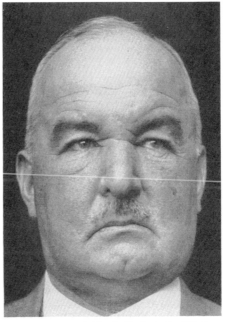

Abb. 9. Der gleiche Patient wie in Abb. 8. Heilerfolg kombinierter Behandlung. (Siehe Text Seite 950 und 951.)

In der Mehrzahl der fortgeschrittenen wie in den ganz späten Stadien der Krankheit haben sich die meisten Autoren der chirurgischen Therapie bedient.

Der Vollständigkeit der Darlegungen halber sei diese hier in ihren Grundzügen kurz erläutert. Ausführlicheres darüber findet sich in den Handbüchern der Chirurgie.

Bei der Handleyschen Methode werden Seidenfäden durch das elephantiastische Gewebe in seiner Längsausdehnung gezogen. Diese sollen eine Lymphdrainage bewirken. Nach neueren Anschauungen wirken sie aber auf rein entzündlichem Wege (Keysser). Besserungen sahen Drandt, v. Rydygier, Czeresznyes mit dieser Methode, während Madden schreibt, daß nach seinen Erfahrungen der Erfolg nur vorübergehend sei; andere berichten über gänzliche Mißerfolge. Ausgiebiger scheint nach den Erfahrungen vieler Autoren (Schmidt-Hermann, Makon, Royster, Angel, Clut, Romiti, Bertwistle u. Gregg usw.) die Kondoleonsche Operation zu wirken. Bei dieser wird ein keilförmiges Stück des elephantiastischen Gewebes herausgeschnitten und der darunterliegende Fascienstreifen entfernt, so daß die Stauung in der Cutis und Subcutis dank der neuen Lymphbahnbildung eine Tiefendrainage erhält. Die Payrsche Operation ist ähnlich. Hauberreisser gibt an, mit ihr in zwei Fällen eine Dauerheilung erzielt zu haben.

Auf gleichen Prinzipien beruht das Verfahren von de Gaetano. Battista hat zahlreiche Fälle mit bestem Erfolg danach operiert. Allerdings scheint auch die von Battista geübte Vorbehandlung wesentlichen Anteil an diesen Erfolgen zu haben. Mit Antistreptokokkenserum, Alkoholpackungen und derlei Maßnahmen wurden zuerst die Erysipelherde vernichtet und dann erst operiert.

Noch wirksamer scheint eine erst kürzlich bekannt gewordene Operationsmethode von Kimura zu sein. Auch er schneidet große Teilstücke aus dem gewucherten Gewebe heraus und schafft eine Tiefendrainage; außerdem aber pflanzt er möglichst breitgestielte dicke Haut- und Unterhautlappen aus der zentralen gesunden Umgebung in die Geschwulst ein; diese saugen wie eine Pumpe die Lymphe aus dem elephantiastischen Gewebe heraus. Nach den seiner Arbeit beigefügten Photographien zahlreicher Fälle zu schließen, zeitigt diese Methode in der Tat außerordentlich gute Erfolge.

Radikale Operationen, totale Entfernungen bei umschränkter Elephantiasis, vor allem an den Genitalien, sind oft erfolgreich gewesen, haben aber auch vielfach Rückfälle nicht vermeiden können. Auch atypische Operationen, auf die hier im einzelnen nicht eingegangen werden kann, der Eigenart des Falles ganz angepaßt, scheinen oft erstaunlich gute Ergebnisse gezeigt zu haben (Kretschmar). Bei vielen schweren Fällen versagt indes die chirurgische Therapie ebenso wie die kombinierte. Es gibt wohl vorübergehende Besserungen, sogar völligen Stillstand im Wucherungsprozeß, aber eine völlige Heilung, eine Wiederherstellung der alten, gesunden Gewebsverhältnisse ist nicht zu erzielen. So ist es erklärlich, daß in vielen Fällen die Abtragung des kranken Körperteils notwendig wird (Hagenton, White, Küttner).

Es liegt in der Natur der Elephantiasis begründet, daß es wohl niemals eine Therapie geben wird, welche die Wucherungen, die sich im Verlaufe von vielen Jahren unter schwersten Veränderungen und Umwandlungen des ursprünglichen Gewebes gebildet haben, spurlos zu beseitigen vermag.

Um so wichtiger und notwendiger ist nach alledem die vorbeugende Behandlung und die Inangriffnahme aller zu Gesicht kommenden Frühfälle.

Literatur.

(Ältere Literatur siehe bei LUITHLEN in MRAČEKs Handbuch der Hautkrankheiten, Bd. 3, S. 206—239. Wien: Alfred Hölder 1904.)

ADAMSON: Elephantiasis als Komplikation von tertiärer Syphilis. Verh. Roy. Soc. Med., dermat. sect., 21. April 1910; Mschr. Dermat. 51, 363. — ALESIO: Siehe PICCARDI u. ALESIO. — ALLODI, FRED: Di una rara forma di elefantiasi del prepuzio (Arcisped, Maria Nuova e stabilimenti riuniti, Firenze). Sperimentale 79, H. 6, 1003—1012 (1925). — ALVAREZ: Elephantiasis der linken oberen Extremität infolge lymphatischen Ödems in Kombination mit Ca. der linken Mamma. Actas dermo-sifiliogr. 1910, No 5; Mschr. Dermat. 51, 515. — ANDERSON: siehe FÜLLEBORN. — ANGEL: Chirurgische Behandlung des elephantiatischen Ödems. Rev. amer. Sci. Med. Sept. 1913, Nr 109; Dermat. Wschr. 59, 995. — ANTONI: Elephantiasis scroti. Dermat. Ges. Hamburg-Altona, Nov. 1924; Dermat. Wschr. 79, 1598. — ARLOTTA, A.: Rev. de Stomat. 32, 514—518 (1930). — ARNING: Elephantiasis penis. Arch. f. Dermat. 112, 410. — AUDEBERT: Siehe GAUCHER, GOUGEROT, AUDEBERT.

BALDWIN: Die Operation der Elephantiasis scroti. Brit. med. J., Febr. 1910; Mschr. Dermat. 52, 385. — BALZER u. BELLOIR: Elephantiasis nach Lues. Verh. Soc. franç. Dermat., Febr. 1913; Arch. f. Dermat. 115, 1029. — BALZER u. LAMARE: Elephantiasis faciei nach Erysipel. Verh. Soc. franç. Dermat., Jan. 1913; Arch. f. Dermat. 115, 861.. — BANKROFT: Bei ESMARCH. — BARATON: Elephantiasis acquisita palpebrarum. Thèse de Bordeaux 1906, No 114; Mschr. Dermat. 46, 156. — BARBER: Ein Fall von sporadischer Elephantiasis. Lancet, 26. Nov. 1909; Mschr. Dermat. 51, 485. — BARRET: Siehe JACQUET u. BARRET. — BATTISTA, A.: Die chirurgische Heilung der Elephantiasis. Urologic Rev. 34, 431—436 (1930). — BAUFLE: Siehe GALLIARD u. BAUFLE. — BEINHAUER: Hypertrophie der Unterlippe. Med. J. a. Rec. 124, 755. — BELLOIR: Siehe BALZER u. BELLOIR. — BENJAMIN: Elephantiasis nach Lupus. Diss. Bonn 1912; Dermat. Wschr. 59, 1194. — BERTWISTLE, A. P. and A. L. GREGG: Elephantiasis. Brit. J. Surg. 16, 267—282 (1928). — DE BEURMANN: Elephantiasis sporotrichot. gummosa. Bull. Soc. méd. Hôp. Paris 1912, 612; Arch. f. Dermat. 117, 379. — BOGI: Über einen Fall von Elephantiasis der Vulva. Istit osteti ginec. Univ. Pisa; Ann. Ostetr. 43, No 12, 873—899 (1923); Zbl. Hautkrkh. 4, 234. — BOLLE: Kasuistischer Beitrag zur operativen Behandlung der Elephantiasis. Inaug.-Diss. Kiel 1905; Dermat. Wschr. 43, 324. — BOLOGNA: Gefäßveränderungen der Elephantiasis. (Istit di clin. ortop. univ. Napoli.) Rass. internaz. Clin. 6, No 8, 516—525 (1925). — BORST: Aschoffs pathologische Anatomie. Jena: Gustav Fischer. — BOUYALA: Siehe VIGNE u. BOUYALA. — BRACHET: Elephantiasis und Tuberkulose. Inaug.-Diss. Paris 1910, Nr 52; Dermat. Wschr. 688. — BRANDSBURG, B.: Über Lymphangiome und deren chirurgische Behandlung. (Inst. f. oper. Chir. u. chir. Anat. Univ. Charkow.) Arch. klin. Chir. 141, H. 2, 377—388 (1926). — BRANDT: Über familiäre Elephantiasis cruris. Chir. Univ.-Klin. Halle. Mitt. Grenzgeb. Med. u. Chir. 37, H. 1, 56—64 (1923); Zbl. Hautkrkh. 12, 391. — BRAULT: Elephantiasis und Paratuberkulose. Arch. f. Dermat. 110, 105; Dermat. Wschr. 54, 177. — BREHIER: Elephantiasis und Myxödem. Thèse de Paris 1911, No 202; Dermat. Wschr. 54, 688. — BRIN: Siehe COURTOIS-SUFFIT u. BRIN. — BROCQU: Elephantiasisähnliche Ohrmuschelanschwellung. Ann. de Dermat., Mai 1914, No 5; Dermat. Wschr. 59, 1040; Arch. f. Dermat. 119, 561. — BRÖNNUM: Elephantiasis des Penis. Dän. dermat. Ges., 2. April 1919; Dermat. Z. 32, 250. — BRUHNS: Elephantiasis recti. Berl. dermat. Ges., 14. Mai 1907; Mschr. Dermat. 44, 626. — Elephantiasis Vulvae papillomatosa. Berl. dermat. Ges., Sitzg 8. Juli 1924; Dermat. Wschr. 79, 1422. — BRUNNOW, SELMA: Über Elephantiasis nostras (Nervenklin. Univ. Tartu). Folia neuropath. eston. 6, H. 1, 19—23 (1926). — BUCKY: Anleitung zur Diathermiebehandlung der Elephantiasis, S. 160. Berlin u. Wien: Urban & Schwarzenberg 1921; Zbl. Hautkrkh. 2, 494. — BÜBEN, IWAN V.: Elephantiasis vulvae. (I. Frauenklin. Univ. Budapest.) Zbl. Gynäk. 1928, 2466—2468. — BUSCHKE: Elephantiasis des Penis und Scrotums. Berl. dermat. Ges., Nov. 1920; Dermat. Z. 33, 357.

CAHEN, ROBERT: Elephanthiasis de la jambe de nature tuberculeuse. Siehe unter LOUSTE, LÉVY-FRANCKEL, VANBOCKSTAEL et ROBERT CAHEN. — CAILLIAU: Elephantiasis tuberculeux de la vulve. Siehe unter HUDELO, RABUT et CAILLIAU. — CAMISON, A.: Ein Fall von Lidelephantiasis. Arch. Oftalm. Buenos Aires 26, No 3, 170—172 (1926). — CARLE et SAMBON: Elephantiasis. Gaz. Hôp. 1904, 1447; Arch. f. Dermat. 78, 430. — CASANBÓN: MEIGESches chronisches Trophödem. Siehe unter SUSSINI MIGUEL y ALFREDO CASANBÓN. — CHABÉ: Tuberkulöse Elephantiasis. Proc. med. 1912, Str. 47. Dermat. Wschr. 56, 707. — CLUTE, HOWARD M.: Elephantiasis. Kondoleon operation. Surg. Clin. N. Amer. 8, Nr 1, 119—122 (1928). — CONTARINI: Beitrag zur chirurgischen Behandlung der Elephantiasis. Osp. civ. Rimini. Gazz. internaz. med.-chir. 1924, Str. 10, 129—132; Zbl. Hautkrkh. 14, 87. — COOKE, W. E.: A case of early tropical elephantiasis treated by protein shok. (Hosp. f. trop. dis. London.) Lancet 214, Nr 8, 390—391 (1928). — CORDES: Fall von Elephantiasis. Dermat. Ges. Hamburg, Sitzg 11. Nov. 1923; Zbl. Hautkrkh. 11, 392; Dermat. Wschr. 78, 580. —

Courtois, Suffit u. Brin: Elephantiasis penis. Verh. franz. Ges. Dermat., 5. Nov. 1908. Arch. f. Dermat. 95, 136. — Cseresznyés Tibor: Elephantiasis pedis nach Tuberculosis verrucosa cutis. Ärzteges. Debreczen, Sitzg 15. u. 22. Mai 1924. Anosi Hetil. 68, Nr 22, 331; Zbl. Hautkrkh. 229. — Curl: Eine Bemerkung über die Behandlung der Elephantiasis. J. of cutan. Dis. incl. Syph. 23, Nr 9; Arch. f. Dermat. 80, 140.

Dechaux: Siehe Eryraud u. Dechaux. — Define: Pathogenese der Elephantiasis. Giorn. internaz. Sci. Med. 1910, H. 23; Mschr. Dermat. 53, 236. — Dekester u. Martin: Die Elephantiasis in der Gegend von Fez (Marokko). Bull. Soc. Path. exot. Paris 16, No 7, 494—496 (1923); Zbl. Hautkrkh. 10, 445. — Delarue: Siehe Milian. — Dietrich: Aschoffs pathologische Anatomie. Jena: Gustav Fischer. — Donagh: Elephantiasis scroti bei Syphilis (Lymphang). Proc. roy. Soc. Med., dermat. sect., 14. Dez. 1911; Arch. f. Dermat. 112, 274; Dermat. Z. 19, 1023. — Drandt: Über den heutigen Stand der chirurgischen Elephantiasisbehandlung. Arch. f. Dermat. 100, 203; Dermat. Z. 17, 755.

Ehrmann: Elephantiasis der Oberlippe. Verh. Wien. dermat. Ges., Sitzg 8. Febr. 1905; Dermat. Wschr. 40, 396. — Eisenreich: Elephantiasis crur. nach Polyomyelitis ant. und multiplen Erysipelen. Inaug.-Diss. München 1909; Mschr. Dermat. 53, 575. — Elliot: Elephantiasis nostras. J. of cutan. Dis., Jan. 1917, 17; Dermat. Z. 24, 500. — Erichson: Elephantiasis beider Hände. Nordwestdtsch. dermat. Ver. Kiel, Sitzg 27. Nov. 1921; Zbl. Hautkrkh. 5, 40. — Eryraud-Dechaux: Nicht kongenitale elephantiastische Veränderungen an den großen Labien. Ann. de Dermat. 1911, No 3; Arch. f. Dermat. 108, 561. — Esmarch u. Kulenkampff: Die elephantiastischen Formen. Hamburg: J. F. Richter 1885.

Ferguson: Siehe Madden, Ibrahim u. Ferguson. — Ferris: Elephantiasis scroti. Amer. J. Dermat. 16, Nr 7; Dermat. Wschr. 55, 1258. — Fönss: Elephantiasis scrotis et Penis. Dän. dermat. Ges. 100 (1917); Dermat. Z. 30, 310. — Foster: Elephantiasis nach Hydrops. J. of cutan. Dis. 27; Arch. f. Dermat. 97, 373. — Frei, Lymphogranulona inguinale. Zbl. Hautkrkh. 37, 20. — French: Siehe Milroy. — Friedel: Elephantiasis und Ulcus cruris. Operative Behandlung. Arch. klin. Chir. 86, 143 (1908); Dermat. Z. 15, 717; Dermat. Wschr. 55, 893. — Frisch, v.: Ein seltener Fall von elephantiastischer Verdickung einer Extremität nebst einem kasuistischen Beitrag zur autochtonen Elephantiasis. Arch. klin. Chir. 84, 153 (1907); Arch. f. Dermat. 91, 140. — Frugiuele: Elephantiastische Zustände und Pseudoelephantiasis der Augenlider. Giorn. internaz. Sci. Med. 1906, No 6/8; Mschr. Dermat. 44, 304. — Fülleborn: Filariosen des Menschen. Handbuch der pathogenen Mikroorganismen, 3. Aufl., 4, 2, S. 1043. Wien und Berlin: Fischer, Urban & Schwarzenberg 1929.

Gager: Verschluß der Lymphgefäße nicht parasitischer Elephantiasis. Amer. J. med. Sci. 166, Nr 2, 200—208 (1923); Zbl. Hautkrkh. 11, 332. — Galliard u. Baufle: Elephantiasis tuberculosa der unteren Extremitäten. Arch. f. Dermat. 112, 88. — Gaucher: Elephantiasis penis. La Syphilis 3, St. 11; Dermat. Wschr. 42, 100. — Gaucher, Gougerot, Audebert: Elephantiasis bei Tuberkulose des Unterschenkels. Bull. Soc. franç. Dermat., Mai 1913; Dermat. Wschr. 57, 1080; Arch. f. Dermat. 117, 115. — Giordono: Ein Fall von Elephantiasis eines Beines. Riforma med. 39, 889—891 (1923); Dermat. Wschr. 57, 1080; Zbl. Hautkrkh. 1, 233. — Gohrbrandt, P.: Elephantiasis der männlichen äußeren Geschlechtsteile (Chir. Univ.-Klin. Charité Berlin). Arch. klin. Chir. 141, H. 1, 44—50 (1926). — Gottheil: Elephantiasis vegetans. Manhattan dermat. Ges., 6. Dez. 1912; Arch. f. Dermat. 117, 338. — Gougerot: (a) Elephantiastische ulceröse und fistulierende Tuberkulosen. Bull. Soc. franç. Dermat. 1924, No 4, 183—185; Zbl. Hautkrkh. 14, 224. — (b) Siehe Gaucher, Gougerot u. Audebert. — Granchamp: Siehe Hallopeau et Granchamp. — Gravagna: Die Elephantiasis der Schamlippen. Klinische Beobachtungen und pathologisch-anatomische Bemerkungen. Gazz. Osp. 42, No 95, 1132—1133 (1921); Zbl. Hautkrkh. 4, 456; 6, 113. — Gregg, A. L.: Siehe A. P. Bertwistle. — Grouven: Hochgradige Elephantiasis der rechten unteren Extremitäten. Niederrhein. Ges. Natur- u. Heilk. 1901; Arch. f. Dermat. 66, 240. — Guillet: Thèse de Lyon 1904; Dermat. Wschr. 40, 533.

Hagentorn: Elephantiasis des Beins. Münch. med. Wschr. 1904, Nr 28; Dermat. Wschr. 39, 431. — Hallopeau et Granchamp: Dermite végétante avec éléfantiasis des extrémités. Ann. de Dermat. 1906, 168; Arch. f. Dermat. 88, 391. — Hammesfahr: Elephantiasis. Diss. Heidelberg 1911; Arch. f. Dermat. 115, 202. — Handley: Eine aussichtsreiche Elephantiasisbehandlung. Lancet, 2. Jan. 1909, 31; Arch. f. Dermat. 97, 398. — Hastings: Elephantiasis non parasit. Amer. J. med. Sci., Sept. 1906; Mschr. Dermat. 46, 518. — Haubenreisser: Lymphdrainage bei Elephantiasis cruris. Zbl. Chir. 1922, Nr 14, 474; Dermat. Wschr. 75, 956; Zbl. Hautkrkh. 1, 141. — Haxthausen: Elephantiasis faciei. Hosp.tid. (dän.) 64, Nr 30, 28—29 (1921); Zbl. Hautkrkh. 3, 235. — Heidenhain: Ein Fall von Elephantiasis. Dermat. Cbl. 1906, Nr 12, 354; Mschr. Dermat. 43, 562. — Hendy: Bei Esmarch. — Hesse: Elephantiasis des Penis. Dermat. Z. 1917, H. 8, 480; Arch. f. Dermat. 125, 668. — Hillary: Bei Esmarch. — Hope: Siehe Milroy. — Horwitz et Milian: Siehe Milian. — Howard: Elephantiasis Kondoleon operation. Siehe unter Clute,

HOWARD M. — HOWLE: Elephantiasis luetica. J. americ. med. Assoc., 15. Aug. **1914**, 548; Arch. f. Dermat. **122**, 1005. — HUDÉLO, RABUT et CAILLIAN: Elephantiasis tuberculeux de la vulve. Bull. Soc. franç. Dermat. **33**, No 8, 650—652 (1926). — HUGEL: Ein Fall von Elephantiasis nostras. Bull. Soc. franç. Dermat. **1922**, No 4, 46—50; Zbl. Hautkrkh. **2**, 364. — HUNTER: Elephantiasis. Glasgow J., Sept. **1912**; Dermat. Wschr. **57**, 1018.

IBRAHIM: Siehe MADDEN, IBRAHIM u. FERGUSON.

JACQUET u. BARRET: Elephantiasis penis. Verh. Soc. franç. Soc. Dermat.; Arch. f. Dermat. **97**, 111. — JANTZEN, W.: Elephantiasis, Bericht eines Falles. Annual Rep. unit. Fruit Comp., Med. Dep. 17, 174—176 (1928). — JESIONEK: Elephantiasis und Tuberkulosis vulvae. Beitr. Klin. Tbk. **2**, H. 1; Dermat. Wschr. **38**, 409. — JESSNER: Diskussionsbemerkungen. Therapievorschl. Verh. nordwestdtsch. dermat. Ver.; Arch. f. Dermat. **115**, 854. — JERSILD: Elephantiasis ano-rectalis. Diskussionsbemerkung darüber. Soc. ital. Dermat. Roma, 16. Dez. 1921. Ann. de Dermat. **2**, No 11 (1921); Zbl. Hautkrkh. **4**, 183: Zbl. Hautkrkh. **5**, 504; Dermat. Wschr. **74**, 612. — JUAREZ, J.: Bericht über klinische und bakteriologische Befunde bei Lymphangiomen mit Elephantiasisfieber. Amer. J. trop. Med. **10**, 183—198 (1930). — JUNG, A. et LERICHE: Siehe LERICHE.

KAMNIKER, H.: Elephantiasis vulvae und Gravidität. Zbl. Gynäk. **1930**, 2091—2092. — KAWAGUCHI: Siehe NAKANO, OMORI, KAWAGUCHI, MURATA. — KERL: (a) Elephantiasis penis et scroti. Verh. Wien. Dermat. Ges., 30. Okt. 1912; Arch. f. Dermat. **115**, 394. (b) Elephantiasis des Unterschenkel durch Abschnürung. Verh. Wien. Dermat. Ges., 2. Mai 1918; Arch. f. Dermat. **125**, 603. — KEROPIJAN, M. S.: Über die Ätiologie und Behandlung der kongenitalen Elephantiasis. Dtsch. Z. Chir. **194**, H. 3/4, 268—276 (1926). — KEYSSER: Zur operativen Behandlung der Elephantiasis. (Vincenz Krankenhaus Berlin-Lichterfelde-Ost.) Dtsch. Z. Chir. **203/204**, H. 1/6, 356—375 (1927). — KLEEBERG, Lymphogranuloma inguinale, Zbl. Hautkrkh. **37**, 20. — KIMURA HIROSHI: Behandlungsmethode der Elephantiasis. (Dep. of surg. med. coll. Keio. univ. Tokyo 1925.) Jap. med. World **5**, Nr 8, 201—211. — KLOCKMANN: Elephantiasis vulvae. Diss. Kiel 1919; Dermat. Wschr. **74**, 342. — KONDOLEON: (a) Die Dauerresultate der chirurgischen Behandlung der chronischen Lymphödeme. Arch. franco-belg. Chir. **27**, No 2, 104/110 (1924); Zbl. Hautkrkh. **14**, 229. (b) Elephantiasisödemetherapie. Zbl. Chir. **1912**, Nr 30; Dermat. Wschr. **55**, 1641. (c) Chirurgische Behandlung des elephantiastischen Ödems durch Lymphabfluß. Münch. med. Wschr. **1912**, Nr 50; Dermat. Wschr. **57**, 1019. — KRETCHMAR, A.: Erworbene Elephantiasis des Scrotums mit Bericht über eine neue Operationsmethode. Amer. J. Surg. **4**, Nr 6, 608—615 (1928). — KÜTTNER: Angeborene Elephantiasis beider Unterschenkel und Füße. Chir. Ges. Breslau, Sitzg 16. Nov. 1925; Zbl. Chir. **53**, Nr 5, 288—289. KUHN: Zur Kasuistik und Therapie der Elephantiasis. Wien. klin. Wschr. **1905**, Nr 21; Dermat. Wschr. **42**, 224. — KULENKAMPFF u. ESMARCH: Die elephantiastischen Formen. Siehe ESMARCH. — KUNTZEN: (a) Experimentelle Untersuchung über die Elephantiasisbehandlung. Zbl. Chir. **1929**, 1317—1318. (b) Die chirurgische Behandlung der Elephantiasis. Erg. Chir. **22**, 431—462 (1929); Chirurg. **2**, 667—673 (1930). (c) Die Chirurgie der Elephantiasis. Klinische, histologische und experimentelle Untersuchung. Arch. klin. Chir. **158**, 543—583 (1930). — KUSNEZKY: Ein Fall von kolossaler Elephantiasis. Vrač. Gaz. (russ.) **1909**, Nr 47; Arch. f. Dermat. **103**, 401. — KUZNITZKI: Elephantiasis mit Knochenatrophie. Verh. 10. Kongr. dtsch. dermat. Ges. **1908**; Dermat. Z. **15**, 509; Arch. f. Dermat. **91**, 361.

LÄWEN, A.: Über die Elephantiasis der Gingiva und ihre operative Behandlung. Wien. med. Wschr. **1929** I, 607—610. — LAURENTIER: Elephantiasis nach operativer Leistenhernie. Bull. Soc. franç. Dermat. **35**, No 2, 181 (1928). — LEET FRED, REICHERT: Siehe REICHERT. LEGAL: Elephantiasis der Hand. Allg. med. Zbl. **1907**, Nr 30; Mschr. Dermat. **45**, 378. — LERI: Les Affections de la Colonne vertebrale. Paris 1926. — LERICHE, R. et A. JUNG: Pathologische Physiologie und Behandlung gewöhnlicher chirurgischer Ödeme. Gaz. Hôp. **1928** II, 1061—1065. — LÉVY-FRANCKEL: Éléphantiasis de la jambe de nature tuberculeuse. Siehe LOUSTE, LÉVY-FRANCKEL. — LINTZ: Lewis: Bei ESMARCH; — LINTZ: Elephantiasis mit Bezug auf Syphilis. N.Y.|med. J. **113**, Nr 11, 535—538 (1921); Zbl. Hautkrkh. **1**, 585. — LÖWY: Ein Fall von Elephantiasis nach Furunkulose. Ges. inn. Med. Wien, Sitzg 30. Juli 1921. Wien. med. Wschr. **71**, Nr 44, 1898 (1921); Zbl. Hautkrkh. **4**, 507. — LOGERAIS: Operation eines elephantiastischen Scrotums. Rev. pract. Mal. Org. genito-urin. **1905**, H. 12; Dermat. Wschr. **43**, 411. — LOUSTE, LÉVY-FRANCKEL, VANBOCKSTAEL et ROBERT CAHEN: Éléphantiasis de la jambe de nature tuberculeuse. Bull. Soc. franç. Dermat. **34**, No 7, 440—443 (1927). — LOUSTE, THIBAUT CAILLAU et RENÉ COHEN: Scrotale Elephantiasis mit Lymphvaricen nach chirurgischer Behandlung einer tuberkulösen Adenitis. Bull. Soc. franç. Dermat. **35**, No 4, 309—312 (1928). — LUBARSCH: Aschoffs Pathologische Anatomie. Jena: Gustav Fischer. — LUIKEN: Elephantiasis nach Lymphdrüsenexstirpation. Diss. Greifswald 1902; Dermat. Wschr. **41**, 396.

MADDEN, IBRAHIM u. FERGUSON: Behandlung der Elephantiasis der Beine und Lymphangioplastik. Brit. med. J., 2. Nov. **1912**; Dermat. Wschr. **57**, 1018. — MAHON: Elephantiasis. Eine klinische Übersicht und ein Versuch experimenteller Erzeugung. Amer. J. med.

Sci. **165**, Nr 6, 875—880 (1923); Zbl. Hautkrkh. **11**, 331. — MAKANO: Elephantiasis nostras. Jap. Z. Dermat. **14**, 3. März 1914; Arch. f. Dermat. **119**, 173. — MANNHEIM, HANS: Ein Beitrag zur Elephantiasis des Penis und Präputiums. (Chir. Univ.-Klin. Berlin.) Zbl. Chir. **55**, Nr 4, 207—209 (1928). — MARQUES: Elephantiasis scroti. Presse méd. **1903**, No 66; Dermat. Wschr. **38**, 580. — MATZENAUER: Ulc. chronic. eleph. Wien. klin. Wschr. **1904**, Nr 4; Dermat. Wschr. **40**, 227. — MANSON: Siehe FÜLLEBORN. — MAYER: Elephantiasis der Oberextremitäten. Dermat. Cbl. **1905**; Dermat. Z. **12**, 172. — MEACHEN: Elephantiasis der Lippe. Verh. Roy. Soc. Med., dermat. sect., **5**, Nr 1 (1911, Okt.); Dermat. Wschr. **54**, 208; Dermat. Z. **19**, 283. — MEIGE: Nouv. iconog. Salpêtrière **1901**, No 6, 465. — MEMMES-HEIMER: Trophödem MEIGE. Dermat. Z. **55**, 23. — MENDELSON: Elephantiasis des Labiums. Brit. med. J., Mai **1922**, 839; Dermat. Wschr. **75**, 1232. — MITCHELL: Siehe ORENSBY u. MITSCHELL. Elephantiasis nostras. Arch. f. Dermat. **5**, H. 4, 540—541 (1922); Zbl. Hautkrkh. **5**, 313. — METSCHERSKI: Elephantiasis scroti et penis. Sitzg. Moskau. vener. Ges. Dermat. Wschr. **38**, 389. — MILIAN u. DELARUE: Elephantiasis vulvae. Bull. Soc. franç. Dermat. **34**, 396,433. — MILIAN et HORWITZ: Elephantiasis und DUHRINGsche Krankheit. Bull. Soc. franç. Dermat. **37**, No 6, 651—652 (1930). — MILROY: Chronische hereditäre Ödeme: MILROYsche Krankheit. J. amer. med. Assoc. **91**, 1172—1175 (1928). — MORAWETZ: Elephantiasis cruris auf luetischer Basis. Verh. 81. Verslg dtsch. Naturforsch., Sept. **1909**; Arch. f. Dermat. **99**, 457. — MONSE: Elephantiasis nostras nach einmaligem Erysipel des unteren Drittel der Unterschenkel. Vrač. Gaz. (russ.) **1902**, Nr 33; Arch. f. Dermat. **67**, 463. — MÜLLER: (a) Operation einer Genitalelephantiasis. Arch. Schiffs- u. Tropenhyg. **17**, H. 8; Dermat. Wschr. **57**, 1018; Arch. f. Dermat. **117**, 543. (b) Elephantiasis nach Lues und Lupus. Verh. Wien. dermat. Ges., Jan. **1909**; Arch. f. Dermat. **96**, 342. — MÜLLER u. ASPEGREN: Elephantiasis penis und scroti. Verh. dermat. Ges. Stockholm, 24. März 1910; Arch. f. Dermat. **103**, 145. — MURATA: Siehe NAKANO, OMORI, KAWAGUCHI, MURATA.

NÄGELSBACH, E.: Die Operation der Elephantiasis scroti et penis. (BILLROTH-Stiftung für deutsche Heilkunde im Auslande Adis Abeba [Abessinien].) Arch. Schiffs- u. Tropenhyg. **31**, H. 6, 282—291 (1927). — NAKANO, OMORI, KAWAGUCHI, MURATA: Elephantiasis nostras. Jap. Z. Dermat. **14**, H. 3/4 (1914); Dermat. Wschr. **59**, 1089. — NEGRONI u. ZAPPI: Über Elephantiasis lymphorrhagica des Penis und Scrotums infolge von narbiger Unterbrechung der Inguinal-Crural-Lymphbahnen. Arch. klin. Chir. **77**, H. 1; Dermat. Wschr. **42**, 328. — NESBIT, H.: Kongenitale Elephantiasis. South. med. J., Okt. **1930**, 898—899. — NICOLETTI: Elephantiasis des Scrotums und Penis nach Exstirpation der Leistendrüsen. Soc. ital. Chir. Roma, April **1904**; Mschr. Dermat. **53**, 629. — NOBL: (a) Erscheinungsform eines Fersencarcinoms mit tuberöser Elephantiasis. Wien. dermat. Ges., Sitzg 22. Nov. 1923; Zbl. Hautkrkh. **11**, 464. (b) Diskussionsbemerkung. Verh. Wien. dermat. Ges.; Arch f. Dermat. **96**, 342.

OMORI: Siehe NAKANO, OMORI, KAWAGUCHI, MURATA. — OPEL, P.: Menstrualexantheme. Dermat. Z. **15**, 91. — ORMSBY u. MITCHELL: Elephantiasis nostras. Arch. f. Dermat. **5**, Nr 4, 540—541 (1922); Zbl. Hautkrkh. **5**, 313. — ORR: Elephantiasis der Genitalien. Surg. Clin. Amer. **3**, Nr 6, 1537—1545 (1923); Zbl. Hautkrkh. **12**, 221.

PASQUAL: Elephantiasis mammae. Trans. roy. Soc. trop. Med. Lond. **21**, Nr 1, 69 (1927). — PAYR: Therapie der Elephantiasis. Dtsch. Ges. Chir., 22. April **1922**; Klin. Chir. **121**, 780 (1922); Zbl. Hautkrkh. **8**, 245. — PERNET: (a) Postoperative Elephantiasis des Fingers. Arch. f. Dermat. **125**, 770. (b) Diskussionsbemerkungen. Verh. Roy. Soc. Med., Arch. f. Dermat. **108**, 544. — PICCARDI u. ALESIO: Beitrag zur Kenntnis der Syphiloma ano rectale. Giorn. ital. Mal. vener. Pelle **63**, H. 2, 513—519 (1922); Zbl. Hautkrkh. **5**, 504. — PIGASSON: Elephantiasis allgemeinen infektiösen Ursprungs. Thèse de Toulouse **1912**; Dermat. Wschr. **56**, 381. — PRINGLE: Elephantiasis und tuberkulöse Lymphangitis. Diskussionsbemerkung. Roy. Soc. Med. **1916**, Fall Sibley. Arch. f. Dermat. **122**, 884. — PULLMANN: Elephantiasis Penis. Diss. Gießen 1902; Dermat. Wschr. **41**, 396. — PURSLOW: Elephantiasis tuberculosa vulvae. Arch. f. Dermat. **112**, 1083. — PUSEY: Elephantiastisches Ödem des Gesichts. Arch. f. Dermat. **111**, H. 1 (1912, Jan.); Dermat. Wschr. **54**, 321.

QUEYRAT u. DEGUIGNAND: Elephantiasis vulvae. Bull. Soc. franç. Dermat., Juni **1921**; Dermat. Wschr. **74**, 117; Zbl. Hautkrkh. **2**, 507.

RABUT et CAILLIAU: Elephantiasis tuberuleux de la vulve. Siehe unter HUDELO, RABUT et CAILLIAU. — RASCH: Elephantiasis der unteren Extremitäten mit universaler Lichtbadbehandlung. Hosp. tid. (dän.) **64**, Nr 30, 21—22 (1921); Zbl. Hautkrkh. **3**, 236. — RAVOGLI: Elephantiasis von Penis und Scroti. J. cutan. Dis. incl. Syph., Febr. **1907**; Mschr. Dermat. **44**, 425. — REICHERT, FRED LEET: Die Erkrankung der Elephantiasis und elephantiastischen Zustände. Weichteilröntgenogramm. Arch. Surg. **20**, 543—568 (1930). — REMLINGER: Die Elephantiasis in Marokko. Bull. Soc. Path. exot. Paris **16**, No 6, 422—425 (1923); Zbl. Hautkrkh. **10**, 74. — REYNOLDS: Ein Fall von wahrer Elephantiasis. Verh. Wien. dermat. Ges., Jan. **1909**; Arch. f. Dermat. **98**, 416. — RIENZNER: (a) Chronisches Ödem der Mund-Rachen-Kehlkopfschleimhaut. Mschr. Ohrenheilk. **63**, 345—346 (1929). (b) Idiopathische Elephantiasis der Mund- u. Rachenschleimhaut. Mschr. Ohrenheilk. **63**, 1346 (1929).

RILLE: Elephantiasis crurum. Mitteldtsch. dermat. Ges. Leipzig **1921**; Zbl. Hautkrkh. **1**, 504. — RIZZO, ANTONINO: Un caso di elefantiasi delle palpebre. (Clin. Oculist, univ. Mesina.) Giorn. Ocul. **7**, No 7, 78—80 (1926). — ROBERTS: Elephantiasis penis. Louiville J., Sept. **1903**; Dermat. Wschr. **38**, 579. — ROBINSON: Sporadische Elephantiasis. New York Ak. f. Med. Abt. f. D. 1912 u. 1913; Arch. f. Dermat. **117**, 412. — ROKITANSKY: Bei ESMARCH. — ROLLO: Bei ESMARCH. — ROMITI, C.: Beitrag zur chirurgischen Behandlung der Elephantiasis. Arch. ital. Chir. **20**, H. 6, 607—640 (1928). — ROSANOW: Lymphangioplastik bei Elephantiasis. Arch. f. Chir. **99**, Nr 3; Dermat. Wschr. **56**, 179. — ROSSER: Proktologische Besonderheit des Negers, die fibroblastische Diathese. Amer. J. Surg. **37**, Nr 11, 265—273 (1923); Zbl. Hautkrkh. **12**, 449. — ROST: Diagnose und Therapie der Hauttuberkulose in der Praxis. Barth, Leipzig, 1930. — ROUFFIANDIS: Siehe FÜLLEBORN. — ROYSTER: Elephantiastische Behandlung nach KONDOLEON. J. amer. med. Assoc. **1914**, 1720; Arch. f. Dermat. **122**, 305. — RYDIGIER: Behandlung der Elephantiasis. Przegl. lek. (poln.) **1911**, Nr 17; Dermat. Z. **18**, 942.

SAAR, V.: Ein Fall von Elephantiasis der Kopfschwarte. Arch. klin. Chir. **78**, H. 4. — SALITSCHEFF: Elephantiasis gingivarum. Arch. klin. Chir. **128**, H. 1/2, 404—409 (1924); Zbl. Hautkrkh. **12**, 391; Dermat. Wschr. **78**, 715. — SALVARINI: Lymphangitis und Elephantiasis vulvae. Giorn. ital. Mal. vener. Pelle **65**, H. 2, 356—361 (1924); Zbl. Hautkrkh. **14**, 474. — SAMBON: Siehe CARLE u. SAMBON. — SAUERMANN: Elephantiasis. Verh. dermat. Ges. Stockholm **1909**; Arch. f. Dermat. **101**, 404. — SCHATTUCK: Sporadische Elephantiasis. Publ. Massachusetto gen. Hosp. **3**, Nr 2, (1910, Okt.); Mschr. Dermat. **53**, 237. — SCHMIDT, HERMANN: Zur konservativen Behandlung elephantiastischer und verwandter Zustände. Bruns' Beitr. **109**, H. 2; Dermat. Z. **31**, 53. — SCHMIDT: Elephantiasis vulvae. Diss. Leipzig 1902; Dermat. Wschr. **41**, 122. — SCHOLTZ: Elephantiasis faciei. Verh. nordwestdtsch. dermat. Ges. **1913**; Arch. f. Dermat. **115**, 854. — SECCHI: Elephantiasis. Cagliari 1904; Dermat. Wschr. **40**, 155. — SEIDER: Elephantiasis e varicibus und eczema verrucosum. Verh. Wien. dermat. Ges., Febr. **1911**; Arch. f. Dermat. **108**, 270. — SEQUEIRA: Elephantiasis der Lippe. Verh. Roy. Soc. Med. **1911**; Arch. f. Dermat. **108**, 544; Mschr. Dermat. **52**, 477. — SICILIA: Elephantiasis pedis. Actas dermo-sifiliogr. **15**, No 1; Dermat. Wschr. **79**, 881. — SIEBERT: Elephantiasis papillaris. Z. prakt. Ärzte **14**, Nr 9; Arch. f. Dermat. **79**, 157. — SIEBNER: Elephantiasis, Symptom des Magencarcinoms. Dtsch. Z. Chir. **205**, 398. — SIMON: Bei ESMARCH. — SIMPSON: Gefäßelephantiasis (Virchow). Arch. f. Dermat. **9**, Nr 5, 599; Dermat. Wschr. **79**, 1217. — SINZ: Bei ESMARCH. — SORRENTINO: Elephantiasis vulvae. Arch. f. Dermat. **71**, H. 2/3; Dermat. Wschr. **39**, 352. — SPIELER: Elephantiasis verrucosa seu papillaris. Wien. dermat. Ges., Nov. **1905**; Arch. f. Dermat. **78**, 375. — STONE: Elephantiasis scroti et penis. Brit. med. J., Aug. **1903**; Dermat. Wschr. **38**, 93. — STRASSER: Elephantiasis nostras. Med. Klin. **1915**, Nr 26; Arch. f. Dermat. **122**, 957. — STÜHMER: Trophoedema MEIGE. Z. Hautkrkh. **33**, 320. — SUFFIT: Siehe COURTOIS, SUFFIT u. BRIN. — SUSSINI, MIGUEL y ALFREDO CASANBÓN: MEIGEsches chronisches Trophödem. (Clin. pediatry puericult univ. Buenos Aires.) Semana méd. **33**, No 23, 1246—1254 (1926). — SYMES: Ein Fall von sporadischer Elephantiasis. Brit. med. J. **1908**, 1861; Arch. f. Dermat. **97**, 134.

TAFURY: Ätiopathogenese der Genitalelephantiasis. Rinnovamento medico sez. 1 gazz. internaz. med. chir. e di interessi profess **6**, 125 u. 145. — TEICHMANN: Bei ESMARCH. — TEMESVARY, NIK.: Über ein multiples KROMPECHERsches Carcinom der Vulva mit ausgedehnter Elephantiasis. (Frauenabtlg. Allerheiligen-Hosp. Breslau.) Zbl. Gynäk. **50**, Nr 24, 1575—1582 (1926). — THOMPSON: Elephantiasis non parasitaria. Med. Rec. **1911**; Dermat. Wschr. **54**, 415. — TIRPEZ: V. Behandlung der Elephantiasis mit Kalomel. Med. Obozr. Niżn. Povolzja (russ.) **1902**, Nr 9; Arch. f. Dermat. **66**, 241. — TISCHLER: Erworbene Elephantiasis. Münch. med. Wschr. **1909**, Nr 9; Arch. f. Dermat. **97**, 373. — TOURNEUX: Ein Fall von Elephantiasis der Vulvae. Bull. Soc. Obstétr. Paris **10**, No 2, 74—77 (1921); Zbl. Hautkrkh. **3**, 331. — TOWN: Bei ESMARCH. — TRZCINSKI: Elephantiasis luetica. Warschau dermat. Ges., Sept. **1923**; Zbl. Hautkrkh. **3**, 244. — TSCHLENOW: Syphilitische Elephantiasis vulvae. Arch. f. Dermat. **65**, H. 2 (1903); Dermat. Wschr. **71**, 320. — TURTLE: Pseudoelephantiasis der Augenlider. Proc. roy. Soc. Med. clin. sect., **17**, Nr 5, 19—20 (1924); Zbl. Hautkrkh. **14**, 87.

UNNA: a) Behandlung der Élephantiasis mit Pepsin. Dtsch. Z. **64**, Nr 13; Arch. f. Dermat. **125**, 205. (b) Histopathologie der Hautkrankheit. Berlin: August Hirschwald 1894. — URBACH: Elephantiasis bei einem Kranken mit konstanter Adipositas. Wien. dermat. Ges., 20. März 1924; Zbl. Hautkrkh. **13**, 40. — USTINOW: Elephantiasis syphilitica. Russ. Z. Dermat. **1903** V; Dermat. Wschr. **37**, 319.

VANBOCKSTAEL et ROBERT CAHEN: Elephantiasis de la jambe de nature tuberculeuse. Siehe unter LOUSTE, LÉVY-FRANCKEL, VANBOCKSTAEL et ROBERT CAHEN. — VERA: Elephantiasis des Hodens. Ann. Acad. méd.-quir. españ. **13**, 769—770 (1926). — VIGNE u. BOUYALA: Geschwürige Elephantiasis nostras, mit Bienenstichen behandelt. Marseille méd. **60**, Nr 30, 1428—1429 (1923); Zbl. Hautkrkh. **13**, 69. — VOGT: Einseitige Elephantiasis des

Oberlids bei erweiterter Sella turcica. Schweiz. med. Wschr. **54**, Nr 24, 554—555 (1924); Zbl. Hautkrkh. **14**, 336.

WALLENIUS: 2 Fälle von Elephantiasis mit eigentümlichen Hautveränderungen. Duodecim (Helsingfors) **38**, Nr 6/7, 265—275 (1922); Zbl. Hautkrkh. **7**, 51. — WALLGREEN: Ein Fall von Elephantiasis. Acta med. scand. (Stockh.) **73**, 466—471 (1930). — WATANABE, K.: Klinische und histopathologische Beobachtungen über die Filarialymphangitis. Jap. J. of Dermat. **29**, 1. — WEBER: (a) Elephantiasis vulvae. Brit. J. Dermat., März **1923**, 106; Dermat. Wschr. **76**, 642, (1923); Zbl. Hautkrkh. **9**, 80. (b) Idiopathische Elephantiasis nostras der Unterschenkel und ihre Beziehung zum Trophödem und MILROYs disease. Brit. J. Dermat. **35**, Nr 6, 225—229 (1923); Zbl. Hautkrkh. **11**, 331; Dermat. Wschr. **77**, 184. — WERTHER: (a) Pepsin, Milchsäure, Pregelbehandlung nach PAYR. Ver. Dresden. Dermat. u. Urol., Dez. **1923**; Zbl. Hautkrkh. **14**, 300. (b) Elephantiasis der Lippe. Ver. Dresden. Dermat. u. Urol., April **1924**; Zbl. Hautkrkh. **14**, 303. — WESTPHAL: Elephantiasis bei Dementia praecox. Niederrhein. Ges. Naturheilk., Dez. **1904**; Dermat. Wschr. **41**, 396; Dtsch. med. Wschr. **1905**, Nr 15. — WHITE: (a) Elephantiasis nostras cruris nach Tuberkulose. Brit. med. J. **24**, Nr 3296, 376; Dermat. Wschr. **78**, 726. (b) Elephantiasis nach einer Verletzung der Lymphgefäße. Brit. med. J. **1924**, Nr 3296, 376—377; Zbl. Hautkrkh. **13**, 70. (c) Elephantiasis labii. Arch. f. Dermat. **112**, 1026. — WINTHROP: Ein Fall von sporadischer Elephantiasis. J. amer. med. Assoc. **1911**, 1592; Arch. f. Dermat. **115**, 213; Dermat. Wschr. **54**, 687. — WINTER: Elephantiasis papillaris. Verh. Breslau. dermat. Ver.igg, Okt. **1908**; Arch. f. Dermat. **94**, 413. — WIRZ, FR.: (a) Über Frühfälle von Elephantiasis nostras. Dermat. Wschr. **1930 I**, 336—339. (b) Demonstrat. Zbl. Hautkrkh. **33**, 307.

ZAHRADNICKÝ: Operationserfolge bei Elephantiasis. Rozhl. Chir. a Gynaek. (tschech.) **4**, 113—129 (1926). Ref. Zbl. Hautkrkh. **21**, 868. — ZAPPI: Siehe NEGRONI u. ZAPPI. — ZAVALA, SÁENZ, A.: Pachydermiasis der männlichen Geschlechtsteile. Seman méd. **1930 I**, 39—47. — ZIMMERMANN, H.: Elephantiasis des Zahnfleisches. Dtsch. zahnärztl. Wschr. **33**, 741—745.

Namenverzeichnis.

(Die schrägen Zahlen verweisen auf die Literaturverzeichnisse.)

Sachverzeichnis.

Histologie der Hautkrankheiten. Die Gewebsveränderungen in der kranken Haut unter Berücksichtigung ihrer Entstehung und ihres Ablaufs. Von Dr. med. Oscar Gans, a. o. Professor an der Universität Heidelberg, Oberarzt der Hautklinik.

Erster Band: **Normale Anatomie und Entwicklungsgeschichte. Leichenerscheinungen. Dermatopathien. Dermatitiden I.** Mit 254 meist farbigen Abbildungen. X, 656 Seiten. 1925. RM 135.—, gebunden RM 138.—

Zweiter Band: **Dermatitiden II. Örtlich übertragbare infektiöse Gewebsneubildungen. Tierische Parasiten. Fremdkörper. Kreislaufstörungen. Entwicklungsstörungen. Echte Geschwülste.** Mit 238 meist farbigen Abbildungen. VI, 605 Seiten. 1928. RM 132.—, gebunden RM 135.—

Dritter (Schluß-) Band: **Die allgemeine Histopathologie der Haut** umfassend, erscheint in Band IV des „Handbuches der Haut- und Geschlechtskrankheiten".

Vorlesungen über Histo-Biologie der menschlichen Haut und ihrer Erkrankungen. Von Dr. Josef Kyrle, weil. a. o. Professor für Dermatologie und Syphilis an der Universität in Wien und Assistent für Syphilidologie und Dermatologie.

Erster Band. Mit 222 zum großen Teil farbigen Abbildungen. IX, 345 Seiten. 1925. RM 45.—, gebunden RM 47.70

Zweiter Band. Mit 176 zum großen Teil farbigen Abbildungen. V, 287 Seiten. 1927. RM 42.—, gebunden RM 44.70

Atlas der Haut- und Geschlechtskrankheiten. Zugleich ein Lehrbuch von Professor Dr. W. Frieboes, Direktor der Dermatologischen Universitätsklinik Rostock. Mit 468 vielfach farbigen Abbildungen auf 210 Tafeln.

Atlas I: Tafeln 1—106. (234 Abbildungen auf 106 Tafeln.) 1928.

Atlas II: Tafeln 107—210. (234 Abbildungen auf 104 Tafeln.) 1928.

Lehrbuch: II, 652 Seiten. 1928.
In drei Bänden: RM 140.—, gebunden RM 180.—

Ergänzungsband: 68 farbige Abbildungen mit einer Textbeilage: Allgemeines und Spezielles zur Hauttherapie. 32 Tafeln und 20 Seiten. 1930.
RM 52.—, gebunden RM 60.—

Atlas der Hautkrankheiten. Von Hofrat Professor G. Riehl, Wien, und Professor Leo v. Zumbusch, München. Zweite, mit einem erklärenden Text versehene Auflage. Mit 194 direkt nach der Natur aufgenommenen farbigen Abbildungen. Text: 6 Seiten. 1926. RM 45.—, gebunden RM 60.—

Hautkrankheiten. Von Dr. Georg Alexander Rost, o. Professor der Dermatologie und Direktor der Universitätshautklinik in Freiburg i. Br. Mit 104 zum großen Teil farbigen Abbildungen. X, 406 Seiten. 1926. Gebunden RM 30.—
Bildet Band 12 der Sammlung „Fachbücher für Ärzte", herausgegeben von der Schriftleitung der „Klinischen Wochenschrift". — Die Bezieher der „Klinischen Wochenschrift" erhalten die „Fachbücher" mit einem Nachlaß von 10%.

Die Hauterscheinungen der Pellagra. Von Dr. Ludwig Merk, a. o. Professor für Dermatologie und Syphilis an der Universität Innsbruck. Mit 7 Abbildungen im Text und 21 Tafeln. Aus den Erträgnissen des Legates Wedl subventioniert von der Akademie der Wissenschaften in Wien. VII, 105 Seiten. 1909. RM 16.—

Hautkrankheiten und Syphilis im Säuglings- und Kindesalter. Ein Atlas. Herausgegeben von Professor Dr. H. Finkelstein, Berlin, Professor Dr. E. Galewsky, Dresden, und Privatdozent Dr. L. Halberstaedter, Berlin. Zweite, vermehrte und verbesserte Auflage. Mit 137 farbigen Abbildungen auf 64 Tafeln. Nach Moulagen von F. Kolbow, A. Tempelhoff, M. Landsberg und A. Kröner. VIII, 80 Seiten. 1924. Gebunden RM 36.—

VERLAG VON JULIUS SPRINGER / BERLIN UND WIEN

Die Erscheinungen an der Haut bei inneren Krankheiten

einschließlich der durch Behandlung bedingten Schädigungen. Von Privatdozent Dr. Julius K. Mayr, Oberarzt der Dermatologischen Universitätsklinik München. Mit 80 farbigen und 18 schwarzen Abbildungen. IX, 117 Seiten. 1926. RM 50.—, gebunden RM 55.—

Biologie der gesunden und kranken Haut. Von Professor Dr. Albert

Jesionek, Direktor der Gr. Universitätshautklinik und der Lupusheilstätte zu Gießen. XI, 655 Seiten. 1916. RM 20.—, gebunden RM 24.—

Praktischer Leitfaden der Quarzlichtbehandlung bei Hautkrankheiten

nebst diagnostischen und allgemein-therapeutischen Anmerkungen. Von Dr. med. Theodor Pakheiser, Facharzt für Hautleiden in Heidelberg. Mit 7 Abbildungen. IV, 82 Seiten. 1927. RM 3.90

Röntgen-Hauttherapie. Ein Leitfaden für Ärzte und Studierende. Von Professor

Dr. L. Arzt u. Dr. H. Fuhs, Assistenten der Klinik für Dermatologie und Syphilidologie in Wien (Vorstand: Professor Dr. G. Riehl). Mit 57 zum Teil farbigen Abbildungen. VI, 156 Seiten. 1925. RM 9.60

Die Radium- und Mesothorium-Therapie der Hautkrankheiten.

Ein Leitfaden. Von Professor Dr. G. Riehl, Vorstand der Universitätsklinik für Dermatologie und Syphilidologie in Wien, und Dr. L. Kumer, Assistent der Universitätsklinik für Dermatologie und Syphilidologie in Wien. Mit 63 Abbildungen im Text. VI, 84 Seiten. 1924. RM 4.80

Die konstitutionelle Disposition zu inneren Krankheiten.

Von Dr. Julius Bauer, Privatdozent für Innere Medizin an der Universität Wien. Dritte, vermehrte und verbesserte Auflage. Mit 69 Abbildungen. XII, 794 Seiten. 1924. RM 40.—, gebunden RM 42.—

Konstitution und Vererbung in ihren Beziehungen zur Pathologie.

Von Geheimem Medizinalrat Professor Dr. Friedrich Martius, Direktor der Medizinischen Klinik an der Universität Rostock. (Aus: „Enzyklopädie der klinischen Medizin", Allgemeiner Teil.) Mit 13 Textabbildungen. VIII, 259 Seiten. 1914. RM 12.60

Einführung in die allgemeine und spezielle Vererbungspathologie des Menschen.

Ein Lehrbuch für Studierende und Ärzte. Von Dr. Hermann Werner Siemens, Privatdozent für Dermatologie an der Universität München. Zweite, umgearbeitete und stark vermehrte Auflage. Mit 94 Abbildungen und Stammbäumen im Text. IX, 286 Seiten. 1923. RM 12.—

Printed in the United States
By Bookmasters